ERNÄHRUNGS- UND STOFFWECHSELKRANKHEITEN UND IHRE BEHANDLUNG

VON

ERICH GRAFE

PROFESSOR DR. MED. DR. H. C.

EHEM. DIREKTOR DER MEDIZINISCHEN UND NERVENKLINIK
DER UNIVERSITÄT WÜRZBURG

ZWEITE WESENTLICH ERGÄNZTE
UND ERWEITERTE AUFLAGE

MIT 85 ABBILDUNGEN
DAVON 9 FARBIG

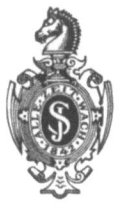

SPRINGER-VERLAG

BERLIN · GÖTTINGEN · HEIDELBERG

1958

ISBN 978-3-642-86639-5   ISBN 978-3-642-86638-8 (eBook)
DOI 10.1007/978-3-642-86638-8

Vorwort zur zweiten Auflage

Die erste Auflage dieses Buches erschien 1931 im Rahmen der von der Schriftleitung der Klinischen Wochenschrift herausgegebenen Fachbücher für Ärzte unter dem Titel „Die Krankheiten des Stoffwechsels und ihre Behandlung". 1932 erfolgte in den USA eine englische, 1933 in Spanien eine spanische Ausgabe. Seit der ersten Auflage sind 26 Jahre vergangen. In diesem Zeitraum ist auf dem Gebiete des Stoffwechsels und der Stoffwechselkrankheiten mit einer kaum noch zu überbietenden Intensität und einem ungeheuren Erfolge, besonders in den USA, gearbeitet worden. Um diesen Fortschritten Rechnung zu tragen, mußte die erste Auflage vollständig umgearbeitet und wesentlich erweitert werden, so daß der Umfang auf über das Doppelte zunahm. Die Literatur auf diesem zentralen Gebiete der Lebensforschung ist im letzten Vierteljahrhundert so gewaltig angewachsen, daß niemand mehr sie überblicken kann, und jedes Jahr kommen viele Tausende von neuen Arbeiten dazu. Ich habe mich bemüht, wenigstens die wichtigsten Arbeiten ausfindig zu machen — ein sehr schwieriges Unternehmen für einen einzelnen Autor. Am Ende jeden Abschnitts finden sich die wichtigsten Arbeiten angeführt, die meinem neuen Werke zugrunde gelegt sind. Sie konnten im allgemeinen nur bis Herbst 1956 berücksichtigt werden.

Die Einteilung der neuen Auflage ist gegenüber der alten im wesentlichen die gleiche geblieben, doch sind viele neue Kapitel eingefügt und die alten wesentlich erweitert worden. Ich hoffe, daß dieses Buch auch in seiner neuen Form seinen Weg machen wird.

Partenkirchen, November 1957

E. Grafe

Inhaltsverzeichnis

A. Grundzüge der Physiologie der Ernährung und des Stoffwechsels und Ernährungsregime

I. Historische Einleitung

Ernährungsfragen und -vorschriften sind uralt. Meist gelten sie religiösen und kultischen Zwecken. Gleichwohl finden sich Angaben auch über die medizinische Bedeutung der Ernährung und die Wichtigkeit einer geregelten Diät bei gewissen Krankheiten vereinzelt schon bei den Chinesen, Indern, Ägyptern, Babyloniern und Hebräern (HINTZE), aber erst bei den Griechen nahmen sie festere Gestalt an und wurden systematisch in die Therapie eingebaut. „Ein Ganzes ist die Ernährung, eine Vielheit sind die Nahrungsmittel", erkannte schon Hippokrates (460 bis 364 v. Chr.). Für ihn stand eine richtige Diät im Zentrum der Hygiene und der Behandlung der meisten Erkrankungen, wobei der Begriff der Diät allerdings viel weiter gezogen wurde, als es heute der Fall ist. Ja, die ganze Heilkunst beruhte bei ihm auf der Unterscheidung der zuträglichen und schädlichen Nahrungsmittel und der Erfindung ihrer zweckmäßigen Zubereitung, wie er in zahlreichen Kapiteln seines Buches Περὶ διαίτης auseinandersetzt. „In cibo posita est medela", lehrte schon vor 2000 Jahren ARETIUS VON KAPPADOCIEN. Auch die großen Philosophen PLATO und ARISTOTELES befaßten sich mit Ernährungsvorschriften. So forderte PLATO von den Bürgern seines Idealstaates, sie sollten sich von Brot und Brei aus Gerste und Weizen und als Zukost von Salz, Oliven, Käse, Zwiebeln und Gemüse nähren. AKRON aus Agrigent schrieb ein Buch über die „Nahrung Gesunder" (vgl. BOMMER). Der Römer CELSUS, kein Arzt, sondern ein gebildeter Laie, brachte in seinem großen, in der 1. Hälfte des ersten nachchristlichen Jahrhunderts erschienenen Werke „de medicina libri octo", einem Teil einer großen Enzyklopädie, bereits Angaben über den Nährwert der einzelnen Nahrungsmittel und ihren Einfluß auf verschiedene Körperfunktionen sowie eine spezielle Diätetik für einzelne Krankheiten (vgl. SUDHOFF). Der erste Stoffwechseltheoretiker und zwar im Sinne der Humoralphysiologie und -pathologie war GALEN (131—200 n. Chr.). Er unterschied entsprechend den Grundstoffen Wasser, Feuer, Luft und Erde, aus denen nach weit verbreiteten Vorstellungen des klassischen Altertums die Natur aufgebaut ist, Blut, Schleim, gelbe und schwarze Galle als die entscheidenden Säfte des Körpers, deren richtige Mischung für Gesundheit und Krankheit (Dyskrasia) entscheidend wäre. Der geniale LEONARDO DA VINCI war der erste, der feststellte, daß es der gleiche Stoff in der Atmosphäre sein müsse, der sowohl für das Brennen einer Flamme, als auch für die Existenz lebender Wesen notwendig sei, und wurde damit zum Vorläufer von LAVOISIER. Das 1. Stoffwechselexperiment, vergleichende Wägungen von Körpergewicht, aufgenommener Nahrung und abgegebener Rückstände in Urin und Kot, stammt von SANCTORIUS (1561—1636) aus Padua. Da die Rechnung nicht aufging, mußten sich Ausscheidungen dem Nachweis entzogen haben, und so kam es zur Entdeckung der perspiratio insensibilis. Etwa zur gleichen

Zeit fand VON HELMONT (1577—1644) die Kohlensäure, von ihm „Waldgas" genannt, mit der wichtigen Eigenschaft, daß in ihm das Leben unmöglich ist. Er
führte überhaupt den Begriff der Gase als Erster in die Chemie und Biologie ein
und suchte für viele Krankheiten, vor allem die Gicht, einen chemischen Ausdruck
zu finden. R. BOYLE (1621—1679) stellte die Abhängigkeit des Brennens einer
Flamme und des organischen Lebens vom normalen Druck der umgebenden Luft
fest. Einen kleinen Schritt weiter ging der zur gleichen Zeit lebende MAYON (1640
bis 1679). Ähnlich wie schon LEONARDO DA VINCI vermutete er, daß Flamme und
Lebewesen den gleichen Stoff absorbieren. CAVENDISH (1731—1810) entdeckte
dann den Wasserstoff („inflammable air"), PRISTLEY (1733—1804) den Sauerstoff
(„dephlogisticated air"). PRISTLEY schloß das vor allem aus der Beobachtung, daß
beim Erhitzen von rotem Quecksilber ein Gas sich bildet, das eine brennende
Kerze aufleuchten läßt. CAVENDISH gelang dann als Erstem die Bildung von Wasser,
indem er 2 Teile inflammable air und 1 Teil dephlogisticated air durch einen
elektrischen Funken zur Vereinigung brachte. In etwa die gleiche Zeit fiel dann die
Entdeckung des Stickstoffs durch RUTHERFORD (1749—1819), indem er fand, daß
nach Erlöschen einer Flamme im abgeschlossenen Raume und nach Beseitigung
der gebildeten Kohlensäure noch ein Gas zurückbleibt („resident air"), das seinerseits eine Flamme zum Erlöschen bringt.

Durch diese großen entscheidenden chemischen Entdeckungen waren die wichtigsten Voraussetzungen für eine Stoffwechselforschung geschaffen. Ihr genialer
Begründer ist LAVOISIER (1743 bis 1794). Als Geburtsjahr dieses fundamentalen
Zweiges der Lebensforschung kann das Jahr *1777* gelten, das die grundlegende
Arbeit LAVOISIERS mit dem Titel „Sur la respiration des animaux et sur les
changements qui arrivent a l'air en passant par leur poumon" brachte, nachdem
er vorher festgestellt hatte, daß die Kohlensäure eine Verbindung von Kohlen-
und Sauerstoff darstellt. In dieser Untersuchung an einem Sperling unter einer
Glasglocke fand er, daß in diesem abgeschlossenen Milieu Sauerstoff verschwindet
und Kohlensäure entsteht. Er konstruierte bereits das erste Calorimeter und machte
zusammen mit SEGUIN, dem großen Gasanalytiker, die ersten Respirationsversuche.
Von ihm stammt auch der Name Sauerstoff. Von LAVOISIERS grundlegenden Feststellungen seien hier nur die wichtigsten erwähnt (genaue geschichtliche Angaben
über die gesamte Materie bei LUSK und KRUMMACHER). Aus seinen Calorimeterver-
suchen an Meerschweinchen zog er trotz ihrer nicht ganz einwandfreien Technik die
fundamentale, oft zitierte, heute noch vollgültige Schlußfolgerung: „Die zweierlei
Art Wärme — animalische Wärme und Verbrennungswärme der Kohle — haben
nahezu den gleichen Effekt. Wir können direkt ohne Hypothese schließen, daß
die tierische Wärme zum größten Teile durch die Umwandlung von Sauerstoff (air
pur) in Kohlensäure (air fixe) entsteht." Der damals herrschenden, animalisch gefärbten Phlogistenlehre STAHLS (1660—1734), des Leibarztes von Friedrich Wilhelm I. von Preußen, daß alle brennbaren Substanzen einen unbekannten Stoff, von
ihm Phlogisten bezeichnet, enthalten müssen, um verbrennen zu können, versetzte
er den Todesstoß. Die Ursache der Verbrennungen ist der Sauerstoff der Luft, der
als Kohlensäure in der Ausatmung wieder erscheint. Das Ergebnis ist die zum
Leben notwendige Wärmebildung. LAVOISIER machte nicht nur die ersten Grund-
umsatzversuche, wobei er eine Sauerstoffaufnahme von etwa 24 l/Std, einen heute
noch annähernd zutreffenden Wert, feststellte, sondern studierte auch die Hauptfaktoren, die auf den Basalstoffwechsel einwirken, die Nahrung (38 l), die starke
körperliche Arbeit (65—91 l) sowie den Einfluß der Außentemperatur (bei 12° C
27 l). So wurde er auch zum Entdecker der chemischen Wärmeregulation. Er verlegte
die Verbrennung von Kohlenstoff zu Kohlensäure und von Wasserstoff zu Wasser in
die Lunge. Diese Ansicht wurde aber unhaltbar, als 1873 MAGNUS im Blute größere

Mengen von Sauerstoff und Kohlensäure feststellte. Das führte LUDWIG (zit. bei LUSK) zur irrigen Annahme, daß die Oxydationen im Blute stattfänden. Seit EDUARD PFLÜGER wissen wir, daß der *Sitz der Verbrennungen die lebende Zelle* ist.

Der nächste Schritt war die Feststellung des Materials, das verbrennt. Es sind nicht Kohlenstoff und Wasserstoff, wie ursprünglich angenommen wurde, sondern wie LIEBIG zuerst vermutete und MAGENDIE experimentell bewies, Eiweiß, Kohlenhydrate und Fette der Nahrung. Die ursprüngliche Annahme von LIEBIG, daß das Eiweiß aus dem arbeitenden Muskel stamme, ließ sich nicht mehr aufrecht erhalten. Mit dieser Feststellung war die 2. entscheidende Grundlage für eine Stoffwechselforschung geschaffen. Sie zerfiel nunmehr in 2 Aufgaben, die Untersuchung des respiratorischen Stoffwechsels und das stofflich orientierte Studium der intermediären Umsetzungen im Körper. Erst beide zusammen ergeben ein vollständiges Bild des Gesamtstoffwechsels, der sowohl einen Abbau höherer Substanzen in niedere (Katabolismus), als auch einen Aufbau niederer zu höheren (Anabolismus) umfaßt.

Die nächsten großen Entdeckungen betrafen 1842 den Eiweißumsatz. LIEBIG, der Begründer der modernen organischen Analyse, sah im Urinstickstoff das Maß für die Größe der Eiweißverbrennungen. Den experimentellen Beweis erbrachten BIDDER u. SCHMIDT. DENNES und CAHOWS wiesen nach, daß aus 15—16 g Nahrungsstickstoff 30—32 g Harnstoff im Urin entstehen.

Dann kam die Entdeckung des Stickstoffgleichgewichtes durch CARL VOIT (1836—1908). Er fütterte einen Hund 25 Tage mit 29 kg Fleisch, die 986 g N enthielten, 943,7 g fand er im Harne, 39,1 g im Kot wieder, insgesamt also 982,8 g, das bedeutet eine Differenz zwischen aufgenommener und ausgeschiedener N-Menge von nur 3,2 g = 3/10%. Mit diesem fundamentalem Versuch wurde die Hauptgrundlage für die bilanzmäßige Erforschung des Eiweißstoffwechsels geschaffen. Mit ihm war gleichzeitig bewiesen, daß kein Nahrungstickstoff als Gas entweicht, auch der Verlust im Schweiß (0,071 g/die) und 0,03 g in Haaren und Nägeln sind so minimal, daß sie vernachlässigt werden können. Mittlere Muskelarbeit erhöht allerdings die N-Abgabe im Schweiße erheblich auf 0,13 g/Arbeitsstunde, sehr anstrengende sogar auf 0,22 g (BENEDICT).

Da 100 g Eiweiß etwa 16 g N enthalten, so entspricht 1 g ausgeschiedener Stickstoff $\frac{100}{16} = 6,25$ g Eiweiß. Eine positive N-Bilanz bedeutet Retention und während eines längeren Zeitraumes Eiweißansatz, eine negative im allgemeinen Eiweißeinschmelzung.

Da Fett- und Kohlehydratverbrennung nur in den Atemgasen zu fassen sind, so konnte eine Bestimmung des Gesamtstoffwechsels nur durch Kombination einer Untersuchung des Gaswechsels und des Urins vorgenommen werden.

Der erste Konstrukteur eines Respirationsapparates war wie schon erwähnt LAVOISIER. Über seine Methodik wissen wir nichts Näheres. REGNAULT und REISET bestimmten mit einem von ihnen konstruierten Apparate Sauerstoffaufnahme und Kohlensäureabgabe bei kleineren Tieren, machten aber keine Angaben über die Natur der verbrannten Stoffe.

Die ersten umfassenden Versuche am Menschen in einer großen Kammer stammen von VOIT u. PETTENKOFER (1866). Bestimmt wurde nur die Kohlensäure- und Wasserabgabe und zwar durch periodische Probeentnahmen der zu- und abführenden Luft der gut ventilierten Kammer. Der Sauerstoffverbrauch wurde nur berechnet, ein großer Übelstand, da alle Wiegefehler sich hier summierten. Die

wichtigsten Ergebnisse des ersten klassischen Respirationsversuches von PETTEN-
KOFER u. VOIT an einem hungernden Menschen seien kurz mitgeteilt:

Körpergewicht		Körpergewicht	
zu Beginn des Versuches . .	71,090 kg	am Ende	70,160 kg
aufgenommenes Trinkwasser .	1,0548 kg	abgegebenes CO_2 . . .	0,7383 kg
Summe	72,1448 kg	ausgeschiedenes Wasser	0,8289 kg
		Urinmenge	1,1975 kg
		Summe	72,9247 kg

Die Differenz zwischen beiden Schlußzahlen = 0,7799 kg wurde als die ver-
brauchte Sauerstoffmenge angesehen.

Der Urin enthielt 11,33 g N und 5,81 C, die Atmungsluft berechnet aus der
Kohlensäuremenge 201,30 g C, so daß

$$\text{die Gesamt C Ausscheidung} = 207{,}11 \text{ g}$$
$$\text{,,} \qquad \text{,,} \quad \text{N} \quad \text{,,} \qquad = 11{,}33 \text{ g betrug.}$$

Da 1 g ausgeschiedenen N 6,25 g Eiweiß entsprechen, so betrug die Eiweißeinschmelzung der Versuchsperson $11{,}33 \times 6{,}25 = 70{,}81$ g.

Da im Muskeleiweiß gemäß Elementaranalyse nach LIEBEG auf 1 N g 3,28 C
entfallen, stammten $11{,}23 \times 3{,}28 = 37{,}16$ g C aus dem eingeschmolzenen Eiweiß.
Der Restbetrag von 169,95 g $(207{,}11 — 37{,}16$ g$)$ muß daher aus der Verbrennung
von Kohlenhydraten und Fetten herrühren. VOIT und PETTENKOFER machten nun
die nicht zutreffende, aber ihre Rechnung erst möglich machende Annahme, daß
nur Fett verbrannt wurde. Da Fett 76,52 g C enthält, so errechnet sich eine ver-
brannte Fettmenge von 222,1 g.

Weitere Untersuchungen galten der Frage der Einwirkung der 3 Hauptnahrungsstoffe, der körperlichen Arbeit, der Temperatur und einzelner Krankheiten (Diabetes) auf die Verbrennungsprozesse, wobei manche auch heute noch zu
treffende Beobachtungen gemacht werden konnten.

Von fundamentaler Bedeutung war ihre Feststellung, daß nicht, wie LAVOISIER
und LIEBIG es annahmen, die Sauerstoffaufnahme entscheidend ist für die Intensität der Verbrennung, sondern das zum Abbau gelangende Brennmaterial, heute
würden wir richtiger sagen, der Bedarf der Körperzellen hinsichtlich Menge und
Art der verbrennenden Nährstoffe.

Auch die Intensität der Atmung, sofern sie nicht zu starker Muskelarbeit führt
und dadurch den Stoffwechsel steigert, ist ohne Bedeutung für den Sauerstoffverbrauch, wie PFLÜGER feststellte. Vielmehr regulieren umgekehrt der
Sauerstoffbedarf und die Kohensäureanhäufung im Blut die Atmung. E.
PFLÜGER wies zuerst auf die große Bedeutung der Beziehung dieser beiden ent-
scheidenden Faktoren zueinander hin. Den Wert $\dfrac{CO_2\,(\text{Vol-\%})}{O_2\,(\text{Vol-\%})}$ nannte er respiratorischen Quotienten. Er ist darum so wichtig, weil sich aus ihm die Natur der
verbrennenden Substanzen direkt berechnen läßt, da seine Werte von der Menge
O_2 in den einzelnen Nährstoffen abhängt. Je weniger sie selbst O_2 enthalten, um so
mehr muß von außen zugeführt werden.

Da die Kohlenhydrate selbst genügend O_2 zur Oxydierung ihres C zu CO_2 enthalten, ist

$$\text{R Q für diesen Nährstoff} \;\frac{100\,\text{Vol-\%}\,CO_2}{100\,\text{Vol-\%}\,O} = 1{,}0$$

$$\text{R Q für Eiweiß} = \frac{78{-}81\,\%\,\text{Vol-\%}\,CO_2}{100\,\%\,\text{Vol-\%}\,O_2} = 0{,}781 — 0{,}81$$

$$\text{R Q für Fett} \quad = \frac{71{,}0\,\%\,\text{Vol-\%}\,CO_2}{100\,\%\,\text{Vol-\%}\,O_2} = 0{,}71.$$

Um die Respirationsversuche auf eine breitere Grundlage zu stellen und möglichst auch O_2 mitzubestimmen, mußte die Apparatur sowohl vereinfacht wie erweitert werden. Es geschah dies später vor allem durch ZUNTZ, GEPPERT, SONDÉN und TIGERSTEDT, JAQUET, GRAFE, KROGH, KNIPPING u. a. Der erste, der auf breiter Grundlage den Gaswechsel bei Kranken studierte und zwar mit der ZUNTZ-Methode war A. MAGNUS-LEVY.

Den nächsten großen Fortschritt brachte die Entdeckung des Isodynamie-gesetzes durch M. RUBNER, den Hauptschüler von VOIT, in den achtziger Jahren des vorigen Jahrhunderts. Er fand in vielfach variierten Hundeversuchen, daß sich die einzelnen Nährstoffe bei der Wärmebildung entsprechend ihrem Calorien-gehalt, der in der BERTHOLDschen Bombe festgestellt werden kann, verhalten. Isocalorisch oder isodynamisch sind

100 g Fett
= 232 g Stärke
= 234 g Rohrzucker
= 243 g Fleisch.

RUBNER ist der Vater der energetischen Betrachtungsweise des Stoffwechsels und der Begründer der Calorienrechnung, welche seit der Wende des Jahrhunderts alle Ernährungsfragen und -maßnahmen beherrscht. Seine berühmten in der ganzen Welt gültigen Standartwerte für die Hauptnährstoffe sind:

1 g Eiweiß = 4,1 Cal
1 g Fett   = 9,3 Cal
1 g Kohlenhydrat = 4,1 Cal.

Heute erscheinen uns die Ergebnisse dieser klassischen Versuche selbstverständlich. Damals aber wirkten sie vor allem für seinen rein stofflich orientierten Lehrer VOIT so revolutionär, daß RUBNER, wie er mir, seinem Schüler, noch voll Bitternis einmal erzählte, die Arbeit, die VOIT für falsch hielt[1], zwei Jahre im Pult behalten mußte, ehe er sie veröffentlichen durfte.

Die energetische Betrachtungsweise drängte zur Schaffung eines *Calorimeter* des lebenden Organismus. LAVOISER war, wie schon erwähnt, der 1. Konstrukteur eines allerdings sehr primitiven Apparates. Ihm folgten CRAWFORD, DULONG und DESPREZ mit einer schon verbesserten Methodik. (Zus. der vorliegenden Probleme, Ergebnisse und Methodik bei J. LEFÈVRE.) Das erste moderne Calorimeter konstruierte M. RUBNER in Marburg. Mit ihm vollbrachte er wissenschaftliche Großtaten. (Zus. in den ,,Gesetzen des Energieverbrauchs bei der Ernährung (1901).) Erstens erbrachte er den zwingenden Beweis für die Richtigkeit seines Isodynamiegesetzes, zweitens bewies er die Gültigkeit des 1842 von ROBERT MAYER aufgestellten Gesetzes von der Erhaltung der Energie, nachdem die Summe aller Energie in der Welt konstant ist und nur in ihren Formen sich verändert, auch für den lebenden Organismus, und drittens entdeckte er die weitgehende Ab-hängigkeit der Wärmeproduktion des Tieres von der Körperoberfläche, wobei er einen Durchschnittswert von ca. 1100 Calorien pro m^2 in 24 Std fand. Während die beiden ersten Feststellungen unbestritten blieben, sind gegen die Gültigkeit des Oberflächengesetzes von verschiedenen Seiten (v. HÖSSLEIN, PFAUNDLER, BENE-DICT u. a.) Einwände geltend gemacht worden, auf die hier nicht näher eingegangen werden kann.

Weitere eingehende Untersuchungen galten der spezifisch-dynamischen Wir-kung der Nährstoffe, die zuerst LAVOISER feststellte.

---

[1] Es ist daher nicht richtig, daß, wie z. B. THANNHAUSER behauptet, VOIT habe RUBNER zu seinen Untersuchungen über die Vertretbarkeit der Nahrungsstoffe veranlaßt, weil er das spätere Resultat erwartet oder auch nur für möglich gehalten hätte.

In der Folgezeit entstanden dann die großen komplizierten Respirationscalorimeter von ATWATER-ROSA, BENEDICT (Boston), HAGEMANN (Bonn), LUSK-DU BOIS (New York) usw. für Menschen und große Versuchstiere. Hier wurden alle maßgebenden Faktoren des Gesamtstoffwechsels gleichzeitig bestimmt. Alle wichtigen Variationsmöglichkeiten der Ernährung und Stoffwechselbeeinflussung wurden hier mit exaktester Methode untersucht. Das wichtigste Ergebnis, und zwar ein ganz neues, war die Feststellung, daß die aus dem respiratorischen Gaswechsel berechnete und die tatsächlich gefundene Wärmeabgabe, d. h. indirekte und direkte Calorimetrie in ihren Ergebnissen sich decken. Dafür sei ein Hundeversuch von MURLIN und LUSK angeführt.

Indirekte Calorimetrie ergab 2244 Cal
direkte   „   „   2230 Cal
――――――――――――――――――――――――――――
Differenz   „   14 Cal = 0,6%.

In 14 von 22 ähnlichen Versuchen lag der Fehler unter 2%. Damit war bewiesen, daß die katabolischen Prozesse im Menschen- und Tierkörper so sehr das Stoffwechselgeschehen beherrschen, daß anabolische Vorgänge wie z. B. die Fettbildung aus Zucker oder Eiweiß oder die Kohlenhydratbildung aus Eiweiß und Fett gar nicht gefaßt werden können. Wir wissen, daß sie sich tatsächlich vollziehen, aber entweder handelt es sich dabei nur um sehr kleine Beträge oder aber die Einwirkungen auf den respiratorischen Gaswechsel im Sinne von Steigerung und Senkung von RQ kompensieren sich, so daß ein Durchschnittswert in den Grenzen von 0,7—1,0 resultiert. Erst bei Zahlen unter- oder oberhalb dieser Breite können intermediäre Umsetzungen respiratorisch in die Erscheinung treten.

Mit diesen fundamentalen Feststellungen hat die Calorimetrie ihre Hauptaufgabe erfüllt, indem sie zeigte, daß die Untersuchung des respiratorischen Gaswechsels und Urins genügt, um die Wärmeproduktion und daraus den Nahrungsbedarf festzustellen. Die komplizierten Apparate wurden entbehrlich und es konnte die Gesamtstoffwechseluntersuchung vor allem auch bei Kranken aller Art auf breiteste Grundlage gestellt werden, was seit KRAUS und MAGNUS-LEVY in den ersten Jahrzehnten dieses Jahrunderts durch zahlreiche Untersucher (STÄHELIN in der Schweiz, GRAFE u. ROLLY in Deutschland, MEANS u. BOOTHBY, DU BOIS in Amerika und viele andere) geschah. Man kann sagen, daß wir heute schon über ein fast abschließendes Wissen über den respiratorischen Umsatz bei Krankheiten verfügen.

Die Ergebnisse sind zwar die Basis für die Ernährung, bringen aber nur die Resultante aller zahllosen intermediären Umsätze im Körper zum Ausdruck. Die energetische Betrachtung ist daher einseitig und haftet in gewissem Sinne nur an der Oberfläche. Sie muß ergänzt werden durch das physiologisch-chemische Studium der intermediären Stoffwechselvorgänge. Dieses ist viel jünger als die Kraftwechselforschung. Grundlegend waren hier die Untersuchungen von FR. HOFMEISTER und KOSSEL, von MAGNUS-LEVY, KNOOP, O. NEUBAUER, DAKIN, FOLIN und vielen anderen.

Erst die Kombination der Resultate beider Forschungsrichtungen ergibt uns den genügend tiefen und umfassenden Einblick in das Stoffwechselgeschehen des gesunden und kranken Menschen.

Literatur

I. Wichtigste neuere zusammenfassende Darstellung über die Geschichte der Ernährungs- und Stoffwechselforschung

BOMMER, S.: Die Ernährung der Griechen und Römer. Planegg: Müller'sche Verlagsbuchhandlung (1943). — DU BOIS, E. F.: Basal metabolism in health and disease. 3. ed. Philadelphia: Lea & Febiger 1936.

HINTZE, K.: Geographie und Geschichte der Ernährung. Leipzig: Thieme 1934.
KRUMMACHER, O.: Erg. Physiol. 5, 746 (1906).
LANG, G., u. O. F. RANKE: Stoffwechsel und Ernährung. Berlin-Göttingen-Heidelberg: Springer 1950. — LEFÈVRE, I.: Chaleur animale et bioénergétique. Paris: Masson 1911. — LUSK, G.: A history of Metabolism, in Endocrinology and metabolism. New York and London (3. 3. 1922). — The elements of the science of nutrition. 4. ed. Philadelphia and London: W. B. Saunders & Co. 1928.
MASSON u. a.: Paris (1911). — MEYER-STEINEG u. K. SUDHOFF: Geschichte der Medizin, 2. Aufl. Jena: Fischer 1922.
RUBNER, M.: Die Gesetze des Energieverbrauchs bei der Ernährung. Leipzig und Wien: F. Deuticke 1902.
THANNHAUSER, S. J.: Lehrbuch des Stoffwechsels und der Stoffwechselkrankheiten. München: J. F. Bergmann 1929.

II. Einzelarbeiten

BIDDER u. SCHMIDT: Die Verdauungssäfte und der Stoffwechsel. Leipzig (1852).
LAVOISIER, A.: Sur la respiration des animaux et sur les changements qui arrivent à l'air en passant par leur pumon. Paris 1777. — Weitere Einzelarbeiten in den Gesammelten Werken. Paris (1862). — LIEBIG, J. v.: Die organische Chemie in ihrer Anwendung auf Physiologie und Pathologie. (1842.)
MAGNUS: Ann. d. Physik u. Chem. 40, 583 (1837). — MAGNUS-LEVY, A.: Pflügers Arch. 551 (1894). — MURLIN, J. K., and G. LUSK: J. of Biol. Chem. 22, 17 (1915).
PETTENKOFER, M., u. C. VOIT: Z. Biol. 2, 459 (1866). — PFLÜGER, E.: Pflügers Arch. 6, 43, 190 (1872); 10, 251 (1875).
RUBNER, M.: Sitzungsber. d. bayer. Akad. d. Wiss., S. 454 (1885). — Z. Biol. 30, 73 (1894).
VOIT, C.: Z. Biol. 2, 6 (1866).

II. Die Nahrungsmittel als Kraftspender

Der Stoffwechsel ist die notwendige Voraussetzung und wichtigste Äußerung für das Leben in der Natur. Selbst in der unbelebten Welt spielt er eine große Rolle. Der Stoffwechsel in der lebendigen Natur ist jedoch prinzipiell von den Wandlungen des Anorganischen unterschieden, erstens durch die Notwendigkeit, daß bei diesen Vorgängen im pflanzlichen und tierischen Organismus Energie zur Arbeitsleistung frei wird, und ferner dadurch, daß alle diese stofflichen und energetischen Umwandlungen beherrscht werden vom Prinzipe der Selbststeuerung, demzufolge sie in den Dienst der Erhaltung des Lebens und der Fortpflanzung treten. PFLÜGER sprach von der teleologischen Mechanik der lebendigen Natur, DU BOIS-REYMOND von einem dynamischen Gleichgewichte. Alle Kraftumwandlungen vollziehen sich nach den Gesetzen der Thermodynamik. Der erste Hauptsatz konstatiert die Unzerstörbarkeit der Energie in der Welt, der zweite stellt fest, daß alle Naturvorgänge in der Richtung von höheren Energien zu niederen verlaufen, also irreversibel sind, wobei meist nicht weiter nutzbare Wärme entsteht, indem die potentielle Energie in eine kinetische umgewandelt wird. Die theoretische Gültigkeit des 2. Hauptsatzes für den Organismus ist noch etwas umstritten (Lit. und Diskussionen bei E. GRAFE), für die praktischen Zwecke der Bestimmung des Energieumsatzes kann er jedenfalls außer Acht gelassen werden, da der Energiewert der in der BERTHOLDschen Bombe verbrannten Nährstoffe sich mit dem des im Körper zersetzten Materials zu decken scheint, wenn die Ausscheidungen mit berücksichtigt werden.

Der Kraftstoffwechsel wird ausgedrückt in Calorien, womit die Wärmemenge bezeichnet wird, die 1 kg Wasser (große Cal) oder 1 g Wasser (kleine Cal) von 14,5°C um 1° auf 15,5° erwärmt. Das mechanische Äquivalent beträgt 425 mkg. Die Energie wird im lebenden Organismus durch die Spaltung der Nährstoffe, sei es, daß sie von außen zugeführt werden oder als Körperbestandteile zur Verfügung stehen, gebildet.

Seit LAVOISIER wissen wir, daß die Spaltungen im Körper ebenso wie bei der Flamme vorwiegend oxydativer Natur sind, indem sich der Sauerstoff mit den Nahrungsstoffen verbindet und diese zu immer tieferen Stufen abbaut. Die Frage, wie weit dabei eine direkte O_2-Übertragung im Sinne WARBURGS oder eine Dehy· drierung, d. h. Wasserstoffentziehung im Sinne WIELANDS, die entscheidende Rolle spielt, soll hier nicht erörtert werden. Es scheint, daß beide Theorien ihre Gültigkeit haben und im Grunde sich nicht erheblich voneinander unterscheiden. (Neueste Diskussion bei WARBURG). Diese oxydativen Spaltungen sind dadurch besonders zweckmäßig für den Organismus, weil dabei besonders große Energiemengen mit hoher Wärmetönung für die Leistungen, welche der Ablauf der Lebensvorgänge erfordert, zur Verfügung gestellt werden.

LAVOISIER war der Ansicht, daß bei höheren Organismen alle Energieproduktion unter O_2-Verbrauch einhergeht, so daß der O_2-Verbrauch das einzigste Maß für die Wärmebildung im Körper sei. Heute aber wissen wir mit Sicherheit, daß daneben auch in großem Umfange bei ihnen wie bei den kleinen Lebewesen, vor allem der Hefe, anaerobiotische Vorgänge verlaufen, d. h. Spaltungen ohne O_2-Zutritt, meist hydrolytischer Natur. Vor allem vollzieht sich der Muskelstoffwechsel in seinen ersten Phasen anoxybiotisch, und für viele andere Vorgänge, vor allem im Kohlenhydratstoffwechsel gilt das gleiche. (Zus. bei LESSER.) Auch hierbei wird Wärme frei, aber nur in kleinen Beträgen, so daß die Umsetzungen sich schon auf große Mengen zersetzten Materials erstrecken müssen, um nennenswerte calorische Effekte zu erzielen. So bildet die anaerobe Calorienproduktion nur einen verschwindenden, in der Gesamtbilanz nicht zu fassenden Anteil der Gesamtwärmebildung. Das beweist die fast völlige Deckung der Resultate der direkten und indirekten Calorimetrie von ATWATER, BENEDICT, LUSK, DU BOIS u. a. (vgl. S. 6). Aus ihr geht auch hervor, daß die Nährstoffe mit ihrer gesamten Energie Wärme bilden, d. h. daß die freie Energie nahezu ganz seiner Wärmetönung bei der entsprechenden Temperatur entspricht. Die Entropie im Sinne des 2. Hauptsatzes der Thermodynamik wird also bedeutungslos.

Sehr bemerkenswert ist, daß in der Untersuchung des Energiehaushaltes auch Prozesse, die mit einer Wärmebindung einhergehen, wie beim Aufbau von Körpergewebe, sei es beim Wachstum, sei es nach starken Gewebseinschmelzungen, nicht sicher gefaßt werden können. Der ganze anabolische Stoffwechsel erscheint, von wenigen extremen Fällen, wie z. B. starker Fettbildung aus Zucker, abgesehen, nicht in der Energiebilanz. Er beträgt höchstens wenige Prozent und liegt damit innerhalb der vielleicht sich kompensierenden unvermeidlichen Fehler der angewandten Methoden und Berechnungsarten. Diese Tatsache ist von größter praktischer Bedeutung und erleichtert uns wesentlich die Untersuchung des Kraftstoffwechsels.

1. Der Gesamtstoffwechsel und seine Berechnung

Wenn auch LAVOISIERS vorher erwähnte Vorstellungen theoretisch nicht ganz richtig sind, so bleibt doch die Bestimmung des O_2-Verbrauchs die Basis für die Berechnung des Kraftstoffwechsels, wenn man sie mit der Bestimmung des Ns im Harne kombiniert. Um die Art der verbrannten Nährstoffe exakter zu berechnen, ist es notwendig, auch gleichzeitig die abgegebene Kohlensäuremenge zu bestimmen. Dann erhält man den Wert für den respiratorischen Quotienten $\dfrac{CO_2}{O_2}$, auf dessen entscheidende Bedeutung für die Berechnung des Gesamtumsatzes zuerst, wie schon erwähnt, PFLÜGER hinwies. Bei den gewonnenen Werten ist für CO_2 zu bedenken, daß dieses Gas, das im Körper einerseits leicht ausgetrieben, andererseits leicht zurückgehalten wird, nicht immer im gefundenen Umfange durch die Zersetzung der Nährstoffe in der Versuchszeit entstanden ist. Zunahmen gegenüber der tatsächlich bei der Nahrungsverbrennung entstandenen CO_2 können durch vermehrte Ausscheidung infolge Überventilation der Lungen, vermehrte Säurebildung, wie bei starker Muskelarbeit oder diabetischer Acidose oder vermehrte Säureretention, wie bei Urämie, vor, Herabsetzungen können durch Retention des Gases infolge verminderter Ventilation, vermehrter Säureabgabe und einer Alkalosis (wie z. B. bei Alkalitherapie) bedingt sein. Diese Faktoren müssen bei der Beurteilung der gefundenen CO_2-Werte und ihrer Verwendung für den respiratorischen Quotienten stets in Erwägung gezogen werden. Durch genügend lange Versuchsdauer und gleichmäßige mittlere Lungenventilation können sie aber meist auf ein Mindestmaß eingeschränkt werden.

RQ für Kohlenhydrate beträgt 1,0, da zur Oxydation von $C_6H_{12}O_6$ zu CO_2 und H_2O 12 Moleküle O_2 nötig sind, von denen 6 im Zucker bereits vorhanden sind, mithin $RQ = \dfrac{6}{6} = 1,0$.

Die restlose Verbrennung von Fett (Tripalmitin) mit der Bruttoformel $C_{51}H_{98}O_2$ erfordert $72,5\,Mol\,O_2$; dabei entstehen $51\,Mol\,CO_2$, RQ daher $\dfrac{51}{72,5} = 0,703$.

Da der Gehalt der Eiweißkörper an C und O_2 gewisse Schwankungen aufweist, zeigt der Wert für RQ nicht dieselbe Konstanz wie bei Kohlenhydraten und Fetten. Er schwankt in den Grenzen von 0,78—0,82 um einen Mittelwert von 0,80, der den Berechnungen zugrunde gelegt wird.

Der N-Gehalt des Urins, multipliziert mit 6,25 entspricht der Menge zersetzten Eiweißes. Zieht man von der Gesamtmenge verbrauchten Sauerstoffs und der gebildeten Kohlensäure den auf die Verbrennung von Eiweiß (pro 1 g N im Harn $154,7\,cm^3 = 6,043\,l\,O_2$ und $4,845\,l\,CO_2$) entfallenden Teil ab, so erhält man einen neuen Quotienten (Nichteiweiß RQ), aus dem sich die Verbrennung von Kohlenhydraten und Fett berechnen läßt.

Die wichtigsten Grundlagen und Ergebnisse bringt folgende von LUSK (Zus. S. 68) für das Eiweiß korrigierte Tabelle von LOEWY.

Tabelle 1

1 g Substanz	absorb. O_2 cm³	gebildete CO_2 cm³	RQ	cal	Calorien pro 1 O_2	pro 1 CO_2
Eiweiß	967,0	775,2	0,802	4,316	4,463	5,567
Fett	2019,3	1427,3	0,707	9,461	4,686	6,629
Stärke	828,8	828,8	1,000	4,182	5,047	5,047

Die verbrannten Mengen Kohlenhydrat (y) und Fett (x) berechnen sich aus dem Nichteiweiß RQ $\dfrac{a\,(CO_2)}{b\,(O_2)}$ nach den Gleichungen:

$$2,019\,x + 0,828\,y = a\,l\,O_2$$
$$1,427\,x + 0,828\,y = b\,l\,CO_2.$$

Diese beiden Gleichungen mit 2 Unbekannten werden dann in üblicher Weise gelöst. Das einfaches Diagramm von E. F. DU BOIS (Abb.1) gestattet ohne weiteres die Ablesung der Mengen Calorien, die auf Eiweiß, Fett und Kohlenhydrate entfallen.

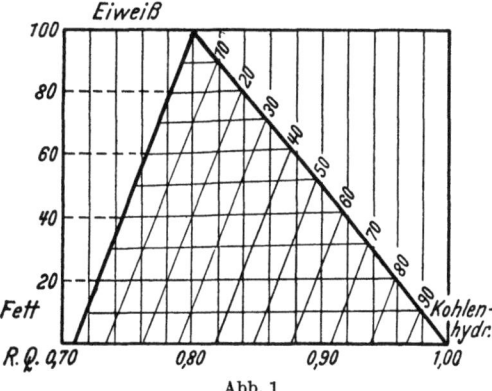

Abb. 1

$828,8\,x + 2019,3\,y = a$ dem verbrauchten O_2 nach Abzug des Eiweißwertes
$-\;828,8\,x + 1427,3\,y = b$ der gebildeten CO_2 nach Abzug des Eiweißwertes.

Multiplikation der unteren Gleichung mit (— 1) ergibt sich 592,

$$y = \frac{a - b}{592}, \qquad x = \frac{a - 2019{,}3\,(a - b)}{592}\Big/828{,}8.$$

Nachdem RUBNER durch sein berühmtes Isodynamiegesetz bewiesen hatte, daß die Nährstoffe sich gegenseitig gemäß ihrem Calorienwert vertreten, läßt sich ohne weiteres bei normaler Ernährung aus den errechneten Mengen für Eiweiß, Kohlenhydrate und Fette die Calorienproduktion unter Zuhilfenahme der RUBNERschen Standardzahlen für den Nutzwert der Nährstoffe bestimmen. Der tiefere Grund für die Richtigkeit des Isodynamiegesetzes ist, daß über H_2 alle Nahrungsstoffe reversibel ineinander übergehen können und zwar ohne weiteren Verschleiß. Die heute allgemeinen verwendeten RUBNERschen Zahlen sind:

1 g Eiweiß enthält 4,1 Cal
1 g Kohlenhydrate 4,1 Cal
1 g Fett   9,3 Cal

Es läßt sich aber auch die Calorienproduktion direkt aus dem Sauerstoffverbrauch und RQ berechnen. Je nach der Höhe von RQ ist, wie aus der Tabelle 1, S. 9, hervorgeht, das sogenannte calorische Äquivalent des Sauerstoffes verschieden. Es schwankt für den Nichteiweiß-RQ in den relativ engen Grenzen zwischen 4,686—5,047 Cal. Aus detaillierten Tabellen und Diagrammen von ZUNTZ-LOEWY, LUSK, DU BOIS und anderen läßt sich für jeden Wert von RQ nicht nur die prozentuale Beteiligung von Kohlenhydraten und Fetten, sondern auch das calorische Äquivalent von 1 l O_2 entnehmen. Die Werte 4,686—5,047 liegen so nahe beieinander, daß man für praktische Zwecke, z. B. Ausrechnung von Kostverordnungen keinen nennenswerten Fehler begeht, wenn man für die Berechnung des Grundumsatzes als calorischen Durchschnittswert für 1 l in der Atmung aufgenommenen O_2 4,8 Cal in Rechnung setzt. Für klinische Zwecke, vor allem vergleichende und diagnostische Untersuchungen läßt sich die Berechnung noch weiter vereinfachen, indem man auf die Bestimmung des Stickstoffs im Harne verzichtet, da unter normalen Ernährungsbedingungen die Beteiligung des Eiweißes am Gesamtumsatz im Durchschnitt mit 15% ziemlich konstant ist. Vor allem gilt das für die praktisch wichtigen Grundumsatzbestimmungen. Bei dieser vereinfachten Berechnungsart, welche die gehäuften Untersuchungen in der ärztlichen Praxis oft nötig macht, muß ein gewisser Fehler, der aber kaum über 5—8% hinausgehen dürfte, in Kauf genommen werden.

Die angegebenen Standardzahlen von RUBNER, die streng genommen auch nur für eine normale Ernährung und nicht für den Hunger gelten, sind etwas niedriger, als die bei vollständiger Verbrennung in der BERTHOLLETschen Bombe bei 20 bis 30 Atmosphären O_2 gewonnenen Werte, der physikalischen Verbrennungswärme, wie folgende Zusammenstellung zeigt:

1 g	Physikalische Verbrennungswärme Cal	Nährwert nach RUBNER Cal
Eiweiß	5,5 —5,6	4,1
Kohlenhydrate	3,95—4,2	4,1
Fett	9,2 —9,7	9,3

Am größten ist der Unterschied beim Eiweiß. Das hängt in der Hauptsache damit zusammen, daß Eiweiß im Körper nicht zu N oder Salpeter wie in der Bombe verbrennt, sondern der Hauptsache nach als Harnstoff im Urin den

Körper verläßt. Dazu kommen die Verluste im Kot. Es besteht also eine Differenz von 1,5 Cal, die auffallend groß erscheint und noch nicht restlos geklärt ist. Die klassischen calorimetrischen Versuche von RUBNER sind aber so exakt und haben aller Kritik gegenüber (von Seiten HOHMANNS, PFLÜGERS u. zit. bei RUBNER) so standgehalten, daß sie heute Allgemeingültigkeit in der ganzen Welt besitzen. Die Unterschiede zwischen Nutzwerten für physikalische Verbrennungswärme für Kohlenhydrate und Fette sind mit 0,1—0,2 Cal äußerst gering und lediglich durch die kleinen Verluste im Kot bedingt.

Komplizierter liegen die Dinge, wenn die R Q-Werte außerhalb der normalen Grenzen von 1,0—0,7 nach oben oder unten hinausgehen. Ersteres ist der Fall bei der Fettbildung aus Zucker, z. B. aus $3(C_6H_{12}O_6)$ 1 Molekül Stearinsäure ($C_{18}H_{36}O_2$), wobei größere O_2-Mengen, im genannten Beispiele 8 O_2 frei werden, so daß die Werte für R Q erheblich die Einheit übersteigen bis 1,5 (vgl. LUSK). Die von BLEIBTREU angegebene und meist akzeptierte Gleichung (vgl. MAGNUS-LEVY und LUSK), ist folgende:

$$270,06 \text{ g Glucose} = 100 \text{ g Fett} + 115,45 \text{ g } CO_2 + 54,6 \text{ g } H_2O$$
$$1014 \text{ Cal} = 950 \text{ Cal} \qquad 58,78 \text{ l } CO_2 .$$

Bei dieser exothermischen Reaktion tritt ein Verlust von nicht weiter nutzbarer Wärme von 6,4% ein. Das calorische Äquivalent von 1 CO_2 über den R Q von 1,0 beträgt 1,09 Cal. Bei Zugrundelegung dieser Zahl decken sich nach LUSKS Untersuchungen direkte und indirekte Calorimetrie vollständig. Bei Werten unterhalb von 0,70, die sehr selten, meist durch eine Acidose bedingt sind, liegen die Dinge so kompliziert, daß auf sie hier nicht näher eingegangen werden kann (Berechnungsarten bei LUSK, GRAFE u. a.).

Das RUBNERsche Isodynamiegesetz gilt nicht unbegrenzt. Es erfährt unter besonderen Umständen eine gewisse Einschränkung. So fanden KROGH u. LINDHARD, daß intensive Muskelarbeit bei Fettnahrung um 11% unökonomischer geleistet wird als bei einem calorisch gleichwertigen Kohlenhydratverzehr. Für diesen Sonderfall vertreten sich also Kohlenhydrate und Fette nicht entsprechend ihrem Caloriengehalt. KROGH u. LINDHARD führten das auf den Wärmeverlust bei der Umwandlung von Fetten in Kohlenhydrate im arbeitenden Muskel zurück.

Direkte und indirekte Calometrie mußten also in diesem Falle auseinandergehen. Dem widersprechen aber die Arbeitsversuche von ATWATER, BENEDICT und LUSK, allerdings waren sie nicht unter den gleichen Bedingungen (starker Fettzufuhr) wie bei den dänischen Autoren angestellt.

Nicht nur theoretisch, sondern auch für klinische Fragestellungen interessiert die Frage, wie die einzelnen Organe sich am Gesamtsauerstoff beteiligen. Sie ist zuerst von SPALLANZANI aufgeworfen worden. Die folgenden Tabellen 2 u. 3 der Zusammenstellung von LOEWY geben dafür gewisse, aber nur mit großer Vorsicht zu bewertende Anhaltspunkte, die für Herz, Gehirn und Nieren durch neuere Messungen ergänzt sind.

Die älteren Untersuchungen sind fast überall unter sehr unphysiologischen Bedingungen, meist an isolierten Organen, vorgenommen und daher nur der Größenordnung nach verwertbar. Die neueren sind am Herzlungenpräparat und mit der REINschen Stromuhr oder ähnlicher Apparatur durchgeführt. Unverhältnismäßig stark in bezug auf ihre gewichtsmäßige Beteiligung ist der Umsatz von Herz, Niere, Leber und Pankreas. Gleiches gilt für das Gehirn (Lit. bei E. GRAFE). Im allgemeinen ist der Sauerstoffverbrauch etwa 6—7 mal größer als der gewichtsmäßigen Beteiligung der einzelnen Organe am Gesamtkörpergewicht entspricht. Nur bei der Muskulatur sind die Werte erheblich niedriger, so daß hierdurch ein gewisser

Tabelle 2. *Ruheumsatz der Organe*

Organe	O₂-Verbrauch pro kg und Minute cm³	Prozentuale Beteiligung am Körpergewicht %	am Stoffumsatz %	Autor	Methode
1. Herz	35	0,9	4,4	BARCROFT, DIXON, ROHDE	direkte
			4,0	LOEWY, V. SCHRÖTTER	indirekte
	56	0,9	6—9	u. PLESCH	direkte
				REIN	
	32—42	0,9	6—9	GOLLWITZER-MEIER	,,
	45	0,9	6,5—7	GREMELS	,,
2. Magen-Darm . .	18	3,72	7,4	BRODIE u. Mitarb.	,,
3. Niere	85	0,7	7,1	BARCROFT u. BRODIE	,,
		0,7	10,0	BARCROFT u. STRAUB	,,
4. Leber	27	3,5	12,4	VERZÁR	indirekte
	15—20	—	—	MASING	direkte
5. Speicheldrüse . .	25	0,2	0,65	BARCROFT u. Mitarb.	,,
6. Pankreas	40	0,25	—	BARCROFT u. STARLING	,,
7. Muskulatur . . .	4	34,0	24,1	CHAUVEAU u. KAUFMANN	,,
8. Baucheingeweide außer Nieren . .	—	—	24,6	TANGL	indirekte
9. Gehirn	28	ca. 2	12	NOELL u. SCHNEIDER	direkte

Tabelle 3. *Umsatz der tätigen Organe*

Organe	O₂-Verbrauch pro kg und Minute cm³	Prozentuale Beteiligung des Organs am Körpergewicht %	am Ruheumsatz %	Methode
1. Herz	350	0,9	30,6	indirekte
2. Magen-Darm	36	3,72	13,9	direkte
3. Niere	340	0,7	21,0	,,
4. Leber	50	3,5	22,5	indirekte
5. Speicheldrüse	75	0,2	1,7	direkte
6. Pankreas	160	0,25	5,1	,,
7. Muskulatur	32	43,1	70,1	indirekte
8. Baucheingeweide außer Nieren	—	—	41,5	,,

Ausgleich geschaffen wird. Neue Untersuchungen von H. REIN machen es sehr wahrscheinlich, daß entsprechend einer alten 1897 schon geäußerten, aber von den Autoren selbst wieder zurückgezogenen Annahme von BOHR u. HENRIQUES 15—20% des Gesamtsauerstoffverbrauchs sich in den Lungen abspielt und zwar in Abhängigkeit von der Leber.

2. Der Grundumsatz (Basalstoffwechsel) und seine Bestimmung

Die Wärmeproduktion des Menschen ist je nachdem, unter welchen Bedingungen sie untersucht wird, außerordentlich verschieden, weil eine Fülle von Faktoren auf sie einwirken. Diese lassen sich jedoch meist gut trennen. Für die Beurteilung wird dafür am besten vom Minimalstoffwechsel ausgegangen, d. h. der Intensität der Oxydationen, die beim gesunden, normal ernährten Organismus auf keine physiologische Weise weiter erniedrigt werden kann. Er liegt beim Menschen, wie vor allem RUBNER (Z) gezeigt hat, bei etwa 30° C Außentemperatur. Bei höheren Temperaturen kommt es zu einer Wärmestauung, bei erheblich niederen zu Wärmeverlusten, die zur Konstanthaltung der Körpertemperatur von 37° C mit einer Steigerung der Verbrennungen kompensiert werden müssen.

Für Stoffwechselversuche beim Menschen, die praktische Fragen der Diagnose und Ernährungsweisen, und darüber hinaus für viele wissenschaftlichen Untersuchungen genügt es aber, wenn der Gesamtstoffwechsel bei gewöhnlicher Zimmertemperatur von 18—20° C, der Behaglichkeitsgrenze, innerhalb deren die Menschen weder frieren noch die Umgebungswärme unangenehm empfinden, untersucht wird. Infolge des günstigen Verhältnisses zwischen Wärmebildung und Wärmeverlust, der durch die Kleidung noch erheblich eingeschränkt wird (physikalische Wärmeregulation), kommt es beim Menschen bei diesen Temperaturen noch nicht zu einer deutlichen Steigerung des Umsatzes zur Deckung des Wärmeverlustes.

Für die Bestimmung dieses relativen Minimalumsatzes ist es aber unerläßliche Forderung, daß alle Faktoren ausgeschaltet werden, die oxydationssteigernd wirken, vor allem Muskelbewegungen und Nahrungsaufnahme (12stündige Nüchternheit). Der unter diesen Voraussetzungen bestimmte Gaswechsel ist der sogenannte Grundumsatz(Basalstoffwechsel)(MAGNUS-LEVY). Auch durch Narkose läßt er sich nicht weiter erniedrigen (BRENDEL, KOPFHAMANN u. THAUER (1954). Die Atemarbeit ist am Grundumsatz nach neuesten Untersuchungen von J. SEUSING (unter REINWEIN) mit 10,7—22,4% beteiligt. Die Kenntnis des G. U. (Grundumsatz) hatte früher fast nur wissenschaftliches Interesse und diente im wesentlichen zur Ableitung allgemeiner Normen für die Nährstoffbemessung. In den letzten Jahrzehnten ist das aber prinzipiell anders geworden. Die Bestimmung des Grundumsatzes ist heute zu einer weit verbreiteten, für viele klinische Fragestellungen absolut notwendigen Untersuchungsmethode geworden, die heute in keiner gut eingerichteten Krankenanstalt fehlen darf.

Sie ist fast zu einer Modesache geworden, deren diagnostische und prognostische Bedeutung manchmal überschätzt wird.

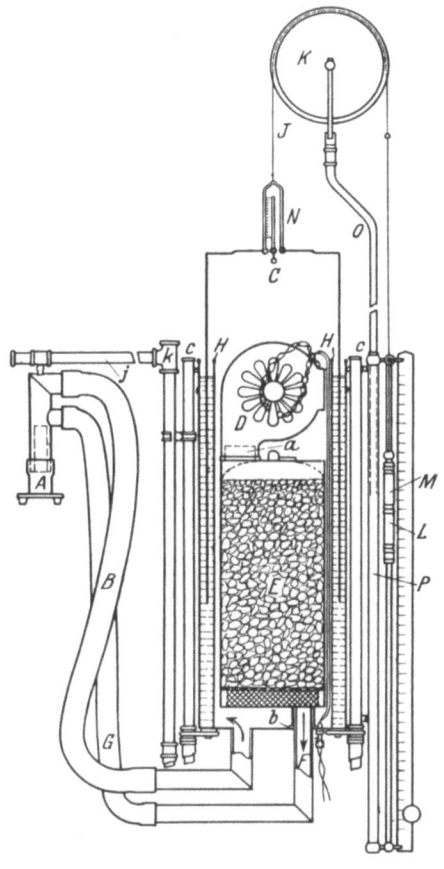

Abb. 2. Schema des BENEDICTschen Spirometerrespirationsapparates. Ein klinischer Apparat zur Bestimmung des Sauerstoffverbrauches. A Mundstück; B Schlauch, der die ausgeatmete Luft zum Spirometer leitet; D Haartrockenapparat; E Natronkalkbehälter; F und G rechtwinkliges Rohr und Schlauch zur Beförderung des Luftstromes zum Mundstück; H, H Behälter, in den die Glocke C taucht; J und K Schnur und Rad zur Unterstützung der Glocke C; L Gegengewicht; M Zeiger am Gegengewicht; N Thermometer; O und P Gestell für das Rad K; a Gummidichtung; b Gummidichtung; c Gestell des Spirometers; j, k Teil des Gestelles für Mundstück und Schlauch. (Aus Handbuch d. biol. Arbeitsmethoden von ABDERHALDEN, Abt. 4, 1926)

Die Methoden sind zwar außerordentlich vereinfacht, erfordern aber zur Erlangung exakter und brauchbarer Ergebnisse ein ungewöhnliches Maß von Sorgfalt und Zuverlässigkeit von seiten der Kranken und Ärzte.

Die klassischen Methoden der Respirationstechnik der Stoffwechselphysiologie des vorigen Jahrhunderts (von REGNAULT-REISET, PETTENKOFER-VOIT, RUBNER u. ZUNTZ-GEPPERT u. a.) sowie die komplizierten Calorimetermethoden (von RUBNER, ATWATER-BENEDICT, LUSK, DU BOIS, NOYONS u. a.) kamen natürlich für die Klinik nicht in Betracht und mußten erst wesentlich vereinfacht werden, vor allem durch Fortfall der schwierigen Gasanalyse. So griff man im Prinzip auf alte Spirometermethoden zurück. Was sie gegenüber den älteren Methoden an Exaktheit verloren haben, gewinnen sie an Einfachheit und daher klinischer Brauchbarkeit. Große Stoffwechselphysiologen wie BENEDICT und KROGH haben diese Bedürfnisse der Klinik anerkannt und entsprechend einfache Apparate konstruiert.

Es ist hier nicht der Ort, die Methoden und Berechnungsarten im einzelnen zu beschreiben (vgl. darüber vor allem die entsprechenden Abschnitte in ABDER-HALDENS *Handbuch der biologischen Arbeitsmethoden*). Nur in ihren Grundzügen

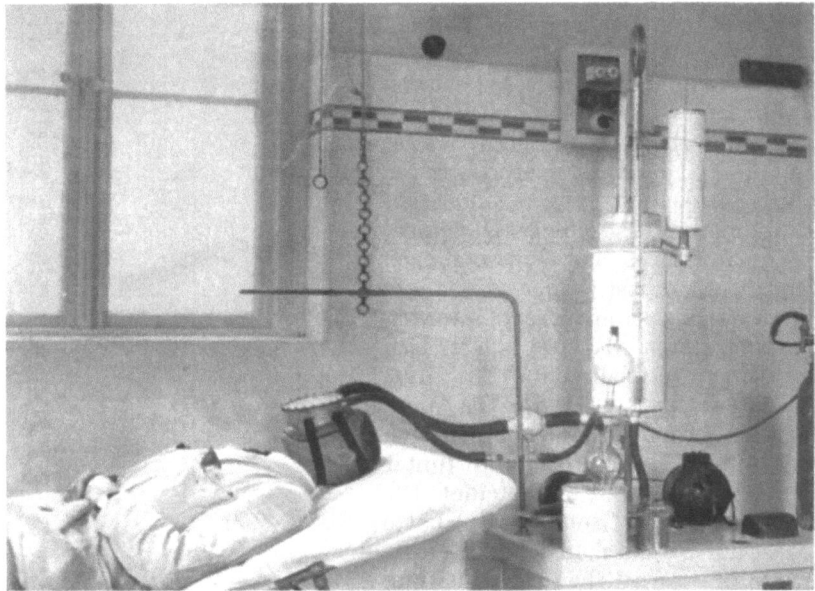

Abb. 3. Ansicht des KNIPPINGschen Apparates

seien die wichtigsten und brauchbarsten Typen hier kurz skizziert. Der um die Ausarbeitung der Respirationstechnik ganz besonders verdiente amerikanische Ernährungsphysiologe BENEDICT vom Carnegie-Institut in Boston hat das große ATWATERsche Respirationscalorimeter (nach REGNAULT-REISETS Prinzip) schließlich in eine so einfache Form gebracht, daß nur ein einfacher Kreis von Röhren übriggeblieben ist, in den die Gefäße zur Absorption von Kohlensäure und Wasserdampf E, sowie vor allem ein mit O_2 gefülltes Spirometer eingeschaltet ist (Abb. 2). In dem Maße, wie die durch ein kurzes Mundstück A mit dem Apparat verbundene, liegende Versuchsperson atmet, kreist, durch eine Pumpe befördert, die Atemluft im geschlossenen System. Die O_2-Menge nimmt entsprechend dem Verbrauche im Spirometer G ab und kann so unter Anbringung einfacher Korrekturen für Barometerdruck und Temperatur in Kubikzentimeter bestimmt werden.

KNIPPING hat dann in sehr praktischer Weise (Abb. 3) die O_2-Bestimmung nach gleichem Prinzip mit einer CO_2-Analyse kombiniert, indem die durch Kalilauge anfangs zurückgehaltene Atmungskohlensäure durch Schwefelsäure in Freiheit gesetzt wird und im Spirometer wie O_2 gemessen werden kann. Um die Gleichmäßigkeit der Atemzüge zu kontrollieren, läßt sich die Oberfläche des Spirometers mit einem

Schreibhebel verbinden, der die Atemschwankungen auf dem berußten Überzuge eines Kymographions aufzeichnet.

Sehr empfehlenwert für alleinige Sauerstoffbestimmung ist das Kastenspirometer von A. KROGH (Abb. 4). Hier befindet sich der einzuatmende Sauerstoff in einem dreieckigen Kasten, an dessen Rand ein Schreibhebel angebracht ist, der die Exkursionen der Atemzüge verzeichnet, die entsprechend der O_2-Abnahme absinken. In einem tadellos verlaufenen Versuche müssen die Spitzen der Inspirationshöhen sich durch eine Grade verbinden lassen, aus deren Neigungswinkel bei der empirischen Eichung des Apparates in einfacher Weise die Menge des verschwundenen O_2 pro 1 min berechnet werden kann. Wir verwenden wegen der Einfachheit und guten Kontrolle der Exaktheit für klinische Untersuchungen vorwiegend diesen Apparat.

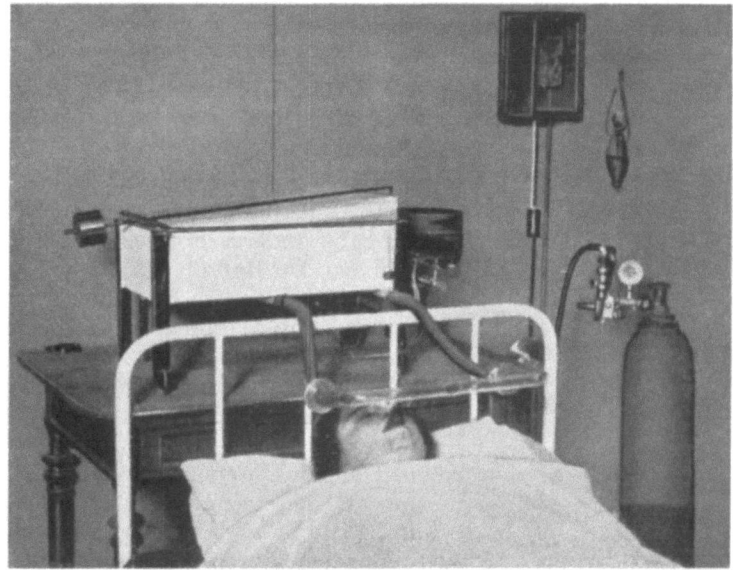

Abb. 4. Spirometer nach KROGH

So einfach die Apparaturen und ihre Bedienung auf den ersten Blick erscheinen, so schwierig kann es werden, die Vorbedingungen, Nüchternheit (12 Stunden ohne Eiweiß am Vorabend), 1—2 stündiges ruhiges Liegen schon vor der Untersuchung, absolute Bewegungslosigkeit und ganz gleichmäßige, ruhige Atmung trotz Behinderung durch Mundstück, Nasenklemme oder Maske, während der Bestimmung wirklich exakt einzuhalten. Am besten gelingt das noch bei Gesunden, sehr schwer bei Nervösen jeder Art und am schwersten bei Herz- und Lungenkranken. Die Hauptfehler gehen in der Richtung zu hoher Werte teils durch nicht absolute Dichtigkeit der Apparatur stets durch Unruhe der Patienten. Bei nicht ganz einwandfreier Methodik und bei Abweichungen von den Normalwerten müssen Doppel- oder Mehrbestimmungen durchgeführt werden.

In den Fällen, in denen keine einwandfreien Resultate gewonnen werden können, sollte man möglichst große Kammern, die den ganzen Menschen aufnehmen können (Prinzip von BENEDICT, JAQUET, GRAFE u. a.) verwenden; aber leider gibt es diese nur ganz vereinzelt in Deutschland, wenn jetzt überhaupt noch, auch mein eigener Apparat ist verbrannt. Die gefundene bzw. berech-

nete Wärmeproduktion entspricht dem Wärmeverlust des Körpers. Nach Benedict und Carpenter verteilt er sich in folgender Weise:

Wärmestrahlung und -leitung:	77,3%
Wasserdampfabgabe durch Lungen:	9,8%
„ „ Haut:	12,2%
Wärme von Urin und Stuhl:	0,7%,

wobei 1 g verdunstetes Wasser nach Rubner 0,6 Cal entspricht.

Welches sind nun die maßgebenden Faktoren für die Wärmeproduktion und wie
kommt man zur Gewinnung der Normalwerte für den Grundumsatz? Die einfachste Bezugseinheit wäre das Gewicht, aber es zeigte sich sehr bald, daß auf
diese Weise keine brauchbaren Werte zu bekommen sind, weil Körperlänge, Alter,
Geschlecht und Ernährungszustand auch eine wichtige Rolle spielen. Da maßgebend für den Wärmeverlust und damit auch für die Wärmebildung nach Rubners
grundlegenden Arbeiten die Körperoberfläche ist, so hat man diese als Maß für den
Grundumsatz genommen. Zunächst wurde zur Berechnung der Oberfläche die
Meehsche Formel $O = K \sqrt[3]{\text{Gew}^2}$., wobei K für den Menschen 12,3 ist, genommen,

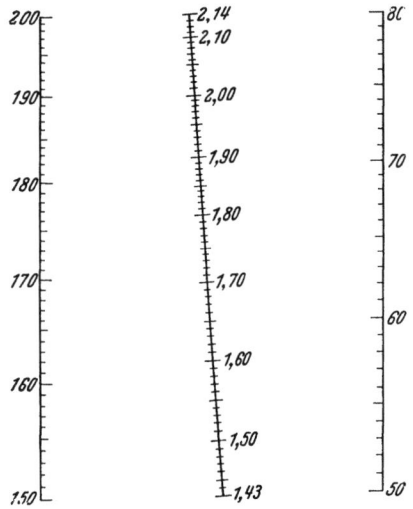

Abb. 5 Nomogramm von Rein

aber auch hier ist allein das Körpergewicht
der entscheidende Faktor. Die viel genauere
Formel von Du Bois: $O = \sqrt{\text{Gew}} \times \sqrt{\text{Länge}}$
$\times 167,2$ berücksichtigt auch die Körperlänge.
(Angabe anderer Formeln und ihre Diskussion bei Du Bois.)

Das folgende von Rein angegebene Nomogramm (Abb. 5) ermittelt in bequemster Weise
durch Verbindung von 2 Punkten und entsprechende Ablesung an dem Schnittpunkt mit
der dazwischen stehenden Leiter die Festtel-
lung der vorliegenden Oberfläche für die
betreffende Untersuchungsperson. Der Grundumsatz für den erwachsenen Menschen pro 1 m²
in 24 Std beträgt im Mittel 800—900 Cal.

Zur ungefähren Orientierung des Einflusses
vom Alter dient folgende kleine Übersichts-
tabelle (Tab. 4).

Aus ihr geht hervor, daß die Wärmepro-
duktion mit dem Alter abnimmt und beim weiblichen Geschlecht um etwa 5—8%
niedriger ist als beim Manne.

Unter Berücksichtigung auch des Alters und Geschlechts gibt Du Bois folgende
genauere Normalzahlen für die stündliche Wärmeproduktion pro 1 m² Oberfläche an.

Tabelle 4 (von Rein)

Alter Jahre	Mann Cal	Frau Cal
14	1100	1030
18	980	920
30	930	880
50	900	820
60	860	810

Tab. 4 und Tab. 5 zeigen, welch
großen Einfluß auch Alter und Geschlecht auf den Gesamtumsatz haben.

Exakte, aber sehr komplizierte
Methoden zur Bestimmung der Oberfläche hat Bohnenkamp angegeben. Die
entscheidende Bedeutung des Oberflächengesetzes (Geschichte und Diskussionen bei Pfaundler sowie Harris
und Benedict) ist von verschiedenen Seiten, vor allem von Benedict und Harris,
auf Grund eines sehr großen Untersuchungsmaterials bezweifelt worden (Diskussionen bei Harris und Benedict, Lusk, Du Bois und Grafe). Gewisse theoretische

Einwände sind auch zweifellos berechtigt, andererseits aber hat es sich praktisch gezeigt, daß von allen Einheiten, auf die die Wärmebildung des normal ernährten Warmblüters bei Ruhe und Nüchternheit bezogen werden kann, diejenige auf die Körperoberfläche noch die am besten übereinstimmenden Resultate ergibt. Trotzdem wird diese Berechnungsart heute für klinische Fragestellungen kaum noch verwendet, nachdem es HARRIS und BENEDICT auf Grund äußerst mühevoller Messungen und Berechnungen an 136 gesunden Männern und 103 Frauen gelungen ist, folgende empirische Formeln für die normale Wärmebildung bei erwachsenen Männern

Tabelle 5. *Stündliche Wärmeproduktion Cal pro 1 m² Oberfläche nach* DU BOIS

Alter in Jahren	Männer	Frauen
14—16	46,0	43,0
16—18	43,0	40,0
18—20	41,0	38,0
20—30	39,5	37,0
30—40	39,5	36,0
40—50	38,0	36,0
50—60	37,5	35,0
60—70	36,0	34,0
70—80	35,5	33,0

$$W = + 66,473 + 13,751\,w + 5,003\,s - 6,755\,a$$

und

$$W = + 655,096 + 9,563\,w + 1,850\,s - 4,676\,a$$

für Frauen aufzustellen, in denen w das Körpergewicht in Kilogramm, s die Körperlänge in Zentimeter, a das Alter in Jahren bedeutet. Auf Grund dieser Formeln hat er außerordentlich übersichtliche Tabellen für den Grundumsatz bei Erwachsenen im Alter von 21—70 Jahren mit Gewichten von 25—124 kg und Körperlängen von 151—200 cm angegeben.

(Abdruck und Berechnung befinden sich im Anhang des Buches.)

Durch Addition von 2 Zahlen kann innerhalb dieser weiten Breite die normale Calorienproduktion für jeden erwachsenen Menschen sofort berechnet werden. Wegen ihrer Einfachheit und Exaktheit wird diese Bestimmungsart heute in Kliniken und Laboratorien fast ausschließlich angewandt. Mit Hilfe von geeigneten Rechenschiebern lassen sich Ablesungen und Berechnung in wenigen Minuten ausführen. Besonders empfehlenswert ist für diese Zwecke der Rechenschieber von F. STENGEL.

Das Problem der Normalzahlen scheint damit endgültig gelöst, zum mindesten für die praktischen Bedürfnisse der Klinik.

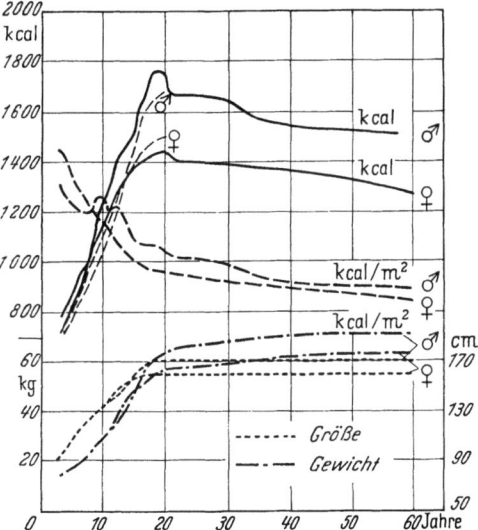

Abb. 6. Altersgang des Grundumsatzes (ausgezogen, oberste Kurve), des Grundumsatzes kcal/m² nach DU BOIS (gestrichelt in der Mitte), sowie von Gewicht, (strichpunktiert) und Größe (punktiert). Körpergröße und Gewicht sind die Mittelwerte nach KRAUT, LEHMANN und BRAMSEL. Die Oberfläche wurde nach DU BOIS berechnet. Für die Jugendlichen bis 20 Jahre sind die Grundumsatzzahlen von KESTNER und KNIPPING ausgezogen. die nach TALBOT dünn gezeichnet. Oberhalb 20 Jahren sind die Werte von HARRIS und BENEDICT verwendet. Das Maximum um 20 Jahre scheint sich nach BOOTHBY, BERKSON und DUNN nicht zu bestätigen.

Für Säuglinge und Kleinkinder, die in den genannten Tabellen nicht mit berücksichtigt sind, seien noch folgende Zusammenstellungen angefügt (Tab. 6 u. 7).

Leider streuen die Zahlen sehr erheblich, was mit der Schwierigkeit, exakte Untersuchungsbedingungen einzuhalten, zusammenhängt. Auch ist das bisher vorliegende Zahlenmaterial so klein, daß der physiologische Grundumsatz bei

Säuglingen und Kindern bisher nur sehr approximativ bekannt ist (vgl. Tab. 6). (Weitere Literatur mit Tabellen auch für Erwachsene bei GROSSER und HELM-REICH und KRAUT-LEHMANN-BRAMSEL sowie LANG-RANKE.)

Zur Beurteilung pathologischer Verhältnisse ist von entscheidender Bedeutung die Frage, ob der normale Grundumsatz tatsächlich eine konstante Größe ist.

Tabelle 6. *Mindestumsatz von Säuglingen (nach* BENEDICT *u.* TALBOT*)*

Alter	Geschlecht	Körper-gewicht	Länge	Wärmebildung		
				pro Tag	pro kg und Tag	pro m² Oberfläche (LISSAUER)
		kg	cm	Cal	Cal	Cal
17 Tage	männl.	3,99	—	196	49	959
4 Monate	weibl.	5,99	64	331	55	973
3 ,,	männl.	6,02	63?	305	51	888
3 ,,	,,	7,07	62	311	44	828
7 ,,	,,	7,11	64	429	62	1147
5½ ,,	,,	9,33	75?	420	45	962
10 ,,	,,	9,37	74	479	51	1046

Diese Frage kann, gleiche innere und äußere Versuchsbedingungen vorausgesetzt, heute bejaht werden. Jahrzehntelange Prüfungen und Selbstversuche von ZUNTZ und seinen Schülern, GESSLER, DU BOIS und BENEDICT, ergaben nur Schwankungen um ± 6—7% um den Mittelwert, auch die jahreszeitlichen Schwankungen be-tragen nach GESSLER nur wenige Prozente (Erhöhungen über den Mittelwert im

Tabelle 7. *Grundumsatz bei Kleinkindern (nach* MAGNUS-LEVY *u.* FALK*)*

Alter	Gewicht	Länge	Körper-oberfläche	Grundumsatz		
				pro 24 Std	pro kg und 24 Std	pro m² und 1 Std
Jahre	kg	cm	qm	Cal	Cal	Cal
Knaben						
2½	11,5	—	—	982	68	—
6	14,5	110	—	926	63,9	—
6	18,4	110	—	970	52,7	—
7	19,2	112	—	1067	55,6	—
7	20,8	110	0,79	1153	55,4	60,8
9	21,8	115	0,83	1036	47,5	52,0
10	30,6	131	1,05	1338	43,7	53,1
11	26,5	129	0.98	1151	43,4	48,9
14	36,1	142	1,20	1310	36,3	45,5
14	36,8	142	1,21	1285	34,9	44,3
14	43,0	149	1,34	1525	35,5	47,4
Mädchen						
6½	18,2	—	—	936	51,4	—
7	15,3	107	—	866	56,6	—
11	35	141	1,17	1313	37,5	46,8
11	42	149	1,32	1459	34,7	46,0
12	24	129	0,94	962	40,1	42,6
12	25,2	128	0,95	938	37,2	41.1
12	40,2	145	1,27	1362	33,9	44,7
13	31,0	138	1,10	1217	39,3	46,1
14	35,5	143	1,19	1299	36,6	45,5

Winter, Verminderungen im Sommer). Größer sind die Abweichungen, wenn man verschiedene gesunde Menschen miteinander vergleicht. Es können dabei Ab-weichungen von + 23 bis — 17% vorkommen (BERNHARDT, WINKLER, BICKEN-BACH). Vegetativ Stigmatisierte und vor allem Vagotoniker zeigen oft abnorm

niedrige Werte und starke Schwankungen auch beim gleichen Menschen (MIS-
SIURO u. Mitarb., sowie WETZLER u. Mitarb.). WETZLER u. Mitarb. fanden Abweichungen von +16 bis —9%. Allerdings wurden nicht immer strenge Grund-
satzbedingungen innegehalten.

Ob die neuen Angaben von C. CURIE, daß sogar physiologische Abweichungen
vom Durchschnittswert bis ± 30% vorkommen können, richtig sind, möchte ich
sehr bezweifeln. Von sicher pathologischen Abweichungen kann nach dem Gesagten erst dann gesprochen werden, wenn die einwandfrei gefundenen Werte von
den Normalzahlen um mindestens ± 15% abweichen.

Bei Werten von ±10—15% sind Parallelbestimmungen nötig. Abweichungen
kommen bei Krankheiten in beiderlei Richtungen vor. Am größten und diagnostisch wichtigsten sind sie bei der Schilddrüse. Der nicht therapeutisch beeinflußte Hyperthyreoidismus geht fast immer, der ausgesprochene M. Basedow stets
mit einer Steigerung einher, deren Ausmaß meist der Stärke der klinischen Erscheinungen entspricht. Auf der anderen Seite führen Unterfunktionszustände
(Myxödem, Cachexia strumipriva) stets zu einer oft erheblichen Senkung. Dem
Ergebnis der Grundumsatzuntersuchungen bei dieser Krankheit und einem Verdacht auf sie kommt seit MAGNUS-LEVY diagnostisch und oft auch therapeutisch
und prognostisch meist entscheidende Bedeutung zu. Abweichungen finden sich
auch bei anderen innersekretorischen Erkrankungen, bei der Hypophyse in beiden
Richtungen (Steigerungen bei M. CUSHING, Senkungen beim M. SIMMONDS), bei
M. ADDISON, endokrinen Formen der Fettsucht und stuporösen Zuständen
Senkungen. Weitere Steigerungen sieht man bei Blutkrankheiten, besonders der
Leukämie, im Fieber und manchmal auch bei afebrilen Infekten, bei Carcinomen,
bei Hypertonien, bei Lungen- und Herzkrankheiten mit Dyspnoe und Insuffizienz.
(Literatur über die pathologischen Werte des Grundumsatzes bei Krankheiten
bei DU BOIS.) Von der Abhängigkeit des Grundumsatzes vom Ernährungszustand
wird später die Rede sein.

Zum Schluß interessieren noch 2 Fragen. Erstens gibt es eine Regulation des
Grundumsatzes und zweitens gibt es medikamentöse Mittel, auf ihn einzuwirken?

Untersucht man protoplasmareiches tierisches Gewebe, gleichgültig welcher
Herkunft, bei maximaler Sauerstoffversorgung mit der Methode feinster Schnitte
nach WARBURG, so findet man die erstaunliche Tatsache, daß die Atmung ganz
unabhängig von Tierart und Organ durch die ganze Tierreihe bei gleicher Temperatur eine auffallende Konstanz aufweist (GRAFE und TERROINE mit ihren
Mitarb.). Sie beträgt bei 38—40° C im Durchschnitt 0,15 cm³ O_2 pro 1 g Trockengewicht in 1 min oder etwa 0,03 cm³ pro 1 g Gewebseiweiß. Innerhalb der für
das Leben in Betracht kommenden Temperaturen gilt für die Intensität der Oxydationen das VAN T'HOFFsche Gesetz für chemische Reaktionsgeschwindigkeiten
(Verdoppelung bei Steigerung der Temperatur um 10° C). Das isolierte, maximal
mit Sauerstoff versorgte tierische Gewebe ist mithin in seiner Atmung von einer
überraschenden Uniformität und gleichzeitig ein Spielball seiner Umgebungstemperatur. Vergleicht man damit die Stoffwechselgröße derselben Organe im
Verbande des lebenden Organismus bei gleicher Temperatur, so betragen die
Differenzen manchmal Tausende von Prozenten. Während z. B. bei der Maus
der O_2-Verbrauch des überlebenden maximal mit O_2 versorgten Gewebes ungefähr dem des lebendigen Tieres entspricht, ist er z. B. beim Ochsen ungefähr
20fach größer. Bei den großen Unterschieden der Tierarten und der Organe (vgl.
z. B. die Tab. 2) im Leben müssen mithin Vorrichtungen getroffen sein, welche
den Sauerstoffverbrauch der lebenden Zellen in der für das einzelne Tier und
das einzelne Organ charakteristischen Weise regulieren, d. h. mit zunehmender Größe der Tiere drosseln. Diese Steuerung wird von dem Zentralnervensystem

und den Inkretdrüsen besorgt. Die nervöse Regulation ist dabei die weitaus domi-
nierende und einschneidendere. Wahrscheinlich erfolgt die jeweilige Anpassung
des Stoffwechsels an den Bedarf auf dem Wege über das Gefäßnervensystem,
das die Capillaren erweitert und damit die Durchblutung und O_2-Versorgung reguliert. Nur selten besteht im Leben eine maximale Durchblutung und Sauerstoffversorgung. Gegeben ist sie beim intensivst arbeitenden Muskel.

Diese feine, außerordentlich komplizierte, dem jeweiligen Bedarfe angepaßte
Capillarweiteeinstellung (KROGH) kann nur von einer zentralen Stelle gesteuert
werden. Wo liegt diese? Es ist hier nicht der Ort, auf die Diskussionen über die
Zentrenlehre (vgl. die Referate von GOLDSTEIN und von WEIZSÄCKER, 1931) einzugehen, sondern es sollen nur mit Sicherheit festgestellte Tatsachen angegeben
werden. Durch Setzung engst umschriebener feiner Nekrosen im Zwischenhirn
bei Hunden konnten GRÜNTHAL, MULHOLLAND u. STRIECK in meiner früheren
Klinik sowohl sehr erhebliche Stoffwechselsenkungen (bis — 36% zum Teil mit
folgender Fettsucht), wie Steigerungen des Grundumsatzes bei konstant bleibender
Temperatur herbeiführen. Daß beim Menschen die Dinge ähnlich liegen, dafür
sprechen Verletzungen an gleicher Stelle, Beobachtungen bei Encephalographie
und Tumoren. (Neuere Beobachtungen und Literatur bei R. FROWEIN u. G.
HARRER.) Natürlich waren die Verletzungen beim Menschen nie so umschrieben
wie im Tierexperiment. Ob ähnliche Effekte sich noch von anderen Gehirnstellen
auslösen lassen, ist noch nicht näher untersucht. Jedenfalls ist der Beweis erbracht,
daß im Zwischenhirn ein Zentrum oder ein Ort zusammengefaßter Innervationen
für den Gesamtstoffwechsel besteht, der wahrscheinlich seine Impulse über das
Vasomotorenzentrum an die Peripherie schickt.

Dieses Zentrum läßt sich durch zentral angreifende Narkotica im Sinne einer
meist allerdings geringfügigen Herabsetzung der Oxydationen medikamentös bei-
einflussen. Senkungen eines erhöhten Stoffwechsels bei M. Basedow lassen sich
durch Jod und Thiouracile erreichen. Sie greifen aber nicht zentral, sondern an
der Schilddrüse an. Ähnlich wirkt auch Röntgenbestrahlung der Schilddrüse. Man
kann auf diese Weise auch einen normalen Grundumsatz erniedrigen, doch droht
dann immer die Gefahr eines Myxödems. Ein harmloses Mittel der Grundumsatz-
herabsetzung existiert bisher leider noch nicht.

Steigerungen des Grundumsatzes lassen sich durch Inkrete besonders der
Schilddrüse und Hypophyse und Nebenniere herbeiführen. Auch sie greifen wohl
in erster Linie peripher an. Sehr stark stoffwechselsteigernd, meist mit Fieber
verbunden, wirken gewisse Nitrokörper wie *O-Dinitrophenol* und *Dinitronaphtol*.
Man hat damit Fieber bis 45° C und Stoffwechselsteigerungen bis auf das 7fache
erzeugt. Sie wurden zeitweise im Auslande, besonders in Amerika, in vorsichtiger
Dosierung zur Fettsuchtbehandlung herangezogen, doch ist man im allgemeinen
bei der Giftigkeit dieser Substanzen davon abgekommen. Der Angriffspunkt ist
wahrscheinlich sowohl peripher wie zentral nervös.

3. Die physiologischen Beeinflussungen des Gesamtstoffwechsels

Der in der geschilderten Weise feststellbare Grundumsatz ist nicht etwa der
Calorienbedarf des Menschen im landläufigen Sinne, sondern nur eine unter gewissermaßen unphysiologischen Verhältnissen bestimmter Grundwert zur Beurteilung pathologischer Verhältnisse. Nur für einen kleinen Teil der 24 Std eines Tages,
in den letzten Stunden des noch tiefen Nachtschlafes, treffen die Untersuchungsbedingungen, völlige Bewegungslosigkeit und Nüchternheit, zu. Außerhalb des-
selben ist unser Organismus mehr oder weniger stark in Bewegung und steht

außerdem unter dem Einfluß mehrmaliger Nahrungsaufnahmen. Auch klimatische Einflüsse machen sich geltend. Zur Berechnung des tatsächlichen Calorienbedarfs sind die 3 Hauptfaktoren, Klima, Nahrung und Muskeltätigkeit so weit wie möglich zu berücksichtigen.

a) Klimatische Einflüsse

Unter Klima seien hier alle Faktoren der den Menschen umgebenden Luft, Temperatur, Feuchtigkeitsgehalt, Barometerdruck, Wind, Sonnenbestrahlung usw. zusammengefaßt.

Der weitaus wichtigste Faktor ist die Außentemperatur. Die verschiedene Wirkung variierter Umgebungstemperaturen auf den poikilothermen und homoiothermen Organismus haben schon LAVOISIER und CRAWFORD (Lit. bei LEFÈVRE) festgestellt. Die gesetzmäßigen Beziehungen für den Regulationsmechanismus, der die Konstanz der Körpertemperatur beim Warmblüter ermöglicht, wurde zuerst von PFLÜGER und seiner Schule aufgedeckt, aber erst die umfassenden Untersuchungen von RUBNER lehrten uns Wesen und Auswirkung der Wärmeregulation erkennen. Er unterschied 2 Formen, die physikalische Wärmeregulation, die die Wärmeabgabe betrifft, und die chemische Form, die sich auf die Wärmebildung bezieht. Die Wärmeabgabe geschieht, wie schon oben erwähnt, durch Wärmeleitung, Strahlung und Konvektion sowie Wasserverdunstung. Mit steigender Temperatur und steigendem Feuchtigkeitsgehalt der Luft nimmt der Wärmeverlust durch die beiden ersten Faktoren ab und durch die Wasserverdunstung zu, was vor allem auch in der Schweißbildung zum Ausdruck kommt. Die physikalische Temperaturregulierung geschieht nach O'CONNOR reflektorisch vom Vasomotorenzentrum aus. Beim großen Warmblüter, vor allem beim bekleideten Menschen, genügt im allgemeinen im gewöhnlichen Leben die physikalische Wärmeregulierung zur Konstanthaltung von Temperatur und Stoffwechsel. Das gilt in der Regel auch für den kranken Menschen, wenn wir vom Fieber und generalisierten seltenen Hautleiden absehen. Wenn hier von Temperaturkonstanz gesprochen wird, so ist damit die tägliche Spielbreite von 1° C gemeint. Innerhalb dieser Spanne kann unter Umständen schon ein Abdecken des Körpers in der Ruhe genügen, um die Rektaltemperatur um 0,5° C zu erniedrigen. Gesunde und Kranke mit einem sehr labilen Temperaturzentrum über- oder unterschreiten manchmal die genannten Grenzen, im allgemeinen aber nicht in der Ruhe.

Wenn auch der erwachsene Mensch dank seiner günstigen Verhältnisse von Körperoberfläche zu Körperinhalt im allgemeinen für die Konstanz von Stoffwechsel und Körpertemperatur mit der physikalischen Wärmeregulation auskommt, so gilt das schon nicht mehr für Säuglinge und Kleinkinder. Friert der Mensch, so kommt es reflektorisch meist zum Zittern, das durch Steigerung der Muskeltätigkeit die Oxydation in die Höhe treibt: Das ist aber keine echte chemische Wärmeregulation, da die Grundumsatzbedingungen nicht mehr eingehalten sind. Trotzdem kann aber heute an der Existenz einer echten chemischen Wärmeregulation, wie bei kleinen Warmblütern, nicht gezweifelt werden, wie früher schon v. BERGMANN (durch Steigerung der Wärmeabgabe infolge Hyperämisierung der Haut durch Senfbäder und Hochfrequenzbehandlung) und einwandfreier GESSLER festgestellt haben. Abdecken der unteren Extremitäten in einem Raume von 14—20° C für 10 min genügt, um auch ohne jedes Zittern den Stoffwechsel um 10—20% zu erhöhen. Diese Steigerungen betreffen nicht nur die Muskulatur (PFLÜGER), sondern auch den gesamten Organismus. Auch hier handelt es sich um reflektorische Vorgänge. Sensible Reize werden, wie vor allem Untersuchungen von KREHL und seinen Schülern ISENSCHMIDT, FREUND u. GRAFE (Lit. bei

ISENSCMIDT, FREUND u. GRAFE) zu einem Zentralorgan im Zwischenhirn (Tuber cinereum) geleitet und hier in autonome Impulse umgesetzt, die zentralfugal die Verbrennungen im ganzen Körper erhöhen. Diese Bahnen verlaufen zu den unteren Halssegmenten. Werden diese durchschnitten, so werden die Tiere, ebenso wie bei Durchtrennen des Tuber cinereum poikilotherm. Werden die oberen Halssegmente durchtrennt, so erlischt nur die physikalische Wärmeregulation. Diese von KREHL und seinen Schülern begründete Theorie der Wärmeregulation, die früher allgemein akzeptiert wurde, ist in neuerer Zeit von THAUER u. a. (Lit. bei THAUER) heftig angegriffen worden. Im Kapitel Fieber wird auf diesen ganzen Fragenkomplex näher eingegangen werden.

Daß diese am Tier erhobenen Befunde auch für den Menschen gelten, zeigen die traurigen Beobachtungen bei schweren Schußverletzungen von unterem Halsmark und oberem Brustmark, wie ich selbst und andere sie im ersten Weltkriege in vorderen Lazaretten gemacht haben. Sie waren ganz analog unseren Tierversuchen. Die chemische Wärmeregulation ist mit der Fieberfähigkeit verbunden, denn Halsmarktiere verlieren auch diese, während sie bei oberer Brustmarkdurchschneidung erhalten bleibt. Es scheint sich also um identische Nervenbahnen zu handeln.

Bei der chemischen Wärmeregulation spielen auch endokrine Organe, insbesondere die Schilddrüse, eine wichtige Rolle, wie der M. Basedow zeigt. Notwendig ist allerdings die Schilddrüse für die Wärmeregulierung nicht (GRAFE u. VON REDWITZ). Die Rolle der Hypophyse auf diesem Gebiete ist vorläufig noch ungenügend bekannt. Das gleiche gilt für die Nebennieren.

Der Einfluß des tropischen und arktischen Klimas auf die Wärmeproduktion ist auffallenderweise sehr gering und zum Teil noch umstritten. Nur LINDHARD fand große Unterschiede zwischen arktischem Sommer und Winter. Im übrigen zeigt, von nicht ganz einwandfreien Untersuchungen abgesehen, das recht große Zahlenmaterial besonders für die Tropen (Lit. bei Du BOIS) nur Abweichungen von $\pm 15\%$ gegenüber den BENEDICT-HARRISchen Zahlen. Genügende Untersuchungen an Einzelindividuen unter den verschiedensten klimatischen Verhältnissen liegen bisher m. W. noch nicht vor. Es ist immer zu bedenken, daß zwischen $+15\%$ und -15% eine Spannweite von 30% liegt.

Wassergehalt der Luft und Luftströmung spielen für den Umsatz keine sichere Rolle. Luftdruckherabsetzung, d. h. Verminderung der O_2-Zufuhr im Höhenklima führt zu einer meist mäßigen Steigerung der Verbrennungen, die mit der Höhe wächst. Im einzelnen auf diese Dinge, die für die Aviatik eine große Rolle spielen, kann hier nicht eingegangen werden, da sie über den Rahmen dieses Werkes hinausführen. Die Verhältnisse beim Föhn liegen sehr kompliziert (vgl. darüber DE RUDDER u. a.).

b) Der Einfluß der Nahrungszufuhr

Gegenüber dem geringen oder fehlenden Einfluß der umgebenden Atmosphäre handelt es sich bei der Nahrungszufuhr meist um große, deutlich faßbare Ausschläge.

Sie wirken im Sinne einer Steigerung und sind mit Sicherheit nur unter gelockerten Grundumsatzbedingungen, d. h. bei absoluter Muskelruhe und in kleinen Zeitabschnitten nach der Nahrungsaufnahme zu erkennen. In 24stündigen Versuchen treten sie manchmal nur undeutlich in die Erscheinung. Für die Klinik haben die Belastungsuntersuchungen mit genau dosierter Nahrungszufuhr manchmal ein gewisses diagnostisches und therapeutisches Interesse. Die Verarbeitung der Nahrung im weitesten Sinne (Nahrungsaufnahme, motorische und chemische Verdauung, Resorption, intermediare Umsätze, vermehrte Kreislaufarbeit usw.)

zwingen den Organismus zu vermehrter Arbeitsleistung. Die Nahrung übt eine dynamische Wirkung aus (RUBNER). Diese ist am größten in den ersten 1—2 Std nach der Mahlzeit, klingt dann allmählich mehr oder weniger rasch ab, so daß nach 8—10 Std gewöhnlich die Nüchternwerte wieder erreicht sind. Manchmal, nach sehr großen Nahrungszufuhren, werden sie sogar unterschritten.

Dieser dynamische Effekt ist abhängig von der Art der Ernährung. Er ist weitaus am größten beim Eiweiß („spezifisch-dynamische Wirkung", RUBNER). Das Ausmaß schwankt auch beim normalen, ausreichend ernährten Menschen recht beträchtlich, nach den umfassenden Untersuchungen von BENEDICT u. CARPENTER zwischen 8—22% Steigerung in den ersten 5—6 Verdauungsstunden. Als brauchbaren Mittelwert möchte ich für die ganze Verdauungsperiode die Zahl 20% ansehen oder, ausgedrückt in Calorien gegenüber dem Brennwert der zugeführten Nahrung, 15%, d. h. um diesen Betrag vermindert sich der Nutz-wert der Eiweißnahrung, ganz abgesehen von den Resten in den nicht gasförmigen Ausscheidungen (Stuhl und Urin). Setzt man diese approximativ mit in Rechnung, so läßt sich sagen, daß der Nettowert der Eiweißnahrung ca. 80 % der Brutto-zufuhr ausmacht. Damit wird das Eiweiß als Kraftspender zum unökonomischen Nährstoff. Aber gerade diese Eigenschaft empfiehlt ihn bei solchen Krankheiten, bei denen wir diese Wirkung brauchen, ganz besonders z. B. bei der Fettsucht.

Die Ursachen dieser starken Stoffwechselwirkung sind auch heute noch nicht ganz geklärt, obwohl eine außerordentlich große Anzahl von Untersuchungen dieser Frage gewidmet sind (Zus. bei LUSK, GRAFE, BRODY u. PROCTOR, LANG u. RANKE). Sicher ist nur das eine, daß die Ursache der spezifisch dynamischen Wirkung die Aminosäuren sind, die für sich isoliert gegeben, in wechselndem Maße die Verbrennungen steigern (vgl. LUSK). Die älteren Theorien von VOIT (*Plethora-Theorie*), RUBNER (*Transpositions-Theorie, Zucker* und *Harnstoffbildung*) und ZUNTZ (*Verdauungsarbeit*) können wohl heute als zum großen Teile überholt gelten, wenn auch in allen ein gewisser richtiger Kern steckt (Zus. bei E. GRAFE).

Die *Aminosäurenreiz*theorie von LUSK (Zus.) haftet zu sehr an der Oberfläche, denn sie läßt die entscheidende Frage, auf welche Weise die Aminosäuren stoff-wechselsteigernd wirken, offen. In Betracht kommen der Desaminierungsvorgang als solcher, eine Reizwirkung der entstehenden oder sich umwandelnden NH_2-Gruppe oder die Verbrennung bzw. Umwandlung des desaminierten Restes (Keto-säuren). Ich selbst sowie LUNDSGAARD, TERROINE u. a. (Lit. bei E. GRAFE) nahm ursprünglich an, daß die freiwerdende NH_2-Gruppe den Stoffwechselreiz entfaltet, da die Stoffwechselsteigerung durch die Aminosäuren unabhängig vom Brenn-wert und N-Gehalt pro 1 g N annähernd konstant ist und den gleichen Wert wie beim Fleische hat und weil Ammoniaksalze allein den Stoffwechsel erhöhen. Um-fassende Untersuchungen, die OBERDISSE auf meine Veranlassung durchführte, sprechen aber gegen eine Reizwirkung jedenfalls von Ammoniak, da Ammoniak-salze weder bei der isolierten Leber noch bei der isolierten Niere im Herz-Lungen-Präparat den Sauerstoffverbrauch steigern. Der Desaminierungsvorgang als solcher geht zwar nach OBERDISSE mit einem gewissen vermehrten O_2-Verbrauch im isolierten Organ einher, aber er ist zu geringfügig, um zahlenmäßig ins Gewicht zu fallen. Wichtig ist für die Theorie der spezifisch-dynamischen Wirkung die kürzlich mitgeteilte Feststellung von E. LOEVEI (1954), daß bei Menschen mit schwerem Leberschaden eine spezifisch-dynamische Wirkung nicht auftritt. Er schließt daraus auf die entscheidende Bedeutung der Desaminierung der Amino-säuren für die Genese des dynamischen Vorgangs.

Da bei der intravenöser Verabreichung von Aminosäuren die Ammoniakkurve im Blute annähernd parallel zum Ablauf der spezifisch-dynamischen Wirkung ansteigt und abfällt, so spricht sehr viel dafür, daß die N-freien Substanzen die

Stoffwechselsteigerung hervorrufen, wobei es offenbleibt, ob dies durch direkte Verbrennung oder auf dem Umwege über Zuckerneubildung, an die schon RUBNER dachte, geschieht. Ist die Annahme von der entscheidenden Bedeutung des desaminierten Aminosäurenrestes für die spezifisch-dynamische Wirkung des Eiweißes richtig, so müßten diese N-freien Substanzen, die Ketosäuren, den gleichen Reiz entfalten wie die entsprechenden Aminosäuren. Bei der durchströmten Niere wirkt tatsächlich die Brenztraubensäure ähnlich stoffwechselsteigernd wie die entsprechende Menge Alanin (OBERDISSE), bei parenteraler Zufuhr in Rattenversuchen war die Wirkung sogar etwas größer. Da parenterale Versuche immer etwas unphysiologisch sind, so müßten sie durch orale ergänzt werden, aber leider lassen sich solche wegen der toxischen Wirkung der Ketosäuren nicht durchführen. Das Resultat der bisherigen Versuche ist immerhin der Nachweis, daß die spezifisch-dynamische Wirkung des Eiweißes der Hauptsache nach durch den desaminierten Aminoräurenrest bedingt ist, wobei es offenbleiben muß, wie weit die Ketosäuren selbst als Reiz wirken, oder ihr Ab- und Umbau im Körper. Immerhin bestehen noch manche Widersprüche zwischen den mit Sicherheit und von mehreren Autoren festgestellten Tatsachen, die aufgeklärt werden müssen, so daß eine allseitig befriedigende Aufklärung dieses merkwürdigen Ernährungsproblems noch nicht erfolgt ist. Der Hauptsitz der vermehrten Verbrennungen ist die Leber, aber sicher ist auch die Niere beteiligt (OBERDISSE), während Muskulatur und Lungen anscheinend unbeeinflußt bleiben.

Zur der primären spezifisch-dynamischen Wirkung des Eiweißes tritt bei sehr starker fortgesetzter Fütterung mit diesem Nährstoff nach RUBNER noch eine sekundäre, doch soll auf diese erst später eingegangen werden.

Die spezifisch-dynamische Wirkung des Eiweißes ist beim gesunden und den meisten kranken Menschen ziemlich die gleiche. Aber es gibt dabei Ausnahmen, die von ätiologischer und diagnostischer Bedeutung sind. Sie betreffen einmal abnorme Ernährungszustände wie Hunger und Fettsucht, ferner inkretorische Störungen. Bei den letzteren weichen die Befunde und Beurteilungen voneinander ab. Während in Deutschland meist angenommen wird, daß die spezifisch-dynamische Wirkung bei hypophysären Insuffizienzen meist herabgesetzt ist, wird das in Amerika geleugnet (vgl. DU BOIS). Jedenfalls kann von einer Gesetzmäßigkeit hier nicht die Rede sein. Auch bei Schilddrüsenerkrankungen und im Fieber und afebrilem Infekt sind die Ergebnisse zu inkonstant, um diagnostisch verwertet zu werden, allerdings sind die Untersuchungen nur sehr spärlich. Die Prüfung als solche ist sehr einfach. Nach Feststellung des Grundumsatzes werden 200 g Fleisch gegeben und dann werden stündlich während 6—8 Std Sauerstoffverbrauch und eventuell auch Kohlensäurebildung verfolgt. Die dynamischen Werte für die beiden anderen Nährstoffe sind bei mittleren Mengen von 100 bis 200 g nur sehr gering.

Bei Zucker 4—6%
bei Polysacchariden 5—9%
bei Fett 2—4%

ihres Brennwertes nach RUBNER gegenüber 20% bei Eiweiß.

Fett ist also der ökonomischste Nährstoff und daher vor allem für die Mast brauchbar.

Für die gewöhnliche gemischte Kost kann im allgemeinen ein Nettowert des Caloriengehaltes von 90—92% angenommen werden. Bei der fast eiweißfreien Ernährung liegen die Zahlen wohl noch etwas höher. Die durch Nahrungszufuhr entstandene Mehrung der Wärmebildung geht dem Körper im allgemeinen verloren. Sie kann aber, wie RUBNER gezeigt hat, in den Dienst der chemischen Wärmeregulation treten.

c) Der Einfluß der Muskeltätigkeit

Sind die Stoffwechselsteigerungen aus klimatischen bzw. wärmeregulatorischen Gründen nur recht geringfügig und bei der Nahrungszufuhr auch nur von mittlerem Ausmaß, so können sie bei vermehrter Muskeltätigkeit außerordentlich hohe Beträge von Hunderten von Prozent erreichen.

Bei der Muskelkontraktion sind nach MAYERHOF, HILL u. a. (Lit. bei ATZLER) 2 Phasen in dem hier entscheidenden Kohlenhydratumsatz zu unterscheiden, eine anoxybiotische und eine oxybiotische. In der ersteren entsteht aus den Kohlenhydraten Milchsäure, in der zweiten wird ein Teil der Milchsäure unter O_2-Verbrauch zu CO_2 und H_2O verbrannt. Je intensiver die Muskeltätigkeit, desto größer der Sauerstoffverbrauch. Möglicherweise werden außer den Kohlenhydraten auch noch andere Stoffe bei diesem Vorgang oxydiert. Die alte von LIEBIG zuerst aufgestellte, dann von PFLÜGER sehr stark verfochtene These, daß das Eiweiß die Quelle der Muskelkraft ist, läßt sich heute nicht mehr aufrecht erhalten, wenn ich auch mit ZUNTZ der Ansicht bin, daß wahrscheinlich außer Kohlenhydraten auch Eiweiß zur Verbrennung kommt. Bei Fettverbrennung verschlechtert sich der Nutzeffekt der Arbeit um 10—15% (KROGH u. LINDHARD). Die geringe Muskeltätigkeit beim bequemen möglichst entspannten Sitzen erhöht schon den Grundumsatzwert um 5—10%. Beim Stehen sind es je nach Anspannung der Muskulatur schon 20—30%. Gehen auf ebener Erde verzehnfacht diese Zahlen und Erhöhungen von 500—900% finden sich beim Bergsteigen, vor allem ohne Training, während Übung caloriensparend wirkt.

Es ist verständlich, daß es außerordentlich schwer, ja geradezu unmöglich ist, genaue Angaben über die Stoffwechselerhöhungen im gewöhnlichen Leben ohne eigentliche Körperarbeit zu geben.

Für das Studium einer genau dosierten Arbeit empfehlen sich Ergometer, wie sie GÄRTNER, ZUNTZ, BENEDICT, KROGH u. a. (Lit. bei BENEDICT, EMMES und ATZLER) angaben. Da die Meterkilogramme von den entsprechenden Apparaten angezeigt werden oder sonst bekannt sind, und die Steigerung der Verbrennungen durch den Respirations- oder Calorimeterversuch bestimmt wird, so ist nicht nur das Ausmaß der Oxydationssteigerung, sondern, da 1 Cal = 427 mkg entspricht, auch deren Nutzeffekt bekannt. Im Idealfalle würde er 100% betragen, d. h. der gesamte Aufwand über den Grundumsatz hinaus würde quantitativ in Arbeit umgesetzt. Leider ist das aber nicht der Fall. Der mechanische Nutzeffekt der Arbeit beim gesunden, geübten, nicht ermüdeten Menschen beträgt im Durchschnitt nur 20 bis 30%, wobei es nötig ist, nicht nur die Stoffwechselsteigerungen während der Arbeitsperiode, sondern auch deren mehr oder weniger rasches Abklingen auch in der anschließenden Ruheperiode mit zu berücksichtigen. Bringt man theoretisch in Abzug, daß nicht nur die Arbeitsmuskeln, sondern auch Herz und Atemorgane in vermehrter Tätigkeit sind, so errechnet sich eine Zahl von maximal 40% für die reine Muskelleistung. Beim nicht geübten, ermüdeten Gesunden und erst recht beim Kranken sinken die Werte erheblich ab. Diese zuerst von F. KRAUS festgestellte Tatsache veranlaßte ihn ,,die Ermüdung als ein Maß der Konstitution'' anzusehen.

Leider ist der Einfluß der Muskelarbeit bei Kranken bis heute noch relativ wenig untersucht (Lit. bei DU BOIS). Allerdings sind prinzipiell neue Gesichtspunkte dabei kaum zu erwarten.

Der nicht in Arbeit umgesetzte Mehrverbrauch, d. h. etwa 70—80% im günstigsten Falle, gehen dem Körper als nicht weiter nutzbare Wärme verloren. Ist sie sehr groß, so kann sie sogar zu einer Steigerung der Körpertemperatur führen.

Nach WACHOLDER steigern sich Grundumsatz und Arbeitsumsatz nicht additiv, sondern es finden im G. U. durch Vasoconstriction in Leber, Niere, Darm und vielleicht noch anderen Stellen Einsparungen statt. ATZLER gibt auf Grund fremder und eigener Untersuchungen folgende Angaben (vgl. Tab. 8) für die stündliche Mehrproduktion an Calorien für die verschiedenen Berufsarten an, wobei E der Ruheumsatz ist, der sich aus Erhaltung der Körpertemperatur und Erhaltung von Atmung, Herz, Darm- und Drüsentätigkeit zusammensetzt und als während der Untersuchungsperiode konstant angesehen werden kann:

Tabelle 8. *Calorienaufwand für verschiedene körperliche Arbeit (nach* ATZLER*)*

Beruf	Cal/Std nach Abzug von E	Beruf	Cal/Std nach Abzug von E
Schneider	45	Maler.	143—146
Schreiber	49,1	Schreiner	116—164
Lithograph (sitzend) . . .	52,7	Steinhauer	286—319
Zeichner (stehend)	73,1	Holzsäger	370—406
Buchbinder	81,5	Handnäherin	4—33,4
Mechaniker	92,3	Maschinennäherin . . .	24—49,6
Schuhmacher	77—122	Waschfrau	124—214
Metallarbeiter	137—145	Aufwartefrau	81—157

Auch diese Zahlen gelten nur für gesunde, nicht ermüdete, geübte Arbeiter, die ihre Tätigkeit mit einem Minimum von Muskelanstregung ausüben. Auch hier macht sich natürlich der ökonomische Effekt des Trainings, das die Zuhilfenahme von anderen nicht unbedingt für die Arbeit nötigen Muskeln vermeidet, geltend.

Weiteres Zahlenmaterial, findet sich bei RUBNER, LEHMANN u. Mitarb. u. a. (Lit. bei LANG-RANKE).

Für sportliche Betätigung forderte RUBNER 1173 zusätzliche Calorien. Sie gelten aber wohl nur für eine mittelmäßige sportliche Betätigung. Für intensiveres länger dauerndes sportliches Training sind wohl mindestens 2—3000 Calorien erforderlich. Für Dauerleistungen ist der Verbrauch noch erheblich höher. So hat z. B. CASPARI beim Dauermarsch Dresden-Berlin für den Sieger sogar 11 000 Calorien als täglichen Gesamtverbrauch berechnet.

Im Anschluß an eine sehr intensive Sportleistung kommt es häufig hinterher zu kompensatorischen Stoffwechselsenkungen, wie mein früherer Mitarbeiter MARK bei manchen Siegern der olympischen Wettspiele in Amsterdam 1929 nach dem Kampfe feststellen konnte.

Schließlich interessiert noch der Einfluß der Ernährung auf die Arbeitsleistung. CATHCART und BURNETT fanden bei einer Arbeitsleistung von 25 000 kgm bei eiweißreicher Kost einen geringeren Anstieg der Verbrennungen als bei eiweißfreier Diät. Andererseits vermochte der Vegetarianer C. RÖSE selbst im Eiweißminimum trotz seiner 67 Jahre sogar das Matterhorn ohne Erschöpfung zu besteigen. Im allgemeinen führt intensive Muskelarbeit nicht zu Eiweißverlusten (vgl. vor allem LUSK), es gibt aber da sichere Ausnahmen, insbesondere kommt es häufig zu Steigerungen der Abnutzungsquote. RUBNER nahm ursprünglich an, daß die spezifisch-dynamische Nahrungswirkung nicht in den Dienst der Arbeitsleistung gestellt wird, sondern sich zu dem entsprechenden Calorienaufwand addiert. Dies gilt aber nur für Eiweiß und Fette, nicht für Kohlenhydrate (ORR u. KURLOCH, RAPPERT und KURLOCH, zit. bei LUSK).

Anhangsweise sei noch die Frage nach dem Einfluß einer *intensiven geistigen* Arbeit auf den Gesamtstoffwechsel kurz gestreift. Die zahlreichen, diesem Problem gewidmeten Untersuchungen differieren erheblich in ihren Resultaten (Lit.

und Diskussion bei BENEDIKT und GRAFE). Den methodisch zuverlässigsten Versuchen läßt sich immerhin entnehmen, daß die geistige Arbeit nur eine sehr minimale, unter 5% gelegene Steigerung der Verbrennungen hervorruft. Der Volksmund sagt mit Recht, „Sorge zehrt". Meist bezieht sich das allerdings auf das Darniederliegen von Appetit und Schlaf, aber es kommt auch zu sicheren Stoffwechselsteigerungen, wie GRAFE mit TRAUMANN und MAIER in Hypnoseversuchen unter Grundumsatzbedingungen zeigen konnte. In diesen führte die Suggestion schwerster seelischer Traumen (Carcinom, Erblindung, Brandkatastrophe, Verlust von Vermögen und nächsten Angehörigen usw.) in tiefstem Schlafe mit späterer völliger Amnesie meist zu Stoffwechselsteigerungen bis maximal $+25{,}2\%$. In 15 Doppelversuchen wurde sie nur 4 mal vermißt. Bei der Suggestion freudiger Affekte war die Steigerung nur sehr gering (4,1% im Durchschnitt). Hinsichtlich der Verhältnisse bei psychischen Erkrankungen sei auf *meine* zusammenfassende Darstellung verwiesen (GRAFE). Sicher ist hier nur, daß Stuporen besonderes schizophrener Genese meist zu Stoffwechselsenkungen führen.

4. Der Calorienbedarf des gesunden Menschen

Die Darlegungen der vorangehenden Kapitel über die Fülle von Einflüssen, die im Leben auf den Grundumsatz einwirken, machen es verständlich, wie außerordentlich schwer es ist, den Nahrungsbedarf eines tätigen Menschen im voraus zu berechnen. Dieses Versagen der Wissenschaft fällt aber glücklicherweise nicht schwer ins Gewicht, da der gesunde Mensch gemäß dem wundervollen Prinzip der Selbststeuerung des Organismus in seinem Appetit das fast unfehlbare Regulativ für die nach Menge und Art für ihn notwendige Nahrungszufuhr besitzt. Diejenige Nahrung ist die richtige, bei der das Körpergewicht auf normaler Höhe konstant bleibt und eine maximal mögliche Leistungsfähigkeit auf die Dauer erhalten wird. Die tatsächlich aufgenommene Nahrung entspricht hier der wirklich notwendigen und ist somit leicht zu ermitteln. Unzählige Beobachtungen haben ergeben, daß unter normalen Ernährungs- und Lebensverhältnissen das Körpergewicht bei vielen gesunden Menschen viele Jahre, sogar Jahrzehnte hindurch, konstant bleibt.

Für den Nahrungsbedarf an Calorien für den ruhenden, nüchternen, erwachsenen gesunden Menschen gilt die leicht zu behaltende Zahl: 1 Cal pro 1 kg und 1 Std. Für Menschen mit vorwiegend sitzender Lebensweise ist ein Zuschlag von 20% (= 1,2 Cal pro Stunde und Kilogramm), für Menschen mit geringer körperlicher Tätigkeit ein Plus von 30—50% (= 1,3—1,5 Cal pro Stunde und Kilogramm) in Rechnung zu stellen. Für Geistes- und Leichtarbeiter kommt man somit auf Durchschnittszahlen von etwa 2,500 Cal, für Handwerker auf Grund der ATZLERschen Tabellen auf 2,800—3,000 Cal, für Schwerarbeiter auf 4,500—6,000 Cal. Bei maximalen sportlichen Leistungen, vor allem langdauernden anstregenden Hochtouren werden auch diese Zahlen oft überschritten.

Die *Hygienekommission* des *Völkerbundes* nahm einen Minimalbedarf von 2400 Cal pro Tag an. Der tatsächliche Verbrauch in Deutschland im Jahre 1937 betrug 3300 Cal pro Kopf der Bevölkerung, ganz unabhängig von Alter, Geschlecht, Beruf und Gesundheitszustand. Damals bestanden noch einigermaßen normale Ernährungs- und Lebensverhältnisse, und die große Arbeitslosigkeit der früheren Jahre war fast ganz beseitigt.

M. RUBNER hat für die verschiedenen Nationen (470 Millionen) den Gesamtverbrauch an Eiweiß, Fett und Calorien pro Kopf und Tag berechnet und ist dabei zu folgenden, ziemlich nahe beieinanderliegenden Zahlen gekommen (vgl. Tab. 9).

Als Durchschnittsgewicht ist dabei merkwürdigerweise nur 45—49 kg pro Kopf in Ansatz gebracht. Wenn man die etwas höheren Zahlen für Nordamerika mit RUBNER fortläßt, so ergibt sich ein Mittelwert von 84 g Eiweiß, 65 g Fett, 453 g Kohlenhydrat und 2807 Cal. 12,3% der Calorien bestehen aus Eiweiß, 21,5% aus Fett, 66,2% aus Kohlenhydraten. Die Schwankungen bei den einzelnen Völkern Europas

Tabelle 9. *Nahrungsmittelkonsum verschiedener Völker (nach* RUBNER*)*

	Proteine g	Fett g	Gesamtcalorien Cal
Italien	88	58	2612
Rußland	79	43	2666
Deutschland	88	81	2770
Österreich (vor dem Kriege).	81	57	2825
Frankreich	88	67	2973
England	90	105	2997
Nordamerika	89	127	3308
Mittel	85	68	2876
Japan auf das Gewicht der Europäer gerechnet)	81	29	2583

sind nur gering: für das Eiweiß 79—90 g, für die Calorien 2612—2997. Nur für das Fett mit 43—105 g sind sie erheblich. Japan mit seinem abnorm niedrigen Fettkonsum fällt ganz aus der Reihe heraus. Das den Berechnungen zugrundeliegende Zahlenmaterial stammt aus der Zeit vor 1926. In den folgenden 1—1$^1/_2$ Jahrzehnten ist der Lebensmittelkonsum bei fast allen Völkern, besonders in Deutschland und Amerika angestiegen.

Bei *Kranken* kann man mit dem Regulativ des Appetits nicht immer rechnen. Will man seinen Calorienbedarf bestimmen. so ist entweder eine Grundumsatzuntersuchung notwendig oder eine Korrektur des normalen für die entsprechende Krankheit, falls diese mit Abweichungen einhergeht. Zu dem so festgestellten Grundumsatzwerte ist bei Bettlägerigen ein Zuschlag von 20%, bei Kranken außerhalb des Bettes je nach dem Ausmaß ihrer Motilität von 30—50% vorzunehmen.

Alle die angeführten Zahlen sind natürlich nur Durchschnittswerte, die für die Einzelperson mit einer Fehlerbreite von mindestens $\pm$ 10% gelten mögen, aber sie sind eine genügende Grundlage für die Calorienzubemessung sowohl bei gesunden wie bei kranken Menschen.

Literatur

I. Zusammenfassende Darstellungen

BARKER, F. B.: Endocrinology and metabolism. 5 Bände. New York und London 1922—25. BENEDICT, G. F., and A. CARPENTER: Carneg. Inst. of Washington, Publ. Nr. 126. (1910).— BETHE, A. G. v. BERGMANN, G. EMBDEN u. A. ELLINGER: Handb. d. normalen u. pathol. Physiol. Bd. V. Abschnitte von RUBNER, BORNSTEIN u. HOLM, BERTRAM u. BORNSTEIN, RUBNER, GROSSER, GRAFE, BORNSTEIN (1926).—Bd. 18, T. 3. ISENSCHMID, FREUND. Berlin: Springer 1928. — DU BOIS, E. F.: Basal metabolism in health and disease, 3. Aufl. Philadelphia: Lea u. Febiger 1936. — BOOTHBY and SANDIFORD: Determination of the basal metabolis rate. Philadelphia: Saunders & Co. 1920.

DUNCAN, G. G.: Diseases of metabolism, 2. Aufl. Philadelphia u. London: Saunders & Co. 1947.

GAUTIER, CL., et R. WOLFF: Le métabolism basal. Paris: Doin & Cie. 1928. — GRAFE, E.: Die pathologische Physiologie des Gesamtstoff- und Kraftwechsels bei der Ernährung des Menschen. Erg. Physiol. II. 21, S. 1 (1923). — Monographie. München: J. F. Bergmann 1923.

HARRIS, J. A., and F. G. BENEDICT: A biometric study of basal metabolism in man. Carneg. Inst. of Washington. Publ. Nr. 279 (1919).—HELMERICH, E.: Der Kraftstoffwechsel des Kindes. Wien 1927.

KESTNER, O., u. H. W. KNIPPING: Die Ernährung des Menschen, 3 Aufl. Berlin 1928. — KNIPPING, H. W.: Der Grundumsatz und seine klinische Bedeutung. Berlin: Springer 1927. Erg. inn. Med. **31**, 1 (1927). — KROGH, A.: The respiratory exchange of animals and man. London: Longmans, Green & Cie. 1916.

LANG, K., u. O. F. RANKE: Stoffwechsel und Ernährung. Berlin-Göttingen-Heidelberg: Springer 1950. — LANG, K., u. R. SCHÖN: Die Ernährung, Physiologie, Pathologie, Therapie mit Beiträgen von DEAN, DIEMAIR, FÄHNDRICH, JÜRGENS, KOLLER, KÜHNAU, LEHNHARTZ, MELLINGHOFF, NITSCHKE, VANOTTI. Berlin-Göttingen-Heidelberg: Springer 1952. LO STATO attuale delle Conoscenze sulla untritione Reale Accad. d'Italia. 7. Conegno di Science fisiche, matemate nationale. 26.9.-2.10. Rom (1939). — LUSK, G.: The elements of the science of nutrition, 4. Aufl. Philadelphia u. London: Saunders & Cie. 1928.

MÜLLER, E.: Stoffwechsel und Ernährung älterer Kinder. In: PFAUNDLER u. SCHLOSSMANNS Handb. d. Kinderheilk., 3. Aufl., Bd. 1, 1923.

NIEMANN, A.: Der respiratorische Gaswechsel im Säuglingsalter. Erg. inn. Med. **11**, 32 (1913). — NOORDEN, C. VON: Handb. der Pathol. d. Stoffwechsels. Berlin: Hirschwald 1907. NOORDEN, C. VON, u. H. SALOMON: Handb. d. Ernährungslehre, Bd. I. Berlin: Springer 1920.

OPPENHEIMER, C.: Handb. der Biochemie des Menschen und der Tiere, 2. Aufl., Bd. 6 und Ergänzungswerk Bd. II, Abschnitte von ARON u. KLINKE, LOEWY, ZUNTZ, TIGERSTEDT, VON WENDT, LEHMANN u. GRAFE. Jena: Fischer 1934.

RUBNER, M.: Biolog. Gesetze im Haushalt der Natur. Marburg (1887). — Die Gesetze des Energieverbrauchs bei der Ernährung. Leipzig u. Wien: Deuticke (1902). — Kraft und Stoff. 1909.

TERROINE, E. F., et E. ZUNTZ: Le metabolism de base. Paris: Press. Univ. de France 1925. — THANNHAUSER, S. J.: Lehrbuch des Stoffwechsels und der Stoffwechselkrankheiten. München: J. F. Bergmann 1929. — TIGERSTEDT, R.: Die Physiologie des Stoffwechsels. In: NAGELS Handb. d. Physiol. d. Menschen, Bd. I. Braunschweig 1909.

UMBER, F.: Ernährung u. Stoffwechselkrankheiten, 3. Aufl. Berlin u. Wien: Urban u. Schwarzenberg 1925.

VOIT, C. VON: Physiologie d. Stoffwechsels. In: HERMANNS Handb. der Physiologie 1886.

II. Einzelarbeiten

ATZLER, E.: Körper und Arbeit, Handb. d. Arbeitsphysiol. Leipzig: G. Thieme 1927.

BENEDICT, F. G., and TH. CARPENTER: USA Depart. of agric. offic. of experim. Stat. Bull. **208** (1909). — BENEDICT, F. G., and E. CATHCART: Muscul. work. Carneg. Inst. Publ. Nr. 187. 1913. — BENEDICT, F. G., and EMMES: Amer. J. Physiol. **38**, 52 (1915). — BENEDICT, F. G., and F. TALBOT: Carneg. Inst. Publ. Nr. 201 (1914). — BENEDICT, F. G., and TH. M. CARPENTER: Food ingestion and Energie Transformations with special reference to the stimulating Effects of Nutritiens. Carneg. Inst. Publ. Nr. 261 (1918). — BENEDICT, F. G.: Beschreibung der verschiedenen Modelle von Stoffwechselapparaten. In: ABDERHALDENS Handb. der biol. Arbeitsmethoden, S. 3. Berlin u. Wien: Urban u. Schwarzenberg (1926). — BERGMANN, G. VON, u. M. CASTEX: Z. exper. Path. u. Ther. **10**, 1 (1912). — BERNHARDT, H.: Verh. dtsch. Ges. inn. Med. 365 (1931). — BICKENBACH, O.: Dtsch. Arch. klin. Med. **174**, 28 (1939). — BLEIBTREU, M.: Pflügers Arch. **85**, 345 (1901). — BOHR, CHR., u. HENRIQUES: Arch. f. Physiol. (1897). — BOHNENKAMP, H., u. Mitarb.: Pflügers Arch. **228**, 40, 63, 79, 100, 125 (1931). — BOHNENKAMP, H.: Erg. Physiol. **34**, 848 (1932). — BRENDEL, W., E. KOPFHAMMER u. R. THAUER: Pflügers Arch. **259**, 177 (1954). — BRODY, Annual. Rev. Biochem. **3**, 295 (1934). — BRODY and PROCTOR: Univ. of Missouri Agricult. Exper. Stat. Bull. **193** (1933).

CASPARI, W.: In: OPPENHEIMERS Handb. d. Biochem. IV., 1. H., 806 (1911). — CATHCART, E. P.: The Physiology of Protein metab. London: Longmans Green & Co. 1921. — CONNOR, O.: J. of Physiol. **52**, 267 (1919). — CURCI, C.: Endokrinologie **14**, 1 (1939). — Ber. Physiol. **116**, 575 (1940).

EICHHOLZ, F.: Lehrbuch der Pharmakologie, 5. Aufl., S. 199. Berlin-Göttingen-Heidelberg: Springer 1955

FROWEIN, R., u. G. HARRER: Klin. Wschr. 1948, 5/6, S. 79.

GESSLER: Pflügers Arch. **207**, 370 (1925). — Erg. Physiol. **26**, 185 (1928). — GOLLWITZER-MEIER, CL., u. Mitarb.: Pflügers Arch. **237**, 68 (1936); **240**, 263 (1938). — GREMELS, H.: Arch. exper. Path. u. Pharmakol. **169**, 689 (1933). — GRAFE, E., u. O. TRAUMANN: Zbl. Neur. (Orig.) **62**, 237 (1920). — GRAFE, E., u. VON REDWITZ: Z. physiol. Chem. **119**, 125 (1922). GRAFE, E.: Probleme der Gewebsatmung. Dtsch. med. Wschr. **1922**, 16. — GRAFE, E., u. K. MAIER: Zbl. Neur. (Orig.) **86**, 247 (1923) — GRAFE, E.: Der Einfluß intensiver geistiger Arbeit. Handb. der norm. u. path. Physiol., Bd. V, S. 199. Berlin: Springer 1928. — GRAFE, E.,

u. E. GRÜNTHAL: Klin. Wschr. 1929, 1013. — GRAFE, E., Spezifisch-dynamische Wirkung In: OPPENHEIMERS Handb. der Biochemie. 2. Aufl., Ergänz. Werk, 2. Bd., S. 899 (1934).— GRAFE, E., Die nervöse Regulation des Stoffwechsels. In: OPPENHEIMERS Handb. der Biochemie. 2. Aufl., Bd. 1, 1924 u. Ergänz. Werk Bd. 3, 1935. — GRÜNTHAL, E., N. MULHOLLAND u. F. STRIECK: Arch. exper. Path. u. Pharmakol. 145, 35 (1929).

HARRIS, A., and F. G. BENEDICT: Carneg. Inst. Washington, Publ. Nr. 279, 1919. — HELMERICH, E.: Der Grundumsatz im Kindesalter. Erg. inn. Med. 35, 604 (1929). — KNIPPING, H. W.: Münch. med. Wschr. 1924, 17. — Dtsch. Arch. klin. Med. 145, 179 (1924). — KRAUS, F.: Die Ermüdung als ein Maß der Constitution. Bibl. med. Abt. D. 1. J. 3. Th. Kassel: G. Fischer 1897. — KRAUT, H., G. LEHMANN u. H. BRAMSEL: Z. Arbeitsphysiol. 10, 440 (1939). — KROGH, A., and J. LINDHARD: Biochemic. J. 14, 290 (1920). — KROGH, A.: Wien. klin. Wschr. 1922, 290.

LAVOISIER, A., et P. S. DE LAPLACE: Academ. des Science, 379, 1780. — LEFÈVRE, J.: Chaleur animale et bioénergetique. Paris: Masson & Cie. 1911. — LESSER, E. J.: Das Leben ohne Sauerstoff. Erg. d. Physiol, S. 253. 1908. — LINDHARD, J.: Scand. Arch. Physiol. 26, 221 (1912). — LOEVEL, E.: Z. inn. Med. 9, 1147 (1954). — LOEWY, A.: In: OPPENHEIMERS Handb. der Biochemie, Ergänz.-Bd., S. 212. 1913.

MAGNUS-LEVY, A., u. FALK: Arch. f. Anat. u. Physiol. (Physiol. Abt.) Suppl. 314 (1899). MAGNUS-LEVY, A.: Pflügers Arch. 55, 103 (1894). — Die Physiologie des Stoffwechsels In: v. NOORDENS Handb. d. Pathol. d. Stoffw., 2. Aufl., Bd. 1, S. 1. 1906. — MARK, E.: Z. Arbeitsphysiol. 2, 129 (1929). — MISSIURO, NIEMIERKO, PERLBERG u. PAWLAK: Z. Arbeitsphysiol. 10, 561 (1939).

NOELL, W., u. M. SCHNEIDER: Pflügers Arch. 250, 35 (1948).

OBERDISSE, K., u. Mitarb.: Arch. exper. Path. u. Pharmakol. 184, 109 (1937).—Z. exper. Med. 102, 374 (1938); 104, 504 (1938); 108, 81 (1940). — Klin. Wschr. 1947, H. 55/56, S. 872.

PFAUNDLER, M.: Z. Kinderheilk. 14, 1 (1916). — Pflügers Arch. 188, 273 (1921). — PFLÜGER, E. F. W.: Die teleologische Mechanik der lebendigen Natur. Bonn: Cohen 1877. Pflügers Arch. 15, (1877) und Monser Bonn Cohen (1877).

REIN, H.: Ges. der Wissensch. zu Göttingen. Mathem.-physik. Klasse. Neue Folge. 3. Bd., Nr. 13, S. 209. 1939. — Einführung in die Physiol. d. Menschen, 4. Aufl., S. 147ff. Berlin: Springer 1941. — Ges. d. Wissensch. zu Göttingen. Mathem.-physik. Klasse, S. 91. 1945. — RÖSE, C.: Schweiz. med. Wschr. 1931, 53. — Z. exper. Med. 94, 579 (1934). — RUBNER, M.: Die Ernährung des Menschen mit besonderer Berücksichtigung der Ernährung bei Leibesübungen. Berlin: Springer 1925. — Sitzungsber. preuß. Akad. d. Wiss. 384. 1926. — Calorienbedarf, Handb. der norm. u. path. Physiol., Bd. V, S. 139. Berlin: Springer 1928. — RUDDER, DE: Grundriß einer Meteorologie des Menschen (Wetter- und Jahreszeiteneinflüsse), 3. Aufl. Berlin-Göttingen-Heidelberg: Springer 1951.

SEUSING, I.: Dtsch. Arch. f. klin. Med. 201, 395 (1954). — SPALLANZANI, Memoi res sur la respiration. Übers. von SENEBIER. Genf 1903. — STENGEL, F.: Wien. klin. Wschr. 1929, 3.

THAUER, R.: Der Mechanismus der Wärmeregulation. Erg. Physiol. 41, 607 (1939).

WACHOLDER, K.: Pflügers Arch. 250, 534 (1948). — WARBURG, O.: Erg. Physiol. 14, 253 (1914). — Schwermetalle als Wirkungsgruppe von Fermenten. Berlin: W. Saenger 1948. — WETZLER, K., R. THAUER u. K. GREVEN: Z. exper. Med. 107, 673 (1940). — WIELAND, H.: Erg. Physiol. 20, 477 (1922).

III. Die chemischen und physikalisch-chemischen Sonderaufgaben der einzelnen Nahrungsbestandteile

Die bisherigen Kapitel befaßten sich mit der einen Hauptfrage der Nahrung, der calorischen, die dazu dient, die zur Aufrechterhaltung von Leben und Leistungsfähigkeit notwendige Energie zu liefern. In quantitativer Beziehung ist sie zweifellos die wichtigste, denn mindestens 80% der 3 Hauptnährstoffe Eiweiß, Kohlenhydrate und Fette dienen diesem Zwecke. In dieser Aufgabe vertreten sie sich nach RUBNERS Isodynamiegesetz gemäß ihrer Brennwerte. Daneben aber hat jeder dieser Stoffe gemäß seiner chemischen Eigenart Sonderaufgaben, die ihn unentbehrlich machen, weil sie hier nicht auswechselbar sind. Sie teilen diese mit anderen Bestandteilen unserer Nahrung, die entweder wie Wasser, Salze und Spurenelemente überhaupt keine Energiespender sind, oder wie die Vitamine, die in der Nahrung nur in so minimalen Mengen vorhanden und erforderlich sind, daß ihr Brennwert quantitativ gar nicht in Betracht kommt. Wenn einer der zum Leben notwendigen Stoffe fehlt, und sei es auch der mengenmäßig geringste, so ist das Leben bedroht und bei längerem Mangel nicht mehr möglich. Das berühmte Minimumgesetz, das LIEBIG für die Pflanzen zuerst aufstellte, gilt genau so auch für Mensch und Tier.

1. Die Sonderaufgaben des Eiweißes und der Eiweißumsatz

Sofern man unter den zum Leben notwendigen Nährstoffen einem einzelnen überhaupt einen Vorrang zukommen lassen will, steht an Bedeutung obenan das Eiweiß. PFLÜGER hat ihn mit Recht den Nährstoff von königlichem Range genannt. In dem Namen Proteine kommt das gleiche zum Ausdruck. Die überragende Bedeutung erhalten diese Substanzen durch die Tatsache, daß sie Bestandteil und Bildungsstoff der lebendigen Struktur sind, an der alle Lebensvorgänge, vor allem auch die Oxydationen sich abspielen (WARBURG). Allerdings ist nicht alles Eiweiß in unserem Körper lebendiges, atmendes Protoplasmaeiweiß. Es gibt auch ein totes Eiweiß, nicht nur in der Nahrung, sondern auch als Nährmaterial im Blute kreisend. Chemisch lassen sich diese beiden Eiweißarten bisher nicht unterscheiden und sind auch vielleicht weitgehend identisch, wohl aber biologisch. Für dies nicht lebendige Eiweiß sind die verschiedensten Ausdrücke geprägt, nicht organisiertes Eiweiß (PFLÜGER), Vorratseiweiß (RUBNER), Reserveeiweiß (VON NOORDEN), totes Eiweiß (FRÄNKEL) und ähnliche mehr. Damit soll gesagt werden, daß es ein Eiweiß in der Zelle gibt, das nicht Träger der Verbrennungen ist, sondern nur als Material dazu dient. Anatomischfärberisch lassen sich beide Eiweißarten trennen (STÜBEL u. a. Lit. bei GRAFE), was doch auch chemische Unterschiede nahelegt. Es ist früher viel darüber diskutiert worden, ob das oxydierte Eiweiß zuerst Protoplasmaeiweiß geworden sein muß (PFLÜGER) oder ob in erster Linie bei konstantem Protoplasmabestande das tote Eiweiß zersetzt wird (VOIT). Auch heute noch gehen die Ansichten auseinander. Überwiegend wird aber meines Erachtens mit Recht VOIT zugestimmt, weil er die einfachste Erklärung gibt. Eine definitive Entscheidung zu treffen, wird allerdings auch mit den modernen chemischen Methoden der radioaktiven Molekülkennzeichnung im Sinne SCHÖNHEIMERS kaum gelingen.

Seit den grundlegenden Untersuchungen von E. FISCHER u. a. ist das Eiweißproblem schon lange weitgehend ein Aminosäurenproblem geworden, und erst auf diese Weise ist es möglich gewesen, tiefer in den intermediären Umsatz dieses Nährstoffes einzudringen. Trotzdem verlangt es die historische Gerechtigkeit, festzustellen, daß die für die Ernährungsfragen wichtigsten Befunde schon früher, als man für diese Probleme das Eiweiß noch als etwas Ganzes betrachtete, erhoben wurden. Sie seien daher auch zuerst besprochen. Die basieren alle auf N-Bestimmungen in Ein- und Ausfuhr, der sogenannten N-Bilanz, wobei angenommen wird, daß 1 g Eiweiß = N × 6,25 ist, was natürlich nicht ganz zutrifft. Die N-Bilanz umfaßt auf der einen Seite den N-Gehalt der Nahrung, auf der anderen die N-Verluste in Stuhl und Harn, eventuell noch für besondere Fragestellungen solche im Schweiße.

Für die *Frage des Eiweißbedarfes* und der nicht vertretbaren Sonderaufgaben der Proteine ist entscheidend die Feststellung der Menge, die auch dann eingeschmolzen wird, wenn diese Stoffe nicht zur Calorienproduktion wie gewöhnlich herangezogen werden. Wie das Material einer Maschine durch dauernde Inbetriebhaltung abgenutzt wird, so verbraucht auch der Lebensprozeß dauernd lebendiges

Protoplasma. Es gehen weiter ganz unabhängig davon dauernd Zellen in unserem Organismus zugrunde, vor allem an seiner Oberfläche, im Magendarmkanale, im Urogenitalsystem und im Blute. Diese ständigen unvermeidlichen Eiweißschmelzungen treten dadurch in die Erscheinung, daß man den Eiweißumsatz selbst bei maximalster Überernährung mit allen anderen Nährstoffen nicht auf 0 herabdrücken kann. Es bleibt ein kleiner N-Verlust übrig, von RUBNER als Abnutzungsquote, von LANDERGREN als *Minimal*-N, von FOLIN als *endogener Eiweißstoffwechsel* bezeichnet. Er beträgt nur 2—4% des gewöhnlichen Eiweißumsatzes oder 0,03—0,05 g/kg und Tag in älteren Untersuchungen (Lit. bei THOMAS, MENDEL u. a.) oder 0,023—0,032 in neuesten Arbeiten (Lit. bei LANG-RANKE). Die Werte sind bei Gesunden und Kranken auffallend konstant und erleiden nur selten Ausnahmen, besonders bei Krankheiten, die mit Stoffwechselsteigerungen wie z. B. das Fieber einhergehen (KOCHER, LAUTER u. KRAUSS).

Daß diese Zahlen so niedrig sind, hängt wohl damit zusammen, daß nicht alles durch den Lebensprozeß eingeschmolzene Protoplasma bis zu den Endprodukten oxydiert wird, sondern, daß einzelne Bruchstücke, die wieder zum Neuaufbau verwandt werden können, zurückbleiben. So können Alanin und Glykokoll und andere Aminosäuren aus Kohlenhydraten und NH_3 synthetisiert werden. Auch können einzelne, nicht vom Körper synthetisierbare Aminosäuren wie Tyrosin, Phenylalanin, Tryptophan, Cystin etc. der Verbrennung entgehen und für besondere Aufgaben (Incret- und Gallebildung) herangezogen werden.

Das Eiweiß hat auch die Aufgabe des Säureneutralisators im intermediären Stoffwechsel. Hier entstehen dauernd Säuren, die behufs Aufrechterhaltung der optimalen H-Ionenkonzentration abgesättigt und eliminiert werden müssen. Dafür stehen dem Körper mehrere Wege zur Verfügung, darunter auch die NH_3-Bildung aus dem NH_2 der desaminierten Aminosäuren. Die erstaunliche Tatsache, daß sich die Abnutzungsquote durch Zufuhr von organischen Ammoniaksalzen noch weiter erheblich herabdrücken läßt (GRAFE, ABDERHALDEN u. a.) steht nach TERROINE vielleicht gerade mit dieser besonderen intermediären Aufgabe des Eiweißes in Zusammenhang.

Bei dieser Vielseitigkeit des intermediären Eiweißumsatzes ist es verständlich, daß beim Menschen nicht immer feste Beziehungen zum Gesamtstoffwechsel bestehen oder jedenfalls nicht zu bestehen brauchen (F. VON MÜLLER). Von TERROINE sind sie allerdings für kleinere und mittlere Tiere nachgewiesen worden. Im allgemeinen besteht die Forderung RUBNERS, daß der Eiweißstoffwechsel nur im Rahmen des Gesamtstoffwechsels betrachtet werden darf, vollkommen zurecht.

Eigene Bahnen geht der Purinstoffwechsel.

Bei dem Versuche, die Eiweißabnützungsquote zu decken, zeigte sich, daß dazu größere Mengen, als ihr entsprechen, notwendig sind (MICHAUD u. ZISTERER). Es ist auch nicht gleichgültig, welche Art von Eiweiß verwandt wird. Je ferner das Eiweiß dem betreffenden Organismus steht, um so größere Mengen sind zur Erreichung eines N-Gleichgewichtes nötig, am größten sind sie beim Pflanzeneiweiß.

THOMAS hat folgende biologische Wertigkeitsskala hinsichtlich der verschiedenen Eiweißarten bezogen, auf Fleischeiweiß = 100 angegeben.

Rindfleisch	104,7	Casein	70,1
Milch	99,7	Spinat	64,0
Fisch	95,0	Erbsen	55,7
Reis	88,0	Weißkohl	40,0
Kartoffeln	78,9	Weizenmehl	29,6
Hefe	71,0	Mais	29,5

Die Resultate sind in mancher Beziehung merkwürdig (Rindfleisch wertvoller als Körpereiweiß, die großen Unterschiede zwischen Milch und Casein), sie können daher nur im allgemeinen richtungsgebend sein. Tab. 10 bringt die biologische Wertigkeit nach MANGOLD und TERROINE zugleich mit dem Gehalt an exogenen Aminosäuren.

Tabelle 10

| Eiweißkörper aus | Biologische Wertigkeit | | Gehalt an exogenen Aminosäuren |
	nach MANGOLD (A)	nach TERROINE (B)	(C)
Schellfisch.	—	—	63
Milch (Albumin)	100	100	59
Rindfleisch	95	77	58
Eidotter	—	—	47
Milch (Casein)	70—80	77	45
Eiklar	—	—	43
Kartoffel	84	—	41
Sojabohne.	—	71	ca. 40
Hafer.	40—45	44—59 }	ca. 35
Gerste	60—70	65—66 }	
Roggen	44	59	ca. 30
Weizen	44—50	—	29
Hülsenfrüchte: Erbsen	55	56	28
Hülsenfrüchte: Bohnen	25—38	35—38	26
Serumalbumin	—	—	76
Serumglobulin	—	—	52
Globin	—	—	71

Eine noch umfassendere und auf zum Teil neuere Arbeiten (Lit. bei LANG-RANKE zu S. 119) sich stützende Zusammenstellung bringt folgende Tab. 11 von LANG-RANKE.

Die Streuung der Zahlen ist zum Teil besonders stark, vor allem bei Milch, Ei und Mais. Dies ist wohl der Hauptsache nach durch die verschiedene Länge der Versuchsdauer bedingt. Die Zahlen für die Ratte von MITCHELL u. Mitarb. u. a. sind ähnlich, stimmen aber weit besser überein.

Tabelle 11. *Der biologische Wert von Nahrungsproteinen für den Menschen*
(Methode von THOMAS oder eine ihrer Modifikationen)

Protein	Biologischer Wert	Protein	Biologischer Wert
Rindfleisch	105, 67	Casein	70, 69
Milch.	200, 92, 43, 67, 62	Weizenbrot (75%). . . .	65
Vollei.	94, 83, 65	Spinat.	64
Fisch	94	Linsen	60
Eieralbumin.	91	Erbsen	56
Reis	88, 68	Erdnuß	56
Kartoffel	79, 71, 82	Weizenmehl	40, 54
Roggenbrot (80%)	75	Mais.	24, 54
Hefe (Saccaromyces) . . .	71		

Berechnet man die zur Aufrechterhaltung des N-Gleichgewichts beim erwachsenen Menschen benötigten Eiweißmengen (Tab. 65 bei LANG-RANKE Z), so erhält man ein merkwürdig regelloses Bild, das kaum noch eine Gesetzmäßigkeit erkennen läßt, zumal für das gleiche Nahrungsmittel die Angaben zum Teil enorm schwanken. Für eine gemischte Kost liegen je nach Menge des in ihr enthaltenen Eiweißes die Zahlen zwischen 27,1 und 31,7 g pro Tag.

Die zur Bildung von 1 g Plasmaeiweiß benötigte Menge Nahrungseiweiß beträgt bei Serumeiweiß selbst 2,6 g, bei Cerealien 2,7—4,6 g, bei Muskel- oder Lactalbumin 5,3—6,0 g, bei Leber, Casein- und Herzmuskel 6,5—8,0 g, bei Lachsmuskel sogar 15 g/die (Tab. 64 von LANG-RANKE Z). Hier würden die Verhältnisse also geradezu umgekehrt liegen, wie in der obengenannten Wertigkeitsskala. Weit zuverlässiger erscheinen mir daher die Angaben von E. A. WEECH und G. GOETTSCH, die folgende g-Werte für das Vermögen zur Plasmaeiweißbildung angeben: 77 für Eiereiweiß, 59 für Muskeleiweiß, 56 für Lebereiweiß und 48 für Casein, wenn Serumeiweiß selbst als 100 angesetzt wird.

Mit einer anderen Methode untersuchte ACHELIS die gleiche Frage. Testobjekt waren für ihn die motorischen Funktionen des Zentralnervensystems, gemessen an der Aktivität von Ratten, wie sie im Sauerstoffverbrauch zum Ausdrucke kommt. Casein = 100 gesetzt, ergibt sich für pflanzliches Eiweiß (Aleuronat, Gliadin) die Zahl 35, was mit den Zahlen von THOMAS ungefähr übereinstimmt.

Auch MACCOLLUM kam bei großen, wachsenden Ratten zu ähnlichen Zahlen wie THOMAS. Milcheiweiß, das sich am besten zur Aufzucht eignet = 100 gesetzt, betrug der Nährwert von Hafer- und Hirseeiweiß = 75, von Cerealien (Weizen, Reis, Mais) = 50, von Leguminosen (Erbsen, Bohnen) = 25. Neuestes ähnliches Zahlenmaterial (Ratte) bei MITCHELL und HAMILTON (1929) u. a. (Lit. bei LANG-RANKE).

RUBNER hat für Menscheneiweiß ein Eiweißminimum von 37 g, für Kartoffeleiweiß ein nur wenig höheres von 39 g berechnet. Für Broteiweiß wird von THOMAS 81 g angegeben. Die Ursachen der Differenzen liegen, wie nachher noch auszuführen ist, an dem quantitativ oder qualitativ ungenügenden Gehalte an Aminosäuren.

EDELSTEIN und LANGSTEIN machten ähnliche Versuche wie THOMAS auch beim Säugling und fanden dabei eine auffällige Überlegenheit des Frauenmilcheiweißes gegenüber dem Kuhmilcheiweiß.

Die Unmöglichkeit, die Abnutzungsquote selbst mit hochwertigem Eiweiß zu decken, ist verständlich. Schon RUBNER hat darauf hingewiesen, daß das in den Säftestrom gelangende Nahrungseiweiß so rasch zersetzt wird, daß der Körper für den Rest des Tages doch sein Körpereiweiß angreifen muß, und zwar um so mehr, je weniger vollwertig das zugeführte Eiweiß ist. Durch dauernde Verfütterung kleinster Mengen Tag und Nacht, läßt sich die Extraeinschmelzung auch tatsächlich etwas weiter herabdrücken (THOMAS). Noch größer wäre vielleicht der Effekt, wenn man eine Dauertropfinfusion der in ihre Aminosäuren aufgespaltenen Eiweißkörper vornehmen würde.

Schließlich sei noch erwähnt, daß C. RÖSE und R. BERG behauptet haben, daß der Eiweißumsatz auch vom Mineralstoffwechsel abhängig sei und daß die Abnutzungsquote sich durch Alkalizufuhr weiter herabsetzen lasse. Es trifft aber nicht zu, daß Säureüberschuß den Eiweißstoffwechsel steigert (JANSEN).

Die Wertigkeit eines Eiweißes wird aber nicht nur durch seinen Aminosäurengehalt und seinen Einfluß auf die N-Bilanz bestimmt, sondern auch noch durch andere Faktoren, die für den Organismus sehr wichtig sind. So wurde in Amerika festgestellt (ref. Il. of the Americ. Med. Assoc. 137, Nr. 9, S. 790 (1948), daß Fütterung mit pflanzlichem Eiweiß die antitoxische Kraft der Peritonealflüssigkeit und die Stärke der Phagocytose bei Tieren herabsetzt.

Das Studium der Abnutzungsquote hat fast nur ein wissenschaftliches Interesse, es zeigt eben die absolute Notwendigkeit der Eiweißzufuhr, selbst wenn sie nicht für calorische Zwecke beansprucht wird.

Etwas anderes und praktisch Bedeutungsvolles ist das *N-Minimum*. Es ist die kleinste Eiweißmenge, mit der eben noch ein N-Gleichgewicht erzielt werden kann. Sie liegt stets weit über der Abnutzungsquote und ist weitgehend abhängig von

Art und Menge der gleichzeitig verzehrten N-freien Nahrungsstoffe. Dabei wirken die rasch verbrennenden Kohlenhydrate besser eiweißsparend als die Fette. Auch der Ernährungszustand ist von Bedeutung. Bei Eiweißansatzbedürfnis infolge Hungers, Unterernährung, Wachstum oder vorausgegangenen großen Eiweißeinschmelzungen wie bei hochfieberhaften Infekten sind die Werte für das N-Minimum niedriger, im überernährten Organismus höher. So ist es nicht verwunderlich, daß bei einer ausreichenden Kost die Zahlen in der Literatur in den weiten Grenzen von 21—65 g für einen 70 kg schweren Menschen schwanken. Als Mittelwert berechnet SHERMAN 44,4 g = 0,635 g/kg, also ein Vielfaches der Abnutzungsquote. Die meisten Werte (94 von 109) streuten in der Breite von 29—56 g/die, oder 0,41—0,80 pro kg.

HINDHEDE, der Vorkämpfer für eine vegetarische, eiweißarme Diät gibt an, mit 40—50 g auszukommen und normal leistungsfähig zu sein, während SÜSSKIND mit 30—35 g (entsprechend 48,5 g bei 70 kg Körpergewicht) und 2100—2200 Cal während 2 Jahren erheblich an Leistungskraft verloren hat und eine Fülle von Beschwerden bekam. POTY lebte mehrere Monate als Werkstudent mit 22—25 g Eiweiß und 1371—2027 Cal (bezogen auf 70 kg 30—52 g und 2425—2823 Cal) und fühlte sich dabei gesund und leistungsfähig. Er betont übrigens den Wert der Suggestion dabei.

ABDERHALDEN berichtete sogar über einen erfolgreichen Versuch, in dem 4 Jahre lang nur 25 g Eiweiß täglich ohne nachteilige Folgen verzehrt wurden. Auf die Frage des Vegetarianismus soll erst später eingegangen werden. HINDHEDES Versuche sind in neuerer Zeit vor allem von CHRISTIANSEN (Lit.) vernichtend kritisiert worden. Sie weist vor allem darauf hin, daß die Versuchspersonen die HINDHEDE-Kost nicht ununterbrochen genommen haben, sondern daß stets Perioden mit an Eiweiß und Vitaminen reicher Nahrung eingeschaltet wurden, in denen sie ihre erschöpften Depots wieder auffüllen konnten. Versuche mit fettfreier Kost mußten zum Teil sogar wegen Erkrankung der Versuchspersonen abgebrochen werden.

Es kann daher keine Rede davon sein, daß der Eiweißbedarf der Versuchspersonen von HINHEDE mit 20—25 g täglich gedeckt war. Auch wurde die oft erhebliche N-Ausscheidung im Schweiße nie mit berücksichtigt.

Für eine normale Ernährung kommt es aber nicht auf den Minimal- sondern auf den *optimalen* Bedarf an, da unbedingt für Zwecke der Volksernährung ein Sicherheitsfaktor gegen die großen, individuellen Bedarfsschwankungen nicht nur bei einzelnen Menschen, sondern auch beim gleichen Menschen zu verschiedenen Zeiten z. B. bei und nach Krankheiten, gegeben sein muß. Der optimale Bedarf liegt also erheblich höher als der minimale. Die Hygienekommission des Völkerbundes hat 1936 den Wert von 1 g/kg angegeben, eine Zahl, die noch etwas unter den Angaben liegt, die RUBNER für den tatsächlichen Durchschnittsverbrauch der europäischen und amerikanischen Völker berechnet hat (Tab. 9, S. 28).

Größere über den Optimalbedarf hinausgehende Eiweißmengen zu geben, empfiehlt sich aus mehreren Gründen nicht. Proteine sind im allgemeinen teuer und wegen ihrer starken dynamischen Wirkung auch biologisch unökonomisch, vor allem aber steigt die Zersetzung sehr rasch parallel mit der Zufuhr. Das geht schon aus einem alten Hundeversuch von C. VOIT hervor (vgl. Tab. 12).

Die Tabelle zeigt, daß bei der Steigerung einer zum Gleichgewicht noch ungenügenden N-Zufuhr um das 3fache schon am 1. Tage die Eiweißzersetzung um das Doppelte ansteigt. Die zum Ansatz kommenden Mengen fallen von dem schon an und für sich nicht hohen Werte von + 9,4 g N am ersten Tage sehr rasch, so daß bereits am 7. Tage der sehr großen Zufuhr diese bereits ganz verbrannt wird und ein Gleichgewicht erreicht ist.

Aus diesen und ähnlichen Versuchen zogen VOIT und seine Schüler den Schluß daß eine Eiweißmast nicht möglich ist. Wie spätere Ausführungen noch zeigen werden, ist diese Auffassung nicht mehr haltbar. Im Gegenteil, bei geeigneter Überernährung, vor allem mit Kohlenhydraten, lassen sich ungeheure stetige N-Ansätze erzielen.

In jedem Falle aber werden selbst bei größten Zufuhren die Hauptmengen wieder zerlegt. Wie kommt das zustande? C. G. LEHMANN, FRERICHS, BIDDER und SCHMIDT, sowie LIEBIG (Lit. bei VOIT) stellten zur Erklärung die Theorie der *Luxusconsumtion* auf, die im wesentlichen besagt, daß alles über den Bedarf eingeführte Eiweiß ein unzweckmäßiger Luxus sei und deshalb der Verbrennung anheimfällt. Diese Theorie ist zwar heftig von VOIT, BISCHOF u. a. angegriffen worden, enthält aber, wie später noch zu zeigen sein wird, nicht nur einen richtigen Kern, sondern muß sogar auf die anderen Nährstoffe erweitert werden.

Tabelle 12. *Steigerung der Eiweißzersetzung (nach C. VOIT)*

	Tag	N-Zufuhr g	N-Abgabe g	N-Bilanz g
Eiweißverlust	31,5	17,0	18,6	— 1,6
Abnehmender Eiweißansatz	1,6	51,0	41,6	+ 9,4
	2,6	51,0	44,5	+ 6,5
	3,6	51,0	47,3	+ 3,7
	4,6	51,0	47,9	+ 3,1
	5,6	51,0	49,0	+ 2,0
	6,6	51,0	49,3	+ 1,7
N-Gleichgewicht	7,6	51,0	51,0	± 0

Auf der anderen Seite aber ist zu sagen, daß sie mehr eine Konstatierung und besondere Deutung eines Tatbestandes, denn eine causale Erklärung ist. Der Hauptgrund für die gesteigerten Eiweißzersetzungen dürfte in ihrer enorm leichten und raschen Spaltungs- und Verbrennungsfähigkeit liegen, und zwar vor allem gegenüber den Fetten, die in den älteren Versuchen ganz vorzugsweise außerdem noch gegeben wurden. Sobald größere Mengen der gleichfalls leicht oxydierbaren Kohlenhydrate in Konkurrenz treten, nimmt die Eiweißzersetzung erheblich ab und es kommt zu beträchtlichen N-Ansätzen. Vor allem ist die Desaminierung der Aminosäuren ein außerordentlich einfacher, mit nur ganz geringem Energieaufwand einhergehender Prozeß, den der Organismus offenbar sehr leicht vollzieht. Nur für diesen ist der auftretende N im Harn ein Kennzeichen und Maß. Über das Schicksal des desaminierten Restes, das außerordentlich vielseitig sein kann (Oxydierung, Umwandlung in Kohlenhydrate und Fette) sagt er gar nichts aus.

Wenn es auch aus den erwähnten Gründen im allgemeinen nicht ratsam ist, beim normalen Ernährungszustand mit der Eiweißzufuhr erheblich über den Optimalbedarf hinauszugehen, so ist doch auf der anderen Seite im Gegensatz zu den Vegetariern nicht daran zu zweifeln, daß eine sehr reichliche Eiweißnahrung nicht schädlich ist. Das zeigten schon die Ätiopier, die nach HERODOT im Altertum wegen ihrer Langlebigkeit berühmt waren und sich ausschließlich von Fleisch ernährten.

Nach HEINBECKER verzehren die Eskimos, deren Name ursprünglich „Rohfleischesser" bedeutet, täglich 2—4 kg Eiweiß von Robben und Fischen. Ein ähnlich hoher Fleischkonsum wird auch von den Mongolen berichtet. MACCLELLAN schließlich zeigte in einem über 1 Jahr durchgeführten Selbstversuche im kalten

Norden von Amerika, daß man lediglich von Fleisch und inneren Organen leben und leistungsfähig sein kann. Allerdings war der Gehalt dieser Kost auch an Fett nicht unbeträchtlich (200—300 g/die). Zufuhr lediglich von magerem Fleisch beeinträchtigte allerdings das Befinden und die Arbeitskraft.

Für viele wichtige Ernährungsfragen ist das Studium des Eiweißstoffwechsels dank den klassischen Arbeiten von VOIT, PFLÜGER, RUBNER, ihren Schülern u. a. zu einem gewissen Abschluß gekommen. Ein tieferes Eindringen in viele Probleme, vor allem den intermediären Stoffwechsel, war erst möglich, seit der Eiweißumsatz als Aminosäureumsatz erkannt worden ist. Das Eiweißproblem ist dadurch außerordentlich viel komplizierter, dafür aber chemisch viel besser angreifbar geworden. Wir wissen heute mit Sicherheit, daß nicht nur das Eiweiß als Ganzes seine anderweitig nicht erfüllbaren Sonderaufgaben hat, sondern daß es solche auch für manche seiner Bausteine hinsichtlich ganz bestimmter Lebensvorgänge gibt.

Erst heute kennt man alle das Eiweiß zusammensetzenden Aminosäuren. Als letzte wurde erst vor etwa 30 Jahren das d-Threonin gefunden, konstitutionell aufgeklärt und synthetisiert (W. C. ROSE u. Mitarb.). Es sind im ganzen ca. 30 Aminosäuren im Eiweiß enthalten (Felix). Aminosäuren sind Fettsäuren, bei denen ein oder mehrere an Kohlenstoff gebundene H-Atome durch die Aminogruppe NH_2 ersetzt sind. Je nach der Stellung der NH_2-Gruppen zur endständigen Carboxylgruppe werden α, β, γ usw. Aminosäuren unterschieden.

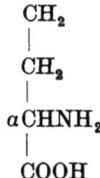

Die Desaminierung der Aminosäuren geschieht oxydativ in der Leber durch ein von KREBS (zit. bei WIELAND) entdecktes gelbes Ferment, dessen Wirkungsgruppe ein Abkömmling des Vitamins B_2 ist, in dem dieses der α-Aminogruppe 2 Atome Wasserstoff entzieht und diese auf weitere Fermente überträgt. Bei dieser Oxydierung entsteht eine Iminosäure, die hydrolytisch in Ketosäure und Ammoniak zerfällt.

Da im Eiweißmolekül sämtliche Monoaminosäuren α-Aminosäuren sind, haben diese für den Eiweißumsatz die ausschlaggebende Bedeutung.

Neben den aliphatischen Aminosäuren, die man mit THANNHAUSER sehr didaktisch vom Alanin ableiten kann, gibt es auch aromatische (Tyrosin, Phenylalanin) und heterocyclische (Prolin, Tryptophan, Histidin) mit Ringstruktur. Diese Gruppe ist besonders wichtig.

Es würde den Rahmen dieses Buches weit überschreiten, wenn ich die chemische Struktur und die Umwandlungen der einzelnen Aminosäuren abhandelte, ich muß auf die Lehrbücher der physiologischen Chemie verweisen, ferner auf die Referate von WIELAND und FELIX (1949), sowie auf die neueste zusammenfassende Darstellung von LANG-RANKE (zit. S. 130 ff.). In unserem Zusammenhange interessiert hauptsächlich die biologische Bedeutung.

Die Aminosäuren werden nach ROSE zweckmäßig in 3 Gruppen eingeteilt:

1. Essentielle oder exogene Aminosäuren, die jeder Organismus von außen zugeführt bekommen muß, weil er sie selbst nicht herstellen kann, es sind dies Histidin, Leucin, Isoleucin, Lysin, Methionin, Valin, Threonin, Phenylalanin und Tryptophan.

2. die für ein normales Wachstum oder sonstigen Aufbau notwendigen exogenen Aminosäuren Arginin, Cystin, Glutaminsäure, Prolin, Serin und Tyrosin.

Tabelle 13. *Prozentualer Anteil der wichtigsten Aminosäuren bei einigen biologisch wichtigen Proteinen (nach G. SCHMITZ)*

Eiweißart	Glucin (Glykokoll)	Alanin	Valin	Leucin	Serin	Cystin	Methionin	Phenylalanin	Tyrosin	Prolin	Tryptophan	Histidin	Arginin	Lysin	Asparaginsäure	Glutaminsäure	Ammoniak
Serumalbumin . . .	0	0,9	—	20,0	0,6	2,53		3,08	2,1	1,04	+	—	—	—	3,12	7,7	0,95
Serumglobulin . . .	3,02	0,2	1,0	18,7	—		2,40	3,84	2,5	2,76	+	—	—	—	2,54	8,5	1,75
Fibrinogen . . .	3,00	3,6	1,0	13,0	0,8	1,48		2,5	3,5	3,6	—	+	3,0	4,0	2,0	3,6	+
Globin . . .	0	4,2	0,69	21,0	4,19	0,31	—	4,24	1,5	2,34	+	11,0	5,42	4,28	4,43	1,75	0,97
Casein . . .	0	0,9	—	10,5	0,2	0,65	3,53	3,5	4,1	3,1	1,5	2,59	4,84	5,8	1,2	11,0	1,8
Eieralbumin . . .	0	2,1	0,21	6,1	—	2,27	4,57	4,4	1,5	2,25	+	0	2,14	2,5	1,5	8,0	0,95
Gliadin . . . (aus Weizen)	0	0		5,6	0,12			2,35	1,2	7,06	—	0,58	3,16	0	0,58	3,73	5,11
Gelatine . . .	25,7	8,7	1,0	7,1	0,4			1,4	0	19,4[1]	0	0,9	9,3	5	0,56	14,0	0,43
Salmin . . .	—	+	1,65	+	3,25					4,3	0	0	89,2	0	—	0	—

[1] und 14,1% Oxyprolin.

3. Die entbehrlichen Aminosäuren, auch endogene genannt, welche der Organismus selbst herzustellen vermag: Alanin, Asparaginsäure, Citrullin, Oxyprolin und Glykokoll.

Hierbei kann Methionin teilweise durch Cystin, Phenylalanin teilweise durch Tyrosin vertreten werden. Entscheidend für die Frage des Eiweißbedarfes ist der Bedarf an exogenen Aminosäuren. Der Gehalt ist sehr hoch bei den animalischen Eiweißkörpern Milch, Fleisch, Eier, Fisch, geringer bei Kartoffeln und Soja-eiweiß und sehr niedrig bei den Proteinen der Getreidearten und Hülsenfrüchte. Ein Beispiel für die Aminosäurenzusammensetzung einiger wichtiger Eiweißkörper bringt Tab. 13 (nach SCHMITZ).

Die Tabelle zeigt, wie außerordentlich stark die verschiedenen Eiweißkörper sowohl qualitativ wie quantitativ in ihrem Aminosäurengehalt differieren. Das gilt selbst für körpereigene, ja sogar für die Bluteiweißkörper.

Der Gesamtbedarf des Körpers an exogenen Aminosäuren beträgt minimal 25, beim wachsenden Organismus etwa 40 g (ROSE).

Die folgende Tabelle von KÜHNAU (Tab. 14) gibt die Bedarfsmengen an den einzelnen exogenen Aminosäuren pro Tag an, ferner die im Normaljahre 1937 tatsächlich aufgenommenen Mengen und im Vergleich damit die außerordentlich niedrigen Werte für März und Juli 1946, auf die später noch eingegangen werden soll (vgl. Kapitel Unterernährung)

KEILHACK (zit. nach J. KÜHNAU) behauptet, daß täglich 6—10 Plasmaeiweiß ersetzt werden müssen. Das würde die Notwendigkeit einer Zufuhr von 15—25 g Plasmaeiweiß oder 40—50 g Muskeleiweiß oder 60—100 g Casein bedeuten, Zahlen, die wohl etwas zu hoch liegen.

Die exogenen Aminosäuren bauen zusammen mit den endogenen das Protoplasmaeiweiß auf, und zwar aus dem in der Leber gebildeten Serumalbumin. Zu geringe Zufuhr an konstruktiv wirksamem Eiweiß hat eine Herabsetzung des Serumalbumins im Blut und damit meist auf die Dauer ein Hungerödem zur Folge. Im Anfang kann der Mangel durch Einschmelzung von Eiweiß besser ernährter Organe (wie Leber und Muskulatur) kompensiert werden, wie das in den ersten Hungerwochen der Fall ist. Es besteht also, wie WIPPLE gezeigt hat, eine reversible Umwandlung Serumalbumin ⇄ Organeiweiß. Dabei aber hat, was erst in den letzten Jahren bekannt wurde, jede exogene Aminosäure ihre vitaminartige Sonderrolle, Methionin reguliert die Leberfunktion, das Arginin die Keimdrüsen, Lysin Zellbildung und Knochenwachstum, Valin die Tätigkeit des Nervengewebes, Tryptophan die Fortpflanzung und Milchproduktion (vgl. Tab. 15). Durch Verfütterung entsprechend zusammengesetzter Aminosäurengemische und Studium der entstehenden Ausfallerscheinungen lassen sich diese wichtigen Sonderaufgaben für jede einzelne Aminosäure ähnlich wie bei den Vitaminen feststellen. Das Nähere ergibt sich aus der beigefügten Tabelle 15 (S. 40) von KÜHNAU zugleich auch mit der Art der Schädigungen bei mangelhafter Zufuhr.

Tabelle 14. *Bedarf und Zufuhr an den lebenswichtigen Aminosäuren in den Jahren 1937 und 1946 (nach* KÜHNAU*)*

	Valin	Leucin	Zystin	Methionin	Phenylalanin	Tryptophan	Arginin	Histidin	Lysin
I. Absolute Werte in Gramm pro Tag									
A. Jugendliche von 10—18 Jahren									
Bedarf.	4,3	9,0	2,6	3,8	4,3	1,3	1,3	2,6	6,4
Zufuhr: 1937.	5,21	12,61	2,89	4,16	4,59	1,7	6,69	4,8	6,5
1946[1]	1,06	2,69	0,74	0,89	0,97	0,40	1,37	0,77	1,06
B. Erwachsene									
Bedarf.	2,8	5,6	1,6	2,4	2,8	0,8	0,8	1,6	4,0
Zufuhr: 1937.	3,27	7,92	1,81	2,61	2,88	1,13	4,2	3,11	4,0
1946[1]	0,87	2,21	0,60	0,78	0,82	0,35	1,11	0,67	0,97
II. Relative Werte in Prozent des Bedarfs									
A. Jugendliche von 10—18 Jahren									
Zufuhr: 1937.	121	140	111	110	107	131	515	185	102
1946[1]	25	30	29	23	22	31	99	30	17
B. Erwachsene									
Zufuhr: 1937.	117	142	113	109	103	141	525	195	100
1946[1]	31	39	37	32	29	44	132	42	24

[1] Mittel der Monate März bis Juli für die britische Zone.

Sehr interessant ist die Frage der Komplettierung nicht vollwertigen Eiweißes durch bestimmte Aminosäuren. Mit der Einführung der Aminosäurentherapie in die Behandlung von Unterernährungszuständen, vor allem durch die Amerikaner (Lit. bei PFAU (2) und RAUSCH) sind hier sehr wichtige Erkenntnisse auch für die Physiologie der Eiweißkörper gewonnen. Wenn auch auf diese Fragen erst später bei der Behandlung der Mangelkrankheiten näher eingegangen wird, so müssen doch einige wichtige Ergebnisse schon hier erwähnt werden.

Ein unterwertiges Aminosäurengemisch (ohne Histidin, Tryptophan, Cystin, Tyrosin, Phenylalanin) wird nur zu 60% resorbiert und ihr Stickstoff nur zu 5—10% retiniert (RAUSCH). Zusatz von $\frac{1}{3}$ tierischem Eiweiß (Magermilch oder Fleischpulver) bringt die Resorption auf 90% und die Retention auf 70%. Wird aus dem sonst vollwertigen Aminosäurengemisch nur das Tryptophan fortgelassen, so sind Resorption (50%) und Retention (70%) leidlich gut. Der Stickstoff der Mangelnahrung in den ersten Jahren nach dem 2. Weltkrieg wurde nur zu 50 bis 60% resorbiert, die Retention hatte höchstens den gleichen Betrag, RAUSCH machte die interessante und wichtige Feststellung, daß der Stickstoff des gleichen minderwertigen Nahrungsgemisches zu 90% resorbiert und zu 80% retiniert wird, wenn 10—15 g vollwertige Aminosäuren zugesetzt werden. Unterwertiges Eiweiß kann also durch hochwertige Aminosäuren veredelt oder komplettiert werden und umgekehrt. Man muß aus diesen wichtigen Untersuchungen, die noch von anderer Seite bestätigt werden müßten, den weiteren Schluß ziehen, daß die Größe der

Tabelle 15. *Die lebenswichtigen Aminosäuren (nach* KÜHNAU)

Aminosäure	Physiologische Bedeutung	Symptome bei mangelhafter Zufuhr	Literatur
Valin	Notwendig für die Funktion des Nervensystems	Hyperästhesie, Ataxie, Drehkrämpfe, Störungen der Muskelkoordination	ROSE
Leucin	Notwendig zum Aufbau des Plasma- und Gewebseiweißes	Negative N-Bilanz	ROSE
Isoleucin	Notwendig zur Verwertung der Nahrungs-Aminosäuren (Schlüsselfunktion)	Ausscheidung des gesamten exogenen N, Gewichtssturz	BURROUGHS u. Mitarb.
Threonin	Neben Isoleucin notwendig zur Verwertung der Nahrungs-Aminosäuren (Schlüsselfunktion)	Ausscheidung des gesamten exogenen N, Gewichtssturz	BURROUGHS u. Mitarb.
Methionin (zu $^1/_8$ vertretbar durch Cystin)	Förderung des Körper- und Haarwachstums, Verhinderung des Eiweißzerfalls nach Verbrennungen. Lieferung von Methylgruppen für die Synthese von Cholin und Kreatin; Leberschutzwirkung; Aufbau von Globin	Leberverfettung, Lecithinschwund, Haarveränderungen, Muskelatrophie, Anämie	CROFT, PETERS, WHIPPLE, HEARD, LEWIS, HIMSWORTH, GLYNN, DU VIGNEAUD
Cystin (vertretbar durch Methionin)	Aufbau von Plasmaeiweiß und Keratinen, Entgiftung toxischer Stoffwechselprodukte und carcinogener Substanzen, Bildung von Taurin, Gluthathion, Insulin	Lebercirrhose, exfoliat. Dermatitis, Haarausfall, Neigung zu Infektionen	PETERS, MADDEN WHIPPLE FINK
Phenylalanin (bei Erwachsenen vertretbar durch Tyrosin)	Notwendig zum Aufbau von Thyroxin und Adrenalin, Pigmentbildung, Blutbildung (Retikulocytenreifung)	Pigmentanomalien, Schilddrüsen- und Nebennierenstörungen	ROSE, PLUM
Tryptophan	Notwendig für Fortpflanzung und Milchproduktion, Zustandekommen der Lactoflavinwirkung und Bildung von Augenpigment	Augenveränderungen (Katarakt, Vascularisation der Kornea), Alopecie, Schmelzdefekte, Atrophie der Testikel, Nekrospermie	ALBANESE u. Mitarb., TOTTER-DAY
Arginin	Notwendig nur für schnelles Wachstum	Keine	ROSE
Histidin	Notwendig für die Hämoglobinsynthese und den Aufbau von Purinbasen (Nucleinsäuren)	Anämie	ROSE, COX, FONTÈS-THIVOLLE
Lysin	Notwendig zur Unterhaltung des Längenwachstums und der Entwicklung der Epiphysenknorpel; zur Milchproduktion	Zwergwuchs, Atrophie der Epiphysenknorpel, Cyclusstörungen	MITCHELL, SMUTS, HARRIS, NEUBERGER, SANGER

Diese Tabelle zeigt, daß fast jede Aminosäure im Organismus eine Sonderaufgabe hat.

Aminosäurenresorption gleichgültig, ob sie als solche gegeben oder im Darme durch Eiweißabbau entstehen, weitgehend von ihrer Vollwertigkeit abhängt. Die Darmwand müßte also eine elektive Auswahl treffen, was ebenso neu wie schwer verständlich erscheint.

Fehlen von den exogenen Aminosäuren bei intravenöser Injektion 2, z. B. Threonin und Valin, so sinkt der Bluteiweißgehalt ab und es kommt zu einer negativen N-Bilanz (MADDEN u. Mitarb.).

Neuerdings hat man versucht, von einer ganz anderen Seite her etwas über das Schicksal des in der Nahrung zugeführten Eiweißes und seiner Bausteine zu erfahren, und zwar durch Markierung mit Einfügung von N-Isotopen. Es ist das große Verdienst von SCHÖNHEIMER u. Mitarb. die Isotopenkennzeichnung systematisch für das Studium des Intermediärstoffwechsels verwandt zu haben. Dabei hat sich gezeigt, daß das Eiweiß viel labiler ist, als man früher annahm. In 10 Tagen wird mehr als die Hälfte des gesamten Eiweißes von Leber und Darmschleimhaut ab- und wieder aufgebaut, etwas langsamer findet die Umwandlung im Muskel statt und noch langsamer in den roten Blutkörperchen. Ungeheuer rasch und vielseitig geht die Verteilung der gekennzeichneten Aminosäuren, ihr Umbau und ihr Einbau in andere Substanzen vor sich.

Es handelt sich hier um eine sehr komplizierte Forschungsrichtung, die noch sehr viel wichtige neue Ergebnisse erhoffen läßt.

Wie die Wärmeregulation und zum Teil auch die Gesamtoxydationen von einer zentralen Stelle im Gehirn, einem sogenannten Zentrum oder Ort zusammengefaßter Innervationen, reguliert werden, so gilt auch das gleiche für den Eiweißumsatz. Auch dieser wird zum mindesten zum Teil zentral reguliert. Wie feinste Stichverletzungen mit Argentum nitricum von GRÜNSTHAL, STRIECK und URRA (Lit. bei GRAFE) an meiner früheren Klinik zeigten, läßt sich von verschiedenen Stellen des Zwischenhirns aus der sonst ziemlich konstante Eiweißumsatz hungernder Hunde um 100—200% für längere Zeit oder dauernd in die Höhe treiben. Die zentrifugalen Bahnen verlaufen von diesem Zentrum, das sich noch nicht schärfer lokalisieren läßt, wahrscheinlich durch das Halsmark, das sie im unteren Teil verlassen, zur Leber und wahrscheinlich auch zur Muskulatur. Auch der Umsatz der einzelnen Aminosäuren wird anscheinend von hier aus reguliert, doch ist darüber noch nichts Näheres bekannt.

Interessant, wenn auch nicht unerwartet, ist die kürzlich von K. LANG festgestellte Tatsache, daß die Höhe der Eiweißzufuhr von maßgebendem Einfluß auf die Aktivität von Oxydationsfermenten in den Organen ist. Wenigstens gilt das für die Desmolasen und die Fermentproteine, anscheinend aber nicht für die Cytochromoxydase.

Auch diese Untersuchungen zeigen, wie wichtig eine genügende Eiweißzufuhr für den Organismus ist.

2. Die Sonderaufgaben der Kohlenhydrate und der Kohlenhydrathaushalt

Auch die Kohlenhydrate können im Organismus nicht entbehrt werden, doch ist es nicht unbedingt erforderlich, daß sie als solche in der Nahrung zugeführt werden. Größere Eiweißzufuhr, vor allem über den unmittelbaren Bedarf hinaus, kann hier stellvertretend einspringen, indem fakultativ und unter Umständen auch obligatorisch manche Aminosäuren nach ihrer Desaminierung auf dem Wege über die entsprechenden Ketosäuren in Zucker umgewandelt werden. Und zwar können aus 100 g Eiweiß maximal 58 g Kohlenhydrate mit 52% Brennwert des Ausgangsmaterials entstehen, wie bei maximalem Diabetes festgestellt wurde (vgl. Lusk und die Ausführungen im Kapitel Diabetes mellitus). Für den ungestörten Ablauf der Lebensvorgänge ist eine optimale Zuckerkonzentration in den Geweben erforderlich. Sie wird garantiert durch einen konstanten Blutzucker von 0,1% (0,08 bis 0,12%) pro 100 cm³ Blut. Wird dieser Wert durch schwere Leberschädigungen, experimentell z. B. durch Phlorhizin-Phosphorvergiftung (Fischler) oder durch zu hohe Insulinmengen stärker herabgesetzt, so kommt es zu schweren mit Krämpfen einhergehenden Krankheitsbildern (glykoprive bzw. hypoglykämische Intoxikation), die bei längerer Dauer und genügender Stärke zum Tode führen. Diese Konstanz des Blutzuckers zu schaffen, ist Hauptaufgabe der Kohlenhydrate. Die Quellen dieses die Organe speisenden Blutzuckers sind in erster Linie die Kohlenhydrate der Nahrung (Mono-, Di- und Polysaccharide). Der Name kommt daher, daß ihre einfachen Vertreter die Monosaccharide oder Monosen, gewissermaßen als Hydrate des Kohlenstoffes angesehen werden können (allgemeine Elementarzusammensetzung $(CH_2O)_n$. Die wichtigsten Tatsachen aus der Chemie dieser Stoffe, soweit sie zum Verständnis der Physiologie und Pathologie des Kohlenhydratstoffwechsels erforderlich sind, werden zweckmäßig erst später bei der Behandlung des Diabetes besprochen (vgl. auch K. Bernauer). Während die Zuckerentstehung aus Eiweiß durch eine Fülle experimenteller und klinischer Beobachtungen nach jeder Richtung hin schon lange gesichert wurde, war die Zuckerbildung aus Fett bzw. Fettbausteinen zwar äußerst wahrscheinlich, aber erst mit der Isotopenmethode ist sie heute gesichert, vermutlich findet sie aber nur in geringem Umfange statt. Isotopes C in Essigsäure findet sich im Glykogen wieder.

In den hier zu besprechenden Sonderaufgaben der Kohlenhydrate können die Fette nicht die Kohlenhydrate ersetzen. Theoretisch wäre das zwar denkbar, aber in praxi läßt sich niemals eine Hypoglykämie durch Fette beseitigen oder abschwächen.

Außer der Konstanterhaltung des Blutzuckers auf normalem Niveau haben die Kohlenhydrate noch 2 weitere Aufgaben, einmal die Verhinderung einer Acidose, d. h. Ermöglichung einer normalen Fettverbrennung, ferner die Sparwirkung im Eiweißstoffwechsel und schließlich die Fettbildung aus Zucker. Fehlen die Kohlenhydrate längere Zeit in einer Nahrung mit mittlerem Eiweißgehalt, so kommt es beim Menschen zum Auftreten der giftig wirkenden Acetonkörper genau so wie beim Hunger und beim Diabetes. Zur Verhinderung dieses Vorganges genügt der Zucker aus Eiweiß nicht, sei es, daß eine solche Umwandlung überhaupt nicht stattfindet, weil die desaminierten Aminosäuren für energetische Zwecke verbrannt werden, oder nur in zu geringem Betrage. Auch sind nur einige Aminosäuren imstande, Zucker zu bilden (glykoplastische Aminosäuren). Es sind das Glykocoll, Alanin, Serin, Cystin, Arginin, Prolin, Oxyprolin, Asparaginsäure und Glutaminsäure.

Die Mengen von Kohlenhydraten, die zur Verhinderung oder Beseitigung einer bereits eingetretenen Acidose, d. h. Auftreten von β-oxybuttersäure, Acetessigsäure und Aceton erforderlich sind, wechseln sehr, da sie weitgehend vom Ernährungszustand, dem Eiweißgehalt der Nahrung und anscheinend auch individuellen Faktoren abhängen. Meist genügen 50—70 g Kh., oder in Beziehung zum Caloriengehalt der Kost gebracht 10% der Nahrungscalorien, um das Auftreten von Aceton zu unterdrücken oder wieder zu beseitigen (Z. Zeller, J. Beattie). Diese Mengen sind so gering, daß sie stets in unserer Nahrung, die etwa normalerweise 300—500 g davon enthält, zur Verfügung stehen.

Die 3. Sonderaufgabe der Kohlenhydrate, in der sie auch durch Fette nur zum kleinen Teil vertreten werden können, ist die Eiweißersparnis.

Folgende von LUSK zusammengestellte Tab. 16 von einschlägigen Arbeiten zeigt diese Wirkung sehr eindrucksvoll. Die vorausgehende Nahrung war in ihrem Eiweißgehalt bei LANDERGREN normal, bei KINBERG schon erhöht und bei THOMAS ganz abnorm hoch.

Tabelle 16. *Herabsetzung der Eiweißverbrennungen vorwiegend durch Kohlenhydrate (Zucker) beim Menschen (nach* LUSK*)*

Ernährungsart		LANDERGREN gN	KINBERG g	THOMAS g
Letzter Normaltag (Vorperiode) . . .		12,8	25,2	77,7
	1. Tag	8,9	18,3	28,3
	2. ,,	5,2	14,5	10,7
Spezifischer N-Hunger-	3. ,,	4,3	11,6	5,1
tag bei reichlicher	4. ,,	3,8	9,1	5,2
KH-Zufuhr	5. ,,	—	8,0	4,7
	6. ,,	—	7,3	4,2
	7. ,,	—	5,6	3,9
	19. ,,	—	—	2,2
Fleisch (2,9 g N)	20. ,,	—	—	2,2

Der Abfall der N-Werte unter dem Einflusse der vorwiegenden, wenn auch nicht ausschließlichen Zuckerzufuhr geht rapide vor sich, besonders in dem Versuch von THOMAS, bei dem die Werte von 77,7 auf 2,2 g, die Abnutzungsquote, absinken.

Durch isocalorische Mengen von Fett allein wäre auch ein gewisser Abfall erzielt worden, aber niemals auch nur annähernd so rasch und bis zu so niedrigen Endwerten.

Schließlich sei noch als Sonderaufgabe der Kohlenhydrate ihre Fähigkeit zur Fettbildung genannt. Sie ist nicht streng spezifisch, da auch das Eiweiß Fettbildner ist, wenn auch vielleicht zum großen Teil auf dem Umwege über die Kohlenhydrate. Das Hauptfett im Körper stammt ganz vorwiegend aus dem Nahrungsfette.

Aus vorläufig unbekannten Gründen können die überschüssigen Kohlenhydrate im Körper im Gegensatz zum Fett nicht in beliebiger Menge als Glykogen gespeichert werden. Nach SCHÖNDORFF kann die Leber nur bis maximal 18%, das Gesamttier nur bis zu 3,7% davon enthalten. Kohlenhydratmengen darüber hinaus werden immer in Fett umgewandelt, aber zur Fettbildung kommt es wahrscheinlich dauernd, nicht erst, wenn die Glykogendepots gefüllt sind. Das ist durch Versuche mit markierten Kohlenhydraten von SCHÖNHEIMER u. a. sichergestellt. Schweres Wasser in Zucker findet sich hauptsächlich im Fett und nur zu 2% im Glykogen wieder. Durch Werte von RQ, welche die Einheit übersteigen, ist im Leben, durch direkte Analysen der Tiere nach dem Tode die Fettbildung aus Kohlenhydraten schon lange bekannt. Besonders leicht und in hohem Grade gelingt eine Fettmast aus Kohlenhydraten bei Schwein und Gans. Aber auch für den Menschen läßt sich dieser Vorgang nachweisen, besonders nach einer vorausgegangenen zehrenden Krankheit mit großen Fetteinschmelzungen.

Nach BLEITREU können aus 100 g Kohlenhydraten unter Verlust von 64 Cal 37 g Fett gebildet werden. Voraussetzung für eine solche Umwandlung ist eine Überernährung besonders mit Kohlenhydraten. Bei der Besprechung der Fettsucht wird auf diese Vorgänge noch näher einzugehen sein.

3. Die Sonderaufgaben der Fettstoffe

Der Fettgehalt des Mannes beträgt bei normalem Ernährungszustand 18—22%, der der Frau 25—28%, d. h. etwa 6—8 kg, und wird unter normalen Ernährungsverhältnissen ziemlich konstant erhalten. Die meisten Menschen kennen den für sie optimalen Ernährungszustand. Eine Veränderung nach oben und unten wird von ihnen als beeinträchtigend für Wohlbefinden und Leistungsfähigkeit empfunden.

Die Fettstoffe sind vor allem Brenn- und Reservestoffe. Chemisch sind sie anders als die Kohlenhydrate und zum Teil auch die Proteine keine einheitlich oder ähnlich zusammengesetzte Gruppe von Nährstoffen. Sie umfassen vielmehr Substanzen sehr verschiedenartiger chemischer Struktur und sehr unterschiedlicher biologischer Bedeutung.

Sie zerfallen in Neutralfette, Wachse und sogenannte Lipoide, die in Phosphatide, Cerebroside und Sterine nebst ihren Derivaten unterteilt werden.

Die *Neutralfette* sind Verbindungen des dreibasigen Alkohols Glycerin mit 3 Molekülen der gleichen oder verschiedener Fettsäuren. Die letzteren sind Carbonsäuren aliphatischer Kohlenwasserstoffe. Die meisten sind gesättigt mit der allgemeinen Formel $C_nH_{2n}O_2$, einige enthalten eine oder mehrere biologisch sehr wichtige Doppelbindungen ($C_nH_{2n}-2nO_2$). Zu der ersten Gruppe gehören als wichtigste die Palmitinsäure $C_{16}H_{32}O_2$ und Stearinsäure $C_{18}H_{36}O_2$, zur letzteren die Ölsäure $C_{18}H_{34}O_2$, die Linolsäure $C_{18}H_{33}O_2$ mit 2 doppelten Bindungen und die Linolensäure $C_{18}H_{30}O_2$ mit 3 Doppelbindungen. Nach den Untersuchungen von STRIECK und SKRAUP an meiner früheren Klinik scheinen ungesättigte Fette für die Verwertung der gesättigten sehr wesentlich zu sein. Nach LUDWIG sollen ungesättigte Fettsäuren auch als Bildungsmaterial für Immun- und Abwehrstoffe unerläßlich sein. Das Glycerin stellt die Verbindung zu den Kohlenhydraten, die aliphatische Säuregruppe zu den Aminosäuren her, so daß aus Neutralfett sowohl Kohlenhydrate wie Eiweißbausteine entstehen können. (Näheres darüber in den Lehrbüchern der physiologischen Chemie.)

Nach KNOOPS grundlegenden Untersuchungen erfolgt der Abbau der Fettsäuren mit gerader Anzahl von C-Atomen, wie sie fast ausschließlich im Körper vorkommen, nicht an der endständigen Säuregruppe, sondern am β-Kohlenstoffatom

$$
\begin{array}{c}
C_nH_{2n} \\
| \\
\beta \quad CH_2 \\
| \\
\alpha \quad CH_2 \\
| \\
COOH \, ,
\end{array}
$$

so daß aus der Kette jeweils $2\,CH_2$ Endglieder abgespalten werden, bis zur Stufe der β-Oxybuttersäure, die dann über Acetessigsäure und Aceton normalerweise zu CO_2 und H_2O oxydiert wird. Auf die hierbei durchlaufenen, zum Teil noch umstrittenen Zwischenstufen soll hier nicht eingegangen werden (vgl. dazu den Abschnitt Keton-Körper im Kapitel Diabetes).

Die Neutralfette sind die eigentliche Mast- und Reservesubstanz des Körpers, während Eiweiß und Kohlenhydrate immer nur in einem gewissen Betrage bei normaler Ernährung zur Ablagerung kommen.

Bei seiner Verbrennung wirkt Fett eiweißsparend, wofür folgender älterer Versuch von RUBNER am Menschen ein gutes Beispiel liefert (Tab. 17).

Bei gleichbleibender Eiweiß- und Kohlenhydratzufuhr kommt es bei einer Fettmenge von 99 g noch zu einer erheblichen Eiweißeinschmelzung. Steigerung der Fettmenge auf das Doppelte gestaltet sofort die N-Bilanz positiv, der N-Ansatz nimmt mit weiterer Steigerung der Fettzufuhr und gleichzeitig auch der Calorienzufuhr noch weiter etwas zu, doch sind dazu ganz abnorm große Fettmengen

(350 g), die vom Darm kaum noch bewältigt werden, notwendig. Die Eiweiß-ersparnis durch Fette tritt, wie ein alter Versuch von VOIT zeigt, nur in Gegenwart von Kohlenhydraten ein (vgl. Tab. 18).

Trotz der Zulage von 250 g Fett mit einem Zuwachs von 2250 Cal bleibt die Harnstoff-Ausscheidung annähernd konstant.

Die Eiweißersparnis durch Kohlenhydrate ist viel größer als die durch Fette, und ist von der gleichzeitigen Fettzufuhr weitgehend unabhängig.

Tabelle 17. *Stickstoffersparnis durch Fett (nach RUBNER)*
(Abgedruckt bei LUSK, S. 315)

	g in der Nahrung		N-Bilanz in g	
N	Fett	Kohlenhydrate	N-Ausscheidung	N im Körper
23,6	99	260	20,36	— 3,64
23,5	195	226	21,55	+ 1,85
23,0	214	221	18,5	+ 4,13
23,4	350	234	17,6	+ 5,75

Es erhebt sich nun die wichtige Frage, ob Neutralfette überhaupt für den Menschen zum Leben notwendig sind. Theoretisch sind seine Funktionen durch Eiweiß und Zucker ersetzbar. Der Hund kann, wie die klassische Stoffwechselphysiologie des vorigen Jahrhunderts schon zeigte, mit Eiweiß allein leben und volle Leistungs-fähigkeit entfalten. Allerdings ist zu diesen Untersuchungen zu sagen, daß das Eiweiß fast immer aus Fleisch bestand, das nicht von allen Fettsubstanzen durch Ätherextraktion befreit wurde, und daß die Versuche nicht so lange ausgedehnt wurden, wie es für die Frage der Unentbehrlichkeit des Fettes notwendig gewesen wäre. Tat-sächlich werden völlig fettfrei ernährte Hunde krank und sterben.

Gibt es ein *Fettminimum*, wie es ein Eiweiß- und in gewis-sem Sinne auch ein Kohlen-hydratminimum gibt? Das berühmte Kostmaß von VOIT sah 52 g vor, RUBNER errech-nete aus dem tatsächlichen Verbrauch der europäischen Völker und Nordamerikas (vgl. **Tab. 9**), 65 g für ein allerdings sehr niedriges

Tabelle 18. *Fehlende Eiweißersparnis durch Fett allein (nach VOIT)*

Nahrungszufuhr		Harnstoffausscheidung
Fleisch g	Fett g	g
1800	0	127,9
1800	0	127,6
1800	250	117,9
1800	250	113,5
1800	250	120,7
1800	250	115,7
1800	250	119,7
1800	250	127,5
1800	250	130,0

Durchschnittsgewicht von 45—49 kg, pro 70 kg sind es 78 g. In späteren Jahren stieg der Fettverzehr wieder an, so daß in Deutschland 1937 allein an Butter 62 g täglich pro Kopf der Bevölkerung entfielen. Solche Zahlen besagen natürlich nichts hinsichtlich des Minimalbedarfs. Daß er erheblich niedriger liegt, zeigten schon die Erfahrungen der beiden Weltkriege und erst recht der Nachkriegsunterernährungs-zeit, in der nur 75—100 g reines Fett wöchentlich zur Verfügung standen. Nimmt man den Fettgehalt der anderen Nahrungsmittel dazu, so standen im Winter 1947/48 dem Normalverbraucher auf Marken nur etwa 16 g Gesamtfett täglich zur Verfü-gung und in vielen Teilen Deutschlands nicht einmal das (ZIEGELMAYER).

Soll man aus diesen minimalen Werten und einem Ausbleiben von Massen-sterben folgern, daß Neutralfett in der Nahrung nicht unbedingt erforderlich ist? Schon bei der Hungerblockade im ersten Weltkriege starben nach ZIEGELMAYER ³/₄ Millionen Menschen (Kinder, Frauen und die Alten) an Unterernährung. Bei der Beantwortung der gestellten Frage für die erste Nachkriegszeit ist zu bedenken, daß

Nahrungsdefizite beim Menschen, der durch seine Größe und vielfache Anpassungsvorgänge besonders günstig gestellt ist, sich erfahrungsgemäß erst sehr allmählich in sehr langen Zeiträumen auswirken. Die allgemeine Herabsetzung der körperlichen und geistigen Leistungsfähigkeit in Deutschland bei der damaligen enormen Unterernährung ist zu vieldeutig in ihrer Genese, als daß sie allein dem Fettmangel zur Last gelegt werden kann. MacClellan fühlte sich bei einer Kost lediglich mit Magerfleisch sehr elend, und erst nach Fettzulagen gewann er seine alte Leistungsfähigkeit wieder. Aber auch dieser Versuch ist nicht eindeutig, da die Kohlenhydrate in der Nahrung fehlten.

Angesichts dieser Beurteilungsschwierigkeiten sind Versuche an wachsenden kleinen Tieren für diese Frage viel aufschlußreicher. Osborne u. Mendel sowie Aron u. Maignon u. a. (Lit. bei Lang-Ranke) haben solche in großer Zahl bei jungen Ratten und zum Teil auch Hunden ausgeführt und kamen zu dem Ergebnisse, daß eine Aufzucht mit vollständig fettfreier Kost nicht möglich ist. In diesen älteren Versuchen war aber die Vitaminfrage nicht berücksichtigt. Als Osborne u. Mendel und Doummond die Versuche unter Zusatz der notwendigen Vitamine wiederholten, bestand hinsichtlich Wachstum und Körpergewicht kein Unterschied mehr gegenüber den reichlich mit Fett ernährten Kontrolltieren. Im Gegensatz dazu ergaben allerdings neuere amerikanische Untersuchungen von Burr, Burr, Hume, Nunn u. Mitarb. u. a., daß junge wachsende Ratten Mangelerscheinungen zeigen, wenn Linolsäure, vielleicht auch Linolensäure und andere höhere ungesättigte Fettsäuren wie Arachidon- und Clupanodonsäure fehlen. Diese sind insgesamt sogar als ein Vitamin F bezeichnet worden. Elvehjem hat außerdem die Notwendigkeit der gesättigten Fettsäuren mit 6—12 C-Atomen für ein optimales Wachstum nachgewiesen. Sehr wichtig ist auch die Feststellung von v. Beznak u. Mitarb., M. v. Beznak u. J. Heydn [die Ernährung 8, 209 (1943)], daß eine fettfreie Kost auch einschließlich der fettlöslichen Vitamine nur den Bedarf des ruhenden Organismus zu decken vermag, während für körperliche Arbeit die Zufuhr von Fett notwendig ist.

In dem interessanten Selbstversuche von Brown, Hansen, Burr u. McQuarrie zeigte sich, daß der Mensch 6 Monate hindurch mit nur 0,03 g Fett pro Kilogramm täglich subjektiv gesund und leistungsfähig bleiben kann. Dabei verarmte aber der Organismus an ungesättigten Fettsäuren, so daß die Jodzahl des Blutes von 123 auf 93, der Blutfettgehalt an Arachidonsäure von 3,2 auf 1,8 mg-%, derjenige an Linolsäure von 5,7 auf 3,2 mg-% abgesunken war. Bei weiterer Fortsetzung des Versuches wären sicher Mangelerscheinungen aufgetreten.

Auch der Mensch ist also ebenso wie die Ratte auf essentielle Fettsäuren angewiesen.

Diese sind vor allem in Hammel-, Leberfett, Butter und Margarine (2—7%) unter den tierischen Fetten und unter den pflanzlichen in besonders großen Mengen von 35—64% in den Ölen von Gersten- und Weizenkörnern, Baumwollsamen, Maiskeimen und Sonnenblumen enthalten (Bordens).

McKenzie u. McCollum vermochten Ratten mit einer Kost, die nur 0,27% Fett enthielt, durch 3 Generationen zu erhalten. Die Voraussetzung war allerdings, daß der Caloriengehalt voll gedeckt war und fettlösliche Vitamine und Linolsäure in ausreichender Menge zugesetzt wurden.

Einen wichtigen Beitrag zu dieser Frage können auch Versuche beim menschlichen Säugling beibringen. F. von Grör (unter Pirquet) zog 2 Säuglinge mehrere Monate lang mit ganz fettfreier Nahrung auf, mußte aber dann beide Versuche abbrechen, weil wegen einer grippeartigen Erkrankung Gewichtsstillstand eingetreten war. Pirquet und seine Schüler zogen aus diesen Beobachtungen den Schluß, daß der Mensch auch ohne Fett leben kann. Sie betrachten Fett sozusagen als „konzentriertes Kohlenhydrat". Später haben sie sich allerdings vorsichtiger ausgedrückt (vgl. z. B. SCHICK). BLOCH andererseits stellte auf Grund zahlreicher eigener Beobachtungen das Krankheitsbild einer Dystrophia alipogenetica auf, charakterisiert durch Ernährungsstörungen und gesteigerter Empfänglichkeit und Widerstandslosigkeit gegenüber Infektionen infolge Fettmangels. Die meisten Pädiater scheinen ihm aber nicht gefolgt zu sein, und so muß auch über die Erfahrungen von dieser Seite her ein non liquet gesprochen werden.

Auch der Vegetarianer M. HINDHEDE versuchte zu dieser Frage einen Beitrag zu liefern, indem er erwachsene Menschen 16 Monate hindurch lediglich mit Brot, Kartoffeln, Kohl, Rhabarber und Äpfeln ernährte und dabei Wohlbefinden und gute Leistungsfähigkeit feststellte. Gegen diese Versuche läßt sich einwenden, daß diese Kost keineswegs vollkommen fettfrei war und zur Entscheidung der vorliegenden Frage auch nicht lange genug beibehalten wurde. Der letztere Einwand läßt sich auch gegen die schon erwähnten Beobachtungen von BROWN, HANSEN u. Mitarb. machen, die 2 Erwachsene über $1/2$ Jahr völlig fettfrei bis auf die fettlöslichen Vitamine ohne Störung von Gesundheit und Arbeitsfähigkeit ernährten (vgl. auch J. CHRISTIANSEN).

Schließlich seien noch einige einschlägige Beobachtungen aus den Unterernährungsjahren des 1. Weltkrieges von KNACK u. NEUMANN sowie MAASE u. ZONDECK über den günstigen Einfluß selbst kleiner Fettmengen bei Ödemkrankheiten erwähnt.

Die gleiche günstige Wirkung von Fettzulagen konnte auch beim Hungerödem der Jahre 1945—1947 beobachtet werden.

Trotz aller Unsicherheiten und Widersprüche kann es wohl keinem Zweifel unterliegen, daß das Fettminimum für Neutralfette sehr niedrig liegt, aber sicher über O, denn die zum Leben unbedingt notwendigen fettlöslichen Vitamine A, D und E bedürfen zu ihrer Resorption kleiner Fettmengen, welche Galle und Darmsekrete wohl nur in ungenügender Menge liefern können. Hinsichtlich des Vitamins A (kontrolliert an der Nachtsehfähigkeit) ist es erwiesen, daß die Zufuhr des reinen Vitamins zur Verhinderung einer Avitaminose nicht genügt. Es müssen gleichzeitig kleine Mengen gewöhnlicher Fette mit verabreicht werden (REIN).

Mit dieser Feststellung und der schon erwähnten Wichtigkeit der Zufuhr bestimmter ungesättigter Fettsäuren besonders für Arbeit und die Immunkörperbildung ist die Ansicht der Hygienekommision des Völkerbundes von 1936, daß nur die fettlöslichen Vitamine von außen zugeführt werden müssen, als irrig erwiesen.

(Weitere Literatur zu dieser ganzen Frage bei E. GRAFE sowie LANG-RANKE.)

Es dürfte das Neutralfettminimum nur wenige Gramm betragen, aber das nur bei einer im übrigen zum mindesten voll ausreichenden Kost, wie sie 1943—1948 nicht zur Verfügung stand.

Eine solche Feststellung hat aber nur ein theoretisches Interesse. Es kommt ja nicht darauf an, daß das Leben zur Not noch gerade gefristet wird, sondern die Menschen müssen sich wohl fühlen, leistungsfähig und gegen Infektionskrankheiten resistent sein. Dazu sind aber ganz zweifellos weit größere Mengen als einige Gramm täglich erforderlich. Von NOORDEN verlangte schon mit Recht allein aus küchentechnischen Gründen zur Herstellung einer schmackhaften Nahrung täglich 20 g. Der von der Völkerbundskommission statuierte Minimalbedarf von 40 g dürfte wohl zutreffen. REIN gibt die gleiche Zahl an. Für eine normale Ernährung ganzer Völker kommt es aber nicht auf die minimal zulässige Menge, sondern auf eine optimale Zufuhr an, und diese liegt mindestens um 50—100% höher. Aus calorischen und geschmacklichen Gründen werden wir in normalen Zeiten kaum niedriger gehen dürfen, wenn auch der vor dem Kriege bestehenden weit größere Konsum vor allem in Deutschland und Amerika infolge der Hebung des Lebensstandardes als Luxus anzusehen ist, der aus vielen Gründen auch nicht wünschenswert ist.

Für die Fettzufuhr gibt es auch eine obere Grenze der Verträglichkeit, bei deren Überschreitung es zu Hypoglykämie und Ketose kommt. Sie wird dann erreicht, wenn der Caloriengehalt der Nahrung an Fett 50—60% übersteigt. (Lit. und eigene Versuche bei LANG-RANKE). Das Optimum liegt bei 20—30%.

Die bisherige Besprechung galt nur der einen Gruppe von Fettstoffen, den Neutralfetten. — Die Gruppe der Wachse, in denen an Stelle des Glycerins höhere Alkohole der Fettreihe treten und die Kohlenstoffketten der Fettsäuren auf 30 und mehr Kohlenstoffatome ohne doppelte Bindung verlängert sind, hat zwar zum Schutze der Oberflächen bei Pflanzen und einigen Tieren (Biene, Blattläuse, Potwal) eine gewisse Bedeutung, spielt aber beim Menschen keine Rolle.

Um so größer ist die Wichtigkeit der 3. Gruppe, der sogenannten *Lipoide.* OVERTON verstand darunter Fettstoffe, die in fetten Ölen leichter löslich sind als in Wasser, BANG sogar alle Zellbestandteile, die in organischen Lösungsmitteln (Alkohol, Äther, Benzol, Chloroform usw.) löslich sind. Es empfiehlt sich, mit THANNHAUSERS schärferer Definition unter Lipoiden solche Fettstoffe zu verstehen, die Glykoside ein- oder mehrwertiger Alkohole sind, die mit langgliedrigen Fettsäuren Ester bilden.

Die Lipoide zerfallen in ihrem chemischen Aufbauen nach KLENK u. a. in 3 Hauptgruppen, 1. die Phosphatide (Lecithine, Cephaline und Sphingomyeline und ihre Derivate), 2. Cerebroside (Cerebron, Kerasin, Nervon und Oxynervon), 3. Sterine mit dem Hauptvertreter Cholesterin. Es bleibt noch ein unerforschtes Restgemisch nicht genauer definierter unverseifbarer Substanzen. Auf die Chemie dieser zum Teil sehr kompliziert zusammengesetzten Substanzen soll erst, so weit sie medizinisch von Interesse sind, später bei Besprechung der Lipoidosen eingegangen werden.

An dieser Stelle interessiert nur die Frage nach den Sonderaufgaben dieser Stoffe im Organismus und in der Ernährung. Leider muß man sagen, daß wir vorläufig darüber noch sehr ungenügend orientiert sind, vor allem wegen der Kompliziertheit der chemischen Methoden. Die Lipoide spielen im Gegensatz zu den Neutralfetten wegen ihrer geringen Menge im Organismus und in der Nahrung energetisch höchstens eine ganz untergeordnete Rolle. Ihre Bedeutung liegt auf physiko-chemischem und vitaminalem Gebiete. Sie finden sich in jeder Zelle sowie an den Grenzflächen der Zellverbände und sind von maßgebender Bedeutung für Ein- und Austritt von Nährstoffen oder deren Abbauprodukten in die Zelle. Dafür spricht vor allem die Konstanz ihres absoluten und relativen Gehaltes in den Zellen. Auf der anderen Seite sind sie zum Teil wie das Cholesterin Muttersubstanzen von Vitaminen.

Die *3 Phosphatide* sind anscheinend überall in den Geweben vorhanden und auch im Blute nachweisbar. 1 l Serum enthält normalerweise 1,5—2 g Gesamtphosphatide, darunter 0,5 g Cephalin (vgl. BÜRGER). Das im Gehirn reichlich vorhandene Sphingomyelin spielt offenbar bei der Funktion des Nervensystems eine große Rolle. Höchstwahrscheinlich kann der Organismus Phosphatide selbst bilden. Für den Seidenspinner ist das schon von TICHOMIROFF (1885) bewiesen, der in den entwickelten Larven mehr Phosphatide als im unentwickelten Ei fand. Ferner fand FINGERLING in den Eiern lipoidarm ernährter Enten mehr Phosphatide als in der Nahrung zugeführt waren. Für die Synthese entscheidend sprechen die Fettversuche mit markiertem Kohlenstoff. Es ist anzunehmen, daß auch der Mensch diese Synthesen durchführen kann und daher in diesem Punkte von der Nahrungszufuhr unabhängig ist. Für das Sphingomyelin hat GÖBEL das sehr wahrscheinlich gemacht, da das aus menschlichem Gehirne dargestellte Sphingomyelin bei Verfütterung quantitativ oder nahezu quantitativ wieder ausgeschieden wird. Auch hier hat die Isotopenmethode die Entscheidung gebracht.

Für die *Cerebroside*, über die wir dank KLENKs mühsamen Untersuchungen chemisch gut orientiert sind, läßt sich wohl das gleiche annehmen, obwohl bisher zwingende Beweise nicht vorliegen. Auch diese Lipoidgruppe findet sich angereichert im Gehirn. Nach KLENK sind sie vielleicht ebenso wie die Sphingomyeline mit ihren 18- und 24-gliedrigen C-Ketten stabilisierte Zwischenprodukte der Fettbildung aus Zucker.

Während die bisher besprochenen Lipoide offene Kohlenstoffketten haben, ist die 3. Gruppe, die *Sterine*, durch ringförmige Strukturen gekennzeichnet. Die wichtigsten Vertreter dieser Klasse sind die Cholesterine, die in allen tierischen Zellen und Flüssigkeiten, besonders in der Galle, enthalten sind.

In höheren Tieren kommt nur ein Sterin, das Cholesterin, mit der Bruttoformel $C_{27}H_{46}O$ vor. Ein Isomeres (das Isocholesterin) findet sich im Wollfett der Schafe. Die Sterine der niederen Tiere und Pflanzen, die wir in der vegetabilischen Kost zu uns nehmen, werden als Phytosterine bezeichnet. Sie haben aber die gleiche Bruttoformel und elementare Zusammensetzung wie das menschliche Cholesterin, mit dem sie sterioisomer sind. Die Aufklärung der Konstitution des komplizierten Viererrings mit seinen aliphatischen Seitenketten gelang WINDAUS. Sterine sind auch von ihm und anderen synthetisiert worden. Bei fettreicher Ernährung werden täglich 1—1,5 g dem Körper zugeführt. Sie können nur nach Lösung in Neutralfett resorbiert werden. Spaltende Fermente finden sich in Duodenalsaft, Pankreassaft und Galle. In der Körperflüssigkeit ist das Cholesterin hauptsächlich als Ester enthalten. Der Blutgehalt, der ziemlich konstant gehalten wird, schwankt zwischen 0,11—0,24%.

Es kann keinem Zweifel unterliegen, daß das überall im Körper vorhandene Cholesterin lebensnotwendig ist. Es ist Bestandteil und Bildungsmaterial der wichtigen Gallensäuren. THANNHAUSER, dem wir ausgezeichnete Darstellungen des Cholesterinstoffwechsels verdanken, berechnet, daß täglich 0,1—0,5 g Cholesterin, d. h. praktisch ungefähr die gesamte normalerweise in der Nahrung aufgenommene Menge, durch die Galle ausgeschieden wird. Dazu kommen 0,1 g in Haut und Hautdrüsen, sowie Spuren in Sputum und Harn, anscheinend als Abnützung von Bronchial- und Nierenepithelien. Die endogene Quote wird von THANNHAUSER auf 0,03 g geschätzt. Die normalerweise ziemlich konstanten Blutcholesterinwerte und die große biologische Bedeutung dieses Fettstoffes sprechen für regulatorische Vorrichtungen zur Konstanterhaltung des Cholesteringehaltes in Blut und Gewebe. Die entscheidende Rolle scheint dabei die Leber zu spielen. Bei Parenchymerkrankungen der Leber kommt es meist zu einer Steigerung des Gesamtcholesterins (freies und verestertes) im Blut, während Leberatrophie die Werte herabdrückt. Auch der Anteil der beiden Cholesterinarten am Gesamtcholesterin kann sich ändern. Steigerungen des Cholesteringehaltes im Blute findet man, da Cholesterin fast überall im Körper Begleiter des Neutralfettes ist, bei Hunger und zehrenden Krankheiten, besonders Tuberkulose, bei Diabetes und degenerativen Nierenerkrankungen (Lipoidnephrose), ferner bei Xanthomatosen. Das in jeder Zelle und in allen Säften vorhandene Cholesterin hat vielleicht dort weniger eine chemische als eine physiko-chemische Bedeutung, vor allem für die Zelloberfläche. Es teilt diese mit anderen Lipoiden und läßt sich vorläufig in seiner Eigenart noch nicht genau angeben. Sicher spielt es wohl für die Permeabilität der Zelloberflächen eine Rolle und zwar vielleicht als Antagonist des Lecithins. Der von WESTPHAL behauptete Einfluß auf den Blutdruck scheint mir noch nicht genügend bewiesen zu sein. Da man bei Herbivoren durch große Cholesterindosen atheromatöse Veränderungen erzielen kann, wird von manchen Seiten eine Rolle dieses Fettstoffes auch für die Entwicklung der menschlichen Arteriosklerose behauptet. Wahrscheinlich handelt es sich aber ähnlich wie beim Kalk nur um eine sekundäre Ablagerung in den aus ganz anderen Gründen primär degenerativ geschädigten Gefäßwänden. Vermehrte Speicherungen finden auch in Nebennieren und Ovarien statt, ohne daß deren Bedeutung bisher geklärt ist.

Kann der Organismus diesen wichtigen Fettstoff selbst herstellen? Diese Frage war lange strittig. Heute ist sie dank den älteren Untersuchungen vor allem von THANNHAUSER sowie den neuesten mit der Isotropenmethode von SCHÖN-HEIMER u. Mitarb. endgültig zu bejahen. Während es THANNHAUSER beim Menschen nicht gelang, mit einer cholesterinarmen Ernährung eine sichere, länger dauernde positive Bilanz zu erzielen, waren Hundeversuche beweisend. BEUMER u. LEHMANN ernährten 2 Hunde gleichen Wurfs 4 Wochen lang cholesterinarm. Beide zeigten eine negative Cholesterinbilanz, d. h. es wurde mehr Cholesterin ausgeschieden als eingeführt. Die Gesamtanalyse der getöteten Tiere auf Cholesterin ergab bei einer Zufuhr von 0,0655 und 0,0802 g einen Gehalt von 1,045 bzw. 0,924 g, d. h. einen etwa 30fach höheren Betrag. THANNHAUSER u. JENKE benutzten Gallenfistelhunde, da die Gallensäuren nach WINDAUS das gleiche Ringsystem wie das Cholesterin besitzen. Bei cholesterinfreier Ernährung wurden täglich in der Galle 0,7—1,5 g Gallensäure ausgeschieden, Mengen, die viel zu groß sind, um aus Körperreserven gebildet zu werden. *Sie müssen daher vom Organismus fortlaufend synthetisiert sein.* Es kann keinem Zweifel unterliegen, daß beim Menschen die Dinge genau so liegen, doch ist hier der Beweis schwerer zu erbringen (vgl. SCHALLY), da die Isotopenmethode hier schwer verwendbar ist.

Für ein besonders geartetes Sterin besteht allerdings eine Ausnahme, das Ergosterin, das zu etwa 2% dem gewöhnlichen Cholesterin anhaftet. Es ist die inaktive Vorstufe des Ergosterals, des Vitamins D.

Bis auf das Ergosterin können demnach anscheinend auch *alle Lipoide vom Körper selbst gebildet werden, nur für die Cerebroside steht der allerdings außerordentlich schwer zu führende Beweis noch aus.* Wenn der Körper auch die Synthese durchzuführen vermag, so ist damit noch nicht bewiesen, daß er es unabhängig von der Zufuhr immer in einen für den Ablauf der Lebensfunktionen notwendigen Umfange tut. Es ist schon möglich, daß die weit verbreitete Ansicht, daß die enorme Abnahme der geistigen Leistungsfähigkeit in Hungerszeiten vor allem in puncto Gedächtnis und Konzentrationsfähigkeit zum Teil auf eine ungenügende Versorgung des Gehirns mit den spezifischen Lipoiden zurückzuführen ist, nicht ganz fehlgeht. Der Minimalbetrag liegt sicher außerordentlich niedrig, aber es läßt sich dafür kein Maß angeben, ebensowenig wie für den Optimalbedarf. Er dürfte aber mit den oben genannten Beträgen für Fette genügend mitgedeckt sein. Größere Cholesterinmengen in der Nahrung wirken jedenfalls in Tierversuchen ungünstig und sind daher auch beim Menschen zu vermeiden.

Die schon im Kriege einsetzende zunehmende Fettarmut der Nahrung legte den Gedanken nahe, für die Ernährung zusätzlich *synthetische Fette* zu verwenden. Die Versuche, durch Oxydation von Paraffin Fettsäuren herzustellen, gehen schon auf HOFSTÄTTER (1854) zurück. Im ersten Weltkriege war im Prinzip das Problem schon gelöst, es fehlte aber das geeignete Ausgangsmaterial. Bei der Benzinsynthese im FISCHER-KROPschen Verfahren, in dem eine Kohlenwasserstoffsynthese aus Wasserlas mit Hilfe von Katalysatoren durchgeführt wird, fallen im sogenannten Gatsch 9% höhere Kohlenwasserstoffe an, die für die Fettsynthese geeignt sind. Da auch synthetisches Glycerin in genügender Menge zur Verfügung stand, gelang es auf Grund der Initiative von A. IMHAUSEN-WITTEN der chemischen Großindustrie (Firma Henkel & Cie und J. G. F. Märkische Seifenindustrie) geeignete synthetische Fette von C_{10}—C_{18} herzustellen [Zus. bei G. SCHILLER sowie LANG-RANKE (Z)]. Versuche von FLÖSSNER, OBERDISSE an unserer Klinik, THOMAS u. a. (Lit. bei FLÖSSNER) zeigten, daß solche Fette, die fast ganz gesättigt sind und zu etwa gleichen Teilen gerade und ungerade C-Ketten enthalten, nicht nur vom tierischen und menschlichen Organismus verwandt werden, sondern auch in Mengen bis etwa 50 g einen Teil des normalen Nahrungsfettes ersetzen können. THOMAS und WEICHSEL machten allerdings gewisse Vorbehalte gegen die anfänglichen Präparate, weil im Harne vermehrt Bernsteinsäure und höhere Dicarbonsäuren auftraten, aber die vervollkommneteren Fette zeigten diesen Mangel nicht mehr. Die Ausnutzung der synthetischen Fette im Darm ist mit 92—94% sehr gut. Es kommt ebenso wie bei Normalfetten zu einer Steigerung des Blutfettes und Blutacetons, sowie einer spezifisch-dynamischen Grundumsatzsteigerung. Abbauprodukte in Gestalt von Dicarbonsäuren bis maximal 6% bei unzweckmäßig großen, das Allgemeinbefinden störenden Mengen und nicht ganz einwandfreien Präparaten erscheinen im Harne. Bei langdauernder Darreichung sind wir über 50—80 g täglich nie hinausgegangen. Bei solchen Mengen treten abgesehen von sehr darmempfindlichen Menschen keine Störungen ein, auch nicht bei Magendarmkranken. Ich selbst habe wie viele Hunderte von anderen Versuchspersonen (FLÖSSNER) Jahre hindurch diese Fette zu mir genommen, selbstverständlich immer neben Normalfetten. Als Aufstrich aufs Brot eignen sie sich trotz ihres butterähnlichen Aussehens nicht, wohl aber als Zusatz zu Gemüsen, Breien usw. Sie haben den großen Vorteil der Haltbarkeit. Ihr Geschmack ist ziemlich indifferent. So war das Problem der synthetischen Fette theoretisch und praktisch gelöst, wenn es auch an vereinzelten skeptischen Stimmen nicht fehlte [vgl. z. B. MEYER-DÖRING (1949) dort auch weitere Literatur]. Sie können einen Teil des normalen Nahrungsfettes ersetzen. Dies ist auch die Ansicht von LANG-RANKE (Z.).

Da heute in Deutschland die Ernährung glücklicherweise wieder normal geworden ist, hat die Frage der synthetischen Fette nur noch ein theoretisches Interesse, das in den letzten Jahren allmählich erlischt.

Auch der *Fetthaushalt wird, mindestens soweit die Fettdepots in Betracht kommen, zentralnervös gesteuert.* Dafür sprachen schon klinische Beobachtungen wie der halbseitige Fettschwund und die cerebrale Fettsucht, ferner die reichliche Nervenversorgung vieler Fettzellen mit marklosen, wahrscheinlich sympathischen Fasern (DOGIEL, WASSERMANN u. a., Lit. bei RAAB). Den zwingenden Beweis erbrachten experimentelle Versuche von RAAB, WERTHEIMER, GRÜNTHAL u. STRIECK (unter GRAFE) mit ihren Mitarbeitern. So konnten GRÜNTHAL u. STRIECK direkt durch isolierte Hypothalamusverletzungen bei histologisch nachgewiesener intakter Hypophyse in mehreren Fällen eine echte schwere cerebrale Fettsucht mit typischer Stoffwechselsenkung erzeugen. Das gleiche Krankheitsbild sah RAAB bei einer ziemlich isolierten Encephalitis des Tuber cinereums. Die afferenten Bahnen für das Depotfett verlassen das Rückenmark in den oberen Brustsegmenten (WERTHEIMER, RAAB). Über afferente Bahnen ist noch nichts Sicheres bekannt. Auch der Lipoidstoffwechsel scheint vom vegetativen Nervensystem abhängig zu sein, doch sind diese Verhältnisse noch zu wenig und eindeutig untersucht.

Literatur

I. Zusammenfassende Darstellungen
(Vgl. auch die Zusammenstellung des vorigen Kapitels, S. 28 ff.)

ABDERHALDEN, E.: Lehrbuch der physiol. Chemie, 5. Aufl. 1923.

BERG, R.: Eiweißbedarf und Mineralstoffwechsel bei einfachster Ernährung. Leipzig (1931).

BERTRAM, F., u. A. BORNSTEIN: Das Eiweißminimum. Handb. d. norm. u. pathol. Physiol., Bd. **5**, S. 84. Berlin: Springer 1928.

CATHCART, D.: The physiology of protein metabolism, 2. Aufl. London: Longman, Green & Co. 1921. — McCOLLUM, E. V., u. H. SIMMONDS: Neue Ernährungslehre, deutsch von E. ASHER. Berlin u. Wien 1928.

HÖSSLIN, H. v.: Verdaulichkeit, Bekömmlichkeit und Wirksamkeit unserer Ernährung, 2. Aufl. Berlin-München: Urban & Schwarzenberg 1948.

LANG, K.: Der intermediäre Stoffwechsel. Berlin-Göttingen-Heidelberg: Springer 1952.

NEUBAUER, O.: Intermediärer Eiweißstoffwechsel. Handb. d. norm. u. pathol. Physiol., Bd. 6, S. 671. 1928.

OPPENHEIMER, C.: Handb. d. Biochem., 2. Aufl. (1924—1927) und Ergänzungswerk 1932—1934. Abschnitte von GOTTSCHALK, STARLING u. PINCUSSEN, MAGNUS-LEVY, FÜRTH, CASPARI u. STILLING, ISAAC, KOPFHAMMER.

PFAU, P.: Med. Klin. 13, 249 (1946).

ROSE, W. C.: Physiologic. Rev. 18, 109 (1938). — J. of Biol. Chem. 148, 457 (1943).

II. Einzelarbeiten

a) Hinsichtlich Eiweiß

ABDERHALDEN, E., u. Mitarb.: Z. physiol. Chem. 78—96 (1912—1918). — ABDERHALDEN, E.: Zit. bei H. v. HÖSSLIN (Z). — ACHELIS, u. H. NOTHDURFT: Pflügers Arch. 241, 651; 242, 200 (1939).

CHITTENDEN, R.: Physiol. economy in nutrition. New York: Stohes & Co. 1904. — McCLELLAN, SPENCER and FALK: J. of Biol. Chem. 93, 419 (1936).

EDELSTEIN, F., u. L. LANGSTEIN: Z. Kinderheilk. 20, 112 (1919).

FISCHER, E.: Untersuchungen über Aminosäuren, Polypeptide und Proteine. 1899—1906. FOLIN, O.: Amer. J. Physiol. 13, 117 (1905).

GRAFE, E., u. Mitarb.: Z. physiol. Chem. 77—84 (1912—1914). — Dtsch. Arch. klin. Med. 117, 448 (1915). — GRAFE, E.: Die nervöse Regulation des Stoffwechsels. In: OPPENHEIMERS Handb. d. Biochem., 2. Aufl. Ergänzungswerk, Bd. 3, 1935.

HEINBECKER: J. of Biol. Chem. 80, 461 (1928); 93, 327 (1931). — HINDHEDE, M.: Eine Reform unserer Ernährung, deutsch von G. BARGUN. Leipzig 1908.

JANSEN, W. H.: Z. klin. Med. 88, 221 (1919).

KOCHER, R. A.: Dtsch. Arch. klin. Med. 115, 106 (1914). — KRAUSS, E.: Dtsch. Arch. klin. Med. 150, 13 (1926). — KÜHNAU, I.: Ärztl. Wschr. 1946, H. 1/2, S. 161.

LANDERGREN,: Skand. Arch. Physiol. 14, 112 (1903). — LANG, K.: Klin. Wschr. 1947, H. 24/25, S. 865. — LAUSER, K.: Dtsch. Arch. klin. Med. 146, 323 (1926).

MACKENZIE, G. G., and E. V. McCOLLUM: Amer. J. Hyg. 25, 1 (1939). — MADDEN, S. C., u. Mitarb.: J. Exper. Med. 77, 277 (1943); 79, 607 (1944); 82, 77 (1945). — MENDEL, L. B.: Erg. Physiol. 11, 418 (1911). — MICHAUD, L.: Z. physiol. Chem. 59, 405 (1909). — MITCHELL, H. H., and HAMILTON: (Biochemistry of Amino-Acids. New York 1929. — MÜLLER, F. VON: Dtsch. med. Wschr. 1922, Nr. 16 u. 17.

POTY: zit. bei H. v. HÖSSLIN (Z). — PFLÜGER, E.: Pflügers Arch. 30, 98 (1891).

RAUSCH, F.: Klin. Wschr. 1948, H. 11/12, S. 169. — RÖSE, C.: Z. exper. Med. 94, 579 (1934). RÖSE, C., u. R. BERG: Münch. med. Wschr. 1918, Nr. 37. — RUBNER, M.: Arch. f. Hyg. 66, 38 (1908).

SCHMITZ, E.: Kurzes Lehrbuch der chemischen Physiol., 4. Aufl., S. 68. Berlin: Karger 1937. — SCHÖNHEIMER, R., and D. RITTENBERG: Physiologic. Rev. 20, 218 (1940). — SCHÖNHEIMER, R.: The dynamic state of Bodly constituens. Cambridge: Harward Univ. Press 1942. SHERMAN, H. C.: J. of Biol. Chem. 41, 97 (1920). — SÜSSKIND, B.: Arch. f. Verdgskrkh. 45, 364 (1929); 46, 262 (1929). — Z. exper. Med. 67, 592 (1929); 72, 119 (1930).

TERROINE, Arch. internat. Physiol. 98, 101 (1927). — THOMAS, C.: Arch. f. Anat. u. Physiol., Physiol. Abt. 219 (1909). — THOMAS, K.: Arch. f. Anat. u. Physiol., Physiol. Abt., Suppl. S. 249 (1910).

VOIT, C.: Physiologie des allgem. Stoffwechsels und der Ernährung. In: HERMANNS Handb. d. Physiol. Bd. 6, S. 1, 269. (1881).

WARBURG, O.: Erg. Physiol. 14, 253 (1914). — WEECH, A. A., and E. GOETTSCH: Bull. Johns Hopkins Hosp. 63, 181 (1938); 64, 425 (1939). — WIPPLE, and others J. of Exper. Med. 67, 675 (1938); 69, 721 (1939); 73, 571 (1941); 82, 181 (1945).

ZISTERER, Z. Biol. 53, 157 (1910).

b) Hinsichtlich Kohlenhydraten

BEATTIE, J.: Chemistry and Industry, 104. 1950. — BERNAUER, K.: Grundzüge der Chemie und Biochemie der Zuckerarten. Berlin: Springer 1933. — BLEIBTREU, M.: Pflügers Arch. 85, 345 (1901).

FISCHLER, F.: Physiol. u. Pathol. der Leber, 2. Aufl. Berlin: Springer 1926.

KINBERG, G.: Skand. Arch. Physiol. 25, 291 (1911).

SCHÖNDORFF, B.: Pflügers Arch. 99, 191 (1903).

ZELLER, Arch. f. Anat. u. Physiol., Physiol. Abt., S. 213 (1914).

c) Hinsichtlich Fetten

APPEL, H. G., G. BERGER, W. BÖHM, W. KEIL u. G. SCHILLER: Z. physiol. Chem. 266, 158 (1940). — ARON, H.: Biochem. Z. 92, 911 (1918); 103, 72 (1920).
BANG, J.: Biochem. d. Lipoide. Wiesbaden: J. F. Bergmann 1911. — BANSI, H. W.: Die Mangelfettsucht. Med. Vd. 10, 397 (1947). — BEZNÁK, A. v., M. v. BEZNÁK u. J. HAJDN: Die Ernährung 8, 209 (1943). — BEUMER, H., u. F. LEHMANN: Z. exper. Med. 37, 274 (1923).
BLOCH, C. E.: Jber. Kinderheilk. 89, 405 (1919). — BORDENS: Review of Nutrition 9, Nr. 4. (1948). — BROWN, W. R., A. E. HANSEN, I. McQUARRIEN and G. O. BURR: Proc. Soc. Exper. Biol. a. Med. 36, 281 (1937). — BROWN, W. R., and others: J. Nutrit. 16, 511 (1938). — BÜRGER, M: Fette und Lipoide des Blutes. Handb. der allgem. Hämatol. Berlin-Wien: Urban & Schwarzenberg 1933. — BURR, and BURR: J. of Biol. Chem. 86, 587 (1930); 97, 1 (1932).

CHRISTIANSEN, J.: Arch. f. Hyg. 118, 261 (1937). — McCLELLAN, SPENCER and FALK: J. of Biol. Chem. 93, 419 (1931.

DRUMMOND, I. O.: J. of Physiol. 54, 30 (1920).

ECKSTEIN, H. C.: Fat in nutrition. (Council of Food and Nutrition.) J. Amer. Med. Assoc. 137, 1220 (1948). — ELVEHJEM: J. Dairy Sci. 23, 1, 81, 1201 (1940). — EMMRICH, R., u. E. NEBE: Z. physiol. Chem. 266, 174 (1940).

FELIX, K., u. E. SCHÜTTE: Zur Physiologie des Eiweißes. Referat auf dem 55. Kongr. f. inn. Med. Verh. 8, 191 (1949). — FINGERLING, G.: Biochem. Z. 37, 265 (1911); 38, 448 (1912). FLÖSSNER, O.: Synthet. Fette. Leipzig: Joh. Ambr. Barth 1948.

GÖBEL: Untersuchungen über d. Stoffwechsel von Sphingomyel. in Ref. Klin. Wschr. 1948, H. 13/14, S. 222. — GRAFE, E., u. E. GRÜNTHAL: Klin. Wschr. 1929, 1013. — GRAFE, E.: Zur Frage des Fettminimums. Ärztl. Wschr. 1949, S. 3/4. — GROER, F. v.: Biochem. Z. 97, 311 (1918). — GRÜNTHAL, E., N. MULHOLLAND u. F. STRIECK: Arch. exper. Path. u. Pharmakol. 145, 35 (1929).

HINDHEDE, M.: Skand. Arch. Physiol. 39, 78 (1919). — HOFSTÄDTER: Liebigs Ann. 91, 326 (1854). — HUME, NUNN, SMEDLEY, MACLEAN and SMITH: Biochemic. J. 32, 2162 (1938); 33, 779 (1940); 34, 879 (1941).

IMHAUSEN, A.: Fette u. Seifen 44, 411 (1937). — Chemikerztg. 62, 213 (1938).

KLENK, E.: Lipoidosen. Verh. Ges. Verdgs.- u. Stoffwechselkrankh. 14. Tag, S. 8. Stuttgart 1938. — KNACK, u. NEUMANN: Dtsch. med. Wschr. 1917, 901. — KNOOP, F.: Hofmeisters Beitr. 6, 150 (1905). — McKENZIE, and McCOLLUM: Biochemic. J. 33, 935 (1939).

LUDWIG, W.: Medizin. Chemie, IV, S. 505. Berlin 1942.

MAASE, u. H. ZONDEK: Das Hungerödem, S. 97. Leipzig: Thieme (1920). — MAIGNON, F.: Ann. Méd. 7, 280 (1920). — MEYER-DÖRING, H. H.: Klin. Wschr. 1949, H. 7/8, S. 113.

NOORDEN, C. VON, u. H. SALOMON: Handb. d. Ernährungslehre, Bd. I. Berlin: Springer (1920).

OBERDISSE, K. Z. exper. Med. 114, 60 (1944). — OSBORNE, and MENDEL: Feeding experiments with isolated foodsubstances Carneg. Inst., Publ. Nr. 156, 1911. — J. of Biol. Chem. 45, 145 (1920). — OVERTON, H.: Studien über Narkose. Jena 1901.

RAAB, W.: Klin. Wschr. 1934, 8. — REIN, H.: Physiol. Gesichtspunkte zur Ernährung in Notzeiten. Vortrag Med. Ges. Göttingen 31. 7. 1945. Ref. Dtsch. med. Wschr. 1946, S. 30. — RUBNER, M.: E. VON LEYDENS Handb. d. Ernährungstherapie, 2. Aufl. Bd. 1, S. 43.. (1903). — Sitzungsber. preuß. Akad. d. Wissensch., 384 (1926) und Zusammenfass. Handb. d. norm. u. pathol. Physiol. Bd. V, S. 134. (1928).

SCHALLY: Erg. inn. Med. 50, 480 (1936). — SCHICK: Erg. inn. Med. 16, 384 (1919). — Z. Kinderheilk. 22, 224 (1919). — SCHILLER, G.: Z. Lebensmittelunters. 88, 174 (1948). — SCHÖNDORFF, B.: Pflügers Arch. 99, 191 (1903). — SKRAUP, S., F. STRIECK u. J. SCHORN: Z. physiol. Chem. 259, 1 (1939). — SMEDLEY, MACLEAN and NUNN: Biochemic. J. 32, 2178 (1938); 34, 884 (1941).

THANNHAUSER, S. J.: Dtsch. Arch. klin. Med.: 141, 290 (1923). — Lehrbuch d. Stoffwechsels und der Stoffwechselkrankh., S. 486, 493. München: J. E. Bergmann 1929. — THANNHAUSER, S. J., ENDERLEN u. JENKE: Arch. exper. Path. u. Pharmakol. 130, 292, 308 (1928); 135, 131 (1928). — Klin. Wschr. 1926, 50. — THOMAS, K., u. WEITZEL: Dtsch. med. Wschr. 1946, H. 1—4, S. 18. — TICHOMIROFF, A.: Z. physiol. Chem. 9, 518, 566 (1885).

WAGNER, K. H.: Z. physiol. Chem. 264, 153 (1940). — WERTHEIMER, E.: Pflügers Arch. 213, 262, 279, 298 (1926). — WESTPHAL, A.: Dtsch. Kongr. f. inn. Med. 1924. — WIELAND, TH.: Biologischer Auf-, Um- und Abbau der Aminosäuren. Ref. auf dem 55. Kongr. f. inn. Med. Verh. S. 175. 1949. — WINDAUS, A.: Habil.-Schrift Freiburg 1903; weitere Zitate bei THANNHAUSER.

ZIEGELMAYER, W.: Rohstoff-Fragen der deutschen Volksernährung. Dresden u. Leipzig: Steinkopff 1936.—Ernährung des deutschen Volkes, 5. Aufl. Dresden u. Leipzig: Steinkopff 1947.

4. Die Aufgaben der anorganischen Nährstoffe

Wenn auch die Bedeutung der Mineralien für die Ernährung schon seit FORSTER (1873) – der Hunde, die mit ausgelaugtem Fleische und nur 0,8% Asche ernährt wurden, bald sterben sah – erkannt wurde, so hat sich doch die klassische Stoffwechselphysiologie von LAVOISIER bis RUBNER im allgemeinen mit den Problemen des anorganischen Stoffwechsels nur am Rande beschäftigt. Der Hauptgrund war wohl der, daß eine an organischen Nahrungsmitteln ausreichende Kost in der Regel auch genügende Mengen von anorganischen Nährstoffen enthält. Dazu kam allerdings, daß die methodischen und physikalisch-chemischen Voraussetzungen für ein fruchtbares Studium dieses Teils des Stoffwechsels erst seit einigen Jahrzehnten geschaffen sind.

Der anorganische Stoffwechsel ist das weitaus komplizierteste Gebiet des gesamten Nährstoffumsatzes. Er umfaßt eine Fülle von Einzelstoffen, die in engster Abhängigkeit voneinander stehen und zum Teil sehr vielseitige allgemeine und spezielle Aufgaben haben. Trotz der großen Fortschritte von Chemie und physikalischer Chemie sind wir auch heute noch weit entfernt, einen vollen Einblick in dies schwer übersehbare gewaltige Gebiet zu besitzen. Vor allem sind die innigen Verflechtungen mit dem organischen Stoffwechsel noch in vieler Hinsicht ungeklärt.

Im Rahmen dieses Buches kann ich nur die allerwichtigsten Tatsachen bringen und verweise im übrigen auf die zusammenfassenden, allerdings zum Teil älteren Darstellungen der Lehr- und Handbücher von L. LOEB; P. MORAWITZ u. W. NONNENBRUCH (Z); GOLLWITZER-MEIER (Z); HEUBNER, MEYER-BISCH (Z), M. B. SCHMIDT (Z); KLINKE; BÜRGER; CANTOROW, LANG u. RANKE, sowie die monographischen Darstellungen von ALBU u. NEUBERG; BERG (Spurenelemente) und KLINKE (Z) (1931) THANNHAUSER (Z) und hinsichtlich der Physikalisch-chemischen Grundlagen auf HÖBER (Z); SCHADE (Z); MICHAELIS (Z); EICHWALD u. FEDOR (Z). Berücksichtigt seien in meiner Darstellung im allgemeinen nur die Verhältnisse beim Menschen.

Die biologische Bedeutung der Salze ist eine ganz verschiedene, je nachdem sie wie etwa Arsen und Eisen, Jod und andere organisch gebunden oder in rein anorganischer Form zur Wirkung kommen. Entscheidend für die biologische Reaktion ist die Frage der Dissoziation, d. h. die Fähigkeit, als freies Ion aufzutreten, wie es z. B. der Fall ist, wenn durch eine wäßrige Lösung von Salzsäure der elektrische Strom hindurchgeschickt wird. Dann scheidet sich an der Eintrittsstelle des Stromes (Anode) freies Chlor, an der Austrittsstelle (Kathode) freier Wasserstoff ab. Diese Fähigkeit, den elektrischen Strom zu leiten und in charakteristischer Weise nach der Anode oder Kathode zu wandern, hat FARADAY veranlaßt, solche Stoffe *Elektrolyte* zu nennen. Da er weiter nachweisen konnte, daß bei diesem Leiten und Wandern die Bestandteile des gelösten Stoffes tatsächlich mit bestimmten Mengen Elektrizität sich laden und sie verschieben (z. B. der Wasserstoff positive Elektrizität von der Anode zur Kathode, das Chlor negative von der Kathode zur Anode), so hat er diesen elektrisch geladenen Atomen oder Molekülen den Namen ,,Ionen'' ($\iota\grave{\omega}\nu$ von $\varepsilon\tilde{\iota}\mu\iota$ = gehend) gegeben; haben sie positive Ladung, die an der Kathode deponiert wird, so spricht man von Kationen wie Cl⁻, bei negativer Ladung, die zur Anode wandert, von Anionen (Na⁺, K⁺).

Elektrolytische Zersetzung ist also Voraussetzung für die Leitung des Stromes und den Zerfall in positiv und negativ geladene Teilchen. Je stärker eine Salzlösung elektrolytisch dissoziiert ist, um so stärker ihre biologische Wirksamkeit.

Elektrolystoffwechsel ist aber nicht identisch mit Mineralstoffwechsel, sondern umfaßt nur einen Teil von ihm, wenn auch den größten und physiologisch wichtigsten.

Wie wir es auch im organischen Stoffwechsel sahen, haben die Salze, speziell die Elektrolyte, gemeinsame Aufgaben, in denen sie sich weitgehend vertreten können, und Sonderaufgaben, die nur das einzelne Salz erfüllen kann und für die auch hier wieder das Minimumgesetz gilt.

Die im menschlichen Organismus vorkommenden Aschenbestandteile sind Natrium, Kalium, Magnesium, Calcium, Eisen, Phosphor, Schwefel, Chlor, Jod, dazu kommen noch kleinste Mengen von Fluor und Silicium, Lithium, Bor, Mangan, Arsen, Brom und Kobalt, von Kupfer, Zink, bei niederen Tieren auch von Aluminium und Vanadium. Fraglich sind Arsen, Chrom, Gold, Molybdän, Nickel, Titan, Radium, Uran, Zinn.

Diese lange Aufzählung und die kaum übersehbare Fülle von Möglichkeiten, wie diese Aschebestandteile sich miteinander und mit organischen Stoffen verbinden können, zeigt zur Genüge, welche ungeheuer komplizierten Probleme der Mineralstoffwechsel aufgibt.

Gemeinsam ist allen wichtigeren, d. h. in größeren Mengen vorkommenden Salzen die Aufgabe, das zum ungestörten Ablauf der Lebensvorgänge nötige physikalisch-chemische Milieu des Körpers konstant zu erhalten. Die wichtigsten Faktoren sind dabei die H-Ionenkonzentration und die Isotonie von Blut und Gewebe, ferner für gewisse kolloidchemisch und biologisch wichtige Ionen $\left(K:Ca, \dfrac{Na}{Ca}, \dfrac{Na}{K} \right)$ das Ionengleichgewicht.

Die *H-Ionenkonzentration* des venösen Blutes ist $= 7,35$ $(7,29 - 7,42)$, des arteriellen Blutes $= 7,45 - 7,23$, des lebenden Gewebes wohl etwa 6,8, wobei in den Zellen selbst je nach ihrer Tätigkeit vorübergehend auch erhebliche Abweichungen vorkommen können (vgl. vor allem MICHAELIS (Z). Diese Werte werden mit p_H bezeichnet und bedeuten, aus Zweckmäßigkeitsgründen eingeführt, den umgekehrten Logarithmus der Wasserstoff-Ionenkonzentration.

Diese Konzentrationen sind gewöhnlich im Organismus sehr niedrig. Ist in einer Flüssigkeit soviel H vorhanden wie einer $^1/_{10\,000\,000}$ Normallösung entspricht, so wird dies zur Vermeidung der vielen Nullen mit der Potenz 10^{-7} geschrieben, logarithmiert ergibt dies $\log$ H -7, der umgekehrte Logarithmus $-\log$ H H 7 wird p_H genannt.

Die genannten Zahlen liegen dem p_H des reinen Wassers $(= 7,0)$ nahe, sind aber wenigstens im Blute etwas nach der alkalischen Seite verschoben, im Gewebe wohl eher nach der sauren. Die selbst in pathologischen Fällen wie z. B. im Coma diabeticum nur selten durchbrochene, offenbar für die Aufrechterhaltung des Lebens auf die Dauer absolut notwendige Konstanz wird durch Puffersubstanzen (vor allem Carbonate und Eiweißkörper), ferner Atemmechanik und Nierentätigkeit, eventuell besondere intermediäre Umsetzungen, wie NH_3-Bildung usw. aufrecht erhalten. An allen diesen Vorgängen sind anorganische Salze, vor allem solche der Kohlensäure und der Phosphorsäure, die wegen ihrer Zwei- bzw. Drei-Wertigkeit sehr verschiedenartige Salze mit sehr verschieden starkem H-Ionengehalt bilden können, in erster Linie beteiligt. Besonders eignet sich dafür die Kohlensäure, die als nahezu indifferentes CO_2, H_2CO_3, also als leichte Säure, ferner als $NaHCO_3$ und Na_2CO_3 (also in Form eines schwachsauren und alkalischen Salzes) auftreten kann. Die Tatsache, daß die Kohlensäure flüchtig ist und je nach dem Erregungszustand des Atemzentrums, das nach WINTERSTEINS Regulationstheorie seinerseits in seiner Erregbarkeit von der Wasserstoffzahl der umspülenden Körperflüssigkeit bzw. des Atemzentrums selbst und der Durchlässigkeit für die die Reaktion bestimmenden Bestandteile abhängt, vermehrt oder vermindert abgegeben werden kann (Zusammenfassung bei H. STRAUB), bringt ungeheuer feine Regulationsmöglichkeiten mit sich, die vom Organismus weitgehend ausgenutzt werden.

Auch der *osmotische Druck* zeigt eine weitgehende Konstanz, d. h. die Gesamtsumme der im Blutserum gelösten Ionen und Moleküle, ganz unabhängig von ihren sauren oder alkalischen Valenzen, ist stets annähernd die gleiche. Wie empfindlich schon kleine Schwankungen hier wirken, zeigen die Versuche von J. LOEB und WARBURG bei Einzelligen. Als leicht und einfach zu bestimmendes Maß für den osmotischen Druck dient die Gefrierpunktserniedrigung. Diese beträgt nach HAMBURGER im normalen Blute $\varDelta = -0{,}526°$ und ist abhängig von der Gesamtzahl der in der Flüssigkeit gelösten Ionen und Moleküle; je größer diese ist, um so mehr entfernt sich der Gefrierpunkt von $0°$, dem Gefrierpunkt des reinen Wassers.

Änderungen des osmotischen Druckes, d. h. also von $\varDelta$, wirken nicht so deletär wie Verschiebungen der H-Ionenkonzentration. Schon beim Normalen zeigen sich nach Wasser- oder Salzzufuhr unter Umständen gewisse Schwankungen; größer werden sie, vor allem nach oben, bei gewissen Formen der Niereninsuffizienz, deren Stärke in gewissem Sinne in den Änderungen von $\varDelta$ sich äußert, so daß hier diagnostisch wertvolle Kriterien vorliegen (vgl. vor allem v. KORÁNYI).

Die physiologische Wirkung der Elektrolyte beruht auf drei Eigenschaften, erstens der elektrischen Ladung ihrer Ionen, zweitens auf ihrer Wirkung auf die Eigenschaften des Lösungsmittels („lyotrope Wirkung") und schließlich auf der chemischen Eigenart ihrer Ionen.

Außer den elektrolytisch dissoziierten Salzen spielen vor allem für das physikalisch-chemische Milieu des Körpers noch die sogenannten Kolloide, die mit ihnen in engster Wechselwirkung stehen, eine wichtige Rolle.

Nach TH. GRAHAM, der zuerst die Gesetze der Diffusion auffand, versteht man darunter die nicht dialysierbaren Stoffe in einer wäßrigen Lösung, während die durch die Trennungsmembran hindurchgehenden Stoffe Krystalloide genannt werden. Während die letzteren einen starken osmotischen Druck ausüben, ist das bei den Kolloiden nur in geringem Maße der Fall. Sie können sowohl positiv wie negativ elektrisch geladen sein. Entgegengesetzt geladene Teilchen fällen sich gegenseitig aus. Eine scharfe Trennung zwischen Kolloiden und Krystalloiden läßt sich nur hinsichtlich ihrer Teilchengröße durchführen. Je größer die Teilchen, um so schwerer die Dialyse. Die Kolloide können sowohl gelöst (Solzustand) wie ungelöst sein (Gelzustand). Beide Zustände können teils reversibel, teils irreversibel ineinander übergehen. Die Kolloide können sich an bestimmten Stellen anreichern (Adsorption) und wechselnde Mengen Wasser aufnehmen (Hydratation). Biologisch wichtig ist außerdem ihr elektrischer Zustand. Bei Verlust der elektrischen Ladung geht das Sol in das Gel über, d. h. es kommt zur Ausflockung. Es ist das der sogenannte isoelektrische Punkt. Für die Funktion der Zelle spielen die Kolloide, d. h. ihr Dispersionszustand, eine sehr wichtige Rolle. Besonders gilt das für die Proteine, die wichtigsten und größten Kolloide. Der Dispersitätsgrad wird durch Anionen und Kationen, eventuell auch bei Eiweißkörpern durch undissoziierte Salze beeinflußt. Da der Kolloidzustand der Zelle für den normalen Ablauf der Lebensvorgänge konstant erhalten werden muß, so sind Einrichtungen getroffen, die Abbaustoffe abfangen und so den optimalen Dispersionszustand aufrechterhalten. Man nennt sie auch hier Puffersubstanzen.

Nach diesem kurzen Überblick über die allgemeinen physikalischen und chemischen Aufgaben der Mineralstoffe soll jetzt auf die chemische Sonderbedeutung der wichtigsten Einzelstoffe eingegangen werden. Wie weit diese zunächst gewichtsmäßig eine Rolle spielen, ergibt sich aus der folgenden Analyse des Menschenkörpers von VERNADSKY (Tab. 19).

Die Tabelle 19 zeigt, wie gering die Mengen der im Körper vorkommenden Mineralien gegenüber den organischen Substanzen ist. Die in die Tabelle nicht aufgenommenen Spurenelemente machen in ihrer Gesamtheit nur etwa $1/4\%$ des Körpers aus. Das Gesamtaschengewicht des erwachsenen Menschen wird mit etwa 3 kg angegeben [HEUBNER (Z)].

Tabelle 19

	Gewicht %		Gewicht %
Sauerstoff	65,04	Kalium	0,27
Kohlenstoff	18,25	Natrium	0,26
Wasserstoff	10,05	Chlor	0,25
Stickstoff	3,15	Schwefel	0,21
Calcium.	1,40	Magnesium	0,04
Phosphor	0,80	Arsen	0,02

Unter den Mineralstoffen steht das *Natrium* in Verbindung mit dem Chlor als Kochsalz nach Menge und Bedeutung in der Ernährung an 1. Stelle. Natrium steht mit den Kationen Cl und K im konstanten Verhältnisse 100:2:2. Diese Relation wird vom Körper mit großer Zähigkeit festgehalten (Isoionie *Schades*). Na, Cl und K haben im Körper 4 wichtige Aufgaben: 1. die Aufrechterhaltung einer normalen Wasserbilanz und Verteilung, 2. die Aufrechterhaltung eines normalen osmotischen Drucks, 3. die Aufrechterhaltung eines normalen Säure-Basengleichgewichts, 4. die Aufrechterhaltung einer normalen Muskelerregbarkeit. Kochsalz ist das Salz, das im Körper in größter Menge vorhanden ist. Das Blut enthält 0,56%.

Bei freigewählter Kost werden dem Menschen im allgemeinen täglich etwa 5—20 g Kochsalz zugeführt; der Minimalbedarf liegt wesentlich niedriger, bei etwa 2—3 g täglich. Absoluter Kochsalzmangel der Kost führt bei Hunden nach mehreren Monaten zum Tode, wahrscheinlich durch Verlust der osmotischen Regulationsfähigkeit. In der sogenannten salzfreien Kost des Menschen, wie sie bei Hypertonie und den meisten Nierenkrankheiten angewandt wird, sind immer noch 1—2 g NaCl enthalten, da sie aus der Kost schwer zu entfernen sind. Eine azotémie par manque de NaCl, wie BLUM sie zuerst beschrieben hat und viele andere sie dann bestätigten, tritt dabei nicht ein, wohl aber kann es dazu bei schweren akuten NaCl-Verlusten des Körpers wie bei profusem Erbrechen stark sauren Mageninhaltes, hohem Darmverschluß, Durchfällen usw. kommen.

Aus der Tatsache, daß kochsalzarme Kost bei Nieren-, Kreislauf- und Hautkrankheiten günstige therapeutische Wirkungen entfaltet, kann keineswegs geschlossen werden, daß NaCl, wie die Naturheilkunde es tut, für den gesunden Organismus ein Gift ist. Im Gegenteil, zahlreiche Versuche an Tieren der verschiedensten Art und auch am gesunden Menschen mit langer Darreichung sehr großer Kochsalzgaben haben immer wieder ihre Unschädlichkeit erwiesen. Die Regulationsbreite des Organismus beim NaCl-Haushalt ist ganz besonders groß, so daß sich fast auf jedem Niveau ein Gleichgewicht herstellen läßt, wenn die Depots, die zu 75% in der Haut, in 2. Linie in Leber und Muskel sich befinden, entsprechend herangezogen werden. Daß übergroße Mengen von NaCl, etwa 30—50 g auf einmal Schädigungen mit sich bringen, daß große Mengen intravenöser hypertonischer Kochsalzlösungen ebenso wie etwa 400 g oral sogar tödlich wirken, ist selbstverständlich.

Eine besondere Stellung nimmt das merkwürdige Kochsalzfieber bei Tieren, Säuglingen eventuell schwer Kachektischen ein. Trotz der kleinen Mengen die es schon auslösen können, scheinen doch absolute Sterilität der Injektionen vorausgesetzt, osmotische Störungen eine wichtige Rolle zu spielen. (Näheres über NaCl und seine Bedeutung in der Klinik bei GLATZEL.)

Für die Praxis wichtiger ist die Frage, ob dauernder chronischer Kochsalzentzug beim Menschen Gefahren mit sich bringt. Na und Cl sind zweifellos jedes für sich lebenswichtig, aber es ist nicht sicher erwiesen, wie weit das auch für die Verbindung von beiden Ionen gilt. Monatelang durchgeführte kochsalzfreie Kost führt nach STÖHR beim Gesunden zu Unlustgefühlen und verminderter Leistungsfähigkeit. Auch sind bei intensiver körperlicher Arbeit in großer Hitze die NaCl-Verluste im Schweiß von 5—10 g täglich keineswegs gleichgültig (LEHMANN). Es können dabei Hitzekrämpfe auftreten, die durch Kochsalzzufuhr rasch beseitigt werden. Bemerkenswert ist auch, daß bei marschierenden Soldaten Kochsalzzulagen von 2 g die Leistungsfähigkeit steigern (CASSINIS). Durch Bilanzen hat man festgestellt, daß der Organismus von seinem etwa 120 g großen Chlorvorrat etwa $^1/_2$ verlieren kann, ohne daß es zu Störungen kommt.

Vielfach erörtert ist auch die Frage, ob es bei chronischer Kochsalzarmut der Kost zu einer Anacidität kommt. Die Zunahme dieser Störung während des ersten Weltkrieges sprach schon sehr stark in diesem Sinne (MOLLNAR u. HETENYI). Nach dem zweiten Weltkriege war das gleiche der Fall. Die Selbstversuche von JÄKLE mit nur 23 Tagen ungesalzener Kost sind nicht geeignet, eine Entscheidung dieser Frage zu bringen. Trotzdem die Salzsäureproduktion im Magen weitgehend autonom ist, wäre doch eine gewisse Abhängigkeit von der Salzzufuhr und vor allem der Füllung der Depots sehr wohl denkbar. Zur Behandlung einer Superacidität scheint eine kochsalzarme Kost sich nicht zu eignen. Zum mindesten muß sie mit häufigen Magenspülungen kombiniert werden (BÜRGER Z).

Sowohl Na wie Cl sind echt ional in den Körperflüssigkeiten gelöst. Das Kochsalz kann sowohl trocken wie feucht gespeichert werden. Wasser- und Kochsalzbewegungen gehen weitgehend parallel miteinander. Im allgemeinen kann man sagen, daß 1 g retiniertes Kochsalz ungefähr 100 g Wasser im Körper zurückhält. Aber die Parallelität ist keine strenge. Dies geht schon aus der erwähnten Möglichkeit einer trockenen Speicherung von NaCl hervor, dann aber auch aus der Tatsache, daß je nach Bedarf des Organismus hinsichtlich des Säurebasenhaushaltes Na und Cl einmal gemeinsam osmotisch, ein andermal als getrennte Ionen verwendet werden.

Die Beziehungen des Kochsalzes zu dem organischen Nährstoffwechsel sind vorläufig noch ungenügend geklärt. Aus den mühsamen Untersuchungen von C. OEHME weiß man, daß Kochsalzzulagen zu einer eiweiß- und ionenreichen Kost zu Retentionen von Ca und P führt, während eine eiweißarme Kost sich umgekehrt verhält. Bekannt ist ferner das schon erwähnte Ansteigen des Rest-N bei extremem Kochsalzmangel, das auf NaCl-Zufuhr prompt zurückgeht. Bei Cl-Armut des Blutes steigt gewöhnlich auch der Blutzucker (Ni).

Auch Grundumsatzerhöhungen nach subcutanen Gaben physiol. NaCl-Lösung sind beschrieben, nicht nur beim echten Kochsalzfieber (FREUND u. GRAFE), sondern auch ohne solches (CASTEX). Aus diesen wenigen Tatsachen läßt sich vorläufig noch kein Bild gewinnen, in welcher Abhängigkeit unter physiologischen Verhältnissen organischer und Kochsalzstoffwechsel voneinander stehen. Ein Einblick in die schwer faßbaren intermediären Beziehungen ist uns erst recht noch verwehrt.

Auch für den Kochsalzstoffwechsel gibt es eine zentral-nervöse Regulation, wenn sich auch gewiß die Bewegungen und Schicksale des NaCl oder seiner einzelnen Komponenten in den Körperflüssigkeiten und Geweben meist autonom nach chemischen und physicochemischen Gesetzen abspielen. Ein Zentrum liegt am Boden des 4. Ventrikels. Doch sind auch andere Stellen in Gehirn und Oblongata beschrieben, von denen sich Einwirkungen auf Blut- oder Urinkochsalz erzielen lassen (Lit. bei E. GRAFE). Adäquater Reiz ist wohl der Blutkochsalzgehalt. Die efferenten Bahnen verlaufen wahrscheinlich im Sympathicus zur Leber und Haut als Speicher sowie Niere, Darm und Schweißdrüsen als Ausscheidungsorganen.

Das *Calcium* hat im Organismus 4 Hauptaufgaben: 1. die Aufrechterhaltung einer normalen Zellmembranpermeabilität, 2. die Aufrechterhaltung einer normalen neuromusculären Erregbarkeit, 3. die Ermöglichung der Blutgerinnung, 4. die Knochenbildung. Seine Rolle für den Wasser- und Säurebasenhaushalt ist nur von untergeordneter Bedeutung.

Die erste Hauptaufgabe ist die allgemein biologisch wichtigste [Zusammenfassendes bei HÖBER (Z)]. Die Durchlässigkeit der Zellmembranen wird durch eine Stabilisierung des Kolloidsystems in der Zelle herbeigeführt oder aufrechterhalten, was bei Entzündungsprozessen, die fast stets mit einer vermehrten Permeabilität einhergehen, von größter Bedeutung ist. Das Calcium ist auf diesem Gebiete der Antagonist von Na und K, die entgegengesetzt wirken, d. h. die Durchlässigkeit der Zellmembran erhöhen und die Kolloide dispergieren. Von der gegenseitigen Ausbilanzierung dieser 3 Ionen, vor allem von Kalium und Calcium hängt sehr wesentlich der Stoffaustausch zwischen Gewebe und Umgebungsflüssigkeit, d. h. also auch die Ernährung der Zelle ab (Näheres in der Monographie von CANTAROW (Z)]. Ähnlich ist der Antagonismus bei der neuromusculären Erregbarkeit. Calciumionen setzen die Erregbarkeit herab, nicht nur bei Skeletmuskel und willkürlichem Nervensystem, sondern auch bei der glatten Muskulatur und dem vegetativen Nervensystem. Am Herzen wirken sie wie ein Sympathicusreiz. Die Wirkung erstreckt sich dabei auf sämtliche Gewebe einschließlich Gefäßen, Reizleitungssystem und Nervenversorgung.

Die allgemeine neuromuskuläre Erregbarkeit hinsichtlich ihrer Abhängigkeit von den Elektrolyten wird zweckmäßig durch folgenden Quotienten zur Darstellung gebracht (A. CANTAROW):

$$\text{Reizbarkeit} = \frac{(\text{Na}^+) + (\text{K}^+)}{(\text{Ca}^{++}) + (\text{Mg}^{++}) + (\text{H}^+)} \cdot$$

Aus dieser Formel ist ersichtlich, daß neben Ca auch Magnesium- und H-Ionen herabsetzend wirken. Bei der Blutgerinnung ist ionisierter Kalk zur Bildung des Thrombins aus seinen inaktiven Vorstufen notwendig, doch kann er darin in gewissem Umfange durch Magnesium, Barium und Strontium ersetzt werden. 99% des Calciumbestandes sitzt im Skeletsystem.

Der Kalkbedarf des Organismus wird leicht durch die gewöhnliche Kost gedeckt, da er relativ sehr niedrig ist. Nach CANTAROW beträgt er für den Erwachsenen minimal 0,45—0,55 g oder 7—8,5 mg/kg täglich. Um sicher zu gehen, ist es zweckmäßig, ihn noch 50% höher anzusetzen, entsprechend 1,0—1,2 g CaO (RUBNER). HORNEMANN empfahl 1,5—1,7 g, wesentlich höher und sicher wohl zu hoch geht TIGERSTEDT mit 3—6 g. Das amerikanische National Research Connvil empfiehlt folgende Mengen täglich: 0,8 g für Erwachsene, 1,0 g für Kinder unter 10 Jahren, 1,2 g für Jugendliche und 2,0 g für stillende Mütter. Ähnlich lauten die Angaben von G. STEARNS (Council of foot and nutrition).

Ca wird nur zum kleinsten Teil als CaO, sondern meist als mehr oder weniger schwer lösliches Salz anorganischer und organischer Säuren [$Ca_3(PO_4)_2$, $CaCO_3$, oxals. Kalk usw.] in der Nahrung aufgenommen. Die Resorptionsverhältnisse im Darm sind daher sehr ungünstig. Selbst der Säugling vermag aus der Muttermilch nur 50—70%, aus der Kuhmilch sogar nur 30—35% des Ca-Gehaltes zu resorbieren. Selbst ursprünglich leichter lösliche Verbindungen lagern sich im Darm sehr leicht in schwer oder unlösliche, wie Ca-Seifen usw., um. Ein kleiner Teil des Kalkes wird möglicherweise ional unter günstigen Reaktionsverhältnissen im oberen Dünndarm aufgesogen, der Hauptteil wohl in komplexer Bindung mit Gallensäure (HEESE, PETERSEN). Auch das Vitamin D scheint auf vorläufig noch unbekannte Weise einen Einfluß auf die Größe der Resorption auszuüben, während für den Phosphor das wohl nicht gilt. Große Ca-Zufuhr verschlechtert wahrscheinlich die P- und Fettbilanz. Die Ca-Konzentration im Blut beträgt ungefähr 10 mg-% (9—11,5), im portalen Blut ist sie mit 11—12 mg-% etwas höher. Der Hauptteil ist an Phosphate gebunden. Die Löslichkeit hängt dabei von günstigen chemischen und physicochemischen Faktoren der übrigen Blutbestandteile ab. Sehr hohe intravenöse und orale Ca-Mengen führen zu einer Ausfällung des Blutkalks und dann zu einem schweren, zuerst von HEUBNER beschriebenen Vergiftungsbilde, der Taumellähmung.

Die Verwendung des resorbierten Kalkes im Körper ist hauptsächlich abhängig von der Anwesenheit von Phosphaten, Vitamin D sowie der Funktion der Epithelkörperchen. Damit kommen wir zur Hauptaufgabe des Kalks im Körper, nämlich der Knochenbildung. Hierzu ist die Gegenwart von genügend P in der Nahrung erforderlich.

Wie steht es mit der Bedeutung der *Phosphorsäure* im Organismus? Der tägliche Bedarf des erwachsenen Menschens wurde von RUBNER wohl zu hoch auf 4,47 g entsprechend ca. 12—14 mg/kg, von SHERMAN mit 0,88 g angegeben. Das National Research Council verlangt folgende Mengen täglich: 0,9 g für Erwachsene, 1,3 g für Kinder, 1,5 g für Gravide. CANTAROW empfiehlt zur sicheren Aufrechterhaltung eines günstigen Gleichgewichtes die Zufuhr auf 1,32—1,36 g/die zu erhöhen. Phosphor ist in allen Nahrungsmitteln und in der gewöhnlichen gemischten Kost in genügender Menge vorhanden. Analysentabelle bei P. HOLTZ [abgedruckt bei LANG-RANKE (Z), S. 188]. Die Löslichkeit ist auch hier ungünstig, daher die Resorption schlecht. Der Blutphosphor beträgt etwa 3 mg-%. Der Phosphor ist teils als anorganisches Salz, teils in organischer Verbindung in Nucleinen, Kohlenhydraten und Fetten (Phosphatiden) im Körper überall vorhanden. 60—80% stecken im Skelet, etwa 10% in der Muskulatur und etwa 1% im Nervengewebe. Bei der Knochenbildung spielen die Phosphorsäure und ihre Salze eine entscheidende Rolle, vor allem aber die unlösliche Verbindung mit dem Calcium. Die Knochenbildung von der stoffwechsel-chemischen Seite her betrachtet, ist ein ungeuer komplizierter chemischer und physicochemischer Vorgang, der im Gegensatz zu den histologischen Verhältnissen in seinen einzelnen Phasen noch ungenügend geklärt ist. Es kann daher hier nicht näher darauf eingegangen werden. Besser unterrichtet sind wir über die Faktoren, die abgesehen von dem Vorhandensein genügender Mengen von Ca und P auf die Knochenbildung den entscheidenden Einfluß ausüben: es sind dies die Nebenschilddrüsen und das Vitamin D. Parathormon und Vitamin müssen in optimaler Menge vorhanden sein, damit normale Knochenbildung entsteht. Werden die Nebenschilddrüsen entfernt oder insuffizient, so lagern sich eingeführte Phosphate im Muskel ab und es entsteht klinisch das bekannte Krankheitsbild der Tetanie mit erniedrigtem Serum-Kalk- und erhöhten Serumphosphorwerten. Funktionieren die Epithelkörperchen zu stark, so kommt es zur Entkalkung des Knochens und im Blute zu Hypercalcämie und Hypophosphatämie mit vermehrter Ca-Ausscheidung im Harn. Fast noch größer ist der Einfluß des Vitamins D. Fehlt es in genügender Menge, so kommt es zur Verkalkungshemmung an der Epidiaphysengrenze und zum Krankheitsbilde der

Rachitis. Überdosierung von Vitamin D, die nur experimentell herbeigeführt werden kann, wirkt sich genau wie der Hyperparathyreoidismus aus, die Knochen werden entkalkt, die P-Werte steigen im Blute an und es kommt zur Calcinose der Organe. Die feinen engeren Beziehungen zwischen den beiden großen, die Knochenverkalkung regulierenden Faktoren sind noch ebenso unklar wie Art und Phase ihrer Eingriffe in den Vorgang selbst.

Außer den normalen Ca-Ablagerungen in den Knochen gibt es auch pathologische Retentionen. Kalk ist der große Totengräber im Körper. Überall da, wo im Körper Gewebe zugrunde geht oder Flüssigkeiten stagnieren, kommt es zu Kalkdepositionen, seien es Lymphdrüsen, Thromben, periarticulares Bindegewebe oder Gefäße. Daneben gibt es noch das schwere Krankheitsbild der Calcinosis universalis, der sogenannten Kalkgicht (vgl. das letzte Kapitel dieses Buches). Starke Kalkverluste entstehen im Hunger, bei der Osteomalacie und der Kriegsosteopathie sowie bei Unterernährungszuständen jeder Art.

Die Knochenbildung stellt nur eine der großen Aufgaben der Phosphorsäure im Organismus dar.

Ihre leichte Veresterbarkeit empfehlen sie ganz besonders für allgemeine intermediäre Stoffwechselvorgänge.

Phosphorylierungs- und Dephosphorylierungsprozesse finden überall im Organismus statt, vor allem im Darm, in der Leber und den Muskeln. Ohne sie ist ein normaler Ablauf weder des Fett- noch des Kohlenhydratstoffwechsels möglich. Ungenügende Zufuhr bei Tieren macht schwere Ausfallserscheinungen [Lit. bei LANG-RANKE (Z), S. 184]. Junge Ratten sterben gewöhnlich nach wenigen Wochen an allgemeiner Cachexie.

Langdauernde Bilanzversuche, allerdings mit normalen Mengen von etwa 3,0 P/die, liegen von H. HEINDL (1 Jahr) und E. ATZLER u. Mitarb. (8 Monate) vor. Die Bilanz war mit den genannten Mengen praktisch ausgeglichen, zeigte aber im Verlauf große wellenförmige Schwankungen, die vielleicht durch klimatische Faktoren bedingt sind.

Phosphatmangelzustände kommen beim Erwachsenen kaum vor, da die normale Ernährung immer genügend Phosphor enthält. Dagegen kann es beim wachsenden Organismus in Verbindung mit anderen Mangelzuständen zur Rachitis kommen.

Auch bei der Muskelaktion spielen Phosphoryliernngen und Dephosphorylierungen eine große Rolle, wenn sie in den feineren Details auch noch weitgehend unbekannt sind.

Sicher ist nach den Untersuchungen von G. EMBDEN, ED. GRAFE u. P. SCHMITZ sowie neuerdings R. EHRENBERG, daß nach Zusätzen von wenigen Gramm Phosphat zur übrigen Nahrung die Leistungsfähigkeit der Muskulatur bis zu 20% ansteigen kann. Ähnliches gilt in manchen Versuchen auch für die geistige Tätigkeit. Als Präparat empfahl EMBDEN das Recresal. Ferner sei das Candiolin, das Calciumsalz der Fructose-, die Phosphorsäure genannt. Als Ursache der günstigen Wirkung dachte EMBDEN an verbesserte Ökonomie.

Nachprüfungen von ATZLER u. a. sahen nur in einzelnen Fällen günstige Wirkungen. Sicher ist, daß intensive Muskelarbeit einen vermehrten Phosphatbedarf bedingt (G. EMBDEN u. ED. GRAFE, A. SZAKALL).

Eng vergesellschaftet im Stoffwechsel mit dem Calcium ist das *Magnesium*. Es ist gleichfalls überall im Gewebe und in den Körperflüssigkeiten vertreten, besonders stark in Knochen (0,5—0,7% der Asche) und Muskeln. Merkwürdigerweise verhindert es, im Überschuß gegeben, sowohl in vivo wie in vitro die Calcifikation, ist also in dieser Richtung ein Antagonist des Calciums. Es spielt gleichfalls eine Rolle bei der Muskel- und Nervenerregbarkeit und zwar hier als Synergist des Calciums.

Experimentell erzeugte Mangelzustände an Magnesium werden durch Ca-Zufuhr verstärkt, durch Kalkentzug der Nahrung gebessert. Magnesium ist unbedingt lebensnotwendig. Es wirkt ganz allgemein als einziges Kation auf die Durchlässigkeit der Körpermembran elektromotorisch ein [KLINKE (Z)]. Auch im Kohlenhydratstoffwechsel, besonders im arbeitenden Muskel, spielt es anscheinend eine Rolle, was daraus hervorgeht, daß Magnesiumsulfatinjektionen den Blutzucker erhöhen und der arbeitende Muskel sich mit Magnesium anreichert [Lit. bei KLINKE (Z)]. Magnesiummangel macht schwere Vergiftungserscheinungen [Aufhören des Wachstums, Gefäßkollapse, Ödeme, Erbrechen, Krämpfe usw. (MC. COLLUM, v. EULER u. a., Lit. bei KLINKE (Z)], während Überfütterung in mäßigem Grade nur Durchfälle macht, allerdings gleichzeitig auch eine Mehrausscheidung von Ca und PO_4 herbeiführt, die schließlich rachitisähnliche Bilder erzeugen kann. Die Resorption ist schlecht, die Ausscheidung erfolgt hauptsächlich durch den Darm, bei parenteralen Gaben allerdings zu 70—90% durch den Urin.

Der Stoffwechsel des Magnesiums ist sehr träge, was vor allem Bilanzversuche sehr erschwert. Im Blutplasma ist Magnesium zu 2—3,5 mg-%, in den Blutkörperchen zu 5,4 bis 7,8 mg-% (Lit. bei CANTAROW) enthalten. 85% des Serum-Magnesiums sind ionaldiffusibel, ihr Rest wohl an Eiweiß gebunden. Erniedrigte Blutmagnesiumwerte finden sich, abgesehen von experimentell erzeugten Mangelzuständen, physiologisch bei der Menstruation und in den letzten Schwangerschaftsmonaten, pathologisch bei Uraemie, Epilepsie, Rachitis und Hypervitaminosen, Steigerungen bei chronischen Infekten, Gefäßkrankheiten und einzelnen Vergiftungen. Im ganzen sind aber die Abweichungen von der Norm anscheinend nie sehr groß. Stärkere Erhöhungen gehen manchmal mit narkotischen Wirkungen einher. Der exakte Bedarf für den Menschen ist noch unbekannt. RUBNER gab pro die 0,57 g, CANTAROW 0,2—0,6 g, LANG-RANKE (Z. S. 115) nur 0,3 g für Erwachsene an. Diese Mengen sind in der normalen Ernährung, vor allem in den Gemüsen mit ihrem magnesiumhaltigen Chlorophyll, reichlich enthalten.

Das *Kalium* ist ähnlich wie das Natrium den Körperflüssigkeiten die vorherrschende Base in den Zellen. Die Zellmembran ist für Kalium im allgemeinen schwer durchlässig. Es tritt aber aus den Zellen aus bei großen Wasser- und Natriumverlusten wie bei Blutungen, Ileus, Nebenniereninsuffizienz sowie Gallen- und Pankreasfisteln ferner allgemein bei Herabsetzungen der Zellvitalität, während es umgekehrt beim Zellwachstum, Stoffwechselsteigerung sowie intensiver Muskeltätigkeit aus der umgebenden Flüssigkeit in die Zelle eindringt. Es hat nahe Beziehungen zum Kohlenhydratstoffwechsel, indem es mit der Milchsäure vom Muskel zur Leber wandert und zugleich mit der Glucose von der Leber zur Muskel.

Von J. LOEB wurde zuerst auf die wahrscheinlich kolloid-chemisch bedingte Gegenschaltung zwischen K und Ca hingewiesen; Vermehrung der einen Serumart führt zur Verminderung der anderen. So senkt intravenöse Injektion von KCl den Ca-Spiegel im Blut. Normalerweise stehen ähnlich wie Na/Ca auch K/Ca in einem konstanten Verhältnis. Überwiegen von Kalium steigert die Erregbarkeit des neuromuskulären Systems, Calciumüberschuß vermindert seinen Tonus (vgl. das Schema auf S. 59). Es ist möglich, daß Ähnliches auch für drüsige Organe wie Niere, Leber und Verdauungsdrüsen gilt. Vor 30 Jahren hat dieser Antagonismus in der Klinik eine große Rolle gespielt [Lit. bei S. G. ZONDEK (Z)].

F. KRAUS und S. ZONDEK u. Mitarb. nahmen nämlich ganz generell an, daß dieser Antagonismus von K und Ca für alle Vorgänge, vor allem in der nervösen Sphäre gilt. Sie glaubten, daß ganz allgemein die Erregung des vegetativen Nervensystems entscheidend die Ionenverteilung beeinflußt. „Die Erregung der vegetativen Nerven führt an den Zellen der Erfolgsorgane zu einer Verteilungsänderung der Elektrolyte, die im Sinne einer relativen Kalium- bzw. Calciumkonzentrierung gelegen ist. Mit der Änderung der Elektrolyte ist die der Grenzflächenstruktur aufs engste verbunden. Zusammen geben sie die Grundlage für die Erregung der vegetativen Organe und die durch sie ausgelöste Funktionsäußerung ab" (S. ZONDEK).

Im einzelnen soll Vagusreizung eine Konzentrationssteigerung von Kalium und Natrium hervorrufen, Sympathicuserregung vermehrte Calciummassierung bedingen. Von da aus war es nur ein kleiner Schritt, Kaliumwirkung mit Vaguswirkung, Calciumeinfluß mit Sympathicuseinfluß genetisch und essentiell zu parallelisieren. ZONDEK machte ihn und spricht schlechtweg von Identität von Nerv- und Ionenwirkung.

So wölbt sich hier ein stolzer Bau von Hypothesen, dem vor allem KRAUS in seiner Syzygiologie kühne Kuppeln aufgesetzt hat. Es unterliegt keinem Zweifel, daß hier äußerst geistvolle und anregende Konstruktionen vorliegen, untersucht man aber das Fundament auf einwandfreie tatsächliche Beobachtungen, so ist es recht schmal. Es ist hier nicht der Ort, das Tatsachenmaterial pro und kontra Elektrolyttheorie von KRAUS-ZONDEK anzuführen (vgl. die Kritik von EHRISMANN unter P. TRENDELENBURG u. a.). Zusammenfassend läßt sich jedenfalls sagen, daß die Dinge keinesfalls so überraschend einfach sind, wie KRAUS und ZONDEK es sich vorstellen. Es liegt hier vorläufig nur eine fruchtbare Arbeitshypothese vor. Über ihre Richtigkeit im ganzen wie im einzelnen kann erst die Zukunft mit einem weit vermehrten Tatsachenmaterial die Entscheidung bringen. Heute ist es um diese Theorie recht stille geworden, und neuere zusammenfassende Darstellungen, vor allem des Auslands erwähnen sie gar nicht mehr oder nur ganz nebenbei.

Sehr interessant ist der Antagonismus zwischen Kalium und Natrium sowohl für den Aktionsstrom wie vor allem für die Energielieferung bei der Muskelkontraktion. Mein früherer Mitarbeiter A. FLECKENSTEIN hat die sehr ansprechende Hypothese aufgestellt, daß die Muskelarbeit quantitativ energetisch der Effekt der Ionenverschiebung Kaliumabgabe aus dem Muskel und Natiumaufnahme aus dem Blute in den Muskeln ist. Die aktive Phase der Muskelkontraktion würde demnach nicht, wie bisher meist angenommen wurde, auf einen chemodynamischen, sondern auf einen osmodynamischen Mechanismus zurückzuführen sein. Wenn die Berechnungen auch verblüffend gut stimmen, so mußten doch noch weitere experimentelle Unterlagen geschaffen werden, die auch tatsächlich von FLECKENSTEIN in den letzten Jahren beigebracht wurden.

Die Kaliumkonzentration im Blut beträgt 19 mg-$^0/_{00}$. Der Zufuhrbedarf wird von RUBNER mit 4,4 g/die angenommen, von LANG-RANKE mit mindestens 2 g, bei Muskelarbeit mehr. Das sind Mengen, die in der gewöhnlichen gemischten Kost stets vorhanden sind. Kaliummangel unterdrückt bei jungen Ratten nicht nur das Wachstum, sondern führt auch zu Ödemen und schweren respiratorischen Störungen (MILLER, LUSK).

Obwohl der *Schwefelstoffwechsel* im engeren Sinne nicht zum Mineralstoffwechsel gehört, da seine SO_4-Ionen nur eine geringe Rolle spielen, muß doch dieser lebenswichtige Stoff auch in diesem Zusammenhange kurz besprochen werden. Schwefel ist ein wichtiger Teilfaktor in den Reduktions- und Oxydationssystemen des Körpers, in dem er größtenteils als O_2-Überträger wirkt. Diese Bedeutung für den Organismus liegt ganz vorwiegend in seinem Einbau in organische Substanzen, wie Cystin, Methionin, Glutathion, Vitamine (Vitamin B_1, Biotin) und Hormone (Insulin und Hypophysenvorderlappenhormon). Abgesehen von der Sulfatbindung in der Chondroitinschwefelsäure und im Mucoitin (Heparin) und pflanzlichen Eiweißstoffen ist über seine Rolle im anorganischen Stoffwechsel nur wenig bekannt. Im Harn ist er allerdings als Endprodukt seiner Umwandlungen zu 80% in anorganischer Form enthalten gegenüber nur 15—20% in organischer Bindung und 5% als Esterverbindung besonders mit Phenolderivaten. Im Hunger besteht eine enge Beziehung zum N-Gehalt des Urins: $N/S = 14,2$—16,5 gegenüber 13,3 im Muskel (F. G. BENEDICT), bei gemischter Kost sind die Variationen etwas größer, besonders nach oben. Die Gesamtschwefelmenge im Harn ist weitgehend von der Nahrung abhängig. S ist im Blute hauptsächlich im Eiweiß enthalten. Die Angaben über die Mengen des Nichteiweißschwefels schwanken außerordentlich zwischen 6,8—108 mg-% [Lit. bei KLINKE (Z)]. Die Gesamtschwefelmenge im Harne beträgt nach FREYBERG u. Mitarb. zwischen 0,62—0,76 g/die.

Ein Extrabedarf an Schwefel scheint im Organismus nicht zu bestehen, es genügen völlig die in den organischen Nahrungsmitteln vorhandenen Mengen.

Die sogenannten *Spurenelemente* umfassen Eisen, Kupfer, Jod, Zink, Brom, Nickel, Mangan, Kobalt, Silicium, ferner von fraglicher Bedeutung Lithium, Fluor, Aluminium, Arsen, Chrom, Gold, Molybdän, Nickel, Titan, Radium, Uran, Zinn [Zusammenfassung bei McCLURE sowie LANG-RANKE (Z), S. 189]. Für jedes einzelne dieser Mineralstoffe gilt natürlich auch das LIEBIGsche Minimumgesetz. Hinsichtlich der Spurenelemente und entsprechenden Mangelkrankheiten sei auf die Monographie von PAPENDIEK (1955) verwiesen.

Weitaus an erster Stelle, auch der Menge nach, steht das Eisen (0,02% des Körpers). Seine fundamentale Bedeutung beruht darauf, daß es als Teil des Hämoglobins Träger der Oxydationsvorgänge in allen Zellen ist. Wie die glänzenden Arbeiten von O. WARBURG gezeigt haben, gibt es keine direkte Verbindung des molekularen Sauerstoffs mit den Nährstoffen, sondern nur eine ausschließlich mit dem komplexgebundenen 2wertigen Eisen. Dabei entsteht höherwertiges Eisen, das von der organischen Substanz wieder zu 2wertigem Eisen zurückreduziert wird. Bei diesem Valenzwechsel wird der Sauerstoff in der Zellatmung übertragen, und diese komplexe Eisenverbindung ist gewissermaßen sauerstoffübertragender Bestandteil des Atemfermentes (neueste Zusammenstellung bei O. WARBURG). Die folgende graphische Darstellung von O. WARBURG erläutert in einfacher Weise diese fundamentale Theorie.

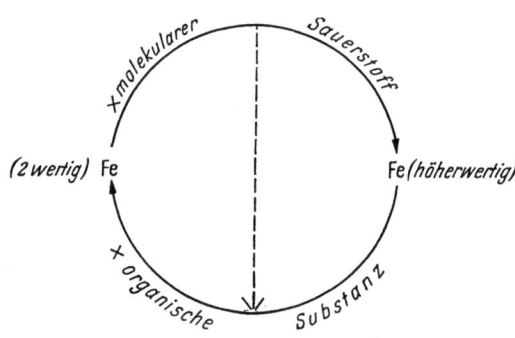

Abb. 7. WARBURGs Eisentheorie

Der Pfeil in der Mitte verbindet den molekularen O_2 mit der organischen Substanz. Die Strichelung soll andeuten, daß Reaktionen in der Richtung des Pfeils bei der Zellatmung nicht vorkommen.

WARBURGs Theorie ist von WILLSTÄTTER, WIELAND u. a. angegriffen worden, doch kann hier auf die Diskussionen nicht eingegangen werden. Interessenten seien auf die letzte monographische Darstellung von WARBURG, „Schwermetalle als Wirkungsgruppen von Fermenten" (1946), sowie die neue Zusammenfassung über den Eisenstoffwechsel von H. N. ROSENTHAL verwiesen. Ebensowenig ist hier der Ort, auf den Hb-Stoffwechsel einzugehen, soweit nötig, geschieht es später bei der Besprechung der Porphyrien. Der tägliche normale Eisenbedarf mit 5 mg minimal und 10—15 mg optimal ist sehr niedrig (National Research, Council sowie Council of food and nutrition). Das Eisen muß 2wertig sein, um resorbiert zu werden. Im allgemeinen resorbiert der Darm so viel, als der Organismus benötigt. Die Mengen sind so klein, daß sie bei gemischter Kost stets zugeführt werden. Der endogene Umsatz durch Zugrundegehen von etwa 10 g Hämoglobin beträgt mindestens das

Doppelte der obigen Zahlen (etwa 30 mg täglich). Das Eisen bleibt dabei zum allergrößten Teil zur Wiederverwendung im Körper. Das Blut enthält 40—60 mg Fe und zwar fast ausschließlich in Form des Hämoglobins mit 15,6% Gehalt Fe. Im Serum sind nach HEILMEYER anorganisch in Ferriform 0,09 (Frauen) bis 0,17 mg-% (Männer) enthalten. Bei akuten und chronischen Blutverlusten sowie Eisenmangelanämien sind die Werte erniedrigt (HEILMEYER).

Für den intermediären Eisenstoffwechsel geben MOORE, DOAN u. ARROWSMITH folgendes übersichtliche Schema:

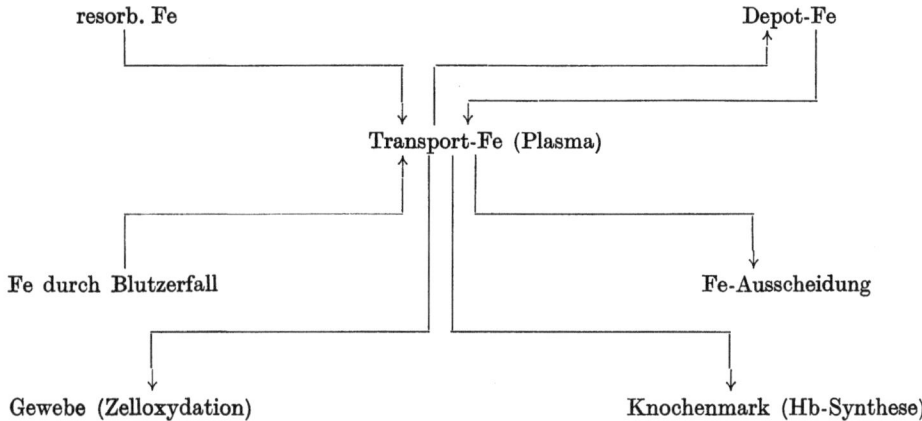

Hinsichtlich der feineren Vorgänge der Resorption, Ausscheidung und Speicherung des Eisens sei auf die Darstellungen von M. B. SCHMIDT sowie HEILMEYER u. BEGEMANN verwiesen.

Wenn, wie meist angenommen wird, täglich 3% der Erythrocyten zugrunde gehen und wieder neu gebildet werden müssen, so sind täglich 0,06—0,072 g Fe zum Hb-Aufbau erforderlich. 100 Hb enthalten 334 mg Fe. Der weibliche Organismus verliert bei einer normalstarken Menstruation 25—50 mg, bei stärkeren Blutungen noch mehr. Der Eisengehalt des Harns ist normalerweise sehr niedrig (etwa 1—1,5 mg) und steigt merkwürdigerweise auch bei eisenreicher Kost wenig oder gar nicht an. Die Depotwirkung ist normalerweise also außerordentlich groß. Bei den hämolytischen Anämien, besonders der perniziösen, können die Werte erheblich steigen (20 mg und mehr). Bei der Trägheit des Eisenstoffes, soweit er in Einnahmen und Ausgaben in die Erscheinung tritt, sind Bilanzuntersuchungen sehr schwierig und unergiebig.

Die Bedeutung des dem Eisen vor allem hinsichtlich der Blutbildung nahestehenden *Kupfers* ist erst seit wenigen Dezennien bekannt. Der erwachsene Mensch besitzt etwa 150 mg Cu in seinem Körper. Kuhmilchanämien der Ratte können nicht durch Eisen, sondern nur durch kleine Cu-Zusätze geheilt werden (Lit. bei HEILMEYER). Kupfer spielt anscheinend eine Rolle als Katalysator, nicht nur bei der Hb-Synthese, sondern ganz allgemein bei der Zellbildung. Neueste Zusammenfassung nach GUBLER (1956).

Kupfer ist ein ungeheuer reaktionsfähiges Element. O. WARBURG konnte nachweisen, daß Cu der O_2-übertragende Bestandteil des in Pflanzen weit verbreiteten Oxydationsfermentes Phenoloxydase ist und vermutet, daß auch tierische Zellen Fermente enthalten, die mit Cu Sauerstoff übertragen. Das Kupfer wird vom Darm leicht aufgenommen. Im Serum sind nach WARBURG und KREBS [weitere Lit. bei HEUBNER (Z)] 0,1—0,2 mg-% enthalten. In der Schwangerschaft, bei akuten und chronischen Infekten (Tuberkulose), Leucämie usw. sind die Zahlen höher, bei Kachexien niedriger. Die Hauptmenge (etwa 80%) des Blutkupfers ist in den Blutkörperchen enthalten. Von den Organen sind Leber (5,7 mg), Lunge und Herz besonders kupferreich. Der tägliche Bedarf für Erwachsene wird auf 1—2 mg, für Kinder auf 0,05 mg/kg geschätzt [SPIES u. BUTT bei DUNCAN sowie LANG-RANKE (Z), S. 192]. Diese Menge ist in einer normalen Nahrung immer enthalten. Größere Mengen führen zu Erbrechen und Durchfall. Ein Kupfermangelzustand beim Menschen ist bisher nicht beschrieben, auch scheint das Kupfer für die Behandlung von menschlichen Anämien zwecklos zu sein. In der Therapie der Tuberkulose hat es zeitweise eine Rolle gespielt.

Auch das *Zink* ist lebensnotwendig. Der erwachsene menschliche Körper enthält etwa 3—4 g. Bei sogenannter zinkfreier Ernährung wird die Lebenszeit der Versuchstiere erheblich verkürzt. Im Organismus scheint Zink ähnlich wie Kupfer eine Rolle als Katalysator vieler Enzyme (Diastasen, Proteinasen usw.) zu spielen, jedenfalls scheint ihre Wirkungsstärke vom Zinkgehalt abhängig zu sein. Auch die Hormone enthalten Zink. Besonders Pankreas und Hypophyse sind sehr zinkreich. Ein besonderes Interesse hat der Zinkgehalt des Insulins. Das Pankreas scheint das zinkreichste Organ zu sein. Der Zinkgehalt läßt sich durch Nahrungszufuhr anreichern. Normalerweise beträgt der Zinkgehalt des Pankreas 0,14 mg/1 g Drüse, beim Diabetiker nur die Hälfte [0,07 mg/1 g Drüse (SCOTT u. FISHER)]. Berechnet pro fettfreie Drüse sind die Unterschiede etwas geringer. Zink ist überall in Pflanzen und tierischen Organen enthalten. Der Darm nimmt es leicht auf, überschüssige Mengen werden durch den Dickdarm wieder ausgeschieden.

Im Blut werden 1—2 mg-%, davon etwa die Hälfte in den Blutkörperchen und zwar vor allem den weißen, gefunden. Über den Zinkbedarf des Organismus ist nichts bekannt, er dürfte wohl stets in einer annähernd normalen Nahrung, welche 5—20 mg davon enthält, gedeckt sein.

Auch das *Jod* hat für hormonale Prozesse eine große Bedeutung. Der Gesamtorganismus enthält etwa 50 mg, davon 50% in der Muskulatur und 20% in der Schilddrüse. Jod wird vom Menschen in tierischer und pflanzlicher Nahrung, vielleicht auch in Meeresnähe aus der Luft aufgenommen. Das Meerwasser mit 8—19 γ/l ist sehr reich an Jod. Dadurch ist es verständlich, daß Meeresanwohner wie die Holländer täglich 100—200 γ, die Schweizer aber nur 13—15 γ täglich aufnehmen und daß es an den Meeresküsten so gut wie keinen Kropf gibt.

Jodide und an Fettsäuren gebundenes Jod (Lebertran) werden vom Darm leicht resorbiert, schwieriger die Jodeiweißverbindungen, die aber nach FELLENBERG wirksamer sein sollen.

Als Bedarf werden 0,002—0,004 mg/kg oder 100 γ für den Erwachsenen, größere Mengen für Wachsende und Schwangere angegeben. Der Serumjodgehalt beträgt normalerweise und bei einfachem Kropf 3,0—8,0 γ-%. Werte darunter zeigt das Myxoedem, darüber der unbehandelte Hyperthyreoidismus (E. B. MEANS, S. 913, zit. bei A. W. WINKLER in DUNCANs Monographie). Die deutschen Zahlen (10 bis 30 γ-%) sind erheblich höher (Lit. bei BÜRGER), was wohl mit der Verschiedenheit der angewandten Methoden zusammenhängt. Das Blutjod ist teils als Salz, hauptsächlich aber in organischer Bindung in Thyroxin und an Eiweiß enthalten. Die Hauptaufgabe des Jodes scheint die Bildung des Thyroxins zu sein. Dafür spricht auch, daß etwa 20% des Körperjodes in der Schilddrüse sich befinden. Aber auch die anderen endokrinen Drüsen sind relativ jodreich, was darauf hindeutet, daß das Jod auch da eine besondere Bedeutung hat, die wir aber vorläufig noch nicht kennen. Auch die Bedeutung des Muskeljodes ist vorläufig unbekannt.

Die Rolle des *Broms*, das sich gleichfalls bei Menschen und Tieren stets findet, ist noch ungenügend bekannt. Daß das Brom das Jod aus dem Stoffwechsel verdrängen soll (MORUZZI) ist vorläufig eine noch unbewiesene Annahme. Im Blut ist Brom zu 0,5—1 mg-% enthalten, doch sind auch niedrigere Werte angegeben worden, was wohl mit der Verschiedenheit der angewandten Ernährung und Analysenmethode zusammenhängt. Bei einzelnen Geisteskrankheiten sollen die Werte erniedrigt sein (ZONDEK u. BIER).

Bei den übrigen *Spurenelementen* Aluminium, Mangan, Kobalt, Nickel, Bor, Silicium, Fluor, Blei, Titan, Molybdän, Titan, Arsen handelt es sich meist um minimale Mengen in Nahrung und Blut mit Ausnahme von Kieselsäure (bis 30 mg-% nach GONNERMANN) und des Aluminiums (4 mg-% im Blut nach WIECHOWSKI). Ihre physiologische Bedeutung, soweit es sich überhaupt um eine solche handelt und nicht um zufällige Körperpassagen, ist so unklar, daß sie hier außer Betracht bleiben kann. Bezüglich einzelner Aufgaben sei auf die zusammenfassenden Darstellungen von HEUBNER (Z), DUNCAN, BERTRAND, MCCLURE und LANG-RANKE (Z) S. 189 verwiesen. BERTRAND gibt auch eine Tabelle für den

Tabelle 20. *Die Mengen an wichtigsten Spurenelementen (nach BERTRAND)*

	Pflanze mg	Tier mg
Mangan	5—10	0,5
Bor	0,5—5,0	0,004—0,4
Eisen	15—20	50
Zink	4—5	20—30
Kupfer	2	4
Fluor	1,5	40

Gehalt von Pflanzen und Tieren an einigen Spurenelementen, berechnet pro 1 kg Frischgewicht (vgl. Tab. 20).

Mit Hilfe der von W. GERLACH geschaffenen quantitativen Spektralanalyse ist es neuerdings möglich, in jedem organischen Untersuchungsmaterial sämtliche Spurenelemente qualitativ und quantitativ zu bestimmen, indem eine elektrische Entladung zwischen 2 Elektroden die vorhandenen Elemente zur Emission ihrer charakteristischen Spektralbänder anregt, die dann photographiert und analysiert werden können (H. WOLFF).

Literatur

I. Zusammenfassende Darstellungen (Z)

ALBU u. NEUBERG: Physiologie und Pathologie des Mineralstoffwechsels. Berlin (1906).
BERG, R.: Eiweißbedarf und Mineralstoffwechsel. Berlin-Wien (1929). — Die Spurenelemente in unserer Nahrung u. unserem Körper. Leipzig: J. A. Barth 1940. — BÜRGER, M.: Der Mineralgehalt der Nahrung. Handb. d. inneren Medizin, 3. Aufl., 6. Bd., 2. T., S. 679 (1944).
CANTAROW, A.: Mineralmetabolism, in Diseases of metabolism von Duncan, S. 197. Philadelphia u. London: Saunders 1947. — McCLURE, F. J.: Fluorine and other Trace elements in Nutrition. J. Amer. Med. Assoc. 139, 711 (1949).
EICHWALD, E., u. P. FODOR: Die physik.-chem. Grundlagen der Biologie. Berlin: Springer 1919.
GOLLWITZER-MEIER, K.: Handb. d. norm. u. pathol. Physiol., Bd. 17, 1, S. 1071 (1930).
HEUBNER, W., R. MEYER-BISCH, GYÖRGY u. M. B. SCHMIDT: Mineralstoffwechsel i. Handb. d. norm. u. pathol. Physiol., Bd. 16, 2, S. 1416 (1931). — HÖBER, R.: Physikalische Chemie der Zelle und Gewebe, 5. Aufl. Leipzig: W. Engelmann 1924.
KLINKE, K.: Mineralstoffwechsel. Wien 1931. — Handb. d. Biochem. von OPPENHEIMER, 2. Aufl., Ergänzungswerk Bd. 2, S. 487 (1936). — KORANYI, A. VON, u. P. F. RICHTER: Physik. Chemie u. Mediz. Leipzig: Thieme 1907.
LANG, K., u. O. F. RANKE: Stoffwechsel und Ernährung. Berlin-Göttingen-Heidelberg: Springer 1950. — LOEB, J.: Über physiol. Ionenwirkungen. In: OPPENHEIMERs Handb. d. Biochem., 1. Aufl., Bd. II$_1$, S. 104 (1910).

MEYER-BISCH, R.: Allg. Patho-physiol. u. Ther. des Wasser- und Salzhaushaltes. Handb. d. prakt. Ther. Bd. 1, S. 519 (1926). — MICHAELIS, L.: Die Wasserstoffionenkonzentration, 2. Aufl. Berlin: Springer 1928. — MORAWITZ, P., u. W. NONNENBRUCH: Pathologie des Wasser- und Mineralstoffwechsels. In: OPPENHEIMERS Handb. d. Biochem., 2. Aufl., S. 256. Jena: Fischer 1925.

SCHADE, H.: Die physik. Chemie in der inneren Medizin, 2. Aufl. Dresden (1924).

THANNHAUSER, S. J.: Der Mineralstoffwechsel im Lehrbuch des Stoffwechsels und der Stoffwechselkrankheiten. München: J. F. Bergmann 1929.

WENDT, G. VON: Mineralstoffwechsel. In: OPPENHEIMERS Handb. d. Biochem., 2. Aufl., S. 183. Jena: Fischer 1925.

ZONDEK, S. G.: Die Elektrolyte. Berlin: Springer 1927.

II. Einzelarbeiten

ATZLER, E., u. Mitarb.: Arbeitsphysiologie 8, 621 (1935).

BENEDICT, F. G.: A Study of Prolonged Fasting. Carneg. Inst. of Washington, Publ. Nr. 203 (1915). — BERTRAM, K.: Amer. J. Med. Sci. 191, 1 (1936). — BERTRAND, G.: Action des elements oligosynergetiques sur la nutrition. Reale accad. d'Ital. 7. Convegno Roma 8, 352 (1938). — BLUM, L.: Soc. Biol. 98, 527 (1928).

CANTAROW, A.: Calcium Metabolism and Calcium Therap. 2. ed. Philadelphia: Lean & Febiger 1933. — CASTEX, M.: Ber. Physiol. 69, 706 (1932). — CASSINIS, N.: Bull. Soc. ital. Biol. sper. 6, 1034 (1931).

EHRENBERG, A.: Dtsch. med. Wschr. 1948, 168. — EHRISMANN, O. (unter P. TRENDELENBURG): Arch. exper. Path. u. Pharmakol. 134, 247 (1928). — EMBDEN, G., E. GRAFE u. E. SCHMITZ: Z. physiol. Chem. 113, 67, 108 (1921).

FELLENBERG, Biochem. Z. 174, 341 (1926); 193, 384 (1928); 224, 176 (1930). — FLECKENSTEIN, A.: Pflügers Arch. 246, 411 (1942). — Der Kalium-Natrium-Austausch als Ernergieprinzip in Muskel und Nerv. Berlin-Göttingen-Heidelberg: Springer 1955. — FORSTER, J.: Z. Biol. (1873). — FREUND, H., u. E. GRAFE: Arch. exper. Path. u. Pharmakol. 67, 55 (1912). — FREYBERG, R. H., W. D. BLOCK and F. M. FROMER: J. Clin. Invest. 19, 423 (1940).

GLATZEL, H.: Z. exper. Med. 84, 635 (1932). — Das Kochsalz und seine Bedeutung in der Klinik. Erg. inn. Med. 53, 1 (1924). — GONNERMANN: Biochem. Z. 88, 401 (1918). — GRAFE, E.: Die nervöse Regulation des Stoffwechsels. In: OPPENHEIMERS Handb. d. Biochem., II, Aufl. Ergänzungswerk, S. 687 (1936). — GRAHAM, TH.: Philosoph. Transact. I, 151, 183 (1861). — Liebigs Ann. 121, 68 (1861). — A. J. GUBLER: J. Amer. med. Assoc. 161, 530 (1956)

HAMBURGER, J.: Osmot. Druck u. Ionenlehre in den mediz. Wissensch. Wiesbaden: Bergmann 1902—1904. — HEINDL, H.: Z. exper. Med. 45, 616 (1925). — HEILMEYER, L.: Blutkrankheiten. Handb. d. inn. Med. 3. Aufl., Bd. 2. Berlin: Springer 1942. — HEILMEYER, L., u. H. BEGEMANN: Blutkrankheiten. Handb. d. inn. Med., 4. Aufl., Bd. 2. (1951). — HESSE, E.: Klin. Wschr. 1931, 1067. — HEUBNER, W.: Der Mineralstoffwechsel. Handb. d. Balneol. v. DIETRICH-KAMINER, Bd. 2, S. 181. — HOLTZ, F.: Biochem. Z. 315, 345 (1943). — HORNEMANN, O.: Z. Hyg. 75, 553 (1913).

JÄKL: Klin. Wschr. 1925, 2060.

KRAUS, F., S. G. ZONDEK, W. ARNOLDI u. W. WOLLHEIM: Klin. Wschr. 1924, 707. — KRAUS, F.: Allgemeine u. spezielle Pathol. der Person, bes. Teil I, Tiefenperson. Leipzig: Thieme 1926.

LEHMANN, G., u. SKAKAL: Chlor und Wasserhaushalt bei Hitzearbeit. Ber. Physiol. 96, 650 (1937). — LUSK, G.: The elements of the science of nutrition, 4. Aufl., S. 481. Philadelphia u. London: Saunders 1928.

MILLER, H. G.: J. of Biol. Chem. 55, 61 (1923); 67, 71 (1926). — MOLLNAR u. HETENYI: Arch. Verdgskrkh. 8 (1922). — MOORE, C. V., C. A. DOAN and R. W. ARROWSMITH: J. Clin. Invest. 16, 627 (1937). — MORUZZI: Giorn. Clin. med. 20, 199 (1939).

NI, T. G.: Amer. J. Physiol. 78, 158 (1926).

OEHME, C.: Arch. exper. Path. u. Pharmakol. 104, 115 (1924). — Dtsch. Arch. klin. Med. 154, 107 (1927); 166, 233 (1928).

PAPENDIEK, R.: Spurenelemente und Mangelkrankheiten. Berlin: Akad.-Verlag 1955. — PETERSEN, C.: Arch. Tierernährg. 5, 532 (1931).

ROSENTHAL H. N.: Iron metabolism. Sinai Hosp. 4 15 (1955).

RUBNER, M.: Z. Biol. 15, 485 (1879). — Handb. d. Lebensmittelchem., I, 1145. Berlin 1933. SCHMIDT, M. B.: Der Eisenstoffwechsel. Handb. d. norm. u. path. Physiol., Bd. 16, 2. T., S. 1644 (1931). — SCOTT and FISHER: J. Clin. Invest. 17, 725 (1938). — Amer. J. Physiol. 121, 253 (1938). — SHERMAN, H. C.: Zit. bei LANG-RANKE (Z. S. 279). — SPIES, F. D., and H. B. BUTT: In: G. G. DUNCANS Diseases of metabolism, 2. Aufl., S. 497. 1947. —

STEARNS, G.: Human requirement of Ca, P a. Mg. J. Amer. Med. Assoc. 142, 478 (1950). — STRAUB, H.: Erg. inn. Med. 25, 1 (1924). — SZAKÁLL, A.: Arbeitsphysiologie 8, 316 (1935); 10, 534 (1939). TIGERSTEDT, R.: Skand. Arch. Physiol. 24, 97 (1911). VERNADSKI, W. J.: C. r. Acad. Sci. (Paris) 179, 1215 (1924). WARBURG, O.: Erg. Physiol. 14, 253 (1914) (Zusammenf.) — Klin. Wschr. 1927, 1094. Schwermetalle als Wirkungsgruppen von Fermenten. Berlin: W. Saenger 1946. — WIECHOWSKI: Münch. med. Wschr. 1921, 1082. — WINKLER, A. W.: Disorders of thyreoid gland, S. 913. In: DUNCANS Diseases of metabolism, 2. Aufl. Philadelphia u. London: Saunders 1947. — WINTERSTEIN, H.: Pflügers Arch. 138, 159, 167 (1911); 187, 293 (1921). — WOLFF, H.: Klin Wschr. 1948, 310. ZONDEK, S. G., u. BIER: Biochem. Z. 241, 491 (1932).

5. Der Wasserhaushalt

In engster Beziehung zum Mineralstoffwechsel, und nur künstlich von ihm aus didaktischen Gründen zu trennen, steht der Wasserhaushalt. Auch der organische Stoffwechsel ist ohne die Wasserbewegungen im Körper undenkbar. Die lebenswichtige Bedeutung des Wassers kannte schon THALES VON MILET. Er sah in ihm sogar den Ursprung aller Dinge. Die höheren Wirbeltiere bestehen zu 60—70% aus Wasser und dieser Hundertsatz nähert sich bei niederen Tieren immer mehr 100%. Das wasserreichste Organ des Körpers ist die graue Nervensubstanz (82 bis 94%), das wasserärmste der Knochen (22—34%), etwa in der Mitte steht der quergestreifte Muskel, der etwa 50% des Gesamtkörperwassers enthält, mit 73 bis 77%. Der Wassergehalt der einzelnen Organe schwankt zwischen 22% beim Skelet und 83% beim Blute [VEIL (Z)]; bei den meisten parenchymatösen Organen beträgt er 70—80%. Enorm sind die Wassermengen, die täglich sich in den Darm ergießen: 600 cm³ Speichel, 1500 cm³ Magensaft, 800 cm³ Galle, 700 cm³ Pankreassaft, 600 cm³ Darmsaft = etwa 4200 cm³ [E. FREY (Z), S. 151]. Noch höhere Zahlen gibt neuerdings GEIGY (1951) an. Diese großen Mengen, die etwa der Gesamtmenge Blut entsprechen, kehren wieder ins Blut zurück. Der alte Satz: „corpora non agunt, nisi soluta" hat für den Wasserreichtum schon den entscheidenden Grund aufgedeckt. Hungern kann der Mensch etwa 40—60 Tage, aber dürsten höchstens 1—2 Wochen.

Der Wasserbestand des Körpers wird außerordentlich konstant gehalten. Rasche Verminderungen um 10% führen bereits zu erheblichen Störungen, solche von 20—22% zum Tode. Die stets pathologischen Zunahmen können enorme Ausmaße von 30—50 kg erfahren, ohne das Leben unmittelbar zu gefährden. Die Körperorgane, abgesehen von dem Unterhautzellgewebe, nehmen davon nur einen kleinen Teil (etwa 3—5 kg) auf, die Hauptmengen sammeln sich in den Körperhöhlen an.

Der normale Wasserwechsel in 24 Std beträgt 6—8% des Bestandes, der dabei gewöhnlich nur um 0,5—1% schwankt [MARX (Z), E. FREY (Z)].

Das Wasser ist durch seine hohe spezifische und latente Wärme sowie seine hohe Dielektrizitätskonstante ausgezeichnet. Es ist eine der dichtesten Materien (in 1 155 Mol) und hat eine besonders große Oberflächenspannung. Diese physikalischen und chemischen Eigenschaften machen es zu einem idealen Lösungs- und Adsorptionsmittel. Flüssiges Wasser ist wahrscheinlich eine Mischung von Dihydrol $(H_2O)_2$ und Trihydrol $(H_2O)_3$. Ein Monohydrol $(H_2O)_1$ ist anscheinend nur der Wasserdampf, ein reines Trihydrol $(H_2O)_3$ das Eis. Spektralanalytische Untersuchungen von URAY zeigten, daß der Wasserstoff im Wasser nicht nur aus einer Art von Atomen (H^1) besteht, sondern auch noch solche mit doppelter Kernmasse: isotoper oder schwerer Wasserstoff (H^2) oder schweres Wasser (H_2^2O) enthält. Die Mengen dieser isotopen Beimengung sind im allgemeinen sehr gering, im Leitungswasser nur 1 : 5000, im Organismus wahrscheinlich erheblich mehr. Die physiologische Bedeutung des schweren Wassers ist vorläufig noch unklar. Es ist nicht einmal ganz sicher, ob eine solche überhaupt vorliegt oder aber ob es sich nur um zufällige Körperanhäufungen und Passagen, wie bei seltenen Metalloiden handelt. Sicher ist, daß schweres Wasser in höherer Konzentration giftig wirkt. Die Fermentprozesse verlaufen dabei anscheinend langsamer, Samen keimen nicht, einzellige und Kleintiere gehen rasch zugrunde. Mäuse werden unruhig und bekommen abnorm starken Durst.

Unter *Wasserhaushalt* versteht man mit SIEBECK (Z) die Ordnung, die bei dauerndem Wasserwechsel Wasserbestand und -verteilung im Körper auf optimalem Niveau aufrecht erhält.

Sein Studium hat sich wie bei jedem anderen Nähr- und Körperstoff mit zwei Hauptproblemen zu befassen, einem Bilanzproblem und einem intermediären Umsatzproblem, wobei letzteres chemisch wegen der Einfachheit des Stoffes relativ einfach ist, physikalisch-chemisch dafür um so komplizierter.

Wasser wird aufgenommen einmal in Form von Flüssigkeiten aller Art und dann in Speisen. Dazu kommt noch das sogenannte Oxydationswasser, d. h. die Menge, die durch die Verbrennung der festen Nährstoffe im Körper entsteht. Die Verbrennung von 100 Cal organischem Nährstoff führt zu einer Wasserbildung von 10—13 g [weiteres Zahlenmaterial bei E. FREY (Z)]. Stammen sie aus Eiweiß-verbrennung, so sind es 9,3 g, die analogen Zahlen für Fett sind 11,3 g, für Kohlen-hydrate 13,3 g. Will man einen ungefähren Anhaltspunkt für die Gesamtwasser-zufuhr haben, so wiegt man am besten die ganze Nahrung mit den Flüssigkeiten, wie DOLL u. SIEBECK es empfohlen haben. Die Trockensubstanzmenge entspricht dann annähernd dem Oxydationswasser.

Die Ausscheidung erfolgt hauptsächlich im Harn, ferner im Stuhl und durch Haut und Lungen, in Form der sogenannten perspiratio insensibilis. Der normale erwachsene Mensch nimmt bei der gewöhnlichen ausreichenden Kost von etwa 2400 Cal als Flüssigkeit 1—1$^{1}/_{2}$ l, in den Speisen 1—1$^{1}/_{2}$ l Wasser auf. Dazu kommen als Oxydationswasser 200—350 g/Tag.

Die *Harnmenge* beträgt bei gemäßigtem Klima nach der älteren Literatur (vgl. VIERORDT) 1500—1700 cm³, nach neueren Messungen von H. MARX etwa 1 l, bei Frauen durchschnittlich etwas mehr, bei Männern etwas weniger. Der Kot ent-hält normalerweise etwa 150—350 g Wasser, die Perspiration, die mit emp-findlichen Waagen (von SAUTER oder GARVENS) während mehrerer Stunden durch Gewichtsabnahme leicht festgestellt werden kann, beträgt bei mittlerer Tages-temperatur in der Ruhe etwa 700—1000 g pro Tag (PETTENKOFER u. VOIT, ATWATER u. BENEDICT).

Zur *Schweißbildung* kommt es unter besonderen physiologischen Verhältnissen (hohen Außentemperaturen, starken Oxydationssteigerungen infolge intensiver Muskeltätigkeit) beim Gesunden dann, wenn die in ihrem Ausmaße beschränkte Perspiratio insensibilis zur Entwärmung des Körpers nicht ausreicht und die physikalische Wärmeregulation zur Verhinderung oder Beseitigung einer Wärme-stauung mit Temperaturanstieg auf das Äußerste angespannt werden muß. Die Schweißverluste können dabei sehr beträchtlich sein. So verlor der korpulente und ungenügend trainierte O. KESTNER (mündliche Mitteilung) beim Aufstieg zur Cabanna Marguerita am Monte Rosa 5 kg an Gewicht. Wenn gewiß auch ein Teil dieser Abnahme durch Einschmelzung von organischem Körpermaterial bedingt war, so sind doch mindestens 3—3$^{1}/_{2}$ kg durch Schweißabgabe hervorgerufen. Außer-dem kommt es bei Krankheiten (Entfieberung, akuten und chronischen Infekten, Tuberkulose, Rheumatismus, M. Basedow, schweren vasamotorischen Neurosen usw.) zur Schweißbildung. Wegen des Mangels an Schweißdrüsen kann der Hund nicht schwitzen. Er steigert dafür die Wasserdampfabgabe durch starke Be-schleunigung der Atmung, das sogenannte Jacheln.

Für die *Aufstellung einer Wasserbilanz* gibt H. Marx (Z) anscheinend in Selbstversuchen an Tagen von zwei verschiedenen Jahreszeiten folgendes instruktives Beispiel:

Tabelle 21

H. M., 28 Jahre, 72 kg	6. 11. 1929 g H$_2$O	3. 5. 1930 g H$_2$O
Wassereinfuhr		
in Getränken (Saft, Kaffee, Suppe)	800	1480
in Speisen	980	920
Oxydationswasser (2400 Cal)	290 (2300 Cal)	278
	2130	2678
Wasserausfuhr		
im Harn	1050	1420
im Stuhl	180	210
Haut und Lungen	820	1120
(berechnet aus 10 Einstundenversuchen)		
	2050	2740
Körpergewicht	+ 50 g	— 100 g
Berechnete Bilanz	+ 80 g	— 62 g

Die Differenzen von + 30 bzw. — 38 g zwischen berechnetem und gefundenem Gewichtsverhalten sind so gering, daß sie in die Fehlerbreite der schwierigen Bestimmungsmethoden mit ihren zahlreichen Messungen und Wägungen fallen. Unstimmigkeiten zwischen Gewichtsverhalten und berechneter Bilanz, wie sie einzelne Autoren, vor allen im Sinne zu geringer Gewichtsverluste angeben, sind wohl immer durch methodische Fehler bzw. Unzuverlässigkeit der Versuchspersonen bedingt. Wenn der Mensch bei Bädern auch vielleicht ähnlich wie der Frosch kleine Mengen Wasser aufnehmen kann, so geschieht das gewiß nicht aus der freien Luft.

Der *Wasserhaushalt des Körpers wird geregelt durch den Durst*, den stärksten Naturtrieb, den es gibt, da Flüssigkeitszufuhrsperre bald tödlich wirkt.

Unter *Durst* versteht man am zweckmäßigsten das Gefühl, das zu erhöhtem Trinken führt. Nur das Trinken und die Menge des Getrunkenen sind Maßstab des Durstes. Der Hauptfaktor für die Entstehung des Durstgefühls ist eine Erhöhung der osmotischen Konzentration im extracellulären Raum. Auch eine wesentliche Verringerung des Volumens der Extracellulärflüssigkeit und damit der kreisenden Blutmenge kann dazu führen. Vom echten Durstgefühl zu unterscheiden ist das Trockenheitsgefühl im Munde [vgl. Lancet Editorial (1953)]. Ein falsches Durstgefühl ist auch der unangenehme metallische Geschmack beim Salzmangelsyndrom (R. A. Cance).

Eine Erhöhung des osmotischen Drucks im Extracellularaum beeinflußt die Zellen sowohl in ihrer äußeren Gestalt als auch in ihrer inneren Zusammensetzung. Die Zellen schrumpfen durch Wasserabgabe, wobei der osmotische Druck in den Zellen zunimmt.

Durst ist also im wesentlichen Gewebsdurst, wie schon Claude Bernard annahm und durch Tierversuche bei Pferden und Hunden mit Oesophagus- und Magenfisteln bewies.

Moderne Untersuchungen, z. B. von E. J. Towbin (1949), haben diese Befunde bestätigt.

Intravenöse Injektionen von hypertonischen Salzlösungen oder hypertonischen Lösungen anderer Art (Natriumsulfat, Natriumacetat, Sorbit usw.) rufen sofort Durst hervor (A. V. Wolf, J. H. Holmes u. M. Gregersen, 1950). Trockenheit der Mund- und Rachenschleimhaut spielt für die Entstehung des Durstes, wenn überhaupt, nur eine untergeordnete Rolle (TOWBIN, BELLOWS). Auch die seltene kongenitale Aplasie der Speicheldrüsen beim Menschen führt nicht zu vermehrtem Durst.

Daß auch die Magenwand in der Entstehung des Durstes eine gewisse Rolle spielt (ADOLPH u. NORTHROP), zeigt die Tatsache, daß Dehnung der Magenwand, z. B. durch Lufteinblasung, zu einer partiellen Hemmung des Durstes und der Wasseraufnahme führt.

Der Angriffspunkt der den Durst auslösenden gesteigerten Konzentration der extracellulären Gewebsflüssigkeit ist das Zentralnervensystem.

Am Boden des 4. Ventrikels wurde schon von CLAUDE BERNARD und ECKARDT (Lit. bei E. GRAFE) ein sogenanntes Polyuriezentrum gefunden, doch handelt es sich wahrscheinlich dabei um Bahnen von höhergelegenen Stellen zusammengefaßter Organisation. Bei dieser berühmten Piqûre kam es nicht nur zur Glykosurie, sondern auch zur Polyurie. Wegen Anstieg auch der Kochsalzkonzentration im Harn wurde die Piqûre von den nachprüfenden JUNGMANN u. E. MEYER als Salzstich bezeichnet. Einstich ins Tuber cinereum von ASCHNER, RICHTER, LESCHCKE (zit. bei E. GRAFE, 1936) u. a. führte auch zu einer Vermehrung der Wasserausscheidung, aber mit verminderter Salzkonzentration. Zweifellos gibt es aber auch noch höhere, subcorticale und corticale Stellen, von denen starke Diuresen ausgelöst werden können. Dafür spricht schon die Tatsache einer bewußten Durstempfindung. Durch starke Affekte läßt sich bei Hunden trotz Diureticis eine völlige Anurie erzielen (DOBREFF). Sehr interessant ist in dieser Richtung auch der Hypnoseversuch von H. MARX, der schon durch Suggestion eines großen Trunkes eine typische Blutverdünnung und Diurese hervorrufen konnte.

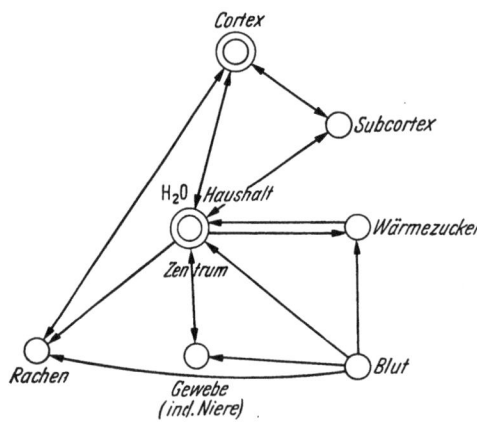

Abb. 8. Schema von H. MARX für die Faktoren des Wasserhaushaltes

Afferente Bahnen verlaufen nicht nur von den oberen Abschnitten des Verdauungskanals, sondern es lassen sich reflektorisch Diuresen von fast allen Körperstellen und Organen auslösen, was bei der universalen Aufgabe des Wassers ohne weiteres verständlich ist.

Die efferenten Bahnen verlaufen sowohl im Vagus wie im Sympathicus, ein großer Teil zur Niere, daneben aber wahrscheinlich zu allen Körpergeweben, vielleicht sogar bis in die letzte Zelle hinein (STÖHR).

Die Nieren sezernieren, wie Entnervungsversuche sicher zeigen, auch unabhängig vom Nervensystem, doch scheint die feinste Einstellung der Nierentätigkeit nervös gesteuert zu werden (RHODE u. ELLINGER). Die afferenten Nierennerven stammen teils aus dem Vagus, teils aus dem Sympathicus und zwar beim letzteren sowohl aus dem Splanchnicus wie aus dem Abdominalgeflecht der Aorta.

H. MARX bringt in seiner ausgezeichneten Darstellung des Wasserhaushaltes folgendes, von mir etwas modifiziertes, ansprechendes Schema, das die für den Wasserhaushalt wichtigsten Zentren und Faktoren wiedergibt (Abb. 8).

Die Pfeile sollen die Einwirkungsrichtungen anzeigen. Das Schema zeigt, daß diese mit Ausnahme des Blutes alle zweiseitig sind.

Ein sehr kompliziertes Problem stellt die *Diurese* dar. Es erscheint zunächst so einfach anzunehmen, daß das über den Bedarf in das Blut einströmende Wasser auf direktem Wege von den Nieren wieder eliminiert wird. Dagegen spricht aber die Tatsache, daß der größte Teil des aufgenommenen Wassers zunächst in den Depots (Haut und Muskulatur) zur Ablagerung kommt (HELLER, UNDERHILL, MAYR) und erst von hier aus je nach dem Füllungszustande der Depots wieder ins Blut abgegeben und dann von den Nieren erfaßt wird. H. MARX (Z) hat hier eine recht komplizierte Hypothese aufgestellt, in der in Analogie zum Diabetes insipidus dem Hypophysenhinterlappenhormon die entscheidende Rolle zugeschrieben wird. Auf die Begründung und Kritik kann an dieser Stelle nicht eingegangen werden (vgl. die Besprechung beim Diabetes insipidus).

Der adäquate Reiz für das nervöse Zentralorgan ist nach E. MEYER nicht so sehr der Wassergehalt des Blutes, als dessen Gehalt an osmotisch wirksamen Substanzen. Wichtiger dürfte wohl noch der Wasser- und Elektrolytgehalt der Gewebe sein [NONNENBRUCH (Z), VEIL (Z)], wobei es allerdings noch unklar bleibt, ob diese Verhältnisse direkt oder indirekt auf die nervösen Zentralorgane einwirken. VERNEY nimmt Osmoregulatoren im Verzweigungsgebiete der Art. Carotis interna an, die ihre Erregungen zum Hypophysenhinterlappen leiten.

Es scheint, daß das Zentrum vor allem auf eine generelle Bedarfsanmeldung für Wasserzufuhr reagiert, während der Wasserbedarf einzelner Organe, sofern er nicht sehr hochgradig ist und durch Wasserverschiebung im Körper gedeckt werden kann peripher geregelt wird, vielleicht durch Signale von den VATER-PACCINIschen Körperchen, die wie Osmometer wirken, vielleicht auch im Sinne SCHADEs lokal automatisch, ohne Inanspruchnahme besonderer Zentren.

Außer *zentralnervös wird der Wasserhaushalt auch hormonal von den Inkretdrüsen gesteuert.* An erster Stelle steht hier die Hypophyse bzw. das Hypophysenzwischenhirnsystem. Auf die hier vorliegenden zum Teil recht komplizierten und unübersichtlichen Verhältnisse soll erst später bei der Besprechung des Diabetes insipidus eingegangen werden. Erwähnt sei hier nur, daß die Einwirkung sich nicht auf den Wassergehalt der Gewebe, sondern auf die Nieren sich vollzieht (OEHME). Die Beziehungen von Thyreoidea und Wasserhaushalt hat vor allem EPPINGER näher studiert und klinisch verwertet (weitere Untersuchungen bei H. MARX [Z]).

Unterfunktion der *Schilddrüse* führt zur Verlangsamung des Wasserstoffwechsels und damit zur Erhöhung des Wasserbestandes im Körper, Überfunktion zu dem gegenteiligen Verhalten. Es besteht also ein völliges Analogon zum Gesamtstoffwechsel. Das Thyroxin facht also nicht nur die Zelloxydationen an, sondern greift auch fördernd und beschleunigend in den intracellulären Wasserumsatz ein. Auch im Blute kommen diese Dinge bei Schilddrüsenkranken klar zum Ausdruck. Wie DEUSCH zeigte, besteht bei Myxödematösen eine Serumeindickung, die durch Thyreoidpräparate rückgängig gemacht werden kann.

Übersichtlicher liegen die Dinge für die Nebennieren, doch tritt hier die neue Schwierigkeit auf, daß bei den engen Beziehungen zwischen Adrenalin und vegetativem Nervensystem es nahezu unmöglich ist, festzustellen, ob die Nebennieren effekte direkt oder indirekt über das vegetative Nervensystem sich auswirken. Zusammenfassend läßt sich sagen, daß das Adrenalin zuerst die Diurese hemmt und dann manchmal — beim Menschen am unsichersten — steigert. Die Ursachen der mit großer Regelmäßigkeit eintretenden initialen Hemmung sind Vasoconstriction in der Niere, daneben vielleicht noch Bluteindickungen infolge Abdichtung der Capillarendothelien durch das Adrenalin.

Die *Nebennierenrinde* beeinflußt die Verteilung des Wassers auf Intercellularraum und Intracellularraum (THADDEA sowie GAUDINO-LEVITT). Nebennierenrindenextrakt wirkt diuretisch (MARGITAY-BRECHT u. PETÁRNYE).

Die *Ovarien* wirken der Hauptsache nach nur indirekt auf den Wasserstoffwechsel ein, indem ihr Ausfall zu Fettansatz prädisponiert, und daß dadurch Veränderungen im Wassergehalt bedingt sein können. Es gibt aber vereinzelt auch Beobachtungen, in denen bei geringer oder geschwundener Ovarialtätigkeit ohne nachweisbare Herz- oder Nierenveränderungen Ödeme auftreten. — Auf die Beziehungen des Insulins zum Wasserhaushalt soll erst bei Besprechung des Diabetes mellitus eingegangen werden.

Zu den innersekretorischen Organen ist vor allem durch die Untersuchungen von Lamson und Pick noch ein weiteres Organ von großer regulatorischer Bedeutung für den Wasserhaushalt hinzugekommen, nämlich die Leber.

Lamson fand bei Hunden, daß nach Leberausschaltung die auf Epinephrininjektion eintretende Eindickung des Blutes ausblieb; er führt dies auf den Fortfall einer durch Epinephrin sonst hervorgerufenen Sperrung der Lebervenen zurück.

Pick u. Mitarb., besonders Mautner, die gleichzeitig ähnliche Versuche anstellten, denken außer der Regulation durch die venösen Sperrvorrichtungen sogar an eine *hormonale Wirkung der Leber*, ohne allerdings in dieser Richtung zwingende Beweise beibringen zu können.

Nächst der Muskulatur ist zweifellos die Leber das Hauptspeicherorgan für Wasser. Das gilt nicht nur für orale, sondern auch für parenterale Zufuhren. Bei einem Wassergehalt von 70% enthält sie etwa 1000—1200 cm³ H_2O entsprechend 2,8—3,0% des gesamten Körperwassers. Bei sehr großen Wasseraufnahmen steigen die Zahlen bis zu 9% des Ausgangsgewichtes, so daß die Leber fühlbar wird und daß bei Tiersektionen nach großen Wasser- und Salzinjektionen das Wasser in Tropfen auf der Schnittfläche steht. Es handelt sich dabei nicht nur um einen vermehrten Blutgehalt, sondern um eine echte Wasserspeicherung in den Leberzellen, die auch histologisch in Form ausgedehnter Vacuolenbildung nachgewiesen werden konnte (Raum). Welch enorme Wasser- bzw. Blutmengen die Leber aufzunehmen vermag, zeigt am deutlichsten die oft gewaltige Stauungsleber bei Herzinsuffizienzen, in geringer Form manchmal das erste Zeichen und nach wirksamer Therapie oft der letzte Rest einer Dekompensation. Die hervorragende diuretische Wirkung von Salyrgan und anderen Hg-Präparaten hat ihren Angriffspunkt an der Leber vielleicht durch Verbindung mit den gleichfalls diuretisch wirkenden Gallensäuren.

Wasser kommt im Organismus in sehr verschiedener Anordnung vor, freiverschieblich in Blut und Lymphe, relativ beweglich als Zwischenflüssigkeit in den Gewebslücken und die Hauptmenge fest eingeschlossen in den Gewebszellen selbst. Im letzteren Falle ist ein Austausch nur durch die Zellmembran hindurch möglich, er vollzieht sich in der Regel nach den Gesetzen des osmotischen Druckes, worunter der auch manometrisch direkt bestimmbare Druck verstanden wird, den eine in Wasser gelöste Substanz, verglichen mit dem reinen Lösungsmittel, ausübt. Entscheidend für den Austausch ist in zweiter Linie die Beschaffenheit der Zellmembran. Nach den Vorstellungen von Overton soll sie mit Lipoiden durchtränkt sein, so daß die Frage der Lipoidlöslichkeit die entscheidende Rolle spielt. Overton und H. Meyer haben hierüber sehr wichtige Untersuchungen angestellt, die sie zur Aufstellung der Lipoidtheorie der Permeabilität geführt haben. Diese hat sich als außerordentlich fruchtbar erwiesen. Immerhin ist sie in den letzten Jahren stark ins Wanken gekommen (Zusammenfassendes darüber bei Winterstein), vor allem durch den schon erwähnten Nachweis wasserlöslicher Lipoide und viele Widersprüche mit experimentellen Befunden. In ihrer Allgemeingültigkeit ist sie heute kaum noch aufrechtzuerhalten.

Außer einer eventuellen lipoiden Phase spielen Oberflächenwirkungen, vor allem
die Absorption, eine überragende Rolle (vor allem I. TRAUBE und WARBURG,
Zusammenfassung WINTERSTEIN). Schließlich ist noch maßgebend die komplizierte Innenstruktur der Zelle, unabhängig von der Plasmahaut, doch ist diese
einer detaillierten Untersuchung schwer zugänglich.

Über die hauptsächlichsten Stoffe, um die es sich bei dem Austausch zwischen
Zelle und umgebender Flüssigkeit handelt, gibt PETERS (Z) folgende gute Übersicht:

Zwischenflüssigkeit		*Intracelluläre Flüssigkeit*
Eiweiß	$<$	Eiweiß (höher differenziert)
Na	$>$	(Na)
K	$<$	K
Ca	$>$	(Ca)
Mg	$<$	Mg
Cl	$>$	(Cl)
HCO_3	$<$	HCO_3
P (anorg.)	$(=)$	P (anorg.)
P (organ.)	$<$	P (organ.)
Creatin	$<$	Creatin
Creatinin	$(=)$	Creatinin
Harnstoff	$=$	Harnstoff
Zucker	$(=)$	Zucker
Aminosäuren	$(=)$	Aminosäuren, Glykogen, Nucleotide usw.
Enzyme, Coenzyme usw.	$<$	Enzyme, Co-Enzyme usw.

Die Spitzen der Winkel zeigen in der Richtung der geringeren Konzentration. Die
Klammern bedeuten, daß noch Unsicherheiten bestehen und die Verhältnisse noch
nicht ganz geklärt sind. Im übrigen muß auf die Originalanmerkungen verwiesen
werden [PETERS (Z)].

Es ist selbstverständlich, daß diese Aufzählung nur die wichtigsten Austausch-
stoffe, die näher untersucht sind, umfaßt.

Veränderungen im Na-Austausch führen im allgemeinen zu Störungen des
Wasserhaushaltes, während Veränderungen im K-Gleichgewicht Störungen des
Zellstoffwechsels anzeigen.

Da der Wasserhaushalt der Zellen, abgesehen von den Einzelligen einer direkten
Beobachtung nicht zugänglich ist, sucht man indirekte Schlüsse aus der *Untersuchung des Blutes* zu ziehen. Es unterliegt auch keinem Zweifel, daß die Zusammensetzung des Blutes für viele Vorgänge im Gewebsstoffwechsel ein gutes Spiegel-
bild liefert. Das Blut ist eben nicht nur Mittel für den Wassertransport, sondern
auch für die Wasserumsatzregulation. Blutverdünnung spricht, sofern nicht vorher große Flüssigkeitsaufnahmen stattgefunden haben, für Flüssigkeitseinstrom
aus dem Gewebe, umgekehrt Bluteindickung für Wasserretentionen, sofern nicht
gleichzeitig eine starke Diurese besteht. Die Beurteilung ist im einzelnen aus methodischen und anderen Gründen [Ungleichheit der einzelnen Blutprovinzen, Verschiedenheit der vasomotorischen Mechanismen, Plasmaspeicherung (WIPPLE u.
Mitarb.), Blutdepots (BARCROFT), Stand der Hämotopoese usw.] oft außerordentlich schwierig [eingehende Besprechung der zahlreichen einschlägigen Arbeiten
bei H. MARX (Z)]. Wassertrinken führt stets zu einem deutlichen Absinken der
Erythrocyten und einer Zunahme der Blutplasmamenge, ein Vorgang, der beim
Normalen nach 4—5 Std wieder abgeklungen ist, bei Kranken (Nephritis, Herzinsuffizienz, Lebercirrhose) sich aber oft in die Länge zieht. Umgekehrt führt die
Diurese zu einer Plasmaverminderung, eventuell bei Anwendung starker Diuretica
zuerst zu einer Vermehrung infolge Flüssigkeitseinstrom aus den Depots und
Geweben. Zur Bluteindickung mit echter Plasmaverminderung kommt es auch

nach Flüssigkeitsverlusten anderer Art (große Blutverluste, voluminöses Erbrechen, kopiöse Durchfälle, profuse Schweiße usw.). Die Stabilisierung des früheren Zustandes erfolgt beim sonst gesunden Organismus ziemlich rasch, bei Herz- und Nierenkranken meist verlangsamt. Der dazu notwendige Einstrom stammt hauptsächlich aus den Wasserdepots und nur zum kleinen Teil aus den Organzellen, die ihren Wasserbestand mit Ausnahme der Fettzellen wahrscheinlich in relativ engen Grenzen konstant halten.

Die *Hauptwasserdepots* sind das interstitielle weitmaschige Bindegewebe, besonders in der Haut und in der Nachbarschaft vieler Organe, zum Teil auch in ihnen selbst. Es ist vielfach die intermediäre Zone zwischen Organzellen und Gefäßsystem. Die Speicherungsfähigkeit ist eine außerordentlich große. 5—6 kg können beim normalernährten Erwachsenen, beim Fettsüchtigen noch mehr, retiniert werden, ehe es zu Ödemen kommt.

Unter Ödemen versteht man sicht- und tastbare Flüssigkeitsansammlungen in der Haut (Anasarca). Es gibt auch Ödeme der inneren Organe (vor allem Lunge und Leber) als Folgen einer maximalen Stauung (Lungenödem). Latente Ödeme bei Kreislaufkranken lassen sich manchmal, aber keineswegs gesetzmäßig und elektiv durch den KAUFFMANNschen Wasserverbrauch nachweisen, d. h. Verstärkung der Diurese bei Beinhochlagerung nach Trinken von je 150 cm³ Wasser 4 Std hindurch.

Maßgebend für das pathologische Austreten von Flüssigkeit aus dem Blute in die Gewebe sind der Capillardruck, der Venendruck und der·kolloidosmotische Druck des Blutplasmas. Der Capillardruck, der je nach angewandter Methode beim gesunden Menschen 50—100 mm Wasser beträgt, ist schwer zu messen und zu beurteilen. Er steht gewöhnlich in Abhängigkeit vom Venendruck, der beim Stauungsödem immer erhöht ist, zum Teil auch durch Strömungsverlangsamung. Am wirksamsten im Mechanismus der Ödembildung und zwar anscheinend für alle Formen ist anscheinend die Erniedrigung des kolloid-osmotischen Druckes des Plasmas. Zahlreiche Faktoren wirken auf ihn ein wie Eiweißgehalt des Plasmas und Verhältnis seiner verschiedenen Eiweißfraktionen, Kristalloidmenge, H-Ionenkonzentration usw. Auf Einzelheiten soll erst später bei Besprechung der sogenannten Ödemkrankheit als Folge hochgradiger Unterernährung eingegangen werden. Auch die zahlreichen Ödemtheorien können im Rahmen dieser Darstellung nicht besprochen werden [Näheres darüber bei H. MARX (Z) und E. FREY (Z)].

Die normalen Druckwerte von 3—400 mm H₂O sind bei vielen Ödemkranken und Nephrotikern erniedrigt, aber eine strenge Gesetzmäßigkeit liegt nicht vor.

Für die Wasseranreicherung spielen auch Gewebsfaktoren eine wichtige Rolle. Dazu gehört in erster Linie die Hemmung des Lymphabflusses. Am deutlichsten tritt sie bei Drüsentumoren in Achselhöhle und Leisten mit Ödemen von Armen bzw. Beinen in die Erscheinung. Hinsichtlich der Lymphe, ihrer Zusammensetzung, Bildung und Bewegung sei auf E. FREY (Z) S. 452 ff. verwiesen. Auch mechanischer Gewebsdruck kann von Einfluß sein, wofür die manchmal starke Entwässerung im Bade spricht. Weiter ist zu nennen die Wasseravidität der Gewebskolloide, bei der Verschiedenartigkeit der Gewebe und ihrer histologischen Zusammensetzung ein sehr kompliziertes Problem. J. LOEB sah in einer erhöhten Anreicherung der Zellen mit Salzen den Hauptfaktor der Ödementstehung, eine Theorie, der OVERTON entgegenhielt, daß der osmotische Druck in den Geweben nie eine Höhe erreichen kann, welche die gesamte Wasserbindung ausreichend erklärt. Als weitere Faktoren sind zu erwähnen Schwankungen im Eiweißgehalt (Albuminurie in die Gewebe von EPPINGER) und im Lipoidgehalt bzw.Verhältnis der verschiedenen Lipoidarten zueinander.

Schließlich sei noch die Säuretheorie von M. FISCHER (Z), die seinerzeit viel Aufsehen und viel Kontroversen erregte, erwähnt. Nach dieser soll die Säurequellung der Gewebskolloide eine entscheidende Rolle bei der Ödembildung spielen. Die Tatsache, daß eine Säuerung des ödematischen Gewebes niemals nachgewiesen wurde, im Gegenteil Ansäuerung in der diabetischen Acidose nur medikamentös mit Salmiak zu einer Entwässerung führt, spricht auch nach meiner Ansicht entscheidend gegen die Richtigkeit von FISCHERS Annahme.

Bei der Entstehung entzündlicher Ödeme mögen besondere Toxine eine Rolle spielen. Wahrscheinlich gilt das auch für die nephritischen (Nephrotoxine und Blaptine).

Wichtiger als die genannten Faktoren ist für den Flüssigkeitsaustausch zwischen Blut und Gewebe sowie besonders die Ödementstehung wahrscheinlich die *veränderte Permeabilität* der *Capillarendothelien*.

A. KROGH zeigte schon, daß diese weitgehend von ihrem Kontraktionszustande abhängig ist. Erweiterung erhöht die Durchlässigkeit sowohl für Farbstoffe wie für die Eiweißkörper, erst recht natürlich für Wasser, während umgekehrt Verengerung zu einer gewissen Abdichtung führt. Der Kontraktionszustand aber ist weitgehend abhängig vom Nervensystem, da nach STÖHRs wichtigen Untersuchungen jede Endothelzelle auch der Capillaren ihre eigene Nervenversorgung hat, die vielleicht nicht nur der Lumeneinstellung, sondern auch der Permeabilitätstärke dient. Dabei spielt vielleicht auch die H-Ionenkonzentration eine Rolle. Nach ATZLER führt Zunahme zur Capillarerweiterung, Abnahme (Alkalose) zur Vasoconstriction.

Es ist möglich, daß dabei frei werdendes Histamin ähnlich wie bei der Haut, bei deren Reizung nach KALK Histaminfrei wird, eine Rolle spielt.

Auch das Calcium führt zu einer Vasoconstriction und damit zur Membranabdichtung. Für die Ödeme bei der Mangelernährung haben KÜCHENMEISTER u. TRAUBE den Nachweis einer gesteigerten Permeabilität erbracht, während sie den kolloidosmotischen Druck nicht wesentlich verändert fanden.

Damit wäre wohl das Wichtigste über die Wasserbewegungen zwischen Blut und Organen kurz geschildert.

Wie gestalten sich nun die *Verhältnisse unter abnormen Bedingungen, d. h. bei Durst und längerem Vieltrinken?* Beim Durst kommt es vor allem zu einer Abnahme des Blutplasmas, einer allgemeinen Exsiccose, die vor allem beim Säugling eine große Rolle spielt, und zu einer vermehrten Eiweißeinschmelzung, die sich in zum Teil enormen Rest-N-Werten (bis 600 mg-%) (MARX), sowie vermehrter N-Ausscheidung im Harne, die zu einer negativen N-Bilanz führen kann, zu erkennen gibt. Die hohen Rest-N-Werte sind dabei nicht nur auf vermehrte Eiweißeinschmelzung, sondern auch auf vermehrte Retention infolge renaler Insuffizienz infolge Exsiccose zurückzuführen. Bei Kindern kann der Durst, vielleicht infolge vermehrter Eiweißzersetzung und herabgesetzter physikalischer Wärmeregulation, zu Fieber führen (vgl. L. F. MEYER und RIETSCHEL). Auch der Kohlenhydrathaushalt wird bei der Exsiccose in Mitleidenschaft gezogen, indem die Blutzuckerwerte etwa auf die Hälfte herabsinken (SCHIFF).

Größeres Interesse als der Durst hat die vermehrte Wasserzufuhr. Übergroße Mengen, die in der gleichen Zeit nicht wieder ausgeschieden werden können, führen zu dem von CHABANIER zuerst beschriebenen Bilde der Wasserintoxikation mit enormer Hydrämie, Sinken der Körpertemperatur und Tod. Beim Menschen haben REGNIER (unter E. MEYER), STRAUSS und KUNSTMANN (unter KREHL) analoge Versuche angestellt, selbstverständlich ohne Überschreitung der maximalen Nierenleistung. Nach Trinken von 4—10 l pro Tag kam es zwar nicht zu einer erheblichen Störung der Wasserbilanz, wohl aber zu starken NaCl-Verlusten.

Im Falle von Strauss betrugen sie sogar 67 g bei einem Kochsalzbestand des Körpers von etwa 150 g. Im anschließenden Durstversuche von Kunstmann trat eine Störung der NaCl-Ausscheidung ein. Interessant im Hinblick auf die Polydipsie und den echten Diabetes insipidus, dessen Studium die Veranlassung zu diesen heroischen Versuchen war, ist die von Regnier und Kunstmann beschriebene Beobachtung, daß die Energie, nach wochenlangem Trinken der gewaltigen Wassermengen damit aufzuhören, fast ebenso groß sein mußte wie die zum Trinken der großen Flüssigkeitsmengen. Es entwickelte sich ein ungeheurer Durst, der bei normaler Flüssigkeitszufuhr erst allmählich verschwand. Wenn Strauss das bei seinen Versuchspersonen nicht bestätigen konnte, so lag das wohl an der weit geringeren Flüssigkeitszufuhr.

Auf die Verhältnisse beim Diabetes insipidus soll erst später eingegangen werden (vgl. Kap. D. insip.). Überblickt man die wesentlichen Faktoren und Aufgaben des Wasserhaushaltes, so ergibt sich, daß sie von einer Vielseitigkeit und Dringlichkeit sind wie bei kaum einem anderen Bestandteile unserer Nahrung. Das ἄριστόν μὲν ὕδωρ des Thales von Milet hat seine reale Berechtigung. Als wichtigste Faktoren des Wasserhaushaltes nennt Klinke *zusammenfassend*:

1. Die hydrodynamische Wirkung der Herzaktion, der Körperbewegung und des Lymphstromes.
2. Die osmotischen Verhältnisse im Körper.
3. Die kolloidosmotischen (onkotischen) Wirkungen der Körperkolloide.
4. Die elektrischen Kräfte des Wassertransportes.
5. Die chemischen Kräfte.

Die Bewegungen des Flüssigkeitsstromes ermöglichen überhaupt erst einen Flüssigkeitswechsel. Der osmotische Druck hat entscheidende Bedeutung nicht nur für den Austausch von Wasser, sondern auch von allen wasserlöslichen Stoffen der Zellen, besonders auch den Salzen. Das Membranproblem ist dabei von einer außerordentlichen Kompliziertheit. Der Quellungsdruck spielt für die Wasserbewegungen zweifellos eine große Rolle, wenn auch Fischers Theorie heute kaum noch zu halten ist.

Der elektrische Faktor, den besonders R. Keller betont hat, besteht vor allem darin, daß das Wasser als Absorptionswasser dielektrisch sich anders verhält wie der aus der anorganischen Chemie bekannte Stoff mit den Dielektrizitätskonstanten von 82. Durch den Kontakt mit den Gewebskolloiden bekommt das Wassermolekül eine positive Ladung, die zu einer elektrischen Anziehung der stärker negativ geladenen Gewebskolloide führt. Ursache der letzteren ist nach Keller die Gewebsatmung. Zu den chemischen Kräften rechnet Klinke (Z) auch die Colloidalterung, den Zusammenschluß von Molekülen, die Umbildung von Kolloiden usw.

Erst das Wasser ermöglicht den außerordentlich komplizierten Mineralhaushalt der Zelle, wobei die Beziehungen zum Kochsalz die engsten sind. Der Parallelismus bei Retention und Ausscheidung ist hier ein weitgehender, wenn auch keineswegs gesetzmäßiger. Im allgemeinen hält 1 g NaCl 100 cm³ Wasser im Körper zurück, aber es kann auch trocken oder in viel höherer Konzentration gespeichert werden, vor allem in der Haut, wie besonders die französische Klinik Leva, Magnus u. a. gezeigt haben [Lit. bei H. Marx (Z)].

Auch *der Umsatz der organischen Nährstoffe zieht den Wasserhaushalt in seinen Dienst*, nicht nur als Lösungs- und Transportmittel für ihre wasserlöslichen Bausteine und Abbauprodukte, sowie den physikochemischen Austausch zwischen Zellen und umgebenden Medium. Vielmehr spielt das Wasser auch eine sehr wesentliche Rolle bei der Ablagerung von Eiweiß, Kohlenhydraten und Fetten.

Lebendiges Protoplasmaeiweiß braucht etwa das Vierfache seines Gewichtes an Wasser zur Ablagerung im Körper, während das Mast- oder Vorratseiweiß offenbar mehr in trockener Form abgelagert wird und seinen geringen Bedarf an Quellungswasser den vorhandenen Beständen des Körpers entnimmt. Dieses verschiedene Verhalten muß aus der Tatsache gefolgert werden, daß starke Eiweißmästungen bei Tieren und Menschen möglich sind, ohne daß das Körpergewicht nennenswert ansteigt.

Ganz ähnlich liegen die Dinge für die Kohlenhydrate. Auch hier ist nach ZUNTZ im allgemeinen eine 3—4 fache Menge Wasser zum Ansatz nötig, doch kann man aus dem Verhalten des Gewichtes bei hochgradiger Kohlenhydrat- und Fettmast schließen, daß auch hier analog dem Masteiweiß bei der Ablagerung manchmal weniger Wasser erforderlich ist.

Sicher ist, daß bei sinkendem Protoplasmabestande selbst hochgradige Überernährung mit Kohlenhydraten zu erheblichen Wasserabgaben führen kann (GRAFE). Zum Teil sind das allerdings Maskierungen durch sekundäre Wasserausschwemmungen infolge vorausgegangener Unterernährung.

Am größten sind die Schwankungen beim Fett. Es geht das nicht nur aus unzähligen klinischen Beobachtungen bei Fettsüchtigen hervor, auf die noch später einzugehen ist (vgl. Kap. Fettsucht), sondern vor allem aus den ungeheuren Schwankungen des Wassergehaltes im menschlichen Fett. Nach SCHIRMER bewegt er sich zwischen 5—71%, etwas enger (7—46%) sind die Analysenzahlen von BOZENRAAD. Wenn dieser letztere Autor Mittelwerte von 10% für Fette und 30% für Magere angibt, so ist mit derartigen Zahlen nicht viel anzufangen. Es läßt sich nur allgemein sagen, daß mit zunehmender Stärke der Fettablagerung dessen Wassergehalt abnimmt und daß andererseits mit der Reduzierung der Fettvorräte im Körper durch Unterernährung und Medikamente deren Wassergehalt steigt.

Besondere Verhältnisse gelten für das Wachstum. Wie vor allem M. RUBNER eingehend gezeigt hat, ist z.B. bei niederen Zellen und Tieren das Wasser geradezu ein Indicator für das Alter. Je jugendlicher Zellen und Gewebe, desto größer der Wassergehalt. Das gilt auch für den menschlichen Säugling.

Literatur

I. Zusammenfassende Darstellungen (Z)

Zu den S. 67 verzeichneten zusammenfassenden Darstellungen des *Mineralstoffwechsels*, in denen auch der Wasserhaushalt vielfach mitbehandelt wurde, kommen noch folgende Sonderbearbeitungen:

BERNARD, CLAUDE: Lecons sur les propriétés physiol. et sur les altérations pathol. des liquides de l'organisme. Paris (1859).

FISCHER, M. H.: Kolloidchemie der Wasserbindung. Dresden (1928).—FREY, E.: Nierentätigkeit und Wasserhaushalt. Berlin-Göttingen-Heidelberg: Springer 1951.

HAMBURGER, J.: Osmot. Druck u. Ionenlehre in den mediz. Wissenschaften, 3 Bd., Wiesbaden: Bergmann 1902—1904. — HELLER, H.: Erg. inn. Med. **36**, 663 (1929).

KLINKE, K.: Handb. d. Biochem., 2. Aufl., Ergänzungswerk Bd. 3, S. 479. (1936).

MARX, H.: Der Wasserhaushalt des gesunden u. kranken Menschen. Berlin: Springer 1935.

NONNENBRUCH, W.: Pathol. u. Pharmakol. d. Wasserhaushaltes. Handb. d. norm. u. pathol. Physiol., 2. Aufl., Bd. 8, S. 223. (1925).

OEHME, C.: Grundzüge der Ödempathogenese. Erg. inn. Med. **30**, 1 (1926).

PETERS, P.: Physiologic. Rev. **24**, 491 (1944). — Water balance in health and disease. In: DUNCANs Diseases of. metab., 2. ed., S. 271. Philadelphia u. London: Saunders (1947).

ROWTREE, L. G.: Physiologic. Rev. **2**, 116 (1922). — ROWTREE, L. G., G. B. BROWN and G. M. ROTH: The volume of the blood and plasma. Philadelphia (1929).

SCHADE, H.: Wasserstoffwechsel. Handb. d. Biochem., 2. Aufl., Bd. 8, S. 149. (1925).—Über Quellungsphysiol. u. Ödementstehung. Erg. inn. Med. **32**, 425 (1927). — SCHWENKENBECHER, A.: Handb. d. norm. u. pathol. Physiol., Bd. 4, S. 709. (1929).—SIEBECK, R.: Handb. d. norm. u. pathol. Physiol., Bd. 17, S. 161. (1926).

THANNHAUSER, S. J.: Lehrb. d. Stoffwechsel u. d. Stoffwechselkrankheiten, S. 608. München: Bergmann 1929.

VEIL, W. H.: Physiologie und Pathologie des Wasserhaushaltes. Erg. inn. Med. **23**, 648 (1923). — VILLA, L.: Ricambio idrico. Mailand: Villardi 1932.

II. Einzelarbeiten

ADOLPH, E. F., and J. P. NORTHOP: Amer. J. Physiol. **161**, 374 (1950). — ATWATER and F. G. BENEDICT: Experiments on the metabolism of water and energy. Zit. bei H. SCHADE (Z), S. 169. — ATZLER, E., u. G. LEHMANN: Pflügers Arch. **190**, 118 (1924).

BARCROFT, J.: Die Atmungsfunktion des Blutes, deutsch von FELDBERG, I. u. II. Teil. Berlin: Springer 1927 u. 1929. — BELLOWS, R. F.: Amer. J. Physiol. **125**, 87 (1939). — BOZENRAAD, Dtsch. Arch. klin. Med. **103**, 120 (1911).

MCCANCE, R. A.: Lancet I, **1936**, 823. — CHABANIER, H.: J. of Physiol. **28**, 841 (1931). DEUSCH, G.: Dtsch. Arch. klin. Med. **134**, 342 (1920). — DOBREFF, M.: Pflügers Arch. **213**, 511 (1926). — DOLL, H., u. R. SIEBECK: Dtsch. Arch. klin. Med. **116**, 549 (1914).

ELLINGER, PH.: Handb. d. norm. u. pathol. Physiol., Bd. 4, S. 340. (1929).—EPPINGER, H.: Zur Pathol. und Ther. der menschl. Ödeme: Berlin: Springer 1917.

GAUDINO, M., and M. F. LEVITT: J. Clin. Invest. **28**, 1487 (1949). — GEIGY,: Ärzte-Agenda 1951. — GRAFE, E.: Dtsch. Arch. klin. Med. **113**, 1 (1913). — Die nervöse Regulation des Stoffwechsels. In: Handb. d. Biochem., 2. Aufl., Ergänzungswerk, S. 687. 1936.

HELLER, H.: J. of Physiol. **76**, 1 (1932). — HOLMES, J. U., and M. J. GREGERSEN: Amer. J. Physiol. **162**, 326 (1950).

JUNGMANN u. E. MEYER: Arch. exper. Path. u. Pharmakol. **73**, 49 (1913).

KALK, H.: zit. bei H. MARX (Z), S. 196. — KAUFFMANN, F.: Berl. klin. Wschr. **1921**, 1246. KELLER, R.: Erg. Physiol. **30**, 293 (1930). — KÜCHENMEISTER, H., u. J. TRAUBE: Ärztl. Fortb. **1**, 278 (1947). — KROGH, A.: The anatomy and Physiology of capillaries. New-Haven (1929). — KUNSTMANN, Arch. exper. Path. u. Pharmakol. **170**, 703 (1933).

LANCET: Editorials 1953. — LAMSON, J. Pharmacol. a. Exper. Ther. **16**, 125 (1920). — LAMSON and ROCA: **17**, 481 (1921). — LOEB, J.: Über physiol. Ionenwirkungen. Handb. d. Biochem., 1. Aufl., II, 104. (1910).

MAUTNER, H., u. E. PICK: Münch. med. Wschr. **1915**, 1141. — Biochem. Z. **127**, 12 (1922). MAUTNER, H.: Arch. exper. Path. u. Pharmakol. **126**, 255 (1927); dort auch die früheren Arbeiten. — MARGITAY-BRECHT, A., u. PETÁRNYE: Z. exper. Path. u. Pharmakol. **192**, 405 (1941). — MARX, H.: Klin. Wschr. **1926**, 92. — MAYR, J. K.: Virchows Arch. **284**, 354 (1932). — MEYER, H. H.: Zus.fas. in H. H. MEYER u. R. GOTTLIEB: Experimentelle Pharmakol. als Grundlage d. Arzneibehandlung, 3. Aufl. 1920. — MEYER, L. F., u. H. RIETSCHEL: Berl. klin. Wschr. **1908**, 2217. — MOLITOR u. E. P. PIEK: Arch. exper. Path. u. Pharmakol. **97**, 319 (1923). — MÜLLER, L. R.: Dtsch. med. Wschr. **1920**, I.

OEHME, C.: Dtsch. med. Wschr. **1922**, 277. — OVERTON, E.: Studien über die Narkose. Jena Fischer (1901).

PETTENKOFER, M., u. C. VOIT: Z. Biol. **2**, 459 (1866).

RAUM, J.: Arch. exper. Path. u. Pharmakol. **29**, 353 (1892). — REGNIER: Arch. exper. Path. u. Pharmakol. **18**, 139 (1922). — RICHTER and CURT: Brain **53**, 76 (1930). — ROHDE, E., u. PH. ELLINGER: Zbl. Physiol. **27**, 12 (1913).

SCHIFF, Klin. Wschr. **1926**, 1826. — Erg. inn. Med. **35**, 519 (1929). — SCHIRMER: Arch. exper. Path. u. Pharmakol. **89**, 263 (1921). — STÖHR, PH.: Z. Zellforsch. **12** (1930); **16** (1932). — STRAUSS, H.: Klin. Wschr. **1922**, 1302.

THADDEA, S.: Die Nebennierenrinde. Leipzig: Thieme 1936. — TOWLIN, E. I.: Amer. J. Physiol. **159**, 533 (1949). — TRAUBE, J.: Pflügers Arch. **105**, 541 (1904); **123**, 419 (1908).

UNDERHILL, F. P.: Amer. J. Physiol. **95**, 348, 364 (1930). — URAY: zit. bei H. MARX (Z), S. 4.

VERNEY, B.: Z. exper. Path. u. Pharmakol. **205**, 367 (1948). — VIERORDT, H.: Daten und Tabellen, 3. Aufl. Jena: Fischer 1906.

WARBURG, O.: Erg. Physiol. **14**, 314 (1914). — WINTERSTEIN, H.: Die Narkose, 2. Aufl. Berlin: Springer (1926). — WIPPLE u. Mitarb.: Amer. J. Physiol. **51**, 205 (1920); **53**, 151 (1920); **56**, 313 (1921); **61**, 138 (1922). — WOLF, A. V.: Amer. J. Physiol. **161**, 75 (1950).

ZUNTZ, N.: Lehrbuch d. Physiol.

6. Die Vitamine

a) Allgemeine Vorbemerkungen

Bis in die ersten Jahre des 20. Jahrhunderts wurde ganz allgemein angenommen, daß die bisher besprochenen Nahrungsstoffe zur Erhaltung und Fortpflanzung des Lebens völlig ausreichend seien. Es hing das damit zusammen, daß früher stets mit Nahrungsmitteln und nicht mit Reinsubstanzen ernährungs-physiologische

Versuche angestellt wurden. Erst als FORSTER und später vor allem LUMIN (unter v. BUNGE) Untersuchungen mit chemisch reinen Nahrungsgemischen anstellten, ergab sich die merkwürdige Tatsache, daß die benutzten Tiere (Hunde und Tauben) nicht am Leben zu erhalten waren; diese schon 1884 angestellten rätselhaften Versuche gerieten aber bald in Vergessenheit. HOPKINS sprach dann 1906 zuerst den Gedanken aus, daß für das Bedürfnis des tierischen Organismus ein Gemenge der bekannten Nährstoffe nicht ausreichend sei. Die ersten beweisenden Experimente brachten dann in den nächsten Jahren die bekannten Fütterungsversuche mit lipoidfreier Nahrung von STEPP bei Mäusen und von HOPKINS selbst.

Damit war die erste experimentelle Grundlage für die lebenswichtige Bedeutung noch unbekannter Nährstoffe geliefert, nachdem die Klinik schon früher Insuffizienzkrankheiten angenommen hatte. TAKAKI (1882) und vor allem EYKMAN hatten die Beri-Beri-Krankheit auf einseitige Reisernährung und zwar den Verzehr von poliertem Reis zurückgeführt.

Für die unbekannten Ersatzstoffe prägte dann 1912 FUNK (Z), der auf diesem Gebiet besonders wertvolle Arbeiten und Zusammenstellungen machte, den Namen Vitamine, der sich rasch einbürgerte; HOPKINS und HOFMEISTER sprachen von accessorischen Nährstoffen, ARON von Extraktstoffen, K. BERG von Komplettinen. [Lit. in den zusammenfassenden Darstellungen (Z).]

Die Definition dieser besonderen lebensnotwendigen Nährstoffe, die der Körper selbst nicht herstellen kann, stößt auf Schwierigkeiten, die mit immer tieferem Eindringen in diese außerordentlich komplizierte Materie sich nur vermehrt haben.

In oberflächlicher Fassung kann man die Vitamine als selbständige oder in ihren Vorstufen aus dem Pflanzenreich stammende Substanzen bezeichnen, die in einer ausreichenden Nahrung enthalten sein müssen und deren Fehlen im Organismus Krankheitserscheinungen (Avitaminosen, Hypovitaminosen) herbeiführt.

Da eine scharfe Abgrenzung gegenüber Hormonen und zum Teil auch Fermenten sich heute nicht mehr durchführen läßt, erscheint mir die allgemein gehaltene und ziemlich allgemein akzeptierte Definition von H. VON EULER, daß Vitamine und Hormone für den Lebensablauf unentbehrliche organische Katalysatoren und Wirkstoffe der Natur sind, am zweckmäßigsten. Es empfiehlt sich, dabei den Zusatz „organisch" zu machen, da sonst auch Eisen, Jod und andere Spurenelemente unter die Vitamine zu rechnen wären.

Die Vitamine sind weit in Pflanzen- und Tierwelt verbreitet und wirken in kleinsten, calorisch nicht in Betracht kommenden Mengen.

Wahrscheinlich hat jede Organzelle die meisten Vitamine zum normalen Ablauf ihres Eiweiß-, Kohlenhydrat- und Fettumsatzes nötig, wenn auch einzelne Vitamine für bestimmte Organsysteme besondere Bedeutung und Sonderaufgaben haben. Über die Bedeutung der Vitamine für den Mineralstoffwechsel ist vorläufig noch fast nichts bekannt. Daß sie indirekt über andere Stoffwechselvorgänge auf ihn einwirken, dürfte wohl sicher sein.

Während in der 1. Auflage dieses Buches im Jahre 1930 nur 5 Vitamine bekannt waren, wobei das 5., das Vitamin E, damals noch umstritten war, ist ihre Zahl bis heute auf mindestens 21 (6 sind heute noch fraglich), angewachsen, und es ist noch keineswegs sicher, daß damit alle erfaßt sind. Schon diese Tatsache allein zeigt, welche ungeheuren Fortschritte die Wissenschaft auf diesem wichtigen Gebiete der Ernährung in den letzten $2^1/_2$ Dezennien gemacht hat.

Die folgende Zusammenstellung der bis 1952 bekannten Vitamine ist der 7. Aufl. der ausgezeichneten Monographie von STEPP-KÜHNAU u. SCHRÖDER (Z) entnommen.

Tabelle 22. *Ergänzte Übersicht über die bisher bekannten Vitamine*
(nach STEPP, KÜHNAU *u.* SCHRÖDER*)*

Die nachweislich für den Menschen bedeutungsvollen Vitamine sind mit * bezeichnet

Buchstabenbezeichnung des Vitamins	Chemischer Trivial-name des Vitamins	Bezeichnung des Vitamins nach der Funktion	Bemerkungen
I. Fettlösliche Vitamine			
*1. Vitamin A	Axerophthol	Antixerophthalmisches Vitamin, antiinfektiöses Vitamin, Epithelschutz-vitamin	Kommt in der Natur in mehreren Formen vor
*2. Vitamin D	Calciferol	Antirachitisches Vitamin	,,
*3. Vitamin E	Tokopherol	Antisterilitätsvitamin Fruchtbarkeitsvitamin	,,
*4. Vitamin K	Phyllochinon	Antihämorrhagisches Vit-amin, Koagulationsvitam.	,,
5. Vitamin F	Linolsäure u. a. hoch ungesätt. Fettsäure	Antiacrodyniefaktor	,,
II. Wasserlösliche Vitamine			
*6. Vitamin B_1	Aneurin, Thiamin	Antineuritisches Vitamin Beriberischutzstoff	Bestandteil der Co-carboxylase
*7. Vitamin B_2	Lactoflavin, Riboflavin	—	Bestandteil d. Flavin-nucleotide
*8. —	Nicotinsäure l-amid, Niacin	Pellagraschutzstoff des Menschen, P-P-Faktor	Bestandteil der Co-dehydrasen I u. II
*9. Vitamin B_6	Adermin Pyridoxin (Pyridoxal, Pyridoxantin)	Pellagraschutzstoff der Ratte, Antiacrodynie-faktor (z. T.)	
*10. —	Pantothensäure	antigrey-hair-factor, Achro-mothrichiefaktor (z.T.)	Bestandteil des Co-enzyms A
*11. —	z. B. Cholin	Gruppe der lipotropen Methyldonatoren	Bestandteil der Co-phosphatase. Kommt in mehr. Formen vor
12. —	Inosit	Antialopecievitamin	—
13. Vitamin H′	p-Amino-benzoesäure	—	—
14. Vitamin H	Biotin	Hautfaktor, antisebor-rhoisches Vitamin	Bestandteil des Biocytins
15. —	Folsäure-komplex (fol.-acid)	Anti-egg-white-injur.-Faktor	Nicht einheitl.; Gruppe von Vitaminen, die einander chemisch, genetisch u. funktio-nell sehr nahestehen
*a) Vitamin M, Vitamin B_c, LC-Faktor, SLR-Faktor, GPF1	Folsäure i. eS Pteroyl-glutaminsäure	Antianämisches Vitamin (z. T.), Aleucie ver-hütendes Vitamin	—
*b) Gärungs-faktor LC-Faktor	Pteryltri-glutaminsäure Peropterin	—	—
*c) Vitamin B_c-Konjugal. Fak-tor R, Faktor U	Pterotylhepta-glutaminsäure Folsäurekon-jugat aus Hefe	—	—
*d) SFR-Faktor	Rhizopterin	—	—
e) Vitamin B_{10}	—	feathscring factor	vielleicht identisch mit c
b) Vitamin B_{11}	—	Hühnerwachstumsfaktor	
*g)	Citro-vorumfaktor folinic acid	—	—

Tabelle 22 (Fortsetzung)

Buchstabenbezeichnung des Vitamins	Chemischer Trivialname des Vitamins	Bezeichnung des Vitamins nach der Funktion	Bemerkungen
16. Vitamin B_{12}	Erythrolin	Antipernitiosastoff, animal protein factor (APF)	Nicht einheitlich
17. Vitamin B_{13}	—	—	Wachstumsfaktor für Ratte und Schwein
18. Vitamin B_{14}	—	Zellproliferationsfaktor	Kann aus Folsäure u. Xanthopterin gebild. werden
19.	—	Grassaftfaktor	Fördert Rattenwachst.
20. Vitamin C	Ascorbinsäure	Antiscorbutisches Vitamin	—
21. Vitamin P-Gruppe	Citrin, Rutin, d-Epicatechin	Permeabilitätsvitamin	Nicht einheitlich, biologische Funktion noch unklar

III. Exogene Wirkstoffe, deren Vitamincharakter nicht gesichert ist

1. Vitamin B_3	—	Thermolabiler Wachstumsfaktor der Taube	Existenz zweifelhaft
2. Vitamin B_5	—	Thermolabiler Wachstumsfaktor der Ratte	„ „
3. Faktor S	Strepogenin	Unscharf definierter Wuchsfaktor für Vögel und Säuger	—
4.	Ergostanylacetat	„anti sliffness factor" für Meerschweinchen	—
5. Vitamin T	—	—	Gemisch verschiedener Wuchsstoffe
6.	Chondroitin	„antigizzard-erosion-factor", Reizfaktor	

In Amerika wird häufig das Vitamin B_1 als Vitamin B schlechthin, das Vitamin B_2 als Vitamin G bezeichnet. Vitamin F nennen EVANS (1928) und ONCKEN (1935) ein Gemisch lebenswichtiger, im Körper nicht synthetisierbarer, hochungesättigter Fettsäuren (vgl. S. 46), deren Fehlen in der Kost bei Ratten Hautnekrosen, Sterilität und Urämie herbeiführt.

Die Bezeichnung der einzelnen Vitamine mit Buchstaben und Zahlen hat zum Teil ihren historischen Grund. Vitamin A wurde zuerst (1913) entdeckt, B endgültig gesichert 1919, C 1927/28, D 1930—33, E 1926—1936. Die weiteren Bezeichnungen wurden teils in Fortführung des Alphabetes, teils willkürlich oder nach dem Anfangsbuchstaben ihrer wichtigsten Funktion gewählt.

Die Nummerierung der 11 Stoffe des B_2-Komplexes geschah im wesentlichen in der Reihenfolge, in der sie entdeckt und beschrieben wurden.

Nach ihrer Löslichkeit werden die Vitamine in 2 große Gruppen: fettlösliche und wasserlösliche eingeteilt. Es ist das aber nur ein sehr äußerliches Einteilungsprinzip. Am zweckmäßigsten wäre eine Gruppierung nach ihren Sonderaufgaben. Da diese aber für jeden einzelnen Stoff meist sehr vielfältig und zum Teil noch ungeklärt sind, ist wenigstens vorläufig eine solche Einteilung nicht möglich. Chemisch sind es auch so außerordentlich verschiedene Stoffe, daß eine Klassifizierung in dieser Richtung erst recht nicht in Betracht kommt. Eine weitere Einteilung hinsichtlich der Art der physiologischen Wirkung unterscheidet prosthetisch wirksame an Eiweiß gekoppelte Vitamine von fermentartigem Charakter (B-Gruppe, Vitamin K(?) und induktiv wirksame (die übrigen, insbesondere A C D E) vgl. die tabellarische Zusammenstellung bei J. KÜHNAU (Z).

Die *Beziehungen der Vitamine zu den Hormonen und Fermenten* nicht nur in ihrer gegenseitigen Wirksamkeitsabhängigkeit, sondern auch in chemischer Beziehung sind außerordentlich eng. So ist z. B. das Vitamin B_2 Lactoflavin ein

Bestandteil von mindestens 5 Fermenten. Auf diese Dinge soll bei Besprechung der einzelnen Vitamine gesondert und später im Zusammenhang eingegangen werden.

Ebenso muß hinsichtlich des zum Teil noch ungeklärten *Vitaminbedarfs* beim Menschen auf die entsprechenden Abschnitte verwiesen werden. Ganz allgemein sei hier nur gesagt, daß es sich vielfach nur um Anhaltspunkte der Größenordnung, im günstigsten Falle um Durchschnittszahlen handelt, wobei zu bedenken ist, daß der Vitaminbedarf nicht nur der verschiedenen Menschen im Vergleich zueinander, sondern auch des Einzelmenschen zu verschiedenen Zeiten und unter verschiedenen Umständen außerordentlich schwankt. Das gilt vor allem für Alter, Wachstum, Geschlecht, Arbeit, Gravidität, Lactation und Krankheitszeiten. Nur beim Vitamin C sind die Verhältnisse einigermaßen bekannt. Hinsichtlich des Vitamingehaltes der wichtigsten Nahrungsmittel sei auf die Analysentabellen von STEPP-KÜHNAU u. SCHRÖDER (Z), ferner von LANG-RANKE (Z), sowie vor allem die das bisherige Analysenmaterial ziemlich vollständig enthaltende Zusammenstellung von DROESE und BRAMSEL verwiesen.

Folgende Tabellen Nr. 23 u. 24, der Darstellung von LANG-RANKE (Z) entnommen, bringen Angaben über den Gehalt der wichtigsten Nahrungsmittel an den hauptsächlichsten Vitaminen.

Alle Vitaminforschungen leiden an 2 großen Unsicherheitsfaktoren. Sie betreffen einmal die Schädigungen bzw. die Einbuße durch Lagerung und Zubereitung der vitaminenthaltenden Lebensmittel von der negativen Seite, ferner die Synthese einzelner Vitamine durch die Darmbakterien nach der positiven Seite.

Lagerung, Konservierung und Zubereitung der Nahrungsmittel bringen zum Teil große Verluste an Vitaminen mit sich. Manche Vitamine, wie Lactoflavin und Vitamin K dürfen nicht dem Lichte für längere Zeit ausgesetzt werden, andere

Tabelle 23. *Gehalt von Nahrungsmitteln*
Alle Zahlen beziehen sich auf Milligramme

Nahrungsmittel	Aneurin	Lactoflavin	Niacin
Fleisch	0,1 — 0,23	0,2 —0,38	4 — 5
Leber	0,38 — 0,52	1,6 —3,7	10 —25
Milch (Frau)	0,005— 0,02	0,05 —0,16	0,2 — 0,5
Milch (Kuh)	0,02 — 0,04	0,10 —0,25	0,1 — 0,5
Ei	0,08 — 0,14	0,25 —0,30	0,8
Weizen (Vollkorn)	0,5 — 1,0	0,18 —0,25	3 — 8
Weizenkleie	0,5 — 1,0	0,6	25 —40
Roggen (Vollkorn)	0,24 — 0,42	0,15 —0,20	1,3 — 2,7
Mais (Vollkorn)	0,30 — 0,40	0,05 —0,20	1,0 — 3,0
Hefe (Brauereihefe)	3,0 —15,0	3,5 —8,0	10,0 —50,0
Erbsen (grün)	0,4 — 0,8	0,16 —0,28	0,7 — 2,1
Bohnen (grün)	0,07 — 0,25	0,20 —0,28	0,2 — 0,6
Sojabohnen	0,3 — 1,4	0,30 —0,75	4 —20
Spinat	0,06 — 0,22	0,16 —0,36	0,4 — 1,7
Salat (Kopfsalat)	0,05 — 0,1	0,05 —0,15	0,2 — 0,3
Karotten	0,06 — 0,07	0,05 —0,10	0,4 — 1,5
Kartoffel	0,09 — 0,18	0,03 —0,04	1,2 — 1,3
Tomate	0,06 — 0,12	0,04 —0,05	0,3 — 0,6
Kohlarten	0,10 — 0,20	0,05 —0,1	0,1 — 0,4
Äpfel	0,001— 0,04	0,004—0,02	0,09— 0,5
Birnen	0,03 — 0,04	0,02 —0,12	0,2 — 0,3
Zwetschgen	0,01 — 0,05	0,02 —0,1	
Johannisbeere rot	0,06 — 0,1	0,01 —0,02	
Johannisbeere schwarz	0,02 — 0,08	0,01 —0,02	
Citrone			
Banane	0,05 — 0,16	0,05 —0,075	0,3 — 0,6

wie Aneurin und Pantothensäure vertragen keine Wärme. Eine 3. Gruppe wie die fettlöslichen Vitamine und Ascorbinsäure oxydieren sich leicht an der Luft. Besonders gilt das für die letztere, die beim Kochen, vor allem in Kupferkesseln, und bei längerem Warmhalten völlig zerstört werden kann.

Die wasserlöslichen Vitamine gehen zum Teil in das Kochwasser, das dann meist damit fortgeschüttet wird. Die Verluste betragen nach dem Report on nutrition and the production and distribution of food. Ottawa (1946) zit. bei LANG-RANKE (Z. S. 204) im Durchschnitt

für Aneurin 30%
für Lactoflavin 15%
für Nicotinsäure 20%
für Ascorbinsäure 35%.

Diese Durchschnittszahlen erhöhen sich manchmal sehr erheblich.

Die 2. Fehlerquelle bei Vitaminuntersuchungen beruht in der unkontrollierbaren Synthese von Vitaminen durch Darmbakterien. Schon aus älteren Rattenversuchen von H. STEENBOCK u. Mitarb. sowie FRIDERICIA geht hervor, daß Ratten, die mit viel Kartoffelstärke ernährt wurden, von der Zufuhr an B-Vitaminen unabhängig wurden. Das gleiche gilt auch für die Wiederkäuer, welche die Synthese vorwiegend im Pansen vollziehen. Dabei kann sogar trotz Vitamin-B-Mangel in der Nahrung die Milch einen völlig normalen Gehalt an Vitaminen der B-Gruppe aufweisen.

Aber auch für den Menschen kommen solche Synthesen im Dickdarm in Betracht. Bewiesen ist das für Aneurin, Lactoflavin, Nicotinsäure, Pyridoxin und Inosit.

Besonders umfangreich, unter Umständen bis zur Deckung des Normalbedarfes, ist die Synthese bei Biotin, Pteroglyglutaminsäure, Vitamin K und Vitamin B_{12} (siehe Tabelle bei LANG-RANKE [6] S. 210).

an wasserlöslichen Vitaminen (nach LANG-RANKE)
Vitamin in 100 g frischem Nahrungsmittel

Pyridoxin	Pantothensäure	Biotin	Inosit	Cholin	Pteroyl-glutaminsäure	Ascorbinsäure
0,4 — 0,8	0,6 — 2,0	0,002		100	0,01—0,03	0
0,6 — 2,5	4—6	0,15—0,2	100	600	0,04—0,1	15—30
0,15	0,25	0,0008			0,045	4—7
0,1 — 0,3	0,28—0,37	0,001—0,005	7	15	0,005	0,2—2,5
2,0	0,8 — 4,8	0,1		350		0
0,4 — 0,7	0,5 — 1,5			30	0,05—0,13	0—1,5
2,5	2—3					
	1—2					Spur
0,7 — 4,0	0,3 — 0,8					Spur
3,0 —10,0	12,0 —25,0	2,0—7,5	80—160	0,2—1,2	0,2 —1,2	0
0,08— 0,19	0,38— 1,0	0,0035		260	0,2 —0,26	15—30
					0,5 —0,9	5—15
0,35—0,64	1,2	0,054—0,061				20—45
0,5	0,12	0,007			0,26—0,30	30—80
0,2 — 0,3					0,07—0,09	3—15
0,1 — 0,2	0,05— 0,25	0,002—0,007			0,04—0,09	2—10
0,2 — 0,6	0,2 — 0,7	0,0006		100	0,1 —0,15	6—35
0,2 — 0,3	0,1 — 0,4	0,004			0,12—0,14	10—24
0,1 — 0,3	0,1 — 1,4	0,002—0,07			0,14—0,50	10—70
0,05— 0,2	0,0 — 0,06	0,001	1—4			1—27
0,1 — 0,2	0,03— 0,3					3—6
	0,03— 0,3					3—10
						20—60
						100—400
						40—60
0,3 — 0,5	0,18	0,004—0,012				8—12

Die Synthese wird durch hohen Gehalt der Nahrung an Kh und besonders Cellulose erheblich begünstigt. So schied eine Versuchsperson von NAJJAR-HOLT im Kote 250 mg Aneurin am Tage aus.

Medikamente wie oralgegebene Sulfonamide, Penicillin, Auromycin. Chloromycetin und andere Antibiotica, welche die Darmbakterien schädigen, beeinträchtigen auch die Vitaminsynthese, was bei entsprechender Medikamentation in Betracht gezogen werden muß, um Mangelzustände zu verhindern.

Tabelle 24. *Gehalt an Nahrungsmitteln an fettlöslichen Vitaminen bezogen auf je 100 g Frischsubstanz (nach* LANG-RANKE*)*

Nahrungsmittel	Vitamin A IE	Carotin mg	Vitamin E mg	Vitamin K mg
Fleisch	50— 60	0	0,3 — 0,9	0,1 — 0,2
Leber.	6000—140000		0,7 — 1,6	0,1 — 0,4
Milch (Frau).	200— 300	0,02— 0,03	0,5 — 1,8	0,004
Milch (Kuh).	200— 300	0,02— 0,04	0,03— 0,1	0,0 — 0,03
Ei	1000— 4000	— 1,5	0,5 — 1,5	0,1 — 0,2
Butter		0,3 — 0,8	2 — 3	
Weizen (Vollkorn)	0	0,2 — 0,3	6,5 — 7,5	0 — 0,02
Weizen (Kleie).	0	0,4	15	0,01
Roggen (Vollkorn)	0		2,2 — 4,5	
Mais (Vollkorn)	0	0,1 — 0,4	1,3 —10	0 — 0,04
Erbsen (grün)	0	0,14— 0,17	4 — 6	0,28
Bohnen (grün)	0	0,14— 0,22		
Sojabohnen	0	0,5 — 1	10 —15	0,2 — 0,3
Spinat	0	2,5 — 8	0,2 — 6	0,04— 3
Salat (Kopfsalat).	0	1 — 6	0,45— 2,5	
Karotten	0	2 —10	1,5 — 3	0,08
Kartoffel	0	0,03— 0,06		0,08
Tomate	0	0,3 — 2,3		0,4 — 0,8
Kohlarten	0	0 — 8	2 — 3	0,08— 3
Äpfel	0	0,05		
Birnen	0	0,08		
Zwetschgen	0	0,1 — 0,2		
Banane	0	0,2 — 0,3		

Im Rahmen dieser physiologischen Einleitung kann im folgenden hauptsächlich nur auf solche Vitamine eingegangen werden, die sicher oder mit Wahrscheinlichkeit für den Menschen von Bedeutung sind.

Es drängt sich zwar die Überzeugung auf, daß in dieser Richtung zwischen einander näherstehenden Tierklassen (Säugetieren und Vögeln usw.) kein prinzipieller Unterschied zu erwarten ist, aber der Mensch unterscheidet sich schon durch seine Größe so von den meisten Versuchstieren, daß avitaminotische Erscheinungen nur bei sehr langen und schwierigen Versuchsperioden entstehen und daß daher viele Fragen auch in dieser Richtung noch der Beantwortung harren.

b) Vitamin A (Axerophtol)

Schon seit vielen Jahrzehnten treten in vielen Ländern immer wieder epidemieartig schwere Augenveränderungen besonders an der Hornhaut auf, zumal bei Landkindern, die ganz vorwiegend von Gemüse und Obst sich ernährten. Die allerersten Beobachtungen über Nachtblindheit wurden bereits vor 3500 Jahren in Ägypten gemacht und sind im Papyros E verzeichnet (vgl. K. LOHMANN).

Schon lange hatte man festgestellt, daß Leber von Tieren und Fischen die Krankheit günstig beeinflußte. 1913 fanden MCCOLLUM, DAVIS u. a. als Ursache einen fettlöslichen Faktor A, der aber noch das Vitamin D mit enthielt. Erst vor etwa 30 Jahren gelang es KARRER, v. EULER, KUHN (Z) u. a., das reine Vitamin A chemisch rein darzustellen, zu analysieren und schließlich zu synthetisieren.

Es ist ein fettlöslicher Alkohol aus der Gruppe der Polyene, bestehend aus einem
β-Ionenring und einer langen Seitenkette mit 4 Doppelbindungen und der Bruttoformel $C_{20}H_{29}OH$. Die Strukturformel ist folgende:

Vitamin A

Vorstufen (sogenannte Provitamine) sind die sogenannten Carotine, im Pflanzenreich weitverbreitete, gelbrote Farbstoffe, von denen 3 nicht oxydierte Iso-
mere, α, β, γ-Carotin mit der Bruttoformel $C_{40}H_{56}O$ und ein oxydiertes Krypto-
xanthin ($C_{40}H_{56}O$) in Betracht kommen. Während aus dem β-Carotin 2 Moleküle
Vitamin A entstehen, kann aus den 3 anderen Formen nur eins abgespalten werden. Im Tierkörper kommt Vitamin A vorwiegend in veresterter Form vor. Diese
Bildung geht in der Leber durch Wasseraufnahme mit Hilfe der Carotinase vor
sich. Dazu ist die Gegenwart von Thyroxin, vielleicht auch von Vitamin E
(GUGGENHEIMER) notwendig. Diese Annahme von der entscheidenden Bedeutung
der Leber ist neuerdings (1947) durch die Untersuchungen von MATTSON u.
Mitarb., welche die oxydative Aufspaltung der Provitamine zu Vitamin A bei der
Ratte in die Dünndarmschleimhaut verlegen, etwas ins Wanken geraten. Nach
dieser Auffassung würden sich 2 Moleküle Vitaminaldehyd bilden.

Entscheidend für die Wirkung ist der Iononring. Vitamin A schmilzt bei
63—64°, das Provitamin β-Carotin bei 182—184°.

Neben diesem Vitamin A oder A_1, das in Salzwasserfischen enthalten ist, gibt es
noch ein Vitamin A_2 in Süßwasserfischen mit einer Doppelbindung, 2 C- und 2 H-
Atomen mehr. Die biologische Wirksamkeit ist die gleiche.

Charakteristisch für die Carotine ist die Blaufärbung mit Antimontrichlorid
und ein Absorptionsband im Ultraviolett, Eigenschaften, die sich auch für die
quantitative Bestimmung eignen.

Carotin kann nur in Gegenwart kleiner Mengen von Neutralfetten aufgenommen werden.

Gegenwart von Galle begünstigt die Resorption, die in 3—5 Std nach der Aufnahme ihr Maximum erreicht, Mineralöle scheinen sie zu verschlechtern. Nach
neueren Untersuchungen [Lit. bei S. KÜHNAU (Z) S. 404] findet die Umwandlung
der Carotinoide in Vitamin A im Darm statt. Die Speicherung von Vitamin A
neben unverändertem Carotin erfolgt bis zu 95% im reticuloendothelialen Systeme, hauptsächlich der Leber. In kleinen Mengen ist es auch stets in Blut,
Lungen, Nieren und Sexualdrüsen nachweisbar, besonders reichlich bei Nephrosen
und Diabetes, herabgesetzt bei schweren chronischen Leber- und Pankreaserkrankungen sowie schweren Magendarmstörungen. Während der Stuhl stets
kleine Mengen Carotin oder Vitamin A enthält, treten die Vitamine im Harn
nur bei überreicher Zufuhr auf, ferner im Fieber, bei Nierenerkrankungen, Leberleiden und Diabetes. Das Blut enthält im Mittel 0,41 mg-% Carotin.

Vitamin A steigert infolge seines stark ungesättigten Charakters und der dadurch bedingten Labilität die Oxydationen in den Zellen, wobei seine Wirkung
anscheinend an das Vorhandensein von Eisen geknüpft ist, das überall im Hämin-
eisen zur Verfügung steht. Es scheinen auch Beziehungen zum Eiweiß-, Kohlen-
hydrat- und Fettstoffwechsel zu bestehen, doch sind diese noch nicht genügend

geklärt. Näheres darüber bei STEPP, KÜNHAU u. SCHRÖDER (Z. S. 44). Ein Antagonist ist das Thyroxin, das in großen Mengen die Speicherung von Vitamin A in der Leber verhindert, während umgekehrt das Vitamin A die toxische Wirkung des Hormons der Schilddrüse herabsetzt, was zur Verwendung in der Therapie des M. Basedows geführt hat. Kleine Mengen sind jedoch anscheinend, wie schon erwähnt, zur Wirksamkeit der Carotinase notwendig.

Es bestehen auch Beziehungen zum Sehpurpur, bei dessen Übergang durch Belichtung in Sehgelb das Retinin, das Vitamin A-Aldehyd, entsteht. (K. LOHMANN). Hinsichtlich der sehr komplizierten Vorgänge im einzelnen sei auf die Darstellung von J. KÜHNAU (Z) verwiesen. Vielleicht stehen bei A-Hypo- und Avitaminosen damit die Dunkeladaptationsstörungen, die gewöhnlich auf eine abnorm geringe Empfindlichkeit der Netzhautperipherie zurückgeführt werden, in Zusammenhang.

Mangel an Vitamin A führt im Tierexperiment [vgl. vor allem die Zusammenfassungen von PILLAT, SHERMAN u. SMITH (Z) sowie BROWNING (Z), ferner STEPP u. Mitarb. (Z)] zur Verhornung und teilweisen Desquamation der obersten Epithelschichten von Hornhaut- und Tränendrüsen, so daß es zur Austrocknung (Xerophthalmie) und Erweichung kommt (Keratomalacie). Ähnliche Prozesse spielen sich an sämtlichen Schleimhäuten sowie in Pankreas, Prostata und Samenblasen ab. Die Epithelien proliferieren und keratinisieren (WOLBACH und WITH) und es kommt unter Umständen zu Geschwürsbildungen, z. B. im Magen. Die Folgen der starken Vitalitätsherabsetzungen der betroffenen Gewebe ist eine erhöhte Neigung zu Infektionen, besonders von Lungenerkrankungen, doch dürfte daran auch eine allgemeine Resistenzherabsetzung des gesamten Organismus beteiligt sein. Immunobiologische Untersuchungen in dieser Richtung scheinen allerdings noch nicht vorzuliegen. Für eine Allgemeinschädigung sprechen auch mangelhafte Blutbildung und Wachstumsstillstand. Von weiteren Ausfallserscheinungen seien Neigung zu Steinbildung, Impotenz und nervöse Störungen (Ganglienzellendegeneration im N. cochlearis und in der Medulla oblongata) erwähnt. Ähnliche Ausfallserscheinungen zeigen auch Experimente beim Menschen (K. H. WAGNER, sowie HUME und KREBS), doch soll auf diese erst bei Besprechung der Avitaminosen eingegangen werden.

Experimentell läßt sich auch eine A-Hypervitaminose erzeugen. So kommt es bei Mäusen nach 0,2 cm³ Vogan zu einer Verfettung der KUPFERschen Sternzellen der Leber, eventuell auch der Pulpazellen der Milz und der Capillarendothelien der Glomeruli (MOLL, DORNAGK u. Mitarb.).

Beim Menschen führt abnorm große Zufuhr von grünem Gemüse, besonders Karotten zu einer Hypercarotämie, Auftreten von Carotinen im Harn und einer eigenartigen Gelbfärbung der Haut (Xanthosis). Auch die Xanthosis diabetica ist wahrscheinlich alimentären Ursprungs (BÜRGER u. REINHART). Zu sonstigen Krankheitserscheinungen kommt es selbst bei forcierter Überernährung mit Gemüse (1,5—2 kg täglich) nicht.

Die *Dosierung* des *Vitamins A* geschieht in Einheiten. Entsprechend dem Vorschlag des 2. internationalen Vitaminkongresses in London 1934 entspricht eine neue internationale Einheit $0,30\,\gamma$ Vitamin A, entsprechend $0,344\,\gamma$ Vitamin A-Acetat, oder $0,6\,\gamma$ reinem Carotin aus Kokosöl.

Das vitaminreichste Nahrungsmittel ist der Lebertran mit 120 mg-% (DILLER). Dann folgen in weitem Abstand Leber (SOMMER) mit 40 mg-%, Butter und Salat mit 20 mg-%, Karotten mit 9,2%. Besonders arm ist die Milch mit 0,8 mg-%, Fett und fettfreies Fleisch. Ganz fehlt das Carotin in Kartoffeln, Wirsing und Weißkohl, Spinat und Petersilie.

Der Bedarf des Menschen ist von der Hygienekommission des Völkerbundes auf täglich 4000 iE veranschlagt. Für den Minimalbedarf schwanken die Zahlen zwischen 1500 und 2775 iE. Als Optimum werden vom amerikanischen *National Research Council* (1948) 5000—6000 iE, für die Lactation sogar 8000 angegeben.

Als Carotin gerechnet sind das für den normalen erwachsenen Menschen 2—6 mg, die in der üblichen allgemeinen Verpflegung nur knapp enthalten sind, und in den Kriegs- und Nachkriegsjahren auch ohne Avitaminose meist unterschritten wurden. Hochschwangere verlangen bis zu 20 mg, Stillende 10 mg, Säuglinge mindestens 1 mg täglich. [Lit. bei STEPP, KÜHNAU u. SCHRÖDER (Z).]

Hinsichtlich der Vitamin-A-Hypo- und Avitaminose beim Menschen und geeigneter Präparate zu ihrer Bekämpfung sowie der Hypervitaminose sei auf die entsprechenden späteren Kapitel verwiesen.

c) Die B-Vitamine

Ihre Geschichte geht auf TAKAKI zurück, der im Jahre 1882 die in der japanischen Marine häufig vorkommenden Beriberikrankheit dadurch beseitigen und verhindern konnte, daß er die vorwiegende Reiskost durch eine europäische Kost mit Fleisch, Gemüse, Obst und Brot ersetzte.

Umfassende Untersuchungen von EYKMAN u. Mitarb. in javanischen Gefängnissen in den Jahren 1895—97 erbrachten dann den zwingenden Beweis, daß nicht der Reis als solcher, sondern die Art der Zubereitung die Hauptursache der Beriberikrankheit ist. Folgende berühmte Tabelle zeigt das aufs deutlichste:

Tabelle 25. *Abhängigkeit der Beri-Beri-Erkrankung von der Reisnahrung (nach EYKMAN)*

Reissorte	Zahl der Gefangenen	Zahl der Beri-Beri-Fälle	$\dfrac{\text{Beri-Beri-Fälle}}{\text{Zahl d. Gefangenen}}$
Weißer Reis	150266	4201	1:39
Reis mit. part. Silberhäutchen	35082	85	1:416
Unpolierter Reis	96530	9	1:10725

Mit diesen Untersuchungen auf breitester Basis war in elegantester und zwingendster Weise der Nachweis erbracht, daß in dem feinen Häutchen, welche das Reiskorn umgibt, der Schutzstoff gegen die Beri-Beri-Krankheit enthalten ist.

Der nächste Schritt, den EYKMAN tat, war die experimentelle Erzeugung von Beri-Beri bei Hühnern in Gestalt der Polyneuritis gallinarum durch Verfütterung von poliertem Reis.

C. FUNK (Z) isolierte dann 1911 den Beri-Beri-Schutzstoff aus der Hefe. Er wurde zunächst als einheitliche Substanz angesehen, aber bald zeigte die chemische und biologische Analyse, daß eine Mischung mehrerer wasserlöslicher meist N-haltiger, schwierig zu trennender Wirkstoffe vorlag. 1925 wurde von dem eigentlichen Beri-Beri-Schutzstoff, der den Namen B$_1$ (Aneurin) erhielt, der Pellagraschutzstoff B$_2$-Komplex abgetrennt. Aus dieser Mischung wurde dann das reine Vitamin B$_2$ und eine Reihe anderer Begleitvitamine von verschiedenartigster Bedeutung vor allem bei Tieren, abgetrennt. Ihre Zahl ist inzwischen auf 11 angewachsen.

α) Vitamin B$_1$ (Antineuritisches Vitamin — Aneurin — Thiamin)

JANSEN u. DONATH [zit. bei STEPP u. Mitarb. (Z)], haben das Vitamin B$_1$ wohl zuerst kristallinisch rein dargestellt, aber nicht analysieren können. Die Bruttoformel stammt von WINDAUS, der auch zuerst den S-Gehalt erkannte. Konstitution, Aufklärung und Synthese gelangen dann GREWE und WILLIAMS unabhängig voneinander. Die Bruttoformel des Chlorhydrats, des Vitamins B$_1$ des Handels, ist $C_{12}H_{18}N_4OSCl_2$.

Die leicht löslichen weißen Kristalle bestehen aus einem Pyrimidinanteil und einer S-haltigen Thiacolgruppe. Erstere kommt im Körper selten vor, letztere nur in diesem einen Vitamin. Die Strukturformeln werden etwas verschieden angegeben. Die folgende scheint mir die übersichtlichste:

Vitamin B$_1$

Andere Schreibweisen finden sich bei LANG-RANKE (Z), S. 27, sowie STEPP u. Mitarb. (Z).

Die quantitative Bestimmung geschieht entweder biologisch durch den Phycomycestest (Wachstumsförderung des Schimmelpilzes Phycomyces Blakesleeanus durch Aneurin) oder den curativen Tauben- bzw. Rattentest oder am zweckmäßigsten chemisch durch die Thiochrommethode von JANSEN (blaue Fluorescenz nach Zusatz von Kaliumferricyanid in alkalischer Lösung).

Vitamin B$_1$ *ist standardisiert* nach Einheiten: eine internationale Einheit (iE) entspricht einer Taubentagesschutzdosis (= 10 mg Fullererdeadsorbat = 3 γ B$_1$-Hydrochlorid).

Aneurin kommt weitverbreitet im Pflanzen- und Tierkörper vor. Den höchsten Gehalt mit 4,5 mg-% hat trockne Bierhefe, dann folgt Reiskleie mit 2 mg-%. Das Vollkornbrot enthält etwa 2—300 γ, mit zunehmender Ausmahlung bis zum Weißbrot sinkt der Gehalt auf 50—100 γ ab. Für die meisten Gemüse liegen die Werte zwischen 100—200 γ.

Unter den animalischen Nahrungsmitteln steht das Schweinefleisch mit 1,5 mg-% weitaus an 1. Stelle. 75 g decken schon den Tagesbedarf an Vitamin B$_1$, dann folgt Fischrogen mit 1000 γ, Leber und andere innere Organe enthalten nur 200—400 γ, fettarmes Fleisch, außer Schweinefleisch, sogar nur etwa 120 γ.

Beim Kochen gehen bei Pflanzen bis zu 50%, bei tierischen Organen 12—20% ins Kochwasser über, was küchentechnisch zu beachten ist. Konservierung B$_1$-reicher Nahrungsmittel führt zu Verlusten von 10—25%.

Das sehr gut wasserlösliche Aneurin wird gut resorbiert und findet sich außer bei Durchfällen nicht oder höchstens in ganz kleinen Mengen im Stuhl. Wahrscheinlich wird B$_1$ schon in der Schleimhaut zu Co-Carboxylase phosphoryliert und dann in Muskeln, Leber, Herz, Nieren und Gehirn eingelagert. Die anderen Organe und Blut enthalten nur Spuren. Im Blute finden sich nur 7 γ, davon 90% als Cocarboxylase, im Nervensystem 100—200 γ [A. von MURALT (Z)]. Die Gesamt-Menge im Körper wird bei normaler Ernährung auf 25 mg geschätzt, davon 50% in der Muskulatur, 30% in der Leber. Die Harnausscheidung beträgt 50—500 γ pro Tag. Werte unter 50 γ sprechen für Aneurinmangel. Nennenswerte Speicherungen finden nicht statt.

Zur Fixierung in den Zellen ist eine normale Menge von Nebennierenrindenhormon erforderlich. Physiologisch spielt B$_1$ eine Hauptrolle beim Abbau der Kohlenhydrate. Aneurinfrei ernährte Tauben reichern sich enorm mit Glykogen in der Leber an, und zwar nicht nur bei Kohlenhydrat-, sondern auch bei Casein- und Fettzufuhr (ABDERHALDEN u. WERTHEIMER). Gleichzeitig steigt die Milchsäure in Blut und Herz und die Brenztraubensäure im Gehirn an. Gehirnbrei von

Beri-Beri-Tauben nimmt bei Gegenwart von Glucose und Milchsäure weniger Sauerstoff auf als normales Gehirn. Es ist offenbar zu einer Hemmung im Kohlenhydratabbau gekommen, die durch Aneurinzufuhr sofort wieder beseitigt wird.

Das hat seinen Grund darin, daß die Co-Carboxylase, ein besonders wichtiges Ferment im Kohlenhydratstoffwechsel eine Pyrophosphorsäureesterverbindung des Aneurins mit einem besonderen Eiweißkörper ist. Zum Entstehen dieser Verbindung und zur Wirksamkeit scheint die Gegenwart von Adenylsäure als Katalysator notwendig zu sein. Hier geht also ein Vitamin in ein Ferment über. Dieses hat die Aufgabe, α-Ketosäuren in Gestalt der Brenztraubensäure zu decarboxylieren und so den weiteren Abbau der Glucose zu ermöglichen. Über die Vorgänge im einzelnen gehen noch die Ansichten auseinander [vgl. SPIESS und BUTT (Z)]. Auch der Citronensäurecyclus ist von B₁ abhängig.

Aneurin greift wahrscheinlich in jeder Körperzelle in den Kohlenhydratstoffwechsel, zu dessen normalem Ablauf es unentbehrlich ist, ein. Fehlt es, so treten die Ausfallserscheinungen am stärksten am Nervensystem, das einen hohen Aneuringehalt (100—200 γ) besitzt und gegenüber Aneurinmangel besonders empfindlich ist, und am Herzen hervor. Im Nervensystem häuft sich Brenztraubensäure an und bedingt wahrscheinlich bei Beri-Beri die schweren neuritischen Symptome. Am Herzen bleibt anscheinend der Kohlenhydratabbau ohne B₁ schon auf der Stufe der Milchsäure stehen. Ihre Anhäufung zugleich mit der Zunahme der Adenylsäure ruft wahrscheinlich mindestens zu einem großen Teil die schweren cardiovasculären Störungen, vor allem die Sinusbradycardie bei Beri-Beri hervor.

Auch für den Eiweiß-, Nucteotid- und Fettstoffwechsel ist Aneurin von großer Bedeutung. Es gilt dies für die Cystinhydrierung in Muskel und Leber, die Abspaltung von Adenin aus Nucleotiden und wahrscheinlich auch für die Umwandlung von Kohlenhydraten in Fett, wobei wahrscheinlich eine Resynthese der Brenztraubensäure zu Citronensäure und höheren Fettsäuren stattfindet. Vielleicht spielt bei der durch B₁ verstärkten Fettbildung und -ablagerung eine verbesserte Fettresorption und eine Aktivierung des Insulins eine Rolle. KÜHNAU fand enge Beziehungen zwischen Aneurinbedarf und Eiweißumsatz. Es scheint, daß Aneurin zum Eiweißansatz notwendig ist. Pankreaslipase und -esterase, Cholinesterase, Histidase, Arginase, Histaminase und Adrenalinabbau werden durch Aneurinmangel gehemmt, die Acetylcholinbildung und -wirkung, vielleicht unter Cofermentbildung verstärkt.

Antagonist ist in vielen Beziehungen das Cholin, ferner in gewissem Sinne A- und D-Vitamin sowie die Nicotinsäure.

Da die B₁-Avitaminosen oft mit schweren, mindestens z. T. extrarenalen Ödemen einhergehen, muß auch eine starke Einwirkung des Aneurin auf den Wasserhaushalt, vielleicht auch den Mineralstoffwechsel angenommen werden, wenn auch die Vorgänge im einzelnen noch unbekannt sind. Sicher ist, daß Kochsalz- und Harnstoffdiurese durch B₁ gesteigert werden. Eine Sonderfunktion ist die Anregung der Salzsäureproduktion im Magen.

Die Beziehungen zur Nebennierenrinde, die bei B₁-Mangel hypertrophiert, wurden schon erwähnt. Sie ist ja bei allen Phosphorylierungsvorgängen maßgebend beteiligt. Beim pankreaslosen Hunde verliert das Insulin seine Wirksamkeit, wenn Aneurin fehlt. Bemerkenswert und auch praktisch wichtig sind die Beziehungen des Aneurins zu den Hormonen der weiblichen Keimdrüse. Diese werden in der Leber durch Aneurin, aber auch durch Lactoflavin und Folsäure inaktiviert, d. h. ihr Überschuß beseitigt. Für die androgenen Stoffe gilt das nicht [Lit. bei STEPP u. Mitarb. (Z), S. 151].

Die *Ausfallserscheinungen* durch Mangel an B₁ wurden zuerst von C. EIJKMAN in seinen klassischen Hühnerversuchen studiert. Hühner, die mit gekochtem Reis aus der Krankenhausküche gefüttert wurden, bekamen Motilitätsstörungen, die von unten nach oben fortschritten und schließlich auch die Atemmuskulatur ergriffen und dadurch den Tod herbeiführten.

Die *histologische* Untersuchung ergab das typische Bild einer Polyneuritis, daneben aber auch Veränderungen im Rückenmark (vor allem Ganglienzellendegenerationen in den Vorderhörnern). Eijkman nahm eine Intoxikation durch ein irgendwie mit der Reisstärke verbundenes Gift an, das durch das Silberhäutchen unschädlich gemacht werde. Die erste richtige Deutung der von ihm bestätigten Untersuchungen Eijkmans gab Grijns. Auch bei anderen Vögeln, Ratten und höheren Säugetieren (Hund, Löwen) lassen sich ähnliche Krankheitsbilder erzeugen.

Wenn auch die polyneuritischen Symptome im Vordergrund stehen, so fehlt es auch nicht an Temperatur-, Herz- und Verdauungsstörungen. Nur ausgesprochene Ödeme wie bei der menschlichen Beri-Beri-Krankheit scheinen ziemlich selten zu sein.

Experimentell läßt sich mit gewaltigen Dosen von B_1 (125—350 mg/kg intravenös) eine schwere, unter zentralen Lähmungserscheinungen (Krämpfen, Paresen, Schock, Atemstillstand) zum Tode führende Vergiftung erzeugen. Für den Menschen ist Aneurin selbst in hoher Überdosierung völlig ungiftig.

Der *Mindestbedarf des Menschen* liegt bei etwa 600 γ [Cowgill(Z) und Williams-Spies (Z)]. Die Hygienekommission des Völkerbundes nahm als Optimum mindestens 900 γ an, so daß man den durchschnittlichen Tagesbedarf wohl auf 1—2 mg ansetzen kann.

Säuglinge brauchen relativ mehr, ebenso Schwangere und Wöchnerinnen sowie Fiebernde und Schwerarbeiter besonders in der Hitze [Näheres vgl. Tabelle des *amerikanischen National Research Councils* bei Stepp u. Mitarb. (Z)]. Der Bedarf steigt mit der Steigerung der Kohlenhydratzufuhr, und es hat sich nach Williams u. Spiess als wünschenswert herausgestellt, daß der Quotient

$$\frac{\text{tägliche Aneurinaufnahme in}}{\text{Tagesverbrauch in Nichtfettcalorien}}$$

mindestens 0,3 beträgt.

Untersuchungen von Stepp und seinen Schülern haben ‚ gezeigt, daß diese Forderungen nicht einmal bei der Krankenhauskost erfüllt sind. Es ist sehr bemerkenswert, daß trotzdem und sogar bei der maximalen Unterernährung der Nachkriegsjahre keine ausgesprochenen B_1-Mangelsymptome auftraten. Das spricht m. E. sehr dafür, daß erhebliche Einsparungen oder Kompensationen bei Aneurin in Zeiten der Not im Organismus möglich sind. Dazu kommt wohl z. T. die schon erwähnte Synthese durch Darmbakterien.

Bezüglich der menschlichen Beri-Beri, der B_1-A-Vitaminosen und der dabei zur Anwendung kommenden Präparate sei auf das spätere Avitaminose Kapitel verwiesen.

β) Vitamin-B_2-Gruppe

B_2 war ursprünglich nur das Lactoflavin, aber es zeigte sich im Anschluß an die Entdeckung von Seidel und Smith-Hendrick (1925) nach und nach, daß es sich hier um einen Komplex von vielen Stoffen handelt, von denen bisher 11 unterschieden werden können, und es ist durchaus möglich, daß in der Folgezeit noch weitere sich anreihen werden. Sie sind chemisch und biologisch außerordentlich verschieden, alle wasserlöslich und besonders in Hefe und Leber enthalten. Sie kommen in der Natur meist gemeinsam vor und entfalten ihre Wirkung anscheinend auch nur gemeinsam nach Art einer Reaktionskette. Die Einzelkomponenten sind oft schwer oder gar nicht zu trennen.

Gegen einzelne von Säurecharakter wie Nicotinsäure, Panthothensäure und p-Aminobenzoesäure, gibt es Antivitamine.

Nur die für den Menschen wichtigsten B_2-Faktoren sollen im folgenden besprochen werden.

γ) Lactoflavin (Riboflavin)

Schon 1879 fand der englische Chemiker BLYTHE [zit. bei C. FUNK (Z)] in der Milch einen gelbgrünen Farbstoff, von dem er annahm, daß er für Gesundheit und Wohlbefinden von Tier und Mensch notwendig sei. Dieser wichtige Befund geriet aber in Vergessenheit, da man ihm keine biologische Bedeutung beimaß. Erst die Entdeckung von WARBURG u. CHRISTIAN (1932), daß dieser Farbstoff ein Teil des Atemfermentes ist, rückte ihn schlagartig in den Vordergrund physiologisch-chemischer und biologischer Forschung.

1933 wurde das sogenannte Lactoflavin zuerst isoliert und 1935 ziemlich gleichzeitig von KUHN u. KARRER u. ihren Mitarb. synthetisiert.

Es sind nadelförmige, leicht in Wasser, aber schwer in Alkohol lösliche gelbe Kristalle mit ungefähr 290° C Schmelzpunkt und einer Bande im sichtbaren und zweier im ultravioletten Licht. Die Bruttoformel ist $C_{17}H_{20}N_4O_6$. Seiner Konstitution nach ist es eine Riboseverbindung mit methyliertem Isoalloxazin und zwar 6,7-Dimethyl-9-(1-d-ribityl)-isoalloxazin mit folgender Formel:

Lactoflavin

Lactoflavin ist überall in Pflanzen und tierischen Organen verbreitet. Besonderen Reichtum zeigen Trockenhefe, vor allem das Präparat Vitox (etwa 3,3 mg-%), Kornkeimlinge, Rindsleber (etwa 2 mg-%), Fischrogen, Rindniere und Rinderherz, von Pflanzen Salat, Spinat, grüne Bohnen, Tomaten und Pilze.

Beim Kochen und Konservieren treten keine Verluste ein, doch gehen etwa 25% ins Kochwasser über. Die bisher m.W. noch nicht international vorgenommene Standardisierung erfolgt biologisch bei der Ratte. Eine Einheit ist die Menge, die bei einer nicht mehr wachsenden, jungen Ratte nach 4 wöchiger B_2-freier Kost in 20 Tagen wieder eine Gewichtszunahme von 20 g herbeiführt. Es entspricht das etwa 4γ Lactoflavin, enthalten in 0,1 g reiner Trockenhefe. Chemisch läßt sich der Farbstoff colorimetrisch oder photometrisch gemäß seiner gelbgrünen Fluorescenz quantitativ bestimmen.

Lactoflavin wird leicht vom Darm resorbiert. In der Darmwand oder in anderen Körperorganen kommt es nach VERZÁR mit Hilfe des Nebennierenrindenhormons zur Phosphorylierung an der endständigen OH-Gruppe des Riboserestes. Doch scheint es neuerdings fraglich, ob das Nebennierenrindenhormon dazu notwendig. Lactoflavin reichert sich dann bis zu einer gewissen, selbst bei Überfütterung nicht überschreitbaren Höhe in Leber, Herz und Nieren an. Das Gesamtblut enthält etwa 0,28—0,35 γ/cm³. Der Harn des gesunden erwachsenen Menschen bei gewöhnlicher Kost im Durchschnitt 0,5 mg.

Lactoflavin kommt im Organismus teils frei (in der Retina, in der es einen besonderen Photokörper bildet, der für den Sehnervenreiz entscheidend ist), teils phosphoryliert, teils an Eiweiß gebunden, vor. Es ist als Provitamin und Apoferment zugleich wesentlicher Bestandteil von mindestens 5 Fermenten (Atemferment, d-Aminosäurenoxydase, Xanthinoxydase usw.), so daß hier mehrfache Brücken von Vitaminen zu Fermenten geschlagen sind. Am wichtigsten ist die Verbindung des phosphorylierten B_2 mit einem spezifischen Eiweißkörper (Apoferment) zum *gelben Atemferment* von O. WARBURG. Durch Dialyse lassen sich beide für sich allein unwirksame Komponenten trennen, ihre Vereinigung stellt die Wirksamkeit wieder her. Das gelbe Atemferment ist von entscheidender Bedeutung für die Verbrennung von Kohlenhydraten und anderen Nahrungsstoffen.

Es hat größte Bedeutung für die Oxydationsprozesse in der Zelle, da es als Wasserstoffüberträger sowohl in den oxydativen Abbau, die Zellatmung, als auch in anaerobe Spaltungsprozesse wie Glykolyse und Gärung eingreift. Lactoflavin wird ähnlich wie Methylblau im Körper zu einer Leukoverbindung reduziert und durch Sauerstoff wieder reoxydiert, so daß es sowohl Wasserstoff- wie Sauerstoffüberträger ist. Der Wasserstoff der zu oxydierenden Substanz wird dabei zunächst an das Coferment, ein Di- oder Triphosphopyridinnucleotid, von diesem an das gelbe Ferment und von dort über das Cytochrom an den Sauerstoff weitergegeben. Dieses Oxydoreduktionssystem läßt sich nicht durch Blausäure oder Kohlenoxyd vergiften. Da sowohl das Coenzym durch das gelbe Ferment wie dieses selbst gleichfalls reversibel oxydiert oder reduziert wird, ist nur eine kleine Menge der beiden Substanzen zur Durchführung der biologischen Reaktionen notwendig. Hinsichtlich der Vorgänge im einzelnen und der Rolle der beiden mitwirkenden Co-Dehydrasen und Diaphorasen sei auf ein instruktives Schema [(Z) 6. Aufl., S. 180] in der Monographie von STEPP u. Mitarb. (Z) verwiesen.

Das Lactoflavin ist als Bestandteil des gelben und anderer Fermente sowohl für den Zuckerabbau, als auch für die Oxydation bestimmter Aminosäuren, Aldehyde, Purinbasen und wahrscheinlich anderer Substanzen erforderlich. Es greift in die für die Abläufe des Intermediarstoffwechsels notwendigen Phosphorylierungsvorgänge als Phosphatüberträger und Verbesserer der Zellmembrandurchlässigkeit ein [zit. bei KÜHNAU (Z), 1952, S. 382]. Seine Bedeutung ist also eine ganz universelle und geht noch über die des Aneurins, dessen Synergist es bis zu einem gewissen Grade ist, hinaus, zumal, wenn man bedenkt, daß es auch für das endokrine System, besonders Nebenniere und Schilddrüse, und für den Auf- und Abbau des Hämoglobins (Bildung von Eisenporphyrinverbindungen) eine entscheidende Rolle spielt, Funktionen auf die hier nicht näher eingegangen werden kann [vgl. die monographischen Darstellungen (Z)]. Es bestehen auch nahe Beziehungen zu anderen Vitaminen (A-, B_1-, Nicotinsäureamid, Vitamin C). Notwendig für seine Wirksamkeit ist die Gegenwart von Eisen.

Hinsichtlich weiterer physiologischer Wirkungen sei auf die Darstellung von J. KÜHNAU (Z) (1952) verwiesen.

Die *Ausfallserscheinungen* bei Lactoflavinmangel sind im Tierexperiment entsprechend der Bedeutung dieses Vitamins außerordentlich vielseitig. Sie betreffen in erster Linie den Allgemeinzustand. Die Gewebsatmung wird herabgesetzt, die Temperatur fällt, das Wachstum steht still (daher die ältere Bezeichnung Wachstumsvitamin), die Fortpflanzung leidet, bei länger dauerndem Entzuge bricht schließlich das gesamte Oxydoreduktionssystem des Körpers zusammen, und im schweren Temperatursturz und Kollaps tritt der Tod ein.

Daneben und manchmal elektiv und allein leiden bestimmte Organsysteme. An der Haut kommt es zu schweren ekzemartigen Dermatitiden. An den Augen finden sich Blepharitis, Conjunctivitis, Ceratitis und sogar Cataract. Die blutbildenden Organe werden im Sinne hypochromer und mikrocytärer Anämien krank. Das Nervensystem zeigt Krämpfe und Lähmungserscheinungen infolge degenerativer Veränderungen.

Auch der Magendarmkanal weist Störungen in Gestalt von Freßunlust und Durchfällen infolge ungenügender Resorption vor allem von Fett auf.

Beim Menschen waren B_2-Hypovitaminosen (Ariboflavinosen) lange Zeit unbekannt. Sie sind aber in den letzten Jahren vor allem durch amerikanische Untersucher sichergestellt.

Der *tägliche Minimalbedarf des Menschen* ist 1,4 mg für den Mann und 1,2 mg für die Frau, er wächst bei allen stärkeren Beanspruchungen des Körpers (intensive Arbeit, Schwangerschaft. Lactatien und Krankheiten), so daß eine Zufuhr von 2—3 mg/Tag wünschenswert ist, eine Menge, die in der Normalernährung stets vorhanden ist.

Die neue Festsetzung (1948) des National Research Councils hat die Menge auf 1,8 mg für einen 70 kg schweren Menschen erniedrigt.

Bezüglich der Anwendungen beim Menschen und der Handelspräparate sei auf das Avitaminose-Kapitel verwiesen.

δ) Pellagraschutzstoff (Nicotinsäure, Niacin)

1867 stellte der deutsche Chemiker HUBER [zit. bei SPIES-BUTT (Z)] aus dem Alkaloid Nicotin, das gleichfalls ein Pyridinderivat ist, die Nicotinsäure her. Erst etwa 60 Jahre später (1926) führte der Amerikaner GOLDBERGER [zit. bei SPIES-BUTT (Z)] den Nachweis, daß die Pellagra, die bis dahin meist als Infektionskrankheit oder Vergiftung durch Essen von verdorbenem Mais angesehen wurde, auf das Fehlen eines zunächst noch unbekannten Schutzstoffes, den er P-P-Faktor (Pellagra-preventive factor) nannte, zurückzuführen ist. 1937 wurde dann von dem Amerikaner ELVEHJEM u. Mitarb. der Schutzstoff rein dargestellt und mit dem von GOLDBERGER vermuteten P-P-Faktor identifiziert. Es handelt sich dabei um den Schutzstoff des Menschen, ferner von Affe, Meerschweinchen, Hund und Taube, während die gleichartige Erkrankung bei Ratten durch Vitamin B_6 (Adermin, Pyridoxin), bei Hühnern durch Pantothensäure verhindert bzw. geheilt wird.

Nicotinsäure ist eine 3-Pyridincarbonsäure mit folgender Strukturformel:

Die Speicherform ist das Amid:

Niacin

beide werden unter den gemeinsamen Namen Niacin zusammengefaßt.

Die Synthese wurde bereits 1879 von WEIDEL durchgeführt. Die Säure, die in weißen Nadeln mit einem Schmelzpunkt von 230° C kristallisiert, ist in Wasser nur mäßig löslich, während seine Salze sich weit besser lösen. Sie ist hitze- und alkalibeständig und läßt sich colorimetrisch nach Zusatz von Bromcyan oder naphthylaminsulfosaurem Natrium, mit dem es einen roten Farbstoff bildet, bestimmen (KÜHNAU).

Das P-P-Vitamin ist normaler Bestandteil aller pflanzlichen und tierischen Zellen. Besonders reichlich ist es enthalten in Hefe, inneren Organen, besonders Leber von Hammel, Rind und Schwein, Hühnerfleisch, Fischlebern und Cerealien (Weizen, Kleie, Gerstenvollkorn).

Es liegt in ihnen entweder frei oder als Amid oder als Diphosphonicotinamid-Nucleotid in Form der Fermente Co-Dehydrasen I und II vor. Beim Kochen tritt kein Verlust ein.

Nicotinsäure und ihre Verbindungen werden vom Darm gut resorbiert, wahrscheinlich als Säure und nach vorheriger Aufspaltung der Komplexverbindungen, verlassen aber, soweit nicht verwandt, sehr bald wieder den Körper im Urin.

Früher wurde angenommen, daß dies in Form des von ACKERMANN und seinen Mitarbeitern REINWEIN u. LINNEWEH entdeckten Trigonellin (genannt nach dem Bockshornklee Trigonella foenum graecum, in dem es zuerst gefunden wurde) geschieht. Heute weiß man, daß diese Substanz zum mindesten der Hauptsache nach aus der Nahrung stammt. Besonders reichlich ist sie in Kaffee enthalten. Die im Harn erscheinenden Stoffwechselprodukte des Niacins sind außer sehr kleinen Mengen unveränderter Substanz besonders N_1-Methyl-6-pyridon-(3)-carbonsäure-(3)-amid [vgl. LANG-RANKE (Z), ferner STEPP u. Mitarb. (Z), letzte Aufl., S. 285 ff. (1952)].

Die *Muttersubstanz des Niacins* ist z. T. die Aminosäure l-Tryptophan, die im Maiseiweiß fehlt, so daß die Pellagra, die hauptsächlich durch einseitige Maiskost entsteht, wesentlich eine Tryptophanmangelkrankheit ist. Niacin kann durch Tryptophan bei der Heilung dieser Krankheit ersetzt werden (KREHL-ELVEHJEM u. Mitarb., 1945). Die Umwandlung von l-Tryptophan in Nicotinsäure im Tierkörper konnte dann 1946/47 durch zahlreiche amerikanische Forscher (Lit. bei STEPP u. Mitarb., letzte Aufl. (Z), S. 271, 1952] nachgewiesen werden, so daß Tryptophan gewissermaßen als Provitamin der Nicotinsäure aufzufassen ist. Zwischenprodukte sind Kynurenin und 3-Oxyanthranilsäure. Der Stuhl enthält stets Nicotinsäure, selbst bei parenteraler Darreichung, wobei zu bedenken ist, daß diese z. T. durch Bakteriensynthese gebildet wird. Ferner enthält er etwas Trigonellinamid, ebenfalls durch Bakterientätigkeit. Die Anreicherung erfolgt vor allem in der Leber (12—18 mg-%), ferner in Niere und Nebenniere und Herz (6—7 mg-%), Muskel und Pankreas (4—5 mg-%), in kleineren Mengen in allen Organen und zwar mit Ausnahme der Leber ausschließlich als Nucteotid, hauptsächlich in den Blutkörperchen als Codehydrase. Die Tatsache, daß injizierte Codehydrasen bei menschlicher Pellagra unwirksam sind, und andere Gründe sprechen dafür, daß die Hauptwirkungsform des Pellagravitamins noch eine andere, bisher unbekannte hochmolekulare Form der Nicotinsäure ist, die unter dem Einfluß der Nebenniere gebildet wird (LASZT).

Die Nicotinsäure und ihre Verbindungen, vor allem die wasserstoffübertragenden Cofermente, sogenannte Codehydrasen (Nr. I u. II) spielen z. T. in Verbindung mit dem Lactoflavin eine entscheidende Rolle beim Kohlenhydratabbau, bei der Eiweiß-, insbesondere Schwefelverwertung, bei der Hämoglobin- und Pigmentbildung sowie im Porphyrinstoffwechsel, ferner bei der oxydativen Umwandlung von Mineralstoffen und lipoiden Hormonen. Die Cohydrase I greift vor allem in den anoxybiotischen Kohlenhydratumsatz (Gährung und Glykolyse) ein. Die Cohydrase II ist das Coferment der Atmung und oxydiert die Zuckerphosphorsäureester. Nicotinsäureamid senkt den Blutzucker, spart Insulin und steigert die Insulinempfindlichkeit, während umgekehrt Insulin durch Steigerung des Kh-Umsatzes den Niacinbedarf erhöht, so daß bei Diabetikern Pellagrasymptome entstehen können. Auch für die Kohlenhydratumwandlung in Eiweiß scheint es von entscheidender Bedeutung zu sein.

Im Eiweißstoffwechsel scheint die Nicotinsäure für den Abbau gewisser Aminosäuren, z. B. Tryptophan, erforderlich, ferner für die Verhütung der Bildung toxischer Abbauprodukte.

Für den Einfluß auf den Blutfarbstoff- und Pigmenthaushalt beim Niacin sprechen bei der Pellagra nicht nur die charakteristischen Hautverfärbungen, sondern auch die Porphyrinurie, die durch Nicotinsäure günstig beeinflußt wird. Die Art der Einwirkung ist vorläufig noch unklar und umstritten. Nicotinsäureamid wirkt auch ausgesprochen antiallergisch und antianaphylaktisch.

Während die Nicotinsäure als starke Säure toxisch wirkt, ist das Amid weitgehend ungiftig. Zufuhr reiner Präparate, auch oral, bringt rasch vorübergehende Nebenwirkungen wie Hautrötung durch Vasodilatation mit Hauttemperaturanstieg, Paraesthesien, Kongestionen nach dem Kopf, Anregung von Magen- und Darmperistaltik und Diurese mit sich. Intravenöse Zufuhr kann zu Kollapsen führen.

Eine Antinicotinsäurewirkung entfalten gewisse Sulfopyridine wie Pyridin-3-sulfosäure und Sulfapyridin.

Die *Ausfallserscheinungen* sind vor allem beim Hund studiert. Es kommt hier nach Nicotinsäureentzug zur Entstehung der sogenannten Schwarzzungenkrankheit (Black-Tongue-Disease) oder auch Stuttgarter Hundekrankheit genannt. Sie scheint in Amerika auch spontan weit verbreitet zu sein. Charakteristisch für sie sind ebenso wie beim Menschen die Schleimhautentzündungen, Geschwürsbildungen und Pigmentationen im Maul, an der Zunge und in der Speiseröhre. Dazu kommen Gastroenteritiden, Anämie und zentralnervöse Störungen, Ataxie, Reflexveränderungen und Lähmungen infolge schwerer entzündlicher und degenerativer Veränderungen, besonders in Vorderhornzellen, Hintersträngen und Wurzeln. 0,5 mg Nicotinsäure pro Kilogramm und Tag bringt die Hundepellagra zur Abheilung. Zugabe von Lactoflavin beschleunigt die Rückbildung.

Der *Bedarf für den Menschen* beträgt bei Kindern je nach Alter 4—20 mg, für Erwachsenen etwa 12—15 mg, für Schwerarbeiter, Schwangere und Stillende bis 20 mg und mehr [vgl. Tabelle des amerikanischen National Research Councils (Z)].

Hinsichtlich der menschlichen Pellagra und verwandter Zustände und ihrer Behandlung sei auf das Kapitel Avitaminosen verwiesen.

ε) B$_6$ (Adermin, Pyridoxin)

Dieses Vitamin erhielt seine Bezeichnung B$_6$, weil es erst nach den chemisch noch nicht genau bekannten, für den Menschen entbehrlichen Vitaminen B$_3$ (Wachstumsfaktor für Tauben), B$_4$ (antiparalytischer Faktor für Vögel und Ratten) und B$_5$ (Wachstumsfaktor für Vögel) beschrieben wurde. 1935 fanden GYÖRGY u. Mitarb., daß die Rattenpellagra nicht durch Fehlen von Nicotinsäure, sondern durch einen anderen wasserlöslichen, vor allem in der Hefe und Reiskleie enthaltenen Stoff, den KUHN Adermin nannte, bedingt ist. Er wurde 1938 zu gleicher Zeit in Deutschland von KUHN u. Mitarb., in Amerika von KERESZTASY u. STEFFENS kristallinisch isoliert und bald auch synthetisch dargestellt. Es hat die Bruttoformel C$_7$H$_{11}$NO$_3$, ist außerordentlich leicht wasserlöslich und schmilzt bei 250° C.

Seiner Struktur nach ist es ein 2-Methyl-3-oxy-4,5-bis(oxymethyl)-pyridin mit folgender Formel:

$$\text{CH}_2\text{OH}$$

HOH₂C—C⟨⟩C·OH

H—C⟨⟩C—CH₃.

N

Adermin

Der Name Pyridoxin leitet sich von der Tatsache ab, daß B_6 ein Pyridinderivat ist.

Wesentlich vitaminwirksamer sind die Aldehydverbindung Peridoxal und die Aminoverbindung Pyridoxamin (SNELL u. RANNEFELDT). Diese 3 Verbindungen zusammen bilden den B_6-Komplex. Im tierischen Organismus kommen fast ausschließlich die beiden letztgenannten vor.

Im Pflanzen- und Tierorganismus ist dieser relativ einfache Stoff hauptsächlich in Proteinbindung als Aderminprotein enthalten (KUHN).

Die *Bestimmung* kann sowohl biologisch im Rattentest wie chemisch colorimetrisch mit der Diazo- oder Indophenolreaktion vorgenommen werden. B_6 ist wirksamer Bestandteil jeder Zelle und besonders reichlich in Erdnuß- und Sojamehl, Reiskleie, Hefe, Eigelb, Leber, Weizenkeimlingen, Luzerne und Käse enthalten. Die Resorption ist gut. Bei Zufuhr von 50 mg, die von SPIES u. Mitarb. [(Z) S. 473] als Test benutzt werden, erscheinen 6—10% wieder im Harn, z. T. als oxydierte Carbonsäure. Vitamin B_6 ist nicht nur lebensnotwendig für Ratte, Hund und Schwein, sondern auch als Wuchsstoff unentbehrlich für viele Bakterienarten, Pflanzenwurzeln und Hefe. Seine physiologische Wirksamkeit im einzelnen ist noch nicht völlig geklärt. In phosphorylierter Form sind Teile seiner Komponenten als Coenzyme am Aufbau zahlreicher Fermente des Eiweißstoffwechsels beteiligt. STEPP u. Mitarb. [(Z) S. 344] zählen 15 derartige auf. Auch für die Porphyrinsynthese ist es erforderlich. Weiteres bei J. KÜHNAU [(Z) 1952, S. 387].

Selbst in großen Mengen wirkt es nicht toxisch, nur bei besonders hohen Dosen bedingt es bei Hunden Tremor und Muskelkrämpfe.

Beim Menschen können Injektionen von 50—100 mg Schlafsucht erzeugen. Die *Avitaminose* bei der Ratte äußert sich in symmetrischem Haarausfall, Dermatitis, Sterilität und nervösen Störungen (Ataxie, Paresen, Krämpfe, Rattenacrodynie).

Während man früher annahm, daß B_6 für den Menschen keine Bedeutung habe, ist man neuerdings geneigt, ihm doch in der Genese der menschlichen Pellagra eine gewisse Rolle zuzuerkennen. Jedenfalls sprechen Beobachtungen von SPIES u. Mitarb. u. a. dafür, daß es Fälle von menschlicher Pellagra gibt, in denen Nicotinsäure allein keine restlose Heilung herbeiführt, sondern erst eine Zugabe von Adermin. SPIES u. Mitarb. (Z) haben in Amerika eine B_6-Hypovitaminose beschrieben, die durch starke Nervosität und Übererregbarkeit, Schlaflosigkeit, allgemeine Mattigkeit, Leibschmerzen und Unsicherheit des Ganges bedingt ist, und prompt allein durch intravenöse Injektion von Adermin beseitigt wird. In Europa sind ähnliche Krankheitsbilder m. W. bisher unbekannt, doch führen STEPP u. Mitarb. (Z) gewisse hypochrome Anämien bei Kranken mit Gelenkrheumatismus und Magendarmerscheinungen, die nicht durch Eisen beeinflußt werden, wohl aber durch Adermininjektion (10 mg/Tag), auf B_6-Mangel zurück.

Der B_6-Bedarf des Menschen, der wegen der unkontrollierbaren Synthese durch die Darmbakterien nicht genau zu ermitteln ist, wird auf 2—4 mg/Tag geschätzt, eine stets in der normalen Nahrung enthaltene Menge.

ζ) Pantothensäure (Hühnerpellagraschutzstoff, ergrauungsverhütendes Vitamin)

Auch bei den Hühnern gibt es eine pellagraartige Dermatitis. Diese ist durch das Fehlen eines Sonderstoffes, der sogenannten Pantothensäure bedingt (WILLIAMS u. Mitarb.). Das Vitamin, das als Wuchsstoff schon vorher bekannt war, erhielt seinen Namen von seinem Vorkommen in der gesamten Pflanzen-, Tier- und Mikrobenwelt ($\pi\acute{a}\nu\tau a$ = alles).

Es wurde 1940 von mehreren deutschen und amerikanischen Forschern in seiner Konstitution aufgeklärt und synthetisiert. Es ist ein N-$\alpha\gamma$-dioxy-$\beta\beta$-dimethyl-butyryl-β-alanin mit folgender Formel:

$$\text{HO—C—C—C—C—N—C—C—C} \begin{array}{l} \text{O} \\ \text{OH} \end{array}$$

Pantothensäure

Die reine, rechtsdrehende Säure ist von öliger Beschaffenheit und konnte bisher trotz ihrer guten Wasserlöslichkeit nicht kristallinisch gewonnen werden. Zur klinischen Verwendung kommt das Calciumsalz.

Die quantitative Bestimmung geschieht biologisch auf Grund seiner Wachstumsbeschleunigungsfähigkeit für Bakterien und Hefe. 1 Streptobacterium-Wachstumseinheit entspricht $0{,}02\,\gamma$ Pantothensäure.

Das Vitamin kommt, wie schon erwähnt, überall in der Natur vor, wenn auch nur in sehr geringer Konzentration, meist an Eiweiß gebunden. Der Gehalt von pflanzlichen und tierischen Nahrungsstoffen ist mit Ausnahme von Sojamehl, in dem er sehr gering ist, annähernd der gleiche wie an B_6. Am reichsten sind Hefe, Reis- und Weizenkleie sowie Erdnußmehl, von animalischen Nahrungsmitteln Leber, Niere, Eigelb, Milchprodukte und grüne Gemüse. In diesen Nahrungsmitteln ist die Hauptmenge nicht in freier Form enthalten, sondern in Gestalt ester-, peptid- oder nucleotidartiger Verbindungen von Cofermentnatur. Die Aufklärung der Wirkungsweise begann 1942 mit der Entdeckung von DORFMANN u. Mitarb., daß dieses Vitamin fördernd in den Brenztraubensäurestoffwechsel eingreift, und zwar gilt dies auch für die Säugetierleber.

Man kennt bisher folgende *Zustandsformen* der Pantothensäure:

1. Das Coenzym A (Coacetylase) von LIPMAN u. Mitarb., das dissoziierende Coferment des acetylierenden Enzymsystems vom Charakter eines Nucleotides, verbunden mit Cystamin, Phosphorsäure und Adenylsäure. Es ist entscheidend beteiligt an allen Vorgängen des intermediären Stoffwechsels, welche die Essigsäure bzw. -C-C-Verbindungen überhaupt betreffen, d. h. praktisch am gesamten Fett-, Eiweiß- und Kohlenhydratstoffwechsel [Näheres bei STEPP u. Mitarb. (Z), S. 387, sowie KÜHNAU (Z), S. 388, 1952]. Erwähnt sei nur, daß die Pantothensäure auch der Katalysator der β-Oxydation und seiner Umkehr ist. Auch CO- und C-N-Brücken werden von ihr katalysiert.

2. Das Pantothin bzw. Panthetin (Lacto-bulgaricus-factor), ein von WILLIAMS u. Mitarb. entdeckter Wachstumsstoff für gewisse Milchsäurebakterien.

3. Das Pantothensäurekonjugat, auch ein Wuchsstoff für gewisse Bakterien, fest an ein Trägerprotein gebunden, enthalten in Herzmuskel und Leber.

4. Die Pantothenylphosphate, alkalistabile Verbindungen als Durchgangssubstanz für die Synthese hochmolekülärer Pantothensäureformen, biologisch ohne Bedeutung.

Geringe Veränderungen des Pantothensäuremoleküls können bereits *antivitaminotisch* wirken. Vor allem gilt das für die Sulfopantothensäure (KUHN u.

Mitarb.). Hemmend wirken auf die Pantothensäure auch aromatische Oxysäuren wie Salicylsäure, Mandelsäure und Gentisinsäure.

Bemerkenswert sind die Beziehungen der Pantothensäure zum *endokrinen System*, besonders Schilddrüse und Nebennierenrinde. Es scheint, daß das Thyroxin für die Synthese von Coenzym A notwendig ist. Die Nebennierenrindenfunktion ist nach DAFT-SEBRELL (1939) von der Versorgung mit Pantothensäure abhängig. Diese scheint für die Synthese der Rindenhormone notwendig zu sein, wie Rattenversuche mit pantothensäurefreier Ernährung ergaben. Fehlen führt zur Hypertrophie und Degeneration der Nebenniere und zahlreichen Ausfallserscheinungen, mangelhafter Ketosteroidbildung sowie Grauwerden der Haare.

Auch Vorgänge der Fortpflanzung und Embryonalentwicklung werden von der Pantothensäure maßgeblich im günstigen Sinne beeinflußt. Ihr Fehlen führt zu Resorptionssterilität und foetalen Mißbildungen. Günstig beeinflußt wird die Darmtätigkeit, z. T. durch Förderung der Acetylcholinsynthese, z. T. durch Steigerung des örtlichen Kh-Stoffwechsels.

Alle diese meist neueren Erkenntnisse sind nur bei Tieren, besonders Ratten und Hühnern, gewonnen, da die Bedeutung der Pantothensäure für den Menschen noch weitgehend unbekannt ist.

Der *Bedarf des Menschen ist unbekannt* und läßt sich nur auf dem Umwege über den Ratten- und Hundebedarf schätzen. STEPP u. Mitarb. geben dafür 7—10 mg, zur Beseitigung von Mangelerscheinungen 30—40 mg täglich an. LANG-RANKE [(Z) S. 228] schätzen den Bedarf auf 10—50 mg. Die anscheinend leicht resorbierbare Säure geht in der Leber der Hauptmenge nach eine Eiweißverbindung ein. Das Vitamin ist stets in Blut und Harn nachweisbar. Bei B_2-Komplex-Mangelerscheinungen ist der Uringehalt herabgesetzt. STANBERG, SNELL u. SPIES fanden bei Belastung mit 50 mg Calcium-Pantothenat (Merck) eine Ausscheidung bei Kranken der genannten Art nur von 19% gegenüber 102% bei Normalpersonen.

Die *Ausfallserscheinungen* bei Pantothensäuremangel betreffen nicht nur das Huhn, das mit generalisierter Dermatose, Borkenbildung und Verlust der Federn erkrankt, sondern alle bisher studierten Tiere. Im Vordergrund der Allgemeineinwirkungen steht die schon erwähnte Wachstumshemmung. Sehr erheblich sind die Störungen im gesamten Inkretsystem, besonders bei Nebenniere und Keimdrüsen.

Die Hautwirkungen sind bei den verschiedenen Tieren etwas verschieden, aber in ausgesprochenen Fällen stets vorhanden. Außer Dermatitiden sind es Pigmentverlust der Haare fast ausschließlich bei männlichen Tieren („Ergrauen") und ihr Ausfall. Von weiteren Mangelerscheinungen seien Rückenmarksschädigungen (Demyelinisierungen und Strangdegenerationen) sowie Knorpelhyperplasien erwähnt.

Eine sichere Hypovitaminose mit klinischen Erscheinungen beim Menschen ist bisher nicht beobachtet. Interessant ist in diesem Zusammenhange eine Beobachtung von STANBERG, SNELL u. SPIES, daß es ihnen in einem kleinen Prozentsatz von Hunderten von Fällen gelang, durch längere Darreichung von B_2-Komplexpräparaten die Graufärbung der Haare wieder rückgängig zu machen.

Handelspräparate fehlen m. W. vorläufig in Deutschland. Bei Verdacht auf Mangelerscheinungen, die bisher trotz der hochgradigen chronischen Unterernährung in Deutschland nicht beschrieben worden sind, genügen größere Mengen von Trockenhefe (25 mg-% Pantothensäure) und hochkonzentrierte Leberpräparate. Das weit verbreitete starke Ergrauen der Haare selbst bei Jugendlichen im und kurz nach dem Kriege dürfte wohl der Hauptsache nach auf nervös psychische Faktoren zurückzuführen sein. Im übrigen enthält eine normale Ernährung immer auch genügende Mengen von Pantothensäure.

η) Biotin-Vitamin H (Hautfaktor, eiweißentgiftendes Vitamin)

Von Boas (1927) und György wurde ein für die normale Beschaffenheit der Haut und darüber hinaus allgemein für normales Wachstum und gute Eiweißverwertung wichtiger Stoff beschrieben, der in der Natur fast nur in hochmolekularer, unlöslicher Verbindung vorkommt. Er ist, wie sich erst 1940 herausstellte, identisch mit dem Biotin, einem von Kögl (1934) kristallisierten Hefewuchsstoff aus Eigelb und Hefe.

Er besitzt die Bruttoformel $C_{10}H_{16}O_3N_2S$ und kommt in 2 Modifikationen vor. Es handelt sich dabei nach Kögl um 2 heterocyklische Ringsysteme, einen hydrierten Imidazol- und einen hydrierten Thiophenring folgender Anordnung für das α-Biotin:

$$
\begin{array}{c}
CO \\
HN \diagdown NH \\
| \quad\quad | \\
HC \quad CH \\
| \quad\quad | \\
H_2C \diagdown CH{-}CH_2{-}CH_2{-}CH_2{-}CH_2{-}COOH\,. \\
S
\end{array}
$$

Biotin

Das auch wirksame Oxybiotin enthält statt des Schwefels ein Sauerstoffatom. Die Synthese gelang Harris u. Grüssner u. Mitarb. [1943—45, Lit. in der Monographie von D. Melville (Z)]. Diese nur in kleinsten Mengen aus gewaltigen Mengen Ausgangsmaterial (136 mg aus 1650 kg Eigelb bei Kögl) gewonnenen Wirkstoffe haben Säurecharakter, kristallisieren in farblosen Nadeln mit Schmelzpunkt bei 232° C, die sich in Wasser gut, in Alkohol wenig, in Äther, Petroläther und Chloroform gar nicht lösen. Sie bilden Methylester mit voller Wirksamkeit.

Ausgangsmaterialien sind außer Eigelb und Ei Reiskleie, Hefe, innere Tierorgane (Leber und Niere) und Speisepilze. Vitamin H kommt darin z. T. in freier Form, meist aber als Eiweißverbindung vor, aus dem erst im Darm das dann gut resorbierbare Biotin freigesetzt wird.

Die *Bestimmung* erfolgt bisher nur biologisch bei der Ratte. Eine Ratteneinheit ist die Menge wirksamer Substanz, die bei täglicher subcutaner Injektion eine H-avitaminotische Ratte in 4 Wochen zu heilen vermag. 1 mg α-Biotinmethylester entspricht 10000, 1 mg β-Biotinmethylester 27000 Ratteneinheiten. Auch Hefe- und Bakterienteste sind angegeben worden. — Der *Minimalbedarf für den Menschen* wird auf 0,1 mg Biotin, der Normalbedarf auf 0,2—0,5 mg/Tag geschätzt, eine Menge, die stets in der normalen Ernährung enthalten ist, vor allem aber durch Darmbakterien überreichlich gebildet wird, was durch Sulfonamide verhindert werden kann.

Biotin ist für normales Wachstum und Zellvermehrung unerläßlich. Das gilt nicht nur für Hefe, Bakterien und niedere Tiere, sondern wahrscheinlich auch für Säugetiere und Mensch.

Der *Wirkungsmechanismus* des Biotins ist noch unvollständig bekannt. Sicher scheint zu sein, daß es im Brenztraubensäurestoffwechsel eine große Rolle spielt. Die Oxydation dieser Säure und ihrer Derivate in der Leber wird bei Biotinmangel stark herabgesetzt. Die Umwandlung von Brenztraubensäure in Oxalessigsäure, der Eintritt in den Citronensäurecyclus, die sogenannte Wood-Wermansche Reaktion, wird durch Biotin katalysiert, ferner die Desaminierung bestimmter Aminosäuren, wie Asparaginsäure, Serin und Threonin, vielleicht in Form eines nucleotidartigen Cofermentes, schließlich auch der Aufbau wichtiger Fermentproteide.

Außerdem scheint es für die Bildung der Dicarbonsäuren im Kh-Stoffwechsel, des Harnstoffs und der Purinbasen und vielleicht auch für die Bildung ungesättigter Fettsäuren erforderlich zu sein [Näheres bei D. B. MELVILLE (Z) sowie STEPP u. Mitarb., 7. Aufl. (Z), S. 421].

Biotin verbindet sich leicht mit bestimmten Eiweißkörpern und wird dadurch unwirksam gemacht (BOAS). Eine solche inaktivierende Verbindung, das sogenannte Avidin (Avidalbumin), ist vor allem im Eiklar enthalten. Genuß größerer Mengen von rohem Eiereiweiß blockiert das Biotin und kann daher zu Mangelerscheinungen führen.

Diese bestehen bei Ratte und Huhn in einer z. T. pellagraartigen Dermatitis mit Desquamationen, Ulcerationen und Hyperkeratosen usw. Dazu kommen merkwürdigerweise eigenartige Paresen und Lähmungen der Hinterbeinmuskulatur mit hohem Kreatingehalt. Sämtliche Ausfallserscheinungen, in der angelsächsischen Literatur „egg-white injury" genannt, lassen sich durch Biotin beseitigen. Fortdauer der Avitaminose führt zum Tode.

Die *Bedeutung des Vitamins H für den Menschen* ist noch umstritten. Experimentell läßt sich auch hier ein der Tieravitaminose sehr ähnliches Krankheitsbild erzeugen (SYDENSTRICKER u. a.). Nach 10 Wochen einer Ernährung mit 30% Trockeneiklar treten seborrhoische Hautveränderungen sowie allgemeine Nervosität, Reflexveränderung und polyneuritische Symptome auf, die durch parenterale Zufuhr von Biotin rasch geheilt werden. Das gleiche war der Fall bei einem Manne, der spontan Jahrzehnte hindurch regelmäßig täglich bis zu 10 rohe Eier aß [angeführt bei LANG-RANKE (Z), S. 229]. Eine andere Frage ist, ob etwa die Seborrhoe und verwandte Dermatitiden mit einem H-Mangel etwas zu tun haben. Diese Frage ist wenigstens vorläufig zu verneinen.

Das hat aber nicht verhindert, daß Dermatitiden und Dermatosen aller Art bis zur vorzeitigen Glatzenbildung mit Biotin behandelt werden. Die Erfolge sind bisher recht kümmerlich, wenn auch nicht entmutigend.

Biotinpräparate (Konzentrate) sind Havion (Labofach, Berlin), Murnil (I. G. Farben) und die Huminpräparate der Huminchemie München und Leipzig.

ϑ) Die Folsäurereihe

p-Aminobenzoesäure; Folsäure (Pteroylglutaminsäure) und ihre Conjugate; Leukovorin (Citrovorumfaktor)

Unter dieser Überschrift fassen STEPP u. Mitarb. in ihrer neuesten, ausgezeichneten Darstellung [(Z), S. 430ff., 1952], die ich diesem kurzen Abriß zugrunde lege (dort auch Hunderte von Literaturangaben der neuesten Zeit), 9 Vitamine der B-Gruppe zusammen. Zum Teil handelt es sich um Wirk- und Wuchsstoffe für Bakterien, die uns in diesem Zusammenhange nicht interessieren, z. T. aber auch um Vitamine, wie p-Aminobenzoesäure und Folsäure und ihre Abkömmlinge, die auch für die Säugetiere und den Menschen von sehr erheblicher Bedeutung sind.

Diese beiden Vitamine können heute nur im Zusammenhange behandelt werden, da sie nicht nur biologisch, sondern auch chemisch einander nahestehen, indem die Folsäure auch einen p-Aminobenzoesäurekomplex enthält.

Die *p-Aminobenzoesäure* war chemisch schon lange bekannt, aber erst seit 1939/40 weiß man, daß die Aufhebung der bakteriostatischen Wirkung von Sulfanilamiden gegenüber bekannten Bakterien auf sie zurückzuführen ist. Bei den Säugetieren und auch beim Menschen beruht ihre Bedeutung darauf, daß ihre Gegenwart im Darme die Synthese von Vitaminen und Wuchsstoffen durch die normale Bakterienflora beeinträchtigt oder ganz verhindert.

Die Säure selbst ist nur für Mikroorganismen und Pflanzen, nicht aber für Tier und Mensch ein Vitamin, da sie bei den letzteren normalerweise von den Darmbakterien synthetisiert wird.

Die *Formel* für die p-Aminobenzoesäure ist folgende:

COOH

NH₂

Sie kristallisiert in farblosen, im Lichte allmählich gelb werdenden Kristallen vom Schmelzpunkt 186°, die in der Hitze in Wasser und Alkohol leicht löslich sind.

Derivate sind die verschiedensten Lokalanästhetica wie Anaesthesin, Novocain, Tutocain, Impletol und ähnliche Stoffe.

In der Natur ist die p-Aminobenzoesäure als Conjugat enthalten, meist in peptidartiger Verbindung mit Glutaminsäure (KUHN, 1941). Ein derartiges Produkt, die p-Aminobenzoe-1-glutaminsäure, bildet den einen Teil der Folsäure, so daß die p-Aminobenzoesäure und die Folsäure als verschiedene Formen des gleichen biologischen Wirkstoffes aufgefaßt werden müssen.

Die *Folsäure* (oft fälschlich auch Folinsäure genannt) mit der Summenformel $C_{19}H_{19}O_6N_7$ ist eine Pteroylglutaminsäure (N-[4-(2-Amino-6-oxypteridyl-8-methyl)-aminobenzoyl)-1-glutaminsäure), in der 3 Gruppen amidartig miteinander verbunden sind mit folgender Konstitutionsformel:

Folsäure

Diese 2-basische Säure bildet citronen- bis hellorangegelbe Kristalle ohne Schmelzpunkt und mit Dunkelerhärtung bei 250°.

Die 1. Synthese der Folsäure gelang 1946 ANGIER u. Mitarb. in den Lederlelaboratorien in USA.

Ob auch der Säugetierorganismus das komplizierte Pteridingerüst synthetisieren kann, ist noch fraglich. Für das nahe verwandte Xanthopterin wird es von KOSCHARA angenommen. Auch das Lactoflavin kommt als Ausgangspunkt in Betracht. Für die beiden anderen Bestandteile der Folsäure gilt es jedenfalls. Die Folsäure ist in der lebenden Zelle in Eiweißbindung vorhanden und besitzt Co-fermentnatur.

Die zuerst 1941 von MITCHEL u. SNELL *entdeckte Folsäure* aus *Spinat*, anderem grünen Gemüse und Getreide ist nicht identisch mit der eben besprochenen Pteroylglutaminsäure und hat auch eine andere Summenformel ($C_{15}H_{15}O_9N_5$). Ihre Konstitution ist noch unbekannt, wahrscheinlich ein Gemisch verschiedener Pteridinderivate. Dieses Conjugat ist biologisch unwirksam.

Das Vitamin Folsäure ist im Organismus anscheinend erst wirksam in Form des sogenannten *Citrovorum-Faktors* (SAUBERLICH u. BAUMANN, 1948) auch *Folinic-acid oder Leucovorin* genannt.

Der Unterschied gegenüber der Folsäure besteht darin, daß die 2. Hälfte des Pterylringes folgende Konfiguration hat.

$$\begin{array}{c} \text{H} \\ | \\ \text{N} \end{array}$$

(Strukturformel: Pyrazin-artiger Ring mit N–H oben, CH$_2$, C, CH–CH$_2$–NH···, N, CHO)

Die Synthese dieses Faktors gelang in den letzten Jahren in Amerika BRACKMANN FLYNN u. Mitarb., in Deutschland WEYGAND u. Mitarb.

Dieser Citrovorum-Faktor ist anscheinend die eigentliche Wirkform der Folsäure im Organismus.

Stärkere Veränderungen am Folsäuremolekül bedingen im allgemeinen den Verlust der Vitaminwirksamkeit.

Die *Bestimmung* der p-Aminobenzoesäure ist biologisch äußerst schwierig.

Chemisch kann die freie Aminogruppe durch die Diazoreaktion erfaßt werden, die auch colorimetrisch nach ECKERT ausgewertet werden kann.

Die Folsäure kann nach reduktiver Spaltung ihres Moleküls durch Zinkstaub oder Titanchlorid, wobei p-Aminobenzolglutaminsäure entsteht, die gleichfalls die Diazoreaktion ergibt, chemisch ebenso wie die p-Aminobenzoesäure colorimetrisch bestimmt werden. Zuverlässiger scheint die fluorimetrische Methode mit Kaliumpermanganat in schwach saurer Lösung zu sein. Hierbei entsteht die stark fluorescierende 2-Amino-6-oxy-pteridin-8-carbonsäure, deren Fluorescenz direkt proportional der Folsäurekonzentration sich verhält.

Auch biologische Methoden mit Ratten- und Hühnertest sind angegeben worden.

Die Bestimmung des Citrovorumfaktors geschieht im mikrobiologischen Wachstumstest unter Verwendung des Bakterienstammes Leuconostoc citrovorum 8081 von dem sich der Name des Faktors ableitet.

p-Aminobenzoesäuren enthalten frei oder gebunden sämtliche tierischen und pflanzlichen Organe. Für die meisten pflanzlichen Nahrungsmittel betragen die Mengen 0,05—0,15 mg-%. Am höchsten ist der Gehalt in Spinat, Reiskleie und Speisepilzen. Unter den tierischen Organen steht die Leber mit etwa 0,25 mg-% an erster Stelle, ihr folgen in fallenden Mengen Niere, Muskulatur und Gehirn.

Zu etwa 90% liegt hier die Säure in hoher molekulärer Bindung vor. Etwa das gleiche gilt für das Blut: Gesamtgehalt beim Menschen 30 γ-%, davon 4 γ in freier Form.

Den höchsten *Gehalt* an *Folsäure* in freier Form besitzen Spargel- und Blumenkohl (etwa 60—80 γ-%).

Folsäure ist im menschlichen Blute nur in Spuren in freier Form enthalten, in der Gesamtmenge zu 80—140 γ-%.

In der Leber liegt die Gesamtmenge zu 95% in Form des Citrovorumfaktors vor, und ähnliche Zahlen gelten auch für andere tierische Gewebe.

Ein *Bedarf an p-Aminobenzoesäure und Folsäure für den Menschen* besteht *nicht*, da beide Vitamine, wie schon erwähnt, in genügender Menge normalerweise von den Darmbakterien synthetisiert werden. Es gibt daher auch keine p-Aminobenzoesäureavitaminose. Auch bei länger dauernden Gaben von Sulfonamiden, welche das Wachstum der Darmbakterien unterdrückt, ist sie bisher anscheinend nicht bewiesen.

Der *Folsäurebedarf* bei Tier und Mensch ist nicht konstant. Er steigt bei Gravidität und Lactation, sowie niedriger Eiweißzufuhr, die dann nicht mehr vitaminsparend wirkt, wie es große Mengen tun, vor allem aber bei schweren Resorptionsstörungen des Darmes, besonders bei der Sprue, wo er auf 5 mg/Tag geschätzt wird.

Da die eigentliche Wirkungsform der Folsäure der Citrovorumfaktor ist, so wäre in erster Linie die Frage des Bedarfs für den Menschen an dieser Substanz von Interesse, aber vorläufig besitzen wir darüber keinerlei genügende Kenntnisse.

Die nicht im Körper verwandte p-Aminobenzoesäure wird im Harn zum größten Teile als unwirksame Acetylverbindung, meist gespart mit Glykokoll oder Glucuronsäure, entleert. Im Durchschnitt sind es etwa 0,15 mg täglich, während der Kot 0,25 mg enthält, der Schweiß bei starker körperlicher Tätigkeit sogar bis zu 0,35 mg.

Die in der Nahrung aufgenommene Folsäure in ihren Conjugaten wird durch besondere Conjugasen der Verdauungssäfte in Freiheit gesetzt und mit der enteral gebildeten resorbiert. Aus dem Citrovorumfaktor entsteht im Magen, der hierfür anscheinend unerläßlich ist, Folsäure. Sehr bemerkenswert und wichtig ist, daß das Aminopterin, das sich lediglich dadurch von der Folsäure unterscheidet, daß im 1. Ringsystem an Stelle der OH-Gruppe eine NH_3-Gruppe tritt, ein ausgesprochenes Antivitamin der Folsäure ist. Es gilt das auch für andere Derivate mit Aminogruppen in 6-Stellung. [Näheres bei STEPP u. Mitarb. letzte Aufl. (Z.) S. 455 ff.]

Die *Aufgabe der Vitamine der Folsäurereihe im menschlichen Organismus* sind außerordentlich vielseitig.

Nach STEPP u. Mitarb. (Z., neueste Aufl. S. 485 ff., 1952) sind es folgende:

1. Katalysierung des Stoffwechsels von Einkohlenstoffresten. Hier ist es zunächst die Freisetzung von C-Resten aus den verschiedensten Quellen, besonders Glykokoll und Cholin. Wie Isotopenversuche ergeben, werden die Bausteine des Glykokolls zur Synthese von Serin, Methionin, Kreatin, Porphyrinen und Purinbasen verwandt.

Beim Cholin kontrolliert die Folsäure die Abgabe von labilen Methylgruppen nach vorheriger Oxydation zu Betain durch die Cholinoxydase. Der Einbau von C-Resten in Aminosäuren, Thymin, Purinbasen und Porphyrinen, Asparaginsäure, Glutaminsäure, Arginin, Valin, Lysin und Methionin wird mit Hilfe der Folsäure ermöglicht. Dadurch wird auch die schon erwähnte teilweise Einsparung von Folsäure durch Eiweiß verständlich. Auch das Pyrimidin Thymin und Thymidin, die Desoxyriboseverbindung des Thymins, können in hohen Dosen Folsäure ersetzen, wie die günstigen Erfahrungen bei makrocytären Anämien beweisen.

Bei der Synthese des Purinringes sind p-Aminobenzoesäure und Folsäure bzw. der Citrovorumfaktor maßgebend beteiligt. Ihr Fehlen in Gestalt ungenügender Purin- und Nucleotidsynthese kommt im Verschwinden von basophilen Granula in Kernen und Protoplasma von Knochenmarksblutzellen zum Ausdrucke.

Beim Kreatin unterbleibt unter Folsäuremangel die Synthese aus Glykocyamin (Guanidinessigsäure) oder Arginin und Glykokoll.

Bei den Porphyrinen findet die Bildung der Pyrrolringe und die Verknüpfung der Ringsysteme durch die Methinbrücken, bei denen Glykokoll, Glutaminsäure und Ketoglutarsäure entscheidend beteiligt sind, nicht oder in ungenügender Weise statt. Auch bei der Bildung der Wirkgruppen der Hämoproteide ist Gegenwart von Folsäure notwendig.

2. Beeinflussung von Partialvorgängen des Eiweißumsatzes. Für die Verwertung von Glutaminsäure und Tyrosin im intermediären Eiweißstoffwechsel ist Folsäure notwendig. Im letzteren Falle spielt anscheinend auch die Ascorbinsäure eine Rolle, die bis zu einem gewissen Grade sogar die Folsäure ersetzen kann, wie Untersuchungen beim Skorbut von Ratte und Menschen zeigen.

3. Die Einwirkung auf Flavenzyme. Diese werden durch die Folsäure inaktiviert.

4. Der Einfluß auf Sexualfunktionen, Fortpflanzung, Embryonalbildung und Lactation. Er ist besonders beim Frosch, Ratte, Huhn und Affen studiert. Beim Menschen ist er unwahrscheinlich, jedenfalls bisher nicht nachgewiesen.

5. Wirkung auf die Resorptionsvorgänge im Darme. Untersuchungen bei schweren Durchfällen, insbesondere bei der tropischen Sprue, zeigen, daß die Folsäure auch beim Menschen für eine normale Darmresorption von Bedeutung ist. Störungen auf diesem Gebiete in Gestalt von flachen Blutzuckerbelastungskurven, hohem Fettgehalt des Kots, niedrigen Vitaminwerten im Blut für Carotin, Vitamin A, Vitamin E und Hypoprothrombinämie schwinden unter Folsäuregaben (oral oder intramuskulär).

6. Beziehung zur Entwicklung von Tumoren.

Tumorgewebe enthält meist abnorm große Mengen von Folsäure, gewöhnlich in Form des Citrovorumfaktors. Er begünstigt in dieser Form anscheinend das Wachstum, während die Folsäure, selbst schwach, ihr Derivat, die Pteroyltriglutaminsäure, sogar stark hemmend wirkt, was auch therapeutisch bei gewissen Tumoren von Maus und Ratte verwertet wurde. Allerdings sind die Resultate der einzelnen Autoren einander widersprechend.

Folsäureantagonisten wie Aminopterin und Pteroylasparaginsäure sind besonders wachstumshemmend.

Mangelerscheinungen sollen an dieser Stelle nur so weit besprochen werden, als sie nicht Blutkrankheiten beim Menschen betreffen, die im Kapitel Blutkrankheiten als Avitaminosen im Zusammenhang abgehandelt werden.

Mangelerscheinungen infolge Fehlens von p-Aminobenzoesäure sind bei Tier und Mensch unbekannt.

Um so ausgeprägter sind sie beim Fehlen von Folsäure bzw. Citrovorumfaktor. Sie betreffen in erster Linie die Produktion der Fermente des Blutes. Erythropoese einschließlich Hämoglobinsynthese, Granulopoese sowie Thrombocytopoese sind weitgehend blockiert.

Das lymphatische Gewebe atrophiert, in der Mundhöhle kommt es zu schweren Stomatitiden und Gingivitiden, im Magendarmkanale zu hämorrhagischen, zum Teil ulcerierenden Gastritiden und Gastroenteritiden, für welche die Sprue ein besonders eindrucksvolles Paradigma ist. Beim Hunde sind es ausgesprochene Dermatitiden mit Störungen des Haarkleides, Verfärbungen und Inkrustationen der Haut. Überdosierungen beim Menschen von Aminopterin und ähnlichen Aminoverbindungen, den Antivitaminen der Folsäure und dem dadurch indirekt bedingten Folsäuremangel können zu Haarausfall, Glatzenbildung und Stillstand des Bartwachstums führen.

Beim Huhne kommt es auch zu Veränderungen am Skeletsystem (Perosis) und im Zentralnervensystem.

Auch eine Herabsetzung der Produktion von Hämagglutininen ist beschrieben worden.

P-aminobenzoesäure ist ungiftig. Das gleiche gilt auch für die Folsäure, die beim Menschen in Mengen von 5 mg/kg auch längere Zeit hindurch ohne Schaden genommen werden kann. Vorsicht ist nur bei der perniziösen Anämie geboten, da hier eine Ausschwemmung von Lactoflavin und eine Erschöpfung der Vitamin-B_{12}-Vorräte im Organismus eintreten kann.

Das *therapeutische Anwendungsgebiet* der p-Aminobenzoesäure sowie der Folsäure bzw. des Citrovorumfaktors ist sehr groß und vielseitig. Hinsichtlich der Handelspräparate sei auf das Avitaminose-Kapitel verwiesen. Kristallinische p-Aminobenzoesäure wird von vielen Firmen, z. B. E. Merck-Darmstadt hergestellt. Die p-Aminobenzoesäure ist ein Antagonist der p-Oxybenzoesäure, eines sehr wichtigen Wuchsstoffes für Rikettsien und manche Viren und Bakterien (Coligruppe).

Derartige Infektionen, insbesondere Fleckfieber, Varicellen, in gewissem Sinne auch Typhus abdominalis, werden durch Gaben von p-Aminobenzoesäure oft günstig beeinflußt, allerdings müssen sie sehr groß sein (20—30 g täglich, am besten intravenös).

Noch umfassender ist das Indicationsgebiet für Folsäure und Citrovorumfaktor.

Soweit es die menschlichen Anämien und andere Bluterkrankungen betrifft, wird es später behandelt werden. Hier liegt wohl die größte therapeutische Bedeutung dieser Vitamine. Ein weiteres Anwendungsgebiet sind tropische und nichttropische Sprue (idiopathische Steatorrhoe) sowie *Coeliacie* (GEE-HERTER-HEUBNERsche *Krankheit*) und darüber hinaus ganz allgemein schwere Gastroenteritiden mit starken Durchfällen.

Schließlich haben auch *die Folsäureantagonisten Aminopterin*, sowie nahestehende andere Folsäurepräparate mit Aminogruppe in Position 6 therapeutische Verwendung gefunden, indem sie die Deckung des zur Synthese der Nucleoproteide besonders hohen Bedarfs schnell wachsender Gewebe an Folsäure bzw. Citrovorumfaktor verhindern.

Hierbei handelt es sich um schnell wachsende maligne Tumoren und vor allen Dingen um akute und subakute Leukämien, besonders im frühen Kindesalter. Beide Gruppen von Erkrankungen haben infolge der gewaltigen Zellneubildungen einen gewaltigen Folsäurebedarf, der sie am Wachstum behindert, wenn er nicht gestillt wird.

Während bei der 1. Gruppe die Erfolge beim Menschen sehr fragwürdig sind, lassen sich bei den Leukämien manchmal deutliche Remissionen erzielen, besonders bei Kindern.

Bei dieser Antagonistentherapie ist aber stets zu bedenken, daß schwere Folsäuremangelerscheinungen auftreten können, die sich in Schleimhautveränderungen, Magendarmstörungen, hämorrhagischer Diathese und erhöhter Infektionsbereitschaft äußern. Intramuskuläre Injektionen von Citrovorumfaktor beseitigen sie meist rasch.

Die Dosierung der Antagonisten muß sehr vorsichtig erfolgen. Da die geschilderten Nebenwirkungen nicht übersehen werden dürfen und die Erfolge dieser Therapie, wenn überhaupt vorhanden, immer nur vorübergehend sind, so dürfte meines Erachtens diese neue Behandlungsmethode keine große Zukunft besitzen.

ι) Inosit (Phytin, Antialopeziefaktor)

1940 machte WOOLEY die Entdeckung, daß Mäuse, die mit einer Kost gefüttert wurden, die alle damals bekannten Vitamine des B_2-Komplexes enthielt, einen fleckförmigen Haarausfall (Alopexie) bekamen und daß dieser durch Gaben von Inosit beseitigt wird.

Inosit mit der Bruttoformel $C_6H_{12}O_6$ ist ein schon lange bekannter Stoff, der zwar den Kohlenhydraten nahesteht, aber ein Benzoederivat ist. Er wurde schon 1850 von SCHERER aus der Muskulatur isoliert. Er ist farblos, wasserlöslich und hat einen Schmelzpunkt von 247° C, reduziert nicht.

Seiner Struktur nach ist er ein Hexaoxyhexahydrobenzol oder anders bezeichnet ein Hexahydrocyclohexan. Die biologisch aktive Form ist das meso-Inosit mit folgender Strukturformel:

Inosit

Es gibt die SCHERERsche Reaktion (Rotfärbung nach Eindampfen mit Salpetersäure). Inosit ist fast in allen Pflanzen enthalten, zum kleinen Teil frei, meist in Form des Hexaphosphorsäureesters als Phytinsäure oder als Phytin (Mischung von Alkali-Ca- und Mg-Salzen der Phytinsäure), teils auch in Form eines Lipoides in Verbindung mit Glycerin, Fettsäuren und Aminoäthanol und schließlich auch als wasserlöslicher, nicht dialysabler Komplex. Die Leber enthält verestertes Inosit. Ferner sind Gehirn, Herzmuskel, Schilddrüse und Hühnereier inositreich. Die Menge beträgt etwa 100—500 mg-% in den tierischen Organen, im menschlichen Blutplasma 0,5—1,8 mg-%. Während Inosit selbst gut die Darmschleimhaut passiert, ist das Calciumsalz der Phytinsäure nicht resorbierbar. Im Darm wird ein Teil des zugeführten Phytins durch das in Pflanzen vielfach vorhandene Ferment Phytase aufgespalten, so daß das nun freigewordene Vitamin resorbiert werden kann. Inosit wird im Körper, wahrscheinlich in der Leber, gespeichert und bei Überschuß zum Teil im Urin ausgeschieden.

Während man früher meist annahm, daß Inosit trotz seiner kohlenhydratähnlichen Struktur im Kohlenhydratstoffwechsel keine Rolle spielt und weder in Glucose noch in Glykogen überzugehen vermag, erbrachten M. A. STETTEN u. W. STETTEN den Nachweis, daß deuteriertes Inosit bei phlorrhizindiabetischen Ratten zu 7% zu Glucose wird.

Der Gedanke liegt sehr nahe, daß Ähnliches auch im gesunden Organismus stattfindet oder jedenfalls stattfinden kann. Sicher ist Inosit ein für viele Mikroorganismen, besonders Pilze und Hefe, nicht aber Bakterien, die selbst Inosit bilden können, ein notwendiger Wuchsstoff. Antagonisten sind Hexa- und Pentamethylinosit, Streptomycin, Gammhexan und Delthexan. Ein Synergismus besteht mit Vitamin E. Der Wirkungsmechanismus ist noch völlig unklar. Näheres bei J. KÜHNAU (Z) S. 393 (1952). Vielleicht ist Inosit wie andere B-Vitamine Bestandteil eines Cofermentes. Mancherlei spricht für eine Förderung der Zellenvermehrung. Sicher senkt es den Cholesterin- und Phosphatidgehalt des Blutes bei Erkrankungen, bei denen er erhöht ist, herab und verhindert abnorme Ablagerung dieser Lipoide in der Leber ähnlich wie Cholin.

Der *Bedarf* beim Menschen ist vorläufig mengenmäßig unbekannt. R. J. WILLIAMS schätzt ihn auf Grund von Tierversuchen auf etwa 1 g täglich. Maus, Ratte und Hund können Inosit nicht bilden, wohl aber das Huhn. Ein Toxicität besteht selbst bei massiven Dosen von 50 g und mehr nicht.

Inositmangel bedingt abgesehen von der schon erwähnten Alopecie Wachstumsstillstand bei Maus und Vögeln, ferner Störungen der Fortpflanzung und Lactation. Auch Leberverfettung und Magendarmatonie sind beschrieben. Sichere Ausfallserscheinungen beim Menschen wurden bisher nicht beobachtet. Ob die Behauptung von WALDENSTRÖM, daß die Zungenatrophie bei der Anämia perniciosa zum Teil auf Inositmangel zurückzuführen ist, richtig ist, muß noch weiter geprüft werden.

$\varkappa$) Vitamin B_{12}

Schon gleich nach der großartigen Entdeckung der erfolgreichen Lebertherapie bei der pernitiösen Anämie durch MINOT u. MURPHY (1926) begann die Suche nach der wirksamen Substanz in der Leber. Nachdem es mehreren Autoren wie COHN, DAKIN u. WEST sowie LALAND gelungen war, immer konzentriertere Substanzen zu gewinnen, entdeckten dann MITCHEL u. SNELL (1941) die Folsäure, die AUGIEN 1945 auch synthetisch darstellen konnte. Man glaubte zunächst, mit dieser den wirksamen Stoff in Händen zu haben, aber es zeigte sich bald, daß zwar durch ihn die Blutbefunde, nicht aber die neurologischen Symptome der pernitiösen Anämie beseitigt werden können (SPIES, ROSS, WILKINSON). Im Gegenteil, häufig wurden die letzteren durch Folsäure verschlechtert.

Man befand sich also auf einem zwar wichtigen und interessanten, aber doch falschem Wege. Die Untersuchungen waren sehr mühsam und erschwert durch die Tatsache, daß als Testobjekt nur die kurative Wirkung der betreffenden Substanzen bei der pernitiösen Anämie in Betracht kam, bis dann 1947 L. S. SHORB der Nachweis gelang, daß der gesuchte Stoff ein unentbehrlicher Wuchsstoff für Lactobacillus lactis Dornes (L. L. D) ist, der zur raschen Auswertung der gereinigten Substanzen sich hervorragend eignete. Das gilt auch für Huhn und Schwein. Schon ein Jahr später (1948) entdeckten dann E. L. RICKES u. Mitarb. die rein dargestellte wirksame Substanz, die sie Vitamin B_{12} nannten. Sie mußten 4 t Leber verarbeiten, um 1 mg dieser Substanz zu isolieren.

Ihre Wirksamkeit erwies sich in den Händen von WEST sowie SPIES u. STONE, die sie zuerst prüften, als so stark, daß schon 1γ täglich i.m. oder $15—30\gamma$ als Depotdosis antiperniziös wirkten und auch die neurologischen Symptome zu beseitigen vermochten. Als anfängliche Tagesdosis werden meist $4—10\gamma$ verwandt. (Zusammenfassungen bei SPIES, SUAREZ u. LOPEZ). B_{12} *kristallisiert* in schönen roten Kristallen, die 4% Cobalt enthalten, mit einem Molekulargewicht von etwa 1500 und ausgesprochener Linksdrehung.

Die Summenformel ist $C_{61—64}H_{86—92}O_{13}N_{14}PCo$. Es handelt sich also um eine sehr komplizierte Substanz, die bisher weder in ihrer Struktur aufgeklärt noch synthetisiert werden konnte.

Bei der Säurehydrolyse entstehen keine α-Aminosäuren, so daß anscheinend kein Peptid vorliegt. Als Spaltungsprodukte treten Ammoniak, ein primäres Amin, 5-6-dimethyl-N-(α-D-ribofuranosido)-benziminazol mit Phosphorsäure an C_2 oder C_{13} der Ribose und eine rote kobalthaltige Säure auf.

B_{12} ist wahrscheinlich mit dem „extrinsic-Faktor" von CASTLE identisch. Der „intrinsicfaktor" von TERNBERG-EAKIN wird heute Apoerythein genannt und soll für die Resorption von B_{12} von Bedeutung sein. Es handelt sich dabei um eine Proteid-Verbindung von B_{12} Erythein in der B_{12} mikrobiologisch unwirksam ist.

Der „intrinsicfactor" erwies sich identisch mit einem von den Schleimzellen des Magens abgesonderten glandulären Mucoproteid, das die Fähigkeit besitzt, unterschwellige B_{12}-Dosen zur vollen antipernitiösen Wirksamkeit zu bringen. Das B_{12}, im Darminhalt, wahrscheinlich das Proteid Erythein oder eine ähnliche Substanz ist mikrobiologisch unwirksam. B_{12} entfaltet auch, jedenfalls bei der Ratte, eine lipotrope und leberschützende Wirkung, wobei es in dem Stoffwechsel der Methylgruppen nur C_1-Reste angreift.

Am bedeutungsvollsten aber ist wohl sein fördernder Einfluß auf Aminosäuren und das Nahrungseiweiß. Beides wird unter B_{12} besser verwertet. In Gestalt des „animalproteinfaktor", APT oder Zoopherin (CARRY u. Mitarb., 1946), das in tierischen Eiweißquellen enthalten ist und als Hauptkomponente B_{12} einschließt, vermag es minderwertiges pflanzliches Eiweiß so zu verbessern, daß es biologisch dem tierischen gleichwertig ist. B_{12} kann dabei durch Aureomycin substituiert werden. „Es steht heute fest, daß alles in der Natur vorkommende B_{12}-Vitamin letzten Endes einer synthetischen Leistung von Bakterien und Ascomyceten sein Dasein verdankt, da weder Tiere noch höhere Pflanzen B_{12} bilden können." (J. KÜHNAU-LESTER, SMITH (zit. bei KÜHNAU, 1952, S. 399).

Auch bei der Nucleinsäuresynthese wirkt B_{12} mit. Hier ist es vertretbar durch Thymidin, das ein Thymindesoxyribosid, ein Bestandteil der Desoxyribonuclein-säuren im Zellkern ist. Beim Thymin selbst ist die Folsäure entscheidend beteiligt, aber die Bindung des Thymins an Desoxyribose wird wahrscheinlich durch B_{12} besorgt.

Die bekannteste klinische Wirkung des B_{12}-Stoffes betrifft die Anregung der Knochenmarktätigkeit (Steigerung der Erythropoese und Hemmung der Bildung unreifer Zellen). Diese geht anscheinend indirekt auf dem Wege über verstärkte Folsäurewirkung. Diese genügt aber allein nicht, da die funiculären Myelosen und Polyneuropathen der pernitiösen Anämie nicht durch Folsäure allein verhindert oder beseitigt werden können. Wie der B_{12}-Effekt in dieser Richtung zustande kommt, ist noch unbekannt. Mit der Wirksamkeit des Vitamins B_{12} ist die Ätiologie der A. p. noch keineswegs völlig aufgeklärt, da wahrscheinlich der Ausfall des Vitamins B_{12} nur einen, wenn auch besonders wichtigen pathogenetischen Faktor darstellt (W. STICH).

Schließlich sei noch erwähnt, daß Mangelerscheinungen infolge Fehlens von Cholin und Methionin wie z. B. Nierenhämorrhagien bei Tieren durch Vitamin B_1 sehr erheblich gebessert werden können.

d) Cholin

Die wasserlösliche, farblose, als Hydrochlorid gut kristallisierende Base Cholin ist ein Trimethyl-hydroxyäthyl-Ammoniumhydroxyd mit der Strukturformel

$$\begin{array}{ccc}
CH_3 & & CH_3 \\
 & N & \\
OH & & CH_3 \\
 & | & \\
H & C & OH \\
 & | & \\
 & H & \\
\end{array}$$

Cholin

Im Lecithin gebunden kommt es im Organismus in größeren Mengen vor. Die angelsächsische Literatur und GYÖRGY zählen es zu den Vitaminen, da BEST u. Mitarb. nachwiesen, daß eine cholin- bzw. lecithinarme Ernährung bei Ratten und anderen Säugetieren zur Leberverfettung und eventuell Lebercirrhose führt. Cholin verhindert also bei diesen Tieren eine zu starke Ablagerung von Neutralfetten in der Leber und ermöglicht die Phosphatidbildung und damit den Abtransport der Fette bei diesem Organ, „lipotrope Wirkung". Cholinmangel führt auch zu anderen avitaminotischen Schäden wie hämorrhagischen Nierennekrosen, Störungen der Laktation und des Wachstums, Thymusaplasie, Milztumor und Herabsetzung der Eibildung und Knochenveränderungen (Perosis) beim Huhn. Die Beseitigung dieser Schäden durch Cholin ist aber nichts Spezifisches für diesen Stoff, sondern kann auch durch andere Stoffe mit Methylgruppen wie Methionin, Coffein, Trigonellin, Betain und Kreatin erzielt werden. Entscheidend ist mithin nicht die spezifische Struktur des Cholins, sondern sein hoher Gehalt an leicht abspaltbaren Methylgruppen (GRIFFITH, DU VIGNEAUD), also seine Methyldonatoreigenschaft. Diese für die wichtigen Methylierungsprozesse im Körper erforder-

lichen Methylgruppen kann der Organismus offenbar nicht in genügender Menge
selbst herstellen, sondern muß sie der Nahrung entnehmen. Cholin kann seine
Methylgruppen anscheinend erst dann abgeben, wenn seine OH-Gruppe zu Aldehyd oxydiert wird. Dazu dient die Cholinoxydase, welche damit die Methyldonation
regelt (J. W. DUBNOFF). Cholin als solches ist zur Bildung von Acetylcholin und
Oxytocin, dem muskelwirksamen, wehenerregenden Stoff der Hypophyse erforderlich. Da Cholin in größeren Mengen im Körper vorhanden ist und bei den in der
Leber gebildeten Phosphatiden, in die es unter Wirkung der Phosphatasen eingebaut wird (CHAIKOW), rein physikochemische Aufgaben hat, vertraten STEPP,
KÜHNAU u. SCHRÖDER in der 6. Auflage ihres Vitaminwerkes (Z) die Ansicht, daß
man hier von reinem Vitamin gemäß der üblichen Definition nicht sprechen kann.

Das Blut des gesunden Organismus enthält 4—8 mg-% freies Cholin, der Harn
beim Menschen höchstens 10 mg am Tage.

Der *Cholinbedarf* beim Hunde beträgt 10—100 mg/kg, bei der Ratte 120 bis
200 mg/kg, beim Huhn 0,15—0,30% des Futters. Auf den Menschen umgerechnet
würden das 1,5—3,0 g/Tag sein, eine Menge, die in der normalen Nahrungszufuhr
mit 1,5—4,0 g freiem und gebundenem Cholin eben gedeckt ist.

Eine *Cholinavitaminose* kommt beim Menschen nur bei Neugeborenen und
Brustkindern vor in Form schwerer Leberverfettung. Bei Tieren kommt es außer
zu schwerer Leberverfettung und eventueller Cirrhose zu Wachstumshem-
mungen, neurovegetativen, endokrinen Störungen sowie einer hämorrhagischen
Glomerulonephritis mit vorzeitiger Sklerosierung.

Eine Cholintherapie spielt heute eine große Rolle, besonders bei Lebererkrankungen, aber auch bei Tumoren, Diabetes und Alterserscheinungen, und es
stehen dafür zahlreiche Präparate, so von E. Merck (Cholinchlorid in Lösung
und Ampullen), Cholincitrat „Benkiser" (Tabl. zu 0,5 g Cholin. citricum), von
Hoechst (0,5 Cholinchlorid in Kapseln), und andere zur Verfügung.

Die *täglichen therapeutisch verwandten Mengen* betragen 6—10 g. Toxische
Erscheinungen treten dabei nicht auf, während bei Hunden und Hühnern
große Dosen Anämie und Wachstumsstörungen herbeiführen. Als toxische Dosis
bei Ratten, die ähnlich resistent sind wie die Menschen, werden oral 6—7 g/kg
angegeben, eine Menge, die wohl ähnlich für den Menschen gelten dürfte [vgl.
LANG-RANKE (Z) S. 233].

e) Das Vitamin C

Die typische C-Avitaminose ist der Skorbut (SCHARBOCK, SCURVY). Er forderte früher, schon zu Zeiten der Wikinger, und auch später bei monatelangen See-
fahrten viele Todesopfer. (Historisches bei STEPP u. Mitarb. sowie FÄHNDRICH.)
So verlor VASCO DE GAMA bei einer seiner großen Entdeckungsfahrten zwei Drittel
seiner Matrosen an dieser Krankheit.

CARTRIER empfahl schon 1534 Kiefernnadeln als Gegenmittel. Ferner wurden
Scharbockkraut, Meerrettich, Citrone, Apfelsine und Hagebutte mit Erfolg verwendet. Die wissenschaftlich-ätiologische Skorbutforschung datiert aber erst seit
der Entdeckung von HOLST u. FRÖLICH (1912), daß sich durch Entzug von Grünfutter beim Meerschweinchen experimentell ein Skorbut erzeugen läßt. Den
nächsten entscheidenden Schritt machte A. SZENT-GYÖRGYI (1927/28) durch die
Entdeckung und Reindarstellung der wirksamen Substanz durch Extraktion von
Nebennieren sowie Orangen und Kohl. Er fand eine stark reduzierende Säure
$C_6H_6O_6$, die er zunächst Hexuronsäure, später Ascorbinsäure nannte. Bald hinterher wurde die Konstitution durch F. MICHEEL, X. KRAFTWORTH, P. KARRER u.
Mitarb. [Lit. bei LANG-RANKE (Z)] aufgeklärt, und REICHSTEIN (1934) gelang dann

auch die Synthese der mit dem natürlichen Vitamin C identischen rechtsdrehenden
l-Ascorbinsäure. Es handelt sich um ein enolisiertes Lacton der 2-Keto-l-Gulon-
säure mit der kohlenhydratähnlichen Formel:

$$
\begin{array}{c}
CO \\
HO-C \\
HO-C \\
C \\
HO-C-H \\
CH_2OH
\end{array}
$$

l-Ascorbinsäure

Die Substanz ist ein feines, weißes Kristallpulver von saurem Charakter und
leichter Wasserlöslichkeit mit Schmelzpunkt bei 192° und spezifischer Rechtsdrehung in Wasser von + 23°. Ihre wichtigste chemische Eigenschaft ist die
sehr starke Reduktionswirkung. Schon an der Luft und bei Sonnenbestrahlung
entsteht durch Oxydation reversibel die noch wirksame Dehydro-l-Ascorbin-
säure, die 2 H Atome weniger enthält. Als Katalysatoren fungieren bei der Oxydation vor allem Schwermetallsalze und Pflanzenoxydasen. Oxydationshemmend
wirken Blausäure und das überall im Körper vorhandene Glutathion. Bei der
irreversiblen Oxydation entstehen Oxalsäure und Threonsäure. Die rechtsdrehende
(d-)Form entfaltet nur geringe antiskorbutische Wirkung. Das gleiche gilt für
andere Formen der Ascorbinsäure. Entscheidend ist offenbar die Konfiguration
des 4. C-Atoms.

Der *Nachweis* wird am besten biologisch am Meerschweinchen durchgeführt.
Eine Meerschweincheneinheit ist die kleinste Vitamin-C-Schutzdosis, die den
Gewichtssturz der vitaminfrei ernährten Tiere verhindert. Die internationale
Einheit entspricht der Wirkung von 0,05 mg reiner l-Ascorbinsäure = $^1/_{10}$ Meer-
schweincheneinheit.

Die *quantitative Bestimmung* geschieht zweckmäßig colorimetrisch nach TILL-
MANS. (Titration mit dem blauen Farbstoff 2,6-Dichlorphenol-Indophenol, der
infolge Reduktion durch Ascorbinsäure sich entfärbt.)

Hauptvitaminträger sind Citronen (1,5 cm³ Saft enthält etwa 0,5 mg Vitamin C),
Apfelsinen, Hagebutten, Paprika, Sanddornbeere, schwarze Johannisbeeren,
grüne Walnüsse und frische Tannen- und Kiefernnadeln. Von tierischen Organen
sind Nebenniere, Hypophyse, Hoden und Corpus luteum am vitamin C-reichsten.
Kochen des reinen Vitamins wirkt zerstörend. In pflanzlichen und tierischen Geweben wirken gewisse Stabilisierungsfaktoren schützend. Sehr ungünstig ist das
Kochen in Kupfer-, Eisen- oder Zinngefäßen. Der Hauptverlust geschieht durch
Übergang von Vitamin C ins Kochwasser (25—60%). In Marmeladen sind noch
30—40% vorhanden.

Wegen seiner ausgezeichneten Wasserlöslichkeit wird Vitamin C meist quantitativ resorbiert. Der Gehalt im Blut schwankt erheblich in Abhängigkeit von der
Größe der Zufuhr. Als Durchschnittswerte geben STEPP u. Mitarb. (Z) für den
gesunden Erwachsenen 5,5—8 mg-% an, von anderen Autoren werden höhere
Werte (12—15 mg-%) genannt. Für das Plasma liegen die Werte viel tiefer:
0,2—1,0 mg-% [vgl. Tabelle bei LANG-RANKE (Z) S. 240]. Der Gehalt kann auch
für Monate auf 0 absinken, ohne oder ehe es zu Skorbuterscheinungen kommt, so
daß die Menge im Blut keine zuverlässigen diagnostischen Schlüsse erlaubt. Ein

besserer Index soll die Konzentration in den Blutplättchen sein (CRANDON und
LUND) [zit. bei SPIES (Z) S. 465]. Eine Anreicherung findet vor allem in der Nebenniere statt (100—200 mg-%). Die Gesamtspeicherung beim Menschen kann bis
4 g betragen. Im Durchschnitt ist der Vitamingehalt 1,5 g, so daß KÜHNAU [(Z)
S. 409] rät, bei der Ascorbinsäure nicht von einem Vitamin, sondern einem „essentiellen Kohlenhydrat" zu sprechen. In Harn wird Ascorbinsäure in wechselnder
Menge ausgeschieden, im Durchschnitt etwa 20—40 mg/Tag, im normalen Kot
etwa 5 mg.

Über die *Höhe des Vitaminbedarfs* beim Menschen gehen die Meinungen noch
zum Teil auseinander. Während ihn STEPP u. Mitarb. (Z) mit 50 mg/Tag ansetzen,
gibt SPIES (Z) für Amerika 25—50 mg an, RIETSCHEL und WACHOLDER rechnen
als Minimalbedarf 10—20 mg. Stellt man den Sicherheitsfaktor in Rechnung, so
dürften wohl im allgemeinen 30—40 mg für den gesunden Erwachsenen und
5—10 mg für den Säugling und 30—50 mg für Kinder voll ausreichend sein. Sehr
viel höher (70—75 mg) liegen die Forderungen (1941) des *Committee of Food and
Nutrition der amerikanischen National Research, Councils* für leicht arbeitende Erwachsene. Erhöhter Bedarf liegt schon beim Gesunden bei starker körperlicher
Arbeit und schwerer seelischer Belastung, bei Frauen in Schwangerschaft und
bei Lactation vor. Erst recht gilt dies für Krankheiten, besonders infektiöser Art.

Sehr interessant ist die Feststellung von GUTZEIT, daß bei russischen Kriegsgefangenen ausgesprochener Skorbut schon mit täglich 10 mg Vitamin C zum
Verschwinden gebracht werden konnte. Hinsichtlich weiterer Bestimmungs-
versuche beim Menschen sei auf das Kap. C-Avitaminose verwiesen. Diese niedrigen Zahlen sprechen sehr für eine starke Anpassung, sei es durch Sparwirkung
oder noch unbekannte Kompensationsvorgänge. Doch ist nicht auszuschließen
[vgl. auch BICKNELL u. PRESKOTT (Z)], daß der menschliche Organismus in der Not
wie alle anderen Säugetiere außer Meerschweinchen, Affen und wahrscheinlich
auch Rehen, doch etwas Vitamin C zu bilden vermag. WACHOLDER, BAUCKE u. a.
nehmen das an. Im gleichen Sinne spricht auch die Tatsache, daß bei stillenden
Frauen die Milch mehr Vitamin C enthalten kann, als der Zufuhr entspricht. Für
Anpassung oder Neubildung spricht schließlich auch die Tatsache, daß im zweiten
Weltkriege weder bei der Zivilbevölkerung noch beim Heere noch in Lagern selbst
unter ungünstigsten Ernährungsverhältnissen Skorbut aufgetreten ist. Selbst für
die Nachkriegshungerzeit ist er nicht beschrieben worden.

Die *Wirkungsweise des Vitamins C* im Organismus ist noch weitgehend ungeklärt. Es ist aber anzunehmen, daß es durch sein hohes Reduzierungvermögen die
Rolle eines Acceptors bei Oxydations- bzw. Dehydrierungsprozessen, besonders im
Kohlenhydratstoffwechsel, als Dehydrase spielt. Im Eiweißstoffwechsel soll es
nach EDLBACHER u. a. als Aminosäureoxydesamidase wirken. Sicher scheint zu
sein, daß Ascorbinsäure im Stoffwechsel der aromatischen Aminosäuren von
großer Bedeutung ist. R. R. SEALOCK u. H. E. SILBERSTEIN fanden nämlich bei
Verfütterung von 0,5 g Tyrosin an skorbutischen Meerschweinchen im Harne
große Mengen von p-Oxyphenylbrenztraubensäure, p-Oxyphenylmilchsäure und
Homogentisinsäure, die auf Ascorbinsäurezufuhr sofort verschwanden. Ähnliches
ist auch bei Säuglingen beobachtet worden (LEVINE u. Mitarb.) Ascorbinsäure vermindert auch bei Alkaptonurikern die Homogentisinsäureausscheidung.
Auch Gewebsschnitte skorbutischer Tiere oxydieren Dioxyphenylalanin viel
schlechter als solche gesunder Tiere (R. R. SEALOCK u. T. HOLAN). Nach ABRA-
HAMSON soll im Skorbut auch die Oxydation stärker ungesättigter Fettsäuren
wie Linolensäure leiden.

Dabei liegt, wie Untersuchungen an Gewebsschnitten skorbutischer Meerschweinchen ergaben, keine verminderte Gewebsatmung vor, ebensowenig eine

Steigerung der Oxydation durch Ascorbinsäurezusatz. Auch ließen sich Beziehungen zwischen Ascorbinsäuregehalt der Organe und Intensität von Gewebsoxydation und anaerober Glykolyse nicht nachweisen. Eiweißspaltende Fermente wie Papain, Arginase, Kathepsin, Phosphatase, Tyrosinase, Urease, Polynucleotidase u. a. werden durch Vitamin C aktiviert. Hemmend ist der Einfluß auf Amylasen. In vitro beschleunigt es die Blutgerinnung (KÜHNAU), besonders bei Zusatz kleiner Eisenmengen, vielleicht durch Aktivierung des Thrombins. Von Beziehungen zu anderen Vitaminen sei der Antagonismus zum Vitamin A erwähnt (WENDT u. SCHRÖDER). Wichtig sind die Beziehungen zur Nebenniere. Die Bildung der Corticosteroide scheint von C-Vitamin-Gegenwart abhängig zu sein. Cortison und ACTH können Vitamin C dabei vertreten. Vitamin C vermag die Pigmentierung beim M. ADDISON herabzusetzen. Die Resistenz gegenüber Infektionskrankheiten wird erhöht, Toxine inaktiviert und Komplementtiter und Phagocytose gesteigert.

Ferner ist Vitamin C ein allgemeiner Schutzstoff für alle Kollagensubstanzen des Organismus.

Die Entstehungsweise der Ascorbinsäure in den Pflanzen ist ebensowenig geklärt wie ihr Abbau im Organismus.

Toxische Wirkungen im Sinne einer Hypervitaminose rufen im allgemeinen selbst sehr große Dosen nicht hervor, doch kommen vereinzelt bei Kindern (RIETSCHEL) und Erwachsenen unter diesen Umständen dyspeptische und nervöse Störungen (Unruhe, Schlaflosigkeit) vor. Ziemlich regelmäßig scheint eine Thrombocytose als Knochenmarksreiz sich einzustellen.

Das *klinische Bild des experimentellen Skorbuts beim Meerschweinchen* ist außerordentlich charakteristisch. Es ist beherrscht von der hämorrhagischen Diathese mit ihren Blutungen hauptsächlich in Zahnfleisch, Haut und Muskulatur, bedingt durch abnorme Capillarbrüchigkeit. Die Haut ist oft auch im Sinne einer Hyperkeratose verändert (Lichen scorbuticus).

Am Zahnfleisch entwickelt sich im Anschluß an die Blutungen zum Teil durch sekundäre Infektion eine Gingivitis, die durch Sekundärinfektion der herabgesetzten Resistenz gegen Infektionen bei C-Mangel Vorschub leistet und ulcerösen Charakter annehmen kann. An den Knochen kommt es zu Epiphysenablösung und Blutungen ins Mark. Die Follikel und Eizellen im Ovar werden zerstört, und es fehlen die Corpora lutea. Auch Blutungen in anderen Schleimhäuten als der Mundhöhle kommen vereinzelt vor. Gesetzte Wunden heilen langsam und schlecht. Bei jungen Tieren leidet die Bildung der Intercellularsubstanz und die Dentinbildung an den Zähnen. Es fehlt die Anhäufung von Ascorbinsäure im heilenden und wachsenden Gewebe wie in der Norm. Hinsichtlich der Sympathologie des menschlichen Skorbuts und anderer C-Mangelerscheinungen sei auf das entsprechende Kapitel verwiesen.

H. VON EULER nimmt noch ein 2. Vitamin C an (C_2 oder Vitamin J), da er fand, daß vitaminfrei ernährte Meerschweinchen gegen Pneumokokkenerkrankungen durch Citronen- und Apfelsinensaft weit besser geschützt werden als durch reine Ascorbinsäure. Dieses hypothetische Vitamin soll sich vor allem in Citronen, schwarzen Johannis- und Hollunderbeeren, nicht aber in der Paprika finden. Näheres über Chemie und Physiologie ist bisher nicht bekannt.

f) Vitamin D (Antirachitische Vitamine)

Die typische D-Avitaminose, die Rachitis, ist so charakteristisch, daß sie schon seit dem grauen Altertum bekannt ist. Schon HIPPOKRATES gab eine Schilderung, die allerdings noch andere Knochenerkrankungen mit enthielt. Die erste exakte

Beschreibung stammt von GLISSON (1650). Auch die Behandlung mit Lebertran und Butter ist schon lange bekannt. Geschichtliches bei DE RUDDER (1946). 1912 äußerte HOPKINS als erster die Vermutung, daß die Rachitis eine Mangelkrankheit sei. Den experimentellen Beweis für die Richtigkeit erbrachten McCOLLUM (Z) und MELLANBY. Sie fanden im Lebertran das fettlösliche Vitamin D, das vom Vitamin A sich trennen läßt. Aber es bedurfte noch jahrelanger intensivster Zusammenarbeit von Biologen, Chemikern und Physikern, bis es gelang, das Vitamin D rein darzustellen und zu analysieren (vgl. vor allem HESS, WINDAUS und POHL). [Zusammenfassung über diese Untersuchung bei J. THANNHAUSER (Z).] Es handelt sich bei Vitamin D um ein besonderes Sterin, Ergosterin genannt, das in kleinsten Mengen (zu etwa $^1/_{6000}$) den gewöhnlichen Cholesterinen der Nahrungsmittel beigemischt ist. Durch Bestrahlung mit Sonnen- oder ultraviolettem Licht entsteht aus diesem Provitamin über und neben unwirksamen Zwischenprodukten das hochaktive Vitamin D_2, Calciferol genannt.

WINDAUS, der wohl die größten Verdienste auf diesem ganzen von ihm seit Jahrzehnten bearbeiteten Gebiete besitzt, gibt dafür folgendes Schema:

Ergosterin
↓
Lumisterin$_2$
↓
Protachysterin$_2$
↓
Vitamin D$_2$

Susprasterin I   Toxisterin   Suprasterin II.

Ergosterin ist ein Cyclopentanophenantren mit aliphatischer Kette und 5 Methylgruppen folgender Anordnung:

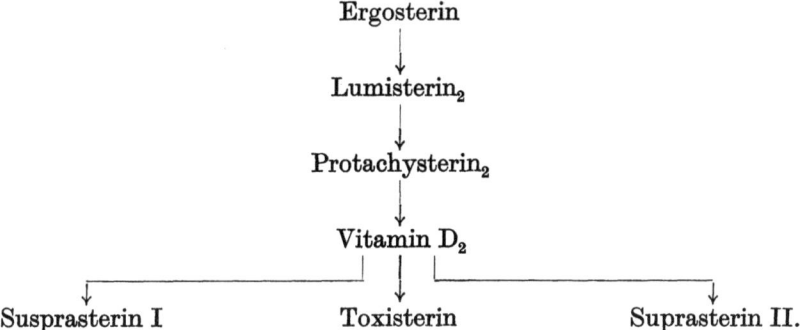

Aus diesem Provitamin entsteht durch Aufspaltung des B-Ringes, Zutritt einer 4. Doppelbindung und Methylierung am 22. C Atom D_2:

8*

Das *physiologische* D-Vitamin ist das Vitamin D_3, das bei Bestrahlung von 7-Dehydrocholesterin durch Öffnung des B-Ringes und Verlust eines H-Atoms entsteht.

7-Dehydrocholesterin

Vitamin D_3. Die Umwandlung geschieht in der Haut durch Bestrahlung mit Sonne oder mit ultraviolettem Lichte.

An antirachitischer Wirksamkeit sind D_2 und D_3 annähernd gleich wirksam, letzteres beim Menschen wohl noch etwas überlegen.

Es gibt auch noch D_4 und D_5, die weitere Bestrahlungsprodukte von Ergosterinabkömmlingen sind, an antirachitischer Wirksamkeit stehen sie aber weit zurück, besonders D_5.

Das gut und charakteristisch kristallisierende D_2 schmilzt bei 121° und ist gut löslich in Alkohol, Äther, Chloroform und Neutralfetten.

Hauptquellen der *D-Vitamine* sind Butter, Milch, Eigelb, Kakao, Pilze und vor allem Fischleberöle, besonders vom Dorsch. Der sogenannte Lebertran enthält 50—100 biol. Einheiten pro Gramm. Die von der internationalen Vitaminkonferenz aufgestellte *Einheit* entspricht der Menge Vitamin, welche die antirachitische Wirksamkeit von 1 mg einer 0,01%igen Standardlösung von bestrahltem Ergosterin in Olivenöl besitzt. 1 mg enthält mithin 0,1 Ergosterin oder 0,025 reines kristallinisches D_2. Die klinische Einheit entspricht 100 IE. — Der Nachweis geschieht auf etwas komplizierte Weise biologisch bei Ratten, die auf eine rachitogene Kost (Mais, Weizenschrot, Gelatine usw.) gesetzt sind, oder colorimetrisch-spektralanalytisch mit Ammontrichlorid, das bei Gegenwart von Vitamin D eine Orangefärbung und eine Absorptionsbande bei 500 μ ergibt. Das in der Natur vorkommende Vitamin D ist fast ausschließlich D_3, nur in Lebewesen findet sich D_2, gespeichert in Leber, Gehirn, Thymus, Lunge, Nieren und Haut. Die D-Vitamine werden vom Darm aus normalerweise gut resorbiert, allerdings nur in Gegenwart von Neutralfetten und Galle.

Vitamin D hat eine *Allgemeinwirkung* im Stoffwechsel im Sinne einer Oxydationssteigerung, die sich in einer Steigerung des Grundumsatzes, in einer Katalasenzunahme und einer Milchsäureabgabe im Blute äußert. Viel wichtiger, weil spezifisch, sind aber die Wirkungen im Mineralhaushalt. Vitamin D ist der große Regulator des für das Knochenwachstum und die Knochenbildung entscheidenden Calcium- und Phosphorstoffwechsels.

Das normale Kind scheidet 90% des aufgenommenen Calciums im Stuhl und eine kleine Menge im Harne aus. Letztere verschwindet bei D-Mangel und die Ca-Retention nimmt ab. In schweren Fällen kommt es zu einer negativen Ca-Bilanz. Das gleiche gilt für den Phosphor, dessen Ausscheidung im Urin dann allerdings zunimmt. Entsprechend verhalten sich die Konzentrationen im Blut. Eine Ca-reiche und P-arme rachitogene Diät, für die E. S. MᴄCOLLUM u. Mitarb. u. a. sehr zweckmäßige Zusammensetzungen gegeben haben, führt zu niedrigem Gehalt an anorganischem Phosphor im Blut und umgekehrt. D-Zufuhr stellt dann die normalen Verhältnisse wieder her.

Eine große Rolle spielt bei diesen Vorgängen das Enzym Phosphatase. Wenn die Wirkungsweise im einzelnen auch noch nicht ganz aufgeklärt ist, so scheint doch soviel sicher zu sein, daß bei allen knocheneinschmelzenden Prozessen und insbesondere auch bei Rachitis der Phosphatasegehalt des Blutserums ansteigt, meist schon vor röntgenologischen Veränderungen und vor Absinken der Serumphosphate.

Wichtig sind die *Beziehungen zur Nebenschilddrüse.* Sowohl Vitamin D wie Parathyreoidea steigern den Serumgehalt an Ca und P. Ihr Mangel senkt die Werte, die beim Nebenschilddrüsenhormon sich vor allem im Calciummangel und dem typischen Krankheitsbilde der Tetanie zu erkennen gibt. Während aber Vitamin D$_3$ die Calciumbilanz bessert, vor allem durch Steigerung der Darmresorption und Verhinderung der Wiederausscheidung durch den Darm und so als Hypercalcifikationsfaktor wirkt, ist bei zu großer Zufuhr von Parathyreoidin die Erhöhung des Kalkspiegels auf eine Entkalkung der Knochen zurückzuführen. Das Nebenschilddrüsenhormon ist also ein Decalcifikator, besonders im Knochensystem. Normalerweise besteht wahrscheinlich ein sehr feines Gleichgewicht in der Wirkung der beiden am Knochen antagonistisch wirkenden Faktoren, ohne daß der feinere Mechanismus bisher bekannt ist.

Wie wirkt D$_2$ bei der Knochenbildung? Den genauen chemischen und physiologisch-chemischen Vorgang kennen wir im einzelnen noch nicht. Sicher ist wohl, daß es den organischen Phosphor im Gewebe mobilisiert, in die anorganische Form umwandelt und so der Verbindung mit Calcium zur Knochenbildung den Weg ebnet. Auch in den Phosphorstoffwechsel des Muskels greift D$_2$ offenbar ein, obwohl auch hier der Vorgang im einzelnen noch unbekannt ist [vgl. BICKNELL u. PRESCOT (Z), S. 648].

Wie wirkt sich ein Vitamin D-Mangel im Tierexperiment aus? Phosphor- und Kalkresorption im Darm sind deutlich herabgesetzt, infolgedessen sind auch die Konzentrationen dieser Stoffe in Blut, Lymphe und Geweben abnorm niedrig. Bemerkenswerterweise kommt es bei den Ratten bei D$_2$-Mangel nicht unter allen Umständen zur Entstehung einer Rachitis, sondern nur bei einem falschen Mengenverhältnis von Calcium und Phosphor, d. h. einem zu großen Ca-Überschuß in der Nahrung. Normalerweise soll Ca : P = 1 sein. Das nicht zur Verwendung kommende Ca reißt den Phosphor, der hauptsächlich im Knochen steckt, an sich und wird als Calciumphosphat ausgeschieden.

Eigentümlicherweise ist bei der D-Avitaminose der Sitz der Stoffwechselstörung nicht der Knochen selbst, da in gesundes Menschenserum eingelegter rachitischer Knochen normal verkalkt. D$_3$ befördert die Resorption von Ca und Phosphor, wie Isotopenversuche zeigten. Es wird daher meist angenommen, daß die vermehrte Aufnahme von Kalk zu einer Erhöhung des Blutkalkspiegels und damit zu einer Herabsetzung der Aktivität der Nebenschilddrüsen führt, was wiederum zu einer Herabsetzung der Phosphatausscheidung durch die Nieren Anlaß gibt [Lang-Ranke (Z), S. 245]. Durch dieses Gleichgewicht zwischen Vitamin D und Nebenschilddrüsen würden dem kindlichen Knochen die zur Verkalkung notwendigen Mineralien zugeführt.

Vorläufig ist das nur eine Hypothese neben anderen, die ich hier nicht aufzählen kann, aber einer Hypothese, die sehr viel für sich hat und wohl auch die meisten Anhänger besitzt.

Vitamin D wird im Tierkörper rasch oxydiert und inaktiviert, ohne daß man bisher die Umsetzungsprodukte kennt. Bei Ratten und Küken sind 24 Std nach Injektion einer großen Dosis höchstens noch 30% der aktiven Substanz in den Organen nachweisbar.

Das menschliche Blut enthält durchschnittlich 60—160 IE/100 cm³. Diese Menge läßt sich durch reichliche Zufuhr bis auf 10000 IE und mehr steigern. Die Speicherungsfähigkeit ist dabei enorm.

Werden die beiden Mineralien Ca und P im richtigen Verhältnis zueinander reichlich gegeben, so läßt sich bei bestimmten Tierarten nicht nur bei D-Mangel eine Rachitis verhindern, sondern sogar eine bereits bestehende ohne D_2 zur Ausheilung bringen.

Beim Menschen tritt Rachitis auch bei einer an Ca und P gut ausbalancierten Kost auf, wenn Vitamin D_3 fehlt. Erstaunlicherweise können Mensch und Säugetier die Vorstufe des Vitamins, das 7-Dehydrocholesterin bilden, so daß nur noch die Aktivierung in der Haut durch die Sonne fehlt. Von diesem Standpunkte aus wäre die Rachitis nur in bedingtem Sinne eine Avitaminose. Dafür spricht auch die Tatsache, daß Citronensäure das D-Vitamin vollwertig ersetzen kann [Lit. bei J. Kühnau (Z), S. 410, 1952].

Zur Erzeugung der experimentellen Rattenrachitis ist ein starker Calciumüberschuß, wie ihn die rachitogene Kost von McCollum mit 3% Calciumcarbonat enthält, erforderlich.

Die *rachitische Mineralstoffwechselstörung* führt zu einer röntgenologisch gut nachweisbaren *Hemmung der Verkalkung* zwischen Dia- und Epiphyse. Das unverkalkte Knochen-Knorpel-Gewebe, Osteoid genannt, fängt an, in den Lücken der Epidiaphysengrenze zu wuchern. Die Folgen davon sind Erweichungen des Knochensystems mit den charakteristischen Knochenverbiegungen, Auftreibungen an der Knorpelknochengrenze, Zahndefekten usw. Die *Genese der menschlichen Rachitis* ist wesentlich komplizierter (vgl. Rominger), wenn auch die Symptomatologie sehr ähnlich ist. Hinsichtlich der Darstellung dieser wichtigen Krankheit sei auf das Rachitiskapitel verwiesen.

Der *Bedarf des Menschen an Vitamin D*, am besten in Form des Vigantols, ist je nach Alter, Körperzustand und Beanspruchung verschieden. Säuglinge und Kinder brauchen täglich 400—800 IE oder 0,02 mg = 2 Tr. Vigantol täglich, Schwangere das Doppelte. Als Optimum werden 0,05 mg = 5 Tr. heute ziemlich allgemein angenommen. Das *National Research Council* empfiehlt in seiner Revision von 1948 für gravide und stillende Frauen sowie für Kinder bis zu 20 Jahren gleichmäßig 400 IE. Beim gesunden Erwachsenen unter normalen Lebensverhältnissen liegt kaum ein zusätzlicher Bedarf vor. Die normale Nahrung enthält immer genügende D_2-Mengen.

Vitamin D ist das einzige Vitamin, das in größeren Mengen *toxisch* wirkt. Große Mengen führen bei Tier und Mensch zu einer ausgesprochenen *Hypervitaminose*. Es kommt dabei zu einer Entkalkung des Knochens und zu einer Überschwemmung des Organisnus mit Ca-P und Phosphatase, die teils zu großen Kalkausscheidungen mit Nierenschädigungen, teils zu einer allgemeinen Calcinose der Organe führt. Auch der Fettstoffwechsel ist gestört (Hypercholesterinanämie mit Lipoideinlagerungen in Leber, Inkretdrüsen und Arterien). Die Tiere nehmen stark an

Gewicht ab, bekommen struppiges Fell und Magendarmstörungen. Sämtliche Organveränderungen mit Ausnahme von denen an den Inkretdrüsen sind rückbildungsfähig. Beim Menschen, der längere Zeit größere Vigantoldosen nimmt, stellen sich oft allgemeine Mattigkeit, Appetitlosigkeit, Paraesthesien und Muskelschmerzen ein.

Glücklicherweise liegen therapeutische und toxische Dosen weit auseinander. Die toxische Menge beträgt beim Tiere für kristallines D_2-Vitamin das 1000fache der therapeutisch notwendigen Dosis. Bei Kindern wurden als Grenzdosis Mengen vom 200fachen der Normaldosis täglich wochenlang ohne Schaden gegeben. Die toxische Dosis wird hier mit 20000 IE/kg, also einer ungeheuren Menge, angegeben. So ist es verständlich, daß Hypervitaminosen beim Menschen nur äußerst selten beobachtet sind und als leicht vermeidbare Kunstfehler angesehen werden müssen. B_2-Komplex und -Vitamin verzögern oder mildern den Eintritt toxischer Symptome.

g) Vitamin E (Antisterilitätsvitamin, Tokopherol)

1922 beschrieben Evans u. Bishop einen aus dem Öl von Pflanzensamen gewonnenen fettlöslichen Diätfaktor, dessen Vorhandensein für den normalen Ablauf der Schwangerschaft bei Tieren besonders Mäusen, Ratten und Huhn erforderlich ist. Evans gab ihm den Namen Faktor X, Sure (1924) die heute allgemein gültige Bezeichnung Vitamin E. Die anfangs noch bestrittene Richtigkeit von Evans befunden für viele Tierarten wird heute allgemein zugegeben. Die Bedeutung von Vitamin E für den Menschen ist noch immer umstritten, wenn auch die Stimmen, die diese Frage positiv beantworten, immer mehr zunehmen. Ein zwingender Beweis dafür, daß es beim Menschen eine E-Mangel-Krankheit gibt, ist bis heute allerdings noch nicht erbracht [Spies (Z), 1947]. Das Vitamin E steht heute im Zentrum der Vitaminforschung. Es gibt bereits internationale Vitamin-E-Kongresse (1951—1955 und über 1600 neue Arbeiten).

Der *wirksame* Stoff ist ein zähes, blaßgelbes Öl mit der Jodzahl 220 und dem spez. Gewicht 0,953 (15%) in den üblichen Fettlösungsmitteln und Fetten selbst sehr gut löslich, in Wasser unlöslich (Zusammenfassung bei L. J. Smith sowie Bomskow u. Kaulla). Es hat die Bruttoformel $C_{29}H_{50}O$. Die Reindarstellung gelang 1936 H. M. Evans u. Emerson. Die Konstitution wurde durch mühevolle, ziemlich gleichzeitige Arbeiten von Fernholz, John u. Karrer aufgeklärt. Es handelt sich um ein Chromanderivat, von Evans Tokopherol genannt (von tokos = Geburt), folgender Struktur:

α-Tokopherol

Beim β-Tokopherol fehlt die CH_3-Gruppe am 1. Benzolring. Die Synthese gelang Karrer u. a. 1938 auf verschiedenen Wegen. In den gleichen Ausgangsölen kommen neben dem α-Tokopherol noch das um eine Methylgruppe ärmere β- und das mit diesem isomere γ-Tokopherol vor. Bei der Spaltung der Tokopherole entstehen Hydrochinon und Phytinketten. Derivate der letzteren bilden auch Bestandteile der Vitamine A und K des Chlorophylls. Derivate des Vitamins E haben ähnliche Wirkung. Unter 130 bis jetzt hergestellten Chromanderivaten und toxopherolähnlichen Substanzen haben nicht weniger als 40 Vitamin-E-Wirkung, so daß im Gegensatz zu fast allen anderen Vitaminen von einer streng spezifischen Struktur nicht gesprochen werden kann.

Zum Nachweis des Vitamins E dient in erster Linie der Rattentest. Die Fertilisationsdosis ist die Mindestmenge, deren Verfütterung bei virginellen jungen Ratten, die 3—4 Monate vitamin-E-frei ernährt wurden, die Geburt normaler Jungen ermöglicht. Eine solche *Ratteneinheit* entspricht 2—3 mg α-Tokopherol oder 5 mg β- und γ-Tokopherol. Als internationale Einheit wurde auf der Londoner Vitaminkonferenz 1941 die Menge von 1 mg synthetischem d-l-α-Tokopherolacetat festgesetzt. Sie entspricht der Fertilisationsdosis.

Auch *chemische Methoden* sind ausgearbeitet, von denen die besonders empfindliche Fluorescenzprobe (gelbgrüne Fluorescenz des Phenacinderivats des Tokopherols) von KOFLER genannt sei.

Hauptvitaminquellen sind die Preßöle von Weizen und Mais, ferner Vollmehle von Weizen, Roggen und Hafer. Relativ E-reich sind ferner von pflanzlichen Nahrungsmitteln Sojabohne, Grünkohl, Petersilie und Salate. Von animalischen Stoffen stehen Hypophyse, Nebennieren, Nieren und Fleisch an der Spitze. In weitem Abstande folgen Butter, Milch, Ei und Blut, aber nur mit maximal 5 mg-%. Der *Vitamin-E*-Bedarf von Ratten und Kaninchen beträgt etwa 1,0 mg/kg, beim Menschen kann er nur auf dem Umwege über den Tierbedarf annähernd berechnet werden. Er wird auf 20—30 mg beim gesunden Erwachsenen geschätzt. Diese Zahl erhöht sich wahrscheinlich auf etwa das Doppelte bei Gravidität, Lactation und schwerer Körperarbeit, angeblich auch bei starker Fettzufuhr. Die gewöhnliche Nahrung enthält etwa 15 mg Vitamin E.

Die *Resorption im Darm*, die Gegenwart von Gallensäure erfordert, ist ziemlich schlecht, bei Vitamin E in pflanzlichen Nahrungsmitteln sogar nur 10—20%. Die *Speicherung* des resorbierten Tokopherols findet vor allem in Placenta, Hypophysenvorderlappen (150—300 mg-%) und Muskulatur statt, die wohl als quantitativ wichtigstes Depotorgan zu betrachten ist. Das Blut enthält im Durchschnitt 0,95—1,20 mg-%, in der Schwangerschaft 1,8 mg-%. Der *Harn* ist frei von Vitamin E oder enthält bei sehr großen Zufuhren nur Spuren, da das nicht benötigte Vitamin anscheinend im Organismus in noch unbekannter Weise abgebaut wird.

Die *biologischen Wirkungen* vollziehen sich anscheinend auf dem Wege des Reizes des Hypophysenvorderlappens, was daraus hervorgeht, daß entsprechende Extrakte dieses Inkretdrüsenteils zahlreiche E-Mangel-Symptome beseitigen können und andererseits α-Tokopherol bei infantilen Tieren sexuelle Frühreife erzeugt (STÄHLER). Die Wirkungen im einzelnen werden durch das nebenstehende Schema von STEPP, KÜHNAU und SCHRÖDER (Z) sehr gut zur Darstellung gebracht, obwohl es heute noch nicht sicher ist, ob die Angaben der ersten Seite des Schemas alle zutreffen. So hat G. GAEHTGENS neuerdings die Frage aufgeworfen, ob das Vitamin E wirklich ein spezifisches Fruchtbarkeitsvitamin ist. Im Gegensatz zu WINKLER und ATHANASIU kam er zu der Überzeugung, ob Vitamin E nicht das Follikelhormon aktiviert und weder die Produktion des freien oder gebundenen Follikelhormons noch die Ausscheidung von Pregnandiol steigert. Die Produktion von Gelbkörperhormon soll nicht beeinflußt werden. Auch soll die Auswirkung des gonadotropen Hypophysen- oder des choriogenen Hormons nicht verändert werden.

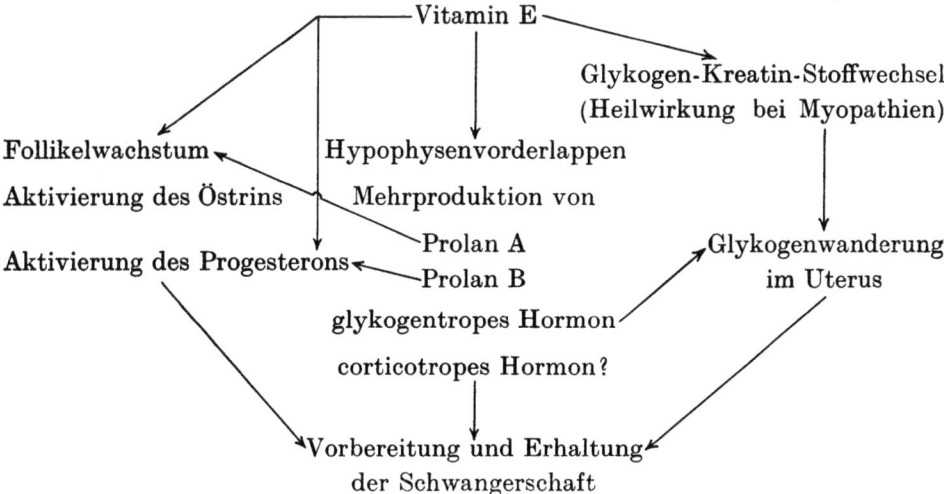

Eine Entscheidung in diesen wichtigen, noch strittigen Punkten kann nur durch weitere Untersuchungen erbracht werden. Auf die großen Kontroversen hierüber und über verwandte Fragen kann hier nicht eingegangen werden (vgl. darüber die Verhandlungen der 3 europäischen Vitamin-E-Kongresse). Zum allergrößten Teil betreffen sie Tierversuche.

Die rechte Seite zeigt, daß die Wirkungen sich nicht nur auf die Genitalsphäre beziehen, sondern auch auf den gesamten Kohlenhydratstoffwechsel, besonders im Muskel, der ja die Hauptmenge des Vitamins enthält. Auch die Gesamtverbrennungen werden hier beeinflußt, indem der O_2-Verbrauch isolierter Muskel von E-Mangel-Tieren erhöht ist und durch Vitaminzusatz wieder normalisiert wird. Bei E-Mangel-Tieren ist die Kreatinurie herabgesetzt und verschiedene Fermentsysteme werden gehemmt (Zusammenfassung bei S. MARKEES).

Neuere Untersuchungen von OLCOTT-MATILL u. Mitarb. [Lit. und Näheres bei bei J. KÜHNAU (Z,I), S. 412ff.] sprechen dafür, daß das Vitamin E antioxygene Wirkungen besonders im Lipoid- und Fettstoffwechsel entfaltet. So soll es die oxydative Zerstörung von ungesättigten Fettsäuren und Carotinoiden verhindern und dadurch Vitamin-A-sparend wirken. In das gleiche Gebiet gehört auch die Normalisierung des bei Vitamin-E-Mangel gesteigerten O_2-Verbrauchs der Muskulatur.

Auch bei oxydativen Phosphorylierungsvorgängen, besonders im Kh-Stoffwechsel des Muskels, spielt es eine große, z.T. recht komplizierte Rolle, auf die hier nicht näher eingegangen werden kann [vgl. dazu J. KÜHNAU (Z, I), S. 413ff, 1952].

Schließlich seien noch die Einwirkungen auf den Lipoidstoffwechsel kurz erwähnt. E-Mangel führt zur Vermehrung des Cholesterins im Muskel auf Kosten des Gehalts im Gehirn. Tokopherol beseitigt diese Störungen und verhindert atheromatöse Prozesse bei Tieren, die sehr lipoidreich ernährt wurden.

Auch beim Menschen lassen sich Einwirkungen feststellen, zwar nicht bei Mangelzuständen, die es hier nicht gibt, wohl aber bei Zufuhr größerer Mengen von α-Tokopherol. So sahen BERMANN u. HEINSEN mäßige, wenn auch sichere Senkungen des Grundumsatzes bei längerer Zufuhr von Ephinal, und zwar als Spätwirkung. In etwa der Hälfte der Fälle kam es auch zu einer Senkung der spezifisch-dynamischen Wirkung nach Fleischzufuhr, Erscheinungen, die merkwürdigerweise sonst als Ausdruck einer hypophysären Insuffizienz auftreten. Parenterale Darreichung von Vitamin E, allerdings in geringerer Menge, zeigte diese Einwirkungen nicht. Nach Kuhn u. Schwarz hat Vitamin E auch eine Schutzwirkung für die Leber, indem es bei Ratten, bei denen durch Eiweißfütterung (Casein, Hefe sowie Lebertran und Vitamin A) schwere Leberschäden gesetzt waren, diese beseitigt oder verhindert.

Von E-Mangel betroffen sind alle vom Mesoderm abgeleiteten Gewebe (S. Markees). Er äußert sich im Kohlenhydratstoffwechsel des Muskels außer dem vermehrten O_2-Verbrauch in vermehrter Brenztraubensäurebildung, einer Glykogenverarmung, gesteigertem Zerfall der Kreatinphosphorsäure, die zur Kreatinurie sowie Verschlechterung der Wirkung essentieller Fettsäuren und der Ablagerung von Körperfett, schließlich auch zur Verschlechterung der Vitamin-A-Speicherung führt. Da der Hypophysenvorderlappen auch ein thyreotropes Hormon enthält, so ist es verständlich, daß der E-Mangel eine verminderte Tätigkeit der Schilddrüse, eventuell mit Hypoplasie, bei großen Dosen sogar mit Struma und Kretinismus zur Folge haben kann.

Die *klinischen Ausfallserscheinungen* bei E-Mangel-Tieren äußern sich naturgemäß in den 2 Sphären, in die das Vitamin normalerweise eingreift, Sexualvorgänge und Muskelfunktion. Sie sind bei den einzelnen Tierarten (Ratte, Maus, Meerschweinchen, Kaninchen, Hund und Huhn) etwas verschieden, am stärksten und am besten studiert bei der Ratte. Beim Weibchen verläuft die 1. Schwangerschaft meist noch normal, aber die Aufzucht der Jungen leidet, sie werden z. T. aufgefressen, bei der 2. kommt es etwa in der Mitte der Schwangerschaft zum Abort, bei der 3. zur Resorption der Föten. Die Konzeptionsfähigkeit bleibt stets erhalten. Tokopherol hilft nur in den ersten Tagen, dann kommt es zu irreversiblen Veränderungen.

Beim männlichen Tiere setzen schwerste Veränderungen in Hoden (Atrophie von Spermatogonien und Spermatocysten mit Degeneration der Spermien), Nebenhoden und Prostata mit Potenzverlust ein.

Sehr bemerkenswert sind die *neuromuskulären Ausfallserscheinungen* in Gestalt von Degenerationen fast des gesamten Strangsystems des Rückenmarks und der austretenden Wurzeln. Die Folge sind hochgradige Schwäche, Ataxie, Lähmungen verschiedenster Art und Sensibilitätsstörungen, beonders an der unteren Extremität, die oft auch bei den Jungen nachweisbar sind. Alle diese dystrophischen Erscheinungen, die übrigens nicht immer gefunden werden, sind durch Zufuhr von Vitamin E meist reparabel, wenn auch nicht bei allen Tieren. Ein guter Indicator für die Schwere der Muskelschädigungen ist die Stärke der Kreatinurie.

Es ist verständlich, daß diese typischen Ausfallserscheinungen bei Tieren Veranlassung gaben, nicht nur bei Sexualstörungen und neuromuskulären Erkrankungen von Tieren verschiedenster Art (Huhn, Pferd, Kuh, Schwein usw.) Vitamin E zu verwenden, sondern auch beim Menschen.

In der Sexualsphäre ist das *Hauptindikationsgebiet* der habituelle Abort, der an und für sich sicher keine E-Hypovitaminose ist, da er von der Ernährung weitgehend unabhängig ist.

Die Erfahrungen der verschiedensten Autoren [Lit. bei Stepp u. Mitarb. (Z)] sind ganz überwiegend sehr günstig, besonders in der Kombination von Tokopherol und Progesteron. Die Sterilität von Männern und Frauen läßt sich leider durch das Antisterilitätsvitamin nicht überzeugend beeinflussen. Widersprechend sind die Angaben bei weiblichen Cyclusstörungen, Klimakterium (Perloff, McLaren, Kavinoky u. a.) und Schwangerschaftsbeschwerden, Störungen der Milchsekretion und Vaginalpruritus. Die Verwendung als Leberschutz- und Heilungstherapie auf Grund der erwähnten Tierversuche von Kuhn u. Schwarz steckt noch in ihren Anfängen.

Auf neuromuskulärem Gebiete hat man α-Tokopherol ungefähr bei allen Muskel- und Nervenkrankheiten versucht. Besonders erwähnt seien amyotrophische Lateralsklerose, postdiphtherische Neuritis, Muskeldystrophie, Muskelatrophie, Myotonie, ja, selbst Muskelrheumatismus. Die Angaben über die Erfolge sind sehr widersprechend und weitgehend von der Kritik der Beobachter abhängig. Ich selbst habe ebensowenig wie SPIES (Z), der über die amerikanischen Erfahrungen berichtet, etwas Überzeugendes bisher gesehen, aber irgend etwas Abschließendes läßt sich heute noch nicht sagen.

Das gleiche gilt hinsichtlich Zahn-, Augen- und Ohrenerkrankungen. SHUTE u. Mitarb. berichteten kürzlich auch über günstige Erfolge bei Kreislauferkrankungen (Thrombosen, Ulcera crucis, Gangrän, BUERGERsche Krankheit, Claudicatio intermittens). Vitamin E ist weitgehend, aber nicht völlig *ungiftig*. Im Gegensatz zu Tieren können sehr große Mengen (das Zehnfache der therapeutischen Dosis) bei der Frau Störungen der Ovarialfunktion und der Menses infolge Einschränkung der Hormonproduktion hervorrufen, beim Manne Oligospermie und Azoospermie.

Vitamin-E-Präparate sind Ephynal (Hoffmann-La Roche), Evion (E. Merck), beide enthalten 10 mg bzw. 50 mg Tokopherolacetat in Tabletten oder 30 mg in öliger Lösung in Ampullen.

Nach SCHWARZ ist Vitamin E hinsichtlich der Leberwirkung 5 mal so stark oral wie parenteral. Schließlich sei noch erwähnt, daß indische Untersucher (SANYAL) neuerdings (1952) glauben, im Öl aus der Hülsenfrucht Matar (Pisum sativum) ein Antivitamin E gefunden zu haben.

h) Vitamin K (antihämorrhagisches Vitamin, Koagulationsvitamin)

Ärzten und vor allem Chirurgen ist schon lange die traurige Erfahrung bekannt, daß manche Kranke mit Gelbsucht und anderen Leberschädigungen vor allem bei Gallestauungen schwere, nicht beeinflußbare Blutungen in Haut und Schleimhäuten, die schließlich zum Tode führen, bekommen.

Es ist das große Verdienst des dänischen Forschers H. DAM (1930), daß es ihm gelang, durch eine lipoidfreie Diät bei frisch ausgebrüteten Küken das gleiche Krankheitsbild wie beim Menschen zu erzeugen und damit den Beweis zu erbringen, daß hier eine Mangelkrankheit vorliegt. Einige Jahre später führten SCHÖN-HEYDER und unabhängig und gleichzeitig amerikanische Forscher den Nachweis, daß der fettlösliche Mangelstoff in Gras und grünen Blättern enthalten ist. Sie nannten ihn antihämorrhagisches Vitamin oder Vitamin K (= Koagulationsvitamin) [(DAM) Zusammenfassungen bei AMQUIST, BUTT u. SNELL, DOISY u. Mitarb., KOLLER u. RIEGEL]. Bei Säugetieren schlugen Versuche mit Vitamin-K-freier Kost fehl, da, wie DAM (1937) zeigte, die Tiere zwar selbst kein Vitamin bilden können, wohl aber ihre Darmbakterien, die es ihnen in genügender Menge zur Verfügung stellen.

KARRER und DOISY (Z) gelang dann die Extraktion und Reindarstellung des wirksamen Diätfaktors aus Luzernen (Alfa-Alfa-Heu). Es handelt sich um 2 sehr ähnliche, kristallinisch erstarrende, hellgelbe Öle, die in Wasser unlöslich, in Alkohol schwer löslich, in Äther, Benzin und Benzol sowie Fetten gut löslich sind, K_1 und K_2.

K_1 hat die Bruttoformel $C_{31}H_{46}O_2$, K_2 diejenige $C_{41}H_{56}O_2$. Beide sind Phytylnaphthochinone mit verschieden langen Seitenketten und unterschiedlicher Zahl der Methylgruppen in diesen.

Die Konstitutionsformel für K_1 (das 2-Methyl-3-phytyl.1,4-Naphthochinon) ist folgende:

Vitamin K_1

K_1 ist ein gelbes viscöses Öl, gut löslich in Ölen, schwer löslich in Alkohol, unlöslich in Wasser, lichtempfindlich und unbeständig. K_2 hat eine Phytylkette, die 7 CH_2 und 2 Methylgruppen mehr enthält als K_1. Auch andere Methylnaphthochinone (K_3) sowie die Reduktionsprodukte der Naphthochinone, die sogenannten Hydrochinone (K_4), ja einige ihnen nahestehende Naphthaline (K_5 und K_6) haben, wenn auch etwas schwächer, Vitamincharakter, so daß den K-Vitaminen, ähnlich wie beim Vitamin E, das ihnen in mancher Beziehung chemisch nahesteht, keine streng spezifische Struktur zukommt. Im ganzen sind bisher 72 Substanzen, mit allerdings sehr verschieden starker Vitamin-K-Wirkung gefunden. Nicht einmal die lange Phythylkette ist erforderlich. Die *Synthese* des K_1 gelang zuerst unabhängig voneinander DOISY u. Mitarbeit. sowie FIESER (Lit. bei DOISY).

Zur *biologischen Bestimmung* eignet sich am besten der ANSBACHER Test. Eine ANSBACHER Einheit ist die kleinste Menge K-Präparat, welche bei jungen Küken, die nach 12—15 tägiger K-freier Kost eben Blutungen bekommen, wieder eine normale Blutgerinnungszeit (6 min) herbeiführt.

Etwas komplizierter aber zuverlässiger ist der heute meist verwendete Tagetest von DAM-GLAVIN (DGE). 20 DGE entsprechen 1 ANSBACHER Einheit, 1 DGE 0,083 γ K_1 oder 0,14 γ K_2 oder 0,03 γ K_3 oder 0,06 γ K_4 Acetat. Der *chemische Nachweis* geschieht colorimetrisch mit salzsaurem Dinitrophenylhydracin, das mit Ammoniak eine Grünfärbung ergibt.

Hauptvitaminquellen sind Luzerne, Spinat, Sojaerbsen und Hagebutten, Grünkohl und Blätter von Blumenkohl. Nur grüne Pflanzenteile enthalten Vitamin K, das offenbar ebenso wie das in mancher Beziehung (Phytholgruppe) nahestehende Chlorophyll zu seiner Bildung Licht erfordert.

Der Vitamin-K-Gehalt tierischer Organe (Nebenniere, Leber, Muskulatur und Milz) ist mit etwa 15—20 DGE ziemlich gering, so daß eine stärkere Speicherung nicht stattfindet und der vorhandene Vorrat schon nach etwa 8 Tagen erschöpft ist.

Der *K-Bedarf des Menschen läßt sich* nur indirekt bei cholämischen Blutungen ermitteln, da ihn, wie schon erwähnt, normalerweise die Darmbakterien decken. Als prophylaktische Dosis gelten 5 mg, als kurative 20—30 mg K_1, der Bedarf bei Neugeborenen ist etwa 2—5 mg täglich.

Die natürlichen K-Vitamine sind *völlig ungiftig*. Die synthetischen Präparate machen in hohen Dosen (etwa 200 mg/kg) Erbrechen und Phorphyrinurie, in noch größeren Methämoglobinbildung, Anämie und Krämpfe. Da bei den im Handel befindlichen Präparaten toxische und therapeutische Dosis weit auseinanderliegen, so lassen sich Vergiftungen mit Leichtigkeit vermeiden.

Das Vitamin K ist, soweit wir bisher orientiert sind, neben Vitamin P das einzige Vitamin, das keine Allgemeinwirkung im Stoffwechsel entfaltet, sondern nur eine ganz eng umschriebene Aufgabe im Blutgerinnungsvorgang hat. Es besorgt die normale Bildung des Prothrombins, eines wasserlöslichen Glykoproteids, der Vorstufe des Gerinnungsfermentes in der Leber.

Der *Blutgerinnungsvorgang* ist ein außerordentlich komplizierter Prozeß, der in seinen einzelnen Stadien noch nicht restlos aufgeklärt ist. WÖHLISCH, einer der besten Kenner der Materie, gibt dafür in seiner letzten großen Zusammenfassung, die z. T. wohl schon in einzelnen Punkten überholt ist (vgl. dazu KÜHNAU, 1952, S. 401), folgendes Schema:

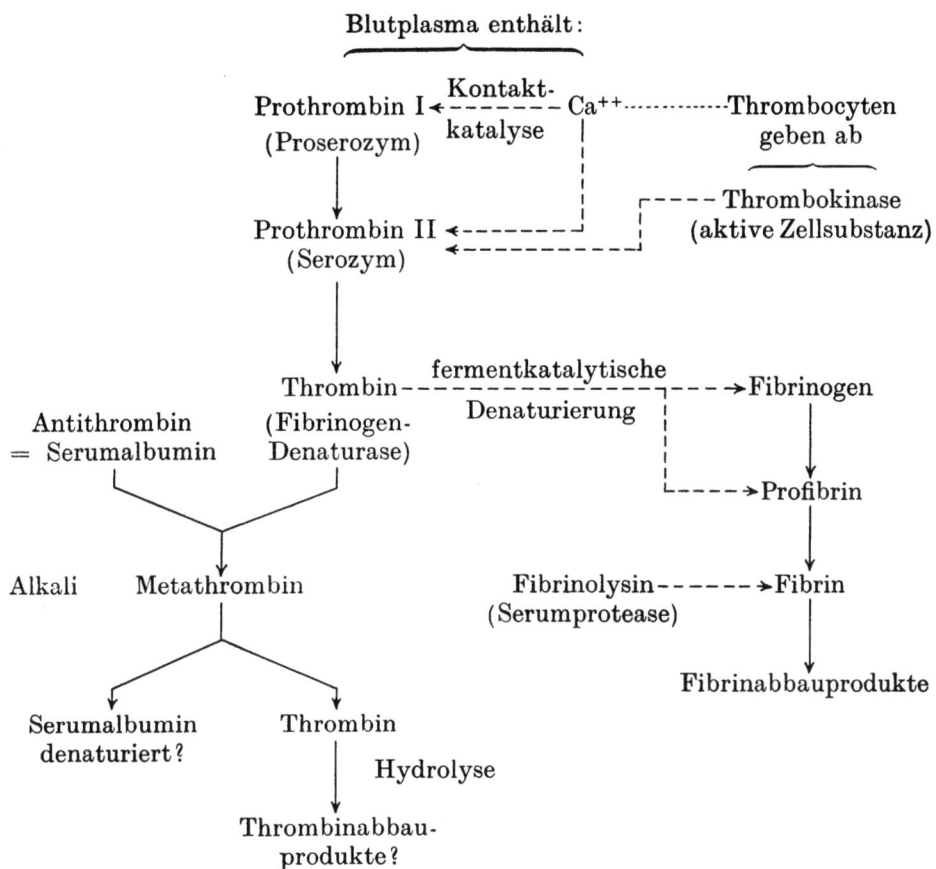

Prothrombin I ist nach BORDET [Lit. der ganzen Frage bei E. WÖHLISCH und J. KÜHNAU (Z)] die weniger reaktionsfähige Form des Prothrombins im strömenden Blute, Prothrombin II die reaktionsaktivere im Serum. Da das Blut bereits fertiges Prothrombin enthält, muß der Angriffspunkt des Vitamin K am Bildungsort, also in der Hauptsache, wenn nicht ausschließlich, in der Leber gelegen sein, wobei es bemerkenswert ist, daß die Leber nur relativ wenig K enthält, jedenfalls die Fermentvorstufe nicht speichert. Ob auch die Muskulatur Prothrombin bilden kann, ist fraglich, die Milz kann es anscheinend nicht.

Voraussetzung für die Prothrombinbildung ist die Intaktheit der Leber, da bei schweren Leberinsuffizienzen auch Vitamin K nicht helfen kann. Die chemische

Wirkungsweise des Vitamins K ist noch unbekannt. Es ist dabei von ALMQUIST u. KLOSE an eine Oxydation von SH-Gruppen zu S-S-Gruppen gedacht, die bei der Bildung von Fibrinogen zu Fibrin eine Rolle spielen sollen.

Neben der Wirkung auf die Prothrombinbildung bestehen noch andere Einflüsse von K auf Blutprozesse, die Retraktion des Blutkuchens wird gefördert, die Fibrinolyse gehemmt, die Blutungszeit verkürzt, die Komplementbildung angeregt. Auch Eingriffe in die serologische Struktur werden angegeben. Vitamin K ist identisch mit einem Bestandteil des Komplementes, wahrscheinlich der Komponente C'. In der Leber findet sich ein prothrombinabbauendes katheptisches Ferment, dessen Wirksamkeit durch Vitamin K gehemmt wird, so daß dadurch die Prothrombinsynthese gefördert wird. Die Tatsache, daß Vitamin K bei menschlichen Hypertonien häufiger blutdrucksenkend wirkt [Lit. bei J. KÜHNAU (Z, I), S. 402, 1952] spricht dafür, daß hier noch ein weiterer, bisher unbekannter Effekt dieses Vitamins vorliegt, dessen Wirkungsmechanismus noch unklar und umstritten ist.

Zum Studium der Ausfallserscheinungen eignen sich gut nur die Vögel bei K-freier Diät oder Säugetiere und Mensch mit Gallenfistel oder Choledochusligatur bzw. -verschluß. Säuglinge haben in den ersten Lebenstagen wegen Fehlens einer Darmflora einen verminderten Prothrombingehalt und sind dadurch manchmal gefährdet.

Die *Mangelsymptome* sind stets die gleichen: Blutungen in Haut und Schleimhäuten, Anämie und Herabsetzung des Prothrombingehaltes im Blut. Das Prothrombin kann nur langsam durch die Thrombokinase in Thrombin umgewandelt werden. Die Blutgerinnung wird dabei meist, aber nicht regelmäßig und gesetzmäßig verzögert, die Blutungszeit im Gegensatz zu der P-Avitaminose nur selten verändert. Der Prothrombingehalt des Blutes ist ein guter Gradmesser für Vorhandensein und Stärke einer K-Avitaminose. Er läßt sich nach der Gerinnungsmethode von QUICK-KOLLER (KOLLER u. FUHRMANN, KOLLER) exakt bestimmen. Die normale Prothrombinzeit beträgt im Mittel 14 sec.

Ein *Antagonist* des Vitamins K ist das aus feuchtem Kleeheu gewonnene Dicumarol, das die prothrombinbildende Leberfunktion schädigt und dadurch die Gerinnung verzögert. Die Strukturformel ist folgende:

Dicumarol

Dicumarol ist reichlich im Süßklee enthalten. Man wurde auf diesen Stoff dadurch aufmerksam, daß bei Rindern, die sehr viel Süßklee fressen, Hämorrhagien auftreten können.

Dicumatol wird heute in steigendem Maße und mit gutem Erfolge zur Thrombosebekämpfung, besonders in chirurgischen Kliniken, verwandt.

Die K-Avitaminosen beim Menschen sowie geeignete Präparate werden erst später abgehandelt (vgl. Avitaminose Kapitel). Erwähnt sei an dieser Stelle noch, daß die Vitamin-K-Therapie abgesehen von Skorbut bei allen hämorrhagischen Diathesen, gleichgültig welcher Art und Genese angewandt wird. Erfolge wurden z. T. gesehen, sind aber von anderen Seiten bestritten, so daß ein Urteil heute noch nicht möglich ist. Ich selber sah nie Überzeugendes.

i) Vitamin P (Permeabilitätsvitamin, Citrin)

Die Beobachtung, daß Citronensaft und Vitamin-C-reiche Paprikapräparate bei der Behandlung hämorrhagischer Diathesen stärker wirken als das reine Vitamin C, veranlaßte 1936 St. Györgyi, den Entdecker des Vitamins C, zu der Annahme, daß in den genannten Naturstoffen noch ein unbekannter, vielleicht für die normale Capillarundurchlässigkeit maßgebender Wirkstoff enthalten sein müsse. Bald darauf gewannen St. Györgyi u. Mitarb. aus Paprika und Citronen einen derartigen Stoff in Kristallform und gaben ihm den Namen Vitamin P (= Permeabilitätsvitamin) oder wegen seiner Herkunft und Farbe den Namen Citrin. Dieser neue Diätfaktor, der anscheinend fast überall mit dem Vitamin C gemeinsam vorkommt und in seiner Wirkung mit ihm gekoppelt ist, hat auch für den Menschen große Bedeutung. Seine Lebensnotwendigkeit ist allerdings noch nicht bewiesen, da bisher eine P-Avitaminose noch nicht beobachtet wurde.

Vitamin P ist ein Gemisch von mehreren Flavonolglykosiden, dem Hesperidin, der Hauptmenge, dem Eriodictin, drittens dem Flavonolglykosid Quercitrin und schließlich Phloretin, einem Trioxyflavanon. Hesperidin mit der Bruttoformel $C_{28}H_{34}O_{15}$ ist seiner Struktur nach ein sehr kompliziert aufgebautes Hesperidinrutinosid mit 3 Ringen und 2 Kohlenhydratgruppen.

Eriodictin mit der Bruttoformel $C_{21}H_{22}O_{10}$ steht ihm chemisch sehr nahe. Es ist ein Eriodictyol-1-rhamnosid mit nur einer Kohlenhydratgruppe. Während Hesperidin fast nur in verdünnten Säuren und Laugen löslich ist, ist Eriodictin leicht löslich in Wasser, Alkohol und Aceton. Beide sind optisch aktiv und geben mit Eisenchlorid eine Grünfärbung. Beide Stoffe sind auch synthetisch hergestellt. Sowohl Hesperidin wie Eriodictin sind nach S. Zilva u. a. nicht permeabilitätswirksam. Wohl aber gilt das für das Rutin (Quercitrinrutinosid), das dem Eriodictin nahesteht (Zusammenfassung bei J. Kühnau, H. Küchenmeister und G. Kuschinsky).

Die recht komplizierte Strukturformel ist folgende:

Rutin (Quercitrinrutinosid)

Als Testobjekt dient nach Kuschinsky die Beeinflussung der Ödembildung bei künstlicher Durchströmung der hinteren Extremität von Fröschen und Mäusen.

Die Wirkungsweise ist bisher unbekannt, ebenso wie der rasche Abbau im Organismus. Ferner ist es ungewiß, ob das Rutin das physiologische Vitamin P ist.

Die *therapeutischen Dosen* beim Menschen sind 60—400 mg, die ersten Autoren gaben nur 60—120 mg.

Präparate sind Rutin (Merck), Ruticalcon (mit Calcium, Vitamin C und D), Rutinion (Tablette mit 20—50 mg und Ampullen und Suppositorien mit 100 bis 200 mg), Rutinchin-Dragees (mit Rutinion, Chinin, Dimethyl-aminophenazon und Vitamin C).

Als vorläufige Einheiten (P.U. = provisional unit) gilt ein Milligramm eines bestimmten Citrinkonzentrates (WSP), 1 g rekristallisiertes Hespirin entspricht 100 P.U.

Ob die beiden Glykoside (Hesperidin und Eriodictin) mit dem natürlich vorkommenden Vitamin P identisch sind, ist fraglich, da aus schwarzen Johannisbeeren und Hagebutten P-wirksame Substanzen isoliert werden konnten, die das reine Citrin im biologischen Effekt übertreffen.

Vitamin P ist in der Pflanzenwelt weit verbreitet und findet sich vor allem in den Schalen von Citronen, Orangen, Pommeranzen und Grapefruits, ferner in schwarzen Johannisbeeren, Hagebutten, grünen Blättern (Spinat, Salat, Grünkohl) und den meisten einheimischen Teesorten. Tierische Organe enthalten nur sehr wenig.

Der *P-Bedarf des Menschen*, dessen Notwendigkeit für den Menschen bisher noch nicht sicher bewiesen ist, wird von v. SZENT-GYÖRGYI auf etwa 30 mg i.v. geschätzt. Zur Heilung von Mangelzuständen sind 10fach höhere Dosen erforderlich. Da Citrin gegen äußere Einwirkungen sehr widerstandsfähig ist, dürften die notwendigen Mengen selbst bei knapper Ernährung in der Nahrung stets vorhanden sein. *Präparate* sind Citrin „Bayer" (I. G. Farben, in Dragees und Ampullen zu 25 mg), n-P-Vitamin „Nordmark" (Nordmarkwerke, Hamburg). Auch das Kombinationspräparat Priovit der I. G. Farbwerke enthält neben Vitamin B, B_2 und C 5 mg Citrin.

Die *Physiologie* des Vitamins P ist noch nicht genügend erforscht. Alles spricht dafür, daß es in erster Linie die normale Dichte der Capillarwand besorgt. Da der Vitaminbegriff nicht erfüllt ist, schlägt KÜHNAU vor, vorläufig lieber von „Permeabilitätsfaktoren" zu sprechen. Die Blutungszeit wird nach Beobachtungen von DECKER an meiner früheren Klinik verkürzt, die Thrombocytenzahl erhöht. Der Einfluß auf die Gerinnungszeit ist noch umstritten. Die Nierenausscheidungsschwelle für Vitamin C wird durch Citrin erhöht, was wohl auf eine gewisse Capillarabdichtung zurückzuführen ist. Auch Kreislaufwirkungen sind bei etwas größeren Dosen beschrieben worden (Besserung der Herztätigkeit, Blutdrucksenkung, Diureseverstärkung usw.), vgl. zuletzt F. LANG (1956).

Der tierische Organismus enthält Citrin in Eiweißbindung. Schon im Reagenzglase mit Serum findet eine solche statt. Nur ein kleiner Teil des eingeführten Vitamins P wird vom Körper verwandt und zwar ohne vorherige Speicherung. 70—80% gehen durch den Harn verloren. Der Rest erscheint mit der Galle im Darm und wird von hier aus z. T. wieder rückresorbiert.

Für die *experimentelle P-Avitaminose bei Ratten*, den günstigsten Objekten, da sie kein Vitamin C benötigen, *Kaninchen und Meerschweinchen* ist die herabgesetzte Capillarresistenz und Capillardurchlässigkeit für Eiweiß im Sinne der serösen Entzündung von EPPINGER charakteristisch. Sie können mit besonderen Methoden bestimmt werden. Zu Blutungen kommt es gewöhnlich erst beim Hinzutreten weiterer Schädigungen wie Vitamin-C-Mangel, Infektionen und Intoxikationen, Traumen usw.

Ähnlich wie Vitamin K ist Vitamin P bei allen Formen hämorrhagischer Diathese, ja sogar bei Blutungen jeglicher Art therapeutisch zur Anwendung gebracht worden. Theoretisch erschienen am geeignetsten die vasculär bedingten, athrombopenischen Purpuraformen (M. SCHÖNLEIN, HENOCH, GLANZMANN), ferner alimentäre und toxisch-infektiöse Formen. Bei diesen Krankheiten sind auch bisher ziemlich übereinstimmend die besten Erfolge zu verzeichnen. Auch thrombopenische Purpuraformen und Hämophilie werden manchmal günstig beeinflußt.

Sehr bemerkenswert ist der Blutstillungseffekt bei Blutungen aller Art (Magen-, Darm-, Lungen-, Genitalien-, Zahnfleisch-, Blasen-, Nieren-, Netzhaut- usw. Blutungen), der von einzelnen Autoren beschrieben worden ist. Am besten eignen sich parenchymatöse Blutungen aus Capillaren und ganz kleinen Gefäßen. Bei parenchymatöser Nephritis habe ich persönlich nur geringe Einflüsse gesehen. Ein besonders günstiges Wirkungsfeld scheint die kindliche Pachymeningosis haemorrhagica interna zu sein.

Auch bei chronischen Arthitiden und Arthosen hat man mit einem gewissen Erfolge Citrin gegeben.

k) Fragliche Vitamine

Am Schlusse der auf S. 82/83 abgedruckten neuen Vitamintabelle von STEPP u. Mitarb. (Z), 7. Aufl., finden sich 6 exogene Wirkstoffe, deren Vitamincharakter nicht gesichert ist, zusammengestellt. In diese Gruppe gehört wohl auch das S. 114 erwähnte 2. Vitamin C (C_2 oder Vitamin J) von H. VON EULER, das besonderen Schutz gegen Pneumokokkenerkrankungen bei Meerschweinchen verleihen soll.

Allen diesen fraglichen Vitaminen ist gemeinsam, daß, falls es sich überhaupt um Vitamine handelt, sie nur für einzelne Tierarten gelten. Nichts spricht bisher dafür, daß sie auch für den Menschen von irgendeiner Bedeutung sind. Höchstens für den Faktor S käme das in Betracht, vielleicht auch für das Vitamin T von GOETSCH (1945), das ein Gemisch von Vitamin B_{12}, Desoxyribosiden, Lactobacillus-vulgaricus-Faktor und Folsäure darstellt und bei menschlichen Frühgeburten und Säuglingen oft günstig wirken soll (LANGSFELD, POTOTSCHNIG, BERGER, BÜHL, ULRICH u. a.). Vitamin T GÖTSCH wird von der Pharmacoll-GmbH., Raubling (Obb.) hergestellt. Angesichts der Bedeutungslosigkeit für den Menschen kann ich auf die Besprechung dieser fraglichen Wirkstoffe von Vitamincharakter verzichten. Anhangsweise sei noch erwähnt, daß KOLLATH in den letzten Jahren behauptet hat, daß für die Wirksamkeit der Vitamine, abgesehen von der B-Gruppe, gewisse hitzebeständige tierische Wuchsstoffe, von ihm Auxone genannt, erforderlich seien. Fehlen sie, so kommt es angeblich zu vorzeitiger Überalterung und Atrophie der Gewebe (Mesotrophie). Da vorläufig die Frage der Auxone noch umstritten und ungeklärt ist, soll sie an dieser Stelle nicht weiter behandelt werden.

l) Zusammenfassung der Beziehungen der Vitamine untereinander, zu den Hormonen und Enzymen sowie zu den Nährstoffen

Überblickt man den gegenwärtigen Stand der Vitaminforschung, so ist man überrascht über die Fülle von Entdeckungen, biologischen und chemischen Großtaten, die in wenigen Jahrzehnten auf diesem neuen Gebiete der Ernährung gemacht worden sind. Es ist, als wenn hinter dem Vordergrunde der klassischen Stoffwechselphysiologie, die sich nur mit den Hauptnährstoffen befaßte, ein Vorhang zurückgezogen wurde, der den Einblick in einen ungeheuer komplizierten, in seinen einzelnen Teilen feinst aufeinander abgestimmten Mechanismus im Hintergrund gestattet, der erst die Vorgänge im Vordergrund ermöglicht und verständlich macht. Bei einer normalen, ausreichenden Ernährung konnte dieser nicht in die Erscheinung treten, weil sie die nötigen Mengen Vitamine enthält oder die Darmbakterien sie liefern. Das war erst möglich, sobald Mangelerscheinungen und Krankheiten auftraten. Wir kennen heute die wichtigsten, vielleicht sogar alle Vitamine und können sie zu therapeutischen Zwecken zum größten Teil auch chemisch rein darstellen und synthetisieren. So ist eine Ersatztherapie größten Ausmaßes geschaffen, die vor allem da einsetzt, wo die Nahrungszufuhr bzw. Nahrungsresorption quantitativ oder qualitativ unzureichend wird und zu Krankheitserscheinungen führt. Sie zeigt aber auch, wie die Ernährung bis ins einzelste richtig zu gestalten ist, um Mangelerscheinungen zu verhindern.

Aber nicht nur die ärztliche Praxis, sondern auch unsere biologischen Einblicke in die normalen und krankhaften Lebensvorgänge haben damit eine ungeheure, früher nicht geahnte Bereicherung erfahren.

Das einzelne Vitamin spielt nirgendwo eine isolierte Rolle, jedes ist in seiner Wirkung von dem anderen abhängig, und Erscheinungsvorgänge, die früher getrennt erschienen, Hormone und Fermente, gliedern sich in unlösbarer Abhängigkeit voneinander in die vitaminalen Prozesse ein.

Nur ein paar der wichtigsten Tatsachen, die z. T. schon erwähnt wurden, sollen hier nochmals zusammengestellt werden.

Wie auf dem Gebiete der inneren Sekretion und des Nervensystems gibt es auch bei den Vitaminen in mancher Beziehung Synergisten und Antagonisten, wenn auch vielleicht nicht in der scharfen Ausprägung und so einwandfrei nachweisbar wie dort. Im normalen Leben sind sie nicht zu fassen, wenn wir auch annehmen möchten, daß die Vorgänge sich dabei ähnlich abspielen wie in den Experimenten, die wir zu ihrer Klarlegung mit meist unphysiologischen Versuchsanordnungen anstellen müssen. Gerade dieser besondere, aber wohl nicht vermeidbare Charakter derartiger Versuche hat einen so ausgezeichneten Kenner der Materie wie SCHEUNERT veranlaßt, einen Vitaminsyn- und -antagonismus für unbewiesen zu halten. Aber auf dem Gebiete der Avitaminosen und ihrer Behandlung tritt er oft so deutlich in die Erscheinung, daß er m. E. jedenfalls hier nicht geleugnet werden kann. Erst die Störungen des gesunden Gleichgewichtes lassen die Kräfte erkennen, die es normalerweise herstellen und aufrechterhalten. Ein solches Gleichgewicht besteht z. T. schon in einzelnen Nahrungsmitteln selbst. Das gilt vor allem für den Lebertran [STEPP (Z)], aber auch für die Hefe sowie viele Obst- und Gemüsesorten, die es wahrscheinlich genau so brauchen wie der tierische und menschliche Organismus.

Hier ist es der Antagonismus von Vitamin C und A, den Hauptvitaminen, die in ihnen enthalten sind. Er gibt sich in den unterschiedlichen Ergebnissen vergleichender biologischer und chemischer Vitamin-Analysen zu erkennen, für die STEPP u. Mitarb. (Z) eine sehr instruktive Tabelle geben. Die chemisch gewonnenen Werte für Vitamin C sind durchgehend weit höher als die biologisch ausgetesteten.

Das beste Beispiel für einen *Synergismus* der Vitamine geben die Wirkstoffe des B_2-Komplexes, die nur gemeinsam ihre optimale Wirkung entfalten. Das gleiche gilt für das Zusammenwirken von Pellagraschutzstoff und Vitamin H_1. Nur selten ist der Synergismus, wie in diesen Fällen, ein totaler, d. h. erstreckt sich auf alle Funktionen. Meist ist er nur ein geteilter gegenüber einem oder mehreren bestimmten Vorgängen. So sind Vitamin C und B, Acetylcholin und Nicotinsäure im allgemeinen keine Synergisten, wohl aber gilt dies hinsichtlich der hypoglykämischen Wirkung des Insulins. Auch Vitamin E und A verhalten sich synergistisch, ferner Aneurin und l-Ascorbinsäure hinsichtlich ihrer vegetativen und Gefäßwirkungen sowie Aneurin und Nicotinsäure in der Pellagrabekämpfung.

Unter den antagonistischen Beziehungen ist wohl die wichtigste und bekannteste die schon er wähnte zwischen den beiden fettlöslichen Vitaminen A und D. Im Tierexperiment wirkt A-Mangel wie D-Überschuß und umgekehrt, so daß eine A-Hypovitaminose durch große Dosen von Vitamin D genau so verhindert werden kann, wie eine D-Hypervitaminose durch große A-Mengen.

Entgegengesetzte Wirkung liegt auch bei den Vitaminen A und B vor. B_1-Mangelerscheinungen werden durch A-Überschuß verstärkt, während B_1-Überschuß die A-Hypervitaminose mildert. Ähnlich sind die Beziehungen zwischen Vitamin A und C. Eine A-Hypervitaminose läßt sich durch Vitamin C verhindern, eine ausreichende Menge von Vitamin C durch Überdosierung von A unwirksam machen, so daß z. B. trotz normaler Verabreichung von Citronensaft bei gleichzeitigen Gaben von Lebertran ein Skorbut sich entwickeln kann. Auch antagonistische Beziehungen zwischen Vitamin A und B_1, zwischen B_1 und D, sowie zwischen C und D, sind beschrieben worden.

Solche Synergismen und Antagonismen sind auch praktisch bedeutungsvoll angesichts des Trommelfeuers von Vitaminen, das manche Ärzte bei Mangelerscheinungen ziemlich wahllos auf ihre Kranken loslassen. Etwas Schuld an dieser Polypragmasie trägt auch die Industrie mit ihren für viele Zwecke an sich zweckmäßigen Kombinationspräparaten.

Welche Rolle solche Beziehungen im normalen physiologischen Geschehen spielen, ist schwer zu sagen. In manchen Fällen spielen sicher Resorptionsstörungen, besonders der fettlöslichen Vitamine A, D und E für das Entstehen von Avitaminosen eine Rolle. Das leicht zersetzliche Vitamin C wird oft durch A oder photochemisch in Gegenwart von Lactoflavin zersetzt.

Aber nicht nur untereinander stehen die Vitamine in *Korrelationen*, sondern auch mit den beiden anderen *Gruppen von Katalysatoren des Organismus, den Hormonen und Fermenten*. So baut sich hier über und neben dem länger bekannten, in den ersten Abschnitten dieses Buches geschilderten Stoff- und Kraftwechsel ein regulierendes Wirkstoffsystem auf, das ihn beherrscht und erst ermöglicht. Diese Wirkstoffe sind mit den verschiedensten Namen belegt worden, die für alle 3 Gruppen gemeinsam gelten. H. von Euler (Z) spricht von Ergozymen, Ammon-Dirschel (Z) von Erginen. Die Funktionen der einzelnen, meist auch chemisch gut bekannten Stoffe sind so vielseitig und übergreifend, daß die alte scharfe Trennung in Hormone, Fermente und Vitamine, die historisch ihre Berechtigung hatte, sich heute nur noch für didaktische Zwecke aufrecht erhalten läßt. Allen diesen Katalysatoren ist gemeinsam, daß jeder von ihnen für den normalen Ablauf des Lebens von Pflanzen und Tieren notwendig ist und daß für ihre Wirksamkeit kleinste, calorisch nicht in Betracht kommende Mengen ausreichen.

Die Beziehungen zwischen Vitaminen und Hormonen sind besonders eng und weit verbreitet. Vitamin C steht hier an erster Stelle. Seine Beziehungen zu Mark und Rinde der Nebenniere sind für die Funktion dieses Organs außerordentlich wesentlich. Schon in vitro läßt sich nachweisen, daß die Umwandlung des Adrenalins zu Melanin (Szent-Györgyi) und die sogenannte Dopareaktion (Dunkelfärbung der Hautpigmentzellen durch Dioxyphenylalanin) durch Vitamin C herabgesetzt wird (Schröder). So lassen sich abnorme Pigmentbildungen selbst bei der Addisonschen Krankheit durch sehr große Gaben von Vitamin C günstig beeinflussen und die Adrenalinwirkung verstärken. Auch zur optimalen Wirkung von Cortison scheint Ascorbinsäure erforderlich zu sein. Dafür spricht die Tatsache, daß die durch Adrenalin und Rindenhormon verzögerte Muskelermüdung durch Ascorbinsäure noch weiter hinausgeschoben werden kann.

Auf die näheren Beziehungen zur inneren Sekretion des Pankreas deuten die beiden Tatsachen hin, daß große Ascorbinsäuremengen die Insulinwirkung

verstärken und daß andererseits die Kohlenhydrattoleranz beim Skorbut herabgesetzt ist. Etwas unklarer sind die Beziehungen dieses Vitamins zur Schilddrüse,
da so wohl synergetische wie antagonistische Einwirkungen beschrieben wurden.

ALTENBURGER nimmt an, daß in der Leber, dem Hauptangriffspunkt des Vitamins C, die durch Thyroxin gesteigerte Glykogenolyse gehemmt wird.

Beim Vitamin A sind die Korrelationen zur Schilddrüse schon lange bekannt.
Die Umwandlung von Carotin in Vitamin A ist bei hyperthyreotischen Meerschweinchen, allerdings merkwürdigerweise auch beim schilddrüsenlosen Tiere,
gehemmt. Die Grundumsatzsteigerung durch Thyroxin läßt sich bei Ratten
durch Carotin herabsetzen. Beim M. BASEDOW fehlt Vitamin A im Blute ganz
oder größtenteils.

Auch Einwirkungen auf die Keimdrüsen (bei A-Mangel Störungen der Sperma-
togenese, der Befruchtung und der Ei-Implantation) sind beschrieben.

Vitamin B_1 ist in seiner Wirkung von der Nebennierenrinde abhängig, denn
ohne diese kann es nicht in der Darmwand zu Cokarboxylase phosphoryliert
werden. Ebenso ist bei Vitamin B_2 die Zusammenarbeit mit der Nebenniere sehr
wichtig, da das Cortin auch zur Phosphorylierung des Lactoflavins in der Darmwand erforderlich ist.

Die Beziehungen des Vitamins D zur Schilddrüse sind umstritten, zur Nebenschilddrüse um so mehr gesichert. Vitamin D bringt erst das Parathormon zur
vollen Auswirkung. Dafür sprechen die günstigen therapeutischen Erfolge hoher
Vitamin-D-Dosen, wie die Kalkspiegelerhöhungen durch A. T. 10, eines bei
Rachitis unwirksamen D-Derivates, bei der strumipriven Tetanie.

Allerdings gilt nicht das Umgekehrte. Epithelkörperchenpräparate versagen bei
der Rachitis.

Beim Vitamin E sind es vor allem die nahen Korrelationen zu den Hypophysen-
vorderlappen- und Sexualhormonen. Die E-Avitaminose kann bei Tieren ähnliche Bilder liefern wie die Hypophysektomie.

Eine Identität von Vitamin E und Hypophysenvorderlappenwirksamkeit, an
die VERZÁR dachte, liegt allerdings schon aus chemischen Gründen nicht vor.
E-Mangel beeinflußt die Hormonproduktion in dieser Drüse ungünstig, wofür auch
Zell-Degenerationen im Vorderlappen in solchen Fällen sprechen.

Umgekehrt befördert das Tokopherol wahrscheinlich, wenn auch umstritten, die
Bildung von Follikel- und Corpus-luteum-Hormon vielleicht direkt, zum Teil aber
auf dem Wege über die Hypophyse.

Schilddrüsenhypoplasien bei E-Avitaminosen lassen auch an die Einwirkung
dieses Vitamins auf die Schilddrüse denken, wenn auch vermutlich über den Hypophysenvorderlappen (verminderte Bildung von thyreotropem Hormon).

Es unterliegt keinem Zweifel, daß eine allgemeine vitaminarme Ernährung die
gesamte Hormonbildung schwächt, was wir in der vergangenen Unterernährung
nicht nur bei sonst normalen Menschen, sondern vor allem bei Hyperfunktionen
des Inkretsystems, besonders in der Abnahme und der Besserung des M. Basedowi,
immer wieder eindrucksvoll sahen.

Es gibt noch manche anderen vitaminal-hormonalen Beziehungen, die mehr oder
weniger umstritten sind. Dieses ganze Wissensgebiet ist noch viel zu neu, als daß
es schon irgendwie abschließend durchgearbeitet sein könnte.

Ähnlich liegen die Verhältnisse bei den theoretisch besonders interessanten
Korrelationen zwischen Vitaminen und Fermenten. Zum Teil befinden wir uns hier
allerdings auf gesichertem Boden.

Auch hier steht wieder das chemisch besonders labile Vitamin C an erster Stelle.
Zunächst gilt das im passiven Sinne. Ascorbinsäure wird durch Oxydasen aller
Art leicht oxydiert und verliert damit seine antiskorbutische Wirkung. Das gilt

z. B. für den Obstsalat, der länger an der Luft steht. Stark aktiv ist der Einfluß auf gewisse eiweißspaltende Fermente wie Papain, Kathepsin und Arginase usw., während Amylasen und Urease gehemmt werden. Auch der fermentativ entscheidend beeinflußte Blutgerinnungsvorgang wird wenigstens im Reagensglas beschleunigt.

Auf Aminosäuren scheint es im Sinne einer Oxydodesamidase einzuwirken. Darüber hinaus greift die Ascorbinsäure infolge ihres hohen Redoxpotentials als Dehydrase wahrscheinlich ganz allgemein in alle Oxydations- bzw. Dehydrierungsprozesse ein.

B_1 wird selbst zum Ferment, indem seine Pyrophosphorsäureverbindung als Cocarboxylase sich mit Eiweiß und Magnesium zu der besonders wichtigen Carboxylase verbindet. Die Folge davon ist, daß bei der Beri-Beri-Krankheit, der B_1-Mangelkrankheit, der Abbau der Kohlenhydrate auf der Stufe der Brenztraubensäure oder Milchsäure stehen bleibt. Katalytisch wirkt B_1 andererseits bei der Resynthese der Brenztraubensäure zu Citronensäure und zu höheren Fettsäuren, d. h. bei der Fettbildung aus Kohlenhydraten.

B_1 steigert ferner die Magen- und Pankreassekretion. Es hemmt die Cholinesterase, die Histaminase, die Histidase und die Arginase.

B_2, das Lactoflavin, ist von allen Fermenten wohl das universell wirksamste im Körper, da es, mit Phosphorsäure verestert, bei allen Oxydationsvorgängen im Körper eine entscheidende Rolle spielt, und zwar als Coferment des gelben Atmungsfermentes von WARBURG, das aus einer Verbindung von Lactoflavinphosphorsäure mit einem Globulin besteht. B_2 in seiner Verbindung als Flavin-Adenindinucleotid bildet einen Teil der beiden Diaphorasen, die als Wasserstoffacceptoren wirken. An andere Eiweißkörper gebunden beschleunigt es den oxydativen Abbau von Aminosäuren, Aldehyden, Purinbasen und anderen Substanzen des Intermediärstoffwechsels.

Wahrscheinlich bestehen auch bei den Vitaminen A und E, vielleicht auch bei D Beziehungen zu Fermentsystemen, wenn sie auch nicht so enge sind wie bei den Vitaminen B_1 und B_2. Vorläufig sind sie aber noch nicht genügend geklärt.

Auch aus diesem großen Korrelationsgebiete konnten nur einige besonders wichtige Beispiele angeführt werden.

Schließlich sei noch in diesem Abschnitte die *Bedeutung der einzelnen Vitamine für das Schicksal der Hauptnährstoffe, Eiweiß, Kohlenhydrate, Fette und Mineralien* im Körper kurz skizziert. Es ist das der entscheidende Punkt, an dem alte und neue Ernährungslehre sich treffen und miteinander zu einer höheren, umfassenderen Einheit verschmelzen.

Nur *die* Vitamine kommen hier in Betracht, die nahe Beziehungen zu den Fermenten des intermediären Stoffwechsels besitzen. An der Spitze steht das Vitamin B_2, das als Teil des gelben Atemfermentes an allen Oxydationen des Körpers, gleichviel auf welchem Partialstoffwechselgebiet, maßgebend beteiligt ist. Geringerer Mangel bedeutet Wachstumsstillstand, stärkerer durch Absinken der Gewebsatmung den Tod.

Untersuchungen an Gewebsschnitten der Leber nach WARBURGS Methode sprechen für eine generelle Förderung der Oxydationsprozesse auch durch Vitamin A und Pantothensäure. Auch Vitamin D soll allgemein oxydationssteigernd wirken (Katalasenzunahme im Blut).

An der Verarbeitung der *Eiweißstoffe* sind nachgewiesenermaßen maßgebend beteiligt Vitamine B_1, B_2 und C_1. B_1 fördert die Cystinhydrierung in Muskel und Leber sowie die Abspaltung von Adenin aus Nucleotiden. B_2 als Teil der Diaphorasen beschleunigt den oxydativen Abbau von Aminosäuren und Purinbasen aus den Nucleinen. C bewirkt als Oxydodesamidase den Abbau der Aminosäuren und steigert die Wirkung der Arginase. Auch das Vitamin A ist vielleicht am Eiweißstoffwechsel beteiligt. EMERIQUE denkt an eine besondere Rolle bei der Synthese der Eiweißkörper, doch sind die Verhältnisse noch nicht genügend geklärt. Das gleiche gilt für eine hypothetische Rolle im späteren Abbau der Nucleoproteide (Purinstoffwechsel). Die *Nicotinsäure* scheint für den Abbau aromatischer Aminosäuren, besonders des Tryptophans, erforderlich zu sein, denn bei letzterem entgleist bei Niacinmangel der Abbau zu den Indolfarbstoffen.

Die *Kohlenhydrate* sind der Teil der Nahrungsstoffe, an deren Umsatz mindestens 7 Vitamine beteiligt sind. Es entspricht das seiner überragenden Bedeutung als „Hauptbrennstoff" des Lebens (MACLEOD).

Das Aneurin (Vitamin B_1) scheint für den Kohlenhydratabbau das wichtigste Vitamin zu sein, denn bei der Mangelkrankheit, der Beri-Beri, bleibt er im Gehirn auf der Brenztraubensäure-, im Herzmuskel auf der Milchsäurestufe stecken. Auch der sogenannte Citronensäurecyclus ist dann gestört. Es bestehen nahe Beziehungen zwischen Kohlenhydratzufuhr und B_1-Bedarf des Organismus. STEPP u. Mitarb. (Z) konnten zeigen, daß abnorm große Zuckeraufnahmen zu Beri-Beri-Symptomen führen können. Es ist der einzige bisher bekannte Fall, daß ein Nährstoff, im Übermaß verzehrt, eine Avitaminose herbeiführen kann. B_1 wirkt bei der Umwandlung von Kohlenhydraten in Fett mit, wahrscheinlich in Form der Resynthese von Brenztraubensäure zu Citronensäure und höheren Fettsäuren.

Daß Vitamin B_2 (Lactoflavin) als Bestandteil „des gelben Ferments" auch den Zuckerstoffwechsel maßgeblich beeinflußt, ist selbstverständlich. In gleichem Sinne wirken seine Adenindinucleotidverbindungen, die beiden Diaphorasen.

Die Zuckerresorption im Darm wird durch Lactoflavin verbessert oder überhaupt erst möglich gemacht, ferner wird die Insulinwirkung verstärkt. Für letzteres spricht, daß der erhöhte Blutzucker des Diabetikers und der normale des Kaninchens durch Lactoflavininjektionen gesenkt werden kann. Die Wirkung von B_2 ist vielfach kombiniert mit der in Pyridinnucleotiden gebundenen *Nicotinsäure*, indem sie den Wasserstoff von Zuckerspaltungsprodukten auf die lactoflavinhaltigen Diaphorasen überträgt. Die Co-hydrase I (Co-Zymase), ein Diphosphonicotinamid-nucleotid, vermag die Produkte des anoxybiotischen Zuckerabbaus (Glykolyse und Gährung) zu dehydrieren. Die auch Nicotinsäureamid enthaltende Co-hydrase II oxydiert die Zuckerphosphorsäureester und ist anscheinend bei der Umwandlung von Kohlenhydraten in Eiweiß maßgebend beteiligt.

Vitamin C_1 spielt wahrscheinlich als Dehydrase auch im Kohlenhydratstoffwechsel eine wichtige, noch nicht endgültig geklärte Rolle. Für die Bedeutung des Vitamins D_2 spricht nicht nur seine allgemein oxydationssteigernde Wirkung, sondern vor allem die Abnahme der Milchsäure im Blute.

Da bei der E-Avitaminose der Kohlenhydratumsatz im Muskel schwer geschädigt ist, was sich in vermehrtem O_2-Verbrauch, Verarmung an Glykogen und vermehrter Brenztraubensäureanhäufung und Kreatinurie durch vermehrten Zerfall der Kretinphosphorsäure zu erkennen gibt, so kann es keinem Zweifel unterliegen, daß auch dieses Vitamin, das sonst ganz andere Aufgaben hat, in den Kohlenhydratstoffwechsel zum mindesten im Muskel normalerweise eingreift.

Einwirkungen werden auch dem Vitamin A, Pantothensäure und H (Biotin) zugeschrieben, doch sind die Verhältnisse noch nicht genügend geklärt. Die Behauptung, daß ein bestimmtes Verhältnis von Carotin zu Vitamin A beim Zuckerabbau zu Methylglyoxal erforderlich sei, ist noch nicht zwingend bewiesen.

Merkwürdigerweise scheinen nach dem bisherigen Stande unserer Kenntnisse die Vitamine am *Abbau und Umbau der am schwersten zu oxydierenden Substanzen, den Fetten,* am wenigsten beteiligt zu sein.

Die wichtige β-Oxydation der Fettsäuren scheint, soviel wir bisher wissen, ohne Vitaminmitwirkung zu verlaufen.

Das Vitamin A scheint im Fetthaushalt im wesentlichen eine synthetisierende Rolle zu spielen, indem es für die Fettsynthese aus Glycerin und Fettsäuren, sowie die Fettbildung aus Kohlenhydraten erforderlich sein soll. Andererseits soll die Oxydation ungesättigter Fettsäuren von Vitamin A katalytisch beschleunigt werden. Auch das Vitamin B_1 ist, wie vorhin schon erwähnt, an der Umwandlung von Kohlenhydraten in Fett beteiligt. Sonst werden nur noch dem Biotin Wirkungen auf den Fettstoffwechsel zugeschrieben, und zwar auch in diesem Falle synthetisierende. Fest scheint zu stehen, daß die Fett- und Cholesterinsynthese sowie Fetteinlagerung besonders in der Leber durch Biotin gefördert wird, und zwar im letzteren Falle als Antagonist des Inosits.

Einwirkungen auf den Mineralstoffwechsel sind bisher genauer nur beim Vitamin D bekannt. Es ist ein wichtiger Regulator im Calcium- und Phosphorstoffwechsel, besonders im Knochen. Der D-Bedarf hängt dabei weitgehend vom Quotienten Ca:P ab.

Zum Wasserhaushalt hat anscheinend das Aneurin (B_1) nahe Beziehungen, wie die Ödeme der Beri-Beri-Krankheit auch ohne Herzinsuffizienz zeigen. Bekannt ist allerdings vorläufig nur die Steigerung der Kochsalz- und Harnstoffdiurese durch B_1.

Dieser kurze Überblick, der nur die wichtigsten Tatsachen bringen konnte, zeigt, wieviel wir schon wissen, aber auch, wie lückenhaft unsere Kenntnisse noch auf diesem zentralen Gebiete der Stoffwechselkunde sind und wie mancherlei Befunde noch der Aufklärung bedürfen. Besonders gilt das für den Fett- und Mineralstoffwechsel. Aber wie könnte es anders sein auf einem so jungen, neuen, äußerst komplizierten Forschungsgebiete. Es ist relativ leicht, klinische Ausfallerscheinungen bei Mangelerkrankungen zu registrieren, aber oft äußerst schwer, die ihnen zugrunde liegenden inneren Zusammenhänge aufzudecken.

Trotz aller gegenwärtigen Mangelhaftigkeit unserer Einblicke in dieses physiologisch wichtigste Gebiet der gesamten Stoffwechselforschung, lassen sich heute doch schon zwei Tatsachen feststellen. Es ist zunächst die überragende, oft entscheidende Bedeutung vieler Vitamine für die fundamentalsten Vorgänge des intermediären Stoffwechsels bei der Verarbeitung der Nährstoffe, ferner das Prinzip der doppelten oder mehrfachen Sicherungen, das wir auf allen lebenswichtigen Gebieten im Tierorganismus beobachten. Die normale Abwicklung der Stoffwechselprozesse ist meist nicht von einem katalysatorischen Faktor allein abhängig, sondern von mehreren ähnlich wirkenden mit im übrigen vielfach ganz anderen Hauptaufgaben. Das sehen wir am besten bei der Vitaminwirkung im Kohlenhydratstoffwechsel. Nicht immer sind es Notfallsreaktionen im Sinne von CANNON, sondern normale Lebensabläufe unter normalen Bedingungen. Nehmen wir noch hinzu, daß es außerdem sicherlich noch weitgehende innere Anpassungsvorgänge an Mangellagen gibt, so ist es verständlich, daß es relativ so selten zu ausgesprochenen krankhaften Erscheinungen kommt. Das galt sogar für die chronische Unterernährung der Jahre 1944—1948, in der ausgesprochene Hypo- und Avitaminosen in Deutschland nicht in irgendwie nennenswertem Umfange aufgetreten sind. Diese verschleiernde Sachlage ist auch der Grund dafür, daß die Existenz und fundamentale Bedeutung der Vitamine erst relativ so spät entdeckt wurde.

Literatur

I. Zusammenfassende Darstellungen des Gesamtgebietes (Z)

AMMON, R., u. W. DIRSCHEL: Fermente, Hormone, Vitamine. Leipzig: Thieme 1938.
BICKNELL, F., and F. PRESCOT: The vitamins in Medicine. 2. ed. London: W. Heinemann 1947. — BREDERECK, H.: Vitamine und Hormone u. ihre technische Darstellung. Leipzig:

Hirzel 1936. — BREDERICK, H., u. R. MITTAG: Ergebnisse der Vitamin- u. Hormonforschung. 2. Aufl. Leipzig: Hirzel 1938. — Ergebnisse der Vitamin- und Hormonforschung. Leipzig: Akadem. Verlagsges. 1938—39. — BROWNING, The vitamins, London 1931.

McCOLLUM, E. V., u. H. SIMMONDS: The newer knowledge of Nutrition. 3. ed. New York, Macmillian Comp. (1925).

FUNK, C.: Die Vitamine München: J. F. Bergmann 1924.

GRANDE, F.: Las vitaminas. Madrid: Manuales Jbys. 1942.

HACRIS, L. J.: Vitamins in theory and practice: 4. ed. London, Cambridge: Univ. Press. 1955. —

KARRER, v. EULER, KUHN and BROCKMANN, The vitamins. New York 1931. —

KÜHNAU, J.: Physiologie der Vitamine in: K. LANG u. R. SCHOEN. Die Ernährung, Physiologie, Pathologie, Therapie S. 376ff. Berlin-Göttingen-Heidelberg: Springer 1952.

LANG, K., u. O. F. RANKE: Stoffwechsel u. Ernährung. Berlin-Göttingen-Heidelberg: Springer 1950 — LANG, K., u. R. SCHOEN: Die Ernährung. Berlin-Göttingen-Heidelberg: Springer 1952.

MURALT, A. v.: Vitamins and Hormons. Bd. V. New York 1947. — MELLVILLE, D. B.: Vitamins and Hormons. New York 1944.

ROSENBERG, H. R.: Chemistry and Physiology of Vitamins. New York: Interscience Publ. 1945.

SEITZ, F.: Vitamine und Hormone u. ihre technische Darstellung. Leipzig: Hirzel 1939. — SEYDERHELM u. GREBE: Die Vitamine. Leipzig 1935. — SHERMAN and SMITH: The vitamins. New York 1931. — SPIESS, T. W., u. H. R. BUTT: Vitamine and Avitaminoses in G. C. DUNCANS Diseases of metabolism. 2. ed. Philadelphia u. London: W. B. Saunders Comp. 1947. — STEPP, W.: Über Vitamine u. Avitaminosen. Erg. d. inn. Med. 23, 66 (1923). — STEPP, W., J. KÜHNAU u. H. SCHRÖDER: Die Vitamine und ihre klinische Anwendung, 6. Aufl. Stuttgart (Z): F. Enke, 1944 u. 7. Aufl. I. Teil ebenda 1952, II. Teil im Erscheinen begriffen.

The *vitamins*, Publ. by the J. Amer. Med. Assoc. under the auspices of the Council on Pharmac. and Chem. and the Council of Foods 1939.

WILLIAMS, R. J.: Vitamines and hormons. I. 239, New York 1943. — WILLIAMS, R., and others: The biochemistry of B-Vitamins. New York: Reinhold 1950.

ZELLWEGE, H., u. W. H. ADOLF: Vitamine u. Vitamin-Krankheiten. dies. Hdb. 4. Aufl. Bd. VI (1954).

II. Einzelarbeiten

Allgemeine Vorbemerkungen

DROESE, W., u. H. BRAMSEL: Vitamintabellen. Die Ernährung. H. 8 Leipzig: Barth 1941.

EYKMAN, Virchows Arch. 149, 523 (1897).

FORSTER, C.: Z. Biol. 9, 297 (1873). — FREDERICIA, L. S.: Scand. Arch. f. Physiol. 49, 129 (1926).

HOPKINS, FG.: Jl. of. phys. 44, 425 (1912).

KOLLATIS: Kl. Wschr. 1939 537; Dtsch. med. Wschr. 1941, 909.

LUMIN, N.: Zschr. physiol. Chem., (Leipzig) 5, 31 (1881).

NAJJAR, V. A., and L. E. HOLT: Bull. Johns Hopkins Hosp. 67, 107 (1940); 69, 476 (1941). J. Amer. Med. Assoc. 123, 683 (1943).

SPIESS, T. D., u. Mitarb.: South. med. J. 38, 707, 781 (1945). — STEENBOCK, H. E., and other: J. of Biol. Chem. 19, 399 (1914); 55, 399 (1923); 56, 375 (1922). — STEPP, W.: Biochem. Z. 22, 41 (1909).

TAKAKI: zit. bei C. FUNK (Z).

Vitamin A

BÜRGER, M., u. REINHARD: Z. exper. Med. 7, 119 (1918).

McCOLLUM u. DAVIS: zit bei T.W. SPIESS u. H. R. BUTT (Z.).

DILLER: Zschr. Volksernähr. 14, 11 (1939).

GUGGENHEIMER, K.: Biochemic. J. 38, 260 (1944).

HUME, E. M., and H. A. KREBS: Medic Research Council. Spec. Rep. Ser. 264. London: 1940.

LINDQUIST: Studien über das Vitamin A beim Menschen, Upsala 1938. — LOHMANN, K.: Dtsch. med. Wschr. 1940, 21.

MATSON, H., and others: Arch. of Biochem. a. Biophysics 15, 65—75 (1947). — MOLL, DALLMER, v. DOBENECK, DOMAGK u. LAQUEUR: Arch. exper. Path. u. Pharmakol. 170, 176 (1933).

PILLAT: Mercks Jahrb. 1936. — Wien. klin. Wschr. 1940; 39 779. — Münch. med. Wschr. 1940, 9.

WAGNER, K. H.: Zschr. physiol. Chem., Leipzig 264, 153 (1940). — WITH, T. K.: Metabolism and Storage of vitamin A and Carotene, Kopenhagen: E. Munchsgaard 1940. — WOLBACH, S. B.: The pathol. Changes resulting from vitamin deficiency. J. Amer. Med. Assoc. 108, 7 (1937).

Die Vitamine der B-Gruppe
Vitamin B_1

Monographien

COWGILL: The vitamin B requirement of man, 2. ed. New Haven: Yale University Press. 1935.

WILLIAMS, R.J., T.W. SPIESS: The vitamin B_1 and its use in medicine, New York: Macmillian 1938.

Einzelarbeiten

ABDERHALDEN, E., u. WERTHEIMER: Pflügers Arch. **233**, 395 (1934).

COWGILL: J. Amer. Med. Assoc. **111**, 1009 (1938).

EIJKMAN: Virchows Arch. **149**, 118, 187, 523 (1897). — EIJKMAN u. VORDERMANN: Nederl.-Indië Tijdschr. Geneesk. **48** (1898).

GREWE, R.: Z. physiol. Chem. **242**, 59 (1936). — GRIJNS: Genesk. Tijdschr. noor. med. Indie. **41**, (1901); **49**, (1909). — GRIJNS, G.: Z. physiol. Chem. **251**, 97 (1938).

KÜHNAU, J.: Vitamine und Hormone 2, 74 (1942).

National Research: Council, Committee on food and nutrition. J. Amer. Med. Assoc. **116**, 2601 u. 2853 (1941).

STEPP, W.: Münch. med. Wschr. **1935**, 1307; **1936**, 763.

TAKAKI, R. J.: zit. bei C. FUNK (Z).

WILLIAMS u. Mitarb.: Arch. int. Med. **66**, 785 (1940). — WINDAUS u. Mitarb.: Z. physiol. Chem. **204**, 132 (1932).

Die B_2-Gruppe
Lactoflavin

KARRER u. Mitarb.: Helvet. chem. Acta. **19**—23 (1936—39). — KUHN u. DESNUELLE: Ber. dtsch. chem. Ges. **70**, 1907 (1937).

SMITH-HENDRICK: zit. bei STEPP u. Mitarb. neueste Aufl. S. 218.

VERZAR-LASZT, F.: Pflügers Arch. **236**, 693 (1935), **237**, 476, 483 (1937). — WARBURG, O., u. CHRISTIAN: zit. bei O. WARBURG, Schwermetalle Berlin: Saenger 1948.

Nicotinsäure (-amid) (Niacin)

ACKERMANN, D., u. Mitarb.: Klin. Wschr. **1939**, 348.

ELVEHJEM, C. A., and others: J. of Biol. Chem. **123**, 137 (1938); **124**, 715 (1938). — Physiologic Rev. **20**, 249 (1940). — Science (Lancaster. Pa.) **106**, 510 (1947). J. Amer. Med. Assoc. **135**, 279 (1947).

GOLDBERGER: zit. bei STEPP u. Mitarb. (Z) S. 271.

KREHL, C. A. ELVEHJEM u. Mitarb.: J. Biol. Chem. **156**, 1, 13 (1944); **162**, 40 (1946).—

KÜHNAU, J.: Med. Klin. 1088 (1938). — Wirkung eiweißarmer Ernährung auf den Aneurinhaushalt des Organismus, Vortrag auf der Gesellschaft der Physiol. Chem. 30. 9. 48 in Frankfurt a. M.

LASZT: Z. Vitamin-, Hormon- u. Fermentforsch. **11**, 76 (1941). — LUINEWEH u. H. REINWEIN: Z. physiol. Chem. **207**, 48 (1932).

WEIDEL: zit bei STEPP u. Mitarb., (Z.) S. 273.

B_6 (Adermin, Pyridoxin)

BIRCH, GYÖRGYI and HARRIS: Biochemic. J. **29**, 2830 (1935).

KERESZTASY, J. C., J. R. STEFFEN u. Mitarb.: Proc. Soc. Exper. Biol. a. Med. **38**, 64 (1938). — KUHN u. Mitarb.: Ber. dtsch. chem. Ges. **71**, 780 (1939).

SNELL, E. E., and A. N. RANNEFELDT: J. biol. Chem. **157**, 475 (1945). — SPIESS, T. W., BEAU and ASHE: South. med. J. **32**, 672 (1939). — J. Amer. Med. Assoc. **112**, 2414 (1939).

Pantothensäure

CASTLE u. Mitarb.: Arch. int. Med. **56**, 627 (1935).

DAFT and SEBRELL: Public. Health, Rep. **54**, 2247 (1939).

ELSOM, LEWY and HEUBLEIN: Amer. J. Med. Sci. **200**, 757 (1940).

HEILMEYER, L., u. H. BEGEMANN: Blutkrankh. Handb. d. inn. Med. 4. Aufl. Bd. II. S. 1(1951).

KUHN, R., u. Mitarb.: zit bei STEPP u. Mitarb. (Z. S. 365 ff.)

LETTRÉ, H.: Beeinflussung der Zellteilung durch Vitamine und Hormone. Vortrag auf der

Tagung der Physiol. Chem. Frankfurt a. M. 1. Okt. 1948. — LIPMANN and others: J. of Biol. Chem. **160**, 173 (1945), **162**, 743 (1946); **167**, 867 (1947); **186**, 235 (1950).
MAZZA, MIGLIARDI: Schweiz. med. Wschr. **1941**, 344.
SCHWARZ, K.: Die Ratteneklampsie bei Hefediäten und die Wirkung von Vitamin E. Vortrag auf der Tagung der physiol. Chemiker 30. 9. 48 in Frankfurt a. M. — STANBERG, E. E. SNELL, T. W. SPIESS: J. of Biol. Chem. **135**, 213 (1940).
WILLIAMS, R. J., and others: Enzymol. **9**, 387 (1940/41); Advanc. Enzymol. **3**, 253 (1943); Biochemistry of B vitamins. New York: Reinhold 1950.

Biotin (Vitamin H)

Monographien
BOAS: Biochemic. J. **21**, 712 (1927).
GYÖRGYI: Handb. d. Kinderheilk. **10**, 464 (1935).
KÖGL u. Mitarb.: Z. physiol. Chem. **269**, 61, 81 (1941); **276**, 63 (1942).
SYDENSTRICKER, V. P., and others: J. Amer. Med. Assoc. **118**, 1199 (1942).

Einzelarbeiten

BAUMANN: Münch. med. Wschr. **1938**, 204.
DAY u. Mitarb.: Proc. Soc. Exper. Biol. a. Med. **38**, 860 (1938).
JONES, W., u. CENNEDY: J. Pharmacol. a. Exper. Ther. **133**, 45 (1918).
TALALAJEW, M., u. SCHARBE: Vopr. Pitanija (russ.) **5**, 27 (1936). — THANNHAUSER, S. J., u. DORFMÜLLER: Z. phys. Chemie **107**, 157 (1919).
WILLS u. Mitarb.: Lancet 311 (1937); 416 (1938). — Biochemic. J. **31**, 2136 (1937).

Die Folsäurereihe

ANGIER and others: Science (Lancaster. Pa.) **103**, 667 (1946). — J. Amer. Chem. Soc. **70**, 14, 25 (1948).
BROCKMAN and others: J. Amer. Chem. Soc. **72**, 4325 (1950).
ECKERT: J. of Biol. Chem. **148**, 197 (1943).
FLYNN and others: J. Amer. Chem. Soc. **73**, 1979 (1951).
KOCHARA: zit. bei STEPP u. Mitarb. Z. S. 446 (1952). — KUHN, R., u. K. SCHWARZ: Ber. dtsch. chem. Ges. **74**, 1617 (1941).
MITCHELL, H. H., and E. E. SNELL: Univ. Texas Publ. **4137**, 36 (1941).
SAUBERLICH, H. E., and C. A. BAUMANN: J. of. Biol. Chem. **176**, 165 (1948); **181**, 871 (1949).
WEYGANDT u. Mitarb.: Z. Naturforsch. 4ᵛ, 269 (1949); 5ᵇ, 413 (1950).

Inosit

SCHERER: zit. bei LANG-RANCKE, (Z), S. 230. — STETTEN, M. A., and D. STETTEN: J. of Biol. Chem. **164**, 85 (1946).
WALDENSTRÖM: Upsal. läk. för Förth. **46**, 215 (1941). — WOLLEY, D. W.: J. of Exper. Med. **73**, 487 (1941); **75**, 277 (1942). — J. of Biol. Chem. **139**, 29 (1941); **159**, 753 (1943); **162**, 383 (1946). — WILLIAMS, R. J., and others: J. Amer. Chem. Soc. **55**, 2912 (1933).

B_{12}

ANGIER and others: Science (Lancaster, Pa.) **103**, 667 (1946). — J. Amer. Chem. Soc. **70**, 14, 25 (1948).
CARY, C. A., and others: Federat. Proc. **5**, 128, 137 (1946). — CASTLE: Amer. J. med. Sci. **178**, 148 (1929). — COHN: J. of Biol. Chem. **74**, 69 (1927).
DAKIN and WEST: J. of Biol. Chem. **115**, 771 (1938).
LALAND u. KLEM: Acta med. scand. (Stockh.) **88**, 620 (1936).
MINOT and MURPHY: J. Amer. Med. Assoc. **87**, 470 (1926). — MITCHEL and E. E. SNELL: Univ. Texas-Publ. 4, 137 (1941).
RICKES, E. L., and others: Science (Lancaster, Pa.) **107**, 396 (1948); **108**, 134 (1948). — ROSS: Blood **3**, 68 (1948). — SHORB, M. S.: J. of Biol. Chem. **169**, 455 (1947). — Sciene **107**, 397 (1948). — SPIESS, T. D.: Rev. internat. Vitaminol **20**, 209 (1948). — SPIESS, T. W., and STONES: J. Labor. a. Clin. Med. **33**, 1019 (1948). — SPIESS, T. W., R. M. SUAREZ, and G. G. LOPEZ: J. Amer. Med. Assoc. **139**, 521 (1949). — STICH, W.: Münch. med. Wschr. **1952**, 2322.
TERNBERG and EAKIN: J. Amer. Chem. Assoc. **71**, (1949).
WEST: Science **107**, 398 (1948). — WILKINSON: Proc. Roy. Soc. Med. (1947).

Cholin

BEST, C. H., and others: Canad. Med. Assoc. J. **39**, 188 (1938). — BEST, C. H.: Vitamins and Hormons, I. 1. New York 1943.
CHAIKOFF, J. C.: Biol. Med. Phys. I. S. 232. New York 1948.
DUBNOFF, J. W.: Arch. of Biochem. **24**, 251 (1949).
GRIFFITH, W. H., and N. J. WADE: J. of Biol. Chem. **131**, 567 (1939). — GYÖRGYI, P.: zit. bei STEPP u. Mitarb. 6. Aufl. (Z) S. 251.
VIGNEAUD, DU: zit. bei STEPP u. Mitarb. 6. Aufl. [(Z) S. 251].

Vitamin C

ABRAMSON, H.: J. of Biol. Chemie **178**, 179 (1949).
BAUKE: Münch. med. Wschr. **1934**, 1240.
EDLBACHER u. LEUTHARDT: Klin. Wschr. **1933**, 47, 1483. — EULER, H. v.: Chem. Zol. **1**, Nr. 7 (1934).
FÄHNDRICH, W. H. H.: Klinik und Therapie der Vitaminmangelkrankheiten: „Die Ernährung" [Z S. 537 (1952)].
GUTZEIT: Persönliche Mitteilungen.
HOLST u. FRÖHLICH: Z. Hyg. **72**, 8 (1912).
KÜHNAU, J.: Verhdl. der Ges. f. Verd. u. Stoffw.krht. Wiesbaden 1934.
LEVINE, S. Z., and others: J. Clin. Invest. **20**, 209 (1941).
REICHSTEIN: Helvet. chim. Acta. **17**, 311 (1934). — RIETSCHEL, H.: Klin. Wschr. **1939**, 923. — SEALOCK, R. R., and H. E. SILBERSTEIN: J. of Biol. Chem. **135**, 251 (1940). — SEALOCK, R. R., and T. HO-LAU: J. of Biol. Chem. **167**, 689 (1947). — SZENT-GYÖRGYI, v.: Dtsch. med. Wschr. **1932**, 852; **1934**, 556; **1937**, 1789.
TILLMANS u. Mitarb.: Biochem. Z. **250**, 312 (1932).
WACHHOLDER: Klin. Wschr. **1936**, 593; **1938**, 55; **1940**, 22, 532. — WENDT u. SCHRÖDER: Z. Vitaminforsch. **4**, H. 3 (1935).

Vitamin D

Zusammenfassende Darstellungen
ROMINGER: Physiol. u. Pathol. des D-Vitamins, Erg. d. Vitamin- und Hormonforschung, 2. Bd. Leipzig: Akad. Verlagsgesellsch. 1939.

Einzelarbeiten

McCOLLUM, E. V., and N. SIMMONDS: Neue Ernährungslehre. Berlin-Wien: Springer 1928, dort auch Einzelarbeiten.
HESS, A. F., u. Mitarb.: J. of Biol. Chem. **97**, 369, **100**, 27 (1933). — HOPKINS, G.: J. of Physiol. **44**, 425 (1912).
MELLANBY, J.: J. Amer. Med. Assoc. **96**, 325 (1931).
DE RUDDER: Naturwissenschaften 302 (1946).
WINDAUS, A., u. POHL u. Mitarb.: Annal. Chem. **481**, 120 (1930); **483**, 25 (1930); **489**, 266 (1931). — Klin. Wschr. **1933**, 753.

Vitamin E

Zusammenfassende Darstellungen
BOMSKOV u. KAULLA: Klin. Wschr. 334. **1941.**
EVANS u. Mitarb.: The antisterility fat soluble E. Mem. Univ. Calif. 8, (1927).
SMITH, L. J.: The chem. of vitamin E. Chem. Rev. **27**, 287 (1940).
ZINAI, H. MT.: Sin. Hosp. **6**, 233 (1940). — Nutrit. **33**, 661 (1947).

Einzelarbeiten

ATHANASSIU: Z. Geburtsh. **127**, 2. H. (1946).
BORMANN, P., u. A. H. HEINSEN: D. Arch. f. Klin. Med. **193**, 157 (1948)
EVANS, H. M., and K. S. BISHOP: Amer. J. Physiol. **63**, 396 (1922). — EVANS, H. M., and O. H. and G. A. EMERSON: J. of Biol. Chem. **113**, 319 (1936).
FERNHOLZ, JOHN u. KARRER: zit. bei LANG-RANKE (Z), S. 246.
GACHTGENS, G.: Z. Geburtsh. **130**, 105 (1949).
KARRER, P., u. Mitarb.: Helvet. chem. Acta. **22**, 334 (1939). — KAVINSKY, N. R.: Ann. Surg. **27**, (1950). — KOFLER: zit. bei STEPP u. Mitarb. (Z) 6. Aufl. S. 363. — KUHN, R., u. SCHWARZ: Persönliche Mitteilungen.

McLaren, H. C.: Brit. Med. J. 1378 (1949).
Markees, S.: Über Vitamin E. Experimentelle und therapeutische Erfahrungen. Internta. Z. Vitaminforsch. 22, 335 (1950).
Perloff, W. H.: Amer. J. Obsteter. 48, 684 (1949).
Sanyal, S. N.: Lancet 57 (1952). — Shute, E. V., u. Mitarb.: J. Surg. Gyn. and Obstetr. 86, 1 (1948). — Stähler u. Mitarb.: Arch. Gynäk. 170, 142 (1940); 171, 118, 134 (1940); 174, 236 (1942).— Klin. Wschr. 1942, 58. — Sure: zit. bei Stepp u. Mitarb. (Z) 6. Aufl. S. 355.
Winkler: Vitamine und Hormone 5, 97 (1944).

Vitamin H, Biotin
Boas: Sitz. Ber. der math.-naturw. Abt. d. Bayer. Akad. d. Wiss. 149 (1941).
Györgyi: In Hdb. der Kinderhk. 10, 45 (1935).
Kögl: u. Mitarb.: Z. physiol. Chem. 269, 61, 81 (1941); 276, 63 (1942).

Vitamin K
Almquist u. Klose: J. Amer. Chem. Soc. 61, 1611 (1939). — Almqvist: Vitamin K. Physiol. Rev. 21, 124 (1941).
Butt, H. R., and E. E. Snell: Vitamin K, Philadelphia a. London: Saunders 1941.
Dam, H. A.: Biochem. Z. 215, 175 (1929); 220, 158 (1930). — Dam, H. A., A. Geiger, J. Glavin, P. Karrer u. Mitarb.: Helvet. chem. Acta. 22, 310 (1939). — Doisy, Binkley and Thayer: Chem. Rev. 28, 477 (1941).
Koller, u. Fuhrmann: Klin. Wschr. 1939, 1058. — Koller: Das Vitamin K und seine klin. Anwend. Leipzig: Thieme 1941.
Riegel: Vitamin K. Erg. d. Physiol. 43, 133 (1940).
Schonheyder, A.: Acta. med. scand. (Stockh.) 111, 280 (1942).
Wöhlisch, E.: Fortschritte in der Physiologie der Blutgerinnung, Erg. Physiol. 43, 174 (1940)

Vitamin P, Citrin
Decker, C. Th.: Münch. med. Wschr. 1939, 292.
Küchenmeister: Klin. Wschr. 1949, 297. — Kühnau, J.: Klin. Wschr. 1949, 294. — „Die Ernährung" (Z) S. 416 (1952). — Kuschinsky, G.: Klin. Wschr. 1949, 317.
Lang, F.: Münch. med. Wschr.. 1956, 1572
Szent-Györgyi, A., and Bruckner: Nature (Lond.) 138, 1057 (1936).
Zilva, S. S.: Biochemic. J. 31, 915, 1488 (1937).

Fragliche Vitamine
Berger, H. H.: Mschr. Kinderheilk. 98, 433 (1950). — Bühl, H.: Münch. med. Wschr. 1940, 1130.
Euler, H. v.: zit. nach Stepp u. Mitarb., (Z) S. 325.
Goetsch, W.: Österr. zool. Z. 1, 46 (1946).
Kollath, W.: Z. inn. Med. 2, 31 (1947). — Die Vollwertigkeit der Nahrung und ihre Bedeutung für Wachstum und Zellersatz. Stuttgart: Wissensch. Verlagsbuchhandlung 1950.
Langsfeld, W.: Münch. med. Wschr. 1951, 1161.
Pototschnig, H.: Med. Klin. 987 (1951).
Ulrich, G.: Dtsch. med. Wschr. 1952, 1477.

Schlußkapitel
Altenburger: Klin. Wschr. 1936, 1129.
Emerique: zit. bei Stepp u. Mitarb. Z. S. 34.
Györgyi, St.: Dtsch med. Wschr. 1932, 852; 1934, 15, 556; 1937, 1789.
Scheunert, A.: Naturwissenschaften 297 (1940). — Schröder, H.: Klin. Wschr. 1934, 553; 1935, 484. — Münch. med. Wschr. 1937, 1942.
Verzár, F.: Schweiz. med. Wschr. 1939, 738. — Z. Hormonforsch. 9, 242 (1939).

IV. Ernährungsregime

In den bisherigen Abschnitten dieses Buches wurden die einzelnen Nährstoffe getrennt nach ihrem Wesen, ihrer Bedeutung und ihren Aufgaben und zuletzt auch ihre innige Abhängigkeit voneinander behandelt. Die Gesamtheit der Nährstoffe macht die Nährung aus. Sie in zweckmäßigster Menge und Anordnung dem Menschen darzureichen, ist die Aufgabe des Hygienikers und Arzters. Diejenige Nahrung ist die optimale, die beim gesunden Menschen Leben, Wachstum und Gesundheit sowie ein Höchstmaß von körperlichem Wohlbefinden und Leistungsfähigkeit ermöglicht und beim Kranken außerdem noch gewisse Sonderaufgaben,

Tabelle 26. *Ernährungsregime und Kostmaße*

Autor	Arbeitsleistung	Eiweiß	Kohlenhydrate	Fett	Bruttocalorien	Bemerkungen
VOIT (1881)	Mittlere Arbeit oder Garnisonsdienst	118 g = 15,5% der Calorien 1 g/kg	500 g, etwa 66% der Calorien	56 g = 8,5% der Calorien	3055 Cal	
Völkerbund (1936)	keine		420 g	?	2400 Cal	Fettfrage wurde offen gelassen
RUBNER (1926)	Durchschnittsverbrauch von 470 Millionen Menschen	100 g = 12,3% der Calorien	543 g = 66,2% der Calorien	78 g = 21,5% der Calorien	3370 Cal	berechnet für einen Menschen von 70 kg Gewicht
HULDGEN u. LANDERGREEN [zit. bei I. KÖNIG (Z), S. 156]	Schwedische Arbeiter bei mittlerer Arbeit	134,4 g	485 g	79,4 g	3466 Cal	freigewählte Kost, in den Calorien sind noch 24,7 g Alkohol enthalten
HULDGEN u. LANDERGREEN [zit. bei I. KÖNIG (Z), S. 156]	Schwedische Arbeiter bei schwerer Arbeit	188,6 g	673,1 g	101,1 g	4832 Cal	freigewählte Kost, in den Calorien sind noch 22,9 g Alkohol enthalten.
W. O. ATWATER [zit. bei KÖNIG (Z), S. 156]	Amerikanischer Arbeiter bei geringer Arbeit	125 g	450 g	125 g	3520 Cal	freigewählte Kost
W. O. ATWATER [zit. bei KÖNIG (Z), S. 156]	Amerikanischer Arbeiter bei schwerer Arbeit	175 g	650 g	250 g	5705 Cal	freigewählte Kost
W. O. ATWATER [zit. bei KÖNIG (Z), S. 156]	Amerikanischer Arbeiter bei schwerster Arbeit	200 g	800 g	350 g	7355 Cal	freigewählte Kost
RUBNER (Z, 2)	Beruf als Arzt	127 g	262 g	89 g	2366 Cal	freigewählte Kost
RUBNER (Z, 2)	Beruf als Diener	116 g	345 g	68 g	2456 Cal	freigewählte Kost
RUBNER (Z, 2)	Beruf als Schreiner	131 g	494 g	68 g	3112 Cal	freigewählte Kost
RUBNER (Z, 2)	Beruf als Bergmann	133 g	634 g	113 g	4080 Cal	freigewählte Kost
RUBNER (Z, 2)	Beruf als Erntearbeiter	143 g	788 g	108 g	3896 Cal	freigewählte Kost
RUBNER (Z, 2)	Beruf als Holzknecht	133 g	667 g	258 g	5522 Cal	freigewählte Kost
B. SCHMIDT (Z)	deutsche Heeresverpflegung vor dem 2. Weltkriege im Durchschnitt	128 g davon 54 g animalisch	592 g	117 g	4031 Cal	zugemessene Kost im Durchschnitt
KOIDZUMI	Japanische Heeresverpflegung	120 g	650 g	30 g	3100—3400 Cal	zugemessene Kost im Durchschnitt in der Garnison
EGLE u. P. SCHENCK	Olympische Kämpfe 1936	130—260 g i.D. 175 g 30 g vegetabil.	50% der Gesamtcalorien 420—720 g	135—230 g	5475—5840 Cal	3600—6000 für das Gesamtpersonal

Tabelle 26 (Fortsetzung)

Autor	Arbeitsleistung	Eiweiß	Kohlenhydrate	Fett	Bruttocalorien	Bemerkungen
Tageskostsatz vor dem ersten Weltkrieg in Deutschland	Gesamtbevölkerung	92 g	530 g	106 g	3600 Cal	
Deutsche Richtlinien des Institutes für Ernährungsforschung, 1938 (H. v. d. DECKEN)	Erwachsene von 65—70 kg	70—80 g	400—500 g	50—70 g	2400—3000 Cal	
Verzehr des deutschen Volkes 1933—37 nach dem Statist. Jahrbuch f. d. Deutsche Reich, 1938, S. 383	Gesamtbevölkerung berechnet pro Kopf und Tag	387 Cal aus Eiweiß	1839 Cal aus Kohlenhydrat	1076 Cal aus Fett	3302 Cal	

welche die jeweilige Krankheit stellt, erfüllt. Für den gesunden Menschen ist die Ernährung in normalen Zeiten, die alle Lebensmittel in ausreichender Menge und zu für jedermann erschwinglichen Preisen anbietet, kein großes Problem. Hunger und Sättigungsgefühl ermöglichen es ihm, instinktiv sicher die für ihn jeweils nötigen Speisen in richtiger Menge und Auswahl zu sich zu nehmen. Dafür braucht er weder Physiologen noch Volkswirtschaftler. Handelt es sich aber um Fragen der allgemeinen Volksernährung und abnorme Zeiten und Ernährungsverhältnisse, so sind gewisse Standardzahlen für die Ernährung wissenschaftlich zu errechnen und zur Anwendung zu bringen.

Es genügt aber nicht, daß die Nahrungsmittel in genügender Menge und richtiger Auswahl beschafft werden. Es ist auch durch eine möglichst hohe Kochkunst erforderlich, sie in der richtigen schmackhaftesten und bekömmlichsten Weise zuzubereiten, wobei der Geschmack des einzelnen Menschen besondere Bedürfnisse, Liebhabereien und Aversionen eine wesentliche Rolle spielen. Mehr als auf irgendeinem Gebiete des Lebens gibt es auch auf dem Gebiete der Ernährung Modeströmungen und Außenseiter, die besondere Ernährungsregime auch für Gesunde fanatisch verfechten. Sie mögen für sich selbst und ihre Anhänger nach ihren Prinzipien verfahren. Für die Volksernährung im allgemeinen bleibt es in allen Kulturländern bei einer gemischten Kost.

1. Normaler Nahrungsbedarf und Kostmaße

Die Forderungen an Brennwert und Zusammensetzung einer normalen und ausreichenden Kost wurden schon verschiedentlich bei Besprechung des Energiebedarfs und der einzelnen Nährstoffe erwähnt. Es ist aber notwendig, sie noch einmal für die Ernährung als Ganzes zusammenzustellen. Und zwar für den Optimalbedarf, der erst die Aufgaben der Ernährung nach jeder Seite hin ganz erfüllt. Der Minimalbedarf liegt meist erheblich tiefer, ist aber immer für den Einzelmenschen, der sich oft abweichend verhält, mit einem Risiko behaftet, zumal bei besonderen Belastungen aller Art.

Die erste Hauptaufgabe der Nahrung ist, wie schon früher auseinandergesetzt, eine calorische. Es müssen die zur Aufrechterhaltung des Lebens und seiner Erfordernisse notwendigen Energien zur Verfügung gestellt werden.

Da die Hauptnährstoffe und Kraftspender Eiweiß, Kohlenhydrate und Fette sich gemäß RUBNERS Isodynamiegesetz nach ihrem Brennwert vertreten, ist die Rechnung erleichtert. Das erste bekannte Kostmaß stammt von RUMFORD aus dem Jahre 1795 und betrifft bayerische Soldaten. Es entspricht ziemlich weitgehend dem späteren Kostmaß von VOIT. Die *Hygienekommission des Völkerbundes* hat 1936 für den gesunden erwachsenen Menschen ohne *berufliche Belastung* einen durchschnittlichen Minimalbedarf von 2400 Brutto-Cal angegeben. Dazu kommen bei leichter Arbeit 75, bei mittlerer bis 150, bei schwerer 300 und bei sehr schwerer über 300 Cal pro Arbeitsstunde als Berufszuschlag; bei schwerster Arbeit sind es im ganzen 4500—4800. Das amerikanische Nutrition Board rechnet gleichfalls 4500 für Schwerstarbeiter. Der tatsächliche Verzehr des deutschen Volkes pro Einwohner, unabhängig ob gesund oder krank, ob Säugling, Kind, Leicht- oder Schwerarbeiter betrug 1937 in einem noch einigermaßen normalen Friedensjahre 3300 Cal. Diese Zahl deckt sich ziemlich genau mit dem Wert von 3370 Cal, den RUBNER als Durchschnittsverzehr von 470 Millionen Kulturmenschen für eine Person von 70 kg berechnet hat. RUBNERS Berechnungen sind von den verschiedensten Seiten, so von MIELCK, HAHN, FLÖSSNER und ZIEGELMAYER, angegriffen worden. Letzterer hat ihm vor allem vorgeworfen, daß er über unzureichende statistische Unterlagen verfügte und nur 7 Länder untersucht hat. Es lohnt sich aber nicht, hier auf die Kritiker einzugehen, da die Unterschiede in den verschiedenen Erhebungen doch nur recht gering sind. In den Angaben für die europäischen Ländergruppen von MIELCK schwankt der Tagesverbrauch zwischen 3148 (in Nordeuropa) und 2490 (Südeuropa), eine Differenz, die auf Klima, Körpergröße und Arbeitsleistung zurückgeführt wird.

Das berühmte Kostmaß von C. VOIT (1881) fordert für einen durchschnittlichen Arbeiter mit 8—10 Arbeitsstunden täglich oder einen Soldaten mit Garnisonsdienst 3055 Cal mit 118 g Eiweiß, 500 g Kohlenhydraten und 56 g Fett.

In der vorhergehenden Tab. 26 sind einige der am besten fundierten Kostmaße hinsichtlich ihrer Angaben für Eiweiß, Kohlenhydrate, Fette und Calorien pro Tag zusammengestellt.

Die letzte Zeile des ersten Abschnittes zeigt vor allem den enorm hohen Eiweißbedarf der Olympiakämpfer 1936. Die Schwankungen der Zahlen sind dadurch bedingt, daß EGLE seinen Berechnungen die Werte für die Gesamtküchenverpflegung, welche die Verwaltung des Norddeutschen Lloyds lieferte, zugunde legte. Nur die Höchstwerte gelten für die Kämpfer selbst.

Bei CARPENTER, KÖNIG, LUSK, RUBNER u. a. finden sich weitere Beispiele. Betont sei, daß selbst schwerste körperliche Arbeit bei ausreichenden Calorien den Eiweißbedarf an sich nicht erhöht. Das ist auch nicht im Eiweißminimum der Fall.

Das folgende sehr instruktive Diagramm (Abb. 9) von LUSK zeigt in einem vergleichenden Bilde den Calorienbedarf von Arbeitern verschiedenster Art für verschiedene Körperlängen und Gewichte.

Die nach G. LUSK angeführten Zahlen sind natürlich nur Mittelwerte, gewonnen an einer kleineren oder größeren Menge von Einzelpersonen. Will man für den Einzelmenschen den Nahrungsbedarf feststellen, so geht man am besten vom Grundumsatz aus, der sich für das jeweilige Geschlecht, Alter, Körperlänge und Gewicht aus den HARRIS-BENEDICTschen Tabellen (s. Anhang des Buches) innerhalb einer Fehlerbreite von $\pm 15\%$ durch Addition von 2 Zahlen ersehen läßt oder respiratorisch direkt bestimmt wird. Zu diesem Nettocalorienwert ist für die spezifisch-dynamische Wirkung der Nahrung ein Zuschlag von 10% hinzuzufügen. Der Hauptzuschlag für die Muskeltätigkeit, der je nach Ausmaß und Art der körperlichen Arbeitsleistung sehr verschieden ist, läßt sich, abgesehen von ganz besonders angelegten

Tabelle 27. *Vergleich zwischen Brutto- und Nettozufuhr nach* NEUMANN-KÖNIG

Art der Zufuhr	Eiweiß	Kohlenhydrate	Fett	Calorien
Rohnährstoffe	105 g	466 g	63 g	2891 Cal
Verdauliche Nährstoffe	89,6 g	432 g	56,7 g	2650 Cal
Differenz	— 15,4 g	— 34 g	— 6,3 g	— 241 Cal
Differenz in Prozent	14,7 %	7,3 %	10 %	8,3%

Respirationsversuchen niemals exakt angeben. Zu approximativen Feststellungen genügen aber die Angaben von ATZLER für zahlreiche Berufe auf S. 26 oder weniger

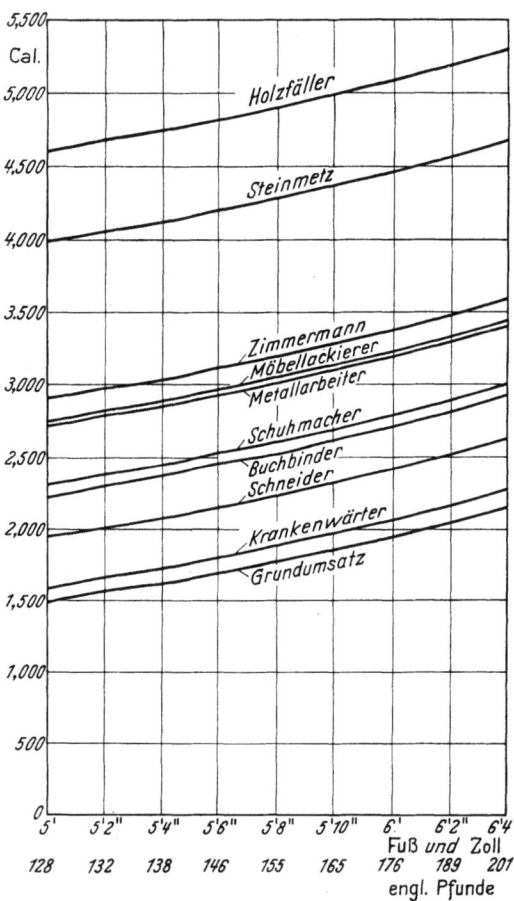

zuverlässig die Zuschläge, wie sie die Hygienekommission des Völkerbundes empfiehlt. $^2/_3$ der so errechneten Calorien sollen auf die Kohlenhydrate entfallen, etwa 15% auf Eiweiß, der Rest auf Fett. Da das Eiweiß je nach seinem Aminosäurengehalt biologisch einen verschiedenen Wert hat, ist es nicht gleichgültig, in welcher Form es in der Nahrung zugeführt wird. 50% sollen animalisches Eiweiß sein (Fleisch, innere Organe, Eier, Milch- und Milchprodukte). Die Addition der Werte für Grundumsatz, spezifischdynamische Wirkung und Muskeltätigkeit ergibt den Nettobedarf für den betreffenden Menschen. Er wird natürlich nicht gedeckt durch die gleiche Menge von Calorien in der Nahrung, sondern eine um etwa 10% höhere, die Rohcalorienzufuhr, da die Nährstoffe nicht quantitativ resorbiert und ausgenutzt werden.

Die Unterschiede zwischen Brutto- und Nettozufuhr sind aus folgender etwas von mir abgeänderten Tab. 27 von NEUMANN-KÖNIG gut ersichtlich. Sie gelten für einen Mann von 70 kg.

Abb. 9. Täglicher Calorienaufwand eines 8 Std tätigen Arbeiters in den verschiedensten Berufen

Für die Durchführung der Berechnung des Bedarfs an Calorien, Eiweiß, Kohlenhydraten und Fetten sei folgendes Beispiel für einen 70 kg schweren Schreiner gegeben:

Grundumsatz: 1800 Cal
Bruttobedarf (= + 10%) 3058 Cal
davon 15 % = 459 Cal = 115 g Eiweiß
davon 66,6 % = 2038 Cal = 509,5 g Kohlenhydrate
davon 18,4 % = 561 Cal = 62,3 g Fett

Für praktische Zwecke der Volksernährung wird es nur selten nötig sein, solche Rechnungen für eine Einzelperson durchzuführen. Dafür genügen meist die Durchschnittsangaben in der Tab. 28.

Tabelle 28

Nahrungsmitteldurchschnittstabelle berechnet auf Grund der Angaben des Statistischen Reichsamtes und Reichsgesundheitsamtes (1943)

In 100 g genießbarer Rohware sind im Durchschnitt enthalten:

I. Fleisch und Innereien usw.

	Ei-weiß g	Fett g	Kohlen-hy-drate g	Calo-rien		Ei-weiß g	Fett g	Kohlen-hy-drate g	Calo-rien
Fleisch mittelfett . .	13,5	16,6	0,2	211	Speck geräuchert . .	9	72,8	—	714
Innereien (Herz, Le-					Ente, Fleisch	12	4,0	—	111
ber, Niere, Milz,					Gans, Fleisch . . .	11	34,5	—	366
Zunge, Hirn) . . .	15,9	4,8	1,0	114	Huhn	17,0	4,0	—	107
Corned Beef	22,2	6,5	—	152	Hase, Reh	13,6	1	—	90
Schinken geräuchert .	21,9	21,9	—	293	Wurst (i. D.)	14,8	27,8	0,9	320

II. Fische, Schaltiere u. ä.

	Ei-weiß g	Fett g	Kohlen-hy-drate g	Calo-rien		Ei-weiß g	Fett g	Kohlen-hy-drate g	Calo-rien
Seefische (i. D.) . . .	8,8	1,2	—	47	Fischdauerware (i. D.)	14,3	10,5	0,5	158
Süßwasserfische (i. D.)	7,3	2,4	—	52					

III. Eier

	Ei-weiß g	Fett g	Kohlen-hy-drate g	Calo-rien		Ei-weiß g	Fett g	Kohlen-hy-drate g	Calo-rien
Hühneri (100 g					Eigelb 1 Stück . . .	3,5	5,3	0,1	64
= etwa 2 Stück) . .	12,3	10,7	0,5	152	Eiweiß (Eiklar) 1 St..	3,4	—	—	15

IV. Milch und Milchprodukte

	Ei-weiß g	Fett g	Kohlen-hy-drate g	Calo-rien		Ei-weiß g	Fett g	Kohlen-hy-drate g	Calo-rien
Kuh- und Ziegenmilch	3,2	3,5	4,8	67	Magermilch	3,7	0,1	4,8	36
Frauenmilch	1,9	3,6	6,3	68	Kondensierte Milch				
Rahm, mittelfett . .	3,5	20	3,5	215	(ohne Zuckerzusatz)	8,0	9,3	10,9	164

Käse

	Ei-weiß g	Fett g	Kohlen-hy-drate g	Calo-rien		Ei-weiß g	Fett g	Kohlen-hy-drate g	Calo-rien
Quark	17,4	0,1	4,0	94	Käse(i.D.)außerQuark	29,3	20,3	2,5	319

V. Fette

	Ei-weiß g	Fett g	Kohlen-hy-drate g	Calo-rien		Ei-weiß g	Fett g	Kohlen-hy-drate g	Calo-rien
Butter	0,9	80	—	751	Rindstalg,				
Margarine	0,5	80,0	0,4	780	Schweineschmalz . .	—	99,3	—	925
Öl	—	99,5	—	925					

VI. Mehle, Brot, Cerealien, Leguminosen, Suppenpräparate, Hefe

	Ei-weiß g	Fett g	Kohlen-hy-drate g	Calo-rien		Ei-weiß g	Fett g	Kohlen-hy-drate g	Calo-rien
Weizen-, Roggen-,					Suppenerzeugnisse .	13,7	8,2	54,5	356
Hafer-, Gersten-					Vollsojamehl	42,5	19,9	24,3	459
grieß-, Grünkern-,					Kommißbrot, Schrot-				
Buchweizen-, Mais-					brot (Grahambrot),				
(Mondamin), Hirse-					Pumpernickel,				
mehl (i. D.) . . .	9,6	1,5	72,4	350	Semmel (i. D.) . . .	6,6	1,0	51,7	248
Reis (geschält) . . .	7,5	0,5	77,8	356	Knäckebrot	11,4	1,8	78,7	386
Normal-Weizenbrot,					Makkaroni, Spaghetti	19,6	1,0	75,9	360
Weizenbrot (Aus-					Hülsenfrüchte getr. .	24,7	1,9	52,2	333
mahlung 80%),					Nährhefe (trocken) .	52,0	3,0	25,7	346
Roggenbrot(Aus- . .									
mahlung 80%) (i. D.)	7,2	1,0	50,5	246					

VII. Zucker, Kakao, Schokolade

	Ei-weiß g	Fett g	Kohlen-hy-drate g	Calo-rien		Ei-weiß g	Fett g	Kohlen-hy-drate g	Calo-rien
Rübenzucker . . .	—	—	99,8	409	Kakaopulver	18,0	14,0	51,0	413
Honig	0,4	—	81	333	Schokolade	6,9	26,0	62	525
Kunsthonig . . .	—	0,2	73,4	302					

VIII. Gemüse

	Ei-weiß g	Fett g	Kohlen-hy-drate g	Calo-rien		Ei-weiß g	Fett g	Kohlen-hy-drate g	Calo-rien
Kartoffeln	1,5	0,2	16,3	75	Gemüsekonserven	1,8	0,2	4,7	29
					(i. D.)				
Gemüse, frisch (i. D.)	1,4	0,2	4,1	24	Trockengemüse . . .	16,5	1,8	50,2	290

Tabelle 28 (Fortsetzung)

	Ei-weiß g	Fett g	Kohlen-hy-drate g	Calo-rien		Ei-weiß g	Fett g	Kohlen-hy-drate g	Calo-rien
IX. Obst									
Apfel, Birne	—	—	13	50	Frischobst (i. D.) . .	0,6	0,84 Frucht-säure	12,4	57
Aprikose, Pfirsich, Sauerkirsche . . .	1	—	9	40	Südfrüchte	0,7	1,6 Frucht säure	10,8	53
Kirsche, Mirabelle, Zwetschge	1	—	12	50	Hartschalobst				
Pflaume, Reineclaude	1	—	13	60	m. Schale	9,7	30,6	6,1	349
Brombeere, Heidelb., Himb., Johannisb.,					ohne Schale	19,4	57,9	10,2	656
Preißelbeere . . .	1	—	6—7	30	Getrocknetes Obst (i. D.)	4,9	0,9	60,3	269
Erdbeere, rote Johan-nisb., Stachelbeere .	—	—	10	40	Obstkonserven (i. D.)	0,5	0,33	20,9	91
Weintraube	—	—	17	70	Marmeladen	0,7	—	65,2	274

	Alkohol g	Extrakt g	Calorien		Alkohol g	Extrakt g	Calorien
X. Getränke							
Bier (Stammwürze 12%)......	3,8	4,5	20	Deutsche Weißweine, deutsche Rotweine, Bordeaux	7,6	0,1	8,5
Kognak, Weinbrand, Kirschwasser u.ä.	40—42	—	280—300	Schaumwein, Sekt	9,8	5,9	51
Rum	60	1	420	Südweine	11,7	4,1	24—140
Likör	28—42	28—44	300—440		bis 16,2	bis 20,6	

Nur Zucker, Öl und Schmalz sind reine Nährstoffe; im übrigen enthalten alle Nahrungsmittel neben Wasser die Hauptnährstoffe in wechselnder Menge und Zusammensetzung. Um zu erfahren, wie dem Organismus die notwendigen Mengen an Eiweiß, Kohlenhydraten und Fetten zugeführt werden können, muß man sich der Nahrungsmitteltabellen bedienen. Aus aller Welt, besonders aus Deutschland und Amerika, liegt ein gewaltiges Analysenmaterial unserer Nahrungsmittel vor. Vergleicht man die darauf basierten Tabellen der verschiedensten Autoren, so ist man erstaunt, wie gewaltig oft die Angaben differieren. Das hängt nicht mit der Methodik zusammen, denn die ist relativ einfach und sehr zuverlässig, sondern hat biologische Gründe. Die Zusammensetzung der pflanzlichen Nahrungsmittel ist weitgehend abhängig von Klima und Bodenbeschaffenheit, vor allem von Qualität und Quantität der in ihm enthaltenen Nährstoffe. Güte und Gehalt der animalischen Nahrungsmittel wird ihrerseits beeinflußt von der Ernährung und dem Ernährungszustande der betreffenden Tiere. Je abnormer die Ernährungsverhältnisse von Pflanzen und Tieren sind, um so weiter werden die Zahlen von dem Mittelwerte der Norm abweichen. Vor allem galt das für die chronische schwerste Unterernährung von Pflanzen und Tieren in den Jahren nach dem zweiten Weltkriege.

Der oben stehenden etwas *zusammengezogenen Tabelle 28* sind die außerordentlich sorgfältig zusammengestellten Zahlen des Statistischen Reichsamtes in Verbindung mit dem Reichsgesundheitsamt von JACOBS u. FLÖSSNER, 1943, zugrunde gelegt.

Es folgt die sehr ausführliche große Tab. 29 von H. GLATZEL [Hdb. inn. Med., 4. Aufl., Bd. VI, S. 665 (1954)].

Tabelle 29. *Nahrungsmitteltabelle (nach H. GLATZEL)*

100 g	Cal	Ei-weiß g	Fett g	Kohlen-hydrate g	Vitamin A (Carot.) mg	B_1 mg	C mg	D γ	Koch-salz mg	Kalium mg	Eisen mg	Calcium mg	Phos-phor mg	Wasser g
Ungeschältes ganzes Korn von Weizen	348	12	2	69	(0,285)	0,470	Ø	Ø	10	—	—	—	—	13
Roggen	344	11	2	69	(+)	0,320	Ø	Ø	—	—	—	—	—	13
Gerste	339	10	2	69	(0,001)	0,445	Ø	Ø	—	—	—	—	—	13
Hafer	336	10	5	60	—	0,510	Ø	Ø	—	—	—	—	—	13
Buchweizen . .	313	11	3	59	—	0,200	Ø	Ø	—	—	—	—	—	13
Reis rot	322	5	1	71	(0,034)	0,150	Ø	Ø	55	155	—	111	685	13
Mais	362	9	4	69	(0,350)	0,250	Ø	Ø	19	—	—	—	—	13
Mehle														
Roggen Type 610	351	5	0,5	79	Ø	0,072	Ø	Ø	—	—	—	—	—	15
Type 997 . . .	349	7	1	76	Ø	0,150	Ø	Ø	—	—	—	—	—	15
Type 1370 . .	354	8	2	74	Ø	0,225	Ø	Ø	—	—	—	—	—	15
Roggenbackschrot Type 1800 . .	341	9	2	72	Ø	0,300	Ø	Ø	—	—	—	—	—	15
Weizen Type 405	353	11	1	73	Ø	Ø	Ø	Ø	4	190	0,7	—	—	15
Type 630 . . .	360	12	2	71	Ø	0,080	Ø	Ø	—	—	—	—	—	15
Type 1700 . .	351	13	2	68	Ø	0,300	Ø	Ø	—	850	3,8	—	—	15
Gerstengrieß, grob	355	12	2	69	—	0,250	Ø	Ø	—	484	—	41	422	14
Hafermehl . . .	395	14	7	67	Ø	0,550	Ø	Ø	203	345	5,2	72	202	10
Haferflocken . .	392	16	6	66	Ø	0,300	Ø	Ø	203	345	—	72	202	10
Buchweizenmehl	355	8	2	75	—	—	Ø	Ø	20	132	—	10	131	14
Grünkernmehl .	366	9	2	76	—	—	Ø	Ø	40	—	—	—	—	11
Maismehl . . .	362	10	3	72	(0,250)	0,480	Ø	Ø	66	—	—	—	—	13
Weizenstärke . .	352	1	Ø	84	Ø	Ø	Ø	Ø	24	12	—	8	44	14
Maisstärke . . .	370	0,5	Ø	90	Ø	Ø	Ø	Ø	66	140	—	15	118	10
Echter Sago . .	343	2	Ø	82	Ø	Ø	Ø	Ø	190	—	—	—	—	16
Polierter Reis . .	356	8	0,5	78	Ø	Ø	Ø	Ø	30	120	—	27	62	13
Brote Weißbrötchen .	270	7	0,5	58	Ø	0,063	Ø	Ø	790	126	—	29	141	34
Gröberes Weißbrot	246	8	Ø	51	Ø	0,200	Ø	Ø	500	125	2,6	—	—	39
Graubrot	246	8	Ø	52	Ø	0,110	Ø	Ø	560	95	—	11	121	39
Roggenbrot 80%	249	6	0,5	54	Ø	0,125	Ø	Ø	—	290	—	44	163	38
Knäckebrot . .	348	11	2	69	Ø	0,170	Ø	Ø	290	410	—	65	238	8
Pumpernickel .	230	7	1	48	Ø	—	Ø	Ø	—	111	—	60	117	42
Grahambrot . .	251	8	1	51	Ø	0,260	Ø	Ø	—	—	—	60	147	37
Kartoffel ohne Schale, frisch .	96	2	Ø	21	(0,032)	0,093	13,000	Ø	82	550	0,7	16	179	75
Topinambur . .	77	2	Ø	16	—	—	—	—	74	460	—	27	171	80
Rote Rübe . . .	34	1	Ø	7	(0,013)	0,060	10,000	—	60	100	1,0	30	31	90
Möhre	40	1	Ø	9	(5,300)	0,075	6,000	—	60	440	0,8	59	41	88
Teltower Rübe .	62	4	Ø	11	Ø	0,030	26,000	—	80	—	0,5	—	—	82

Tabelle 29 (Fortsetzung)

100 g	Cal	Ei-weiß g	Fett g	Kohlen-hydrate g	Vitamin A (Carot.) mg	B₁ mg	C mg	D γ	Koch-salz mg	Kalium mg	Eisen mg	Calcium mg	Phos-phor mg	Wasser g
Schwarzwurzel .	69	1	1	15	Ø	0,075	5,000	—	50	240	—	45	107	80
Sellerieknolle . .	45	1	Ø	9	(0,010)	0,025	7,500	—	250	740	—	87	53	87
Meerrettich . .	80	3	Ø	16	—	0,055	70,000	—	26	422	—	97	56	77
Rettich	43	2	Ø	8	(0,003)	0,080	23,000	—	120	320	—	9	25	87
Kohlrübe . . .	38	1	Ø	7	(0,190)	0,060	28,000	—	50	214	—	33	45	89
Pastinake . . .	70	1	1	15	(0,030)	0,200	20,000	—	49	385	—	47	62	81
Zuckerrübe. . .	82	1	Ø	19	Ø	—	—	—	57	316	—	31	38	80
Spinat	20	2	Ø	2	(8,500)	0,080	44,000	—	210	745	3,0	59	165	93
Sauerampfer . .	16	2	1	Ø	—	—	30,000	—	112	740	—	39	73	92
Rhabarber, geschält . . .	16	1	Ø	3	Ø	Ø	14,000	—	53	292	—	42	37	95
Grünkohl . . .	71	5	1	10	(7,400)	0,200	87,000	—	98	474	2,2	81	116	81
Weißkohl . . .	25	2	Ø	4	(0,890)	0,075	50,000	—	92	475	—	50	95	92
Sauerkraut . . .	25	1	Ø	3	(0,015)	—	15,000	—	730	—	—	—	—	91
Wirsing	36	3	1	5	(0,030)	0,130	42,000	—	12	236	—	41	45	90
Kopfsalat . . .	16	1	Ø	2	(1,300)	0,050	8,000	—	130	75	0,5	107	41	95
Endivie	19	2	Ø	3	(1,200)	0,054	13,000	—	276	382	—	103	16	94
Gartenmelde . .	15	2	Ø	1	(1,730)	—	68,020	—	—	—	—	—	—	94
Lauch	41	3	Ø	7	(0,030)	0,120	22,000	—	82	254	—	57	57	88
Spargel, geschält	19	2	Ø	2	Ø	0,025	25,000	—	69	164	—	13	35	94
Zwiebel	45	1	Ø	9	(0,025)	0,020	9,000	—	45	130	—	31	24	88
Gurke, geschält .	8	1	Ø	1	(Spur)	0,040	6,000	—	61	174	—	20	23	98
Kürbis	32	1	Ø	7	(0,160)	0,045	9,000	—	28	67	—	23	60	90
Melone	30	1	Ø	6	—	0,036	13,000	—	14	72	—	11	3	92
Tomate	26	1	Ø	4	(2,250)	0,060	24,000	—	110	270	—	43	41	93
Erbse, grün. . .	83	7	1	12	(0,510)	0,190	21,000	Ø	60	320	1,3	33	125	78
Schnittbohne grün	38	3	Ø	6	(0,550)	0,100	15,000	Ø	100	215	2,3	42	23	89
Erbse, gelb . . .	330	23	2	53	(0,110)	—	0,500	—	100	810	7,8	83	377	14
Weiße Bohne . .	315	26	2	47	—	—	0,500	—	93	1080	—	110	532	14
Linse	41	26	2	53	(0,170)	—	1,000	Ø	138	525	—	82	288	12
Sojabohne . . .	428	33	17	28	(0,130)	0,340	20,000	—	—	380	—	—	—	10
Soja-Kraftmehl .	448	40	20	24	—	0,125	—	—	12	380	—	164	560	11
Entöltes Sojamehl	328	52	1	26	— +	—	—	—	—	—	—	—	—	12

Tabelle 29 (Fortsetzung)

100 g	Cal	Ei-weiß g	Fett g	Kohlen-hydrate g	Vitamin A (Carot.) mg	B₁ mg	C mg	D γ	Koch-salz mg	Kalium mg	Eisen mg	Calcium mg	Phos-phor mg	Wasser g
Pfifferling, frisch	30	3	Ø	4	(—)	0,050	7,500	8,30	40	340	—	7	43	91
Steinpilz, frisch .	47	5	Ø	5	(±) +	—	2,500	8,30	36	580	—	27	112	87
Steinpilz, getr. .	317	37	3	35	(—)	—	—	—	250	—	—	—	—	13
Trockenhefe . .	316	48	4	17	(0,110)	2,000 bis 7,000	Ø	Ø	—	—	18,2	0,9	1,5	10
Apfel, frisch . .	59	Ø	Ø	13	(0,046)	0,020	5,900	Ø	2	250	0,3	8	10	84
Birne, frisch . .	59	Ø	Ø	14	(0,014)	0,065	3,000	Ø	31	147	—	18	22	83
Pflaume, ohne Kern. . .	76	1	Ø	17	(0,080)	0,100	5,000	Ø	2	250	—	13	25	80
Kirsche, ohne Kern. . .	72	1	Ø	16	(0,225) +	—	7,700	Ø	100	68	—	16	19	82
Apfelsine, ohne . Schale	61	1	Ø	13	(0,125)	0,060	50,000	Ø	7	190	0,4	148	42	84
Citrone, ohne Schale	37	1	Ø	8	(0,120)	0,060	45,000	Ø	7	456	—	130	50	83
Banane, ohne Schale	100	1	Ø	23	(0,170)	0,095	10,000	Ø	200	266	—	16	43	74
Pampelmuse, ohne Schale	45	1	Ø	5	±	0,070	50,000	Ø	—	361	0,3	—	—	86
Erdbeere, frisch	45	1	Ø	8	(0,060)	Spur	58,000	Ø	23	105	—	29	38	85
Himbeere, frisch	40	1	Ø	7	+	0,090	28,000	Ø	3	178	—	50	46	84
Johannisbeere, . rot, frisch . . .	46	1	Ø	8	—	0,080	26,000	Ø	7	110	—	9	10	84
Stachelbeere, rot	47	1	Ø	9	+	0,150	30,000	Ø	2	282	—	10	38	86
Heidelbeere, rot .	56	1	Ø	12	(0,830)	—	6,500	Ø	8	31	—	13	2	84
Weintraube, rot .	79	1	Ø	18	(0,015)	0,002	2,900	Ø	25	450	—	33	74	79
Hagebutte, rot .	131	4	Ø	25	(5,000)	—	400,000	Ø	—	—	—	—	—	42
Ebereschenfrüchte rot	84	2	Ø	17	—	—	52,000	Ø	—	—	—	—	—	75
Apfel, getrocknet	251	1	1	55	—	—	0,300	Ø	20	—	—	—	—	31
Pflaume, getrock-net, ohne Kern	277	2	1	62	(0,500)	—	0,500	Ø	21	—	—	—	—	28
Aprikose, getrock-net, ohne Kern	258	4	Ø	56	(2,100)	—	5,000	Ø	78	—	—	—	—	33
Dattel, getrocknet ohne Kern. . .	318	2	1	73	(0,600)	0,045	Ø	Ø	210	620	—	53	50	19
Feige, getrocknet	270	3	1	59	(0,048)	0,060	Ø	Ø	70	960	—	161	116	26
Rosine	295	2	1	66	(Spur) Ø	0,050	44,000	Ø	170	790	—	83	155	25
Banane, getrock-net, ohne Schale	305	4	1	69	(0,170)	—	3,500	Ø	—	—	—	—	—	22

Tabelle 29 (Fortsetzung)

100 g	Cal	Ei-weiß g	Fett g	Kohlen-hydrate g	A (Carot.) mg	B₁ mg	C mg	D γ	Koch-salz mg	Kalium mg	Eisen mg	Calcium mg	Phos-phor mg	Wasser g
Apfelsaft, frisch	59	Ø	Ø	13	(0,046)	0,020	Ø	Ø	—	—	—	—	—	84
Traubensaft, frisch	79	1	Ø	18	(0,015)	—	1,700	Ø	33	210	—	18	22	80
Apfelsinensaft, frisch.	61	1	Ø	13	(0,350)	—	49,000	Ø	—	—	—	—	—	84
Tomatensaft . .	14	1	Ø	2	(0,480)	—	—	—	—	—	—	—	—	95
Marmeladen i. D.	250	1	Ø	60	—	—	—	—	—	—	—	—	—	40
Pflaumenmus .	237	2	Ø	55	—	—	—	—	—	—	—	—	—	40
Gelee	310	Ø	Ø	75	—	—	—	—	—	—	—	—	—	24
Kochzucker, weißer Zucker .	400	Ø	Ø	99	Ø	Ø	Ø	Ø	9	Ø	0,1	Ø	Ø	Ø
Sirup	303	10	Ø	65	—	—	—	—	(Spur)	—	6,7	—	—	23
Blütenhonig . .	334	Ø	Ø	81	—	Ø	2,000	Ø	(Spur)	—	0,9	—	—	19
Kunsthonig . .	302	Ø	Ø	74	—	—	—	—	—	—	—	—	—	26
Marzipan. . . .	480	8	23	58	—	—	—	—	—	—	—	—	—	10
Walnuß, trocken, ohne Schale . .	666	17	59	13	(0,540)	0,480	16,700	—	170	44	—	144	410	7
Haselnuß, trocken ohne Schale . .	682	17	63	7	(0,265)	0,460	6,000	—	110	620	—	284	356	7
Erdnuß, trocken ohne Schale . .	591	28	45	16	(0,138)	0,540	—	—	190	580	1,9	146	466	8
Mandel, trocken ohne Schale . .	637	21	53	13	(0,175)	0,110	6,500	—	66	830	—	383	458	6
Kastanie, frisch, ohne Schale . .	226	6	4	40	—	0,135	30,000	—	—	515	—	33	97	47
Olive, Frucht-fleisch	417	3	40	9	—	—	—	—	5	1060	—	—	—	26
Butter umgesalzen . .	785	1	80	1	1,140 (0,734)	Ø	6,300	4,00	690	52	0,2	23	21	18
Butterschmalz .	903	Ø	97	Ø	—	—	—	—	Ø	—	—	Ø	—	Ø
Schweineschmalz	925	Ø	100	Ø	—	—	—	—	—	35	Ø	1	3	Ø
Rindertalg . . .	915	1	98	Ø	(0,185)	—	0,600	—	—	—	—	—	—	1
Margarine, unge-salzen	791	1	85	Ø	Ø	Ø	—	—	100	4	—	3	1	12
Oliven- und Erd-nußöl.	925	Ø	99	Ø	— / 63,000	—	—	—	170	185	—	—	—	Ø
Lebertran . . .	928	Ø	100	Ø	— / 0,022	—	Ø	1200,00	—	—	—	—	—	Ø
Rindfleisch, ohne Fettgehalt. . .	98	22	1	Ø	— / 0,025	0,170	1,500	—	110	276	2,8	12	242	65
Rindfleisch, fett .	307	19	25	Ø	0,039	—	—	—	—	—	—	—	55
Kalbfleisch . . .	145	19	7	Ø	0,025	0,040	—	—	130	320	—	17	244	71
Schweinefleisch, fett.	254	17	20	Ø	— / 0,200	0,740	1,500	—	110	325	—	57	229	50
Hammelfleisch .	335	17	28	Ø	—	0,180	—	—	170	353	—	15	230	54
Kaninchenfleisch, fett.	220	21	14	Ø	—	—	1,900	—	84	398	—	19	255	63

Tabelle 29 (Fortsetzung)

100 g	Cal	Eiweiß g	Fett g	Kohlenhydrate g	Vitamin A (Carot.) mg	B$_1$ mg	C mg	D γ	Kochsalz mg	Kalium mg	Eisen mg	Calcium mg	Phosphor mg	Wasser g
Pferdefleisch .	115	22	3	1	—	—	1,200	—	—	326	—	13	206	74
Leber, Rind .	115	18	4	3	8,400	0,460	35,000	4,50	140	205	12,1	32	282	72
Hirn, Rind . .	115	9	8	Ø	—	0,180	18,000	—	290	—	—	—	—	81
Zunge, Rind .	225	16	17	Ø	—	0,285	6,600	—	—)	466	—	20	268	66
Bries, Kalb . .	115	27	1	Ø	—	0,090	—	—	200	—	—	—	—	70
Blut	77	19	Ø	Ø	—	Ø	3,800	—	460	75	—	8	31	81
Schinken, roh	320	24	24	Ø	—	0,325	—	—	5000 bis	573	—	22	135	49
Schinken, gek.	410	24	34	Ø	—	0,690	—	—	7000	—	2,5	—	—	29
Speck, gesalzen	655	6	68	Ø	—	0,360	—	—	1270	152	0,8	6	95	10
Mettwurst . . (Schwein) . .	544	18	40	Ø	(0,140)	0,450	—	—		—	—	—	—	35
Bratwurst . .	295	13	26	Ø	(0,015)	—	—	—	2000 bis 10000	—	—	—	—	42
Blutwurst . .	210	10	10	20	(0,100) 0,400	—	—	—		—	—	—	—	60
Leberwurst. .	385	16	33	5	(0,450)	0,300	—	—		—	—	—	—	42
Salami . . .	564	28	48	Ø	—	—	—	—		—	—	—	—	17
Hase	100	22	1	Ø	—	—	—	—	160	—	—	—	—	74
Reh	100	20	2	Ø	—	—	—	—	110	—	—	—	—	76
Huhn	120	19	5	Ø	—	2,100	—	—	140	470	1,9	11	255	74
Gans	365	16	30	Ø	—	—	12,900	—	200	—	—	—	—	40
Ente	130	20	5	Ø	—	—	7,800	—	140	—	—	—	—	73
Hering. frisch .	125	15	7	Ø	0,064 (—)	0,030	—	1300,00	270	220	1,0	—	—	75
Bückling . .	165	20	9	Ø	0,095 (Ø) +	0,100	—	1300,00	380	—	—	—	—	68
Sprotten . . .	235	21	15	Ø	(—) +	0,030	—	250,00	310	—	—	—	—	60
Schellfisch . .	75	16	1	Ø	(—)	0,110	—	—	390	340	—	23	165	82
Flundern, geräuchert .	100	23	1	Ø	—	—	—	—	—	—	—	—	—	72
Aal, geräuchert	305	18	25	Ø	1,600 —	—	1,700	—	—	—	—	230	132	51
Karpfen . . .	140	16	8	Ø	0,380 —	0,180	1,000	—	100	262	—	42	167	74
Miesmuschel, Fleisch . . .	82	16	1	1	0,180 —	0,015	—	++	—	—	—	—	—	81
Vollmilch (Kuh)	67	4	4	5	0,060 (0,033)	0,042	1,650	0,21	160	160	0,07	126	94	87
Ziegenmilch .	69	4	4	4	0,068 (0,035)	—	5,500	—	—	145	—	129	104	87
Schafmilch . .	109	6	7	5	—	—	6,000	—	—	—	—	—	—	81
Stutenmilch .	41	2	1	5	—	—	—	—	—	—	—	—	—	91
Magermilch. .	37	4	Ø	5	0,006 (0,005)	0,043	1,000	—	180	196	—	114	62	91
Buttermilch .	37	4	1	4	(0,012)	0,030	0,800	—	160	151	—	106	98	91
Molke, süß . .	26	1	Ø	5	—	—	—	—	110	112	—	61	33	94
Rahm	124	4	10	4	0,320 (0,320)	0,060	0,900	5,00	130	126	—	91	52	82

Tabelle 29 (Fortsetzung)

100 g	Cal	Ei-weiß g	Fett g	Kohlen-hydrate g	Vitamin A (Carot.) mg	B₁ mg	C mg	D γ	Koch-salz mg	Kalium mg	Eisen mg	Calcium mg	Phos-phor mg	Wasser g
Vollmilchpulver .	504	25	27	37	0,171 (0,223)	0,250	1,800	—	—	—	0,17	—	—	5
Kondens. Milch ohne Zucker . .	164	8	9	11	+	0,150	1,900	—	130	293	—	—	—	70
Quark	90	16	1	4	— +	—	1,100	—	250	175	—	63	194	77
Magerkäse, ungesalzen . .	205	37	6	Ø	(—) 1,000	0,050	1,000	—	560	515	0,57	112	367	40
Rahmkäse, ungesalzen . .	315	17	26	1	(—) 2,380	0,055	1,000	—	200	230	—	—	—	50
Hühnerei, 100 g (1 Ei = 45 g ohne Schale) .	166	13	12	1	(2,580)	0,090	Ø	10,00	210	154	2,7	68	224	74
Weißei 100 g (1 Weißei = 30 g i. D.)	58	12	Ø	1	Ø	Ø	Ø	Ø	310	163	Ø	38	22	86
Gelbei. 100 g (1 Gelbei = 15 g i. D.)	362	16	32	Ø	1,190 (1,290)	0,270	Ø	30,00	46	136	7,2	136	565	51
1 Gänseei (nicht 100 g!) .	269	20	20	Ø	—	—	Ø	—	—	—	—	—	—	71
1 Entenei (nicht 100 g!) .	114	8	9	Ø	(0,120)	0,180	Ø	—	—	—	—	—	—	70
Volleitrocken-pulver . . .	544	38	42	Ø	—	—	Ø	22,00	—	—	—	—	—	7
Kakao, wenig entölt	465	22	27	31	—	Ø	—	300,00	53	980	—	81	862	6
Kochschokolade.	536	7	28	62	—	—	—	—	200	45	—	36	185	1
Milchschokolade	575	9	35	53	—	—	—	—	200	260	—	204	142	1
Pralinen	450	3	15	73	—	—	—	—	—	—	—	—	—	8
Kaffeebohnen, geröstet. . . .	204	14	14	4	—	—	—	—	46	162	—	139	183	3
Tee	173	24	8	—	—	—	—	—	132	1480	—	464	320	9

100 g	Cal	Extrakt g	Alkohol g	Kohlen-hydrate g	Vitamin A (Carot.) mg	B₁ mg	C mg	D γ	Koch-salz mg	Kalium mg	Eisen mg	Calcium mg	Phos-phor mg	Wasser g
Apfelwein . . .	52	3	4—5	1	—	—	Ø	—	10	66	11	11	6	—
Deutsche Weine i. D. . .	62	2	7—8	Ø	—	—	Ø	—	7	63	—	9	18	—
Malaga	163	22	12—13	18	—	—	Ø	—	—	166	2	7	19	—
Sekt, trocken .	81	2	10	1	—	—	Ø	—	4	122	(Spur)	(Spur)	20	—
Kognak . . .	336	—	48	Ø	—	—	Ø	—	—	—	—	—	—	—
Benediktiner .	403	—	39	33	—	—	Ø	—	—	—	—	—	—	—
Bier	45—70	5	3—5	5	—	0,009	Ø	—	15	86	1	6	42	—

Die Zahlen der Tabelle 28 sind absichtlich etwas summarisch gehalten, da sie nur zur Orientierung dienen sollen. Hinsichtlich aller detaillierteren Angaben sei auf die eingehenden Nahrungsmitteltabellen von König, Schall, McLester u. a. verwiesen. Am eingehendsten und umfassendsten ist die obige große Tab. 29 von H. Glatzel.

Um für Deutschland eine einheitliche Berechnung wenigstens für die Calorien durchzuführen, hat der *allierte Kontrollrat* im April 1947 für die wichtigsten Lebensmittel folgende Werte pro 100 g festgesetzt:

Fleisch	160 Cal	Quark	140 Cal	Suppenerzeugnisse	350 Cal
Frischfisch	140 „	Brot	245 „	Puddingpulver	601 „
2 Eier	140 „	Weizenmehl	357 „	Frischgemüse	20 „
Trockenei	560 „	Roggen	249 „	Trockengemüse	357 „
1 l Vollmilch	530 „	Nährmittel	350 „	Gemüsekonserven	35 „
1 l Magermilch	340 „	Hülsenfrüchte	350 „	Erdnüsse	601 „
Trockenmilch	100 „	Zucker	400 „	Apfelmus	80 „
Fett	720 „	Kakao	329 „	Obstkonserven	220 „
Hartkäse	256 „	Schokolade	516 „	Marmelade	250 „

Vergleicht man diese Angaben mit den Zahlen der anderen Tab. 28 u. 29, so bestehen auch hier wieder zum Teil sehr erhebliche Differenzen, besonders beim Fisch. Wie Analysen von HARMSEN zeigten, sind mit Ausnahme der Trockenmilch alle Calorienwerte zu hoch angesetzt, für Fisch und Fleisch sogar um 100%. So kam es, daß z. B. in der 102. Periode in der britischen Zone statt der amtlichen 931,7 Cal de facto nur 818,3 Cal dem Normalverbraucher zur Verfügung standen.

Während wir hinsichtlich des menschlichen Bedarfs an Calorien und den 3 Hauptnährstoffen genügend orientiert sind, ist unsere Kenntnis vom Bedarf an Mineralstoffen noch recht lückenhaft, insbesondere gilt dies für die sogenannten Spurenelemente mit Ausnahme von Eisen und Jod. Diese Mängel sind praktisch von keiner sehr großen Bedeutung, da im allgemeinen mit der Zufuhr der die Hauptnährstoffe enthaltenden Nahrungsmittel auch der Mineralbedarf genügend gedeckt ist. In der folgenden Tabelle 30 sind die bisher in der Literatur gemachten Angaben für die wichtigsten Mineralstoffe zusammengestellt.

Tabelle 30. *Mineralbedarf des menschlichen Organismus*

	NaCl	Ca	P-Säure	Kalium	Mg	S	Fe	Cu	J
Täglicher Bedarf in g	10—15 minimal 2—3	1,0—1,5 minimal 0,5	4,47 = 0,1—1,2 P	4,4	0,6 minimal 0,2	0,620 —0,76	159 minimal 0,06—0,07	0,1	0,15—0,3

Durchschnittswerte lassen sich eben nicht geben.

Auch der Wasserbedarf des Menschen stellt für die Praxis der Ernährung kein Problem dar, da die Nahrungsmittel meist selbst und jedenfalls bei ihrer Bereitung genügende Wassermengen enthalten. Einfach und zweckmäßig ist die Berechnung: 1 cm³ Wasser pro 1 Cal. Das ist eine gute Bezugseinheit, da sie die außerordentlich starke Abhängigkeit der aufgenommenen Wassermenge von der Nahrungszufuhr zum Ausdruck bringt.

Eine Sonderfrage ist die, ob die in der Nahrung enthaltene und bei ihrer Verbrennung entstehende Wassermenge den Bedarf deckt, d. h., ob noch eine Extrazufuhr in Form von Flüssigkeit stattfinden soll. Diese Frage ist für die meisten Menschen zu bejahen, da sich ein Durstgefühl einstellt, wenn sie lediglich auf das Wasser in der aufgenommenen Nahrung angewiesen sind, doch gibt es auch Menschen, die ohne Beschwerden und Beeinträchtigung ihres Gesundheitszustandes lange Zeit hindurch eine salzarme „Trockenfütterung" vertragen.

Im allgemeinen wird aber eine Extrazufuhr von $^1/_2$—$^3/_4$ l verlangt und ist auch vor allem zur Entlastung der Nieren wünschenswert.

Schließlich ist auch noch der wünschenswerte Gehalt der Nahrung an *Vitaminen* zu besprechen. Auch hier gilt im allgemeinen die Feststellung, daß eine sonst ausreichende Kost stets auch genügend Vitamine enthält. Wäre das nicht der Fall, so hätte es schon längst und nicht erst in den letzten Dezennien eine Vitaminforschung gegeben. Immerhin ist der Vitaminbedarf manchmal so wechselnd und die küchenmäßige Zubereitung der Vitaminträger häufiger mit solchen Verlusten verknüpft, daß unerwünschte, auf die Dauer schädliche Defizite im Körper entstehen, so daß die Kenntnis des Bedarfs an den einzelnen Vitaminen nicht nur theoretisches Interesse, sondern auch eminent praktisches für die Normalernährung hat. Leider sind wir noch nicht in der Lage, für jedes für den Menschen notwendige Vitamin den Minimal- oder Optimalbedarf anzugeben.

Die folgende Tab. 31 bringt, was bisher darüber bekannt ist.

Tabelle 31. *Vitaminbedarf des gesunden Menschen. Nach den 1948 revidierten Angaben des von mir etwas erweiterten amerikanischen National Research Council in mg oder internationalen Einheiten (iE)*

	A	B_1	B_2	Nicotin-säure	Pyridoxin (Adermin)	Fol-säure	C	D_2	K	P
Optimal-bedarf in mg	5000 —6000 iE	1—1,8	1,5—2,0	12—15	2—4	2—3	20—100	400 iE	10—20	30

Bei diesen modernsten Zahlen handelt es sich nur um approximative Werte [detaillierte Tabelle auch hinsichtlich Kindern, Frauen, zu verschiedenen Zeiten sowie bei Arbeit siehe LANG-RANKE (Z. S. 211), ferner bei GLATZEL (Tab. 29)]. Die meisten Angaben gelten nur für einen etwa 70 kg schweren gesunden Menschen und eine 56 kg schwere Frau ohne stärkere körperliche Arbeit bei der üblichen gemischten Kost in zweckmäßiger Zubereitung und bei normaler Resorption. Die Werte für Frauen liegen bei Schwangerschaft und Laktation wesentlich höher, meist um etwa 50—100%. Bei Säuglingen und Kindern sind sie absolut niedriger, relativ aufs Gewicht bezogen aber wesentlich höher. Bei der Fülle von Faktoren, die auf den Vitaminbedarf einwirken, besonders bei schwerer Arbeit und Krankheiten, ist es unmöglich, Standardzahlen aufzustellen. Mangelsymptome treten gewöhnlich erst nach sehr langer Vitaminunterernährung auf, wenn es überhaupt zu solchen kommt. Im übrigen sei auf das Kapitel Vitamine und Avitaminosen verwiesen.

2. Die Hauptnahrungsmittel, ihre Zusammensetzung, Zubereitung, Verdaulichkeit und Bekömmlichkeit

Die Nahrungsmittel sind die Träger der Nährstoffe, die in ihnen, abgesehen von Zucker und Öl, in wechselnder Zusammensetzung und Menge enthalten sind. Wir verlangen von unserer Nahrung aber nicht nur, daß sie alle Nährstoffe in genügender Menge enthält, sondern sie muß auch schmackhaft, gut verdaulich und bekömmlich sein. Das Essen ist zwar heute für den Kulturmenschen keine heilige Handlung mehr wie vielfach früher im Altertum und zum Teil auch heute noch bei manchen Primitiven, aber eine gewisse Heiligung liegt auch heute in dem bei religiösen Menschen weitverbreiteten Tischgebet. Darüber hinaus ist aber auch heute ganz allgemein beim gebildeten Menschen, der nicht nur primitiv-animalisch seinen Hunger stillt, das Essen eine Art Kulturhandlung. Der berühmte Gastronom BRILLAT-SAVARIN ging schon 1825 so weit, daß er den Ausspruch tat, „sage mir, was du ißt, und ich sage dir, was du bist".

Es gibt zweifellos eine Kultur des Essens, die darauf Rücksicht nimmt, daß bei diesem Akte nicht nur Mund und Zähne beteiligt sind, sondern auch 3 wichtige Sinnesorgane, Auge, Nase und Geschmacksempfindungen. Auch die müssen zu ihrem Rechte kommen. Auch das verlangt man von der Küche. Die Zubereitung und das Anrichten der Speisen muß möglichst so vorgenommen werden, daß das Essen mit Lustgefühlen auch feinerer Art verknüpft ist. Das gilt nicht nur für den

Gesunden, sondern erst recht möglichst auch für den Kranken. Diese psychische Situation ist auch für die Verdauungsvorgänge in Magen und Darm von Bedeutung. Seit PAWLOW spricht man mit Recht von einem Succus psychicus, d. h. einer vermehrten Verdauungssäfteproduktion aus psychischen Gründen.

Verdaulichkeit und Bekömmlichkeit einer Nahrung ist nicht das gleiche, wie vielfach angenommen wird. Die Verdaulichkeit bezieht sich lediglich auf die fermentative Zerlegung der Nahrungsstoffe im Magendarmkanal. Streng genommen gehört nicht einmal die Resorption der Spaltungsprodukte dazu. Die Bekömmlichkeit ist schwerer zu definieren. Sie beruht sowohl auf subjektiven Empfindungen wie auf objektiven Vorgängen der Verdauung, Aufsaugung und Verarbeitung der Nährstoffe im intermediären Stoffwechsel.

H. VON HÖSSLIN (Z) hat diesen ganzen Fragen eine ausgezeichnete monographische Studie gewidmet, die kürzlich in 2. Auflage erschienen ist. Wegen aller Detailfragen sei hier auf sie verwiesen. Auch HEUPKE hat über diese Dinge ein sehr wertvolles Buch „Diätetik" geschrieben.

Hinsichtlich Zubereitung und Konservierung der Nahrungsmittel sei auf die eingehende Darstellung von DIEMAIR in der „Ernährung" [(Z) S.135 ff.] verwiesen.

Über die Verdaulichkeit der Nahrung gibt die Menge und Zusammensetzung des Stuhls im Vergleich zur Einfuhr Auskunft. Dabei ist aber zu bedenken, daß ein großer Teil der im Stuhl enthaltenen Stoffe gar nicht aus der eingenommenen Nahrung, sondern aus Darmsekreten, Ausscheidungen in den Darm und aus Bakterien stammt. Das beweist die Tatsache, daß auch der Hungernde kleine Mengen Kot produziert. Der tägliche N-Gehalt betrug bei CETTI sogar 0,316 g, bei BREITHAUPT und anderen Hungernden 0,11—0,13 g (zit. bei LUSK). Bei ganz eiweißfreier Kost steigen die Zahlen auf ein Mehrfaches (0,5—0,9 g RIEDER). Der Fettgehalt kann bis zu 2 g betragen.

Die Ausnutzung der verschiedenen Nahrungsmittel, beurteilt nach der im Stuhl wiedererscheinenden Menge, ist sehr verschieden. Am besten bei Fleisch, Zucker und Butter, am schlechtesten bei Gemüse und einigen Obstarten. Vor allem RUBNER und THOMAS haben darüber zahlreiche, vielfach variierte Versuche angestellt. Ausnutzungstabellen für die wichtigsten Nahrungsmittel hinsichtlich Calorien und Eiweißgehalt finden sich bei REIN. Die Ausnutzung des einzelnen Nährstoffes ist eine ganz verschiedene, je nachdem, in welchem Nahrungsmittel er enthalten ist. Er beträgt für das animalische Eiweiß 97%, für das pflanzliche in Gemüsen 84%. Die entsprechenden Zahlen für Fett sind 95—90%, nur für die Kohlenhydrate sind sie praktisch gleich (98—97%).

Als Durchschnittszahlen für die Verdaulichkeit einer ausreichenden gemischten Kost beim Menschen sind nach RUBNER (Z), ATWATER (Z) u. a.:

Eiweiß 92%
Kohlenhydrate 97%
Fett 95%
Calorien . . . . etwa 90%

Die Bekömmlichkeit der Nahrung ist von einer Fülle von Faktoren abhängig, die in 1. Linie die Nahrung, daneben aber auch manchmal, besonders bei Krankheiten, den Esser betreffen. Maßgebend ist bei der Nahrung sowohl die chemische wie die physikalische Beschaffenheit.

In erster Beziehung ist es die Art der Kohlenhydrate (Zucker, Stärke, Cellulose), die Verteilung der Fette sowie Menge und Art von Salzen, Extraktivstoffen und Gewürzen.

Als physikalische Faktoren für die Bekömmlichkeit führt v. HÖSSLIN folgende an: Menge, Stückgröße, Härte, Zerteilbarkeit, Zähigkeit, Quellbarkeit, Oberfläche, Temperatur, Emulsionsfähigkeit, Wassergehalt der Nahrung.

Die Reaktionen des Organismus sind weitgehend abhängig von der individuellen Konstitution. Genau die gleiche Nahrung am gleichen Tisch kann dem einen behagen und den anderen belästigen. Besonders ist das der Fall, wenn gegen ein oder mehrere Nahrungsmittel eine Idiosynkrasie oder Anaphylaxie vorliegt. Daß Kranke sich oft wesentlich anders verhalten als Gesunde, ist selbstverständlich, doch soll in diesem Kapitel auf die Verwendung der einzelnen Nahrungsmittel für die Diätotherapie der verschiedensten Krankheiten nicht eingegangen werden.

Weiter verlangen wir von einer richtigen Ernährung, daß die Nahrung uns sättigt, nicht nur überhaupt, sondern auch für eine längere Zeit und die Nacht. Der sogenannte Sättigungswert hängt von diesen beiden Erfordernissen ab. Das Sättigungsgefühl ist ein in seiner Entstehung sehr komplizierter, somatisch ausgelöster psychischer Vorgang. Die primäre Ursache ist wahrscheinlich der gedeckte Zellbedarf an Nährstoffen. Dazu kommen aber gastrogene Faktoren in Gestalt einer Steigerung des Drucks im Mageninneren (NEISSER u. BRÄUNING). Beim Gesunden genügt schon Trinken von 800—850 cm³ Wasser oder Genuß von 250 g Kartoffelbrei, um ein allerdings meist rasch vorübergehendes Sättigungsgefühl zu erzeugen. In diesem Falle zeigt es natürlich nicht an, daß der Nahrungsbedarf gedeckt ist.

Ebenso wie das Hungergefühl hat auch das Sättigungsgefühl sehr verschiedene Intensitätsgrade. Sie reichen vom Verschwinden des Hungergefühls (Neutralpunkt) bis zur Übersättigung, d. h. der Unmöglichkeit, überhaupt noch weitere Nahrung aufzunehmen, ohne daß es zu heftigsten Beschwerden wie Übelkeit und Erbrechen kommt. Von der Pathologie des Sättigungsgefühls, das bei Krankheiten, besonders in der Genese mancher Fettsuchtformen, eine Rolle spielt, wird erst später die Rede sein.

Die Sättigungsfähigkeit der einzelnen Nahrungsmittel ist sehr verschieden und z. T. auch von der Art der Zubereitung abhängig. Bei den animalischen ist sie im allgemeinen am größten oder zum mindesten am nachhaltigsten. Fleisch, Fisch, Käse, Eier sättigen stärker und vor allem länger als Zucker, Fette und Vegetabilien. Gebratenes Fleisch hat im allgemeinen einen größeren Sättigungswert als gekochtes. Am ausgesprochensten und bekanntesten sind die Unterschiede beim Ei. Das hartgesottene Ei sättigt bedeutend stärker und länger als das rohe oder weichgekochte. Bei den Vegetabilien geht der Sättigungswert im allgemeinen parallel mit dem Eiweißgehalt. Das sieht man besten beim Sojamehl und bei der Nährhefe mit ihrem 40—50% Gehalt an Eiweiß. Maßgebend für den höheren Sättigungswert des Eiweißes ist wahrscheinlich die längere und stärkere Beanspruchung der Verdauungsorgane im ganzen. Die Verweildauer im Magen ist dabei wohl nur ein Teilfaktor und nicht einmal der wichtigste.

Wichtiger als alle genannten Qualitäten der Nahrung und letztlich entscheidend ist ihre Wirksamkeit im Gesamtorganismus. Für diese ist bestimmend der qualitativ und quantitativ richtige Gehalt an Nährstoffen jeder Art. Voll wirksam kann auch eine schwer verdauliche und unbekömmliche Nahrung sein, wenn sie nur richtig zusammengesetzt ist. Es ist ein weitverbreiteter Irrtum, anzunehmen, daß eine appetitlos gegessene Mahlzeit nicht anschlägt. Mag der Succus psychicus auch fehlen, so werden doch genügend Verdauungsfermente im Magen und Darm zur Aufspaltung abgesondert, und die Resorption ist annähernd die gleiche wie ohne Essensfreudigkeit.

a) Die animalischen Nahrungsmittel

Sie sind in der Ernährung die Hauptquellen des Eiweißes. Nur das animalische Eiweiß ist vollwertig und soll deshalb mindestens zur Hälfte, am zweckmäßigsten ²/₃ des Eiweißbedarfes des Menschen decken. An der Spitze stehen die tierischen

Organe. Es handelt sich dabei vor allem um das Muskelfleisch, aber auch um die gleichfalls sehr wertvollen sogenannten Innereien (Herz, Leber, Niere, Zunge, Hirn, Milz, Lungen, Darm).

Das *Fleisch* enthält sowohl Globulin (Myosin) wie Albumin, die beim Kochen coagulieren. Der Eiweißgehalt ist um so größer, je magerer die Tiere sind, er kann bis zu 30 % betragen, der Glykogengehalt ist maximal 1 %, der Fettgehalt schwankt je nach dem Mästungsgrad der Tiere. Der Extrakt enthält Kreatin, Kreatinin, Sarcosin und Purine, die beim Kochen in die sogenannte Bouillon übergehen und ihr den angenehmen, Magen- und Darmsaft anregenden Geschmack verleihen.

Das Fleisch wird nur selten in gewissen Gegenden (Norddeutschland) roh gegessen als Beafsteak à la Tatare oder Hackfleisch. Meist wird es gekocht, dabei verliert es etwa $2/_3$ seines Gewichtes, das Eiweiß gerinnt, das Bindegewebe gelatiniert und die Extraktivstoffe treten aus. Beim Dämpfen bei gleichfalls hohen Temperaturen geschieht das Garwerden im geschlossenen Topf mit wenig Wasser. Beim Braten wird überhaupt kein Wasser verwandt, sondern nur etwas Fett, das in Verbindung mit dem Eiweiß die besonders wohlschmeckende geröstete Kruste bildet. Der Braten bleibt im Inneren saftig, da durch die harte Außenzone kein Wasser entweichen kann. Mit steigender Dauer und Höhe der Temperatureinwirkung wird allerdings auch das Innere ausgetrocknet, das rote Hämoglobin geht in die Leukoverbindung über.

Schmoren ist eine Kombination von leichtem Anbraten mit anschließendem Kochen. Zu erwähnen ist noch das Grillen und das Infraroterhitzen, das das Fleisch in wenigen Minuten gar macht.

Innereien und Fische werden prinzipiell in der gleichen Weise wie das Fleisch zubereitet.

Fleisch, von Knorpel, Sehnen, größeren Fettmengen usw. befreit, ist ebenso wie gereinigter Fisch ausgesprochen gut verdaulich. Sie regen die Magen- und Darmsekretion an. Die Verweildauer im Magen ist bei gekochtem Fisch nur 2—3 Std, bei gekochtem Fleisch 3—4, bei gebratenem Fleisch 4—5 Std. Die Resorption im Darm ist ausgezeichnet, fast quantitativ, so daß der Kotstickstoff fast nur aus Bakterien und Sekreten stammt [Lit. hierfür wie für die Ausnutzung aller übrigen Nahrungsmittel bei v. NOORDEN u. SALOMON (Z) in ihrem Standardwerk ,,Allgemeine Diätetik'‘].

Die Bekömmlichkeit von magerem, gut gekochtem und gekautem Fleisch ist sehr gut, mit steigendem Fettgehalt nimmt sie etwas ab. Fast immer hinterläßt es in Mengen von 100—150 g für Stunden ein angenehmes Sättigungsgefühl. Etwas weniger verdaulich und bekömmlich sind die aus tierischen Organen hergestellten Würste, da sie z. T. fettreich, z. T. weniger wertvolles Material enthalten, und vielfach geräuchert sind. Eine Ausnahme macht die sogenannte ,,Blunse'‘, die nur aus Blut und etwas Mehl besteht.

Ein hochwertiges Nahrungsmittel ist das *Ei* mit 5 Cal. Von dem durchschnittlichen Gewicht von etwa 50 g entfallen 60 % auf das Eiweiß, 30 % auf den Dotter, der Rest auf die Schale. Der Dotter, der durch ein feines Keratinhäutchen von dem umgebenden Eiklar getrennt ist, ist mit 16,5 % N-haltiger Substanz und 32 % Fett der wesentlich wertvollere Teil. Es gibt Menschen, die das Ei roh durch doppeltes Anstechen der Schale austrinken. Im allgemeinen wird es aber besser roh in Rotwein, Kognak, Suppen oder Bouillon verabreicht. Die beliebteste Form ist zweifellos das je nach Wunsch $3^{1}/_{2}$—5 min gekochte Ei mit Salz und eventuell Butter.

Die Bratform sind Rühreier und Spiegeleier mit etwas Fett. In dieser Art sind sie etwas schwerer zu verdauen, am schwersten in hartgesottener Form, da hier das Ei etwa 3 Std im Magen liegt. Die Resorption der Eier im Darm ist fast quantitativ. Das Ei spielt in der Diätetik eine besonders wichtige Rolle, nicht nur für Magendarmkranke, sondern auch bei Fieberkranken und zur Auffütterung Appetitloser, da es sich wegen seines Geschmacks bei fast allen Menschen besonderer Beliebtheit erfreut.

Die *Milch* ist in mancher Beziehung das idealste Nahrungsmittel, da es die Hauptnährstoffe in Mengen von 3,5—4,5% gelöst bzw. emulgiert enthält.

Zur Verwendung kommt hauptsächlich die Kuhmilch, daneben noch Ziegenmilch, doch wird in gewissen Ländern auch die Milch anderer Tiere getrunken.

Die Milch muß zur Bakterienabtötung aufgekocht werden. Das sogenannte Pasteurisieren besteht in einer Erhitzung von 5 min bis auf 65—70° C. Leider wird besonders im warmen Sommer oder bei schwülem Wetter die Milch durch Ansiedelung von Milchsäurebacillen leicht sauer und gerinnt durch Ausfällen der Eiweißkörper.

Auch in dieser Form ist die Milch sehr beliebt. Sonderformen der angesäuerten Milch sind *Joghurt* und *Kefir*. Bei dem ersteren, einem in der Türkei sehr beliebten Getränke, geschieht die Ansäuerung durch Impfen der gekochten Milch mit dem sogenannten Majaferment, einem käuflichen Pilzgemisch, beim Kefir durch getrocknete Kefirpilze, die gleichzeitig auch vergären und das Milcheiweiß z. T. in Pepton umwandeln.

Buttermilch ist der Milchrest, der bei spontaner bakterieller Säuerung nach Absetzen des Fettes zurückbleibt. Dieses an der Oberfläche sich ansammelnde Fett ist die *Sahne* oder der *Rahm*. Erfolgt die Abscheidung aus Vollmilch, so handelt es sich um sogenannten süßen Rahm, bei derjenigen von Sauermilch um sauren Rahm. Der gewöhnliche Rahm enthält 10—20% Fett, der Schlagrahm sogar bis 50% mit 400 Calorien pro 100 cm³. Der sehr hochwertige Rahm, entweder unvermischt oder in Kaffee, Kakao, süßen Speisen und Eis genossen, nimmt in der Krankenernährung einen wichtigen Platz ein. Milch in jeder Form mit Ausnahme großer Mengen von Rahm werden vom Darm vollständig resorbiert. Die Bekömmlichkeit ist oft weniger gut, da bei manchen Menschen Druckgefühl in der Magengegend, Flatulenz, manchmal sogar Durchfälle auftreten können. Auch gibt es zahlreiche Menschen, die Vollmilch in größerer Menge wegen ihres faden unausgeprägten Geschmackes ablehnen.

Neben der Butter ist der *Käse* das wichtigste Milchprodukt. Der Quark ist das Eiweißgerinnungsprodukt der Milch, wobei die sogenannte Molke übrig bleibt.

Aus der Milch werden durch z. T. recht komplizierte Verfahren [Näheres z. B. bei Sherman (Z), von Noorden-Salomon (Z), Heupke (Z), MacLester (Z)] und unter Verwendung z. T. besonderer, für manche Käsearten spezifischer Bacillen die bekannten Fettkäse wie Emmentaler, Edamer, Camembert, Gervais, Gorgonzola, Belpaese, Portsalut usw. mit 22—38% Fett und 14—28% Eiweiß, Halbfettkäse (27% Eiweiß und 12% Fett) und Magerkäse (37% Eiweiß und 5% Fett) hergestellt.

Die Meinungen über die Verdaulichkeit und Bekömmlichkeit des Käses gehen auch in der Literatur merkwürdig auseinander. Die zweifellos manchmal vorhandenen Beschwerden führt Sherman (Z) auf die Wirkung von flüchtigen Säuren und von besonderen, vielleicht toxischen Eiweißspaltungsprodukten, z. T. auch auf das unzweckmäßige Essen zwischen den Mahlzeiten oder am Ende sehr reichlicher Mahlzeiten zurück.

Im allgemeinen werden die Käsearten gut vertragen und gut ausgenutzt, der N- und Fettgehalt zu 93—97%, als Zulage zu einer Brot-Obst-Kost allerdings nur zu 90%. Durch ihren hohen Eiweiß- und Fettgehalt und ihren, den meisten Menschen sehr angenehmen Geschmack ist der Käse ein besonders hochwertiges Nahrungsmittel für Gesunde und Kranke. Öle, Butter und andere Fette wie Margarine, Pflanzenöle und tierische Fette sind vor allem durch ihren hohen Caloriengehalt (bis 920) für die Ernährung besonders wichtig.

Butter ist das emulgierte Fett der Milch in wäßriger Lösung. Es muß im Butterfaß oder in besonderen Maschinen geschlagen werden, damit die Eiweißhüllen der Fettkügelchen gesprengt werden, so daß eine homogene Masse entsteht und das Wasser möglichst weitgehend entfernt wird. Der verschiedene Geschmack der verschiedenen Butterarten ist auf die Verschiedenartigkeit der Tierfütterung und vor allem der bei der Butterbereitung mitwirkenden Bacterien zurückzuführen. Der Hauptaromastoff ist Diacetyl. Die Farbe rührt von der Ernährung der milchproduzierenden Tiere her. Die Gelbfärbung ist am intensivsten bei Grünfutter und hohem Carotingehalt.

Der Butter sehr ähnlich ist die *Margarine*. Zu ihrer Herstellung nach dem heute abgeänderten Verfahren von MÈGE-MOURIÈS [1878, Näheres bei J. KÖNIG (Z), S. 330] werden feste Fette und Talge möglichst bei niedriger Temperatur geschmolzen und mit Milch oder Rahm im Butterfaß stundenlang durcheinandergerührt, die abgelassene rahmähnliche Emulsion, die wie Majonäse aussieht, wird mit eiskalten Wasserstrahlen bis zur Erstarrung des Fettes behandelt und dann durch Walzen ausgeknetet bis zur gewünschten Form. Statt tierischer Fette oder Talgmaterials werden heute meist pflanzliche Öle wie Baumwollsamenöl, Cocosfett, Palmkernöl, Erdnußöl, Sesamöl usw. verwandt. Der Hauptunterschied gegenüber der Butter besteht in dem weitgehenden oder vollständigen Mangel an fettlöslichen Vitaminen, die aber fabrikatorisch meist zugesetzt werden.

Die Darmausnutzung beim gesunden Menschen ist bei Mengen bis etwa 150 g bei Butter und Margarine sehr gut (95—96%). Erst recht gilt das für die meist kleineren Mengen in der gewöhnlichen Nahrung. An der Spitze der Speiseöle steht das *Olivenöl*. Demgegenüber treten Sesam-, Erdnuß-, Mohn-, Rüb- und andere Öle erheblich zurück. Sie werden meist zur Margarinefabrikation benutzt. Als Calorienspender werden die Fette auch in der Krankenernährung weitgehend verwendet.

b) Die pflanzlichen Nahrungsmittel

Sie setzen sich zusammen aus Zucker, Honig, Gemüsen, Obstarten und Nüssen. Der Zucker wird entweder aus Zuckerrohr oder aus Zuckerrüben gewonnen. Es handelt sich dabei um das Disaccharid Rohrzucker, die Syrupe (Melasse) sind die noch verunreinigten Kochextrakte aus den Zuckerrüben. Der Honig wird von den Bienen im Bienenstock aus Pflanzenmaterial (Blütennektarien) hergestellt. Zucker, Sirupe und Honig stellen die reinste Form der Kohlenhydratdarreichung dar, werden ausgezeichnet resorbiert und sind in nicht allzu großen Mengen sehr bekömmlich.

Die *Getreidearten* und die aus ihnen hergestellten Produkte sind der Hauptbestandteil unserer Nahrung. Auf ihre Geschichte kann hier nicht eingegangen werden [vgl. darüber vor allem MAURIZIO, ZIEGELMAYER (Z) und HINTZE (Z)]. Gerste, Weizen und Hirse sind anscheinend die ältesten Getreidearten. Der Roggen wird zuerst von dem jüngeren PLINIUS (78 n. Chr.) erwähnt. Ursprünglich wurden daraus nur Breie und Fladengebäcke hergestellt. Die sehr viel kompliziertere Verarbeitung zu Brot reicht anscheinend nur etwa 2000 Jahre zurück. Nur Weizen und Roggen läßt sich dafür gut verwenden, weil nur diese beiden Getreidearten einen für die Herstellung guter Brote geeigneten Klebergehalt besitzen.

Das Getreidekorn besteht aus 3 Schichten, der Fruchtschale, vorwiegend aus Cellulose, der Aleuron- oder Kleberschicht, die reich an Eiweiß, Fett, Mineralien und Vitaminen ist und dem Keimling, aus dem die neue Pflanze sich entwickelt.

Er ist der wertvollste Teil, denn er enthält 40% Eiweiß, kleinere Mengen von Kohlenhydraten und Fetten, reichlich Mineralien und Vitamine (die B-Gruppe, E und etwas A). Die 3 Schichten bilden zusammen die Kleie. Aus dem Inneren des Samens, dem sogenannten Mehlkern, wird das weiße Mehl hergestellt. Er besteht vorwiegend aus Stärke und Klebereiweiß, enthält nur wenig Mineralsalze und Vitamine nur in Spuren. Vollwertig ist nur das Gesamtkorn. Je stärker die Ausmahlung, d. h. die Absonderung der Kornaußenschicht als Kleie ist, um so heller und schöner sieht zwar das Mehl aus, aber um so mehr sinkt sein Nährwert. Schon JUSTUS VON LIEBIG hatte sich für die gröberen Brote eingesetzt. Das wertvollste Brot ist daher nach dem Knäckebrot, das nur in besonderen Fabriken hergestellt wird, das Vollkorn- oder Schrotbrot, bei dem nur die äußere Haut entfernt ist. Mit Recht hatte daher das Dritte Reich gerade diese Brotart propagiert. Da sie leider politisch belastet war und die Herstellung für den Bäcker zweifellos eine vermehrte Arbeit und Sorgfalt erfordert, wird sie heute vielfach noch nicht in genügender Menge hergestellt und verzehrt. Pumpernickel und Grahambrot, die auch einen vollwertigen Ersatz bieten, stehen heute wieder in genügenden Mengen zur Verfügung. Sie werden nach besonderen Rezepten und nur in besonderen Bäckereien und Fabriken hergestellt.

Folgende etwas abgeänderte Tabelle 32 von HEUPKE (Z) ergibt einen Überblick über die Zusammensetzung der wichtigsten Brotarten.

Tabelle 32. *Zusammensetzung der wichtigsten Brotarten*

Brotart	N-haltige Substanz %	Fett %	Kohlen- hydrate %	Rohfaser %	Asche %	Wasser %
Feines Weizenbrot. . . .	7	0,5	57	0,3	1	34
Gröberes Weizenbrot . .	8,5	1	51	1	1	37
Feineres Roggenbrot (Graubrot)	6,5	1	50	1	1,5	40
Grahambrot	8	0,5—1	48	1	1,5	41
Vollkornbrot (Pumpernickel)	7,5	1	46	1,5	1,5	39
Kommißbrot	6	0,5	52	1,5	1,5	39
Knäckebrot	11,4	1,8	75	3,6	1,9	7,8

Der Caloriengehalt der ersten 6 Brotarten beträgt 250 Cal, des Knäckebrotes 386 Cal.

Die größtenteils unverdauliche Rohfaser (Gerüstsubstanz) besteht aus Cellulosen, Hemicellulosen, Pentosanen, Pectinen, Ligninen usw. Die groben Brote vermehren die Stuhlmenge um das Doppelte bis Dreifache gegenüber den feinen Brotsorten.

Annähernd entsprechend steigt auch die N-Ausscheidung im Stuhl. Von feinem Weizenbrot werden nach NEUMANN 81% der N-Substanz, 98,5% der Kohlenhydrate und 75% der Fette ausgenutzt. Die entsprechenden Zahlen für grobes Weizenbrot sind 72%, 92,5% und 56%. Ähnlich sind die Differenzen zwischen feinem und grobem Weizenbrot. Die Bekömmlichkeit und anscheinend auch Ausnutzung der groben Brotsorten wächst mit der Gewöhnung. Von Vollkornbrot werden nach RUBNER 82% ausgenutzt. Ein großer Teil der N-Ausscheidung im Stuhle stammt aus Darmsekreten und Bakterien (HEUPKE und BELZ); Verdauungsversuche mit Magen- und Darmsaft zeigten, daß $3/4$ des Eiweißes schon aus den geschlossenen Aleuronzellen der Kleie verdaut wird [RUBNER, VON NOORDEN-SALOMON, HINDHEDE, HEUPKE (Z), S. 37, dort auch die ältere Literatur der Arbeiten von SCHMIDT, STRASSBURGER u. a.].

Das frische Brot verliert bei längerem Liegen, bei Brötchen schon in 24 Std, seine ursprüngliche Beschaffenheit. Es wird altbacken infolge kolloidchemischer Veränderungen der Stärke, die dadurch z. T. ihr Quellungsvermögen verliert.

Es ist eine altbekannte Tatsache, daß das besser schmeckende, frische Brot von vielen Menschen schlechter vertragen wird, weil es Beschwerden macht. Dr. PENEW, Sofia, hat darüber an meiner früheren Klinik eine umfangreiche Arbeit gemacht, ohne daß es gelang, die Ursachen für dies Verhalten aufzudecken. Weder im chemischen noch im röntgenologischen Verhalten noch in der Ausnutzung ließen sich sichere Unterschiede gegenüber dem Verzehr von altbackenem Brot feststellen.

Aus Mehl werden auch Suppen, Breie und Gebäcke hergestellt. Bei den beiden ersteren quillt die Stärke und wird dadurch leichter fermentativ verzuckert. Von Pfannen- oder Fladengebäcken ist der Eierkuchen am bekanntesten. Das Mehl wird dabei in eine Pfanne mit auf etwa 200° C erhitztem Fett gegeben. Dabei verdampft der größte Teil des Wassers, wodurch der Teig gelockert wird. Gleichzeitig gerinnt das Eiweiß und die Stärke wird verkleistert. Wegen der Fettdurchtränkung ist die Verdaulichkeit etwas erschwert.

Bei den Gebäcken wird der Teig vor dem Backen durch Kohlensäure gelockert. Zur Kohlensäuregewinnung benutzt man entweder Backpulver, das aus Natrium bicarbonicum und Weinsäure besteht, oder die Hefe mit ihrem diastatischen und Gärungsferment (Cymase).

Mehlprodukte sind auch die sogenannten Teigwaren, zu denen Makkaroni, Nudeln, Spaghetti, Gräupchen und Suppeneinlagen gehören. Sie werden aus einem Teige von kleberreichem Weizenmehle oder Gries ohne Back- oder Gährungsprozeß lediglich durch Trocknen hergestellt. Der Teig kann durch Zusatz von Eiern schmackhafter und wertvoller gemacht werden (Eierteigwaren).

Einer Sonderbesprechung bedarf die Sojabohne, da ihr Samen mit 28—43% Protein und 15—23% Fett einen außerordentlich hohen Nährwert hat. Die Sojabohne als Ganzes kommt wegen ihrer Schwerverdaulichkeit für die Ernährung direkt nicht in Betracht, wohl aber für die Fettgewinnung. Das Vollsojamehl ist das bei weitem wertvollste Mehl, da es 42,5% Eiweiß, 19,9% Fett und 24,3% Kohlenhydrate und 459 Cal enthält. Auch der Vitamingehalt besonders an B_1, B_2-Komplex, E und K ist beträchtlich, an A und D gering. Nur C scheint ganz zu fehlen. In der Asche, die 3,14% ausmacht, sind alle wichtigen Mineralien, besonders Kali und Phosphorsäure vorhanden. Die Verarbeitung zu Brot, Suppen, Breien und Gebäcken sowie zu Milch, Käse, Würzen und Kaffee-Ersatz ist die gleiche wie bei den anderen Cerealien. Leider wird die Sojabohne in Deutschland nur wenig angepflanzt und importiert, so daß sie für die Volksernährung im großen Maßstabe nicht in Betracht kommt. Auch ist ihr etwas eigenartiger Geschmack manchen Menschen nicht angenehm. Immerhin stehen gute deutsche Fabrikate der Thörlwerke in Harburg, der Firma F. Friedrichsen, Berlin W 62, und der Sojama-Werke in Frankfurt/Main zur Verfügung.

Anhangsweise sei noch eines anderen außerordentlich wertvollen Nahrungsmittels gedacht, das zur Gruppe der Cerealien zwar nicht gehört, aber bei ihrer Zubereitung oft verwendet und häufig mit ihnen zusammen gegessen wird, die *Hefe*. Sie nimmt unter allen Nahrungsmitteln insofern eine Sonderstellung ein, als sie streng genommen weder zum Tier- noch zum Pflanzenreich gehört, wenn sie dem letzteren auch erheblich nähersteht.

Während die Hefe früher fast ausschließlich in Brauereien, Bäckereien und zu medikamentösen Zwecken verwandt wurde, ist die Hefeart Torula utilis seit einiger Zeit durch Herstellung sehr wertvoller und wohlschmeckender Präparate auch für die Ernährung nutzbar gemacht worden (Lit. und eigene Untersuchungen bei E. Pendl). Besonders die Bergin-Holzzuckerhefe und die Holzzuckerhefe der Firma Waldhof, Bensheim a. d. Bergstraße, sowie der Firma Nadler & Co., Mannheim-Waldhof, haben hervorragende Qualität. Die als trockenes Pulver hergestellte Nährhefe enthält 50—60% Rohprotein, 15—20% Kohlenhydrate, 3% Fett[1] mit 346 cal und alle wasserlöslichen Vitamine, besonders die der B-Gruppe (1800 bis 2400 E. für B_1 und 4000—5200 E. für B_2-Komplex) sehr reichlich.

Der einzige Nachteil ist, daß die Hefeproteine nicht vollwertig sind. Es fehlt vor allem Cystin bzw. Methionin. Cystinzulage genügt aber nicht, um für Ernährungszwecke die Hefe vollwertig zu machen (Fink), wohl aber kleine Mengen von Molkeneiweißquark (Stenger). Die Hefe hat den angenehmen Geschmack von Parmesankäse, durch Rösten mit Fett wird er noch weiter verbessert. Nährhefe vor allem als Tartex, läßt sich ausgezeichnet als Brotaufstrich, in Suppen und zum Bestreuen von Breien, Nudeln, Gemüse usw. verwenden. Um den großen Nährwert der Hefe auszunutzen, muß sie natürlich in etwas größeren Mengen von 50—180 g am Tage gegessen werden. Verdaulichkeit (85—90%), Bekömmlichkeit und Sättigungswert sind sehr gut. In der vergangenen Notzeit bot die Hefe ein ausgezeichnetes Mittel, um die völlig ungenügende, rationierte Nahrungszufuhr durch ein außerordentlich hochwertiges, wohlschmeckendes Nahrungsmittel aufzubessern.

Der Wert der *Gemüse*, zu denen auch die Salate gehören, liegt bei ihrem großen Wassergehalt (bis 97%) vorwiegend in dem Gehalt an Mineralien und Vitaminen. Die kleinen Mengen an N-haltiger Substanz bestehen zu $^3/_4$ aus Eiweiß, im Rest aus Eiweißspaltungsprodukten. Der Kohlenhydratgehalt ist nur bei der Kartoffel (16,3%) und bei Trockengemüse (50%) hoch, sonst geht er nicht über 9% (Mohrrüben) hinaus. Es handelt sich dabei im wesentlichen um Stärke. Der Rohstofffasergehalt schwankt zwischen 0,64% (Gurken) und 1,7% (Möhren) und besteht aus Cellulosen, Hemicellulosen, Pentosanen, Pectinen, Ligninen und ähnlichen, z. T. noch unbekannten Substanzen.

Die Gemüse werden z. T. roh genossen, meist aber gekocht, wobei das Eiweiß gerinnt, die Stärke verkleistert und das Zellgewebe z. T. zerstört wird. Beim Kochprozeß treten schon in den ersten Minuten $^1/_4$ der löslichen Kohlenhydrate und N-Substanzen und ein großer Teil der Mineralien in das Kochwasser über, so daß unbedingt darauf geachtet werden muß, daß das Kochwasser nicht fortgeschüttet wird, wie es leider meist in der Küche geschieht.

Der wichtigste Vertreter der Leguminosen, von denen etwa 50 Arten genießbar sind, ist die *Kartoffel*, die relativ spät (Ende des 16. Jahrhunderts) von dem Engländer Drake aus Amerika in Europa eingeführt wurde und erst allmählich und z. T. unter Gewaltanwendung sich einbürgerte, dann aber eine überragende Bedeutung gewann. Der Kohlenhydratgehalt mit 16,5% ist ziemlich beträchtlich, der Eiweißgehalt mit 1,5% allerdings sehr gering. Besonders wertvoll ist der Gehalt an Vitamin C (im Durchschnitt 20 mg-%), aber auch die B-Vitamine sind in mäßiger Menge vorhanden, während die fettlöslichen Vitamine ganz oder fast ganz fehlen. Die Verwendung in der Küche ist sehr vielseitig, gekocht als Pellkartoffeln, die ökonomischste Form, oder als geschälte Kartoffeln, als Bratkartoffeln und Kartoffelbrei. Als Reibekuchen kommt sie auch roh auf den Tisch. Die Kartoffel ist sehr empfindlich gegen Frost, da sie dann durch Eigenfermente verzuckert wird und einen unangenehmen süßlichen Geschmack bekommt. Die Angaben über die Verdaulichkeit der Kartoffel variieren außerordentlich stark (8,2—32,2% für N-Verlust). Für reine Kartoffelkost berechnen Rubner u. Thomas 32% und 14%

---

[1] Mit dem sogenannten Emulsions-Lüftungsverfahren von Waldhof läßt sich der Fettgehalt auf Kosten des Eiweißes (um 25%) bis auf 20—30% steigern (K. Gemenhardt, 1947).

Verlust der Calorien. Bei zweckmäßiger Zubereitung lassen sich aber die Zahlen auf 15% für N und 5% für die Calorien herabdrücken. Die Kohlenhydratresorption ist mit 92—99% erheblich günstiger.

Der Caloriengehalt und z. T. auch der Geschmack der *Gemüse* läßt sich durch Fett und Mehlschwitzen, eventuell Eier, wesentlich verbessern. Rohgemüse, vor allem Salat, das calorisch minderwertigste Nahrungsmittel mit seinen nur rund 10 cal/100 g lassen sich durch Zusatz von Olivenöl, Rahm und Eiern in ihrem Nährwert erhöhen und durch Citronen und Essig geschmacklich verbessern.

Bei der ungleichen Versorgung mit Frischgemüse in den verschiedenen Jahreszeiten müssen die Gemüse z. T. konserviert werden, es geschieht dies teils durch Trocknen (schonendes Dörren im Vacuum bei 40—50° C), teils durch Einwecken, teils durch Einsäuern wie bei Sauerkraut, Gurken, Tomaten, deren Mark besonders eingemacht werden kann, und Schnittbohnen, oder Einzuckern, wie bei den süßen Gurken.

Die Gemüse werden beim Gesunden zu rund 80—90% je nach Art und Zubereitung verdaut und resorbiert. Die Bekömmlichkeit ist im allgemeinen gut, nur Pilze, bestimmte Kohlarten und besonders Sauerkraut machen manchen Menschen Beschwerden und verstärken die Flatulenz. Die Bekömmlichkeitsskala ist hier: Spinat, Blumenkohl, Rosenkohl, Butterkohl, Wirsing, Krautkohl, Rotkohl, Weißkraut, Sauerkraut. Pilze sind besonders schwer verdaulich. Nach RUBNER erscheinen 35% von der organischen Substanz und von N im Kot wieder.

Den Gemüsen stehen *Obst* und Nüsse nahe. Vor allem gilt das für das Obst.

Obst ist wie das Gemüse reich an Wasser (82—85%) und wasserlöslichen Vitaminen, arm an N-haltiger Substanz (0,4—1,3%), Fett fehlt ganz. Der Hauptunterschied, abgesehen von den Purinen, die im Gemüse ganz fehlen, im Obst aber in sehr wechselnder Menge zwischen 0,05% (bei der Citrone) und 3,26% (bei der Erdnuß) vorhanden sind, besteht in den Kohlenhydraten. An die Stelle der Stärke, die fast ganz fehlt, treten Zucker und Pectin. Der Invertzuckergehalt schwankt zwischen 5 und 10%, die Saccharose macht 0,2—2,5% aus. Besonders groß ist der Gehalt an Pectinen bei den Äpfeln, bis 3,8%. Pectine sind nach Untersuchungen von FELLENBERG, F. EHRLICH u. a. Verbindungen von Pentosen mit Methylalkohol und Galakturonsäure. Sie erstarren in Gegenwart von Zucker und organischen Säuren gallertig. Auf dieser Eigenschaft beruht die Herstellung von Obstgelees und Marmeladen. Die Verdaulichkeit ist gut. Das gilt nach Untersuchungen von HEUPKE sogar für das Pectin, dessen Methylalkohol z. T. im Harn erscheint. Der Apfel wird nach RUBNER zu 11% ausgenutzt, doch entfallen dabei nur 2,7% auf Unverdautes, der Rest sind Darmabscheidungen. Für seine Verwertung im Organismus spricht auch der günstige Einfluß auf die Acidose. Wegen seiner guten Haltbarkeit und vielseitigen Verwendbarkeit ist in Deutschland das Hauptobst zweifellos der *Apfel*. Er enthält in der üblichen Rohware kleine Mengen Eiweiß (0,4%), kein Fett, dafür 0,66% Fruchtsäure neben 13,0% Kohlenhydraten bei 58 Cal/100 g.

Bei ausschließlicher Apfelkost mit 2500—3000 g rohen Äpfeln ohne Schale und Kern gehen nach RUBNER nur 11,7% der Calorien und davon sogar nur 2,7% aus Unverdautem in den Kot, so daß auch in puncto Verdaulichkeit der Apfel ein besonders wertvolles Obst ist. Die Bekömmlichkeit ist nicht immer ebenso gut, wie die Verdaulichkeit, da große Mengen vielen Menschen Beschwerden machen.

In den Tropen und Subtropen ist die *Banane* die bevorzugteste Frucht. Sie vertritt hier geradezu die Kartoffel. Der Eiweißgehalt ist nächst dem der Feigen (1,4%) von den Südfrüchten der höchste (0,9%), Kohlenhydrate 15,5%, Fruchtsäuren am niedrigsten (0,26%) bei 68 Cal/100 g.

Die Ausnutzung mit 24% der N-haltigen Substanz, die wohl zum größten Teile aus Darmsekreten und Bakterien besteht, mit 3% der Kohlenhydrate, 11% der Rohfaser und 9,34% der Calorien ist sehr gut. Die Bekömmlichkeit desgleichen, selbst bei Menschen, die den fade-süßlichen Geschmack und die breiige Konsistenz nicht lieben.

Obst soll im allgemeinen nicht zusammen mit sehr viel Wasser, Bier oder Wein genossen werden, da ileusartige Bilder entstehen können. Da die Quellungsfähigkeit nicht sehr groß ist, nimmt HEUPKE (Z) einen Gährungsileus an. So üble Zufälle treten im allgemeinen aber nur ein, wenn besonders große Mengen von Obst und Flüssigkeiten gleichzeitig aufgenommen werden.

Die *Nüsse* sind im Gegensatz zum Obst außerordentlich nahrhaft, da sie nur wenig (4,5%) Wasser enthalten, dagegen sehr große Mengen von Fett (54—67%) und N-haltiger Substanz (16—24%), darunter auch relativ viel Purine neben 7—10% Kohlenhydraten. Ihr Caloriengehalt ist dementsprechend mit 550 bis 650 Cal/100 g sehr hoch. Von Vitaminen sind B_1 und C reichlich vorhanden, die B_2-Gruppe und die fettlöslichen Vitamine fehlen ganz. Die Verdaulichkeit von Nüssen und Mandeln ist nach RUBNERS Untersuchungen entgegen einer weitverbreiteten Ansicht sehr gut (96% der Calorien und 95,5% des N), dagegen ist die Bekömmlichkeit oft sehr schlecht infolge Reizwirkung schon im oberen Magendarmkanal und vermehrter Gasbildung.

c) Die Genußmittel

Die Genußmittel werden meist in alkaloidhaltige, wie Kaffee, Tee und Kakao, und in alkoholische, wie Bier, Wein, Cognac und Liköre eingeteilt. Der *Tee* wird als grüner, meist aber als schwarzer Tee genossen. Im ersteren Falle werden die Teeblätter ohne vorherige Gärung geröstet, dabei bleibt die grüne Chlorophyllfarbe erhalten. Beim schwarzen Tee werden die gut getrockneten Blätter einer Fermentation unterworfen, die die Gerbsäure in das dunkle Phlobaphen umwandelt. Im Anschluß daran werden die Blätter gerollt und geröstet.

Das Alkaloid ist das Coffein. Das eigenartige feine Aroma entsteht erst beim Brühen mit kochendem Wasser aus ätherischen Ölen. Zum Aufguß kommen, je nach Geschmack und Bedarf, 5—10 g Teeblätter auf $1/_4$ l heißen Wassers. Je länger der Tee zieht, um so bitterer wird er durch Austreten der noch vorhandenen Mengen von Gerbsäure, die verstopfend wirkt.

Obwohl eine Tasse Tee durchschnittlich ebensoviel Coffein enthält wie eine Tasse Kaffee, ist die erregende Wirkung geringer, was auf die Bindung an Gerbsäure zurückgeführt wird, die erst allmählich im Magendarmkanal gelöst wird. Tee ist daher verträglicher, besonders bei Magendarmkrankheiten. Zur Teebereitung werden auch die getrockneten Blätter anderer Pflanzen, wie Kamillen, Hagebutten, Pfefferminze usw., benutzt.

Der *Kaffee* stammt der Hauptsache nach aus dem Samen der reifen Kaffeebohne, der Coffea arabica, die einer Fermentation unterworfen wird. Nach Reinigung, von der umgebenden Pergamenthaut und Trocknung werden die Bohnen in rotierenden Trommeln oder in der Bratpfanne einem Röstprozeß bei 200 bis 250° C ausgesetzt. Dabei entstehen die bekannten angenehmen flüchtigen Aromastoffe aus den Fetten des Kaffees. Die Dunkelfärbung ist auf eine Caramelisierung der Kohlenhydrate zurückzuführen. Kümmerlicher Ersatz für die heute leider immer noch teuren Kaffeebohnen sind Zichorie, Malz, Getreide, Eicheln usw., die in ähnlicher Weise verarbeitet werden.

Vor der Verwendung muß der Kaffee möglichst fein gemahlen werden. Für eine besonders schmackhafte Zubereitung empfiehlt der sehr sachverständige BRILLAT-SAVARIN [zit. bei HEUPKE (Z), S. 64] folgendes Rezept:

$^3/_4$ des Kaffeepulvers werden mit heißem Wasser übergossen und kurz aufgekocht, dann wird die Kanne sofort vom Feuer genommen und der Rest hinzugefügt.

Die wirksamen Substanzen des Kaffees sind das Coffein und z. T. auch die Röstprodukte. Das Coffein, ein Purinderivat (Trimethylxanthin), hat erregende Kreislaufwirkungen, sowohl auf Vasomotoren wie auf das Atemzentrum. Die Coronargefäße werden erweitert und die Systole des Herzens wird verstärkt und verlängert. Daneben kommt ihm aber auch eine allgemeine stimulierende Wirkung für körperliche und vor allem geistige Leistungen zu, was mit seiner Erregung der Großhirnrinde zusammenhängt. Viele Abendmenschen werden erst durch den Morgenkaffee ganz wach und voll arbeitsfähig. Gerade die Nachkriegsjahre mit dem völligen Mangel an echtem Kaffee haben gelehrt, wie außerordentlich wichtig und notwendig dieses Stimulans ist. Merkwürdigerweise wirkt die gleiche Menge Coffein als orales Medikament (0,1 g Coffein entspricht etwa 6—7 Kaffeebohnen) weniger günstig. Das spricht dafür, daß auch den Röstprodukten oder noch unbekannten Substanzen ein wertvoller Effekt zukommt. Auch von den Röstprodukten wird eine Anregung der Großhirnrinde angenommen. Nachteilig ist bei vielen Menschen die Beeinträchtigung des Schlafes, wenn der Kaffee nachmittags oder abends genossen wird. Im Kaffee *Haag* fehlt das Coffein.

Der *Kakao* ist sowohl als Genußmittel wie als Nahrungsmittel eine ideale und darum besonders beliebte Kombination. Der Kakao wird aus der Kakaobohne des Kakaobaumes (Cacao Theobroma, die Götterspeise) gewonnen, dessen Samen er ist. Nach ihrer Befreiung von dem rötlichen, sauer-süßlich schmeckenden Fruchtfleisch werden die Samen zunächst einem Gärungsprozeß (sogenannter Rottung) unterworfen, bei dem unter Bildung von niederen Fettsäuren und Alkohol die Gerbstoffverbindung des Theobromins gespalten wird. Nach anschließender Trocknung erfolgt die Röstung, bei der das bekannte Aroma entsteht, die Beseitigung von Resten von Schalen und Keimlingen und die Pulverisierung. Für die Verwendung des Kakaos als Getränk werden die Bohnen entfettet und aufgeschlossen. Letzteres geschieht nach Extraktion eines Teils der Fette und vor der Röstung durch Verrühren mit Pottasche. Die Speiseschokolade ist eine Mischung von Kakaopulver mit Zucker, Stärke, Milch, Fett und anderen Nährstoffen in wechselnder Menge, wodurch die Verschiedenheiten der zahlreichen Handelsschokoladen an Süßigkeit, Geschmack und Nährwert bedingt sind.

Das wirksame Alkaloid ist das Theobromin, ein Dimethylxanthin, das dem Coffein nahesteht, aber zentral schwächer wirkt, dagegen die Coronargefäße stärker erweitert. Folgende Tabelle 33 nach J. König (Z) zeigt vergleichend die Zusammensetzung von Kakaopulver und Schokolade:

Tabelle 33. *Zusammensetzung von Kakaopulver und Schokolade nach J. König*

	N-Substanz (Eiweiß) %	Zucker %	Fett %	Rohfaser %	Asche %	Wasser %	Theobromin %
Kakaopulver	22,31	2,71	26,46	6,35	5,77	5,5	2,51
Schokolade	6,27	55,0	24,45	2,06	1,69	1,6	0,68

Der Caloriengehalt hängt im wesentlichen von der Fettmenge ab. Er schwankt zwischen 413 beim Kakao, 525 bei der Schokolade und 660 bei der Rohkakaomasse. Die große Emulsionsfähigkeit des Kakao macht ihn zu einem glänzenden Vehikel für Fett, wodurch sein Nährwert noch weiter gesteigert werden kann. Ausnutzung und Bekömmlichkeit von Kakao und Schokolade sind sehr gut, bei vielen Menschen und bei Genuß größerer Mengen tritt allerdings Verstopfung ein.

Die *alkoholischen Getränke* zerfallen in Bier, Weine, Cognac und Liköre.

Bei der *Bierherstellung* wird zunächst das Ausgangsmaterial, meist Gerste, zum Keimen gebracht, wodurch die Stärke z. T. in Malz übergeführt wird. Hefezusatz führt dann zur Vergärung des Malzzuckers zu Alkohol und Kohlensäure. Dazwischen liegen noch mehr Präparationen und Stadien (Grünmalz, Trockenmalz, Maische, Würze usw.), auf die hier nicht eingegangen werden kann [Näheres bei C. VON NOORDEN u. H. SALOMON (Z)]. Je nach Herstellung schwankt der Alkoholgehalt zwischen 2—15%.

Der Geschmack des Bieres ist hauptsächlich durch Extraktstoffe, vor allem aus Hopfen, bedingt. Der CO_2-Gehalt bewirkt die erfrischende Wirkung.

Der *Wein* wird gleichfalls durch Gärung, und zwar von Trauben und anderen Obstarten gewonnen. Die im Spätherbst geernteten Beeren werden sorgfältig von Stielen und Kämmen befreit und dann zur Maische zerdrückt. Der ausgequetschte Saft, der Most, wird in Gärungsfässer eingefüllt und der Haupt- und Nachgärung unterworfen.

Beim Abfüllen bleiben die ausgefallenen Stoffe (Eiweiß, Pectine, Gerbsäure, Weinstein usw.) zurück, und der Wein klärt sich [Näheres über die Herstellung und die verschiedenen Weinsorten bei VON NOORDEN u. SALOMON (Z)].

Die *Branntweine* werden durch Destillation vergorener, alkoholhaltiger Flüssigkeiten gewonnen. Durch Zusatz von Zucker und Geschmacks- und Geruchsstoffen werden sie zu Likören. Ausgangsmaterialien sind Wein, Kartoffeln, Cerealien und die verschiedensten Obstarten. Das Hauptweindestillat ist der Cognac. Der Alkoholgehalt der Weine schwankt zwischen 5 und 16%, bei den Branntweinen und Likören zwischen 33% (Wodka) und 53% (Rum).

Als letztes und in mancher Beziehung wichtigstes Genußmittel sind die *Gewürze* zu nennen, denn ohne sie ist es nahezu unmöglich, eine wirklich schmackhafte Kost zuzubereiten, besonders gilt das für Suppen und Gemüse. Im allgemeinen werden sie nur in sehr kleinen Mengen verwandt.

Der Hauptgewürzstoff ist das Kochsalz, von dem als Nahrungsstoff schon die Rede war. Im allgemeinen werden täglich rund 10—20 g NaCl beim Gesunden zusätzlich der Nahrung zugefügt, doch ist das Verlangen nach Salz individuell außerordentlich verschieden. Im allgemeinen empfiehlt es sich, möglichst niedrige Mengen zu nehmen.

Die eigentlichen Gewürze sind die Blätter, Blüten, Früchte und Wurzeln der verschiedensten Pflanzen oder aus ihnen gewonnene Stoffe von sehr verschiedenem, aber für die einzelne Pflanze charakteristischem Geschmack. Von den deutschen Pflanzen seien erwähnt Schnittlauch, Petersilie, Zwiebel, Sellerie, Kümmel, Thymian, Knoblauch, Salbei, Kerbel, Pimpinelle, Majoran u. a.

Schärfer im Geschmack sind im allgemeinen die ausländischen Gewürze, wie Pfeffer aus dem Pfefferstrauch (Ostindien), Muskat (als Nuß oder Blüte) des Muskatbaumes der Antillen, Gewürznelke (Myrtenknospe aus Ostindien), Vanille (Schote einer Orchidee aus Südamerika und Niederländisch Indien), Ingwer (Wurzel der Ingwerpflanze aus Ostindien und China), Paprika (schotenartige Beere von Capsicumarten) und Senf. Senfmehl sind die enthülsten und zermahlenen Samenkörner mehrerer Senfpflanzen (Brissica und Sinapsis). Der Speisesenf oder Mostrich ist ein aus dem Samen verschiedener Senfpflanzen unter Zugabe von Weinmost, Essig, verschiedenen Gewürzen, eventuell auch Sardellen oder Anchovis versetzter Brei, der neben Pfeffer das schärfste Gewürz darstellt.

Zum Würzen werden auch Essig und Citronensaft benutzt, wenn sie auch keine eigentlichen Gewürze sind. Essig ist durch Essigbakterien vergorener Weingeist. Die Geschmackssubstanz in der Citrone ist die bittere Citronensäure (5—10%). Beide dienen dem gleichen Zwecke, den Speisen, vor allem den Salaten, einen gewissen bitteren Geschmack zu verleihen, der bei der Citrone feiner ist als beim Essig.

Zum Schluß seien noch einige Hinweise hinsichtlich der Zubereitung der Nahrungsmittel in Rücksicht auf ihren Vitamingehalt gegeben [vgl. STEPP u. Mitarb. (Z), 6. Aufl., S. 448]:

1. Die Nahrungsmittel sollen möglichst frisch verwendet werden.

2. Vor ihrer Zubereitung sollen die Hauptvitaminträger Gemüse und Obst nicht zu lange gewaschen oder gewässert werden.

3. Die Kochzeit soll kurz gehalten werden, wobei das Dämpfen schonender ist als das Kochen.

4. Das Kochwasser soll möglichst mitverwendet werden.

5. Bei den Kartoffeln ist die Pellkartoffel die ökonomischste Verwendungsform.

6. Aufwärmen von Speisen und Kochkistenverwendung sind möglichst zu vermeiden.

7. Kupferkessel und -töpfe sind besonders für Obst- udd Gemüsekochen zu vermeiden.

Längeres Lagern führt bei den meisten Gemüsen zu erheblichen Vitaminverlusten, besonders bei dem labilen Vitamin C (50—80%), nur bei der Kartoffel und dem Apfel ist der Verlust relativ gering. Vitamin A geht nur wenig verloren, während die anderen Vitamine ganz oder nahezu ganz erhalten bleiben.

Es ist ein großes Glück, daß alle Vitamine koktostabil sind, sofern die Erhitzung nicht zu lange dauert. Immerhin geht selbst bei kurz gekochten Gemüsen 15% der Vitamine zu Verlust, bei fortgegossenem Kochwasser sogar 60%. Beim Vitamin A sind es 5—10%, beim Auslassen der Butter sind es sogar 20%, bei sehr lange gekochter Milch sogar fast 100%. Im Gegensatz dazu schädigt der Backprozeß Vitamin A nur sehr wenig. Die anderen Vitamine werden, soweit bisher bekannt, so gut wie gar nicht geschädigt.

Daß mit zunehmender Ausmahlung des Brotes der Gehalt an B-Vitaminen abnimmt, wurde schon erwähnt. Mit dem Backprozeß hat das nichts zu tun. Die Tatsache, daß im allgemeinen Avitaminosen doch recht seltene Krankheiten in Deutschland sind, spricht dafür, daß der Vitamingehalt unserer gemischten Kost so groß ist, daß die Verluste durch unzweckmäßige Lagerung, Konservierung und Zubereitung im allgemeinen bei normaler Ernährung nicht entscheidend ins Gewicht fallen.

Literatur

I. Zusammenfassende Darstellungen und Tabellen (Z)

ATWATER, W. G.: Principles of nutrition and nutritiv Value of food. Farm. Bull. 142, US Dept. Agricult.

BÖRNER, A., A. JUKENACK u. J. TILLMANS: Handb. der Lebensmittelchemie, 8 Bände, Berlin: Springer 1933—1936.

v. D. DECKEN, H.: Verbrauchsstatistiken als Grundlage der Produktions- und Verbrauchslenkung. Die Ernährung 3, 213 (1938).

GLATZEL, H.: Ernährungskrankheiten und Ernährungstherapie. Handb. der inn. Med. 4.Aufl. VII₂ B. 313 (1954).

HINTZE, K.: Geographie und Geschichte der Ernährung. Leipzig: Thieme 1934. — v. HOESSLIN, H.: Verdaulichkeit, Bekömmlichkeit und Wirksamkeit unserer Nahrung. 2. Aufl. Berlin-München: Urban & Schwarzenberg 1948. — HEUPKE,: Diätetik. 3. Aufl. Dresden und Leipzig: 1947.

JACOBS, A., u. O. FLÖSSNER: Nährstoff- und Nährwertgehalt von Lebensmitteln, bearb. vom Statist. Reichsamt in Verbindung mit dem Reichsgesundheitsamt. H. 11, „Die Ernährung". Dresden: A. Barth 1943.

KÖNIG, J.: Chemie der Nahrungs- und Genußmittel. 5. Aufl. Berlin: Springer 1929 (weitere Auflagen erschienen).

LANG, K., u. R. SCHOEN: Die Ernährung. Berlin-Göttingen-Heidelberg: Springer 1952.— LESTER, MC.: Nutrition and diet, in health and diseases, 2ed. Philadelphia and London: Saunders & Co. 1931.

von Noorden, C., u. H. Salomon: Handb. d. Ernährungslehre, Bd. I. Allgemeine Diätetik. Berlin: Springer 1920.

Rubner, M.: „Ernährung" in Handb. d. Lebensmittelchemie 1, 1145 (1933).

Schall, H.: Nahrungsmitteltab. 15. Aufl., Leipzig: Barth 1949. — Schmidt, B.: Die Ernährung des deutschen Volkes unter besonderer Berücksichtigung der Ernährung seines Heeres. Berlin: Mittler & Sohn 1940. — Schwenkenbecher, A.: Nahrungsmitteltab. Marburg. — Sherman, H. C.: Footproducts, 2 ed. New York: The MacMillan Comp. 1924. Societé des Nations, Bulletin de l'Organisation d'Hygiène Vol. VI. Nr. 2 Avril 1937, zit. bei Ertel, Die Ernährung, 3, 49 (1938). — Statistisches Jahrbuch für das deutsche Reich 1938. v. Tyska: Die Ernährungsweise deutscher und amerikanischer Arbeiter. Klin. Wschr. 1931, 124.

Ziegelmayer, W.: Unsere Lebensmittel u. ihre Veränderungen, Dresden 1933. — Die Ernährung des deutschen Volkes, 5. Aufl. Berlin u. Dresden: Steinkopff. 1947.

II. Einzelarbeiten

Brilat-Savarin, A.: Physiol. d. Geschmacks, deutsch. Braunschweig, 1888.

Diemair, W.: Die Verarbeitung der Lebensmittel in „Die Ernährung", herausgegeben von K. Lang u. R. Schoen, S. 135 ff. Berlin-Göttingen-Heidelberg: Springer 1952.

Egle,: Die Ernährung der Olympiakämpfer während der 16 Kampftage der 11. Olympiade Berlin 1936. Die Ernährung, 2, 241 (1937). — Ehrlich, F.: Biochem. Z. 168, 263 u. 169, 13 (1926); 203, 343 (1928); 212, 162 (1929). — v. Fellenberg, Th.: Biochem. Z. 84, 45 u. 118 (1918). — Fink, K.: Chem. 48, 34 (1945). — Flössner, O.: Ernährungsphysiol. Grundfragen zum Nahrungsverbrauch der europäischen Völker. Probleme der Weltwirtschaft 70, 73 (1942).

Gemeinhardt, K.: Südd. Apoth.Ztg. 6, 128 (1947).

Hahn, W.: Die Ernährungswirtschaft Europas in den Jahren 1936—38. Probleme der Weltwirtschaft 70, 18 (1942). — Harmsen, W.: (Papiercalorien) Hippokrates 19, H. 4. 97 (1948). — Heupke, u. Belz: Arch. f. Hyg. 114, 56 (1935).

Jaffa, M. E.: Dep. of Agric. Bull. 132. Washington 1902.

Koidzumi,: Über die Ernährung des Japaners sowie den physiol. Wert des tägl. Lebens, Beiträge zur Massenernährungsfrage. Kaiserl. Militärärztl. Akad. Tokyo. 1930. Ergänzung 1939.

Lusk, Gr.: The elements of the Science of nutrition. 4. ed. S. 465, Philadelphia a. London: Saunders & Co. 1928.

Maurizio: Die Nahrungsmittel aus Getreide, Bd. I. Berlin 1917. — Mieleck, O.: Die Ernährungsgewohnheiten der Völker Europas im Frieden. Landpost Folge 30 u. 31, Berlin 1940.

Neisser, A., u. H. Bräuning: Münch. med. Wschr. 1911, 1955. — Neumann, R. O.: Arch. f. Hyg. 54, 1 (1902).

Pendl, E.: Klin. Wschr. 1946, 179. — Penew, L.: Habilitationsschrift Würzburg 1942.

Rein, H.: Lehrbuch d. Physiol. 4. Aufl. Berlin: Springer 1941. — Rieder, H.: Z. Biol. 20, 378 (1884). — Rubner, M.: Arch. f. Anat. u. Physiol. Physiol. Abt. 237 (1916) (Äpfel u. Erdbeeren).—Arch. f. Physiol. 286 (1915) (Pilze). —Rubner, M., u. K. Thomas: Arch. f. Physiol. 165 (1916) u. S. 1 (1918). Rubner, M.: Sitzgsber. preuß. Akad. Wiss., Math. naturwiss. Kl. S. 341 (1920), 284 (1926), 15, 1 (1928) u. Deutschl. Volksernährung, zeitgemäße Betrachtung, Berlin 1930.

Schenk, P.: Münch. med. Wschr. 1936, 1535. — Med. Welt 1936, 1537 u. 1609. — Die Ernährung 2, 1, 246 (1937). — Stenger, K.: Klin. Wschr. 1948, 257.

Voit, C., u. L. Hermanns: Hdb. d. Physiol. 6, 519 (1881).

3. Besondere Ernährungsregime (Vegetarianismus und Rohkost)

Der Vegetarismus oder Vegetarianismus, die Ernährung lediglich mit Pflanzennahrung, geht bisweit ins Altertum zurück (Geschichte bei Hintze). In seiner milden Form vermeidet er lediglich das Fleisch und die inneren Organe geschlachteter Tiere, während Produkte der lebenden Tiere, wie Milch, Milchprodukte und Eier erlaubt sind. Es entspricht das der sogenannten lactovegetabilischen Kost. In der strengen Form sind alle animalischen Nahrungsmittel verboten. Nur diese ganz einseitige Form der Ernährung steht hier zur Diskussion. Als Hauptahnherr gilt Pythagoras (um 530 v. Chr.). Ferner berufen sich seine Anhänger auf Buddha, Sokrates, Plato, Epikur, Seneca u. a., doch ist es nicht immer klar, ob es sich bei diesen um die Empfehlung der milden oder strengen Form gehandelt hat. Seit J. Newtons Buch „Return to nature" (London, 1811, zit. bei Hintze) und

SILVESTER GRAHAMS Standardwerk „Lectures on the science of human life" (1839) ist der Vegetarismus zu einer besonderen Lehre geworden. In Deutschland wurde er vor allem durch das große einbändige Werk von E. BALTZER, „Die natürliche Lebensweise, der Weg zur Gesundheit und socialem Heile" (Nordhausen, 1867 bis 1872), propagiert. ALBU schätzte 1908 die Zahl der Vegetarianer in Deutschland am Anfang dieses Jahrhunderts auf etwa 2000. 1933 gab es etwa 20 Vegetarier-vereine mit unbekannter Mitgliederzahl. Bekannt ist, daß einige Mönchsorden, wie Trappisten, Mönche des Klosters vom Berge Athos in Griechenland milde Vegetarianer sind, z. T. mit der Erlaubnis von Fisch, während in Indien und Japan ganz strenge Klöster und Sekten bestehen. Während früher der Vegetarismus fast ausschließlich von Laien verwendet wurde und vielfach ethische, religiöse und weltanschauliche Gesichtspunkte maßgebend waren, hat sich seit Anfang des Jahrhunderts (G. VON BUNGE und ALBU) auch die Wissenschaft mit ihm be-schäftigt. Die Hauptvertreter sind CHITTENDEN (in Amerika), HINDHEDE (in Dänemark), RÖSE, der zeitweise auch an meiner früheren Klinik arbeitete, und R. BERG (in Deutschland). Die Selbstbeobachtungen von HORACE FLETCHER, der durch gründliches Kauen zu einer erstaunlichen Verminderung der Nahrungs-zufuhr fast nur mit Vegetabilien kam, waren für CHITTENDEN, den Physiologen der Yale-Universität in Newhaven, 1902, der Anlaß zu einem großen Ernährungs-experiment auf breitester Grundlage. Es wurde die ganz vorwiegend vegetabilische Eiweißzufuhr auf etwa 50%, die Calorienmenge um etwa 30% des damals geltenden Bedarfs, ohne Beeinträchtigung von Wohlbefinden und Leistungsfähigkeit er-niedrigt. Das N-Gleichgewicht wurde gewahrt. CHITTENDEN schloß aus diesen Versuchen, daß 52—60 g Eiweiß für den Erwachsenen vollkommen genügen. O. COHNHEIM hat diese Folgerungen einer sehr eingehenden Kritik unterzogen, in der er vor allem darauf hinwies, daß aus der Tatsache, daß 108 Studenten mit der genannten Menge eben auskommen, niemals Schlüsse für die Volksernäh-rung gezogen werden dürfen. BENEDICT u. a. haben diese Untersuchungen be-stätigt, allerdings ohne ihren weitreichenden Schlußfolgerungen zuzustimmen. Es kann wohl auch keinem Zweifel unterliegen, daß viele Menschen mit etwa 50 bis 60 g vorwiegend pflanzlichem Eiweiß auskommen.

HINDHEDE und RÖSE gingen aber noch einen Schritt weiter, indem sie bei einer allerdings calorisch ausreichenden Kost die Eiweißmenge von CHITTENDEN halbierten und glaubten, mit etwa 25—30 g rein pflanzlichem Eiweiß oder noch weniger auskommen zu können. Allerdings empfahlen sie sie nicht für die Volks-ernährung. RÖSE vermochte mit einer Nahrung, die lediglich aus den hervor-ragenden, von ihm selbst gezüchteten Kartoffeln und Margarine bestand, sich monatelang annähernd ins N-Gleichgewicht zu setzen. Als er aber damals im Anschluß daran zu weiteren Untersuchungen in unsere Klinik kam, befand er sich bereits an der Grenze des prämortalen Eiweißzerfalls. Eine geringfügige Erkältung genügte, um die annähernd ausgeglichene N-Bilanz sofort stark negativ zu gestalten. Er lehnte daher die extrem niedrigen Zahlen von HINDHEDE ab. R. BERG (Z) betonte vor allem den hohen Basengehalt der pflanzlichen Kost für die Erniedrigung des Eiweißbedarfes. Es hat an dieser Stelle kein Interesse, auf die zahlreichen an sich, MADSEN u. a. angestellten Versuche HINDHEDES mit Brot und Kartoffeln einzugehen. Sie sind von verschiedener Seite, besonders RUBNER (Z), stark kritisiert worden. Es interessiert hier auch nicht die Frage des Eiweißminimums, die schon früher behandelt wurde, sondern das Problem, ob der Mensch für lange Zeit bei einer ausschließlich pflanzlichen Nahrung gesund und leistungsfähig bleiben kann und ob der Vegetarianismus als Volksernährung in Betracht kommt. Es ist zuzugeben, daß manche Menschen sehr lange rein vege-tarisch leben können, auch bei intensiver Arbeit, sofern sie die genügenden Gesamt-

calorien (bei Madsen, Hindhedes Diener bis 5000 cal/Tag) zu sich nehmen. Die
längsten angeblich kontrollierten Versuche dauerten 2—3 Jahre. Das ist aber für
die Frage, ob ein solches einseitiges Ernährungsregime auf die Dauer durchführbar
ist, wahrscheinlich eine noch zu kurze Zeit. C. von Noorden u. H. Salomon (Z)
fordern mit Recht, daß erst die 2. Generation eine Antwort geben kann, wenn die
rein pflanzliche Kost schon lange Zeit vor dem Fortpflanzungsalter genossen
wurde.

Der stärkste Einwand, den man gegen den Vegetarismus strengster Observanz
machen kann, ist mit der, daß dem pflanzlichen Eiweiß eine Reihe der exogenen
Aminosäuren fehlt, die der Körper selbst nicht herstellen kann, wenn
ihre Minimalmengen vielleicht auch tiefer als die auf S. 34 mitgeteilten Zahlen
liegen. Daher *muß* nach dem Liebigschen Minimumgesetz der menschliche Organismus nach längerer Zeit Mangelerscheinungen aufweisen. Geschieht das nicht,
so sind entweder die Resultate der modernen Aminosäureforschung falsch, oder
aber die Versuchsbedingungen der Vegetarier sind nicht einwandfrei durchgehalten
worden, indem hin und wieder doch kleine Mengen exogener Aminosäuren animalischer Herkunft aufgenommen wurden. Um diese Alternative kommt man meines
Erachtens nicht herum, und es dürfte wohl angesichts der absoluten Exaktheit der
auf breitester Basis angestellten biochemischen Tierversuche kein Zweifel bestehen,
wie diese Alternative zu entscheiden ist, zumal in den Versuchen von Hindhede,
worauf schon J. Christiansen hinwies, in die langen Versuchsreihen immer wieder
Perioden mit Eiweiß und Vitaminen eingeschaltet wurden. Fraglich bleibt nur
der Termin, an dem die kritische Situation eintritt. Viele Jahre kann es nicht
dauern. Es wäre erstaunlich, wenn bis dahin 2—3 Jahre vergehen sollten. Hindhedes Versuche beweisen das jedenfalls nicht.

Mit einem solchen Risiko darf aber ein Ernährungsregime, das als allgemeine
Volksernährung angepriesen wird, unter keinen Umständen belastet werden. Der
einzelne Fanatiker mag es für sich tragen, aber niemals die breite Masse, für die
immer der Optimalbedarf maßgebend ist.

Andere Einwände kommen von der Praxis der Ernährung bei maximalen
Leistungen. Schon W. Caspari hat darauf hingewiesen, daß alle Völker, die in
der Weltgeschichte etwas geleistet haben, eine gemischte Kost zu sich genommen
haben. Auch Moses, David, Salomon, Jesus u. a. aßen beglaubigterweise Fleisch.
Sehr interessant ist, daß fast alle Olympiakämpfer in großen Mengen Fleisch zu
sich nehmen, wie Schenk hinsichtlich der Olympiade in Berlin (1936) festgestellt
hat. Unter den Siegern befand sich anscheinend kein Vegetarianer. Wenn auch
nicht bestritten werden soll, daß auch Vegetarianer erstaunliche Leistungen fertig
bringen — man denke nur an die Matterhornbesteigung des 67jährigen Hofrats
Röse ohne vorausgegangenes intensives Training —, so scheint es mir doch sicher,
daß die Streiter in den großen internationalen Wettkämpfen mit Instinkt und mit
Absicht die Ernährung wählen, von der sie sich die beste Leistung erhoffen.

Weiter lassen sich ernährungstechnische Einwände erheben. Es ist nicht ganz
einfach, eine Kost mit einem genügenden Caloriengehalt und etwa 80 g Eiweiß in
rein pflanzlichen Nahrungsmitteln aufzunehmen, da sie außerordentlich voluminös ist und den Magendarmkanal erheblich belastet. 80 g Eiweiß müssen aber vorhanden sein, um auf Chittendens Zahl von 50—60 g zu kommen, da bei einer
Vegetabilienkost mindestens 25% des N. im Kote wieder erscheinen, wobei es
gleichgültig ist, wie weit dieser aus Nahrungsüberresten, vermehrten Darmsekreten und üppig wuchernden Bakterien stammt. Die rein vegetabilische Diät ist
also ausgesprochen unökonomisch. Das gilt auch, wie die folgende Zusammenstellung zeigt, für den physiologischen Nutzeffekt, unter dem Rubner den Brennwert der Nahrung nach Abzug der Harn- und Kotcalorien versteht.

Bei einer Kost mit unserem Hauptnahrungsmittel, dem Brote, kann mithin der Nutzwert bis auf 73,5% absinken (vgl. Tab. 34), allerdings gibt es auch günstigere Zahlen bei vegetarischer Nahrung. Die Unterschiede sind also individuell sehr verschieden, und gewiß spielt dabei auch Gewöhnung und Anpassung eine Rolle.

Tabelle 34

| | Calorienverlust | | Physiologischer Nutzeffekt |
	im Harn %	im Kot %	%
Gemischte Kost fettreich (RUBNER)	3,87	5,7	90,4
Gemischte Kost fettarm (RUBNER)	4,65	6,0	89,3
Kartoffelkost (RUBNER)	2,0	5,6	92,34
Brotkost aus geschältem Roggen (RUBNER) . .	2,4	15,5	82,1
Brotkost aus ungeschälten Roggen (RUBNER) .	2,2	24,3	73,5
Vegetarische Kost (CASPARI Z)	1,35	8,0	90,7

R. STÄHELIN hat auch andere Faktoren als N-Gleichgewicht und Resorption untersucht (Gasentwicklung, Einflüsse auf Blutdruck, Nierenleistung, Nervensystem, Muskelleistung usw.), ohne dabei sichere Unterschiede zu finden, nur die Nieren werden bei der vegetabilischen Kost weniger beansprucht. Der minimale Fettbedarf ist wohl immer gedeckt, sofern Margarine mit verabreicht wird. Ebenso sind Mineralien und wasserlösliche Vitamine genügend vorhanden, die fettlöslichen sind allerdings sehr knapp, was auch auf die Dauer zu Störungen führen muß.

Über die weltanschaulichen Hintergründe des Vegetarismus läßt sich nicht streiten. Das harte Urteil RUBNERs (Z): „In den Vegetarismus verwebte sich zu allen Zeiten ein gut Teil falschen Humanismus einerseits und Naturheilkunde andererseits" möchte ich ebensowenig wie VON NOORDEN u. SALOMON (Z) unterschreiben. Es läßt sich bis zu einem gewissen Grade verstehen, wenn es manchen Menschen widerstrebt, Organe von Tieren zu essen, die ihretwegen getötet werden mußten. Dieses Bedenken fällt aber gegenüber tierischen Produkten wie Milch, Butter, Käse, Eier usw. fort. Sicherlich ist aber auch der milde Vegetarismus als allgemeine Volksernährung abzulehnen, und RUBNER hat völlig recht, wenn er im Anschluß an die mehrfach schon erwähnten Berechnungen über den tatsächlichen Verzehr von 450 Millionen Kulturmenschen am Schlusse seiner berühmten Akademierede sagt: „Vorläufig und für einige Zeit bleibt es in der täglichen Kost bei der Empirie der großen Massen. Der einzelne kann irren, die große Masse verfolgt aber instinktiv und triebhaft gewisse, wenn auch kaum geahnte Ziele."

In der vergangenen Hungerzeit war der vegetarischen Propaganda jeder Wind aus den Segeln genommen. Zwangsweise waren wir damals fast alle zu milden Vegetarianern geworden. Das war schon im ersten Weltkriege so (vgl. P. ELTZBACHER, R. KUCZYNSKI, ZUNTZ, MAY u. a.). Daß wir ihn damals und jetzt überstanden haben, kann nicht für den Vegetarismus ins Feld geführt werden, denn ein ausgesprochener Vegetarismus lag gar nicht vor.

Auf die große Bedeutung einer strengen oder milden vegetarischen Kost für die Behandlung vieler Krankheiten, soll an dieser Stelle nicht eingegangen werden. Davon wird später bei der Besprechung der Stoffwechselkrankheiten die Rede sein. Die überragende Rolle in der Diät steht bei manchen außerhalb jeder Diskussion.

Eine Sonderform des Vegetarismus ist die *Rohkost* (vgl. dazu die eingehenden Referate und Literaturangaben von FRIEDBERGER, SCHEUNERT, STEPP und die Arbeiten von EYMER). Unter Rohkost versteht man die Aufnahme ungekochter und auch sonst nicht physikalisch oder chemisch veränderter Nahrungsmittel. Es

ist zweifellos die älteste Ernährungsweise, die bei ganz primitiven Völkern zum
Teil auch heute noch, besonders in tropischen und subtropischen Gebieten, heimisch
ist. Wenn der Säugling an der Mutterbrust trinkt, oder der Eskimo rohes Fleisch
ißt, so sind sie schließlich auch Rohköstler. Im allgemeinen wird aber unter Rohkost heute in erster Linie die Aufnahme ungekochter vegetabilischer Nahrung
(Gemüse, Obst usw.) verstanden.

Der wirksamste ärztliche Vorkämpfer dieser Kostform, der seit 6 Dezennien in
Wort und Schrift sowie vor allem in seinem Sanatorium bei Zürich immer wieder
für diese Lebensweise eintritt, war BIRCHER-BENNER (Z), der in LEHMANN (Lit.
bei BIRCHER-BENNER) einen gewissen Vorgänger hatte. Sein Sohn setzt die
Tradition des Vaters fort. Den Rohköstlern, vor allen den ärztlichen, ist aber diese
Kostform weit mehr als ein besonderes Regime für die Behandlung einzelner
Krankheiten, viel mehr eine Lebensweise als Teil ihrer Weltanschauung. Anfang
der 20er Jahre setzte eine so gewaltige Propaganda dieser Ernährungsfanatiker
ein, daß gegen „ihre Schreckensherrschaft" in London sogar ein Club der Allesesser
gegründet wurde.

Ausgangspunkt für BIRCHER-BENNER war 1895 ein ärztliches Erlebnis. Bei
einem Kranken mit einem ungewöhnlich schweren, aller damaligen Therapie
trotzenden Magenleiden sah er durch vegetablische Rohkost eine auffallende
Besserung. Andere ähnliche Beobachtungen schlossen sich an. Anknüpfend an
OSTWALDS Ausspruch: „Wir essen in den Pflanzen Sonnenenergie" (Lit. bei
BIRCHER-BENNER) und auf Grund reichlich unklarer und anfechtbarer Folgerungen
und Interpretationen des so oft mißverstandenen 2. Hauptsatzes der Thermodynamik kam er zu der Vorstellung, daß in den rohen Vegetabilien ein besonders hochwertiges Nahrungspotential, eine besondere, nicht in Calorien ausdrückbare Ener-
gieform, enthalten sei. Diese soll durch den Kochprozeß verlorengehen.

Die strenge Form der Rohkost hat im Hinblicke auf eine Allgemeinernährung,
wie sie von ihren Anhängern erstrebt wird, eine große Reihe von Nachteilen. Sie
ist an sich sehr calorienarm. Ohne Korrekturen durch Zusatz von Butter, Öl, Margarine usw. läßt sich der Brennwert kaum wesentlich über 1000 Calorien steigern,
aber auch mit solchen Zugaben wird man im allgemeinen schwer über 2000 Calorien hinauskommen. Für Arbeiter mit hohem Calorienbedarf scheidet die Rohkost
als Ernährungsregime von vornherein aus, so daß schon damit allein ihr Schicksal
als Volksernährung besiegelt ist.

Der Eiweißgehalt läßt sich ohne Zulagen nur schwer auf das Minimum von
40—50 g bringen, es sei denn, daß man sehr große Mengen von den schwer verdaulichen Nüssen oder Mandeln verwendet oder doch eine Anleihe bei Milch und
Eiern macht. Nur auf dem letzteren Wege läßt sich das Defizit an exogenen Aminosäuren, die dem pflanzlichen Eiweiß zum großen Teile fehlen, decken. Ein Vorteil
ist der geringe Gehalt an Purinen. Reich ist der Gehalt an Kohlenhydraten jeder
Art, der noch durch Zusatz von Zucker oder Honig sich erhöhen läßt.

Fett ist primär in der Rohkost so gut wie gar nicht vorhanden, daher ist es
nötig, den rohen Nahrungsmitteln reichlich Butter, Öl und Rahm, besonders beim
Anmachen von Salaten, zuzusetzen. Besonders beliebt ist die Remouladensauce,
die allerdings die Verwendung von Eigelb erfordert.

Die Rohkost enthält wenig Kochsalz, dafür reichlich andere Mineralien, besonders Calcium und Kalium, die Asche mehr basische als saure Bestandteile. Es ist
Geschmackssache, ob man die rohen Gemüse salzt oder Gewürze hinzugibt. Beides suchen die Rohköstler möglichst zu vermeiden. Das Obst mit seinem angenehm
schmeckenden Fruchtsäuren bedarf ja höchstens der Zusätze von Zucker.

Die Rohkost enthält reichlich wasserlösliche Vitamine, besonders C, von den
fettlöslichen Vitaminen genügend A bzw. Carotin und E (vor allem in den

Cerealien), während D weitgehend fehlt. Dieser Nachteil läßt sich natürlich durch Butter korrigieren. Hinsichtlich der Frage der Vitaminzerstörung durch den Kochakt sei auf S. 168 verwiesen.

Die Rohkost belastet natürlich den Magendarmkanal sehr erheblich, da sie wegen ihres hohen Wassergehaltes und ihrer intakten Zellwände sehr voluminös ist. Ihr Gewicht, abgesehen von Milch und sonstigen Flüssigkeiten, beträgt 2000 bis 2500 g. Das Kauen muß sehr sorgfältig vorgenommen werden. Der Aufenthalt im Magen scheint wider Erwarten etwas (etwa $^1/_2$—$^3/_4$ Std) kürzer zu sein, als der der gleichen Kost im gekochten Zustande (HAWK). Es hängt das wohl damit zusammen, daß keine Aufspaltung im Magen erfolgt. Auch die Darmpassage scheint nicht verlängert zu sein. Dagegen ist die Stuhlmenge 2—3fach größer als bei der gekochten Kost. Dem entspricht ein hoher N- und Calorienverlust. Ein Ausnutzungsselbstversuch mit Rotkraut von FRIEDRICH (unter LEHMANN), den SCHEUNERT (Z 35) anführt, ergab folgendes vergleichende Resultat.

Tabelle 35. *Vergleich der Ausnutzung zwischen rohem und gekochtem Gemüse (Rotkraut) beim gleichen Menschen (nach SCHEUNERT)*

Rotkraut	organische Substanz %	Eiweiß %	Kohlenhydrate %	Rohfaser %
roh	83,6	84,6	90,5	80,6
gekocht	86,0	86,1	91,2	89,4

Es ergibt sich also eine deutliche, wenn auch nicht große Überlegenheit der gekochten Kost.

Eiweißbilanzversuche von JANSEN, ALBU, CASPARI, und ILZHÖFER (zit. bei FRIEDBERGER) an reinen Rohköstlern zeigten ein N-Gleichgewicht mit sehr geringer Eiweißmenge. Die gleiche Kost im gekochten Zustande wurde damit nicht verglichen.

Es ist von Rohköstlern behauptet worden, daß der Calorienbedarf bei Arbeit ein geringerer wäre als in der Norm. Ein entsprechender Versuch von ILZHÖFER an POTZ, der das auch für sich angab, zeigte aber, daß sein Calorienbedarf durchaus der Norm entsprach (2550 Cal bei 36000 mkg).

Richtig ist, daß die rohen Vegetabilien Fermente enthalten, vor allem Katalase, und daß diese durch Kochen zerstört werden (Lit. bei SCHEUNERT). Die Ausnutzung der gekochten Pflanzenkost leidet darunter aber nicht, da die Fermente des Verdauungstractus schon allein optimal verdauen. Nur für das rohe Eiereiweiß gilt das nicht, während das gekochte Ei sehr gut verdaut wird. Hier verhält sich also die Rohware erheblich ungünstiger als die Kochware. Die Eiweißfäulnis ist natürlich bei der Rohkost gering.

Die *Bekömmlichkeit* der Rohkost ist für manche Menschen sehr schlecht. Die abnormen Zersetzungen der noch unaufgeschlossenen Zellwandbestandteile führen vielfach zu Schmerzen, Blähungen und lästigem Meteorismus. Besonders ist das bei Nüssen und einzelnen Salaten der Fall.

Auch hier macht die Gewöhnung viel, so daß viele Rohköstler durch keine Mißgefühle gestört werden oder sie wenigstens nicht zugeben, wie die Versuchsperson von CASPARI, die zum Skelet abgemagert, im schwersten N-Defizit volle Beschwerdefreiheit angab. Der Sättigungswert ist primär groß, aber schon nach relativ kurzer Zeit pflegt sich meist wieder der Hunger einzustellen.

Die *Beschaffung* einer guten, vielseitigen Rohkost ist sehr teuer, etwa $1^1/_2$ mal kostspieliger als die normale gemischte Kost, zumal nur bestes, ganz frisches Material benutzt werden darf. Die Zubereitung einer wirklich schmackhaften Rohkost stellt große Anforderungen an die Küche. Nicht nur müssen die Nahrungsmittel sehr gründlich gereinigt werden, um den leicht vorkommenden Infektionen vorzubeugen, sondern auch die Herrichtung und Zusammenstellung der Kost erfordert viel Geschick und Sorgfalt.

Es ist klar, daß für eine so wichtige Ernährungsfrage wie die, ob unsere pflanzlichen Nahrungsmittel roh oder gekocht genossen werden sollen, auch Tierversuche herangezogen worden sind.

Die anfänglich *für* die Rohkost sprechenden Versuche von FRIEDBERGER (Z) konnten später von ihm selbst nicht mehr bestätigt werden. Vielleicht zeigten die ausgedehnten vergleichenden Versuche an wachsenden Ratten von SCHEUNERT (Z S. 172), daß in mancher Beziehung die Rohkost der gekochten Kost unterlegen ist, wenn auch die Unterschiede nicht sehr groß waren. Interessant ist, daß rohe Eier, anscheinend wegen des Eiereiweißes, die Fortpflanzung schädigen, während hartgekochte Eier diesen Effekt nicht haben.

Angesichts dieser Sachlage kann von einer Überlegenheit der Rohkost gegenüber der gekochten Kost nicht die Rede sein. Die Rohkost kommt aus all den angeführten Gründen als allgemeines Volksernährungsregime nicht in Betracht.

Ihre große Bedeutung in der Diätetik von Krankheiten wird dadurch natürlich nicht geschmälert, doch soll auf diese Frage hier nicht eingegangen werden (vgl. dazu die zusammenfassenden Darstellungen). Soweit die in diesem Buche behandelten Krankheiten für eine Rohkosttherapie in Betracht kommen, wird später bei deren Besprechung davon die Rede sein.

Anhangsweise sei erwähnt, daß nicht nur rohe Pflanzen, sondern sogar rohe Erde als Nahrung verwandt wird (Geophagie), und zwar nicht nur im Altertum, sondern auch heute noch bei vielen primitiven Völkern (Geschichte und Vorkommen bei MAURIZIO und HINTZE). So vermischte man in Frankreich sogar noch 1843 Erde vielfach mit etwas Mehl und aß sie in Brotform. Eingehende Angaben über das Erdessen in Afrika finden sich in A. VON HUMBOLDTs Reiseberichten. Das gleiche kommt aber auch bei den Primitiven in anderen Erdteilen vor. Ursache dieser absonderlichen Nahrung ist offenbar das Verlangen, in der übrigen Kost noch fehlende Substanzen, hauptsächlich natürlich Mineralien, zu ergänzen oder zu ersetzen und das Hungergefühl zu betäuben. Zum Teil scheint sogar die Erde bei solchen Völkern als Leckerbissen betrachtet zu werden, vor allem von Schwangeren. Daß sie daneben auch diätetisch-therapeuthisch verwandt wurde, ist schon eher begreiflich. Es handelt sich um ein Kuriosum, das mit der zunehmenden Zivilisation der betreffenden Völker wohl nach und nach verschwinden wird.

Literatur

I. Zusammenfassende Darstellungen

ALBU, A.: Die vegetarische Diät. Leipzig 1902.

BERG, R.: Nahrungs- und Genußmittel. Dresden 1926. — Eiweißbedarf und Mineralstoffwechsel. Leipzig 1931. — BIRCHER-BENNER, M.: Grundzüge d. Ernährungstherapie 4. Aufl. Berlin: O. Salle 1926. — BUNGE, G., v.: Der Vegetarianismus. 2. Aufl. Berlin 1901.

CASPARI, O.: Physiol. Stud. üb. Vegetarismus. Pflügers Arch. **109**, 473 (1909). — CHITTENDEN, R. H.: Physiol. Economy in Nutrition. New York 1904. — CHRISTIANSEN, J.: Arch. f. Hyg. 118, 261 (1937).

EYMER, K., u. W. VOIGT: Rohkoststudien, Z. exper. Med. **69**, 679 1930.

FRIEDBERGER, E., A. SCHEUNERT, W. STEPP: Referate über Rohkost mit anschließ. Diskussion. Verh. d. Ges.f. Verd. u. Stoffw. Krht. 8. Tagung in Amsterdam. Sept. 1928. Verh S. 156, Leipzig: Thieme 1929.

GRAFE, E.: Med. Klin. **1934**, Nr. 15. — Obst und Gemüse in der Heilkunde, Nationalber. B für den 12. internationalen Gartenbaukongreß in Berlin 1938. Sekt. 12. Bd. II. S. 872, Berlin 1939.

HINDHEDE, M.: Arch. klin. Med. 111, 366 (1913). — Skand. Arch. Physiol. **31**, 259 (1914). — Die neue Ernährungslehre, deutsche Übersetzung aus dem Dänischen von F. LANDMANN,

2. Aufl. Dresden: Pahl 1923. — HINTZE, K.: Geographie u. Geschichte der Ernährung. Leipzig: Thieme 1934.

NOORDEN, G. v., u. H. SALOMON: Handb. d. Ernährungslehre. Bd. I Allgem. Diätetik, Berlin: Springer 1920.

PETERS, K.: Über die Berechtigung einer ausschließlichen Pflanzennahrung. Inaugur. Diss. Berlin 1890.

RUBNER, M.: Animalimus und Vegetarismus, Hdb. d. Hyg. 1, 139 (1911).

II. Einzelarbeiten

ABDERHALDEN, E., EWALD, FODOR, u. RÖSE: Versuche über den Bedarf an Eiweiß unter verschiedenen Bedingungen. Pflügers. Arch. 160, 511 (1915).

COHNHEIM, O.: Die Physiol. d. Verdauung u. Ernährung, Wien 1908.

ELTZBACHER: Die deutsche Volksernährung u. der engl. Aushungerungsplan. Braunschweig (1914).

HAWK u. Mitarb.: Amer. J. Physiol. 49 ff. — HUMBOLDT, A. v.: Ansichten der Natur, Stuttgart 1877. — Reise in die Äquatorialgegenden, Stuttgart 1889.

ILZHÖFER: Arch. f. Hyg. 96, 1902 (1925).

KUCZINSKI-ZUNTZ: Unsere bisherige und zukünftige Ernährung. Braunschweig 1915.

MAURIZIO, A.: Die Geschichte unserer Pflanzennahrung. Berlin 1928. — MAY: Die deutsche Volksernährung, Leipzig 1917.

RÖSE-BERG: Münch. med. Wschr. 1918, Nr. 37. — RUBNER, M.: Z. Biol. 42, 261 (1901). — Berl. klin. Wschr. 1916, Nr. 15; 1918 Nr. 47. — Sitzgsber. preuß. Akad. Wiss. Physik.-math. Kl. 15, 1 (1928).

SCHENCK, P.: Med. Welt 1936, 1537 u. 1609. — SCHEUNERT, O. u. Mitarb.: Dtsch. med. Wschr. 1927, Nr. 30; 1928, Nr. 17. — STÄHELIN, R.: Z. Biol. 49, 199 (1907).

4. Grundzüge und allgemeine Aufgaben der Krankenernährung (Allgemeine Diätetik)

Die Krankenkost ist im wesentlichen eine entsprechend den Ursachen und therapeutischen Erfordernissen der jeweiligen Krankheit modifizierte Normalkost.

In dieser Definition sind zugleich ihre Hauptaufgaben enthalten. Der Bedarf an Nährstoffen jeder Art ist auch beim Kranken im allgemeinen der gleiche, wie er in den früheren Abschnitten auseinandergesetzt wurde. Manchmal ist er natürlich, abgesehen von der Arbeit, erhöht wie im Wachstum, Schwangerschaft, Lactation, bei hochgradiger Unterernährung und bei Krankheiten mit Stoffwechselsteigerungen wie Basedow und Fieber, sehr selten erniedrigt wie bei einzelnen Formen der Fettsucht. Viele Krankheiten zwingen aber den Arzt, den normalen Bedarf für kürzere oder längere Zeit nicht zu decken, sei es im ganzen oder in einzelnen Komponenten der Nährstoffe oder in einzelnen Nahrungsmitteln, und andererseits gibt es viele Kranke, bei denen die normale Zufuhr zwar dringend erwünscht ist, aber aus den verschiedensten Gründen nicht aufgenommen werden kann. Das Ziel einer normalen oder zum mindesten ausreichenden Ernährung, die allein den Körper vor Verlusten und Absinken seiner Leistungsfähigkeit bewahrt, muß aber stets im Auge behalten werden, läßt sich jedoch oft nicht erreichen oder darf, wie bei der Fettsucht nicht erreicht werden, denn wichtiger als das Ernährungsgleichgewicht ist die Schonung der functio laesa. So dürfen beispielsweise Magendarmkranke oder Patienten mit schwerer Herz- oder Niereninsuffizienz nicht ausreichend ernährt werden, weil die kranken Organe und damit der Gesamtorganismus zu sehr belastet werden und sich nicht erholen können. Darüber hinaus kann aber bei manchen Kranken die Kost zu einem echten Heilmittel im engeren Sinne werden. Der römische Art LOMNIUS konnte mit seinem Ausspruche „Optimum medicamentum est oppotune cibus datus" noch nicht wissen, wie recht er damit hatte. Wir kennen Krankheiten, bei denen die Ernährung auch und vor allen Dingen eine kausale Indikation zu erfüllen hat. Es sind die sogenannten Mangelkrankheiten wie Avitaminosen und bestimmte Anämien. Hier gilt es, partielle

Defizite an bestimmten Substanzen durch gesteigerte Zufuhr dieser Nährstoffe auszugleichen bei einer Kost, die auch im übrigen vollwertig sein muß. JÜRGEN-SEN spricht von Hyperdiät. Bei ihm findet sich auch ein sehr rationell und logisch durchdachtes, sehr ins Detail gehendes Verordnungssystem, auf das an dieser Stelle nicht näher eingegangen werden kann.

Diätvorschriften gibt es schon seit Jahrtausenden (Lit. bei PETERSEN, JÜRGEN-SEN, MESSER-STEINEGG SUDHOFF und HINTZE). In den Heiligen Schriften der alten Chinesen, Ägypter, Israeliten, Juden und Perser finden sich schon formulierte Regeln nicht nur für den Genuß von Speisen und Getränken für Gesunde, sondern auch für Kranke der verschiedensten Art auf Grund uralter Empirie. Der Begründer der Diätetik als System ist HIPPOKRATES in seinem berühmten Werke „περὶ διαί-της". Die Grundgedanken dieser Lehre werden für alle Zeiten ihre Bedeutung behalten. Bei ihm findet sich auch schon das für uns heute so wichtige Prinzip des Individualisierens, insbesondere der Nahrungszufuhr bei Kranken, die ein-gehende Berücksichtigung von Allgemeinzustand und Stadium der Krankheit, Faktoren, von denen seit HIPPOKRATES immer wieder die Rede ist, die aber erst in den letzten Dezennien ihre volle Berücksichtigung gefunden haben. Jeder Mensch ist in seinem Dasein und seinen Sosein ein einmaliges Einzelwesen. Gilt das schon vom Gesunden, so erst recht für den Kranken. Er verträgt keinen Schematismus, am wenigsten in der Ernährung. Die Krankheit gibt nur den Rah-men ab, in dem der einzelne Kranke nach seiner besonderen somatisch-psychi-schen Konstitution auch in seinen Krankheitserscheinungen ganz individuell behandelt werden muß.

Der Arzt ist bei der diätetischen Behandlung vor eine ebenso dankbare wie schwierige Aufgabe gestellt. Leider muß man sagen, daß die praktische Diätetik auch heute vielfach noch sehr im argen liegt. Viele Ärzte schreiben lieber Rezepte, als daß sie eingehende diätetische Verordnungen geben. Das quantitative Denken, das schon HIPPOKRATES aus naheliegenden Gründen vermissen ließ und das tat-sächlich erst seit den Fortschritten der Chemie und Physiologie der letzten 6—8 Dezennien möglich ist, geht noch vielen Ärzten ab. Es genügt meist nicht, all-gemeine Angaben über die Art der erlaubten oder gebotenen Nahrungsmittel zu machen, sondern es müssen auch die Mengen, die Art der Zubereitung (fest, breiig, flüssig, roh oder gekocht usw.), Zusätze an Salz und Gewürzen, Flüssigkeitsmen-gen, die Verteilung auf die einzelnen Mahlzeiten dem Kranken genau vorgeschrie-ben werden. Das gilt vor allem für die in diesem Buche abzuhandelnden Leiden. Die verbotenen Speisen sind ebenso genau zu präzisieren wie die erlaubten. Allgemeine Anordnungen, wie „leicht verdaulich", „verträglich" usw. sind be-sonders unzureichend, weil damit ungefähr alles dem Ermessen und vielfach auch den manchmal schädlichen Liebhabereien der Kranken und ihrer Umgebung überlassen wird.

Auf der anderen Seite dürfen auch die Angaben nicht spitzfindig und pedantisch sein, sondern es muß dem individuellen Geschmack, den Liebhabereien, Nei-gungen, Lebensgewohnheiten und psychischen Einstellungen soweit wie irgend möglich Rechnung getragen werden. Vor allem gilt das natürlich für Idiokrasien und Allergien. Gewöhnlich ist es auch überflüssig, zwischen rotem und weißem Fleisch, zwischen Taube und Hühnchen, Meerfischen, See- und Flußfischen usw. ängstlich zu unterscheiden, dagegen ist die Angabe, ob fettarm oder fettreich oft von Bedeutung.

Vor allem aber ist jedesmal zu erwägen, ob die Anordnungen unter den vor-liegenden Verhältnissen überhaupt durchführbar sind. Unter einigermaßen gün-stigen Umständen läßt sich auch zu Hause eine erfolgreiche diätetische Behandlung durchführen.

Andernfalls muß die Überweisung in ein Krankenhaus erfolgen, am zweckmäßigsten in eines mit einer Diätküche.

Es ist ein großes Verdienst von L. BRAUER, 1908 in Marburg, später im Eppendorfer Krankenhaus in Hamburg, zuerst in Deutschland eine Diät- und Diätlehrküche eingerichtet zu haben. Ihr folgten bald weitere in Berlin, Würzburg, Dresden, Hersfeld, München usw. Wenn auch die Anzahl der Lehrküchen auf wenige Orte beschränkt bleiben muß, so sollte doch heute jedes größere Krankenhaus und Sanatorium eine Diätküche besitzen, und hat es meist auch.

Hinsichtlich Einrichtung, Organisation und Technik sei auf die Darstellungen von BRAUER, VON SOOS und HESSLER verwiesen.

Die Hauptaufgabe der Diätküche ist die Durchführung einer möglichst individuellen Ernährung des einzelnen Kranken, wie sie oben geschildert ist. Die Nahrung soll, wie A. VON SOOS mit Recht betont, außer Stoff- und Brennwert einen hohen Genußwert besitzen, den die Diätküche vermitteln muß. Vor allem ist die Diätküche nötig für Stoffwechselkranke, bei denen fortlaufend die ganze Kost calorisch und chemisch richtig zusammengestellt und berechnet wird. Ferner betreut sie Unterernährte, die aufgefüttert werden müssen, Nieren- und Kreislaufkranke, die einer salzarmen oder salzfreien Kost bedürfen, Magendarmkranke, Leberkranke und solche Patienten aller Art, bei denen eine zweckmäßige Ernährung zu Hause auf Schwierigkeiten stößt. Nicht nur auf die schmackhafte Zubereitung und Mischung der richtigen Nahrungsmittel kommt es an, sondern auch auf ein geschmackvolles und appetitanregendes Aussehen, Anrichten und Servieren. Besonders bei appetitlosen Kranken spielen die Augen eine große Rolle.

A. VON SOOS pointiert die Reihenfolge bei der Gerichtezusammenstellung in folgender Weise: ,,Die Suppe stillt den Heißhunger und regt den Appetit an; durch das Hauptgericht wird man gesättigt; die süße Nachspeise oder Obst dienen dem Bedürfnis nach Genußwerten, das unangenehme Gefühl einer Übersättigung nimmt Käse, Kaffee und Tabak. Für den Kranken gilt das natürlich nur eingeschränkt.''

Bezüglich aller Einzelfragen und der Diätbehandlung bei den einzelnen Krankheiten sei auf deren Darstellung verwiesen. Die Durchführung bei den Fehlernährungs- und Stoffwechselkrankheiten wird bei der Besprechung ihrer Therapie erörtert werden.

Literatur

ALBU: Grundzüge der Ernährungstherapie. Berlin 1908.

BRAUER, L.: Münch. Med. Wschr. 1908, 10. — BRUGSCH, TH.: Diätetik nnerer Krankheiten. Berlin und Wien: Urban u. Schwarzenberg 1910.

GRAFE, E.: Moderne Probleme der Krankenernährung. Med. Klin. 1934, 15. — GROBER, J.: Diät. Behandl. innerer Krankheiten. Jena: Fischer 1914.

HESSLER, M.: In SCHLAYER-PRÜFERS Lehrbuch. — HINTZE, K.: Geographie u. Geschichte der Ernährung. Leipzig: Thieme 1934. — HEUPKE, W.: Diätetik, 3. Aufl. Dresden u. Leipzig: Steinkopff 1947. — HIPPOKRATES: Oeuvres completes d'Hippocrates ed. par LITTRE tom VIII.

JÜRGENSEN, CHR.: Allgemeine diät. Praxis. Kopenhagen: Gyldendalske Boghandel, u. Berlin: Springer 1917.

LABBÉ, M.: Regimes alimentaires. Paris: Masson 1910. — LESTER, MC.: Nutrition and diet, 2. ed. Philadelphia a. London: Saunders-Comp. 1931 (spätere Auflagen). — LEYDEN, E. v.: Handb. d. Ernährungstherapie 2. Aufl. 2. Bd. Leipzig: Thieme 1903—4 mit Beiträgen von 22 Mitarbeitern.

MEYER-STEINEG, TH., u. K. SUDHOFF: Geschichte der Medizin. 2. Aufl. Jena: Fischer 1922.

NOORDEN, C., v., u. H. SALOMON: Handb. der Ernährungslehre, Bd. I. Berlin: Springer 1920.

PARISER: Diät und Küche im diät. Sanatorium 1910. — PETERSEN, J.: In E. v. LEYDENS Handb. der Ernährungstherapie. 2. Aufl. Bd. I. S. 1 Leipzig: Thieme 1903.

SCHLAYER, C. R., u. J. PRÜFER: Lehrbuch der Krankenernährung, 2. Aufl. Berlin und Wien: Urban u. Schwarzenberg 1937. 3. u. 4. Aufl., ebenda 1951. 6 u. 7 im Druck — SOOS, A.v.: In SCHLAYER-PRÜFERS Lehrbuch.

B. Wesen und Behandlung der Mangel-ernährungszustände und Mangelkrankheiten

Aus den außerordentlich vielseitigen Aufgaben der Ernährung und der Kompliziertheit der Stoffwechselvorgänge, wie sie in den einleitenden Kapiteln in den Grundzügen geschildert wurden, geht ohne weiteres hervor, daß hier eine Fülle von Mängeln, Störungen, Schädigkeiten und Krankheiten theoretisch möglich ist. In praxi faßbar ist nur ein kleiner Teil und auch dieser nur in sehr verschiedener Häufigkeit. Wir trennen das gewaltige Gebiet in zwei große Gruppen, die *exogen* bedingten Störungen und Krankheiten, bedingt durch eine ungenügende oder falsche Ernährung und die *endogen* primär entstehenden Stoffwechselkrankheiten im eigentlichen Sinne.

Stoffwechselstörungen sekundärer Art, sei es allgemein oder lokal, treten als Folgen der verschiedensten Krankheiten auf. Ich erinnere nur an die Arbeiten von EPPINGER und seiner Schule über die schweren Veränderungen im Kohlenhydratstoffwechsel bei der Herzinsuffizienz, an die Störungen des Eiweißstoffwechsels im Gefolge schwerer Leberleiden oder an die Stoffwechselschädigungen durch schwere Vergiftungen. Solche Auswirkungen sind ohne weiteres verständlich, wenn man bedenkt, daß der Stoffwechsel die fundamentalste Eigentümlichkeit nicht nur alles gesunden, sondern auch alles kranken Lebens ist. Sie können aber in den Rahmen dieses Buches nicht einbezogen werden, da es sonst zu einem Lehrbuche fast der ganzen inneren Medizin erweitert werden müßte.

Die nächsten Kapitel beschäftigen sich mit den pathologischen Auswirkungen einer unzureichenden Ernährung.

Da wir fast 50 verschiedene Nährstoffe dem Körper zuführen müssen, so wäre eine außerordentlich große Anzahl von Mangelkrankheiten denkbar. Tatsächlich ist sie aber beschränkt nur auf die Hauptnährstoffe Eiweiß, Kohlenhydrate, Fette und Vitamine. Spontane Krankheiten durch isolierten Mangel an Mineralstoffen und Spurenelementen gibt es nur sehr wenige wie die Eisenmangelanämien, den Kropf, die Azotämie durch Kochsalzmangel und anderes mehr. Auch sie können hier nur erwähnt, aber nicht näher besprochen werden.

Die *Unterernährung* kann eine quantitative und eine qualitative sein. Im ersteren Falle ist die Nahrung calorisch unterwertig, wobei die Menge des einzelnen Nährstoffes für sich durchaus über dem Minimalbedarf liegen kann, im 2. Falle ist zwar der Calorienbedarf gedeckt, aber es besteht ein Defizit an einem oder mehreren lebensnotwendigen Nährstoffen wie Eiweiß, Fett, Vitaminen oder Salzen. Oft kommen, wie in den vergangenen Hungerzeiten und bei Krankheiten der verschiedensten Art, beide Formen gemischt vor.

Es sind, von schweren Einzelschicksalen und Krankheiten abgesehen, fast immer abnorme Zeiten, in denen Mangelkrankheiten in einem beträchtlichen Umfange auftreten. Normalerweise hat die zur Verfügung stehende Nahrung calorisch-chemisch-vitaminal die zur Aufrechterhaltung eines gesunden Lebens und maximaler Leistungsfähigkeit eine optimal günstige Zusammensetzung. Maßgebend für die Ernährung ist natürlich nicht die Nahrungszufuhr als solche, sondern die vom Darm resorbierte Menge. Eine Nahrung kann an und für sich ausreichend sein, wird aber durch Erbrechen und profuse Durchfälle zur Mangelnahrung.

I. Der Hunger

Die klarste, eindeutigste und maximalste Form der Mangelernährung ist der absolute Hunger, d. h. das vollkommene Fehlen jeder Nahrungsaufnahme, wobei die Flüssigkeitsaufnahme nicht gedrosselt ist. Totaler Nahrungs- *und* Flüssigkeitsmangel ist nur sehr kurze Zeit ertragbar, so daß er weder theoretisch noch praktisch von Bedeutung ist und mit aus diesem Grunde auch nie eingehender untersucht wurde. Der absolute Hunger hat nicht nur als vita minima ein erhebliches theoretisches Interesse, sondern ist als Grundlage der sogenannten Fastenkuren auch praktisch bedeutungsvoll.

Freiwillige Hungertage aus religiösen Gründen sind anscheinend so alt wie die Menschheit, Fastenkuren als Heilmittel gehen bis auf HIPPOKRATES zurück.

Absolute Nahrungsenthaltung kommt heute fast nur bei Fanatikern und Demonstranten, einzeln wie bei GANDHI oder McSWINEY, dem Bürgermeister von Cork (Irland), oder in corpore als Hungerstreiks vor. Eine Sondergruppe stellen die sogenannten Hungerkünstler dar, von denen einige wie BREITHAUPT, CETTI, SUCCI und LEVANZIN durch die an ihnen zum Teil mehrfach durchgeführten Untersuchungen eine gewisse Berühmtheit erlangt haben. Zum Teil sind es Psychopathen oder Hysteriker bzw. Hysterikerinnen, denen das normale Hungergefühl fehlt, wie ich es selbst mehrfach feststellen konnte. Dazu kommen Studenten und Gelehrte, die sich für solche Versuche zur Verfügung stellten oder wie E. G. SCHENCK (Z) sie an sich selber durchführten.

Schließlich findet man auch bei gewissen Nerven- und Geisteskrankheiten eine absolute Verweigerung der Nahrungsaufnahme. Es handelt sich dabei meist um Psychosen, besonders Stuporen der verschiedensten Genese, vor allem katatonische, wie es bei eigenen Untersuchungen der Fall war, oder schwerste Formen der Hysterie und Psychopathie. Über neue Hungerweltrekorde berichtete kürzlich die Tagespresse (Frankfurter Allgemeine Zeitung vom 17. 11. 1953). Danach soll der Hungerkünstler HEROS in Wiesbaden einmal 80 Tage und einmal 76 Tage gehungert haben, Frau CORNELIA FORSTER in Johannisburg sogar 81 Tage. In Unjha im westlichen Indien nahm eine 25jährige Frau aus religiösem Schwure angeblich 99 Tage keine Nahrung zu sich, starb aber dann.

1. Der Stoffwechsel im Hunger

Die Zahl der Untersuchungen auf diesem Gebiete ist bis in die letzte Zeit herein außerordentlich groß [Lit. bis 1915 vor allem bei BENEDICT (Z), bis 1923 bei MORGULIS, bis 1928 (Z) bei GRAFE (Z), bis 1938 zum Teil bei E. G. SCHENCK (Z)].

Sie sind auf alle irgendwie wichtigen Substanzen mit Ausnahme der Vitamine ausgedehnt worden, sowohl bei Tieren wie bei Menschen.

Im Hinblick vor allem auf praktisch ärztliche Bedürfnisse interessieren nur folgende Faktoren: Gewicht, Calorienproduktion, Eiweißumsatz, Fettstoffwechsel, Wasserhaushalt und Blutzusammensetzung, ferner die körperlichen und seelischen Auswirkungen, auch hinsichtlich der Leistungsfähigkeit. Von einem effektiven Hungerzustand kann erst gesprochen werden, wenn er mindestens 1 Woche dauert, da die ersten Tage noch zu sehr unter dem Einflusse oder der Nachwirkung der vorausgegangenen Nahrung stehen.

In dem großen Materiale von F. G. BENEDICT (Z) betrug am 1. Hungertage die Gewichtsabnahme im Durchschnitt 1,05 kg, am 2. 1,004, am 3. etwa 800 g.

Im allgemeinen ist die *Gewichtsabnahme* an den ersten Fasttagen am größten. Es hängt das mit der Entleerung der von den letzten Mahlzeiten kommenden Faeces, sowie dem rapiden Einschmelzen der Glykogenvorräte, bei dem große Wassermengen (meist das Vierfache) des Glykogens frei und gleichzeitig ausgeschwemmt werden, zusammen. Eventuell kommen noch sonstige disponible Wassermengen dazu. Dann kommt ein Abschnitt, in dem der tägliche Gewichtsverlust andauernd konstant bleibt, je nach Größe und Tätigkeit der Hungernden etwa 0,3—0,5 kg pro Tag. Je länger der Hungerzustand dauert, um so kleiner können dann die

Gewichtsverluste werden, zumal, wenn Wasser getrunken wird. Die Gewebseinschmelzungen können dann durch Wasserretensionen, zu denen der unterernährte Organismus neigt, vorübergehend mehr oder weniger maskiert werden sogar bis zu Gewichtszunahmen. BENEDICT (Z) hat auf Grund zahlreicher eigener und fremder Versuche berechnet, daß der Körpergewichtsverlust nach 14 Hungertagen 12,6%, nach 20: 15,6%, nach 30: 20,6%, nach 40: 25,3% (Succi in London) beträgt. Im Einzelfalle sind oft große Verschiedenheiten da. Die längste beglaubigte absolute Hungerzeit wurde bei Mc SWINEY, dem Bürgermeister von Cork, festgestellt, der 1920 nach 75 tägigem freiwilligen Fasten im Londoner Gefängnis starb. Über Fastenkuren von 79—90 Tagen berichtet aus der Lit. S. MÖLLER, doch läßt sich meist nicht nachprüfen, was unter „Fasten" verstanden wird. Die Stigmatisierte von Konnersreuth soll angeblich in $1^1/_2$ Jahren ohne eine irgendwie in Betracht kommende Ernährung nur 20 Pfund abgenommen haben, aber auch hier fehlt jede kritische Kontrolle. Im ganzen wird angenommen, daß der Mensch stirbt, wenn er etwa 50% seiner organischen Körperstoffe verloren hat. Merkwürdigerweise vermag der Hund noch länger zu hungern (104—117 Tage in den Beobachtungen von HOWE u. HAWK) und dabei bis 60% an Gewicht zu verlieren.

Der Gewichtsverlust der einzelnen Organe im Hunger gestaltet sich dabei, wie aus folgender Tabelle 36 von v. WENDT hervorgeht, außerordentlich verschieden:

Tabelle 36. *Gewichtsverlust der Organe im Hunger (nach* v. WENDT*)*

100 g Organ verloren:	
Fettgewebe	94,0
Milz	68,8
Leber	58,4
Pankreas	50,1
Muskeln	50,0
Nieren	44,8
Magen und Darm	40,4
Blut	37,5
Herz	32,2
Haut	31,6
Lungen	26,8
Skelet	16,5
Gehirn und Rückenmark	5,1

Am stärksten verliert das Fett (94%), fast gar nicht das Zentralnervensystem (5,1%), der Mittelverlust beträgt 42,6%. Ähnlich waren die Werte im berühmten Katerversuch von C. VON VOIT [Tabelle bei LANG-RANKE (Z) S. 81]. Weiteres Zahlenmaterial aus neuerer Zeit bei GIESE (1944), KEYS (1942) und UCHLINGER (1949).

Mit der Reduktion der Nahrung und dem Absinken des Körpergewichts sinkt naturgemäß der *Gesamtstoffwechsel*, d. h. die tägliche Wärmeproduktion ab (vgl. Tab. 37). Man könne zunächst denken, daß hier ein Parallelismus besteht. RUBNER hatte das

auch anfangs für die Tiere angenommen. Je mehr Untersuchungen aber angestellt wurden, vor allem beim Menschen, desto mehr zeigte sich, daß in der Regel die Verbrennungen in viel stärkerem Grade absinken als das Gewicht. An den ersten Hungertagen, vor allem am 3., besteht eher eine Steigerung. Die Tab. 38 (S. 182/3) mit den Durchschnittswerten am Menschen zeigt das deutlich.

Die Tabelle zeigt, daß im Einzelfalle Abweichungen vom Durchschnitt vorkommen können, sogar vorübergehende Steigerungen, die meist wohl durch vermehrte Motilität bedingt sind. Dieser Tabelle sind die enorm niedrigen Zahlen aus der 26 tägigen Versuchsreihe von E. G. SCHENCK angefügt, obwohl es sich streng genommen nicht um einen reinen Hungerversuch gehandelt hat, da im Obstsaft täglich 54 g Trockensubstanz = etwa 220 Cal aufgenommen wurden. Diese kleine Menge hat schon genügt, um in vieler Beziehung, besonders im Keton- und Mineralstoffwechsel, erhebliche Abweichungen gegenüber den anderen Hungerversuchen hervorzurufen. Die Zahlen für die Calorienproduktion sind außerordentlich niedrig und schwankend. Werte von 13,3—15,0 Cal pro Kilogramm stehen neben 20,4 und 18,1 Cal, ohne daß dafür eine plausible Erklärung gegeben wird. Da die beiden Anfangs- und Endwerte der 26 tägigen Fastenperiode mit 19,15 Cal und 18,55 Ca

sich kaum voneinander unterscheiden, läßt sich dieser Versuchsreihe nur entnehmen, daß hier kein ausgesprochenes relatives Absinken vorliegt.

Von anderen nicht in die Tabelle aufgenommenen Versuchsreihen seien noch die
an der Hungerkünstlerin M. VON TH. BRUGSCH [1910 (Z)], die finnisch beschriebenen von TIGERSTEDT (Z), die japanisch erschienenen von TAKAHIRA (1925),
sowie die amerikanische Arbeit von KLEITMANN (1926) erwähnt. Sämtliche 7 Versuche zeigten Abnahmen der Calorienproduktion pro Kilogramm zwischen 13 bis
40%. Am stärksten war sie bei TIGERSTEDT mit 36,7 auf 22,8 cal. In der Versuchsreihe von BRUGSCH trat während der Menstruation vom 10.—13. Hungertage ein
vorübergehender Anstieg von 26,6 auf 33,8 Cal ein, der erst nach einigen Tagen
wieder abklang.

Das meist vorhandene progressive Absinken der Verbrennungen, bezogen auf das
Körpergewicht und auf 1 m² Körperoberfläche, für die das gleiche gilt, verlangt
eine Erklärung. Man hat von physiologischer Seite [vgl. vor allem ZUNTZ und seine
Schüler, zuletzt MORGULIS (Z)] versucht, das PFLÜGERsche Dogma von der Konstanz der Zersetzung und von der Unabhängigkeit von dem zur Verfügung stehenden Nährmaterial zu retten, indem man annahm, daß pro 1 g lebendiges Eiweiß auch im Hunger stets die gleiche Menge Sauerstoff aufgenommen würde.
Einfache Analysen und Berechnungen zeigen aber, daß diese Erklärung falsch ist
[Auseinandersetzung bei E. GRAFE (Z 2)]. Wäre sie richtig, so müßte man annahmen, daß pro 1 kg Körpergewicht die Menge Protoplasmaeiweiß viel rascher
abnähme, als die Menge des Fettes. Dagegen sprechen aber entscheidend die Analysen und Berechnungen bei Tieren und Menschen von RUBNER und VOIT, die
zeigten, daß N-Gehalt und Körpergewicht im Hunger in ungefähr gleichem Maße
absinken. Nach meinen eigenen Berechnungen entfallen bei LEVANZIN am 1. Hungertag, der aber noch unter dem Einflusse der voraufgegangenen Ernährung steht,
107, am 31. 93 Cal pro 100 g Körperstickstoff. Unter diesen Umständen
kommt man meines Erachtens um die Annahme nicht herum, daß hier entsprechend der Selbststeuerung des Organismus eine Art *Anpassung* vorliegt, indem
der immer mehr schwindende Bestand des Körpers an Nährmaterial schließlich
auch die Gewebe zu immer sparsamerer und reduzierterer Tätigkeit zwingt
PFLÜGER (Z) selbst sprach in anderem Zusammenhang von einer „Anpassung des
Stoffwechsels an die Not", wie er in seiner berühmten „teleologischen Mechanik in
der lebendigen Natur" näher auseinandergesetzt hat. Wie diese Anpassung zustande
kommt, ist natürlich schwer zu sagen. Sie könnte primär von den Zellen entsprechend der Abnahme des umgebenden Nährmaterials ausgehen. Sie könnte aber
auch sekundär vom Zentralnervensystem oder Inkretsystem, wie BRUGSCH (Z)
meint, ausgelöst werden. Vielleicht kombiniert sich beides miteinander.

Besondere nicht weiter analysierbare Konstitutionen hinsichtlich dieser 3 Faktoren dürften wohl für die individuell verschiedene Reaktion auf den gleichen absoluten Mangel maßgebend sein.

Die nächste Frage betrifft das *Körpermaterial*, mit dem der Hungernde seinen
Umsatz bestreitet. Dafür gibt die N-Ausscheidung im Harn einerseits und der R Q
andererseits eine genügende Auskunft. Die für die Größe des Eiweißumsatzes
entscheidenden Faktoren sind Körpergewicht. Geschlecht, Ernährungszustand,
vor allem Eiweiß- und Glykogengehalt des Organismus, sowie für die ersten Tage
die Menge der vorausgegangenen Eiweißzufuhr. Besonders die ersten 3—4 Tage
stehen noch stark unter dem Einflusse der Zusammensetzung der Nahrung vor
Beginn des Hungers, vor allem hinsichtlich Kohlenhydraten und Eiweiß. War die
Eiweißmenge nicht allzu groß, so tritt das Maximum der N-Ausscheidung meist
am 3.—5. Hungertage auf. Da das zeitlich mit der zunehmenden Erschöpfung der
Glykogenvorräte zusammentrifft, so haben zuerst PRAUSSNITZ und später vor

Tabelle 37. *Durchschnittliche Calorienproduktion pro Kilogramm an den einzelnen Hungertagen*

Hungertag	Calorien pro 1 kg Gewicht	Hungertag	Calorien pro 1 kg Gewicht	Bemerkungen
1.	30,2	9/10	25,7	
2.	31,5	15/16	23,6	
3.	30,0	18/19	23,2	Nur 2 Beobachtungen von BENE-
4.	29,0	22/23	20,5	DICT (an *Levanzin*) und LABBÉ-
5.	28,2	25	22,3	STÉVENIN
6.	27,2	30/31	19,6	
7/8.	25,2	42	17,0	nur 1 Beobachtung von LABBÉ u. STÉVENIN

Der Verlauf im einzelnen bei 22 Hungerpersonen ist aus Tabelle 38 ersichtlich.

Tabelle 38. *Das Verhalten der Wärmeproduktion bei den einzelnen menschlichen*

Personalien	Alter Jahre	Geschlecht	Anfangsgewicht kg	1. Cal	2. Cal	3. Cal	4. Cal
1. Cetti	26	männl.	57,0	29,0		29,0	
2. Breithaupt. . .	21	,,	60,7	28,7		28,7	
3. Cand. med. J.A.	21	,,	67,8	33,2	32,0	31,2	31,2
4. B. F. D.	21	,,	67,3	31,0	31,9	32,1	—
5. A. L. L.	22	,,	72,9	30,1	31,3	—	—
6. A. L. L.	22	,,	73,8	26,6	29,8	28,3	27,5
7. S. A. B.	23	,,	58,2	34,2	32,4	31,0	28,9
8. S. A. B.	23	,,	59,1	31,9	31,1	30,6	29,7
9. S. A. B.	23	,,	59,1	29,7	29,9	30,8	30,8
10. S. A. B.	23	,,	61,6	30,6	31,2	31,2	31,3
11. H. E. S.	19	,,	57,1	34,5	36,9	—	—
12. C. R. Y.	18¾	,,	69,3	28,5	31,5	—	—
13. A. H. M. . . .	24	,,	62,0	28,1	29,5	—	—
14. H. C. K. . . .	21	,,	71,5	31,2	35,3	—	—
15. H. R. D. . . .	17	,,	55,6	34,6	34,9	—	—
16. N. M. P. . . .	18½	,,	67,6	31,5	35,1	—	—
17. D. W.	20	,,	79,0	27,5	29,3	—	—
18. M. K.	27	weibl.	58,0	—	—	—	—
19. Levanzin . . .	40	männl.	59,6	27,1	26,6	26,4	25,2
20. M. K.	27	weibl.	55,5	24,3	28,1	28,8	30,6
21. Fr. H.	.	.	61,8	—	24,9	—	26,4
22.	42	männl.	62	28,8	32,6	—	—
Durchschnittszahlen:				30,2	31,5	30,0	29,0
23. E. G. Sch. . . .	31	,,	82,75	—	—	19,0	19,3

allem LANDERGREEN wohl mit Recht hier einen ursächlichen Zusammenhang angenommen. Die absoluten Werte für die Stickstoffausscheidung im Harne bewegen sich in den ersten Tagen bei Männern meist zwischen 10—12 g, bei Frauen zwischen 7—8 g täglich, dann sinken die Zahlen gewöhnlich ab. Doch gibt es da Ausnahmen, wie bei LAVANZIN, der noch bis zum 14. Hungertage 10g/Tag entleerte. Vom 8. bis 10. Tage ab tritt eine gewisse Konstanz mit nur langsam absinkenden Ausscheidungswerten ein, wobei es je nach Diurese zu Schwankungen kommen kann.

LEVANZIN und SUCCI schieden nach dem 30. Hungertage bei im ganzen außerordentlich gleichmäßiger Kurve 7—8 g N aus, während es bei TIGERSTEDTS Versuchsperson schon am 20. Hungertage nur noch 5,43 g waren.

Bezieht man die N-Ausscheidungen auf 1 kg Körpergewicht, so sinken die Zahlen mit zunehmender Dauer des Hungers etwas ab, so bei LEVANZIN von 0,207 g am 4. Hungertage auf 0,164 g N am 30. Sehr konstant und auffallend niedrig waren die Ausscheidungswerte bei dem 1,84 m großen und zu Beginn der Hungerperiode 79,6 kg schweren SCHENCK. Vom 8. Hungertage ab schwankten sie mit 2 Ausnahmen zwischen 4,4 und 6,0 g N. Es dürfte das wohl mit der geringen Kohlenhydratzufuhr zusammenhängen.

Die Beteiligung des Eiweißes am Gesamtstoffwechsel beträgt in den ersten 2 Hungerwochen entsprechend der Normalernährung 15—20%, dann sinkt die Relation langsam auf 14—10% ab.

Hungerversuchen (Calorien pro 1 kg an den einzelnen Hungertagen)

5.	6.	7. u. 8.	9. u. 10.	15. u. 16.	18. u. 19.	22. u. 23.	25.	30. u. 31.	42.	Autor (Methodik)
Cal	Cal	Cal	Cal	Cal	Cal	Cal	Cal	Cal	Cal	
28,4	31,7	29,3	—	—	—	—	—	—	—	LEHMANN u. ZUNTZ u. Mitarb. (Zuntz-Geppert)
22,8	—	—	—	—	—	—	—	—	—	
31,2	—	—	—	—	—	—	—	—	—	TIGERSTEDT-JOHANSSON u. Mitarb. (TIGERSTEDT-Apparat)
—	—	—	—	—	—	—	—	—	—	
—	—	—	—	—	—	—	—	—	—	
—	—	—	—	—	—	—	—	—	—	
28,0	—	—	—	—	—	—	—	—	—	
29,0	27,5	28,0	—	—	—	—	—	—	—	BENEDICT (Respirationscalorienmeter)
—	—	—	—	—	—	—	—	—	—	
—	—	—	—	—	—	—	—	—	—	
—	—	—	—	—	—	—	—	—	—	
—	—	—	—	—	—	—	—	—	—	
—	—	22,9	—	24,7	26,6	—	—	—	—	GRAFE (Jaquet-Apparat)
24,7	24,2	25,0	23,5	23,1	22,9	22,5	22,8	23,8	—	
29,5	30,8	28,1	26,6	27,3	—	—	—	—	—	BENEDICT (Respirationsapparat)
—	26,5	25,5	23,5	22,7	—	—	—	—	—	M. KUNDE (BENEDICTS tragbarer Respirationsapparat)
32,2	30,3	—	25,7	20,4	22,0	18,4	21,8	15,7	17,0	LABBÉ u. STÉVENIN
28,2	27,2	25,2	25,7	23,6	23,2	20,5	22,3	19,6	17,0	E. G. SCHENCK
20,3	20,4	14,2	17,4	18,4	17,8	18,4	18,1	--	—	

Über 42 Tage sind wissenschaftlich genau kontrollierte Hungerversuche beim Menschen bisher nicht ausgedehnt worden, so daß hier Versuche beim Tier herangezogen werden müssen; diese zeigen, daß im weiteren Verlaufe des Hungers die N-Ausscheidungen von ihrem Minimum allmählich meist progressiv bis zum Hungertode ansteigen (vgl. FRERICHS, C. VOIT und M. RUBNER). Es kommt dann zum „prämortalen Eiweißzerfall" (MAY). Die Beteiligung der einzelnen N-haltigen Substanzen (Harnstoff, Ammoniak, Harnsäure, Aminosäuren, Gesamtkreatinin) ist nur von untergeordnetem Interesse und kann hier übergangen werden.

Die Werte für Harnsäure und Ammoniak sind neben vielen anderen Faktoren aus der außerordentlich instruktiven zusammenfassenden Stoffwechseltabelle von BENEDICT bei LEVANZIN ersichtlich. Die respiratorischen Quotienten nach Abzug der auf die Eiweißverbrennung entfallenden Werte für CO_2 und O_2 geben Auskunft über die Oxydation von Fetten und Kohlenhydraten. Da letztere sehr rasch aufgebraucht sind, wird die Nichteiweißverbrennung vom 10. Hungertage ab ausschließlich von Fetten bestritten. Es müßten mithin respiratorische Quotienten von 0,72—0,73 mit Eiweiß oder 0,71 nach Korrektur für Eiweiß resultieren. In den methodisch besten Versuchen ist das auch fast ausnahmslos der Fall (vgl. z. B. die Tabelle von BENEDICT und eigene Versuche). Manchmal liegen sie infolge Ketonkörperbildung bei 0,69—0,70. Tiefere Zahlen (0,5—0,65) sind immer durch mangelhafte Methodik bedingt. Für eine Zuckerbildung aus Eiweiß, die gleichfalls RQ erniedrigen müßte, spricht nichts, wenn natürlich auch nicht abgelehnt werden kann, daß sie in ganz geringem, respiratorisch nicht faßbaren Umfange vorkommt. Auch die identischen Resultate von direkter und indirekter Caloriemetrie [BENEDICT (Z) und LUSK (Z)] lassen hierfür keinen Raum.

Die *Ketonkörperausscheidung* war sehr verschieden hoch. Stets aber betrug sie mehrere g. Abgesehen von den ersten Hungertagen schwankte sie allein für die β-oxybuttersäure bei LEVANZIN zwischen 1,4 und 7 g. Am höchsten war sie mit 16 g Gesamtketon in meiner Beobachtung (GRAFE). Nur der Versuch von SCHENK mit maximal 0,48 g, die fast sprunghaft mit an- und absteigendem Gipfel zwischen 7. und 12. Hungertag entleert wurden, fällt ganz aus der Reihe. Meist gingen die Werte bei ihm nicht über 0,05—0,1 g hinaus. Es ist das offenbar die Folge der kleinen täglichen Kohlenhydrataufnahmen von 50 g, die sich hier überraschend stark auswirkten, ein Beweis dafür, wie notwendig es ist, bei den sogenannten Fastenkuren solche Mengen zu verabreichen. Ihre Durchführung wird den Kranken dadurch wesentlich erleichtert.

Auch die *Mineralverluste*, auf die hier nicht näher eingegangen werden kann, werden dadurch bemerkenswerterweise herabgesetzt.

Die *chemische Zusammensetzung* des *Blutes* spiegelt, so weit bekannt, die vita minima in seinen einzelnen Komponenten wieder. Eine fortlaufende Bestimmung von den 24 wichtigsten Substanzen bei Menschen findet sich nur bei SCHENK, aber gerade diese mühevollen Untersuchungen sind nicht beweisend, weil täglich 50 g Kohlenhydrate aufgenommen wurden. So ist man auch hier gezwungen, auf Tierversuche zu rekurrieren. Hier machte MORGULIS bei Hunden eine sehr wichtige Feststellung, er beobachtete nämlich einen erheblichen Anstieg des Rest-N und zwar vor allem der sogenannte unbekannten Fraktion des Rest-N, d. h. des Rest-N, der nicht aus Harnstoff, Harnsäure, Aminosäuren, Ammoniak, Kreatin und Kreatinin besteht. Auch die Harnsäure stieg erheblich an, und zwar schon im Anfange des Hungers. Da Nierenschädigungen nach Untersuchungen von LENNOX (zit. bei MORGULIS) im Hunger nicht vorliegen, so können diese auffallenden Erhöhungen nicht auf einfache Retentionen zurückgeführt werden, sondern müssen einen anderen Grund haben. Da bei Fortdauer des Hungers eine gegenüber der Konstanz der Konzentration der meisten anderen anorganischen Bestandteile mit Ausnahme des Magnesiums (MELLINGHOFF) auffällige Abnahme der Chloride mit gleichzeitiger Zunahme des Bicarbonats eintritt, so bildet sich ein Blutbefund heraus, der an Darmobstruktion erinnert. MORGULIS ist daher geneigt, bei längeren Hungern wie beim Ileus eine Vergiftung anzunehmen, eine Toxikose infolge einer Proteose, die ins Blut eindringt und durch die Zunahme der Gewebspermeabilität im Hunger begünstigt wird. Auch klinische Erscheinungen wie stumpfer Ausdruck der Augen, Neigung zu komatösen Zuständen einerseits und Erregungszuständen andererseits scheinen ihm für eine Vergiftung zu sprechen. Er kommt daher zu dem Schlusse, daß der Hunger statt eine Reinigung des Blutes und des Organismus zu verursachen, im Gegenteil eine Autointoxikation durch Stoffwechselabbauprodukte hervorrufen kann. Diese Feststellung ist natürlich außerordentlich wichtig, da sie einer weitverbreiteten irrigen Ansicht den Boden entzieht und eine Warnung vor länger ausgedehnten Fastenkuren bedeutet. Ob diese von ALPERN und WITSCH auch bei anderen Tieren (Tauben) bestätigten Befunde von MORGULIS auch für den Menschen gelten, ist allerdings noch nicht bewiesen. Der lange Versuch von SCHENCK scheidet hier leider aus den angegebenen Gründen zur Beurteilung aus, und andere gibt es bisher meines Wissens nicht. Die besprochenen Veränderungen im Tierversuch verschwinden sehr rasch, wenn die Tiere wieder ernährt werden. Interessant ist im Hinblick auf die entgegengesetzten Verhältnisse bei chronischer Unterernährung die Tatsache, daß es in keinem der zahlreichen Hungerversuche zu Ödemen gekommen ist. Auch scheint, so weit bisher untersucht — auch hier liegt nur die Versuchsreihe von SCHENCK zur Beurteilung vor — keine Hypoproteinämie zu bestehen.

Schließlich interessieren noch im Hinblick auf die sogenannte Fastenkuren die *Immunitätsverhältnisse*, weil damit gerechnet werden muß, daß die Abwehrkräfte gegen Infektionen durch langdauernden Hunger geschwächt werden können.

Die älteren Untersuchungen meist bei Tieren, die BENEDICT referiert, zeigen widersprechende Ergebnisse. Teils wurden Herabsetzungen der Immunkörperbildung und des opsonischen Index gegenüber Anthrax, Staphylokokken und anderen Erregern, teils Steigerungen (gegenüber Colibacillen), teils normale Werte angegeben.

In neueren Untersuchungen fand DRUSCHKY bei 46 fastenden Menschen 28mal eine Steigerung, 7mal ein Gleichbleiben, 9mal ein Absinken und 2mal überhaupt keine Bactericidie gegen Milzbrand. SCHENK (Z) stellte bei sich selbst in den ersten 10 Hungertagen einen Verlust der Bactericide gegenüber Colibacillen und eine Steigerung gegenüber hämolytischen Streptokokken fest, während in den folgenden Wochen die abtötende Kraft des Serums sowohl gegenüber B. coli, wie auch gegenüber Streptokokken verstärkt war.

Auf das Verhalten der Darmkeime hat das Fasten anscheinend keinen Einfluß (SCHENCK).

Typhuskolonien wurden durch Stuhlzusatz in ihrem Wachstum stark gehemmt.

Diese kurz geschilderten immunobiologischen und bakteriologischen Befunde sind so wechselnd und widerspruchsvoll, daß ein klares Bild bisher noch nicht zu gewinnen ist. Immerhin scheint mir so viel festzustehen, daß von dieser Seite her Kontraindikationen gegen Fastenkuren nicht bestehen. Hinsichtlich der sonstigen Einwirkung langdauernden Hungers auf somatische und psychische Vorgänge sei auf die eingehenden Untersuchungen und Beobachtungen von BENEDICT bei LEVANZIN und von SCHENCK an sich selbst, ferner auf die zusammenfassende Darstellung von LANG u. RANKE (Z) S. 80ff. verwiesen.

Generell sei nur gesagt, daß in keinem der langen Hungerversuche eine *dauernde* Schädigung der Muskelkraft und der Nerventätigkeit festgestellt werden konnte.

2. Fastenkuren

Wenn hier von Fastenkuren gesprochen wird, so sind damit weder einzelne Hungertage, die bei fast allen Krankheiten und von den meisten Ärzten verwandt werden, gemeint, noch ein absolutes Hungern, da die erlaubten Mengen von Obst oder Gemüsesäften stets kleinere Mengen von Kohlenhydraten enthalten, wenn der Caloriengehalt wohl auch selten über 100—200 Cal hinausgeht. BUCHINGER (Z) macht einen feinen Unterschied zwischen Hungern und Fasten, indem er

unter Hunger die erzwungene, unter Fasten die freiwillige Nahrungsentziehung
versteht. Das Heilfasten ist ebenso wie das religiöse Fasten uralt. [Geschichte und
Literatur bei GÜNTHER (Z), MÖLLER, JUST, BUCHINGER (Z) u. a.]. Beide sind vielfach bis in die heutige Zeit identisch. HIPPOKRATES kannte schon seinen therapeutischen Wert, allerdings auch seine Gefahren, denn er riet zur Verhütung einer
zu starken Entkräftigung die völlige Nahrungsentziehung, wie sie damals geübt
wurde, nicht über 7 Tage auszudehnen. Spezielle Indikationen gab er nicht an.
Aus etwas späterer Zeit sind ASCLEPIADES, CESUS u. THEMISON, der vor allem
Fiebernde hungern ließ, zu erwähnen (Lit. bei BUCHINGER u. A). GALEN stellte
zuerst die Theorie von der Schlackenreinigung des Körpers im Hunger auf, wenn
er den Satz aussprach: „abstinentia totum corpus aequaliter purget."
    Aus dem Mittelalter liegen keine Berichte vor. In der Renaissance ist wenig
Neues hinzugekommen. Damals scheint sich die Diätetik in Spitzfindigkeiten
verloren zu haben. Im 17. und 18. Jahrhundert trat dann eine Belebung der
Hungertherapie, besonders durch SYDENHAM, BOERHAVE, DE MONTPELLIER, F.
HOFFMANN, BROUSSAIS u. a. [Lit. bei BUCHINGEN (Z), dort auch die spätere
Literatur] ein. Während in der 1. Hälfte des 19. Jahrhunderts noch VALENTIN
und WUNDERLICH Nahrungsbeschränkung und Entziehung propagierten, setzte
in der 2. unter Führung von GRAVES, CHOSSAT u. a. die Reaktion ein, die bis über
die Wende des Jahrhunderts andauerte. Erst seit wenigen Jahrzehnten sind
Fastenkuren wieder in Mode gekommen. TANNER und DEWEY in Amerika, DETER-
MANN, S. MÖLLER, R. JUST, BERTHOLD, BUCHINGER, der mit 3200 Fastenkuren
wohl die größte Erfahrung besitzt, und viele andere in Deutschland führten und
führen heute in Sanatorien solche Kuren durch, und GÜNTHER (Z), SCHENK (Z)
u. a. haben ihnen wissenschaftliche Monographien gewidmet.
    Welches sind nun die *Zwecke, die mit den Fastenkuren erreicht werden sollen?*
    Zunächst ist es eine Entlastung der Verdauungsorgane in weitestem Sinne, nicht
nur von Magen und Darm, sondern auch von Leber und Pankreas. Sie wird noch
gefördert und beschleunigt durch Einläufe und salinische Abführmittel an den
ersten Hungertagen. Dadurch wird auch eine Entwässerung des ganzen Körper-
gewebes erreicht. Wenn das Wasser auch in erster Linie aus dem interstitiellen
Bindegewebe und den intercellulären Räumen stammt, so ist es doch außerdem
noch möglich, daß die Körperzellen selbst dabei überschüssiges Wasser hergeben.
Hand in Hand geht damit gewöhnlich auch eine zum mindesten teilweise Entleerung der Kochsalzspeicher, wofür die nach 2—3 Hungertagen sehr rasch auf
sehr niedrige Werte (unter 1,0 g) sich einstellende NaCl-Ausscheidung im Harne
spricht. Bei der gründlichen initialen Darmentleerung verlassen auch größere
Mengen NaCl, bei SCHENCK 4,0 g, auf diesem Wege den Körper. Da der Hunger, wie
schon früher erwähnt, die Permeabilität der Capillaren und kleinen Gefäße steigert, so wird das Abströmen überschüssigen Materials befördert. Vielleicht kommen auch Gefäßdilatationen begünstigend hinzu. Diese erste Aufgabe der Fastenkuren ist gewöhnlich schon in den ersten Tagen erfüllt. Zweiter Hauptzweck des
Hungerns soll die Entfernung der sogenannten Stoffwechselschlacken sein. Vom
Purgieren des ganzen Körpers beim Hunger hatte schon GALEN gesprochen.
HAIG stellte dann in den achtziger Jahren des vorigen Jahrhunderts die Theorie
auf, daß die meisten Krankheiten auf eine Vergiftung mit der schwer löslichen
und schwer ausscheidbaren Harnsäure zurückzuführen seien. Diese Anschauung,
die praktisch zur Ablehnung von Fleisch und zur Empfehlung einer vegetabilischen Ernährung führte, wurde von der Naturheilkunde zum Dogma erhoben und
drang tief in weite Volksteile ein. Daß sie nach den Ergebnissen der modernen
Physiologie und physiologischen Chemie falsch ist, bedarf keiner weiteren Begründung (vgl. auch das Kapitel über Gicht). SCHENCK (Z), bei dem sich ausführliche

Auseinandersetzungen mit HAIGS Ansichten finden, sucht von ihr noch zu retten, was zu retten ist. Aber auch er kommt schließlich um die Feststellung nicht herum, daß außer bei Niereninsuffizienz schädliche Stoffwechselendprodukte nie im Körper nachgewiesen sind. Auch wird bei den längsten Stoffwechselversuchen außer der künstlich erzeugten Acidose niemals eine Ausscheidung etwa vorher retinierter Schlacken gefunden. Im Gegenteil, wie das vorige Kapitel zeigt, ist die Konzentration der Endprodukte im Blut und die Ausscheidung im Harn stets abnorm niedrig. Bei Stoffwechselkranken kann das hin und wieder anders sein (Harnsäurekrisen bei der Gicht, Kochsalzausscheidungen bei Fettsüchtigen usw.), aber von Hunger oder Ernährung ist das weitgehend unabhängig.

Die Schlackentheorie muß also für den Gesunden und die meisten Kranken mit aller Deutlichkeit abgelehnt werden.

Im Gegenteil, die im vorigen Abschnitte angeführten Untersuchungen von S. MORGULIS (Z) zeigen, daß durch langdauernden Hunger vorher nicht vorhandene Abbauprodukte neu entstehen können und daß sie giftig sind. Er spricht geradezu von einer Hungertoxikose.

Allerdings sind diese Befunde bei lange hungernden Tieren der verschiedensten Art und zwar anscheinend ziemlich gesetzmäßig erhoben worden. Die Resultate lassen sich nicht ohne weiteres auf den Menschen ausdehnen. In dem Selbstversuche von SCHENCK (Z), dem einzigen, der hier zur Verfügung steht, waren diese Rest-N Erhöhungen, besonders die Steigerung der unbekannten Fraktion nicht zu finden, vermutlich, weil täglich kleine Kohlenhydratmengen (etwa 50 g) gegeben wurden. Aber die Tierversuche sind doch eine Warnung, das Heilfasten über 2—3 Wochen auszudehnen. Auch die ständig bestehende Acidose ist als eine künstlich erzeugte Vergiftung zu betrachten.

Sie kann wie bei SCHENCK krisenhaft ansteigen und das Allgemeinbefinden sehr erheblich beeinträchtigen. Auch die damit verbundenen Störungen des Säurebasenhaushaltes und des Eiweißstoffwechsels sind keineswegs günstig für den Organismus. Ihre Genese ist zunächst unklar. Da HENN anscheinend ähnliches beobachtete, handelt es sich bei SCHENCK nicht um eine isolierte Erscheinung. LEVANZIN und andere in der Richtung untersuchte Hungernde zeigten sie nicht. Ihre Ketonausscheidung lag 10 — 30fach selbst über SCHENCKs höchsten Werten.

Gerade aber SCHENCKs Versuch zeigt, wie man der Acidose am wirksamsten begegnen kann, nämlich durch Obstsäfte mit etwa 50 g Kohlenhydraten. Vorübergehende kritische Steigerung der Ketonkörperausscheidung aus sehr niedrigem Niveau ist das geringere Übel gegenüber großen Dauerausscheidungen bei ihren oft erheblichen Störungen des Allgemeinbefindens. SCHENCK spricht von einer Steigerung der Abwehrkräfte. Bei den Widersprüchen der bisherigen Untersuchungen zu dieser Frage ist eine solche bisher aber nicht bewiesen. Im Gegenteil, BIELING zieht aus seinen Versuchen an hungernden Tieren mit Milzbrand, Diphtherietoxin, Pneumokokken ausdrücklich den Schluß: „Die Bildung der Antitoxine scheint jedenfalls durch Unterernährung besonders stark gestört zu sein."

Der Hauptfaktor bei der Wirksamkeit der Fastenkuren scheint mir in der Umstimmung zu liegen, die der Gesamtorganismus durch den außerordentlich starken Eingriff des Hungerns erfährt. Schon die alten Kliniker, im vorigen Jahrhundert vor allem WUNDERLICH und später RICHTER, haben auf die Bedeutung dieses Faktors hingewiesen. Umstimmung ist ein etwas vager Begriff, der sich schwer exakt definieren läßt. Man versteht darunter am besten eine weitgehende Umänderung des gesamten inneren Milieus des Organismus mit allen seinen Folgeerscheinungen.

Worin sie im einzelnen besteht und sich äußert, ist schwer zu sagen, weil es uns noch an Methoden fehlt, tiefer in ihr Wesen einzudringen. Die Dinge liegen hier ähnlich wie bei der Proteinkörpertherapie, die auch RICHTER zum Vergleich heranzieht, und vor allem bei der Behandlung mit künstlich erzeugtem Fieber. Im letzteren Falle ist es vor allem der Reiz auf die großen vegetativen Zentren im Zwischenhirn, aber wahrscheinlich auch direkt oder indirekt auf alle Körpergewebe. Beim Hunger sind es wohl mehr die letzteren, die direkt betroffen sind. So merkwürdig es für einen Minusfaktor klingen mag, Hunger bedeutet einen Reiz für die gesamten Körperzellen, denn sie müssen auf die weitgehende Reduktion des ihnen zur Verfügung stehenden Nährmaterials irgendwie reagieren, meist durch eine Art Anpassung an die veränderten Verhältnisse, vereinzelt auch ohne diese Folge. Im Hunger gehen auch dauernd vermehrt Zellen zugrunde, und zwar in dem Maße, wie der Gewichtsverlust der einzelnen Organe (vgl. die Tab. 36, S. 180) erfolgt. Ob es dabei zur Entstehung irritierender Stoffwechselprodukte kommt, ist möglich, aber unwahrscheinlich. Keinesfalls aber ist es nötig, eine solche zur Erklärung der Umstimmung heranzuziehen.

Eine Veränderung der Konstitution findet wahrscheinlich nicht statt [vgl. die Auseinandersetzungen bei GÜNTHER (Z)]. Das geht schon daraus hervor, daß nach der Wiederauffütterung der alte Körperstatus mehr oder weniger rasch wieder hergestellt wird. Oft allerdings bleiben die günstigen Wirkungen von Fastenkuren nicht nur bei akuten Störungen jahrelang, manchmal dauernd bestehen. Ich kenne Patienten, die ihr Leben lang an chronischer Obstipation gelitten haben, und sie dann durch eine lange Fastenkur für immer verloren haben. Das gleiche sieht man auch nach Appendektomien. Ich glaube aber kaum, daß man bei solchen Wirkungen von Konstitutionsänderungen sprechen darf.

Eine sehr wichtige Sonderfrage ist die nach der Dauer des Hungerns im Einzelfalle, d. h. nach dem Zeitpunkte des „Ausgefastetseins", wie die Hungerärzte es nennen. Jeder Mensch, der gesunde schon, vor allem aber der kranke, hat ein individuell verschiedenes Optimum für den Hungereffekt und einen verschiedenen Zeitpunkt, in dem es zu Schädigungen kommt. Anzeichen dafür sind Wiederauftreten eines starken Hungergefühls, Reinigung der Zunge, mehr oder weniger starke Depressionen und Herzstörungen, vor allem Tachykardien und Arythmien. Während des Fastens verlängert sich oft im Elektrokardiogramm die Erregungsdauer Q—T, und die T-Zacken werden flacher. In der 3. Woche kommt es nach Kniebeugen auch zu einer deutlichen Depression von ST (SCHENCK). Monita von Seiten des Stoffwechsels sind nach SCHENCK geringe Erhöhung des respiratorischen Quotienten, des Atemvolumens und der Gesamt-N-Ausscheidung bei gleichzeitigem Absinken des Harnstoffanteils sowie Änderungen im Kohlenhydratstoffwechsel im Sinne von Insulinüberproduktion und Hypoglykämie bei Traubenzuckerbelastungen.

Auch die Diastasewerte im Blut steigen dann an. Alle diese feinen Veränderungen können natürlich nur durch fortlaufende, mühsame Laboratoriumsversuche aufgedeckt werden.

Für den Praktiker sind lediglich maßgebend die zuerst erwähnten klinischen Symptome. Es ist daher sehr notwendig, daß die Hungernden täglich vom Arzt kontrolliert werden, damit die Hungerkur zur richtigen Zeit abgebrochen werden kann. In gut geleiteten Sanatorien ist das auch der Fall.

Wir sprechen auch im folgenden ausdrücklich von Fastenkuren, nicht etwa von dosierter partieller oder allgemeiner Unterernährung, die immer wieder in den gleichen Topf geworfen werden, obwohl sie stoffwechselmäßig zum Teil sich sehr verschieden auswirken können. Es wird davon später noch die Rede sein.

Die *Indikationen* zu Fastenkuren werden sehr verschieden gestellt. Viele Fastenärzte lassen nur mehr oder weniger strenge Kontraindikationen gelten.

Im übrigen wird von ihnen fast jeder Kranke, der wegen irgendwelchen Beschwerden kommt oder ein Hungerfanatiker ist, ziemlich wahllos einem 2 bis 3 wöchigen Hungern unterworfen; das ist natürlich unwissenschaftlich und zum Teil auch unärztlich.

Da eine Fastenkur immerhin ein erheblich somatischer und psychischer Eingriff ist, so müssen die Indikationen möglichst streng herausgearbeitet werden.

Welches sind nun die Krankheiten, bei welchen sie wirklich etwas leisten? Vorausgeschickt sei, daß es keine Krankheit gibt, bei der eine Hungerkur irgendeiner anderen Therapie überlegen ist. Im Gegenteil, der gewünschte gleiche Effekt kann in der Regel diätetisch auf eine schonendere, wenn auch vielleicht meist langsamere Weise erreicht werden.

Als Hauptindikationsgebiet gelten die Stoffwechselkrankheiten, vor allem die Fettsucht. So radikal und erzieherisch sie gerade hier wirken können, so sehr muß auch gerade hier die Individualität des einzelnen Kranken und die Form der Krankheit berücksichtigt werden.

Viele Fettsüchtige können sie nicht vertragen, da schon sehr rasch Kopfschmerzen, Herzbeschwerden und abnorme Flauheit auftreten, welche die an und für sich schon geringe Energie solcher Kranken bald erlahmen läßt, so daß sie die Kur vorzeitig abbrechen. Bei der endokrinen, speziell der thyreogenen Fettsucht hat H. CURSCHMANN mit Recht darauf hingewiesen, daß hier durch Hungern die an und für sich schon bestehende Unterfunktion der Schilddrüse noch weiter verstärkt werden kann. Auch von anderer Seite, z. B. SCORZEWSKI sind Mißerfolge mitgeteilt. Selbst BUCHINGER (Z) schließt sie von der Behandlung aus. Bei Lipomatose sind Fastenkuren zwecklos, wie schon VIRCHOW wußte und wie bei der Natur der Erkrankung selbstverständlich ist.

Beim Diabetes kommen länger dauernde Hungerkuren nicht in Betracht, so Wertvolles auch einzelne Hungertage oft leisten (vgl. das entsprechende Kapitel).

Dagegen ist die Gicht, vor allem in Kombination mit Fettsucht sehr geeignet für längere Fastenkuren, wie schon ältere Kliniker wie z. B. F. HOFFMANN, HUFELAND u. a. wußten. Die Entlastung des Nucleinstoffwechsels wirkt sich hier manchmal ausgezeichnet aus, vor allem bei der akuten Form.

Auch bei Arthritiden anderer Genese und beim muskulären Rheumatismus sah ich manchmal sehr gute Erfolge, ohne sie mir erklären zu können, es sei denn, daß man auf die vage Umstimmung abstellt. Ob die Erhöhung des Xanthoproteingehaltes im Blute bei manchen Arthritikern, die OEFELEIN (Lit. bei L. GROTE) nachwies, und ihr Verschwinden durch Fastenkuren dabei von Bedeutung ist, wie GROTE meint, ist mir sehr zweifelhaft, da sie schon beim chronischen Gelenkrheumatismus nicht gesetzmäßig vorkommt und bei vielen anderen Formen von gut reagierendem Rheumatismus ganz fehlt. BUCHINGER (Z) und EISENBERG geben an, daß der chronische Gelenkrheumatismus und die chronisch deformierende Arthrose am günstigsten beeinflußt werden, vorausgesetzt, daß das Hungern genügend lange ausgedehnt wird. Bei schwersten Versteifungen hilft natürlich auch diese Therapie nichts, es sei denn durch Entlastung der Gelenke von zu hohen Körperbelastungen.

Ein weiteres Indikationsgebiet sind Steinkrankheiten inklusive Phosphaturie und Oxalurie. In der Fastenliteratur ist verschiedentlich über Abgang großer Gallen- und Nierensteine berichtet worden. Durch die Entlastung des Mineralhaushaltes wird wahrscheinlich auch die Ablagerung und Bildung neuer Steine jedenfalls während der Hungerperiode gehemmt. Auch BRUGSCH (Z) hat sie empfohlen. Die Diathese als solche wird natürlich, wie GÜNTHER mit Recht bemerkt, durch Fasten nicht beseitigt.

Vor der Anwendung von Hungerkuren bei akuten und chronischen Infektionskrankheiten möchte ich dringend warnen, obwohl sie schon in der Antike und bis
ins 19. Jahrhundert hinein zur Verwendung kamen. Die Frage, ob es richtig ist,
daß man akut Fiebernde ihrer Appetitlosigkeit überlassen soll, wird später noch
erörtert.

Daß DEWEY (zit. bei BUCHINGER), SAUERBRUCH u. a. in einzelnen Fällen Erfolge sahen, mag sein, aber meist war der Hunger nicht die einzige Therapie.

Daß eine Steigerung der Abwehrkräfte durch den Hunger meines Erachtens
weder wahrscheinlich gemacht, noch erst recht bewiesen ist, wurde schon erwähnt.
Heute in der Ära von Salvarsan, Sulfonamiden und Penicillin bei Geschlechtskrankheiten, besonders Lues, wo sie früher eine große Rolle spielten, Fastenkuren
zu verordnen, scheint mir ein bedauerlicher Anachronismus zu sein, der auch
wohl heute beseitigt ist.

Ein sehr günstiges Anwendungsgebiet dagegen sind die Krankheiten des Gefäßsystems, vor allem, wenn sie zu Dekompensationen geführt haben.

Viele Herzkranke vertragen nicht ein Normalgewicht. Hungern entlastet das
Gefäßsystem teils mechanisch, teils durch Verödung der unzähligen kleinen Gefäße
des Fettgewebes und vermindert die Blutmenge. Bei Hypertonikern wird auch der
Blutdruck manchmal gesenkt (WACHOLDER u. a.). Ausgezeichnet, wenn auch nicht
nachhaltig, reagieren oft die Migräne und andere spastische Gefäßzustände.

Allgemein bekannt und angewandt ist der Hunger bei Nephritiden, vor allem
der akuten hämorrhagischen Glomerulonephritis. C. VON NOORDEN hat ihn zuerst
empfohlen. Vor allem VOLHARD hat ihn dann bald hinterher zur großen, heute
allgemein anerkannten Therapie erhoben. Nach VOLHARD soll der Spasmus der
Glomeruli, der nach ihm in der Genese der Symptome eine große Rolle
spielt, durch Hungern vermindert werden. Schwere chronische Nephritiden,
Niereninsuffizienten und stille Urämien reagieren allerdings weniger gut. Hier
kann sogar, wie SCHENCK (Z) mit Recht betont, der tödliche Verfall beschleunigt werden.

Bei Magendarmerkrankungen, zumal ulcerativer Natur, kommt man, wenn
überhaupt nötig, in der Regel mit 1—3 Fasttagen aus.

Das gleiche gilt auch für Leberkrankheiten. Hier kann sogar eine längere strenge
Hungerkur Schaden bringen, da sie nach den experimentellen Untersuchungen
von HASHIMOTO u. PICK eine vermehrte vitale Autolyse im Gefolge hat. Etwas
günstiger reagieren einfache Leberschwellungen. Lebercirrhosen und akute gelbe
Leberatrophie bilden natürlich eine strenge Kontraindikation.

Auch Nervenkranke hat man Fastenkuren unterzogen mit sehr wechselndem
Erfolge. Am besten scheinen noch gewisse Formen der Neurasthenie und Epilepsie
zu reagieren. Im letzteren Falle ist es die Acidose, die günstig wirkt (TALBOT). Die
Anfälle können seltener werden, aber von einer Heilung ist natürlich nicht die
Rede. Eine ketogene Kost mit viel Fett und wenig Kohlenhydraten hat den
gleichen Effekt und kann viel länger durchgeführt werden. Über günstige Erfolge
bis zur Heilung berichtet GÜNTHER (Z).

Auch Geisteskranke, vor allem Schizophrenien und manisch-depressives Irre-
sein, sind früher Hungerkuren unterworfen worden, wie es scheint, hin und wieder
mit Erfolg, der auf die Umstimmung zurückgeführt werden könnte. Die moderne
Psychiatrie hat sich anscheinend mit dieser Frage nicht befaßt. Für Kuren in
Fastensanatorien kommen solche Kranke natürlich nicht in Frage, wie BUCHINGER
(Z) ausdrücklich feststellt.

Von anderen Indikationsgebieten seien Paradentose, gewisse Hauterkrankungen wie Ekzeme, Lichen planus und Ulcera cruris, Asthma, Vorbereitungen für
Operationen und Frauenleiden genannt.

Schließlich gibt es überhaupt keine Krankheit, bei der nicht Fastenkuren angewandt werden und Fastenärzte Erfolge gesehen haben wollen.

Dieser kurze Überblick über die Indikationen zeigt, daß Fastenkuren bei manchen Krankheiten und manchen Kranken wirklich gutes leisten, und daß sie auch in Kliniken und Krankenhäusern mehr Eingang finden sollten, als es bisher der Fall ist.

Mindestens ebenso wichtig wie die Indikationen sind die *Kontraindikationen*, zumal auch Todesfälle in Fastensanatorien vorkommen (vgl. z. B. LOCHTE). Bei der Stärke des psychosomatischen Eingriffs können sie nicht streng genug gefaßt werden. DETERMANN spricht sogar von einer ,,schweren moralischen Belastung''. BUCHINGER (Z) nennt als Gegenanzeigen ,,alle zehrenden Krankheitsprozesse, wie die Tuberkulose, den Basedow, Krebs, das hohe Alter, sofern dies mit Schwäche und Abmagerung verknüpft ist''. Ferner erwähnt er schwere organische Herzleiden und will im übrigen immer nur nach körperlichen und seelischer Gesamtsituation des einzelnen Kranken seine Entscheidung treffen. Im allgemeinen sollte auch hier das französische Sprichwort: ,,au cas de doute abstiens toi'' als Richtschnur dienen.

GROTE (Z) und SCHENCK (Z) weisen daraufhin, daß die Konstitution des Menschen oft darüber entscheidet, ob die Fastenkur sich durchführen läßt und Erfolg hat. Choleriker und Astheniker sind weniger geeignet wie Phlegmatiker, Pykniker und athletische Typen. HENN möchte auch Neurotiker und Psychopathen mit überwertigen Fastenideen von der Behandlung ausschließen.

So bedarf es für den gewissenhaften Arzt sehr eingehender kritischer Erwägungen, bis er sich für den großen Eingriff einer langen Fastenkur entscheidet. Ihr Verlauf ist streng und sorgfältig zu überwachen und jederzeit abzubrechen, sobald Zweifel an der weiteren Durchführbarkeit oder deren Zweckmäßigkeit auftauchen.

Da von Zeitfasten und periodischem Fasten nach GUELPA später bei Besprechung von Fettsucht und Diabetes die Rede sein wird, soll hier nur die *Durchführung* einer langdauernden einmaligen Fastkur kurz skizziert werden.

Begonnen wird zweckmäßig mit 2 Obsttagen, an denen Äpfel, Apfelsinen, Backpflaumen und Feigen oder anderes Obst in beliebiger Menge erlaubt sind. Gleichzeitig wird durch Einläufe und salinische Abführmittel (40 g Glaubersalz) so gut wie möglich der Darm entleert.

Vom 3. Tag an unterbleibt dann jede Nahrungsaufnahme, während der Durst je nach Bedarf und Wunsch gestillt werden darf. Als Flüssigkeiten kommen Tee oder Wasser in Betracht, wenn eine möglichst starke Acidose beabsichtigt wird. Im anderen Falle werden verdünnte kohlenhydrathaltige Obstsäfte oder kohlenhydratarme Gemüsesäfte und eventuell kleine Zuckermengen (10—15 g) gegeben.

Während des Hungerns soll der Fastende sich bewegen und körperlich betätigen wie in einer Sommerfrische, nur größere körperliche Anstrengungen sind zu vermeiden.

Von Sondermaßnahmen sind Packungen, Bäder, eventuell Massage, Mund- und Hautpflege zu erwähnen. Das tägliche Absaugen der Mandeln, das sogenannte *Rödern* dürfte nur sehr wenig Zweck haben, da eine tiefergehende Reinigung und Entgiftung der Tonsillen dadurch nie erreicht wird. Von besonderen Arzneimitteln seien zur Bekämpfung der oft sehr quälenden Peristaltik von Magen und Darm Ponopasin, Buscopan, Belladenal, Eupaco, im Notfalle Tinct. opii (ein oder mehrmals 10—15 Tr.) genannt. Im übrigen erfordert die jeweilige Krankheit gegebenenfalls besondere Pharmaka, doch wird von diesen mit Ausnahme von homöopathischen Mitteln in Fastensanatorien aus Prinzip der sparsamste Gebrauch gemacht.

Die *Wiederernährung*, „das sogenannte Fastenbrechen" muß sehr vorsichtig und langsam vorgenommen werden, da die bisher weitgehend ruhenden Organe erst allmählich ihre früheren Aufgaben übernehmen können. BUCHINGER (Z) empfiehlt folgendes Vorgehen: Am 1. Tage bei Bettruhe mittags ein Apfel, der sehr gut gekaut werden muß, abends 1 Teller mit Kartoffelsuppe, Gemüsestückchen und Kräutern ohne Salz.

Die folgenden Tage Obst oder Rohkost, anschließend vegetabilische Ernährung und erst nach 4—8 Wochen animalisches Eiweiß. Andere Fastenärzte kürzen die Obst- und Rohkosttage ab und gehen rascher zur vegetabilischen Kost über, anfangs in Breiform, geben aber auch eher Milch und Ei.

Die Speisen müsen gründlichst gekaut und durchspeichelt werden. Körperbewegungen sind nach den Mahlzeiten zunächst zu vermeiden. Bei dieser Art der Ernährung dauert es natürlich lange, bis der Eiweißbestand des Körpers und die Kräfte sich wieder heben.

Schließlich sei noch die *Einwirkung langen Hungerns auf das Allgemeinbefinden und die psychische Sphäre kurz* erörtert. LEVANZIN und SCHENCK haben darüber eingehend Tagebuch geführt und BENEDICT (Z) hat bei LEVANZIN zahlreiche Sonderuntersuchungen angestellt.

Es gibt zahlreiche Fastende, die abgesehen von der belegten Zunge und einem üblen Geschmack und Geruch im Munde in keiner Weise gestört werden. Bei vielen verschwindet auch das Hungergefühl sehr bald. Gegen Ende der langen Kur stellt sich meist eine zunehmende Müdigkeit ein.

Manche Kranken klagen über eine auffallende Gedächtnisschwäche. Bei LEVANZIN bestand sie nicht, anscheinend auch nicht bei SCHENCK (Z). Dafür litt letzterer häufig an Herzklopfen, Atemnot, Arbeitsunlust und Mangel an Konzentrationsfähigkeit. Das Hungergefühl schwand bei ihm nur tageweise, oft war es recht quälend, und auch mit unangenehmen Sensationen im Bauch verbunden und verfolgte ihn oft bis in die Träume.

Die geistige Leistungsfähigkeit geht im allgemeinen mit der körperlichen Hand in Hand. Beide wechselten ebenso wie die Stimmungslage, auch in Laufe eines Tages.

Der Schlaf läßt bei vielen zu wünschen übrig. Andere bekommen Kopfschmerzen und Migräneanfälle, die aber später ganz ausbleiben, Muskel- und Gelenkschmerzen sowie leichte anginöse und vasomotorische Beschwerden.

Die dynamometrisch gemessene grobe Kraft der Hände nahm bei LEVANZIN nach der 2. Hungerwoche deutlich ab, ebenso der Schwellenwert für Hautberührungen mit dem Ästhesiometer. Die freie Associationsfähigkeit sank hier in den ersten Hungertagen ab, die Association auf Worte schwankte sehr. Ein kontinuierliches Absinken trat erst nach der 3. Woche ein. Die Rascheit, mit der auf einer Schreibmaschinenseite bestimmte Buchstaben durchstrichen wurden („Durchstreichungstest"), nahm schon am Ende der 1. Woche sehr erheblich zu, so daß gegenüber 3 min 48 sec als Maximum zuletzt nur 53 sec für die gleiche Arbeit benötigt wurden.

Am erstaunlichsten aber war bei LEVANZIN die Besserung der Sehkraft, geprüft mit den SNELLENschen Tafeln. Sie war zu Ende des Hungerns doppelt so gut wie zu Anfang.

Die Ergebnisse dieser Untersuchungen lassen sich natürlich nicht verallgemeinern.

Da wo Störungen auf somatischen oder psychischen Gebiete auftraten, verschwanden sie sehr bald bei der anschließenden Auffütterung. Dauerschädigungen sind nie beobachtet, es sei denn, daß eine alte Tuberkulose wieder reaktiviert wird, was vereinzelt vorkommt.

Anhang: **Durstkuren**

Anhangsweise seien noch die Durstkuren kurz skizziert. Sie gehören an und für sich nicht in dies Kapitel hinein, aber ihre Besprechung an dieser Stelle hat ihre historische Berechtigung, da besonders im Altertum beide Formen meist zusammen abgehandelt wurden. Beide Abstinenzformen finden sich auch heute noch kombiniert in der Hunger- und Durstbehandlung bei akuten hämorrhagischen Nephritiden, die zuerst C. VON NOORDEN angab und dann VOLHARD zur anerkannten Therapie der Wahl erhob.

Hinsichtlich der Historie sei auf GÜNTHER (Z) verwiesen. Der Durst ist ein weit schwererer Eingriff in den Organismus als der Hunger. Totaler Wasserentzug kann höchstens 8—10 Tage vertragen werden. Bei Dursttieren tritt der Tod ein, wenn der Wassergehalt des Körpers eine Abnahme von 20—30% erfährt. Gleichzeitige Nahrungszufuhr wird wegen ihres Wassergehalts und der Entstehung von Oxydationswasser weit länger vertragen. Bei Trockenkostkuren ist der Sauerstoffverbrauch nicht gesteigert, eher etwas herabgesetzt (SALOMON).

Ob der Eiweißumsatz erhöht ist, wie TH. JÜRGENSEN und DENNIG es behaupteten, ist wohl noch nicht entschieden (NONNENBRUCH). Die Frage ist wegen der sehr stark herabgesetzten Diurese in der Durstperiode sehr schwer zu beurteilen. Eine Steigerung des Fettabbaues ist wohl sicher nicht vorhanden (SALOMON). Bei einer NaCl-reichen Trockenkost tritt zur Eliminierung des Salzes ein überschießender Wasserverlust durch die Nieren ein (NONNENBRUCH). Das Kochsalz wird zum Diureticum und beschleunigt Entwässerung und Dursttod. Auf der anderen Seite kann Kochsalzarmut auch den Wasserhaushalt entlasten, da oft, besonders in pathologischen Fällen, die NaCl-Bilanz negativ wird und das ausgeschiedene Kochsalz einen Teil des Bindungswassers, das manchmal 100 cm³ pro 1 g NaCl beträgt, mit in den Harn fortreißt. Die Wirkungen können also sehr verschieden und entgegengesetzt sein, hauptsächlich wohl in Abhängigkeit von dem jeweiligen Wasser- und Kochsalzgehalt des Körpers, und lassen sich daher nicht auf einen Nenner bringen.

Das Dürsten kann sowohl bei Tieren wie bei Menschen zu erheblichen Temperaturanstiegen führen. Bei Hunden wurden terminale Steigerungen bis zu 7° beobachtet. TH. JÜRGENSEN sah bei therapeutischen Durstkuren beim Menschen Werte bis zu 39,6°, so daß man geradezu von Durstfieber gesprochen hat. Wodurch es zu dieser Erregung der zentralen wärmeregulierenden Apparate kommt, ist noch unklar. Vielleicht hängt es mit dem Kochsalz zusammen, obwohl das Kochsalzfieber sicher etwas anderes ist.

Der Einfluß des Durstzustandes auf Blut und Gewebe ist relativ geringfügig. Isotonie und Isocytie des Blutes werden auch durch Wassereinstrom aus den Organen lange Zeit aufrechterhalten, so daß es selbst im Experiment nicht immer zu einer Bluteindickung kommt (MORAWITZ u. NONNENBRUCH). Der Reststickstoff kann erhöht sein, braucht es aber nicht.

Der Blutzucker zeigt ein wechselndes Verhalten im Gegensatz zu der im Hunger stets vorhandenen Hypoglykämie. Die Gesamtblutmenge ist meist erheblich herabgesetzt, in einem Falle von SIEBECK nach nur 4 tägigem Dürsten bis auf 50%.

Daß Harn- und Speichelmenge sinken und die Konzentration der festen Bestandteile steigt, im Harne bis über 1040, ist selbstverständlich.

Dursttiere zeigen zunehmende Mattigkeit, Abnahme der Freßlust, anfangs Unruhe, später Apathie und Bewegungslosigkeit, bisweilen mit Paresen.

Das absolute Dürsten beim Menschen ist äußerst qualvoll, so daß es keine Durstkünstler gibt. Dursttodesfälle beim Menschen bei sehr langen (60—120 Std) abgeschlossenen Transporten in großer Hitze hat RICHET beschrieben. Es kam zu

Koma, schwerer Hyperthermie, Anurie, hochgradiger Exsiccose. Todesursache war cerebrales Ödem mit venöser Stauung.

Das Verlangen nach Flüssigkeit kann so elementar sich auswirken, daß gewaltsam am Trinken Verhinderte (Einschließen im Zimmer ohne Flüssigkeit) schon ihren Urin getrunken haben, zur Dachrinne geklettert sind oder sogar Selbstmord begingen.

Bei jungen Tieren und Säuglingen gibt es aus verschiedensten Gründen das gefährliche Krankheitsbild der Exsiccose, das sich im wesentlichen in der eben geschilderten Weise äußert. Dazu kommen noch Verminderung des Turgors von Haut, Bulbi und Fontanellen, sowie Tachykardien mit kleinem Herzen und niedrigem Pulse. Fieber ist fast regelmäßig vorhanden. (Zusammenfassendes bei SCHIFF.)

Die Sektionen verdursteter Tiere und Menschen zeigen weniger starke Veränderungen als solche von verhungerten. Erwähnt seien venöse Stauungen, Hyperämien und Hämorrhagien an inneren Organen und Gehirn. Mikroskopisch wurden manchmal degenerative Veränderungen und Atrophien an den Ganglienzellen und Neurogliawucherungen gefunden.

Der Hauptzweck der Durstkuren ist die Entlastung des Wasserhaushaltes. Nur selten ist der Flüssigkeitsentzug ein totaler. Beschränkung auf ein Viertel gilt schon als strenge Trockenkost. Eine Wasserzufuhr von $1^1/_2$ l bei 2500 Cal wird von GÜNTHER (Z) schon als eine milde Durstkur angesehen. Will man das gelten lassen, so machen unzählige Menschen, ohne es zu wissen, Durstkuren durch. Meines Erachtens darf von einer Durstkur erst gesprochen werden, wenn die zusätzliche Flüssigkeitszufuhr höchstens $^1/_2$ l am Tage beträgt, da die Strenge der Kur nicht nur von der Wasseraufnahme, sondern auch von der Nahrungszufuhr abhängt, so ist der Quotient: $\dfrac{\text{Calorienmenge}}{\text{Wassermenge}}$ wichtig. Er beträgt bei Durstkuren 0,3—0,7. GÜNTHER (Z) gibt an, daß bei einer Flüssigkeitszufuhr von $^3/_4$ l höchstens 2000 Cal bewältigt werden können. Ob das richtig ist, möchte ich bezweifeln.

Die *Indikationsgebiete* sind im großen und ganzen die gleichen wie für die Fastenkuren.

Auch hier gilt, daß es kaum eine Krankheit gibt, bei der keine Durstkur versucht worden ist, nur ist der Kreis der Durstadepten erheblich kleiner wie der der Hungeranhänger.

Am besten eignen sich alle Krankheiten mit Ödemen und Ergüssen in Körperhöhlen, vor allem ein großer Teil von Nieren- und Herzkrankheiten. Die akute hämorrhagische Nephritis, bei der nach VOLHARD das Nierengewebe entspannt wird, wurde schon erwähnt, aber auch andere Formen von Nierenerkrankung reagieren auf einige Dursttage manchmal recht gut. Der quälende Durst kann durch Cesol oder Neucesol, ein Pyridinderivat, manchmal mit Erfolg bekämpft werden. Groß ist allerdings nach meinen Erfahrungen die Wirkung nicht.

Auch Ascites und Polyserositis werden manchmal günstig beeinflußt, ebenso Gelenkergüsse und chronische Arthritiden und Arthrosen, bei denen SCHROTH die nach ihm benannte Kur hauptsächlich anwandte. Hungerkuren scheinen hier aber im allgemeinen besser zu wirken.

Trockenkost leistet auch bei Gastrectasien, Gastroptosen und Erbrechen jeder Genese manchmal Gutes, doch braucht es sich dabei nicht um ausgesprochene Durstkuren zu handeln.

Über sehr günstige Erfahrungen mit Durstkuren bei Bronchieectasien, ja selbst Lungengangrän haben SINGER u. a. berichtet. Dursttage sind auch zur Abschwellung der Schleimhäute im akuten Stadium des Schnupfens empfohlen, auch VOLHARD riet dazu.

Bei Kreislaufleiden jeder Art, besonders auch beim Hochdruck ist eine starke Einschränkung der Flüssigkeitszufuhr oft sehr nützlich, doch brauchen es selten ausgesprochene Durstkuren zu sein.

KÖRNER, ÖRTEL und SCHWENINGER sind ihre Vorkämpfer gewesen.

Unter den Stoffwechselkrankheiten eignet sich manchmal die Fettsucht für Durstkuren, doch soll darauf erst später eingegangen werden.

Die Trockenkost stellt an die Nieren erhebliche Anforderungen, so daß dieser Frage jedesmal besonders Rechnung getragen werden muß. Auch wird bei konstitutionell Belasteten die Steinbildung begünstigt. Ob das auch für die Thrombosenbildung gilt, wie GÜNTHER meint, ist theoretisch in Anbetracht der Neigung zur Bluteindickung bei Durstkuren möglich, scheint mir aber bisher nicht bewiesen zu sein.

Stark abgemagerte, kachectische und sehr elende Menschen und Infektionskranke soll man einer Durstkur nicht unterziehen. Im übrigen gibt es keine Kontraindikationen.

Durstkuren können in *sehr verschiedener Weise* durchgeführt werden. Absolut im Sinne völliger Wasserentziehung stoßen sie auf unüberwindliche Schwierigkeiten. Am bekanntesten ist vielleicht das Verfahren des schlesischen Bauernkurpfuschers SCHROTH (1800—1850) der ziemlich wahllos alle seine Kunden seiner Kur unterwarf. [Näheres darüber bei TH. JÜRGENSEN (1866) und C. V. NOORDEN u. SALOMON (Z) S. 862 (1920)]. Sie besteht aus beliebigen Mengen alter Semmeln, die besonders gut gekaut werden müssen, Reis-, Grieß- oder Hirsebrei eventuell 1 Ei. Als Flüssigkeit etwas Zucker und Citronensaft, später $^1/_8$—$^1/_4$ l Wein.

Folgendes sehr zweckmäßiges Rezept für eine strenge Durstkur gibt CHR. JÜRGENSEN (Z) in seiner ausgezeichneten allgemeinen diätetischen Praxis:

Tabelle 39. *Rezept für Durstkuren nach CH. JÜRGENSEN*

Speisen	früh g	mittags g	abends g	Gesamtmenge g
Weißbrot geröstet	100	50	100	250
Butter	10	—	10	20
Zucker	20	—	20	40
Honig	—	—	25	25
Eier	—	2	—	100
Apfel, gedämpft . .	100	—	100	200
Zwetschen, gekocht	—	150	—	150
Spinat, gedämpft .	—	250	—	250
Getränke	50	—	50	100
Gesamtgewicht				1035

Rohcalorien bei 42 g Eiweiß, 31,5 g Fett, 282 g Kh 1600 Cal
Wassergehalt 702 g

Andere Durchführungsbestimmungen, die bei GÜNTHER, VON NOORDEN u. SALOMON (Z) eingesehen werden können, stammen von SINGER, VON NOORDEN u. SALOMON, ALKAN, KEITH, SMITH u. WHELAN.

JÜRGENSEN schätzt den Gesamtwasserbedarf des menschlichen Organismus auf 30 g/kg und unterscheidet 3 Hydrohypodiäten.

Mäßige Hydrohypodiät = 20 g Wasser pro kg (= 33%ige Einschränkung),
starke   „   = 15 g „   „   „ (= 50%ige   „   ),
sehr starke   „   = 10 g „   „   „ (= 66%ige   „   ).

Die Wassermengen beziehen sich dabei auf die Gesamtflüssigkeitszufuhr, d. h. nicht nur die Extraflüssigkeit, sondern auch das in der übrigen Nahrung enthaltene Wasser, nicht aber das Oxydationswasser.

Unter 10 g pro Kilo geht JÜRGENSEN nicht herab. Eine völlige oder fast völlige Flüssigkeitsentziehung kommt für VON NOORDEN u. SALOMON nur in Betracht, wenn gleichzeitig auch jede feste Nahrung verboten ist. Absolute Trockenkost ist praktisch undurchführbar.

Überblickt man die Ergebnisse strenger Durstkuren auch abgesehen von der akuten hämorrhagischen Nephritis, der Hauptdomäne ihrer Wirksamkeit, so kann kein Zweifel sein, daß ihnen ein wenn auch etwas bescheidener Platz in unserer heutigen Therapie zukommt.

Literatur

I. Zusammenfassende Darstellungen (Z)

BENEDICT, F. G.: A study of prolonged fasting. Carnegie Institution of Washington, Publ. Nr. 203 (1915). — BRUGSCH, TH.: Der Stoffwechsel bei Hunger und Unterernährung, OPPENHEIMERS Hdb. Bioch. 2. Aufl. 7, 1 (1927). — BUCHINGER, O.: Das Heilfasten und seine Hilfsmethoden, 2. Aufl. Stuttgart-Leipzig: Hippokratesverl. 1936.

GLATZEL, H.: Hunger. Klin. Fortbildung. Neue deutsche Klinik. 8. Erg. Bd. 591 (1944). — Ernährungskrankheiten und Ernährungstherapie, Handb. d. inneren Med. 4. Aufl. Bd. VI/2 S. 313 (1954). — GRAFE, E.: Zur Kenntnis des Stoffwechsels im Hungerzustande. Z. physiol. Chem. 65, 21 (1910). — Die pathol. Physiol. des Gesamtstoff- und Kraftwechsels bei der Ernährung des Menschen. München: Bergmann 1923. — Der Stoffwechsel bei Anomalien der Nahrungszufuhr. Handb. d. norm. u. pathol. Phys. 5, 212 (1928). — Der Einfluß der Unter- und Überernährung auf den Körperhaushalt, Reale accademia d'Italia, Convegno di science fisiche, mathematiche e natural. 1937. Roma: Accadem. d'Italia. S. 404 (1938 XVI). — GÜNTHER, H.: Die wissenschaftlichen Grundlagen der Hunger- und Durstkuren. Leipzig: Hirzel 1930.

JÜRGENSEN, CHR.: Allgemeine diät. Praxis. Kopenhagen (1917). LANG, K., u. O. F. RANKE: Stoffwechsel und Ernährung. S. 80. Berlin-Göttingen-Heidelberg: Springer (1951). — LANG, K., u. R. SCHÖN: Die Ernährung. Berlin-Göttingen-Heidelberg: Springer (1952.) — LUSK, GR.: The elements of the Science of Nutrition. 4. ed. Philadelphia and London: Saunders 1928.

MARX, H.: Der Wasserhaushalt des ges. u. krank. Menschen, Berlin: Springer 1935. — MORGULIS, S.: Hunger und Unterernährung (deutsch), Berlin: Springer 1923. — Physiol. u. Path. d. Hungerns. Verh. d. Ges. f. Verd. u. Stoffw. Krht. 8. Tag. 1928 S. 31. Leipzig: Thieme (1929).

NONNENBRUCH, W.: Pathol. u. Pharmakol. des Wasserhaushaltes im Hdb. d. norm. u. path. Phys. 17, III (1926). — NOORDEN, C. v., u. H. SALOMON: Durstkuren in Hdb. der Ernährungslehre: Bd. I. S. 862 (1920).

RUBNER, M.: Die Gesetze des Energieverbrauchs bei der Ernährung. S. 69. Wien: Deuticke 1902.

SALOMON, H.: Über Durstkuren, v. NOORDENS Sammlung Klin. Abh. H. 6 (1905). — SCHENCK, E. G., u. H. E. MEYER: Das Fasten. Stuttgart-Leipzig: Hippokrates-Verlag 1938. — SIEBECK, R.: Physiol. d. Wasserhaushaltes. Hdb. d. norm. u. path. Phys. 17, III (1926).

TANNER u. DEWEY: zit. bei BUCHINGER (Z).

UCHLINGER: Hungerkrankheit, Hungerödem, Hungertuberkulose. Basel (1949).

II. Einzelarbeiten

ALKAN: Klin. Wschr. 2575, 1922. — ALPERN, D.: Biochem. Z. 138, 142 (1923). — BERTHOLET: Le retour à la Santé et la vie saine par le Jeune, Lausanne: Held 1930. — BIELING: Unterernährung und Infect. Dtsch. med. Wschr. 228, 1927. — BRUGSCH, TH.: Dtsch. med. Wschr. 1501, 1928.

CURSCHMANN, H.: Klin. Wschr. 1922, 1296. — Münch. med. Wschr. 1923, 1379.

DENNING, A.: Z. diät. u. phys. Ther. 1, 281 (1898); 2 291 (1899). — DETERMANN: Jahresk. f. ärztl. Fortb. H. 8, 17 (1925). — Verh. Ges. Verdgskrkh. 8, 38 (1928). — DRUSCHKY: Hippokrates 399 (1937).

EISENBERG: Dtsch. Z. Homöopathie 14, 75 (1935). — EPPINGER, H., F. KIRCH u. H. SCHWARZ: Das Versagen d. Kreislaufs, dynamische u. energ. Ursachen. Berlin: Springer 1927.

FRERICHS, F. T.: Virchows Arch. 719 (1848).

GALENOS: Aphor. IV. 2. — GIESE, W.: Veröff. Heeresan.wes. 116, 11 (1944). — GUELPA: La cure GUELPA, Bruxelles: Librair. vegetar. 1913. — GROTE, L.: Hippokrates 1037 (1936).

HAIG: Harnsäure als ein Faktor bei der Entstehung von Krankheiten, übersetzt von BIRCHER-BENNER (1910). — HASHIMOTO u. E. P. PICK: Arch. exper. Path. u. Pharmakol.

76, 89 (1914). — HENNE: Fortschr. Med. Nr. 12—14 (1934), Heilung durch Fasten u. Rohsäfte, Zürich (1955). — HOFFMANN, F.: De inedia magna morb. remed. Halle (1697). — HOWE, M., u. HAWK: J. of Biol. Chem. **11**, 103 (1912). — HUFELAND: Die Hungerkur. J. pract. Heilk. **1**, 2 (1797).

JOHANSSON, SONDEN, LANDERGREEN u. TIGERSTEDT: Skand. Arch. Physiol. **7**, 29 (1897). — JÜRGENSEN, TH.: Die Schrothkur. Dtsch. Arch. klin. Med. **1**. 196 (1866) — JUST, R.: Fasten und Fastenkuren, Harzburg: Jungbornverlag.

KEITH, N., FL. SMITH, u. M. WHELAN: Arch. Int. Med. **37**, 550 (1927). — KEYS, A., and others: Science **103**, 669 (1946). — Amer. J. Physiol. **150**, 153 (1947). — J. Amer Med. Assoc. **138**, 500 (1948). — KLEITMAN, N.: Amer. J. Physiol. **77**, 233 (1926). — J. Amer. Med. **138**, 500 (1948). — KÖRNER, Sitz. Ber. Ver. Ärzte Steiermark (1869/70). — KUNDE, M.: J. of Metabolism. Res. **3**, 399 (1923).

LABBÉ, M., u. H. STÉVENIN: Arch. des Mal. Appar. digest. **15**, 631 (1925). — LANDERGREEN: Skand. Arch. Physiol. **14**, 167 (1903). — LEHMANN, MÜLLER, MUNK, SENATOR, u. ZUNTZ: Virchows Arch. **131**, Suppl. (1893). — LOCHTE, TH.: Z. gerichtl. Med. **6**, 520 (1925). MAY, K.: Z. Biol. **30**, 31 (1894). — MELLINGHOFF, K.: Dtsch. Arch. klin. Med. **193**, 333 (1948). — MÖLLER, S.: Das Fasten als Heil- u. Verjüngungsmittel. Dresden: Volkshyg. Verlag. — MORAWITZ, P., u. W. NONNENBRUCH: Oppenh. Hdb. der Bioch. 2 . Aufl. 8, (1925).

NONNENBRUCH, W.: Z. exper. Med. **29**, 547 (1922). — NOORDEN, C. v.: Samml. Klin. Abh. H. 1 u. 2. Berlin (1902). — Hdb. d. Pathol. des Stoffwechsels **1**, 480 (1906).

OERTEL: Allgem. Ther. d. Kreislaufstörungen. Leipzig 1884, 1891.

PFLÜGER, E.: Pflügers Arch. **6**, 190 (1872); **10**, 251 (1875). — Teleologische Mechanik in der lebendigen Natur. Bonn: Cohen 1877. — PRAUSSNITZ: Z. Biol. **29**, 151 (1892).

RICHET, C.: Presse méd. 527, **1947**. — RICHTER, P. F.: Dtsch. med. Wschr. **1928**. 1067, — RÖDER: Die Rödermethode. Hannover: Wilkens zit. bei BUCHINGER (Z). — RUBNER, M.: Z. Biol. **19**, 541 (1883).

SAUERBRUCH, F.: Münch. med. Wschr. 1299, **1924**. — SCHIFF, E.: Das Exsiccoseproblem. Erg. inn. Med. **35**, 519 (1929). — SCHWENNINGER u. BUZZI: Die Fettsucht. Wien (1894). — SIEBECK, R.: Verh. dtsch. Ges. inn. Med. 379 (1928). — SINGER, G.: Dtsch. med. Wschr. **1912**, 2401. — Ther. Monatsh. **1914**, 329. — SKORCZEWSKI: Z. physik. u. diät. Ther. **15**, 669 (1911).

TAKAHIRA: Inst. of Nutr. Review. **1**, 96 (1925) [japanisch]. — TALBOT: J. Amer. Med. Assoc. **83**, 91 (1924). — TIGERSTEDT, C.: Das Fasten vom physiol. Standpunkt betrachtet. Finska Lak sällsk. Hdb. **63**, 33 (1921). — ref. von Ylppö Congr. Zbl. **18**, 161 (1921).

UMBER, F.: Ther. Gegenw. 121, **1919**.

VIRCHOW, R.: Hungertyphus (1868). — VOIT, C.: Z. Biol. **51**, 147 (1901). — Hermanns Handb. d. Phys. **6**, 86 (1881). — VOLHARD, F.: Hdb. d. inn. Med. 3. Aufl. Bd. VI/2 S. 1317 (1931).

WACHHOLDER, K.: Vortrag: Ernährung und Wehrmacht. Berlin (1942). — WENDT, G. v.: Oppenh. Handb. d. Biochem. 2. Aufl. 8, S. 206 (1925). — WITSCH, K.: Pflügers Arch. **211**, 185 (1926). — WUNDERLICH, C. A.: Hdb. d. Path. u. Ther. 1 (1848).

II. Die chronische Unterernährung (Trockene Dystrophie)

Während die völlige Nahrungsentziehung vorwiegend von theoretischem Interesse ist und praktisch nur für den sehr beschränkten Kreis der Fastenkuren in Betracht kommt, hat langdauernde Ernährung mit einer unzureichenden Nahrung größte aktuelle Bedeutung. Sie war jahrelang das Problem Nr. 1 für das gesamte deutsche Volk und in meist vermindertem Maße auch für manche andere.

Die Unterernährung zerfällt in 2 Hauptgruppen, eine allgemeine quantitativ calorische Unterernährung, in der die Gesamtnahrung in allen ihren einzelnen Teilen mehr oder weniger stark herabgesetzt ist, und in eine qualitative Form, bei der zwar der Brennwert der Nahrung ausreichend ist, aber ein oder mehrere wichtige Nährstoffe gar nicht oder ungenügend vertreten sind. Die 1. Gruppe ist die weitaus größere und praktisch wichtigere.

Eine Unterernährung fällt erst dann ins Gewicht, wenn sie längere Zeit, mindestens einige Monate, dauert, da erst dann ihre Folgen in die Erscheinung treten und physiologisch-ärztliche Bedeutung erlangen. Kurzfristige Nahrungsreduktion pflegt im allgemeinen keine tiefgreifenden Änderungen im Organismus herbeizuführen und wird rasch ausgeglichen. Man unterscheidet:

1. eine allgemeine, quantitativ-calorische, chronische Unterernährung,
2. eine qualitative, nicht calorische Unterernährung.

Eine allgemeine Unterernährung liegt dann vor, wenn die im Kapitel über die Zusammensetzung der normalen Kost genannten Mengen an Calorien, Eiweiß, Kohlenhydraten, Fett, Mineralstoffen, Spurenelementen und Vitaminen die genannten Minimalzahlen unter Berücksichtigung entsprechender Zuschläge für den jeweiligen Bedarf unterschritten werden. Führend ist die Calorienzufuhr, denn bei einer annähernd gleichmäßig zusammengesetzten Kost stehen die anderen Nährstoffe im allgemeinen in gleicher Relation zu ihr, doch können animalisches Eiweiß, Fett und Vitamine Sonderwege gehen. Die wichtigsten Minimalzahlen für die Hauptnährstoffe seien nochmals angeführt. Für körperlich nicht arbeitende Menschen 2400 Calorien, 1 g Eiweiß pro kg und 40—50 g Fett täglich. Je nach körperlicher Arbeit kommen die auf S. 26 genannten Zuschläge hinzu. Der Restbedarf wird fast immer durch Kohlenhydrate gedeckt.

Der Grad der Unterwertigkeit der Nahrung wird gewöhnlich der Einfachheit halber nach ihrem Gehalt an nutzbaren Calorien orientiert, was nicht exakt ist, weil die Sonderaufgaben der einzelnen Nährstoffe dabei nicht genügend berücksichtigt werden. Es ist daher für Fragen der Volksernährung nötig, mindestens auch Angaben über Eiweiß- und Fettgehalt anzufügen.

1. Zwangsweise Unterernährung bei Gesunden

Hungersnöte, d. h. Ernährungen weit unter dem Bedarf, hat es zu fast allen Zeiten und bei fast allen Völkern gegeben. Die wohl furchtbarste in Deutschland herrschte während des Dreißigjährigen Krieges und kurz hinterher. Alles nur Eßbare, wie Mäuse, Ratten, selbst menschliche Leichen, wurden damals verschlungen, wie ein Bericht über einen Menschenfresser 1635 in Saarbrücken berichtet (KULISCHER).

Auch später noch war die Nahrung wesentlich knapper als vor dem zweiten Weltkriege, wie folgender Vergleich von DRUMMOND für die Schulkinder des 1553 gegründeten Christ Hospitals in England 1704 gegenüber 1929 zeigen (Tab. 40).

Tabelle 40. *Vergleich der Zusammensetzung der Schulkinderkost 1704 und 1929 in England*

Nahrungszusammensetzung	J. 1704 g	J. 1929 g
Eiweiß	39	93
Kohlenhydrate	188	394
Fett	26	100
Calorien	1900	2930
Davon Calorien in Bier . . .	730	—

Unsere Generation hat schon zweimal eine lange Periode hochgradiger Unterernährung erlebt. Die erste betraf die letzten Jahre des ersten Weltkriegs und hinterher. RUBNER hat damals die Verluste in der Zivilbevölkerung durch die damalige Hungerblockade mit 562796 Menschen bis Ende 1918 berechnet. Schon im 3. Kriegsjahre blieben sie kaum hinter den Verlusten an der Front zurück.

Folgende verschiedenen Angaben der Literatur, besonders von v. TYSKA (Z) und LOEWY (Z) u. a. entnommene Zahlen, sollen über Grad, Entwicklung und Abklingen der damaligen Unterernährung orientieren. Dabei ist zu bedenken, daß das Vergleichsmaterial kein einheitliches war und alle Statistiken besonders deshalb vorsichtig beurteilt werden müssen.

Tabelle 41. *Durchschnittliche Nahrungszufuhr in den Jahren 1923—27 pro Kopf der deutschen Bevölkerung oder größerer Gruppen von ihnen*

	1912/14	1916	1917	1918/19	1920 Studenten	1921	1923	1924	1925	1926	1927
	g	g	g	g	g	g	g	g	g	g	g
Eiweiß	100	66,5	(33,8)	65,4 (45)	68	53,6	58,3	59	68,8	74,6	77,3
davon animalisches	c. 50 60	46% —	7—10	25,6 27,5	(66?)	41,8% 40,9	41,8% 78,2	47,1% 84,2	54,7% 94,0	56% 106	59,9% 114,6
Fett											
Kohlenhydrate	500	—	261	—	312	355	381	344	374	405	382
Calorien	3000	2277 (1260)	(1291)	2136 (1300)	2232	2011	2510	2448	2648	3000	2927

Die eingeklammerten Zahlen beziehen sich auf Durchschnittszahlen in einzelnen Großstädten, wie Berlin, Hamburg, München usw.

Diese Zahlen zeigen, daß im ersten Weltkrieg eine Eiweißunterernährung von 33 bis 66%, eine Fettunterernährung von etwa 25—70% bestanden haben. Am schlimmsten war sie in den Großstädten mit viel Industrie und schlechter landwirtschaftlicher Versorgung. Bemerkenswert und wichtig ist die sehr langsame Besserung, so daß der Vorkriegszustand erst 8 Jahre nach Kriegsende erreicht werden konnte.

Nach den damaligen Erfahrungen war damit zu rechnen, daß aus der weit stärkeren Unterernährung nach dem zweiten Weltkriege heraus die Angleichung an normale Verhältnisse mindestens auch 8 Jahre dauern würde. Tatsächlich aber war sie schon nach 4 Jahren zu Ende. Für 1936 betrug die tägliche Nahrung nach dem Durchschnitt der ziemlich voneinander differierenden Werte von v. d. DECKEN und H. A. SCHWEIGART 84,9 g Eiweiß, davon 45,9 g animalisches, 105,8 g Fett, 378,7 g Kohlenhydrate und 2966 Cal je Kopf der Bevölkerung. Für Groß-Hamburg waren die Zahlen annähernd die gleichen (90 g Eiweiß, davon 50 g animalisches, 125 g Fett, 355 g Kohlenhydrate mit 3000 Cal). Das *Statistische Reichsamt* gab für 1933 bis 1937 etwas höhere Zahlen an.

Über die rationierte Kost im 1. Winter (1939/40) des zweiten Weltkrieges gab folgende instruktive Tabelle 42 von BÜRGER [(Z), S. 670] Auskunft:

Tabelle 42. *Brennwert der Kriegskost, wie sie den verschiedenen Berufsgruppen der deutschen Bevölkerung pro Tag zur Verfügung stehen (nach BÜRGER)*

	Jeder Erwachsene erhält nach dem Stande vom Oktober 1939 (eigene Untersuchungen)	Ein Lang- und Nachtarbeiter über 20 Jahre erhält	Ein Schwerarbeiter über 20 Jahre erhält	Ein Schwerstarbeiter über 20 Jahre erhält
		nach dem Stande vom März 1941 (berechnet nach der Tabelle von SCHALL-HEISLER auf Grund der Angaben des Ernährungsamtes Leipzig)		
Gesamtcalorien	2329 (summarisch verbrannt)	zusätzlich: 241 gesamt: 2570	zusätzlich: 730 gesamt: 3059	zusätzlich: 1582 gesamt: 3911
Eiweiß	69,1 g (analysiert)	zusätzlich: 6,3 g gesamt: 75,4 g	zusätzlich: 21,5 g gesamt: 90,6 g	zusätzlich: 33,0 g gesamt: 102,1 g
Fett	52,3 g (analysiert)	zusätzlich: 5,0 g gesamt: 57,3 g	zusätzlich: 26,8 g gesamt: 79,1 g	zusätzlich: 78,9 g gesamt: 130,3 g
Kohlenhydrate	353 g (analysiert)	zusätzlich: 41,0 g gesamt: 394,0 g	zusätzlich: 96,0 g gesamt: 449,0 g	zusätzlich: 176,4 g gesamt: 529,4 g

Diese Kost wurde zu 96% ausgenutzt. Wenn man bedenkt, daß damals manche Lebensmittel, vor allem Gemüse und Obst und z. T. auch Kartoffeln, nicht bewirtschaftet wurden, so war, jedenfalls bis 1941, die Kost für Normalverbraucher und Schwerarbeiter annähernd ausreichend, für Schwerstarbeiter wohl schon ungenügend.

Einen ungefähren Anhaltspunkt für den Grad der Unterernährung in den Jahren 1945—48 geben die kartenmäßig gelieferten Lebensmittelrationen für den erwachsenen Normalverbraucher. Dabei ist allerdings zu bedenken, daß diese nicht immer voll geliefert wurden. Insbesondere war das nicht beim Fisch, Käse und Eiern der Fall, zumal in kleinen Städten und ländlichen Bezirken. Tab. 43 bringt die täglichen Lebensmittelrationen für den erwachsenen Normalverbraucher in 3—5 Einzelperioden der Jahre 1945—48 hinsichtlich Calorien, Gesamteiweiß, animalischem Eiweiß und Fett pro Tag.

Tabelle 43. *Tägliche Lebensmittelration auf Karten für den erwachsenen Normalverbraucher in Bayern in den Jahren 1945—1948*

	75. Periode vom 30. 4.— 17. 5. 1945	80. Periode vom 17. 9.— 14. 10. 1945	82. Periode vom 12. 11.— 9. 12. 1945	85. Periode vom 4. 2.— 3. 3. 1946	89. Periode vom 27. 5.— 23. 6. 1946
Calorien	1371 Cal	1194 Cal	1590,5 Cal	1609,8 Cal	1163,5 Cal
Eiweiß im ganzen .	69,1 g	56,0 g	51,1 g	58,1 g	40,0 g
davon animalisches	15,4 g	13,1 g	10,4 g	9,2 g	11,1 g
Fett	19,6 g	16,8 g	16,6 g	17,1 g	22,0 g

	93. Periode vom 16. 9.— 13. 10. 1946	96. Periode v. 9.12.1946— 5. 1. 1947	99. Periode vom 3. 3.— 30. 3. 1947	100. Periode vom 31. 3.— 27. 4. 1947	101. Periode vom 28. 4.— 25. 5. 1947
Calorien	1252,6 Cal	1614,8 Cal	1290,7 Cal	1590,3 Cal	1028,5 Cal
Eiweiß im ganzen .	36,9 g	59,3 g	40,6 g	50,0 g	31,6 g
davon animalisches	14,1 g	17,9 g	9,2 g	9,6 g	9,3 g
Fett	15,3 g	12,4 g	9,1 g	10,2 g	9,1 g

	105. Periode vom 14. 9.— 11. 10. 1947	109. Periode v. 7.12.1947— 4. 1. 1948	110. Periode vom 5. 1.— 1. 2. 1948	111. Periode vom 2. 2.— 29. 2. 1948
Calorien	1438,7 Cal	1401,2 Cal	1351,2 Cal	1248,5 Cal
Eiweiß im ganzen .	46,5 g	42,9 g	37,2 g	35,6 g
davon animalisches	9,2 g	5,7 g	3,6 g	5,3 g
Fett	8,4 g	6,5 g	3,4 g	3,6 g

	112. Periode vom 1. 3.— 31. 3.1948	114. Periode vom Mai 1948	116. Periode vom Juli 1948	117. Periode vom August 1948
Calorien	1324,0 Cal	1176,0 Cal	1676,0 Cal	1799,0 Cal
Eiweiß im ganzen .	33,9 g	28,7 g	41,1 g	46,3 g
davon animalisches	3,8 g	4,1 g	6,0 g	8,4 g
Fett	6,7 g	15,9 g	23,7 g	21,6 g

Die Unterlagen und Berechnungen verdanke ich z. T. dem Würzburger Ernährungsamt B, größtenteils habe ich die Berechnungen selbst durchgeführt. Säuglinge erhielten entsprechend kleinere, stillende Frauen, Kinder und Jugendliche sowie körperliche Arbeiter entsprechend, z. T. wesentlich größere Rationen.

Die Zuteilungen schwankten sehr erheblich, was mit dem Bestreben zusammenhängt, besonders ungünstige Monate mit etwas günstigeren auszugleichen. In der 75.—114. Periode schwankten die Zahlen für die Calorien zwischen 1028,5 Cal minimal, 1614,8 Cal maximal, die Gesamteiweißmenge zwischen 28,7 und 69,1 g, die Mengen an animalischem Eiweiß zwischen 3,9 und 17,9 g, die Fettwerte zwischen 3,4 und 22,0 g. Der Tiefpunkt der Unterernährung wurde im Mai, Juni 1948 erreicht, von da gehen die Zahlen für sämtliche Nahrungsstoffe wieder stark aufwärts.

Tab. 44 bringt zum besseren Überblick und zum Vergleich die Durchschnittszahlen für 1935, 1936, 1939, 1945, 1946, 1947 und 1948 (1. Halbjahr).

Tabelle 44. *Durchschnittswerte für die Lebensmittelrationen für den erwachsenen Normalverbraucher vor dem zweiten Weltkriege, zu Beginn und in den Nachkriegsjahren des zweiten Weltkrieges*

Nahrung	1935	1936	1939	1945	1946	1947	1948/
	(Gesamtdeutschland [BURGER])			(Bayern und Bizone)			1. Halbjahr
Calorien . . .	3075 Cal	2966 Cal	2329 Cal	1385,3 Cal	1410,2 Cal	1345,9 Cal	1274,9 Cal
Eiweißmenge .	77 g	84 g	69,1 g	58,7 g	36,1 g	42,3 g	38,4 g
davon							
animalisch .	—	45 g	—	16,3 g	13,1 g	8,6 g	4,2 g
Fettmenge . .	109 g	105,8 g	52,3 g	17,7 g	16,2 g	8,7 g	7,4 g

Die calorische Unterernährung betrug mithin im 1. Halbjahr 1948 immer noch 50%, für das Gesamteiweiß den gleichen Betrag. Für das animalische Eiweiß sind es sogar 90%, für das Fett sogar 93%.

Bei den Zahlen der Nachkriegsjahre ist zu bedenken, daß die Calorien zum großen Teile „Papiercalorien" waren, d. h. ein Teil der Calorien wurde gar nicht geliefert, ein anderer Teil amtlich viel zu hoch angesetzt. ASCHOFF hat in einem Artikel „Auf den Hund gekommen" in der Göttinger Universitätszeitung darauf hingewiesen, daß z. B. in der 102. Periode in der britischen Zone dem Normalverbraucher amtlich 931,7 Cal, de facto aber nur 818,3 Cal zustanden. Analysen von HARMSSEN am Hygienischen Institut in Hamburg ergaben, daß statt behaupteter 963 Cal nur 855 Cal dem Normalverbraucher gegeben wurden. Auch in späteren Perioden betrug die Differenz der tatsächlichen gegenüber den Papiercalorien bis zu 140 Cal täglich.

Die tatsächliche calorische Unterernährung war also um mindestens 10% stärker als sie in den angeführten Tabellen verzeichnet ist. Noch im 1. Halbjahr 1948 betrug sie mindestens 50% gegenüber dem Minimalbedarf. Ein sehr wertvolles Bild von dem Grade der Unterernährung in der englischen Zone geben die Untersuchungen des Departement of experimental Medicin zu Cambridge unter Leitung von McCANCE über die Verhältnisse im Ruhrgebiet von Juni 1946 bis Januar 1949. Ähnliche Berichte liegen über die Unterernährung in Holland und Griechenland (VALEORGAS) und vor allem die erschütterndsten aus Polen vor (APFELBAUM).

Angesichts dieser langandauernden, enormen Unterernährung erhebt sich die Frage, wie es möglich gewesen ist, daß wir noch am Leben geblieben sind.

LEHMANN hat sie zu beantworten versucht. Er geht davon aus, daß der Mindestbedarf für einen mäßig arbeitenden Mann von 70 kg 1800 Brutto- oder 1670 Netto-Calorien beträgt und daß ihm in seinem Körper 36 000 Cal an Fettreserven zur Verfügung stehen. Er berechnet daraus ein Defizit von 875 000 Cal

Dieser Bedarf wird gedeckt durch Gewebseinschmelzung . . . . . zu 4,1%
Der Grundumsatz erfordert   213 000 Cal . . . . = 24,0%
Die Verdauungsarbeit erfordert   33 000 Cal . . . . = 3,8%
Die körperliche Arbeit erfordert   60 000 Cal . . . . = 7,0%
                                                                 = 38,9%

Für Einsparungen an Bewegungen werden 400 000 Cal = 45,8% berechnet, so daß 38,9% + 45,8% = 84,7% gedeckt erscheinen. Natürlich handelt es sich bei allen diesen Zahlen nur um grobe Schätzungen, die aber eher zu hoch als zu niedrig angesetzt sind.

Es bleibt aber noch ein Rest von 15,3%, der wohl nur dadurch zu erklären ist, daß jeder sich irgendwie noch zusätzliche Calorien verschaffte, um nicht zu verhungern. Von der Rationierung waren außer der teuren Hefe im wesentlichen Gemüse und Obst ausgenommen.

CRÄMER-BADONI hat in der Zeitschrift „Die Wandlung" auf Grund einer Rundfrage bei 76 Haushalten mit 817 Personen aller Berufe in Frankfurt a. M. festgestellt, daß die zusätzliche Beschaffung von Lebensmitteln auf legalem, semi- und illegalem Wege etwa 10% der Markenrationen oder etwa 130 Extracalorien täglich betrug. Auch von anderer Seite liegen ähnliche Schätzungen vor, meist gehen sie allerdings auf 200—250 Cal. CRÄMER zitiert nicht mit Unrecht die Behauptung von VICTOR GOLLANCZ in seinem bekannten Buche „In darkest Germany": „The black market keeps people alive."

Die angeführten Zahlen sind wohl für Deutschland noch Maximalzahlen, da sowohl in der englischen Zone [2. Halbjahr 1945 1040 Cal. (JORES)] bis zur Vereinigung mit der amerikanischen sowie vor allem in der französischen und sowjetischen Zone die Rationen für Normalverbraucher zweifellos viel tiefer gelegen haben, doch sind mir genauere Zahlen nicht bekannt. Die Belieferung der Karten war dort auch weit schlechter und unregelmäßiger, so daß selbst die Kenntnis der Karten für die tatsächliche Zufuhr nur sehr bedingten Wert hatte. Leidlich versorgt waren im Ostsektor anscheinend nur die Inhaber der Karten 1 und 2. Ein Vergleich der Lebensmittelversorgung in der letzten Hungerzeit mit den Rationen im ersten Weltkriege und hinterher ist nicht ohne weiteres möglich, da die in Tab. 41 angeführten Zahlen sich auf den Gesamtverbrauch, die in Tab. 43 u. 44 zusammengestellten aber nur auf die Zuweisung für Normalverbraucher beziehen. Trotzdem dürfte es wohl keinem Zweifel unterliegen, daß die letzte Unterernährung zum mindesten im größten Teile Deutschlands erheblich hochgradiger und anhaltender war als die frühere.

2. Unterernährung bei Kranken

Unterernährung ist aber nicht nur Folge elementarer kriegerischer und wirtschaftlicher Katastrophen, sondern findet sich auch bei vielen Krankheiten, sei es, daß sie in der Natur dieser Leiden liegen, oder daß wir sie aus therapeutischen Gründen herbeiführen. Man kann sagen, daß nahezu alle Anomalien in der somatischen und psychischen Sphäre und erst recht das Endstadium der meisten tödlich verlaufenden Krankheiten eine Unterernährung im Gefolge haben, wenn die Kranken sich selbst überlassen sind und eine raffinierte Diät sie nicht hintanzuhalten vermag. Am frühesten und stärksten pflegt sie bei Infektionskrankheiten, bösartigen Geschwülsten, Störungen des Digestionsapparates, Herz- und Niereninsuffizienzen sowie gewissen organischen Nervenleiden und psychischen Erkrankungen (schweren Hysterien, Depressionen, Stuporen usw.) aufzutreten. Die Ursache der Unterernährung ist in diesen Fällen in letzter Linie immer ein für den Bedarf zu geringer Appetit, das gilt im Prinzip auch für die sogenannte endogene Magersucht. Besonders deletär wirkt sich dieser Appetitmangel auf den Ernährungszustand aus bei den Krankheiten, die, wie M. Basedow, fieberhafte Infektionen, Leukämie und maligne Tumoren zu einem gegenüber der Norm gesteigerten Stoffwechsel führen.

Eine besondere Manifestation der Unterernährung wird als Kachexie bezeichnet (vgl. dazu E. GRAWITZ). Das schon in den Aphorismen des HIPPOKRATES vorkommende Wort bedeutet zunächst einfach „schlechter Zustand", aus κακός

(= schlecht) und ἔχω (= ich verhalte mich) hergeleitet. PLATO stellt ihm die „Euexia", den „guten Zustand" gegenüber. Eine genaue Definition für *Kachexie* zu geben, ist vorläufig unmöglich, da es keine eindeutigen, exakt faßbaren Kriterien gibt. Insbesondere ist noch umstritten, ob hier besondere Eigentümlichkeiten der Unterernährung vorliegen. Vorläufig entscheidet hier noch der rein gefühlsmäßige Eindruck des Arztes. Sicher liegen keine quantitativen Beziehungen zur Unterernährung vor, denn selbst hohe Grade von Abmagerung imponieren nicht notwendig als Kachexie, während andererseits manchmal schon ein Zustand bei mäßigen Gewichtsverlusten als solche übereinstimmend angesprochen wird. Am wenigsten wird wohl bei der unklaren Sachlage präjudiziert, wenn wir vorläufig unter Kachexie den Stempel verstehen, den eine zehrende, zum Fortschritt neigende Erkrankung, vor allem Tuberkulose und maligne Tumoren, dem Aussehen und der Gesamthaltung solcher Kranken aufdrückt (GRAFE). Im Vordergrunde stehen außer mehr oder weniger starker Abmagerung Blässe, herabgesetzter Gewebsturgor, Schlaffheit der Züge, der Körperhaltung und der Bewegungen. Sicher ist, daß solche Kranke schließlich nicht notwendig ihrer Unterernährung erliegen, denn die Gewichtsdefizite betragen manchmal beim Tode nur wenige Prozente gegenüber dem allgemeinen Normalgewicht oder können sogar ganz fehlen. Auch ich kann mich des Eindrucks nicht erwehren, daß hier ein gewisses deletäres Agens mit im Spiele ist, das tiefer in die Funktionen des Körpers als in seine Stoffbestände eingreift. Der Tod solcher Kranker ist uns, zumal da, wo er nicht primär auf Kreislaufschwäche beruht, vorläufig noch ein Rätsel.

Von den Krankheiten, die eine Unterernährung als therapeutische Maßnahme erfordern, wie die absolute oder relative Fettsucht, wird später noch die Rede sein. Im ganzen ist es der Kreis von Leiden, die auch für eine Fastenkur in Betracht kommen (vgl. S. 187).

3. Der Stoffwechsel bei der chronischen Unterernährung

Der Stoffwechsel bei der chronischen Unterernährung unterliegt in vielen Punkten den gleichen Gesetzen wie der Umsatz im absoluten Hunger, der in der Regel 8—10, maximal 14 Wochen durchgeführt werden kann.

Da der Organismus seinen Bedarf nur z. T. aus der Nahrung entnehmen kann, muß er die Defizite aus eigener Körpersubstanz decken. Die Unterernährung ist mithin ein partieller protrahierter Hungerzustand, aber gerade die chronische Dauer ermöglicht es dem Körper, sich dem pathologischen Zustand möglichst anzupassen. Daß das häufig, wenn auch nicht immer, der Fall ist, zeigten schon zahlreiche ältere Untersuchungen [Lit. bei E. GRAFE (Z), 1923] beim Menschen. Besonders eindrucksvoll wurde es aber bewiesen durch die umfassenden Untersuchungen an unterernährten Studenten von BENEDICT u. Mitarb sowie ZUNTZ u. LOEWY in ihren Selbstversuchen während der Hungerzeit der letzten Jahre des ersten Weltkrieges.

Tab. 45 bringt die Ergebnisse der Versuche von BENEDICT u. Mitarb. an 12 gesunden amerikanischen Studenten, die sich freiwillig vom 30. September 1917 bis 3. Februar 1918 einer z. T. sehr erheblichen Einschränkung der Nahrung (zeitweise bis 1400 Cal bei einem Bedarf von 3200—3600 Cal) unterwarfen. Ganz lückenlos sind die Beobachtungen allerdings nicht, da sonntags die jungen Leute essen durften, was sie wollten, und zweimal mehrtägige Unterbrechungen mit freigewählter Kost eintraten. Der Wert der mühevollen Untersuchungen wird dadurch aber nicht wesentlich beeinträchtigt.

Tabelle 45. *Unterernährungsversuche an amerikanischen Studenten von* BENEDICT *u. Mitarb.*

1 Versuchsperson	2 Anfangsgewicht (30.9.1917) kg	3 Gewicht am Ende der Unterernährung (3.2.1918) kg	4 Gesamtgewichtsverlust in %	5 Calorienproduktion (Grundumsatz) bei normaler Diät Cal	6 Calorienproduktion (Grundumsatz) am Ende der Unterernährung (Mittel der drei letzten Tage) Cal	7 Calorien pro kg bei normaler Diät Cal	8 Calorien pro kg am Ende der Unterernährung Cal	9 Calorien pro m² bei normaler Diät Cal	10 Calorien pro m² am Ende der Unterernährung Cal	11 Gesamt-N-Verlust des Körpers g	12 Anzahl der Unterernährungstage	13 Durchschnittl. N-Verlust pro Tag g	Bemerkungen
Bro.	61,8	54,4	12,0	1,481	1,271	24,0	21,6	871	737	153,48	83	1,85	Da Kon. erst später in Versuch kam, sind die Anfangswerte bei der Berechnung des Durchschnitts nicht mitgerechnet.
Can.	79,8	69,3	13,2	1,758	1,590	22,0	22,0	893	834	155,77	84	1,85	
Kon.	69,0 (28.10.1917)	61,5	10,9	1,818	1,429	(26,4)	23,1	(1,021)	846	233,08	57	4,09	
Gar.	71,3	63,0	11,6	1,815	1,450	25,5	22,2	992	808	168,95	86	1,96	
Gul.	66,8	61,0	8,7	1,698	1,427	25,4	21,7	974	783	162,45	86	1,89	
Mon.	68,8	60,6	11,9	1,858	1,544	27,0	25,3	1,027	897	134,07	86	1,56	
Moy.	63,5	57,8	9,0	1,638	1,331	25,8	23,3	926	796	230,31	83	2,77	
Pea.	69,3	61,3	11,5	1,766	1,295	25,5	21,4	887	769	206,14	86	2,40	
Pec.	64,3	59,1	8,1	1,589	1,217	24,7	20,5	908	716	252,85	87	2,91	
Spe.	63,5	55,7 (13.12.1917)	12,9	(1,734)	1,279 (8.12.17)	27,3	(22,4)	990	(766) (8.12.17)	130,15	61	2,13	Da Spe. wegen Krankheit am 18.12. den Versuch abbrechen mußte, sind bei Feststellung des Durchschnitts die Zahlen nicht in Betracht gezogen, 8.12. letzter Tag sicheren Wohlbefindens.
Tom.	59,5	55,1	7,4	1,526	1,217	25,6	22,5	882	740	48,66	78	0,62	
Vea.	65,8	58,5	11,1	1,604	1,604	24,4	21,6	891	740	159,70	76	1,86	
Im Durchschnitt	67,0	59,8	10,5%	1,686 Cal	1,367 Cal	2,25 Cal (imGrupp. resp. Apparat.)	2,16 Cal (imGrupp. resp. Apparat.)	979 Cal (imGrupp. resp. Apparat.)	764 Cal (imGrupp. resp. Apparat.)	ca.150 g			

Die Gewichtsverluste betrugen im Durchschnitt 10,5%. Die wichtigsten Resultate bringen die Spalten 7 und 8. Es sank die Calorienproduktion pro Kilogramm im Durchschnitt von 25,2 Cal bei normaler Ernährung auf 21,6 Cal am Ende der Unterernährung, d. h. um 18%, bezogen auf die Oberfläche (Spalte 9 u. 10) sogar um 22% ab. Sieht man die Zahlen im einzelnen durch, so fehlt die Abnahme nur in 1 Fall (bei Con.), in dem die Zahlen die gleichen blieben.

Um dem Einwande zu begegnen, daß vielleicht der N-Bestand des Körpers auf die Gewichtseinheit bezogen in gleichem Maße abnahm, hat LUSK für den Teil der Studenten, welcher die letzten 3 Wochen nur 1375 Cal täglich aß, in folgender Tab. 46 die Abnahmen von Körpergewicht, Grundumsatz und Körper-N in der letzten Spalte einander gegenübergestellt.

Tabelle 46. *Einfluß starker Unterernährung auf Oxydationen, Gewicht und Eiweißbestand nach* BENEDICT-LUSK

	bei normaler Diät	Am Ende einer 3monatig. Unterernährung mit 1375 Cal	Abnahme in %
Grundumsatz in Calorien .	1745,0 Cal	1293,0 Cal	— 32,0%
Calorien pro kg und Tag .	25,7 ,,	20,4 ,,	— 20,0%
Calorien pro m² Oberfläche	872,0 ,,	647,0 ,,	— 27,0%
Körpergewicht in kg . .	67,9 kg	63,4 kg	— 6,5%
Körper-N in g	2037,0 g	1972,0 g	— 3,2%

Bei einer Abnahme des Grundumsatzes von 32% absolut und 20 bzw. 27% relativ bezogen auf Gewicht und Körperoberfläche hat der Organismus nur 3,2% seines Eiweißbestandes eingebüßt.

Nach diesen Berechnungen kann es keinem Zweifel unterliegen, daß das atmende Protoplasma selbst seine Oxydationen erheblich eingeschränkt hat. Es kommt also auch bei chronischer Unterernährung in gleicher Weise zu einer Anpassung der Verbrennungen wie beim Hunger, und die dort (vgl. S. 181) angestellten Erwägungen gelten in vollem Umfange auch hier.

Eine ähnliche Gruppenuntersuchung wurde 1944/45 von A. KEYS, S. SIMONSON u. Mitarb. durchgeführt, das sogenannte Minnesotaexperiment.

Voraus ging eine starke Überernährung mit 5000 Cal. Die Unterernährung betrug 1800 Cal. Der Versuch dauerte 24 Wochen und war nicht, wie bei BENEDICT u. Mitarb., durch Tage freigewählter Kost unterbrochen. Die folgende Tabelle der Darstellung von LANG-RANKE [(Z), S. 70] entnommen, bringt die wichtigsten Ergebnisse.

Tabelle 47. *Ergebnisse des Minnesotaexperimentes*

Zeit seit Beginn	Absinken des Körpergewichts in %	Absinken des Grundumsatzes in % des Anfangswertes	Absinken des Grundumsatzes je kg Körpergewicht	Absinken des Grundumsatzes je m² Körperoberfläche in %
12 Wochen . . .	— 15%	— 32,3%	— 20,5%	—
24 Wochen . . .	— 24%	— 39,3%	— 20,3%	— 28%

Auch in diesem Experimente war das Absinken des Grundumsatzes um 17,3% stärker als die Gewichtsabnahme und 20,3—28% stärker, bezogen auf die Einheit des Körpergewichts bzw. der Oberfläche: im wesentlichen also die gleichen Resultate wie bei BENEDICT u. Mitarb.

Nach 28 Monaten mußte der Versuch abgebrochen werden, da die Versuchspersonen zu schlapp und elend wurden.

Interessant ist, daß die amerikanischen Versuchspersonen schon bei einer Kost versagten, die weit über dem Niveau der Hungerkost der Nachkriegsjahre in Deutschland lag. Es läßt sich schwer sagen, ob dieser Unterschied auf die voraus-

gegangene starke Überernährung und dadurch erschwerte Anpassung zurückzuführen ist.

Auch in der Schweiz (vgl. FLEISCH) wurden 1946 Massenversuche mit Unterernährung angestellt. Bei 2160 Cal trat noch kein Gewichtsverlust ein, das war
erst bei 1860 Cal der Fall. Als dann wieder zu 2160 Cal übergegangen wurde, kam
es zu erheblichen Gewichtsgewinnen.

ZUNTZ und LOEWY haben Jahrzehnte hindurch fortlaufend Grundumsatz und
Gewicht bei sich kontrolliert und mit ganz geringen Schwankungen konstant befunden. Die Kriegsunterernährung brachte dann bei ZUNTZ einen Gewichtsverlust
von 8 kg und eine Einschränkung der Verbrennungen (pro Quadratmeter Körperoberfläche) von 7,5—10%. Von besonderem Interesse sind die Verhältnisse bei
LOEWY. Auch er erlitt eine Gewichtsabnahme von zunächst 8,5%, wobei die
Oxydationen pro Quadratmeter Oberfläche bis maximal 17,3% absanken. Dann
wurde das Gewicht um weitere 6 kg reduziert. Gleichzeitig stiegen aber die Verbrennungen unter starker Steigerung des Eiweißumsatzes wieder bis zu den älteren
Normalwerten an. Die Unterernährung ist also hier in ein 2. gefährliches Stadium
eingetreten, *das dem prämortalen Eiweißzerfall* bei Tieren entspricht Durch eine
sofort einsetzende reichliche Ernährung (200 g Butter) konnte der bedrohliche
Zustand dann bald beseitigt werden. Merkwürdigerweise haben LOEWY u.
ZUNTZ sowie ihnen sich anschließend MORGULIS (Z) auf Grund eigener Untersuchungen das Absinken der Verbrennungen auf die Einheit von Kilogramm
und Quadratmeter Körperoberfläche auf eine relativ stärkere Abnahme der Zell-
substanz zurückgeführt, eine unhaltbare Ansicht, wie schon ein Blick auf LUSKS
Tabelle 47 zeigt.

Diese Anpassung an Unterernährung tritt nicht immer ein. GRAFE vermißte sie
in mehreren ganz schweren Fällen mit Untergewichten von 23,7—35,4 kg bei
1,46—1,51 m Größe [(Z, I), S. 134]. Im extremsten Falle einer Hysterica mit
dauerndem Erbrechen und einem Untergewicht von über 50% (23,7 kg bei 1,48 m
Länge) betrug die Calorienproduktion 49,6 Cal/kg in einem 3½stündigen
Respirationskammerversuche. Wenn auch für ein so exzessives Untergewicht
keine normalen Vergleichszahlen zur Verfügung stehen, so liegt hier sicherlich
eher ein erhöhter als ein erniedrigter Wert vor. Da frühere und spätere Untersuchungen bei dieser Kranken nicht vorgenommen waren und wurden, so läßt
sich nicht sicher entscheiden, ob diese Kranke nicht vielleicht wie LOEWY im
2. prämortalen Stadium der Unterernährung sich befunden hat, was ich für
das wahrscheinlichste halte. Erhöhte Werte werden auch bei Kindern, besonders
atrophischen Säuglingen gefunden [RUBNER u. HEUBNER, SCHLOSSMANN, BENE-
DICT u. TALBOT u. a. Lit. bei BENEDICT u. TALBOT und E. GRAFE (Z)].

Aus den letzten Unterernährungsjahren, die zu diesen ganzen Fragen besonders
wertvolle Beiträge lieferten, liegen sehr zahlreiche Beobachtungen vor (Lit. bis 1950
und umfassende eigene Untersuchungen von HARTMANN-MERTENS und POLA).
Untersucht wurde von den verschiedensten Autoren (HEILMEYER, REIN, WACH-
HOLDER, KALLER u. RELLER, BANSI u. a.) der *Grundumsatz*, der meist deutlich
erniedrigt war. Er ging bei Gesunden nie über — 30% hinunter, bei Hungerkranken aus Kriegsgefangenschaft aber bis — 48% (KALLER u. RELLER). Dabei
war bemerkenswert, daß sehr starke Erniedrigungen auch ohne nennenswerte
Gewichtsabnahme vorkamen, besonders bei den besser sich anpassenden Frauen.
Hyperthyreoseverdächtige Frauen wiesen nach FREY einen Mittelwert von — 13%
gegenüber nur — 5% bei Männern auf.

Für Würzburg mit einer Nahrungsmittelversorgung, die wegen seiner umgebenden
großen Landwirtschaft nicht so katastrophal schlecht war wie in den Großstädten
und in der französischen Zone, ließen sich erhebliche Senkungen nicht nachweisen.

Immerhin waren die Stoffwechselsteigerungen beim M. Basedow im Durchschnitt erheblich geringer als in Zeiten einer normalen Ernährung.

Die *respiratorischen Quotienten* liegen in methodisch einwandfreien Untersuchungen stets über den Hungerwerten, aber selten über 0,75. BENEDICT u. Mitarb. fanden nur einmal Werte unter 0,7 (0,68). Da meist genügend Kohlenhydrate in der im übrigen unzureichenden Nahrung vorhanden sind, kam es nur ausnahmsweise zu einer Acidose. Eine solche tritt erst ein, wenn die Kohlenhydratzufuhr unter 10% des Calorienbedarfs sinkt (ZELLER), was selbst bei Unterernährten nur selten der Fall ist.

Besonderes Interesse beansprucht der von sehr vielen Autoren immer wieder untersuchte *Eiweißstoffwechsel*. Hier tritt die Spartendenz des chronisch unterernährten Organismus fast noch stärker in die Erscheinung als beim Gesamtstoffwechsel. Die individuellen Unterschiede sind allerdings sehr erheblich.

Es lassen sich im Verlaufe der Unterernährung sowohl beim Menschen als auch beim Tiere 3 verschiedene Stadien voneinander unterscheiden. Im 1. ist der Eiweißumsatz beherrscht vom Verhalten des Gesamtstoffwechsels, d. h. der Größe der Gesamtcalorienzufuhr. Liegt letztere unter dem Bedarf, so kommt es ganz unabhängig von der Eiweißzufuhr in der Regel zu N-Verlusten. Zu dieser Zeit ist die Größe des Eiweißumsatzes der feinste Indicator dafür, ob die Nahrung calorisch ausreichend ist. Ausnahmen gibt es hier fast nur vereinzelt bei der Fettsucht. Haben die Eiweißeinschmelzungen eine gewisse Höhe erreicht, so beginnt das 2. Stadium. „Hier löst sich der Eiweißstoffwechsel aus dem Zusammenhange mit dem Gesamtstoffwechsel und folgt eigenen Gesetzen, welche die starke Verarmung des Körpers an lebendigem Protoplasma ihm diktiert." [GRAFE (Z), S. 144]. Der Eiweißumsatz wird nun abnorm niedrig und ein N-Gleichgewicht, unter Umständen sogar N-Ansätze treten schon bei einer calorisch unzureichenden Kost ein. Im 3. Stadium steigen die Eiweißverbrennungen von neuem kontinuierlich und oft sehr erheblich an. Anfangs lassen sich die Eiweißverluste noch durch Steigerung der Gesamtcalorien und der Eiweißzufuhr ausgleichen. Später gelingt das nicht mehr, und es kommt zum unaufhaltsamen prämortalen Eiweißzerfall.

Das 1. Stadium ist das weitaus wichtigste und häufigste, das 2. setzt nur bei sehr langer und sehr starker Unterernährung ein, das 3. ist beim Menschen nur ganz vereinzelt und nur in seinem 1. Abschnitt untersucht worden.

HIRSCHFELD machte anscheinend als erster die Feststellung, daß calorische Unterernährung zur Eiweißschmelzung führt, ohne allerdings die anderen Stadien zu kennen. Werden aus einer calorisch ausreichenden Kost einige Hundert Calorien in Form von Kohlenhydraten fortgenommen, so kommt es bei unveränderter Eiweißmenge sehr rasch zu einer zunehmend negativen N-Bilanz. Hier gilt streng die Forderung von RUBNER, daß der Eiweißumsatz nur im Rahmen des Gesamtumsatzes betrachtet werden soll.

Bei den zahlreichen Versuchspersonen von JANSEN mit einem Durchschnittsgewicht von 62,5 kg führten 1600 Bruttocalorien mit 60,5 g Eiweiß zu einer Gewichtsabnahme von 0,28 kg und einer Eiweißeinschmelzung von $11,77 = 1,88$ gN pro Tag. Dabei betrug der Ruheumsatz in Respirationsversuchen nur 1400 Cal. Erst eine Zulage von 500 Cal in Kohlenhydraten stellte das N-Gleichgewicht mit 9,7 g N her. Je niedriger der Eiweißbestand, um so kleiner sind in der Regel die zu seiner Aufrechterhaltung nötigen Eiweißzufuhren.

Auffallend stark differierten in den Studentenversuchen von BENEDICT u. Mitarb. die Zahlen für die N-Verluste im ganzen (vgl. Tab. 45, Spalte 11) und berechnet pro Tag (Spalte 13). Sie schwankten während der Versuchszeit zwischen 48,66 und 252,85 g Gesamtverlust und 0,62 und —4,09 g für den täglichen N-Verlust. Auch die einzelnen täglichen N-Bilanzen zeigten sehr große Schwankungen, was wohl mit der wechselnden Calorien- und Eiweißzufuhr zusammenhängt. Nur in einem Falle (bei Tom.) waren in Einzelperioden deutlich positive Bilanzen vorhanden. Tom trat schon mit einem Untergewicht von 16,5 kg in den Versuch ein und verlor nur 7,4%. Er war offenbar der einzige, der schon das 2. Stadium der Unterernährung erreicht hatte. Stoffwechselversuche von BANSI aus der Hungerzeit ergaben, daß bei allen Kostformen unter 2000 Cal und 70 g Eiweiß stets eine Eiweißeinschmelzung stattfindet. Ein N-Gleichgewicht wurde erst bei 2000 bis 2300 Cal und 80—90 g Eiweiß, ein N-Ansatz bei über 2300 Cal und 90—100 g Eiweiß, also erstaunlich hohen Werten, erzielt.

Bei besonders hochgradig unterernährten Kranken ist schon seit FR. MÜLLER (1889) und KLEMPERER (1889) bekannt, daß sie selbst bei völlig ungenügender Calorienzufuhr nur wenig Körpereiweiß einschmelzen und manchmal sogar N ansetzen. Ein Kranker von FR. MÜLLER mit 32 kg vermochte bei einer Calorienzufuhr von 765 Cal und 7,602 g N noch 1,7 g N zu retinieren (weitere Beispiele bei GRAFE). Diese Kranken gehörten sicher dem 2. Stadium an. Auf die besonderen Verhältnisse bei der Ödemkrankheit, die nicht notwendig mit schwerster Unterernährung einherzugehen braucht, wird zweckmäßig erst später (S. 221) eingegangen. Auch Fettsüchtige können manchmal trotz Unterernährung ihren Eiweißbestand erhalten.

Der Übergang vom 1. zum 2. Stadium der Unterernährung geht allmählich vor sich, indem bei gleichbleibender Unterernährung mit Calorien und Eiweiß die täglichen N-Verluste immer mehr absinken bis zum Gleichgewichte oder zum Ansatz. Der Zeitpunkt, an dem der Neutralpunkt erreicht wird, ist individuell sehr verschieden und hängt der Hauptsache nach wohl vom Fett- und Eiweißbestande des Körpers ab.

In dieses 2. Stadium gehören auch die N-Ansätze in der Rekonvaleszenz nach schweren hochfiebrigen Infektionskrankheiten, besonders Typhus, und ungenügende Ernährung (vgl. FR. MÜLLER, SVENSON u. a.).

Ferner seien die Untersuchungen von H. VON HOESSLIN an unterernährten Kriegsgefangenen des ersten Weltkrieges erwähnt. Er sah bei 1744 Cal und 62 g Roheiweiß eine N-Retention von 12,6 g in 7 Tagen bei weiter sinkendem Körpergewicht, bei 1928 Cal und 92 g Roheiweiß sogar einen N-Ansatz von 42 g.

O. KESTNER fand bei unterernährten Hamburgern (40—48,5 kg) 1919 im Eppendorfer Krankenhaus schon bei 1400 Cal und 9,4 g N-Retentionen bis zu 6,8 g/Tag.

Das 3. Stadium mit erneutem Anstieg des N-Umsatzes bei gleichzeitiger Steigerung der Gesamtoxydationen ist meines Wissens bisher nur 2 mal beschrieben, und zwar aus ZUNTZS Laboratorium.

Das eine Mal handelte es sich um den schon erwähnten Selbstversuch von LOEWY in seinem 2. Teil. Hier verlor er bei einer Calorienzufuhr von 1500—1800 Cal und 7—8 g resorbiertem N täglich 12,5—16,5 g N und befand sich demnach im Stadium des prämortalen Eiweißzerfalls, aber glücklicherweise noch im reversiblen Anfangsteil, denn eine Butterzulage von 200 g drückte die N-Ausscheidung im Harn auf 9,34 g herab.

Ähnlich lagen die Dinge wahrscheinlich bei dem Hunde von ZUNTZ-MORGULIS u. DIAKOW, der vorher nach 10monatelanger Unterernährung fast 50% seines Gewichtes eingebüßt hatte. Leider sind aber die Bestimmungen der N-Bilanz lückenhaft.

Systematische Untersuchungen über den *Kohlenhydratstoffwechsel bei Unterernährten* machte kürzlich GÜLZOW. Er fand sehr häufig abnorm tiefe Blutzuckerwerte und bei Kh-Belastung diabetische Kurven allerdings ohne Glykosurie. Tatsächlich gibt es auch einen Hungerdiabetes.

Der *Fettgehalt* im Serum hochgradig Unterernährter ist um etwa 60% von 690 mg-% auf 427 mg-% herabgesetzt.

Das Verhalten des *Lipoidstoffwechsels* bei der Unterernährung ist bisher lediglich im Blute untersucht worden. Dabei ergab sich die merkwürdige Tatsache, daß der Cholesteringehalt weder im ganzen noch in seinen einzelnen Komponenten sicher herabgesetzt ist, während das Lecithin sowohl im Vollblut wie im Serum etwa um 40—50% (244 bzw. 147 mg-% gegenüber 350 bzw. 202 mg-%) vermindert ist (DÖNHARDT u. WODSACH). Hinsichtlich des Cholesterins ist die Frage aber wohl noch nicht spruchreif, da SCHETTLER u. SCHMIDT-THOMÉ in jahrelangen Vergleichsversuchen doch eine deutliche Abnahme fanden, die bei Männern ausgesprochener war als bei Frauen. Auch der *Magnesiumgehalt* (MELLINGHOFF) sowie der *Fermentgehalt* [Kathepsin und Pepsin (MERTEN)] sind deutlich vermindert.

Der *Einfluß der Nahrungsaufnahme auf den Stoffwechsel* des Unterernährten soll erst im Abschnitt über die Behandlung der Unterernährung und die sogenannten Mastkuren besprochen werden.

Dagegen muß an dieser Stelle noch auf die *Wirkung der Muskelarbeit* kurz eingegangen werden, da sie für die Beurteilung der Leistungsfähigkeit Unterernährter praktisch von einer gewissen Bedeutung ist. SCHNYDER sah bei einem abgemagerten Typhusrekonvaleszenten nach 3 wöchigem Training noch einen bedeutend größeren Stoff- und Kraftverbrauch bei gleicher Arbeit als 2½ Monate später.

Bei SVENSONS *Rekonvaleszenten* war am JAQUETschen Steigapparat der Kraftaufwand um 20—50% größer als in der Norm, der Nutzeffekt besserte sich aber bei Wiederholung.

Überraschend war das Resultat bei LOEWY, der unter der Kriegskost besonders gelitten hatte. Zur gleichen Arbeitsleistung (Bergaufmarschieren auf einer Tretbahn) benötigte er trotz höheren Alters die gleiche Calorienproduktion wie 22 Jahre früher bei normaler Ernährung. ZUNTZ u. LOEWY erklären das wohl nicht ganz ausreichend mit der etwas anderen Versuchsanordnung. In den Arbeitsversuchen (Horizontalmärsche von 18—25 km bei ungünstigsten klimatischen Verhältnissen) an 3 jungen unterernährten Medizinern von JANSEN und ILZHÖFER fiel die außerordentlich lange Nachwirkung der Muskelanstrengung auf die Oxydationen auf, während der Eiweißumsatz sich kaum änderte.

Wieder anders war das Ergebnis der Arbeitsversuche bei BENEDICTS unterernährten Studenten. Hier wurde der Verbrauch für die gleiche Arbeitsleistung (10 km Gehen in der Tretmühle) mit zunehmender Unterernährung im Durchschnitt immer geringer. Dabei ist allerdings zu bedenken, daß die jungen Leute während der Unterernährung dauernd in sportlicher Übung blieben, und daß die Arbeitsleistung relativ leicht und kurz war, so daß der den Nutzeffekt verschlechternde Ermüdungsfaktor kaum eine Rolle spielte. Die Verbesserung hängt wohl mit dem Verlust an Körpergewicht und der dadurch geringeren Abnahme der bei der Arbeit in Bewegung gesetzten Masse zusammen. Im übrigen war das Ergebnis nicht bei allen Studenten das gleiche, ein Beweis, wie stark individuelle und konstitutionelle Reaktionsweisen, vor allem hinsichtlich Muskelökonomie und Ermüdbarkeit auch hier eine Ausschlag gebende Rolle spielen. Weitere Angaben über die Arbeitsfähigkeit bei Unterernährung finden sich bei KRAUT sowie KRAUT u. LEHMANN.

Was soll man nun aus diesen allerdings sehr wenigen widersprechenden Versuchsergebnissen schließen? Meines Erachtens zweierlei, erstens, daß die Versuche unter so verschiedenen inneren und äußeren Bedingungen stattfanden, daß sie kaum miteinander verglichen werden können, und zweitens, daß der individuelle Faktor hier stärker ins Gewicht fällt als auf vielen anderen Gebieten des Stoffwechsels, so daß strenge Gesetzmäßigkeiten nicht vorliegen.

In keinem der bisherigen Versuche handelte es sich um langdauernde, schwerste Arbeit, wie sie etwa im Bergbau oder von Landwirten in der Ernte geleistet wird.

Sie liefern daher zu der aktuellen Frage, in welchem Umfange die Leistungs-fähigkeit von Schwerarbeitern durch Unterernährung herabgesetzt wird, leider keinen erheblichen brauchbaren Beitrag.

Im allgemeinen wurde in der Unterernährungszeit nach dem zweiten Weltkriege von berufener Seite die Minderung der Arbeitsleistung im Bergbau und anderen ähnlich anstrengenden Betrieben auf etwa 40% geschätzt, doch scheint es mir sehr fraglich, ob daran allein die Unterernährung schuld ist. Dafür war die Zahl anderer in Betracht kommender Faktoren viel zu groß.

4. Anderweitige Auswirkungen der chronischen Unterernährung

Der Stoffwechsel ist bei seiner zentralen Bedeutung für den Organismus natur-gemäß das wichtigste Gebiet, auf dem die chronische Unterernährung sich äußert. Ebenso selbstverständlich ist es aber auch, daß sie kein einziges Organsystem und seine Leistungen unberührt und ungeschädigt läßt und daß sie sich auch in be-sonderer Weise auf Krankheiten auswirken kann.

Als Hungerödem kann sie eine besondere, noch keineswegs restlos geklärte Krankheitsform annehmen.

Die Zahl der Arbeiten über Unterernährung besonders deutscher Autoren be-trägt weit über 350 und ist kaum noch zu überblicken. Sie betreffen in erster Linie die Heimkehrer aus russischer Kriegsgefangenschaft und Kz-Lagern, daneben aber waren in den ersten Nachkriegsjahren des zweiten Weltkrieges auch weite Teile der nicht zu diesen Kategorien gehörigen deutschen Bevölkerungskreise betroffen, be-sonders in den Großstädten (vorab Hamburg und Berlin), ferner in der Ostzone. Aus-gezeichnete Monographien mit großem eigenen Beobachtungsgut haben BANSI, BERNING sowie HOTTINGER, GSELL u. Mitarb. (Schweiz) 1948 herausgegeben. Letztere bringen auch eine Geschichte der Hungerkrankheit seit den Tagen von Moses.

Über ein besonders großes Beobachtungsmaterial von 12 156 Fällen verfügen SCHÖN u. Mitarb. Hier finden sich auch Literaturzusammenstellungen über einen großen Teil der bis 1950 erschienenen Arbeiten, auf die im einzelnen verwiesen werden muß. Meist decken sie sich in ihren Ergebnissen. Bei den von SCHÖN u. Mitarb. untersuchten Personen handelte es sich in $^3/_4$ der Fälle um die sogenannte trockne Inanition, im Rest um Ödemkranke. Die darüber veröffentlichten 4 großen eingehenden Arbeiten der Göttinger Klinik befassen sich mit dem klinischen Bilde der Unterernährung (SCHÖN u. HARTMANN) mit dem bereits besprochenen Grundumsatze (GÖBEL, HARTMANN, MERTENS), den Serumeiweißveränderungen, Blutkörperchensenkungsgeschwindigkeit, TAKATA-Reaktion, WELTMANNschem Coagulationsbande und Cadmiumsulfatreaktion (HARTMANN, MERTENS u. POLA), dem Mangel an Verdauungsfermenten und der Bedeutung der Serumeiweiße für den Fermentschwund (FUHRMANN, HARTMANN, MERTENS u. POLA). Alle diese einschlägigen Fragen nebst früherer Literatur sind hier erschöpfend behandelt und sind in ihren Ergebnissen z. T. der folgenden Darstellung zugrunde gelegt.

Den erschütterndsten Beitrag zur Frage der Hungerkrankheit liefert die in Deutschland anscheinend weitgehend unbekannte Monographie von APFELBAUM (1946)[1] über die Hungersnot im Warschauer Ghetto 1942. Sie umfaßt allein 43 000 Hungertodesfälle (!), von denen 3659 näher bearbeitet sind. Interessant sind die Angaben, daß in dieser furchtbaren Zeit außer Typhus und Tuberkulose andere Infektionskrankheiten kaum vorgekommen sind und daß diese, wenn vor-handen, wesentlich leichter verliefen als sonst. Der Rheumatismus verschwand ganz, und ausgesprochene Avitaminosen kamen nicht zur Beobachtung.

---

[1] referiert: Il. of Amer. Med. Ass. **140**, 36 (1949)

5. Das klinische Bild der sog. trockenen Unterernährung

Die wichtigste und allgemeinste Folge einer chronischen Unterernährung ist die *Gewichtsabnahme*.

Die Feststellung einer solchen Unterernährung und ihrer Stärke bietet im allgemeinen keine Schwierigkeiten, da das Normalgewicht sich leicht errechnen läßt, am einfachsten, wie Moritz u. a. es vorschlugen, aus der Größe, indem von der in Zentimetern ausgedrückten Länge 100 abgezogen werden und der Differenzwert in kg als Normalgewicht gilt, oder besser und richtiger unter Miteinbeziehung des Brustumfanges nach der Formel von Bornhardt

$$\text{Normalgewicht} = \frac{\text{Körperlänge} \times \text{mittlerer Brustumfang}}{240}.$$

Die Brauchbarkeit dieser Formel ist bei Massenuntersuchungen in der amerikanischen Armee festgestellt. Sehr zweckmäßig ist auch die folgende, von Brugsch sowie von Noorden-Salomon empfohlene Tabelle von Gärtner, doch gibt sie nach meiner Erfahrung für Körperlängen über 180 cm zu hohe Werte. Bei Kombinationen mit Wasserretentionen versagt natürlich die Gewichtsbestimmung völlig. Hier geht oft jede annähernde Schätzung fehl, meist in dem Sinne, daß nach Beseitigung des überschüssigen Wassers die Unterernährung sich als viel stärker erweist als vorher vermutet war. Die Normalgewichtsberechnung mit Hilfe des sogenannten Rohrerindex wird meist abgelehnt und kommt höchstens für einen Altersbericht zwischen 9 und 29 Jahren in Betracht. [Näheres bei Lang u. Ranke (Z) S. 64.]

Man sieht, daß die Werte der Tabelle, bei mittleren Körperlängen (etwa 150—180 cm) gut mit den Formelberechnungen übereinstimmen, während sie bei

Tabelle 48. *Tabelle zur Bestimmung der Normalgewichte von* Gärtner

| Körperlänge | Körpergewicht | | Körperlänge | Körpergewicht | |
| | Männer | Frauen | | Männer | Frauen |
cm	kg	kg	cm	kg	kg
145		40,7	173	73,8	69,2
146		41,5	174	75,1	70,4
147		42,4	175	76,4	71,6
148		43,3	176	77,7	72,8
149		44,2	177	79,0	74,0
150	48,1	45,1	178	80,3	75,3
151	49,0	46,0	179	81,7	76,6
152	50,0	46,9	180	83,1	77,9
153	51,0	47,8	181	85,5	79,2
154	52,0	48,8	182	85,9	80,5
155	53,0	49,8	183	87,3	81,8
156	54,0	50,3	184	88,7	83,2
157	55,1	51,8	185	90,1	84,6
158	56,2	52,8	186	91,6	86,0
159	57,3	53,8	187	93,1	87,4
160	58,4	54,8	188	94,6	88,8
161	59,5	55,8	189	96,1	90,2
162	60,6	56,8	190	97,7	91,6
163	61,7	57,8	191	99,3	93,1
164	62,8	58,9	192	100,9	94,6
165	64,0	60,0	193	102,5	96,1
166	65,2	61,1	194	104,1	97,6
167	66,4	62,2	195	105,7	99,1
168	67,6	63,3	196	107,3	
169	68,8	64,4	197	108,9	
170	70,0	65,6	198	110,5	
171	71,2	66,8	199	112,2	
172	72,5	68,0	200	113,9	

sehr geringer und namentlich bei sehr großer Körperlänge ziemlich stark davon abweichen. Die Zahlen beziehen sich auf Nacktgewicht nüchtern nach Entleerung von Blase und Mastdarm. Wenn man die Leute vollbekleidet, mit entleerten Taschen und ohne Straßenüberkleider wiegt, so sind von dem ermittelten Gewicht abzuziehen: bei Männern im Sommer 3—4 kg, im Winter 4—5 kg; bei Frauen im Sommer 2—3 kg, im Winter 3—4 kg.

Zweckmäßig lassen sich drei Grade von Abmagerung unterscheiden:

geringe Magerkeit (Magerkeit I. Grades) bei Minusgewicht von 10—20%,
mittlere   „   („   II.   „) „   „   „ 20—30%,
starke   „   („   III. „) „   „   „ mehr als 30%.

Mitte 1948 dürften nach Schätzungen der Gesundheitsämter und anderen Angaben mindestens 10% der deutschen Bevölkerung der Gruppe II angehört haben. Für das in der Ernährung noch einigermaßen günstig gestellte Würzburg mit seinen 64 300 Einwohnern betrug ihre Zahl 0,9% im Okt. 1947, im April 1948 aber bereits 2,7%. In die Gruppe III gehörten wohl höchstens 5%.

Nach Untersuchungen einer USA.-Regierungskommission von Spezialisten zur Ausarbeitung des Marshallplanes 1946 unter Staatssekretär Vorhees betrug in Westdeutschland der Gewichtsrückgang für die männliche Bevölkerung im Alter zwischen 20—30 Jahren — 10,8% (von 66,6 kg auf 59,4 kg). Im Frühjahr 1948 war sie zum Stillstande gekommen. Die amerikanischen Untersucher gingen dabei von der irrtümlichen Annahme aus, daß der Normalverbraucher damals 1800 Cal erhielt. Tatsächlich waren es damals aber auf Karten nur 1275 Cal.

In dem großen Beobachtungsmaterial von 12 156 deutschen Kriegsgefangenen betrug das Durchschnittsgewicht 58,9 kg bei 1,72 m Größe. Das entspricht einem Untergewicht von — 18,5% oder nach Ausschaltung der Ödemkranken — 20 bis — 22%. In vielen Fällen waren die Gewichtsverluste wesentlich höher, bis zu — 44% als Maximum.

Die klinischen Erscheinungsformen der Unterernährung sind außerordentlich charakteristisch und wohl bekannt.

Der mehr oder weniger weitgehende Schwund des Fettpolsters und die Abnahme der Muskulatur verändern Gestalt und Gesicht, zumal da, wo gleichzeitig Wasserverluste bestehen, oft in hochgradiger Weise. Runde Formen werden scharf und eckig. Überall zeichnen sich durch die schlaffe dünne Haut die Knochen ab. Wangen und Augenhöhlen sinken ein. Die Gesichtszüge werden schlaff, der Blick müde und melancholisch. Eine fast immer vorhandene Anämie entfärbt Wangen und Schleimhäute. Die Muskulatur ist schlaff und hängt am Gesäß in Falten herunter. Die Haut hat ihren normalen Turgor verloren, ist schlaff, dünn, welk und faltig. In 10,6% kommt es zu Hyperkeratosen mit lamellösen Verhornungen. Infolge des oft hochgradigen Mangels an Seife wurde sie auch nicht genügend gereinigt und gepflegt, so daß sie zu Blutungen, Rhagaden, Dermatitiden und Dermatosen aller Art neigte. Die Haare werden frühzeitig grau und fallen vermehrt aus. Nach BERTRAM nahmen die eitrigen Erkrankungen der Haut (Pyodermien, Furunkel, Karbunkel, Panaritien usw.) um das Zehnfache, septische Allgemeinfunktionen um etwa das Dreifache zu.

Eine der häufigsten und allgemeinsten Begleiterscheinungen der chronischen Unterernährung ist die Anämie. Nach L. HEILMEYER u. a. sanken in den Hungerjahren die Hämoglobinzahlen im Durchschnitt um 10—15% ab. Die Anzahl der Erythrocyten hat nicht in gleichem Maße abgenommen, so daß ein erniedrigter Färbeindex wie bei den meisten sekundären Anämien resultierte. Frauen waren im allgemeinen stärker betroffen als Männer. Ursache ist sowohl Eiweiß- wie Eisenmangel. Die früher fast ganz verschwundene Chlorose tauchte wieder auf. Nach HEILMEYER trat auch die pernitiöse Anämie häufiger in die Erscheinung als vor dem Kriege, was aber von anderer Seite bestritten wird. Im weißen Blutbilde ist eine Verschiebung nach der Seite der Lymphocyten eingetreten, doch ist diese nicht diagnostisch zu werten, weil eine Abnahme der polynucleären Leukocyten im Laufe der letzten Jahre in allen Ländern auch bei guter Ernährung beobachtet wurde (HEILMEYER). Bei der Unterernährung scheint sie nur häufiger und ausgesprochener als sonst zu sein. Hyperglobulien sah man seltener.

Hinsichtlich der Verhältnisse beim Knochenmark sei auf die Arbeit von F. TÜNNERHOFF sowie die neueste zusammenfassende Darstellung von L. HEILMEYER u. BEGEMANN verwiesen.

Interessanter als die morphologischen Verhältnisse im Blute ist die chemische Zusammensetzung der Blutflüssigkeit. Von dem Verhalten des Blutzuckers war schon die Rede (vgl. vor allem GÜLZOW).

Wichtiger sind die Verhältnisse hinsichtlich Menge und Zusammensetzung der Eiweißkörper (Zusammenfassendes in der ausgezeichneten Monographie von F. WUHRMANN u. Ch. WUNDERLEY), da die Unterernährung ja in erster Linie ein Eiweißmangelschaden ist. Untersuchungen bei 230 Unterernährten der SCHÖNschen Klinik in Göttingen von HARTMANN-MERTENS-POLA zeigen, daß die Gesamtmenge des Serumeiweißes in der Regel, wenn auch durchaus nicht immer, vermindert ist. Bei den Albuminen fehlt die Abnahme fast nie und kann sehr beträchtlich sein, während die Globulinmenge normal oder erhöht ist.

Wie aus der meist erhöhten Senkungsgeschwindigkeit der Erythrocythen hervorgeht, ist das Fibrinogen relativ oder absolut vermehrt.

Bei den Globulinen ist die α- und β-Fraktion häufiger, die γ-Fraktion seltener vermehrt. Die chemische Struktur der Plasmaproteide hinsichtlich des Gehalts an einzelnen Aminosäuren hat sich geändert (HERKEN u. REMMER, REMMER, GÜLZOW und SCHLICHT), indem die Mengen an exogenen Aminosäuren geringer wurden, besonders an Cystin und Arginin, während Tyrosin und Tryptophan eher vermehrt sind (GÜLZOW u. SCHLICHT).

Den *Mineralstoffgehalt* des Blutes bei Hungerkranken untersuchte MELLINGHOFF. Der Serumkaliumgehalt erwies sich als normal, im Vollblute als erniedrigt. Die Serumcalciumwerte lagen tief. Der Kalium-Calciumquotient war fast immer erhöht.

Als Ausdruck eines allgemeinen *Magnesiummangels* und einen dadurch bedingten negativen Magnesiumbilanz findet man auch bei diesem Mineral oft eine Senkung des Blutspiegels.

Auch der *Cholesterin*gehalt des Serums ist meist herabgesetzt (SCHETTLER u. SCHMIDT-THOMÉ).

Die *Körpertemperatur* ist normal oder erniedrigt, doch sind außer bei alten Leuten Werte unter 35,5—36,0° C rectal selten.

Infolge der herabgesetzten Vitalität und Widerstandsfähigkeit kommt es häufiger zu Anginen und Katarrhen. Auch die Pneumonien und zwar fast ausschließlich die bronchopneumonischen Formen sind erheblich häufiger geworden, und neigen weit mehr als früher zu Komplikationen wie Pleuritis und Empyem. Typische lobäre Formen traten viel seltener auf. Die Fieberkurven verliefen, vor allem bei älteren Leuten, oft anders, weniger hoch, dafür aber protrahierter Allerdings läßt sich oft schwer oder gar nicht entscheiden, was dabei auf Konto des unterernährten und weniger widerstandsfähigen Organismus und was auf Konto der modernen sehr wirksamen Therapie mit Sulfonamiden und vor allem der Antibiotica zu setzen ist. Über die Zahl der Todesfälle bei den Hungerpneumonien fehlen meines Wissens größere Statistiken.

Entgegen allen Erwartungen und Befürchtungen sind wir von großen Seuchen damals weitgehend verschont geblieben, vor allem von dem furchtbaren Würgengel Influenza, der 1917—1920 ungeheure Opfer forderte. Die Zahl der Todesfälle wurde damals in Deutschland auf 196000 geschätzt. Die Grippeepidemie 1952/53 war zwar weit verbreitet, aber gutartig und traf Menschen in wieder annähernd normalem Ernährungszustande.

Natürlich waren hin und wieder in den verschiedensten Landstrichen kleinere Epidemien von Typhus, Kinderlähmung, Schlammfieber usw. aufgetreten, aber sie blieben meist eng umgrenzt und erloschen rasch. Größer war nur die Typhus- und Flecktyphusepidemie in Berlin und Norddeutschland nach Einmarsch der Russen. Sie umfaßte nach mir zugegangenen mündlichen Mitteilungen tausende von Fällen allein in Mecklenburg. Sie war nach einigen Monaten im wesentlichen abgeklungen. Die gefürchtete Ruhr ist fast ganz ausgeblieben, dagegen starben im Sommer 1945 viele Kinder an schweren Enteritiden, deren Ursache nicht ganz klar war.

Bei dem Ausbleiben von größeren Epidemien läßt sich natürlich schwer entscheiden, ob die allgemeine Widerstandsfähigkeit doch größer gewesen ist als allgemein angenommen, oder ob es, was ich eher glauben möchte, ein sehr glücklicher Zufall war, daß die Virulenz der Hauptseuchenerreger in diesen Hungerjahren nur eine sehr geringe war.

Einer Seuche hat die Unterernährung ebenso wie im ersten Weltkriege gewaltigen Vorschub geleistet, nämlich der *Tuberkulose*. Sie hat nicht nur quantitativ in einem, in einzelnen Ländern sehr verschiedenen Maß, aber im ganzen etwa Vierfachen des Friedensstandes zugenommen, sondern sie hat vielfach auch qualitativ ihren Charakter gegenüber dem Frieden geändert, indem die bösartigen exudativen Formen und akuten und perakuten Verlaufsarten wie im ersten Weltkriege prozentual höher beteiligt waren als früher.

Wie wirkte sich die allgemeine chronische Unterernährung an den einzelnen Organsystemen aus?

Beginnen wir mit dem besonders häufig betroffenen *Verdauungskanal*. Es ist kein Zweifel, daß *Anginen* und *Katarrhe*, ja selbst einfache Erkältungen zugenommen hatten, wenn es darüber natürlich auch keine Statistiken gibt. Caries, Gingivitiden und Paradentosen sind, wie jedem Zahnarzt bekannt, häufiger gewesen. Sie sind natürlich nicht allein der Unterernährung zur Last zu legen. Auch die Zahnpflege hatte sehr gelitten, ebenso wie die Aufmerksamkeit, die die Menschen beginnenden Zahnerkrankungen zuwanden.

Hinsichtlich des *Magens* stand die Herabsetzung der Pepsin-Salzsäureproduktion im Vordergrund. Nicht nur waren Hyperaciditäten seltener geworden, sondern es ist auch bei sonst ganz Gesunden gehäuft zu Achylien gekommen, die zum Teil einen histamin-refraktären Charakter annahmen, so daß BÜRGER mit Recht von einer Afermentie gesprochen hat. BANSI fand unter 100 Fällen 51 mal Anacidität, davon 20 mal ein histaminrefraktäres Verhalten.

Die Magenentleerung war beschleunigt (SCHUBOTHE u. SCHWANZ). Röntgenuntersuchungen vor allem von BERNING ergaben häufiger pathologische Befunde am Colon, besonders im Sinne einer Atonie, doch waren sie sehr wechselnd und uncharakteristisch.

Unter diesen Umständen ist es leicht verständlich, daß die *Ulcera* ventriculi und duodeni, die in den ersten Kriegsjahren zugenommen hatten, seltener geworden waren, wenn das auch noch nicht durch größere Statistiken zu belegen ist. Das gleiche gilt wohl auch für die Gastritis. Die geringeren Anforderungen, welche die unzureichende Kost an den Magen stellte, mögen dabei mitgewirkt haben. Magenblutungen sollen zugenommen haben.

Auch das *Magencarcinom* scheint zurückgegangen zu sein, allerdings ist diese wichtige Frage heute noch nicht spruchreif, da hier nur größere Statistiken maßgebend sind, die auch die nächsten Jahre mit umfassen müssen. Mit der Magenachylie ging oft eine Pankreasachylie Hand in Hand, und wahrscheinlich gilt das auch für die Darmfermente. Anders ist die Häufung von Mangeldiarrhoen nicht nur bei der Ödemkrankheit, sondern auch bei der trockenen Mangelkrankheit kaum zu erklären. Die Ausnutzung der Nahrung war schlechter geworden. Infolge der fast ausschließlichen Kohlenhydratkost bildeten sich abnorme Gährungsprozesse mit Meteorismus und Flatulenz. Zum Teil war es eine echte Kohlenhydratgärungsdyspepsie mit Nachgärung im SCHMIDT-STRASSBURGERschen Gärungsröhrchen, in anderen Fällen handelte es sich wohl um primäre oder sekundäre Enterocolitiden, die allerdings meist ohne stärkere im Stuhl nachweisbare Schleimmengen einhergingen. In manchen Fällen kam es zu Blutungen. Vielleicht spielten dabei auch, abgesehen von der verminderten Fermentsekretion, indirekte Ernährungsstörungen der Darmwand eine Rolle. Eine abnorme Bakterienflora wirkte dabei zweifellos oft mit. Da diese Durchfälle manchmal auf Präparate des B_2-Komplexes gut ansprachen, mag eine hypovitaminotische Komponente hin und wieder mitgewirkt haben. So bestanden auch gewisse Beziehungen zu Pellagra und Sprue.

Als direkte mechanische Folge des Fettschwundes resultierte oft eine allgemeine oder partielle *Gastroenteroptose*. Hernien konnten sich dabei bilden, auch das Auftreten von Ileus war erleichtert.

Die *Leber* war oft verkleinert und trotzdem wegen der manchmal gleichzeitig bestehenden *Ptose* zu fühlen. Leberpunktionen (v. FALKENHAUSEN) ergaben meist weitgehenden, aber nie totalen Glykogen- und Fettschwund, oft in ungleicher Anordnung, merkwürdigerweise keine Hämosiderose. Die Leberfunktionsprüfungen deuteten meist auf erhebliche Schäden.

Ob die schweren Hypoglykämien, mit Absinken der Werte von 0,095% auf 0,065%, die WIELE (zit. bei BERTRAM) im Laufe eines Jahres bei der Bevölkerung des Ruhrgebietes beobachtet hat und als sehr therapieresistent befand, der Leber zur Last gelegt werden dürfen, scheint mir noch nicht bewiesen. Eine hypophysäre Genese, die BERTRAM annimmt, kommt wohl weniger in Betracht.

Parenchyenerkrankungen der Leber waren häufiger als vor dem Kriege nach Erfahrungen der Düsseldorfer Klinik (SCHMENGLER), 1945—1947 doppelt so häufig wie 1934/35. Meist dürfte es sich aber noch um Nachzügler oder Restzustände der großen Hepatitisepidemie 1942—1944 gehandelt haben. Die Lebercirrhosen haben, wenigstens in Unterfranken, trotz erheblich verringerten Alkoholkonsums eher zugenommen. Auch nach *Kalk* leistet der Hunger dem Entstehen einer Lebercirrhose Vorschub.

Gallensteinanfälle und *akute Cholecystitiden* haben sicher abgenommen. Häufiger sah ich Kranke, die ihre sonst gehäuften Anfälle ganz verloren oder nur in ganz leichter Form vereinzelt wieder bekamen. Ein gleiches wird auch bei Hungerkuren beobachtet. KEUSENHOFF berichtete über eine erhebliche Abnahme der Appendicitiden von 18,4% aller Operationen im Jahre 1936 auf 1,5% 1946. Es wird das von ihm mit der veränderten Darmflora durch die einseitige Kohlenhydraternährung in Beziehung gebracht. Ob es sich dabei nur um lokale Verhältnisse oder um Allgemeinerscheinungen handelte, vermag ich nicht zu entscheiden.

Zu den neben den Magendarmkanal am häufigsten von der chronischen Unterernährung geschädigten Organsystemen gehören zweifellos *Herz-* und *Kreislauf*. Bei stark Abgemagerten wurde eine Hypotonie nur selten vermißt. Die Durchschnittswerte lagen danach um etwa 20—30 mm Hg tiefer als in Norm für das entsprechende Alter. Im Einzelfalle ließ sich die Abnahme manchmal sehr gut von

Jahr zu Jahr verfolgen. Wirkungen der Blutdrucksenkung, die manchmal bis 60 mm Hg systol. sogar betrugen, waren als Zeichen einer Gehirnanämie sehr häufig. Mattigkeit, Leistungsunfähigkeit, Schwindel, Kopfschmerzen, Schwarzwerden vor den Augen, Neigung zu Ohnmachten und Kollapsen sowie am Herzen anginöse Beschwerden traten auf. Die oft, aber keineswegs regelmäßig bestehende Bradykardie eventuell bis zu Werten von 30—40/min ohne Überleitungsstörungen, begünstigte das Auftreten dieser Symptome. Sympathol, Suprarenin, Veritol, Effortil usw. halfen gewöhnlich nur vorbeugend. Statt Bradykardien fanden sich vor allem bei Frauen häufig Trachykardien.

Der *elektrokardiographische Befund* pflegt bei vorher Kreislaufgesunden in der Regel normal zu sein, nur die T-Zacken waren in etwa 40% abgeflacht. [BERNING (Z), ROSINSKY u.a.]. Ob Myokardschäden und sonstige Veränderungen im EKG wirklich der Unterernährung zur Last gelegt werden müssen, ist schwer zu entscheiden.

Ob Apoplexien und Myokardinfarkte abgenommen haben, vermag ich nicht zu beurteilen. Da hier sehr oft psychische Faktoren und Überanstregungen eine auslösende Rolle spielen, so rückt der Unterernährungsfaktor manchmal in die zweite Linie.

Die Organe, die bei der Unterernährung am wenigsten betroffen werden, sind die *Nieren*. Anomalien der Wasserausscheidung wie Polyurien, Pollakisurien und Nykturien sind zwar angesichts des oft vermehrten Wasserreichtums der Nahrung recht häufig. Sie sind aber extrarenaler Natur und zum Teil auch durch Reizerscheinungen der Blase bedingt. Aufsteigende Entzündungen der Harnwege scheinen bei älteren Männern zugenommen zu haben, angeblich auch Paranephritiden eitriger Art.

Oft war das *Inkretsystem* geschädigt, meist wohl im ganzen, manchmal aber nur in einzelnen Gebieten. Es ist das verständlich, da die Hormonbildung infolge des Fehlens lebenswichtiger Aminosäuren leiden muß. Die Inkretdrüsen schrumpfen, das spezifische Parenchym wird atrophisch, bei den Nebennieren schwindet das Fett.

Bei der *Schilddrüse* wirkte sich das insofern oft günstig aus, als der Hyperthyreoidismus und vor allem der M. BASEDOW wie schon im ersten Weltkriege auch bei der Unterernährung des 2. und hinterher sehr stark abgenommen haben. Andererseits scheint das sonst seltene Myxödem mit sehr starken Grundumsatzerniedrigungen häufiger geworden zu sein.

Die manchmal vorhandene Leistungsschwäche der *Nebennieren* äußert sich in den bekannten Symptomen der Adynamie, Hypotonie und der Durchfälle. Alle drei wurden schon mit ganz anderer Genese als M. ADDISON erwähnt. Tatsächlich läßt es sich auch nicht entscheiden, welche im Einzelfalle vorliegt, sicher ist nur, daß die ursächlichen Faktoren in Kombination eine verstärkte Wirkung haben. Manchmal läßt sich der Hauptfaktor ex juvantibus, z.B. durch Cortison, das bei der Phosphorylierung in der Darmwand die entscheidende Rolle spielt, eruieren. Auch morphologische Veränderungen an der Nebennierenrinde wurden von KLOSS u. a. gefunden.

Die sehr seltenen Pigmentierungen sind auch nicht eindeutig, da sie sowohl durch primäre Nebennierenmarkschwäche wie durch primäres Fehlen von Nicotinsäure bedingt sein können. Da die Pigmentanomalie die gleiche ist, läßt sich eine sichere Entscheidung nur treffen, wenn noch andere Pellagrasymptome vorliegen oder Nicotinsäure wirksam ist.

Am stärksten sind vielleicht die durch Unterernährung bedingten Ausfallserscheinungen bei den *Keimdrüsen*. Beim Manne ist es die Herabsetzung der Potenz, bei Frauen Amenorrhoe und Unfruchtbarkeit sowie Nachlassen der Stillfähigkeit (KLEBANOW u. a.). Dabei läßt es sich natürlich schwer entscheiden, ob es sich um ein primäres oder sekundär-hypophysäres Versagen handelt. In Betracht käme auch noch ein Vitamin-E-Mangel, obwohl der Nachweis der Unentbehrlichkeit für den Menschen noch nicht bewiesen ist und die therapeuthischen Erfolge des α-Tokopherol stark umstritten sind. Ob in dem klinischen Bilde der kachektischen Unterernährung auch Züge hypophysärer Insuffizienz vorhanden sind, ist durchaus möglich, aber sehr schwer zu entscheiden. Jedenfalls geht BERTRAM meines Erachtens zu weit, wenn er den schweren Unterernährungsstatus als eine abortive Form der SIMMONDschen Kachexie betrachtet. Dazu wäre man erst berechtigt, wenn bei hochgradig Unterernährten oder Ödemkranken histologische Veränderungen an dem Hypophysenvorderlappen mit einer gewissen Regelmäßigkeit zu finden wären, was aber keineswegs der Fall war.

Zuckerbelastungskurven von GÜLZOW zeigen, daß auch die Insulinbildung bzw. -mobilisierung bei der chronischen Unterernährung leiden kann, indem es zu hyperglykämisch-diabetischen Reaktionen kommen kann, die mit der Wiederauffütterung zurückgehen und einem leichten Hyperinsulinismus Platz machen.

Die chronische Unterernährung schmilzt nicht nur das Fett bis zu 95% ein, sondern in hohem Grade auch das Muskeleiweiß. Zwar spricht nichts dafür, daß *Muskelfasern* zerfallen, wohl aber schrumpfen sie erheblich. Es kommt dabei zu einer zunehmenden Adynamie. Diese war eine der Hauptursachen des rapiden Absinkens der körperlichen Arbeitsleistung in den Hungerjahren. Im Ruhrbergbau wurde die Leistungsfähigkeit im Winter 1946/47 noch auf 50—80% der Friedensnorm geschätzt, im Frühjahr 1949 sank sie weiter auf 20—60%.

Natürlich ist die körperliche Leistungsfähigkeit nicht nur eine Funktion der Muskelbeschaffenheit, sondern ein sehr komplizierter Effekt des psycho-physischen Gesamtorganismus. Herz- und Kreislaufbeschaffenheit ist dabei ebenso beteiligt wie psychisch-moralische Verfassung.

Daß auch die *Knochen* leiden, ist selbstverständlich. Denn auch ihre Substanz wird abgebaut, zum Teil auf hormonaler Grundlage. Es kann zu den schon aus dem ersten Weltkriege wohlbekannten Hungerosteopathien (LOOSER) besonders Osteoporose und Osteomalacie mit der Neigung zu Verkrümmungen besonders der Wirbelsäule und sogar zu Frakturen kommen (vgl. vor allem KLOTZBÜCHER u. DOLICHO). Die Schenkelhalsfrakturen waren 1946 an der Leipziger chirurgischen Klinik 10mal so häufig wie vor 1935. Bei Röntgenaufnahmen der Wirbelsäule fiel immer die Unschärfe der Konturen und die Rarifizierung der Spongiosa auch bei nicht eigentlich Kranken auf.

Schließlich seien noch die Ausfallserscheinungen auf *nervös-psychischem Gebiete* erwähnt.

Die Frage der Hunger-Polyneuritis ist umstritten. Wenn man eine solche überhaupt anerkennen will, so ist festzustellen, daß sie fast ausschließlich auf die sensible Sphäre sich beschränkt (vgl. z. B. SCHÄFER). Schwere neurologische Symptome beschrieben WALTERS u. Mitarb. bei kriegsgefangenen Indern.

Sehr charakteristisch und selten ganz fehlend sind die Auswirkungen hochgradiger, langdauernder Unterernährung in der *psychischen Sphäre*, über die im Minnesotaexperiment KYES u. Mitarb. zuletzt eingehende Studien mitgeteilt haben [Ergebnisse zum Teil wörtlich zitiert bei LANG u. RANKE (Z) S. 75]. Die Stimmungslage ist überwiegend depressiv, wozu natürlich oft auch Sorgen, Nöte und Schwierigkeiten anderer Art beitragen. Konzentrationsfähigkeit und vor allem Gedächtnis leiden oft schwer, nicht nur bei alten, sondern auch bei jungen Menschen. Schwer betroffen sind vor allem die Geistesarbeiter. Mut, Initiative und Entschlußkraft sinken, so daß die Menschen oft stumpf und apathisch werden.

Trotzdem fehlen meist sichere Anzeichen einer intellektuellen Unfähigkeit (Denkfähigkeit, Rechenfähigkeit usw.).

Viele Dystrophiker werden reizbar und charakterlich sehr schwierig, zumal wenn ein ungünstiges äußeres Milieu hinzukommt. Fast alle werden krasse Egoisten, und ihr Denken kreist meist nur um Fragen der Ernährung, selbst dann, wenn ihr Appetit darniederliegt.

Ursache aller dieser Beeinträchtigungen ist wohl weniger der Mangel an Eiweiß als an Gehirnlipoiden. Zum Teil können diese aus anderen Fetten vom Körper aufgebaut werden, andere, wie das Lecithin, kann der Organismus selbst nicht bilden, wenn ihm nicht die genügenden Bausteine, vor allem das Cholin, zur Verfügung stehen.

Bei der allgemeinen calorischen Unterernährung ist meist auch ein *Vitamindefizit* unvermeidlich, besonders an den fettlöslichen Vitaminen. Beim Hunger tritt es noch nicht in die Erscheinung, dafür ist die Zeit zu kurz. Bei der Größe des Menschen und seiner Anpassungsfähigkeit kann es sich auch bei starker Unterernährung erst nach mehreren Monaten auswirken, vor allem dann, wenn chronische Durchfälle bestehen.

Soweit bisher Untersuchungen vorliegen, kann es vor allem zu einer leichten A-Hypovitaminose kommen, die sich in einer Verminderung der Dunkeladaption und Einengung des Gesichtsfeldes für Farben zu erkennen gibt.

Unsicherer dagegen sind B-Mangelstörungen. Das später noch zu besprechende Hungerödem hat in der Hauptsache sicher nichts mit dem Beriberiödem zu tun, wenn auch in einzelnen Fällen vielleicht ein B_1-Mangel daran mitbeteiligt ist. Im allgemeinen wirkt Aneurin hier nicht. Die schon erwähnten polyneuritischen Störungen möchte z. B. HEILMEYER auf einen B-Mangel zurückführen. Die Schwäche der Beine, der unsichere Gang und eventuell Gleichgewichtsstörungen mit Sensibilitätsstörungen und Reflexverlust sind Zeichen allgemeiner Erschöpfung und partieller Gehirnunterernährung und werden durch Aneurin nur zum Teil gebessert.

Im übrigen muß man gerade bei B_1-Präparaten mit der Diagnose ex juvantibus sehr vorsichtig sein, da sie manchmal auch bei Neuritiden, die sicher nichts mit B_1-Mangel zu tun haben, wirksam sind.

Die Neigung mancher Unterernährter zu Blutungen könnte man auf einen *C-Mangel* zurückführen. Aber erstens findet man das Symptom nur sehr selten und meist unabhängig von der Stärke der Abmagerung, im allgemeinen auch nur bei Menschen, die auch in Zeiten ganz normaler Ernährung leicht blaue Flecken und Zahnfleischblutungen bekommen, vor allem aber ist nach meinen Erfahrungen die Ascorbinsäure fast stets ohne Einfluß auf diese hämorrhagische Diathese.

Die noch umstrittene Frage der D-Avitaminosen, der Rachitis bei allgemeiner Unterernährung, soll erst später erörtert werden. Im ganzen ist festzustellen, daß ausgesprochene Avitaminosen größte Raritäten sind. Am eindrucksvollsten geht das aus den auf S. 210 erwähnten Untersuchungen von APFELBAUM bei der furchtbaren Hungersnot 1942 im Ghetto von Warschau hervor.

Von *Spätfolgen* der einfachen Mangelernährung seien noch Beobachtungen über Spätfettsucht zum Teil mit Ödemen bei Frauen zwischen 45—65 Jahren von H. KALK erwähnt. Sie werden auf hypophysäre Fehlsteuerung zurückgeführt.

Eine Sonderfrage betrifft die *Wirkung der Unterernährung auf bereits vorhandene Krankheiten* (vgl. dazu GRAFE, HUMMEL und HIRSCHER). Der Einfluß kann hier manchmal recht günstig sein. Im wesentlichen handelt es sich dabei um solche Krankheiten, bei denen auch Hungerkuren mit Erfolg durchgeführt werden.

An der Spitze steht hier die *Fettsucht*. Schon im ersten Weltkrieg sah ich Adipöse, die 90—100 kg an Gewicht verloren hatten und das als sehr wohltätig empfanden.

Das gleiche gilt für manche Diabetiker und Gichtiker. Weiter sind zu nennen die leichten Formen des *Hyperthyreoidismus*, während der schwere klassische Basedow meist ungünstig beeinflußt wird. Die Insuffizienzen der Schilddrüsen dagegen verschlechtern sich, vor allem gilt das für das Myxödem, den M. Addison und die Tetanie, deren Anfälle oft zunehmen. Überfunktionszustände der Hypophyse, wie M. Cushing und Akromegalie, fahren bei der Unterernährung meist gut.

Unter den *Kreislaufkrankheiten* reagieren die Herzinsuffizienzen, gleichviel welcher Genese, im allgemeinen günstig, vorausgesetzt, daß sie nicht schon unterernährt sind. In anderen Fällen nehmen die Transudate zu, nach v. FALKENHAUSEN sogar um das Dreifache. Es entspricht das der oft bestehenden hydrosphilen Tendenz des unterernährten Organismus. Hypertonien verhalten sich, wie schon erwähnt, verschieden, essentielle Hypertonien werden oft günstig, Arterioeklerosen wechselnd, renale Formen eher ungünstig beeinflußt. Bei den Nieren-Erkrankungen bestehen gleichfalls Unterschiede. Die Nephrosen mit ihren großen Eiweißverlusten fahren am schlechtesten, Nephrosklerosen können sich bessern, die Glomerulonephritiden, besonders die akuten Formen, werden meist günstig beeinflußt.

Ähnlich wie die Hungerkuren wirkt auch die Unterernährung oft ausgezeichnet auf *Rheumatismus, Arthritiden und Arthosen* mit Ausnahme der gonnorhoischen, tuberculösen und vielfach auch der neuropathischen Formen. Nach APFELBAUM schwand der nicht anatomisch veränderte Rheumatismus im hungernden Ghetto in Warschau völlig. Es handelt sich bei den organischen Gelenkveränderungen anscheinend nicht nur um wünschenswerte Entlastungen der Gelenke, besonders der unteren Extremität durch starke Gewichtsabnahmen, sondern auch um unbekannte Faktoren, die man mit dem Verlegenheitswert „Umstimmung" zu bezeichnen pflegt.

Gerade auf diesem Gebiete leistet aber die Hungerkur oft mehr als die chronische Unterernährung.

Auch bei *Magendarmerkrankungen* wirkt sich die chronische Unterernährung oft günstig aus. Ulcera rezidivieren vielfach seltener, wenn auch die schweren akuten Blutungen nach der Statistik des Barmbeker Krankenhauses von VON FALKENHAUSEN u. a. anscheinend erheblich zugenommen haben (von 0,45% der Aufnahmen 1938/39 auf 1,2% im Jahre 1945/46).

Chronische Hepatitiden werden verschieden beeinflußt. Während ein mäßiger Grad von Unterernährung offenbar nicht ungünstig ist, werden höhere von Leberkranken schlecht vertragen, was neben dem hochgradigen Eiweißmangel der Nahrung vielleicht mit der von PICK u. HASHIMOTO beim Hungertiere gefundenen verstärkten vitalen Autolyse der Leber zusammenhängt.

Steinanfälle haben bei cholecystopathischen Kranken zweifellos abgenommen, dagegen sollen Cholecystitiden leichter und häufiger in die eitrige und gangränöse Form übergehen (VON FALKENHAUSEN).

Daß die Unterernährung akute und chronische Infektionskrankheiten, zumal die Tuberkulose, sehr ungünstig beeinflußt, bedarf kaum noch einer besonderen Erwähnung.

Unter den *Nervenkrankheiten* haben Neuralgien, Migräne, Ischias und Epilepsie manchmal einen Vorteil von der Unterernährung, alle anderen Nervenkrankheiten reagieren gewöhnlich weder positiv noch negativ. Depressionen werden natürlich in der Regel verstärkt.

Allergische Krankheiten verliefen manchmal milder. Insbesondere galt das für das Asthma hinsichtlich Stärke und Häufigkeit der Anfälle.

Der tragische Endeffekt einer chronischen Ernährungskrise äußert sich in der *Mortalität*, die natürlich auch von anderen Faktoren abhängig ist. Größere

aufgeteilte Mortalitätsstatistiken sind mir nicht bekannt. Bisher ist nur eine mitgeteilt (KUNTZE u. PAROW) aus BANSIS Abteilung. Danach starben im Allgemeinen
Krankenhause St. Georg sowie in der Heil- und Pflegeanstalt Hamburg-Langenhorn
in der Zeit von Anfang 1946 bis Juli 1947 von 1944 Mangelernährten 58 = 6,1%,
165 litten an Hungerödem, das Verhältnis der Männer zu Frauen war 100 : 16,8.

In der Gesamtmortalität für die Großstadt, die ganz besonders schwer unter
der Unterernährung gelitten hat, nämlich Hamburg, wirken sich diese Hungertodesfälle kaum aus. Nach den von BERTRAM eingeholten Angaben des Hamburger
Statistischen Amtes ist die Mortalität von 12$^0/_{00}$ im Jahre 1938 nur auf 14,7$^0/_0$ im
Jahre 1947, d. h. nur um rund 20% angestiegen. Diese relativ günstigen Zahlen
sind wohl im wesentlichen durch das Fehlen von Seuchen, wie der Influenza, die
im ersten Weltkriege Hunderttausende dahinraffte, zu erklären. Auch in Frankfurt a. M., das weniger von Unterernährung betroffen war, stieg die Mortalität nur
von 10,6$^0/_{00}$ 1933 auf 13,5$^0/_{00}$ 1946 (CRÄMER-BADONI).

Erstaunlich günstig sind die von KRIEGER veröffentlichten Mortalitätszahlen
des Bayerischen Statistischen Landesamtes. Ein sehr hoher Anstieg mit einer
Spitze im April findet sich nur 1945, schon 1946 liegen die Zahlen mit 13$^0/_{00}$ nur
wenig über den Werten für 1938, 1947 sogar darunter mit einem in Bayern noch
nie beobachteten Tiefpunkt von 11,9$^0/_{00}$. Noch niedriger als in Bayern waren 1946
mit minimal 9,2$^0/_{00}$ die Zahlen für Nordrhein-Westfalen, während im gleichen
Jahre Berlin eine Mortalität von 41,5$^0/_{00}$ hatte. Die Ursachen der erstaunlich
geringen Mortalität in Bayern und Nordrhein-Westfalen im Jahre 1947 sind
Vorwegnahme der Sterblichkeit in den Jahren 1940—45 mit 17,5$^0/_{00}$ durch direkte
Kriegseinwirkungen, die günstige Witterung, das Fehlen von Seuchen, Fortfall
von Todesfällen durch zu üppiges Leben, Nicotin, Alkohol usw. sowie die Kranken-
zulagen, die in Bayern 6,7% der Bevölkerung bekamen.

Unter diesen Umständen kam der Tod durch Verhungern und Unterernährung
in der Gesamtmortalität nicht zum Ausdrucke. Auch enthalten m. W. die betreffenden Statistiken dafür keine besondere Rubrik.

Zum Schluß muß noch kurz auf die *Obduktionsbefunde* von an Hungerkachexie
Gestorbenen eingegangen werden. Sektionsbefunde liegen aus dem 1. Weltkriege
von OBERNDORFER, MATTHIAS, PALTAUF, PRYM und LUBARSCH (dort auch Lit.),
aus der letzten Hungerzeit nur aus mehreren Hamburger Krankenhäusern sowie
Berlin vor. Sie beziehen sich, ohne daß eine Trennung möglich ist, nicht nur auf
die trockene Hungerkachexie, sondern auch auf die Ödemkrankheit. So berichtet
W. SELBERG unter 1200 Sektionen über 33 Fälle, von denen nur 7 unkompliziert
waren, während die anderen interkurrente Krankheiten aufwiesen. Im St.-Georg-
Krankenhause waren es unter 2300 Sektionen 36 Fälle, von denen aber auch nur
bei 13 der Tod allein auf den Hunger zurückzuführen war [HEINE, zit. bei BER-
TRAM (Z)]. In einem anderen Krankenhause Hamburgs, in dem auch viele alte
hinfällige Leute aus Hilfskrankenhäusern seziert wurden, betrug die Zahl der
reinen Hungertodesfälle 82 unter 1310 Sektionen [BANIECKI, zit. bei BANSI (Z)].
Natürlich geben diese Zahlen keinen zuverlässigen Anhaltspunkt dafür, wie viele
Menschen im ganzen in dem besonders schlecht versorgten Hamburg dem Hunger
erlagen, da die meisten wohl zu Hause starben. In der besser versorgten amerikanischen Zone ist ihre Zahl wohl niedriger. Aus Berlin und der Ostzone liegen aus
verständlichen Gründen bisher keine größeren Angaben vor (vgl. OBERZIER).
Über Schweizer Beobachtungen berichtet UEHL. Von der erschütternd
hohen Zahl von 43 000 Todesfällen an Hunger im Warschauer Ghetto
1942 von APFELBAUM war schon die Rede. Bei den Verhungerten betrug
die prozentuale Abnahme des Körpergewichtes etwa 30—39%, des Fettgewebes
90—92%, der Muskulatur 30—35%, der Leber 27—30%, der Milz 35%, des

Herzens 18%, der Nieren 11%, während Skelet und Gehirngewichte ziemlich unverändert blieben. Verglichen mit den Gewichtsverlusten des Herzens von 32,2% bei verhungerten Tieren sind die Werte beim Menschen für das Herz auffallend niedrig, was vielleicht damit zusammenhängt, daß wegen oft vorhandener Ödeme die Zahlen Minimalwerte sind, und die Kranken nur relativ kurz (im Durchschnitt knapp 2 Wochen) im Krankenhaus sich befanden. Bei kachektischen, lange Bettlägerigen sind die Zahlen für das Herz meist erheblich höher. Am Herzen fällt eine hydropische Degeneration der Muskelfasern auf, wobei das Reizleitungssystem meist frei bleibt. Die Gefäße und Capillaren sind, ähnlich wie bei den Hungertieren, meist stark erweitert, sehr häufig sind kleinere Blutungen.

Daß die intracellulär gelagerten Nährstoffe, wie Eiweiß, Glykogen und Fett, stark verringert waren, ist selbstverständlich.

Überraschend waren sehr starke Pigmentierungen in vielen Organen und Geweben, besonders Muskulatur, Leber, Milz, Lymphdrüsen und Darm. Es handelte sich dabei um Hämosiderin aus dem Blut, Myosiderin aus dem Muskeleiweiß (Myoglobin), Lipophysin und Melanin. Die Inkretdrüsen waren oft atrophisch, in den Nebennieren fiel der Lipoidreichtum auf. Von sonstigen Befunden seien noch Knochenatrophien mit Frakturneigung, ferner noch frische aufsteigende Harninfektionen und tuberculöse Aussaaten erwähnt. Während es sich 1919 mehr um eine Kombination von Entkalkung (Osteomalacie) und lacunäre Resorption (Osteoporose) handelt, stand in den letzten Hungerjahren die letztere ganz im Vordergrunde.

SELBERG weist darauf hin, daß leptosome Männer ganz besonders für Hungerschäden prädestiniert sind.

Im großen und ganzen ist das Bild also ziemlich das gleiche, wie es schon gegen Ende des ersten Weltkrieges und hinterher von den vorher genannten Autoren beobachtet wurde.

Nach 18 Monaten spätestens, waren nach den umfassenden Untersuchungen von E. MUNDT u. H. ODENTHAL bei 453 stark unterernährten Industriearbeitern leichte Mangelerscheinungen bei normaler Ernährung wieder zurückgebildet [weitere Angaben bei BANSI, (Z), S. 66 ff.].

III. Die Hungerödemkrankheit

Im vorigen Abschnitte wurde das klinische Bild der sogenannten trockenen Mangelernährung und seiner Komplikationen kurz gezeichnet. Nicht jede Unterernährung bedeutet eine Krankheit. Viele Menschen, besonders Frauen, sind schon in Zeiten ganz normaler Ernährung und bei annähernd normaler Nahrungsaufnahme untergewichtig und fühlen sich wohl dabei. Wann wird Untergewicht als solches zur Krankheit? Wohl nur dann, wenn dadurch Wohlbefinden und Leistungsfähigkeit herabgesetzt werden. Das ist gewöhnlich nur bei stärkeren Gewichtsverlusten der Fall. Der Grenzwert liegt individuell außerordentlich verschieden. Es ist immer zu bedenken, daß das Gewicht allein nicht entscheidend für Gesundheitsgefühl und Arbeitskraft ist. Beides kann in wechselndem Maße auch unter einer ungeheuren körperlichen und seelischen Belastung durch die Notzeiten auch auf ganz anderen Gebieten als denen der Nahrungsbeschaffenheit leiden.

Stets aber liegt eine ausgesprochene Krankheit vor, wenn die chronische Unterernährung zu Ödemen führt. Im allgemeinen kommt es dazu nur bei besonders hochgradigen Gewebseinschmelzungen und dabei auch nur ausnahmsweise. Nach den umfassenden Untersuchungen von GILLMANN an 100 000 Unterernährten in

Düsseldorf liegt hier aber keine Gesetzmäßigkeit vor, denn er fand die merkwürdige Tatsache, daß trotz weiter sinkender Gewichte der Prozentsatz der Ödemkranken absank.

Hungerödeme sind bekannt, seit es Hungersnöte gibt, d. h. seit dem grauen Altertume. Nähere Beschreibungen datieren aber erst aus den letzten Jahrhunderten, so bei Schilderungen von Feldzügen Karls V. in Afrika, von Napoleon 1812 in Rußland, in der irischen Hungersnot (1835), im russisch-türkischen und im Burenkriege. In Rußland, China und Indien wurden und werden z. T. auch heute ganze Landstriche epidemieartig davon befallen. In verwahrlosten Gefängnissen und Irrenanstalten hat man bis zu 40% Ödemkranke gezählt. KISSKALT gibt an, daß noch 1870 10—50% der Todesfälle von Insassen preußischer Gefängnisse der „Wassersucht" zur Last gelegt werden mußten. Ein allgemeines europäisches Interesse hat diese Krankheit erst in den letzten Jahren des ersten Weltkrieges, besonders in Deutschland und Österreich (1917 allein in Wien in einem halben Jahre 824 Fälle), als Folge der Hungerblockade unserer Feinde erfahren. 1915 und 1916 begann es epidemieartig in Galizien, Polen und Böhmen, so daß der Prager Kliniker v. JAKSCH über 22 842 derartige Kranke mit 1028 Todesfällen berichten konnte.

In der Nachkriegszeit verschwand die Ödemkrankheit sehr rasch mit der Besserung der Ernährungsverhältnisse durch den Hoover-Plan. Im zweiten Weltkrieg trat dieses Leiden von neuem und in viel gewaltigerem Umfange auf, zunächst in einzelnen Teilen der von Deutschland besetzten Länder und in manchen Gefangenen- und Konzentrationslagern und schließlich nach Ende des Krieges im gesamten Deutschland.

Betroffen wurden vor allem die besonders schlecht ernährte französische Besatzungszone, das Ruhrgebiet sowie Großstädte, wie Berlin und Hamburg, während in der amerikanischen Zone die meisten Fälle sich auf Kranke, die aus Gefangenen- und Konzentrationslagern kamen, beschränkte. ICKERT schätzte nach Untersuchungen in Lübeck und der Provinz Hannover die Zahl der Ödemkranken im Winter 1945/46 bei 1200—1030 Cal auf 2⁰/₀₀ der Normalverbraucher 1946 in Norddeutschland. Im Winter 1946/47 ist sie vermutlich noch weiter gestiegen. Mit der Schaffung der Bi-Zone dürfte sie rapide abgenommen haben.

1. Symptomatologie

Das charakteristische Symptom der Ödemkrankheit ist das Auftreten von Wasseransammlungen unter der Haut und eventuell in Körperhöhlen. Die hydrophile Tendenz des unterernährten Organismus hat sich zur allgemeinen Wassersucht gesteigert.

Selbstverständlich ist nicht jedes Ödem bei Unterernährten ein sogenanntes Hungerödem. Nicht nur lokale Stauungen wie Thrombosen, Varicen, Lymphangitiden usw., sondern auch Herz- und Nierenkrankheiten, Lebercirrhosen, Enteritiden, chronische Eiterungen, innersekretorische Störungen, Avitaminosen, Lähmungen usw. können Ödeme hervorrufen, die allerdings meist nur auf die untere Extremität beschränkt sind.

BANSI (Z) hat von der echten Ödemkrankheit das sogenannte kleine Ödem als Sonderform abgetrennt. Die Schwellungen bleiben auf Füße, besonders Knöchelgegend und Unterschenkel (prätibiales Ödem), beschränkt, sind oft unabhängig von dem Grade der Unterernährung, meist ohne Hypoproteinämie und oft sehr resistent gegenüber der üblichen Therapie. Auch mir sind diese Fälle wohl bekannt, schon aus den Jahren 1917—19.

Solche, etwas rätselhafte Anschwellungen hat es vereinzelt auch zu Zeiten ganz normaler Ernährung gegeben. Die Zahl solcher Fälle ist nach dem 2. Weltkriege gewaltig angestiegen. Wenn man alle anderen Ödemursachen ausschließen kann, so muß man in der Unterernährung mit ihrer Hydrophilie wohl die causa peccans erblicken. Zum Teil sind es wohl Abortivformen des echten Hungerödems, z. T. mögen noch unbekannte Faktoren bei ihrer Auslösung eine Rolle spielen. In einzelnen Fällen mag es sich auch um abortive Fälle von Myxödem (HERTOGHESCHE Form) gehandelt haben.

Meist läßt sich aber die Differentialdiagnose leicht klären (H. GOLDECK), nur bei alten Leuten und bei Darmstörungen kann es Schwierigkeiten geben. Auch Kombinationen sind nicht so selten.

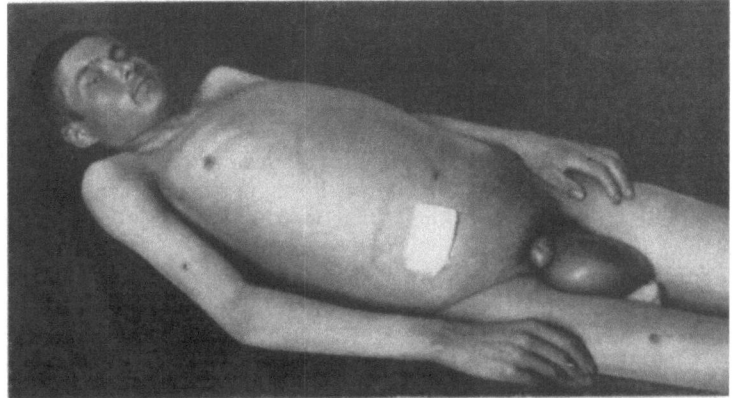

Abb. 10. Ödemkrankheit vor Behandlung (71 kg) nach A. SCHITTENHELM

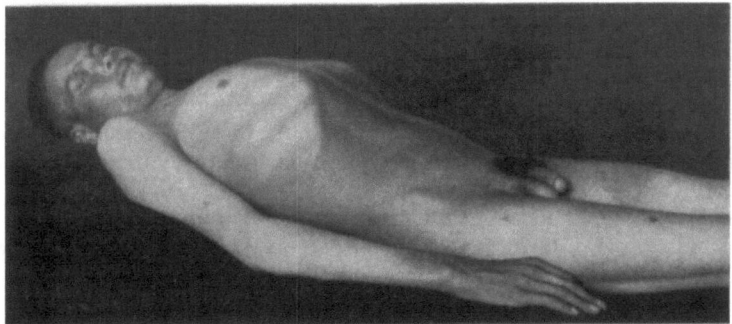

Abb. 11. Der gleiche Ödemkranke nach Behandlung (Bauchpunktion von 78³/₄ l, Gew. 53 kg) nach A. SCHITTENHELM

Die Anschwellungen der echten Ödemkrankheit beginnen manchmal im Gesicht und am Handrücken, meist aber und fast stets bei Umhergehenden an den Knöcheln, verbreiten sich dann oft schlagartig über Unterschenkel, Oberschenkel und Hüften und schließlich über den ganzen Körper, wobei Arme, Scrotum und Bauchhaut meist relativ frei bleiben. Manche dieser Kranken mit ihrer meist vorhandenen Blässe, wobei allerdings Cyanose und Dyspnoe fehlen, sehen wie Nephritiker aus, andere wie Herzinsuffiziente, wieder andere wie Myxoedematöse, letzteres vor allem, wenn, wie so oft, der stumpfe, apathische Gesichtsausdruck hinzukommt. Das Gesicht ist in 30—50% mit betroffen, vor allem die Jochbeingebiete und die Lider, die manchmal kaum das Öffnen der Augen gestatten.

Die folgenden Abbildungen von A. SCHITTENHELM (Z) (Abb. 10 u. 11) auf der Höhe der Krankheit und nach ihrer Beseitigung bringen ein sehr charakteristisches Beispiel für eine sehr schwere Form der Erkrankung und ihre Heilung.

Die Haut ist entsprechend den oft bestehenden Untertemperaturen bis 35° C rectal meist kalt, dünn und gespannt. Durch Zerreißungen im Unterhautzellgewebe kann es zur Ausbildung von Striae kommen. Die teigige, auf Druck Dellen bildende Schwellung ist nie druckempfindlich. Manchmal, besonders an den Füßen, bilden sich durch Sekundärinfektionen tief greifende Geschwüre. Im auffallenden Gegensatze zu diesen schweren Erscheinungen steht oft das Allgemeinbefinden. Die Kranken zeigen in der Regel in leichten Fällen keinerlei Zeichen von Atemnot, gehen mühelos umher und sind bis auf sehr schwere Fälle sogar, wenn auch etwas herabgesetzt, meist arbeitsfähig. Von unseren Kriegsgefangenen und deren Ärzten in Rußland habe ich verschiedentlich berichtet bekommen, daß unter der körperlichen Arbeit nicht zu ausgedehnte Ödeme ohne Therapie und Nahrungsänderung wieder verschwanden. Nur die schweren Fälle wurden dort überhaupt einer Behandlung unterzogen oder in die Heimat zurückgeschickt.

In den ganz schweren Fällen, die ich wenig aus eigener Anschauung kenne, ist allerdings die Mattigkeit so groß, daß die Kranken liegen müssen und sich nur mit großer Mühe und Hilfe anderer aufrichten können. In anderen Fällen steht die Mattigkeit am Beginne der Krankheit, fast wie bei der Inkubation einer akuten Infektionskrankheit.

Zu stärkeren Höhlenergüssen, vor allem im Abdomen, seltener in den Pleuren und noch seltener im Pericard und am seltensten in den Gelenken, kommt es auch ohne Komplikationen von Seiten des Herzens selbst in den schweren Fällen nur relativ selten. Welche enormen Wassermengen der Körper eines solchen Ödemkranken aber beherbergen kann, zeigt der Kranke von SCHITTENHELM in der Abb. 10, der 18 kg nach der Behandlung verlor, nach dem aus Brust und Bauch durch mehrfache Punktionen $78^3/_4$ l (!) entleert waren. Auch sonst sind Wasserverluste von 25—30% mitgeteilt.

SCHITTENHELM u. SCHLECHT (Z) haben das Krankheitsbild einer „Ödemkrankheit ohne Ödeme" beschrieben, eine unglückliche und wie mir scheint überflüssige Bezeichnung, denn es handelt sich in diesen Fällen, die außer der Wassersucht alle übrigen Symptome der Ödemkrankheit aufweisen, um nichts anderes als um besonders schwere Formen der trockenen kachektischen Unterernährung, wie sie im letzten Kapitel beschrieben wurde.

Mit der Wassersucht in enger Beziehung steht ein zweites wichtiges Symptom der Krankheit, die *Polyurie*, meist begleitet von *Pollakisurie und Nycturie*.

Die Harnentleerungen bei gleichbleibenden oder sogar noch zunehmenden Ödemen können bis zu 5 l und mehr täglich betragen. Sie sind, ähnlich wie manchmal bei undisziplinierten Herzkranken, Folgen oft salzhaltiger enormer Flüssigkeitsaufnahmen (Suppen) von mehreren Litern am Tage, bedingt durch den oft vorhandenen sehr starken Durst. Die Pollakisurie ist wohl weniger auf die Polyurie als auf eine dazutretende reizbare Blasenschwäche zurückzuführen, die auch im letzten Kriege und hinterher wieder ganz unabhängig von vermehrter Harnausscheidung in starkem Umfange in die Erscheinung getreten ist. Im ersten Weltkriege führte sie vor allem in Verbindung mit Enuresis zur Aufstellung sogar von Sonderlazaretten („Pisserlazaretten").

Der 3. wichtige Symptomenkomplex ist die chrakteristische Beeinflussung der *Kreislauforgane*, die nicht immer leicht zu beurteilen ist, weil sekundäre Herzschäden mit hineinspielen können. Im Vordergrunde steht bei percutorisch und radiologisch normalen, selten etwas verkleinertem Herzen eine hochgradige Ruhe-Bradykardie, die bis zu 30 Schlägen heruntergehen kann. GERHARTZ beschrieb sie wohl zuerst. Sie kann die Entwässerung lange überdauern, so daß immer wieder der Gedanke einer organisch, allerdings meist abheilenden Herzschädigung auftaucht, für die aber das Elektrokardiogramm, das meist gar keine Veränderungen, höchstens Abflachungen von Vorhofs- und T-Zacken (BERG u. BERNING) aufweist, keinen Anhalt bietet. Die Bradykardie ist sinusoidal (WINTERBERG), genetisch aber noch nicht genügend geklärt. Während SCHIFF u. MORITZ sie auf Vagusreiz zurückführten, weil Atropin sie in manchen ihrer Fälle zu beseitigen vermochte, dachten SCHITTENHELM u. SCHLECHT (Z) eher an eine Teilerscheinung der allgemeinen Stoffwechselverlangsamung. MASSE u. ZONDEK sowie BANSI verweisen mit Recht auf eine Kontraktionsschwäche infolge der auch autoptisch nachgewiesenen Glykogenarmut und Wasserdurchtränkung der Herzmuskelzellen.

Konstanter noch als eine stärkere Bradykardie ist die in schweren Fällen fast nie fehlende Hypotonie, die allen stärkeren Unterernährungszuständen anscheinend weit mehr noch als früher bekannt gemeinsam ist. Bei den meisten Hungerversuchen sehen wir das gleiche. MORITZ hat systolische Werte bis 60 mm Hg herabgehen sehen. Ursache ist nach HOLTZ ein Mangel an Hypertensinogen, der Vorstufe des Renins, infolge des allgemeinen Eiweißmangels. Der Puls ist infolgedessen außerordentlich weich und wurmförmig. Bei der Verbindung von starker Bradykardie und Hypotonie ist es schwer verständlich, daß die Organe noch mit genügend Blut versorgt werden. Tatsächlich sind auch gerade diese Kranken sehr erschöpft und leistungsunfähig. Sie neigen zu Ohnmachten, manchmal schon im Liegen.

Als 4. wichtiges Symptom, das in schweren Fällen fast nie fehlt, sind *Magendarmstörungen* zu nennen. Sie gehen von leichtesten Appetitstörungen bis zu profusen, selbst ruhrartigen Durchfällen.

GREIG fand sie unter seinen 630 Kranken mit Epidemic dropsy in Indien 283 mal.

Die Zunge ist meistens belegt, manchmal kommt es auch zu einem Fötor ex ore, wenn auch niemals in der starken Art wie beim Hungernden. Der Widerwillen gegen die Kost ist in schweren Fällen oft außerordentlich groß, während leichtere eher über Heißhunger und mangelndes Sättigungsgefühl klagen.

Die Salzsäure- und Pepsinwerte im Mageninhalt sind herabgesetzt, in einem großen Teil der Fälle besteht Achylie, z. T. von histaminrefraktärem Typus. Hand in Hand geht oft eine Pankreasachylie, wie sie schon GERHARTZ nachwies. Vermutlich sind auch die anderen Verdauungssäfte in ihrer Wirksamkeit herabgesetzt, was durch die schweren Vitalitätsschädigungen und z. T. auch Wasserdurchtränkung der Schleimhäute verständlich ist. Für schwere Resorptionsstörungen spricht auch die autoptisch festgestellte Pseudomelanose und Hämosiderose der Magendarmschleimhaut, z. T. mit Blutungen. So ist es verständlich, daß es sehr häufig zu Durchfällen kommt. Teils sind sie, wie beim Typhus dünn und hellgelb, manchmal auch, wie bei der Ruhr, blutig-schleimig und werden dann mit Tenesmen und oft nur in häufigen kleinen Einzelmengen entleert.

In etwa der Hälfte der Fälle handelt es sich nach GERHARTZ u. BÜRGER (Z) um eine intestinale Kohlenhydratgärungsdyspepsie mit sauren, nachgärenden, stärkereichen, manchmal auch schaumigen Stühlen. Sie führt meist zu starkem Meteorismus und kollernden Darmgeräuschen. Die Gärungsprozesse ihrerseits können enterokolitische Erscheinungen machen, dadurch die Darmwand erst recht schädigen und die Resorption stören, so daß ein sehr ernster circulus vitiosus entsteht. Besonders scheint die Eiweißresorption zu leiden (BÜRGER u. HEINRICH), wahrscheinlich auch die Aufnahme von Vitaminen, besonders den fettlöslichen. Hinsichtlich der Frage hypovitaminotischer Störungen bei der Ödemkrankheit gilt das Gleiche wie für die trockne Hungerkrankheit, nur scheint bei der wäßrigen Form die Hemeralopie eine größere Rolle zu spielen. Sie ist als typische Gefängniskrankheit den Augenärzten schon lange bekannt. Auch die Leber zeigt oft Veränderungen. Sie ist manchmal vergrößert und deutlich zu fühlen, aber von meist weicher Konsistenz. Funktionsstörungen mit den verschiedensten Prüfungsmethoden konnte SCHMENGLER sogar in 94 % feststellen. Auch MEYRING fand sie häufig.

Der Grundumsatz ist erniedrigt (VENKATACHALAM u. Mitarb.). Von *inner-sekretorischen Störungen* seien Abnahme von Libido und Potenz beim Manne und Amenorrhoe bei der Frau, die unter gleichen Ernährungsbedingungen merkwürdigerweise weit seltener erkrankt, erwähnt (KLEBANOW u. a.). Niemals erkranken in unkomplizierten Fällen die Nieren, abgesehen von einer Nephroptose, die wie die gleichfalls häufige Hepatoptose, rein mechanisch durch Fettpolster-schwund zu erklären ist. Auch feinere Funktionsproben weisen in der Regel keine Schädigungen auf. Im Gegensatz zum Menschen kommt es bei der experimentellen Rattenödemkrankheit zu deutlichen Schädigungen (HELLER u. DICKER), nicht nur funktionell, sondern auch histologisch (Nekrosen und Calcifizierungen der Tubuli bei intaktem Glomerulus).

Im Vorstadium der Krankheit besteht manchmal beim Menschen ein labiles Wassergleichgewicht, das im VOLHARDschen Wasserversuch in einer abnorm raschen und oft überschießenden Diurese in die Erscheinung tritt. Dabei handelt es sich aber um extrarenale Einflüsse. Auch patholgisch-anatomisch werden die Nieren in unkomplizierten Fällen frei befunden.

Erscheinungen von seiten des *Nervensystems* sind große Seltenheiten. Gehäuft kamen sie anscheinend nur nach DERNY-BROWN in einem Gefangenenlager in Indien (3667 Fälle von Hungerödem) vor. Paraesthesiehäufung fand E. L. SCHÄFER. Sie beschränkten sich auf geringe Paraesthesien an den Beinen mit Reflexabschwächungen. Das ist wichtig gegenüber der hydropischen Form der Beri-Beri. Zwar sind vereinzelt, so von MAASE u. ZONDEK (Z), Polyneuritiden mit Paresen und Reflexverlust beschrieben, doch ist es sehr fraglich, ob sie mit der Ödemkrankheit in einem direkten kausalen Zusammenhange stehen. Meist dürfte es sich dabei um eine komplizierende B_1-Hypovitaminose handeln, die als Folge der oft außerordentlich starken Darmerscheinungen mit den hochgradigen Resorp-tionsstörungen leicht verständlich ist.

Über gehäufte Sehstörungen berichteten W. FRIMANN u. MAGUN. Die oft ge-fundenen Herabsetzungen der groben Kraft haben fast immer eine muskuläre Genese. Die Muskeln sind in der Regel sehr schlaff und atrophisch, was sich in der Entstehung des idiomuskulären Wulstes bei Beklopfen mit dem Perkussions-hammer an nicht vom Ödem betroffenen Körperstellen zu erkennen gibt. Nach BANSI (Z) ist Dauer und Stärke der Kontraktionswelle geradezu eine Funktion des Grades der trophischen Allgemeinstörung. Die Veränderungen am Knochen-systeme sind die gleichen wie bei der trockenen Mangelernährung (KLOTZBÜCHER u. DALICHO, BARTELHEIMER).

Auf *psychischem Gebiete* sind oft Veränderungen da. Die Stimmung der meisten Kranken ist sehr depressiv oder apathisch, nur bei Heimkehrern aus Gefangenen-lagern besteht oft Euphorie.

Die Depression kann bei älteren Leuten sich bis zum Selbstmord steigern [BANSI (Z)]. Psychotische Zustände mit Halluzinationen, Verwirrungszuständen, Stuporen und Amenz wurden auch dieses Mal wieder beobachtet. Da sie auch bei besserer Ernährung oft nicht abklingen, war in solchen Fällen die Ödemkrankheit nur die Auslösung des endogen konstitutionellen Leidens.

Hinsichtlich der *Blutbefunde* soll an dieser Stelle nur auf das Hämoglobin und die morphologischen Veränderungen eingegangen werden, die sehr viel wichtigeren chemischen sollen erst im Zusammenhang mit der Pathogenese besprochen werden.

Eine sekundäre Anämie ist oft, aber keineswegs immer vorhanden (vgl. z. B. KOCH u. LÜBBERS, sowie BERNING). Sie nimmt nur sehr selten größere Ausmaße an. Die $2^1/_2$ Millionenzahl der Erythrocyten und 40 % Hämoglobin wird nur sehr selten unterschritten. Es sind aber infolge zeitweiser Bluteindickung auch abnorm hohe Zahlen bis 6 Millionen Erythrocyten und 120 % Hb beschrieben (JACOBSTAL), wie überhaupt die Angaben in beiden Punkten außerordentlich differieren. Das weiße

Blutbild ist fast immer normal, eine gewisse Leukopenie und Lymphocytose liegt gewöhnlich innerhalb der heute noch normalen Grenzen. Stärkere Leukocytosen gibt es nur bei Komplikationen. (Einzelheiten bei HEILMEYER u. BEGEMANN.)

Im Gegensatz zum trockenen Hunger sind Osteopathien bei der Ödemkrankheit relativ selten, natürlich kann zu bereits bestehenden manchmal eine Ödemkrankheit sich hinzugesellen.

Überblickt man die klinische Symptomatologie dieser Krankheit im ganzen, so scheint es kaum nötig, in das vom ersten Weltkriege her bekannte Bild noch wesentlich neue Züge einzuzeichnen.

2. Der weitere Verlauf der Krankheit und die Prognose

Stets trifft die Krankheit einen stark unterernährten Organismus, doch bestehen, wie schon erwähnt, keine gesetzmäßigen Beziehungen zwischen Stärke des Gewichtsverlustes und Auftreten von Ödemen, wie es überhaupt bemerkenswert ist, daß unter gleich starken Unterernährungsverhältnissen und gleichen äußeren Lebensbedingungen immer nur ein Teil der Hungernden von der Krankheit befallen ist. Ganz vereinzelt kann es sogar vorkommen, daß bei Gewichten, die nur wenig unter dem Durchschnitt der Norm liegen, Ödeme sich einstellen, wenn große Abnahmen schon vorausgegangen waren.

Die Ödeme können manchmal nach einer gewissen Aura schlagartig einsetzen, meist entwickeln sie sich langsam, oft in Schüben, bei deren Auslösung auch psychische Faktoren, vor allem plötzliche heftige Erregungen, eine Rolle spielen können.

Anfangs besitzen die Kranken noch eine erhebliche Leistungsfähigkeit. Je mehr aber das Wasser steigt, um so größer wird die Hinfälligkeit, vor allem dann, wenn erschöpfende Durchfälle einsetzen und die Unterernährung dadurch noch weiter sich verstärkt. Mit guter Pflege und Einsetzen einer entsprechenden Ernährungsbehandlung können die Ödeme oft in wenigen Tagen verschwinden. Vielfach aber dauert es Wochen und Monate, bis die letzten Reste verschwunden sind. Man kann fast sagen, ihr Verschwinden dauert so lange, wie sie in erheblicher Stärke bestanden haben. So kenne ich Kranke, die bei glänzender Ernährung in gut versorgten bäuerlichen Haushalten über ein halbes Jahr gebraucht haben, bis sie ihre letzten pathologischen Wasseransammlungen ganz verloren hatten. Von Spätschäden seien latente Ödeme und Störungen der inneren Sekretion, vor allem Hyperthyreosen erwähnt, die bis zu 2 Jahren andauerten (K. LOHMEYER).

In seltenen Fällen kann schon zu einer Zeit, in der es zu einer stärkeren Überernährung noch gar nicht gekommen ist, eine auffallende Fettsucht sich entwickeln. BANSI (Z), der zuerst darauf aufmerksam machte, nennt es Mangelfettsucht oder lipophile Dystrophie. [Näheres darüber in der Monographie von BANSI (Z) und in dem Kapitel über Fettsucht.] Eine kohlenhydratreiche Kost prädestiniert dazu. Der Fettansatz erfolgt vor allem am Abdomen. Anfangs hielt ich sie noch für hartnäckige Reste früher bestandener hochgradiger Ödeme, bis ich mich davon überzeugte, daß es tatsächlich Fett ist, was BANSI auch anatomisch nachgewiesen hat. Man hat in diesen im ganzen doch sehr seltenen Fällen den Eindruck, als ob nach den ungeheuren vorausgegangenen Fettverlusten das Fettansatzbedürfnis des Organismus so groß ist, daß schon bei einer kaum oder eben ausreichenden Kost oder einer ganz schwachen Überernährung bereits Fett aus Kohlenhydraten gebildet wird.

So ist auch die Deutung von BANSI (Z). Leider aber zieht er den Kreis dieser von ihm bei der Auffütterung von Ödemkranken festgestellten Fettsucht meines Erachtens zu weit. Die häufige Fettsucht junger Mädchen im Arbeitsdienst möchte er auch dazu rechnen. Dazu besteht aber meines Erachtens keinerlei Berechtigung, denn von einer Unterernährung konnte in den Lagern für den weiblichen Arbeitsdienst nicht die Rede sein. Da hier die Fettsucht stets mit Amenorrhoe verbunden war, so liegt hier zweifellos eine ovarielle Form vor. Auch bei den meisten von ihm beschriebenen Männern, die nicht zur Gruppe der Ödemkranken gehörten, dürfte wohl jedenfalls calorisch keine Unterernährung, sondern eine Überernährung vorgelegen haben. Dem Kliniker ist es schon lange bekannt, daß nach dem Phasen- und Rhythmusgesetz des Organismus auf hochgradigste Gewichtsverluste bei der Auffütterung das Pendel nun nach der anderen Seite ausschlägt, so daß nun eine Fettsucht resultiert. Besonders bei schlechternährten Typhuskranken sah man das früher manchmal.

Auf diesen ganzen Fragenkomplex soll bei der Besprechung der Fettsucht noch näher eingegangen werden.

Die *Prognose* der Ödemkrankheit ist, wenn die richtige Therapie beizeiten einsetzt und keine Komplikationen bestehen, wohl immer gut. Sind allerdings die Veränderungen so schwer, daß sie nicht mehr reversibel sind; dann ist auch die sonst errettende Therapie machtlos. Der Organismus hat die Fähigkeit verloren, die pathologischen Wassermengen zu resorbieren und auszuscheiden und das zugrunde gegangene Gewebe wieder zu regenerieren, die Kranken wurden immer hinfälliger, konnten keine Nahrung mehr aufnehmen und starben an Kreislaufschwäche. Manchmal läßt sich der Tod durch transduodenale oder intravenöse Ernährung mit Eiweiß oder hochwertigen Aminosäuren verhindern oder hinausschieben.

Ist der Bann der Krankheit gebrochen und gelingt es die Kranken wieder aufzufüttern, so wird in komplikationslosen Fällen wohl stets eine Restitutio ad integrum erreicht. Oft bleibt längere Zeit eine große Labilität des Kreislaufs bestehen (VOGT).

Über die *Mortalität* der Ödemkrankheit fehlen bisher Angaben. Wir wissen nicht, wie viele Hunderttausende in Konzentrations- und Gefangenenlagern besonders in Rußland gestorben sind. Nur ein kleiner Teil der Rückkehrer geht ins Krankenhaus. Unter den 102 Sektionen von Hungertodesfällen, über welche 3 pathologische Institute in Hamburg berichteten, betrifft nur ein Teil Ödemkranke.

So sind wir vorläufig auf Zahlen aus dem ersten Weltkriege angewiesen. In dem großen Material von v. JAKSCH aus Böhmen, Galizien und Polen betrug die Mortalität rund 5%.

BANSI (Z. S. 146) verlor von seinen 944 Fällen von Mangelernährung auf seiner Spezialabteilung in Langenhorn 58 = 6,1%. Davon waren aber nur 25 reine Hungertodesfälle. Im ganzen wurden in Hamburg in der Zeit vom 15. 5. 46 bis 15. 1. 47 6365 Fälle von Hungerödem mit 275 Todesfällen = 8% registriert, doch macht BANSI (Z), der diese Zahlen mitteilt, darauf aufmerksam, daß es sich wahrscheinlich nur zum kleinen Teil um das große Hungerödem gehandelt hat.

3. Pathologisch-anatomische Befunde

Die Zahl der veröffentlichten Sektionen bei an unkompliziertem Hungerödem Verstorbenen ist relativ klein. Es gilt das nicht nur für den ersten Weltkrieg, sondern auch für die Hungerjahre in und nach dem zweiten. Sie beschränken sich im wesentlichen auf solche Kranke, die in Kliniken und größeren Krankenhäusern ihrem Leiden erlagen. Und das war nur ein sehr kleiner Teil der dort eingewiesenen Ödemkranken, weil bei den günstigen therapeutischen Verhältnissen hier weitaus die meisten noch gerettet werden konnten. Die bei der Obduktion von Hungerödemkranken erhobenen Befunde sind im Prinzip die gleichen wie sie bei den trockenen Unterernährten gefunden werden und wie sie S. 222 beschrieben wurden. Neu kommen bei der Ödemkrankheit hinzu die Wasseransammlungen im Unterhautzellgewebe sowie in schwereren Fällen in den Körperhöhlen, vor allem Abdomen, Pleuren und am seltensten im Perikard. Auch innere Organe können ödematös geschwollen sein, meist aber handelt es sich dann um Kreislaufstörungen, die entweder durch ein schon vorher geschädigtes Herz- und Gefäßsystem bedingt waren oder als Folge der Ödemkrankheit im Terminalstadium, besonders bei alten Leuten, neu hinzutraten.

SELBERG, Hamburg, sezierte unter 2300 Obduktionen nur 13 reine Ödemkranke. Bei OVERZIER im RÖSSLEschen Institut in Berlin waren es nur 3 unter 93 Leichen mit hochgradiger Abmagerung.

4. Die Pathogenese der Ödemkrankheit

Der hungernde und stark unterernährte Organismus neigt zu Wasserretentionen besonders in den Fettzellen. An Stelle des zugrunde gehenden Fettes tritt Wasser in sie ein. Der Wassergehalt des Fettes kann enorme Differenzen aufweisen. Sie schwanken nach BOZENRAAD u. SCHIRMER in den weiten Grenzen von 5—71%. Fett kann also wie ein Schwamm wirken und sich so mit Wasser durchtränken, daß ein weiches, sulziges Gewebe entsteht, wie es auch bei Sektionen sogenannter trockener Verhungernder in der Haut, im Abdomen und vor allem im Epikard immer wieder gefunden wird. Bei großen Gewichtsabnahmen, vor allem von Fettsüchtigen, läßt sich das auch palpatorisch sehr gut feststellen. Die intracellulären Wasserretentionen können zumal bei reichlicher Flüssigkeitsaufnahme so groß sein, daß es ohne irgendwelche Ödeme bei weiterdauerndem Hunger vorübergehend sogar zu Gewichtsstillständen kommen kann. Bei der Ödemkrankheit handelt es sich aber um extracelluläres Wasser in Bindegewebe, Gewebslücken und Hohlräumen, also nicht um eine quantitative Steigerung von Vorgängen bei gewöhnlicher unkomplizierter Unterernährung, sondern um etwas prinzipiell Neues.

Wie kommt das zustande? Warum erkrankt der absolut Hungernde niemals in dieser Weise und der stark Unterernährte unter den gleichen Ernährungs- und sonstigen Lebensverhältnissen wie in Gefängnissen und Lagern nur in einem gewissen Prozentsatz, der allerdings mit der Fortdauer der traurigen Verhältnisse immer mehr ansteigt?

Diese Fragen gilt es zu klären, soweit das heute schon möglich ist. Zunächst ist festzustellen, daß zwischen Zufuhr an Calorien, Fett und tierischem Eiweiß sowie Körpergewicht und dem Auftreten von Ödemen eine direkte Abhängigkeit besteht. JORES konnte das sehr eindrucksvoll an 500 Schwachsinnigen in der geschlossenen Anstalt Altersdorf in Hamburg feststellen.

Schon im ersten Weltkriege hat man die Ödemkrankheit in erster Linie mit dem Eiweißmangel der Kost in Beziehung gebracht. Vielfältige Beobachtungen haben das immer wieder bestätigt. Ich sah es einmal sehr eindrucksvoll während des Krieges in einem Gefangenenlager. Hier genügte eine Zulage von 250 g Quark zu der an sich knappen Kost, um die Ödeme in wenigen Tagen zu beseitigen. In das Zentrum der heutigen Betrachtungsweise für die Erklärung der Eiweißmangelödeme hat man die Hypoproteinämie gestellt [BANSI (Z), BERNING (Z), HEILMEYER u. a. (Z)].

BANSI hat in der folgenden Tabelle 49 die durchschnittlichen Veränderungen im Stoffwechsel und in der Blutzusammensetzung von 20 Ödemkranken gegenüber der Norm sehr instruktiv zusammengestellt.

Tabelle 49. *Durchschnittliche Veränderungen im Stoffwechsel und Blutbefund gegenüber der Norm bei 20 Hungerödemkranken (nach* BANSI*)*

	Soll	Haben	Differenz %
Größe	1,77 m	1,77 m	—
Gewicht	80,2 kg	54,4 kg	— 32
Blutbefunde:			
Menge	4,6 l	3,1 l	— 35
Serumeinweiß in % . .	8,0	5,66	— 35
absolut	524 g	232 g	— 54
Hb in %	100	70	— 30
absolut	1040 g	452 g	— 54
Gesamtkreatinin im Harn	1849 mg	926 mg	— 50
Grundumsatz	1660 Cal	1272 Cal	— 23

Ähnlich niedere Werte für das Serumeiweiß finden sich auch sonst in der Literatur (vgl. z. B. HARTMANN, MERTENS u. POLA). Alle untersuchten Faktoren haben eine Abnahme erfahren. Weitaus am stärksten sind sie aber beim Serumeiweiß. Die prozentuale Abnahme von 8,0 auf 5,66% beträgt —35%, die absolute auf die verminderte Blutmenge bezogen sogar —54%. Als Indicator für die Einschmelzung der Muskelsubstanz hat BANSI (Z) nach SHAFFER (Z) das Kreatinin genommen, auch hier beträgt die Verminderung —50%. BANSI hat nicht mit Unrecht hier geradezu von einem „Selbstkannibalismus" gesprochen. Die weitere Analyse der Bluteiweißkörper ergibt, daß die Verminderung des Serumeiweißes in erster Linie, manchmal auch ausschließlich, die feindispersen Albumine betrifft. Durch ihr starkes Wasserbindungsvermögen halten sie Wasser in der Blutbahn fest und schaffen so normalerweise den Ausgleich zwischen dem kolloidosmotischen Druck des Blutes und des Gewebes. Der onkotische Druck von 1 g Globulin beträgt 1,5 cm³ Wasser, bei 1 g Albumin jedoch 7,5 cm³. Sinkt er im Blut und durch starke Abnahme der Albumine wie bei der Ödemkrankheit erheblich unter 35—40 cm³, den normalen Wert, so entsteht nach den grundlegenden Untersuchungen von SCHADE im arteriellen Schenkel der Capillaren ein vermehrter Wasserabstrom aus dem Blute ins Gewebe, während im venösen Schenkel die Verhältnisse umgekehrt liegen, so daß hier wieder Wasser in die Blutbahn zurückgesaugt wird. Je niedriger der onkometrische Druck des Blutplasmas, um so weniger lang dauert es, bis sich ein gewisses Gleichgewicht herausstellt. Die Folge davon sind Quellungen der Gewebe, vor allem auch der Blut- und Lymphcapillaren. Dadurch wird der Abstrom der Flüssigkeit blockiert und es kommt zu Stauungen in Gewebsspalten und Höhlen. Die meist großen Wasser- und Salzaufnahmen, teils infolge des meist stark vermehrten Durstes, teils infolge wasser- und salzreicher Nahrung in Form dünner Suppen usw. verstärken die Wasserretentionsneigung des Organismus und damit die Ödeme. Ein eventuell noch hinzukommender B_1-Mangel und ein allmähliches Erlahmen des Kreislaufs vermehren sie natürlich noch weiter.

Ein weiteres ödembegünstigendes Moment liegt vielleicht in der Tatsache, daß die Albumine nicht nur in unzureichender Menge gebildet werden, sondern infolge Mangel an wichtigen Aminosäuren in der Leber auch qualitativ minderwertig sind. Jedenfalls sprechen Untersuchungen von HERKEN u. STEMMER (unter HEUBNER) mit fraktionierter Fällung der Serumalbumine mit Ammonsulfat, die Unterschiede im Verhalten gegenüber dem Normalblut ergaben, in dieser Richtung. Wie unzureichend die Versorgung mit den exogenen Aminosäuren auf der Höhe der Unterernährung ist, ergibt sich aus der Tab. 14, S. 39 von J. KÜHNAU, welche die normalen Mengen den Hungerdefiziten gegenüberstellt. Durch intravenöse Injektion von Periston, einer 3,5%igen Lösung von Kollidon, einem hochmolekularen

polymerisierten Vinylpyrolidon der J. G. F. Elberfeld (WEESE), konnte HEIL-
MEYER (Z) vorübergehend den kolloidosmotischen Druck deutlich erhöhen und
eine überschießende Diurese auslösen. So ansprechend diese chemisch-physiko-
chemische Erklärung für die Entstehung der Hungerödeme auch ist, so kann sie
doch in mehrfacher Hinsicht nicht befriedigen.

Zunächst einmal ist es sehr fraglich, ob es bei den außerordentlich vielen chemischen, physikochemischen und strukturellen Faktoren, welche diesseits und jenseits der Capillarwand vorliegen, statthaft ist, diese Dinge zu ignorieren und die
einfache Annahme zu machen, daß innerhalb und außerhalb der Capillaren nur
Wasser und Eiweiß vorhanden ist. E. RUF hat in mehreren Arbeiten mit Recht
darauf hingewiesen, daß die Dinge hier außerordentlich kompliziert liegen. Es
kommt für das Verständnis der Stoffbewegungen vor allem im Gewebe nicht nur
oder in erster Linie auf die Konzentrationen, sondern auf die chemischen Poten-
tiale an. Der holländische Anorganiker SCHREINERMAKER, den RUF anführt, hat
hier sehr wichtige Modellenuntersuchungen und Berechnungen angestellt, die
wohl auch für die viel komplizierteren Verhältnisse der Gewebszellen gelten, ohne
daß es bisher möglich war, sie an diesen selbst durchzuführen.

Wie RUF für die Froschhaut nachwies, gibt es eine gerichtete Permeabilität
(Widerstand von innen nach außen kleiner als von außen nach innen). Es ist das
eine vitale Eigenschaft, die wahrscheinlich auch den menschlichen Geweben zukommt. Bricht sie z. B. auf Grund geschädigten Stoffwechsels zusammen, so
läuft der Organismus „gleichsam voll mit Wasser". Nach dieser Auffassung, die
noch weiterer experimenteller Stützen bedarf, ist für die Ödementstehung nicht der
onkometrische Druck der Bluteiweißkörper allein, sondern die Gewebsbeschaffen-
heit einschließlich natürlich auch der Capillarwände maßgebend.

Wichtiger als diese vorwiegend theoretischen kritischen Erwägungen ist aber
die Tatsache der praktischen Erfahrung, daß keine gesetzmäßigen Beziehungen
zwischen Hypoproteinämie und Auftreten von Ödemen bestehen. Es ist zwar richtig, daß sehr niedrige Werte für das Bluteiweiß (unter 5,0%) fast immer mit
Ödemen einhergehen. Andererseits gibt es aber auch Ödeme bei normalen oder nur
wenig erniedrigten Mengen. Meist, aber keineswegs immer, ist das dann der Fall,
wenn bereits eine gewisse Eiweißzufuhr stattgefunden hat. HEILMEYER (Z) unterscheidet sogar 2 Arten von Hungerödemen, eines mit und eines ohne Verminderung des Bluteiweißes. Letztere möchte er auf eine B_1-Avitaminose zurückführen. In einzelnen Fällen, vor allem bei starken Durchfällen, mag das als Sonder-
komponente wohl zutreffen, aber sicher nicht allgemein. Das geht aus den schönen
Tierversuchen von LUCKNER hervor. Er konnte bei weißen Ratten durch eine besondere, nahezu eiweißfreie Karottenkost ein typisches Hungerödem mit Hydrämie
und Hypoproteinämie erzeugen. Die Zusätze der verschiedensten Vitamine
konnten die Ödeme nicht verhindern, B_1 höchstens etwas hinauszögern. Dazu
kommt aber schließlich noch, daß Hypoproteinämien keineswegs immer zu
Ödemen führen, wie der Hunger und die trockene Unterernährung zeigen.

Aus all den angeführten Gründen reicht die Hypoproteinämie zur Erklärung der
Genese der Ödeme nicht aus, wenn sie dabei auch gewiß eine Rolle spielt. Der entscheidende Faktor ist meines Erachtens eine abnorme Beschaffenheit der Gewebe,
insbesondere der Capillaren. Eine solche hat man schon früher im ersten Weltkriege
vielfach angenommen [vgl. z. B. BÜRGER (Z)], ohne Näheres darüber aussagen zu
können. Schon anatomische Befunde über stark gefüllte Capillaren und feine
Blutungen weisen darauf hin, wenn auch feinere histologische Schädigungen der
Wandzellen bisher meines Wissens nicht beschrieben wurden. Daß sie zum mindesten funktionell geschädigt sind, geht aber meines Erachtens einwandfrei aus
Untersuchungen von KÜCHENMEISTER u. TAUBE über Capillarpermeabilität bei

Mangelernährung hervor. Sie fanden nach der LANDISschen Methode schon normalerweise eine geringe Durchlässigkeit für Wasser und Eiweiß. In allen untersuchten Fällen von Eiweißmangelschäden führte aber schon eine halbstündige
Stauung von 40 mm Hg Manschettendruck zu einem erheblichen Flüssigkeits-
und Eiweißaustritt, der sich bei noch vorhandener Neigung zu Ödemen noch lange
bis in die Rekonvaleszenz nachweisen ließ. Dabei wich entsprechend den oft
normalen Serumeiweiß- bzw. Serumalbuminwerten der mit dem Onkometer von
TAYLOR u. RAYS gemessene kolloidosmotische Druck nicht wesentlich von der
Norm ab. Sie folgerten daher mit Recht, daß die Veränderung der Capillarpermeabilität eine größere Bedeutung für die Ödemgenese hat als die Menge und
Zusammensetzung der Serumeiweißkörper.

Die nächste Frage ist natürlich, wodurch die Funktionsstörungen der Capillaren
bedingt sind und warum sie nicht immer zu Ödemen führen. Die erste Frage ist
leichter zu beantworten. Unter dem Einflusse der chronischen hochgradigen
Unterernährung sind die Capillarwandzellen auf eine nicht näher anzugebende
Weise, vielleicht durch ungenügende Zufuhr lebenswichtiger Aminosäuren infolge
des Eiweißmangels, in ihrer Vitalität so geschädigt, daß sie ihre normalen Funktionen nicht mehr aufrechterhalten können. Zum Auftreten von Ödemen kommt
es erst dann, wenn diese Schädigung einen gewissen Grenzwert erreicht hat.
Dieser Ödempunkt liegt bei den verschiedensten Menschen individuell anscheinend
sehr verschieden und wird nur von einem sehr kleinen Teil der Unterernährten
überschritten. Die Faktoren, welche dieses verschiedene Verhalten bedingen,
kennen wir vorläufig nicht. Stärke und Dauer der Unterernährung, Geschlecht,
Alter und Konstitution spielen sicher eine Rolle dabei. Bei Männern liegt er tiefer
als bei Frauen, denn sie erkranken etwa 9mal so häufig wie letztere. Warum das
so ist, entzieht sich unserer Analysierfähigkeit.

*Zusammenfassend läßt sich also sagen, daß die Hauptursache der Hungerödem-
krankheit der Mangel an hochwertigem Eiweiß ist. Zum Auftreten von Ödemen kommt
es aber erst dann, wenn durch diesen Mangel die Capillarendothelien so geschädigt
sind, daß sie ihre normale Permeabilität verloren haben. Hypoproteinämie häufig
und Avitaminosen manchmal spielen dabei eine gewisse, aber nur sekundäre Rolle.
Aufnahme großer Flüssigkeits- und Salzmengen begünstigt die Entstehung der
Ödeme als tertiärer Faktor.*

IV. Nachkrankheiten und Dauerschäden
der Hungerdystrophie

Bei absolutem Hunger sind Nachkrankheiten und Dauerschäden unbekannt
Einmal ist wahrscheinlich die Zeit von wenigen Wochen zu kurz, um sie auftreten
zulassen, dann aber ist das Material zur Beurteilung dieser Frage, das ja nur etwa
2 Dutzend Fälle umfaßt, völlig unzureichend. Bei den vielen Tausenden von
Fastenkuren, die durchgeführt wurden und immer wieder durchgeführt werden,
handelt es sich nicht um einen absoluten Hunger, da in Obst- und Gemüsesäften
meist 50—80 g Kh mit 200—320 Cal täglich zugeführt werden.

Nachkrankheiten und Dauerschäden scheinen hier auch nicht beobachtet zu
sein, jedenfalls nicht in der Hand gewissenhafter und vorsichtiger Ärzte. Vereinzelt kam es im Anschluß an solche Fastenkuren hin und wieder zum Ausbruch
einer Tuberkulose, sei es, daß es sich um ein Wiederaufflackern alter Herde oder
um eine Neuerkrankung handelte. Aber diese Fälle scheinen doch sehr selten zu
sein, und es läßt sich nicht feststellen, ob sie häufiger sind als ohne vorausgegangene

Fastenkuren. Latent gewordene Tuberkulosen einer Fastenkur zu unterziehen, bedeutet in meinen Augen einen Kunstfehler. Gewissenhafte Ärzte schließen sie auch davon aus, es sei denn, daß es sich um alte längst verkalkte Herde handelt, welche die überwiegende Mehrzahl der Menschen aufweist.

Je länger aber die Unterernährung dauert, um so mehr wächst die Gefahr des Ausbruches einer aktiven Tuberkulose. Das haben die Kriegs- und Nachkriegsjahre beider Weltkriege in erschütternder Weise gezeigt. Die Tuberkulose ist die Nachkrankheit der Unterernährung Nr. 1.

H. GLATZEL führt in seiner ausgezeichneten Darstellung der Ernährungskrankheiten [(Z) S. 471 (1954)] über 30 Arbeiten der letzten 10 Jahre an, die sich mit dieser Frage beschäftigen (Lit. dort). SCHÖN u. Mitarb. (Z) fanden bei der Durchleuchtung von 1823 dystrophischen Rußlandheimkehrern in 14,8% eine aktive Lungentuberkulose und in 9,2% floride und abklingende tuberkulöse Pleuritiden, im ganzen also bei 23,5% Tbc-Erkrankungen.

In einzelnen Konzentrationslagern war der Prozentsatz noch weit höher: 117 aktive Tuberkulosen bei 296 Dystrophikern [LABHARDT zit. bei R. SCHÖN (Z)]. Auch die Steigerung der Mortalitätszahlen für die Tuberkulose in den Hungerjahren um 20—30% und der Morbiditätszahlen in noch größerem Ausmaße sprechen für die katastrophale Bedeutung der Unterernährung für diese Krankheit. Versicherungstechnisch ist die Frage wichtig, wie groß der Zeitraum zwischen Hungerdystrophie und Auftreten einer aktiven Tuberkulose sein darf, damit letztere noch als KDB anerkannt werden kann. HELWEG-LARSEN u. Mitarb. geben dafür meines Erachtens mit Recht vier Jahre an, wobei in Rechnung gestellt ist, daß die Tuberkulose meist schleichend beginnt, und daher in ihren ersten Anfängen nur selten erfaßt wird (vgl. dazu auch MÜLLER 1951).

Auch gegenüber anderen Infektionskrankheiten ist die Anfälligkeit der Dystrophiker zweifellos vermehrt, doch handelt es sich dabei mehr um eine Komplikation als um eine Nachkrankheit, da ein Kausalzusammenhang im allgemeinen wohl nur dann angenommen werden kann, wenn der Infekt bereits kurze Zeit nach Beendigung der Dystrophie einsetzt.

Als zweite häufigste Nachkrankheit sind die *vegetativen Neurosen* in Form von Herzklopfen, Schweißausbrüchen, Durchfällen, Magenbeschwerden und Fieberschüben zu erwähnen. Sie werden heute einer Mode folgend als „vegetative Dystonie" zusammengefaßt. Sie sollen bei Rekonvaleszenten von Dystrophie etwa doppelt so häufig vorkommen (bis 65%) als bei Nicht-Dystrophikern. Sie können viele Jahre dauern [DIETZE u. a. (Lit. bei E. GRAFE 1957)]. Sicher ist, daß diese Dystrophiefolge manchmal lange die körperliche Ausheilung der Krankheit in Form von stark herabgesetzter körperlicher und zum Teil auch psychischer Leistungsfähigkeit überdauert.

Von nicht infektiösen Gefäßveränderungen sei die Neigung zu *intravasalen Thrombosen* erwähnt [LAMY, LAMOTTE u. Mitarb. (Z)].

In das Gebiet der dystrophischen Kreislaufschäden gehören auch die merkwürdigen *Blutdruckveränderungen*. Während der Hungerzeiten selbst pflegen die Werte herabzugehen, selbst bei manchen Formen der Hypertonie. Nach der Auffütterung aber schnellen die Werte sehr oft über das Normalniveau hinaus. Das zeigen besonders deutlich die Angaben der 1. Medizinischen Klinik in Leningrad für die Jahre 1940 (vor dem deutsch-russischen Kriege) bis 1944 nach Beseitigung der Gefahr für Petersburg, aber immer noch unzureichender Ernährung (BROZEK-WELLNAND-KEYS, 1946).

Die Gesamtaufnahmen an Hypertonikern in diesem Institut stiegen von 1940 mit 10% auf 50,0% im Jahre 1943, um dann 1944 auf die immer noch stark erhöhten Werte von 35% herabzugehen. Die Zahl der Autopsien von Hypertonikern stieg in dem genannten Zeitraum von 1,2—5,2% 1941/42 auf 54,5% im Jahre 1944. Im Minnesotaexperiment von Keys u. Mitarb. (Z) wurde das gleiche beobachtet, und ebenso bei zahlreichen Hungerdystrophikern in deutschen Großstädten. Zu bleibenden Schädigungen der Kreislauforgane scheint es nicht zu kommen.

Die Ursachen dieser merkwürdigen passageren Blutdrucksteigerungen sind in Dunkel gehüllt, es sei denn, daß man primitiv auf den Rhythmus von Niedrig zu Hoch, wie er gerade auf dem Gebiete des Stoffwechsels in Zeiten abnormer Ernährung so oft vorkommt (siehe Diabetes, Fettsucht usw.), abstellen will.

Während die Nachkrankheiten bis auf einzelne Fälle von Tuberkulose im Laufe der Zeit abzuheilen pflegen, sind die *Dauerschäden* sehr viel ernster zu beurteilen. Glücklicherweise sind sie aber auch außerordentlich viel seltener.

Sie betreffen vor allem das Gehirn und die Leber. Am Gehirn kann es nach besonders langem Hunger zur dystrophischen Gehirnatrophie und schweren psychischen Veränderungen kommen. Meyringh fand sie unter 55000—57000 nur achtmal, doch werden von anderer Seite diese Zahlen für zu niedrig gehalten (vgl. dazu die Monographie von Schulte und neuerdings Petry u. E. Grafe). Die Diagnose ist außerordentlich schwierig, es sei denn, daß bei der Encephalographie deutliche Veränderungen gefunden werden, die über diejenigen gleichaltriger Nichtdystrophiker hinausgehen. Nach Meyringhs neuesten Angaben (1954 zit. bei Rauschelbach) soll das für etwa die Hälfte der Fälle gelten. Auch Ventrikelerweiterungen, besonders im Gebiete des 3. Ventrikels sind luftencephalographisch gefunden worden. In jedem Falle ist besonders zu klären, ob nicht andere Ursachen wie schwere Arteriosklerose, Infektionen, Alkoholismus, Kreislaufstörungen, Traumen usw. als auslösende Momente in Betracht kommen.

Die psychischen Ausfallerscheinungen sind durchaus uncharakteristisch, nach Schulte herabgesetzte Leistungsfähigkeit, Initiativemangel, Gedächtnis- und Konzentrationsschwäche, Depressionen, Gehemmtheit, Unsicherheit, manchmal Kopfschmerzen und sehr selten gehirnorganisch bedingte epileptiforme Anfälle (vgl. z. B. Rauschelbach).

Ursprünglich nahm man an, daß ein länger dauerndes Hirnödem die Ursache der organischen Hirnschädigungen sei, dann aber wies Wilke nach, daß diese schweren Schädigungen nicht nur bei der Ödemkrankheit, sondern auch bei länger dauernder sogenannter trockener Inanition vorkommen können. Ursache dürften wohl in jedem Falle schwere Ernährungsstörungen des Gehirns sein, bedingt teils durch Sauerstoffmangel, teils durch Gefäßveränderungen, Anämie, vielleicht auch hormonale Faktoren.

Von sonstigen Dauerschädigungen seien Lebererkrankungen erwähnt (Zsau u. Wichmann, Kalk, Winkelmann u. a. — Zusammenfassende Darstellungen bei Bansi u. G. Scheid). Bei Sektionen wurden in einem wechselnden, aber hohem Prozentsatze, nicht nur Fettlebern, sondern auch ausgesprochene Cirrhosen gefunden. Auch intravital lassen sich oft Leberfunktionsstörungen nachweisen.

Häufig findet man bei Hungerdystrophikern eine Gastritis meist mit Anacidität, sehr selten Achylie (Paschlan [zit. bei Bansi] in 5,1% bei 2000 Heimkehrern). Bansi leugnet hier einen Zusammenhang mit der Dystrophie. Im Laufe der Jahre pflegen meist diese Gastritiden wieder sich zurückzubilden.

Unverständlich ist, warum nur ein so außerordentlich kleiner Prozentsatz der Hungerdystrophiker in dieser Form erkrankt. Konstitutionelle Faktoren spielen dabei sicher nur eine sehr untergeordnete Rolle (Petry).

Wie steht es nun mit der *versorgungsrechtlichen Beurteilung* dieser Hirnschäden? H. H. Rauschenbach hat sich kürzlich (1954) an der Hand von 52 Spätheimkehrern der Psychiatrisch-Neurologischen Klinik in Hamburg und der neurologischen Abteilung des St. Georg-Krankenhauses in Hamburg mit dieser wichtigen Frage auseinandergesetzt.

Er verlangt für die Bejahung der Zusammenhangsfrage folgende Voraussetzungen: 1. nachgewiesene langdauernde Hungerdystrophie, 2. mehrere andere Symptome eines Dystrophieschadens, auch außerhalb der psychischen Sphäre (Ödemneigung, Leber- und Kreislaufschaden usw.) 3. Fehlen anderer ätiologischer Faktoren. Nur für 13 seiner 52 Kranken bejahte RAUSCHELBACH den Kausalnexus.

Anhang: **Mehlnährschäden**

Typisches Hungerödem ist bei Säuglingen und Kleinstkindern relativ selten. Auch in Notzeiten sind sie im allgemeinen so gut mit Nahrungsmitteln versorgt, daß nur unter ganz abnormen Umständen und bei großer Fahrlässigkeit Hungerödeme entstehen können. Dagegen kann eine leicht vermeidbare Fehlernährung zu einer Krankheit führen, welche die größte Ähnlichkeit mit dem Hungerödem der Erwachsenen hat. Es ist das der sogenannte Mehlnährschaden[1]. Werden Säuglinge länger mit calorisch oft ausreichenden Mehlsuppen ohne oder mit zu wenig Milch ernährt, so kommt es zu einer Gewichtszunahme, die zunächst als guter Ernährungszustand imponiert, de facto aber auf zunächst noch insensible Wasserretentionen zurückzuführen ist. Bald aber kommt es auch zu sichtbaren Ödemen an Augenlidern, Hand- und Fußrücken und einer allgemeinen blassen Gedunsenheit, besonders des Gesichtes. Die Körpertemperatur sinkt. Anfangs schreien die Säuglinge viel, dann werden sie still und apathisch und machen einen ausgesprochen hinfälligen und kranken Eindruck. Der Appetit läßt nach, es kommt zu Erbrechen. Blutdruck und Herzfrequenz sinken und es stellen sich übelriechende zum Teil schaumige, saure Durchfälle infolge abnormer Kohlenhydratgärung ein. Im Munde entwickelt sich oft eine Stomatitis aphtosa. Muskeltonus und Reflexe können gesteigert sein; dies im Gegensatz zum Hungerödem der Erwachsenen. Auch Hemeralopie als A-Hypovitaminose läßt sich manchmal feststellen. Greift nicht rechtzeitig die richtige Ernährungstherapie ein, so sterben die Säuglinge bald dahin. Ursache dieser Mehlnährkrankheit ist die einseitige Ernährung mit dem als einzige Nahrung völlig ungeeigneten Mehle. Zwar enthält das Mehl je nach Ausmahlung 6—10% Eiweiß; aber dieses Eiweiß ist minderwertig, da ihm die zum Körperaufbau dringend notwendigen Mengen von Lysin, Cystin und Methionin fehlen, im Gegensatz zu den Kornhüllen und dem Keimling, die nur zum kleinsten Teil ins Mehl übergehen.

Die Ödem vermeidende und beseitigende Wirkung der S-haltigen Aminosäuren ist schon aus Tierversuchen bekannt (Z). Untersucht man, wie NIEMANN, KELLER (Z) u. a. es taten, die Eiweißbilanz, so ist sie stark negativ, da der N-Gehalt der Nahrung zu gering ist und die Kohlenhydratmenge nicht ausreicht, um den Organismus vor Eiweißeinschmelzungen zu bewahren.

Zu dem Eiweißmangel kommt aber auch ein Chlormangel, der sich seinerseits ungünstig auswirkt bis zu starker Chlorverarmung des Körpers mit Azotämie, Rest N-Erhöhungen usw. Der Wassergehalt des Blutes nimmt wie beim echten Hungerödem zu, der Eiweißgehalt ab (Hypoproteinämie). Der Vitamingehalt, besonders an fettlöslichen Vitaminen ist unzureichend, vor allem dann, wenn in den kopiösen Durchfällen noch zusätzlich Vitamine verloren gehen. So kann es zu avitaminotischen Erscheinungen kommen, vor allem hinsichtlich A und B_1. Mit der Einschränkung der Kohlenhydrate und Umstellung auf eine animalische Fetteiweißnahrung, am besten in Form von Milch, kommt es unter Gewichtsstürzen zur Ausscheidung der Ödeme und zur defektlosen Heilung.

---

[1] Näheres darüber in den Lehr- und Handbüchern der Kinderheilkunde.

V. Behandlung der Unterernährungsschäden; Theorie und Praxis der Überernährung

Die leitenden Gesichtspunkte für die Behandlung der Unterernährung und ihrer Folgeerscheinungen liegen auf der Hand. Wenn möglich, müssen die Ursachen beseitigt werden und der Organismus muß wieder auf einen normalen Stoff- und Kräftebestand gebracht werden. Liegt ein ernstes, oft unheilbares Leiden zugrunde, so kann das außerordentlich schwer, ja unmöglich sein. Man denke an schwere Tuberkulosen, inoperable maligne Tumoren, Leukämien, Lymphogranulomesen, aplastische Anämien, Sepsis usw. Mit einer sehr raffinierten Ernährungstechnik kann es auch hier manchmal gelingen, den Ernährungszustand zu heben. Aber es ist das fast immer nur ein vorübergehender Erfolg, solange nicht die causa peccans beseitigt wird.

Sehr viel einfacher und günstiger liegen die Verhältnisse, wenn die Unterernährung wie in den Nachkriegsjahren durch den Zwang äußerer Verhältnisse, d. h. die Unmöglichkeit, die geeignete Nahrung sich zu beschaffen, bedingt ist.

Mit der Beseitigung einer Unterernährung mäßigen Grades, d. h. unter 20%, brauchen wir uns hier nicht zu befassen. Sie ist kein ärztliches, sondern ein volkswirtschaftliches Problem, das nach und nach seine Lösung fand. Der Tiefpunkt der letzten Unterernährungsperiode wurde im 1. Halbjahr 1948 mit 1290 Cal, 4,2 g animalischem Eiweiß bei 38,4 g Gesamteiweiß und 7,4 g Fett für den Normalverbraucher erreicht, seitdem ging es zuerst langsam, ab 1949 rascher wieder aufwärts.

Es war nicht Sache und Vermögen der Ärzte, die allgemeine Ernährung zu verbessern. Sie konnten nur ihren Schutzbefohlenen Nahrungsmittelzulagen verschreiben. Nach den ministeriellen Verfügungen in Bayern betrugen diese im September 1948 1,5 kg Brot, 1500 g Nährmittel, 750 g Fleisch, 375 g Butter, 750 g Käse monatlich, sowie $^1/_4$ l Vollmilch täglich mit 524 Cal pro Tag für mindestens 20% untergewichtige Erwachsene und mindestens 10% untergewichtige Kinder. Ähnliche Anordnungen waren in anderen Ländern der Westzone getroffen. Es kann keinem Zweifel unterliegen, daß diese Mengen für eine Auffütterung völlig ungenügend waren. Sie könnten höchstens das Tempo der weiteren Gewichtsabnahmen verlangsamen. BANSI (Z) hat in sehr sorgfältigen Untersuchungen festgestellt, daß mindestens 2000—2200 Cal notwendig sind, um auf einem wesentlich gegenüber der Norm erniedrigten Niveau, wenigstens in den meisten Fällen, ein Stoffwechselgleichgewicht wiederherzustellen. Es besteht auch die Möglichkeit, durch zusätzliche Nährstoffe eine gewisse Abhilfe zu schaffen (GEMEINHARDT u. a.). In erster Linie ist hier die Trockenhefe zu nennen, die die Zellstoff-Fabrik Waldhof bei Mannheim in einer sehr wohlschmeckenden Qualität in den Handel bringt. Sie enthält 52% Eiweiß, das an Wertigkeit dem tierischen Eiweiß nahesteht, 25,7% Kohlenhydrate, 3% Fett und sämtliche Vitamine der B-Gruppe, mit 346 Cal pro 100 g. Es handelt sich also um ein sehr gehaltvolles Nahrungsmittel, das täglich in Mengen von 50—80 g als Brotbelag, in Suppen, mit Gemüsen und Nährmitteln, vor allem Makkaroni, ohne Bedenken gegessen werden kann. Ein Milch-Hefe-Sojatrockenpulver bringt die Pharmachemie Hamburg unter dem Namen „Santose" in den Handel. Ein außerordentlich wertvolles zusätzliches Nahrungsmittel ist auch das Sojamehl mit 42,5% Eiweiß, 24,3% Kohlenhydraten, 20% Fett und 459 Cal. Leider stand es nur in geringen Mengen zur Verfügung, da in Deutschland noch viel zu wenig Sojabohnen angepflanzt werden. Weiter erwähne ich noch das Aminotrat der Nordmarkwerke Hamburg, ein vollwertiges konzentriertes Aminosäurengemisch in Körnerform; aber auch hier scheiterte leider ein großer Verbrauch an der Preisfrage.

Exzessiv Unterernährte und vor allem Ödemkranke gehören ins Krankenhaus, da sie nur da geheilt und wieder in die Höhe gebracht werden können. Nur die Krankenhäuser waren damals im allgemeinen mit Nahrungsmitteln genügend versorgt. In Bayern betrug damals der Verpflegungssatz 1515 Cal pro Tag, für Tuberkulose sogar 3655 Cal. Außerdem bestehen im Krankenhause genügend Ausgleichsmöglichkeiten zwischen Kranken mit höherem und niedrigerem Nahrungsbedarf. Ähnliche Zuteilungen dürften auch in anderen Gebieten Westdeutschlands bestanden haben.

Wie hat sich nun die Auffütterung, speziell die Beseitigung der Ödeme, zu gestalten?

Da der Hauptmangel nicht nur die Calorien, sondern vor allem das animalische Eiweiß und das Fett betrifft, so ist Zufuhr von Fleisch bzw. Innereien, Milch, Eier, Käse und Butter das Vordringlichste, während die Kohlenhydrate möglichst zurücktreten müssen. Letzteres gilt vor allem für Kranke mit Kohlenhydratgärungsdyspepsie und Mehlschädenkinder. Oft wird bei Ödemkranken die Wasserausscheidung durch Fett stärker gefördert als durch Eiweiß, was schon im ersten Weltkriege beobachtet wurde.

Viele der Unterernährten stürzen sich mit Heißhunger auf die lang entbehrten Nahrungsmittel und wollen sich sofort satt essen. Andere, vor allem Ödemkranke, haben schon lange ihren Appetit verloren und müssen erst wieder an normale Quantitäten von Nahrung gewöhnt werden.

In jedem Falle muß die Auffütterung langsam vor sich gehen. Die Verdauungsorgane können sich nicht sofort auf die Bewältigung großer Nahrungsmengen umstellen. Die allgemeine Afermentie läßt sich nicht mit einem Schlage beseitigen, und der oft schon geschädigte Darm muß erst allmählich an die Verarbeitung einer normalen Kost gewöhnt werden. Werden diese Faktoren nicht berücksichtigt, so kann es zu sehr stürmischen Erscheinungen von seiten des Magens und Darms kommen; Übelkeit, Erbrechen und Durchfälle. Selbst Ileus ist beobachtet worden. Die plötzliche Belastung der Hungerleber kann zu Icterus führen. Vereinzelt ist es sogar in Konzentrationslagern nach Besetzung durch alliierte Truppen durch plötzliche reichliche Verpflegung zu Todesfällen gekommen. Auch nach hastigem, gierigem Verschlingen des Inhaltes von Carepaketen in großen Mengen in der Zivilbevölkerung sind mir solche Todesfälle bekannt geworden.

Aus den angeführten Gründen empfiehlt es sich, den Nahrungsbedarf in den ersten Tagen nur zu einem Drittel mit Milch, Eiern, Fleisch, kleinen Mengen von Butter und Kohlenhydraten in Form von Weißbrot oder Hafermehl zu decken.

In dem Maße, wie diese Nahrung verdaut und resorbiert wird, kann dann die Zufuhr langsam zunächst bis auf die Höhe des Bedarfs und dann zu 20% darüberhinaus erhöht werden. Ein starres Schema für das Vorgehen läßt sich weder nach der quantitativen noch der qualitativen Seite geben, da der Zustand der Verdauungsorgane vor Einleitung der Ernährungstherapie beim einzelnen ebenso verschieden ist wie die Reaktionsweise auf die Auffütterung. Die Nahrung muß möglichst bei Bettruhe allmählich auf mindestens 2500 Cal mit 100 g Eiweiß, davon mindestens zur Hälfte tierischem, und 50—80 g Fett gebracht werden. Beim trockenen Hunger kommt man auf diese Weise schon nach 1—2 Wochen zu deutlichen Körpergewichts- und Eiweißansätzen.

Schwieriger und komplizierter liegen die Dinge manchmal beim Hungerödem. Hier sind positive N-Bilanzen oft viel schwerer zu erreichen. Nach den eingehenden Untersuchungen von BANSI (Z) wird bei einer Calorienzufuhr von 2000 Cal und 75 g Eiweiß nicht nur diese Menge manchmal quantitativ wieder zersetzt, sondern sie reißt noch Körpereiweiß mit in die Verbrennungen hinein. Bei einzelnen lipodystrophischen Kranken konnte auch eine mäßige Erhöhung des endogenen

Eiweißzerfalls nachgewiesen werden. Im allgemeinen konnte ein N-Gleichgewicht erst bei 2200—2300 Cal und 80—90 g Eiweiß und eine positive Bilanz erst bei 2300 bis 2700 Cal und 100—120 g Eiweiß erzielt werden. Nach BANSIS Untersuchungen wird bei Hungerödemkranken der Schwefel noch stärker als der Stickstoff abgebaut, so daß sich hier noch besondere Zusätze von Cystin und Methionin eventuell zusammen mit dem Methylspender Cholin zur Kost empfehlen. Wegen der Möglichkeit avitaminotischer Komponenten ist zusätzlich auch für genügende Vitamine zu sorgen, besonders hinsichtlich B_1 und A.

Diuretica, selbst das sonst so glänzend wirksame Salyrgan oder Novasurol, sind nur von geringem Effekt. In sehr hartnäckigen Fällen können vorsichtige Bluttransfusionen (300 cm³), intravenöse Injektionen von Aminosäuregemischen und Periston weiterhelfen.

Bei Bettruhe, die zunächst streng eingehalten werden muß, kommt es bei der geschilderten Behandlung, die mit möglichst geringer Flüssigkeitszufuhr (etwa $^1/_2$ l) kombiniert werden muß, schon nach wenigen Tagen zu einer überschießenden Diurese und dann auch bald zu Gewichtsstürzen. Oft allerdings dauert es Wochen und Monate bis die Ödeme und Höhlenergüsse ganz ausgeschieden sind, selbst bei bester Ernährung. Wie ich früher schon erwähnte, kann man fast sagen, das Verschwinden der Ödeme dauert in der Regel fast solange, wie ihr Entstehen und Bestehen.

Wenn auch in der Behandlung der Unterernährungszustände die richtige Nahrungszufuhr an 1. Stelle steht, so sind doch manchmal zusätzlich auch Medikamente wünschenswert. Einmal sind es die Cardiaca aller Art bis hinauf zum Strophantin, das man aber nur bei ausgesprochener Herzinsuffizienz geben sollte. Bei stärkerer Anämie kommen Eisen- und Arsenpräparate usw. in Betracht und ferner auch Leberpräparate (Cytobion). Bei der trockenen Unterernährung sind oft Nebennierenrindenpräparate zweckmäßig, wie sie GÜLZOW empfohlen hat. Percorten (10—30 mg als Injektion), neuerdings vor allem Decortintabletten bewirken danach Energieeinsparung, Verbesserung der Kohlenhydrat- und Eiweißbilanz, Pseudoglobulinanstieg und Erhöhung des Blutdrucks und der allgemeinen Vitalität. Wegen seiner Neigung zu Wasser- und Kochsalzretentionen kommt Percorten für die Ödemkrankheit nicht in Betracht, auch für die Ansatzphase ist es nicht indiziert. Während der Percortengaben ist stets die Flüssigkeits- und Salzzufuhr erheblich zu beschränken.

Über die Erfolge der Behandlung wurde schon in dem Abschnitt „Prognose" berichtet. In der Klinik sind sie ausgezeichnet. Hier stirbt nur ausnahmsweise einmal ein Kranker im irreversiblen Endstadium oder an einer Komplikation bzw. einem Begleitleiden. Zu Hause ist es manchmal anders durch die Schuld der Angehörigen, welche die Kranken nicht rechtzeitig ins Krankenhaus schaffen.

Dauerschädigungen pflegen nur ganz selten und meist nur bei älteren oder sonst kranken Personen zurückzubleiben. Auch die schon erwähnte Lipodystrophie von BANSI läßt sich gewöhnlich bald beseitigen.

Glücklicherweise hat die Ödemkrankheit heute nur noch historisches Interesse. Unter den Eingesessenen kommt sie schon seit Jahren nicht mehr vor und sie wird in Deutschland ganz verschwinden, wenn der letzte Soldat aus russischer Gefangenschaft wieder heimgekehrt ist.

Die Überernährung oder Auffütterung spielt im ärztlichen Handeln allgemein und zu allen Zeiten eine so überragende Rolle, daß ihr noch einige allgemeine theoretische und praktische Betrachtungen gewidmet werden müssen.

Eine *Überernährung oder Mast* liegt dann vor, wenn die Nahrungszufuhr bei normaler Resorption den Erhaltungsbedarf übersteigt. Sie ist im Prinzip überall da angezeigt, wo der Ernährungszustand aus irgendwelchen Gründen stärker gelitten hat. Die verschiedenen Ursachen der Unterernährung in Gestalt von Krankheiten wurden schon erwähnt, dazu kommen noch gewisse Formen konstitutioneller Magerkeit bei asthenischen Zuständen und Habitusformen, wie z. B. dem STILLERschen Habitus und Luxuskonsumenten, welche die Nahrungsaufnahme mit besonders starken Oxydationssteigerungen beantworten (GRAFE). Gerade bei diesen Formen fragt es sich aber sehr, ob hier Mastkuren stets am Platze sind. Was hat es für einen Sinn, asthenische Menschen mit Fett zu beladen und den zarten Organismus mit einer Mehrarbeit zu belasten, der er unter Umständen kaum gewachsen ist; denn darüber dürfen wir uns keinen Illusionen hingeben, daß wir selbst mit der zweckmäßigst angelegten und hinsichtlich des Gewichtsansatzes erfolgreichsten Überernährung nicht etwa die Konstitution eines Menschen ändern können. Erst recht wäre es verfehlt, konstitutionell oder endogen Magere mit abnorm hohen Zersetzungen zu weiterer Steigerung ihrer Oxydationen zu stimulieren. Diese Beispiele zeigen, daß jeder Schematismus in der Indikationsstellung einer Mastkur schädlich ist. Es handelt sich nicht um ein einfaches Rechenexempel etwa in dem Sinne, daß jedes errechnete Gewichtsdefizit wieder angemästet werden muß, sondern in jedem einzelnen Falle ist zu erwägen, ob eine Überernährung überhaupt notwendig oder nicht sogar schädlich ist. Letzteres ist vor allem oft bei Herzkranken der Fall, zumal wenn eine Neigung zur Dekompensation besteht.

Die geeignetsten Kranken für die Überernährung sind in der Regel diejenigen, welche durch den Zwang äußerer Verhältnisse oder durch eine vorausgegangene zehrende Krankheit (Infektion, Magendarmerkrankung, Psychose oder nervöser Erschöpfungszustand usw.) in ihrem Ernährungszustand starke Einbußen erlitten haben. Hier pflegen Mastkuren auch am erfolgreichsten zu sein. Unter Umständen kann es auch bei chronischen Infektionen wie z. B. Tuberkulose und gewissen Nervenkrankheiten notwendig sein, normale Körpergewichte zu erhöhen.

Im ganzen ist der Erfolg einer Überernährungskur hinsichtlich Größe und Raschheit der Gewichtszunahme abhängig von der Stärke der Überernährung.

C. VON NOORDEN und SALOMON geben auf Grund eines sehr großen Beobachtungsmaterials folgende Durchschnittswerte für den Effekt von Mastkuren an (Tab. 50):

Solche Zahlen haben aber meist nur für die ersten ein bis zwei, höchstens drei Wochen Gültigkeit, da die Erfahrung zeigt, daß bei weiterer Fortsetzung der Überernährung die Gewichtsgewinne in der Regel geringer werden und schließlich fast ganz ausbleiben. HALL, WHITE und SPRIGGS haben zuerst darauf aufmerksam gemacht. Die Ursachen dafür sind, gleiche äußere

Tabelle 50. *Gewichtszunahme bei Mastkuren (nach C. v. NOORDEN u. H. SALOMON)*

Täglicher Nahrungsüberschuß (oder Mastzulage)	Wöchentliche Gewichtszunahme
500— 800 Cal	600—1000 g
800—1200 „	800—1200 g
1200—1800 „	1200—2000 g

Bedingungen (Motilität, Psyche usw.) vorausgesetzt, doppelte. In erster Linie sind es Änderungen im Wasserhaushalt, der für die Gewichtsentwicklung von größter Bedeutung ist. Während anfangs die Nährstoffe (Glykogen und Eiweiß) durchschnittlich mit der vierfachen Menge Wasser zum Ansatz kommen, läßt dann mit steigender Fettbildung die Wasserretention nach, so daß schließlich Fett und sogar Eiweiß zum Teil trocken angesetzt werden und sogar überschießende Wasserabgaben eintreten können. Dazu kommt, daß bei manchen Menschen die Oxydationen unter dem Einfluß der Überernährung sehr stark ansteigen, so daß rein calorisch-bilanzmäßig auch die Ansätze an Nährstoffen abnehmen müssen. Sehr deutlich zeigt das folgende Beobachtung von GRAFE u. KOCH bei einem 42jährigen Kranken, der durch ein stenosierendes Ulcus pylori fast 50% seines Körpergewichtes verloren hatte und dann nach erfolgreicher Operation intensiv überernährt wurde (vgl. Tab. 51).

Die Betrachtung der drei letzten Spalten von Tab. 51 zeigt, daß die gleiche Nahrung von etwa 2560 Cal am 16. 6. nur um 9,8%, am 26. 6. bereits um 20%, am 8. 7. sogar um 32% die Verbrennungen gesteigert hatte, so daß anfangs bei einer Überernährung von 200% etwa 80%, zuletzt nur 37% zum Ansatz zur Verfügung standen.

Die gleiche Tabelle Stab. 11 (1. u. 2. Zeile) illustriert aber noch eine zweite, für die Praxis der Überernährung sehr wichtige Tatsache, daß nämlich zu Beginn der Überernährung der Stoffwechsel in der Ruhe durch die ersten reichlicheren Nahrungszufuhren gewaltig gesteigert ist. Das gleiche hatte früher schon SVENSON bei der Auffütterung von hochgradig unterernährten Typhuskranken im Anfange der Rekonvaleszenz gezeigt.

Es ist daraus der Schluß zu ziehen, daß, wie schon erwähnt, eine Überernährung, zumal bei stark Unterernährten nicht plötzlich einsetzen darf, sondern erst allmählich im Laufe von Tagen oder sogar von Wochen zur gewünschten oder noch möglichen Stärke anwachsen darf. Rasche, sprunghafte Gewichtsansätze in den ersten Tagen, meist durch Wasserretentionen bedingt, blenden zwar, kommen aber erfahrungsgemäß rasch zum Stillstand, während bei langsamem Anstieg der Überernährung der Enderfolg meist ein besserer ist. Die Ökonomie des Organismus wird weit weniger belastet, auch hinsichtlich des Verdauungstractus.

Der Effekt der Überernährung für den *Eiweißbestand* des Körpers ist viel diskutiert worden. Ältere Tierversuche der klassischen Stoffwechselphysiologie (Lit. bei VOIT) haben hier viel Verwirrung angerichtet, da ihre Resultate kritiklos verallgemeinert wurden. Zunächst zeigt sich, daß der unterernährte Organismus außerordentlich rasch seinen normalen Eiweißbestand wiederherstellen kann. So war bei starker Überernährung in einer Versuchsreihe von GRAFE u. GRAHAM der N-Verlust einer 3 wöchigen Hungerperiode in einer Woche wieder eingeholt. Je größer die Eiweißverluste vorher, mit um so kleineren Mengen können sie wieder ersetzt werden. Das geht aus den bekannten älteren Versuchen von F. MÜLLER, KLEMPERER, NEBELTHAU, SVENSON, BENEDICT u. SURANYI u. a. und Beobachtungen der Kriegs- und Nachkriegszeit von v. HOESSLIN sowie KESTNER u. Mitarb. klar hervor. Es kann hier keine Rede davon sein, daß etwa wie bei Hunden, die ausschließlich mit Fleisch überernährt wurden, die N-Bilanz rasch einem Gleichgewicht zustrebt. Bei der Überernährung mit einer gemischten, selbst relativ eiweißarmen Nahrung ist sogar das Gegenteil der Fall, indem selbst nach Ausgleich der Defizite der N-Ansatz nahezu unbegrenzt weitergeht. Ein reiches Beobachtungsmaterial liegt hier vor (Lit. bei GRAFE). Nur ein paar besonders hohe Zahlen seien hier erwähnt. So beobachteten WHITE u. SPRIGGS eine Gesamt-N-Retention von 661 g, GRAFE u. KOCH von 535 g. Ja selbst aus normalem Ernährungszustande heraus konnten MEYER u. DENGLER noch N-Ansätze von 371 g, MÜLLER von 210 g erzielen. In keinem dieser Fälle findet sich ein Anhaltspunkt dafür, daß das Ende der maximal möglichen Eiweißretentionen erreicht war. Damit stimmen ältere und neuere Tierversuche von SCHULTZE u. MÄRKER, HENNEBERG u. PFEIFFER u. a. (Lit. bei GRAFE) und neuere Tieranalysen gut überein.

Es kann also keinem Zweifel unterliegen, daß eine *Eiweißmast* möglich ist und zwar sogar in erheblichem, man möchte fast sagen, unbegrenztem Maße. Dieses Eiweiß ist zum Teil aber biologisch etwas anderes als das lebende Protoplasma. PFLÜGER bezeichnete es als unbekannte Mastsubstanz, v. NOORDEN als Reserveeiweiß, FRÄNKEL, vielleicht am richtigsten, als totes Eiweiß. Es wird wie Glykogen und Fett als Mastsubstanz in Tropfen oder Schollenform in den Zellen abgelagert und ist darin von W. BERG u. a. färberisch aufgefunden worden.

Biologisch ist es dadurch charakterisiert, daß es nicht atmet (DENGLER u. MAYER, MÜLLER u.a.); chemisch hat es sich bisher noch nicht sicher vom lebendigen Eiweiß (Lit. und eigene Untersuchungen bei GRUND) unterscheiden lassen. Für die Praxis der Mastkuren ist natürlich die entscheidende Frage, ob diese Anlagerung von Masteiweiß für den Körper von Nutzen oder Schaden ist. Diese Frage ist schwer zu beantworten. Ich persönlich neige dazu, einen Vorteil darin zu erblikken, da mancherlei dafür spricht, daß dies Masteiweiß wegen seiner anscheinend größeren Labilität nicht nur das Protoplasmaeiweiß vor dem Zerfall zu schützen vermag, sondern wahrscheinlich im Bedarfsfalle jederzeit zum Protoplasmaaufbau verwandt werden kann. Trotzdem scheint es mir nicht ratsam, bei Mastkuren es darauf abzulegen, einen hohen Bestand an dieser Eiweißform zu erzielen, weil große Eiweißzufuhren wegen der damit verbundenen dynamischen Wärmewirkung unökonomisch sind.

Die Hauptmastsubstanz im Körper ist das Fett. Es stammt nicht nur aus den Fetten der Nahrung, sondern auch aus den Überschüssen an Kohlenhydraten der Nahrung, weil die Glykogenablagerung nur eine begrenzte ist. Diese

Tabelle 51. Einfluß der gleichen Nahrungszufuhr in verschiedenen Stadien der Überernährung (Versuche nach GRAFE u. KOCH)

Versuchs-Nr.	Nr. des Versuchs-protokolls	Datum 1911	Körper-gewicht in kg	Nahrung	Brutto-calorien-gehalt in Cal	Calorien pro kg	N-Gehalt der Nahrung in g	Calorien-pro-duktion in 10 Versuchs-stunden in Cal	Zunahme gegenüber den Nüchtern-werten in Cal	Steigerung gegenüber den Nüchtern-werten in %	Steigerung der Wärme-produktion in % des Calorien-gehaltes der Nahrung	Berechnung wieviel % jeweils von einer Nahrung verbrannt wird, die 200% des Nüchtern-bedarfs enthält
1	2	3	4	5	6	7	8	9	10	11	12	13
1	152	19. 5.	40,0	30 g Reis (trocken), 200 g kond. Milch, 250 g Bouillon, 50 g Fleisch, 1 l Wasser	ca. 1180	29,6	11,591	568,7	284,0	+ 26,3	24	—
2	154	1. 6.	44,2	100 g Reis (trocken), 140 g kond. Milch, 50 g Zwieback, 50 g Himbeersaft, 250 g Bouillon, 100 g Butter, 1 l Wasser	ca. 2560	57,6	17,197	800,2	77,24	+ 67	30	160
3	158	16. 6.	50,5	desgl.	ca. 2560	50,6	16,739	743,0	250,4	+ 16,3	9,8	119,6
4	162	26. 6.	56,1	desgl.	ca. 2560	45,6	17,367	950,0	518,1	+ 29	20,2	140,5
5	166	8. 7.	60,0	desgl.	ca. 2560	42,6	15,172	1152	811,3	+ 42	32	163

Umwandlung von Kohlenhydraten in Fett geht nach Untersuchungen von WERT-
HEIMER und SCHÖNHEIMER nicht in der Leber, sondern in den Fettdepots selbst vor
sich, da hier sehr große Glykogenmengen (bis 6,5%) und schweres, in Kohlen-
hydraten eingebautes Wasser sogar zu 98% sich nachweisen lassen. Auf dem
Umwege über die Kohlenhydrate oder ihre Ketosäuren direkt sind auch die
Eiweiß-Körper Fettbildner.

Als Fettbildner sind aber die Kohlenhydrate für Mastkuren unzweckmäßig, da
bei dem Umwandlungsprozeß deutliche Mengen Wärme dem Körper ohne Nutzen
verloren gehen [nach LUSK (Z) bei der Entstehung von 100 g Fett aus 270 g Zucker
47,2 Cal = etwa 5% des Ausgangsmaterials].

Somit sind die Richtlinien für die Überernährungskuren in den Hauptzügen festgelegt. Die Praxis ihrer Durchführung hat aber noch mancherlei anderes zu berücksichtigen.

Voraussetzung für die Zumessung der Kost ist natürlich die Kenntnis des
Nahrungsbedarfs. Dieser wird entweder durch einen Grundumsatzversuch direkt
bestimmt, was sich bei Kranken mit abnormem Stoffwechsel stets empfiehlt, oder
in der auf S. 17 angegebenen Weise berechnet. Bei sehr unterernährten Kranken
empfiehlt es sich, wie schon oben ausgeführt, zunächst nur den Nahrungsbedarf zu
geben und die Überschüsse langsam zu steigern unter genauer Kontrolle des Gewichtes. Solange mit niedrigen Zulagen das Gewicht weiter steigt, ist es ratsam,
dabei zu bleiben und erst bei Gewichtskonstanz sie zu erhöhen. Um die Spanne
zwischen Zufuhr und Bedarf möglichst groß zu gestalten, ist es ratsam, besonders
im Anfang der Mastkuren Bettruhe zu verordnen, daneben bei nervösen oder
schlaflosen Patienten kleine Mengen von Beruhigungsmitteln, wie z. B. Luminal
3 mal 0,05—0,1 oder in leichteren Fällen in Form der Luminaletten oder Valaminetten. Die Hauptsache an der Kost ist ein hoher Caloriengehalt; wie er erzielt
wird, kommt erst in zweiter Linie in Betracht und hängt weitgehend von Geschmack
und Neigung der Kranken ab.

Unter den Nährstoffen sollte wegen seines Calorienreichtums und seiner Ökonomie
das Fett durchaus an erster Stelle stehen. Am zweckmäßigsten wird es außer in
Milch und Rahm in Form von Butter gereicht, da es in dieser Form auch in großen
Mengen unsichtbar für den Kranken verabfolgt werden kann. Fett in Form von
Schmalz oder Speck begegnet meist bald größeren Widerständen. Über 200 bis
250 g Fett wird man kaum in Deutschland auf längere Zeit täglich beibringen
können. Gegen größere Mengen bestehen auch Bedenken von seiten des Magendarmkanals. Empfindlichere Kranke bekommen dann meist Übelkeit und Durchfälle. Erst recht gilt das für Magendarmleidende oder Basedowkranke. Der Menge
nach werden die Kohlenhydrate den Hauptteil der Nahrung bilden, Zucker soviel wie möglich, daneben Zerealien und erst in letzter Linie die voluminösen und
rasch sättigenden und calorienarmen Gemüse. Als Vehikel für die Fettzufuhr,
wegen der Vielseitigkeit ihres Geschmackes und ihres Vitaminreichtums wird man
sie aber nicht entbehren können.

Das Eiweiß, das im Durchschnitt 100 g nicht unter- und 200 g nicht überschreiten
sollte, läßt sich am besten in Form von Eiern, Fleisch oder Fisch sowie Käse verabfolgen.

Es gibt in der Literatur eine Fülle von Mastkurschemata (so von BRUGSCH,
JÜRGENSEN, KISSLING, STRAUSS, v. NOORDEN u. SALOMON, UMBER, ROSENFELD,
MCLESTER u. a.), sie können aber nur als Richtlinien dienen, da sie genau durchgeführt immer nur für einzelne Kranke passen. Es läßt sich eben ohne weitgehende
Rücksicht auf den Geschmack des Kranken auf die Dauer keine Mastkur durchführen. Der erfolgreiche Diätetiker kann sich an kein Schema binden. Es ist der
große Vorteil einer Diätküche, wie sie allgemein auch in Deutschland in internen

Kliniken und Krankenhäusern, ja selbst in allen guten Sanatorien bestehen, daß hier bis in die kleinsten Kleinigkeiten hinein auf die Wünsche der Kranken individuell eingegangen werden kann. Natürlich kann auch eine sorgsame und umsichtige Hausfrau sie ebensogut, manchmal sogar noch besser erfüllen, sofern die nötigen Mittel zur Verfügung stehen.

Wenn ich im folgenden auch meinerseits ein Schema für eine Mastkur gebe, so geschieht es nur, um zu zeigen, welches Vorgehen sich mir am meisten bewährt hat, nicht etwa, um über andere Methoden weniger günstig zu urteilen, oder gar, um mich auf die folgende Kostverordnung festzulegen.

Folgender Kostplan (Tab. 52) ist berechnet für einen Mann von 170 cm Länge, 55 kg Gewicht, bei einem Nahrungsbedarf von 1700 Cal bei maximaler Steigerung der Überernährung (auf etwa 100%).

Tabelle 52. *Schema für eine Mastkur (Würzburger Klinik)*

	Eiweiß	Kohlen-hydrate	Fett	Calorien
Vorfrühstück:				
20 g Hafergrütze	3,0	13,0	1,3	40
15 g Butter	1,0	1,2	12,6	117
115 g Milch	5,1	7,2	5,4	100
1. Frühstück:				
200 g Milch mit Tee oder Kaffee	6,8	9,6	7,2	134
50 g Sahne	1,7	1,7	10,0	107
50 g Brot, Brötchen, Hörnchen oder Toast .	3,4	29,0	0,3	135
15 g Butter	1,0	1,2	12,6	117
10 g Zucker	—	10,0	—	40
1 Ei	5,6	0,3	5,3	74
2. Frühstück:				
25 g Speck } am besten gebacken	1,5	—	17,0	164
1 Ei	5,6	0,3	5,3	74
150 g Bouillon	1,4	1,0	2,0	30
Mittagessen:				
100 g Bouillon oder Gemüsesuppe	1,0	0,8	1,5	20
150 g Fleisch oder Fisch	48,0	—	12,0	300
150 g Gemüse, berechnet als Schnittbohnen	4,0	9,1	0,3	60
100 g Kartoffeln in Brei oder gebraten . . .	2,1	21,0	0,1	95
100 g Pudding, berechnet als Grießpudding .	5,6	20,3	5,2	155
50 g Fruchtsauce	—	10,0	—	40
50 g Butter in Gemüse oder Kartoffeln . .	1,3	0,4	42,0	390
Nachmittags:				
200 g Milch zum Kaffee oder Tee, evtl. mit Kakao	6,8	9,6	7,2	134
10 g Zucker	—	10,0	—	40
30 g Brot oder Brötchen	2,4	15,0	—	73
15 g Butter	1,0	1,2	12,6	117
Abendessen:				
2 Eier	11,2	0,6	10,6	148
50 g Fleisch	16,0	—	4,0	100
100 g Gemüse, berechnet als Blumenkohl . .	1,9	2,1	4,4	60
100 g Kartoffeln	2,1	21,0	0,1	95
200 g Milch	6,8	9,6	7,2	134
50 g Käse (halbweich)	8,0	0,8	19,0	207
200 g Obst, berechnet als Bananen	2,6	44,0	—	200
30 g Butter	2,0	2,4	25,2	234
	158,9	252,4	230,4	3734

In die vorstehende Kostverordnung ist nicht eingesetzt der Alkohol, der bei vielen Menschen ein besonders starker Appetitanreger ist und in manchen Fällen, vor allem in Form von Südwein, evtl. auch abends in Form von Bier kaum entbehrt werden kann.

Wichtiger als alle Kostvorschriften hinsichtlich der einzelnen Nahrungsmittel sind genaue quantitative Angaben. Leider ist gerade in Fragen der Diät das quantitative Denken vieler Ärzte sehr wenig geschult. Allgemeine Angaben genügen vor allem für die im Privathause durchzuführenden Mastkuren keineswegs, sondern der Kostplan muß unter Mitwirkung der Kranken, auf dessen Wünsche weitgehend Rücksicht genommen werden muß, an der Hand von Nahrungsmitteltabellen in Gramm genau aufgestellt und berechnet werden. Für eine summarische Orientierung und Berechnung hinsichtlich der meisten Anordnungen genügt die große Tabelle auf S. 146. Umfassender und vollständiger ist die Zusammenstellung von SCHALL u. HEISSLER, die auch die Verdaulichkeit, den Vitamin- und Salzgehalt der Speisen mitangibt, ferner die neuesten Tabellen von HEUPKE u. ROST sowie GLATZEL (1954). Die ausführlichsten Angaben finden sich bei J. KÖNIG, doch wird man für praktische Fragen der Diät kaum je in die Lage kommen, zu diesem Standardwerk greifen zu müssen.

Zur Unterstützung von Mastkuren sind eine Fülle von Nährpräparaten in den Handel gebracht worden. Eine Zusammenstellung der gebräuchlichsten Nährpräparate mit Angaben über Zusammensetzung und Nährwert findet sich bei SCHALL. Meist sind es Eiweißpräparate mit hohem N-Gehalt. Besonders appetitanregend sind die Fleischextrakte, von denen der LIEBIGsche immer noch an der Spitze steht. Im übrigen haben Somatose, Plasmon und Sanatogen und neuerdings Vitox und vor allem Tartex, Hefepräparate, am meisten Eingang gefunden. Auch Organpräparate sind beliebt, z. B. das aus Gehirnsubstanz gewonnene Promonta, für das RUBNER und SCHITTENHELM sich eingesetzt haben. Der Wert solcher Nährpräparate wird wohl im allgemeinen beim Publikum etwas überschätzt. Es sind ja meist nur Nährstoffe in konzentrierter Form, zum Teil durch die Herstellung denaturiert. So entsprechen 100 g Somatose calorisch etwa 200 g magerem Rindfleisch, doch ist der Eiweißgehalt der Somatose um etwa ein Drittel höher.

Von Medikamenten im eigentlichen Sinne wurden die Beruhigungsmittel, ohne die man oft nicht auskommen kann, bereits erwähnt. Wesentliche Unterstützung, besonders bei Anämischen, bringen Eisen- und Arsenpräparate. Besonders letztere sind sehr zweckmäßig, nachdem HENIUS unter v. NOORDEN zeigte, daß Arsen die Oxydation verlangsamen kann. Am zweckmäßigsten ist die Darreichung in einer auch für den Geschmack angenehmen Form wie die Tinct. ferr. arsenic. Athenstaedt, die Arsenferratose, Eisenredoxon oder ähnliche Präparate. Verstärkt wird natürlich die Wirkung durch subcutane Applikation, z. B. in Form von Arsacetin, Solarson, Kakodyl, Asthonin u. dgl.; doch wird bei sehr elenden und nervös labilen Kranken diese Applikationsform oft auf Schwierigkeiten stoßen und deshalb unterlassen werden mürsen.

Eine sehr wesentliche Bereicherung hat die medikamentöse Unterstützung von Überernährungskuren durch das *Insulin* erfahren (Zusammenfassung bei E. VOGT). Es ist das Verdienst FALTAS, diesen glänzenden Reservestoffbildner in die Behandlung Unterernährter eingeführt zu haben. Er ging dabei von dem Gedanken aus, daß es auf diesem Wege gelingen müßte, eine Hyperfunktion des Inselorgans herbeizuführen und so das Körpergewicht künstlich zu steigern. Seine eigenen Versuche übertrafen die Erwartungen, indem in überraschender Weise auch der Appetit der Kranken, manchmal bis zum Heißhunger, sich steigert und so erst die Gewichtszunahmen besonders günstig ausfielen. Alle folgenden Untersucher, von denen ich nur E. Vogt, Bauer-Nyiri, Frank (Zusammenfassung bei E. Vogt) erwähne, haben Faltas Befunde bestätigen können. Auch wir sahen in vielen Fällen, wenn auch nicht immer, günstige Erfolge. An der Hand größeren Materials stellten sich dann gewisse Kontraindikationen heraus, wie fieberhafte Allgemein- und Organerkrankungen, vor allem Carcinome, ferner vasomotorische und hämorrhagische Diathesen. Schaden wird man hier auch mit kleinen Dosen nur selten anrichten, aber die Versager häufen sich dann. Die Technik dieser Insulinkuren ist recht einfach. Eine halbe Stunde vor dem Frühstück, evtl. auch vor dem Mittagessen mit kohlenhydratreicher Zusammensetzung werden steigend je 5—15 Einheiten subcutan injiziert, am besten 3—4 Wochen hindurch. Über diese Mengen hinauszugehen, empfiehlt sich nur in Krankenhäusern unter fortlaufender Blutzuckerkontrolle und ist meist auch gar nicht nötig. Die mittleren Gewichtszunahmen betragen pro Woche etwa 2—3 kg, sie sind begleitet meist von einer günstigen Einwirkung auf Psyche und Appetit. Skeptiker haben hier in Analogie zur Insulinwirkung beim Diabetes zunächst nur an reine Wasserretentionen gedacht. Bis zu einem gewissen Grade ist das auch richtig, der Hauptsache nach handelt es sich aber um die Mengen, die zur echten Gewebs- und Reservestoffneubildung nötig sind. Dafür spricht, daß die Gewichte beibehalten werden und selbst auf Salyrgan nur zum kleinen Teil wieder verloren gehen. Versuche von Lublin sowie Schellong u. Hufschmid machen es wahrscheinlich, daß die günstige Insulinwirkung auf verbesserter Kohlenhydratverbrennung sowie vermehrter Glykogen- und Fettsynthese beruhen.

Literatur

I. Zusammenfassende Darstellungen (Z)

Apfelbaum, E.: Maladie de famine: Recherches cliniques sur la famine exécutées dans le ghetto de Varsovie en 1942. Amer. Jew. Joint Distribution Com. 1946; ref Amer. Med. Assoc. 140, H. 3. S. 365 (1949).

Berning, H.: Die Dystrophie. Stuttgart: Thieme 1949. — Bansi, H. W.: Das Hungerödem und andere alimentäre Mangelkrankheiten. Stuttgart: Enke 1949. — Die Ödemkrankheit. Med. Klin. 1946, 273. — Somatische Spät- und Dauerschäden bes. nach Dystrophie. Dtsch. med. Wschr. 1953, 1318. — Benedict, T. G., W. R. Miles, P. Roth, H. Monmoth and Smith: Human vitality and efficiency under prolonged restricted diet. Carneg. Inst. of Washington. Publ. 280 (1919). — Bertram, F.: Die Ernährungsschäden vom Standpunkte der centralen Regulationen. Dtsch. med. Wschr. 1948, 36 u. 68. — Brozek, Wells and A. Keys: Medical aspect of semi starvation in Leningrad. Amer. Rev. Sov. 4, 70 (1946). — Bürger, M.: Ödemkrankheit. Erg. inn. Med. 18, 189 (1920). — Bürger, M.: Die Ödemkrankheit. Handb. d. inn. Med. 3. Aufl. VI. T. 2, 698 (1944).

Cance, Mc., u. Mitarb.: Studies of undernutrition. Wuppertal. 1946—1949. Med. Res. Council Spec. Rep., Ser., Nr. 275 (1951).

Feuchtinger: Fettsucht und Magersucht. Stuttgart: Thieme 1946.

Glatzel, H.: Fettsucht und Magersucht. Handb. d. inn. Med., 3. Aufl. VI, 476 (1941). — Ernährungskrankheiten und Ernährungstherapie. Handb. d. inn. Med. IV. Aufl., VI/II, 434 (1954). — Grafe, E.: Die Pathol. Physiologie d. Gesamtstoff- und Kraftwechsels bei der Ernährung des Menschen. München: Bergmann 1923. — Der Stoffwechsel bei Anomalien der Nahrungszufuhr. Handb. d. norm. u. path. Physiologie 5, 212 (1928). — Grawitz, E.: Organischer Marasmus. Stuttgart: Enke 1910.

Heilmeyer, L.: Hungerschäden. Med. Klin. 1046, 241. — Heun, E.: Heilung durch Fasten und Rohsäfte. Zürich: Verlag Volksgesundheit (1955). — Hirscher, H.: Unterernährung und somatische Resistenz. Leipzig: Akad. Verlagsanst. 1953. — Hottinger, A., O. Gsell u. Mitarb.: Hungerkrankheit, Hungerödem, Hungertuberkulose. Basel: Schwabe 1948.

v. Jaksch: Hungerödem. Wien. med. Wschr. 1918, 23. — Janson, W. M.: Die Ödemkrankheit. Leipzig (1920). — Jores, A.: Beobachtungen über Eiweißmangelschäden. Dtsch. med. Wschr. 1948, 65. — Jckert: Der Eiweißmangelschaden. Dtsch. med. Wschr. 1946, 99.

Keller, A.: Des Kindes Ernährung, Ernährungsstörungen und Ernährungstherapie, in: Czerny u. Keller, 2. Aufl. 2, 528. Leipzig und Wien (1925). — Keys, A.: Nutrition. Ann. Rev. Biochem. 18, 487 (1949). — Keys, A., u. Mitarb.: The biology of human starvation. Vol. I and Vol. II. Minneapolis: Univ. of Minnesota. Press 1950.

Lamie, M., M. Lamotte et S. Lamotte-Barillon: La Denutrition. Paris: Masson 1948. — Lang, K., u. O. F. Ranke: Stoffwechsel und Ernährung. Berlin-Göttingen-Heidelberg: Springer 1950. — Lehmann, G.: Über den Gesamtstoffwechsel bei der Unternährung. Referat auf der Tagung der physiol. Chemiker. 28. 9. 1948 in Frankfurt a. M. — Loewy, A.: Die Unterernährung. Pract. Ergebn. d. gesamten Med. 2, 42 (1920). — Lusk, G.: The physiol. Effect of undernutrition. Physiologic. Rev. 1, 523 (1921).

Maase, C., u. H. Zondek: Das Hungerödem. Leipzig: Thieme 1920.

Poolag, S.: Die Ödemkrankheit, Krankheit. Berlin: Hirschwald 1920.

Schittenhelm, A., u. Schlecht: Die Ödemkrankheit. Z. exper. Med. 9, 1 (1919). — Schittenhelm, A.: Ödemkrankheit. Enzyclop. d. inn. Med. Berlin: Springer 1927. — Schoen, R.: Unterernährung, in: „Die Ernährung". Herausgeg. von K. Lang u. R. Schoen, S. 196. Berlin-Göttingen-Heidelberg: Springer 1952. — Ströder, N.: Hungerschäden und Mangelödeme. Ärztl. Wschr. 1947, 724. — Synopsis, Bd. I. Eiweißmangel, Studien zum Hungerproblem. Beiträge von H. Glatzel, K. E. Rotschuh, W. Selberg, J. Kühnau, H. H. Berg u. W. Tilling, herausgeg. von A. Jores. Hamburg: Park-Verlag 1948.

Uehl, E.: Die pathologische Anat. der Hungerkrankheit etc. Basel: Birkhauser 1948. — Uhlinger, E.: Die pathologische Anatomie der Hungerkrankheit und des Hungerödems. Helvet. med. Acta 14, 584 (1947). — Utheim, K.: Advanced chronic. nutrit. disturbances, in infancy. Jour. of Metabolic. Res. 1, 803 (1922).

Ferner die zusammenfassenden Darstellungen auf S. 197.

II. Einzelarbeiten

Aschoff: „Auf den Hund gekommen", Göttingen. Universitätszeitung, 2. Jahrg., 15., 4. Juli 1947.

Bansi, H. W., u. G. Fuhrmann: Wschr. 1948, 326 u. 358. — Benedict u. Suranyi: Münch. med. Wschr. 1899, 6 u. 7. — Z. klin. med. 48, 290 (1903). — Benedict, F. G., and F. G. Talbot: Careng. Instit. Washington. Publ. 302 (1921). — Berg, H. H., u. H. Berning: in Handloser: Innere Wehrmed. Dresden und Leipzig 1944. — Berg, W.: Biochem. Z. 61, 428 (1911). — Bornhardt: zit. bei Öder: Med. Klin. 1909, 13. — Bozenraad: Dtsch. Arch. klin. Med. 103, 120 (1911). — Brugsch, Th.: Fettsucht, in: Kraus-Brugsch: Handb. d. spez. Path. 1, I., 297. Wien 1914. — Bürger, M., u. Heinrich: Dtsch. Z. Verdgs.- usw. Krkh. 6, 153 (1943).

Crämer-Badoni, R.: Zustand einer Großstadtbevölkerung am Beispiel Frankfurt a. M. Die Wandl. 2, 812 (1947).

v. d. Decken, H.: Entwicklung der Selbstversorgung Deutschlands mit landwirtschaftl. Erzeugnissen. Berlin: Parey 1938. — Derny, D., and Brown: Medic. 26, 41 (1947). — Dönhardt, A., u. W. Wodsack: Klin. Wschr. 1948, 341. — Drummond: Bioch. Studies of Nuctrictional Problems, Standfort and London (1934); zit. nach G. von Wendt: Kost und Kultur. Leipzig: Thieme 1936.

Von Falkenhausen, W., u. Gaida: Dtsch. med. Wschr. 1947, 30. — Falta, W.: Wien. Klin. Wschr. 27 (1925) und Sonderbeilage (1926). — Fehrmann, H., F. Hartmann, O. Mertens u. W. Pola: Dtsch. Arch. klin. Med. 1950, 627. — Fleisch, A., Lausanne: Diskussion zum Referat von G. Lehmann (Z). — Frimann, W., u. R. Magun: Graefes Arch. 149, 437 (1949). — Frey, J.: Med. Klin. 1942, 408.

Gärtner: Diätetik. Entfettungskuren. Leipzig 1913. — Gemeinhardt, K.: Süddtsch. Apoth.Ztg. 6, 123 (1947). — Gerhartz, H.: Dtsch. med. Wschr. 1917, 17. — Gillmann: Klin. Wschr. 1948, 382. — Dtsch. med. Wschr. 1949, 259. — Med. Klin. 1950, 18. — Gold, P., F. Hartmann u. O. Mertens: Dtsch. Arch. klin. Med. 196, 607 (1950). — Goldeck, H.: Klin. Wschr. 1947, 518. — Grafe, E., u. D. Graham: Z. physiol. Chem. 73 (1911). — Grafe, E., u. R. Koch: Dtsch. Arch. klin. Med. 106, 504 (1912). — Grafe, E.: Unterernährung und Krankheit. Dtsch. med. Wschr. 1950, 441. — Münch. med. Wschr. 1957, 1035. — Greig: Scientif. Memoirs by office of the med. and Samatary Dep. of the gouv. of India. Calcutta 1912. — Grund, G.: Organanalyt. Unters. über den N- u. P-Stoffw. u. ihre gegens. Beziehungen. München: Oldenburg 1910. — Gülzow, M.: Klin. Wschr. 1947, 518. — Dtsch. Arch. klin. Med. 193, 318 u. 465 (1948). — Virchows Arch. 316, 187 (1949). — Z. inn. Med. 2, 91 (1947).

Hall, White and Spriggs: J. of physiol. 26, 1 (1905). — Hashimoto, u. F. P. Pick: Arch. exper. Path. u. Pharmakol. 76, 89 (1941). — Harmsen: Papierkalorien. Hippokrates 19, 97 (1948). — Hartmann, F., O. Mertens u. W. Pola: Dtsch. Arch. inn. Med. 196, 616 (1950). — Heiler, H., and S. E. Dicker: Proc. Roy. Soc. Med. 40, 351 (1947). — Heilmeyer, L., u. Begemann: Blutkrankheiten. Handb. d. inn. Med. 4. Aufl., 2. Bd. (1951). — Helweg-Larsen u. Mitarb.: Famine disease in German concentration camps. Acta med. scand. (Stockh.) Suppl. 274 (1952). — Henius: Die Arsenbehandlung der Chlorose. Inaug. Diss. Gießen (1902). — Herken u. H. Remmer: Klin. Wschr. 1947, 469. — Hirschfeld, F.: Pflügers Arch. 41, 523 (1887); 54, 428 (1889); 124, 1 (1918). — Hoffmann, A., u. E. Wertheimer: Pflügers Arch. 217, 728 (1927). — Höslin, H. v.: Arch. f. Hyg. 88, 147 (1919). —

HOLTZ, P.: Eiweißmangel und Hypotonie. Vortrag auf der Tagung der deutschen physiol. Chemiker am 30. Sept. 1948 in Frankfurt a. M. — HEUPKE, W., u. R. ROST: Was enthalten unsere Nahrungsmittel? Ihre Zusammensetzung und ihr biologischer Wert. Tabellen und Erläuterungen usw. Frankfurt a. M.: Umschau-Verlag 1950. — HUF, E.: Dtsch. med. Wschr. 1947, 293. — HUMMEL, B.: Med. Klin. 1948, 546.

JACOBSTAL: Ref. Münch. med. Wschr. 1917, 983. — JANSEN: Dtsch. Arch. klin. Med. 131, 144; 330 (1920). — ILZHÖFER, H.: Arch. f. Hyg. 88, 285, 332 (1919). — JORES, A.: Dtsch. med. Wschr. 1948, 65. — JÜRGENSEN, CHR.: Diät. Kochbuch, Berlin: Springer 1910. — Allgem. Diät d. Praxis. Berlin: Springer 1918.

KALK, H.: Med. Klin. 1950, 1310. — Dtsch. med. Wschr. 1950, 7. — Die Medizin 1955, 69. — KALLER, H., u.E. RELLER: Klin. Wschr. 1947, 682. — KESTNER, O.: Dtsch. med. Wschr. 1919, 9. — KEUSENHOFF, W.: Dtsch. Gesundheitswesen 3, 241 (1948). — KEYS, A.: J. Amer. Med. Assoc. 138, 500 (1948). — KISSKALT, K.: Hdb. d. Hygiene, 4, 1. Abt. S. 250 (1912). — KISSLING: Ernährungskuren bei Unterernährungszuständen. Erg. inn. Med. 12, 913 (1913). — KLEBANOW, W.: Geburtsh. u. Frauenkr. 9, 420 (1949). — KLEMPERER, G.: Z. klin. Med. 16, 594 (1889). — KLOSS: Verh. dtsch. Ges. Path. 176 (1950). — KLOTZBÜCHER, E., u. W. DOLICHO: Klin. Wschr. 1948, 680. — KOCH u. LÜBBERS: Dtsch. med. Wschr. 1947, 19/20. — KÖNIG, J.: Chemie der Nahrungs- und Genußmittel, 5. Aufl. Berlin: Springer 1920. — KRAUT, H., G. LEHMANN, u. H. BRAMSEL: Arbeitsphys. 11, 408 (1939). — KRIEGER, R.: Krankheit und Tod nach dem Zusammenbruch. Bayer. Ärztebl. 3. J. H. 17/18 S. 99. Sept. (1948). — KÜCHENMEISTER, H., u. J. TRAUBE: Ärztl. Forsch. 1, 278 (1947). — KULISCHER, J.: Allgem. Wirtschaftslehre des Mittelalters und der Neuzeit, München-Berlin 1928 zit. nach HINTZE, Geographie und Geschichte der Ernährung. Leipzig: Thieme 1934. — KUNTZE, J., u. J. PAROW: Dtsch. med. Wschr. 1948, 74.

LESTER, MC.: Nutrition and diet 3. ed. Philadelphia u. London: S. Saunders u. Co. (spätere Auflagen folgten). — LOEWY, A., u. N. ZUNTZ: Berl. klin. Wschr. 1916, 30. — Biochem. Z. 90, 244 (1918). — LOEWY, A.: Über Kriegskost. Dtsch. med. Wschr. 1917, 161 u. 194. — LOHMEYER, K.: Med. Klin. 1951, 16. — LUBARSCH, O.: Zieglers Beitrg. z. path. Anat. 69, 242 (1921). — LUBLIN: Klin. Wschr. 1927, 27. — LUCKNER: Z. exper. Med. 103, 563 (1938). — LUSK, G.: J. of Biol. Chem. 20, 581 (1915).

MELLINGHOFF, K.: Dtsch. Arch. klin. Med. 193, 333 (1948); 194, 277 u. 285 (1949); 196, 52 (1949). — MERTEN, R.: Klin. Wschr. 1948, 260. — MEYER, L., u. F. DENGLER: Zbl. Phys. u. Path. d. Stoffw. 228 (1906). — MEYRINGH, M.: Dtsch. med. Wschr. 1952, 840; 1954, 221. — MEYRINGH, M., A. DIETZE u. W. HAESDER: Dtsch. med. Wschr. 1955, 1609. — MORITZ, F.: Münch. med. Wschr. 1919, 352. — MÜLLER, F.: Z. klin. Med. 16, 503 (1889). — MÜLLER: Lungentuberkulose als Wehrdienstbeschädigung. Münch. med. Wschr. 1951, Nr. 37. — MUNDT, E., u. H. ÖDENTHAL: Ärztl. Wschr. 1951, 918.

NEBELTAU: Zbl. inn. Med. 977 (1897). — NIEMANN: J. Kinderh. 74, 22, 237 (1911). — NOORDEN, C. v., u. H. SALOMON: Diätetik, Handb. d. Ernährungslehre, 1, 938. Berlin: Springer 1920.

OVERZIER, C.: Virchows Arch. 314, 655 (1947).

PARNY, V.: Schweiz. med. Wschr. 1949, 1306. — PETRY, F.: Die Medizinische, S. 1675 (1954).

RATSCHOW: Dtsch. Gesundheitswesen 361 (1946). — RAMSCHELLACH, H.-H.: Die Medizinische, S. 1678 (1954). — REIN, H.: Götting. Univ. Zt. Nr. 7, S. 10 (1946). — ROSINSKY, U.: Med. Klin. 1950, 204. — ROSENFELD, G.: Diätkuren. Berlin: Fischer med. Buchhandl. 1927. — RUBNER, M.: Von der Blockade u. Ähnlichem, Dtsch. med. Wschr. 1919, 393.

SCHADE, A.: Die physikalische Chemie in der inneren Medizin. Dresden u. Leipzig: Steinkopf 1921. — SCHÄFER, E. L.: Med. Klin. 1949, 1028. — SCHALL, H.: Nahrungsmittelab. 15. Aufl. Leizig: Barth 1949. — SCHEID, G.: Med. Wschr. 7, 701 (1953). — SCHELLONG u. HUFSCHMID: Klin. Wschr. 1927, 1888. — SCHETTLER, G., u. J. SCHMIDT-THOMÉ: Klin. Wschr. 1948, 463. — SCHIFF: Wien. med. Wschr. 1947, 48. — SCHIRMER: Arch. exper. Path. u. Pharmakol. 89, 263 (1921). — SCHMENGLER: Zit. Klin. Wschr. 1948, 381. — SCHÖN, R., u. F. HARTMANN: Dtsch. Arch. klin. Med. 196, 593 (1950). — SCHREIMACHER: Z. ges. Physiol. 11, 701 (1928); 12, 555 (1929); 13, 335 (1930). — SCHNYDER, L.: Z. Biol. 15 (1896). — SCHÖNHEIMER, R.: The dynamic state of body constituents. Cambridge: Mass. 1941. — SCHUBOTHE, H., u. G. SCHWANZ: Klin. Wo. 1948, 373. — SCHULTE, W.: Hirnorganische Dauerschäden nach schwerer Dystonie. München-Berlin: Urban & Schwarzenberg 1953. — SCHWEIGART, H. A.: Zur Ernährungsbilanz 1936. Forschungsdienst 5 (1953(; 327 (1938). — SELBERG, H.: Klin. Wschr. 1947, 318. — SHAFFER: Amer. J. Physiol. 23, 1 (1908). — STRAUSS, H.: Diätbehandlung inn. Krankh. Berlin 1912. — SVENSON, N.: Z. klin. Med. 43, 86 (1901).

TÜNNERHOFF, F.: Dtsch. Arch. klin. Med. 196, 697 (1950). — TYSKA, V.: Arch. f. Sozialw. u. Socialpolit. Kriegsheft 1917.

UMBER, F.: Ernährung u. Stoffwechselkrankh. 3. Aufl. Berlin u. Wien: Urban & Schwarzenberg 1925.
VALEORS, V. G.: Millbank. mem FD. Quart. **24**, 215 (1946), zit. nach SCHÖN, S. 268 (1952). —
VENKATACHALAM, P. S. and others: Metabolism **3**, 138 (1954). — VOGT, E.: Über die Insulinbehandl. nichtdiab. Erkrankungen. Beitr. z. med. Klin. Berlin: Urban & Schwarzenberg 1927. — VOGT, K. E.: Dtsch. med. Wschr. **1951**, 1265. — VOIT, C.: Hdb. d. Phys. **6**, 269 (1881).
WACHHOLDER: Z. ges. inn. Med. **1**, H. 5/6 (1946). — Klin. Wschr. **1947**, 806. — WALTERS, J. H., u. R. J. ROSSITEN: Lancet **1947**, 205. — WINTERBERG: K. u. K. Ges. d. Ärzte. Wien, 26. X. und 2. XI. (1917). — WILKE, G.: Dtsch. med. Wschr. **1950**, 172. — Dtsch. Nervenheilk. **171**, 388 (1954). — WUHRMANN, F., u. CH. WUNDERLY: Die Eiweißkörper des Menschen. Basel: Schwabe 1947.
ZELLER, H.: Arch. f. Physiol. **213** (1914). — ZUNTZ, N.: Zus. mit MORGULIS und DIAKOW, Biochem. Z. **55**, 341 (1913).

VI. Die A- und Hypovitaminosen

Im Gegensatz zur allgemeinen oder calorischen Unterernährung, bei der ein mehr oder weniger starker Mangel an fast allen Nährstoffen vorliegt, ist die qualitative oder partielle Unterernährung dadurch gekennzeichnet, daß hier die Unterwertigkeit sich nur auf einen oder ganz wenige zum Leben notwendige Substanzen in einer calorisch meist ausreichenden Nahrung bezieht.

Da wir weit über 40 Nährstoffe kennen, die unbedingt von außen zugeführt werden müssen, so müßte die qualitative Unterernährung eigentlich sehr weit verbreitet sein. Tatsächlich ist aber das Gegenteil der Fall. Wenn man von Mehlnährschaden der Säuglinge absieht, der wegen seiner nahen Beziehungen zum Hungerödem mit diesem zusammen abgehandelt wurde, so ist in praxi die partielle chronische Unterernährung beim Menschen auf die Avitaminosen, d. h. das Fehlen von einem oder mehreren Vitaminen beschränkt, und auch hier handelt es sich im allgemeinen um relativ seltene ausgebildete Krankheitsbilder, so daß deren Natur erst in den letzten Jahrzehnten aufgeklärt werden konnte. Für die Entstehung der Schädigungen ist es gleichgültig, ob die Nahrung von vornherein nicht genügend Vitamine enthielt oder ob das Defizit im Körper durch ungenügende Resorption infolge verschiedenster Krankheiten vor allem des Darms, wie z. B. Sprue, entstand oder ob der Bedarf abnorm hoch ist. Theoretisch wäre ferner denkbar, daß primär Mangelkrankheiten auch durch Störungen des intermediären Stoffwechsels entstehen könnten, die den Endaufbau, die Speicherung, den Angriff oder den Abbau hemmen oder in falsche Bahnen leiten. Vorläufig haben wir für dergleichen aber noch keinen sicheren Anhaltspunkt.

Sekundäre Störungen bei Lebererkrankungen, wie z. B. mangelhafte Umwandlung von Carotin in Vitamin A sowie bei Infekten, sind bekannt.

Es gibt zwar bisher etwa 30 verschiedene Vitamine, aber nur 7 ausgeprägte Avitaminosen beim Menschen. Häufiger sind hypovitaminotische oder monosymptomatische Zustände, sowohl bei den klassischen Avitaminosen wie bei anderen Vitaminmangelschädigungen. Im letzteren Falle sind sie zwar bei Tieren gut faßbar, aber beim Menschen oft unsicher und z. T. noch umstritten.

Von den verschiedenen Vitaminen, den Tieravitaminosen und fraglichen hypovitaminotischen Symptomen beim Menschen war im Kapitel Vitamine bereits die Rede.

In diesem Abschnitte sollen nur die wohl charakterisierten klassischen Avitaminosen des Menschen und ihre formes frustes in ihren Grundzügen behandelt werden. Es sind das die A-Avitaminose oder Xerophthamie, die B_1-Avitaminose, die B_2-Avitaminose (Ariboflavinose), die Pellagra, die C-Avitaminose oder Skorbut, die D-Avitaminose oder Rachitis incl. der MÖLLER-BARLOWschen Erkrankung und die K-Avitaminose.

1. Die A-A- und Hypovitaminose
(Keratomalacie und Xerophthalmie)

Das erste und in mancher Beziehung sinnfälligste Symptom der A-Avitaminose, die Nachtblindheit, und ihre erfolgreiche Behandlung durch Leber ist schon seit mehreren Jahrtausenden bekannt. Der etwa 1600 Jahre vor Christi Geburt geschriebene Papyros Ebers sowie chinesische Schriften aus dem vorchristlichen 15. Jahrhundert erwähnen sie bereits. Auch HIPPOKRATES hat sie anscheinend gekannt. Die erste genauere Beschreibung stammt vermutlich von GUILLEMEAU in Frankreich aus dem 16. Jahrhundert (1585). Ihr folgten weitere aus England (zit. bei DRUMMOND u. WILBRAHAM) sowie Neufundland und Labrador. Die schweren äußeren Schädigungen des Auges und eine Reihe weiterer Symptome wurden in Europa genauer erst bekannt, als in den letzten Jahren des ersten Weltkrieges eine A-Avitaminose fast epidemieartig bei Kindern in Dänemark auftrat. Damals wurde im größten Stiele Butter nach Deutschland und England exportiert, und die eigenen Kinder bekamen nur Vitamin-A-freie Margarine. Seit 1909 setzten die tierexperimentellen und bald auch die chemischen Untersuchungen ein, 1925 gelang die Trennung von Vitamin A und D, und bald hinterher auch die Reindarstellung und Synthese des Vitamin A und seiner Vorstufe, des Carotins (vgl. das Vitamin-Kapitel).

Die Entwicklung einer experimentell bei 10 Menschen, die sich freiwillig zur Verfügung stellten, erzeugten A-Avitaminose konnte K. H. WAGNER mit einer 293 Tage dauernden Vitamin-A- bzw. carotinfreien Ernährung verfolgen. Merkwürdigerweise war in den ersten 3 Monaten lediglich eine Gewichtszunahme von etwa 3,3 kg im Durchschnitt festzustellen, dann aber nahm in den folgenden 79 Tagen das Gewicht um 2,5—8 kg ab, und es traten neben einer zunehmenden Anämie die ersten Störungen der Dunkeladaptation ein, die schließlich bis zu $1/_{28}$ der Lichtempfindlichkeit Normalernährter sich steigerten.

Ein weiteres Experiment beim Menschen (23 Versuchspersonen), ausgeführt von dem Vitamin A Sub-Committee des Accessory Food Factors Committee (HUME u. KREBS) dauerte sogar über 2 Jahre. Die Kost war ganz Vitamin-A-frei und enthielt nur etwa 70 iE Carotin. In diesen Versuchsreihen waren die Ausfallserscheinungen merkwürdigerweise sehr gering, was mit dem glänzenden Ernährungszustande und den großen Vitamin-A-Reserven zu Beginn des Versuches erklärt wird. Es kam zwar zu einem raschen Abfall der Carotinwerte im Blute, aber der Vitamingehalt sank nur sehr langsam.

Störungen der Dunkeladaptation sind das erste und am besten studierte Symptom eines Vitamin-A-Mangels [Näheres darüber vor allem bei R. JÜRGEN (Z)].

Wir verfügen heute über außerordentlich feine Methoden der Prüfung, vor allem die Adaptometer von ENGELKING-HARTUNG, COMBERG, NAGEL sowie BIRCH-HIRSCHFELD und das NAGELsche Photometer. Die mangelnde Dunkeladaptation als solche ist nicht immer eindeutig entscheidend für eine A-Avitaminose. Es gibt viele sonst gesunde Menschen, die quasi konstitutionell und auch bei vollständigster Ernährung „nachtblind" sind, nicht nur in dem Sinne, daß es sehr lange dauert, bis sie im Dunkel besser sehen können, sondern daß sie auch nach längerem Aufenthalt „nachtblind" bleiben. JEANS u. ZENTMIRE fanden sogar bei 43 von 213 untersuchten, vollkommen normal ernährten Menschen ohne nachweisbaren A-Mangel Störungen der Dunkeladaptation. Beweisend für eine A-Avitaminose ist eine erst in Nahrungsnotzeiten erworbene Adaptationsschwäche, ohne daß organische Retinaerkrankungen, Leberleiden, längere Schlaflosigkeit, abnorm niedriger Blutzucker, schwere Anämie oder Hysterie vorliegen.

Willkürlicher völliger Vitamin-A-Entzug in der Nahrung führt schon nach 6 Tagen zu feinen Dunkeladaptationsstörungen (SEGHERS, WALD u. Mitarb. sowie HECHT u. Mitarb.), in einem längeren Selbstversuche von v. DRYGALSKI sogar schon am 3. Tage.

Träger der Dunkeladaptation ist der Sehpurpur in den Stäbchen der Retina (PARINAUD). Aus der belichteten Retina konnten WALD, MORTON u. GOODWIN das Retinin isolieren und als Vitamin-A-Aldehyd identifizieren.

Die Störung der Dunkeladaptation beruht in Veränderungen der Zäpfchenschicht durch A-Mangel.

Wichtiger und feiner ist die Prüfung des Gesichtsfeldes auf Farben. Bei Hemeralopen kommt es nicht nur zu einer allgemeinen Herabsetzung der Empfindung für Farben, sondern auch zu einer Einengung des Gesichtsfeldes, vor allem für Gelb und Blau. Die Störungen sind abhängig vom Vitamin- bzw. Carotingehalt des Blutes.

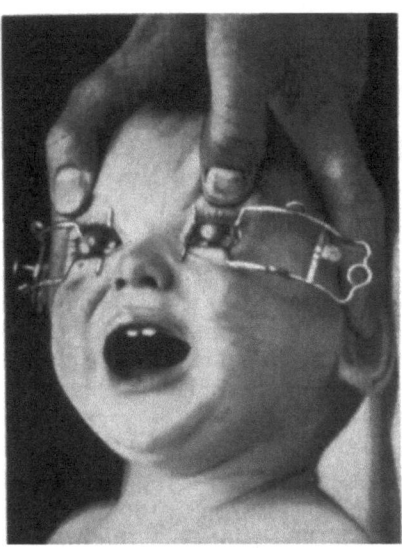

Abb. 12. Frischer Fall von Ceratomalacia duplex (nach C. BLOCH, Kopenhagen)

Sie treten im allgemeinen bei einem Gehalt unter 50 iE/cm³ auf, bei Frauen, die überhaupt die Unterernährung besser vertragen, seltener als bei Männern. Das Maximum des Auftretens findet sich im Februar bis Mai (BLOCH). Ursache dieser Störungen sind die nahen Beziehungen des Vitamins A zum Sehpurpur der Retina, welche das Vitamin-A-reichste Organ des Körpers ist. Vielleicht ist der Sehpurpur sogar eine Eiweißverbindung des Vitamins A.

Diese Adaptations- und Farbsinnstörungen waren auch in Deutschland und vielen anderen Ländern (Näheres bei JÜRGENS) in den letzten Kriegs- und Nachkriegsjahren besonders bei Männern weit verbreitet, während weitere Stadien der Erkrankung äußerst selten sind. Die Avitaminose bleibt also meist auf der Stufe der Hypovitaminose stehen. Dagegen ist in China (PILLAT), Indien, Niederländisch Indien und auf den Philippinen die vollentwickelte Krankheit, vor allem bei Kindern, noch heute weit verbreitet. Diese Völker, vor allem die Chinesen kennen z. T. weder Milch noch Butter noch Eier, auch grüne Gemüse sind Raritäten. In Japan, wo sie im Inneren wegen vorwiegender Pflanzennahrung bei Kindern häufig ist, wird sie „Hikan" genannt.

Die nächstschwereren Veränderungen im 2. Stadium betreffen die Bindehäute. Die Lidkonjunktiva wird trocken, an der Conjunctiva bulbi, gewöhnlich in ihrem nasalen Teil, entstehen kleine weißliche trockene Herde, die sogenannten BITÔTschen Flecken. Pathologisch-anatomisch handelt es sich um oberflächlich verhornte epitheliale Bezirke mit reichlicher Ceratohyalinbildung in der Tiefe.

Gleichzeitig kommt es zu Hyperämie und entsprechenden subjektiven Beschwerden, wie Lichtscheu, Lidkrampf, vermehrte Tränensekretion, Fremdkörpergefühl usw. Meist bleibt die Krankheit auf diesem Stadium stehen. Im folgenden 3. Stadium wird auch die Hornhaut mit ergriffen. Es kommt vor allem im Lidspaltengebiete zu epithelialen Trübungen, die von einem eigenartigen talgartigem Sekret, das die gleichzeitig erkrankten MEYBOHMschen Drüsen liefern, bedeckt und dadurch dem reinigenden Einflusse der Tränensekretion entzogen werden.

Aus den oberflächlichen feinen Trübungen entwickeln sich tiefe, erst graue, dann eitrig gelbe Infiltrate, welche die Hornhaut einschmelzen und erweichen, daher der Name Ceratomalacie. Die schweren Hornhautdeformitäten gehen aus der bekannten Abbildung von BLOCH (Abb. 12) deutlich hervor.

Daß es oft nicht bei der Erweichung bleibt, sondern daß Perforationen, vor allem nach innen mit Irisprolaps und Hypopion sich anschließen, ist leicht verständlich. Vielfach dürfte es sich um Sekundärinfektionen handeln. Ob dabei den in den Hornhautherden festgestellten sogenannten Xerosisbacillen, diphtherieähnlichen, zarten Stäbchen, eine entscheidende Bedeutung zukommt, scheint fraglich, da sie auch normalerweise im Bindehautsack vorkommen können. In besonders schweren Fällen kommt es zur Vereiterung des gesamten Bulbus, zur Panophthalmie, welche die Entfernung des Auges notwendig macht. Meist, bei frühzeitiger Erkennung der Krankheit wohl immer, gelingt es aber, solche Schädigungen zu vermeiden. Welche Defekte zurückbleiben, hängt im wesentlichen davon ab, in welchem Stadium der Augenerkrankung die wirksame Therapie eingeleitet wird. Im Anfang kann eine völlige restitutio ad integrum resultieren. Im übrigen finden sich alle Übergänge von feinsten punktförmigen Trübungen bis zu Staphylomen und hochgradigen Schrumpfungen. Die geschilderten Augenveränderungen sind im allgemeinen um so stärker, je jünger die Kinder sind. Meist ist das 2. Lebenshalbjahr betroffen, doch gibt es sogar Fälle bei 3—6 Wochen alten Säuglingen, niemals aber anscheinend bei Neugeborenen.

Als Folge der Mitbeteiligung der MEYBOMschen Drüsen können öfter Chalazien auftreten.

Auch im Augenhintergrunde können vor allem in der Peripherie weißliche Flecken sich bilden, die PILLAT auf Konkremente in der äußeren Netzhautschicht zurückführt.

Die A-Avitaminose ist aber nicht nur eine Augenerkrankung, wenn sich da auch in der Regel die ersten und oft einzigen Erscheinungen zeigen, sondern in ausgeprägten Fällen ein schweres *Allgemeinleiden*, das in schwerster Form kein Organsystem verschont. Es kommt dann zu einer allgemeinen Dystrophie mit Gewichtsverlust, Anämie (oft mit erhöhtem Färbeindex), Leukopenie und Thrombopenie.

Relativ früh finden sich schon Veränderungen der *äußeren Haut*. Die Farbe kann sich durch Pigmentierungen infolge Austrocknung der obersten Epithelschichten verändern. Sie verhornt vor allem um die Haarfollikel. Es kommt also zu einer Hyperkeratose, die sich sowohl als Phrynoderma (NICHOLLS) wie als Ceratosis pilaris äußern kann. So entstehen kleine Erhebungen ähnlich wie bei einer Gänsehaut, nur feiner und als Dauerzustand, und Bilder, wie sie die folgende, dem Stoffwechselkrankheitenbuch von DUNCAN entnommene Photographie der Mayo-Clinic zeigt (vgl. Abb. 13).

Die Schweißdrüsen funktionieren schlecht, die Talgdrüsen verstopfen sich leicht, so daß häufig Comedonen sich entwickeln, seltener Rhagaden mit Sekundärinfektionen und sehr selten Ulcera. Die Haare verlieren ihren Glanz, werden trocken, ergrauen frühzeitig und fallen oft aus. Die Nägel bekommen transversale oder longitudinale Falten. Die Keratose macht aber nicht an der äußeren Haut halt, sondern erstreckt sich oft auf *sämtliche Schleimhäute* des ganzen Körpers. Das gilt zunächst für die Atemwege (PILLAT). Schon die Nase wird ergriffen. Sie trocknet infolge Epithelwucherung aus. Betrifft diese in stärkerem Maße die Regio olfactoria, so kommt es zu Riechstörungen. Sekundäre Zersetzungen leisten der Entwicklung einer übelriechenden Ozaena Vorschub.

Infolge Verhornung der Epithelien des Larynx kommt es oft zur Heiserkeit. Erstreckt erstere sich weiter herunter in die Luftwege, so resultieren Tracheitiden, Bronchitiden und die gefürchtete Bronchopneumonie, die bei meist eintretender

starker Herabsetzung der Widerstandsfähigkeit gegenüber Infekten die Haupt-
todesursache sind.

Die *Schleimhaut des Mundes* und der *Lippen* wird trübe und verliert ihren Glanz
teils durch vermehrte Epidermisierung teils durch Verminderung der Speichelsekretion. An den Mundwinkeln entwickelt sich eine Stomatitis mit Rhagaden.
Auch das Zahnwachstum leidet gewöhnlich infolge abnormer Steigerung von
Schmelz- und Zementbildung sowie Beeinträchtigung der Odontoblastentätigkeit.

Im *Magen, Pankreas* und *Darm* kommt es zu Achylien, die im Magen manchmal
sogar einen histaminrefraktären Charakter annehmen können. Da gleichzeitig
auch sonst die Schleimhaut Epithelveränderungen er-
fährt, stellen sich oft Entero-
colitiden mit Durchfällen
ein, die manchmal sogar
einen dysenterischen Cha-
rakter annehmen können.
Vitamin-A-Mangel führt
zwar nicht zu *Leberleiden*,
wohl aber findet sich ein
solcher bei Leberkrank-
heiten fast jeder Art.

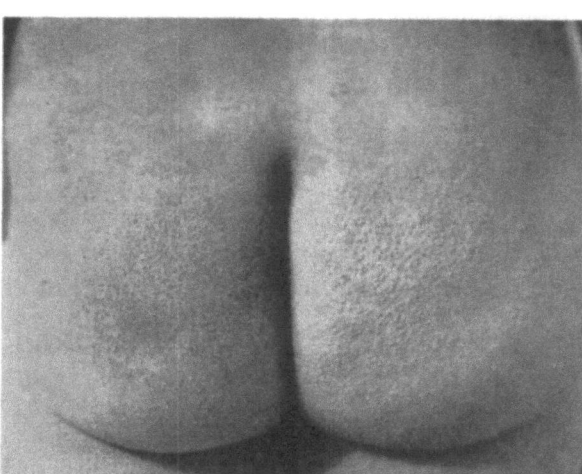

Abb. 13. Folliculäre Hyperkeratose am Gesäß bei A-Avitaminose
(Mayo-Clinic)

Während die Niere selbst
gewöhnlich intakt bleibt,
lockert sich oft das pathologisch veränderte Epithel
der harnableitenden Wege.
Es kommt zu starkem
Übertritt von Epithelien in
den Urin und infolge Ver-
hornung des Epithels von Nierenbecken und Blase zur Entstehung von Nieren-
und Blasensteinen, wie sie auch bei der experimentellen A-Avitaminose der Tiere
oft beobachtet werden. Ursachen der vermehrten Steinbildung sind nach MASON
u. ELLISON verminderte Mucin- und vermehrte Keratinbildung der Epithelzellen
durch Vitamin-A-Mangel.

Bei geschlechtsreifen Menschen, die allerdings nur relativ selten an diesem
Leiden erkranken, kommt es zu *Störungen der Keimdrüsenfunktion*, Abnahme von
Libido und Potenz bei Männern, Cyclusstörungen, Amennorrhoe und Unfruchtbar-
keit bei Frauen.

Ähnlich wie bei Tieren können sich auch bei avitaminotischen Kindern in seltenen
Fällen *Degenerationen* des Nervensystems entwickeln, teils mit, teils ohne klinische
Erscheinungen (spastische Lähmung der Beine mit Sensibilitätsstörungen usw.).
In der englischen Literatur [vgl. BICKNELL u. PRESCOTT (Z)] wird das als „Lathy-
rism“ bezeichnet, weil man die Schädigungen ursprünglich auf das Essen einer
Blütenart von der Familie Lathyrus zurückführte. Sie werden vor allem in Ceylon
beobachtet, wo merkwürdigerweise das Zentralnervensystem der Kinder gegen-
über A-Avitamin-Mangel besonders empfindlich ist.

Restlos scheint dieses eigenartige Krankheitsbild noch nicht geklärt zu sein.

Für das Vorhandensein einer A-Avitaminose spricht stets der günstige Erfolg
der Behandlung mit Vitamin-A-Präparaten.

Sekundär kann Xerophthalmie auch bei schweren Leberparenchymerkrankungen,
vor allem Ikterus, auftreten (C. BLOCH). Es ist das verständlich, da ja die Vitamin-
A-Bildung aus den Carotinen der Nahrung in der Leber vor sich geht.

Wenn auch die Augenveränderungen bei A-Mangel außerordentlich charakteristisch sind, so kommen die gleichen oder sehr ähnlichen Befunde natürlich ohne die sonstigen Symptome der Krankheit auch auf anderer Basis, z. B. bei Skorbut [vgl. dazu GYÖRGY (Z)] vor. In diesen Fällen ist natürlich Vitamin A wirkungslos. Erwähnt sei schließlich noch, daß von PENA, VILLAVERDE u. a. auch Beziehungen zwischen Vitamin A und Hochdruck gefunden wurden, indem eine chronische Hypertension durch Vitamin-A-Gaben herabgesetzt werden kann. Für den Menschen gilt das aber nur für einen Teil der Fälle. Hinsichtlich anderer Vitamin-A-Einwirkungen sei auf die Darstellung von R. JÜRGENS (Z) verwiesen.

Pathologisch-anatomisch steht eine mehr oder weniger starke Verhornung fast sämtlicher oberflächlicher Epithelzellen des Körpers im Vordergrund. An den Schleimhäuten von Submaxillargängen, Trachea, Bronchien, Oesophagus, Magendarmkanal, Pankreasgängen, Uterus und Nierenbecken wird das Cylinderepithel in einen geschichteten verhornten Typus umgewandelt. Die Xerophthalmie ist also nur eine Teilerscheinung der allgemeinen auch bei Tieren stets gefundenen Ceratose. Im 2. Stadium kommt es zur teilweisen Abhebung der obersten Epithelschichten, die degenerieren. Im 3. Stadium bilden sich dann Infiltrate mit ödematöser Durchtränkung und Gefäßneubildung. Sekundäre Infektionen führen dann zu Eiterung und Gewebseinschmelzungen. Am Auge wird aus der Xerophthalmie die Keratomalacie. Ähnliche Prozesse in milderen Formen können sich aber auch an allen Schleimhäuten abspielen.

Differentialdiagnose. Die Erkennung der ausgebildeten Krankheit mit den 3 Hauptsymptomen Hemeralopie, Augenveränderungen und allgemeine Keratose macht niemals Schwierigkeiten. Die Nachtblindheit kommt, wie schon erwähnt, auch bei anderen Prozessen und konstitutionell vor, doch dürfte es meist leicht möglich sein, sie auszuschließen. Eindeutig ist auch der Bindehaut- und Hornhautbefund nicht, denn ähnliche, wenn auch nur selten gleiche Bilder, können Narben nach Trachomkeratitis e lagophthalmo, Keratitis neuroparalytica, z. B. bei Trigeminuslähmung, und Skorbut machen. Wegen der meist etwas anderen Anordnung, der verschiedenen Entwicklung und Begleitsymptome wird der Erfahrene nur selten im Zweifel sein. In den ganz wenigen, trotzdem unklar gebliebenen Fällen ist der anamnestische Nachweis eines tatsächlichen Vitaminmangels und die Therapie ex juvantibus entscheidend.

Die *Behandlung* der Xerophthalmie und ihrer Begleitsymptome ergibt sich bei der Natur dieser Krankheit von selbst. Vitamin A muß in jeder Form in Nahrung und als Medikament zugeführt werden. Unter den Nahrungsmitteln steht der Lebertran mit 120 mg-% Carotin an der Spitze. In weitem Abstande folgen Leber (40 mg-%), Butter (20 mg-%), Karotten (9,2 mg-%). Vitamin-A-arm ist die Milch, was meist übersehen wird, und fast ganz fehlt dieses Vitamin in den Kartoffeln und verschiedenen Gemüsen, wie Weißkohl und Wirsing.

Der optimale *Vitamin-A-Bedarf* liegt für Erwachsene bei 4—6 mg Carotin = 8000—10000 iE Vitamin A, bei 1 mg für Säuglinge, bei 1—2 mg für Kleinkinder, bei Hochschwangeren bei 20 mg, bei Stillenden bei etwa 10 mg. Wenn diese Mengen durch geeignete Nahrung auch leicht gedeckt werden können, so sind doch oft bei ausgesprochenen Mangelerscheinungen besondere Präparate nicht zu entbehren. Unter den zahlreichen Fabrikaten [Zusammenstellung bei STEPP, KÜHNAU u. SCHRÖDER (Z) sowie R. JÜRGENS] sei vor allem das besonders hochwertige Vogan-Neu (E. Merck-Darmstadt und Bayer-Leverkusen) genannt. Es ist ein synthetisches Vitamin-A-Konzentrat aus Fischleberölen. 1 cm³ Öl enthält 50000 iE Vitamin A, entsprechend etwa 7,2 mg β-Carotin, 1 Dragee die gleiche Menge. Von der öligen Lösung werden täglich 1—3 Dragees oder 1 cm³ i.m. verabfolgt. Angenehmer ist die Drageeform, wobei 1 Dragee 7 mg Carotin entspricht. Bei ausgesprochenen klinischen Erscheinungen sind täglich 8—10 Dragees erforderlich. Schwächer ist das Detavit der gleichen Firmen, das neben 2400 iE Vitamin A noch 200 Vitamin-D-Einheiten enthält. Es schmeckt und riecht nicht mehr nach Tran, so daß es eßlöffelweise genommen werden kann (2—3 Eßlöffel bei der Avitaminose). Ein weiteres Präparat ist Arovit (Hoffmann-La Roche), ein Vitamin-A-Acetat mit 50000 iE/Dragee).

Gegen die lokalen Augenstörungen empfiehlt C. BLOCH häufige Spülungen mit Aqua dest., Aufstreichen von sterilem Vaselin auf Conjunctiva und Cornea unter Schutzverband, Atropin bei Ulcerationen und Gefahr einer Iridocyclitis, bei Pan-ophthalmie Entfernung des Bulbus. Neuerdings wird auch auf diesem Gebiete von den Antibioticis, besonders Penicillin, mit Recht reichlich Gebrauch gemacht.

Die *Erfolge* der Therapie sind besonders in den Anfangsstadien ausgezeichnet. Fast alle Erscheinungen gehen ganz zurück, nur auf den Augen können Narben und Hornhauttrübungen zurückbleiben, wenn der Prozeß dort schon zu weit fort-geschritten war. Auch evtl. Steinbildungen in den harnableitenden Wegen bleiben natürlich zurück. Hinsichtlich der leicht vermeidbaren, harmlosen A-Hyper-vitaminose mit Gelbfärbung (Xanthose) der Haut sei auf das Vitamin-Kapitel verwiesen.

Eine Vitamin-A-Hypervitaminose, die sich bei Tieren leicht erzeugen läßt, kommt bei Menschen spontan nur beim Genuß sehr großer Mengen (etwa 335 g = 7,4 Mill. iE Vitamin A) von Eisbär- und Robbenlebern (RODAHL u. MOORE, vor.

Die Symptome sind im wesentlichen Schlafsucht, vermehrte Erregbarkeit und Kopfschmerzen, in schweren Fällen Hautabschuppungen. Die therapeutischen Dosen beim Menschen müssen schon um ein Vielfaches längere Zeit hindurch über-schritten werden, um hypervitaminotische Symptome hervorzurufen.

2. Die B₁-A- und Hypovitaminose (Beri-Beri)

Diese gestaltenreiche Mangelkrankheit ist ein Leiden ganz vorwiegend des fernen Ostens. In China ist sie schon seit über 1½ Jahrtausenden bekannt. Ein chinesisches Lesebuch der Pathologie aus dem 7. Jahrhundert bringt schon eine gute Beschreibung (zit. bei J. SHIMAZONO). Die Chinesen nannten sie „Kakke", was „Beindunst" oder „Beinkrankheit" bedeutet und sich auf eine alte Theorie bezieht, nach der ein gasförmiger Krankheitsstoff in die Beine eindringt (K. MIURA). Die Japaner übernahmen im 17. Jahrhundert diesen Namen, als die gleiche Krank-heit auch bei ihnen mit dem Verzehren von poliertem Reis gehäuft auftrat. Der heute übliche Name Beri-Beri stammt anscheinend von BONTIUS (zit. bei SCHEUBE) aus Batavia, der im 17. Jahrhundert die ersten Nachrichten über dieses Leiden nach Europa brachte. Das Wort wird meist von dem hindustanischen Wort Beri = Schaf abgeleitet, angeblich, weil der ataktisch-paretische Gang der Kranken an den schwankenden Gang der Schafe erinnert. Es ist eine vorwiegend tropische und subtropische Krankheit, die gehäuft im südlichen Asien, den ostasiatischen Inseln, Japan, Indonesien, Vorderindien, vereinzelt auch in Madagaskar, Mauritius und Brasilien vorkommt. Nach AALSMEER ist die sogenannte okzidentale Beri-Beri, die vielfach bei Dipsomanen gefunden wird, ein grundlegend anderes Leiden.

In Europa war Beri-Beri früher nur bei Eingewanderten aus den genannten Gebieten und in schlecht versorgten Gefängnissen und Gefangenenlagern zu sehen. Hypovitaminotische Erscheinungen in Gestalt von Ödemneigung und Herz-störungen brachte die deutsche Hungersnot in den letzten Jahren der beiden Weltkriege und hinterher vermehrt mit sich. Vollentwickelte Krankheitsbilder scheinen aber nicht beobachtet zu sein, auch nicht in Konzentrations- und Gefangenenlagern im Gegensatz zum Hungerödem, mit dem es sich auch kombinieren kann. Das ist erstaunlich, da nach STEPP u. Mitarb. (Z) schon in normalen Zeiten die Vitamin-B$_1$-Versorgung in Deutschland nicht immer optimal ist, zumal nicht bei Fieber, Hyperthyreose, Enteritiden mit ihrem erhöhten Bedarf.

Die Zahl der Todesopfer in Japan war zeitweise sehr groß (1923 nach BÄLZ u. MIURA 26796 unter 1332485 Gesamttodesfällen).

Die ersten klinisch-anatomisch exakten Beschreibungen stammen aus Japan von den beiden deutschen Ärzten BÄLZ u. SCHEUBE in den Jahren 1882/1895—97. Es kamen dann die epochemachenden Untersuchungen von EYKMAN aus javanischen Gefängnissen, die den exakten Bewies erbrachten, daß die Ursache der Krankheit das Essen von poliertem Reis ist. Mit der Isolierung des Schutzstoffes, seiner chemischen Aufklärung und Synthese als Aneurin oder Thiamin sowie seiner heilenden Wirkung ist heute die Ätiologie völlig geklärt, so daß es sich erübrigt, auf die älteren Theorien [Infektions-, Intoxikations- und Stoffwechseltheorie (Besprechung bei SHIMAZONO sowie BICKNELL u. PRESCOTT (Z)] noch eirzugehen.

Da ich über eigene Erfahrungen hinsichtlich der vollentwickelten Krankheit nicht verfüge, folge ich in der Beschreibung der ausgezeichneten Darstellung des wohl besten Kenners der Krankheit, J. SHIMAZONO in Tokyo, der viele Tausende von Kranken gesehen hat und die wichtigste Literatur bringt. Ferner sei auf die ausführliche Bearbeitung des Vitamins B$_1$ und seiner Avitaminose von BICKNELL u. PRESCOTT (Z) (mit 953 Literaturangaben) sowie von STEPP u. Mitarb. (Z) verwiesen.

Die spontane Krankheit beginnt meist schleichend in den Sommermonaten oder im Frühherbst oft im Anschluß an starke Anstrengungen, Unfälle, Infektionen und Magendarmerkrankungen, und dauert mehrere Wochen und Monate, sogar über ein Jahr.

Sie tritt in 4 verschiedenen Formen auf, die nach Prävalieren des jeweiligen Hauptsymptoms benannt werden: 1. die sensibel-motorische, 2. die trockne atrophische, 3. die hydrophile und 4. die akut perniziöse cardiale Form (Shôshin = Herzstoßen) Beri-Beri-fulminans. Von leichten, das Allgemeinbefinden kaum berührenden Graden kommen alle Übergänge bis zum meist tödlich endenden Herzkollaps vor.

Ein schweres allgemeines Krankheitsbild besteht meist nicht. Die gewöhnlichen Klagen sind zu Anfang Mattigkeit der Beine, Herzklopfen, Appetitlosigkeit, evtl. Druck in der Magengegend. Dann treten leichte Ödeme, Hyperästhesien der Unterschenkel hinzu, ferner eine Reihe nervöser Störungen wie abnorme Reizbarkeit, Kopfschmerz und Schwindelgefühl. Im Shôshin nehmen die kardialen Klagen, zu denen ausgesprochene Dyspnoe sich gesellt, und gastro-intestinale Störungen zu; auch Hautsymptome im Sinne hämorrhagischer Diathese können auftreten. Fieber besteht nur in schweren Fällen und ist auch hier anscheinend meist durch Komplikationen (z. B. Reaktivierung einer alten Tuberkulose, Angina, Influenza usw.) bedingt.

Von allen *Organsymptomen* scheinen diejenigen kardiovasculärer Art die konstantesten zu sein. Subjektiv sind es Herzklopfen bei kleinsten Anlässen, Druckgefühl und Atemnot. Das *Herz* zeigt bei der Untersuchung eine Verstärkung und Verlagerung des Spitzenstoßes nach links. Dilatation und Hypertrophie betreffen aber vorwiegend den rechten Ventrikel. Dem entspricht eine Akzentuation des 2. Pulmonaltones. Der 1. Ton kann an der Spitze und etwas höher unrein bis zum Geräusch werden, doch ist es anscheinend nicht endokarditischer Natur. Der Puls ist frequent, oft klein und weich bei gewöhnlich normalem maximalem, aber oft niedrigem diastolischem Blutdruck. Erst mit bedenklicher Zunahme der Kreislaufschwäche gehen die Blutdruckwerte herunter. An den großen Gefäßen sind auffallend häufig epigastrische Pulsationen und sehr laute Gefäßtöne, besonders an

der Curalis zu finden. Das Beri-Beri-Herz ist sehr labil, was sich in der gesteigerten
Reaktion auf Atropin und Adrenalin äußert. Ausführliche Untersuchungen von
ALSMEER u. WENCKEBACH und von ALSMEER allein ergaben beim schwer geschädigten Beri-Beri-Herzen eine auffallende Verkürzung des P-R-Intervalles im
Elektrokardiogramm. Da ähnliche Veränderungen beim Froschherzen, das in
hypotonischer Salzlösung schlägt, gefunden werden, machte WENCKENBACH die
sehr ansprechende Annahme, daß auch bei Beri-Beri ein Ödem des Herzmuskels
vorliegt. Ausgesprochene, schwere Kreislaufinsuffizienz zeigt die akute perniziöse
Form, die ihren Namen Shôshin nach dem ,,Herzstoßen'' hat. Dyspnoe, Cyanose
allgemeine Prostration, kleiner frequenter arhythmischer Puls beherrschen das
Bild, während es zu einer mangelhaften Blutverteilung mit stärkeren Stauungserscheinungen nur im Endstadium kommt.

Das zweite führende Symptom sind die *Ödeme*. Sie machen das Gesicht gedunsen
und treiben die Fuß- und Beinkonturen auf. Die Ödeme sind meist nicht unför-
miger Natur; bei stärkerer Wassersucht können sich Ergüsse in die Körperhöhlen
einstellen. Die Genese der durch Herz- und Nierenaffektionen nicht bedingten
Hydrophilie ist ganz analog dem Hungerödem noch umstritten. Meist
besteht eine Hypoproteinämie. Reststickstofferhöhungen und Indicanämien
finden sich anscheinend nur bei Herz- oder Niereninsuffizienz. Nur bei solchen
Störungen finden sich auch Eiweiß und Formelemente im Harne. Eine Nephritis
ist stets akzidentieller Natur. Neuerdings wird sie von AALSMEER auf eine NaCl-
Stoffwechselstörung zurückgeführt.

Blut. Eine stärkere Anämie gehört nicht zu den Zeichen der unkomplizierten Beri-Beri, erniedrigte Zahlen für Hämoglobin und Erythrocyten können
vorübergehend durch Hydrämie vorgetäuscht werden. Auch die Leukocytenzahlen sind in der Regel normal, nur im Shôshin sind sie oft erhöht. Zu erwähnen
wäre noch eine häufige, aber nicht konstante Eosinophilie (bis 25,2% in sehr schweren
Fällen). Oft besteht eine Lymphocytose, die Blutplättchen sind deutlich vermehrt
bis zu einer Million und darüber. Die Produktion der Antikörper ist herabgesetzt,
der opsonische Index erniedrigt.

Über *dyspeptische Beschwerden* wird in $^1/_3$ bis $^2/_5$ der Fälle geklagt. Selten sind es
eigentliche Schmerzen, meist nur Appetitlosigkeit, Druck und Völle in der Magengegend, stürmischere Erscheinungen, wie Übelkeit und Erbrechen in der Regel nur
beim Shôshin, da aber als charakteristische Zeichen. Die Prüfung der sekretorischen und motorischen Funktion des Magens ergibt wechselnde Befunde, meist
besteht Achylie; stärkere motorische Insuffizienzen scheinen fast nie vorzukommen.

Die *Darmtätigkeit* ist meist träge. Leber und Milz werden primär anscheinend nicht
affiziert, wohl aber, sobald es zu Stauungen kommt. Dann können sich ausgesprochene Leber- und Milztumoren entwickeln. Ikterus und Gallenfarbstoffe fehlen.
Störungen der äußeren oder inneren Sekretion des Pankreas finden sich nur in
schweren Fällen im Sinne einer gewissen Unterfunktion, die sich exkretorisch in
einer Fermentverminderung im Duodenalinhalt zu erkennen gibt.

Auch der *Grundumsatz* bei der Beri-Beri ist vor allem von japanischen Autoren
eingehend studiert worden. Er ist in der Regel normal, doch finden sich auch Abweichungen nach beiden Seiten, Steigerungen über +15% bei sehr starker Kreis-
laufbeteiligung, vor allem bei ausgesprochenen Insuffizienzen und daher wohl
durch diese bedingt, Erniedrigungen bis zu —40% bei ausgedehnten Lähmungen.
Da sonst derartige Nervenprozesse niemals Senkungen der Oxydationen in so
großem Ausmaße machen, muß man hier wohl ganz analog den Tierexperimenten
an eine direkte Einwirkung der Avitaminose auf die Verbrennungen denken.

Der *N-Umsatz* scheint starken Schwankungen zu unterliegen, die im wesentlichen wohl durch die Veränderungen im Wasserhaushalt bedingt sein dürften. Der Anteil der einzelnen N-haltigen Komponenten am Gesamt-N des Harns ist nicht gegenüber der Norm verschoben, nur auf der Höhe des Shôshin können NH_3- und Aminosäurenfraktion prozentual zunehmen. Nichts spricht für einen abnorm großen Eiweißzerfall. Die Kochsalzausscheidung ist weitgehend von der Diurese abhängig. Der Phosphorstoffwechsel, dem seinerzeit SCHAUMAN eine besondere Bedeutung auch in ätiologischer Beziehung beimaß, zeigt keine wesentlichen Veränderungen. Schwere Fälle zeigen ein gewisses Defizit, das auch für Kalk gilt. Diurese und Ernährung scheinen für Ausscheidung und Bilanz die entscheidende Rolle zu spielen. Dasselbe gilt wohl auch für die anderen Komponenten des Mineralstoffwechsels.

Störungen von seiten des Nervensystems sind so gut wie immer vorhanden und daher diagnostisch von entscheidender Bedeutung. Mindestens nach der subjektiven Seite hin in Gestalt von leichten Schmerzen und Paraesthesien werden sie auch im leichtesten Falle und in den Anfangsstadien anscheinend nie vermißt.

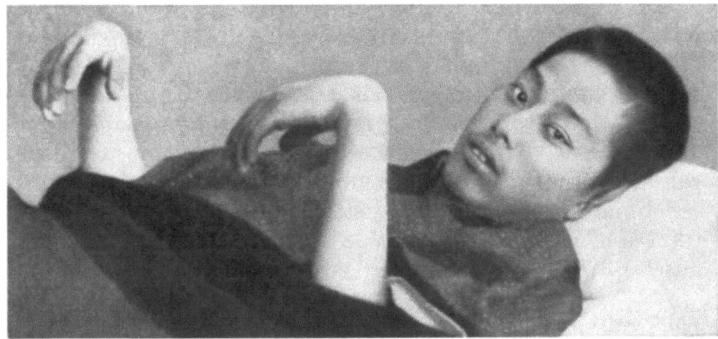

Abb.14. Armparalyse bei Beri-Beri (nach BÄLZ und MIURA)

Der Charakter der Nervenstörungen ist durchaus der einer *Polyneuritis* sowohl in der sensiblen wie in der motorischen Sphäre. Die Sensibilitätsstörungen bestehen vorwiegend im Sinne einer Hypästhesie für alle Sinnesqualitäten, zuerst für feine Berührung, oft auch für die Tiefensensibilität. Dabei sind unabhängig von scharf umschriebenen Ausbreitungsgebieten der Hautnerven ganz bestimmte Körperzonen bevorzugt. Nach MIURA sind es in absteigender Häufigkeit Zehen, Fußrücken bzw. Seitenflächen der Unterschenkel, Fingerspitzen, vor allem volar, Unterbauch und Umgebung des Mundes. Von diesen Prädilektionsstellungen breiten sich dann die sensiblen Ausfälle mit Zunahme der Störungen in die Nachbarschaft aus. Fast immer bleiben Hals, Nacken und Kopfhaut frei. Am Rumpf sind die obersten Brustpartien am seltensten und auch dann nur in leichter Form ergriffen. Das Auftreten der Sensibilitätsstörungen ist auffallend symmetrisch, außer in den ersten Anfangsstadien scheint ein Halbseitentyp so gut wie nie vorzukommen. Hyperaesthesien fehlen ganz.

Die *Motilitätsstörungen* schwanken zwischen den leichtesten Herabsetzungen der groben Kraft bis zu völligen Paralysen. Sie setzen ebenfalls symmetrisch distal an der Peripherie zuerst ein, und zwar zuerst an den Beinen. Je länger die Nervenfaser, um so eher wird sie affiziert. Die Dorsalflektion des Fußes leidet meist zuerst, auch an den Händen sind zuerst die vom Radialis innervierten Muskeln ergriffen Abb. 14 von BÄLZ und MIURA gibt dafür ein gutes Beispiel. Rumpf und Bauchmuskulatur kommen erst an die Reihe, wenn die Extremitäten bereits schwer in

Mitleidenschaft gezogen sind. Hals- und Kopfmuskulatur bleiben stets frei, dagegen können sowohl Kehlkopf- wie Gesichtsmuskeln miterkranken. Die Lähmungen haben ganz entsprechend einer gewöhnlichen Polyneuritis einen schlaffen Charakter, die Reflexe können zu Anfang etwas gesteigert sein, verschwinden dann aber gewöhnlich ganz, zuerst meist die Achillessehnenreflexe. Ataxien und ROMBERGsches Phänomen lassen sich zu Anfang der Erkrankung meist deutlich nachweisen, sind aber später nicht mehr sicher zu prüfen.

Entsprechend dem peripheren Charakter der Muskellähmungen finden sich in den betroffenen Gebieten bei der elektrischen Untersuchung Herabsetzungen der Erregbarkeit und eventuell Entartungsreaktion. Die komplette Form tritt meist nur bei der am stärksten betroffenen unteren Extremität ein. Die mechanische Erregbarkeit ist anfangs gesteigert, später abgeschwächt. Blasen- und Mastdarmtätigkeit sind nie, die Geschlechtsfunktion (im Sinne einer Libido- und Potenzherabsetzung) nur selten gestört. In schweren Fällen können Atrophien der Muskulatur zurückbleiben, manchmal mit Kontrakturen.

Sehstörungen kommen in 5% der Fälle vor. Es handelt sich meist um Amblyopien infolge zentralen Scotoms, daneben um Nyktalopie und Farbsinnstörungen, vor allem für Rot und Grün. Der Augenhintergrund kann dabei normal sein, doch kommen auch temporale Abblassungen der Papille neben Hyperämien, Trübungen und Blutungen vor. Da, wo nicht schwere organische Veränderungen sich einstellen, bilden sich die Sehstörungen mit den übrigen Krankheitszeichen zurück. Sehr viel seltener sind Störungen der anderen zentralen Sinnesorgane (Schwerhörigkeit, Ohrensausen, Geschmacksbeeinträchtigung, nie Geruchsstörungen). Eine cerebrale Sonderform ist die WERNICKEsche Encephalopathie mit Ataxie, Augenmuskellähmungen, Verwirrungszuständen, Erbrechen und eventuell Krämpfen (WARDONER und LENNOX, zit. bei VANOTTI (Z).

Die psychische Sphäre ist abgesehen von den letzten Lebensstunden nie betroffen.

Die *pathologisch-anatomischen Veränderungen* entsprechen den klinischen Befunden.

Am häufigsten finden sich Ödeme und seröse Ergüsse der großen Körperhöhlen. Am Herzen sind sehr konstant die Dilatation und Hypertrophie des rechten Ventrikels, etwas seltener und nie isoliert die entsprechenden Veränderungen am linken Herzen. Epikard, Endokard und Myokard können Blutungen und degenerative Vorgänge aufweisen. In venösen Gefäßgebieten fallen die Stauungen auf, die an den Lungen, dem Magendarmkanal und der Leber das Bild beherrschen. An der Leber kommt es daneben, hier in einem gewissen Gegensatz zum klinischen Bild, zu zentralen fettigen Degenerationen und Nekrosen.

Charakteristisch sind die Veränderungen der Nebennieren in Gestalt von Hypertrophie des Marks mit erhöhter Chromierbarkeit und lymphozytärer Infiltration.

Im Zentralnervensystem sind neben vielen normalen Befunden Ganglienzellenveränderungen besonders im Bulbärgebiet beschrieben worden (Schwellungen, Kernverlagerungen und Vacuolisierungen). Auch die Leitungsbahnen zeigen oft Degenerationen und Atrophien. Die histologischen Veränderungen der gelähmten Nerven sind im Prinzip die gleichen wie bei Polyneuritiden anderer Genese. (Wucherung des Protoplasmas der SCHWANNschen Zellen, Schollenbildung in der Marksubstanz, Degeneration und Zerfall der Achsenzylinder). Die Muskeln sind in der Regel ödematös aufgetrieben. Der diffusen trüben Schwellung folgt die Degeneration, die im dritten Stadium schließlich zur Atrophie führen kann.

Komplikationen mit anderen Infektionskrankheiten sind häufig und komplizieren den Verlauf. Akute Magendarmkrankheiten und Infektionen verstärken meist die cardiovaskulären Erscheinungen, Nieren-, Herz- und Blutkrankheiten eher die Ödementwicklung, Tuberkulose vor allem die Lähmungen. Häufig ist die Komplikation mit M. BASEDOW. Der Tod der Beri-Beri-Kranken erfolgt fast ausschließlich durch Shôshin, d. h. akute Herzinsuffizienz meit wohl als Sekunden-Herztod.

Die *Diagnose* der Beri-Beri ist meist leicht, zumal wenn es gelingt, die fehlerhafte Ernährung zu eruieren. Isolierte Herzstörungen können zur Verwechslung mit Mitralfehlern führen. Die Vergrößerung des Herzens nach rechts, der labile frequente Puls in Verbindung mit der Herabsetzung des minimalen Blutdrucks sprechen für Beri-Beri.

Stehen die polyneuritischen Symptome ganz im Vordergrund, so kommen oft Polyneuritiden anderer Genese differentialdiagnostisch in Betracht. Das dann fast nie ganz fehlende Ödem der Tibiakante sowie die Schwellung und Druckempfindlichkeit der Wadenmuskulatur bringt aber fast immer die Entscheidung für Beri-Beri. In allen dann noch zweifelhaften Fällen entscheidet der Erfolg oder Mißerfolg der spezifischen Therapie.

Die *Mortalität* der Krankheit hängt von der Lebensweise der Kranken und der ärztlichen Versorgung ab. Demgemäß schwanken die Zahlen in den weiten Grenzen von 2—70%. Bei japanischen Truppen waren es 2—10%, auf der malaischen Halbinsel 3—20%; am größten scheint die Sterblichkeit unter den Eingeborenen in tropischen Gegenden zu sein, besonders in Gefängnissen und Irrenanstalten.

Ähnlich wie beim Vitamin A sind auch beim Aneurin experimentelle Untersuchungen beim Menschen von amerikanischen Autoren angestellt worden. So haben R. D. WILLIAMS u. Mitarb. längere Versuchsreihen mit täglichen Aneurinzufuhren von 0,15—0,45 mg Aneurin angestellt. Bei der niedrigsten Menge kam es schon ziemlich bald zu Ausfallserscheinungen wie Appetitlosigkeit, Gewichtsabnahme, Subacidität, EKG-Veränderungen, Wadenkrämpfen, Verschlechterung von Konzentration und Gedächtnis, Depressionen und Angstzuständen. In noch größerem Maßstabe mit einer Dauer bis zu 3 Jahren sind neuerdings weitere Versuche von R. D. WILLIAMS u. Mitarb. an 12 Geisteskranken durchgeführt worden. Sie ergaben, daß 0,4 mg Aneurin bei 2000 Cal und körperlicher Untätigkeit unzureichend sind, wenn auch die oben genannten Ausfallserscheinungen erst sehr allmählich, meist erst nach einem Jahr sich einstellten.

Diese Beobachtungen sind an einem kleinen Material und über kürzere Zeit auch von anderen Autoren [vgl. LANG u. RANKE (Z) S. 219, 1953] bestätigt worden.

Prophylaxe und Therapie. Der Tagesbedarf von 1—2 mg Aneurin für den gesunden Erwachsenen wird durch die normale gemischte Kost meist gedeckt. Am Vitamin B₁ reichsten (4,5 mg-%) ist die trocken Bierhefe und die Reiskleie mit 2 mg-%, dann folgen Schweinefleisch (1,5 mg-%) und Fischrogen (1 mg-%); Vollkornbrot, Leber und innere Organe haben 0,2—0,4 mg-%, Fleisch nur 0,12 mg-%, die meisten Gemüse zwischen 0,1—0,2 mg-%, Kartoffeln 0,1 und Obst nur durchschnittlich 20—50γ. Zu bedenken ist immer, daß 20—30% des Vitamins B₁ ins Kochwasser übergehen; auch die Konservierung führt zu Verlusten von 10—25%.

Nicht nur Schwangerschaft und Stillgeschäft, sondern auch akute Infektionskrankheiten, Geschwürsleiden, gewisse Anämien und chirurgische Operationen erhöhen den Aneurinbedarf.

Nach den genannten Gesichtspunkten und der entsprechenden Auswahl der geeigneten Nahrungsmittel muß erst recht die Ernährung bei eingetretener B₁-A- oder Hypovitaminose geleitet werden.

Sie muß aber unterstützt werden durch hochwertige, synthetische B₁-Präparate. Folgende werden in Deutschland vor allem benutzt.

1. Betabion (E. Merck-Darmstadt) in Ampullen zu 5 mg (synth. Aneurinchlor d-Hydrochlorid). Tabletten zu 3 mg der gleichen Art. Betabion forte mit 25 mg B_1 pro Kubikzentimeter, sowie fortissime mit 100 mg in Ampullen.

2. Betaxin (J. G. Farbwerke Elberfeld) in gleicher Art und Stärke wie Betabion.

3. Benerva (Hoffman-La Roche, Berlin und Basel).

Ferner seien erwähnt Kombinationspräparate wie Berizym (Blaes u. Co. München), Priovit (I. G. Farben). B-Vitrat, Dibionta (Merck-Darmstadt), Betacholin (Nordmark), Vitamultin u. a. Sehr vitaminreich sind auch die zum Teil sehr wohlschmeckenden Hefepräparate: Levurinose (Blaes-München) mit 20 mg-%, Cenovis Extrakt (17 mg-%), Vitox, Tartex und das englische Präparat Marmite (The Marmite Food-Extract Co. Ltd.-London). Die Dosierung der reinen Präparate, am besten in Form von Injektionen, richtet sich nach der Stärke der vorliegenden Krankheitserscheinungen. Die Mengen schwanken zwischen 10—12 mg täglich, so lange bis Ödeme, Herzerscheinungen und Lähmungen ganz zurückgegangen sind, was selbst bei intensivster Behandlung außer in ganz abortiven Fällen mehrere Wochen und Monate dauert.

Erwähnt sei, daß Vitamin B_1-Präparate in großem Umfange sowohl in der Neurologie wie in der inneren Medizin angewandt werden (näheres bei Stepp, Kühnau u. Schröder (Z), sowie Bicknell u. Prescott [Z]), da man vielfach B_1-hypovitaminotische Zustände vermutete. Ja, man kann fast sagen, es gibt keine Krankheit dieser Gebiete, bei der sie nicht versucht sind und einzelne Befürworter gefunden haben. Unter den Nervenkrankheiten sind es Poly- und Mononeuritiden jeder Art, Poliomyelitis, Encephalitis, Chorea, Neuralgien, selbst multiple Sklerose, Facialisparese und periphere Durchblutungsstörungen. Von inneren Krankheiten seien Magendarmerkrankungen jeder Art, kardiovasculärn Störungen, Lebererkrankungen, M. Basedow, selbst Gicht und Diabetes erwähnt.

Auch in anderen Zweigen der Medizin, Pädiatrie und Gynäkologie, selbst Augenheilkunde wird reichlich mit Aneurin gearbeitet. Zweifellos herrschte eine gewisse Zeit, besonders in Deutschland, eine erstaunliche Polypragmasie mit Vitamin B_I. Die Kriegs- und Nachkriegsjahre haben dem Einhalt geboten, und es läßt sich heute noch nicht übersehen, was als dauernder Bestand in die Therapie eingehen wird. Nach meinen eigenen Erfahrungen wird es nicht sehr viel sein, jedenfalls nicht hinsichtlich objektiver Beeinflussungen der zahlreich eingegangenen Leiden. Die subjektiven Beschwerden werden wohl häufiger günstig beeinflußt. Auch das ist schon ein gewisser, oft suggestiver Erfolg, der zu begrüßen ist. Ein Versuch lohnt sich wohl in jedem Falle, da Schaden nicht angerichtet werden kann. *Überdosierungen* sind nicht zu befürchten, und von einer B_1-Hypervitaminose ist bisher nichts beim Menschen bekannt geworden. Toxische Erscheinungen selbst bei Tieren treten erst bei enorm hohen Dosen auf (100—600 mg/kg).

3. Die B_2-A- und Hypovitaminose
(A-Riboflavinose oder A-Lactoflavinose)

Zu den 5 lange bekannten Avitaminosen ist seit etwa 20 Jahren (1938) eine neue und 2. Mangelkrankheit des Vitamin B_2-Komplexes hinzugekommen, die A-Lactoflavinose oder A-Riboflavinose, wie die Engländer und Amerikaner sie nennen. Es war von vornherein sehr wahrscheinlich, daß bei der elementaren Bedeutung des Atemfermentes nicht nur experimentell bei Tieren, sondern auch beim Menschen Mangelerscheinungen auftreten können. Das ist auch tatsächlich der Fall, wenn auch in weit schwächerer Weise als bei Tieren.

Stannus beschrieb zuerst 1911 einen eigenartigen Symptomkomplex mit Schmerzhaftigkeit von Zunge und Lippen, Exkoriationen und Entzündungen an den Mundwinkeln, Präputium, Vagina und Anus sowie eine Dermatose des Scrotums. Als Ursache nahm er eine Mangelernährung an, näher definieren konnte er sie natürlich nicht. Weitere Beschreibungen gleicher oder ähnlicher Art erfolgten von BAHR aus Ceylon (1915). SCOTT aus Jamaika (1918). GOLDBERGER u. TANNER aus amerikanischen Gefängnissen, aus Westafrika, Westindien und Malaien von MOORE (1930), der eine retrobulbare Neuritis als neues Symptom hinzunahm, aber erst SEBRELL u. BUTLER (1938) haben das Verdienst, das gesamte Krankheitsbild umrissen und als Ariboflavinose erkannt zu haben.

GOLDSMITH sowie SPIESS u. BUTT (Z) behaupten, daß in den Vereinigten Staaten diese Krankheit die häufigste Avitaminose sei und daß wahrscheinlich Millionen von Einwohnern bis in die höchsten Kreise davon in leichter Form betroffen seien.

Auch in Deutschland war sie wahrscheinlich in den Unterernährungsjahren weit häufiger als es gewöhnlich angenommen wird, da sie noch nicht die genügende Beachtung gefunden hatte. Manche Mundwinkelstomatitis mag auf ihr beruhen bzw. beruht haben.

Meist ist sie kombiniert mit anderen B$_2$-Komplexleiden, besonders Pellagra. Es ist das verständlich, da die Wirkstoffe dieser Gruppe in den Nahrungsmitteln stets zusammen vorkommen oder zusammen fehlen. Nur im Tierexperimente lassen sich scharf umrissene Partialstörungen hervorrufen.

Ursachen der Ariboflavinose sind neben erhöhtem Bedarf im Wachstum, in der Schwangerschaft, beim Stillen, ferner bei Infekten und M. BASEDOW einseitige Diäten wie bei Geschwürsleiden, Hypertension, Stoffwechselkrankheiten und allergischen Zuständen, ferner Verdauungskrankheiten mit mangelnder Resorption und Diabetes. Auch der chronische Alkoholismus soll nach SPIESS u. BUTT (Z, S. 457) manchmal eine auslösende Rolle spielen.

Die *Prodromalerscheinungen* in Gestalt von allgemeiner Nervosität, Appetitlosigkeit, Verdauungsstörungen, Kopfschmerzen und Arbeitsunlust sind uncharakteristisch und vieldeutig. Schon eher weist Brennen in der Haut, in den Mundwinkeln und in den Bindehäuten in die richtige Richtung.

Die *Symptome* der ausgesprochenen Krankheit betreffen außer dem Wachstumsstillstand bei Säuglingen und Kindern vor allem die Haut, die Schleimhäute, die Augen, den Darm, die Blutbildung und vielleicht das Nervensystem.

An den *Lippen* und ihren Schleimhäuten, besonders an den Mundwinkeln, entstehen Entzündungen mit Rötungen, Schwellungen und Rhagaden (*Cheilosis*). Die Lippenschleimhaut wird glatt und glänzend. Auch die Zunge kann abnorm anschwellen, rot und rissig werden und brennende Schmerzen erzeugen. Die Rhagaden werden meist sekundär infiziert, gewöhnlich mit Staphylokokken.

Auch an den Nasiolabialfalten und Ohren kann sich eine fettige schuppende Dequamation von seborrhoischem Typus mit anschließender Hyperkeratose entwickeln. Die Haut neigt im allgemeinen zu Comedonen und Acne rosacea. Ähnliche Veränderungen wie an den Lippen kommen auch im Schlundkopf und der Speiseröhre mit anschließender Atrophie der Schleimhaut (PLUMMER-WINSON-*Symptom*) sowie am Anus und den äußeren Genitalien inklusive Vagina der Frau vor.

An den *Augen* beginnt das Leiden mit einer Blepharitis und Conjunctivitis mit Brennen, Fremdkörpergefühl, Lichtscheu und vermehrter Tränensekretion eventuell Blepharospasmus. Die Lidwände sind entzündet und bekommen Rhagaden, die Schleimhäute der Bindehäute sind geschwollen. Von hier aus greift der Prozeß, wie vor allem Spaltlampenuntersuchungen von SEYDENSTRICKER u. Mitarb. zeigten, sehr leicht auf die Randpartien der Cornea über. Man sieht feine Gefäßinjektionen und -neubildungen. BICKNELL u. PRESCOTT (Z) bringen dafür sehr charakteristische Bilder. In schweren Fällen kommt es zu einer ausgesprochenen oberflächlichen und tiefen Keratitis mit Leukocyteninfiltraten und Phlyktänen, die auf Lactoflavinbehandlung meist restlos verschwinden. Nur sehr selten greift der Prozeß auf Iris und Linse (Cataract) über. Häufiger sind Mydriasis und Akkomodationsschwäche. Das zentrale Sehvermögen kann sich vor allem in der Dunkelheit verschlechtern, was vielleicht mit der Bedeutung des Lactoflavins für die Regeneration des Sehpurpurs und die Verwertung des Vitamins A in der Retina zusammenhängt. SJÖGREN hat 1933 ein wahrscheinlich hierher gehöriges Syndrom mit trockener Keratokonjunktivitis, trockener Stomatitis, Atrophie von Zungen- und Mundschleimhaut, trockener Rhinopharyngotracheitis und zum Teil febrilen entzündlichen Gelenkerscheinungen beschrieben, das auf Vitamin B_2 gut reagiert (FRANCESCHETTI, VANOTTI, dort Lit.).

Von Seiten des *Magendarmkanals* kommt es häufig zu Achylie und chronischen Durchfällen. Vor allem die Fettausnutzung leidet. Schon vorhandene Durchfälle der verschiedensten Genese, die an und für sich schon die Entstehung einer A-Lactoflavinose begünstigen, verstärken noch die stürmischen Darmsymptome. Manchmal, wenn auch relativ selten, kann die Hämoglobinbildung leiden. Es entstehen mäßige hypochrome Anämien und Hyperbilirubinämien sowie eine Porphyrinurie, die VANOTTI sogar als eine regelmäßige Folgeerscheinung eines Lactoflavinmangels angibt. Ob letzteres richtig ist, möchte ich bezweifeln. VANOTTI selbst spricht nicht mehr davon in seiner neuesten Beschreibung der Porphyrinurien und Porphyrinkrankheiten, und in den neuesten zusammenfassenden englischen und amerikanischen Darstellungen wird sie überhaupt nicht erwähnt. Es dürfte sich wohl eher um die Teilerscheinung einer gleichzeitig vorhandenen Pellagra handeln. Ob auch Schädigungen des *Zentralnervensystems* bei dieser Avitaminose vorkommen, ist noch umstritten. Nur für die retrobulbäre Neuritis, die sich zu einer Opticusatrophie steigern kann, ist sie ziemlich allgemein anerkannt. Ob auch cerebellare Symptome wie Schwindel, Nystagmus, Tremor, Ataxie, ferner Muskelasthenie und -hypotonie und leichter Parkinsonismus zum Krankheitsbilde gehören, scheint mir sehr zweifelhaft. Von amerikanischer Seite wird das auch abgelehnt.

Als Sonderart der Ariboflavinose wird gewöhnlich (MEULENGRACHT u. BICKEL, LUNDH u. GEILL) das schon genannte PLUMMER-VISONsche *Symdrom* betrachtet, charakterisiert durch Glossitis, Anämie, Dyspepsie und Achlorhydrie, fast ausschließlich bei Frauen. Es scheint die Form zu sein, welche die Krankheit in nördlichen Breiten (Kanada, Skandinavien, Nordrußland) annimmt, oft in Kombination mit anderen Avitaminosen (Pellagra und Skorbut). Ob sie wirklich eine Ariboflavinose darstellt, scheint mir noch fraglich [vgl. auch BICKNELL u. PRESCOTT (Z)], da die Erfolge der Lactoflavintherapie hier umstritten sind. Möglicherweise handelt es sich zum Teil um Pellagraerscheinungen.

Die wichtigsten Symptome dieses Krankheitskomplexes, den KNUT HAMSUM in seinem Fischerroman „August Weltumsegler" anschaulich beschrieben hat, sind atrophische Schleimhautveränderungen in Pharynx und Larynx mit Schluckbeschwerden, Trockenheit und Brennen im Munde, Heiserkeit, Cheilosis, ferner trophische Störungen an den Nägeln (Nagelbettrhagaden, Brüchigkeit und Ablösung), Achlorhydrie und hypochrome Anämie.

Die scharfe Abgrenzung einer reinen A-Lactoflavinose gegenüber Pellagra ist aus den schon vorher erwähnten Gründen außerordentlich schwierig, denn praktisch geht ein Riboflavinmangel fast immer mit einem Nicotinsäuremangel Hand in Hand, so daß sich die Ausfallserscheinungen beider Avitaminosen kombinieren und vermischen. Daher ist eine scharfe Trennung oft nicht möglich. STEPP, KÜHNAU u. SCHRÖDER (Z) nehmen an, daß manche Symptome, die bisher auf das

Konto der Pellagra gesetzt werden, der A-Lactoflavinose zuzurechnen wären, wenn sie besser auf Lactoflavin wie auf Nicotinsäure oder erst auf eine Kombination von beiden reagieren.

Die *Diagnose* dieser B_2-Avitaminose stützt sich zunächst auf den Nachweis einer Mangelernährung, in der Milch, Fleisch und grüne Gemüse fehlen oder sehr starke Durchfälle bestehen.

Im übrigen ist das Zusammentreffen einer Mundwinkelstomatitis und Cheilosis mit den geschilderten Augensymptomen, der großen dicken Zunge („Magentazunge"), den seborrhoischen Haut- und Schleimhautveränderungen wegweisend. In zweifelhaften Fällen gibt der Erfolg der Lactoflavinbehandlung den Ausschlag, wenn auch vielleicht die Einstellung auf das einzelne Vitamin beim ganzen B_2-Komplex nicht so scharf ist wie bei anderen Avitaminosen.

Die *Prognose* ist bei rechtzeitiger Behandlung immer gut, doch sind bei langem vollständigem Lactoflavinmangel auch vereinzelt Todesfälle beschrieben [FIELD und WISE, zit. bei BICKNELL u. PRESCOTT (Z)] unter den gleichen Erscheinungen wie im Tierexperimente (Krämpfe, Leberverfettung und Kollaps).

Die *Therapie* verwendet in erster Linie Vitamin B_2-reiche Nahrungsmittel. Zu diesen gehören vor allem Trockenhefe, Leber und Leberextrakte, Herzmuskel, Nieren und Fischrogen (1—5 mg-%). Den fast 10. Teil ärmer (0,2—0,6 mg-%) sind die pflanzlichen Nahrungsstoffe wie Vollmehl, Spinat, grüne Bohnen und einzelne Pilzarten (Champignon und Reitzker). Der Optimalbedarf des Körpers beträgt nach zahlreichen experimentellen Untersuchungen [Lit. bei LANGRANKE (Z) 2. 224 (1956)] bei Menschen 1,8—2 mg, bei besonderen Beanspruchungen des Körpers 3—4 mg.

Bei avitaminotischen Erscheinungen muß je nach Stärke bis auf 5—6 mg täglich in die Höhe gegangen werden.

Die Einverleibung der *Präparate* muß wegen der oft vorhandenen Resorptionsstörungen des Magendarmkanals oft parenteral erfolgen.

Kristallinisiertes Lactoflavin liefern die IG. Farbwerke Bayer, E. Merck, Hoffmann-La Roche (Beflavin) in Ampullen zu 5—10 mg und Dragees zu 3 mg. Sehr gehaltreich sind auch Campolon und Pernaemyl (etwa 20 mg-%), ferner der Vitaminkomplex (B.V.K.) Roche mit 2 und 4 und 15 mg, sowie das Polybion Merck mit 2 mg.

Zum Schlusse sei noch erwähnt, daß wie bei jedem Vitamin so auch beim Lactoflavin Versuche bei allen möglichen nicht avitaminotischen Krankheiten mit ähnlichen Erscheinungen angestellt wurden und z.T. noch angestellt werden. Die Dermatologen verwenden es bei ungefähr allen Dermatitiden und Dermatosen, selbst luetischen Keratitiden, die Gynäkologen bei unspezifischem Fluor und Vaginitis. Bei Herz- und Leberkrankheiten vor allem mit Ödemen und Ascites soll es diuretisch wirken, bei Phlorrhizin und renalem Diabetes die Glykosurie herabsetzen. Die Erfolge sind wechselnd und selten wirklich überzeugend.

4. Die Pellagra

Das Wort Pellagra erscheint zuerst in einer Arbeit von FRAPPOLI (1771) und bedeutet Rauhhaut (pelle-agra). Die erste nähere Beschreibung (1730) geht aber schon auf CASAL, einen spanischen Arzt, nach dem der Pigmentring am Halse seinen Namen hat, zurück. Die ursprünglich in Europa nur in Spanien, Italien und auf dem Balkan vorkommende Krankheit trat 1864 auch in Amerika auf. 1881 wurden hier bei 16,5 Millionen Einwohner 100000 Pellagrakranke gezählt. Nach SEBRELL [zit. bei SPIESS u. BUTT (Z)] starben im Jahre 1930 allein im Staate Nordkarolina 1037 Personen an Pellagra, 6mal soviel wie an Diphtherie und 20mal soviel wie an Malaria. Betroffen wurde in den genannten Ländern, sowie in Griechenland, Türkei, Südamerika und Ostasien ganz vorwiegend die ärmere, Maisessende Bevölkerung, so daß längere Zeit an eine Intoxikation oder bei dem manchmal schlagartigem Einsetzen der Erkrankungen an eine Infektionskrankheit als Ursache gedacht wurde. FUNK (Z) nahm 1914 als erster eine Avitaminose an, GOLDBERGER u. Mitarb. nannten das von ihnen noch nicht identifizierte Vitamin P-P-Faktor (Pellagra-Präventiv-Faktor). 1937 wurde dieser Stoff von ELVEJEM als Nicotinsäure, die HUBER [zit. bei SPIESS u. BUTT (Z)] schon 1867 aus Nicotin chemisch hergestellt hatte, erkannt; und als es dann SPIESS und FRONTALI gelang, mit Nicotinsäure und ihrem Amid die Pellagra zu heilen, stand die Avitaminosenatur dieses Leidens endgültig fest.

In England ist die Pellagra äußerst selten. Das gleiche gilt für Deutschland. Ich selbst habe nur 2 abortive Fälle gesehen, von denen der eine Selbstmord beging.

BÜRGER (Z) konnte in dem großen Krankengeschichtsmaterial der Leipziger mediz. Klinik aus den Jahren 1930 bis 1941 nur 7 Fälle von Pellagra herausfinden, von denen 3 primärer Natur waren, die 4 anderen sekundär nach schweren Magen-Darmerkrankungen bzw. Lebercarcinom auftraten. Dermatologische und psychiatrische Kliniken sehen etwas mehr. So berichtet der Psychiater WAGNER über 28 Fälle. Die Unterernährungsjahre haben die Zahlen wohl

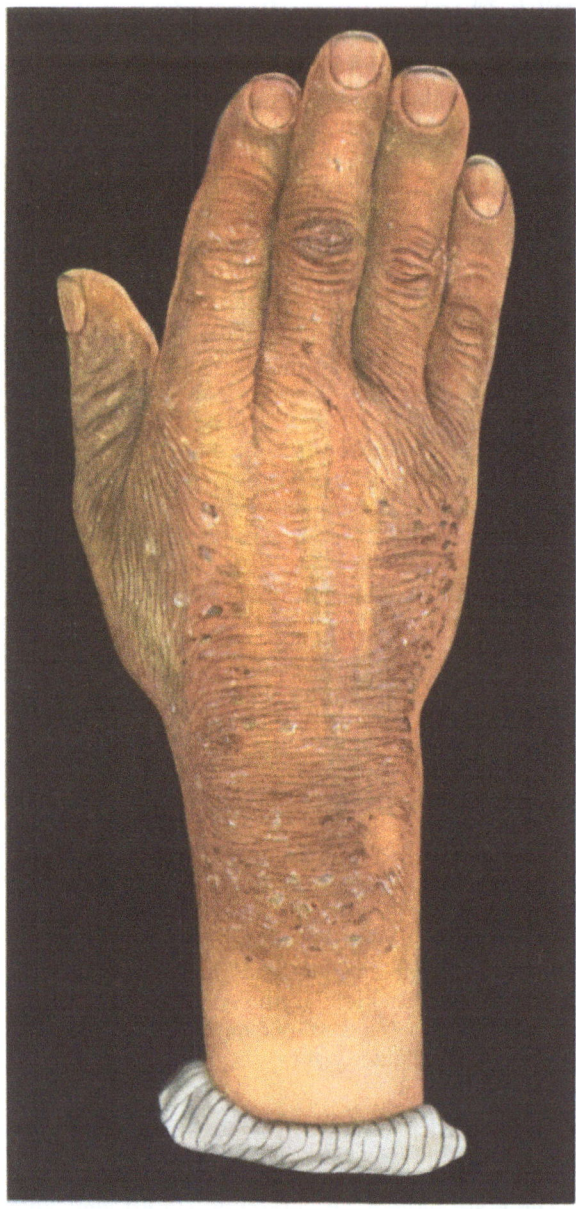

Abb. 15. Handrücken eines Pellagra-Kranken (Abb. aus Handb. der Haut- und Geschlechtskrankheiten, Bd. IV/2. Springer-Verlag 1933)

erhöht, doch liegen m. W. bisher noch keine größeren Berichte vor.

Die Hauptsymptome sind die 3 großen D's: Dermatitis-Diarrhoe-Dementia.

SPIESS u. BUTT (Z) unterscheiden 5 verschiedene *Formen*:

1. Die endemische primäre infolge Mangelernährung an Eiweiß, Mineralien und Vitaminen.

2. Die sekundäre im Anschlusse an organische Leiden, besonders des Magentractus, der Leber und nach Operationen.

3. Die alkoholische oder Pseudopellagra infolge mangelhafter Nahrungsaufnahme bei Alkoholikern.

4. Eine fehldiätetische durch einseitige B₂ avitaminotische Ernährungsregime bei bestimmten Krankheiten.

5. Bedingt durch abnormen Nicotinsäurebedarf infolge abnorm starker Muskelarbeit, Wachstum, Schwangerschaft, Lactation, Infektionen und Hyperthyreoidismus.

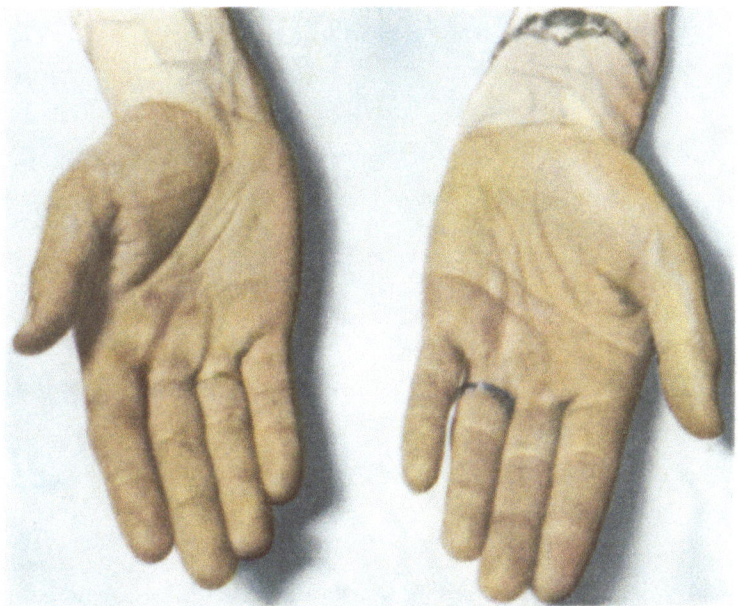

Abb. 16. Handflächen eines Pellagra-Kranken
(Abb. aus Handb. der Haut- und Geschlechtskrankheiten, Bd. IV/2. Springer-Verlag 1933)

Die *Prodromalerscheinungen* sind die gleichen wie bei fast allen Avitaminosen, nur stehen die psychisch-nervösen Zeichen wie Schlaflosigkeit, Kopfschmerzen, allgemeine Reizbarkeit, Gedächtnisschwäche und Depression im Vordergrunde. Dazu kommt oft ein brennendes Gefühl in Mund und Magen.

Die *Haut* erkrankt in Gestalt von Erythemen, Pigmentierungen und Hyperkeratosen. Die Dermatitis tritt vor allem an den dem Licht und anderen Einwirkungen wie Druck z. B. der Kleider ausgesetzten Körperteilen ziemlich symmetrisch auf. Es sind dies Gesicht, Hals, hier in Form des CASALschen Halsbandes, ferner Ellenbogen, Handrücken, Scrotum und Fußrücken. Allmählich können auch andere Körperteile ergriffen werden, nur Hand- und Fußteller bleiben meist frei. Es beginnt mit Rötung, Juckreiz und Brennen ähnlich wie beim Sonnenbrand. Wie bei diesem hebt sich meist die Epidermis mit Blasen oder Schuppen ab, nachdem sie vorher oft eine bräunlich dunkle Farbe angenommen hat. Sekundärinfektionen und Geschwüre stellen sich leicht ein. Weitere Schübe führen dann zu starker Indurierung und Verdickung, so daß die Haut rauh wird, eine Beschaffenheit, der die Krankheit ihren Namen verdankt.

Die Abbildungen 15—17 geben davon einen Begriff.

Sehr instruktive Bilder bringen auch die Darstellungen von LAVINDER sowie BICKNELL u. PRESCOTT (Z).

Der Verdauungstractus ist in seinen Schleimhäuten fast immer mit ergriffen, manchmal sogar zuerst.

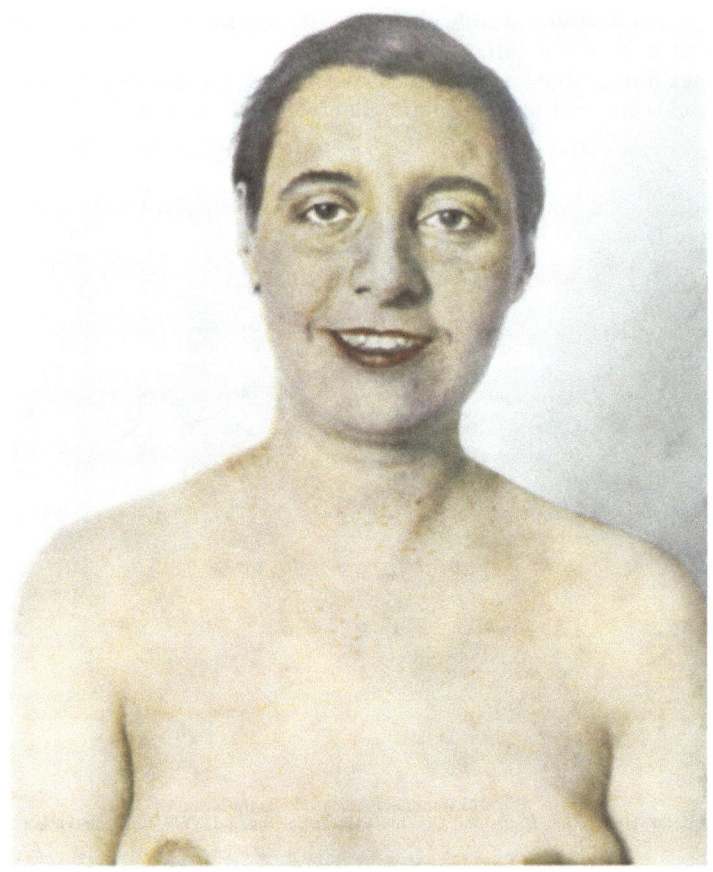

Abb. 17. Gesicht- und Brustverfärbung bei Pellagra
(Abb. aus Handb. d. Haut- und Geschlechtskrankheiten, Bd. IV/2. Springer-Verlag 1933)

Die Schleimhäute des Mundes werden rot und schwellen an. Manchmal entwickelt sich eine ausgesprochene Cheilosis und Stomatitis mit Speichelfluß. Häufiger aber ist eine desquamierende Glossitis, die zu einer lingua geographica führt, eventuell mit aphthösen Geschwüren.

In ausgesprochenen Fällen fehlen fast nie Magendarmsymptome mit Appetitlosigkeit, Übelkeit, Erbrechen und Leibschmerzen. Im Magen besteht Achylie, zum Teil sogar eine histaminrefraktäre. Der Darm reagiert mit Obstipation, dann aber setzen oft profuse, faulig-gärige Durchfälle infolge Entzündung der gesamten Darmschleimhaut und abnormer Gärungsprozesse wie bei Sprue ein. Sie führen in Verbindung mit der herabgesetzten Nahrungszufuhr zu einer Senkung des Grundumsatzes, negativer N-Bilanz, Porphyrinurie (Koproporphyrin) als Ausdruck einer Leberschädigung und starker Abmagerung. Manchmal kann infolge der Sekundärinfektionen auch mäßiges Fieber bestehen. Anämien und kardiovasculäre Störungen (Tachykardie, Hypotonie, EKG-veränderungen) sind nicht selten.

Das *Nervensystem* ist bei der Pellagra in einer Stärke mitbetroffen wie bei keiner anderen Avitaminose, auch nicht bei der Beri-Beri. Teils liegen sie auf neurologischem Gebiete, hauptsächlich aber in der psychischen Sphäre. Sowohl die peripheren Nerven können im Sinne einer Polyneuritis mit Schmerzen, Sensibilitätsstörungen, seltener mit schlaffen Paresen affiziert werden, wie auch das pyramidale und extrapyramiale System. So können sich epileptische Anfälle, Pupillenstörungen, spastisch-ataktische Paresen entwickeln. Blase und Mastdarminnervationen bleiben fast immer intakt. In einem Drittel der Fälle entwickeln sich ausgesprochene psychische Veränderungen bis zu echten Psychosen. GREGOR u. a. haben sie eingehend beschrieben. In leichten Fällen sind es nur pseudoneurasthenische Erscheinungen wie Übererregbarkeit, rasche Erschöpfung, Schlaflosigkeit, Stimmungsschwankungen vorwiegend depressiver Art, Nachlassen von Gedächtnis, Konzentration und Auffassungsgabe. In 5—10% der Fälle entwickeln sich vor allem in chronischen Fällen nach C. H. LAVINDER ausgesprochene Psychosen und zwar fast jeder Art. Es sind nicht nur akute Verwirrungszustände mit Halluzinationen und Angstpsychosen, sondern auch Bilder, die an Schizophrenie mit Stuporen, echte Melancholien, manisch-depressives Irresein erinnern und von diesen Krankheiten schwer oder gar nicht zu trennen sind. Werden diese Kranken nicht beizeiten in Irrenanstalten untergebracht, so kann es zu kriminellen Handlungen und sogar zu Selbstmord kommen, wie ich es selbst in einem Falle erlebte und wie es auch sonst beschrieben ist (vgl. STRAMBI u. BABCOCH u. a.).

Die Pellagra ist wie alle Avitaminosen ein chronisches Leiden, das sich unbehandelt über viele Monate und Jahre erstrecken kann. Zu bestimmten Jahreszeiten, besonders Frühling und Frühsommer kommt es meist wohl in Abhängigkeit von der Ernährung zu akuten Schüben, die sich nur zum Teil zurückbilden. Der allgemeine Kräfteverfall und die Abnahme der immunitären Resistenz begünstigt das Auftreten von Infektionen nicht nur harmloser, lokaler Art, wie sie schon erwähnt wurden, sondern auch von Bronchitis, Pneumonie, Tuberkulose und Sepsis. Auch eine Nephritis, die primär nicht zur Pellagra gehört, kann sich einstellen. Alles das zeigt, daß wir hier ein sehr ernstes Leiden vor uns haben.

Die *Prognose* der unbehandelten Krankheit ist recht ungünstig. Die Mortalität beträgt dann etwa 10%. 1928 starben in den Südstaaten von Nordamerika 7060 Pellagrakranke, d. h. 22,4 auf 100000 Einwohner. 1940 war die Zahl bereits auf 5,1 auf 100000 zurückgegangen. 1938 erlagen in ganz Nordamerika von einer halben Million dieser Kranken jährlich nach DE KLEINE noch 3500, d. h. 7%. In Chile betrug die Mortalität nach ALESSANDRI u. Mitarb. sogar 1942 noch 26%.

Mit der Entdeckung der Pellagra als Nicotinsäureavitaminose und mit der Durchführung einer entsprechenden Behandlung ist die Mortalität rapide weiter abgesunken. Selbst ganz Schwerkranke lassen sich noch heilen und zwar meist ohne Residuen. Nur verwahrloste unerkannte und deshalb unbehandelte Kranke sterben heute noch in den Kulturländern an dieser Krankheit, meist infolge Erschöpfung und Kreislaufkollaps.

Die *Diagnose* der Pellagra ist, wenn die 3 D (Dermatitis-Diarrhoe-Dementia), vorhanden sind, kaum zu verfehlen. Schwierigkeiten kann nur die Hypovitaminose machen. Zur Erkennung des entscheidend wichtigen Erythems gehört Erfahrung. Sind bereits Pigmentierungen da, so ist die Diagnose sicher. Darm- und Nervensymptome sind zu uncharakteristisch, um aus ihnen allein einen sicheren Schluß zu ziehen. In Deutschland wird die Natur der Krankheit wohl oft übersehen, weil nicht an sie gedacht wird. Es wäre merkwürdig, wenn sie gerade in den Hungerjahren zumal in Großstädten wenigstens in ihrer abortiven Form nicht häufiger vorgekommen wäre. Wichtig ist stets die Ernährungsanamnese. Die Laboratoriumsuntersuchungen [vgl. die Ausführungen bei Bicknell u. Prescott (Z)] leisten diagnostisch vorläufig noch nicht sehr viel.

Die *pathologisch-anatomischen* Befunde (näheres vor allem bei Lavinder) sind außerordentlich vielseitig und betreffen fast alle Organe.

An der *Haut* sind es im Anfangsstadium Gefäßinjektionen und Coriumödem. Daran schließt sich eine Hyperplasie des Rete mit Hyper- und Parakeratosen sowie im weiteren Verlaufe eine Bläschenbildung und Hyperpigmentierung. Die manchmal abnorm dünne Epidermis löst sich im letzten Stadium in Schuppen und Fetzen ab.

Die Veränderungen sind auffallend symmetrisch, so daß von den meisten Autoren an eine zentralnervöse Auslösung gedacht wird. Die Zungenveränderungen wurden schon beschrieben. An die entzündlichen Erscheinungen kann sich eine Atrophie mit Verschwinden der normalen Capillen und glatter, glänzender, oberflächlicher Epithelschicht anschließen. Ähnliche Veränderungen kommen an Wangen- und Pharynschleimhaut vor. Während der Magen gewöhnlich keine Veränderungen aufweist, zeigt die Darmschleimhaut fleckförmige Hyperämien, Entzündungen und auch Epithelverluste, in schweren Fällen Ulcera; Pigmentierungen fehlen nur selten. Das gilt auch für Herz und Leber, selbst Nieren. Das *Herz* ist oft atrophisch und enthält viel braunes Pigment. Die oft kleine und atrophische Leber weist neben Pigmentvermehrung oft venöse Stauung und Bindegewebswucherung auf.

Während die *Nieren* fast nie verändert sind, kommt es in den Nebennieren, die wegen der Pigmentierungen und fraglichen Beziehungen zum M. Addison besonderes Interesse besitzen, zu capillären Blutungen, Zellinfiltrationen und Degenerationen sowie Pigmentierungen im Mark.

Die stärksten und universellsten Veränderungen bietet zweifellos in allen schweren Fällen das *Nervensystem*. Am Gehirn fallen Ödem, Rindenatrophie, Hämorrhagien, Gefäßsklerosen und vor allem Pigmentierungen auf. Die Nervenzellen sind in fast allen Teilen, auch in dem Sympathicusganglien, degenerativ verändert. Die Neuroglia proliferiert und die Gliazellen können vermehrt sein. Am Rückenmark kommt es zu Veränderungen der Häute im Sinne leichter Entzündungen und Adhäsionen. Die Ganglienzellen und Achsenzylinder degenerieren.

In manchen Fällen entsteht eine kombinierte Sklerose der Seiten- und vor allem der Hinterstränge.

Therapie. Mit der Erkennung des Wesens der Pellagra als eine Nicotinsäuremangelerkrankung ist heute die Behandlung auf eine sichere und erfolgreiche Basis gestellt worden. Die Ernährung muß die nicotinsäurereichen Nahrungsmittel bevorzugen. Es sind das im Prinzip die gleichen wie bei der ganzen B-Gruppe. An der Spitze steht die Trockenhefe mit 50 mg-% und die Leber, vor allem von Hammel (40—45 mg-%), ihr folgen Leber von Kuh, Kalb und Schwein mit 15 mg-%, Fischleber, Niere und Fleisch mit etwa 10—12 mg-%, während die Fische sonst, auch der Rogen — dies im Gegensatz zu Lactoflavin — nur wenig enthalten. Von den Cerealien sind Kleie und Vollkorn am reichsten (etwa 2 bis 6 mg-%). Kartoffeln, Gemüse, mit Ausnahme einzelner in dieser Richtung sehr hochwertiger Pilze (Pfifferling und Reitzker), Obst, Eier, Milch und Milchprodukte enthalten entweder gar keine oder nur minimale Mengen (unter 2 mg-%). Der *Minimalbedarf* an Nicotinsäure und seinem Amid beträgt je nach Alter, Geschlecht, körperlicher Belastung (Arbeit, Schwangerschaft, Stillen) täglich etwa 10 bis 20 mg und bei gesteigertem Bedarf durch Infektionen, Hyperthyreoidismus bis 30 mg und darüber hinaus. Beim Gesunden in normalen Zeiten besteht nie die Gefahr einer Hypovitaminose.

Bei Pellagrasymptomen genügt die Ernährung allein zur Heilung nicht. Es müssen *hochdosierte Handelspräparate* zu Hilfe genommen werden. Genannt seien Nicotinsäureamid Bayer (Tabletten zu 0,25 und Ampullen zu 0,1), Benicot (Hoffman-La Roche (0,1 g in Tabletten und Ampullen), Nicobion Merck (Tabletten zu 0,2 und Ampullen zu 0,1 g) und Niozym (Zyma Blaes) in Tabletten zu 25 mg und Ampullen zu 0,1. Mit der Dosierung, am besten als Injektion, muß bis 0,5—1,0 g in schweren Fällen täglich und das oft lange Zeit hindurch hinaufgegangen werden, um Heilungen zu erzielen, was in chronischen, schweren Fällen Wochen und Monate dauert. Bei Hypovitaminosen wie Hyperkeratosen, Glossitis, manchen Durchfällen und Leberschädigungen kommt man gewöhnlich mit kleineren Mengen aus.

Auf der Jagd nach Hypovitaminosen haben Dermatologen und Psychiater bei allen möglichen Haut-, Nerven- und Geisteskrankheiten die Nicotinsäuretherapie versucht. Die Liste ist zu groß, um sie hier alle aufzuzählen [Zusammenstellung und Lit. bei STEPP, KÜHNAU u. SCHRÖDER (Z), 7. Aufl., S. 314ff.]. Neben einzelnen positiven Ergebnissen stehen Versager, die letzteren sind wohl in der Überzahl, zumal, wenn man bedenkt, daß nur ein sehr kleiner Teil von ihnen publiziert wird. Überwiegend günstig scheinen die Resultate nur bei gewissen toxischen *Porphyrien* (VANOTTI) und beim Röntgenkater.

Überdosierungen sind nicht zu befürchten, da toxische Erscheinungen erst bei außerordentlich hohen Dosen (4—7 g/kg in Tierversuchen) auftreten. Das Amid ist etwa doppelt so toxisch wie die freie Säure.

5. Andere A- und Hypovitaminosen des B-Komplexes beim Menschen

Gegenüber den bisher besprochenen 3 Hauptkrankheiten des B-Komplex-Mangels spielen andere Defizitkrankheiten dieser Gruppe beim Menschen nur eine untergeordnete und z. T. umstrittene Rolle.

Dies gilt zunächst für das B_6 *(Pyridoxin, Adermin)*. Eine echte primäre B_6-Avitaminose gibt es anscheinend beim Menschen nicht, da der Bedarf an diesem Vitamin, soweit er nicht durch die in der gewöhnlichen Kost bereits genügende Zufuhr gedeckt wird, durch enterale Synthese zur Verfügung gestellt wird.

Experimentell hat man beim Menschen [zit. nach W. STEPP u. Mitarb. (Z), 7. Aufl., S. 359] festgestellt, daß längere B_6-freie Ernährung zu Depressionen, Verwirrungszuständen, hyperchromen Anämien, bei Kindern zu Gewichtsstillständen und soborrhoischen Hautveränderungen führt, Erscheinungen, die bei 10 mg Pyrodoxinzufuhr täglich ziemlich rasch verschwinden.

Ähnlich wie bei Vitamin B_6 liegen auch die Verhältnisse bei der *Pantothensäure* und dem *Biotin* (Vitamin H). Auch hier ist angesichts der meist genügenden Zufuhren in der Nahrung und reichlicher Synthese durch Darmbakterien beim Menschen keine Defizitkrankheit (A. Pantothenose) bekannt.

Auch scheinen keine experimentellen Untersuchungen mit Pantothenfreier Kost beim Menschen vorzuliegen. Wohl aber gibt es bei *Biotinmangel* beim Menschen einige Beobachtungen. Spontaner Biotinmangel ist nur einmal unter ganz abnormen Ernährungsbedingungen beschrieben worden [zit. bei K. LANG u. O. RANKE (Z), S. 229]. Es handelte sich um einen Menschen, der Jahrzehnte hindurch regelmäßig täglich enorme Mengen von rohen Eiern (bis 10—12 Stück pro Tag) zu sich nahm. Er erkrankte an einer chronischen Dermatitis, die durch Biotinzufuhr sowie durch erhebliche Einschränkung des Eierkonsums beseitigt werden konnte.

Experimentelle Untersuchungen stammen von SEYDENSTRICKER u. Mitarb. mit langdauernder Zufuhr von täglich 200 g getrocknetem Eierklar bei gesunden Menschen. Sie erkrankten nach 4—7 Wochen an schuppender Dermatitis mit Pigmentanomalien, Zungenveränderungen, EKG-Anomalien und nervöser Übererregbarkeit, Störungen, die sehr rasch auf Biotinzufuhr schwanden.

Mangelerscheinungen bei der *Paraaminobenzoesäure* gibt es beim Menschen nicht, selbst wenn das Darmbakterienwachstum durch große Mengen von Sulfonamiden und ähnlichen Hemmstoffen erheblich eingeschränkt wird.

Gibt es eine *Folsäure A- oder Hypovitaminose beim Menschen?*

Diese Frage ist heute noch kontrovers und deshalb m. E. noch nicht spruchreif. Sicher scheint zu sein, daß der Bedarf des gesunden Menschen durch Zufuhr und Bakterientätigkeit hinreichend gedeckt ist.

Die zahlreichen Mangelerscheinungen, besonders auf dem Gebiete der Blutbildung bei Tieren, wurden im Vitamin-Kapitel bereits geschildert. Wie aber steht es beim Menschen? Experimente über künstlich erzeugten Mangel gibt es m. W. nicht. Wohl aber kann reichliche Zufuhr von Folsäureantagonisten, wie Aminopterin oder Amethopterin, zu solchen führen, besonders bei der Blutbildung und an den Schleimhäuten. Eine primäre, alimentär bedingte Folsäure-Avitaminose gibt es aber beim Menschen nicht. Störungen treten erst auf, wenn infolge schwerer Resorptionsstörungen von Seiten des Darms die Aufnahme der in der Nahrung enthaltenen und von den Darmbakterien gelieferten Folsäure schwerst gelitten hat, wie bei Sprue, Cöliakie und schwersten Enterocolitiden. Dann kann es in seltenen Fällen zu einer sekundären Folsäure-Avitaminose kommen, die an dieser Stelle nur indirekt interessiert und die gleichen Erscheinungen wie bei Tieren macht.

In diese Gruppe gehört wahrscheinlich auch die seltene *Megaloblastenanämie* der Graviden, die offenbar einen hohen Folsäurebedarf haben, ferner die in ihrer Genese noch weitgehend unbekannte Myeloblastenanämie der Säuglinge, weil sie auf Folsäure außerordentlich gut und rasch anspricht. Wirksam ist hier vor allem der Citrovorumfaktor und Leukovorin.

Auch bei gewissen makrocytären Anämien infolge chronischen Eiweißmangels, der den Folsäurebedarf erhöht, liegt ein gewisser Folsäuremangel vor.

Die echte perniziöse Anämie ist im Gegensatz zu einer bei der Entdeckung der Folsäure aufgestellten Theorie keine reine Folsäure-Avitaminose, wenn sie auch bei hoher Dosierung (10—25 mg täglich per os) glänzende Remissionen hervorrufen kann.

Zur Aufrechterhaltung des guten Status werden aber immer größere Folsäuremengen erforderlich und schließlich können sie vollkommen versagen (zahlreiche, vor allem amerikanische Arbeiten, zit. bei W. STEPP u. Mitarb., neueste Auflage, S. 518ff., 1953). Vor allen Dingen aber vermag sie im Gegensatz zur Lebertherapie bzw. B_{12} die funikuläre Myelose der Pernitiosa nicht zu beseitigen. Oft wird sie bei längerer Dauer sogar verschlimmert, vielleicht indem sie einen vermehrten Verbrauch an B_{12} herbeiführt.

Von *Handelspräparaten* der Folsäure seien Eryfol („Roche", 10 mg Formylfolsäure + 30 B_{12} in Ampullen), Folcidin („Bayer", Tabletten zu 5 mg oder Ampullen mit 15 mg Folsäure-methyl-glutaminsalz), Folinor („Nordmark") und „Folsan" (Rhenania, Kali-Chemie) in gleicher Art und Dosierung wie Folcidin genannt.

Der besonders wichtige Citrovorumfaktor wurde bisher nur von den Lederle Laboratories (Am. Cyanamid Co, Pearl River) in New York hergestellt, in Deutschland ist es neuerdings durch die Fa. A. Zettel, Garmisch-Partenkirchen, erhältlich.

Mangelerkrankungen durch *Inosit*, einen lipotropen Faktor, der vielfach auch zum B-Komplex gerechnet wird, sind beim Menschen unbekannt. Der Bedarf wird hier von R. J. Williams auf 1 g pro die geschätzt.

Ebensowenig gibt es beim Menschen eine Cholinmangelerkrankung. Unter den gesamten Vitaminen der B-Gruppe spielt wohl das B_{12}, das wirksame Prinzip der Leber für die Blutbildung, die größte Rolle, denn sein Fehlen führt zur Anaemia pernitiosa, und schon Mengen von 5—10 γ pro die vermögen die Krankheitserscheinungen zu beseitigen und sie bei seltener periodischer Darreichung auch latent zu lassen (eingehende Literatur bis 1949 bei T. D. Spies, R. M. Suarez u. G. G. Lopez).

In diesem Sinne gehört auch die pernitiöse Anämie zu den Avitaminosen. Doch liegen die Verhältnisse hier sehr kompliziert, so daß diese Anämie in der Regel nicht unter die Avitaminosen, sondern wohl mit mehr Recht unter die Blutkrankheiten gerechnet wird. Ich verzichte daher auf eine Darstellung an dieser Stelle und verweise auf die entsprechenden Kapitel in den Lehr- und Handbüchern der inneren Medizin, insbesondere auf die neueste umfassende, ausgezeichnete monographische Darstellung im Bande „Blutkrankheiten" von L. Heilmeyer u. Begemann in der 4. Auflage des Handbuchs der inneren Medizin (1951).

6. Die C-A- und Hypovitaminose
(Skorbut und Möller-Barlowsche Krankheit)

Der Name Skorbut (engl. scurvy) kommt wahrscheinlich von dem holländischen scorbeck = Mundgeschwür. Die Möller-Barlowsche Krankheit ist die kindliche Form des Skorbuts, die sich vor allem am Knochen abspielt.

Beide Krankheiten kommen heute in voller Ausprägung in Europa und Nordamerika kaum noch vor, während Hypovitaminosen etwas häufiger sind. Selbst im zweiten Weltkrieg trat Skorbut vorübergehend nur in einzelnen Kriegsgefangenenlagern auf und konnte mit minimalen Mengen von 10 mg Vitamin C beseitigt werden. Selbst bei lange Zeit eingeschlossenen Truppenteilen auf dem östlichen Kriegsschauplatz konnte er nicht beobachtet werden. Wie es damit bei unseren Gefangenen in Rußland bestellt ist, wissen wir nicht. Zahlreiche Heimkehrer, die ich nach ihrer Rückkehr befragte, wußten darüber nichts zu berichten. Auch hinsichtlich der Unterernährungsjahre finden sich keine umfassenden Angaben in der Literatur, obwohl die Nahrung sicher lange Zeit hindurch erhebliche Defizite an Ascorbinsäure gehabt hat. Das ist sehr bemerkenswert, denn es spricht dafür, daß der Minimalbedarf an Vitamin C in der Nahrung offenbar sehr niedrig sein kann, so daß in Zeiten der Not entweder eine erstaunliche Anpassung oder sogar eine Selbstbildung im Organismus stattfindet (vgl. das Vitamin-Kapitel).

Im 13. Jahrhundert war der Skorbut die gefürchtete Krankheit der Seefahrer. Vasco da Gama soll bei seiner Umseglung von Afrika 1498 von 160 Mitgliedern der Besatzung seines Schiffes 100 an Skorbut verloren haben. Auch die Kreuzzugsfahrer sollen schwer durch diese Krankheit betroffen worden sein. In verwahrlosten Gefängnissen und Irrenanstalten konnte sie ebenfalls früher zeitweise fast epidemieartig auftreten.

Schon früh werden Heilmittel erwähnt, so von J. Cartier (1535) bei kanadischen Indianern Fichtelnadelextrakte, die z. T. heute noch im nördlichen Skandinavien verwendet werden. Lind, der 1757 schon ein eigenes Buch über die Behandlung dieses Leidens veröffentlichte, nennt als beste Therapie den Genuß von Citrusfrüchten und grünen Gemüsen, die sich in der Folgezeit dann bald als die Methode der Wahl durchsetzten (weitere Historie bei W. H. Fähndrich).

Die deutschen Erfahrungen beziehen sich vor allem auf die Massenerkrankungen im ersten Weltkriege. SALLE u. ROSENBERG haben 24 derartige Epidemien beim deutschen Feldheer und in einzelnen von ihm besetzten Ländern zusammengestellt. Nur eine betraf den Westen, die anderen traten im Osten, vor allem gegen Ende des Krieges auf, in Rußland, im östlichen Österreich und auf dem Balkan, insbesondere in Rumänien. Es waren Gegenden, in denen die Zivilbevölkerung in weit höherem Maße davon befallen war. Die Maxima der Zugänge fanden sich ausgesprochen im April bis Juni, den Monaten, in denen die Wintergemüse nicht mehr und die frischen Sommergemüse noch nicht zur Verfügung standen. Das klinische Bild ist das einer hämorrhagischen Diathese, worunter die Neigung zu Blutungen und das tatsächliche Auftreten von Blutungen an den verschiedensten Körperstellen verstanden wird. Das Wort Diathese bedeutet dabei ganz im antiken Sinne (vgl. z. B. KREHL) „Krankheitsbereitschaft". Es ist das eine im Endeffekt ziemlich gleiche Krankheitsmanifestation ätiologisch ganz verschiedener Leiden, die durch das gemeinsame Band einer abnormen Blutbeschaffenheit oder einer abnormen Gefäßbeschaffenheit bzw. beiden verknüpft sind. Echte Blutkrankheiten wie schwere Anämien und akute Leukämien, Hämophilie, akute Infekte, Leberschädigungen, Avitaminosen und unbekannte Ursachen, wie z. B. bei der essentiellen Thrombopenie FRANKS wirken sich dabei in außerordentlich ähnlicher Weise aus. Bemerkenswert ist, daß, wie bei allen Avitaminosen und Infekten, unter gleichen Verhältnissen immer nur ein Teil erkrankt. Als Latenzzeiten werden für Erwachsene 4—5 Monate, für Kinder 6—8 Wochen angegeben.

Prodomalerscheinungen fehlen beim Skorbut vor allen Dingen in leichten Fällen, sind aber oft ganz analog der Inkubationszeit einer akuten Infektion oder anderer Avitaminosen sehr deutlich vorhanden in Gestalt von Allgemeinstörungen, wie abnorme Mattigkeit, Abgeschlagenheit, Herzklopfen, elendem Aussehen, evtl. Cyanose der Schleimhäute, Energielosigkeit und Depression. In stärkerer Weise scheinen sie nur bei allgemein unterernährten und schwächlichen Individuen in die Erscheinung zu treten.

SALLE macht auf eine *eigentümliche Beschaffenheit der Haut* (Trockenheit, Sprödigkeit, Hervortreten der Haarbälge, Epitheldesquamation usw.) in der Latenzperiode aufmerksam. Bei den oft geklagten, rheumatischen Schmerzen in den Beinen ist es meist schwer festzustellen, ob sie wirklich noch Prodromalsymptome sind oder schon die Folge bereits eingetretener Blutungen in der Tiefe. Von der gleichfalls nicht seltenen Hemeralopie ist es nicht sicher, ob sie wirklich zum Skorbut gehört oder, wie SALLE u. ROSENBERG (S. 106) annehmen, Ausdruck einer gesonderten Stoffwechselstörung ist. Wahrscheinlich handelt es sich um eine begleitende A- oder B-Avitaminose.

Nach diesem etwas farblosen Prodomalstadium kommt dann die Krankheit in Gestalt multipler Blutungen zur deutlichen *Manifestation*. Sitz, Stärke und Ausbreitung können dabei außerordentlich wechseln. Nach SALLE u. ROSENBERG sind die Prädilektionsstellen in fallender Häufigkeit: 1. Zahnfleisch, 2. Muskulatur, 3. subcutanes Gewebe, 4. Haut, in weitem Abstande Gelenke und Periost, nur ganz ausnahmsweise innere Organe (Niere und Darm).

Die ersten Hämorrhagien zeigen sich gewöhnlich an den Unterschenkeln und zwar sowohl in der Haut als auch in der Muskulatur. Die einzelne Petechie kann dabei klein wie bei einem Floh- oder Schnakenstich sein, der erfahrungsgemäß bei Menschen, die viel unter diesen Schmarotzern zu leiden haben, nur eine kleine flächenhafte Blutung ohne Schwellung setzt. Das Zentrum sind die Haarfollikel. Nur selten kommt es in der obersten Haut zu größeren Austritten oder zum Konfluieren zahlreicher Herde. Prädilektionsstellen sind vor allem die Beugeseiten der

Extremitäten oder solche Partien, die einem gewissen Druck ausgesetzt sind (durch Strumpfbänder, Armbanduhren, Stuhlkanten usw.).

Die Blutungsbereitschaft läßt sich nach dem Vorgang von Rumpel-Leede sehr schön durch das Anlegen einer Gummistaubinde nachweisen. Nach 5—10 min maximaler Stauung kommt es entweder an der betreffenden Stelle oder peripher davon zu Hautblutungen. Obere Extremität und Stamm werden von den Hämorrhagien nicht so häufig betroffen, Gesicht und Kopfhaut bleiben stets frei.

Da, wo größere oberflächliche Blutungsherde sich ausbilden, gehören sie der Subcutis an, hier kann es auch bei großer Ausdehnung zu ausgesprochenen Ödemen kommen. Mit zunehmender Veränderung des Blutfarbstoffs und der Resorption nehmen die anfangs roten oder blauroten Extravasate einen grünen oder gelben Farbton an. Die betreffenden Stellen bleiben selbst bei rascher Resorption oft noch lange durch einen grauen Farbton kenntlich.

Die besonders häufigen Blutungen in die Muskulatur geben sich meist nur durch „rheumatische" Schmerzen zu erkennen. Mit zunehmender Größe kann es aber zu ausgesprochenen Auftreibungen und Verfärbungen der betreffenden Gliedmaßenteile, insbesondere der Waden, kommen. Bei den sehr seltenen Abszedierungen und Durchbrüchen nach außen sind wohl immer Sekundärinfektionen im Spiel.

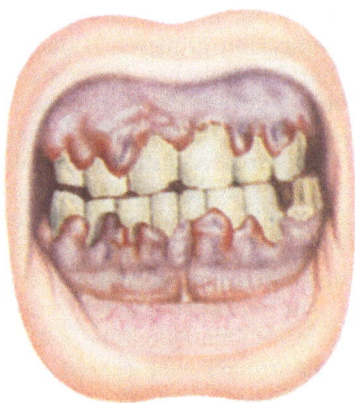

Abb. 18. Zahnfleischveränderungen bei Skorbut (nach Salle)

Besonders charakteristisch sind die *Zahnfleischveränderungen*, die ebenso selbst bei schweren Fällen gänzlich fehlen wie einzig sinnenfällige Manifestation der Krankheit sein können. Sie stellen sich dar als eine mit besonders starker Hyperämie und Blutungsneigung einhergehende Gingivitis und entwickeln sich nur um die Zähne herum, so daß zahnlose Menschen überhaupt nicht befallen werden; ebenso bleiben die zahnlosen Stellen des Zahnfleisches frei. Die entzündeten, von Blutungen bald durchsetzten Schleimhautpartien können wulstartig über den Alveolarfortsatz herabhängen (vgl. nebenstehende Abb. 18). Sie bluten bei leisester Berührung, beim vorsichtigen Zähneputzen, beim Abbeißen, selbst beim Kauen. Da die Schwellungen mit sehr heftigen Schmerzen einhergehen, kann die Nahrungsaufnahme aufs schwerste leiden, ja unmöglich sein. Durch Läsionen und Sekundärinfektionen kommt es leicht zu geschwürigem Zerfall mit der Bildung schmutziggrauer, pseudodiphtherischer Membranen im Sinne einer eitrigen Gingivitis und bei weiterer Ausbreitung selbst einer Stomatitis ulcerosa. Dann entströmt dem Munde solcher Kranken ein widerlicher, oft aashafter Fäulnisgeruch, der besonders reichlich gebildete Speichel mischt sich mit Blut und Gewebszerfallstücken und zwingt den Kranken zu dauerndem Ausspucken und Spülen, falls er es nicht vorzieht, den üblen Mundhöhleninhalt herunterzuschlucken. Diese schweren Zahnfleischveränderungen ziehen sehr bald auch die Zähne in Mitleidenschaft. Sie werden ihres Haltes beraubt und dadurch locker und fallen aus. Selten sind tiefergreifende Nekrosen der Alveolarfortsätze.

Andere Schleimhautgebiete werden scheinbar nie ergriffen, schon der Pharynx bleibt gewöhnlich frei, erst recht das Rectum, nur vereinzelt sind sehr schwer stillbare Nasenblutungen, noch seltener Darmblutungen beschrieben worden.

Dagegen sind relativ häufig die serösen Häute sowohl der großen Körperhöhlen wie der Gelenkhöhlen insbesondere des Knies in Form hämorrhagischer Ergüsse befallen.

Am Knochen und an den Gelenken überwiegen die periartikulären Hämorrhagien, doch können, besonders bei Jugendlichen, auch Blutungen in die Knorpelknochengrenze, besonders an den Rippen, erfolgen, womit die Übergänge zur MÖLLER-BARLOWschen Krankheit gegeben sind. Hämorrhagien können sich auch in der Nachbarschaft der großen Nervenstämme, vor allem des Ischiadicus und seiner Verzweigungen entwickeln und so Druckerscheinungen (z. B. symptomatische Ischias) bedingen.

Von seltenen Manifestationen der Krankheiten seien noch weiter erwähnt: Konjunktivalblutungen, punktförmige Retinablutungen, Hämorrhagien der Nieren und Harnwege, Herzverfettungen, Leberschädigungen mit Urobilinurie, Rückenmarksblutungen mit Lähmungen der Beine. Blutdruck meist auffallend niedrig (bis 60 mm Hg systolisch und unter 10 diastolisch).

Das *Allgemeinbefinden* ist fast immer mehr oder weniger stark beeinträchtigt trotz meist gutem Ernährungszustande. Fieber gehört an sich nicht zum Skorbut, kann aber als Folge von schwerer ulcerativer Stomatis, Entwicklung oder Resorption größerer Hämorrhagien oder von Sekundärinfektionen in meist uncharakteristischer Form sich einstellen. Wie bei allen Avitaminosen, so ist auch beim Skorbut die Resistenz gegen Infektionen deutlich herabgesetzt, insbesondere scheint das für die Tuberkulose zu gelten; alte Herde flackern wieder auf, beginnende, vorher relativ gutartige Affektionen nehmen einen stürmischen Verlauf. Auf dem östlichen Kriegsschauplatze kamen häufiger Kombinationen mit Ruhr vor. Von Komplikationen seien schließlich noch Verbindungen mit Ödemkrankheit erwähnt, die SALLE u. ROSENBERG im Kriege häufiger sahen. Meist handelte es sich um Personen der Zivilbevölkerung.

Die bei Skorbut in schweren Fällen sich immer entwickelnde Anämie ist durchaus als posthämorrhagische, sekundäre Anämie aufzufassen, obwohl gar nicht so selten ein normaler oder gar ein erhöhter Färbeindex gefunden wurde. Zu Anfang und in der Rekonvalescenz sah SALLE vereinzelt sogar Polyglobulien (bis 7,2 Mill). Die Leukocytenzahlen sind wie bei anderen Blutungsanämien oft deutlich vermehrt, neutrophile Leukocytosen bis zu 60000 sahen SENATOR u. a. (zit. bei SALLE) mehrfach, doch scheinen sehr hohe Zahlen große Raritäten zu sein; an ihrem Vorkommen ist aber wohl nicht zu zweifeln. Eine Linksverschiebung fehlt ebenso wie eine stärkere Knochenmarkreaktion (keine Myelocyten, keine Myeloblasten). Die Blutplättchenzahlen sind großen Schwankungen unterworfen, Gerinnungszeit und Blutungszeit sind normal.

Seit wir in der Zufuhr von Vitamin C die stets wirksame Therapie besitzen, kann von einem Studium des natürlichen Verlaufs des Skorbuts schon seit Jahren kaum mehr die Rede sein. Nur unter äußerst ungünstigen hygienischen Verhältnissen, wie bei den schweren, sich selbst überlassenen Epidemien in Rußland, nimmt die Krankheit noch ihren natürlichen Verlauf. Anämie, Kachexie wachsen, tuberkulöse und septische Infektionen gesellen sich dazu und bringen den schließlich aufs äußerste erschöpften Organismus zum Erliegen. Im Terminalstadium bleibt schließlich auch die sonst so wirksame Therapie machtlos.

Die *pathologische Anatomie* des Skorbuts ist damals vor allem von ASCHOFF u. KOCH, die als Armeepathologen besonders in Rumänien ein großes Material sammeln konnten, durchgearbeitet worden. Die Befunde harmonieren aufs beste mit dem klinischen Bilde. Beherrschend sind die multiplen Hämatome, vor allem in den Stütz- und Bewegungsorganen (Bindegewebe, Muskulatur), daneben auch im Fettgewebe und in der Haut in allen ihren Schichten, ferner bei Jugendlichen in der Knorpelknochengrenze. In der Epidermis ist die Anordnung um die Haarbälge und Schweißdrüsen charakteristisch. Die Hoffnung, für die abnorme Lädierbarkeit der Gefäße histologische Unterlagen zu bekommen, hat sich leider nicht erfüllt, und es ist eine bloße Hypothese, wenn Aschoff u. Koch die abnorme Gefäßdurchlässigkeit auf Veränderungen der Kittsubstanzen zurückführen. Die spezifischen Elemente von Muskulatur und Nervensystem sind höchstens sekundär durch die Blutungen in Mitleidenschaft gezogen, die Querstreifung der Muskulatur kann an Stellen starken Druckes verwischt werden, zu einer eigentlichen Myositis kommt es aber anscheinend nie. Am Zahnfleisch lassen sich einfach hämorrhagisch-proliferative und sekundär infektiöse Vorgänge gut unterscheiden. Von den bei nicht komplizierten Fällen nur selten anzutreffenden Veränderungen der inneren Organe seien Verfettungen der Leber, vereinzelt auch des Herzmuskels neben den schon erwähnten ungewöhnlichen Lokalisationen von Blutungen erwähnt.

Die C-Hypovitaminose. Ob es eine solche überhaupt gibt, ist noch sehr umstritten. Sichere Kriterien gibt es dafür jedenfalls nicht. Bei der Seltenheit der voll entwickelten Avitaminose und der Leichtigkeit, sie zu erkennen, kommt eventuellen abortiven, meist sporadischen Fällen eine weit größere Bedeutung zu. Der Kreis wird hier von manchen Autoren, wie Stepp u. Mitarb. (Z), meines Erachtens viel zu weit gezogen. Es ist selbstverständlich, daß nicht Hautblutungen und Zahnfleischveränderungen oder andere noch vieldeutigere allgemeine Symptome ohne weiteres als C-Hypovitaminose angesprochen werden dürfen. Um eine solche zu erwägen, müssen mindestens 3 Bedingungen erfüllt sein, erstens eine lange Periode einer nachweislichen Vitamin C-Mangelernährung, wobei es gleichgültig ist, ob die Nahrung ungenügende Mengen für den jeweiligen Bedarf enthält oder die Resorption durch Darmprozesse, vor allem Durchfälle, gelitten hat; zweitens ein abnorm niedriger Gehalt des Blutes an Ascorbinsäure, drittens die Beseitigung der Symptome durch Zufuhr größerer Vitaminmengen, von etwa 150 mg in C-reicher Nahrung und Extrazufuhr.

Bei dem Bedarf muß berücksichtigt werden, daß er außerordentlich verschieden ist. Die Ansichten über seine Höhe gehen außerordentlich stark auseinander. Das *National Research Council* empfiehlt 1948 70—75 mg Ascorbinsäure, in Gravidität und bei Lactation noch mehr. Das sind Mengen, welche die gewöhnliche Ernährung fast nie enthält. Sie sind sicher zu hoch angesetzt, wenn man z. B. bedenkt, daß im letzten Weltkriege in England nur 20—30 mg zur Verfügung standen und nie Störungen beobachtet wurden. Das gleiche gilt für zahlreiche andere Beobachtungen (zit. bei Lang-Ranke, S. 242). Experimentelle Untersuchungen in Kriegsgefangenenlagern von Fähndrich, auf die im einzelnen noch später eingegangen wird (vgl. S. 277), zeigten, daß schon 10 mg genügen, um hypovitaminotische Erscheinungen zu beseitigen. Ein Massenexperiment von Glazebrook u. Thomson bei 1100 College-Insassen, die 1½ Jahre täglich nur 15 mg Vitamin C erhielten, ergab, daß diese jungen Leute genau so gesund und leistungsfähig blieben wie eine Kontrollgruppe, die mit Vitamin C gesättigt war. H. Rietschel u. H. Schick fanden nach 160 tägiger ascorbinsäurefreier Ernährung keine sicheren Ausfallserscheinungen. J. H. Crandon u. C. H. Lund sahen in einem Selbstversuch erst nach 132 Tagen die ersten Symptome einer leichten C-Hypovitaminose entstehen.

In einer englischen Versuchsreihe des *Medical Research* im zweiten Weltkriege traten die ersten Erscheinungen bei C-freier Kost erst nach 190—240 Tagen auf, während sie bei einer Zufuhr von 10 mg Vitamin C völlig ausblieben. Demgegenüber ergaben Massenversuche von J. B. Youmans sowie Scheunert u. Mitarb., daß die Grenze von 20—30 mg nicht unterschritten werden sollte.

Diese und ähnliche Beobachtungen zeigen, daß eine Ascorbinzufuhr von 40 bis 50 mg völlig optimal ist. Der Bedarf erhöht sich schon physiologisch bei vermehrten Belastungen des Organismus wie sehr starke körperliche Anstrengungen, vielleicht auch schweren seelischen Nöten und bei Frauen durch Schwangerschaft, Puerperium und Stillgeschäft. Erst recht gilt das wahrscheinlich für Krankheiten, vor allem Magendarmerkrankungen, Blutungen und Infektionskrankheiten. Ob und gegebenenfalls wie stark unter den genannten physiologischen und pathologischen Umständen der Bedarf wächst, läßt sich weder voraussagen, noch in jedem Falle genau angeben. Gewisse Indicatoren dafür sind Vitaminspiegel im Blute, Ausscheidung im Harn und Belastungsproben. Normalerweise enthält das Blut 8—12 mg-% Vitamin C oder, nach amerikanischen [SPIES u. BUTT (Z)] und englischen Autoren, 1,2 (0,8—1,5) mg-% im Plasma. Ein Defizit wird meist angenommen, wenn diese Werte für das Gesamtblut 4,0 mg-% und das Plasma 0,5 mg-% unterschreiten. Nach SPIES u. BUTT (Z) ist der Gehalt der Blutplättchen ein besserer, unter Umständen entscheidender Maßstab. Zu einer Zeit, in der im Plasma der C-Gehalt bereits auf 0 abgesunken ist, können die Blutplättchen noch erhebliche Mengen enthalten. Verschwindet Vitamin C auch hier, so pflegen in nächster Zeit typische Skorbuterscheinungen einzusetzten. Der C-Gehalt des Harns beträgt bei normaler Sättigung des Körpers 10—20 mg, bei sehr reichlicher Zufuhr sogar bis 50 mg. Auch im Schweiße, Speichel und Magen wird Vitamin C ausgeschieden. Die im Stuhl gefundene Menge beträgt normalerweise 5—8 mg.

Zur *Bestimmung* des *Sättigungsdefizits* des Organismus sind verschiedene Methoden angegeben worden [Lit. vor allem bei BICKNELL u. PRESCOT (Z)]. Im Prinzip stimmen sie darin überein, daß nach oraler oder parenteraler Belastung mit größeren Mengen von Ascorbinsäure (meist 250—500 mg) bestimmt wird, wieviel erforderlich ist, um den Harnvitamingehalt deutlich zu erhöhen (WIDENBAUER).

Am besten wird das nicht im Schnellverfahren, d. h. mit einem großen Vitaminstoß von ½—1 g an einem Tage gemacht, sondern mit mittleren (250—300 mg) täglichen Mengen. Bei vollentwickeltem Skorbut hat man dabei Defizite von 5000 mg errechnet. Die diagnostische Leistungsfähigkeit dieser Belastungstests ist begrenzt. Man kann nicht etwa sagen, daß die Überschreitung einer bestimmten Defizitmenge für eine klinische Hypovitaminose pathognomisch ist. Schon die Nierenausscheidungsschwelle wechselt individuell erheblich, und es gibt viele völlig gesunde Menschen, die überhaupt kein Vitamin C im Harne ausscheiden oder ein sehr hohes Defizit aufweisen. Auch das RUMPEL-LEEDES-Phänomen, d. h. die Prüfung der Capillardurchlässigkeit bei Manschettenanlegung unter bestimmtem Druck, ist für die Diagnose herangezogen worden (GOETLIN). Mehr als 6 Petechien bei 15 min langer Stauung mit 50 mm Hg sollen abnorm sein. Aber auch diese und ähnliche Methoden [vgl. BICKNELL u. PRESCOTT (Z)] sind nicht zuverlässig, da nur ein Drittel aller Fälle von echtem Skorbut eine sichere Capillardurchlässigkeit aufweist und andererseits eine solche auch bei anderen hämorrhagischen Diathesen vorkommt.

Unter diesen Umständen ist immer noch am wichtigsten die Feststellung, daß hohe Dosen Ascorbinsäure vorhandene Symptome oder Beschwerden rasch zum Verschwinden bringen.

MORAWITZ u. a. nahmen eine C-A-Hypovitaminose dann an, wenn sonst nicht erklärbare rasche Ermüdbarkeit, unbestimmte allgemeine Beschwerden und Schmerzen, leichte Magendarmstörungen, Neigung zu Infektionen, Auftreten von Zahnkaries, Zahnfleischblutungen und Gingivitis vor allem im Frühjahr vorliegen. Treten vereinzelte Hautpetechien oder ein positives RUMPEL-LEEDES-Phänomen hinzu, so ist die Diagnose wohl meist gesichert.

Im übrigen entscheidet immer wieder der Erfolg oder Nichterfolg der spezifischen Therapie. Die Tatsache, daß manchmal Blutungen jeder Art oder andere hämorrhagische Diathesen, wie Schönlein-Henochsche Purpura, essentielle Thrombopenie und Hämophilie auf intravenöse Injektionen von Ascorbinsäure günstig reagieren (Böger u. Schröder), spricht selbstverständlich nicht für die hypovitaminotische Natur dieser Leiden. Der Wirkungsmechanismus in solchen Fällen ist noch durchaus unklar. Derartige Beobachtungen zeigen aber, daß die Diagnose ex juvantibus auch ihre Grenzen hat.

Dies gilt für alle möglichen Symptome und Krankheiten, wie Anämie, Zahn- und Zahnfleischveränderungen, innersekretorische und genitale Störungen, Magendarmleiden (z. B. Ulcus), Störungen des vegetativen Nervensystems, Allergien usw., die mit einer Hypovitaminose in Verbindung gebracht worden sind.

Zur Frage der C-Hypovitaminose und den Immunitätsverhältnissen hat kürzlich W. Fähndrich (1952) in seiner ausgezeichneten Darstellung der Vitamin C-Mangelkrankheiten in dem von K. Lang u. R. Schön herausgegebenen Buche „Die Ernährung" (Z) sehr eingehend und kritisch Stellung genommen. Er stützt sich vor allem auf 73 eigene eingehende und langfristige Beobachtungsfälle von manifestem Skorbut in Kriegsgefangenenlagern.

Bei diesen konnten vor allem folgende wertvolle Feststellungen getroffen werden: zunächst die vollkommene Unabhängigkeit der Erkrankung von dem Caloriengehalt der Kost, sofern diese Vitamin C-frei war. Sie enthielt 3600 Cal täglich. In 48 Fällen betrug nach den Untersuchungen von Grab der Vitamin C-Gehalt im Blute 0,0 mg-%, in 23 Fällen 0,1 mg-%, in 13 Fällen 0,3—0,4 mg-%. In allen Fällen genügte eine Zulage von nur 10 mg Ascorbinsäure, um eine restlose Heilung herbeizuführen, obwohl alle Fälle Komplikationen mit anderen Krankheiten aufwiesen, davon 39 Tuberkulose, 23 Ödemkrankheit und sonstige Ödeme und 13 Verwundungen. Das Erstaunlichste aber war, daß die Heilung mit diesen kleinen Mengen so gefestigt war, daß es hinterher in einer Vitaminmangelperiode bis zu 9 Monaten nicht zu einem Rückfall der Krankheit gekommen war und daß diese ehemals Kranken hinsichtlich Wohlbefinden und Leistungsfähigkeit sich genau so verhielten, wie solche, die täglich bis zu 200 mg Vitamin C erhielten, und das alles trotz der schweren Komplikationen mit zum Teil sehr schweren Schädigungen anderer Art.

Fähndrich folgert daraus, daß, wenn es überhaupt eine C-Hypovitaminose geben sollte, diese unter den geschilderten Verhältnissen hätte eintreten müssen. Er weist darauf hin, daß die übliche Nahrung in fast allen Ländern, besonders den nordischen (Dagulf), aber auch bei Schweizer Soldaten (Vetter u. Winter) erheblich unter 20 mg Vitamin C enthält und trotzdem volles Wohlbefinden und maximale Leistungsfähigkeit besteht. Zahlreiche Untersuchungen von Teilnehmern an Gemeinschaftsverpflegung und an Soldaten von Grab ergaben, daß ihr Serum und Plasma trotz voller Gesundheit und hoher Leistungsfähigkeit meist nur Spuren und oft gar kein Vitamin C enthielt. Ähnliche Beobachtungen hatten schon vorher Difs u. a. gemacht.

Aus allen diesen und ähnlichen anderen Befunden, die bei Fähndrich angeführt sind, schließt meines Erachtens Fähndrich mit Recht, „daß der Beweis dafür, daß die Sättigung für den Körper einen Vorteil bedeutet, noch nicht erbracht ist". Schließlich wird von Fähndrich noch die Frage der Vitamin C-Versorgung und Infektionsgefährdung erörtert.

Schon Bierich, der Leiter einer zentralen Skorbutstation vom russischen Roten Kreuz mit einem enormen Krankengute, konnte auf Grund von eingehenden Fragebogen feststellen, daß andere Erkrankungen, wie Tuberkulose, Lues, Rachitis, Polyarthritis und Malaria, keinen prädisponierenden Einfluß auf die schließliche

Krankheit an Skorbut zu haben scheinen mit Ausnahme vielleicht von Dysenterie und Typhus.

Meist wird als bewiesen angesehen, daß eine dauernde Vitaminunterbilanz in der Nahrung zu einer Herabsetzung der natürlichen Immunität gegenüber Infektionserregern und deren Toxinen führt (IUSETZ). Es wird dies meist auf eine Herabsetzung der bactericiden Kraft des Blutes und auf eine verminderte Fähigkeit zur Bildung spezifischer Antikörper zurückgeführt.

Solche Zusammenhänge sind in letzter Zeit vor allem von nordischen Autoren, wie DAGULF, ALWALL und DAHLBERG, sehr energisch mit guten Gründen bestritten worden.

Tatsächlich gibt es wohl auch bisher keinen exakten Beweis dafür, daß große Vitamin C-Zufuhr wirklich vor Auftreten von Infektionskrankheiten schützt. Auch Beobachtungen bei der großen Grippeepidemie 1952/53, in der enorme Mengen von Vitamin C konsumiert wurden, scheinen nicht in der Richtung zu sprechen. Vorläufig bezieht sich das allerdings nur auf Eindrücke und ärztliche Erfahrungen und nicht auf ein größeres statistisches Material.

Was soll nun aus allen diesen Untersuchungen und Erfahrungen gefolgert werden?

FÄHNDRICH tut es in dem Sinne, daß der ganze Begriff der chronischen C-Hypovitaminose als unbewiesen und unklar abzulehnen ist, wie es zuerst und stark angefeindet RIETSCHEL u. Mitarb. taten.

Ich glaube, daß man ihnen weitgehend rechtgeben muß.

Das bedeutet selbstverständlich nicht, daß man den Vitamin C-Gehalt der Kost für irrelevant halten darf, was auch weder RIETSCHEL noch FÄHNDRICH tun.

Es besteht aber keinerlei Notwendigkeit, eine normale Ernährung, selbst wenn sie nur kleine Mengen weit unter dem offiziellen angegebenen Bedarf von 50 bis 125 mg Ascorbinsäure enthält, durch weitere Zufuhren zu komplettieren. Auch in Epidemiezeiten scheint das keineswegs erforderlich.

Schaden kann allerdings dadurch nicht angerichtet werden. Der Nutzen ist aber vorläufig noch problematisch.

Mortalität. Todesfälle an unkompliziertem Skorbut sind heute offenbar sehr selten, weil anscheined die wirksame Therapie fast immer noch beizeiten einsetzt. SALLE sowie ASCHOFF u. KOCH, die ein sehr großes Material von 461 Fällen aus dem ersten Weltkrieg übersahen, verloren an unkompliziertem Skorbut keinen Kranken, und von mit anderen Krankheiten, vor allem mit Tuberkulose komplizierten, 3,6—9,0%, wobei die Komplikationskrankheit die Todesursache war.

Die *Diagnose* des vollentwickelten Skorbuts zumal inmitten einer Epidemie ist leicht. Anders steht es mit abortiven sporadischen Fällen. Bei der Vieldeutigkeit von Hämorrhagien kommt hier der Anamnese eine entscheidende Bedeutung zu. MORAWITZ (Z, S. 106) rät mit Recht, einen Skorbut nur dann anzunehmen, wenn ein Kranker monatelang kein Obst und keine frischen Gemüse zu sich genommen hat. Dem klinischen Bilde nach können sich alle hämorrhagischen Diathesen einander zum Verwechseln ähnlich sein, gerade wenn man an abortive Fälle von Skorbut denkt, die nur mit Hautblutungen einhergehen oder nur ganz leichte Zahnfleischveränderungen zeigen. Die Purpura rheumatica ist gewöhnlich durch gleichzeitige Gelenkschmerzen charakterisiert, die Hämorrhagien bei Sepsis, Fleckfieber oder anderen Infektionen gehen gewöhnlich mit sehr hohen Temperaturen und starker Beeinflussung des Gesamtzustandes einher. Der Nachweis von Drüsenschwellungen und Milztumor sowie vor allem die Untersuchung des Blutes schützen vor Verwechslungen mit Leukämie und Pseudoleukämie. Die akute lymphatische Leukämie kann besonders ähnliche Bilder hervorrufen, doch betrifft die Stomatitis hier nicht nur das Zahnfleisch, sondern vor allem die anderen Partien der Mundschleimhaut, insbesondere die Tonsillen und ihre Nachbarschaft. Die übrigen diagnostischen Möglichkeiten wurden schon bei der Besprechung der C-Hypovitaminose erörtert.

Mit der Aufklärung des Wesens des Skorbuts als einer C-Avitaminose sind die Richtlinien für *Prophylaxe* und *Therapie* gegeben. In normalen Zeiten enthält die gewöhnliche Nahrung so viel Vitamin C, daß besondere Vorkehrungen überflüssig sind. Liegen allerdings abnorme Ernährungsverhältnisse vor, wie zur Zeit des Krieges bei den Mittelmächten und in den okkupierten Gebieten, oder leidet die Resorption schwer, so muß die Zufuhr genügender Mengen von frischen Gemüsen, Kohlarten, Obst, nicht zu alten Kartoffeln sowie von Innereien, besonders Leber, sicher gestellt werden, dabei genügt meist jedes der genannten Nahrungsmittel auch allein. Auch Hülsenfrüchte, die durch Einweichung in Wasser zur Keimung gebracht werden, können aushelfen, doch sind dann größere Mengen nötig. Die Hauptgefahrzeit sind die letzten Wintermonate und das Frühjahr. Die Gefahr des drohenden Skorbuts muß möglichst schon in der Latenzperiode erkannt und abgewendet werden.

Ist die Krankheit bereits manifest geworden, so ist es klar, daß entweder große Mengen von Nahrungsmitteln mit großem Vitamin-C-Gehalt oder reine Ascorbinsäure dargereicht werden müssen.

Die folgende Tabelle 53 orientiert über den Ascorbinsäuregehalt der Vitamin C-reichsten Nahrungsmittel (über 5 mg-%).

Auffallend hoch (100—200 mg-%) ist auch der C-Gehalt einzelner Gewürze wie Düll, Salbei, Kapuzinerkresse, doch werden davon gewöhnlich nur sehr kleine Mengen als Geschmackskorrigenz zur übrigen Nahrung gegeben. Zerealien, Milch und Milchprodukte, Hefe, Eier enthalten entweder keine Ascorbinsäure

Tabelle 53

Hagebutte	800 mg-%
schwarze Johannisbeere .	140 mg-%
Citrone, Apfelsine, Grapefruit, Erdbeere . .	50—60 mg-%
Andere Obstarten	20—30 mg-%
Kohlarten	20—50 mg-%
Leber u. Fischrogen . . .	20—30 mg-%
Niere	10—15 mg-%

oder nur Mengen unter 2 mg-%. Hinsichtlich detaillierteren Angaben sei auf die Vitamintabellen von DROESE u. BRAMSEL, sowie die große Tabelle von GLATZEL (S. 147 u. 189) verwiesen.

Bei der Berechnung ist immer in Betracht zu ziehen, daß beim Kochen, selbst in geeigneten Gefäßen, etwa 20% des Vitamins C zerstört werden und etwa 25—60% ins Kochwasser übergehen, das daher möglichst mit der Nahrung vereinigt werden sollte, falls nicht die Zubereitung in Dampfkesseln wie in Großküchen möglich ist.

Für *therapeutische Zwecke* reicht der Ascorbinsäuregehalt der Speisen gewöhnlich nicht aus, sondern es muß dazu je nach der Schwere der Erkrankung Vitamin C peroral oder parenteral in Mengen von 250—1000 mg täglich hinzugegeben werden.

Reine kristallisierte Ascorbinsäure in Tabletten zu 0,05 g und Ampullen zu 0,05, 0,1 und 0,5 mg bringen die Firmen E. Merck-Darmstadt, als Cebion, Hoffmann-La Roche, Grenzach, als Redoxon und IG. Farbenindustrie als Cantan in den Handel.

Hinter der kausalen Behandlung steht die symptomatische natürlich an Bedeutung zurück. Daß das Auftreten von Blutungen, zumal in die Muskulatur, zur absoluten Bettruhe zwingt, ist selbstverständlich. Besondere Aufmerksamkeit erfordert die Mundpflege. Häufige Spülungen mit Tct. Myrrhae oder Ratanhiae (20—30%) oder Kaliumpermanganat beeinflussen die Schleimhäute günstig und beseitigen die Entzündungs- und Ulcerationsprodukte, dämpfen auch die Salivation. Stärkere Blutungen müssen lokal mit Watte, getränkt mit Eisenchlorid,

Clauden, Hämoplastin, Styptobion (Merck) eventuell Adrenalin oder Serum zum Stehen gebracht werden. Die Nahrung darf an die Mundverdauung nur minimale Ansprüche stellen; sie muß also möglichst flüssig oder dünn breiig sein.

Der infantile Skorbut (MÖLLER-BARLOWsche Erkrankung). Daß auch bei Säuglingen und Kindern Skorbut auftreten kann, ist anscheinend erst seit dem 17. Jahrhundert bekannt. Er nimmt eine gewisse Sonderstellung ein, die nicht nur ihre historische Berechtigung hat. Sie ist dadurch bedingt, daß diese Form nur sporadisch auftritt, und meist bei großen Epidemien, wie z. B. in Rußland, vermißt wird, dagegen in Ländern, in denen der Erwachsenenskorbut nicht vorkommt, wie z. B. Deutschland, England und Amerika gar nicht so selten ist. Klinisch ist der kindliche Skorbut unterschieden durch das häufige Fehlen von Zahnfleischblutungen und Ulcerationen einerseits und durch das Auftreten der schweren Knochenveränderungen andererseits, die beim Erwachsenen ganz fehlen.

Die erste Beschreibung des kindlichen Skorbuts stammt anscheinend von GLISSON (1651) in seinem klassischen Werke über Rachitis, zu der er dieses Krankheitsbild rechnete. Auch MÖLLER (1859), dem wir die erste erschöpfende Darstellung in Form eines besonderen Krankheitsbildes verdanken, faßte sie durchaus als akute Rachitis auf. Die Beziehungen zum Skorbut der Erwachsenen wurde zuerst von BARLOW (1883) auf Grund klinischer und pathologisch-anatomischer Befunde sowie therapeutischer Resultate klar erkannt. Seine Auffassung, daß wir in der akuten hämorrhagischen Rachitis tatsächlich die kindliche Form des Skorbuts vor uns haben, setzte sich bald durch und wird heute kaum noch bestritten, nachdem es HART gelang, bei jungen Affen experimentell das typische Bild der Krankheit zu erzeugen. Die klinische Sonderstellung gegenüber dem Skorbut der Erwachsenen ist im Prinzip dadurch bedingt, daß, wie es sehr leicht verständlich ist, die Blutungen sich vor allem an den sehr empfindlichen und besonders gefäßreichen Epiphysengrenzen des wachsenden Organismus einstellen.

Auslösendes Moment ist in der Regel zu lange Darreichung pasteurisierter, sterilisierter Milch. Im Gegensatz zum Erwachsenen, bei dem das Knochenwachstum ganz oder im wesentlichen abgeschlossen ist und die Weichteile Hauptsitz der Blutungen sind, ist die MÖLLER-BARLOWsche Krankheit beherrscht von den Knochenblutungen, denen gegenüber alle anderen Hämorrhagien weit an Bedeutung zurücktreten. Die ersten Symptome der im Säuglings- (vor allem im 8. bis 13. Monate), aber auch im frühen Kindesalter vorkommenden Erkrankung sind Appetitlosigkeit, Durchfälle, Gewichtsstillstand und anschließend Knochenschmerzen, meist schon spontan, vor allem aber auf leisen Druck. Gewöhnlich sind es die unteren Partien des Oberschenkels in der Gegend der Femurdiaphyse, welche die ersten Schmerzen erkennen lassen und äußerst empfindlich werden. Geringe Berührung genügt schon, um das kranke Kind zu veranlassen, reflektorisch die Beine ruckartig nach oben zu ziehen (Hampelmannsymptom von HEUBNER). Die empfindlichen Stellen lassen dann sehr bald schon Schwellungen erkennen, erst palpatorisch, dann auch inspektorisch. Ähnliche Symptome zeigen bald hinterher die anderen Knochendiaphysengebiete, hauptsächlich an den Beinen, dann aber auch an den Armen und den Rippen, an denen ein typischer Rosenkranz sich entwickeln kann, was die Verwechslung mit einer Rachitis früher begünstigte. Ursache der Veränderungen sind subperiostale Hämatome bei völlig intakten Gelenken. In diesem ersten Stadium geht der kindliche Skorbut seine eigenen Wege, auf denen er monosymptomatisch auch stehen bleiben kann. Treten dann aber Zahnfleischblutungen und Entzündungen und Hämorrhagien an anderen Körperstellen hinzu, so ist die Übereinstimmung mit dem Skorbut der Erwachsenen evident. Hinsichtlich der Prädilektionsstellen und der Anordnung der Blutungen bestehen allerdings gewisse Unterschiede. Die Petechien bei der MÖLLER-BARLOW-schen Krankheit entwickeln sich vor allem an der oberen Körperhälfte, speziell an

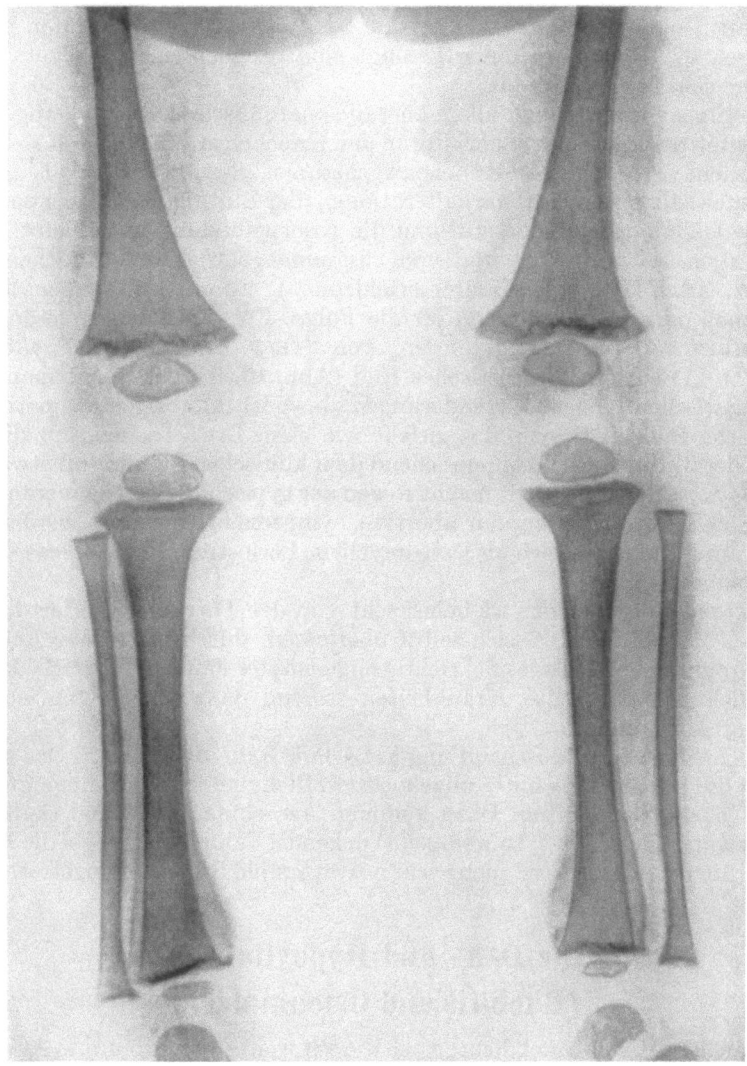

Abb. 19. Knochenveränderungen bei MÖLLER-BARLOWscher Erkrankung
(nach WIMBERGER)

Kopf, Hals und Rumpf, während die Extremitäten, vor allem die unteren, entgegen dem Verhalten beim Erwachsenen selten oder gar nicht erkranken. Die Haut zeigt oft Ceratosen und Ödeme.

Charakteristisch ist die starke Beteiligung der Schleimhäute in Form von blutigem Schnupfen und ruhrartigen Durchfällen auch ohne stärkere Entzündung, und vor allem die orbitalen Blutungen, die zu einer Protrusio bulbi und hochgradigen Lidschwellungen führen können. Subdurale Blutungen können meningeale Symptome und Krämpfe auslösen. Das Herz zeigt oft Verbreiterung nach links und starke Tachycardie. Während Nierenblutungen beim Erwachsenen sehr selten vorkommen, sind sie bei Säuglingen und Kindern recht häufig; auch echte hämorrhagische Nephritiden können sich entwickeln. Der Blutbefund zeigt ganz analog den Erwachsenen außer einer mäßigen Anämie keine Besonderheiten. Die allzugemeine Resistenz gegen Infektionen ist stark herabgesetzt, so daß Fieber häufig ist, oft auch ohne Komplikationen, die besonders schwer verlaufen und dann wohl durch die Blutresorptionen bedingt sind. Schließlich entwickelt sich eine allgemeine schwere Dystrophie.

Das Röntgenverfahren, vor allem aber die anatomische Untersuchung deckt die Sonderheiten des kindlichen Skorbuts an den Knochen auf. Es handelt sich um eine eigentümliche Störung des Knochenwachstums, charakterisiert als eine fortschreitende Osteoporose mit Markalterationen und Blutungen. Endochondrale und periostale Ossifikation stehen still und die Knorpelbildung unterbleibt. Die Verkalkungszone ist verbreitert und von zusammengebrochenen Knochenbälkchen durchsetzt (E. FRÄNKELES „Trümmerfeldzone"). Epiphysenlösungen, Knocheninfraktionen oder Frakturen sind oft die Folge. Für die Knochenveränderungen gibt WIMBERGER (vgl. Avitaminosen, von STEPP u. GYÖRGYI, S. 435. Berlin: Springer 1927) ein charakteristisches Bild (Abb. 19, S. 281). Sieht man von den charakteristischen Knochenveränderungen ab, so ist im übrigen das pathologisch-anatomische Bild im Prinzip das gleiche wie beim Erwachsenen, nur die Lokalisationen der Blutungen sind entsprechend dem klinischen Befunde oft etwas anders.

Die *Diagnose* der Krankheit macht wegen der typischen Knochenveränderungen meist keine Schwierigkeiten, nur abortive, symptomarme Fälle werden manchmal verkannt und irrtümlich als Osteomyelitis, Periostitis, Tuberkulose, Lues oder Sarkom angesehen.

Die *Prognose* des Leidens ist beherrscht von der Therapie. Bei fortdauerndem Vitamin-C-Mangel führt es, sich selbst überlassen, durch progessive Anämie und Kachexie zum sicheren Tode. Bei richtig eingeleiteter kausaler Therapie kommt es, sofern nicht interkurrente Krankheiten störend dazwischentreten, so gut wie immer zur Ausheilung.

Die Richtlinien für die Behandlung hat schon BARLOW gegeben. Das souveräne Mittel ist die Darreichung guter ungekochter Milch und kleiner Beimengungen von Gemüse- oder Fruchtsäften. Dazu kommen Ascorbingaben (3mal täglich 50 mg oral oder 2mal 35 mg i.m.). In wenigen Wochen ist dann in der Regel die Restitutio ad integrum erreicht, sofern nicht schon irreversible Schäden eingetreten sind.

7. Die D-A- und Hypovitaminosen
(Rachitis und Osteomalacie)

Die Rachitis ist wohl auch heute noch die am weitesten verbreitete Avitaminose. Sie macht in ihren ausgeprägten Formen so typische Knochenerscheinungen, daß sie zum mindesten schon den alten Griechen und Römern, wahrscheinlich schon den alten semitischen Völkern bekannt war. [Lit. über die Historie bei BICKNELL u. PRESCOTT (Z) und a. Z.]. HIPPOKRATES und GALEN haben sie schon beschrieben, allerdings zusammen mit allen möglichen anderen Knochen- und Gelenkerkrankungen. Der Name Rachitis stammt anscheinend aus dem Griechischen (ῥάχις = Rückgrat), der in der angelsächsischen Literatur gebrauchte Name „Rickets" aus dem altenglischen Dialekt und bedeutet „Haufen oder Höcker".

Die erste eingehende Beschreibung geschah anscheinend 1645 in einer Dissertation des Engländers WHISTER [siehe BICKNELL u. PRESCOTT (Z)]. Ihr folgte 5 Jahre später die klassische ausführliche, nahezu vollständige Monographie „De

Rachitide sive morbo puerili qui vulgo The rickets dicitur" von dem Engländer
GLISSON. Die wirksame Therapie mit Lebertran findet sich zuerst bei DARLEY
1782 erwähnt. TRAUSSEAU (1865) fügte die Butter hinzu und wußte bereits, daß
pflanzliche Öle nicht helfen. Er identifizierte auch schon die Osteomalacie als die
Rachitis der Erwachsenen. — Früher gab es 3 Theorien über die Genese dieses
Leidens, die Infektionstheorie, die Domestikationstheorie von v. HANSEMANN,
der die Hauptursachen im Fehlen von frischer Luft, Sonne und genügender Muskeltätigkeit erblickte, und schließlich die Mangeltheorie von MACCOLLUM u. DAVIS,
der dann MELLANBY durch Tierexperimente zum definitiven Siege verhalf. Mit
der Reindarstellung und Analyse des Vitamins D (vgl. das Vitamin-Kapitel)
wurde dann der Schlußstein gesetzt und zugleich eine neue Basis für eine wirksame
Therapie geschaffen.

Obwohl nunmehr der Mangel an dem spezifischen D_2 bzw. D_3 dem physiologischen Vitamin, das durch Bestrahlung von 7-Dehydrocholesterin entsteht, als
Ursache der Rachtits gesichert ist, wenn auch der Mechanismus der Vitaminein-
wirkung in seinen Einzelheiten noch nicht klarliegt so gibt es doch eine
Reihe von Faktoren, die zu deren Auftreten prädisponieren. Zweifellos spielt
wie bei fast allen Avitaminosen ein erbliches und nicht weiter analysierbares
konstitutionelles Moment eine Rolle, denn unter gleichen Bedingungen erkrankt
immer nur ein Teil der Exponierten. Auch das Wachstum ist von Bedeutung, denn
unterernährte, marastische Kinder erkranken so gut wie nie. Besonders bedeutungsvoll sind auch die von A. v. HANSEMANN als Domestikationsfaktoren bezeichneten Gegebenheiten wie Sonne, frische Luft und Muskeltätigkeit. Bei dem
vor allem wichtigen Sonnenlicht ist weniger die Dauer der Exposition als die Intensität und Qualität der einfallenden Strahlen von Bedeutung. Sommersonne ist
wirkungsvoller als Wintersonne.

Die Bedeutung der Sonnenstrahlen scheint zuerst PALM (1890) erkannt zu haben,
aber die therapeutische Nutzanwendung im großen Stile zog erst (1919) HULD-
SCHINSKI, als er mit der Quecksilberquarzlampe, der sogenannten künstlichen Höhensonne, die Nutzanwendung zog und die Rachitis dadurch zur Ausheilung brachte.

Die feinere Analyse der wirksamen Strahlenarten ergab dann, daß die ultravioletten Strahlen mit einer Wellenlänge von 300 $\mu\mu$ entscheidend sind. Sie sind
in den Tropen, im Hochgebirge und in der künstlichen Höhensonne besonders
reichlich vertreten, während sie in unseren Breiten nur im Sommer in größerer
Menge vorhanden sind.

Die *Rachitis* ist eine ausgesprochene Erkrankung des frühen Wachstumsalters.
Sie kommt am häufigsten als Frühform vor und befällt dann Kinder vom dritten
bis vierten Lebensmonat bis etwa gegen Ende des vierten Lebensjahres. Das
Maximum des Auftretens liegt um das Ende des ersten Lebensjahres. Die viel
seltenere und im ganzen weniger schwer sich auswirkende Spätform kann noch
jenseits des zehnten Lebensjahres in die Erscheinung treten.

Die auffallendsten Manifestationen bei Rachitis und Osteomalacie finden sich
am *Knochensystem* in allen seinen Teilen. Am *Schädel* entwickelt sich bei der
Rachitis, die zunächst ins Auge gefaßt sei, die sogenannte Craniotabes. Während
beim gesunden Säugling die Schädelknochen mit Ausnahme der Nähte und Fontanellen gleichmäßig verknöchert sind und sich hart anfühlen, entwickeln sich beim
Rachitiker weiche, eindrückbare Stellen, besonders am Hinterkopf in der Nachbarschaft der Lambdanaht und der kleinen Fontanelle. Die Nähte klaffen weit und
sind an ihren Rändern durch sekundäre Wucherungsprozesse oft verdickt. Durch
das Liegen wird der weiche Hinterkopf oft abgeplattet, während sich im Scheitel
und Stirngebiet häufig periostale, später verknöchernde Ablagerungen ausbilden,
so daß sich eine Würfelform des Schädels, das sogenannte Caput quadratum,

herausbildet, das manchmal noch in späterem Lebensalter die überstandene Rachitis erkennen läßt. Besonders starke, isolierte Stirnauftreibungen sind als olympische Stirn bezeichnet worden. Wenn auch die Schädelkapsel in ihrem oberen Teile vor allem ergriffen ist, so bleibt doch auch der Gesichtsteil oft nicht verschont. Es kommt zu Abknickungen von Ober- und Unterkiefer, Septumdeviationen, abnorm hoher Wölbung des harten Gaumens und vor allem zu den charakteristischen Zahnveränderungen. Die ersten Zähne erscheinen verspätet, die Pausen zwischen den einzelnen Durchbrüchen sind verlängert. Besonders bezeichnend sind aber die Schmelzdefekte der bleibenden Zähne, die wie ein Gürtel von Falten und Riefen nahe der Kaufläche die Zähne umgeben und oft ein Stempel der Krankheit fürs ganze Leben sind. Allerdings ist die Spezifität dieser Veränderungen nicht so groß, wie früher angenommen wurde, auch Wachstumsstörungen z. B. durch interkurrente Infektionskrankheiten bei nicht rachitischen Kindern können vereinzelt solche Defekte bedingen.

In besonders schwerer Weise und mit großer Regelmäßigkeit pflegt der *Brustkorb* affiziert zu werden. Am häufigsten ist hier, in ausgesprochenen Fällen von Rachitis nur selten fehlend, der sogenannte rachitische Rosenkranz der Rippenansätze, bedingt durch Verdickung der Epiphysenknorpel, die eine schräg von oben nach unten außen verlaufende Kette von rundlichen Wülsten bilden. Die Weichheit der Diaphysen der Rippen bringt es mit sich, daß sie den bei der Atmung sich abspielenden Druck- und Zugkräften nicht den nötigen Widerstand entgegensetzen und dadurch deformiert werden können. Durch den Inspirationszug der Atmung von innen, befördert noch durch den Druck der dem Körper anliegenden Oberarme von außen, werden die Rippen seitlich abgeflacht. Dadurch wird das Sternum oft bogenförmig umgebogen und nach vorne getrieben, und es entsteht die sogenannte Hühnerbrust (Pectus carinatum). Durch abnormes Einsinken der unteren Brustbeinpartien kann auch umgekehrt sich eine Trichter- oder Schusterbrust ausbilden. Der Zwerchfellansatz mit seinem nach innen gerichteten Zuge kann ebenfalls den unteren Rippenkorb modellieren, so daß eine Querfurche, von HARRISON zuerst beschrieben, resultiert. Die untere, nach außen ausweichende Thoraxapertur wird dadurch abnorm weit, so daß zumal bei Neigungen zu Blähungen das Abdomen abnorm gewölbt erscheint (Kartoffelbauch).

Sehr schwer und verunstaltend für das ganze Leben sind die Abbiegungen und Abknickungen der *Wirbelsäule*, die in allen Teilen und nach allen Richtungen vor sich gehen können, wie Kyphosen, Lordosen, Skoliosen und ihre Kombinationen. Sie sind viel weniger der Frührachitis als der Spätform eigen. Eine primäre Kyphose löst dabei kompensatorisch zur Ermöglichung der aufrechten Haltung und des Ganges eine Lordose der angrenzenden Wirbelsäulenpartien aus und umgekehrt. Manchmal kommt es auch, ähnlich wie bei der tuberkulösen Wirbelcaries, zu gibbusartigen Abknickungen, die aber nur selten Kompressionserscheinungen machen.

Auch die *Beckenveränderungen* pflegen bei der Spätrachitis in viel stärkerem Grade ausgeprägt zu sein als im Säuglingsalter. Das Becken wird abgeplattet und eingeengt, indem die Körperlast das Kreuzbein nach vorne vordrückt, und andererseits die Schambeinfugen durch die Oberschenkelköpfe schnabelförmig nach vorne vorspringen.

Solche Veränderungen selbst schwerer Art können sich völlig rückbilden. Vielfach aber bleiben sie bestehen und werden dann manchmal bei Frauen zu einem schweren Geburtshindernis.

Außer am Stamm setzt die Rachitis auch an den *Extremitäten* ausgesprochene Veränderungen. In leichteren Fällen bleiben sie beschränkt auf Epiphysenverdickungen, besonders an den distalen Enden von Unterarmen und Unterschenkeln, den Analoga des Rosenkranzes am Thorax. In schweren Fällen wird auch die Diaphyse in Mitleidenschaft gezogen, indem der weiche Knochen dem Zug von Sehnen, Muskeln und Bändern, an den Beinen auch dem Drucke des Körpergewichtes nachgibt und mehr oder weniger stark verbogen wird. An den Armen gehen die Verkrümmungen konvex nach vorne außen, an den Beinen können auch sehr ausgesprochene Verbiegungen nach vorne innen resultieren. So entstehen O- und X-, manchmal auch umgekehrte Y-Beine mit den entsprechend abgeknickten Knien, die bei X-Beinen als genua valga, bei den O-Beinen als genua vara bezeichnet werden. Auch abnorme Durchbiegungen der Knie nach hinten, die genua recurvata, die in dieser Stärke sonst nur noch bei tabischen Arthropathien vorkommen, sind gar nicht so selten.

Von den Extremitäten-Stammgelenken sind die Schultergelenke nur relativ selten betroffen, die *Hüften* dagegen um so mehr; ausschlaggebend ist auch hier das statische Moment. Durch Tiefertreten des Femurkopfes und sekundäre Hochstellung der Trochanteren, kommt es zur coxa vara, die sich in einem typischen Watschelgang zu erkennen gibt. Der schwerste Grad der Veränderungen ist dann gegeben, wenn die Verbiegungen und Strukturveränderungen der Diaphysen so groß sind, daß Infraktionen und relativ sehr selten sogar Frakturen entstehen. Besonders schön und differentialdiagnostisch oft entscheidend prägen sich diese Veränderungen im Röntgenbilde aus, für das eine öfter zitierte Beobachtung von WIMBERGER (Abb. 20) ein gutes Beispiel liefert.

Es handelt sich hier um besonders schwere Veränderungen bei einem elf Monate alten Kinde mit schwerer akuter Rachitis. Neben den Abknickungen ist charakteristisch die starke Zeichnung der Spongiosastruktur, die lamellöse Aufsplitterung der

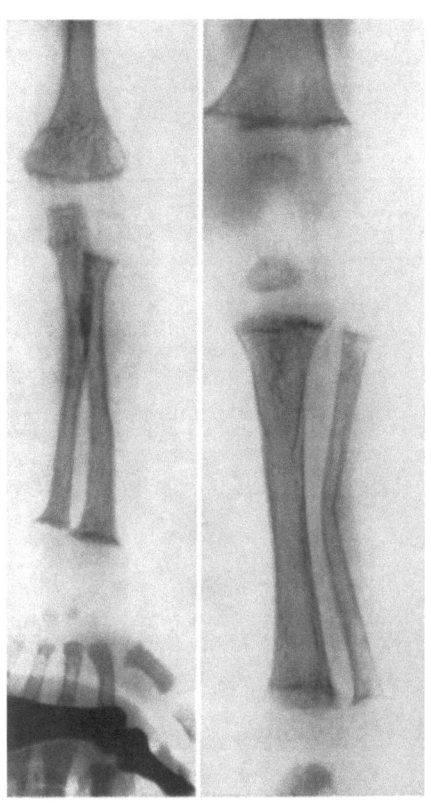

Abb. 20. Hochgradige Knochenveränderungen am Ober- und Unterschenkel bei florider Rachitis nach WIMBERGER
(aus STEPP-GYÖRGY: Avitaminosen-Kapitel)

Corticalis und die Aufspaltung an den Metaphysenenden.

Durch die abnormen Verbiegungen und Stellungen der Knochen sind sekundär auch die Gelenkkapseln und Bandapparate in Mitleidenschaft gezogen. Mancherlei spricht auch dafür, daß sie primär oft nicht die nötige Zugfestigkeit besitzen und so infolge der Knochenveränderungen erst recht nicht imstande sind, besonders an den Beinen den Zug- und Druckeinwirkungen erfolgreich Widerstand zu leisten. So resultiert oft ein starkes Nachgehen des Bandapparates. Nimmt man dazu die oft recht kümmerliche Entwicklung der zudem noch meist schlaffen, welken und atonischen Muskulatur, so ist es ohne weiteres verständlich, daß solche Kinder sehr spät und sehr mühsam laufen lernen. Die allgemeine Hypotonie von Muskulatur und Bandapparat kann so stark sein, daß solche Kinder ohne Beschwerden wie ein Taschenmesser zusammengeklappt liegen können, oder daß sich ihre Füße im Nacken kreuzen lassen. Die Zuckungskurve der Muskeln bei schwerer Rachitis weist oft Veränderungen auf (verkürzte Latenzzeit, verlangsamtes Erreichen des Zuckungsmaximums, geringe Verzögerung der Kontraktion), doch scheint es kaum angängig, mit KRASNOGORSKI hier besondere Eigentümlichkeiten der rachitischen Myopathie anzunehmen.

Wenn somit auch am Stütz- und Bewegungsapparate der Rachitiker die stärksten und sinnfälligsten Veränderungen vorhanden sind, so greifen doch die Krankheitserscheinungen weit darüber hinaus. Die Säuglinge und Kinder machen einen *allgemein kranken* Eindruck. Der Ernährungszustand ist meist, wenn auch keineswegs immer, geschädigt, das Wachstum steht meist still, wie das folgende charakteristische Bild von L. F. MEYER im Vergleich zu einem gleichaltrigen normalen Kinde zeigt (Abb. 21). Die *Haut* ist welk und blaß, das Fettpolster spärlich, es besteht eine auffallende Neigung zu oft eigenartig riechenden Schweißen. Eine Anämie mit herabgesetztem Färbeindex und unreifen Erythrocytenformen ist recht häufig. Die Leukocyten sind meist erhöht, fast regelmäßig besteht eine Mononukleose, die zwar für das Säuglingsalter normal ist, bei Rachitis aber besonders stark ausgesprochen und lang andauern kann.

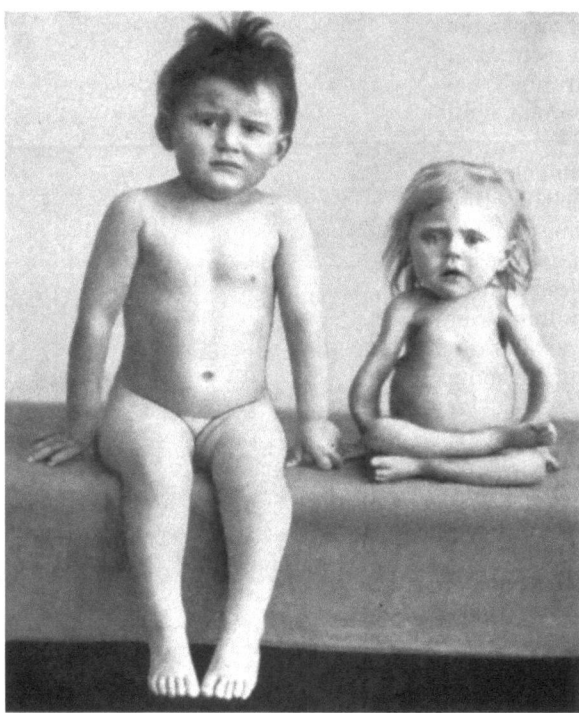

An den *oberen Luftwegen* finden sich häufig Entzündungen. Wie der rachitische Kranke überhaupt für Infektionen besonders empfindlich

Abb. 21. Rachitisches Kind (rechts) im Vergleich zu einem gleichaltrigen normalen Kinde (nach L. F. MEYER)

ist, so neigt er anscheinend besonders zu Katarrhen. Bei den geschilderten Thoraxdeformitäten und der behinderten Atmung wandern die Entzündungen leicht tiefer. So entwickeln sich oft sehr hartnäckige Bronchitiden, vielfach der feinsten Abschnitte; und von da ist der Schritt zur Bronchopneumonie nicht mehr weit.

Im *Abdomen* sind Leber- und vor allem Milztumoren nicht so selten, da, wo letztere eine besondere Größe annehmen, liegt meist eine Kombination mit einer Darminfektion oder der VON JAKSCH-HAYEMSchen Anämie vor. Häufig bestehen Durchfälle. Hypertrophie von Tonsillen und Drüsen kommen zwar bei Rachitikern oft vor, haben aber mit der Krankheit als solcher nichts zu tun.

Auch das *Nervensystem* ist bei der Rachitis mitaffiziert. Es kommen Spontanschmerzen und Druckschmerzen relativ häufig vor, daneben auch gar nicht so selten eine allgemeine Schmerzüberempfindlichkeit, zumal bei sehr elenden Kindern. Schon die leiseste Berührung des Körpers, besonders der Extremitäten, kann zu lebhaften Schmerzäußerungen, ja Schreikrämpfen führen. Überhaupt besteht in sehr schweren Fällen eine erhöhte Krampfbereitschaft, eine Spasmophilie, die in Laryngospasmus, Facialisphänomen, tetanischen und eklamptischen

Zuständen sich äußert. Charakteristisch ist dann die sogenannte tetanische Reaktion der Muskulatur, die sich darin äußert, daß Muskelkontraktionen infolge elektrischer Reizung schon bei Anwendung weit geringerer Stromstärken als in der Norm zustande kommen.

Die *Tetanie* ist in ihrer latenten Form charakterisiert durch eine vermehrte Krampfbereitschaft, faßbar durch eine mechanische und elektrische Übererregbarkeit der Muskeln und vor allen Dingen der Nerven; die manifeste Form ist beherrscht durch das Auftreten von tonischklonischen Krämpfen, die alle Muskelgebiete, besonders gefährlich aber die Kehlkopfmuskulatur betreffen können. Da zudem pathologisch-anatomische Veränderungen in zuverlässigen Untersuchungen nie gefunden wurden, ist es verständlich, daß diese Krankheit ursprünglich unter die funktionellen Neurosen eingereiht wurde. In der innersekretorischen Ära der Medizin wurden dann hormonale Auslösungen, vor allem Beziehungen zu den Epithelkörperchen in den Vordergrund geschoben. Für manche Formen trifft das auch sicher zu, wie Untersuchungen an parathyreopriven Tieren und Menschen klar zeigen. Aber es wäre ganz verfehlt, diese Genese zu verallgemeinern, da das Nervensystem in dieser gleichen charakteristischen Weise auf ganz verschiedene Ursachen hin reagieren kann, es sei nur an die Magentetanie von Kussmaul u. Fleiner sowie die Hyperventilationstetanie amerikanischer Autoren (Grant-Goldman u. a.) erinnert. Das Band, das sie alle gemeinsam verbindet, ist eine alkalotische oder vielleicht richtiger gesagt anacidotische Stoffwechsellage (Freudenberg-György), meist, wenn auch nicht notwendig, mit einer Hypocalcämie verbunden. Eine Reihe von klinischen und experimentellen Beobachtungen, vor allem aber die außerordentlich häufige Kombination mit der Rachitis, haben zu der vor allem von György nachdrücklich vertretenen Hypothese geführt, daß beide Krankheiten nur verschiedene Phasen bzw. Manifestationen der gleichen Stoffwechselveränderungen seien, d. h., daß die Kindertetanie auch eine D-Avitaminose sei. Die wirksame Therapie (Lebertran und bestrahlte Nährstoffe, Vigantol) ist tatsächlich bei beiden identisch. Zweifellos läßt sich für die geschilderte Theorie mancherlei anführen, aber viele Einzelfragen sind noch ungelöst.

Auch von einer *cerebralen* Form der Rachitis ist gesprochen worden, meines Erachtens zu Unrecht, höchstens von cerebralen Symptomen kann die Rede sein. Man hat die zweifellos manchmal vorhandenen Störungen in der Innervation der Muskeln, z. B. das Überwiegen der Beuger über die Strecker, darauf zurückführen wollen, aber ein anatomisches Substrat dafür im Gehirn oder Rückenmark ist bisher nicht beschrieben worden.

Sicher cerebral bedingt sind gewisse *psychische Anomalien*. Hierher gehört die verlangsamte geistige und affektive Entwicklung vieler Kinder, ihre abnorme Reizbarkeit und Launenhaftigkeit, auch eine gewisse Neigung zu Katalepsie. Mit der Heilung der Rachitis pflegt dann auch die psychische Entwicklung ein rascheres Tempo einzuschlagen.

Gegenüber dem bisher gezeichneten Bilde der Säuglingsrachitis zeigt die *Rachitis tarda*, die das Pubertätsalter bis zu seinem Ende befallen kann, gewisse Abweichungen. Charakteristisch ist vor allem, daß die Allgemeinstörungen gegen die Knochenveränderungen fast ganz zurücktreten. Diese letzteren gehen aber weit mehr als im Säuglingsalter mit Schmerzen besonders in den unteren Extremitäten einher. Sie sind schon spontan besonders beim Gehen vorhanden, können aber durch den Druck auf die erkrankten und oft verdickten Epiphysengebiete verstärkt werden.

Im Röntgenbild ist charakteristisch die Kalkverarmung, die Rarifizierung und Atrophie der Knochen sowie die Veränderungen an der Dia-Epiphysenlinie (abnorm breite Epiphysenfugen und Aufsplitterung der Metaphysenstruktur wie bei der Frühform).

Die Rachitis tarda stellt in gewissem Sinne das Bindeglied zwischen Frührachitis und *Osteomalacie*, der Rachitis des ausgewachsenen Skeletes, dar. Bei dieser letzteren Form der D-Avitaminosen, die vorwiegend das weibliche Geschlecht vor allem in mittleren Lebensjahren (26.—40. Jahr) betrifft, stehen die Schmerzen ganz im Vordergrunde, und zwar schon zu einer Zeit, in der sichtbare und fühlbare Veränderungen am Knochensystem noch gar nicht vorliegen, so daß sie oft für Rheumatismus gehalten werden. Die Ursachen dieser Schmerzen sind noch nicht ganz klar, GYÖRGY u. a. denken an feinste periostale Wucherungen. Der Schmerz ist zu Anfang lediglich ein Druckschmerz, hauptsächlich am Rippenkorb und am Becken, zumal bei seitlichem Zusammendrücken. Dann treten Spontanschmerzen hinzu beim Gehen und Bücken sowie brüsken Bewegungen, manchmal auch bei körperlichen Erschütterungen und im Schlafe. Mit zunehmenden Schmerzen wird der Gang mühsamer und schleppender. Die Beine werden nicht mehr ordentlich vom Boden abgehoben, der Oberkörper wird hin und hergewiegt, so daß eine Art ,,Enten- oder Eiergang" resultiert. Die schwersten Veränderungen weisen im allgemeinen Wirbelsäule und Becken auf. Die Wirbelsäule verkrümmt sich und schiebt sich zusammen. Das erschütterndste Bild davon sah ich bei Greisinnen mit echter Hungerosteoporose. Am Becken pflegt außer etwas uncharakteristischen Schmerzen im Kreuz eine auffallende Druckempfindlichkeit beim Abtasten des Beckenrings von innen das erste Zeichen zu sein. Sichere Anhaltspunkte ergeben dann die Röntgenphotographie und die abnormen Maße der Beckendistanzen. Es entsteht das sogenannte platte Becken mit Verkürzung der Conjugata vera, sekundärer Verbreiterung des Grunddurchmessers, Vorspringen des Promontoriums und schnabelförmigem Vorspringen der Symphyse. Anamnestisch ist von Bedeutung, daß bei Frauen sehr oft die Veränderungen an Geburten sich anschließen, was zu einer Überbewertung ovarieller Einflüsse und früher sogar zu Ovariotomien (FEHLING) geführt hat.

Die Beteiligung des Gesamtorganismus ist bei der Osteomalacie im allgemeinen noch geringer als bei der Rachitis tarda. Der allgemeine Ernährungszustand scheint in der Regel nicht geschädigt, anders ist es natürlich bei der Hungerosteomalacie mit ihren enormen Gewichtsabnahmen, wie sie 1918—19 vor allem in Österreich und Polen beobachtet wurden. Eine Anämie besteht nur selten. Die Zähne sind nicht verändert. In 15% der Fälle kommt es zu Katarakt der Linse. Willkürliche und unwillkürliche Muskulatur neigen manchmal zu Spasmen. Die *inneren Organe* weisen gewöhnlich ganz normalen Befund auf, abgesehen von der Neigung zu Durchfällen. In der *psychischen Sphäre* treten ähnliche Störungen wie bei der Rachitis nach meinen Erfahrungen weit seltener als dort auf. Zu tetanischen und tetanoiden Symptomen kommt es bei dem meist vorhandenen niedrigen Ca im Blut in 20—70% der Fälle.

Ähnlich wie bei der Rachitis und der Tetanie pflegt auch bei der Osteomalacie das Frühjahr die Erscheinungen zu verschärfen, eine Tatsache, die für die Zusammengehörigkeit immer wieder ins Feld geführt wird.

Über das *Wesen* der bei Rachitis und Osteomalacie vorliegenden Störungen geben pathologische Anatomie, pathologische Chemie und experimentelle Pathologie in einem heute schon recht weit gediehenen Umfange Aufklärung. Auf die zum Teil recht komplizierten makroskopischen und histologischen Befunde bei beiden Krankheiten kann hier nur kurz eingegangen werden. Eine ausgezeichnete erschöpfende Darstellung darüber ist aus der Feder von M. B. SCHMIDT, einem der besten Kenner der Materie, erschienen.

Zur Beurteilung der *pathologisch-anatomischen* Verhältnisse sei kurz an die Art des normalen Knochenwachstums erinnert. Das Längenwachstum geht durch Anbildung neuer Knochensubstanz von der Epiphyse aus, das Dickenwachstum durch Anlagerung vom Periost aus vor sich. Gleichzeitig wird der zuerst gebildete Knochen vom Markraum aus allmählich resorbiert. Mikroskopisch sind es beim Längenwachstum die Knorpelzellen, die anschwellen und in einer ziemlich schmalen Schicht in längs gerichteten Säulen sich anordnen. Ein Maschenwerk von Knorpelgrundsubstanz, die zunächst provisorisch verkalkt, trennt sie. In die Zellsäulen selbst dringt gefäßreicher, mit Osteoblasten ausgebildeter Markraum ein. Die Wabenwand wird zu osteoidem Gewebe und dann durch Verkalkung zum Knochen, so daß aus dem Knorpelgewebe die Spongiosa entsteht. Normalerweise geht dieser Umwandlungsprozeß in einer schmalen, begrenzten Epiphysenzone vor sich. Nach M. B. SCHMIDT sind folgende vier Eigenschaften für den endochondralen Verknöcherungsprozeß bei der Rachitis charakteristisch:

1. Das Fehlen einer weißen Verkalkungslinie.

2. Die Verbreiterung der Knorpelwucherungszone.

3. Die Unregelmäßigkeit der Vascularisation und der daraus hervorgehenden Ossifikation derselben, welche nicht mehr in Form einer geraden Linie geschieht.

4. Das Entstehen eines feinporigen osteoiden Gewebes an Stelle einer klaren Grenze.

Die typischen makroskopischen Veränderungen an der Epiphysengrenze gehen sehr deutlich aus dem Vergleich der beiden folgenden Ab-

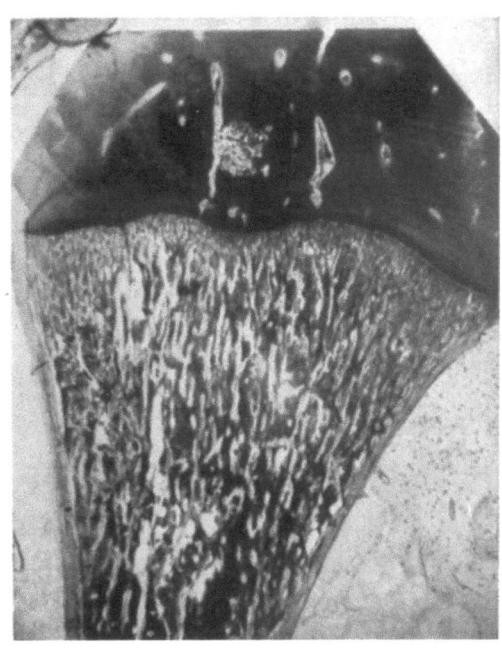

Abb. 22. Normale Verknöcherung am Tibiakopf (nach KIHN)

bildungen von KIHN (Abb. 22 u. 23) [s. Avitaminosen von STEPP u. GYÖRGY (Z), S. 225 u. 226] hervor.

Auch das periostale Dickenwachstum ist bei der Rachitis gestört. Unfertiges weiches Osteoidgewebe lagert sich dem Knochen an, am ausgesprochensten an der Außenseite des Schädels. Mikroskopisch sind diese subperiostalen Auflagerungen viel häufiger. Die lamelläre Anlagerung und osteophytische Auflagerung ähneln in ihrer Anordnung den physiologischen Formen, auch hinsichtlich ihres bevorzugten Vorkommens an den Stellen der größten Zugwirkung am Knochen (Ansatz von Muskeln, Sehnen und Fascien), jedoch bleibt die Verkalkung aus. Die endochondrale und die endostal-periostale Störung sind in Stärke und Ausdehnung weitgehend voneinander unabhängig. Mit zunehmendem Alter, erst recht natürlich nach abgeschlossenem Wachstum, treten die endochondralen Störungen an Bedeutung zurück. Je nachdem die Knochenneubildungsprozesse oder die resorptiven Vorgänge überwiegen, wird nach v. RECKLINGHAUSEN eine hyperplastische und eine porotische Form unterschieden.

Wenn man bedenkt, daß die Osteomalacie eine Erkrankung der Erwachsenen ist, bei der endochondrale Wachstumsvorgänge nicht mehr in Betracht kommen, so sind im Prinzip bei der Osteomalacie die Vorgänge am Knochen die gleichen wie bei der Rachitis.

Seit v. RECKLINGHAUSEN werden daher auch pathologisch-anatomisch beide Knochenleiden als eine große Einheit angesehen, charakterisiert durch die Erweichung nicht verkalkter und schon verkalkter Knochen infolge „Thrypsis". Im Prinzip das gleiche besagt die Bezeichnung „achalikotische Malacien", unter der CHRISTELLER Rachitis und Osteomalacie zusammenfaßt. Die von VIRCHOW versuchte Trennung von Rachitis tarda und juveniler Osteomalacie läßt sich heute nicht mehr aufrecht erhalten. Nach SIMON kann es auch keinem Zweifel unterliegen, daß die Hungerosteopathien, die in den ersten Jahren nach dem ersten Weltkriege und auch jetzt nach dem zweiten häufig vorkamen, sich nicht sicher abtrennen lassen, sondern der Spätrachitis oder der Osteomalacie auch pathologisch anatomisch zuzurechnen sind.

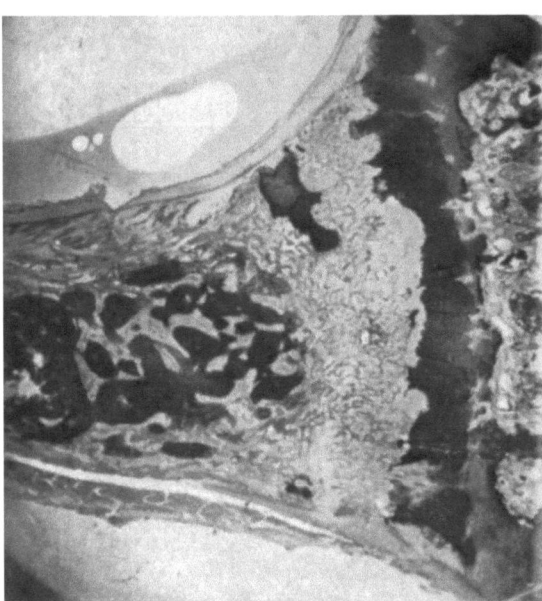

Abb. 23. Rachitische Veränderungen am Tibiakopf (nach KIHN)

Da Rachitis und Osteomalacie zunächst als Knochenerkrankungen mit pathologischer, unvollkommener Bildung bzw. pathologischem Abbau des osteoiden Gewebes imponierten, wandten sich die *Stoffwechseluntersuchungen* in erster Linie dem Studium der beiden chemischen Hauptbestandteile des Knochens, dem Calcium und der Phosphorsäure zu. Calcium ist als tertiäres Phosphat und zu $1/7$ als Calciumcarbonat darin enthalten.

Die chemische Zusammensetzung des rachitischen Knochens gegenüber dem normalen, ist aus folgender Tabelle von GASSMANN (Tab. 54) gut ersichtlich.

Der rachitische Knochen hat danach einen verminderten Salzgehalt. Normalerweise betragen Ca, PO_4 2 CO_3 etwa 60% des Knochens, bei der Rachitis 50—54,5%. Besonders betroffen sind die Calciumverbindungen, während die anderen Komponenten nahezu unverändert sind, oder wie ganz ausgesprochen das Magnesium (von 0,1 auf 0,53—0,74), eine Steigerung aufweisen. Da 97—99% des Körperkalkes im Knochen enthalten ist, so bedeutet der verminderte Knochenkalk eine

Tabelle 54. *Chemische Zusammensetzung des rachitischen Knochens im Vergleich zum normalen (nach GASSMANN)*

Bestandteile	Normal		Rachitisch	
	I	II	I	II
Wasser	11,67	11,45	10,63	10,77
Glühverlust . . .	37,04	37,23	42,92	42,53
Ca	24,48	24,31	21,34	21,61
Mg	0,10	0,10	0,53	0,74
PO_4	33,79	33,33	30,22	30,54
CO_3	3,20	3,01	2,61	2,90
Cl	0,39	0,46	0,45	0,45
K	0,30	0,30	0,31	0,31
Na	0,60	0,68	0,73	0,73

erhebliche Verarmung des Gesamtorganismus an Kalk. Im Blute der Rachitiker kommt das lange nicht so deutlich zum Ausdruck, wie man das annehmen sollte. Der Kalkspiegel des normalen Säuglingsserums ist auffallend stark fixiert auf 10 mg-% mit nur geringen Abweichungen um $\pm 1\%$. Die rachitischen Serumkalkwerte liegen im Durchschnitt der unteren normalen Grenze nahe, gehen aber unter 8 mg-% meist nur bei Komplikationen mit Tetanie herab. Ausgesprochen ist dagegen die Abnahme des Serumphosphors (Hypophosphatämie), wobei aber nur die anorganische Komponente betroffen ist (normal 4,5—5,0 mg-%). Interessant ist, daß die Angleichung der Zahlen an die Norm oft das erste Zeichen der Ausheilung der Erkrankung ist. Die Verarmung an den basisch reagierenden Substanzen äußert sich auch in der Alkalireserve. Da gleichzeitig, zumal bei der floriden Form, auch eine gegenüber der Norm vermehrte Säureausscheidung im Harn besteht, so liegt eine Acidose d. h. eine vermehrte Bildung sauer reagierender intermediärer Stoffwechselprodukte vor. Das kommt sowohl in der Zunahme des Neutralisationsammoniaks im Urin, manchmal überschießend bis zur alkalischen Reaktion, als auch in der vermehrten Ausscheidung organischer Säuren im Harne zum Ausdruck.

Selbstverständlich ist die Verarmung des rachitischen Organismus an Ca und P auch in den Ausscheidungen zu fassen; beide Substanzen werden vermehrt durch Harn und Kot abgegeben, wobei zu bedenken ist, daß der Darm schon normalerweise das Hauptausscheidungsorgan für Ca ist. Besonderes Interesse haben bei der Rachitis Anomalien der Phosphatase gefunden. Nach KAY u. a. ist die alkalische Serum-Phosphatase bei dieser Krankheit erhöht. Der Anstieg beginnt früh und fällt bei der Heilung nur langsam ab. Auch die Verteilung der Phosphatase im rachitischen Organismus ist ungewöhnlich (W. HEYMANN), ohne daß man vorläufig für die Pathogenese der Krankheit viel damit anfangen kann.

Ähnliches gilt auch für den Grundumsatz. Dieser ist bei ausgeprägter D-Avitaminose (SEEL) und beim rachitischen Säugling im Mittel um −17,5% gesenkt (NITSCHKE u. SCHNEIDER u. a.) Die Erniedrigung scheint im Winter am ausgesprochensten zu sein. Normalerweise wird sie nach NITSCHKE durch vermehrte Schilddrüsen- und eventuell Nebenschilddrüsentätigkeit ausgeglichen. Diese Ausgleichsmöglichkeit soll bei der Rachitis fehlen.

Alle die genannten Vorgänge sind Einzelbausteine für den Aufbau einer Theorie über den feineren Mechanismus der D-Avitaminose, aber vorläufig fehlt noch der Bauplan, der sie zur Einheit verknüpft.

Während für die Rachitis eine Fülle von Beobachtungsmaterial vorliegt, sind die Untersuchungen bei der Osteomalacie spärlich. Da die älteren *Theorien* mit der Entdeckung und Reingewinnung des Vitamins D_2 ihre Bedeutung im wesentlichen verloren haben, lautet heute die Frage, wie wirkt sich das Vitamin beim Knochenwachstum aus und welche Stoffwechselveränderungen stellen sich beim Fehlen, d. h. also bei Rachitis und Osteomalacie ein?

Tierversuche können hier nur zum Teil zur Aufklärung helfen.

Die *Rattenrachitis* ist dadurch prinzipiell von der menschlichen Rachitis unterschieden, daß sie nur zum Teil eine D-Avitaminose ist. Entscheidend ist dort das Verhältnis Ca:P in der Nahrung. Nur bei großem Ca-Überschuß, der den Phosphor aus den Knochen löst und mit diesem als Calciumphosphat ausgeschieden wird, kommt es zur Rattenrachitis. Wird die normale Relation wieder hergestellt, so verschwindet die Rachitis auch ohne Vitamin D. Anders beim *Hunde* und *beim Menschen*. Man kann bei diesen das Verhältnis variieren wie man will, man kann beliebig große Mengen von Ca und PO_4 geben, es kommt trotzdem bei D-Mangel zur rachitischen Malacie.

Das erste Zeichen der Mineralstörung ist gewöhnlich das Absinken des Blut-phosphorspiegels, während der Kalkgehalt, der im allgemeinen viel zäher fest-gehalten wird, noch in der Breite der Norm sich halten kann.

ROMINGER u. Mitarb., die sich in neuerer Zeit besonders mit der Theorie der Rachitis befaßt haben, unterscheiden 4 Phasen im Ablauf der rachitischen Stoff-wechselstörungen, wie aus folgender Tabelle 55 hervorgeht.

Tabelle 55. *Phasen im Ablauf der Mineralstoffwechselstörungen bei der Rachitis (nach* ROMINGER*)*

	Mineralstoffwechsel		Klinische und röntgenologische Kennzeichen
	P_2O_5-Bilanz	CaO-Bilanz	
1. Phase	stark ver-schlechtert	normal oder annähernd normal	Keine Zeichen von Rachitis oder An-zeichen einer beginnenden Rachitis
2. Phase	verschlechtert	verschlechtert	Klinisch u. röntgenologisch ausgespro-chene Rachtitis
3. Phase	übernormal positiv	verschlechtert	Klinisch Umstimmung im Allgemein-befinden, röntgenologisch beginnende Kalkeinlagerung
4. Phase	übernormal positiv	übernormal positiv	Klinisch vorgeschrittene Heilung; rönt-genologisch Kalkeinlagerung in breiten Bändern.

Die Ursache der Hypo-Phosphatämie wird vielfach in einer gestörten Resorp-tion von P im Darm gesehen; sicher ist, daß sie schlagartig durch Vitamingaben gebessert wird. Aber selbst Injektionen von Phosphorverbindungen können die Rachitis nicht verhindern.

Eine weitere Theorie rekurriert auf Dysfunktionen innersekretorischer Organe, insbesondere der Ovarien, wie schon erwähnt. Andere, wie MELLANBY, dachten an gleichzeitige Wirkung von toxischen Nahrungs- oder Intermediärprodukten. Phytinartige Substanzen wurden als Antagonisten des Vitamins D_2 angesehen.

ROMINGER faßt die Rachitis als eine Folge intermediärer Stoffwechselstörungen auf, ohne diese definieren zu können. Denn seine Annahme, daß diesen Kranken ein Ferment oder Coferment fehle, das den Serumphosphor in die für den Kno-chenaufbau erforderliche Form bringt, ist nur eine Deutung der von HESS u. Mitarb. in vitro gefundenen Tatsache, daß rachitische Knorpel im Gegensatze zum normalen Serum im Rachitikerserum nicht verkalken, und sagt über die dabei sich abspielenden Prozesse nichts aus. Bei den genannten Versuchen ist bemerkens-wert, daß die Verkalkung im normalen Serum auch ohne Zusatz von Vitamin D erfolgt, so daß man annehmen muß, daß die darin enthaltenen minimalen Mengen schon für Verkalkungsprozesse ausreichen. Auch die Beziehungen zwischen Vitamin D und Nebenschilddrüse, die bei Rachitis zu hypertrophieren pflegt, sind noch nicht genügend geklärt. Sicher ist nur, daß das Parathyreoideahormon lediglich den Serumkalkspiegel erhöht und zwar auf Kosten des Knochens, der dabei einen Teil seines Kalkes hergeben muß. Bei gleichem Endeffekt besteht also im Mechanismus zwischen beiden Faktoren ein Antagonismus. Dafür spricht auch die Tatsache, daß Injektionen von Nebenschilddrüsenextrakten die Ausheilung der Rachitis verzögert, während Entfernung dieser Inkretdrüsen das Eintreten dieser Krankheit erschwert. Ob und welchen Einfluß die Parathyreoidea normaler-weise auf die Knochenbildung hat, wissen wir noch nicht. So harren auf dem Ge-biete des Rachitisstoffwechsels noch manche Fragen ihrer Lösung, während die pathologisch anatomischen Vorgänge in allen Einzelheiten weitgehend geklärt sind.

Die *Diagnose* der Rachitis und Osteomalacie ist im allgemeinen sehr leicht. Die Knochenveränderungen sind für Inspektion und Palpation so charakteristisch und im Röntgenbild meist so eindeutig, daß in ausgebildeten Fällen wohl selten

Irrtümer entstehen. Größere Schwierigkeiten kann die richtige Erkennung beginnender Fälle machen, in denen subjektive Beschwerden die Szene beherrschen und typische Knochenprozesse noch nicht da sind. In solchen Fällen kommt der Serumuntersuchung erhöhte Bedeutung zu. Die Hypophosphatämie ist eines der ersten und konstantesten Symptome bei Rachitis und anscheinend auch bei Osteomalacie, so daß erniedrigte P-Werte im Serum in Verbindung mit Knochenschmerzen, seien sie spontan oder auf Druck, in der Regel schon sehr frühzeitig eine Diagnose und damit die Einleitung der nötigen therapeutischen Maßnahmen ermöglichen.

Differentialdiagnostisch kommen fast nur für den oberflächlichen Untersucher Myxödem, Knochenlues und Chondrodystrophie in Betracht. Durch röntgenologische und stoffwechselchemische Untersuchung ist aber sofort die Entscheidung zu treffen. Ernstliche Schwierigkeiten macht eigentlich nur die seltene Osteopsathyrosis idiopathica oder imperfecta (LOBSTEIN). (Zusammenfassende Darstellung von S. KRAMER und Beobachtungen an sich selbst in der Würzburger Klinik.) Sie kommt sowohl angeboren wie als Spätform vor und kann tatsächlich im Knochenhabitus oft große äußere Ähnlichkeiten mit der Rachitis haben. Die Schädelknochen sind weich, die Knochen abnorm beweglich, meist frakturiert. Dadurch entstehen besonders an den Unterschenkeln abnorme Verbiegungen. Das Allgemeinbefinden ist meist nur wenig beeinflußt, vor allem die geistige Entwicklung fast nie gestört. In vielen Fällen fällt bei Osteogenesis imperfecta eine mangelhafte Ausbildung und Blaufärbung der Skleren auf. Der Blutcalciumspiegel ist oft erhöht. In zweifelhaften Fällen, die gewöhnlich nur die malacische Spätform betreffen, entscheidet wohl immer eindeutig das Röntgenbild. Hier ist charakteristisch für die Osteopsathyrosis die hochgradige Porosität des Skelets mit fast fehlender Spongiosazeichnung, ferner die scharfe Epiphysenabgrenzung. Pathologisch-anatomisch handelt es sich um eine fast völlig rudimentäre Knochenbildung sowohl endochondral wie periostal. Die Ursache dieser wohl irgendwie endogen bedingten Knochenhypoplasie ist vorläufig ganz dunkel. Mit Rachitis hat sie wohl sicher nichts zu tun, in dem Sinne spricht auch das Versagen der üblichen Rachitistherapie. Die in den Hungerjahren so häufige Hungerosteoporose infolge Ca- und P-Mangels in der Nahrung gibt röntgenologisch andere Bilder (Verwaschenheit und Aufhellung der Knochenstrukturen usw.). Da meist gleichzeitig auch ein D-Mangel entsteht, ergeben sich manchmal Mischformen von echter Osteoporose und Osteomalacie.

Die *Prognose* von Rachitis und Osteomalacie ist im allgemeinen gut. Das Leben ist in unkomplizierten Fällen direkt so gut wie nie bedroht, nur indirekt kann solchen Kranken die Anfälligkeit gegenüber Infektionen, vor allem solchen der oberen Luftwege und der Lungen, zum Verhängnis werden. Besorgniserregender ist eine Kombination mit Tetanie, insbesondere mit Laryngospasmus. Eine Ausheilung des Krankheitsprozesses ist die Regel. Selbst starke Veränderungen können sich bei richtiger Behandlung, manchmal sogar ohne eine solche, zurückbilden. In anderen Fällen bleiben Reste in Gestalt von Deformitäten und Verbiegungen bis ans Lebensende bestehen. Es gibt nur seltene, vorläufig noch ungeklärte anscheinend vitaminrefraktäre Fälle, die man vorläufig als sogenannte endogene Rachitis bezeichnet hat.

Mit den geschilderten Hauptresultaten der Forschungen über die Pathogenese der Rachitis und Osteomalacie ergeben sich die leitenden Gesichtspunkte für die moderne *Prophylaxe und Therapie* von selbst. Instinktiv hatte schon die alte Medizin das Richtige getroffen, wenn sie Licht, Luft und zweckmäßige Ernährung als das Wesentliche für Verhütung und Behandlung empfahl. Über zweihundertjährige Erfahrungen haben immer wieder bestätigt, daß auf diese

Weise beide Krankheiten vermeidbar und bis auf Restzustände auch heilbar sind. Trotzdem fußen wir heute auf einem ungleich viel festeren Boden. Den ersten großen Schritt vorwärts brachte die Anwendung der ultravioletten Strahlen der künstlichen Höhensonne durch HULDSCHINSKY, den zweiten die Verwendung von einer durch bestrahltes Vitamin D angereicherten Kost oder die Zufuhr des rein dargestellten Vitamins selbst. Die künstliche Höhensonne wird in täglich steigenden Dosen (Sitzungslänge von 5—45 min) appliziert. Die Erfahrung hat gezeigt, daß diese Therapie so viele Monate angewandt werden muß, als die Kinder Lebensjahre zählen. Nach GYÖRGY-GOTTLIEB u. a. läßt sich der Erfolg durch kleine orale Eosingaben (0,1 g/Tag), die photosensibilisierend wirken, verstärken.

Unter den *Nahrungsmitteln* steht schon seit langer Zeit der Lebertran (in Mengen von 10—30 cm³ täglich) an erster Stelle, Ersatzpräparate wie z. B. Scotts Emulsion, sind vielfach angenehmer im Geschmack, stehen aber an Wirksamkeit etwas zurück. Da Lebertran wegen seiner öligen Beschaffenheit und seines eigenartigen Geschmackes oft den größten Widerwillen bei Kindern und Erwachsenen hervorruft, ist es gut, daß wir ihn heute entbehren und durch bestrahlte Nährmittel, vor allem Milch, Trockeneigelb usw., völlig ersetzen können. Aus prophylaktischen Gründen sollten die Kleinkinder in den gefährlichen Zeiten, vor allem in den Wintermonaten, stets derartige vorbehandelte Präparate erhalten, im Sommer tut die Sonne das Nötige, sofern es sich nicht um in traurigen Verhältnissen untergebrachte Großstadtkinder handelt. Der *spezifisch wirkende Stoff, das Vitamin D₂*, kann heute, nach dem WINDAUSschen Verfahren unter dem Namen Vigantol (von E. Merck-Darmstadt u. I.G. Farben hergestellt) auch in Tabletten oder Tropfenform verwandt werden: 1 cm³ Vigantol enthält 0,3 mg D₂, 1 cm³ Vigantol forte 7,5 mg, wobei 1 mg 40000 iE entspricht, zur Stoßtherapie Röhrchen mit 10—15 mg krist. D₂. Andere Präparate sind Provitamin-A-Emulsion Klein mit 20000 iE Vit. D₃, Provitaminöl, ein hochwertiger Lebertran mit 12000 iE D₃, Vigorsan forte mit 5 mg = 200000 iE D₂ pro Tablette. Sanostol Leberölkonzentrat: 1 cm³ enthält 600 iE Vitamin A + 250 iE Vitamin D₃, Vicotrat Lebertran (HEYL) und andere D-Präparate. Der menschliche Organismus vermag 7-Dehydrocholesterin, das in der Haut durch Bestrahlung in Vitamin D₃ übergeht, selbst zu bilden. Daher ist bei gesunden Erwachsenen eine Zufuhr von außen kaum notwendig. Der Bedarf bei Kindern und in der Gravidität und bei der Lactation wird von National Research Council (1948) mit 400 iE angegeben. Die Dosierungsfrage ist hier noch nicht endgültig geklärt, meist genügen 1—2 mg am Tag, aber vielfach sind anscheinend doch größere Dosen, besonders bei schwerer Osteomalacie angezeigt. Die durchschnittliche Dosierung zu prophylaktischen Zwecken ist 3 bis 5 Tropfen Vigantol forte, am besten in Milch dargereicht, die therapeutische Dosis liegt doppelt, selten vierfach so hoch. Sehr zweckmäßig ist die Vitaminstoßtherapie mit i.m. Injektion von 500000—600000 iE entsprechend etwa 1¹/₂ cm³ Vigantol forte.

Eine *Überdosierung*, die im ersten Enthusiasmus wie so oft, auch hier manchmal vorgenommen wurde, ist keineswegs gleichgültig. Wie fast jedes Therapeuticum besitzt auch das Vitamin D, im Übermaß angewendet, seine Gefahren. Sie traten zunächst im Tierversuch zutage. PFANNENSTIEL berichtete anscheinend zuerst über schwere Vergiftungserscheinungen, Gewichtsabnahme, Kachexie usw. bei halbwüchsigen Kaninchen. Wie bei anderen Cholesterinen, kommt es dabei leicht zu Gefäßsklerosen (KREITMAIR). Das gilt auch für andere Tierarten (Mäuse, Ratten, Meerschweinchen, Katzen, Hunde usw.). REINWEIN zeigte an unserer Klinik, daß zwar der Gaswechsel des überlebenden Gewebes durch Vigantol nicht gesteigert wird, wohl aber nach längerer Darreichung nicht einmal sehr hoher Dosen der Grundumsatz von Hunden.

Sehr ausgesprochen sind die Reizerscheinungen von seiten der Nieren. Beim Kinde sind zuerst von DEGWITZ u. Mitarb. Vigantolschädigungen beschrieben worden, Appetitlosigkeit, Erbrechen, Anämie, Gewichtsverfall und vor allem Nierenschädigungen sowohl glomerulärer wie tubulärer Art. Sie betrachteten dabei die unspezifischen nephritischen Symptome als das Primäre, die anderen Störungen als deren Folgeerscheinungen. HESS u. LEWIS sahen Hand in Hand mit diesen Schädigungen eine Hypercalcämie einhergehen und fassen das ganze klinische Bild als eine Hypervitaminose auf, wobei der Nierenbeteiligung, weil inkonstant, nur eine untergeordnete Bedeutung zukäme. Hypercalcämien wurden von den amerikanischen Autoren manchmal schon bei minimalen Dosen beobachtet. GYÖRGY konnte aber an der Hand eines sehr großen Materials bei den üblichen therapeutischen Dosen (1—3 mg bestrahltes Ergosterin als Vigantol) niemals Hypercalcämien oder Schädigungen feststellen, diese traten erst bei 5 bis 10 mg = 20000 iE/kg gehäuft auf. So besteht trotz der entgegengesetzten amerikanischen Angaben, die vielleicht auf unrichtiger Dosierung beruhen, kein Grund, die genannten Dosen zu erniedrigen. Vorsichtshalber sollten aber doch bei länger dauernden Vigantolkuren die Kinder ärztlich überwacht werden, vor allem scheinen periodische Nierenuntersuchungen ratsam.

Unter anderen Medikamenten steht schon lange der Phosphor als knochensubstanzbildendes Material an erster Stelle. Das berühmte alte Rezept: Phosphor. 0,01, Ol. jecor. aselli ad 100,0, nach Umschütteln 2—3 mal täglich ein Teelöffel, wird auch heute noch oft besonders von alten Ärzten verschrieben, wenn auch gewiß der Phosphor in einer richtig zusammengesetzten Nahrung bei genügender Vitamingegenwart in ausreichender Menge vorhanden ist und einzelne Stimmen wieder laut werden (z. B. ENGEL), die die genannte Dosis für zu hoch halten. Calciumsalze sind in der gewöhnlichen Ernährung so reichlich enthalten, daß hier Extrazufuhren sich meist erübrigen.

Eine allgemeine vitaminreiche gemischte Kost, Massage, Salzbäder usw. unterstützen die spezifische Therapie. Unter der geschilderten Behandlung, wenn sie richtig und genügend lange durchgeführt wird, heilt die Rachitis anscheinend regelmäßig aus, was sich im Gesamtbilde der Kranken inspektorisch, palpatorisch und vor allem röntgenologisch sehr gut verfolgen läßt. Allerdings bleiben in manchen Fällen, in denen die Therapie erst spät einsetzt, Restzustände in Gestalt von Wirbelsäulenverkrümmungen, Knochenverbiegungen, Thorax- und Schädeldeformitäten zurück. Diese müssen dem Orthopäden zugeführt werden.

8. Die K-A- und Hypovitaminose

Die K-Avitaminose beim Erwachsenen ist ein Sonderfall einer nur bedingt spezifischen Mangelerkrankung, nur beim Neugeborenen ist es eine echte Form. Mensch und Hühnchen können dieses Vitamin nicht selbst herstellen, dagegen liefern es ihnen die Darmbakterien normalerweise synthetisch in genügender Menge. Auch insofern nimmt die K-Avitaminose eine Sonderstellung ein, als sie keine Allgemeinerkrankung darstellt, sondern nur eine Störung in einem bestimmten Stadium der Gerinnungsfermentbildung, wenn es auch sehr wahrscheinlich ist, daß das Vitamin K im Allgemeinstoffwechsel gewisse Funktionen hat [Näheres bei J. KÜHNAU (Z)].

Schon seit anscheinend sehr langer Zeit war es immer wieder den Ärzten aufgefallen, daß Kranke mit schweren Leberschädigungen und Galleabschluß zu Blutungen neigen, und die Chirurgen scheuten sich schon seit WIELELIUS (1683) (Lit. bei RIEGEL u. KOLLER) wegen dieser gefährlichen Komplikationen, solche Kranke zu operieren.

Man nahm zunächst an, daß bei solchen Patienten der Blutgerinnungsvorgang, dessen Komponenten z. T. in der Leber gebildet werden, gestört sei. Später wurde auch an Kombinationen mit Skorbut oder deren hämorrhagischen Diathesen gedacht.

Den entscheidenden Schritt zur Aufklärung brachten dann 1929 die Beobachtungen von DAM (Kopenhagen) u. a., die eine Blutungskrankheit bei Hühnchen, die sehr fettarm ernährt wurden, entstehen sahen. 1934 führte DAM dann die Blutungstendenz solcher Tiere auf den Mangel an einem fettlöslichen Vitamin, das er seiner spezifischen Wirkung nach als Vitamin K (== Koagulationsvitamin) bezeichnete, McFARLANE u. SCHONHEYDER stellten bei den blutenden Vögeln zuerst eine verlängerte Blutgerinnungszeit und dann eine Hypoprothrombinämie fest, womit das Wesen dieser hämorrhagischen Diathese richtig erkannt war. Mit der Reindarstellung und Konstitutionsaufklärung des spezifischen Diätfaktors aus Luzernen (Alfa-alfa) Heu durch DAM, KARRER, DOISY u. a. [Lit. bei BICKNELL u. PRESCOT (Z), 1939] war dann auch die chemische Natur des Koagulationsvitamins erkannt und der Weg für eine spezifische Therapie gewiesen.

Weitere Untersuchungen ergaben, daß das entscheidende und qualitativ abschätzbare Kriterium für das Vorliegen einer K-A- oder Hypovitaminose die Prothrombinverminderung im Blut ist.

Nach dem Verfahren von QUICK u. KOLLER läßt diese sich relativ einfach und exakt in folgender Weise bestimmen:

1 cm³ Natrium-Oxalatlösung (1,34%) und 9 cm³ Venenblut werden geschüttelt und zentrifugiert. 0,1 cm³ Plasma, 0,1 cm³ Thrombokinaselösung, die aus azetonextrahierten Kaninchenhirntrockenpulver von dem 0,3 g in 5 cm³ 0,9%iger Kochsalzlösung aufgeschwemmt werden, werden zugegeben. Nach Zufügung von 0,1 cm³ 0,548%ige CaCl₂-Lösung wird das Ganze auf dem Wasserbad bei 37° in einem Glasröhrchen (13 × 10 mm) gemischt und auf seine Gerinnungsfähigkeit geprüft, indem mit der Stoppuhr der Moment bestimmt wird, an dem mit einem Platindraht Klumpenbildung einzutreten beginnt. Die so ermittelte „Prothrombinzeit" beträgt normalerweise 14 min. Andere Methoden ergeben etwas höhere Werte. Der kritische Wert, bei dem es zu Blutungen kommt, liegt bei etwa 20—25% des normalen Prothrombingehaltes, bei Zahlen zwischen 25—35% besteht eine latente K-Avitaminose, die jederzeit manifestiert werden kann.

Der Blutgerinnungsvorgang (Näheres darüber S. 125, bei WÖHLISCHs Schema im Vitamin-K-Kapitel), der in seiner Endphase in der Bildung von Fibrin durch Zusammentritt von Fibrinogen und Thrombin besteht, ist also im Gegensatz zu allen anderen hämorrhagischen Diathesen auf der Prothrombinstufe gestört. Die Blutungszeit ist im allgemeinen normal, ebenso wie das RUMPEL-LEEDsche Phänomen.

Die K-Avitaminose tritt beim Menschen in *3 Hauptformen* bzw. aus 3 Ursachen auf: 1. als relative Mangelform, 2. als Resorptionsavitaminose, 3. als M. hämorrhagicus neonatorum FANCONI.

Im ersteren Falle können die verschiedensten Faktoren die Ursache sein. Zunächst kann der Bedarf so gegenüber der Norm gesteigert sein, daß die in der Nahrung gelieferte und zusätzlich von den Darmbakterien gebildete Menge nicht ausreichen, um den Bedarf zu decken. Es ist das manchmal bei sehr großen Blutverlusten und länger dauernden Operationen der Fall. Es kommt dann meist zu einer Prothrombinverarmung durch zu starke Verluste vor allen Dingen nach außen.

Im zweiten Falle spielen solche vielleicht auch eine gewisse Rolle. Wichtiger ist aber wohl eine Leberschädigung, die teils durch die Narkose, teils durch vorläufig noch unbekannte, mit dem operativen Eingriff irgendwie in Zusammenhang stehende Einflüsse, die auch die oft sehr hochgradigen Eiweißeinschmelzungen herbeiführen, bedingt sind.

Wichtiger, weil weitverbreitet und gefährlicher, ist die *Resorptionsavitaminose*. In diesen Fällen ist weder der Bedarf erhöht noch die im Darm vorhandene Vitaminmenge ungenügend, aber sie findet nicht den Weg zur Verarbeitungsstelle, nämlich der Leber. Das fettlösliche Vitamin K bedarf zu seiner Resorption des Fettes und der Galle und einer normalen Schleimhaut. Fehlt eine dieser 3 Voraussetzungen, so muß ein K-Defizit eintreten.

Alle schweren, ausgedehnten, entzündlichen, ulcerativen und degenerativen Prozesse des Darmes, die mit starken Durchfällen einhergehen, wie Gastroenterocolitis, Sprue, HERTERscher Infantilismus, Tuberkulose, Amyloid usw., beeinträchtigen die Resorption. Erst recht ist das der Fall bei Pylorusstenose, Jleus, gastrokolischen, Colon- und Jejunalfisteln, wenn der Darm ganz oder zum größten Teil ausgeschaltet ist. Auch lange und große Gaben von Antibioticis per os, welche die Darmflora weitgehend vernichten, kann zu Mangelerscheinungen führen. Das gleiche gilt auch für große Dosen von Salicyl, besonders p-Amidosalicylsäure (KOLLER). Meist ist es aber nur ein sehr kleiner Teil solcher Fälle, in denen es zu einer manifesten K-Avitaminose kommt. Häufiger finden sich nur geringe oder mittlere Herabsetzungen des Prothrombingehaltes im Blute. In allen solchen Fällen sollten schon prophylaktisch 10—20 mg K in Form von Synkavit oder anderen Präparaten gegeben werden.

Praktisch wichtiger und häufiger sind die K-Verluste durch Galleabschluß, sei es durch Fisteln oder durch mechanische Behinderung gleichviel welcher Genese (Stein, Carcinom, Außendruck usw.). In solchen Fällen finden Fettverluste im Stuhl bis zu 50% und mehr statt. Für das Vitamin K mag das Gleiche gelten. Auch beim Parenchymicterus kann es zu Blutungen kommen. Ihre Genese ist aber in Fällen sehr schwerer Leberschädigungen eine andere. Vitamin K ist zwar genügend vorhanden, aber die schwer erkrankte Leber ist nicht mehr in der Lage, die Fibrinsynthese durchzuführen. In solchen Fällen kann natürlich auch Vitamin K nicht helfen. Diese Tatsache hat zur Ausarbeitung einer Leberfunktionsprüfung geführt [siehe BÜRGER (Z)]. Bei dieser wird bei Vorliegen einer Hypoprothrombinämie 3 Tage lang 10—20 mg Vitamin K (als Synkavit oder Karan) injiziert und dann erneut die Prothrombinämie untersucht. Ist der Wert dann normal, so ist die Leber intakt, nur geringfügige Besserungen sprechen für leichte Leberschädigungen, unbeeinflußte Hypothrombinämie für sehr schwere Insuffizienz wie bei dekompensierter Lebercirrhose.

Die 3. Form der K-Avitaminose betrifft die *Neugeborenen*. Diese bringen schon eine Hypothrombinämie mit auf die Welt, weil sie von der Mutter kein Vitamin mitbekommen und weder Bakterien als Versorger noch Gallensäure besitzen. Auch sonst ist die Leber in den ersten Lebenstagen noch nicht voll funktionsfähig, was sich auch in dem Icterus neonatorum zu erkennen gibt. Diese für den Neugeborenen physiologischen Verhältnisse ändern sich schon in den ersten Lebenstagen teils von allein, teils durch die Muttermilch. Nur in 0,5% (KATO) bestehen sie, gefördert durch frühzeitige Geburt, abnormen Geburtsverlauf, Schwangerschaftstoxicose, Capillarschädigungen, z. T. wohl auch konstitutionell erbliche Momente, weiter, und es kommt zu einem manifesten hämorrhagischen Syndrom, wie FANCONII es zuerst eingehend beschrieben hat. Die Blutungen können alle Organe inklusive Gehirn und Retina betreffen. Nur die Muskulatur scheint im allgemeinen ausgenommen. Die ersten Zeichen sind gewöhnlich Nabelblutungen, Pechstühle und Blutungen in oder unter der Kopfhaut. Manchmal kommen die Säuglinge schon mit Blutungen auf die Welt. Die Symptome im einzelnen richten sich nach dem Sitze der Blutung. Besonders gefährlich sind die intrakraniellen Hämorrhagien, die 25—50% der Todesfälle bei Neugeborenen ausmachen. Auch sonst ist die Mortalität an dieser Krankheit sehr groß, nach SALMONSEN etwa 20%.

Die Neugeborenen-K-Avitaminose darf nicht verwechselt werden mit einer schweren Gerinnungsstörung der ersten Lebenstage, der Erythroblastose mit Icterus gravis, einer eigenartig familiär-konstitutionellen Krankheit, die wohl auf eine Störung der Partialfunktion der Leberzellen (Rhesusfaktor), nämlich der Bilirubinbildung zurückzuführen ist und sich manchmal mit Hypoprothrombinämie kombiniert. Nur in letzterem Falle hilft manchmal Vitamin-K-Therapie.

Im Gegensatz zum Neugeborenen sind die Hämorrhagien bei der K-Avitaminose ohne Leberschädigungen bei Erwachsenen meist sehr viel geringfügiger. Sie treten vor allem bei den dem Stoß oder Druck ausgesetzten Körperstellen wie Rücken, Ellenbogen, Lendengegend und Knien auf. Nur selten kommt es zu Nasenbluten, Hämatemesis, Blutstühlen, Hämarthrosen oder bei Frauen zu schweren Menorrhagien.

Die *Diagnose* dürfte beim Erwachsenen kaum Schwierigkeiten bereiten, da die vorher genannten Ursachen der Erkrankung meist klar zutage liegen, und sich durch die QUICK-KELLERsche Methode leicht der Nachweis einer Hypoprothrombinämie erbringen läßt. So lassen sich andere hämorrhagische Diathesen leicht ausschließen, vor allem gilt das für Hämophilie und Skorbut. Von der Differentialdiagnose gegenüber der Erythroblastose, die immer mit starkem Ikterus einhergeht, bei Neugeborenen, war schon die Rede. Sollten noch Zweifel bestehen, so entscheidet der Erfolg oder Nichterfolg der spezifischen Therapie.

Mit der Erkenntnis der Natur der Erkrankung sind die Grundlagen der *Behandlung* gegeben. In der Diät müssen K-reiche Nahrungsmittel bevorzugt werden. 1 mg reines K entspricht 12000 Dam-Einheiten (D.E.). Am K-reichsten sind gereinigtes Fischmehl und Kastanie (80000—90000 D.E.). Spinat enthält 50000 D.E., die meisten Kohlarten 40000 D.E., Tomaten 10000 D.E., Schweineleber 5000 bis 10000 D.E., Erbsen 3500 D.E., Kartoffeln nur 1000 D.E.

Als normaler Tagesbedarf werden gewöhnlich 1—2 mg K_1 = 12000—24000 D.E. angegeben. Durch eine normale Kost ist er immer auch ohne die Mithilfe der Bakterien reichlich gedeckt. Als prophylaktische Dosis werden meist 5 mg, als kurative 20—30 mg genannt.

Für die medikamentöse Behandlung kommen in erster Linie Injektionen in Betracht, orale Gaben, wenn normale Gallebildung und normaler Galleabfluß in den Darm garantiert sind.

Synthetische Handelspräparate sind: Synkavit der Fa. Hoffmann-La Roche, Basel (Tabletten und Ampullen zu 10 mg), Hemodal (Farbwerke Hoechst) in gleicher Stärke, beide wasserlöslich und ohne Galle resorbierbar, sowie das fettlösliche Karanum (E. Merck-Darmstadt) (Ampullen zu 7,5 mg in öliger Lösung).

Prophylaktisch empfehlen sich K_1-Gaben bei allen Zuständen, die leicht zu einer Avitaminose führen, vor allem Fisteln von Galle, Magen und Darm, ausgedehnten ulcerösen Darmerkrankungen, Occlusionsicterus und schweren Operationen, besonders im Abdomen. Schließlich sei noch erwähnt, daß eine Vitamin-K-Therapie bei Hämophilie, Fibrinogenmangel und anderen hämorrhagischen Diathesen versucht wurde. Es handelt sich zunächst nur um wenige Beobachtungen. Die Erfolge waren wechselnd und sind noch umstritten, reinnegativ nur bei Hämophilie. Günstig reagierten einige Fibrinopenien und Thrombocytenerkrankungen [Näheres bei STEPP, KÜHNAU u. SCHRÖDER (Z), 6. Aufl., S. 427].

Die natürlichen K-Vitamine K_1 und K_2 sowie andere Substanzen mit K-Wirkungen sind nur in enormen Dosen (viele Gramm pro Kilogramm) giftig, Mengen, die beim Menschen niemals auch nur von ferne in Betracht kommen.

9. Die Frage weiterer A- oder Hypovitaminosen beim Menschen

Sie entsteht zunächst beim *Vitamin E*, dem von Evans u. Mitarb. entdeckten Tokopherol (vgl. darüber des entsprechende Vitamin-Kapitel S. 119 ff.).

So eindeutig und charakteristisch die Vitamin-E-Mangelerscheinungen bei Ratte, Maus, Meerschweinchen, Hund, Kaninchen sind, so unklar sind die Verhältnisse beim Menschen. Aus naheliegenden Gründen fehlen auch hier Experimente mit einer Vitamin-E-freien Kost (vgl. die Berichte der internationalen Vitamin-E-Kongresse).

Sicher ist, daß bisher nie eine E-Avitaminose einwandfrei festgestellt worden ist. Wir wissen auch nicht, ob dieses Vitamin für den Menschen notwendig ist, ob er es selbst herstellen kann oder ob die Darmbakterien es ihm liefern. Die in der normalen Kost enthaltenen Mengen werden auf 15—20 mg geschätzt [vgl. Lang u. Ranke (Z), S. 250]. Bei Umrechnung von den bei Tieren gefundenen Mengen würde der Bedarf für den Menschen etwa 30 mg täglich betragen.

Das menschliche Blut enthält stets kleine Mengen von 0,6—1,6 mg-% Tokopherol mit einem Durchschnittswert von 0,95—1,20 mg-%. In der Schwangerschaft steigt er auf 1,8 mg-% an und läßt sich durch große Zufuhren von außen bis über 2 mg in die Höhe treiben.

Stepp u. Mitarb. [(Z), 6. Aufl., S. 378] behaupten, daß der habituelle Abort auch beim Menschen auf einen Tokopherolmangel zurückzuführen sei, weil hier Vitamin-E-Präparate manchmal günstig wirken. Diese Angaben sind aber auf Seiten mancher Gynäkologen sehr auf Widerspruch gestoßen. Jedenfalls ist die Vitamin-E-Therapie auf diesem Gebiete sowie auf allen anderen, wie Neurologie, Hämatologie, Leberkrankheiten usw., auch heute noch äußerst umstritten, und es lohnt nicht, sie hier aufzuzählen. Näheres darüber bei R. Jürgens, der auch die Wirkung bei den sogenannten Kollagenosen bespricht.

Kühnau weist in seiner letzten Darstellung der Materie darauf hin, daß man aus der Tatsache, daß Vitamin E bei zahlreichen extragenitalen Erkrankungen Erfolge aufweist, folgern müsse, daß dieses Vitamin auch die verschiedenartigsten universellen biologischen Reaktionen auslösen kann. Er erwähnt die „antioxygene" Wirkung, d.h. eine Schutzwirkung gegenüber oxydierenden Einflüssen vor allem im Fett-Lipoid-Haushalt, eine Vitamin-A-sparende Wirkung und eine Herabsetzung der Phosphorylierung des Glykogens (Lit. und eigene Untersuchungen bei Mason).

Als *Präparate*, die vor allem in der Tiermedizin Verwendung finden, fehlt es nicht. Genannt seien von synthetischen dlα-Tokopherolacetat, das Ephynal (Hoffmann-La Roche) (Dragees zu 10 und 50 mg und Ampullen zu 30 mg) und Evion-Merck in gleicher Dosierung.

Weizenkonzentrate sind E-Viterlin (Knoll), Ereton (Bayer), Vitemonta (Promonta), E-Vitrat (Nordmark) u. a. Eine weitere ausführliche Liste in- und ausländischer Präparate findet sich bei Jürgens.

Hinsichtlich eines *Vitamin-P-Mangels* beim Menschen ist heute so gut wie nichts bekannt (Lit. bei Kühnau u. Kuschinski). Als Rutin wird es zur Permeabilitätsverbesserung und Capillarabdichtung in Mengen von 60—400 mg verwendet. Die Erfolge sind sehr umstritten und unklar [Näheres bei Kühnau (Z), in: Stepp u. Mitarb., „Die Vitamine", 7. Aufl., 2. Bd., 7. Stuttgart: Enke 1953).

Literatur

I. Zusammenfassende Darstellungen über das Gesamtgebiet (Z)

Zur Vermeidung von Wiederholungen sei in erster Linie auf das Literaturverzeichnis zum Vitamin Kapitel S. 80ff. verwiesen.

Die im vorliegenden Abschnitte häufiger herangezogenen neuesten Werke sind:

Bicknell, F., and F. Prescott: The vitamins in Medicine. 2. ed. London: W. Heinemann 1947. — Bürger, M.: Ernährungsstörungen (Avitaminosen, Unterernährung und Überernährung.) Hdb. d. inn. Med. 3. Aufl. VI/2 S. 655, 1944.

Funk: Die Vitamine, 3. Aufl. München: Bergmann 1927.

Lang, K., u. O. R. Ranke: Stoffwechsel und Ernährung. Die Bedeutung der Vitamine für die Ernährung. S. 200ff. Berlin-Heidelberg-Göttingen: Springer 1950. — Lang, K., u. R. Schön: Die Ernährung. Physiologie, Pathologie, Therapie der Vitaminmangelkrankheiten mit Beiträgen von R. Jürgens, A. Vanotti, W. H. Fähndrick, A. Nitsche und G. Koller. Berlin-Göttingen-Heidelberg: Springer 1952.

Ochoa, S.: The biological Action of the Vitamins. Chicago: University Press 1942.

Rosenberg, H. R.: Chemistry and Physiology of the Vitamins. New York: Interscience Publishers 1945.

Scheunert, A.: Die Vitamine. Handbuch der Lebensmittelchemie. 9. Ergänzungsband. — Spies, T. D., u. H. R. Butt: Vitamines und Avitaminoses: in Diseases of Metabolism von G. G. Duncan. S. 372. Philadelphia and London: Saunders 1947. — Stepp, W., u. P. György: Avitaminosen und verwandte Krankheitszustände. Berlin: Springer 1927. — Stepp, W., J. Kühnau u. H. Schröder: Die Vitamine und ihre klinische Anwendung, 6. Aufl. Stuttgart: Enke 1944, sowie 7. Aufl. 1. Bd. ebenda 1952.

Thiers, H.: Les vitamins. Paris: Masson 1956.

Zellweger, W., u. W. H. Adolf: Vitamine und Vitaminkrankheiten Hdb. d. inn. Med. 4. Aufl. Bd. VI/$_2$ 1954.

II. Sonderarbeiten über die einzelnen Mangelkrankheiten
Die A-A- und Hypovitaminose
Xerophthalmie und Keratomalacie

Bloch, C.: Jb. Kinderheilk. 89, (1919). — J. of Hyg. 19 (1921).

Drummond, J. C., and A. W. Wilbraham: ,,The Englismans Food". London 1939.

Guillemeau, J.: Traité des maladies de l'oeil, Paris 1585.

Hecht, S., and Mandelbaum: Science (Lancaster, N.Y.) 88, 219 (1938). — Hume, E. M. and H. A. Krebs: Med. Res. Council. Spec. Report. Ser. 264. London 1949.

Jeans, P. C. and Z. Zentmire: J. Amer. Med. Assoc. 102, 892 (1934). — Jeghers, H.: J. Amer. Med. Assoc. 109, 756 (1937). — Jürgens, R.: Klinische Symptomatologie und Therapie der A-Avitaminose, in: K. Lang und R. Schön. Die Ernährung S. 418 (Z).

Mason, K. E., and E. T. Ellison: J. Nutrit. 9, 735 (1935). — Morton, R. A., and T. W. Goodwin: Nature (Lond.) 153, 405 (1944).

Nicholls, L.: Indian. Med. Gaz. 68, 681 (1933); 69, 241 (1934).

Parinaud, M.: C. r. Acad. Sci. (Paris) 93, 286 (1881). — Penay, J. G., and M. Villaverde: Rev. Cuban. Cardiol 2, 332 (1940), — ref. J. Amer. Med. Assoc. 118, 1418 (1942). — Pillat: Mercks Jahresber. 1936. — Wien. klin. Wschr. 1940, 779. — Münch. med. Wschr. 1940, 225.

Rodahl and T. Moore: Biochemic J. 37, 166 (1943).

Wagner, K. H.: Vitamin A-Mangel, D. Z. Verdgs.- usw. Krkh. 3, 273 (1940). — Wald, G., and others: Am. J. Physiol. 128, 732 (1938). — Wald, G.: J. Gen. Physiol. 25, 331 (1941) dort, auch seine früheren Arbeiten.

Die Beri-Beri

Aalsmer, W. C., u. K. F. Wenkebach: Wien. Arch. inn. Med. 16, 193 (1929). — Documenta neerl. et indones. morbis trop. 3, 2 (1951), — ref. Congr. Zbl. 139, 211 (1952).

Baelz, E.: Über die in Japan vorkommenden Infektionskrankheiten. Mitt. dtsch. Ges. Natur- u. Völkerkunde Ostasiens. H. 27, S. 295 (1882). — Baelz, E., u. K. Miura: Hdb. d. Tropenkrankh. 2. Aufl. Bd. 3, S. 508.

Eijkman, M.: Virchows Arch. 148, 523 (1897).

Miura: Beri-Beri, Erg. inn. Med. 4, 280 (1909).

Schaumann,: Beitr. z. Arch. f. Schiffs- und Tropenhyg. 15, 5 (1911). — Scheube: Die Beri-Beri. Jena: Fischer 1894. — Shimazono, J.: Beri-Beri, in: W. Stepps und P. Györgys Avitaminosen (Z) S. 541ff.

Williams, R. R. and others: Nutrit. 25, 71 (1943). — Bull. Nat. Res. Council. Nr. 116 (1948).

Lactoflavinose (A-Riboflavinose)

Bahr, P. H.: A. Report on Researches in Sprue in Ceylon. Cambridge: Univ. Press. London 1912—14.

Goldberger, J., and W. T. Tanner: Publ. Health Rep. 1925, 54. — Goldsmith, G. A.: South. Med. J. 36, 108 (1943).

Lundh, B., u. T. Geill: Acta med. scand. (Stockh.) 110, 172 (1942).

Meulengracht, E., u. J. Bickel: Klin. Wschr. 1941, 831, 913. — Moore, T. F.: J. Trop. Med. 42, 109 (1939).

Scott, H. H.: Ann. Trop. Med. 12, 109 (1918). — Sebrell, W. H., and R. E. Butler: Publ. Health Rep. 1938, 2282; 1939, 2121. — Stannus, H. S.: Trans. Roy. Soc. Trop. Med. (Lond.) 5, 112 (1912; 7, 32 (1913). — Lancet. (Lond.) 1940, 352. — Sjøgren, R.: Acta ophtalm, (Københ.) Suppl. 2, (1933); 13, 1, 40 (1935); 18, 369 (1940). — Sydenstricker, V. P., and others: J. Amer. Med. Assoc. 113, 1697, 2137 (1939); 114, 2437 (1940). — South. Med. J. 34, 165 (1941).
Vannotti, A.: Schweiz. med. Wschr. 1939, 518. — Helvet. med. Acta 7, 639 (1941). — Porphyrinurie u. Porphyrinkrankheiten. Hdb. d. inn. Med. 3. Aufl. Bd. VI/₂ S. 627, 1944. — Die B-Vitamine in „Die Ernährung" von K. Lang u. R. Schön (Z) S. 491, 1952.

Die Pellagra

Alessandri, H., u. Mitarb.: Rev. Med. de Chile 70, 498 (1942).
Babcock, J. W.: Psychol. of Pellagr. Jul. S. C. Ass. Nov. (1910).
Casal, G.: De affectione quae vulgo in hac regione Mal. de la Rose etc. in Historia naturaly med. del principado de Asturias, Madrid 1762.
Elvehjem u. Mitarb.: J. Amer. Chem. Soc. 59, 1767 (1937). — J. of Biol. Chem. 123, 137, 715 (1938).
Frontali: Arch. ital. Med. sper. 2, 745 (1939). — Minerva 2, 133 (1938).
Goldberger, J., G. A. Wheeler, and E. Sydenstricker: Publ. Health Rep. 1920, 35. —
Gregor, A.: Jb. Psychiatr. 28, 215 (1907).
Kleine, W., de: South. Med. J. 35, 992 (1942).
Lavinder, C. H.: Pellagra in Avitaminosen, herausgegeben von W. Stepp u. P. György. S. 685. Berlin: Springer 1927.
Spies, D. T., u. Mitarb.: J. Amer. Med. Assoc. 110, 662; 111, 584 (1938); 114, 1481 (1939); 115, 292 (1940). — Strambi, G.: Dissertazioni sulla pellagra Vol. I c II. Milano 1794.
Vanotti, A.: Hdb. d. inn. Med. 3. Aufl. Bd. VI/₂ S. 627 (1944).
Wagner: Hippokrates 861 (1940). — Nervenarzt 13, 166 (1940).

Andere A- und Hypovitaminosen des B-Komplexes

Heilmeyer, L., u. K. Begemann: Die Blutkrankheiten in Handb. d. inn. Med. 4. Aufl. Bd. 2 (1951).
Spies, T. D., R. M. Suarez and G. G. Lopez: J. Amer. Med. Assoc. 139, 521 (1949). —
Sydenstricker, V. P., and others: Science (Lancaster, Pa.) 95, 176 (1942). — J. Nutrit. 34, 481 (1947).
Williams, R. J.: Vitamins and Hormons, I. 239. New York 1943.

Skorbut und Möller-Barlowsche Krankheit

Alwall, N.: Acta med. scand. (Stockh.) 295 (1941). — Aschoff, L., u. Koch: Skorbut. Jena: Fischer 1919.
Barlow, Th.: Med.-chir.-transact. London 66, (1883). — Bierich, R.: Dtsch. Arch. klin. Med. 130, 151 (1919). — Böger u. K. Schröder: Münch. med. Wschr. 1934, 34. — Klin. Wschr. 1934, 842.
Cartier: zit. bei F. Bicknell, u. F. Prescot (Z). — Crandon, J. H., and C. H. Lund: New Engl. Med. J. 222, 848 (1940); 223, 353 (1940).
Dagul, H.: Klin. Wschr. 1939, 669. — Dahlberg, G.: Acta med. scand. (Stockh.) 1616 (1942); 540 (1944). — Difs, H.: Acta med. scand. (Stockh.) Suppl. 1940. — Droese, W., u. H. Bramsel: Vitamintabellen. Die Ernährung. H. 8 (1941).
Fähndrich, W. H.: Scorbut und Hypovitaminose. Veröff. Heeressanitätswesen H. 117 (1944). — Klinik und Therapie der Vitamin-C-Mangelkrankheiten in „Die Ernährung" von K. Lang u. R. Schön (Z) S. 537 (1952). — Fränkel, E.: Fortschr. auf dem Gebiet der Röntgenstr. Ergeb. 18 (1908). — Freund, W.: Skorbut, Hdb. d. Kinderh. her. von Pfaundler-Schlossmann. 3. Aufl. Leipzig 1923.
Glazebrock, A. J., and S. Thompson: J. of Hyg. 42, 1 (1942). — Glisson: Die Rachitis, (1651), zit. bei H. F. Hess. — Göthlin: Klin. Wschr. 1932, 1469. — Acta paediatr. (Stockh.) 20, 71 (1937). — Grab, W., u. K. Lang: Klin. Wschr. 1946, 40. — Grab, W.: Klin. Wschr. 1949, 430. — György, J.: Der Skorbut im Säugl. und Kindesalt. in: W.Stepp u. J.György: Avitaminosen. Berlin: Springer 1927.
Hart-Lessing: Der Skorbut der kleinen Kinder. Stuttgart 1913. — Hess, A. F.: Scurvy past and present. Philadelphia 1920.
Jusatz, H. J.: Med. Welt 1942, 417.
Krehl, L.: Entstehung, Erkennung und Behandlung innerer Krankheiten, 13. Aufl. S. 15. Leipzig: Vogel 1930.
Lind, A.: A Treatise on the Scurvy. London 1757.

Medic. Research in War, S. 108. London 1947. — Lancet **1948**, 853. — Möller: Königsb. med. J. **13**, (1859). — Morawitz, P.: Hdb. d. inn. Med. 2. Aufl. Bd. IV. Berlin: Springer 1926. Reyher: Arch. Kinderheilk. **76**, 215, 291 (1925). — Rietschel, H., u. J. Mensching: Klin. Wschr. **1939**, 273. — Rietschel, H., u. H. Schick: Klin. Wschr. **1939**, 1285. — Rietschel, H.: Dtsch. med. Wschr. **1940**, 1177, 1203.

Salle, V., u. Rosenberg: Skorbut, Erg. inn. Med. **19**, 31 (1921). — Salle, V.: Skorbut der Erwachsenen in Avitaminosen von W. Stepp u. J. György, S. 460. Berlin: Springer 1927. — Scheunert, A., u. E. Wagner: Klin. Wschr. **1927**, 2176.

Vetter u. Winter: Z. Vitaminforsch. **7**, 2, 173 (1938).

Widenbauer: Klin. Wschr. **1936**, 815 mit Salm ebenda **1938**, 1407. — Wimberger,: Erg. inn. Med. **28**, 264 (1925).

Youmans, J. B.: Amer. J. Hyg. **42**, 254 (1945).

Rachitis und Osteomalacie

Collum, E. V. M., and M. Davis: J. of Biol. Chem **15**, 167 (1913). — Christeller: Zit. bei György (Z). — Collum, Mc.: The newer knowledge of nutr. 2. Aufl. New York 1923.

Darley, R.: Bei Percival, Essays med., philosoph. and experim. 4. ed. Vol. II. S. 354. London 1789. — Degwitz: Münch. med. Wschr. **1928**, 1631.

Engel: Med. Klin. **1920**. — Klin. Wschr. **1924**. — Freudenberg-György: Erg, inn. Med. **25**, (1928).

Gassmann: Z. physiol. Chem. **70** (1910); **83** (1913); **90** (1918). — Grant-Goldman: Amer. J. Physiol. **52** (1920); **66** (1923). — György, P.: Rachitis in: Avitaminosen hrsg von W. Stepp u. P. György S. 191. Berlin: Springer 1927. — Osteomalacie und idiopath. Tetanie der Erwachsenen. ebenda, S. 378.

Von Hansemann: Berl. klin. Wschr. **1906**. — Hess, A. F., u. Mitarb.: J. of Biol. Chem. **97**, 369; **100**, 27 (1933). — Heymann, W.: Z. Kinderheilk. **51**, 673 (1931); **55**, 512 (1933). — J. of Biol. Chem. **118**, 371 (1937); **122**, 257 (1937). — Huldschinsky: Dtsch. med. Wschr. **1919**, 45, 712.

Kay: Brit. J. Exper. Path. **89**, 159 (1930). — Kramer, S.: Osteogenesis imperfecta congenita et tarda. Erg. inn. Med. **56**, 516 (1939).. — Kreitmair: Münch. med. Wschr. **1931**, 1688. — Krasnogorski: Jb. Kinderheilk. **70** (1909).

Lobstein: Traité d'Anat. path. tom 2. Paris 1833.

Mellanby: Experim. rickets. London 1921. — Meyer, L. F.: In W. Stepp u. J. György, Die Avitaminosen (Z) S. 217, (1929).

Nitschke, A.: Rachitis, Tetanie, Osteomalacie in K. Lang u. R. Schön „Die Ernährung" (Z) S. 567 (1952). — Nitschke, A., u. Schneider: Z. Kinderheilk. **54**, 1 (1932).

Palm, A.: Practioner **14**, 270, 321 (1890). — Pfannenstiel: Münch. med. Wschr. **1920**, Nr. 26.

Recklinghausen, F. v: Unters. über Rachitis u. Osteomalae. Jena: Fischer 1910. — Rominger, E.: Physiol. und Path. des D-Vitamins, Erg. de Vitamin- und Hormonforsch. 2. Bd. Leipzig: Akad. Verlagsges. 1939.

Schmidt, M. B.: Rachitis u. Osteomalacie, Hdb. d. spez. pathol. Anat. u. Hist. Bd. 9/₁ S. 1 (1929). — Seel: Arch. exper. Path. u. Pharmakol. **128**, 102 (1928). — Simon: Veröff. Med. verw. **14**, (1921).

Trousseau, A.: Clinique médical de l'Hôtel Dieu de Paris 2. Aufl. Paris 1865.

Virchow, R.: Virchows Arch. **5** (1853).

Whistler, D.: De morbo puerili Anglorum, quam patrio idionsa indiginae vocant: „The Rickets" (1645). — Wimberger: Erg. inn. Med. **28**, 264 (1925).

K-Avitaminosen

Almqvist: Physiologic. Rev. **21**, 194 (1941).

Butt and Snell: Vitamin K. Philadelphia a. London: Saunders 1941.

Dam, H.: Biochem. Z. **215**, 475 (1929). — Nature (Lond.) **133**, 909 (1935). — Biochem. J. **29**, 1273 (1935). — Z. Vitaminforsch. **8**, 248 (1939). — Dam, H., J. Glavind u. W. Karrer: Helvet. chim. Acta **22**, 310 (1939). — Doisy and others: Vitamin K. Chem. Rev. **28**, 477 (1941).

Fanconi, G.: Die Störungen der Blutgerinnung beim Kinde unter bes. Berücksichtigung des K-Vitamins. Leizig: Thieme 1941. — Farlane, Mc., u. Mitarb.: Biochemic. J. **25**, 358 (1931).

Kato. K., and H. G. Poncher: J. Amer. Med. Assoc. **114**, 749 (1940). — Koller, F.: Das Vitamin K und seine klin. Anwend. Leipzig: Thieme 1941; u. in „Die Ernährung" von K. Lang u. R. Schön (Z) S. 582 (1952). — Kühnau, J.: Physiologie der Vitamine in „Die Ernährung" von K. Lang u. R. Schön (Z) S. 401 (1952).

QUICK, A. J.: Amer. J. Physiol. 118, 260 (1937).
RIEGEL: Vitamins K. Erg. Physiol. 43, 133 (1940).
SALMONSEN: Morb. hemorrh. Neonatorum. Acta. paediatr. (Stockh.) 27, Suppl. 1, 1 (1939). — SCHONHEYDER, F.: Nature (Lond.) 135, 653 (1935). — Biochemic. J. 30, 890 (1936).

Die Frage weiterer A- oder Hypovitaminosen beim Menschen

EVANS, H. M., and K. S. BISHOP: Amer. J. Physiol. 63, 396 (1922). — EVANS, H. M., O. H. EMERSON and G. H. EMERSON: J. of Biol. Chem. 113, 319 (1936).
JÜRGENS, R.: Symptomatologie und Therapie der E-Avitaminose in K. LANG u. R. SCHÖNS „Die Ernährung" (Z) 1952, S. 475.
KÜHNAU, J.: Klin. Wschr. 1949, 294. — Physiologie der Vitamine in: K. LANG u. R. SCHÖN „Die Ernährung" S. 412 (Z) (1952). — KUSCHINSKI, G.: Klin.Wschr. 1949, 317.
MASON, E.: Vitamin E. Ann. New York Acad. Sci. 52, 63 (1949).

VII. Die künstliche Ernährung

In vielen Fällen läßt sich der normale Ernährungsweg durch den Mund nicht oder nicht in genügender Weise beschreiten, so daß die Nahrungszufuhr auf andere Weise erfolgen muß, durch die Schlundsonde, durch eine Magen- oder Darmfistel, rectal, subcutan oder intravenös und sogar percutan. LEUBE hat diese Formen unter dem Sammelnamen extrabuccale Ernährung zusammengefaßt. Ausführliche Darstellung bei C. VON NOORDEN u. SALOMON, MOSHEDA, BÜRGER und in anderen Lehrbüchern der Diätetik sowie monographischen Bearbeitungen von Magendarmleiden bei HENNING und KATSCH).

Die Hauptindikation für die *Schlundsondenernährung*, die sowohl peroral wie pernasal durchgeführt werden kann, sind einmal mechanische Hindernisse in der Mundhöhle bzw. im Rachen oder Lähmungen der Kau- und Schluckmuskeln, ferner Nahrungsverweigerung bei schweren Neurosen und Psychosen, evtl. langdauernden Zuständen von Bewußtlosigkeit. Auch starke Ösophagustenosen, sei es auf mechanischer Grundlage wie Narbenstrikturen oder auf nervös spastischer Basis können hin und wieder eine Sonderernährung nötig machen, ferner unstillbares Erbrechen, Hysterien, Gravidität.

Das alte LEUBESCHE Rezept enthielt ½—1 l Milch, 2—3 Eier, 100 g Zucker mit etwa 1000 Cal. Das bedeutet eine Unterernährung, die auf die Dauer unerwünscht ist. Durch Zulagen von mehr Zucker, viel Rahm und Butter, evtl. Hafer und Aminosäurengemischen läßt sich die Nahrung aber leicht auf einen genügenden Eiweiß- und Caloriengehalt (2500 Cal mit 10—12 g N) bringen, zumal wenn sie, wie es meist wünschenswert ist, auf 2 oder gar 3 Portionen verteilt wird. Bei längerer Dauer sind zur Vermeidung von Vitaminmangel Zugaben von Obst- und Gemüsesäften und evtl. Hefe und reinen Vitaminen erforderlich. Die Konsistenz muß flüssig oder dünnbreiig sein, die Temperatur 39° C. Die Technik der Sondeneinführung ist nicht schwierig, bei stark widerstrebenden Kranken geschieht sie unter genügender Assistenz am besten nasal. Vorher ist stets die Frage eines Aortenaneurysmas zu klären, da, zumal bei Anwendung dicker Schläuche, hier tödliche Perforationen drohen und zum Verzicht zwingen. Vor Eingießen der Nährflüssigkeit muß stets Sicherheit bestehen, daß die Sonde wirklich im Magen ist, sonst können plötzliche Todesfälle oder schwere Bronchopneumonien eintreten. Durch Beobachtung der Atmung, evtl. Ansaugen von Mageninhalt läßt sich meist rasch ein Urteil gewinnen. Eine wirkliche Gefahr des falschen Weges besteht gewöhnlich nur bei Tiefbewußtlosen, bei denen man im Zweifelsfalle Abstand nimmt, und bei Lähmungen von Pharynx und Pharynxmuskulatur. Kontraindikation ist frische Verätzung.

Die Ernährung durch eine *Magen- oder Dünndarmfistel* kommt nur dann in Betracht, wenn wegen Unzulänglichkeit der normalen Zufuhrwege entsprechende operative Eingriffe nötig geworden sind. Sofern die Wege nicht wie bei Narben-strikturen oder malignen Tumoren völlig verbaut sind oder bei Berührung mit Nahrung heftig schmerzen, soll man versuchen, einen Teil der Ernährung noch über den normalen Weg zu leiten. In den ersten Tagen nach Anlegen der Fisteln kommen natürlich nur häufige, kleine, reinflüssige Zufuhren in Betracht, später kann dann zu dünnbreiiger Kost übergegangen werden, bei deren Weiterbeförderung oft eine Spritze gute Dienste tut. Manche Kranke verzichten ungern auf die Freude am Essen. Sie bekommen dann einen Teil der ihnen zugedachten Nahrung z. T. in fester Form zum Kauen und spucken sie dann stark zerkleinert in den auf den Fistel-schlauch aufgesetzten Trichter, in den dann die flüssige Nahrung durch Spülen hinzugegossen wird.

Auch durch die *Duodenalsonde* (Technik bei M. EINHORN, LAZARUS und DAVID) läßt sich Nahrung von ähnlicher Zusammensetzung wie bei der Schlundsonde in den Darm einbringen. Das Indikationsgebiet ist begrenzt auf die Fälle, in denen der Magen geschont werden soll, wie bei Ulcus von Magen und Duodenum; aber auch von diesen scheidet ein Teil aus, wenn die Einführung der Duodenalsonde Beschwerden macht oder zu lange dauert. Da häufiges Einführen der *Duodenal-sonde*, das etwas kompliziert ist, Zeit erfordert und die Patienten stark belästigt, empfiehlt sich die Verwendung als Dauersonde. MORAWITZ und HENNING [zit. bei N. HENNING (Z)], die in Deutschland als erste diese Therapie in größerem Um-fange anwandten, benützen als Sonde einen weichen elastischen Gummischlauch von der Dicke eines Fahrradventilschlauches mit einer kleinen Olive am Ende. Da die Schlauchlage im Munde auf die Dauer von den meisten Kranken als sehr lästig empfunden wird, geschieht die Einführung am zweckmäßigsten nasal. Da die Olive dafür zu dick ist, muß der Schlauch zunächst ohne Olive durch die Nase eingeführt werden, bis seine Spitze die hintere Rachenwand erreicht, dann wird sie mit einer Pinzette vorgezogen und die Olive anmontiert. Der Schlauch muß dann soweit wieder zurückgezogen werden, daß die Olive die hintere Rachenwand be-rührt. Dann erst wird die Sonde vorsichtig durch den Oesophagus abwärts ge-schoben. Soll sie, was auch möglich ist, als Magenverweilsonde benützt werden, so bleibt sie im Magen liegen. Daß sie richtig dort angekommen ist, läßt sich leicht durch eine Spritze, die sauren Magensaft aspiriert, feststellen. Schwieriger ist die richtige Plazierung im Duodenum. Hierzu muß der Kranke sich auf die rechte Seite legen. Ein leichter Stoß zeigt dann meist die Passage durch den Pylorus an. Durch Ansaugen von Duodenalinhalt mit einer Spritze, der sich durch leicht gelben Farbton und alkalische Reaktion der Flüssigkeit zu erkennen gibt, über-zeugt man sich von der richtigen Lage der Sonde, die auch röntgenologisch kontrol-liert werden kann. Um ein Zurückrutschen zu verhindern, muß das aus der Nase her-ausragende Schlauchende mit einem Heftpflasterstreif an der Backe außen befestigt und bei Nichtgebrauch mit einem Glas- oder Holzstöpsel verschlossen werden.

Es gelingt meist, die Kranken zu bewegen, 8—10 Tage die Sonde liegen zu lassen. Bei längeren Zeiten bin ich stets auf großen Widerstand der Kranken gestoßen, so daß dieser Behandlung zeitlich Grenzen gesetzt sind. Ihr Wert ist dadurch erheb-lich beeinträchtigt, und ich habe mich nie davon überzeugen können, daß Ulcera dadurch auch praktisch sicher rascher heilen, wenn es auch durch die Stillegung des Magens theoretisch zu erwarten wäre. Auch läßt sich ein direkter mechanischer Reiz auf die meist an der kleinen Curvatur, der Hauptpassagestelle der Sonde, gelegenen Ulcera nicht immer vermeiden, so daß ich nicht glaube, daß dieser Ulcustherapie ein großer allgemeiner Wert zukommt. Sie wird immer nur auf wenige Fälle vor allem hochgradig Unterernährter beschränkt bleiben.

Art und Menge der Nahrungszufuhr auf diesem Wege ist die gleiche wie bei der gewöhnlichen Sondenernährung. Durch häufige Eingießungen läßt sich der Calorien- und N-Gehalt fast beliebig steigern, besonders ist das der Fall bei Verwendung *vollwertiger Aminosäurengemische*, wie sie zuerst ELMAN (1929) in Amerika auf Grund tierexperimenteller Untersuchungen für jede Art extrabuccaler Ernährung einführte, und die dort weiteste Verbreitung gefunden hat. Da dieser Therapie auch in Deutschland eine wichtige Rolle zukommt, sei kurz auf sie hier eingegangen. (Näheres und Lit. bei PFAU u. RAUSCH, DEUEL u. JOHNSTON u. a.)

Hauptindikationsgebiete sind Hypoproteinämien, Ernährungsschäden und Schädigungen aller Art, große Verbrennungen, Frakturen und postoperativer Eiweißzerfall, den zuerst BÜRGER u. GRAUHAN beschrieben. Letzterer ist oft außerordentlich stark. So finden sich in der amerikanischen Literatur Angaben, daß ein Kranker nach Magenresektion in den ersten 10 Tagen nach der Operation eine Eiweißeinschmelzung entsprechend 6 kg Fleisch erlitt (BRUNSWIG). Von 41 chirurgischen Patienten hatten 36 in den ersten postoperativen Tagen Eiweißverluste von 25—100 g täglich, bei der Hälfte betrug die Gewebseinbuße sogar 1,5—5 Pfund im ganzen.

Bei ausgedehnten Verbrennungen sind Verluste durch Exudation allein in Höhe von 35 g/Std beschrieben (CASTE). Nach Frakturen der unteren Extremität beobachteten CUTHBERTZON u. Mitarb. N-Ausscheidungen von 250 g in 5—6 Tagen. Natürlich werden solche gewaltigen Einbußen nach und nach durch eine später mögliche normale Ernährung allmählich wieder ersetzt, aber die Aminosäurentherapie bietet die Möglichkeit, Heilungen weit rascher zu erzielen und die Kranken viel früher herzustellen, als es bisher möglich war.

Von amerikanischen *Präparaten* seien das Amigen aus verdautem Casein mit 12% N entsprechend 350 g Fleisch und das Aminoid, eine Mischung von Rindfleisch-, Milch-, Weizen- und Hefehydrolysaten mit Dextrose, genannt. In Deutschland bringen die Nordmarkwerke das sehr brauchbare Aminotrat in den Handel.

Trotz calorisch und an sämtlichen Nahrungsstoffen ausreichender Sonderernährung lassen sich, wie vor allem BÜRGER [(Z), S. 794] betont hat, starke Gewichtsverluste bis zu 4 kg manchmal nicht verhindern. BÜRGER führt sie auf Wasserverluste zurück. In allen diesen Beobachtungen (Lit. bei BÜRGER) wurde als N-Quelle Eiweiß benutzt. Amerikanische Angaben deuten darauf hin, daß die Verwendung von Aminosäuregemischen hier günstiger wirkt, wenn es auch schwer verständlich ist, daß sie hier dem unveränderten Nativeiweiß überlegen sein sollen.

Die *rectale Ernährung* ist die älteste Form künstlicher Nahrungszufuhr. Schon GALEN, CELSIUS u. a. kannten Clysmata nutritientia (Dissertation von STROM bei EWALD und zusammenfassende Darstellung mit reicher Literatur bei H. GLATZEL). Diese kommt vor allen Dingen dann in Betracht, wenn die Ernährung durch die oberen Abschnitte des Magendarmkanals in genügender Weise nicht möglich oder nicht wünschenswert ist oder Sondenbehandlung sich nicht empfiehlt. Sie ist nur dann möglich, wenn keinerlei Entzündungen oder Reizzustände in den untersten Darmabschnitten bestehen, da sonst die Einläufe zu kurz gehalten werden. Auch sonst gelingt es manchmal nicht, die Verweildauer im Darme genügend lang zu gestalten.

Die Resorption vom Mastdarm und den nächst höheren Darmabschnitten aus ist erstaunlich gut. Das gilt nicht nur für Salze und Wasser, sondern auch für Kohlenhydrate, Fett und Eiweiß bzw. ihre Spaltungsprodukte. Eine exakte Bestimmung im einzelnen ist oft recht schwierig, da die Differenz zwischen eingeführtem Nährmaterial und nachher wieder ausgespülten Resten nicht ohne weiteres als resorbierte Menge betrachtet werden kann. Ein Teil des Einlaufes kann nach oben wandern, evtl. dort vom Kote aufgesogen werden. Wie große Fehlerquellen dadurch entstehen, läßt sich schwer feststellen (Lit. bei REACH u. a. Zusammenfassung bei v. NOORDEN u. SALOMON). SHORT u. BYWATERS behaupten, daß praktisch weder Eiweiß noch Peptone ausgenützt werden.

Seit C. VOIT u. S. BAUER sind zahllose rectale Resorptionsversuche bei Tieren und Menschen angestellt. Zucker verschwindet besonders rasch. Sicher wird er, wie Respirationsversuche zeigen, zum größten Teil resorbiert und verbrannt, daneben spielt aber auch bakterielle Zersetzung eine Rolle. Merkwürdig ist der relativ geringe Einfluß rectal einverleibten Zuckers beim Diabetiker (vgl. vor allem LÜTHJE) auf die Zuckerausscheidung. Auch Polysaccharide, selbst Stärke werden nach vorhergehender Hydrolysierung durch ein diastatisches Ferment, das im Rectum anwesend ist, gut aufgesogen, so daß LEUBE sogar Rohstärkeklistiere empfahl, die sich allerdings wenig einbürgerten. Besser sind Dextrinklistiere nach v. NOORDEN.

Fett wird in kleinen Mengen (16%) sehr gut (über 60%), in gesteigerter Dosis zunehmend schlechter ausgenützt (DEUCHER). Infolge eines tryptischen Fermentes, das gleichfalls im Rectum vorhanden ist und entweder aus den oberen Darmabschnitten oder den Bakterien, möglicherweise auch von der Darmschleimhaut selbst abgesondert wird, kann auch Eiweiß rectal gespalten und resorbiert werden. Die Angaben über die einzelnen Eiweißarten schwanken sehr und haben heute kaum noch Interesse. Früher wurden Milch und Eiweißabbauprodukte, wie Riba, Witte-Pepton, Hapan, Erepton, Nährstoff Heyden usw. verwandt, heute sind es vor allem Aminosäurengemische.

Als Zusammensetzung für Nährklistiere empfahlen v. NOORDEN u. SALOMON folgendes:

Tabelle 56. *Zusammensetzung von Nährklistieren (nach* VON NOORDEN *u.* SALOMON)

	Gehalt		Voraussichtliche Resorption aus beiden Klistieren
I. Klistier:			
Aminotrat . . . 50 g	N-Substanz . . . . 50 g		
Alkohol . . . . 9 g	Alkohol . . . . . . 9 g		Zusammen:
Wasser . . . . 300 g	Calorien 273		
Kochsalz . . . . 10 g			N-Substanz . . . . 40 g
II. Klistier:			Kohlenhydrat . . . 90 g
			Alkohol . . . . . . 18 g
Dextrin . . . . 100 g	Kohlenhydrat . . . 100 g		Calorien 660
Alkohol . . . . 9 g	Alkohol . . . . . 9 g		
Kochsalz . . . . 10 g	Calorien 473		
Wasser . . . . 300 g	Zusammen 746		

Es fehlen in diesem Rezepte vor allem Kalium und Calcium.

Über 800 nutzbare Calorien wird man pro Tag schwer hinauskommen, da weitere Belastung die Verweildauer zu leicht herabsetzt. Sie decken nur etwa $^1/_3$ des Calorienbedarfs. Wie es schon LEUBE empfahl, werden 2 Klistiere je 300 cm^3/Tag gegeben, als Vorbereitung 1—2 Std vor dem ersten eine vorsichtige Spülung mit Kamillentee evtl. unter Opiumzusatz. Zweckmäßig werden auch dem Klysma selbst 5—10 Tropfen Opium zugesetzt, evtl. auch 1 mg Atropin. Die Kranken müssen mindestens 2 Std nach den Klistieren liegen, am besten einen großen Teil der Zeit in linker Seitenlage. Der Stuhldrang muß durch ruhiges, tiefes Atmen möglichst lange unterdrückt werden.

Eine besonders zweckmäßige Form der rectalen Ernährung stellen die *Tropfklistiere* dar. J. WERNITZ hat sie zuerst angegeben. Als Apparat ist vor allem der

STRAUSSSche und der TITUS-DOBBsche Kugelapparat zu empfehlen, doch genügt auch, wie v. NOORDEN u. SALOMON mit Recht betonen, ein gewöhnlicher Irrigator mit Nelatonkatheter, vor den in das verbindende Schlauchstück ein fein regulierbarer Hahn eingeschaltet wird. In 1 min dürfen höchstens 100 Tropfen einfließen, was einen Stundenwert von etwa 300 cm³ entspricht. Im ungünstigen Falle lassen sich so täglich 1-max 1½ l Nährlösung zuführen.

Überblickt man die Leistungen der extrabuccalen Nahrungszufuhr, soweit sie sich auf den Magen-Darmkanal beziehen, im ganzen, so läßt sich feststellen, daß auf die Dauer nur durch die Schlundsonde und Magen-Darmfisteln eine ausreichende Ernährung möglich ist. Rectal läßt sich nur höchstens $\frac{1}{2}$—$\frac{2}{3}$ des Bedarfs einverleiben und auch das meist nur auf kürzere Zeit, da erfahrungsgemäß doch über kurz oder lang Reizzustände entstehen, welche die Verweildauer und damit die Resorption der Nahrung herabsetzen.

Ungenügend ist auch die Nahrungsmenge, die auf subcutanem oder intravenösem Wege dem Menschen beigebracht werden kann. [Zusammenf. mit reichlicher Lit. bei H. GLATZEL (1955)]. Theoretisch und im Tierexperiment ist es möglich, wie HENRIQUES u. ANDERSEN zeigten, durch *intravenöse Tropfklistiere* von Erepton-Dextrosesalzlösung Tiere am Leben zu erhalten und sogar ihren Eiweißbestand zu vermehren, aber beim Menschen kommt das in praxi nicht in Betracht, wenn es auch nach FRIEDEMANN gelingt, bei erschöpfenden Durchfällen 1—1½ Tage solche Tropfklistiere mit einer besonderen Methodik durchzuführen und dadurch akute Erschöpfungszustände zu überstehen (H. WINTERNITZ). Traubenzucker oder Invertzucker (in Form der Kalorose) und vor allem Fructose eignen sich in 2 bis maximal 5%iger Lösung zur subcutanen, bis zu 50% bei sehr langsamer Infusion auch zur intravenösen Injektion, für die am besten die Cubitalvene benutzt wird.

Früher begnügte man sich mit 5, höchstens 10%igen Tropfeinläufen von chemisch reinem Traubenzucker oder Calorose durch eine gutliegende etwas stärkere Nadel oder wenn nötig durch eingebundene Glaskanüle. Die Tropfenzahl ist ähnlich wie bei der rectalen Darreichung sehr niedrig zu wählen, etwa 1 l pro Std Glucose und Aminosäurenlösung. So gelingt es, täglich 2 bis 3 l zu infundieren. Einige Gramm Glucose treten dabei meist in den Harn über, was aber unbedenklich ist. Heute werden meist Aminosäuren-Fruchtzuckerkochsalzlösungen infundiert. So lassen sich täglich 1600 Cal mit 80 g (1—1,5 g/kg) Aminosäuregemisch zuführen. Der Zucker dient dabei als Brennmaterial, die Aminosäuremischung zum Eiweißaufbau.

Dreierlei ist dabei dringend zu beobachten: 1. muß das angewandte Aminosäurenpräparat absolut rein, d. h. frei von allen Spuren des Ausgangsmaterials und sonstigen Beimengungen sein. Leider ist das nicht immer der Fall. 2. muß möglichst doppelt destilliertes Wasser zur Lösung benutzt werden. 3. muß die Applikation außerordentlich langsam erfolgen. Werden diese 3 Punkte nicht genügend berücksichtigt, so kann es zu Fieber, Schüttelfrösten, Nausea, Erbrechen und anderen stürmischen Erscheinungen kommen.

Auch Fett kann in feinster Emulsion in Mengen von 1 g pro kg Körpergewicht oft mit Erfolg zur intravenösen Injektion verwandt werden. (Näheres u. Lit. bei H. GLATZEL.)

Diese intravenöse Therapie läßt sich manchmal lange fortsetzen. So berichtete DAVIS über 203 Kranke, die ohne besondere Zwischenfälle 730 l Amigenlösung intravenös vertrugen.

Freilich darf nicht verschwiegen werden, daß auch bei anscheinend einwandfreiester Technik Todesfälle vorgekommen sind (HOPPES u. Mitarb., CURRERI-HIBMA u. COHN). In den genannten Fällen handelte es sich um auch autoptisch

nachgewiesene schwere Leberinsuffizienzen, die wahrscheinlich schon vorher bestanden hatten. Auch Thrombosen und Thrombophlebitiden mit ihren Folgeerscheinungen sind nicht so selten.

Während und nach Operationen, bei schwersten Katarrhen des Magen-Darmkanals sowie zur Kräftigung des Herzmuskels (TH. BÜDINGEN) können solche Injektionen in dem einen oder anderen Einzelfalle einmal Gutes leisten, für die
Ernährung des gesamten Organismus spielen sie kaum eine Rolle, da nur ein
Teil des Bedarfs und auch der nur höchstens an einigen Tagen auf diese Weise
gedeckt werden kann. *Subcutane* Injektionen von physiologischer Kochsalzlösung
oder 6% Dextrose bzw. Fructose-Lösung spielen ernährungsmäßig kaum eine Rolle,
sind aber aus anderen Gründen oft sehr zweckmäßig.

Zu erwähnen ist, daß Infusionen in kleiner Menge auch ins Knochenmark und
in fast beliebig großer intraperitoneal vorgenommen werden können.

K. STEJSKAL hat auch eine *percutane Ernährung* empfohlen. Sie knüpft an die
bekannte Tatsache an, daß selbst Schwermetalle wie Quecksilber und andere
Medikamente von der Haut resorbiert werden. Wie STEJSKAL u. LATZEL zeigten,
gelingt es tatsächlich durch mehrmalige Einreibungen von etwa $1/_4$ stündiger
Dauer, täglich bis zu 300 g Fett in Form von Olivenöl oder wasserfreiem Schweine-
fett von der Haut aus zur Resorption zu bringen. Bei Emulgierung mit Eiweiß
scheint die Aufsaugung noch besser vonstatten zu gehen. Die Fa. Sanabo-Chinoin
in Wien brachte früher das STEJSKALsche percutane Nährmittel unter dem Namen
Dinutron in den Handel. Ob es auch heute noch geliefert wird, entzieht sich meiner
Beurteilung. Das Präparat bestand zu 50,1% aus Fett, zu 36,7% aus Kohlenhydraten und nur zu 4,5% aus Eiweiß mit einem Caloriengehalt von 675 pro 100 g.
Gewöhnlich werden 200 g täglich verwandt. Stoffwechselversuche, vor allem hinsichtlich der Eiweißersparnis bei Unterernährung, ergaben, daß die Nährstoffe
tatsächlich in den intermediären Stoffwechsel eintreten. Die Verwendung dieses
Nährgemisches ist natürlich recht mühsam und unästhetisch und stößt meist auf
den Widerstand der Patienten. Ein gewisser Nachteil liegt auch in dem geringen
Eiweißgehalte. Trotzdem sehe ich keine Bedenken, auch von diesem Verfahren
bei hochgradigster Unterernährung angesichts der Unzulänglichkeit anderer
Ernährungswege in besonders geeigneten Fällen unter Umständen in Verbindung
mit anderen extrabuccalen Methoden Gebrauch zu machen. Über eigne Erfahrungen verfüge ich nicht und habe auch nicht den Eindruck, daß diese Methode
sich in weiteren Kreisen eingebürgert hat.

Literatur

I. Zusammenfassende Darstellungen (Z)

BÜRGER, M.: Die künstliche Ernährung, in: Handb. d. inn. Med. VI/$_2$, 793 (1944). —
Verdauungs- und Stoffwechselkrankheiten. Stuttgart: Enke 1951.

CARTER, H. S.: Artifiscal methods of feeding, in: BARKERS: Endocrinolism and metabolism.
New York: Appleton 1922. — H. GLATZEL Parenterale und rectale Ernährung; Ergeb. d. inn.
Med. u. Rh. Neue Folge 6, 523 (1955).

HENNING, N.: Magendarmkrankheiten. Lehrb. d. inn. Med., herausgeg. von H. DENNIG.
3. Aufl., Bd. 2, 28. Stuttgart: Thieme 1954. — HENNING, N., u. W. BAUMANN: Die Krankheiten
des Darmes in: Handb. d. inn. Med., 4. Aufl., Bd. III, 1953.

KATSCH, G.: Die Krankheiten des Magens, in: Handb. d. inn. Med., 4. Aufl., Bd. III, 1953.

LESTER, J. S. Mc.: Nutrition and Diet, in: Health and Disease. 4. ed., 779. Philadelphia
and London: Saunders 1947. — VON LEUBE, W.: Über künstliche Ernährung, in: E. VON
LEYDENS: Handb. d. Ernährungsther. 2. Aufl., Bd. I, 363, 1903.

VON NOORDEN, C., u. H. SALOMON: Handb. d. Ernährungslehre. Bd. I, Allgem. Diätetik, 1037.
Berlin: Springer 1920.

II. Einzelarbeiten

BRUNSWIG u. Mitarb.: Ann. Surg. 115, 1091 (1942). — BÜRGER, M., u. GRAUHAN: Klin. Wschr. 1927.

CURRERI u. Mitarb.: J. Amer. Med. Assoc. July (1945). — CUTHBERTSON and others: Nutr. Rev. 3, Nr. 3 (1945).

DAVID: Dtsch. med. Wschr. 1914, 14. — DAVIS, H.: Surg. Gynec. Obstt 81, 31 (1945). — DEUSCHER: Dtsch. Arch. klin. Med. 48, 210 (1897). — DEUEL, H. J., u. R. M. JOHNSTON: J. Nutrit. 507 (1947).

EINHORN, M.: Berl. klin. Wschr. 1910, Nr. 34. — ELMAN and others: J. Amer. Med. Assoc. 112, 796 (1939). — EWALD, A.: Z. klin. Med. 12, 407 (1887).

HENRIQUES u. ANDERSEN: Z. physiol. Chem. 88, 357 (1913). — HOPPS and others: J. Labor. a. Clin. Med. 28, 1203 (1934).

LATZEL u. STEJSKAL: Ther. Gegenw. 1926. — Wien. klin. Wschr. 1926, Nr. 42. — LAZARUS: Berl. klin. Wschr. 1913, Nr. 30. — VON LEUBE, W.: Dtsch. Arch. klin. Med. 10, 1 (1872). — 13. Verh. dtsch. Ges. inn. Med. 418 (1895). — LÜTHJE, H.: 30. Verh. dtsch. Ges. inn. Med. 159 (1913).

MORAWITZ, P.: Klin. Wschr. 1934, 324.

PFAU, P.: Med. Klin. 1946, 249.

RAUSCH, F.: Klin. Wschr. 1948, 169. — REACH: Über Rectalernährung. Zbl. d. Grenzgeb. Med. u. Chir. 1904, 8/9.

SHORT and BYWATERS: vgl. Zus.fass. von CARTER (Z) und Arch. exper. Path. u. Pharmakol. 71, 426 (1913). — STEJSKAL, K.: Wien. med. Wschr. 1927, Nr. 40.

TITUS, P., u. P. DOLLS: J. Amer. Med. Assoc. 91, 471 (1928).

VOIT, C., u. S. BAUER: Z. Biol. 5, 536 (1869).

WERNITZ: Zbl. Gynäk. 1902, Nr. 6 u. 13. — WINTERNITZI: 23. Verh. dtsch. Ges. inn. Med. 1906, 529.

C. Die Stoffwechselkrankheiten und ihre Behandlung

Den in den vorhergehenden Kapiteln beschriebenen Schädigungen und Krankheiten ist gemeinsam, daß sie von außen her ausgelöst werden, d. h. durch eine quantitativ oder qualitativ unzureichende Nahrungszufuhr, die einen an sich stoffwechselgesunden Organismus schädigt. Es sind also exogen bedingte Störungen. Demgegenüber handelt es sich bei den Stoffwechselkrankheiten im gewöhnlichen Sinne um endogene Betriebsstörungen, die oft weitgehend, wenn auch nie vollständig, von der Ernährung und anderen äußeren Faktoren unabhängig sind. Auch ihren Verlauf nach der guten oder schlechten Seite können sie meist wesentlich beeinflussen. Das ist ein großes Glück für die Therapie, die sonst machtlos wäre, wenn es sich immer um unabänderliche schicksalsmäßige Abläufe handelte, wie es bei manchen Fällen leider auch heute noch der Fall ist.

Bei der ungeheuren, nicht übersehbaren Menge von Stoffwechselvorgängen, die jede Sekunde in unserem Körper ablaufen, ist es erstaunlich, daß die Zahl der bekannten Stoffwechselkrankheiten eng begrenzt ist. Sie betreffen sowohl den Gesamtstoffwechsel wie seine einzelnen Komponenten, und zwar immer vorwiegend nur auf einzelnen Gebieten. Am zahlreichsten sind sie auf dem besonders komplizierten Gebiete des Eiweißstoffwechsels vorhanden. Oft sind es nur Steigerungen oder Herabsetzungen normaler Vorgänge, d. h. quantitative Störungen. In vielen anderen Fällen wie bei Lipoidosen, Diabetes und Aminosäurendiathesen ist der Ablauf der Umsetzungen gegenüber der Norm auch qualitativ verändert, und beide Formen können sich miteinander kombinieren.

I. Die Pathologie und Klinik des Gesamtstoffwechsels

Anomalien des Gesamtumsatzes liegen dann vor, wenn aus irgendeinem Grunde die Calorienproduktion und damit auch der Calorienbedarf wesentlich, d. h. um mindestens $\pm$ 15—20% von der Norm abweicht. Da die Calorienproduktion der physikalische Endeffekt einer Fülle von exo- und endotherm verlaufenden Stoffwechselvorgängen ist, so kann es sich auf diesem Gebiete nur um quantitative Veränderungen handeln. Natürlich sind jederzeit Kombinationen mit quantitativ chemischen Entgleisungen möglich. Meist handelt es sich um Steigerungen der Verbrennungen. Während abnorme Erniedrigungen immer krankhafte oder durch Krankheit bedingte Vorgänge sind, gilt das für Steigerungen nur dann, wenn sie nicht durch physiologische Reize wie Nahrungszufuhr und Muskeltätigkeit ausgelöst werden. Eine isolierte essentielle Gesamtstoffwechselerkrankung ist theoretisch denkbar, da es zentrale Regulatoren für die Gesamtverbrennungen gibt, wie GRAFE mit seinen Mitarbeitern GRÜNTHAL, STRIECK u. MULHOLLAND 1929 sie im Zwischenhirn bei Hunden nachwiesen, wobei ohne Veränderung der Körpertemperatur sowohl Stoffwechselerhöhungen wie -senkungen ausgelöst werden konnten. Tatsächlich sind auch Grundumsatzveränderungen bei CO-Vergiftung, Encephalitis und nach Encephalographien gefunden worden, aber sie sind nicht beweisend für eine essentielle Störung, da die Verhältnisse hier viel zu kompliziert liegen. Beweiskräftiger sind die Befunde bei streng lokalisierten Hirnverletzungen, wie sie DWORACEK u. FINK im Luftwaffengehirnlazarett unter TÖNNIS in Ischl und FROWEIN u. HARRER im Nervenversorgungskrankenhaus in Ochsenhausen (Württ.) gefunden haben. Die ersteren Autoren fanden bei Hirnverletzten, deren Verwundungen 2—9 Monate zurücklagen, sogar Steigerungen über 20% in 80% der Fälle. Bei diesen hohen Zahlen könnten Wundsekretzersetzungen und afebile Infektionen noch eine gewisse Rolle spielen. Deshalb scheinen mir klarer und überzeugender die Befunde von FROWEIN u. HARRER, die 85 Hirnverletzte erst 2—5 Jahre nach ihrer Verwundung untersuchten. In 28% der Fälle wurden GU-Steigerungen zwischen +11—39% festgestellt. Vor allem wurden sie bei Fällen mit erweitertem 3. Ventrikel gefunden. Stärke und Ausmaße der Hirnverletzung schienen ohne Einfluß zu sein. Einzelne nachuntersuchte Verletzte von DWORAZEK u. FINK mit früherer Stoffwechselsteigerung hatten nach Jahren wieder normale Werte, was wohl auf Ausheilungsprozesse zurückzuführen ist.

Von diesen nachgewiesenen Fällen essentieller isolierter Gesamtstoffwechselanomalie abgesehen, sind Grundumsatzänderungen anscheined immer gekoppelt entweder mit anderen Störungen des Energiehaushaltes, wie bei Fieber und Hypothermie, oder mit Begleiterscheinungen und Folgen anderer endogener Erkrankungen.

Literatur

DWORACEK, E., u. F. FINK: zit. bei R. FROWEIN u. G. HARRER.
FROWEIN, R.. u. G. HARRER: Klin. Wschr. 5/6, 79 (1948).
GRAFE, E., u. E. GRÜNTHAL: Klin. Wschr. 1929, 1013. — GRÜNTHAL, E., N. MULHOLLAND u. F. STRIECK: Arch. exper. Path. u. Pharmakol. 145, 35 (1929).

1. Fieber, Fieberstoffwechsel und Fieberdiät

a) Wesen und Bedeutung des Fiebers

Das Fieber ist ein uraltes Problem, mit dem schon die Ärzte des Altertums, besonders HIPPOCRATES, ASCLEPIADES, ARCHIGENES und GALEN sich befaßten [alte Lit. bei C. LIEBERMEISTER (Z)]. Das Wort leitet sich von Febris (von fervere

= sieden) ab. Fast in sämtlichen Sprachen schließt das entsprechende Wort den Begriff Hitze ein. In diesen Namengebungen liegt die alte Auffassung vom Wesen des Fiebers begründet: calor praeter naturam. Dabei galt das Fieber mit allen seinen Begleitsymptomen als eine Einheit. Später, im ausgehenden Mittelalter, zerfiel dann *das* Fieber in *die* Fieber und wurde schließlich vor etwa 150 Jahren, wie viele medizinische Probleme, ein Gegenstand philosophischer Spekulationen. Aber alle diese Streitigkeiten und Diskussionen, die noch das 19. Jahrhundert durchziehen, haben heute nur noch ein historisches Interesse, da die in den 70er Jahren des vorigen Jahrhunderts aufgestellte Theorie von C. LIEBERMEISTER in den Hauptpunkten auf der ganzen Linie gesiegt hat und heute ganz allgemein akzeptiert worden ist. Nach ihr besteht das Wesen des Fiebers darin, daß dabei die wärmeregulierenden Apparate im Gehirn auf ein höheres Niveau eingestellt sind. Die schärfere und biologisch exaktere Formulierung von H. H. MEYER (Z) und L. KREHL (Z) 1919 lautet: „Fieber ist der Ausdruck einer gesteigerten Erregung und Erregbarkeit sowie einer höheren Tonuslage der wärmeregulierenden Zentralapparate." Der Schwerpunkt der modernen Auffassung vom Wesen des Fiebers liegt also nicht mehr in der Tatsache der Temperaturerhöhung als solcher, die nur das wichtigste äußere Merkmal ist, sondern in der Schädigung der Apparate, die normalerweise die Konstanz der Körpertemperatur regulieren. Es gibt auch „Fieber" ohne eine solche zentrale Störung, wie nachher noch zu zeigen ist, es empfiehlt sich in solchen Fällen aber nicht von Fieber, sondern von Hyperthermie zu sprechen.

Mit der genannten Theorie und Definition sind bisher alle klinischen und experimentellen Tatsachen zwanglos zu vereinigen.

Vorbedingung für das Verständnis des Fiebers ist die Kenntnis des noch nicht restlos geklärten und daher in einzelnen Punkten noch *umstrittenen Mechanismus der Wärmeregulation.* Ihre Aufgabe besteht darin, beim Menschen und allen anderen Warmblütern die Körpertemperatur weitgehend unabhängig von äußeren Einflüssen gleichmäßig auf der für den optimalen Ablauf der Lebensvorgänge günstigsten Höhe (beim Menschen 37—37,5° C rectal, bei kleineren Tieren 38—39° C) zu halten.

Diese Konstanz ist schon beim Gesunden nicht so weitgehend und unerschütterlich, wie vielfach angenommen wird.

Zunächst zeigt schon die Tagestemperaturkurve gewisse regelmäßige Schwankungen, die wahrscheinlich mit Änderungen in der Erregbarkeit und Leistungsfähigkeit der nervösen Zentralapparate zusammenhängen (GESSLER).

Aber auch über diese physiologischen Schwankungen von etwa $\frac{1}{2}$° C zwischen morgens und abends hinaus kommen Durchbrechungen der Konstanz selbst beim Gesunden relativ häufig vor. Anstrengungen sportlicher Art, besonders in der Hitze, Bergtouren, vor allem bei dicken untrainierten Menschen, führen sehr oft, länger andauernde heiße Bäder sogar regelmäßig zu recht erheblichen Anstiegen der Körpertemperatur (Lit. und eigene Versuche bei WEINERT). In allen diesen Fällen handelt es sich aber nicht um ein echtes Fieber, sondern lediglich um eine Wärmestauung, da die nervösen Zentralapparate intakt sind.

Die *Wärmeregulation* kann in zweifacher Weise sich vollziehen, einmal durch Variation der Wärmeabgabe, ferner durch Variation der Wärmebildung bzw. durch Kombination beider Arten. Nach dem Prinzip der doppelten Sicherung hat die Natur beide Wege beschritten und miteinander kombiniert, um so die Reichweite dieses vielleicht wichtigsten Selbststeuerungsvorganges, der dem Ablauf der Lebensvorgänge die optimalste Temperatur gewährleistet, zu vergrößern. Es gibt sowohl eine physikalische wie eine chemische Form, wie RUBNER die Wärmeabgabe- und Wärmebildungsregulation genannt hat. Auch der Mensch verfügt über beide Arten, wenn er auch dank seiner Kleidung für gewöhnlich mit der Variation der Wärmeabgabe auskommt. Bei stärkerer Kälte und bei Entblößen des Körpers tritt aber auch die früher manchmal bestrittene chemische Form klar in Tätigkeit (CAMPBELL u. Mitarb., GESSLER, HILL and others).

Ältere Physiologen, wie z. B. TIGERSTEDT, hatten die Annahme gemacht, daß diese Regulationsfähigkeit eine primäre konstitutionelle Eigentümlichkeit des Warmblüterprotoplasmas sei. Dieser Auffassung wurde der Boden entzogen, als es gelang, nervöse Zentren zu finden, von denen aus in spezifischer Weise die Wärmeregulation beeinflußt werden kann, und andererseits festgestellt wurde, daß isolierte überlebende Organe von Warmblütern sich im Verhalten gegenüber wechselnden Temperaturen ganz wie Kaltblüterorgane verhalten. Von ISENSCHMID u. KREHL ist durch schwierige, vielfach bestätigte Exstirpationsversuche im Tuber cinereum bzw. im Corpus subthalamicum an der Hirnbasis das Hauptzentrum für die chemische Wärmeregulation gefunden worden. Zerstörung oder Abtragung dieser Stelle macht die Tiere poikilotherm. Kälte, an dieser Stelle durch eine feine mit Flüssigkeit durchspülbare Kanüle appliziert, führt zu vermehrter Verbrennung und Temperaturerhöhung, Wärmeeinwirkung hat den entgegengesetzten Effekt (BARBOUR unter H. H. MEYER). H. H. MEYER hat daraufhin ein Heiz- und Kühlzentrum in diesem Gehirnteil funktionell zu trennen gesucht. Anatomisch ist das nicht möglich. Leider ist bisher ein analoges Zentrum für die physikalische Wärmeregulation noch nicht gefunden, wenn auch die schönen Versuche von KARPLUS u. KREIDL über zentrale Beeinflussung der Vasomotorentätigkeit und Schweißsekretion es sehr wahrscheinlich machen, daß es gleichfalls im Corpus subthalamicum liegt.

Vor etwa 25 Jahren ist durch die Referate von FÖRSTER, GOLDSTEIN u. v. WEIZSÄCKER der Zentrenbegriff etwas in Mißkredit gekommen, weil einmal schärfere anatomische Lokalisierungen meist nicht genau möglich sind, und andererseits Einwirkungen auch von anderen Stellen des Zentralnervensystems sich auslösen lassen. Statt von Zentren kann man ebensogut von Orten zusammengefaßter Regulationen sprechen.

Wie die nervösen Bahnen im Hirnstamm weiter verlaufen, ist noch unbekannt. Erst im mittleren Halsmark sind sie wieder gefaßt worden. Durchschneidet man das 5. und 6. Halssegment, so sind damit physikalische, chemische Wärmeregulation und Fieberfähigkeit gleichermaßen ausgeschaltet (FREUND u. STRASSMANN, FREUND u. GRAFE, ISENSCHMID u. a.). Weiter abwärts lassen sich beide Funktionen trennen, denn Durchschneidung der obersten Brustsegmente läßt zwar die chemische Regulation intakt, hebt aber die physikalische Form auf (FREUND u. GRAFE u. Mitarb.). Man muß daher annehmen, daß die entscheidenden Bahnen für die chemische Art das unterste Halsmark verlassen. Wahrscheinlich laufen sie dann auf sympathischen Bahnen weiter zu den Erfolgsorganen, d. h. den Stätten, in denen auf die zentralnervöse Einwirkung hin je nach Bedarf die Oxydationen gesteigert oder herabgesetzt werden. Es sind das in erster Linie Leber und Muskel, außerdem vielleicht auch mehr oder minder die anderen Organe, vor allem innersekretorische Drüsen, insbesondere die Hypophyse. GREER nimmt für die Zwecke der Wärmeregulation zwei Hypophysenvorderlappenstoffe an: 1. einen Faktor zur Regulation der Thyroxinsynthese, 2. einen Wuchsfaktor für die Proliferation der Schilddrüse. Der Hypothalamus soll dabei indirekt in diese Regulation eingreifen, indem er durch Steuerung der Schilddrüsenparenchymvermehrung die Voraussetzung für die Thyroxinsekretion schafft. Hypothalamusschädigung soll die Produktion des sogenannten Thyroproliferens im Hypophysenvorderlappen bremsen, dagegen nicht die Thyroxinsecretproduktion. Vorläufig sind das aber nur Hypothesen. Sicher scheint mir nur nach den Exstirpationsversuchen von

HILDEBRAND sowie von v. REDWITZ und mir, daß die Schilddrüse für die Wärmeregulation nicht unbedingt nötig ist. Welcher Mechanismus als Ersatz eintritt, ist vorläufig unbekannt.

Der *adäquate Reiz*, der den Wärmeregulationsmechanismus in Bewegung setzt, ist nach neueren Untersuchungen von THAUER nicht der Reiz der Thermoreceptoren der Haut, sondern wahrscheinlich die absolute Temperatur der Haut. Die Deutung unserer damaligen, im übrigen vielfach bestätigten Untersuchungen, z. B. durch RANSOM u. MAGOUN sowie ICHINI, sind von THAUER u. Mitarb. (Lit. bei K. THAUER) angegriffen worden. Es gelang ihnen bei Kaninchen nach Überwindung des Operationsschocks die Tiere noch so lange am Leben zu erhalten, bis sich wieder eine geringe, aber keineswegs ausreichende Temperaturregulation einstellte. THAUER zog daraus den Schluß, daß ,,die völlig dem Einfluß des Zentralnervensystems entzogene Peripherie die Fähigkeit erlangt, selbständig für die Aufrechterhaltung der normalen Körpertemperatur zu sorgen". Diese weitgehende Folgerung ist aber unrichtig, denn die Halsmarktiere stehen sowohl durch den Vagus als auch den Sympathicus mit der Hauptkörpermasse in Verbindung. Werden auch diese letzten Verbindungen durchschnitten und Ganglion stellatum und cervicale exstirpiert, wie v. ISSEKUTZ jun. es tat, so erlischt für immer jede Regulierfähigkeit. THAUERS Schlußfolgerung, die er auch gegen v. ISSEKUTZ aufrechtzuerhalten sucht, ist, wie DU BOIS (Z) erwähnt, auch von anderen Seiten kritisiert worden, einmal wegen der Ungeeignetheit von Kaninchen, die durch ihre langen Ohren Wärme regulieren können, und dann wegen der Zweifel an der Vollständigkeit von THAUERS Durchschneidungen. Entscheidend gegen sie sprechen aber meines Erachtens Experimente von SHERRINGTON, der Hunde mit tiefer Halsmarkdurchschneidung noch bei einer Außentemperatur von 26,7° 1¹/₂ Jahre am Leben halten konnte. Erniedrigung der Außentemperatur unter 21° führte zur Unterkühlung, Erhöhungen über 40° zu bedrohlicher Überhitzung. CLARK konnte das für die Katze bestätigen. Eine völlige Poikilothermie besteht nie. Für den Menschen dürfte das gleiche gelten.

Nach den Befunden von ISSEKUTZ muß meines Erachtens für das Kaninchen angenommen werden, daß die entscheidenden Bahnen für die chemische Wärmeregulation und damit für die Fieberfähigkeit nicht nur in sympathischen, sondern auch in parasympathischen Bahnen verlaufen. Eine vollständig befriedigende Klarheit in dieser schwierigen Frage steht aber bei den zahlreichen Widersprüchen bester Untersucher noch aus.

Die wichtige Rolle der *Leber* für die chemische Wärmeregulation und Fieberfähigkeit ist durch das Einsetzen einer rapiden Eiweißeinschmelzung nach hoher Halsmarkdurchschneidung (FREUND u. GRAFE, FREUND u. LAUBENDER) und die schönen Entnervungsversuche von R. PLAUT festgestellt. Beim Muskel hatte man sich lange gesträubt, unabhängig von den Kontraktionen noch gesetzmäßige Schwankungen der Oxydationsenergie, einen sogenannten chemischen Tonus, anzunehmen. MANSFELD u. LUCACS hatten einen solchen schon vermutet, aber erst die Versuche von FREUND u. JANSSEN brachten den Beweis. Es gelingt nämlich durch völlige Entnervung, wobei auch die in den Gefäßwänden verlaufenden sympathischen Bahnen zerstört werden müssen, die Extremität eines Warmblüters dem Einfluß der chemischen Wärmeregulation isoliert zu entziehen.

Die Schilddrüse mag auch im Leben am Zustandekommen dieser Form einen gewissen Anteil haben. Entscheidend, wie H. H. MEYER mit der Annahme eines Kühl- und Heizhormons dieser Drüse es vermutete, ist sie sicher nicht, sonst könnte nicht nach Herausnahme dieses Organs der Mechanismus beinahe unverändert weiter bestehen (HILDEBRANDT, GRAFE und v. REDWITZ u. a.); (Lit. in den zusammenfassenden Darstellungen).

Je nach Ausschaltung der chemischen und physikalischen Form finden sich tiefgreifende Einwirkungen auf den Gesamtstoffwechsel, die im Hinblicke auf den Fieberstoffwechsel von Interesse sind. Beseitigung der physikalischen Form belastet den chemischen Mechanismus vermehrt, so daß zur Aufrechterhaltung der Körpertemperatur eine eventuell bis zu 100% größere Oxydationsenergie nötig ist als vorher. Verlust der chemischen Form bedingt sofort eine schwere, ohne Wärmezufuhr von außen tödliche Unterkühlung. Gleichzeitig, aber unabhängig von der Körpertemperatur steigt der Eiweißumsatz gewaltig an, was wohl kaum anders als durch die Annahme des Fortfalles einer normalerweise bestehenden zentralnervösen Hemmungswirkung gedeutet werden kann (FREUND u. GRAFE).

Nachdem so unsere Kenntnisse von den Mechanismen der normalen Wärmeregulation in den letzten Jahrzehnten wesentlich erweitert und vertieft worden sind, läßt sich der Nachweis, daß auch das *Fieber im wesentlichen eine Störung der zentralnervösen Funktionen*, insbesondere der chemischen Regulationsart ist, leicht erbringen. Schon 1884 gelang es ARONSOHN u. SACHS im Corpus striatum ein Zentrum zu entdecken, dessen Verletzung Fieber hervorruft. Es liegt in nächster Nachbarschaft des Zentrums der chemischen Regulation und ist wahrscheinlich mit ihm identisch. Wird letzteres zerstört und werden seine Bahnen zur Peripherie im Halsmark durchtrennt, so ist selbst bei schwersten Infektionen die Fieberfähigkeit aufgehoben (KREHL, FREUND u. GRAFE, LESCHCKE u. a.). Der gleiche lokale Effekt tritt ein, wenn die Bahnen zu den Erfolgsorganen durchtrennt werden. Ein total entnervtes Bein fiebert nicht mit (FREUND u. JANSSEN), seien die Temperaturen des übrigen Körpers auch noch so hoch. Schließlich konnte noch O'CONNOR zeigen, daß bei auftretendem Fieber der erste Temperaturanstieg im Zentrum selbst und erst nachher in der Peripherie auftritt.

Die Beweiskraft dieser Befunde ist so zwingend, daß die skizzierte LIEBER-MEISTERsche *Theorie nicht nur als eine Hypothese von hohem Wahrscheinlichkeitsgrad, sondern wohl als gesicherte Tatsache angesehen werden muß.*

Wenn auch im Fieber im wesentlichen die chemische Regulation Änderungen erleidet, so ist doch gleichzeitig die *physikalische Form* in Mitleidenschaft gezogen, denn normalerweise vermag die Intaktheit dieses Vorganges viel größere, im Körper entstehende Wärmemengen neben Leitung, Strahlung und Konvektion durch maximale Vasodilatation und Schweißbildung wegzuschaffen, ehe die Körpertemperatur ansteigt. Schwer geschädigt ist die physikalische Form im Schüttelfrost mit der blassen Gänsehaut der Kranken. Daß sie aber sonst in vermehrte Tätigkeit tritt, dafür spricht schon die gerötete heiße Haut der Fiebernden, doch ist die Anspannung nicht groß genug, um die im Körper vermehrt gebildete Wärme ganz nach außen abzuführen. Schließlich entsteht noch die Frage, wie diese Schädigungen der wärmeregulierenden Apparate im Fieber zustande kommen.

Gibt es einen einheitlichen *Fieberstoff*? Die Albumosen wurden vor etwa 70 Jahren einmal von KREHL und MATTHES dafür angesehen, aber bald wurde diese Annahme von den ursprünglichen Verfechtern wieder aufgegeben. Doch steckt ein richtiger Kern in ihr, denn heute erst recht müssen wir nach den Untersuchungen von SCHITTENHELM u. WEICHARDT, FRIEDBERGER u. a. (Lit. bei FRIEDBERGER) annehmen, daß bei den fieberhaften Infekten die Alteration der nervösen Zentralorgane nicht so sehr durch Bakterieneiweiß als durch seine Spaltungsprodukte, zu denen ja auch Stoffe von Albumosennatur gehören, bedingt ist. Dabei besteht die bemerkenswerte Tatsache, daß die Empfindlichkeit der Zentren mit gehäufter Einwirkung dieser Stoffe gewaltig zunimmt. Besonders schön geht das aus den Untersuchungen von HASHIMOTO hervor, der bei der ersten Injektion von 0,2 cm³ Pferdeserum in das Corpus striatum eines Kaninchens noch keine Einwirkung auf die Temperatur fand, bei der zweiten Injektion der gleichen Menge aber schon

einen Temperatursturz, bei 0,005—0,01 cm³ bereits sehr hohes Fieber. Die Substanzen werden also zunehmend giftiger, was vielleicht mit ihrem rascheren und
stärkeren Abbau im Organismus zusammenhängt. Ob es sich dabei immer um den
gleichen Giftstoff handelt, wie FRIEDBERGER es für sein Anaphylatoxin, das er
auch im Reagensglas herstellen konnte, annimmt, ist sehr fraglich. Tatsächlich ist
die Zahl der Stoffe, mit denen man vor allem bei kleineren Tieren Fieber hervorrufen kann, Legion. Man kann ruhig behaupten, dass es kaum einen Stoff auf der
Welt gibt, mit dem man unter günstigen Bedingungen beim geeigneten Organismus nicht Fieber hervorrufen kann, selbst die physiologische Kochsalzlösung
gehört dazu. Noch bemerkenswerter ist aber die Tatsache, daß nicht nur art-
eigenes, sonders sogar körpereigenes Eiweiß Fieberquelle sein kann. Letzteres
sehen wir vor allem beim aseptischen Zerfall von Blut, wie nach Blutergüssen oder
bei paroxysmaler Hämoglobinurie. Vielleicht sind die wirksamen Stoffe hier die
Gifte, die beim Zerfall der Blutplättchen entstehen (FREUND). Eine Klärung kann
hier nur von der Chemie kommen, für die hier, wie überhaupt auf dem Gebiete
der Immunobiologie, ein ebenso schwieriges wie aussichtsreiches Arbeitsfeld geöffnet ist.

Auch die Frage eines *rein nervösen Fiebers* kann heute mit Sicherheit in bejahen-
dem Sinne beantwortet werden. Nicht nur klinische Beobachtungen, wie die habituelle Hyperthermie neuropathischer Kinder (MORO, NASSAU u. a.), das Fieber
bei Stammganglionsklerose (MAMMELE), das Fieber bei Zarten, nervös Erschöpften und Rekonvaleszenten sprechen dafür, sondern vor allem auch die Tatsache,
daß es EICHELBERG u. a. bei Hysterischen gelang, auf hypnotischem Wege Temperatursteigerungen zu erzielen und zu beseitigen. Damit steht in gutem Einklang,
daß GESSLER u. HANSEN durch Hypnose auch bei Gesunden die Wärmeregulation
tiefgreifend verändern konnten.

So liegt hier trotz mancher Unklarheiten in Detailfragen ein fast lückenloses
Beobachtungsmaterial vor, das uns gestattet, die uralte Frage nach dem Wesen
des Fiebers in einer klaren, bisher widerspruchslosen und allgemein anerkannten
Weise als gelöst zu betrachten.

Leider läßt sich das Gleiche von der praktisch viel wichtigeren Frage nach der
Bedeutung des Fiebers nicht sagen. Für den Biologen und besonders für den Arzt
ist das Problem nicht gelöst, wenn es kausal einigermaßen befriedigend geklärt
ist. Ihn interessiert darüberhinaus vor allem der Sinn dieser Vorgänge, denn das
therapeutische Handeln hängt aufs innigste mit den theoretischen Vorstellungen
zusammen. Auch für die Bekämpfung des Fiebers ist die Frage, ob hier eine nützliche oder schädliche Reaktion des kranken Organismus vorliegt, von großer Bedeutung.

Bis ins 19. Jahrhundert hinein wurde ganz allgemein das Fieber als ein Heil-
bestreben des Organismus angesehen. HIPPOKRATES und die mittelalterlichen
Ärzte stimmten darin ganz überein. Erst LIEBERMEISTER gab dieser optimistischen
Auffassung einen Stoß, indem er auf die febrile Konsumtion, die fettige Degeneration, die zentralnervösen Störungen, die er alle als direkte Folgen des Fiebers
ansah, hinwies. Seine Auffassung drang so durch, daß C. GERHARDT 1882 auf dem
Kongreß für innere Medizin den Ausspruch tat, daß ,,die antipyretische Behandlungsweise den wichtigsten Fortschritt in unserer gesamten inneren Therapie
darstellt". Heute wissen wir, daß an allen diesen Störungen und Veränderungen
weniger die Temperaturerhöhung, sondern vor allem Unterernährung und Infekt
schuld sind, wie es damals schon UNVERICHT und NAUNYN LIEBERMEIER ent-
gegengehalten haben. Die Frage nach der Bedeutung des Fiebers blieb wieder
offen.

Der Aufschwung der modernen Bakteriologie und Serologie bot neues Rüstzeug für die Beantwortung. Es entstand die Frage, auf welche Weise kann das Fieber günstig wirken? Werden bei den höheren Temperaturen die Bakterien leichter abgetötet oder die Antikörper vermehrt gebildet? Zahlreiche Versuche sind in der Richtung angestellt worden (Lit. und Kritik vor allem bei v. WASSERMANN und F. KEYSSER).

Die bis auf PASTEUR zurückreichenden Reagensglasversuche zeigten, daß die meisten Bakterien bei 40° und darüber eine Abnahme des Wachstums, der Vitalität und der Giftigkeit zeigen. Aber was besagen solche Kulturversuche für den Organismus! Auch das Studium des Ablaufs von Infektionen bei erhöhter Temperatur vermag nicht weiterzuführen, zumal wenn es sich um künstliche Überhitzungsversuche handelt. Ähnliches gilt für den Verfolg der spezifischen Antikörperbildung. Gerade bei dem Wärmestichfieber ließ sich kein günstigerer Ablauf der Infektion oder Antikörperproduktion feststellen. Am ehesten hätte man noch bei infizierten Tieren mit und ohne chemische Wärmeregulation Ausschläge erwarten können. Tatsächlich starben aber bei gleichartiger und gleichstarker Infektion (Bac. suipestifer) und gleicher Ernährung die fiebernden Tiere genau zur gleichen Zeit wie die nichtfiebernden, ihrer chemischen Wärmeregulation beraubten Hunde, obwohl sie den schweren Eingriff hinter sich hatten (FREUND u. GRAFE).

Wie v. WASSERMANN und KEYSSER mit Recht hervorhoben, ist der Wert aller derartigen Tierversuche für die menschliche Pathologie recht problematisch, da bei der viel längeren Inkubationszeit der meisten menschlichen Infektionskrankheiten das Fieber erst eintritt, wenn die Abwehrkräfte wahrscheinlich bereits in Tätigkeit getreten sind. Doch wären gerade über diesen Punkt noch Untersuchungen vonnöten.

Interessant ist in diesem Zusammenhange die Feststellung, die BOGENDÖRFER an meiner früheren Klinik machte, daß das Vorhandensein der chemischen Wärmeregulation, mithin der Fieberfähigkeit, für die Bildung von Antikörpern notwendige Voraussetzung ist. Bei der Ausschaltung dieser Form durch Halsmarkdurchschneidung unterbleibt die Bildung von Agglutinen gegen Paratyphus B völlig, während sie bei Brustmarkdurchschneidung in normaler Weise auftritt. Vielleicht läßt sich auf diesem Wege neues Material zu dem in Frage stehenden Problem beibringen, indem noch das Verhalten anderer Antikörper untersucht wird.

Wichtiger und entscheidender aber als alle Tierexperimente wären klare und eindeutige Beobachtungen am kranken Menschen. Aber leider verfügen wir nicht über solche. Man sollte denken, daß die Massenerkrankungen im Kriege, wie über so manche andere Fragen, z. B. über die Bedeutung der Schutzimpfungen, auch hier ein wertvolles Material gebracht hätten, vor allem für den Typhus, aber leider ist das nicht der Fall, da einmal eine systematische antipyretische Behandlung dieser Krankheit, sei es mit Bädern oder Medikamenten, wegen des Hochbetriebs der Lazarette in genügendem Umfange nicht möglich war, und weil ferner sehr bald die sehr wertvolle Schutzimpfung unübersehbare, neue Faktoren in den Ablauf der Krankheit hineinbrachte.

So läßt sich heute die Frage nach der Nützlichkeit oder Schädlichkeit des Fiebers nur mit einem non liquet beantworten, und es ist für den einzelnen Arzt eine Glaubens-, keine Wissensangelegenheit, ob er das Fieber bekämpfen soll oder nicht.

Eine andere Frage ist natürlich, ob die Fieberreaktion ein günstiges oder ungünstiges Zeichen für die Reaktionskraft des erkrankten Organismus ist. Sie ist meines Erachtens zu bejahen, denn das Fieber bleibt im allgemeinen nur bei sehr heruntergekommenen und hinfälligen Leuten, vor allem im hohem Alter, aus. Gewöhnlich sind dann auch die Abwehrkräfte des Organismus erheblich herabgesetzt.

b) Das Verhalten des Stoffwechsels bei Fieber und Infektion

Wenn Fieber und Infektion an dieser Stelle gemeinsam abgehandelt werden, so geschieht es nicht, weil es wünschenswert oder gar notwendig ist, diese beiden Vorgänge allgemein miteinander zu vermengen, sondern weil es sich in zunehmendem Maße zeigt, daß febriler und afebriler Infekt einerseits, sowie nichtinfektiöses Fieber andererseits anscheinend in prinzipiell der gleichen Weise auf den Stoffwechsel einwirken (GRAFE, 1927). Im übrigen ist durchaus daran festzuhalten, daß das Fieber an und für sich nicht notwendig mit einer Infektion etwas zu tun hat, daß die Infektion nur eine der vielen Fieberursachen darstellt, wenn auch die für uns Ärzte wichtigste, und daß fast alle bei einer Infektionskrankheit auftretenden Symptome, abgesehen von den Temperaturerhöhungen nebst ihren direkten Folgeerscheinungen wie Steigerung von Puls, Atemfrequenz und Schweißsekretion usw., nicht vom Fieber, sondern vom Infekt, der gleichzeitig auf viele Zentren wirken kann, abhängig sind.

Theoretisch bestehen drei Möglichkeiten für das Zustandekommen einer Temperaturerhöhung: eine verminderte Wärmeabgabe bei gleichbleibender Wärmebildung, oder eine vermehrte Wärmebildung bei ungenügender Wärmeabgabe, oder beides gleichzeitig. Nach der geschilderten Theorie muß im Fieber, mindestens der 2. Fall vorliegen, da im ersteren ja nur eine Wärmestauungshyperthermie wie im heißen Bade vorliegen würde, nicht aber eine Störung der chemischen Wärmeregulation mit Stoffwechselsteigerung. Tatsächlich aber geht das Fieber so gut wie immer, vor allem in frischen Fällen, mit einer Erhöhung der *Gesamtoxydationen* einher, die im Durchschnitt 20—50% beträgt, aber bei akuten hochfieberhaften Infekten bis 80% und noch höher ansteigen kann. Keine Infektionskrankheit ist dabei durch ein besonderes Verhalten charakterisiert. VON LEYDEN, LIEBERMEISTER und KRAUS haben das zuerst gezeigt, und zahlreiche Untersucher [Lit. bei RICHTER (Z), GRAFE (Z) und MAASS (Z)] haben es für alle Arten von febrilen Infektionen immer wieder bestätigt.

Wie DU BOIS zeigte, besteht bei akuten Infektionskrankheiten ein gewisser Parallelismus zwischen Temperatur und Oxydationsgröße, für den annähernd die VAN'T HOFFsche Reaktionsregel für einfache chemische Reaktionen (Beschleunigung um das Doppelte pro 10° Temperatursteigerung) gilt. Mit längerer Dauer des Fiebers verwischen sich allerdings diese Beziehungen, indem die Oxydationssteigerungen zumal bei zunehmender Abmagerung geringer werden und unter der depressorischen Wirkung der Unterernährung sich manchmal nur im Vergleich mit den ersten fieberfreien Tagen noch nachweisen lassen. Es gibt ganz vereinzelte Ausnahmen von dieser Gesetzmäßigkeit. Entweder sind aber die Angaben hinsichtlich der Methodik oder der Deutung umstritten oder betreffen ganz besondere Verhältnisse.

Der Anteil der einzelnen *Nährstoffe im Fieber* bietet in mehrfacher Beziehung Besonderheiten, je nachdem der Stoffwechsel im Hungerzustand oder bei normaler Nahrungszufuhr untersucht wird. Das Hauptverbrennungsmaterial liefert das Fett, das ja stets bei Hunger und Unterernährung vermehrt herangezogen wird. Sofern nicht besondere Ernährungsbedingungen vorliegen und der Fiebernde gemäß seines mangelnden Appetits unzureichend ernährt wird, dokumentiert sich überhaupt der Fieberstoffwechsel in vieler Beziehung als ein quantitativ gesteigerter Hungerstoffwechsel (GRAFE, 1910—13). Nach den interessanten Untersuchungen von RAAB und WERTHEIMER scheint auch diese vermehrte Fettverbrennung zentral bedingt zu sein, da ein Zentrum und zentrifugale Bahnen dafür jetzt wahrscheinlich gemacht sind.

Andere wesentliche Abweichungen betreffen sowohl den Kohlenhydrat- wie den Eiweißumsatz. Der *Glykogenschwund* in der Leber, der schon bei Hunger und Unterernährung rasch und fast vollständig einsetzt, tritt bereits in den ersten Fieberstunden ein (MAY und SCHUT), wahrscheinlich infolge einer zentralnervösen Einwirkung vom Fieberzentrum aus (FREUND u. MARCHAND). Das kommt auch in dem meist vorhandenen und oft recht erheblichen Anstiegen des *Blutzuckers* (Lit. bei FREUND und MARCHAND) zum Ausdruck, wobei kein strenger Parallelismus zur Höhe der Temperatur, eher eine Abhängigkeit von der Schwere des Infektes besteht. Im Gegensatz zur Leber werden die Muskeln eher glykogenreicher.

Besonders stark sind aber die Einwirkungen von Fieber und Infekt beim *Eiweißstoffwechsel*. VOGEL fand hier schon 1858 gewaltige Umsatzsteigerungen, und alle Nachuntersucher in großer Zahl haben es für Tier und Mensch immer wieder bestätigt. Die Tatsache als solche steht also unzweifelhaft fest. Strittig war nur lange Zeit der Mechanismus und die Deutung dieser auffallenden Erscheinung. NAUNYN entwickelte zuerst die Theorie vom sogenannten „toxogenen" Eiweißzerfall, der primär peripher am Protoplasma sich abspielen soll. Er stützte sich dabei auf Beobachtungen, in denen die vermehrte N-Ausscheidung schon vor dem Fieber beginnt und darüber hinaus anhält. Diese Auffassung, von den verschiedenen Klinikern wie F. MÜLLER, C. v. NOORDEN und L. KREHL verschieden formuliert, war lange Zeit die herrschende.

Die feinere Analyse der sich dabei abspielenden und darauf einwirkenden Vorgänge hat aber gezeigt, daß die Dinge viel komplizierter liegen, als daß sie mit dem einfachen Schlagwort toxisch charakterisiert oder gar gedeutet werden können.

Zunächst spielt der Unterernährungsfaktor eine viel größere Rolle, als früher angenommen wurde. Zum Teil hängt das damit zusammen, daß in den älteren Arbeiten die Tatsache der oft recht erheblichen Stoffwechselsteigerungen vielfach entweder gar nicht oder nicht genügend gewürdigt wurde. Wie schon früher auseinandergesetzt, reagiert aber der unterernährte Organismus sofort mit einer vermehrten Eiweißeinschmelzung, insbesondere ist es aber dann der Fall, wenn wie im Fieber die Glykogenvorräte der Leber in kürzester Zeit aufgelöst werden. Um diesen Unterernährungseinfluß zu beseitigen, müssen Fiebernde entsprechend ihrem Bedarf ernährt werden. Schon ältere Beobachter (BAUER u. KÜNSTLE) zeigten, daß mit zunehmender Calorienzufuhr, besonders in Form von Kohlenhydraten, die N-Verluste kleiner wurden. SHAFFER u. COLEMANN sowie ROLLAND (unter GRAFE) haben zuerst Untersuchungen mit ausreichender Ernährung, vor allem bei Typhuskranken angestellt. Es zeigte sich, daß bei mäßigem Fieber bis zu 39° auf diese Weise sich in der Regel ein N-Gleichgewicht ohne Körpergewichtsverluste erzielen ließ, während zur Erzielung des gleichen Effektes bei sehr hohen Temperaturen und sehr schweren Infekten außerordentlich große, den Bedarf weit übersteigende Nahrungszufuhren nötig waren. So müssen hier noch besondere Faktoren mit im Spiele sein. Das geht auch aus den Versuchen über das N-Minimum hervor. Die Ergebnisse bei Tieren waren widersprechend. Versuche von McCANN, CECIL, BARR und Du BOIS (Lit. Z), LAUTER u. JENKE und KRAUS beim Menschen sprechen dafür, daß in einem Teil der Fälle das N-Minimum deutlich erhöht war, wobei die praktisch kaum lösbare Frage offenbleiben muß, ob nicht bei weiterer Erhöhung der Kohlenhydratzufuhr die Werte doch noch weiter hätten herabgedrückt werden können. Bei akuten Gelenkerkrankungen und chronischen Infekten waren die Werte fast stets normal.

Auch die Möglichkeit, daß die hohen Temperaturen als solche eiweißzersetzend wirken, ist in Erwägung gezogen worden. Tatsächlich sind auch bei überhitzten Tieren vermehrte N-Verluste gefunden, beim Menschen wechseln die Angaben (vgl. z.B. LINSER u. SCHMITT, GRAHAM u. POULTON), so daß hier noch keine Klarheit besteht.

Eine befriedigende Erklärung für solche N-Einschmelzungen, für welche die bisher genannten Ursachen nicht ausreichend sind, bietet der von FREUND u. GRAFE geführte Nachweis einer zentralen Regulation des Eiweißumsatzes. Auf diese nahen Beziehungen zwischen Fieberstoffwechsel und chemischer Wärmeregulation war schon früher von GRAFE hingewiesen. Die Tatsache, daß nach Ausschaltung dieser letzteren die Eiweißzersetzung gewaltig ansteigt (FREUND u. GRAFE), ließ an analoge Schädigungen auch beim Fieber denken. Der Beweis dafür, daß das infektiöse Agens nicht primär an der Peripherie, sondern zentral nervös angreift, ließ sich durch den Nachweis erbringen, daß nach Halsmarkdurchschneidung die sonst stets eintretende Steigerung des Eiweißstoffwechsels durch schwere, schließlich tödliche Infektionen oder Reizkörper ausbleibt (GRAFE u. FREUND, ISENSCHMID, DONATH u. HEILIG). Diese Theorie von der zentrogenen Entstehung des erhöhten Eiweißzerfalles im schwereren febrilen Infekt ist, soviel ich sehe, heute allgemein akzeptiert, auch FRIEDRICH MÜLLER und seine Schule (vgl. LAUTER u. JENKE), die noch am längsten an NAUNYNs Lehre vom toxogenen Eiweißzerfall festgehalten haben, stimmten schließlich der Bedeutung einer zentralnervösen Genese zu. Trotzdem halte ich die NAUNYNsche Vorstellung vom primär peripheren Angriff noch nicht für endgültig abgetan, da der Kreis der bisher untersuchten Infekte und fiebermachenden Ursachen noch zu klein ist. Nur das eine läßt sich heute mit Sicherheit sagen, daß einem toxogenen Eiweißzerfall, sofern es überhaupt einen solchen gibt, keine entscheidende Bedeutung zukommt. Im Zusammenhange mit dem Eiweißstoffwechsel sei noch erwähnt, daß im Fieber oft sehr hohe Harnsäuremengen ausgeschieden werden; klinisch kann sich das bei Gichtikern im Auftreten von Gichtanfällen äußern.

Nach einer kürzlich (1955) erschienenen Arbeit von SIEDECK u. HÄUSSLER über Pyrogenfieber wird die 17-Ketosteroidausscheidung nicht einheitlich beeinflußt. Die Verhältnisse beim anorganischen Stoffwechsel liegen sehr kompliziert und zum Teil gegensätzlich [Näheres bei MAASS (Z)]. Sicher ist nur die Neigung zu Wasser- und Kochsalzretentionen.

Die von älteren Autoren bis ins neue Jahrhundert hinein auf Grund methodisch nicht richtig durchgeführter oder falsch gedeuteter Respirationsversuche geäußerte Vermutung, daß der Fieberstoffwechsel außer den geschilderten quantitativen Abweichungen auch qualitative Anomalien aufweist, hat sich als irrig erwiesen. Es gibt auch eine Acidose im Fieber, doch hat diese nichts mit der Temperaturerhöhung, sondern nur mit der Unterernährung zu tun. Auf mäßige Kohlenhydratgaben verschwindet sie sofort.

Merkwürdigerweise haben vor allen Dingen neuere Untersuchungen gezeigt, daß *Infektionen* auch unabhängig vom Auftreten des Fiebers im Stoffwechsel die gleichen Veränderungen hervorrufen können, wie bei Febrilität. Es gilt das sowohl für den Gesamtstoffwechsel als auch den Eiweißumsatz. Schon ältere, methodisch allerdings zum Teil anfechtbare Beobachtungen von KRAUS, ROBIN und BINET u.a. (Lit. bei E. GRAFE) machten es wahrscheinlich, daß afebrile Tuberkulosen Steigerungen der Oxydationen aufweisen können. Untersuchungen von GRAFE, VOGEL-EYSERN u. a. haben das sichergestellt. Es handelt sich dabei aber, wie von vornherein zu erwarten war, um keine Besonderheiten des tuberkulösen Infektes, sondern alle bisher untersuchten Infekte, wie Erkältungskrankheiten, Sepsis lenta, Erysipel usw. können sich so verhalten, wenn sie afebril verlaufen (GESSLER, STRIECK u. WILSON). Es gilt das auch für das afebrile Vorstadium, die Inkubationszeit hochfieberhafter Infektionen, wie es STRIECK u. WILSON an meiner früheren Klinik für die Malaria nachwiesen.

Entsprechend verhält sich der Eiweißstoffwechsel. Schon NAUNYN hatte die bereits erwähnte Vermehrung der Harnstoffausscheidung vor Auftreten des Fiebers in Tierversuchen gefunden. Für kindliche Infektionen (Masern und Impffieber) haben es BIRK (Z), für die Malaria STRIECK u. WILSON festgestellt, bei anderen Infektionen werden sich die Dinge wahrscheinlich genau so verhalten, doch sind hier die Inkubationszeiten schwer zu fassen.

Das Ausmaß der Steigerungen im afebrilen Infekt kann sowohl für den Gesamt-stoffwechsel wie den Eiweißumsatz die Höhe der Werte wie bei mittlerem Fieber erreichen. Man könnte denken, daß Fieber und Infektwirkungen sich addieren müßten. Das scheint aber bei fieberhaften Infektionskrankheiten in der Regel nicht der Fall zu sein, vielmehr hat es den Anschein, daß die Infektwirkung in den Dienst der febrilen Stoffwechselsteigerung tritt. Höchstens beim Eiweißumsatz können Summationen vorkommen.

Vermutlich haben auch die afebrilen Infektionswirkungen einen zentral-ner-vösen Angriffspunkt. Wenn auch mancherlei Argumente sich dafür ins Feld führen lassen, so stehen doch beweiskräftige Untersuchungen noch aus.

Was die Höhe der Körpertemperaturen angeht, so ist das Maximum nach den mehrere Hunderte von Hochfiebernden umfassenden Untersuchungen von DU BOIS (1948) 42%, nur 4,3% hatten Werte von 41,1—42%.

c) Theorie und Praxis einer rationellen Ernährung Fiebernder

Die Ernährung von Fieberkranken hat sich viele Jahrhunderte, wenn nicht Jahrtausende in falschen Bahnen bewegt, und es ist nicht zu ermessen, welche Hekatomben von Menschen diesen Irrtümern zum Opfer gefallen sind. Seit HIPPOKRATES bis in die Mitte des 19. Jahrhunderts hinein war es ein Dogma, daß man Fiebernden keine nennenswerte Nahrung zuführen dürfe, da sonst das Fieber anstiege. Die Folgen waren ungeheure Gewichtsverluste bis 40 und mehr Prozente (vgl. z. B. CURSCHMANN für den Typhus). Man gab den Kranken daher meist nur Wasser, höchstens Mehlsuppen (,,Ptisanen"). Erst GRAVES in Irland, TROUSSEAU in Frankreich, v. HOESSLIN in Deutschland und BUSS in der Schweiz, dann später v. LEYDEN, LENHARTZ u. a. (Historisches bei E. v. LEYDEN u. G. KLEMPERER) machten dieser barbarischen Hungerkur ein Ende und traten für eine reichlichere Ernährung ein, wenn sie auch noch weit davon entfernt waren, eine wirklich ausreichende Nahrungszufuhr zu verlangen oder gar durchzuführen. Heute, wo wir wissen, wie abnorm groß oft der Bedarf von Fieberkranken ist, können wir es kaum noch verstehen, wie es das Bestreben aller älteren Ärztegenerationen sein konnte, die Nahrungszufuhr auf ein Minimum der Norm herabzudrücken, selbst da, wo schließlich als natürliche Abwehr gegen den nahen Hungertod trotz hohen Fiebers elementarer Hunger sich einstellte. Man sollte denken, daß ein erdrückendes Beweismaterial für die Richtigkeit von so unmenschlichen ärztlichen Maßnahmen vorliegen müßte. Ich habe mich vergeblich bemüht, dergleichen ausfindig zu machen. Von exakten Beobachtungen vor Einführung der Thermometrie und des Stoffwechselversuchs konnte nicht die Rede sein. Wir haben hier einen der nicht allzu häufigen Fälle vor uns, in denen eine in seinen Wurzeln historisch kaum noch ergründbare falsche Vorstellung kritiklos durch die Jahrhunderte weitergeschleppt wurde.

Sobald man, leider erst relativ spät, daran ging, die Richtigkeit dieses Dogmas zu prüfen, d. h. den Einfluß der Nahrungsaufnahme auf den Fieberstoffwechsel zu studieren, zeigte sich, daß die Stoffwechselsteigerung bei solchen Kranken nach Nahrungszufuhr nicht stärker, sondern sogar erheblich schwächer ausfällt als in der Norm. Die folgende, sehr instruktive Tabelle 57 aus der überzeugenden Arbeit von COLEMAN u. DU BOIS zeigt das aufs deutlichste.

Tabelle 57. *Spezifisch-dynamische Wirkung von Eiweiß und Kohlenhydraten in der Norm, bei Fieber und Rekonvaleszenz (nach* COLEMAN *und* DU BOIS)

Versuchspersonen	Zahl der Experimente	Durchschnittliche Darreichung		Prozentuale Stoffwechselsteigerung im Durchschnitt %
		in g N oder Zucker in der Nahrung	pro kg Gewicht N oder Zucker	
Eiweißversuche				
2 Gesunde	2	10,1 g	0,147 g	9,3
4 Fiebernde	6	8,6 g	0,174 g	4,5
4 Rekonvaleszenten	5	10,2 g	0,217 g	16,6
Zuckerversuche				
3 Gesunde	3	115,0 g	1,6 g	9,1
2 Fiebernde	4	115,0 g	2,2 g	1,0
3 Rekonvaleszenten	3	115,0 g	2,7 g	9,8

Beim Eiweiß ist die dynamische Wirkung etwa halb so groß wie in der Norm, bei den Kohlenhydraten überhaupt kaum (1%) faßbar. Wie RUBNER es schon für die normale chemische Wärmeregulation zeigte, wird auch im Fieber die dynamische Wirkung der Nahrung zum großen Teil in den Dienst der basalen Oxydationssteigerung gestellt. So war auch nach der theoretischen Seite hin die Bahn für eine rationelle Ernährung von Fieberkranken frei. Trotzdem erhoben sich immer wieder Bedenken. In Laien- und Ärztekreisen ist die Annahme weit verbreitet, daß im Fieber die Sekretion der Verdauungssäfte darniederläge, und daß eine ohne Appetit dem Körper einverleibte Nahrung nicht richtig ausgenützt würde. Richtig ist daran nur, daß im Fieber die Magen- und Pankreassaftsekretion oft sehr niedrige oder fehlende Werte aufweist. MENZER lehnte noch 1913 eine reichliche Ernährung mit der eigenartigen Begründung ab, daß der Körper seine Leukocyten im Kampfe gegen die Bakterien brauche, und daß er das nicht leisten könne, wenn man ihm eine starke Verdauung zumute, eine rein theoretische Vorstellung, für deren Richtigkeit jeder Beweis fehlt. Die Entscheidung in dieser Frage, wie überhaupt fast überall auf dem Gebiete der Ernährungslehre, konnte nur die praktische Erfahrung bringen, d. h. die Feststellung, ob eine ausreichende Ernährung möglich und verträglich ist und wie unter dem Einflusse verschiedener Diätregime sich die Mortalität und die Rekonvaleszenz bei schweren Infektionskrankheiten verhält. SHAFFER u. COLEMAN haben zuerst in dieser Richtung systematische Untersuchungen auf breiter Basis angestellt.

Sie gaben ihren Typhuskranken eine Kost mit 4—5000 Calorien (= 60—80 Calorien pro Kilogramm) und sehr hohem Kohlenhydrat- und Fettgehalt (1000 bzw. 250 g) und sahen, daß derartig große Nahrungszufuhren nicht nur bei geschickter Auswahl und sorgsamer Pflege von den Kranken aufgenommen, sondern auch mit dem Erfolge verarbeitet wurden, daß das Körpergewicht und der Eiweißbestand meist während der ganzen Krankheit konstant blieben oder sich nur minimal verminderten. Zu den gleichen Resultaten kam unabhängig von den amerikanischen Autoren ROLLAND unter GRAFE an der Heidelberger Klinik.

Diese praktischen Erfolge zeigen, daß alle theoretischen Erwägungen und Bedenken gegen eine derartige Ernährungsweise hinfällig sind. Viel wichtiger aber ist die Frage, was diese Diätetik im Endeffekt für den Ablauf der Krankheit leistet.

Folgende kleine Tab. 58 von COLEMAN, der damit fünf Jahre lange Beobachtungen am Bellevue-Hospital und den angeschlossenen Krankenanstalten in New York zusammenfaßt, gibt darüber Auskunft.

Aus dem gleichen Material durchschnittlich sehr schwerer Fälle wurde wahllos gleich zu Anfang ein gewisser Teil für die ausreichende Ernährung abgezweigt. Die Mortalität sank dabei von 16% bei den unterernährten Kranken auf 9,3% bei den ausreichend ernährten. In einer weiteren Parallelreihe mit je 222 Kranken waren die Resultate noch viel günstiger: Mortalität 12% bei Unterernährung, 4,5% bei annähernd ausreichender Nahrungszufuhr. Skeptiker könnten finden, daß für eine derartige Frage selbst ein Material von über 1400 Fällen noch zu klein sei und daß die Verteilung auf die beiden Gruppen in der ersten Arbeit etwas ungleichmäßig

Tabelle 58. *Einfluß der Ernährung auf die Mortalität von Typhuskranken (nach* COLEMAN)

Jahr	Anzahl der behandelten Typhuskranken im ganzen	Todesfälle im ganzen	Ausreichend ernährte Kranke	Todesfälle bei ausreichender Ernährung
1907	—	—	9	0
1908	315	55	28	1
1909	258	37	39	3
1910	302	45	35	7
1911	229	32	27	1
Sa. 1104		169	129	12 = 9,3%
— 129		12		Mortalität bei aus-
Unterernährt: 975		157 = 16% Mortalität		reichender Ernährung

ausgefallen sei. Wenn solchen Einwänden auch nicht jede Berechtigung abgestritten werden kann, so ist doch, zumal in Anbetracht der durchschnittlich sehr schweren Fälle, der Unterschied vor allem in der 2. Reihe über jeden Zweifel erhaben. Dazu kommt eine Tatsache, die die amerikanischen Autoren schon erwähnen, die sich uns auch immer wieder aufdrängte, nämlich daß, wie auch McLESTER betont, die Krankheit bei annähernd ausreichend ernährten Kranken in ihren Symptomen leichter verläuft und daß die Rekonvaleszenz sich sehr viel rascher vollzieht. Sie können eher aufstehen, die Klinik verlassen und wieder ihre Arbeit aufnehmen. Zahlenmäßig läßt sich das natürlich schwer ausdrücken.

So kann es keinem Zweifel unterliegen, daß wir nicht nur berechtigt, sondern sogar *verpflichtet sind, eine möglichst ausreichende Ernährung bei Fieberkranken anzustreben.* In praxi gestaltet sich eine derartige rationelle Fieberdiät allerdings oft schwierig, zumal zu Hause. Bei unzugänglichen Kranken und mangelnder Pflege läßt sie sich oft überhaupt nicht durchführen, aber auch sonst stellt sie an Kranke, Pflegepersonal und Küchenkunst hohe Anforderungen.

Die Aufgabe besteht darin, eine möglichst leicht beizubringende, hochcalorische Nahrung einzuführen. Das gilt nicht nur für das Fieber, sondern im Prinzip für alle Arten von Krankheiten, in denen infolge darniederliegenden Appetits eine Unterernährung eingetreten ist oder einzutreten droht. Die Fieberdiät ist hier nur ein besonders wichtiges und schwieriges Paradigma. Zunächst ist es klar, daß man Schwerkranke ohne jeden Appetit nicht mit Kauen belästigen darf, die Kost muß also flüssig oder breiig sein. Das große Flüssigkeitsbedürfnis und das Verlangen nach möglichst kalten Speisen solcher Kranker kommt dem entgegen. Unter den Nahrungsmitteln stehen die Kohlenhydrate, vor allem der Zucker, an erster Stelle. Er läßt sich meist in großen Mengen, vor allen Dingen in Rahmeis oder eisgekühlten Citronenlimonaden oder in Gestalt des wenig süßenden Milchzuckers leicht beibringen. Zucker belastet nach den Untersuchungen von BEST und THOMSON (unter COHNHEIM) den Verdauungsapparat am wenigsten und ist der beste Sparer für das wertvollste Körpermaterial, das Protoplasmaeiweiß. In zweiter Linie steht als Hauptcalorienspender das Fett, vor allem in Form von Butter und Rahm, obwohl gerade die Rolle des Fettes im Fieberstoffwechsel noch nicht genügend geklärt ist. Amerikanische Beobachtungen (LUSK, COLEMAN und DU BOIS) sprechen dafür, daß es leichter angesetzt wird. Auch die Eiweißmenge muß möglichst reichlich bemessen werden, und zwar aus 2 Hauptgründen. Erstens ist, wie S. 318 näher ausgeführt, im Fieber der Eiweißstoffwechsel besonders stark gesteigert. Zweitens wissen wir aus neueren Untersuchungen von CANNON u. Mitarb., daß die Bildung von Immunkörpern ganz wesentlich von einer ausreichenden Eiweißmenge in der Nahrung abhängt. Träger dieser Substanzen ist das γ-Globulin, das vorwiegend in den weißen Blutkörperchen enthalten ist (McMASTER, EHRICH, HARRIS, WHITE u. Mitarb., Lit. bei A. WHITE). Schon 48stündiges Hungern führt bei der Maus zu 50%igem Untergang des lymphoiden Gewebes und zum mindesten auch der gleichen Menge an spezifischem Immunglobulin.

Daher sollte die Fiebernahrung mindestens 80—100 g möglichst an animalischem Eiweiß enthalten. In Betracht kommen dafür meist nur Milch, Eier und Rahm, eventuell Aminosäurenpräparate, da gegen Fleisch, Fisch und Käse, die mit Ausnahme des Quarks auch gekaut werden müssen, meist ein starker Widerwille besteht.

Die folgende Tab. 59 soll ein Beispiel für eine rationelle Fieberkost bei einem Kranken von 70 kg, 40° Fieber und 3500 Calorienbedarf bei strenger Bettruhe geben. Weitere gute Beispiele finden sich bei McLESTER u. a.

Tabelle 59. *Beispiel einer ausreichenden flüssigbreiigen Fieberdiät*

Art und Menge der Nahrungsmittel	Calorien-gehalt	Eiweiß g
150 g Rohrzucker in Eis, Citronenlimonade und mit Ei und Kognak	600	—
50 g Milchzucker in Milch, Rahm oder Eis	200	—
1500 g Milch allein oder mit starkem Tee, Kaffee oder Kakao. . . .	1000	51
30 g Kakao oder Schokolade in Milchkakao oder Eis	150	6
300 g Rahm allein oder in Milch oder Eis	360	10,5
100 g Kartoffelbrei mit etwas Fleischextrakt oder Bratensauce, hauptsächlich als Vehikel für Butter	100	1,8
100 g Spinat mit etwas Bouillon, hauptsächlich als Vehikel für Butter	20	1,8
100 g Butter in Milch, Brei, Eis und Gemüse, Kartoffelbrei	780	19,8
6 Eigelb in Eis, Milch, Kartoffelbrei, Gemüse und mit Kognak.	437	
30 g Kognak (oder Südwein) mit Ei und Zucker gerührt	110	—
20 g Gelatine zu Eis oder Puddings	80	10
10 g Aminotrat	40	10
Summe Bruttocalorien	3877	110,9

Diese Nahrung wird in vielen kleinen Mengen etwa 2stündlich verteilt über den ganzen Tag, eventuell sogar in der Nacht gereicht. Sie ist darauf berechnet, daß der Fibernde keinen großen Widerwillen gegen Süßigkeiten hat. Ist letzteres aber der Fall, so wird man kaum über 50 g Zucker (in Eis) hinauskommen, der Milchzucker läßt sich dann aber manchmal bis 100 g steigern, vorausgesetzt, daß keine Neigung zu Durchfällen besteht. Im übrigen muß man dann versuchen, das Defizit durch Steigerung der Buttermenge, z. B. in Brei und Gemüse zu decken. Mehr als irgendwo anders in diätetischen Fragen muß hier auf die individuellen Neigungen des Einzelnen Rücksicht genommen werden. Wenn nicht gerade Kontraindikationen von seiten des Darmes vorliegen, braucht man selbst vor der Erfüllung abnormer Wünsche, wie nach saurem Hering oder Blutwurst nicht zurückzuschrecken. Die Hauptsache ist, daß die Kranken in einer ihnen einigermaßen erfreulichen Form reichlich Calorien und Eiweiß bekommen. Die Kunst von Küchentechnik und Krankenpflege feiert hier ihre höchsten Triumphe, und es ist oft erstaunlich, wie durch Anpassung, Aufmerksamkeit und sanfte Energie

die größten Schwierigkeiten überwunden werden können. Besonders den Diätküchen fällt hier eine große Aufgabe zu, und ohne Anleihe bei BRILLAT SAVARIN
geht es manchmal nicht ab.

Am leichtesten gelingt noch die Durchführung eines derartigen Ernährungsregimes bei besonders schwerkranken, benommenen Fiebernden, wie z. B. Typhö-
sen und Septischen, da sie in ihrem großen Bedürfnis nach Flüssigkeit und Kühle
apathisch mechanisch herunterschlucken, was man ihnen gibt. So hielt sich ein
Kranker mit Sepsis und täglichen Schüttelfrösten von mir mit $1^1/_2$ l eisgekühltem
Rahm nicht nur auf dem Gewicht, sondern nahm noch in einer Woche 2 kg zu.

Die größten Schwierigkeiten bieten nach meiner Erfahrung Pneumoniker. Hier
muß man auch oft wegen einer drohenden Herzschwäche mit der Zufuhr zu großer
Flüssigkeitsmengen vorsichtig sein. Auch bei anderen Infektionskrankheiten
können von seiten des Kreislaufs manchmal Kontraindikationen sich einstellen.

In manchen Fällen empfiehlt es sich, durch Bäder oder von medikamentöser
Seite her die diätetischen Bestrebungen zu unterstützen. Es ist hier nicht der
Ort, auf die antipyretische Behandlung einzugehen, es sei diesbezüglich auf ein
älteres zusammenfassendes Referat von *mir* verwiesen, das in seinen Grundprin-
zipien noch heute zutrifft, wenn auch neuere Mittel hinzugekommen sind. Auch
die moderne Chemotherapie der Infektionskrankheiten mit Sulfonamiden und
Antibioticis kann hier nicht besprochen werden. Obwohl, wie schon früher ausgeführt, die Zweckmäßigkeit der Antipyrese noch sehr umstritten ist, hat sich
doch in der Praxis bei den meisten Ärzten eine mittlere Linie des Vorgehens in der
Weise herausgebildet, daß man im allgemeinen nur bei sehr hohen Temperaturen
oder sehr starker Beeinträchtigung des Allgemeinbefindens (schweres Krankheitsgefühl, hochgradige Appetitlosigkeit, Kopfschmerzen, Depression usw.) zur physikalischen oder chemischen Antipyrese greift. Ob man in solchen Fällen Bäder oder
Medikamente oder beides zusammen anwendet, hängt von der Lage des Einzelfalles und der Einstellung des Arztes ab. Die Bädertherapie wird heute kaum noch
verwandt, dagegen Prießnitzsche Umschläge und Kneippsche vorsichtige Kalt-
wasserprozeduren noch häufig. Sicher ist, daß man auf solche Weise sehr oft das Allgemeinbefinden und die Geneigtheit für Nahrungsaufnahme heben kann. Darüber
hinaus tritt aber auch, was für die Ernährung besonders wichtig ist, meist eine
Senkung des Stoffwechsels, d. h. des Nahrungsbedarfs für eine Reihe von Stunden
ein. Für die Bäder ist die Frage mit guten Methoden noch nicht untersucht, sicher
scheint nur, daß die N-Ausscheidung herabgedrückt werden kann. Für das Pyramidon zeigte GESSLER die Abnahme der Oxydationen und zwar interessanterweise nicht nur für die febrilen, sondern auch die afebrilen Stoffwechselerhöhungen;
durch mehrfache Gaben von 0,05—0,1 g Pyramidon, eventuell in Abwechslung mit
0,25 g Lactophenin gelingt es bei sorgsamer, fortlaufender Kontrolle der Temperatur vor den Gaben sehr oft, zumal bei remittierendem Fieber, eine sonst hochfebrile
Erkrankung praktisch fieberfrei zu gestalten und das Gesamtbefinden und die
Nahrungsaufnahme außerordentlich zu bessern. Eine völlig normal gestaltete
Temperaturkurve ist dafür aber durchaus nicht Voraussetzung. Die dazu nötigen
antipyretischen Dosen wären auch manchmal so groß, daß dann von dieser Seite
neue Schwierigkeiten für die Nahrungsaufnahme entstehen. Der ideale Erfolg einer
fehlenden Gewichtsabnahme, selbst bei länger dauernden febrilen Infektionskrankheiten, ist auf die geschilderte Weise natürlich durchaus nicht immer zu erreichen,
obwohl wir über viele solcher Erfolge, vor allem bei Typhuskranken, verfügen. Es
ist aber das Ziel, nach dem wir streben müssen. Fast immer aber ist es bei zweckmäßig angeordneter und durchgeführter Diät und guter Pflege möglich, die Gewichtsabnahmen nicht fettsüchtiger Kranker in mäßigen Grenzen von wenigen

Pfunden zu halten. Auch das bedeutet schon einen großen Gewinn für die Kranken und eine erhebliche Abkürzung ihrer Rekonvaleszenz.

Anhangsweise sei noch kurz auf die sogenannte *Hypothermie*, d. h. abnorm tiefe Temperaturen eingegangen [Ausführlicheres (Z) bei E. GRAFE, H. FREUND und R. THAUER].

Der Unterschied in der Genese zwischen Hyper- und Hypo-Thermie besteht nach FREUND darin, daß die Hyperthermie fast ausschließlich durch ein Versagen der wärmeregulierenden Zentralapparate zustandekommt, während die Störungen, die den Hypothermien zugrundeliegen, vorwiegend in den Erfolgsorganen zu suchen sind. Von Hypothermien wird im allgemeinen erst gesprochen, wenn die Körpertemperatur unter 36° rectal absinkt. Ich selbst habe Werte von 32° bei Bettruhe und normaler Zimmertemparatur beobachtet bei einem Tuberkulösen, der bald hinterher nach wieder neuem Fieber starb, doch sind in der Literatur auch Zahlen von 22—25° [zit. bei R. THAUER (Z)] und einmal bei einem Säugling (KLEIN) sogar von 18° ohne tödlichen Ausgang angeführt. Die niedrigste beobachtete Zahl von 16° ohne tödlichen Ausgang beschrieb kürzlich LAUFMANN. Hypothermien können aus den verschiedensten Gründen erfolgen (umfangreiche Zusammenstellung bei RAINER MÜLLER). Dem Mechanismus nach kann das auf dreierlei Weise geschehen:

1. Durch zu starke Belastung der chemischen Wärmeregulation infolge zu starkem Wärmeentzug oder Senkung des Stoffwechsels bei intakten Regulations- und Erfolgsorganen.

2. Durch Funktionsstörungen der Erfolgsorgane bei intakter zentraler Regulation.

3. Bei Schädigung der Regulatoren und ungenügender Anspannung der Peripherie.

Nur im 3. Falle, der beim Menschen relativ selten ist, liegt ein gewisses Analogon zum echten Fieber mit umgekehrtem Vorzeichen vor.

Die besonders niedrigen Körpertemperaturen sind meist durch Unterkühlungen bedingt. Sie wurden in den durch den Nürnberger Ärzteprozeß 1947 bekanntgewordenen KZ-Versuchen in Dachau bei Badetemperaturen von 5° und weniger auch beim Menschen experimentell erzielt.

Beispiele für das Versagen der Peripherie bei intakten wärmeregulatorischen Apparaten infolge zu starker Beanspruchung bilden die Hypothermien, die FREUND u. GRAFE bei rasierten Kaninchen sahen, deren äußerste Anspannung der chemischen Wärmeregulation um 200% ihres Normalwertes nicht genügte, um die enormen Wärmeverluste der nicht mehr behaarten Körperoberfläche auch nur annähernd auszugleichen.

Zu den Hypothermien durch Störungen in den Erfolgsorganen gehören auch die Temperatursenkungen nach Ausschaltung der Muskulatur durch Curare, neuerdings durch Megaphen (künstlicher Winterschlaf), sowie bei starken Senkungen des Gesamtstoffwechsels im Hunger.

Häufig werden Hypothermien besonders bei schweren Infektionskrankheiten durch Kreislaufkollaps ausgelöst. Der Mechanismus ist hier noch nicht ganz klar. Es besteht sowohl die Möglichkeit, daß dieser primär durch Versagen der zentralen wärmeregulierenden Apparate, wie primär von den Vasomotoren hervorgerufen wird. Im letzteren Falle leiden natürlich sekundär auch die Regulatoren unter Durchblutungsstörungen. Wahrscheinlich kommen beide Fälle vor oder kombinieren sich.

Sicher zentral bedingt sind die Hypothermien ohne abnorm niedrige Außentemperaturen und ohne Kreislaufkollaps in der vorher angeführten eigenen Beobachtung und vor allem bei organischen Erkrankungen des Hypothalamus und seiner Nachbarschaft sowie bei Eingriffen an diesen Stellen (Lit. und eigene Beobachtungen bei O. Förster). In diesen letzteren Fällen können die Untertemperaturen wochen- und monatelang mit nur geringen Schwankungen bestehen. Da hier von einer Einstellung auf ein erniedrigtes Niveau gesprochen werden muß, so ist hier die Analogie zum Fieber mit umgekehrtem Vorzeichen eine vollständige.

Ähnlich liegen die Dinge bei den Antipyretica, Narcotica und Krampfgiften (Freund), wenn auch ein gewisser direkter Einfluß auf die Peripherie nicht mit voller Sicherheit auszuschließen ist.

Auch fiebererzeugende Mittel, wie die Albumosen (Krehl u. Matthes) und Adrenalin (R. Hirsch), machen bei Überdosierung Temperaturkollapse, die mindestens zum großen Teil zentralnervös bedingt sind.

Der *Stoffwechsel* bei der Hypothermie ist bisher eingehend nur bei Tieren untersucht worden [Lit. bei E. Grafe (Z)]. Pflüger und seine Schüler bei Curarevergiftung und Halsmarkdurchschneidung, R. Hirsch bei der Adrenalinhypoglykämie, Frank u. Voit sowie Krogh bei Curarisierung, Roof bei der Enthirnungsstarre, Löning beim anaphyllaktischen Schock, Freund u. Grafe bei Ausschaltung der chemischen Wärmeregulation, Fischler u. Grafe sowie Grafe u. Denecke bei Leberausschaltung, Aszodi u. Hari bei Winterschläfern sowie Hildebrandt bei thyreoectomierten Ratten nahmen solche Untersuchungen vor. Alle Autoren fanden übereinstimmend ein erhebliches Absinken der Verbrennungen.

Auch hier besteht, wie im Fieber, soweit die meist sehr komplizierten Versuchsverhältnisse ein Urteil gestatten, im allgemeinen ein Parallelismus zwischen Hypothermie und Absinken der Oxydationen im Sinne der van t'Hoffschen R.G.T.-Regel, allerdings mit einem etwas niedrigeren Temperaturquotienten Q_{10} von 2,0 gegenüber 2,4 im Fieber.

Über das Verhalten des *Eiweißstoffwechsels* bei der Hypothermie ist noch so wenig bekannt, daß eine Besprechung an dieser Stelle nicht in Betracht kommt. Untersuchungen beim Menschen gibt es m.W. überhaupt nicht.

Es liegt aber die Annahme nahe, daß der Proteinumsatz ähnlich wie die Gesamtverbrennungen herabgesetzt ist.

Zum Schluß noch ein kurzes Wort über die *artifizielle Hypothermie* beim Menschen, die heute vor allen Dingen bei Chirurgen, seelisch schwer veränderten Menschen und starken Schmerzzuständen eine große Rolle spielt. Der französische Chirurg Laborit war es, der vor etwa 6 Jahren Phenothiazin zur artifiziellen Hypothermie und dann zur potenzierten Narkose, zuerst bei Tieren und dann beim Menschen, verwandte. Das gebräuchlichste Mittel dieser Reihe ist das Megaphen Bayer, eine N-(3'-Dimethyl-amino-)propyl-chlor-Verbindung des Phenothiazin, das in Mengen von 0,025 g/dosi verwandt wird.

Diese artifizielle Hypothermie ist in der Lage, die in der Praxis vor allem als Operationsvorbereitung gewünschte Anaesthesie und Erniedrigung der Verbrennungsvorgänge zu ermöglichen. Es handelt sich dabei nicht etwa um ein Analogon zu dem mit tiefem Absinken der Temperatur einhergehenden Winterschlaf gewisser Tierarten, da in diesem Zustande die Erregbarkeit des Nervensystems noch genügend erhalten ist.

Auf die Gefahren allgemeiner Auskühlung kann hier nicht weiter eingegangen werden (vgl. dazu Schödel auf dem 5. neurovegetativen Symposion in Wien 1954).

Literatur

I. Zusammenfassende Darstellungen

Barbour, H. G.: The Heat-Regulationmechan. of the body. Physiologic. Rev. 1, 295 (1921). — Birk: Untersuchungen über den Stoffwechsel des Kindes im Fieber. Berlin: Karger 1926. — Du Bois, E. F.: Basal metabolism, in health and disease. 2. ed. 368. Philadelphia:

Lea & Febinger 1927. — Fever and the Regulation of Body Temperatur. Amer. Lecture Series. Springfield (Ill.): Thomas 1948.

FREUND, H.: Pathol. u. Pharmakol der Wärmeregul. Handb. d. norm. u. pathol. Phys. 17, 86 (1926).

GRAFE, E.: Anomalien infolge Störungen in der Funktion der Zentralorgane, in: „Pathol. Physiologie d. Gesamtstoff- u. Kraftwechsels in der Ernährung des Menschen". München: Bergmann 1923. — Ergeb. d. Physiol. von ASHER u. SPIRO 21, II (1923). — Die nervöse Regulation des Stoffwechsels. In: OPPENHEIMER, C.: Handb. d. Biochem. 2. Aufl., Bd. IX, 1, 1927; Erg.Werk III, 687 (1936). — Der Stoffwechsel bei den Störungen der Wärmeregulation im Fieber. Handb. d. norm. u. path. Physiol. 5, 283 (1928).

ISENSCHMID, R.: Physiol. d. Wärmeregul. Handb. d. norm. u. path. Physiol. 17, 3 (1926).

KREHL, L.: Die Störungen der Wärmeregulation und das Fieber, in: KREHL-MARCHAND-sches Handb. d. allgem. Pathol. IV, 1, 1924.

LIEBERMEISTER, C.: Handb. d. Pathol. u. Therap. d. Fiebers. Leipzig: Vogel 1875.

MAASS, TH. A.: Stoffwechsel bei Hyperthermie. Fieber, in: OPPENHEIMER: Handb. d. Biochem. Ergänz-Werk 248 (1936). — MEYER, H. H., u. L. KREHL: Fieberreferate, 30. Verh. dtsch. Ges. inn. Med. 1913.

RANSON, S. W., and H. W. MAGOUN: The Hypothalamus. Erg. Physiol. 41, 56 (1939). — RICHTER, P. T.: Fieber, in: OPPENHEIMER: Handb. d. Biochem., 2. Aufl., S. 526, 1927.

THAUER, R.: Der Mechanismus der Wärmeregulation. Erg. Physiol. 41, 607 (1939).

II. Einzelarbeiten

ARONSOHN, E., u. G. SACHS: Dtsch. med. Wschr. 1884, 832. — Pflügers Arch. 37, 232 (1885).

BARBOUR, H. G.: Arch. exper. Path. u. Pharmakol. 70, 1 (1912). — BAUER, J., u. KÜNSTLE: Dtsch. Arch. klin. Med. 24, 53 (1879). — BEST: Dtsch. Arch. klin. Med. 104, 94 (1911). — BOGENDÖRFER, L.: Arch. exper. Path. u. Pharmakol. 124, 65 (1927). — DU BOIS, E. F.: J. Amer. Med. Assoc. 77, 352 (1921). — Amer. J. Med. Sci. 217, 361 (1949).

CAMPBELL, HARGOOD, ASH and HILL: J. of Physiol. 55, 259 (1921). — CLARK, G.: Temperaturregulation in spinal cats, zit. bei S. W. RANSON and H. W. MAGOUN (Z), 162. — CANNON, P. R., u. Mitarb.: J. of Immun. 44, 107 (1942); 47, 133 (1943). — CANNON, P. R.: J. Amer. Diet. 20, 77 (1944). — COLEMAN, W., and E. F. DU BOIS: Arch. Int. Med. 1915, 887. — COLEMAN, W.: J. Amer. Med. Assoc. 53, 1145 (1909); 69, 329 (1927). — CONNOR, O.: J. of Physiol. 52, 267 (1919). — CURSCHMANN, H.: Der Unterleibstyphus, in: NOTHNAGELS Handb. d. inn. Med. Bd. I., 1902.

DONATH u. HEILIG: Arch. exper. Path. u. Pharmakol. 113, 201 (1926), EICHELBERG, H.: Dtsch. Z. Nervenheilk. 68/69, 352 (1920).

FÖRSTER, O.: Jb. Psychiatr. 52, 1 (1935). — Verh. 46. Tag. Dtsch. Ges. inn. Med. 1934, 117.

FREUND, H.: Dtsch. Arch. klin. Med. 106, 556 (1912); — FREUND, H., u. F. MARCHAND: Arch. exper. Path. u. Pharmakol. 73, 276 (1913). — FREUND, H., u. STRASSMANN: Arch. exper. Path. u. Pharmakol. 168, 12 (1912). — FREUND, H., u. E. GRAFE: Dtsch. Arch. klin. Med. 121, 36 (1916). — Pflügers Arch. 168, 1 (1917). — Arch. exper. Path. u. Pharmakol. 70, 135 (1920); 93, 285 (1922). — FREUND, H., u. LAUBENDER: Arch. exper. Path. u. Pharmakol. 99, 131 (1923). — FREUND, H., u. S. JANSSEN: Pflügers Arch. 200, 96 (1923). — FREUND, H.: Dtsch. med. Wschr. 1926, 1597. — FRIEDBERGER: Handb. d. spez. Pathol. u. Ther., von KRAUS-BRUGSCH, II 1. Teil (1918).

GERHARD, C.: Verh. dtsch. Ges. inn. Med. 1882, 107. — GESSLER, H.: Arch. exper. Path. u. Pharmakol. 98, 257 (1923). — Dtsch. Arch. klin. Med. 144, 188 (1914). — Pflügers Arch. 207, 376 (1925). — GESSLER, H., u. K. HANSEN: Dtsch. Arch. klin. Med. 156, 352 (1927). — GOLD-STEIN, K.: Verh. 43. Kongr. inn. Med. 1931, 9. — GRAFE, E.: Dtsch. Arch. klin. Med. 101, 209 (1910). — Münch. med. Wschr. 1913, 11. — Über den heutigen Stand der physik. u. chem. Antipyrese Ther. Monatsh. 1 u. 2 (1916). — Münch. med. Wschr. 1920, 1081; 1927, 8. — GRAFE, E., u. E. GRÜNTHAL: Klin. Wschr. 1929, 1013. — GRAHAM and POULTON: Quart. J. 6, 82 (1912). — GREER, M. G.: Proc. Soc. Exper. Biol. a. Med. 77, 603 (1951). — J. Clin. Endocrin. 12, 1259 (1952). — GRÜNTHAL, E.: Z. Neur. 120, 157 (1929). — Fortschr. Neur. 12 (1930). — GRÜNTHAL, E., N. MULHOLLAND u. F. STRIECK: Arch. exper. Path. u. Pharmakol. 145, 35 (1929).

HASHIMOTO: Arch. exper. Path. u. Pharmakol. 78, 370 (1915).

JCHINI, T., in: TOHOKU. J. Exper. Med. 13, 100 u. 254 (1929). — ISENSCHMID, R., u. L. KREHL: Arch. exper. Path. u. Pharmakol. 70, 109 (1912). — VON ISSENKUTZ jr., B.: Pflügers Arch. 238, 787 (1937).

KARPLUS u. KREIDL: Pflügers Arch. 129, 138 (1909); 135, 401 (1910). — KLEIN, M.: Med. Klin. 1936, 1426. — KRAUS, F.: Z. klin. Med. 18, 160 (1891). — Dtsch. Arch. klin. Med. 150, 13 (1926). — KREHL, L., u. M. MATTHES: Arch. exper. Path. u. Pharmakol. 35, 222 (1895); 36, 437 (1895).

LABORIT, L. M. bei W. SCHÖDEL (1954). — LAUFMANN, H. L.: Profound accidental Hypothermia, Amer. J. Med. Assoc. 147, Nr. 24, S. 1201 (1951). — LAUTER, S., u. JENKE: Dtsch. Arch. klin. Med. 146, 339 (1925). — LESCHCKE, E.: Z. exper. Path. u. Ther. 14, 151 (1913); 19, 58 (1918). — LESTER, J. S. MC.: Nutrition and Diät, 2. ed., S. 656. Philadelphia and London: Saunders 1931. — VON LEYDEN, E.: Dtsch. Arch. klin. Med. 7, 536 (1870). — VON LEYDEN, E., u. G. KLEMPERER in E. VON LEYDENS Handb. d. Ernährungsther. u. Diät. 2. Aufl., 2, 322 (1904). — LIEBERMEISTER, C.: Dtsch. Arch. klin. Med. 8, 153 (1871). — LINSER u. SCHMIDT: Dtsch. Arch. klin. Med. 79, 514 (1904). — LUSK, G.: The elements of the Science of nutrition. 4. ed. Philadelphia and London: Saunders 1928.

MAMMELE, H.: Mschr. Kinderheilk. 18, 5 (1920). — MANSFELD u. LUCAS: Pflügers Arch. 161, 467 (1915). — MAY, K.: Z. Biol. 30, 1 (1894). — MENZER: Verh. dtsch. Ges. inn. Med. 1913, 117. — MORO, E.: Mschr. Kinderheilk. 14, 214 (1917). — MÜLLER, R.: Münch. med. Wschr. 1917, Nr. 32/33. — NASSAU, E.: Zbl. Kinderheilk. 15, 385 (1924). — NAUNYN, B.: Berl. klin. Wschr. 1866. — Arch. exper. Path. u. Pharmakol. 18, 49 (1884).

PLAUT, R.: Z. Biol. 76, 183 (1922).

RAAB, W.: Z. exper. Med. 49, 179 (1926). — ROLLAND, A.: Dtsch. Arch. klin. Med. 107, 440 (1912). — RUBNER, M.: Gesetze des Energieverbrauchs bei der Ernährung. Wien: Deuticke 1902.

SCHÖDEL, W.: Referat auf dem 5. neuro-vegetativen Symposion Wien (1954). — SHAFFER, P. A., u. W. COLEMAN: Arch. Int. Med. 4, 538 (1909). — SHERRINGTON, C. S.: J. of Physiol. 58, 405 (1924). — SIEDECK, H., u. H. HÄUSSLER: Dtsch. med. Wschr. 1951, 1128. — STRIECK, F., u. H. E. WILSON: Dtsch. Arch. klin. Med. 157, 173 (1927). — SCHUT: BRAUERS Beitr. Klin. Tbc. 35, 75 (1915). — THAUER, R.: Pflügers Arch. 236, 102 (1935); 239, 483 (1937). — 5. neuro-vegetatives Sympos. in Wien, 30. 8.—1. 9. 1954. — THOMSON: Z. physiol. Chem. 84, 435 (1913). — TIGERSTEDT, C.: Die Wärmeökonomie des Körpers, in: NAGELS Handb. d. Physiol. 1, 557 (1909).

UNVERICHT: Verh. dtsch. Ges. inn. Med. 1882, 107.

VOGEL, A.: Klinische Untersuchungen über den Typhus. Erlangen 1860.

VOGEL-EYSERN: Brauers Beitr. Klin. Tbc. 57, 65 (1923).

VON WASSERMANN, A., u. F. KEYSSER: Wesen der Infection, in: KOLLE-WASSERMANNS Handb., 2. Aufl., 2, 611 (1913). — WEINERT, H.: Über Temperatursteigerungen bei gesunden Menschen. Inaugur. Diss. Heidelberg 1912. — Münch. med. Wschr. 1913, 1543. — VON WEIZSÄCKER, V.: Verh. 43. Congr. inn. Med. 1931, 13. — WERTHEIMER, E.: Pflügers Arch. 213, 262 (1926). — WHITE, A.: Proteinmetabolism, in: G. G. DUNCANS Diseases of metabolism. 2. ed. S. 95. Philadelphia and London: Saunders 1947.

2. Pathologie und Klinik anderweitiger Anomalien des Gesamtstoffwechsels

Die nicht febrilen Veränderungen des Gesamtstoff- und Kraftstoffwechsel haben nicht nur theoretisches, sondern vor allem auch ein sehr erhebliches praktisches Interesse. Insbesondere gilt das für die meist vorhandenen Steigerungen. Ihre Kenntnis ist für den Arzt besonders wichtig zur Feststellung des tatsächlichen Nahrungsbedarfes derartiger Kranker.

Unsere Kenntnisse von den Anomalien des Gesamtstoffwechsels stammen erst aus den letzten etwa 70 Jahren. Sie waren erst möglich, als die früher nur mit großen Respirationsapparaten und Respirationscalorimetern arbeitende Physiologie einfache Apparate und Methoden für kurzfristige Untersuchungen auch bei Kranken schuf. Ich erwähne die Apparate von ZUNTZ-GEPPERT, die heute kaum noch gebraucht werden, von TISSOT, mit denen hauptsächlich in Amerika gearbeitet wird, von BENEDICT, KROGH, der am einfachsten ist, aber nur den Sauerstoffverbrauch bestimmen kann, von KNIPPING u. a. (Näheres S. 13—15). Alle diese Apparate gestatten nur kurzfristige Versuche und behindern durch Nasenklemme und Mundstück die Atmung. Aus den gefundenen Werten wird auf die S. 16 angegebene Weise die Calorienproduktion pro 24 Std berechnet. So einfach die Methoden sind, so erfordern sie doch, um exakte Werte zu liefern, ein Höchstmaß von Sorgfalt und Zuverlässigkeit sowohl der Untersuchenden wie der Untersuchten. Leider haben sie in den zahllosen Arbeiten nicht immer in ausreichendem Maße bestanden, so daß es oft schwer ist, die Spreu vom Weizen zu trennen. Kontrollversuche sind oft unerläßlich, und vielfach scheitern die Untersuchungen an dem Verhalten der Kranken. Für langfristige Versuche in Kästen, die den ganzen Menschen bei unbehinderter Atmung aufnehmen und in erfahrener Hand die besten und zuverlässigsten Resultate liefern, stehen heute kaum noch Apparate in Deutschland, meist nach dem JAQUETschen Prinzip gebaut, zur Verfügung. Die meisten sind durch Kriegseinwirkung ganz zerstört, was leider auch für den von mir konstruierten Apparat in der Würzburger medizinischen Klinik gilt.

Die Zahl klinischer Arbeiten auf diesem Gebiete geht heute so hoch in die Hunderte hinauf, daß sie kaum für einen einzelnen Forscher noch übersehbar sind. Hinsichtlich der wichtigsten Arbeiten bis 1921 sei auf GRAFES *Monographie* (Z), bis 1928 auf GRAFES *Zusammenfassung* und bis 1936 (Z) vor allem hinsichtlich der gewaltigen amerikanischen Literatur auf DU BOIS (Z) ausgezeichnetes Buch über den Grundumsatz verwiesen.

Ich kann an dieser Stelle nur die vor allem für den Arzt und sein diagnostisches und therapeutisches Handeln wichtigsten Resultate bringen.

Um klare und einfache Verhältnisse zu schaffen, sollen nur die Krankheitszustände zur Besprechung kommen, bei denen die Abweichungen der Calorienproduktion mindestens $\pm 20\%$ von der Norm betragen und hier die Regel sind. Tatsächlich gibt es keine Krankheit, bei der nicht irgendein Autor einmal pathologische Werte festgestellt hat. Das aber muß für unsere Zwecke unberücksichtigt bleiben, zumal doch meist irgendwelche Versuchsfehler vorliegen.

Es wäre sehr erfreulich, wenn es möglich wäre, die Stoffwechselabweichungen nach tiefer liegenden genetischen Ursachen zu gruppieren, aber leider gelingt das bisher noch nicht, da nur bei den wenigsten Krankheiten die Gründe für das pathologische Verhalten sicher festgestellt werden konnten.

So bleibt nichts anderes übrig, als die Verhältnisse bei den einzelnen Krankheitsgruppen kurz zu besprechen, ohne daß es in meiner Absicht liegt, die sonstigen Symptome der einzelnen Krankheiten abzuhandeln.

a) Erkrankungen der Inkretdrüsen

Am stärksten betroffen und daher am wichtigsten ist die Gruppe der inkretorischen Erkrankungen, insbesondere die Schilddrüse, die auch am besten erforscht ist (vgl. darüber die letzten großen zusammenfassenden Darstellungen, zuletzt von A. JORES, H. W. BANSI und G. FANCONI, 1955).

α) Schilddrüsenerkrankungen

Schon 1893 vermutete FRIEDRICH MÜLLER, daß bei der ausgebildeten BASEDOWschen Krankheit eine *Stoffwechselsteigerung* vorliegen müsse. Den Beweis für die Richtigkeit erbrachte aber erst 2 Jahre später MAGNUS LEVY, der damals Assistent von C. VON NOORDEN war und von diesem, wie wenig bekannt ist, zu diesen klassisch gewordenen Untersuchungen bei Schilddrüsenerkrankungen mit dem ZUNTZ-GEPPERTschen Apparate veranlaßt wurde. Die Ergebnisse einer z. T. sehr erheblichen Steigerung bei Hyperthyreoidismus und einer deutlichen Senkung bei Myxödem und Kretinismus waren eindeutig und sind immer wieder in vielen Tausenden von Fällen zahlloser Autoren bestätigt worden. MAGNUS LEVY fand damals beim M. Basedowi schon Steigerungen bis zu 75%. BOOTHBY u. SANDIFORT (Z) u. a., auch ich selbst, haben mehrfache Werte über 100% festgestellt. Es bestehen im allgemeinen sehr nahe Beziehungen zwischen Schwere des Krankheitsbildes und Ausmaß der Umsatzerhöhung. Vor allem liegt ein weitgehender Parallelismus zu Pulsfrequenz und Blutdruck vor, so daß amerikanische und englische

Autoren (READ sowie GALE u. GALE) versucht haben, auf Grund dieser beiden Größen mit empirischen Formeln die Grundumsatzgröße zu berechnen. Am einfachsten ist die Formel der englischen Autoren:

GU = Pulsfrequenz+Pulsdruck(Amplitude=Maximaldruck—Minimaldruck)—111. Wenn Kranke mit Hypertension und Herzleiden ausgeschlossen werden, stimmen die Berechnungen mit solchen Formeln in einem hohen Prozentsatz bis + 7% mit den direkten Bestimmungen, die stets vorzuziehen sind, überein.

Sehr bald erhob sich die Frage nach der Brauchbarkeit der Grundumsatzbestimmungen für die Diagnose des M. Basedowi.

Schon MAGNUS LEVY stellte fest, daß der gewöhnliche Colloidkropf oder die einfachen Adenome der Schilddrüse keine Stoffwechselsteigerungen aufweisen, was diagnostisch in Zweifelsfällen schon sehr wichtig ist. Es besteht heute noch keine Einigkeit darüber, ob man berechtigt ist, Hyperthyreoidismus (Basedowoid oder formes frustes) und M. Basedowi (*Graves-Disease*) prinzipiell zu unterscheiden, wie die meisten amerikanischen Autoren [BOOTHBY, PLUMMER, MEANS, DU BOIS (Z) u. a.] es vorschlagen. Meines Erachtens sind die Unterschiede, wie Schwirren usw., so wenig wesentlich und inkonstant und die Übergänge so zahlreich, daß eine scharfe Trennung nicht möglich ist; auch pathologisch anatomisch gelingt das nicht. M. Basedow ist die stärkste Steigerung des Hyperthyreoidismus zur klassischen von BASEDOW und GRAVES beschriebenen Krankheit.

Daß der vollausgebildete, nicht therapeutisch beeinflußte Basedow immer mit einer Stoffwechselsteigerung einhergeht, darüber besteht Einigkeit. Umstritten sind nur die leichteren Fälle von Hyperthyreoidismus. Sieht man das viele Tausende von Fällen umfassende Material vor allem amerikanischer Autoren durch, so findet man nur wenige Prozente, in denen Stoffwechselsteigerungen über +15% fehlen. Legt man nach VON EIFF u. JEDSINKI (1955) den minimalen Grundumsatz nach 0,2 Luminal am Vorabend zugrunde, so sind fast ausnahmslos Steigerungen vorhanden (vgl. dazu MARTINI).

Im allgemeinen darf man heute sagen, daß sicher erhöhte Werte bei klinisch verdächtigen Schilddrüsenerkrankungen ohne sonstige Komplikationen mit Sicherheit für einen Hyperthyreoidismus sprechen, es gibt sogar Fälle, in denen die Stoffwechselsteigerung das einzige sichere Symptom des Hyperthyreoidismus ist. In jedem klinisch verdächtigen Falle spricht das Fehlen mit mindestens 90% Wahrscheinlichkeit gegen eine Überfunktion der Schilddrüse. Sollte man trotzdem an der klinischen Diagnose festhalten und eine meist in solchen Fällen vorliegende vasomotorische Neurose bei einfacher Struma ablehnen, so ist in jedem Falle eingehend die Frage zu erörtern, warum die Stoffwechselerhöhung ausblieb. In der Zeit allgemeiner Unterernährung, in der die Grundumsatzwerte selbst bei Gesunden meist um —10 bis 15% tiefer lagen als in normalen Zeiten, spielte dieser Faktor auch beim Hyperthyreotiker eine erhebliche Rolle. Wie schon in Kapitel Unterernährung erwähnt, ist die Zahl dieser Kranken und das Ausmaß der Umsatzsteigerung damals erheblich zurückgegangen. In anderen Fällen sind oft vorausgegangene Behandlungen mit Jod, Methylthiouracil, Röntgenbestrahlung und Operation die Ursache nicht mehr vorhandener Umsatzsteigerungen.

Unter den fast 1000 Hyperthyreoidismusfällen, die ich im Frieden und im Kriege in zahlreichen Kliniken und Lazaretten gesehen habe, sind es höchstens 50, bei denen eine sichere Überfunktion der Schilddrüsen eine Stoffwechselerhöhung ohne erklärbaren Grund vermissen ließ (weitere Auseinandersetzungen bei MÖLLER und MEANS). Eine Verfeinerung der Schilddrüsendiagnostik ist neuerdings durch die Anwendung des radioaktiven Jods möglich.

Aber nicht nur zu diagnostischen, sondern auch zu prognostischen Zwecken sind die Grundumsatzbestimmungen bei Überfunktionszuständen der Schilddrüse sehr wertvoll.

Je höher die Umsatzsteigerung, um so schwerer ist meist die Krankheit. In den relativ wenigen von mir beobachteten Fällen, in denen die interne Behandlung versagte, der Chirurg bei der Schwere des Allgemeinzustandes eine Radikaloperation ablehnte und nach relativ kurzer Zeit der Tod erfolgte, waren die Oxydationen ganz besonders stark erhöht.

Es besteht kein Zweifel, daß in etwa $^2/_3$ der Fälle von Hyperthyreoidismus schon die interne Behandlung zum Ziele führt. Vielleicht ist der Prozentsatz heute, wo uns dank der Entdeckung von ASTWOOD das Thio-Urazil und seine Derivate zur Verfügung stehen, noch größer.

Gerade diese neue Therapie, die nach allgemeiner Ansicht (Lit.-Zusammenstellung bei MEANS) einen außerordentlichen Fortschritt bedeutet, ist z. Z. das wirksamste rein interne Mittel. In leichten Fällen mit einer Umsatzerhöhung bis etwa 30% bringt es in der Regel sehr befriedigende Erfolge, auch in etwas schweren sollte man es versuchen. Die mittelschweren, die meist mit einer GU-Steigerung von 30—50% einhergehen, eigenen sich am besten für die Röntgentherapie, die auch auf diesem Gebiete sehr Wertvolles leistet. Für die Operation kommen m. E. heute nur noch die schweren Formen in Betracht, in denen die rein interne und röntgenologische Therapie versagt hat. Sie sind meist durch Stoffwechselsteigerungen über 50% gekennzeichnet, doch ist das Kriterium natürlich nicht der allein maßgebende Faktor für die Indikation. Entscheidend bleibt immer der Gesamtzustand des Kranken.

Auch für die Beurteilung des Erfolges therapeutischer Maßnahmen gibt die Verfolgung des Stoffwechsels einen sehr guten objektiven Maßstab. Normalisierung geht gewöhnlich, wenn auch nicht immer, mit Ausheilung oder weitgehendem Verschwinden der Beschwerden und anderen objektiven Symptomen mit häufiger Ausnahme des Exophthalamus einher.

Aber nicht nur der Grundumsatz ist beim Hyperthyreoidismus und M. Basedowi verändert, sondern es finden sich auch andere Stoffwechselanomalien. Die *spezifischdynamische Wirkung* weicht, soweit man aus den wenigen Untersuchungen Schlüsse ziehen kann, anscheinend nicht von der Norm ab, dagegen ist der Nutzeffekt einer genau dosierten Arbeit wesentlich verschlechtert [BOOTHBY u. SANDIFORD (Z), THADDEUS]. Der Calorienaufwand beträgt etwa das Doppelte der Norm.

Selbstverständlich ist auch der *Eiweißumsatz* erhöht, aber die Verhältnisse liegen hier noch nicht genügend klar. Bei leichten Fällen von Hyperthyreoidismus läßt sich bei ausreichender Ernährung mit 10 g N leicht ein N-Gleichgewicht, mit größeren sogar ein N-Ansatz erzielen. Je schwerer aber die Krankheit und je höher die Grundumsatzerhöhung, um so schwieriger wird es, meist aus dem Grunde, weil die Kranken nicht die nötigen Nahrungsmengen bewältigen können. Man hat daher in besonders schweren Fällen von M. Basedow, ähnlich wie beim Fieber, von einem toxischen Eiweißzerfall gesprochen. Bisher liegt zu einer solchen Annahme kein zwingender Grund vor. Leider läßt sich die entscheidende Prüfung der Abnutzungsquote bei diesen Kranken nicht durchführen, denn die dazu nötige Überernährung mit Kohlenhydraten und Fetten stößt bei den Schwerkranken auf unüberwindliche Schwierigkeiten, so daß der Tiefpunkt der N-Ausscheidung bisher nie erreicht wurde. In einem weniger schweren Falle von Hyperthyreoidismus sahen LAUTER u. JENKE sogar mit 1,47 g N pro die Werte, die etwas unter den Normzahlen lagen.

Auch der *Kohlenhydratstoffwechsel* ist alteriert. Die Blutzuckerwerte sind oft erhöht, der Staubeffekt fällt positiv aus, und auch ohne Zuckerbelastungen können

Glykosurien auftreten. Je schwerer die Krankheitsform, um so häufiger kommt das vor. Auch Kombinationen mit echtem Diabetes sind nicht selten.

Von sonstigen Stoffwechselveränderungen sei noch die von SHAFFER zuerst beschriebene Vermehrung des Kreatins, Verminderung des Kreatinins erwähnt, Befunde, die an die Muskeldystrophie erinnern und auf schwere Eingriffe in den Muskelstoffwechsel hindeuten. Mit der Besserung des klinischen Bildes verschwinden diese Abweichungen von der Norm.

Wie kommen nun alle diese schweren Veränderungen, vor allem die starken Oxydationsstörungen zustande?

An Theorien hat es nicht gefehlt (Zusammenfassungen und Auseinandersetzungen vor allem bei CHVOSTECK, FALTA, MEANS, JAGIC u. FELLINGER sowie JORES). CHARCOT stellte in Frankreich die neurogene Theorie auf, die auch heute dort noch Anhänger hat, MÖBIUS in Deutschland die thyreogene Theorie im Sinne einer Überfunktion, BLUM sprach von Dysfunktion der Schilddrüse. Die zeitweise lebhaft geführten Diskussionen haben heute nur noch historisches Interesse, da die Anschauungen von MÖBIUS sich voll durchgesetzt haben. Seit KENDALL (1915) kennen wir die causa peccans auch chemisch genau (vgl. auch HARRINGTON). Ursache des Hyperthyreoidismus ist die Überproduktion von Thyroxin. Bewiesen ist das vor allem durch 2 Tatsachen. Erstens ist bei dieser Krankheit der Gehalt des Blutes an diesem Inkret, gemessen an dem freien und organisch gebundenen Jod deutlich erhöht, im allgemeinen entsprechend der Schwere der Krankheit. Ferner führt Injektion von Thyroxin zu einer Stoffwechselsteigerung. Der normale Organismus enthält nach KENDALL und PLUMMER etwa 14 mg dieses Stoffes. PLUMMER u. BOOTHBY geben an, daß eine Änderung des Gehaltes um 1 mg je nach der Richtung eine Erhöhung oder Erniedrigung des Gesamtstoffwechsels von etwa 2% herbeiführt. Nach diesen Autoren steigern 2 mg i.v. beim Gesunden die Oxydationen um etwa 20—30%, 3 mg sogar um 50% mit großer Regelmäßigkeit. Orale Darreichungen sind beim Gesunden ohne Effekt, wirken aber deutlich beim thyreopriven Kranken.

Die MÖBIUSsche Theorie erfordert nach neueren Kenntnissen nur insofern eine Modifizierung, als die Ursache des Hyperthyreoidismus nicht immer primär in dieser Inkretdrüse gelegen ist, sondern oft in der Hypophyse, die in ihrem Vorderlappen ein thyreotropes Hormon liefert, das bei seiner Injektion die typischen Erscheinungen der Schilddrüsenüberfunktion auslöst. Auch von verschiedenen Stellen des Gehirns läßt sich, wie vor allem französische Untersucher zeigten, ein Hyperthyreoidismus erzeugen, so daß in diesem Punkte die alte CHARCOTsche Theorie ihre Berechtigung hat.

Daß auch für den Menschen ähnliches gilt, zeigen die eigenartigen Fälle von psychisch ausgelöstem Basedow, wie sie im Kriege beobachtet wurden. Schwerste akute seelische Schocks durch Trommelfeuer, Verschüttungen usw. führten dazu, und in manchen Fällen gelang die Heilung durch Hypnose, wie vor allem der leider kürzlich verstorbene große Psychotherapeut MOHR[1] zeigte.

Im übrigen aber ist die Genese des Hyperthyreoidismus oft unklar. Manchmal sind Infektionen voraufgegangen. So können in seltenen Fällen encephalitische Prozesse im Hypothalamus dazu führen, was auf Grund experimenteller Versuche verständlich wird, zumal SCHITTENHELM u. EISLER eine Speicherung von Jod in den vegetativen Zwischenhirnzentren fanden. Allerdings sind diese Angaben von LÖHR u. WILLMANNS bestritten worden, und MARX in seiner ausgezeichneten Darstellung hat durchaus recht, wenn er betont, daß selbst eine nachgewiesene Speicherung kein Beweis für einen wirksamen Angriff des Metalls an dieser Stelle

[1] Mündliche Mitteilung.

ist. Besonders der M. Basedow im Klimakterium, nach Kastration und nach einer Gravidität, legen Störungen im gesamten endocrinen System nahe. Eine Sonderform mit klarer Genese ist der sogenannte *Jodbasedow*, d. h. das Auftreten von Hyperthyreoidismus nach unzweckmäßiger Jodmedikamentation. Die Empfindlichkeit der Schilddrüse gegenüber diesem Stoff ist aus unbekannten Gründen, vielleicht infolge einer konstitutionell, z. T. auch lokal bedingten Minderwertigkeit dieses Organs, außerordentlich verschieden.

Die *Unterfunktionskrankheiten der Schilddrüse* sind das *Myxödem* und der *Kretinismus*. Beide sind vor allem stoffwechselmäßig das völlige Negativ zum M. Basedow. Am klarsten liegen die Verhältnisse nach zu weitgehender Schilddrüsenresektion. Im Verhältnis zu der Häufigkeit des Hyperthyreoidismus sind die genannten Krankheiten sehr selten. Die zuerst von MAGNUS-LEVY festgestellten Stoffwechselsenkungen fehlen in ausgeprägten Fällen nie. Sie können bis zu 50% betragen, erreichen aber nie die hohe prozentuale Abweichung nach unten wie der M. Basedowi nach oben.

Die *spezifisch-dynamische* Wirkung ist normal oder etwas herabgesetzt. Der *Eiweißstoffwechsel* bewegt sich auf einem deutlich erniedrigten Niveau, so daß N-Retentionen schon bei Mengen eintreten, die beim Normalen noch nicht einmal ein Gleichgewicht ermöglichen. Im Gegensatz zum Gesunden läßt sich sogar bei mäßiger Unterernährung ein Gleichgewicht aufrechterhalten (VON BERGMANN).

Auch der *Kohlenhydratstoffwechsel* ist verlangsamt. Die Blutzuckerwerte liegen meist tief, die Toleranzgrenzen für Traubenzucker sehr hoch, so daß sehr große Zuckermengen gegeben werden können, ohne daß es zu stärkerer Hyperglykämie und Glykosurie kommt. Die Glykogen- und Fettbildung ist verstärkt. Auch die Harnkreatinmengen sind gering.

Der Arzt muß diese Verminderung der Oxydationen auf der ganzen Linie kennen, um die Kranken vor einer an und für sich normalen, für diese selbst aber zu reichlichen Kost zu bewahren, die leicht zu Fettsucht führt.

Besonderes Interesse auch klinisch haben die im ganzen seltenen Formen von Myxödem, die außer Mattigkeit, leichten Ödemen, Hypacidität und ovariellen Störungen überhaupt keine Symptome bieten. Sie sind zuerst von HERTOGHE, später von HILL und LIEBESNY und dann in Amerika vor allem von WARREN sowie CAREY u. BLUMFIELD beschrieben worden. Allein die letzteren Autoren haben 489 derartige Fälle zusammengestellt, die meist unter der Flagge Hysterie, Psychasthenie und Psychoneurose segelten. In manchen Fällen mögen auch Stoffwechselsenkungen aus anderen Gründen vorgelegen haben. Entscheidend sind hier die Ergebnisse der Grundumsatzuntersuchungen und der Erfolg der Schilddrüsentherapie.

β) Hypophysenerkrankungen

Bei den engen Beziehungen zwischen Schilddrüse und *Hypophysenvorderlappen* ist es verständlich, daß auch bei Krankheiten des letzteren Anomalien des Gesamtstoffwechsels vorkommen.

Am längsten bekannt sind sie bei der Überfunktionskrankheit dieser Inkretdrüse, der *Akromegalie*. Über ein besonders großes Material von 72 Fällen verfügten CUSHING u. DAVIDOFF. In 32 Fällen betrugen die Steigerungen des Grundumsatzes im Durchschnitt + 26%, mit Spitzen in Einzelfällen bis zu + 61%. In manchen Fällen können auch deutliche thyreotoxische Erscheinungen vorliegen. BOOTHBY u. SANDIFORD (Z) sahen in ihren 30 Fällen 8mal Steigerungen über 20%.

Stoffwechselsteigerungen, wenn auch weniger häufig und weniger stark, finden sich auch bei M. CUSHING, bei dem basophilen Vorderlappenadenom mit dem Zusammentreffen von Fettsucht, Polyglobulie, Hypertonie, Hyperglykämie und

Glykosurie sowie genitalen und osteoporotischen Störungen. Daneben gibt es auch einen primären Nebennierenrinden-M. Cushing ohne Hypophysenveränderungen.

Die *Unterfunktionskrankheiten des Hypophysenvorderlappens* sind *hypophysäre Fettsucht* und *hypophysäre Kachexie*. Beide gehen meist, in schweren Fällen fast immer, mit Grundumsatzsenkungen einher. Von beiden Krankheiten wird später noch ausführlicher die Rede sein. Von 107 Fällen von Hypopituitarismus infolge chromophilen Adenoms, die CUSHING u. DAVIDOFF sammeln konnten, lag 46 mal der Grundumsatz zwischen —10 bis —20%, 21 mal zwischen —20 und —30% und nur 4 mal zwischen —30 bis —36%.

KESTNER u. Mitarb. fanden in der ganz überwiegenden Mehrzahl von Hypophysenerkrankungen eine abnorm niedrige *spezifisch-dynamische* Wirkung von Eiweißgaben und betrachteten dies als ein besonders wichtiges Kriterium für die Diagnose von Krankheiten dieses Organs. Ich habe mich von der Brauchbarkeit dieser Belastungsprobe nicht immer überzeugen können, und in Amerika wird sie als Diagnosticum vor allem von FOULTON u. CUSHING an einem großen Material abgelehnt.

Der *Einfluß von Hypophysenpräparaten* ist häufiger untersucht, aber die Resultate sind sehr widerspruchsvoll. Zum Teil hängt das mit der Herkunft zusammen. Die ersten Untersucher, BERNSTEIN u. FALTA, fanden bei Pituitin aus Hinterlappen und Pars intermedia Steigerungen des GU bis maximal +20%, mit Vorderlappenpräparaten Herabsetzungen mit einem merkwürdigen Anstieg von RQ. Auch die zahlreichen späteren Untersuchungen [Lit. bei E. GRAFE (Z) und DU BOIS (Z)] machen das Bild nicht klarer, so daß weitere Ausführungen an dieser Stelle sich erübrigen. ACTH steigert den Sauerstoffverbrauch um 20% (Lit. bei A. JORES).

Der Einfluß der *Geschlechtsorgane* und *Keimdrüsenhormone* unter physiologischen und pathologischen Verhältnissen ist so geringfügig, daß eine Besprechung der vorliegenden Arbeiten unterbleiben kann. Soweit die Verhältnisse dieser Inkretdrüse für die Genese der Fettsucht von Bedeutung sind, wird später noch auf sie einzugehen sein (vgl. Fettsucht-Kapitel).

γ) Nebennierenerkrankungen

Die experimentellen Untersuchungen über den Einfluß des *Adrenalsystems* auf den Stoffwechsel sind seit GOLYAKOWSKI voller Widersprüche, selbst in den Händen der besten Untersucher, wie AUB u. Mitarb. sowie MARINE u. BAUMANN. [Zusammenfassendes bei F. A. HARTMAN u. K. A. BROWNELL und vor allem A. JORES (1955)].

Neben deutlichen Herabsetzungen bis maximal —25% nach Nebennierenexstirpation wurden auch Steigerungen in ähnlichem Ausmaße gefunden. Zur Erklärung bedarf es sehr komplizierter und umstrittener Deutungsversuche, auf deren Besprechung an dieser Stelle verzichtet werden muß.

Praktisch wichtig ist dagegen das *Verhalten* des *Grundumsatzes* bei Nebenniereninsuffizienzen, insbesondere der ADDISONSschen Krankheit. Die Zahl der Untersuchungen bei dieser relativ sehr seltenen Erkrankung ist nur gering, aber alle Autoren, von denen besonders LÖFFLER, BOOTHBY u. SANDIFORD (Z) sowie KÖHLER erwähnt seien, stimmen darin überein, daß die Oxydationsgröße entweder normal oder mäßig herabgesetzt ist. KOEHLER, der über ein großes Material von 63 Fällen verfügt, fand eine durchschnittliche Senkung von —17% mit allerdings weiten Streuungen. Im ganzen sind die Werte um so niedriger, je fortgeschrittener die Erkrankung ist. Vereinzelte Steigerungen dürften wohl durch die meist gleichzeitige Tuberkulose, die ja die Hauptursache der ADDISONSschen Krankheit ist, bedingt sein.

Adrenalininjektionen in mäßiger Dosis führen sowohl beim Tiere wie beim Menschen zu mäßigen, meist rasch vorübergehenden Stoffwechselsteigerungen, die manchmal von kompensatorischen Senkungen gefolgt sind. Ursache der Erhöhung ist nach allgemeiner Ansicht eine Steigerung des allgemeinen vitalen Tonus, die sich vor allem im Sympathicusgebiet auswirkt. Die vermehrten Verbrennungen werden hauptsächlich mit Kohlenhydraten bestritten, während der Eiweißumsatz, der bei der flüchtigen Wirkung des Adrenalins nur schwierig zu untersuchen ist, anscheinend im allgemeinen nicht verändert ist. Allerdings sind auch hier die Angaben widerspruchsvoll.

b) Anomalien des Gesamtstoffwechsels bei afebrilen Blut- und Drüsenkrankheiten

Das Blut des gesunden Menschen hat nur einen sehr geringen Sauerstoffverbrauch. Nach WARBURG beträgt er in 15 Std nur 5% der im Blute enthaltenen O_2-Menge. Er ist bedingt durch die Atmung der weißen Blutkörperchen und der Blutplättchen, während die reifen Erythrocyten im strömenden Blute keine Oxydationen aufweisen. Das ist erst dann der Fall, wenn sie bei gewissen regenerativen Anämien noch kernhaltig oder sonst noch unreif sind (MORAWITZ u. PRATT). Die Intensität des Stoffwechsels beim Lymphdrüsensystem können wir noch nicht einmal ungefähr schätzen. Für das Knochenmark berechnete J. VON BRÉZA (unter GRAFE) im WARBURGschen Apparat unter der Annahme von WETZEL, daß dieses System 2% des Gesamtkörpergewichtes ausmacht, beim Menschen 9,3% der Gesamtatmung. Wahrscheinlich ist der Prozentsatz bei den erheblichen Mengen jugendlicher Zellen beträchtlich höher.

Die meisten Blutkrankheiten gehen mit einem normalen Grundumsatz einher [Lit. bei E. GRAFE (Z) und DU BOIS (Z)]. Es gilt dies besonders für die Chlorose, die posthämorrhagischen und sonstigen sekundären Anämien.

Eine sichere Ausnahme macht in der Regel, wenn auch keineswegs immer, die *perniziöse Anämie* vom Typus ADDISON-BIERMER. Hier sind Werte bis zu $+40\%$ (CURSCHMANN u. BACHMANN) gefunden. Im allgemeinen sind die Zahlen um so höher, je niedriger das Hämoglobin ist, und es besteht ein Parallelismus zwischen Umsatzerhöhung und Regenerationsstärke (GRAFE, MEYER u. DU BOIS). Am deutlichsten zeigte das eine Kranke von mir, die über ein Jahr fortlaufend beobachtet wurde. Auf der Höhe einer Blutkrise waren die Oxydationen gegenüber der Norm um $+37\%$ (bis 1580—1639 Cal) gesteigert, um dann mit zunehmender Erschöpfung des Knochenmarks einige Monate später bei annähernd gleichem Körpergewicht auf 1385 Cal, einem immer noch etwas erhöhten Werte, abzunehmen. Große Bluttransfusionen können vorübergehend den erhöhten Umsatz herabsetzen. Ausnahmslos geschieht das durch die moderne B_{12}-Therapie.

Die *spezifisch-dynamische* Wirkung der Nahrung ist bei der anämischen Stoffwechselsteigerung anscheinend normal, dagegen leidet begreiflicherweise der *Nutzeffekt* bei der *Muskelarbeit* außerordentlich. Die Ermüdung erfolgt sehr rasch und intensiv, und die Sauerstoffschuld ist sehr groß. Der *Eiweißumsatz* ist nicht verändert, nur bei der Bothrioceptralus-latus-Anämie scheint er nach ROSENQVIST etwas gesteigert zu sein, was aber weniger auf die Anämie als auf die Wurmtoxine zurückzuführen ist.

Ausgesprochen aplastische Anämien und echte unkomplizierte Panmyelophthisen sind merkwürdigerweise m. W. bis heute noch nicht hinsichtlich ihres Gesamtstoffwechsels untersucht. Auch HEILMEYER u. BEGEMANN machen in ihrer neuen umfassenden Darstellung der Blutkrankheiten keine Angaben darüber. Vereinzelte zerstreute Versuche mögen mir entgangen sein.

Auch das Gegenbild der pernitiösen Anämie, die Polycythämie (VAQUEZ-OSLER-sche Krankheit), weist in etwa der Hälfte der etwa 150 in dieser Richtung untersuchten Fälle Grundumsatzerhöhungen auf, die bis zu 50% (TOPPER) betragen können. Es besteht dabei ein gewisser Parallelismus zur Anzahl der Erythrocyten und zur Milzgröße. Ersteres ist verständlich angesichts der gegenüber der Norm gewaltig gesteigerten Knochenmarkstätigkeit. Letzteres ist vor allem bei Kindern von TOPPER beobachtet und schwer zu erklären, da der Milz, wenn überhaupt, eher eine herabsetzende Funktion im Gesamtstoffwechsel zugeschrieben wird. TOPPER denkt zur Erklärung an unbekannte toxische Einflüsse, ohne dafür überzeugende Argumente vorbringen zu können.

Viel stärker als die Erkrankungen des erythrocytären Apparates pflegen die *Krankheiten* des *leukocytären* und *reticulo-endothelialen Systems* den Gesamtumsatz zu erhöhen.

An erster Stelle steht hier die *chronische Leukämie*. Sie kann Steigerungen der Verbrennungen aufweisen, die nicht hinter denen des schwersten Basedows zurückstehen. PETTENKOFER u. VOIT (1869) sowie später KRAUS u. CHVOSTECK brachten die ersten Zahlen, die sie merkwürdigerweise noch für normal hielten, obwohl sie ganz einwandfrei erhöht waren. Zahlreiche spätere Untersucher, besonders in Deutschland und Amerika [Lit. bei GRAFE (Z) und DU BOIS (Z)], fanden übereinstimmend in fast allen Fällen, auch wenn kein Fieber und keine sonstigen Komplikationen vorlagen, mehr oder weniger beträchtliche Steigerungen. Am größten war sie mit +125% bei einem 50jährigen Kranken eigener Beobachtung (GRAFE) mit einer lymphoiden Leukämie und 820000 weißen Blutkörperchen. Es handelte sich um langfristige Untersuchungen in meinem großen Respirationsapparate. Unter dem Einflusse der Röntgenbestrahlung sanken die Leukocyten auf 200000, die Steigerung des Grundumsatzes auf +50% ab. Es besteht also auch hier ein gewisser Parallelismus zwischen Anzahl der weißen Blutzellen, die im allgemeinen mit einer prozentualen Steigerung der Jugendformen einhergeht, und Erhöhung der Verbrennungen. Besonders deutlich geht das aus dem großen Material (267 Versuche bei 33 Fällen) von RIDDLE u. STURGIS hervor.

Die Sauerstoffzehrung im Blute von schweren Leukämikern kann so groß sein, daß sie, wie in einem Falle von GRAFE, bereits 15% der Gesamtstoffwechselsteigerung ausmachte. Da immer nur ein kleiner Teil der gebildeten Zellen ins Blut kommt und gerade die besonders stark atmenden jungen Zellen zum größten Teile in ihren Bildungsstätten zunächst verbleiben, so wird die oft gewaltige Umsatzerhöhung verständlich, ohne daß man zu unbekannten toxischen Faktoren seine Zuflucht zu nehmen braucht.

Die Kenntnis der Oxydationsgröße ist wichtig, nicht nur für die Prognose, sondern vor allem für die Therapie. Sie muß unbedingt bei der Nahrungszumessung für diese Kranken berücksichtigt werden und gestattet fortlaufend die Kontrolle der angewandten Therapie auch von der Stoffwechselseite her. Daß die moderne Urethan- und Loss-Therapie den gleichen senkenden Einfluß hat wie Röntgen- und Radiumbestrahlung, ist selbstverständlich.

Der *dynamische Effekt* der Nahrung ist ähnlich wie im Fieber herabgesetzt (STRIECK u. MULHOLLAND). Er tritt auch hier z. T. in den Dienst der Stoffwechselsteigerung.

Der *Eiweißumsatz* verhält sich trotz der gewaltigen Oxydation normal, auch die Abnutzungsquote und das N-Minimum liegen nicht höher als bei Gesunden (LAUTER u. JENKE, dort auch die ältere Literatur).

Auch die akute *Leukämie, Pseudoleukämie,* die *Lymphogranulomatose* oder HODGINsche Krankheit, gehen selbst in ihren afebrilen Stadien mit oft recht erheblichen (max. 70%) Stoffwechselsteigerungen einher [GRAFE (Z), BOOTHBY u. SANDIFORD

(Z) u. a.]. Ich erwähne sie an dieser Stelle als Drüsen- und Reticulumerkrankung, obwohl ihre Genese noch unklar bzw. umstritten ist und eine Zugehörigkeit sowohl zu den Infektionskrankheiten wie den Tumoren in Betracht kommt.

Erfolgreiche Röntgen- und Chemotherapie setzen die erhöhten Stoffwechselwerte wenigstens vorübergehend wieder zur Norm herab.

c) Anomalien des Gesamtstoffwechsels bei nicht infektiösen Lungen- und Kreislaufkrankheiten

Steigerungen der Oxydationen kommen bei den verschiedensten Lungen- und Herzleiden vor und können wie bei der Pneumonie sehr erhebliche Grade erreichen; aber meist handelt es sich um fieberhafte und infektiöse Prozesse. Da diese aber bereits im Kapitel Fieber besprochen wurden, kommen in diesem Abschnitte nur Krankheiten in Betracht, bei denen Fieber und Infektion nicht vorliegen. Gibt es solche und gegebenenfalls unter welchen Umständen?

Die Frage ist zu bejahen, aber nicht für einzelne Krankheiten, sondern nur für besonders schwere pathologische Zustände der verschiedensten Krankheiten. Bei den Lungenkrankheiten sind es die Dyspnoe, bei Herzleiden die Insuffizienz mit oder ohne stärkere Dyspnoe und beim Kreislauf gewisse Formen von Blutdruckveränderungen.

Während alle nichtinfektiösen Krankheiten der Respirationsorgane normalen Grundumsatz aufweisen, kommt es nur bei Asthmatikern im Anfall manchmal zu Steigerungen über 20%, was durch die vermehrte Beanspruchung der normalen und auxilliären Atemmuskeln und die meist vorhandene Unruhe solcher Kranker, die strenge Grundumsatzbedingungen deshalb kaum einhalten können, ohne weiteres verständlich ist.

PEABODY, WENTWORTH u. BARKAR fanden Beziehungen zwischen Vitalkapazität und Stoffwechselsteigerung, wobei die Vitalkapazität als ein guter Gradmesser für die Stärke der Dyspnoe dient. Je mehr sie sich verschlechtert, um so mehr erhöht sich der Basalstoffwechsel.

Das gleiche gilt vor allem für *Herzkranke*. Entscheidend für die Steigerungen, wie sie von zahlreichen Autoren [Lit. und eigene Versuche bei E. GRAFE (Z) und DU BOIS (Z)] im Durchschnitt mit + 20 bis + 30% bis maximal + 50% gefunden wurden, ist nicht die Art und Genese der Herzkrankheit, sondern nur der Funktionszustand des Herzens. Nur die ausgesprochene mit Stauungen, vor allem im kleinen Kreislaufe, einhergehende Herzinsuffizienz erhöht die Oxydationen, gleichgültig, ob sie durch Klappenfehler, Myocardschäden oder Pericarditis bedingt ist. Werden Dyspnoe und Insuffizienz beseitigt, medikamentös oder operativ, wie BLUMGART u. Mitarb. es durch Schilddrüsenentfernung machen, so kehren die erhöhten Werte wieder zur Norm zurück. GROLLMAN sowie BLUMGART u. Mitarb. deckten auch interessante Beziehungen zwischen O_2-Verbrauch und Geschwindigkeit des Blutstromes auf.

Wie kommen diese Stoffwechselsteigerungen zustande? Sicher sind Herz- und Atemarbeit gesteigert, aber das reicht zur Erklärung nicht aus. Die Beteiligung der Atmung am Stoffwechsel des Gesamtorganismus beträgt nach LILJESTRAND nur 1—3%, für den Herzanteil bei normaler Schlagfolge werden in der Literatur (siehe A. LOEWY und die Tabellen auf S. 12) 4—5% angegeben. Die Zahlen wachsen mit Steigerung der Herzfrequenz und der Druckarbeit des Herzens. Nach Untersuchungen am isolierten Herzen (Lit. und eigene Untersuchungen bei v. WEIZSÄCKER und BOHNENKAMP) wäre durch diese Faktoren aber nur eine Erhöhung der Gesamtverbrennungen von 5—10% bedingt. Deshalb müssen noch andere wichtigere Momente vorhanden sein. Sie ergeben sich aus den wichtigen

Versuchen von EPPINGER u. Mitarb. über das Versagen des Kreislaufs. Danach sind für die Oxydationserhöhungen weniger die quantitativen als die qualitativen Veränderungen im Muskelstoffwechsel maßgebend. Die Muskulatur des herzinsuffizienten Kranken arbeitet außerordentlich unökonomisch. Bei der verschlechterten Sauerstoffzufuhr verläuft der Stoffwechsel in der gesamten Körpermuskulatur pathologisch, was in dem erheblichen Anstieg der Milchsäure im Blute und einem sehr hohen Reparationssauerstoffbedarf (sogenannten dept) zum Ausdrucke kommt. Die Ruhedyspnoe des Herzkranken ist daher im Prinzip der Dyspnoe des Gesunden nach schwerer erschöpfender Arbeit gleichzusetzen. Während aber im letzteren Falle in der Erholungsphase die Sauerstoffschuld getilgt wird, muß der Herzinsuffiziente sie weiterschleppen und kann sie nur auf einem wesentlich erhöhten Oxydationsniveau bis zu einem gewissen Grade abtragen. Eine weitere Steigerung ist nicht möglich, daher ist der schwer dekompensierte Herzkranke nicht in der Lage, irgendwelche Muskelarbeit zu leisten. Selbst kleine Muskelbewegungen im Bett können die Dyspnoe ins Unerträgliche steigern.

Auch der *Eiweißumsatz* ist bei der Dyspnoe manchmal erhöht. SENATOR und FRÄNKEL hatten das schon sehr früh im Tierexperiment festgestellt, aber auch beim Menschen kann das, wie vor allem die Untersuchungen von PEABODY, MEYER u. DU BOIS gezeigt haben, der Fall sein. Die Gründe für den dyspnoischen Eiweißzerfall sind noch nicht recht durchsichtig [Theorien und Diskussionen bei E. GRAFE (Z), S. 272]. Wahrscheinlich ist die Anoxämie und der dadurch bedingte pathologische Ablauf des Stoffwechsels im Muskel die Hauptursache, wobei allerdings zu bedenken ist, daß eine starke Steigerung der normalen Muskeltätigkeit im allgemeinen nicht zu einer Erhöhung des Eiweißumsatzes führt (vgl. CASPARI). Wohl aber ist das bei der Unterernährung der Fall, wie sie oft auch bei Herzinsuffizienzen vorliegt.

Qualitative Veränderungen tiefgreifender Art lassen sich weder im respiratorischen Quotienten noch calorimetrisch (PEABODY, MEYER u. DU BOIS) fassen.

Sehr interessant ist, daß es auch bei Herzkranken zu *Stoffwechselsenkungen* in beträchtlichem Ausmaße kommen kann, nicht nur im Kreislaufkollaps, der aus naheliegenden Gründen nur sehr schwierig zu untersuchen ist, sondern auch bei Thrombosen des Coronararterien. MASTER hat über 75 derartige Fälle berichtet, bei denen der Grundumsatz auf — 20 bis — 30% sank, allerdings nur unter der Voraussetzung, daß eine Unterernährung von 800 Cal eingeleitet wurde. Da die niedrigen Werte schon nach kurzer Zeit von 1—2 Wochen beobachtet wurden, kommt der depressorische Faktor der Unterernährung allein kaum in Betracht, wenn auch mit Steigerung der Nahrungszufuhr die Oxydationen wieder zunehmen.

Für dieses merkwürdige Verhalten, das noch weiterer Nachprüfung bedarf, eine befriedigende Erklärung zu finden, ist sehr schwierig.

Schließlich können Kreislaufveränderungen auch unabhängig von Dyspnoe und Herzinsuffizienz zu Änderungen in den Oxydationen führen. Und zwar handelt es sich hier um Beziehungen zwischen *Blutdruck* und Grundumsatz. In 10—30% von Kranken mit unkomplizierter Hypertonie, d. h. reinen, nicht renalen essentiellen und arteriosklerotischen Blutdrucksteigerungen über etwa 180 mm Hg kommt es zu Stoffwechselsteigerungen über + 15%, nur selten über + 20%. Über ein besonders großes Material von 265 Fällen verfügen BOOTHBY u. SANDIFORD (Z) (dort auch die ältere Lit.).

Je höher die Blutdruckwerte, um so höher im allgemeinen der Grundumsatz, doch liegt kein strenger Parallelismus vor.

Auf der anderen Seite führt die unkomplizierte *Hypotension*, wie BAUER zuerst an einem großen Material von 21 Fällen feststellte, in der Regel zu Grundumsatzsenkung von — 7 bis — 35% (!) mit einem Durchschnittswerte von — 15%. Nur

6 Kranke hatten normale Werte. Auch hier waren gewisse Beziehungen zwischen den Stärken der Erniedrigung beider Faktoren nachweisbar. Die Untersuchungen von Bauer sind auch darum von Interesse, weil sie zeigen, daß Stoffwechselsenkungen doch häufiger sind, als man früher annahm, und ihre Feststellung dadurch an diagnostischer Bedeutung verliert. Wie soll man diese merkwürdigen Einwirkungen des Blutdruckes auf den Grundumsatz erklären? Bauer möchte sie auf innersekretorische Vorgänge zurückführen und verweist dabei auf den M. Addison, bei dem sich auch oft Hypotonie und Umsatzsenkung kombinieren. Aber diese Hypothese versagt schon für die meisten Fälle von Unterdruck, erst recht aber bei den Hypertensionen. Änderungen in der Herzarbeit liegen zweifellos bei den Abweichungen vom normalen Blutdruck vor, aber, wie schon vorher auseinandergesetzt, reichen sie nach unseren bisherigen Vorstellungen kaum zur Genese aus. Die bei der Hypertonie wahrscheinlich vermehrte, bei Hypotonie verminderte Gewebsdurchblutung kommt erst recht zur Klärung nicht in Betracht, weil die Gewebe in ihren Oxydationen weitgehend von dem O_2-Angebot unabhängig sind.

So müssen wir vorläufig auf eine plausible Erklärung verzichten und weitere fortlaufende Untersuchungen im Einzelfall unter genauer Analyse der Herzleistungen in den einzelnen Phasen der Erkrankung anstellen.

d) Anomalien des Gesamtstoffwechsels bei Nierenkrankheiten

Die nicht sehr zahlreichen Untersuchungen der Oxydationen bei Nierenkranken ergeben ein ziemlich buntes Bild von pathologischen Ausschlägen nach beiden Seiten. Vorwiegend handelt es sich um Steigerungen, wie vor allem amerikanische Forscher [Lit. und eigene Untersuchungen vor allem bei Du Bois (Z)] festgestellt haben.

Am häufigsten und stärksten bis $+ 40\%$ sind sie anscheinend bei der *akuten Glomerulonephritis* auch ohne Fieber (Dürr). Da es sich hier mindestens in einem sehr großen Teil der Fälle um Infektionen handelt, so gehören sie streng genommen nicht hierher, sondern in das Kapitel über Fieber und Infektion. Beim Übergang der akuten Form in die subakute und chronische Glomerulonephritis können manchmal sogar Senkungen resultieren (Dürr). Auch die eclamptische Nephropathie weist meist erhebliche Steigerungen auf (Stauder u. Peckham).

Eine vermehrte Nierenarbeit kommt in den Oxydationen des Gesamtorganismus nicht sicher zum Ausdruck, obwohl beim isolierten Organ erhebliche Steigerungen vor allem nach Gaben von Kochsalz, Harnstoff, Phlorrhizin und Natriumsulfat erzielt werden können. Vereinzelt sind sie im Tierexperiment auch beim Gesamtorganismus zu fassen, aber nach Tangls Untersuchungen ist es sehr fraglich, ob sie wirklich auf eine stark gesteigerte Nierentätigkeit zu beziehen sind, da sie auch beim nierenlosen Tiere auftreten. Durch schwere Nierenschädigungen infolge Verabfolgung von Schwermetallen oder Cantharidin und durch Setzung von Gefäßligaturen läßt sich im Tierexperiment eine Steigerung der Verbrennungen herbeiführen. Sobald es dann zur Anurie kommt, sinken die Zahlen auf subnormale Werte (Cserna u. Kelemen). Ähnlich ist das Verhalten nach Exstirpation der Nieren.

Die menschliche *Urämie* verhält sich außerordentlich verschieden. Neben leicht erhöhten Werten finden sich normale und deutlich erniedrigte, ohne daß diese Differenzen sich durch Verschiedenheiten der Genese oder des sonstigen klinischen Befundes erklären lassen. Nur gewisse zeitliche Beziehungen scheinen zu existieren, indem die Oxydationen um so niedriger ausfallen, je rascher hinterher der Tod eintritt.

Bei der *malignen Sklerose* werden ganz überwiegend z. T. sehr erhebliche bis + 55% ansteigende Oxydationserhöhungen gefunden (vgl. vor allem Bröcker u. Kempmann). Im allgemeinen waren die Werte am höchsten, wenn die Hypertonie am stärksten war, doch bestand kein gesetzmäßiger Parallelismus. Das Genese-problem ist hier im wesentlichen das gleiche, wie es für die nicht renalen Hyper-tensionen im vorigen Abschnitte erörtert wurde, doch ist es sehr wohl möglich, daß die weniger engen Beziehungen bei der renalen Form durch die Einwirkungen be-sonderer toxischer, von den erkrankten Nieren gebildeter Stoffe (Nephroblastine, Renin usw.) bedingt sind.

Die 3. Gruppe der Nierenerkrankungen, die seltene *Nephrose*, geht mit normalen oder etwas erniedrigten Grundumsatzwerten einher (Epstein, Lindner, Hiller u. Slyke).

Die Stoffwechselsteigerungen bei der akuten Glomerulonegritis können bei der Diät kaum berücksichtigt werden, da der sehr wirksamen Hunger- und Durst-therapie von Volhard zum mindesten im Anfange übergeordnete Bedeutung zukommt. Dagegen sollte man bei den malignen *Sklerosen* diesen Faktor, der den meisten Ärzten unbekannt ist, bei Diätverordnungen nicht so außer acht lassen, wie es bisher meist geschieht.

e) Anomalien des Gesamtstoffwechsels bei hepatolienalen Erkrankungen

Die ursprünglich auf ältere Angaben von Bierens de Haan bei der Leber-cirrhose zurückgehende Annahme, daß hepatoliene Erkrankungen den respira-torischen Gaswechsel nicht beeinflussen, ist nur z. T. richtig. Bei der gewöhnlichen Lebercirrhose sind selbst im Zustande der Hepatargie die Verbrennungen aller-dings normal.

Anders ist das jedoch, sobald die Milz stärker beteiligt ist. So können bei spleno-megalischen Lebercirrhosen, M. Banti, M. Gaucher und aleucämischen Myelosen mit Splenomegalie häufiger Umsatzerhöhungen bis maximal + 29,4% vorkommen (Tomkins, Brittingham, Drinker, Grafe u. a.). Auch für den hämolytischen Icterus gilt das (Liebesny u. Schwarz). Die von Tomkins u. Mitarb. gefundene Tatsache, daß Milzexstirpation die erhöhten Zahlen wieder auf die Norm reduziert, spricht für die Milz als Ursache der Stoffwechselsteigerungen. Da die normale Milz am Stoffwechsel des Gesamtorganismus nicht sicher faßbar beteiligt ist, so muß man annehmen, daß bei den genannten Krankheiten entweder ein enorm gesteigerter Stoffwechsel des sehr stark vergrößerten Organs vorliegt, oder aber, daß von ihm irgendwelche toxische, stoffwechselsteigernde Stoffe gebildet werden. Es fragt sich, ob die erstere Erklärung, die natürlich die einfachste wäre, ausreicht. Sie könnte das wohl nur bei ganz besonders großen Milztumoren. Da aber keineswegs ein Parallelismus zwischen Umsatzsteigerung und Milzgröße besteht, so muß mindestens für einen Teil der Fälle auch die 2. Möglichkeit in Betracht gezogen werden. Die Leber kommt als Ursache wohl kaum in Betracht, sie würde sich, wenn überhaupt, wahrscheinlich im entgegengesetzten Sinne auswirken.

Die *dynamische Wirkung der Nahrung* erscheint bei Lebererkrankungen, soweit bisher untersucht, im allgemeinen nicht verändert, doch können vereinzelt abnorm geringe Reaktionen vorkommen (Aub u. Means).

Veränderungen des *Eiweißumsatzes* lassen sich experimentell bei Lebervergiftun-gen (Rettig u. a.) herbeiführen, sind aber bei hepatolienalen Erkrankungen des Menschen zum mindesten sehr selten. Abnorm hohe N-Verluste sind von älteren Autoren zwar verschiedentlich bei schwerem Ikterus, M. Banti und akuter gelber Leberatrophie beschrieben, aber gleichzeitig bestand oft eine hochgradige Unter-ernährung zumal in Anbetracht der vorhandenen Stoffwechselsteigerung. Nur bei hämolytischem Ikterus wurden von UMBER und EPPINGER hin und wieder gesteigerte Eiweißumsätze festgestellt, die nach Milzexstirpation wieder normal wurden. Alle übrigen neueren Autoren (Lit. und eigene Untersuchungen bei SCHWERINER) fanden normales Verhalten.

f) Anomalien des Gesamtstoffwechsels bei malignen Tumoren

Die vielleicht merkwürdigsten und rätselhaftesten Veränderungen der Oxydationen kommen bei malignen Tumoren vor (Zusammenfassendes über das Krebsproblem bei K. H. BAUER). Nachdem ältere Autoren in vereinzelten Fällen unsichere Ergebnisse hatten, konnte WALLERSTEINER (unter GRAFE) bei 34 nicht fiebernden, nicht stärker anämischen Carcinomatösen in langfristigen Versuchen 21 mal Abweichungen von der Norm feststellen, in 13 Fällen bestanden geringfügige Steigerungen, in 4 erhebliche (bis zu 50%) und in 2 subnormale Werte. Der höchste Wert wurde bei einem Schilddrüsenkrebs gefunden. Bemerkenswert war, daß bei einem Magencarcinom die Stoffwechselerhöhung nach der Exstirpation verschwand, um nach Auftreten eines Rezidivs wieder neu aufzutreten. Auch BOOTHBY u. SANDIFORD (Z) sahen in ihren sehr zahlreichen kurzfristigen Versuchen in 35% sichere Erhöhungen. Bei STRIECK u. MULHOLLAND (unter GRAFE) gingen in 80% der Fälle die Werte über + 10% hinaus, und es bestand ein deutlicher Parallelismus zwischen Schwere des Krankheitsbildes und Sauerstoffbedarf. Auch bei malignen Tumoren anderer Art, wie Lymphosarkom (GRAFE), Melanosarkom (MASON), konnten z. T. sehr erhebliche, bis + 63% ansteigende Erhöhungen festgestellt werden, so daß es keinem Zweifel unterliegen kann, daß bei einem großen Teil der Kranken mit bösartigen Geschwülsten auch ohne stärkere Anämie und Fieber ein z. T. sehr erheblich gesteigerter Nahrungsbedarf vorliegt. Er wird zwar von den meist appetitlosen Kranken gewöhnlich nicht empfunden, muß aber von ihren Ärzten unbedingt berücksichtigt werden.

Woher kommen diese auffallenden Umsatzsteigerungen? Daß sie mit dem malignen Tumor in Beziehung stehen, ist sicher, denn sie verschwinden mit diesem, gleichviel, ob er durch Operation oder durch Strahlenbehandlung beseitigt wird. Zunächst könnte man daran denken, daß das stark wuchernde pathologische Gewebe einen sehr starken Sauerstoffverbrauch besitzt.

Amerikanische und holländische Autoren [Lit. bei E. GRAFE (Z)], hatten das auch gefunden, aber der sehr kompetente WARBURG hat das auf Grund von Untersuchungen mit seiner berühmten Apparatur für Gewebsschnittuntersuchungen bestritten. Möglich ist natürlich auch, daß die verschiedenen Tiertumoren, um die es sich meist handelte, sich verschieden verhielten. Die Resultate bei intakten Tumortieren fielen wechselnd aus (CHISHOLM, COHNHEIM u. VON DUNGERN). So bleibt kaum eine andere Erklärung als die Annahme, daß das Tumorgewebe Stoffe produziert, die entweder peripher oder zentral einen starken Stoffwechselreiz ausüben. Wären die malignen Tumoren Infektionsreaktionen, so wäre das in Analogie zu Fieber und Infektion einigermaßen verständlich, aber vorläufig spricht alles mehr gegen als für eine solche Annahme. So redet man von toxischen Wirkungen, wobei zu bedenken ist, daß das Wort toxisch nie eine Erklärung ist, sondern nur ein Verlegenheitsausdruck, der unsere Unwissenheit verbergen soll. Erst, wenn wir die Toxine kennen und mit ihnen die gewünschten Reaktionen auslösen können, ist ein derartiges Stoffwechselproblem einer Lösung wirklich näher gebracht.

Die *spezifisch-dynamische* Wirkung von Eiweiß ist abnorm niedrig oder fehlt ganz, ebenso wie im Fieber und bei der Leukämie (STRIECK u. MULHOLLAND). Der Nutzeffekt der mechanischen Arbeit ist natürlich, zumal in fortgeschrittenen Fällen, sehr stark herabgesetzt.

Der N-Umsatz bei malignen Tumoren ist seit den aufsehenerregenden Untersuchungen von MÜLLER und KLEMPERER über den toxogenen Eiweißzerfall beim
Carcinom vielfach untersucht. Heute ist davon wenig oder gar nichts mehr übriggeblieben, vor allem weil die Steigerungen der Verbrennungen bei solchen Kranken
damals noch nicht bekannt waren und daher der Unterernährungsfaktor nicht
genügend berücksichtigt werden konnte. Werden solche Kranke entsprechend
ihrem erhöhten Calorienbedarf ausreichend ernährt, so verschwinden die starken
Eiweißeinschmelzungen, und ein N-Gleichgewicht läßt sich auch auf einem niedrigen
Niveau von etwa 10 g erzielen (WALLERSTEINER). Auch die *Abnutzungsquote* ist in
der Regel normal (LAUTER u. JENKE). Nur bei sehr stark zerfallenden, meist
sekundär infizierten Tumoren können ganz vereinzelt Ausnahmen vorkommen.

g) Anomalien des Gesamtstoffwechsels bei psychischen Vorgängen

Nur der Vollständigkeit und des theoretischen Interesses wegen seien auch diese
Dinge hier kurz behandelt.

Bis vor 50 Jahren würde kaum einem Psychologen, Physiologen oder Arzte der
Gedanke gekommen sein, daß auch seelische Vorgänge den Gesamtstoffwechsel
verändern könnten. Überzeugt von der Unermüdbarkeit der Nervensubstanz,
schrieb man ihr keinen oder nur einen minimalen Stoffwechsel zu (z. B. BETHE und
PERITZ). Diese irrige Ansicht mußte bald ins Wanken geraten, als man daranging,
den *Gehirnstoffwechsel* zu bestimmen. Daß er erheblich sein muß, ging ja schon aus
der reichen Gefäßversorgung hervor. Die Durchblutung ist sehr stark. Das Gehirn
erhält nach GAYDA in 1 min das $1\frac{1}{2}$fache seines Volumens an Blut. Für die Stoffwechseluntersuchung liegt hier ein außerordentlich schwieriges methodisches Problem vor. Viele Autoren haben sich mit sehr verschiedenen Methoden darum bemüht, aber nur die wichtigsten Ergebnisse können hier mitgeteilt werden. (Näheres
und Diskussionen bei E. GRAFE.)

Das Gehirn mit einem Durchschnittsgewicht von 1374 g beim Manne und 1244 g
bei der Frau (ERNST) macht ungefähr 2% des Gesamtkörpergewichtes aus.

Das überlebende Frosch- und Warmblüterrückenmark hat nach WINTERSTEIN,
SCAFFIDI, BASS u. a. einen 2—3fach höheren Sauerstoffverbrauch als das Gesamt-
tier. Ähnlich hoch liegen die Zahlen von WARBURG u. Mitarb. für die feinen
Gewebsschnitte mit 0,2 cm³/min und 1 g Trockensubstanz, und von ALEXANDER
u. CSERNA mit 0,3 cm³ durch Differenzbestimmungen im zu- und abfließenden
Gehirnblute. Diese Werte entsprechen ungefähr denen der Leber, liegen über denen
für die Muskulatur und unter den Zahlen für die Nieren. Vereinzelt gibt es in der
Literatur auch niedrigere, aber weniger zuverlässige Angaben.

In der Narkose sinkt ebenso wie im Schlafe (BENEDICT und TALBOT) der Sauerstoffverbrauch stets ab (ALEXANDER u. CSERNA). Das gilt sogar für den Gesamtorganismus.

Viele Untersuchungen sind der theoretisch wie praktisch gleich wichtigen,
weiteste Kreise interessierenden Frage nach der Beeinflussung des Stoffwechsels
durch *intensive geistige Arbeit* gewidmet. Nicht nur der Geistesarbeiter selbst,
sondern auch viele Laien stehen auf dem Standpunkte, daß auch sie einen gegenüber der Norm vermehrten Nahrungsbedarf haben.

Wissenschaftlich lassen sich diese Behauptungen nicht stützen. Seit SPECK (1882),
der in Selbstversuchen regelmäßige, wenn auch geringe, nicht über + 10% hinaus-
gehende Werte fand, sind immer wieder vereinzelte Angaben über einen erhöhten
O_2-Verbrauch bei sehr intensiver geistiger Tätigkeit (schwierige Rechenaufgaben,
Examensarbeiten, Vorlesen schwerer Werke usw.) gemacht worden [Lit. bei
BENEDICT und GRAFE (Z)]. In einzelnen Untersuchungen, z. B. von KESTNER und

CHLOPIN, gingen sie sogar in einzelnen Fällen auf $+ 33$ bis $+ 45,5\%$ in die Höhe, aber gerade die exaktesten und zuverlässigsten Autoren und vor allem die Arbeiten zu dieser Frage von BENEDICT u. Frau sowie ROSENBLUM, PUCCA und J. JUNGBLOED u. GRUTERNIK, lassen Steigerungen über 5% in den besten Versuchen vermissen, so daß trotz mancher Widersprüche dieses Problem mir praktisch im negativen Sinne gelöst erscheint.

Anders steht es mit dem Einflusse *intensiver Gemütsbewegungen*, insbesondere starker seelischer Not, auf die Oxydationen. Es ist eine alte Laienbeobachtung, daß Sorge zehrt, daß seelische Depressionen zu Gewichtsverlusten führen. Das ist auch unbestreitbar richtig, es fragt sich nur, inwieweit die oft bestehende Appetitlosigkeit daran beteiligt ist. Eindeutiger lagen die Verhältnisse in einer zufälligen Beobachtung von GRAFE (Z) bei einem Kollegen, der in einem langfristigen Stoffwechselversuche mit stets gleicher Ernährung sein Körpergewicht stets konstant hielt, bis eine ihn aufs tiefste und nachhaltigste deprimierende Nachricht kam. Das Ergebnis war ein Absinken des Gewichtes um 2 kg, obwohl die Nahrungsaufnahme völlig die gleiche blieb. Diese eindrucksvolle Beobachtung war für GRAFE u. Mitarb. der Anlaß, in Hypnoseversuchen den Einfluß intensiver Affekte, insbesondere schwerer seelischer Depressionen zu untersuchen. Die Suggestionen bestanden in Erkrankung an Magencarcinom, Gehirntumor, Erblindung, Vermögensverlust, Tod nächster Angehöriger usw. Schon in den Vorversuchen bei 2 Kandidaten der Medizin wurde in einem Falle stets eine Stoffwechselsteigerung von $+ 6,4$ bis $+ 12,3\%$ festgestellt (GRAFE u. TRAUMANN). In späteren 15 Doppelversuchen (GRAFE u. MAIER) fehlte nur 4mal eine Umsatzerhöhung im großen Respirationsapparate, während die anderen Werte zwischen $+ 12$ und $+25,2\%$ lagen. Der Durchschnitt aller Depressionshypnosen betrug $+ 7,6\%$, derjenige der Freudenhypnose $+ 4,1\%$. Dabei bestand keine nennenswerte Steigerung von Atmung und Pulsfrequenz, so daß die Umsatzerhöhung wohl auf einen zentralnervösen, vielleicht von dem von GRAFE u. Mitarb. gefundenen Zentrum für den Gesamtstoffwechsel ausgelösten und auf sympathischen Bahnen weitergeleiteten Reiz zurückzuführen ist, vielleicht auch im Sinne der epirenalen Notfallsreaktion von CANNON, wie AUB es annimmt. Über ähnliche Stoffwechseleffekte bei heftigen traurigen Affekten auch außerhalb der Hypnose haben amerikanische Autoren [DU BOIS (Z), LANDIS, ROWLES u. PATRICK (bis 34%) sowie BENEDICT) berichtet. Besonders bemerkenswert und beweisend ist eine Beobachtung von BENEDICT an einem jungen, gesunden Physiologen, dessen fortlaufend bestimmter Grundumsatz stets normal war, bis die Nachricht von einem tödlichen Automobilunfall eines nahen Angehörigen ihn traf. Der Effekt war eine tagelang andauernde, langsam absinkende O_2-Steigerung, die am 2. Tag mit $+ 11\%$ ihr Maximum erreichte. Es kann also keinem Zweifel unterliegen, *daß sehr heftige Gemütsbewegungen vor allem depressiver Art bei vielen empfindlichen und leicht reagierenden Menschen mäßige bis mittelstarke Gesamtumsatzsteigerungen auslösen können*. Besonders stark ist die Reaktion manchmal bei hyperthyreotischen Kranken (bis $+ 270\%$) (Lit. bei SEGAL, BINSWANGER u. Mitarb.).

Wie liegen nun die praktisch weit wichtigeren Verhältnisse bei funktionellen und organischen Gehirnerkrankungen?

Da ist zunächst festzustellen, daß sonst normale und ausreichend ernährte *Neurotiker* (Neurasthenie, Hysterie, Angstneurose usw.), soweit bisher untersucht, keine Umsatzanomalien erkennen lassen. Ausnahmen im Sinne von Steigerungen scheinen nur bei schweren Angst- und Kriegsneurosen vorzukommen (ZIEGLER u. LEVINE). Bei der *Epilepsie* sind die Werte außerhalb der Anfälle normal (BORNSTEIN u. Mitarb. sowie DE CRINIS). Nur DAMON u. LE GRAND fanden unter 300 Kranken in 50% Abweichungen, die in $^2/_3$ der Fälle Erniedrigung, in $^1/_3$ Erhöhung betrafen.

In den selten untersuchten Krampfanfällen kommt es natürlich stets zu mehr oder weniger starken Steigerungen, die zum großen Teil wie bei intensiver Muskelarbeit Gesunder sich in die Nachperiode abklingend fortsetzen.

Die *Psychosen*, die immer noch unzureichend untersucht sind, verhalten sich verschieden, z. T. auch die gleichen Krankheiten in verschiedenen Stadien.

Bei der *progressiven Paralyse* wurden an fieberfreien Tagen entweder normale oder erniedrigte Werte gefunden (KAUFFMANN, BORNSTEIN, GRAFE u. a.). In einem Falle von KAUFFMANN betrug die Senkung sogar — 50%, bei einem paralytischen Stupor von GRAFE — 20%. Fortlaufende Untersuchungen in den einzelnen Stadien fehlen m.W. noch. Ursachen der gefundenen Stoffwechselsenkungen dürften wohl, abgesehen von der „seelischen Leere" solcher Kranken, paralytische Herde im Zwischenhirn sein. Über den Eiweißumsatz sind wir bisher nur unvollkommen unterrichtet (Lit. bei E. GRAFE).

Besonders bemerkenswert ist das Verhalten des Gesamtstoffwechsels bei *Schizophrenie* (Dementia praecox), da hier abnorm niedrige Zahlen in schweren Fällen die Regel sind (GRAFE, BORNSTEIN, KAUFFMANN, SCHILL, F. FISCHER u. a.).

Bei 10 katatonischen Stuporen von GRAFE bestanden 4 mal Erniedrigungen bis — 31%, in einem allerdings diagnostisch nicht ganz geklärten Falle sogar in langfristigen Kammerversuchen — 39%, einem Wert, wie er sonst nur bei Myxödem vorkommt. Die Erniedrigung ist im allgemeinen um so stärker, je tiefer und reaktionsloser der Stupor ist. Es liegt nahe, die Ursache in der völligen seelischen Leere, die meist bei solchen Kranken von den Psychiatern angenommen wird, und dem Fehlen jeder Großhirnreize auf die vegetativen Zentren im Zwischenhirn zu erblicken.

Auch bei *Idioten* ist der Grundumsatz manchmal erheblich erniedrigt (TALBOT).

Die Untersuchungen beim *manisch-depressiven Irresein* sind so spärlich (BORNSTEIN, OMOROKOFF, GRAFE, ZECKEL u. POSTHUMUS), daß darüber kaum etwas ausgesagt werden kann. Die meisten Werte für den O_2-Verbrauch auch im Stupor scheinen nicht von der Norm abzuweichen. Erhöhungen sind nur in einzelnen Fällen von ZECKEL u. POSTHUMUS beschrieben, wohl aber im depressiven Stadium Erniedrigungen, wie in der russischen Dissertation von OMOROKOFF sowie von ZECKEL u. POSTHUMUS.

Überblickt man die bisherigen Untersuchungsergebnisse bei Psychosen, so sind häufige Senkungen einwandfrei festgestellt, im übrigen aber ist das bisherige Beobachtungsmaterial noch viel zu klein, um irgendwelche abschließende Schlüsse zu ziehen. Die Psychiater haben im allgemeinen kein besonderes Interesse an derartigen Untersuchungen, und es muß zugegeben werden, daß sie methodisch meist sehr schwierig sind.

Literatur

I. Zusammenfassende Darstellungen über das Gesamtgebiet (Z)

BARKER, F. L.: Endocrinologie and metabolism, 5 Bände, New York und London 1922—25. — DU BOIS, E. F.: Basal metabolism in health and diseases, 3. Aufl. Philadelphia: Lea and Febiger 1936. — BOOTHBY, W. M., and J. SANDIFORD: Basal mebabolic rate determinations, Philadelphia and London 1920 und Physiologie Rev. 4, 69, 924 (1924).

GRAFE, E.: 1 Pathologische Physiologie des Gesamtstoff- und Kraftwechsels bei der Ernährung des Menschen. München: Bergmann 1923. — 2 Die Pathologie des Gesamtstoffwechsels in Hdb. der normalen u. pathol. Physiologie. Bd. V. S. 260 (1928).

LANG, K., u. O. F. RANKE: Stoffwechsel u. Ernährung. S. 3. Berlin-Göttingen-Heidelberg: Springer 1950. — LANG, K., u. R. SCHÖN: Die Ernährung. S. 65. Berlin-Göttingen-Heidelberg: Springer 1952. — LUSK, G.: Science of nutrition, 4. Aufl. Philadelphia und London: Saunders 1928.

OPPENHEIMER, C.: Handb. d. Biochem. 2. Aufl. einschläg. Kapitel bes. Bd. VI. u. VII. Jena: Fischer 1926—27, und Ergänzungswerk 3. Bd. (1936).
TERROINE, E. F., u. E. ZUNZ: Le metabolisme de base. Paris: Presse univ. des France 1925.

II. Arbeiten der Einzelgebiete

Erkrankungen der Inkretdrüsen

ASTWOOD, E. W., and others: Endocrinology (Springfield, Ill.) **32**, 210 (1943). — AUB, C., FORMAN and BRIGT: Amer. J. Physiol. **61**, 340 (1922).
BANSI, A. W.: Krankheiten der Schilddrüse. Hdb. d. inn. Med. 4. Aufl.Bd. VII, S. 457 (1955). — BERGMAN, G. v.: Z. exper. Path. u. Ther. **5**, 43 (1909). — BERNSTEIN u. FALTA: Dtsch. Arch. klin. Med. **125**, 233 (1918). — BLUM, F.: Virchows Arch. **188**, (1899). — BOOTHBY, L. M.: Arch. Int. Med. **56**, 136 (1935).
CAREY and BLUMFIELD: Minnes. Med. **16**, 396 (1933). — CHVOSTEK, O.: M. Basedowi und die Hyperthyreosen, Encykl. d. Klin. Med. Berlin: Springer 1917. — CHWALLA, R.: Die Überfunktion der Nebennieren. Wien-Bonn: W. Maudrich 1955. — CUSHING and DAVIDOFF: Arch. Int. Med. **39**, 673 (1927).
ERFF, A. W., u. JEDSINKI: Klin. Wschr. **1945**, 317. — EPPINGER, H.: Lehrb. d. inner. Med. 5. Aufl. 2. Bd. 188. Berlin: Springer 1942.
FALTA, W.: Die Erkrankungen der Blutdrüsen. 2. Aufl. Wien und Berlin: Springer 1928. — FANCONI, G.: Nebenschilddrüsen. Hdb. d. inn. Med. 4. Aufl. Bd. VIII, S. 924 (1955). — FULTON and CUSHING: Arch. Int. Med. **50**, 649 (1932).
GALE and GALE: Lancet. **1931**, 1287. — GOLYAKOWSKI: zit. nach JUSCHTSCHENKO, Biochem. Z. **15**, 365 (1909).
HARRINGTON: The Thyreoid Gland. Jts. Chemistry and Physiology. London: Oxford Press 1933. — HARTMAN, F. A., and K. A. BROWNELL: The adrenal Gland. Philadelphia: Lea and Febiger 1949. — HERTOGHE: Die Rolle der Schilddrüse bei Stillstand und Hemmung des Wachstums und der Entwicklung und der chron. gutartige Hypothyreoidismus, deutsch v. SPIEGELBERG. München 1900. — HILL, R. B.: Calif. Stat. J. Med. **19**, 363 (1921).
VON JAGIC und FELLINGER: Erkrank. d. Drüsen und inn. Sekretion. Wien 1937. — JORES, A.: Klinische Endokrinologie. Berlin: Springer 1939. — JORES, A.: Hdb. d. inn. Med. 4. Aufl. Bd. VIII. 1. Teil S. 1 ff. (1955).
KENDALL, S. C.: J. Amer. Med. Assoc. **64**, 2042 (1915). — J. of Biol. Chem. **43**, 149 (1920). Industr. Engin. Chem. **17**, 525 (1925). — KESTNER, O., LIEBESCHÜTZ, PLAUT u. SCHADOW: Klin. Wschr. **1926**, 1646. — KÖHLER: J. Amer. Med. Assoc. **91**, 1457 (1928).
LAUTER, K., u. JENKE: Dtsch. Arch. klin. Med. **146**, 323 (1925). — LIEBESNY, P.: Med. Klin. **1922**, 628. — LÖFFLER, W.: Z. klin. Med. **87**, 280 (1919). — LÖHR u. WILMANNS: Verh. dtsch. Ges. inn. Med. 293 (1937).
MAGNUS-LEVY, A.: Berl. klin. Wschr. **1895**, Nr. 30. — Z. klin. Med. **33**, 269 (1897). — VON NOORDENS Hdb. d. Pathol. d. Stffw. 2. Aufl. 2. Bd. 325. Berlin: Hirschwald 1907. — MARINE and BAUMANN: Amer. J. Physiol **61**, 326, 349 (1922). — J. Metab. Research. **1**, 1, 777 (1922). — MARTINI, P.: Dtsch. med. Wschr. **1955**, 1696. — MARX, H.: Innere Sekretion. Hdb. d. Inn. Med. 3. Aufl. Bd. VI/ S. 1 (1941). — MEANS, J. H.: The thyroid and its diseases, 2. ed. Philadelphia-London-Montreal: Lippincott 1948. — MOEBIUS: Die BASEDOWsche Krankheit. NOTHNAGELS Hdb. 2. Aufl. 22 (1906). — MÖLLER: Acta med. scand. (Stockh.) Suppl. **21**, 1 (1927). — MÜLLER, FR.: Dtsch. Arch. klin. Med. **51**, 335 (1893).
PLUMMER, H. S., and W. M. BOOTHBY: Amer. J. Physiol. **55**, 295 (1921). — PLUMMER, H. S.: J. Amer. Med. Assoc. **77**, 243 (1921). — Oxford. Med. rewritten **3**, 852 (1923).
READ: Arch. Int. Med. **34**, 553 (1924).
SCHITTENHELM, A.: zit. bei EPPINGER. — SCHITTENHELM, A., u. EISSLER: Klin. Wschr. **1932**, 9, 1092. — Z. exper. Med. **86**, 275, 290 (1933). — SHAFFER: Amer. J. Physiol. **23**, 1 (1908).
THADDEUS: Z. klin. Med. **110**, 611 (1929). — TRENDELENBURG, P.: Die Hormone. Bd. I, (1929); Band II, (1934). Berlin: Springer.
WARREN: Clifton Med. Bull. **15**, 161 (1929). — WINKLER, A. W.: Disorders of the Thyroid Gland, in DUNCANS Diseases of metabolsm, 2. ed. S. 896. Philadelphia and London: W. B. Saunders and Co. 1947.

Anomalien des Gesamtstoffwechsels bei afebrilen Blut- und Drüsenerkrankungen

BRÉZA, J. v.: Arch. exper. Path. u. Pharmakol. **117**, 240 (1926).
CURSCHMANN, H., u.BACHMANN: Dtsch. Arch. klin. Med. **152**, 280 (1926).
GRAFE, E.: Dtsch. Arch. klin. Med. **102**, 406 (1911); **118**, 148 (1915).—Klin.Wschr.**1922**,6 2

HEILMEYER, L., u. H. BEGEMANN: Die Blutkrankheit in Hdb. d. inn. Med. 4. Aufl. Bd. 2 (1951).
KRAUS, F., u. CHVOSTEK: Wien. med. Wschr. 1891, 33. — Z. klin. Med. 22, 449 (1897).
LAUTER, O., u. JENKE: Dtsch. Arch. klin. Med. 146, 323 (1925).
MEYER u. E. DU BOIS: Arch. Int. Med. 17, 905 (1916). — MORAWITZ, P., u. J. PRATT: Münch. med. Wschr. 1908, 35. — Arch. exper. Path. u. Pharmakol. 60, 289 (1909).
PETTENKOFER, M., u. C. VOIT: Z. Biol. 5, 319 (1869).
RIDDLE and STURGIS: Arch. Int. Med. 39, 255 (1927). — ROSENQVIST: Z. klin. Med. 49, 193 (1903).
STRIECK, F., u. N. MULHOLLAND: Dtsch. Arch. klin. Med. 162, (1928).
TOPPER: Acta paediatr. (Stockh.) 16, 189 (1933).
WARBURG, O.: Z. physiol. Chem. 59, 112 (1909). — WETZEL: Anat. Anz. 53, (1920).

Anomalien des Gesamtstoffwechsels bei nichtinfektiösen Lungen- und Kreislaufkrankheiten

BAUER, H.: Verh. dtsch. Ges. inn. Med. S. 148 (1927). — BLUMENGART, LEVINE and BERLIN: Arch. Int. Med. 51, 866 (1933). — BOHNENKAMP, H.: Münch. med. Wschr. 1927, 175.
CASPARI, W.: OPPENH. Hdb. d. Bioch. 2. Aufl. 8, 636 (1925).
EPPINGER, H., F. KIRCH u. H. SCHWARZ: Das Versagen des Kreislaufs. Berlin: Springer 1927.
FRAENKEL, A.: Virchows Arch. 67, 273 (1876).
GROLLMANN: Amer. J. Physiol. 89, 366 (1929).
LILJESTRAND: Skand. Arch. Physiol. 35, 199 (1918). — LOEWY, A.: Stoffwechsel d. Organe. OPPENH. Hdb. d. Bioch. 2. Aufl. Bd. 6, 69 (1924).
MASTER: J. Amer. Med. Assoc. 105, 337 (1935).
PEABODY, MEYER and E. DU BOIS: Arch. Int. Med. 17, 980 (1916). — PEABODY, WENTWORTH and BARKER: Arch. Int. Med. 20, 468 (1917).
SENATOR, H.: Virchows Arch. 42, 1 (1868). — Z. Biol. 50, 163 (1908).
WEIZSÄCKER, V. v.: Stoffwechsel u. Wärmebildung d. Herzens. Hdb. d. norm. u. path. Physiol. 2, 14 (1926).

Anomalien des Gesamtstoffwechsels bei Nierenkrankheiten

BRÖCKER u. KEMPMANN: Münch. med. Wschr. 1930, 8.
CSERNA, ST., u. G. KELEMEN: Biochem. Z. 53, 41 (1913).
DÜRR, R.: Z. exper. Med. 46, 573 (1925).
EPSTEIN u. LANDE: Arch. Int. Med. 30, 563 (1922).
LINDER, HILLER and D. VAN SLYKE: J. Clin. Invest. 1, 247 (1925).
STAUDER and PECKHAM: Arch. Int. Med. 25, 241 (1920).
TANGL, F.: Biochem. Z. 34, 1 (1911); 53, 36 (1913).

Anomalien des Gesamtstoffwechsels bei hepatolienalen Erkrankungen

AUB, J. C., u. J. H. MEANS: Arch. Int. Med. 28, 173 (1921).
BIERENS DE HAAN: Über den Stoffwechsel bei der Lebercirrhose, Inaug. Diss. Leyden, ref. MALYS Jahrb. 27, 583 (1897).
EPPINGER, H., u. E. RANZI: Die hepatolienalen Erkrankungen. Enzyclop. d. klin. Med. Berlin: Springer 1920.
GRAFE, E.: Dtsch. Arch. klin. Med. 139, 354 (1920).
LIEBESNY u. SCHWARZ: Wien. klin. Wschr. 1922, 882.
RETTIG, K.: Arch. exper. Path. u. Pharmakol 76, 345 (1914).
SCHWERINER: Berl. klin. Wschr. 1920, 1199.
TOMKINS, E. H., H. H. BRITTINGHAM and C. H. DRINKER: Arch. Int. Med. 23, 44 (1919).
UMBER, F.: Z. klin. Med. 55, 289 (1904). — Münch. med. Wschr. 1912, Nr. 27.

Anomalien des Gesamtstoffwechsels bei malignen Tumoren

BAUER, K. H.: Das Krebsproblem. Einführung in die allgemeine Geschwulstlehre. Berlin-Göttingen-Heidelberg: Springer 1949.
CHISHOLM, R. A.: J. of Path. 15, 192 (1910). — COHNHEIM, O., u. E. VON DUNGERN: Festschr. d. Eppend. Krankenh. S. 33. Hamburg: Voss 1914.
GRAFE, E.: Klin. Wschr. 1922, 62.
KLEMPERER, O.: Z. klin. Med. 16, 550 (1889).

LAUTER u. JENKE: Dtsch. Arch. klin. Med. 146, 331 (1925).
MASON: Canad. Med. Assoc. 18, 681 (1928). — MÜLLER, F.: Z. klin. Med. 16, 496 (1889).
STRIECK, F., u. H. B. MULHOLLAND: Dtsch. Arch. klin. Med. 162, 51 (1928).
WALLENSTEIMER, E.: Dtsch. Arch. klin. Med. 116, 145 (1914). — WARBURG, O.: Referat,
5. Kongr. der Ges. für Verd.- u. Stoffwechselkrankheiten Verh. 271 (1926).

Anomalien des Gesamtstoffwechsels bei psychischen Vorgängen

ALEXANDER, F. G., u. H. CSERNA: Biochem. Z. 53, 100 (1913). — AUB, J. C.: J. Amer. Med.
Assoc. 79, 95 (1922).
BASS: Z. Biol. 18, 161 (1923). — BENEDICT, F. G.: Carnegie Inst. of Washington. Publ.
203, 343 (1915). — BENEDICT, F. G., u. E. BENEDICT: Carnegie Inst. of Washington, Public
446, 83 (1933). — BENEDICT, F. G.: Amer. J. Physiol. 110, 521 (1935). — BETHE, A.: All-
gemeine Anatomie u. Physiol. des Nervensystems. Leipzig 1903. — BORNSTEIN, A.: Mschr.
Psychiatr. 26, 393 (1908). — BORNSTEIN, A., u. STROMANN: Arch. f. Psychiatr. 47, 154 (1910).
CANNON: Bodily Changes in Pain, Hunger, Fear and Rage. New York: Appeton 1915. —
CHLOPIN u. OKUNESWSKIS: Arch. f. Hyg. 91, 317 (1924). — CRINIS, M. DE: Z. Neur. 99, 718
(1925).
DAMON, A., and LE GRAND: Arch. of Neur. 28 (1932).
ERNST, P.: Pathol. Anat., hersg. von L. ASCHOFF: 2, 395 (1919).
FISCHER, S.: Klin. Wschr. 1927, 1987. — Z. Neur. 147 (1933).
GAYDA: Arch. di Fisiol 12, 235 (1914). — GRAFE, E.: Dtsch. Arch. klin. Med. 102, 15
(1911). — Der Stoffwechsel bei psychischen Erkrankungen. Hdb. d. norm. u. path. Phys. 5,
199 (1928). — GRAFE, E., u. O. TRAUMANN: Z. Neur. Orig. 62, 237 (1920). — GRAFE, E., u.
K. MAIER: Z. Neur. Orig. 86, 247 (1923). — GRAFE, E., u. E. GRÜNTHAL: Klin. Wschr. 1929,
1013. — GRÜNTHAL, E., N. MULHOLLAND u. F. STRIECK: (unter GRAFE) Arch. exper. Path. u.
Pharmakol. 145, 35 (1929).
JUNGBLOED, J., u. B. W. GRUTHERNIK: Nederl. Tijdschr. Geneesk. 1943, 76.
KAUFFMANN, M.: Beiträge zur Path. d. Stoffw. bei Psychosen. 2. T. Jena: Fischer 1910. —
KESTNER, O., u. H. W. KNIPPING: Klin. Wschr. 1922, 1353.
LANDIS: Amer. J. Physiol. 74, 188 (1925).
OMOROKOFF: Der Stoffwechsel bei manisch-depress. Irresein. Dissert. Petersburg 1909.
PERITZ, P.: Die Bioch. d. Zentralnervens. i. OPPENHEIMERS Hdb. d. Bioch. 2. Aufl. (1909). —
Erkrank. d. Nervensystems 4, 147 (1910). — Ergänz. Bd. 3, 266 (1936). — PUCCA, A.: Riv.
Psicol. 33, 38 (1937).
ROSENBLUM: Arbeitsphysiologie 6, 214 (1932). — ROWLES and PATRICK: J. Exper.
Physiol. 17, 847 (1934).
SCAFFIDI, V.: Biochem. Z. 25, 24 (1910). — SCHILL, E.: Z. Neur. 70, 202 (1921). — SEGAL,
BINSWANGER and STROUSE: Arch. Int. Med. 41, 854 (1923). — SPECK: Arch. exper.
Path. u. Pharmakol. 15, 81 (1882).
TALBOT, F. B.: Physiologic. Rev. 5, 477 (1925). — Amer. J. Dis. Childr. 16, 39 (1918).
WARBURG, O., K. POSENER u. E. NEGELEIN: Biochem. Z. 152, 309 (1924). — WINTERSTEIN,
H.: Münch. med. Wschr. 1918, 1312.
ZIEGLER and LEVINE: Amer. J. Med. Sci. 159, 68 (1925). — ZECKEL u. POSTHUMUS:
Schweiz. Arch. Neur. 33 (1934).

II. Die Erkrankungen des Fettstoffwechsels

Wenn man bedenkt, wie enorm kompliziert der Anbau, Abbau und Umbau der
Fette ist, wieviel Stadien dabei durchlaufen werden müssen und welche Zahl von
Fermenten, Vitaminen, Hormonen und Nerveneinflüssen notwendig sind, um den
normalen Ablauf des Stoffwechsels auf diesem Gebiete zu garantieren, so ist man
erstaunt, daß es nur so wenige Fettumsatzkrankheiten gibt und diese z. T. sehr
selten sind. Sie beschränken sich auf die Fettsucht, die sehr viel seltenere Magersucht und die ganz besonders seltenen Lipoidosen. Während die Fettleibigkeit eine
wohl definierte, leicht erkennbare Krankheit ist, stellt die Magersucht einen eigenartigen Sonderfall der allgemeinen Magerkeit dar. Die Lipoidosen schließlich sind
Speicherkrankheiten einzelner normaler Lipoide.

In allen Fällen handelt es sich fast ausschließlich um quantitative Abweichungen von der Norm, nicht etwa, wie bei Diabetes mellitus, um tiefgreifende qualitative Störungen.

1. Einleitendes

a) Anatomie und Physiologie des Fettgewebes

Das *Fettgewebe* ist eine besondere Form des aus dem Mesoderm-Mesenchym sich entwickelnden Bindegewebes. Im 4. Embryonalmonate treten hier in einzelnen Zellen die ersten feinen Fettkörnchen auf. Sie vergrößern und vermehren sich und schmelzen dann zu Fett-Tropfen zusammen. Der Kern rückt dabei an die Peripherie, und die Bindegewebszelle wird damit zur Fettzelle. Das Fettgewebe ist sehr inert und beteiligt sich selbst bei Krankheiten außer Über- und Unterernährung höchstens ausnahmsweise an dem Allgemeingeschehen im Organismus, obwohl es reich an Wanderzellen ist. Der Fettkörper der abgemagerten Ratte verliert rasch sein Fett. Werden seine leeren Fettzellen transplantiert, so können sich besonders in der Bauchwand große lipomartige Wucherungen bilden, die bis zum 500fachen des Transplantates betragen können (HAUSBERGER). Fett kommt aber nicht nur im eigentlichen Fettgewebe, sondern fein verteilt in Körnchen- und Tröpfchenform in den Zellen fast aller anderen Körpergewebe vor, besonders in drüsigen Organen, vor allem der Leber, selbst in Muskulatur- und Knorpelzellen sowie Leukocyten.

Die von einer Membran umschlossene Fettzelle ist reich mit Capillaren und Nervenfasern (STÖHR) versorgt und steht damit in nächster Beziehung und Abhängigkeit sowohl vom Gefäß- wie vom Nervensystem.

Die nervöse Versorgung geschieht durch vegetative Nerven. Wie das geschieht, ist noch sehr umstritten. BOEKE, REINER, SUNDER-PLASMANN und vor allem STÖHR nehmen ein feinstes neurofibrilläres Netzwerk, ein sogenanntes Terminal-Reticulum an, das ,,die Zellen der Erfolgsorgane oft wie ein Schleier umhüllt und häufig mit zarten Ausläufern in das Plasma der versorgten Zellen hineinversenkt ist''. Infolgedessen kann ,,von einer scharfen Trennung zwischen Bindegewebe und Nervensystem keine Rede sein; beide Gewebsarten scheinen in der Grundsubstanz des Bindegewebes kontinuierlich ineinander überzufließen'' (STÖHR).

Ob dieses Terminalreticulum tatsächlich aus feinen Nervenfasern besteht, ist aber noch sehr fraglich. Dagegen spricht, daß es auch mit der Silbercarbonatmethode von RIO HORTEGA, die keine Nervenfasern färbt, zur Darstellung kommt und andererseits mit der CAJALschen Methode, die nur Nervenfasern färbt, nicht gefunden wird (NONIDEZ). Auch E. HERZOG lehnt auf Grund neuester Arbeiten von DE CASTRO u. a. (Lit. bei HERZOG) in einer 1948 erschienenen Arbeit die nervöse Natur des Terminalreticulum ab.

Der Streit der Histologen ist für den Kliniker nur von untergeordnetem Interesse. Für uns genügt es zu wissen, daß das Fettgewebe reichlich mit vegetativen Nerven versorgt ist.

Die Fettläppchen oder Fettverbände des sogenannten ,,weißen Fettes'' bestehen aus Konglomeraten dieser stark lichtbrechenden, weißlich gelben Fettzellen. Sie machen die Hauptmasse des Körperfettes aus und sind in kleineren oder größeren Anhäufungen vor allem im Unterhautgewebe, im Netz, am Darm, um die Nieren, im Mediastinum, um die serösen Häute, in den Augenhöhlen, im Gesicht und im Knochenmark abgelagert. Das sogenannte ,,braune'' Fett aus bräunlichen, mehrfach gekammerten Zellen findet sich meist schärfer abgegrenzt, vor allem in der Nachbarschaft des Magendarmkanals und mancher großen Gefäße. Bei Fettschwund schrumpfen entweder die Zellen unter Verlust ihres Inhaltes oder sie behalten unter Aufnahme einer serösen Flüssigkeit ihr Volumen, wie wir es vor allem bei erfolgreichen Entfettungskuren sehen. Auch entzündliche Atrophien infolge von Neubildungen von der Zellmembran aus sind beschrieben worden.

Das neugeborene Kind hat sowohl subcutan wie retroperitoneal ein gutes Fettpolster, das in den ersten Lebensjahren zum großen Teil verschwindet. Um das 10. Lebensjahr stellt sich dann allmählich, am ausgesprochensten beim Mädchen, die für den Erwachsenen charakteristische starke Fettablagerung an Gesäß, Hüften, Oberschenkeln und Bauch ein. Sie ist bei der Frau schon normalerweise stärker entwickelt als beim Manne und hat auch eine stärkere Neigung, sich zu vergrößern.

Nach Voit macht das Fettgewebe beim normalgestalteten gesunden Manne 18% des Körpergewichtes aus. Bischoff gibt Schwankungen zwischen 14—28% an. Neueste Analysen von Keys u. Brozek (1953) finden als Durchschnitt 14%, wobei die Zahlen mit dem Alter ansteigen, bei Männern von 9,9% im 21. Lebensjahre auf 25,2% im 55. Jahre, die entsprechenden Zahlen bei Frauen sind 26,1 bis 38,8%. Bei den genannten Zahlen handelt es sich nicht etwa um reines Fett. Die Werte dafür liegen viel tiefer. Das Fettgewebe enthält aber stets *Wasser* in wechselnden Mengen. C. von Voit gab 30% Wassergehalt des Fettes an. Diese Zahl ist wohl zu hoch. Bozenrad (unter Moritz) fand für seine 21 Fälle, die bis auf 4 nur Frauen betrafen, Schwankungen in den weiten Grenzen von 7—46%, Schirmer sogar von 5—71%. Mittelwerte waren für Magere 28,2%, für Fette 13,2%. Als Durchschnitt kann man für den gesunden, normal großen und normal gebauten Menschen wohl etwa 20% rechnen, während der Gesamtorganismus etwa 60—70% Wasser enthält. Bestimmungen der Fettmenge im Einzelfalle etwa über das spezifische Gewicht sind sehr schwierig und ungenau.

Fettstärke und Fettverteilung sind bei den einzelnen Völkern und Rassen sehr verschieden und hängen z. T. auch von der jeweilgen Mode und dem herrschenden Schönheitsideal ab. Bekannt ist der Fettsteiß der Hottentottenfrauen. Auch die Lebensalter sind von Einfluß. Mit zunehmendem Alter nimmt bei vielen Menschen, besonders bei Frauen, die Fettablagerung zu, während andere und die meisten Tiere abmagern, so daß immer wieder der Verdacht auf ein beginnendes Carcinom auftaucht. Diese Gewichtsabnahme ist angesichts der sinkenden allgemeinen Leistungsfähigkeit eine sehr günstige Selbststeuerung des Organismus.

Das Fett hat im Körper 4 große *Aufgaben* zu erfüllen: 1. Energie zu entwickeln, 2. Vorratssubstanz zu sein, 3. Stütze und Polster zu liefern und 4. Wärmeschutz zu geben. Für die 1. Aufgabe ist es wegen seines hohen Brennwertes von 9,3 Cal pro 1 g besonders geeignet. Schon 50 g genügen, um etwa ein Viertel des gesamten Calorienbedarfs beim normalen Menschen zu decken.

Der Calorienspeicher im Fettgewebe ist sehr beträchtlich. Glatzel [(Z), S. 482] hat auf Grund der oben genannten Zahlen von Voit berechnet, daß rund 80 000 Cal in den Fettlagern für Notzeiten zur Verfügung stehen. Das entspricht dem Gesamtbedarf eines Menschen von 70 kg für etwa einen Monat.

An vielen Stellen, die dem Drucke besonders ausgesetzt sind, wie Gesäß, Handflächen und Fußsohlen, z. T. auch Beugeseiten der Gelenke oder Organe, die zum Schutze gegen Zug besonderer Polsterung bedürfen, wie Nieren und Därme, ist es besonders reichlich vertreten. Wie wichtig es da ist, zeigt sich oft erst in Zeiten des Schwindens, wie beim ren mobilis und der Enteroptose.

Für den Wärmeschutz, den es der gesamten Körperoberfläche verleiht, ist Fett besonders geeignet wegen seiner schlechten Wärmeleitfähigkeit, die 3 mal so schlecht ist wie die des Wassers. Sie steigt allerdings mit dem Wassergehalt und der Stärke der Durchblutung, Variationen, die für die physikalische Wärmeregulation von Bedeutung sind. Die spezifische Wärme des Fettgewebes ist merkwürdigerweise größer als diejenige des reinen Fettes.

b) Der normale Fettstoffwechsel

Chemisch zerfallen, wie schon früher ausgeführt, die Fette in Neutralfette, Wachse und Lipoide. Die mittlere Gruppe scheidet für den Menschen und fast alle Säugetiere aus. Die Neutralfette sind Glycerinester höherer Fettsäuren, vor allem solche mit *gerader* Zahl der Kohlenstoffketten, wie Stearinsäure ($C_{18}H_{36}O_2$), Palmitinsäure ($C_{16}H_{22}O_2$) und Oleinsäure ($C_{16}H_{34}O_2$). Die letztere ist ebenso wie Linolsäure ($C_{18}H_{32}O_2$) mit zwei Doppelbindungen, die Linolensäure ($C_{18}H_{30}O_2$) dreifach ungesättigt. Auch eine Reihe anderer gesättigter und ungesättigter Fettsäuren kommen im Körper vor oder lassen sich nach Verfütterung einlagern. Nach HILDITCH sind alle Fettsäuren, die mehr als ein Drittel der gesamten Fettsäuren bilden, in jedem Triglyceridmolekül enthalten. Von den Lipoiden wird am besten erst im Zusammenhang mit ihren Speicherformen, den Lipoidosen die Rede sein.

Zum kleinsten Teil im Magen, hauptsächlich aber im Darme, erfolgt die *Zerlegung* der Neutralfette durch Lipasen in Glycerin und Fettsäuren. Die Verbindungen mit Gallensäuren, wie schon PFLÜGER [Lit. bei K. LANG (Z), S. 255] feststellte, ermöglicht ihre Aufsaugung durch die Darmwand. Diese bisher allgemein akzeptierte Auffassung erfährt aber durch neuere Untersuchungen mindestens eine erhebliche Einschränkung, denn mit Deuterium markierte Fettsäuren werden auch bei komplettem Galleabschluß völlig resorbiert. Das Fäkalfett enthält nichts mehr davon, so daß angenommen werden muß, daß dies von der Darmwand ausgeschieden wird (SCHOENHEIMER u. Mitarb., SHAPIRO, RITTENBERG). In der Darmwand erfolgt wie bei den Kohlenhydraten wahrscheinlich ein Phosphorylierungsprozeß durch intermediäre Phosphatidsynthese, vermutlich in Bindung an Glycerinphosphorsäure (VERZÁR u. Mitarb. u. a.). Dafür spricht das gleichzeitige Ansteigen von Fett- und Phosphatspiegel im Blute bei Fettverdauung, ferner die Phosphatbildung unter Verwendung von P^{32} in der Darmwand (CHAIKOFF u. SILVERSMIT). Wahrscheinlich sind Phosphatide sogar eine wichtige Transportform der Neutralfette. Wichtiger als die noch umstrittene Phosphorylierung scheint für die Resorption die Bildung feinster Emulsionen zu sein, da dann sogar emulgiertes Paraffin resorbiert werden kann (FRAZER u. Mitarb.), sicher aber unaufgespaltenes Fett.

Die Transportwege sind ausschließlich die mesenterialen Lymphbahnen, die in den Ductus thoracicus einmünden. Neuere Isotopenversuche haben das mit Sicherheit erwiesen. Am Ductusende erst erfolgt der Eintritt ins Blut, so daß auch die Leber erst indirekt Fett zugeführt erhält [Lit. bei K. LANG (Z)]. Der Resorptionsverlust beträgt bei mittleren Mengen und normalem Gallefluß etwa 10%. Fett findet sich im Kot auch bei fettfreier Ernährung in Mengen von 3 g und mehr (HEUPKE). Es stammt wohl z. T. aus der Galle, z. T. aus der Sekretion von Darmdrüsen. Der Fettgehalt des Blutes beträgt nüchtern für das Gesamtfett 0,5—0,7 mg-%, für Neutralfett etwa die Hälfte. Je nach Menge des Nahrungsfettes kommt es zu Steigerungen bis 0,8% bzw. für das Neutralfett sogar von 0,50 mg-%. Stets sind bei den Steigerungen, die gewöhnlich nach 2 Std einsetzen, nach 3—6 Std ihren Höhepunkt erreichen und nach 8—20 Std abgeklungen sind, auch die Lipoide beteiligt.

Gleichzeitig steigt auch die Serumlipase an und merkwürdigerweise auch der Blutzucker, was als Argument für die Zuckerbildung aus Fett zum mindesten der Glycerinkomponente verwandt wird.

Die *Ablagerung* erfolgt in den Depots des Fettgewebes für ungesättigte Fettsäuren leichter als für gesättigte und für niedrigere erst nach Synthese zu höheren. Die Avidität des Fettgewebes ist so groß und so weitgehend unabhängig von der

Fettzufuhr, daß SCHOENHEIMER u. Mitarb. mit der Deuteriummethode bei einer Kost, die nur 1% Fett enthielt, von dieser kleinen Menge mehr als 47% in den Fettdepots nachweisen konnten. Nur ein sehr kleiner Teil des Nahrungsfettes geht in die Leber. Der Fettgehalt steht hier in umgekehrtem Verhältnisse zum Glykogengehalt. Nur bei der Mast von Gänsen kann er manchmal bis zu 50% hinaufgetrieben werden. Da, wo wir beim Menschen größere Mengen von Fett in der Leber finden, handelt es sich fast stets um Transportfett aus den Fettdepots bei sinkendem Glykogengehalt.

Die Fettzellen enthalten außer Neutralfetten und Lipoiden die zum Auf- und Abbau wichtigsten Fermente wie Lipasen, Dehydrasen, welche gesättigte Fettsäuren in ungesättigte verwandeln, Phosphorylasen für die Glykogenbildung aus Zucker über den Coriester, Phosphatasen, Oxydasen und glykolytische Fermente sowie Carotinoide (ZECHMEISTER), was für die Bedeutung des Vitamins A für die Fettbildung, vielleicht auch Fettverbrennung spricht.

Fettbildner sind auch die Kohlenhydrate und Eiweiß, und zwar ganz vorwiegend im Fettgewebe selbst. Es sind das Prozesse, die offenbar dauernd vor sich gehen, wenn Überschüsse an diesen Nährstoffen zur Resorption kommen. Besonders gilt das für die Kohlenhydrate. Es ist sehr interessant, daß DE WITT, STETTEN jr. u. Mitarb. fanden, daß schweres Wasser (Deuterium), das in verfütterte Kohlenhydrate eingebaut war, bei einer eben ausreichenden Kohlenhydratkost bei Ratten nur zu 3% im Glykogen, aber zu 30% im Fett sich nachweisen ließ. Der Rest war oxydiert worden.

Die Stärke der Umwandlung der Kohlenhydrate in Fette läßt sich aus der Höhe des R Q $\left(\text{respiratorischer Quotient } \frac{CO_2}{O_2}\right)$ ersehen. Da die ersteren erheblich mehr O_2 enthalten als die letzteren, so muß der Quotient über 1,0, den Wert reiner Kohlenhydratverbrennung, ansteigen. Bei der Mästung von Tieren, besonders Gänsen, wurden Werte von 1,38 (BLEITREU) bis 1,54 (WIERZUCHOWSKI-LING) beim Menschen bis 1,20 (GRAFE) gefunden. 1 l CO_2 oberhalb eines R Q von 1,0 entspricht 0,803 Cal, 1 g CO_2-Überschuß einer Fettbildung von 0,99 g (LUSK). Fügt man diese Berechnung in die Bestimmung der errechneten Calorienproduktion ein, so decken sich indirekte und direkte Calorien innerhalb der Fehlerquellen völlig. Auch unterhalb eines Nichteiweißquotienten von 1,0 finden bei kohlenhydratreicher Nahrung Fettbildungen aus Zucker statt. Sie sind aber anscheinend so geringfügig, daß sie durch Vergleich der direkten und indirekten Calorimetrie nicht sicher gefaßt werden können.

Unter der Annahme, daß aus 9 Molekülen Glucose 2 Moleküle Stearinsäure entstehen können, hat MAGNUS-LEVY folgende Umwandlungsgleichung aufgestellt:
$$282,5 \text{ g Glucose} = 100 \text{ g Fett} + 48,1 \text{ g } H_2O + 1,4 \text{ g } H_2 + 133 \text{ g } CO_2.$$
Eine ähnliche von BLEIBTREU, die LUSK etwas umgestaltete, mit 270,06 g Zucker wurde schon S. 11 erwähnt. Beide weichen nur um 12,5 g voneinander ab, und es ist schwer zu sagen, welches die exaktere ist. Der Umwandlungsprozeß verläuft exotherm mit einem Wärmeverlust von 4,2% des Kh-Brennwertes (LUSK).

Während unveränderter Zucker im Fettgewebe nur in kleinen Mengen nachzuweisen ist, kann sich bei starker Überernährung mit Kohlenhydraten beim Tiere die Stapelform, das Glykogen, in recht beträchtlichen Mengen dort ansammeln [zahlreiche Untersuchungen, zit. bei GLATZEL (Z)]. Daneben sind auch Brenztraubensäure und Acetaldehyd mit ihren C_3-Ketten gefunden worden (WERTHEIMER-HOFFMANN), dagegen merkwürdigerweise nie Fettsäuren mit C_4-C_{14} C-Atomen. Die gespeicherten Glykogenmengen sind nicht notwendig Bildungsmaterial für Fette, sondern können auch Depot für die Bedürfnisse des Kohlenhydratstoffwechsels wie in der Leber sein, die ihren Glykogengehalt nicht über 18% (Schöndorff) hinaussteigern kann, das Gesamttier nicht über 3,7% (Schöndorff); der Muskel vermag Glykogen in nennenswerten Mengen (über 1—2%) überhaupt nicht zu speichern.

Fett kann auch aus Eiweiß gebildet werden. Pflüger u. a. hatten das früher im Gegensatz zu Voit u. Pettenkofer geleugnet. Da die Zuckerbildung aus Eiweiß ebenso wie die Fettbildung aus Zucker schon lange bewiesen war, so mußte ja auch eine Fettbildung aus Eiweiß möglich sein. Ob es dazu tatsächlich kommt, ist seit Pettenkofer u. Voit, die sogar das abgelagerte Fett in erster Linie auf das Nahrungseiweiß zurückführten, viel diskutiert worden [Lit. bei Lusk und Jost (Z)]. Der sichere Beweis gelang erst Lusk u. Mitarb. durch direkte und indirekte Calorimetrie bei Fütterung enormer Eiweißmengen (1200 g Fleisch bei einem Hunde von 10 kg Gewicht). Dabei stieg R Q von dem Eiweißwert von 0,802 auf 0,842, was nur zu 40—50% durch Zuckerbildung aus Eiweiß bedingt war. Es fragte sich nur, ob dabei immer der indirekte Weg über das Kohlenhydrat vom Organismus beschritten wird oder ob eine direkte Bildung möglich ist. Diese Frage ist auch heute noch nicht spruchreif, wenn auch verschiedene Wege theoretisch möglich sind. Sicher ist, daß anscheinend nur solche Aminosäuren nach ihrer Desaminierung in Fett übergehen können, die wie Glykokoll, Alanin, Cystein u. a. Zuckerbildner sind. Die ketogenen, für deren Umwandlung auch Wege denkbar wären, können es höchstwahrscheinlich nicht. Die Jodzahl des abgelagerten Fettes nach starker Eiweißfütterung ist die gleiche wie bei Kohlenhydratüberernährung. Der Umbau der Aminosäuren zu Fettsäuren und Glycerin geschieht nach Desaminierung über die entsprechenden Ketosäuren. Die hier eingeschlagenen Wege sind, je nach der Art der Aminosäuren, ganz verschieden und z. T. noch ungeklärt. Was darüber bekannt ist oder sich vermuten läßt, berichten Jost (Z) und Kühnau (Z) sowie Lang (Z).

Verteilung. Fette finden sich nicht nur im Fettgewebe und in der Leber, sondern überall im Organismus, vielleicht sogar in jeder Zelle. Sicher gilt das für die Lipoide. Bei der schweren Löslichkeit der Fette ist das erstaunlich, aber es wird ermöglicht durch Übergang in hydrophile Phosphatide und vielleicht Cerebroside sowie Komplexbildungen mit Eiweiß. Im Serumeiweiß sind solche Protein-Lipoide-Komplexe durch Macheboeuf nachgewiesen. Begünstigt wird die Fettverteilung weiter durch lipotrope Substanzen wie Cholin, Methionin und Inosit, vielleicht auch durch das Lipocaic des Pankreas von Eilert u. Dragstedt.

Neueste Isotopenversuche mit isotopem N^{15} und P^{32} ergaben, daß Cholin die Überführung der Leberfette in die Transportform der cholinhaltigen Phospholipoide beschleunigt (de Witt-Stetten u. Mitarb. sowie Chaikoff u. Mitarb.).

Auch andere neuere Isotopenversuche sprechen dafür, daß tatsächlich die Phosphatide die Transportform der Fettsäuren sind (Chaikoff u. Mitarb.).

Die hochmolekularen Fettsäuren können aber auch, abgesehen von Kohlenhydraten und Aminosäuren, sogar aus Essigsäure durch Kondensation gebildet werden. Rittenberg u. Bloch verfütterten isotope Essigsäure $CH_3C^{13}OOH$ und fanden sie alternierend: $CH_2 \cdot C^{13}H_2 \cdot CH_2 \cdot C^{13}H_2 = \cdots CH_2C^{13}OOH$ im Fett wieder. Die Methylgruppe eines Essigsäuremoleküls hat sich also mit der Carbonylgruppe des benachbarten Essigsäuremoleküls zur Fettsäure kondensiert. Es handelt sich dabei nicht um eine Aldolkondensation, sondern um eine Art Claisen-Kondensation, bei der zunächst Acetessigsäure oder deren Enolformel gebildet wird.

$$2\,CH_3 \cdot COOH \rightarrow CH_3 \cdot CO \cdot CH_2 \cdot COOH \rightleftarrows CH_3C(OH) \cdot CH \cdot COOH.$$
$$-\,H_2O$$

Durch die β-Ketogruppe wird die Methylgruppe aktiviert, indem durch H_2O-Austritt 1 Molekül Essigsäure sich mit 1 Molekül Acetessigsäure verbindet:

$$CH_3, \; CO \; \boxed{OH + H} \; CH_2\text{—}CO\text{—}CH_2COOH \, .$$

Durch weitere Kondensation wird dann die Kette an dem dem Carboxyl abgekehrten Ende um jedesmal 2 weitere Glieder verlängert. HAUROWITZ spricht in seinem zusammenfassenden Bericht nicht mit Unrecht von einer umgekehrten β-Oxydation. Da nach SCHOENHEIMER u. RITTENBERG aus Palmitinsäure auch Stearinsäure entstehen kann und Laurin- und Myriotinsäure (C_{12} u. C_{14}) sich in Palmitin- und Stearinsäure umwandeln können, so sind Fettsäureentstehung und Fettsäureumbau im Organismus dauernd in Fluß, und es bildet sich, je nach den Bedürfnissen des Organismus, am wertvollsten Reserve- und Calorienstoff, ein sehr zweckmäßiges labiles Gleichgewicht heraus. Selbst bei stärkster Inanition werden noch Fettsäuren gebildet (STETTEN). Die einfachen ungesättigten im Körper neugebildeten Fettsäuren, wie Ölsäure, entstehen aus den gesättigten durch Dehydrierung (STETTEN u. Mitarb.). Doppelt und mehrfach ungesättigte Fettsäuren (Linolsäure, Linolensäure, Arachnidonsäure usw.) können im Körper nicht gebildet werden und müssen daher in der Nahrung zugeführt werden, wenigstens bei Tieren. Ihre Bedeutung beim Menschen ist noch nicht genügend bekannt.

Auch Brenztraubensäure kann nach vorheriger oxydativer Decarboxylierung Ausgangsmaterial für eine Fettsäurensynthese sein. Immer scheint dieser Weg bei der Bildung von Fett aus Kh beschritten zu werden.

Es scheint, daß jede Körperzelle die Fettsäuresynthese vollziehen kann. In stärkstem Maße tun das Leber und Darmschleimhaut. Auch die Synthese in der Lunge ist recht erheblich (G. POPJAK u. M. L. BEECKMANS).

Die *Einschmelzung des Fettgewebes* ist auf zweierlei Wegen möglich, entweder durch Abtransport oder durch Verbrennung in loco. Letzteres geschieht wohl nur in höchst geringem Umfange, da die Fettzellen nur eine minimale Menge von Protoplasma besitzen und daher im WARBURGschen Apparate nur $1/_{354}$ des O_2-Verbrauchs des Muskels oder $1/_{542}$ desjenigen der Leber besitzen (RUSKA-OESTREICHER). Fettarme Zellen atmen natürlich viel intensiver. Da ihr RQ bei 0,75 liegt, ist eine gewisse Fettverbrennung wohl sicher. Ebenso scheint die Fettzelle über die dazu erforderlichen Fermente zu verfügen.

Das Fett wird mobilisiert, wenn es aus energetischen Gründen benötigt wird, vor allem bei Hunger und Unterernährung und vielleicht auch physiologisch in den letzten Nachtstunden.

Wie das Signal zur Mobilisierung gegeben wird, ob durch Hypoglykämie oder hormonal oder zentralnervös, ist vorläufig noch ungeklärt. Die erste Möglichkeit hat m. E. die geringste Wahrscheinlichkeit, da Hypoglykämien im allgemeinen nicht von Hyperlipämien begleitet werden. Der erste Schritt zum Abtransport ist wahrscheinlich die Aktivierung der Phosphatase der Fettgewebszellen, da heute allgemein angenommen wird, daß nur phosphorylierte Fette transportfähig sind. Der 2. Akt ist der Anstieg des Blutfettes, eine alimentäre Hyperlipämie in umgekehrter Stromrichtung wie nach reichlicher Fettzufuhr. Auf das Vorkommen und die Bedeutung einer Hyperlipämie sonst kann hier nicht eingegangen werden (vgl. dazu die Zusammenfassung von M. BÜRGER).

Hauptreiseziel ist auf dem Umwege über die Lungen und durch die A. hepatica die Leber. Nach MERTENS u. REIN sollen sogar 20% der Oxydationen in den Lungen erfolgen können. Wohl jede Körperzelle kann in kleinen Mengen Fett verbrennen oder umwandeln. Sicher gibt es wohl eine Fettverbrennung in Muskulatur, Magendarmwand, Niere und Hoden. Zum Teil mag dabei wie im Muskel der Weg über intermediäre Kohlenhydratbildung beschritten werden.

Abbau der Fette. Das Schicksal der einen Komponente der Fette, des Glycerins, ist noch weitgehend ungeklärt. Sicher geht es z. T. über Glucose in Glykogen über, wie der Diabetiker zeigt. Bei Leberdurchblutung mit Glycerin entsteht Milchsäure. Die Zwischenprodukte beider Wege sind vorläufig noch unbekannt bzw. umstritten.

LEATHES u. HARBLEY hatten 1909 angenommen, daß die erste Vorbereitung des Fettsäureabbaues in der Leber in einer Einlagerung von Doppelbindungen bestände. Diese sogenannte Desaturationstheorie wurde früher fast allgemein akzeptiert, läßt sich aber heute nicht mehr aufrechterhalten [vgl. dazu KÜHNAU (Z)]. Sehr wohl aber ist es möglich, daß der β-Oxydation eine Dehydrierung in α—β- Stellung mit Doppelbindung an dieser Stelle vorausgeht.

Als Hauptabbauweg ist heute die berühmte β-Oxydation von KNOOP (1904) sichergestellt. Nach dieser heute allgemein anerkannten Theorie setzt die Oxydation am β-Kohlenstoffatom (vgl. beistehende Formel) ein und kürzt damit die

$$\beta—\overset{|}{C}H_2$$
$$\alpha—\overset{|}{C}H_2$$
$$\overset{|}{C}OOH$$

Ketten um 2 Glieder, so daß die um 2 C-Atome ärmere Fettsäure entsteht. Ein neuer Beweis für die Richtigkeit dieser Annahme konnte durch die Isotopenmethode erbracht werden, indem aus Deuteriumstearinsäure, in die schweres Wasser eingebaut war, im Körper die um 2 C-Atome ärmere Deuterium-Palmitinsäure entsteht (R. SCHOENHEIMER u. RITTENBERG). Ebenso entsteht nach K. BERNHARD u. E. VISCHER aus Deuteriumbehensäure ($C_{22}H_{44}O_2$) im Körperfett Deuteriumstearinsäure ($C_{18}H_{36}O_2$), Palmitinsäure ($C_{16}H_{32}O_2$) und Myristinsäure ($C_{14}H_{28}O_2$). Die Kürzung der Kette geht dann weiter bei den Fettsäuren mit gerader Zahl von C-Atomen bis zu Essigsäure, bei denen mit ungeraden Zahlen wahrscheinlich bis zur Propionsäure. Das war auch im Prinzip das Ergebnis, die EMBDEN mit der Durchströmung der überlebenden Leber gewann. Setzte er der Durchströmungsflüssigkeit normale Fettsäuren von der Buttersäure bis zur Caprinsäure, also mit 4 bis 10 C-Gliedern, zu, so entstand aus denen mit gerader Anzahl Aceton, aus denen mit ungerader Propionsäure.

Für die Buttersäure verläuft dabei nach den bisherigen Vorstellungen der Abbauweg nach folgenden Formeln (vgl. LENHARTZ):

CH_3		CH_3		CH_3		CH_3		CH_3
$\overset{|}{C}H_2$	$-2H$	$\overset{|}{C}H$	$-H_2O$	$\beta\ \overset{|}{C}HOH$	$-2H$	$\overset{|}{C}O$	$-CO_2$	$\overset{|}{C}=O$
$\overset{|}{C}H_3$	$\longrightarrow$	$\overset{||}{C}H$	$\longrightarrow$	$\alpha\ \overset{|}{C}H_2$	$\longrightarrow$	$\overset{|}{C}H_2$	$\dashrightarrow$	$\overset{|}{C}H_3$
$\overset{|}{C}OOH$		$\overset{|}{C}OOH$		$\overset{|}{C}OOH$		$\overset{|}{C}OOH$		
Buttersäure		Crotonsäure		β-oxýbuttersäure		Acetessigsäure		Aceton

Da aber Verfütterung der C_8-Säure mit isotopem C^{13} nur in der Carboxylgruppe zu Acetessigsäure führt, die C^{13} zu etwa gleichen Teilen sowohl in der Keto- wie in der Carboxylgruppe enthält, muß man annehmen, daß die Acetessigsäure durch Kondensation von 2 Molekülen Essigsäure oder anderer C_2-Substanz entsteht (WEINHOUSE u. Mitarb.).

Nach diesen neuen Befunden würde die Ketonkörperbildung nur ein Seitenweg des Fettsäureabbaues sein, der nur beim Diabetiker Bedeutung gewinnt. Die Ketogenese soll daher erst dort näher besprochen werden. Immerhin finden sich auch beim Normalen, zumal nach Fettdarreichung, stets Ketonkörper im Blute.

Die *Essigsäure* selbst läßt sich im intermediären Stoffwechsel nicht fassen, da sie und ihre Verbindungen rasch weiter oxydiert werden. Nur wenn Stoffe verabreicht werden, die, wie Sulfanilamid oder p-Aminobenzoesäure, acetyliert und als Acetylverbindungen wieder ausgeschieden werden, läßt sich das zugeführte Deuterium in den Acetylgruppen der gebildeten und wieder ausgeschiedenen Acetalaminoverbindungen wiederfinden (FISHMAN u. COHN).

Die Menge der gebildeten Essigsäure wird bei der Ratte auf 1 g pro 100 g Gewicht pro Tag geschätzt (BLOCH u. RITTENBERG). Die Essigsäure wird dann sehr rasch weiteroxydiert oder zur Synthese von Cholesterin verwandt. Die einfachste Oxydation der Essigsäure würde über die Oxalsäure: $CH_3 \longrightarrow COOH \longrightarrow CO_2, H_2O$
$COOH \qquad\quad COOH$

führen, aber es ist unsicher, ob und in welchem Umfange der Organismus diesen Weg beschreitet.

Der Abbau der Essigsäure führt aber wohl der Hauptsache nach über die Bernsteinsäure, Fumarsäure, Oxalessigsäure zur Brenztraubensäure, also über einen großen Umweg: über den Citronensäurecyclus.

$$2\,CH_3 + O_2 = COOH \quad\quad COOH \quad\quad COOH \quad\quad CH_2$$
$$COOH \quad\quad CH_2 \quad\underset{-H_2}{\rightleftarrows}\quad CH \quad\underset{+O}{\rightleftarrows}\quad COH \quad\underset{-CO_2}{\rightleftarrows}\quad COH$$
$$CH_2 \quad\quad CH \quad\quad CH \quad\quad COOH$$
$$COOH \quad\quad COOH \quad\quad COOH$$

Essigsäure	Bernstein-säure	Fumar-säure	Oxalessig-säure	Brenztrauben-säure (Enolformel)

Diese alte Annahme ist in den letzten Jahren wieder durch BUCHANAN u. Mitarb. sowie LEHNINGER bestätigt. Der Abbau der Brenztraubensäure ist immer noch nicht genügend geklärt. Höchstwahrscheinlich geht er über die Milchsäure. Hinsichtlich der in dieser Richtung vorliegenden Tatsachen und Hypothesen sei auf LENHARTZ (Z) und HAUROWITZ sowie LANG (Z) verwiesen. Bei der Besprechung des Kohlenhydratstoffwechsels im Kapitel Diabetes wird noch darauf zurückzukommen sein.

In den letzten Jahren wird durch amerikanische Arbeiten von LYNEN, WIELAND-ROSENTHAL und BREUSCH ein neuer Abbauweg, und zwar über die Citronensäure und evtl. andere Tricarbonsäuren wahrscheinlich gemacht. Citronensäure entsteht unter Einwirkung bestimmter Fermente der Niere durch Kondensation von Acetessigsäure oder anderen Ketosäuren des Fettsäureabbaues nach folgender Formel:

$$COOH \quad\quad\quad\quad\quad COOH$$
$$COH \quad\quad\quad\quad\quad\quad C{-}OH$$
$$CH \quad + R \cdot CO \quad\quad CH_2 \cdot COOH + R \cdot COOH$$
$$COOH \quad\quad CH_2 \quad\quad CH_2 \quad\quad\quad (Ameisensäure)$$
$$\quad\quad\quad\quad COOH \quad\quad COOH$$

Oxalessig-säure	β-Ketosäure Enolformel	Citronen-säure

Diese Bildung geht nur aerob vor sich; anaerob entsteht aus Acetessigsäure durch Reduktion β-Oxybuttersäure.

Auf den wichtigen Citronensäurencyclus von KNOOP, KREBS, MARTIUS u. a. [Lit. bei K. LANG (Z)], in den ja auch die Brenztraubensäure einmündet, im einzelnen einzugehen, würde zu weit führen. Auch hier muß auf die neuesten Darstellungen von LEHNARTZ (Z), HAUROWITZ (Z) sowie vor allem von LANG [(Z), S. 110ff.] und ELDBACHER-LEUTHARDT (Z) verwiesen werden.

Bei Fettsäuren mit verzweigten Ketten, wie einzelne Aminosäuren, wie *Leucin* und *Valin*, die selbst keine Fettbildner sind, sie besitzen und wie sie in synthetischen Fetten vorkommen, ist der Anfangsabbau ein etwas anderer. Nach DAKIN wird erst eine der beiden endständigen Methylgruppen abgespalten, und dann erst setzt die β-Oxydation ein, die schließlich bei der Isovaleriansäure über die Buttersäure zu Aceton führt, bei der 4gliedrigen Isobuttersäure, wie die folgende Formel zeigt zu Propionsäure:

$$\begin{array}{ccc}
H_3C \quad CH_3 & \quad & CH_3 \\
\diagdown \diagup & & | \\
CH & \rightarrow & CH_2 \\
| & & | \\
COOH & & COOH \\
\text{Isobutter-} & & \text{Propionsäure} \\
\text{säure} & &
\end{array}$$

Über den Abbau der Propionsäure, die im normalen Organismus bei Verfütterung der gewöhnlichen Fette nicht vorkommt, weil sie nur Fettsäuren mit gerader Gliederzahl enthalten, ist noch nichts Sicheres bekannt.

In Amerika sind noch 2 weitere Oxydationswege der Fettsäuren zur Diskussion gestellt worden, die multiple abwechselnde Oxydation von HURTLEY und damit in Zusammenhang stehend die β-Oxydations-Kondensationstheorie von MACKAY. Ohne die überragende Bedeutung der KNOOPschen β-Oxydationstheorie leugnen zu wollen, macht HURTLEY auf 2 Schwierigkeiten aufmerksam. Einmal sei die Acetessigsäure in der normalen Leber als Zwischenprodukt nicht festgestellt worden, vor allem aber gelang es nie, die nach KNOOPS Theorie intermediär auftretenden niederen Fettsäuren von C_{12} abwärts im Fettgewebe oder sonst im Körper zu fassen. HURTLEY vermochte nicht einmal Buttersäure bei einem Diabetiker mit schwerster Acidose (70 g Ketokörperausscheidung am Tage) aufzufinden. Er stellte daher die Hypothese auf, daß die Oxydation nicht nur am β-C-Atom, dem 2. vor der Carboxylgruppe, einsetzt, sondern alternierend auch am 4., 6., 8., 10. C-Atom. Für die Caprylsäure $C_8H_{16}O_2$-Oxydation würde sich dabei z. B. folgendes Formelbild ergeben:

$$CH_3-\underset{\underset{O}{\|}}{C}-CH_2-\underset{\underset{O}{\|}}{C}-CH_2-\underset{\underset{O}{\|}}{C}-CH_2-COOH$$

entsprechend 3 Molekülen Acetessigsäure.

Invitro- und Leberdurchströmungsversuche bei diabetischen Katzen [Lit. bei A. WHITE (Z), 1947] ergaben, daß aus Palmitinsäure nur 4 Moleküle β-hydrooxybuttersäure gebildet werden können:

$$C_{16}H_{32}O_2 + 5\,O_2 \rightarrow 4\,C_4H_8O_3$$

$$\text{Palmitinsäure} \qquad \beta\text{-Hydrooxybuttersäure,}$$

während KNOOPS Theorie bei vollständiger Verbrennung mindestens 6 Moleküle Acetessigsäure erwarten ließ. Die multiple alternierende Oxydationstheorie läßt die Frage offen nach der Ketokörperbildung von Fettsäuren, die nicht ein Mehrfaches von 4 Kohlenstoffgliedern besitzen.

Hier setzt nun die β-Oxydations-Kondensationstheorie von McKay (1943) ein. Er nimmt an, daß die Fettsäuren in Ketten von 2 C-Gliedern zerfallen, die nicht sukzessive durch allmähliche Kürzung, sondern auf einmal direkt in Ketokörper übergeführt werden. Mit der Isotopenmethode konnte von Weinhouse, Medes u. Floyd die Richtigkeit dieser Anschauung bewiesen werden, da der in die Carboxylgruppe eingebaute schwere Kohlenstoff (C_{13}) von Caprylsäure, die Leberschnitten hungernder Ratten in vitro zugesetzt wurde, sich beim Abbau zu gleichen Teilen in der Carbonyl- wie in der Carboxylgruppe findet, so wie McKays Theorie es verlangt.

So weit jetzt schon ein Urteil möglich ist, scheint die β-Oxydationstheorie in dieser Form den bisherigen Tatsachen am besten gerecht zu werden. Ob sie schon die endgültige Lösung dieses schwierigen Problems darstellt, muß abgewartet werden. Auf weitere Diskussionen muß hier verzichtet werden [vgl. dazu Jost (Z) und Kühnau (Z) sowie Haurowitz (Z)].

Hinsichtlich der Möglichkeit von α-, γ- oder δ-Oxydationen, die z. T. noch strittig sind, sei auf die Zusammenfassungen von Kühnau (Z) und Lang (Z) verwiesen.

Auf die wichtige Frage der Ketogenese und Ketolyse im allgemeinen soll erst bei der Besprechung des Diabetes eingegangen werden. An dieser Stelle sei nur erwähnt, daß die restlose Verbrennung der Ketonkörper unter Mitwirkung von Kohlenhydraten im Muskel erfolgt.

Schließlich sei noch eine völlig andere Form des Fettsäureabbaues erwähnt, die sogenannte *ω-Oxydation* von Verkade, so genannt, weil sie an der letzten endständigen Methylgruppe der großen Kette einsetzt. Dabei kommt es zum Auftreten kleiner Mengen von Dicarbonsäure. So wird aus Caprinsäure Sebacinsäure:

$$
\begin{array}{ccc}
CH_3 & \rightarrow & COOH \\
| & & | \\
(CH_2)_8 & & (CH_2)_8 \\
| & & | \\
COOH & & COOH \\
\text{Caprinsäure} & & \text{Sebacinsäure}
\end{array}
$$

Die im Harn erscheinenden Mengen sind aber so gering, daß quantitativ diese Oxydationsart keine Rolle spielt. Sie schwanken je nach der Art des aufgenommenen Triglycerids zwischen 0,01 (Trileurin) und 3,14% (Triundecylin). Die im normalen Harn bei gewöhnlicher Ernährung enthaltenen Mengen betragen nur Milligramme oder höchstens Dezigramme.

Ausgangspunkt für die Entdeckung dieses neuen Organisationsprinzips war für Verkade die Beobachtung, daß manche Triglyceride von Fettsäuren mit ungerader C-Kette nur in geringem Umfange β-oxydiert werden. Es handelt sich dabei normalerweise im wesentlichen um Fettsäuren mit 8—12 Gliedern. Am stärksten ist die Diacidurie bei dem Triundecylin mit 1,59%, nimmt dann mit Länger- oder Kürzerwerden der Kette erheblich ab. Die im Körper durch ω-Oxydation gebildeten Dicarbonsäuren werden z. T. durch β-Oxydation von beiden Kettenenden her, wie bei einer Kerze, die von beiden Seiten angebrannt wird, weiter abgebaut. Bei bestimmten Fettsäuren können sogar β- und ω-Oxydationen gleichzeitig vorkommen (Flaschenträger). Auch bei Behinderung der β-Oxydation scheint eine ω-Oxydation einzusetzen. Normalerweise handelt es sich aber nach Flaschenträger nur um einen schmalen Nebenweg, da verfütterte Dicarbonsäure zum großen Teil wieder ausgeschieden wird.

Auf den Abbau der in der Natur nicht vorkommenden Fettsäuren mit ungerader C-Atomzahl, bei dem außer C_2-Bruchstücken auch Propionsäure entsteht, kann an dieser Stelle ebensowenig eingegangen werden wie auf den Abbau der Fettsäuren mit verzweigtem Kohlenstoffskelet. Das gleiche gilt für den Abbau der Fettsäuren durch Mitochondrien. [Näheres über diese verschiedenen Vorgänge vor allem bei K. LANG (Z), S. 164—290.]

Die Fettverbrennung geht stets mit einem Anstieg der Ketokörper im Blute einher. Das gilt schon für die normale Ernährung des gesunden Menschen, erst recht aber für den gesteigerten Umsatz und die ungünstigen Abbauverhältnisse durch Mangel an Kohlenhydraten bei Hunger, Unterernährung und Diabetes. Normalerweise schwankt der Ketonkörpergehalt des Blutes bei Nüchternheit zwischen 2—7 mg-%. Nach Fettzufuhr steigen die Werte für mehrere Stunden mehr oder weniger erheblich an mit einem Maximum in der 2.—4. Std nach der Aufnahme.

c) Die Regulation des Fettstoffwechsels

Es ist selbstverständlich, daß ein so wichtiger und komplizierter Mechanismus, wie es der Fettstoffwechsel ist, in seiner Intensität und Art irgendwie gesteuert werden muß. Dafür spricht schon die reiche Capillar- und Nervenversorgung des Fettgewebes.

Vor allem sind es 3 Faktoren, die auf den Fettumsatz von außen einwirken: die Vitamine, das Inkretsystem und das Nervensystem.

α) Der Einfluß der Vitamine

Hinsichtlich der Vitamine stehen wir wohl erst am Anfange unserer Kenntnisse (vgl. das Vitaminkapitel und die dort angegebenen neueren Darstellungen).

Vom *Vitamin A* wissen wir, daß sein Mangel den Fettansatz hindert. Es scheint sowohl für die Fettbildung aus seinen beiden Komponenten wie die Fettbildung aus Glykogen, vielleicht auch für die Oxydation ungesättigter Fettsäuren, erforderlich zu sein.

Wichtiger noch ist das *Vitamin B*. Aneurin verstärkt die Fettbildung und Fettablagerungen in den Organen, nicht nur durch Verbesserung der Fettresorption und Aktivierung der Insulinproduktion, sondern auch durch seinen im einzelnen noch nicht geklärten Synergismus mit der besonders für den Lipoidumsatz so wichtigen Nebenniere. Die Resynthese der Brenztraubensäure zu Fettsäure und deren weiterer Abbau wird durch B_1 beschleunigt.

Im Widerspruch dazu steht allerdings die Tatsache, daß reichliche Fettnahrung die Entwicklung einer B_1-Avitaminose verzögert und ihre Symptome bessert. Das sieht wie eine B_1-Ersparnis durch Fettsäuren aus, was vorläufig schwer verständlich ist.

Hinsichtlich der übrigen Vitamine, die anscheinend von geringerer Bedeutung sind, liegen die Dinge vorläufig noch ganz unklar. Vom Vitamin C ist behauptet worden, daß es die Fettsäureoxydation in der Leber steigert. Die C-Avitaminose führt manchmal zu Abmagerung und Lipoideinlagerung in Leber, innersekretorischen Drüsen und Arterien.

Vom Vitamin H (Biotin) ist von GAVIN u. McHENRY auch ein Einfluß auf Fettsynthese und -stoffwechsel behauptet worden, ohne nähere Zusammenhänge anzugeben.

Da die Wirkung der Vitamine weitgehend von der Höhe ihrer Zufuhr von außen abhängt, so kann bei ihnen hinsichtlich ihrer Bedeutung für den Fettumsatz wohl nur von fördernden oder hemmenden Einflüssen, aber nicht von Regulation im eigentlichen Sinne gesprochen werden.

Eigentliche Steuerungen können wohl nur von Körperorganen ausgehen.

β) Die Wirkung des Inkretsystems

Am längsten und besten sind die regulatorischen Einflüsse auf den Fettstoffwechsel von seiten der *innersekretorischen Drüsen* bekannt.

Sehr stark ist der Einfluß der *Schilddrüse*, und zwar im katabolischem Sinne. Das Thyroxin steigert im Rahmen der Gesamtverbrennungen auch den Fettverbrauch sehr erheblich, wofür auch die niedrigen Werte von RQ bei Hyperthyreoidismus sprechen. Bei unzureichender Ernährung schmilzt das Fett im Unterhautzellgewebe, Muskulatur und Herz. ABELIN u. Mitarb. fanden schon Fettverluste zu einer Zeit, in der der Gesamtstoffwechsel nur wenig erhöht war. Gleichzeitig sinken Blutfett und Blutcholesterin [Lit. bei GLATZEL (Z)]. Auch die Fettsynthese leidet, denn Schilddrüsenpräparate senken Hyperlipämie und Hyperlipoidämie. Umgekehrt werden die Normalwerte nach Schilddrüsenentfernung erhöht. Bei Schilddrüsenentfernung und Myxoedem steigt der Blutfettspiegel bei Fettbelastung stärker an und kehrt langsamer zur Basis zurück als in der Norm. Der Körper wird fettreicher, die respiratorischen Quotienten liegen höher und die spezifisch-dynamische Nahrungswirkung fällt geringer aus. Das Fettgewebe zeichnet sich durch besonders hohen Glykogengehalt aus.

Der stärkere Fettverbrauch unter Thyroxinwirkung läßt sich auch in vitro und am isolierten Organe nachweisen. Die Lipase wird gehemmt (KEESER), ebenso die Fettsäuresynthese (SCOZ u. Mitarb.). Das Fettgewebe atmet nach längerer Thyroxinvorbehandlung doppelt so stark wie in der Norm. Setzt man aber Schilddrüsenpräparate dem isolierten Fettgewebe zu, so bleiben die Steigerungen aus (OESTREICHER). OESTREICHER zieht daraus den m. E. gewagten Schluß, daß die Schilddrüsenstoffe nicht sicher auf das Fettgewebe direkt einwirken. Schilddrüsenentfernung soll den an sich schon niedrigeren O_2-Verbrauch des Fettgewebes nicht noch weiter herabsetzen. Man muß sehr vorsichtig sein mit der Übertragung von Ergebnissen auf den lebenden Organismus, die mit der WARBURGschen Apparatur an überlebenden Geweben gewonnen wurden.

Gut bekannt und besonders intensiv ist der Einfluß der *Hypophyse*, und zwar ihres Vorderlappens auf den Fettumsatz, wobei allerdings die Frage offenbleiben muß, wieweit an diesen Effekten das mit der Hypophyse in nächster anatomischer und funktioneller Beziehung stehende Zwischenhirn beteiligt ist.

Die älteren Versuche mit Hypophysenentfernung (Lit. bei P. TRENDELENBURG) fielen auffallend widerspruchsvoll aus. Neben normalem Körperstatus wurde sowohl Fettsucht wie Abmagerung gefunden. Die Fettsucht war allerdings das weitaus häufigste Ergebnis. Je besser allerdings in neueren Versuchen die Technik der totalen Hypophysenexstirpation gelang, um so seltener kam es zu einer Fettsucht. so daß SMITH u. a. annahmen, daß eine solche durch unvollkommene Entfernung dieser Inkretdrüse und Verletzung von Hypophysenstiel und evtl. Zwischenhirn bedingt sei. Die Annahme von REISS u. Mitarb., daß Hypophysenreste hypertrophieren und daß vermehrt corticotrophisches Hormon gebildet und so sekundär eine Nebennierenrindenfettsucht hervorgerufen wird, scheint mir sehr gezwungen zu sein. Sicher ist allerdings, daß vollkommene Hypophysenentfernung immer zu einer Unterfunktion der Nebennierenrinde führt, weil ACTH und deshalb z. T. Kortison fehlen. Hypophysenlose Hunde zeigen in Leber- und Blutfett keine sicheren Veränderungen gegenüber der Norm (CHAIKOFF u. Mitarb.). Im Hunger bleibt bei hypophysenlosen Ratten die Leberverfettung aus; gibt man ihnen aber Nebennierenrinde (VERZÁR), so tritt sie wie in der Norm ein.

RAAB hat in der Hypophyse ein besonderes Fettstoffwechselhormon, das er Lipoitrin nannte, angenommen, weil er nach Injektionen von Hypophysenpräparaten eine Erhöhung des Leberfettes neben einer Erniedrigung des Blutfettes fand. Diese Wirkung bleibt nach Durchschneidung von Tuber cinereum und Halsmark aus, so daß ein zentraler Angriffspunkt wahrscheinlich ist. Aber gerade diese Befunde legen den Gedanken nahe, daß das Lipoitrin mit dem corticotropen Hormone identisch ist (REIS).

Einen 2., angeblich direkt auf den Fettumsatz einwirkenden Hypophysenstoff haben ANSELMINO u. HOFFMANN beschrieben. Sie nannten es ketogenes Hormon, da es außer der Blutfettmenge den Ketongehalt im Blute und Harn erhöhen soll. In beiden Flüssigkeiten soll es besonders nach starker Fettverbrennung, aber auch selbst im Hunger, nachweisbar sein. Seine chemische Natur ist vorläufig noch unbekannt. Außer der ketogenen Wirkung soll es den Gehalt der Leber an ungesättigten Fettsäuren und Glykogen und die spezifisch-dynamische Wirkung bei Senkung des Grundumsatzes erhöhen. Auf einen Mangel an diesem Hormone wird von einzelnen Autoren das Ausbleiben der Hyperketonämie und einer normalen spezifisch-dynamischen Wirkung nach reichlicher Fettmahlzeit zurückgeführt. Da JUNGMANN u. SCHÖLLER sowie RAAB mit den von ihnen verwandten Hypophysenextrakten keine ketogene Wirkung erzielen konnten, so ist es fraglich, ob ein derartiger Sonderstoff wirklich existiert. REIS vermutet, daß es sich dabei um das *thyreotrope Hormon* handelt. Das ist aber sehr unwahrscheinlich, da dieses in besonders reinen Präparaten (JUNGMANN u. SCHÖLLER) den Grundumsatz steigert, nicht aber die Ketonämie. Neuere amerikanische Untersuchungen haben den Einfluß von Hypophysenvorderlappenpräparaten weiter geklärt. So sahen HARRISON u. LONG nach Injektion entsprechender Extrakte bei der Ratte eine verbesserte Verbrennung der Ketonkörper im peripheren Gewebe, STADIE u. Mitarb. das gleiche für den Muskel bei der Katze. BEST u. CAMPBELL u. Mitarb. fanden nach Injektion der ketogenen Fraktion des Vorderlappens eine erhebliche Fettanreicherung in der Leber. Cholin vermochte sie nicht zu verhindern. Daß dieses Fett aus den Depots stammt, konnten STETTEN u. SALCEDO mit Hilfe der Signierung des Depotfettes durch Deuterium feststellen.

Ein weiteres Hypophysenvorderlappenhormon für den Fettstoffwechsel, Adipokinin, hat R. W. PAYNE 1949 beschrieben. Es soll die Mobilisierung des Depotfettes kontrollieren. Das unter seiner Einwirkung mobilisierte Depotfett soll teils oxydiert, teils in der Peripherie der Leberläppchen, teils in der Niere abgelagert werden. Dieser Stoff soll angeblich mit keinem der bisher kristallinisch gewonnenen Vorderlappenhormone identisch sein.

Exstirpation der Nebennieren soll nach G. CLEMENT die Wirkung des Adipokinins verhindern, wobei er annimmt, daß der wirksame Faktor für die Fettmobilisierung das Adrenalin sei.

Die Fettsäurensynthese wird durch die Hypophyse gehemmt, wie vor allem neueste Arbeiten von R. O. BRADY, F. D. W. LUKENS u. S. GURIN an Leberschnitten von Katzen, die in C^{14}-Acetat-Lösungen inkubiert waren, zeigten.

Dagegen soll der Fettsäureabbau von der Hypophyse nicht reguliert werden (R. P. GEYER u. Mitarb.).

Sicher nachgewiesen sind im Hypophysenvorderlappen 2 Hormone, die *indirekt* auf den Fettumsatz einwirken, das *thyreotrope* und das *corticotrope*.

Das erste wirkt im Prinzip gleich wie das Thyroxin auch auf den Fettstoffwechsel. Der Sauerstoffbedarf und Fettabbau sind im Unterhautfettgewebe erhöht (OESTREICHER), die Blutketone steigen an und der Glykogengehalt der Leber sinkt (EITEL, LÖHR u. LOESER).

Das corticotrope Hormon wirkt im ganzen anabolisch. Injektion von Olivenöl bei normalen Ratten steigert den Fettansatz erheblich, so daß die Tiere in 1 bis 3 Wochen um 20—50% zunehmen. Die Avidität der Depots für Fett ist so groß, daß Blutfett und Blutlipoide abnehmen. Umgekehrt hemmt Hypophysenentfernung die Rindenfunktion und damit den Fettansatz. Hypophysenlose

Ratten können bis zu 40% ihres Fettgehaltes verlieren. Burn hat die Vermutung geäußert, daß nicht nur die Hypophyse den Fettstoffwechsel steuert, sondern umgekehrt auch der Fettumsatz die Hypophysenfunktionen. Er behauptet sogar, daß fettreiche Ernährung in ihrem Effekt auf Leberfett, Leberglykogen, verminderte Insulinwirkung, herabgesetzte Zuckertoleranz, Acetonkörperausscheidung im Harn usw. im Prinzipe wie eine Hypophysenvorderlappeninjektion wirkt, indem sie deren Hormone mobilisiert. Wenn solche Selbststeuerungen auch durchaus möglich, nach Analogie mit Hyperglykämie und Insulin (Grafe u. Meythaler) vielleicht sogar wahrscheinlich sind, so fehlen doch vorläufig noch Beweise für die Berechtigung einer solchen Annahme.

Die Einwirkung der *Nebennieren* auf den Fettumsatz ist eine gegensätzliche, je nachdem man Mark oder Rinde ins Auge faßt. Während das *Mark* im Prinzip katabolisch wirkt, hat die *Rinde* ausgesprochen anabolischen Effekt.

Von Adrenalin kennen wir bisher nur eine indirekte Einwirkung. Primär steigert es z. T. im Rahmen des Gesamtstoffwechsels den Abbau von Leber- und Muskelglykogen, was in einer Hyperglykämie und Glykosurie sich zu erkennen gibt (Reiss u. a.). Dabei kann die Zuckerausscheidung größer sein als die Gesamtmenge der Kohlenhydrate im Körper. Man hat das wohl mit Recht auf eine Zuckerbildung aus Fett zurückgeführt. Folge davon ist eine verminderte Glykogenbildung im Fettgewebe (Sano). Bei der Leber ist wahrscheinlich in Abhängigkeit von der Dosierung und der Häufigkeit der Injektionen sowohl ein Schwinden wie eine Zunahme des Fettgehaltes beschrieben worden. In letzterem Falle liegt der Blutfettspiegel niedrig, die Ketonkörpermenge hoch.

Die *Nebennierenrinde* ist das entscheidende Organ für die so wichtige Phosphorylierungsprozesse im Körper. Sie ist für Resorption, Wanderung sowie Auf- und Abbau des Fettes im Gewebe notwendig. Fehlt sie, so kommt es zu Fettschwund und Kachexie (Kubo u. a.). Bei niedrigeren Blutcholesterinwerten (Reiss) bleiben Fettlebern im Hunger und bei Vergiftungen (Phosphor, Arsen, Phorrhizin usw.) aus.

Umgekehrt steigert Desoxycorticosteronzufuhr den Fett- und Lipoidansatz (Köhler u. Schneider, Gülzow) und den Serumlipoidspiegel und senkt den Ketonkörpergehalt im Blut. Hypertrophie der Rinde bei Tieren oder die seltenen Adenome führen zu Fettsucht (Nebennierenrindenfettsucht) (Bomskov u. Schneider).

Fettfreie Ernährung soll nach Blumenfeld bei Ratten zu einer Atrophie der Nebennierenrinde führen, die nach Zufuhr von Fettsäuren merkwürdigerweise nicht verschwinden soll.

Auch das Inkretsystem des *Pankreas* ist von größter Bedeutung für den Fettumsatz. Wie das Corticosteron wirkt auch das Insulin hier anabolisch. Wenn auch auf die Physiologie und Pathologie dieses Inkretes erst später im Rahmen des Diabetes ausführlich eingegangen werden soll, so müssen doch an dieser Stelle die den Fettstoffwechsel beeinflussenden Effekte kurz skizziert werden. Leider sind die diesbezüglichen Untersuchungen z. T. sehr widerspruchsvoll, z. T. auch noch unzureichend. Es hängt das zum großen Teil mit der Dosierung, dem Ernährungszustand sowie Art und Menge der Fütterung zusammen. Insulin allein ohne gleichzeitige Nahrungszufuhr ändert den Fettgehalt des Organismus anscheinend nicht, hindert aber die Fettmobilisation. Zu einer Steigerung kommt es erst, wenn gleichzeitig Fett- oder Kohlenhydrat zugegeben werden [Lit. bei Glatzel (Z)].

Die Hyperlipämie wird dann herabgesetzt und der Wassergehalt des Fettgewebes zu Anfang sehr erheblich bis zum 3—4fachen des Ausgangswertes erhöht. Gleichzeitig steigt sein Glykogengehalt und es kommt durch Fettbildung aus letzterem zu erheblichen Gewichtszunahmen, die selbst bei Hunden mittleren Gewichts bis zu 2,5 kg betragen können (SCOZ u. Mitarb.).

Solche und andere Befunde waren es, die FALTA veranlaßten, das Insulin für die Mästung zu empfehlen. Nach 15 Tagen ist allerdings in Tierversuchen das Maximum erreicht.

Die *Fettbildung* aus *Zucker* unter Insulin gelangt auch beim Menschen in stark erhöhten respiratorischen Quotienten zum Ausdruck (LUBLIN). Beim Organfett kommt es zu einer Wanderung von der Leber zum Muskel. Nur bei sehr hohen Dosen kann auch das Leberfett ansteigen. Auch bei postmortaler Autolyse nach vorherigen großen Insulingaben ist die Leber fettreich, während kleine Dosen eher das Gegenteil machen. Fettleber bei Vergiftungen sowie im Phlorrhizin- und Pankreasdiabetes gehen auch im Hunger durch Insulin allein zurück, angeblich unter Umwandlung des Fettes in Glykogen (CHAIKOFF u. Mitarb.). Normale Lebern verhalten sich unter den gleichen Umständen verschieden, ohne daß es bisher möglich war, die völlig entgegengesetzten Befunde zu erklären. Intensive Kohlenhydratinsulinmast bedingt eine Transporthyperlipämie, vielleicht durch Fettbildung aus Kohlenhydrat in der Leber. Auch im Diabetes nimmt die Lipämie und der Fettgehalt unter Einschmelzung der Fettdepots zu. Insulin senkt diese und andere Hyperlipämien (nach Öl, bei Narkose, Vergiftungen und Nephrosen), die auch als Transportlipämien aufzufassen sind, wahrscheinlich durch Verbesserung der Kohlenhydratverbrennung.

DRAGSTEDT u. Mitarb. haben 1936 ein weiteres Hormon des Pankreas beschrieben, das anscheinend ausschließlich katabolisch auf den Fettstoffwechsel wirkt, und daher als „Lipocaic" von ihnen bezeichnet wird. Es soll die Entstehung von Fettlebern verhindern. Der günstige Einfluß von rohem Pankreas auf Fettlebern wurde bisher meist auf seinen Gehalt an Lecithin und Cholin zurückgeführt.

DRAGSTEDT u. Mitarb. gewannen aus rohem Pankreas nach Fraktionierung in beträchtlicher Menge bis zu 2,5% einen wasser- und alkohollöslichen Stoff bisher noch ungeklärter chemischer Natur, der nach Verfütterung beim pankreasdiabetischen Hunde das Entstehen der Fettleber verhindert. Da er im Pankreassaft nicht vorhanden ist, wird er als 2. Hormon angesehen. Die genannte Wirkung solcher Extrakte ist anscheinend von allen Seiten (Lit. bei McHENRY u. PATTERSON) bestätigt. CHAIKOFF u. Mitarb. nehmen allerdings an, daß es sich um ein äußeres Sekret der Bauchspeicheldrüse handelt, weil sie einen ähnlichen oral wirkenden Stoff mit ähnlicher Leberwirkung, aber anscheinend anderer chemischer Natur, im Pankreassaft auffanden.

Obwohl von allen endocrinen Formen die klimakterische Fettsucht vielleicht die verbreitetste ist, läßt sich der Einfluß der *Keimdrüsen* auf die Fettverbrennung experimentell am schwersten fassen. Entfernung der Keimdrüsen kann den Grundumsatz und die dynamische Eiweißwirkung senken, tut es aber nach den sehr wechselnden Angaben der zahlreichen Untersucher nur in einem Teil der Fälle [Lit. bei E. GRAFE (Z) und v. BERGMANN u. STROEBE (Z)]. Wenn in der Schwangerschaft erhöhte Blutfettwerte sowohl nüchtern wie nach Fettbelastung gefunden werden, so kann man das nicht ohne weiteres nur auf den Ausfall der Keimdrüsentätigkeit zurückführen.

Kastrierte Ratten werden nicht fettreicher als normale (REED, SCHULTZE). Es findet nur eine Verschiebung des Fettes von der Leber nach der Peripherie statt. Injektion von Sexualhormonen ist im ganzen einflußlos. Gewiß spielt eine verminderte Muskeltätigkeit bei der Keimdrüsenfettsucht eine Rolle wie bei jeder anderen Form, aber bei Kastraten tritt sie im allgemeinen erst ein, wenn bereits ein erheblicher Grad von Fettsucht erreicht ist. Die Angabe von LEITER, daß nach

Kastration von Hunden die Fettverbrennung erhöht ist, was aus erhöhter Lipämie und Ketonämie geschlossen wurde, steht vorläufig noch isoliert da und wäre erst recht nicht geeignet, die genitale Fettsucht zu erklären.

Ähnlich wie bei der Hypophyse (BURN) wird auch bei den Keimdrüsen angenommen, daß das Fett seinerseits auf die Inkretproduktion der Keimdrüsen einwirkt. So hat man bei der Mast der Gänse beobachtet, daß die Geschlechtsorgane infantil werden, daß bei den Männchen die Spermienbildung ruht und die Hodenzwischenzellen wuchern. Allerdings ist das nur der Fall, wenn die Mast in der Geschlechtsruhe einsetzt. Während der Brunst ist Hodenwachstum und Spermienreifung eher vermehrt. Es liegen also hier recht komplizierte, vorläufig noch nicht ganz übersehbare Verhältnisse vor.

Und wenn man schließlich zur Erklärung auf Fernwirkungen auf und durch andere Inkretdrüsen, wie vor allem der Hypophyse, rekurriert, so ist demgegenüber zu bemerken, daß sie im Experiment natürlich genau so erfaßt werden wie der direkte Einfluß der Keimdrüsenausschaltung.

Thymusentfernung soll bei jungen Hunden Fettsucht hervorrufen (KLOSS-VOGT). Der Mechanismus ist aber vorläufig noch ganz unklar.

Epithelkörperchen und *Epiphyse* haben anscheinend zum Fettansatz keine Beziehungen.

In den vorstehenden Ausführungen wurde eine Fülle von Beziehungen und Einwirkungen der innersekretorischen Drüsen auf den Fettstoffwechsel sowohl im fördernden wie im hemmenden Sinne beschrieben. Zu ihrer Aufdeckung waren im allgemeinen ziemlich rohe und unphysiologische Eingriffe, wie Entfernung der Drüsen oder Injektionen ihrer Inkrete, erforderlich. Es ist klar, daß im Betriebe des intakten Organismus die Ausschläge viel geringer sind. Sie lassen sich mangels geeigneter Methoden bisher gar nicht fassen.

Wie können daher die Frage, ob das äußerst komplizierte Endocrinium tatsächlich eine Regulationssystem für den Fettstoffwechsel ist, vorläufig mit irgendwelcher Zuverlässigkeit gar nicht beantworten. Trotzdem bin ich geneigt, sie vom Standpunkte der teleogischen Mechanik (PFLÜGER) zu bejahen, da alle diese mannigfachen Einwirkungen doch einen Sinn haben müssen und nicht nur gleichgültige zufällige Begleiterscheinungen normaler Funktionsabläufe darstellen; aber beweisen läßt sich das vorläufig nicht.

Wenn überhaupt, so steht m. E. das Endocrinium als Regulationssystem erst an 2. Stelle (GRAFE). Sicher aber sind Teile von ihm wichtige Vollzugsorgane für den Fettumsatz.

γ) Die Regulation durch das Zentralnervensystem

Was ist Regulierung? ,,Ein organisiertes Produkt der Natur ist das, in welchem alles Zweck und wechselseitig auch Mittel ist'', lehrte schon KANT in seiner Kritik der Urteilskraft. Unter Regulierung versteht man am besten mit DRIESCH ,,die Fähigkeit des Organismus, unter dem Einflusse irgendeines Reizes seinen jeweiligen Bedürfnissen entsprechend zu reagieren, wobei es gleichgültig ist, ob es sich dabei um eine direkt angepaßte Bewegung oder eine innere Umstellung zunächst ohne sichtbaren Erfolg handelt''.

DRIESCH dachte dabei in erster Linie an die Amöben, bei denen die Regulation eine Eigenschaft des Gesamtprotoplasmas oder mindestens eines großen Teils davon ist. Je differenzierter die Lebewesen sind, um so mehr wird die Regulation in besondere übergeordnete Organe verlegt. Und es kann wohl heute keinem Zweifel unterliegen, daß dieses übergeordnete Organ das Zentralnervensystem ist. Das gilt auch für den Stoffwechsel. Für die folgenden Betrachtungen müssen wir den Fettstoffwechsel als Ganzes betrachten, obwohl Neutralfette und Lipoide nicht immer dieselben Schicksale haben, aber wir sind noch nicht in der Lage, von einer Sonderregulation von Cholesterin oder Lecithin zu reden.

Der Stoffwechsel der Zelle wird vom Nervensystem enorm gedrosselt, das zeigten Gewebsatmungsversuche von Büchner u. Grafe sowie Grafe, Reinwein u. Singer, die bei 40° C und maximaler Sauerstoffversorgung im Warburgschen Apparate weitgehend unabhängig von Tierart und Organart einen O_2-Verbrauch von 0,2 cm³ pro 1 g Trockensubstanz in der Minute aufweisen. Für den Menschen ist das etwa das 18fache der tatsächlich im Leben gefundenen Werte. „Die Zellen erscheinen also fast wie führerlose Massen lebendiger Substanz, die ein Spielball ihrer Umgebung geworden sind. Sie sind zwar Quelle dessen, was wir Leben nennen, aber die Intensität und Richtung ihres Strömens bestimmen offenbar der Hauptsache nach die beiden großen Regulationssysteme, die Inkretdrüsen und vor allem das Nervensystem." [Grafe (Z).]

Hofmeister hatte früher für den Blutfettspiegel, einen besonders wichtigen Indicator für den Fettumsatz, die Hypothese aufgestellt, daß seine Konstanz durch direkte chemische Einwirkung auf die Fettzellen etwa ähnlich, wie Grafe u. Meythaler später nach Art einer normalen Kurzschlußreaktion als einen Regulationsweg für den Kohlenhydratstoffwechsel hinsichtlich der Insulinproduktion nachwiesen, zustande käme. Die Möglichkeit einer solchen lokalen Regulation ist nicht auszuschließen, aber sie müßte erst bewiesen werden.

Sicher dagegen ist der Nerveneinfluß. Das Nervensystem hat offenbar, wie schon erwähnt, unter anderem die Aufgaben, den Zellstoffwechsel in allen seinen Komponenten zu bremsen. Daß das Fettgewebe seine eignen, in ihm frei endigenden Nervenfasern besitzt, wurde schon erwähnt. Boeke nimmt an, daß sie parasympathischen Ursprungs sind.

Wird das Fett von seinen Nervenbindungen getrennt, so fängt es an, zu wuchern, Fett einzulagern und aus Kohlenhydraten Fett zu bilden. So kann die Fettmenge bis zu 105% des Ausgangswertes ansteigen. Dieser Prozeß findet in der Regel erst seinen Abschluß, wenn die Nerven wieder regeneriert sind oder eine neue Nervenversorgung aus der Nachbarschaft sich eingestellt hat, was gewöhnlich nach einigen Wochen der Fall ist (Hausberger u. a. [Lit. bei Glatzel (Z)]).

Es ist bemerkenswert, daß im Hunger das entnervte Fettgewebe nur sehr schwer und langsam sein Fett abgibt. Das geschieht erst, wenn das übrige Körperfett schon weitgehend eingeschmolzen ist.

Bei der Auffütterung soll das entnervte Fettgewebe nach Kuré-Oi-Okinaka im Gegensatz zu Hausberger sich langsamer wieder mit Fett anreichern als in der Norm.

Durchschneidung größerer spinaler Nerven bedingt in dem peripheren Versorgungsgebiet oft Fettansatz, weitgehend unabhängig von der Höhe des Blutfettes, ja sogar bei Hypolipämie (Hausberger). Hierbei handelt es sich nicht nur um eine Blutfettspeicherung, sondern auch um eine Fettbildung aus Glykogen (Wertheimer). Sie tritt auch bei ausschließlicher Kohlenhydratnahrung ein (Bauer u. Wassermann).

Hausberger sowie Kuré u. Mitarb. haben den Einfluß der Vorder- und Hinterwurzeln, von denen die ersteren sympathische, die letzteren parasympathische Fasern führen, getrennt untersucht. Bei Durchschneidung der vorderen Wurzeln nahm das Fettgewebe der entsprechenden Seite zu. Den gleichen Effekt hatte Sympathicusentfernung, während Reizung der gleichen Wurzeln das Fett zum Schwinden brachte. Das Ergebnis war das gleiche, wenn die parasympathischen Fasern führenden hinteren Wurzeln oder das Spinalganglion ausgeschaltet wurden. Daraus muß gefolgert werden, daß der *Sympathicus das hemmende*, also fettabgebende, *der Parasympathicus das fettaufbauende System* ist.

In jedem Falle handelt es sich also um vegetative Nerven. In gleicher Richtung spricht ein großes klinisches Material, das GOERING und RAAB zusammengestellt haben. Erwähnt sei die Hemihyper- und -atrophie des Fettgewebes einer ganzen Körperseite oder von Teilen von ihr, die später auch zu besprechende Lipodystrophia progressiva sowie gewisse Formen der Lipomatose und Sklerodermie.

Wo aber sitzt die übergeordnete Stelle, von der alle diese vegetativen Fasern entspringen und die die normale Fettverteilung und den normalen Fettumsatz regelt?

Fettstoffwechselzentrum. ERDHEIM stellte m. W. zuerst fest, daß der Fettstoffwechsel sich von den verschiedensten Stellen des Gehirns beeinflussen läßt, und ASCHNER hat wohl als erster ein Fettstoffwechselzentrum am Boden des Zwischenhirns vermutet. Eine Fülle von klinischen Beobachtungen bei Entzündungen und Tumoren, die zur Fettsucht führten, der sogenannten cerebralen Form, deuteten in die gleiche Richtung. GOERING und RAAB haben sie bis 1922—24 zusammengestellt, und seit dem haben sie sich noch vervielfacht. Besonders erwähnt sei ein Fall von LUCE, in dem ein weicher hämorrhagischer Ponstumor ohne Läsion der Hypophyse den Boden des Zwischenhirns durchsetzte und zu Fettsucht führte. Solche und ähnliche Beobachtungen haben dann ERDHEIM, ASCHNER, OPPENHEIMER (Lit. bei GOERING) u. a. veranlaßt, den Schwerpunkt für die Fettregulation von der Hypophyse in das Zwischenhirn zu verlegen. Den zwingenden Beweis, daß hier tatsächlich das postulierte Zentrum für den Fettstoffwechsel gelegen ist, erbrachten aber erst GRAFE u. Mitarb. STRIECK, GRÜNTHAL u. MULHOLLAND. Sie setzten bei zahlreichen großen Hunden mit feinster Kanüle, durch die ein Tropfen von absolutem Alkohol oder von Argentumnitricumlösung injiziert wurde, im Zwischenhirn umschriebene Nekrosen, deren Sitz, Ausdehnung und Sekundärwirkungen von GRÜNTHAL mit den modernsten histologischen Methoden kontrolliert wurden. In zahlreichen Fällen kam es neben einer manchmal eintretenden z. T. erheblichen Stoffwechselsenkung zur Ausbildung einer generellen Adipositas und zwar auch dann, wenn in der Ernährung dem verminderten Bedarfe Rechnung getragen wurde. In den meisten Fällen konnte eine Mitbeteiligung der Hypophyse histologisch ausgeschlossen werden.

In allen Fällen von Verwendung von Argent. nitric. Injektionen wurden Schädigungen der Kerne des Höhlengraus des 3. Ventrikels, und zwar im wesentlichen der Kerne gefunden, deren Verletzungen nach eigenen Untersuchungen auch Störungen auf anderen Gebieten des Stoffwechsel (Wärmehaushalt, Gesamtoxydationen, Zuckerstoffwechsel) bedingt. Oft schon zu Anfang und auf die Dauer immer traten aber die Veränderungen im Fetthaushalt isoliert in die Erscheinung und blieben bestehen. Schärfere Lokalisierungen waren nicht möglich.

HOESCH hat diese Versuche sowohl bei Hunden wie auch bei Kaninchen bestätigt, KENNEY neuerdings (1951) auch bei Ratten. Es besteht wohl auch kein Zweifel, daß sie auf den Menschen übertragen werden können.

Damit ist ein Zentrum für den Fettstoffwechsel im Zwischenhirn ebenso gesichert wie die entsprechenden Zentren in gleicher Gegend für den Kohlenhydrat- und Eiweißumsatz. Hier haben wir die übergeordnete Stelle für die Regulation des Fettumsatzes anzunehmen. Wenn GLATZEL [(Z), S. 506] behauptet, der histologische Nachweis der intakten Hypophyse wäre noch kein Beweis dafür, daß sie auch funktionell normal geblieben ist, so ist darauf zu antworten, daß beim Entstehen der Fettsucht sich wahrscheinlich nach dem Prinzip der doppelten und mehrfachen Sicherungen auch die Funktion der Hypophyse geändert hat. Es ist das aber nicht primär geschehen, sondern sekundär, da wahrscheinlich die Hypophyse Vollzugsorgan für die Regulation des Fettstoffwechsels ist.

Die anatomischen und funktionellen Beziehungen zwischen dieser Inkretdrüse und dem Zwischenhirn sind so eng, daß eine scharfe Trennung für die meisten Vorgänge, vor allem wohl auf dem Gebiete des Stoffwechsels kaum möglich ist, so daß man mit Recht von einem Zwischenhirn-Hypophysensystem gesprochen hat.

Welches ist nun der adäquate Reiz für das nachgewiesene hypothalamische Zentrum? Neuere Untersuchungen von BROBECK sowie GASNIER u. MAYER nehmen im Hypothalamus sehr empfindliche Chemoreceptoren an, die auf die Änderungen des Blutzuckers ansprechen sollen. Sinkt er unter die normale Höhe, so meldet sich der Hunger, und es kommt zu vermehrter Nahrungsaufnahme. Bei seinem Steigen über die Norm soll beim Fettsüchtigen die Nahrungsaufnahme nicht absinken, so daß es zur Fettablagerung kommt.

Wenn auch der Blutzucker als adäquater Reiz sicher eine sehr große Rolle spielt, so scheint es mir doch zweifelhaft, ob er der einzigste ist und andere Blutbestandteile für diese Regulation bedeutungslos sind.

Zunächst könnte man auch an die Höhe des Blutfettspiegels denken. Dieser ist wie beim Blutzucker außerordentlich konstant. Das gilt nicht nur für Neutralfett, sondern auch für die Lipoide. Er beträgt beim Menschen nach den Zusammenstellungen von BÜRGER und PINCUSSEN 0,77% für das Gesamtfett, davon 0,16% für Cholesterin und 0,188% für Lecithin. Bei Tieren sind die Werte z. T. sehr erheblich niedriger, beim Kaninchen nur 0,18%. Die Bedeutung dieser Konstanz ist vorläufig noch unklar. Es liegt hier auch keine einfache Analogie zum Blutzucker vor, denn einmal ist es fraglich, ob jede Körperzelle Fett verbrennen kann, und ferner ist das Blutfett ja ein Gemisch verschiedener Fette.

Aber die Konstanz ist da und wird normalerweise ziemlich zäh festgehalten. Das ist weder ein Zufall, noch geschieht es von allein. Es ist vielmehr ein Organisationsprinzip des Organismus, das von irgendeiner Stelle aufrechterhalten werden muß. Ob dieser Ort, wie sehr naheliegt, tatsächlich das Zwischenhirn ist, läßt sich ähnlich wie beim Blutzucker mit der eleganten Anastomosenmethode von ZUNZ u. LA BARRE entscheiden. Leider liegen aber m. W. bisher solche Versuche noch nicht vor. Wenigstens war es bis 1938, als ich mit LA BARRE zuletzt über diese Dinge sprach, noch nicht der Fall.

Chemische Stoffe, denen man eine Einwirkung auf das Fettzentrum zuschreibt, sind Lipoitrin, Phlorrhizin und Veronal. Die Lipämie senkende Wirkung des Lipoitrins unterbleibt nach Zerstörung von Tuber cinereum und Infundibulum (RAAB). Auch mechanische Reizungen durch Druck sind möglich. So sahen MOLNAR u. MARSOVSKY nach Kaolineinspritzung in die Cisterna cerebelli-medularis eine deutliche Verminderung des Fettgehaltes von Leber, Nieren und Muskulatur. Weitere Impulse werden dem Zentrum aber wahrscheinlich auf *afferenten Nervenbahnen* zufließen.

Sichergestellt ist das für das Großhirn, wenn man die Lipämie als Indicator benutzt, wozu man wohl berechtigt ist. Diese wird bei Hunden und Katzen gesteigert nach psychischer Erregung (HIMWICH u. FOULTON). Dasselbe ist der Fall bei der elektrischen Reizung der Pfoten bei Katzen (HIMWICH u. Mitarb.), wobei es ungeklärt bleibt, ob der Reiz hier direkt dem Zentrum zugeleitet wird oder den Weg über das Großhirn (Schmerz-, Angsteffekte usw.) nimmt. Beweiskräftige Durchschneidungs- oder Reizungsversuche von Nerven stehen bisher noch aus. Sie werden sehr schwer, wenn überhaupt, zu beschaffen sein, da efferente und afferente Bahnen in ihnen kaum zu trennen sein werden. Solche Versuche würden wahrscheinlich zeigen, daß in vielen Nerven afferente Bahnen für den Fettumsatz verlaufen.

Etwas besser sind wir über den Verlauf der *efferenten* Bahnen orientiert, vor allem durch die Untersuchungen von WERTHEIMER und BERLIN. Sie ziehen vom Zwischenhirn durch die Medulla oblongata abwärts und verlassen das obere oder mittlere Brustmark. Durchschneidung dieses Teils des Rückenmarks verhindert die Mobilisierung der Fettdepots, so daß selbst bei maximalem Phlorrhizin-diabetes Hyperlipämie und Leberverfettung ausbleiben. Gleichzeitig sinkt oder erlischt die Ketogenese. Eine bereits vorhandene Fettleber verliert rasch ihr Fett. Durchschneidung des unteren Brustmarks ist ohne Einfluß auf Fettgehalt und Fettumsatz. Entnervung der A. hepatica wirkt wie obere Brustmarkdurchschnei-dung, was dafür spricht, daß die efferenten Bahnen zur Leber im Splanchnicus verlaufen. An Stelle des Fettschwundes kommt es zur Glykogeneinlagerung.

Nach Durchschneidung des 3. und 4. Brustsegmentes bleibt auch die Hyper-lipämie nach schweren Blutverlusten und großen Veronaldosen aus.

Ein efferenter Nerv ist anscheinend auch der Vagus. Jedenfalls vermochte USUELLI nach doppelseitiger tiefer Vagusdurchschneidung 10—15 Tage später Hyperlipämien bis zum 3fachen der Norm zu erzielen. Die Hauptsteigerung be-trifft dabei das Cholesterin. Die Fettdepots werden entleert und gleichzeitig nimmt der Fettgehalt der Leber um das Doppelte gegenüber der Norm zu. Es tritt also der antagonistische Einfluß gegenüber dem Sympathicus voll in die Erscheinung.

Über die *efferenten Fasern* für den Fettstoffwechsel bei den *Inkretdrüsen* ist leider noch zu wenig Sicheres und Detaillierteres bekannt. Daß sie vorhanden sind und in vegetativen Bahnen verlaufen, kann keinem Zweifel unterliegen. Nur bei der Hypophyse sind direkte Verbindungen mit dem Zwischenhirn durch den Hypophysenstiel auch histologisch festgestellt. Allerdings lassen sich afferente und efferente Fasern auch hier nicht trennen.

Ob die Inkretbildung und -ausschüttung der Thyreoidea vom Sympathicus maßgebend beeinflußt wird, ist noch strittig, obwohl die anatomischen Zusammenhänge klar sind. Die Stoffwechselsteigerung nach Halssympathicus-reizung (HANEY) und die Abnahme der Wärmeregulation nach Entfernung der Thyreoidea (ASHER) sprechen dafür. Ob auch die Carotissinusnerven, deren elektrische Reizung eine starke Steigerung der Durchblutung und vielleicht auch der Inkretbildung der Schilddrüse bedingt (REIN), efferente Fettzentrumbahnen führen, erscheint mir zweifelhaft. Der Hauptantrieb für die Schilddrüse erfolgt jedenfalls auf dem Blutwege durch das thyreotrope Hormon des Hypophysen-vorderlappens.

Für die *Nebennieren* wird ein Zentrum im Brustmark angenommen, von wo die Nervenbahnen in den N. splanchnici verlaufen. Diese enthalten sowohl sym-pathische Fasern, welche die Inkretbildung fördern sollen, wie spinalparasym-pathische, welche die Inkretabgabe auslösen (Lit. bei M. REISS). Nachgewiesen oder zum mindesten sehr wahrscheinlich gemacht ist das allerdings nur für das Nebennierenmark und sein Produkt, das Adrenalin, aber es ist wohl schon aus ana-tomischen Gründen ziemlich sicher, daß Ähnliches auch für die Nebennierenrinde gilt.

Der motorische Nerv für die Insulinproduktion ist nach den Untersuchungen von ZUNZ, LA BARRE der Vagus. Er dürfte wohl direkt oder indirekt Fasern vom Fettzentrum führen. Daneben besteht auch eine Beteiligung sympathischer Fasern.

Die *nervöse Versorgung der Keimdrüsen* geschieht durch den sympathischen N. hypogastricus und den parasympathischen N. pelvicus, die ihre Verbindungen bis hinauf ins Großhirn haben.

Wenn auch die Faserzüge im einzelnen oft nicht bekannt sind, so spricht doch alles dafür, daß das Regulationszentrum im Zwischenhirn vor allem durch das vegetative Nervensystem mit allen am Fettstoffwechsel beteiligten Organen, wie Fettdepots, Leber und Hauptinkretdrüsen, vielleicht sogar mit jeder Körperzelle, in Verbindung steht. Wie die Regulation im einzelnen erfolgt, ist noch ein Rätsel und wird es vielleicht stets bleiben. Wir haben auf diesem Gebiete der Stoffwechselvorgänge beim Warmblüter vielleicht den feinsten und kompliziertesten Mechanismus vor uns, den es überhaupt auf der Welt gibt.

Man denkt unwillkürlich an den Kapitän eines großen, modernen Ozeandampfers, der auf seiner Kommandobrücke vor einer Riesenschalttafel steht. Dauernd gehen ihm von den verschiedensten Stellen des Schiffes durch Telefon, Radar oder Lichtsignale Nachrichten zu, auf die hin er sofort die zum tadellosen Funktionieren des Schiffes und seiner richtigen Fahrt notwendigen Anordnungen an die dafür geeigneten Stellen gibt.

Der entscheidende Unterschied gegenüber einem nervösen Regulationszentrum ist aber, daß die zweckmäßigen Maßnahmen beim Kapitän von einem denkenden, bewußten Gehirne getroffen werden, beim Nervenzentrum aber nach Art des telefonischen Fernselbstwählerverkehrs automatisch und normalerweise unfehlbar sicher in die Wege geleitet werden.

Diese außerordentlich komplizierte, selbsttätige Regulationszentrale bedarf zu ihrer Wirkung in der Peripherie der Energiezufuhr. Zwar kann sie auf eine begrenzte Zeit auch auf Hunger umschalten. Im allgemeinen ist sie aber in ihrem Betriebe von Art und Menge der Nahrungszufuhr abhängig. Diese aber wird von außerhalb ihres engeren Bereiches gelegenen Faktoren, wie Appetit und Beschaffungsmöglichkeiten bestimmt.

Ein endogen bestimmender Faktor, der auf sie als übergeordnete Befehlsstelle einwirkt, ist die Großhirnrinde oder das, was wir Psyche nennen. So kann, wie schon erwähnt, Schreck und Angst vorübergehend in ihr Gefüge eingreifen. Aber auch andere psychische Einwirkungen sind möglich.

Normalerweise kommt es aber sehr rasch wieder zu einem Ausgleich, und der normale Präzisionsbetrieb stellt sich wieder von selbst her ohne unser Wollen, Wissen, Zutun, ja selbst Bewußtwerden.

d) Die Konstanz des Körpergewichtes und seine Aufrechterhaltung beim normalen Menschen

Wenn man, wie der Verfasser und viele Ärzte und Laien, viele Jahre hindurch in Zeiten normaler Ernährung und bei voller Gesundheit jeden Morgen nüchtern nach Blase- und Darmentleerung sein Nacktgewicht kontrolliert, so ist man immer wieder erstaunt, daß es mit kleinen Schwankungen von wenigen hundert Gramm nach oben und unten, die hauptsächlich durch Schwankungen im Wasserhaushalt und in der Entleerung des Darmes bedingt sind, viele Jahre hindurch konstant bleibt trotz aller Schwankungen der täglichen Nahrungsaufnahme und Motilität. Selbst größere Gewichtszu- und abnahmen, wie sie durch Veränderungen der Lebensweise, im Urlaub, bei Bergtouren, ja selbst bei Krankheiten sich einstellen, werden sehr rasch wieder ausgeglichen. Am zähesten hält der Magere, Leptosome, sein Körpergewicht konstant.

Wenn auch die Körpermasse höchstens zu 18% aus Fett besteht und Wasser- und Eiweißgehalt viel größeren Einfluß haben, so darf man doch annehmen, daß mit dem Körpergewicht auch die Fettmenge konstant geblieben ist. Wie ist das möglich? Ein Hauptregulativ ist zweifellos das Bedürfnis nach Nahrungsaufnahme das *Hunger*- oder Appetitgefühl und sein Erlöschen, das *Sättigungsgefühl*. Leider verfügen wir auch heute noch nicht über eine wirklich befriedigende Theorie über die Entstehung dieses elementarsten Naturtriebes. Das hängt wohl damit zusammen, daß es wahrscheinlich keine einheitliche Genese hat. An Hypothesen hat es nicht gefehlt. Die meisten nehmen den Magen zum Ausgangspunkte, weil viele Menschen beim Hunger unangenehme Sensationen in der Magengegend haben. So machte A. von Haller die Leere des Magens und das Aneinanderreiben der Schleimhäute für den Hunger verantwortlich, während Füllung zur Sättigung führen soll. Wäre das richtig, so müßten Kranke, die transduodenal ernährt werden, dauernd unter Hunger leiden, und es müßte Magenaufblähung mit Luft ein Sättigungsgefühl herbeiführen. Beides ist aber nicht der Fall. Weber, Carlson sowie Cannon u. Washburne stellten die Hungerkontraktionen des Magens und der Speiseröhre als Quelle des Hungergefühls in den Vordergrund, Pawlow und seine Schule den succus psychicus („Hunger ist Magensaft"). Daß es keinesfalls der Magen allein ist, zeigen Beobachtungen an Kranken, die durch eine jejunale Fistel ernährt werden müssen und ein ausgesprochenes Hunger- und Sättigungsgefühl aufweisen können. Hollander u. Sober haben kürzlich (1950) wieder eine in dieser Beziehung sehr eindrucksvolle Beobachtung bei völligem Oesophagusverschluß mitgeteilt. Auch der Füllungszustand der Leber mit Reservestoffen ist in Betracht gezogen worden (Schur). Eine Reihe anderer Hypothesen rekurriert auf Besonderheiten der Blutzusammensetzung. In erster Linie ist dabei an den Blutzucker gedacht. Es kann auch keinem Zweifel unterliegen, daß eine Hypoglykämie selbst bei stark gefülltem Magen und vorher eingetretenem Sättigungsgefühl sehr starken Hunger, sogar ausgesprochenen Heißhunger auslösen kann, wie wir es nach Insulinüberdosierung beobachten. Das ist aber nicht der gewöhnliche Hunger, sondern ein pathologischer. Hunger geht keineswegs immer mit sehr erniedrigten Blutzuckerwerten einher, wenn sie auch in der Regel morgens nüchtern am tiefsten liegen. Von Bunge dachte an eine Globulinvermehrung als Folge des Abbaues von Organeiweiß, Kestner an eine Änderung der aktuellen Blutreaktion. Biedl postulierte sogar ein besonderes Hungerhormon im Blute. Strang u. McClugage bringen das Sättigungsgefühl mit der spezifischdynamischen Nahrungswirkung in Verbindung. Auch bedingte Reflexe, corticale Verwertung von Sinneseindrücken, Vorstellungen und Erinnerungen sind herangezogen worden. Tatsächlich können ja fast von allen Sinnesorganen Appetitanregungen ausgehen. Man denke an den Anblick einer schön gedeckten Tafel, die mit besonderen Leckerbissen besetzt ist, an den Wohlgeruch kostbarer oder beliebter Speisen, selbst an die schnurgelnden Geräusche der Bratpfanne. Manchmal stellt sich sogar der Hunger erst bei Beginn des Essens ein. „L'appetit vient en mangeant", sagt der Franzose.

L. R. Müller postuliert ein besonderes Hungerzentrum im Zwischenhirn und nahe den Wandungen des 3. Ventrikels. Er weist darauf hin, daß bei gelungenem Wärmestich den Tieren stets die Freßlust vergeht. Wenn wirklich die Blutzusammensetzung von irgendeiner Bedeutung für das Entstehen des Hungergefühls ist, wofür außerordentlich viel spricht, so scheint mir die Annahme einer zentralen Stelle, an der das Nahrungsbedürfnis sich geltend macht und ins Bewußtsein tritt, tatsächlich unabweisbar. Eine andere Frage ist allerdings die sehr schwierige Lokalisation. Mit L. R. Müller möchte auch ich in erster Linie an das Zwischenhirn denken.

Fast alle Hungertheorien enthalten wohl einen richtigen Kern, falsch ist nur ihre Verallgemeinerung. Hinsichtlich ihrer Besprechung und Kritik sei auf die geistreiche Darstellung von A. Durig verwiesen. Das Hunger- und Sättigungsgefühl hat eben viele Entstehungsarten, und wir wissen heute noch nicht einmal, welches die wichtigste und verbreitetste ist.

Wie steht es nun mit der Feinheit und Schärfe dieses Regulationsprinzipes für die Nahrungsaufnahme? Ist es beim Normalen bis auf 1 oder maximal 10 Cal genau eingestellt? Davon kann wohl keine Rede sein, denn so elementar das

Hungergefühl im Anfange auftreten kann, im Verlaufe des Essens schwächt es sich immer stärker ab und zwischen Aufhören des Hungers und Auftreten eines ausgesprochenen Sättigungsgefühles liegt eine gewisse Zeit- und Calorienspanne. Aber selbst, wenn Hunger- und Sättigungsgefühl dem Calorienbedarf entsprechend sich sehr stark und präzise geltend machen sollten, die Nahrungsaufnahme wird ja nicht von ihm allein beherrscht. Beruf, Arbeit, Lebensgewohnheiten, Sorgen und eine Menge anderer innerer und äußerer Faktoren drängen es oft in den Hintergrund oder betäuben es ganz. So wird manchesmal weniger gegessen als nötig, ein anderes Mal mehr. Vor allem die unkontrollierbare und im Versuch nicht zu erfassende Muskeltätigkeit kann außerordentlich wechseln, und ihr wird keineswegs in der Nahrungsaufnahme Rechnung getragen. Und trotzdem bleibt das Körpergewicht konstant. Das ist nur möglich durch ausgleichende Kompensationen im Organismus. Durchführbar sind diese aber nur von einer zentralen Stelle aus. Es muß also ein cerebrales Zentrum für die Gewichtsregulierung existieren, wie auch Fellinger (Z) und vor ihm manche andere [Lit. bei Fellinger (Z)], wenn auch in weniger präziser Form, es vermutet haben. Wie es arbeitet, wissen wir nicht genau. In Betracht kommt die Einwirkung auf alle Ein- und Ausgabeposten der Energiebilanz. Auf alle die Fragen soll erst bei der Genese der Fettsucht näher eingegangen werden. Alle Gründe sprechen dafür, daß es im Zwischenhirn liegt und vielleicht mit dem früher beschriebenen Fettstoffwechselzentrum identisch ist.

Literatur

I. Zusammenfassende neuere Darstellungen (Z)

Bahner, F.: Fettsucht u. Magersucht. Hdb. d. inn. Med. VII/I, 4. Aufl. S. 978 (1955). — Barborka, C. J.: Present status of obesity Problem. I. Amer. Med. Assoc. 147, Nr. 11, S. 1015 (1951). — Bergmann, G. v.: Die Fettsucht. Oppeh. Hdb. d. Biochem. IV. 2. T. 208 (1910). — Bergmann, G. v. u. F. Stroebe: Die Fettsucht, Hdb. d. Biochem. 2. Aufl. 7. Bd. 562 (1927).

Edlbacher-Leuthart: Lehrbuch der physiologischen Chemie. Berlin: de Gruyter 1952. — Evans, F. A.: Obesity, in Duncans Diseases of metabolism, 2. ed. S. 524. Philadelphia u. London 1947.

Fellinger, K.: Die Fettleibigkeit. Berlin und Wien: Urban & Schwarzenberg 1939. — Felix, K.: Physiologische Chemie. Heidelberg: Quelle und Meyer1951.

Glatzel, H.: Fettsucht und Magersucht. Hdb. d. inn. Med. 3. Aufl. 6. Bd. T. 2 477 (1941). — Grafe, E.: Die pathol. Physiol. des Gesamtstoff- und Kraftwechsels bei der Ernährung des Menschen. München: Bergmann 1923. — Die nervöse Regulation des Stoffwechsels. Hdb. der Biochem. 2. Aufl. Bd. 9, S. 1 (1927). — Erg. Werk Bd. 3, S. 687 (1936).

Jost, H.: Intermediärer Fettstoffwechsel und Acidosis. Hdb. d. norm. u. path. Physiol. 5, 606 (1928).

Kühnau, J.: Die Fette im Stoffwechsel. Hdb. d. Bioch. 2. Aufl. Erg. Werk 3, S. 641 (1936). — Lang, K.: Der intermediäre Stoffwechsel. Berlin-Göttingen-Heidelberg: Springer 1952. — Lenhartz, H.: Chemische Physiologie. 10. Aufl. Berlin-Göttingen-Heidelberg: Springer 1952.

Newburgh, L. H.: Obesity in Textbook of Endocrinology ed. by R. H. Williams S. 699. Philadelphia and London: Saunders 1950.

Rynearson, E. H., and C. F. Gastineau: Obesity. Springfield (Ill.): Thomas 1949.

Thannhauser, J.: Stoffwechsel und Stoffwechselkrankheiten. München: Bergmann 1929.

White, A.: Lipid metabolism in Duncans Diseases of metabolism, 2. ed. S. 158. Philadelphia u. London 1947.

Weitere Literatur siehe unter Fettsucht, Magersucht und Lipoidosen.

II. Einzelarbeiten

Anatomie und Physiologie des Fettgewebes

Bischoff: zit. bei Pfleiderer, Klin. Wschr. 1932, 896. — Boeke, J.: Z. mikrosk.-anat. Forsch. 32, 275 (1933); 34, 330 (1934). — Bozenraad: Dtsch. Arch. klin. Med. 103, 120 (1911). — Bouchard, Ch.: Compt. rend. 124, 844 (1897).

Hausberger, J.: Beitr. path. Anat. 102, 415 (1939). — Herzog, E.: Klin. Wschr. 1948, S. 641. — Keys, A., and B. Brozek: Body fat in adult man. Physiologic. Rev. 33, 245 (1953).

MOLECHOTT: zit. bei H. VIERORDT, Anat. physiol. u. physic. Tab. 3. Aufl. 378. Jena: Fischer 1906.

NONIDEZ, J.: Anat. Anz. 84, 289 (1937). — Amer. J. Anat. 65, 361 (1939). — Biol. Rev. 19, 30 (1944).

REINER, K. A.: Z. Zellforsch. 15, 761 (1932); 17, 610 (1933).

SCHIRMER, O.: Arch. exper. Path. u. Pharmakol 89, 263 (1921). — STÖHR, PH.: Z. Zellforsch. 12, (1930).—STÖHR, PH. jr.: Microsc. Anat. des veget. Nervensystems. Berlin: Springer 1928.— Zahlreiche Arbeiten in Z. Zellforsch. Bd. 12—33, zuletzt 33, 109 (1943). — Ferner Z. Anat. 104, 133 (1935). — SUNDER-PLASMANN, P.: Z. Anat. 93, 567 (1930). — Z. Neur. 147, 414 (1933).

VOIT, C.: HERMANNS Hdb. d. Physiol. Bd. 6, (1886).

Der normale Fettstoffwechsel

BERNHARD, K., u. E. FISCHER: Helvet. chim. Acta 29, 929 (1946). — BLEITREU, M.: Pflügers Arch. 85, 345 (1901). — BLOCH, K., W. RITTENBERG and E. BOREK: J. of Biol. Chem. 154, 311 (1944); 162, 441 (1946). — BREUSCH, F.: Science 97, 490 (1943). — Enzymol. 11, 169 (1943). — BÜRGER, M.: Med. Welt. 1938, 479. — BUCHANAN, J., W. SAKAMI, S. GURIN and D. WILSON: J. of Biol. Chem. 159, 695 (1945).

CHAIKOFF, J. L., and D. B. ZILVERSMIT: Adv. Biol. a. Med. Physics. 1, 322 (1948). — CHAIKOFF, J. L., and others: J. of Biol. Chem. 190, 229, 438 (1951); 194, 413 (1952).

DAKIN, H. D.: J. of Biol. Chem. 6, 203, 221 (1909).

EMBDEN, G., u. Mitarb.: HOFMEISTERS Beitr. z. chem. Physiol. u. Path. 6, 59 (1905); 8, 121 (1906); 11, 318, 323 (1908). — EILERT, M., and S. DRAGSTEDT: Amer. J. Physiol. 147, 346 (1946).

FISHMANN, W., and M. COHN: J. of Biol. Chem. 148, 619 (1943). — FLASCHENTRÄGER, B.: Z. physiol. Chem. 238, 221 (1936). — Schweiz. med. Wschr. 1938, 961. — FRATZER, A., J. SCHULMANN and H. STEWART: J. of Physiol. 103, 306 (1944). — FRATZER, A., and H. SAMMONS: Biochemic. J. 26, 122 (1945). — FRIEDLÄNDER, H., J. CHAIKOFF and C. ENTEMAN: J. of Biol. Chem. 158, 231 (1945).

GRAFE, E.: Dtsch. Arch. klin. Med. 113, 1 (1913).

HAUROWITZ: Fortschritte der Biochemie, 1938 — 1947. Bd. IV. (1948). — HEUPKE, W.: Die Ernährung 111, (1940). — HILDITCH, F., and M. NEARA: Jl. Soc. Chem. Ind. 61, 117 (1942). — HURTLEY, W. H.: Quart. J. Med. 9, 301 (1915—16).

MCKAY, E. M.: J. Clin. Endocrin. 3, 101 (1943). — KNOOP, F.: HOFMEISTERS Beitr. z. chem. Physiol. u. Path. 6, 150 (1904).

LEATHES and HARTLEY: zit. bei LEATHES and RAPER, The fats. London 1925. — LEHNINGER, A.: J. of Biol. Chem. 164, 291 (1946). — LUSK, G.: Science of nutrition, 4. Aufl. S. 396. Philadelphia u. London: Saunders 1928. — LYNEN, F.: Ann. Chem. 552, 270 (1942).

MACHEBOEUF, M., u. Mitarb.: C. r. Acad. Sci. (Paris) 132, 268, 272, 274 (1939). — MAGNUS-LEVY, A.: Handb. d. Biochem. 2. Aufl. 8, 422 (1925). — MARKEES: Klin. Wschr. 1937, 841. — MERTENS, O., u. H. REIN: Über intrapulm. Oxydationen, Akad. d. Wissensch. Göttingen. Mathem. Naturw. Kl. Sitzung vom 9. XI. 45.

PFLÜGER, E.: Pflügers Arch. 51, 229 (1892). — PETTENKOFER, M., u. C. VOIT: Z. Biol. 6, 371 (1870). — POPJAK, G., and M. L. BEECKMANS.: Biochemic. J. 47, 233 (1950). — POPJAK, G.: Nutrit. Abstr. a. Rev. 21, 535 (1952).

RITTENBERG, D., and K. BLOCH: J. of Biol. Chem 159, 45; 160, 417 (1945). — RUSKA-ÖSTREICHER: Arch. exper. Path. u. Pharmakol. 177, 42 (1934).

SCHÖNHEIMER. R. and D. RITTENBERG: J. of Biol. Chem 111, 175 (1935); 120, 503; 121, 235 (1937). — J. of Biol. 114, 381 (1936); mit K. BENHARDT 133, 707 713 (1940); mit STETTEN 133, 329, 347 (1940). SCHÖNHEIMER, R. The dynamic State of Body Constituents, Harv. Univ. Presse Cambridge 1942. — SCHÖNDORFF, B.: Pflügers Arch. 99, 191 (1903). — SHAPIRO, A., H. KOSTER, D. RITTEENBERG and R. SCHÖNHEIMER: Amer. J. Physiol. 117, 525 (1936). — STETTEN, D., and J. SALCEDO: J. of Biol. Chem. 151, 413 (1943); mit G. BOXER J. of Biol. Chem. 153, 607, 156, 271 (1944).

VERKADE u. V. D. LEE: Z. physiol. Chem. 230, 207 (1934). — VERZÁR, F.: Erg. d. Physiol. 32, 421 (1931) und mit LASZT, Biochem. Z. 270, 24, 35 (1934).

WEINHOUSE, S., G. MEDES and N. F. FLOYD: J. of Biol. Chem. 157, 751; 158 411 (1945). — WERTHEIMER-HOFFMANN: Pflügers Arch. 217, 728 (1927.) — WIELAND, H., u. C. ROSENTHAL: Ann. Chem. 554, 241 (1943). — WIERZUCHOWSKI-LING: J. of Biol. Chem. 64, 697 (1925). — DE WITT STETTEN jun.: J. of Biol. Chem. 140, 143 (1941); mit BOXER 153, 607 (1944).

ZECHMEISTER: Die Carotinoide, Berlin 1934.

Der Einfluß der Vitamine

GAVIN, G., and E. W. MCHENRY: J. of Biol. Chem. 141, 619 (1941).

Die Wirkung des Inkretsystems

ABELIN u. Mitarb.: Biochem. Z. **149**, 109 (1924); **174**, 232 (1926); **198**, 19 (1928); **228**, 165, 189, 211 (1930). — ANSELMINO-HOFFMANN: Klin. Wschr. **1931**, 2380. — Endokrinologie **17**, 289 (1936).

BERGMANN, G. v., u. F. STROEBE: Die Castration in OPPENH. Hdb. d. Bioch. 2. Aufl. Bd. 7. S. 599 (1927). — BEST, C. H., u. J. CAMPBELL: J. of Physiol. **86**, 190 (1936); **92**, 91 (1938). — BLUMENFELD: Endokrinologie **18**, 367 (1934). — BOMSKOV-SCHNEIDER: Klin. Wschr. **1939**. 12. — BRADY, R. O., F. W. W. LUKENS and S. GURIN: Science (Lancaster, Pa.) **113**, 413 (1951). — J. of Biol. Chem. **193**, 459 (1951). — BURN: Schweiz. med. Wschr. **1938**, 932.

CHAIKOFF, J. L., u. Mitarb.: Amer. J. Physiol. **74**, 36 (1925); **116**, 543 (1936). — J. of Biol. Chem. **120**, 647 (1937); **137**, 693 (1941). — CLEMENT, G.: Arch. Sci. physiol. **4**, 169 (1951).

DRAGSTEDT u. Mitarb.: Amer. J. Physiol. **117**, 175 (1936). — J. Amer Med. Assoc. **114**, 29 (1940).

EITEL-LÖHR-LOESER: Arch. exper. Path. u. Pharmakol. **173**, 205 1933.

FALTA, W.: Wien. klin. Wschr. **1925**, 27.

GEYER, R. P., and others: Endocrinology (Springfield, Ill.) **47**, 108 (1950). — J. of Biol. Chem. **185**, 461 (1950); **190**, 437 (1951). — GRAFE, E., u. F. MEYTHALER: Arch. exper. Path. u. Pharmakol. **131**, 80 (1928). — GRAFE, E.: Ärztl. Wschr. **1952**, Nr. 31,32. — GÜLZOW, M.: Dtsch. Arch. klin. Med. **193**, 463 (1948).

HARRISON, H. C. and C. N. H. LONG: J. of Biol. Chem. **133**, 209 (1940). — HENRY, E. W. Mc, and J. M. PATTERSON: Physiologic. Rev. **24**, 128 (1944).

JUNKMANN, K., u. A. SCHÖLLER: Klin. Wschr. **1932**, 1176.

KEESER: Arch. exper. Path. u. Pharmakol. **179**, 310 (1935). — KLOSE-VOGT: Klinik. u. Pathol. d. Thymusdrüse. Tübingen 1919. — KÖHLER, V., u. E. J. SCHNEIDER: Klin. Wschr. **1948**, 729. — KUBO: Fol. endocrinol. jap. **7**, 168 (1931).

LEITER: Z. exper. Med. **62**, 717 (1928); u. Mitarb.: Z. klin. Med. **128**, 407 (1935). — LUBLIN: Arch. exper. Path. u. Pharmakol. **115**, 101 (1926).

OESTREICHER: Arch. exper. Path. u. Pharmakol. **182**, 589 (1936).

PAYNE, R. W.: Endokrinologie **45**, 305 (1949). — PFLÜGER, E.: Die teleolog. Mechanik d. lebend. Natur. Pflügers Arch. **15**, 57 (1877) und Monographie. Bonn: Cohen 1877.

RAAB: Wien. Arch. klin. Med. **17**, 439 (1928); **18**, 387 (1929). — Z. exper. Med. **89**, 616 (1933). — REED: J. of Biol. Chem. **96**, 313 (1932). — REISS, M.: Handb. d. Biochem. 2. Aufl. Erg. Bd. **3**, 226 u. 956 (1936).

SANO: Trans. jap. path. Soc. **18** u. **19** (1929). — SCHULTZE: Arch. Gynäk. **155**, 157 (1933). — SCOZ u. Mitarb.: Soc. biol. sper. (ital.) **9**, 441 u. 443 (1934); **10**, 680 u. 682 (1935). — Arch. di Sci. biol. **17**, 262 (1932); **18**, 385 (1933); **20**, 356 u. 373 (1934); **22**, 142 (1936). — SMITH: J. Amer. Med. Assoc. **88**, 158 (1927). — STADIE, W. C.: J. Clin. Invest. **19**, 843 (1940). u. Harvey-Lectures **37**, 129 (1941/42). Baltimore: Williams and Wilkins. — STETTEN, D. — J. SALCEDO: J. of Biol. Chem. **156**, 27 (1944).

TRENDELENBURG, P.: Die Hormone, Bd. 2. Berlin: Springer 1934.

VERZÁR: Erg. Physiol. **32**, 421 (1931). — Biochem. Z. **270**, 24, 35 (1934).

Regulation durch das Zentralnervensystem

ASCHNER, B.: Med. Klin. **1924**, 1681. — Klin. Wschr. **1929**, 2043. — Z. klin. Med. **116**, 669 (1931); **121**, 459 (1932). — ASHER, L.: Klin. Wschr. **1933**, 392.

BAUR-WASSERMANN: Verh. dtsch. Ges. inn. Med. 403 (1952). — BERLIN: Z. exper. Med. **87**, 151 (1933). — BOEKE: Z. mikrosk.-anat. Forsch. **33** (1933); **35** (1934). — BROBECK, J. R.: Physiologic. Rev. **26**, 541 (1946). — BÜCHNER, O., u. E. GRAFE: Klin. Wschr. **1924**, 986. — BÜRGER, M.: Erg. inn. Med. **34**, 583 (1928).

DRIESCH, H.: Die Philosophie des Organischen, 2. Aufl. Leipzig 1922.

ERDHEIM: Sitzgsber. Akad. Wiss. Math.-naturwiss. Kl. Wien **113**, 537 (1904).

GASNIER, A., et A. MEYER: Ann. de Physiol. **15**, 145 (1939). — GOERING, D.: Z. Anat. II. Abt. **8**, 312 (1922). — GRAFE, E., H. REINWEIN, G. SINGER: Biochem. Z. **165**, 102 (1925). — GRAFE, E., u. F. MEYTHALER: Arch. exper. Path. u. Pharmakol. **131**, 80 (1928). — GRAFE, E., u. E. GRÜNTHAL: Klin. Wschr. **1920**, 1013. — GRÜNTHAL, E., N. MULHOLLAND u. F. STRIECK: Arch. exper. Path. u. Pharmakol. **145**, 35 (1929). — GRÜNTHAL, E.: Z. Neur. **120**, 157 (1929). — Fortschr. Neur. **12** (1930).

HANEY: Amer. J. Physiol. **102**, 249 (1932). — HAUSBERGER, J.: Z. mikrosk.-anat. Forsch. **36**, 231 (1934). — Klin. Wschr. **1935**, 77. — Dtsch. Arch. klin. Med. **180**, 274 (1937). — Virchows Arch. **302**, 640 (1938). — Arch. exper. Path. u. Pharmakol. **187**, 655 (1937); **192**, 530 (1939). — HIMWICH-FOULTON: Proc. Soc. Exper. Biol. a. Med. **29**, 236 (1931). — HOFMEISTER, F.: Chem. Steuerungsvorgänge im Tierkörper. Schriften der wissensch. Gesellsch. Straßburg. H. 17. — HOESCH: Z. inn. Med. **1932**, 655.

KANT, I.: Kritik der Urteilskraft, 2. T. § 5 (1750). — KURÉ, K., OI u. OKINAKA: Klin. Wschr. **1937**, 1789; **1938**, 1366.

LUCE: Dtsch. Z. Nervenheilk. 68/69, 187 (1921).

MOLNAR u. MARSOVSKY: Dtsch. Arch. klin. Med. **178**, 420 (1936).

PINCUSSEN: Handb. d. Bioch., 2. Aufl. Erg.-Werk 2, 66 (1934).

RAAB, W.: Wien. Arch. inn. Med. **7**, 443 (1924). — Z. exper. Med. **49**, 179 (1926); **89**, 588 (1933); **90**, 729 (1933). — REIN, H.: Klin. Wschr. **1932**, 1636. — REISS, M.: Nebennieren, Handb. d. Bioch. 2. Aufl. Erg.-Werk 3, 967 (1936).

USUELLI: Arch. Farmacol. sper. **59**, 97 (1930).

VOGT: Arch. exper. Path. u. Pharmakol. **162**, 129 (1931).

WERTHEIMER: Pflügers Arch. **213**, 262, 279, 280 u. 298 (1926).

ZUNZ, E., et J. LA BARRE: Arch. internat. Physiol. **29**, 265 (1927).

Die Konstanz des Körpergewichtes und seine Aufrechterhaltung beim gesunden Menschen

BIEDL, A.: Innere Sekret, 4. Aufl. Berlin und Wien: Urban & Schwarzenberg 1922. — VON BUNGE, G.: zit. bei A. DURIG u. L. R. MÜLLER.

CANNON, W. B., and A. L. WASHBURNE: Amer. J. Physiol. **29**, 441 (1912). — CARLSON, A. J.: The Control of Hunger in Health and Disease. Univ. of Chicago, Press.

DURIG, A.: Denkschrift über den Hunger. Sitzgsber. Akad. Wiss., Wien, Math.-naturwiss. Kl. **113**. Abt. III (1909). — Beiheft Wien klin. Wschr. **1909**.

HALLER, A. VON: zit. bei K. FELLINGER (Z), S. 40. — HOLLANDER, F., and H. A. SOBER: Federat. Proc. **9**, 62 (1950) zit. bei BARBORKA (Z).

KESTNER, O.: zit. bei L. R. MÜLLER.

MÜLLER, L. R.: Lebensnerven und Lebenstriebe, 3. Aufl., 950. Berlin: Springer 1931.

PAWLOW: zit. bei A. DURIG u. L. R. MÜLLER.

SCHUR, H.: Klin. Wschr. **1929**, 529. — STRANG, J. M., and MC. CLUGAGE: Amer. J. Med. Sci. **181**, 336 (1931); **182**, 49 (1931).

WEBER: zit. bei A. DURIG u. L. R. MÜLLER.

2. Die Fettsucht

Von Fettsucht oder Fettleibigkeit sprechen wir im allgemeinen dann, wenn das Körpergewicht den Normalwert um mindestens + 20% überschreitet. Hinsichtlich der Feststellungen des Normalgewichtes sei auf die entsprechenden Methoden und Angaben bei Besprechung der Unterernährung verwiesen. An dieser Stelle sei noch die kürzlich erschienene neue Tabelle von F. BAHNER (Tab. 60) zum Abdruck gebracht über Körperlänge und Gewicht. Schwankungen nach oben und unten um 10% sind noch als normale Breite anzusehen. Das mit Hilfe von Formeln und Tabellen errechnete Normalgewicht ist nicht immer identisch mit dem Optimalgewicht im Einzelfalle. Dieses läßt sich nur empirisch feststellen. Es ist das Gewicht, bei dem der betreffende Mensch sein Maximum an Wohlbefinden und Leistungsfähigkeit aufweist. Das Optimalgewicht kann im Laufe eines langen Lebens schwanken und pflegt von den 50er Jahren ab im allgemeinen in seinem Betrage abzunehmen. Die Abweichungen gegenüber den schematisch berechneten Normalwerten können ± 15% betragen.

Für die Steigerung des Körpergewichtes ist aber nicht nur maßgebend die Fettmenge, sondern auch die Muskulatur. Man braucht nur an fettarme übergewichtige Athleten zu denken. Ein Maß für die Muskelmasse im Körper ist nach SHAFFER (Z) die Menge des im Harne ausgeschiedenen Kreatinins. TALBOT-BROUGHTON (Z) haben diese in Beziehung zum Körpergewicht gesetzt und den Quotienten

$$\text{Muskelmasse} = \frac{\text{mg Kreatinin in 24 Std}}{\text{Gewicht in kg}}$$

gebildet. Bei normalem Körpergewicht liegt dieser bei etwa 20, mit zunehmender Fettleibigkeit sinkt er ab bis 14 und darunter. Bei Menschen mit sehr kümmerlich

Tabelle 60. *Körperlänge und Gewicht Erwachsener*
(15—30 Jahre, Gewicht ohne Kleider)
(Nach Veröffentlichungen des Life Extension Institute of New York,
übernommen aus „Wissenschaftliche Tabellen", J. R. Geigy AG., Basel 1953)

Es sind in der Tabelle zu einer Körperlänge 3 Gewichte gegeben: 1. Durchschnittsgewicht für Personen mit mittelschwerem Knochenbau (fettgedruckt); 2. Gewicht von Personen mit leichtem Knochenbau (oberhalb der fettgedruckten Zahlen); 3. Gewicht von Personen mit schwerem Knochenbau (unterhalb der fettgedruckten Zahlen).

Formeln für Normalgewicht:

Nach BROCA: Sollgewicht in kg = Körperlänge in cm minus 100.

Nach BORNHARDT: Sollgewicht in kg = $\dfrac{\text{Länge in cm} \times \text{mittlerer Brustumfang in cm}}{240}$.

♀ Körperlänge in cm	Gewicht in kg 15 Jahre	20 Jahre	25 Jahre	30 Jahre[1]	♂ Körperlänge in cm	Gewicht in kg 15 Jahre	20 Jahre	25 Jahre	30 Jahre[1]
	40,8	43,0	44,0	45,3		41,7	45,8	47,6	49,4
142,5	**45,3**	**47,6**	**49,0**	**50,3**	**150**	**46,2**	**50,7**	**43,0**	**54,8**
	51,2	53,0	55,3	56,6		51,6	57,1	59,3	61,6
	41,2	43,5	44,8	46,2		42,6	46,7	48,5	50,3
145	**45,8**	**48,5**	**49,8**	**51,2**	**152,5**	**47,1**	**51,6**	**43,9**	**55,7**
	51,6	53,9	56,2	57,5		53,0	58,0	60,7	62,5
	41,7	44,4	45,8	47,1		43,5	47,6	49,4	51,2
147,5	**46,2**	**49,4**	**50,7**	**52,1**	**155**	**48,5**	**53,0**	**54,8**	**46,6**
	52,1	55,7	57,1	58,4		54,4	59,3	61,6	63,4
	42,6	45,3	46,7	47,6		44,9	48,9	50,7	52,1
150	**57,1**	**50,3**	**51,6**	**53,0**	**157,5**	**49,8**	**54,5**	**46,2**	**48,0**
	53,0	56,6	58,0	59,8		56,2	61,2	63,0	65,2
	43,5	46,7	47,1	48,5		46,2	50,3	52,1	53,5
152,5	**48,5**	**51,6**	**52,6**	**53,9**	**160**	**51,2**	**55,7**	**58,0**	**49,3**
	54,4	58,0	59,3	60,7		57,5	62,5	65,2	66,6
	44,8	47,6	48,5	49,8		47,6	51,6	53,9	55,3
155	**49,8**	**53,0**	**53,9**	**55,3**	**162,5**	**53,0**	**57,4**	**59,8**	**61,2**
	55,3	59,8	60,7	62,1		59,3	64,8	67,0	68,9
	46,2	48,9	50,3	51,2		49,4	52,5	55,7	56,6
157,5	**51,2**	**54,4**	**55,7**	**56,6**	**165**	**54,8**	**59,3**	**61,6**	**63,0**
	57,5	61,2	62,5	63,9		61,6	66,6	69,3	70,7
	47,1	50,3	51,2	52,5		51,2	55,3	57,1	58,4
160	**52,4**	**55,9**	**57,1**	**58,4**	**167,5**	**56,6**	**61,2**	**63,4**	**65,8**
	59,3	62,5	64,3	65,7		63,4	68,9	71,1	72,9
	48,9	51,2	52,5	53,9		52,5	56,6	58,9	59,8
162,5	**54,5**	**57,1**	**58,4**	**59,8**	**170**	**58,4**	**63,0**	**65,2**	**66,6**
	61,2	64,3	65,7	67,5		65,7	70,7	73,4	74,7
	50,7	53,0	54,4	55,7		54,4	58,4	60,2	61,6
165	**66,2**	**58,9**	**60,2**	**61,6**	**172,5**	**60,2**	**64,8**	**67,0**	**68,4**
	53,4	66,1	67,5	69,3		67,5	74,0	75,2	77,0
	52,1	54,9	55,7	57,1		55,7	59,8	62,1	63,9
167,5	**68,0**	**60,7**	**62,1**	**63,4**	**175**	**62,1**	**66,6**	**68,9**	**70,7**
	55,2	68,4	69,8	71,6		69,8	74,7	77,5	79,3
	53,9	56,2	57,5	58,9		58,0	61,6	63,0	65,7
170	**59,8**	**62,5**	**63,9**	**65,2**	**177,5**	**64,3**	**68,4**	**71,1**	**72,9**
	67,5	70,2	71,6	73,4		72,0	77,0	79,7	82,0

[1] Das Gewicht der dreißiger Jahre sollte beim Gesunden während des ganzen Lebens beibehalten werden.

Tabelle 60 (Fortsetzung)

Körper-länge in cm	♀ Gewicht in kg				Körper-länge in cm	♂ Gewicht in kg			
	15 Jahre	20 Jahre	25 Jahre	30 Jahre[1]		15 Jahre	20 Jahre	25 Jahre	30 Jahre[1]
172,5	55,3 61,6 69,3	57,5 63,9 72,0	59,3 65,7 73,8	60,2 67,0 75,7	180	59,8 66,6 74,7	63,9 70,7 79,3	66,1 73,4 82,4	68,0 75,7 85,2
175	57,1 63,4 71,6	59,3 65,7 73,8	60,7 67,5 75,7	61,6 68,4 77,0	183	62,1 68,9 77,5	65,7 72,9 82,0	68,4 76,1 85,6	70,7 78,4 87,9
178	59,3 65,7 73,9	60,7 67,5 76,1	62,1 68,9 77,5	63,4 70,2 78,9	185,5	63,9 71,1 79,7	68,0 75,2 84,3	71,1 78,8 88,3	72,9 81,1 91,1
180	61,2 68,0 76,1	63,0 69,8 78,4	63,4 70,7 79,7	64,8 72,0 81,1	188	66,1 73,4 82,4	69,8 77,4 87,0	73,0 81,1 91,1	75,7 83,8 94,2

[1] Das Gewicht der dreißiger Jahre sollte beim Gesunden während des ganzen Lebens beibehalten werden.

entwickelter Muskulatur muß auch dann schon von einer Fettsucht gesprochen werden, wenn bei kaum erhöhtem Körpergewicht Fettwülste sich im Gesicht, im Nacken, am Rumpf und in der Gesäßgegend entwickelt haben, und die Bauchhaut nach OEDER (Z) bei Aufheben eine Hautfalte unterhalb des Nabels erheblich über 3 cm dick ist. Nicht jedes Übergewicht ist ohne weiteres als vermehrte Fettablagerung anzusehen. Übergewichte können auch durch ungewöhnlich schweres Knochensystem oder abnorm entwickelte Muskulatur beim Athleten bedingt sein. Die Frage, ob wirklich eine Fettsucht vorliegt, ist daher in jedem Falle auf Grund der besonderen Konstitution evtl. durch Dickenmessung der Hautfalten (LAUTER u. a.) noch genauer zu klären. Es gibt auch eine Fettsucht bei normalem oder kaum erhöhtem Gewicht, wenn der Körperbau sehr grazil und die Körpermuskulatur sehr schlecht entwickelt ist.

C. VON NOORDEN hat mit Recht darauf hingewiesen, daß es auch eine relative Fettsucht gibt, d. h. das Körpergewicht bewegt sich zwar noch in normalen Grenzen, aber die Fettmenge ist für den übrigen Körperbefund zu hoch. Es gilt das im allgemeinen wohl nur für Kranke, besonders für Patienten mit Kreislaufleiden, Arthritiker, Emphysematiker und Gelähmte. Sie müssen oft auch dann einer Fettsuchttherapie unterzogen werden, wenn sie normal- oder sogar etwas untergewichtig sind.

a) Vorkommen und Erblichkeit

Von allen Stoffwechselkrankheiten ist die Fettsucht die häufigste und am leichtesten festzustellende. Sicher gilt das für Länder mit normaler Ernährung. Während der jahrelangen hochgradigen Unterernährung galt es für Deutschland nicht mehr. Heute aber trifft es wieder zu. Sobald in Deutschland die Nahrungsmittelversorgung wieder einigermaßen normal wurde, stieg auch die Zahl der Fettsüchtigen wieder gewaltig an. Sehr eindrucksvoll geht das aus einer eben erschienenen Kurve (1953) von GROSSE-BROCKHOFF hervor, der das Adipösenmaterial der Bonner mediz. Klinik mit 34 000 Kranken der Jahre 1932—1951 bearbeitete. In den Jahren 1933—1935 betrug der Anteil der Fettsüchtigen (mit über 10% Übergewicht) an der Gesamtzahl 9—10%. Von 1939 an begannen parallel mit dem Absinken der Calorienzufuhr die Zahlen bis auf 2% im Jahre 1946 zu fallen, um dann mit der zunehmenden Normalisierung der Nahrung jäh auf 11% im Jahre 1951 anzusteigen.

Wir haben das gleiche in den Jahren 1922—1926 nach dem ersten Weltkriege gesehen und sehen es heute wieder. Es liegt in der Constitution vieler Menschen, daß der unterernährte Organismus bei wieder normaler Ernährung in seinem Regenerationsbestreben über das Ziel hinausschießt. Der weitgehend außer Funktion gesetzte Regulationsapparat für die Konstanz des Körpergewichtes (vgl. S. 368) ist zunächst noch in Unordnung geraten und kann sich erst allmählich wieder einspielen.

Über die *Häufigkeit* der Fettleibigkeit lassen sich für Deutschland keine genauen Angaben machen. Die Mortalitätsstatistiken versagen, weil als Todesursache meist nicht das Grundleiden, sondern die schließlich zum Tode führenden Komplikationen, meist Kreislauf- und Nierenleiden oder interkurrente Krankheiten angegeben werden. Unter den Morbiditätsziffern erscheinen für gewöhnlich nur die schweren Fälle, die in ärztliche Behandlung kommen.

Nach einer Statistik der *Metropolitain Life Insurance Comp.* von 1943 waren in den *USA*. 15 Millionen Amerikaner übergewichtig, davon Fettsüchtige, d. h. mit einem Übergewicht von mindestens 20%, 5 Millionen (ARMSTRONG u. Mitarb.). Für Deutschland fehlen leider ähnliche Statistiken.

Über ein beschränktes, aber besonders eingehend bearbeitetes amerikanisches Material berichten DUBLIN u. LOTKA (1936). Danach wurden bei einer Lebensversicherungsgesellschaft von 60000 Anträgen auf Aufnahme 2,66% wegen zu starker Fettsucht abschlägig beschieden. Interessant ist dabei die Verteilung auf die Geschlechter und Lebensalter, wie folgende kleine Tabelle 61 zeigt.

Tabelle 61

Alter	Männer %	Frauen %
unter 35 Jahre	1,2	2,1
35—54 Jahre	4,0	10,5
55 Jahre und darüber . .	4,8	10,4
Durchschnitt	2,1	4,0

Die Fettsucht bei Frauen ist also fast doppelt so groß wie bei Männern und in den mittleren und höheren Lebensalter vielfach höher als in jüngeren Jahren. Das stimmt auch mit anderen Statistiken und der gewöhnlichen ärztlichen Beobachtung überein.

So fand PREBLE, daß unter 1000 Fettsüchtigen sich 75,6% Frauen und nur 24,4% Männer befanden. 32,3% der Gesamtzahl entfiel auf das 5. Jahrzehnt, 23,1% auf das 4. und 26,4% auf das 6., im 3. und 7. waren es nur 8%. Verheiratete sind weit stärker betroffen als Unverehelichte.

Ferner sei noch eine wahrscheinlich viele Hunderttausende oder Millionen umfassende Statistik von IRELAND, LOVE u. DAVENPORT bei den Rekrutierungen für die amerikanische Armee im ersten Weltkriege (1917/18) erwähnt. Dabei wurden im Durchschnitt 1,8% Fettleibige festgestellt, wobei die Zahlen für die einzelnen Bundesstaaten in den weiten Grenzen von 0,3—5,73% enorm differierten. Dabei ist zu bedenken, daß der Hauptsache nach nur Männer zwischen 18 und 40 Jahren untersucht wurden. Die enorme Häufigkeit der Fettsucht, jedenfalls in Amerika, geht auch aus diesen Zahlen sehr eindrucksvoll hervor.

Es ist bekannt, daß die Adipositas rassenmäßig sehr verschieden verbreitet ist. Während die Juden, Chinesen und andere Orientalen sehr dazu neigen, ist sie bei Romanen und vor allem nordischen Völkern sehr viel seltener. Genauere Angaben darüber habe ich nicht finden können.

Wie steht es nun mit den *Erblichkeitsverhältnissen*? Erhebt man sehr sorgfältige Anamnesen, so läßt sich in einem sehr hohen Prozentsatz feststellen, daß weitere Fettleibige in der Aszendenz oder Blutsverwandtschaft vorhanden sind. Die Einzelzahlen schwanken allerdings außerordentlich. BRUGSCH (Z) findet nur 40%, BAUER und GIGON sogar 90% positive Angaben. Dazwischen liegen die Werte von BOUCHARD (Z) (46%), LICHTWITZ (Z) (50%) und VON NOORDEN (Z) (70%, sehr große jüdische Klientel). In meinem eigenen Material von über 2000 Fällen waren es rund 50%. Demgegenüber steht LAUTER mit seiner Behauptung, ,,daß man von einer erbbedingten Fettsucht mit größter Vorsicht sprechen kann" allein. Nach ihm sollen evtl. Erbfaktoren nicht im Fettgewebe selbst, sondern ,,höchstens in verschiedenen Nebengenen" für Körperbau, Gefäßsystem und Endocrinium zur Geltung kommen.

Zur exakten Beantwortung der Frage, welche Rolle Erblichkeit und welche Rolle Umwelteinflüsse bei der Entwicklung einer Krankheit spielen, ist am zweckmäßigsten die Zwillingsmethode (Lit. bei v. VERSCHUER u. HANHART u. a.).

O. v. VERSCHUER hat ganz allgemein bei Hunderten von ein- und zweieiigen Zwillingspaaren für das Körpergewicht eine Relation: Umwelt zu Erbeinfluß von 1:2, für die Körpergröße von 1:10,4 festgestellt. Die Körpergröße ist also über 5mal stärker erbbedingt als das Körpergewicht.

Beosnders wichtig sind die Ergebnisse der Untersuchung von eineiigen Zwillingen. CAMERER u. SCHLEICHER haben solche bei 3 weiblichen Paaren mitgeteilt. Im 1. Falle handelte es sich um 7jährige weibliche Zwillinge mit einem Übergewicht von 6,4 und 6,7 kg ohne Anhaltspunkt für innersekretorische Störungen. Auffallend war die Gleichartigkeit der Fettverteilung bei beiden Mädchen. Im 2. Falle waren es 53jährige Frauen in der Menopause, die eine unverheiratet mit 20,4 kg, die andere kinderlos verheiratet mit 29,2 kg Übergewicht. Auch hier war die regionäre Ausbildung der Fettsucht [Abbildung bei GLATZEL (Z)] außerordentlich ähnlich. Der 3. Fall betraf 55jährige verheiratete Zwillinge mit Kindern in Menopause mit 52,4 bzw. 72,2 kg Übergewicht, das gleichmäßig in den 40er Jahren sich entwickelte. Der große Gewichtsunterschied ist durch die Diäteinschränkung des leichteren Zwillings bedingt. Ein Jahr vorher war das Gewicht von beiden annähernd gleich. Außerdem bestand bei beiden Hypertension und Rheumatismus der Schultern. Auch hier war die Fettablagerung besonders am Stamm, dem Gesäße und der unteren Extremität fast genau die gleiche. Es wird also nicht nur die Fettsucht, sondern auch die Art der Fettverteilung vererbt. LIEBENDÖRFER nimmt eine unvollkommne einfache Dominanz der Fettsucht an. In diesem Sinne sprechen auch Feststellungen von CURTIUS, HANHART u. a. (Lit. bei HANHART). Eine einfache dominante Fettsucht konnte auch bei Mäusen festgestellt werden (DANFORTH, zit. bei HANHART).

Auch die Art und Form der Fettsucht ist manchmal bei eineiigen Zwillingen die gleiche. SCHUMACHER fand das bei der Dystrophia adiposogenitalis, CAMERER u. SCHLEICHER, SCHUHMACHER sowie kürzlich LÜTHHOLD (dort auch Lit.), zeigten das auch für die cerebrale Form.

Auch die Sonderform der LAURENCE-MOON-BIEDLschen Krankheit tritt familienweise gehäuft auf [Lit. bei GLATZEL (Z)]. Von den bis 1931 veröffentlichten 77 Fällen war das 25mal der Fall. Häufig lagen Blutsverwandtschaft oder sonst Verwandtenehen vor. HANHART nimmt für diese Form der Fettsucht einen einfach recessiven Erbgang mit Heterophänie an. Es ist also der Adipositas nicht nur quantitativ, sondern vor allem auch qualitativ erbbedingt.

LIEBENDÖRFER hat bei seinen eingehenden Familienstudien von 25 ganz vorwiegend endogen Fettsüchtigen festgestellt, daß fast immer ein Elternteil, meist die Mutter, fettleibig war. Merkwürdigerweise befanden sich unter den ganzen Sippenangehörigen nur 2 Diabetiker und kein Gichtkranker.

Es wäre aber ganz falsch, ein an einem so kleinen, wenn auch besonders gut durchuntersuchten Material gewonnenes Resultat zu verallgemeinern. NAUNYN, VON NOORDEN (Z) u. ASCHNER haben durchaus recht, wenn sie die Ansicht vertreten haben, daß in den Familien Fettleibiger der *Diabetes* weit häufiger ist als bei Normalen und Untergewichtigen. Dafür sprechen auch häufige abnorme Blutzucker-

belastungskurven bei Fettsüchtigen (TYNER), wie ich sie auch fand. Die ungeheure
Bedeutung der Fettsucht für die Entstehung des D. m. haben vor allem JOSLIN
u. Mitarb. immer wieder betont.

Viel schwieriger zu entscheiden ist die Frage bei der so außerordentlich seltenen
Gicht, da der einzelne Autor nur über sehr begrenzte Erfahrungen verfügt. Sicher
ist die Kombination von Fettsucht mit Gicht außerordentlich häufig. BRØCHNER-
MORTENSEN fand bei 84 Gichtikern 62 mal (74%) Fettsucht bis zu 50% und mehr
Übergewicht, WILLIAMSON selbst bei 101 Kranken der armen Bevölkerung in 92%
Übergewichtigkeit, LÖFFLER u. KOLLER unter ihren 31 Gichtikern 17 Übergewichtige
bis zu 114 kg. Da Gichtiker meist Vielesser sind, läßt sich meist schwer entscheiden,
wieviel bei einer Adipositas auf Konto von Mästung und wieviel auf Erbanlage zu
setzen ist. THANNHAUSER (Z) behauptet, bei Gichtkranken nie eine reine endogene
Fettsucht gesehen zu haben.

Von einer Koppelung der Erbanlagen für die 3 großen Stoffwechselkrankheiten
kann natürlich nicht die Rede sein.

b) Stoffwechsel und Pathogenese

Für die meisten Laien und viele Ärzte ist die Entstehung der Fettleibigkeit
kein besonderes Problem. Sie argumentieren: die Fettsüchtigen essen eben mehr
als sie nötig haben, und vielfach sind sie erblich belastet. Beides ist richtig, haftet
aber zu sehr an der Oberfläche.

Tatsächlich ist aber die Pathogenese der Fettsucht außerordentlich kompliziert
und z. T. auch bis heute noch sehr umstritten. Das ist sehr verständlich, denn es
handelt sich im allgemeinen um ein meist sehr langsam sich entwickelndes
chronisches Leiden. Ein täglicher Fettansatz von 20 g, entsprechend etwa 5% der
normalen täglichen Calorienzufuhr von 3000 Cal eines 70 kg schweren, arbeitenden
Erwachsenen, führt in einem Jahre bereits zu einer Gewichtszunahme von 7 bis
8 kg durch trockenes Fett. Da das Fettgewebe aber meist Wasser enthält, und
zwar im Durchschnitte etwa 20%, so würde die tatsächliche Gewichtszunahme
mindestens 9 kg betragen, in 3 Jahren etwa 27 kg.

Wie will man so kleine Überschüsse in Stoffwechseluntersuchungen erfassen?
Es scheint ein aussichtsloses Unternehmen zu sein. Bilanzmäßig müssen sie aber
vorhanden sein, denn es kann keinem Zweifel unterliegen, daß die Fettsucht in
erster Linie ein energetisches Problem ist. Das verlangt das Gesetz von der Erhaltung der Energie. Nur wo Nahrungsüberschüsse vorhanden sind, kann Fett
abgelagert werden und erhalten bleiben. Dahinter erhebt sich aber sofort ein 2.
ebenso wichtiges Problem. Auch der normale Mensch ißt manchmal oder sogar
häufig oder gewohnheitsmäßig mehr, als seinem jeweiligen Bedarfe entspricht.
Warum wird er nicht dick? Wie schon S. 368 ausgeführt wurde, hat der normale
Mensch unter normalen Ernährungsbedingungen die Fähigkeit, trotz aller
Schwankungen der Nahrungszufuhr und der körperlichen Bewegungen viele Jahre,
ja Jahrzehnte hindurch sein Körpergewicht und damit auch seinen Fettbestand
annähernd konstant zu halten. Es geschieht das durch einen sehr feinen Regulationsmechanismus vom Zwischenhirn aus. Wir kommen nicht um die Annahme herum,
daß diese zentrale Regulation beim Fettsüchtigen irgendwie gestört ist. Das
2. Hauptproblem in der Genese der Adipositas ist also ein Regulationsproblem.
Das 3. betrifft den Intermediärstoffwechsel. Es lautet: Wie bringt der fettsüchtige
Organismus es im Rahmen der beiden Hauptfaktoren Energetik und Regulation
fertig, Fett abzulagern und vor Einschmelzung zu bewahren?

Mehr sekundär ist die Frage nach den Ursachen der oft besonders charakteristischen Gestaltung der peripheren Fettablagerungen und die Rolle des Wasserhaushaltes für die Gewichtszunahmen.

α) Das Bilanzproblem

Betrachten wir zunächst das *Bilanzproblem*. Relativ einfach liegen die Dinge bei der sogenannten exogenen oder Mastfettsucht. HUFELAND hat in seinen „Ideen über Pathogenie" (1795) geschrieben: „Man kann mit Wahrheit behaupten, daß der größte Teil der Menschen viel mehr ißt, als er wirklich nötig hat." Wäre das richtig, so müßten in normalen Zeiten weit mehr Menschen als 1,5—2% fettleibig sein.

Entscheidend ist die Größe der Nahrungsüberschüsse und die Dauer der Überernährung. Hält sie sich in mäßigen Grenzen, so vermag die zentrale Regulation des gesunden Menschen einen Ausgleich zu schaffen, aber dieses System hat wie alle derartigen Anpassungsvorgänge Grenzen seiner Leistungsfähigkeit. Sie sind individuell verschieden, aber im ganzen offenbar nicht sehr weit gespannt. Werden sie überschritten, so kommt es zwangsweise zu einer Fettablagerung im Organismus. Es ist ja nicht nur das Fett der Nahrung, das in dem mit ungeheuer starker Avidität ausgestatteten Fettgewebe zur Ablagerung kommt, sondern es wird bei starker Überernährung hier auch aus Kohlenhydraten und Eiweiß (desaminierten Aminosäuren) Fett gebildet. Glykogen ist von WERTHEIMER u. a. reichlich im Fettgewebe gefunden worden und neuere amerikanische Arbeiten mit der Deutereummethode haben gezeigt, daß die aufgenommenen Kohlenhydrate zum allergrößten Teil zunächst in die Fettdepots wandern.

Wie enorm eine Überernährung sein kann, zeigt am besten die Krankengeschichte eines 37jährigen Schlachtermeisters, die C. F. GRAEFE (1826) mitteilte:

Anfang der 30er Jahre bekam der Kranke einen so gewaltigen Appetit, daß er täglich, abgesehen von allem anderen, 6 kg Fleisch nötig hatte, um satt zu werden. Wenn es bei Wetten darauf ankam, vermochte er sogar ein ganzes Kalb auf einmal aufzuessen, und zwar ohne besondere Beschwerden. Daß hier nicht etwa noch andere Störungen dahintersteckten, geht daraus hervor, daß durch geeignete ärztliche Behandlung das Gewicht in 8 Monaten von 363 auf 209 kg reduziert werden konnte.

An diesem besonders krassen Falle ist die gewaltige Überernährung in erster Linie auf eine schwere Störung des Appetitregulativs zurückzuführen. Ähnlich, wenn auch selten so grotesk, liegen die Dinge bei anderen Menschen mit Mastfettsucht. Hier brauchen wir nicht mühsam nach positiven Posten in der Bilanz zu suchen.

Sehr viel schwieriger und komplizierter liegen aber die Dinge bei solchen Fettleibigen, die anscheinend nicht mehr, manchmal sogar weniger essen als Normale.

Für das Fazit einer Energiebilanz sind nicht nur die Einnahmen, sondern auch die Differenz zwischen Einnahmen und Ausgaben maßgebend. Sie kann sich auch positiv gestalten, wenn letztere gegenüber der Norm stark gedrosselt sind.

Einsparungen sind auf folgenden, für die Intensität der Verbrennungen maßgebenden Gebieten möglich: durch bessere Ausnutzung der Nahrung im Darm, niedrigeren Grundumsatz, niedrigere spezifisch-dynamische Nahrungssteigerung, geringere Intensität der Muskeltätigkeit und geringerer Aufwand bei der chemischen Wärmeregulation, bei den Affekten und vielleicht beim Schlafe.

Der *Resorptionsfaktor* kommt sicher nicht in Betracht, denn die Resorption einer eben ausreichenden Nahrung ist bei den Fettsüchtigen nicht besser als bei gesunden Menschen. Sie beträgt bei beiden Gruppen etwa 90%, das haben erst neuere Untersuchungen von NEUENSCHWANDER u. LEMMER wieder bestätigt. Nur bei Unterernährten liegt eine bessere Ausnutzung, offenbar als Selbststeuerung (94% nach STRANG, McCLUGAGE u. BROWNLEE) vor.

Die Beurteilung des *Grundumsatzes* von Fettsüchtigen ist nicht immer leicht. Vor allem gilt das für die besonders interessierenden hochgradigen Fälle mit

Körpergewichten weit über 100 kg. Jenseits von 124 kg versagen die sonst so außerordentlich bequemen Tabellen von HARIS-BENEDICT. Am zweckmäßigsten sind die Beziehungen auf die Oberfläche, die nach den sehr genauen „height-weigt" Formeln von DU BOIS (vgl. S. 17) berechnet werden kann, aber auch sie enthalten natürlich das Körpergewicht. 1 kg Körpermasse hat aber beim hochgradig Fettsüchtigen eine andere Zusammensetzung als beim Normalen. Er verbrennt weniger, da das Fettgewebe selbst nur einen minimalen Umsatz hat.

Die Zahl der Grundumsatzuntersuchungen mit den verschiedensten Methoden bei Adipösen ist kaum noch übersehbar [Lit. bei E. GRAFE (Z_1) und DU BOIS]. Das Ergebnis ist übereinstimmend das gleiche. Sichere Stoffwechselerniedrigungen unter — 15 % sind größte Raritäten. Bis 1921 konnte ich (Z) aus der Weltliteratur nur 9 sichere Fälle zusammenstellen. In einzelnen Fällen waren sogar Steigerungen da, aber dann handelte es sich stets um Komplikationen mit Herzinsuffizienz, Hypertonie, Nephritis usw., also Faktoren, die für sich allein stoffwechselsteigernd wirken. Unter 187 Fällen extremer Fettsucht mit mindestens + 33 % Übergewicht konnte ich nur 3 mal eine sichere Erniedrigung feststellen. In dem großen Material von BOOTHBY u. SANDIFORD von 84 Fällen waren es auch nur 3 %. Immer handelt es sich um sogenannte endogene Fälle, ganz vorwiegend bei Jugendlichen. EVANS (Z) vergleicht in seiner ausgezeichneten Darstellung der Fettsucht in DUNCANS „Stoffwechselkrankheiten" in einer Tabelle von 12 Fettsüchtigen mit einem durchschnittlichen Übergewicht von + 78 % die Beziehungen zwischen Oberflächenvergrößerung und Stoffwechselsteigerung und findet dabei identische Werte von +27 % wie in der Norm. Bei der Gewichtsabnahme Fettsüchtiger nimmt die Calorienproduktion, bezogen auf die Oberfläche, stärker ab

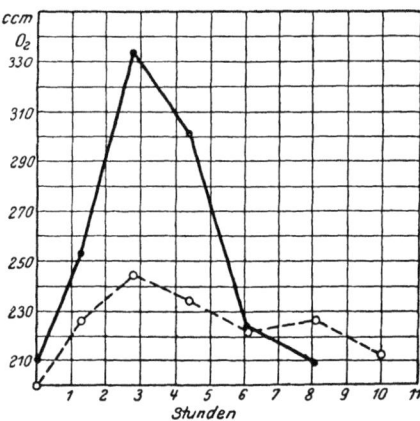

Abb. 24. Verschiedene dynamische Wirkung der gleichen Eiweißmenge beim gleichen Menschen im normalen Zustande und bei Fettsucht. Versuch 1. •—• O_2-Verbrauchswerte nach 1000 g rohem, geschabtem Fleisch + 1 Eigelb (normal). Versuch 2. o—o O_2-Verbrauchswerte nach 1000 g rohem, geschabtem Fleisch + 1 Eigelb (nach Fettansatz). (Nach F. ROLLY)

als diese (— 77 % zu — 45 %). Bezogen auf das Körpergewicht ist das Verhältnis umgekehrt. Einer Gewichtsabnahme von 18 % entspricht nur eine Calorienabnahme von — 14 % (EVANS und STRANG).

Die sogenannte exogene oder Mastfettsucht führt anscheinend nie zu Umsatzsenkungen. Da, wo solche vorhanden sind, haben sie auch nichts Charakteristisches an sich, denn Myxoedem, Unterernährung, Stuporen usw. haben oft weit stärkere Erniedrigungen, ohne daß Fettleibigkeit besteht. Betrachtet man allerdings den einzelnen Kranken, wie man es bei diesem Leiden ganz besonders tun muß, so können bei der großen Schwankungsbreite der Norm von ± 15 % allerdings im Laufe des Lebens Erniedrigungen eintreten. Bei einem Normalwert der Calorienproduktion von 2000 Cal läge eine Steigerung um + 10 % noch durchaus im Bereiche der Norm. Sinkt im Laufe der Jahre der Grundumsatz auf — 10 %, so wäre auch das noch ein Normalwert. Es bedeutet aber eine Ersparnis von 400 Cal. Würde ein solcher Mensch bei sonst gleicher Lebensweise genau so viel essen wie früher, so würde er täglich um mindestens 50 g an Gewicht zunehmen, d.h. 17,2 kg im Jahre, falls nicht die zentrale Regulation hindernd eingreift.

Ein solcher Fall ist natürlich konstruiert und läßt sich durch Beispiele aus der Literatur nicht belegen, da die Grundumsätze in normalen Zeiten bei Fettsüchtigen so gut wie nie bekannt sind, aber er liegt durchaus im Bereiche des Möglichen.

Trotzdem hat es seine Richtigkeit, daß das Verhalten des Grundumsatzes in der Genese der Fettsucht im allgemeinen keine Rolle spielt.

Wie steht es nun mit der *Steigerung der Oxydationen nach Nahrungszufuhr* bei Fettsüchtigen? Fällt die spezifisch-dynamische Wirkung hier geringer aus als in der Norm? Klärung in dieser Frage können nur mindestens 8 stündige Respirationsversuche bringen. Untersuchungen, die nur die ersten 2—3 Std umfassen, wie es leider manchmal in Deutschland üblich ist, sind hier wertlos.

Die Beurteilungen sind oft schwierig, da schon beim Gesunden die Zahlen beträchtlich schwanken (Zusammenfassung bei BENEDICT u. CARPENTER sowie GRAFE). Immerhin liegen auch in der älteren Literatur Werte vor, die als abnorm niedrig angesprochen werden müssen (vgl. vor allem SVEN- SON, Lit. bei v. BERGMANN). Einwandfrei und entscheidend sind aber erst die Beobach- tungen von ROLLY sowie der amerikanischen Autoren C. C. WANG, STROUSE und SAUNDERS. Diese Befunde sind so wichtig, daß sie hier auch graphisch wiedergegeben wer- den müssen. ROLLY hatte das Glück, in einem Doppelversuch beim gleichen Menschen den dynamischen Versuch mit

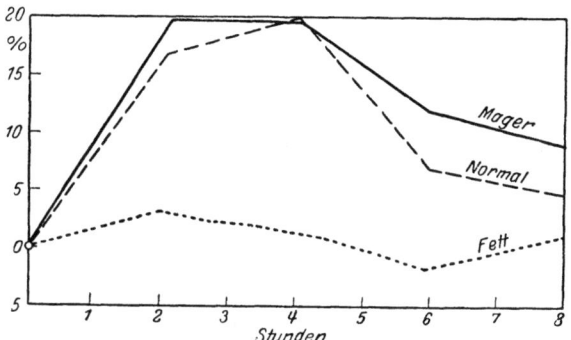

Abb. 25. Vergleich der spezifisch-dynamischen Wirkung von 66 g trockenem Eiweiß bei Normalen, Fetten und Mageren. (Nach CHI CHE WANG, STROUSE and SAUNDERS)

einer gleichgroßen Eiweißmenge vor und nach Auftreten einer Fettsucht durch- führen zu können. Da die Grundumsatzwerte in beiden Zeiträumen sich decken, ist ein exakter Vergleich nach jeder Richtung möglich (vgl. Abb. 24, S. 380).

Der Kurvenverlauf mit der flachen Fettsuchtkurve ist so charakteristisch, daß jeder weitere Kommentar sich erübrigt. Die Untersuchungen von C. C. WANG, STROUSE u. SAUNDERS verglichen in 8 stündigen Versuchsreihen das dynamische Verhalten der gleichen Kost bei 12 Fettsüchtigen und je 6 Unterernährten und Normalen.

Die obigen Kurven (Abb. 25) geben die Durchschnittswerte für die Eiweiß- versuche an.

Sie zeigen aufs deutlichste, wie minimal der dynamische Effekt bei den Fetten gegenüber den Normalen und den Mageren ist. Im Prinzip das gleiche ist bei den Kohlenhydraten der Fall, während beim Fett die Unterschiede nur gering sind. PLAUT, LIEBESNY, GESSLER, KRAUS u. RETTIG, STRIECK u. MARK fanden im Prinzip das gleiche, so daß m. E. an der Tatsache, daß die spezifisch-dynamische Wirkung bei vielen Fettsüchtigen abnorm niedrig ist, nicht mehr bezweifelt werden kann.

Nehmen wir an, daß der dynamische Effekt der stets gleichbleibenden Nahrung bei einem Menschen von 15 auf 5% pro 10 Std absinkt, so würden beide Zahlen noch ins Bereich der Norm fallen, aber die Differenz würde ceteris paribus ge- nügen, um Gewichtszunahmen von 7—8 kg in einem Jahre zu ermöglichen. Es unterliegt also keinem Zweifel, daß von dieser Seite her theoretisch die Möglichkeit zur Klärung der Fettsuchtgenese in solchen Fällen gegeben ist.

Auch DU BOIS u. Mitarb. fanden in 12 Calorimeterexperimenten bei 4 fett- leibigen und 3 normalen Männern nach Zufuhr von 300—500 g Fleisch bei Adipösen nur eine spezifisch-dynamische Wirkung von $+ 13\%$ gegenüber $+ 17\%$ bei den Normalen. JAQUET u. SVENSON sowie G. VON BERGMANN vermißten sie in ihren langwierigen Versuchen in großen Kammern ganz. Von einer gesetzmäßigen Herabsetzung der spezifisch-dynamischen Wirkung bei Fettleibigen kann aber nicht die Rede sein. Dafür verhalten sich die einzelnen Fälle zu verschieden. So vermißte sie z. B. LAUTER in seinen Fällen. Auch im Durchschnitt eines größeren Materials fanden STRANG, McCLUGAGE u. BROWLEE keine sicheren Differenzen. Einer Steigerung von $+ 10\%$ in 8 Std bei Adipösen standen Werte von $+ 11\%$ bei Normalen und von $+ 15\%$ bei Mageren gegenüber.

LAUTER (unter 13 Fällen 2mal) und vor allem H. BERNHARDT (Z) hatten in einzelnen, langdauernden Versuchen eine negative Phase nach Abklingen der dynamischen Wirkung nach Fleisch festgestellt; und letzterer hat daraus weitgehende Schlüsse sogar für den Grundumsatz gezogen.

Es soll nicht geleugnet werden, daß solche Reaktionsweisen bei Adipösen vorkommen. Wir sehen solche Rhythmen manchmal auch bei Gesunden nach besonders großer Eiweißaufnahme und fast regelmäßig nach sehr starker körperlicher Anstrengung (vgl. z. B. MARK bei Olympiasiegern). Aber bei Fettleibigen sind sie bei der üblichen Testnahrung sicher sehr große Ausnahmen. In unseren sehr zahlreichen Untersuchungen haben wir sie nie beobachtet, ebensowenig wie BENEDICT u. CARPENTER, NEWBURGH sowie WILDER. Da, wo sie ganz ausnahmsweise einmal auftreten sollten, würden sie natürlich den dynamischen Gesamteffekt entsprechend herabsetzen.

Unter der Annahme, daß die spezifisch-dynamische Stoffwechselsteigerung bei einem Grundumsatz von 2000 um 5% niedriger liegt als in der Norm, würde eine Ersparnis von 100 Cal = etwa 10 g Fett eintreten. Dieser Betrag ist so niedrig, daß er bei einer normalen Gewichtsregulation im Gesamttagesumsatz kompensiert werden würde. Auch die erniedrigte spezifisch-dynamische Wirkung kann also zur Erklärung von Einsparung höchstens in einem Bruchteil der Fälle herangezogen werden.

Die bisherige Betrachtung betraf nur die Belastung des Stoffwechsels mit den üblichen Testeiweißmengen von 200—500 g oder einer eben ausreichenden Kost. Sonderverhältnisse liegen vor, wenn es sich um eine stärkere Überernährung handelt. Doch soll davon erst später im Rahmen der Regulierungsvorgänge die Rede sein. Das gleiche gilt für die Frage qualitativer Veränderungen gegenüber der Norm nach Nahrungszufuhr, wie Fettbildung aus Kohlenhydraten und Ketogenese.

Der Hauptausgabenposten in der Energiebilanz ist die *Muskeltätigkeit*. Beträgt der Zuwachs durch spezifisch-dynamische Wirkung bei einer gerade ausreichenden Kost höchstens 250—300 Cal, so handelt es sich bei der Muskelarbeit um ein Mehrfaches dieses Betrages.

LANDOIS rechnete 200000 kgm als mittlere Tagesarbeit eines Mannes, entsprechend 470 Cal. Unter der Annahme eines normalen Nutzeffektes der Arbeit von 25% wären zu ihrer Leistung 1880 Cal erforderlich, ein wohl etwas zu hoch angesetzter Betrag. Leider ist aber gerade dieser wichtige Faktor in seiner Gesamtwirkung einer exakten Untersuchung nicht zugänglich, da es keine Möglichkeit gibt, die Gesamtmuskeltätigkeit eines normalen Arbeitstages bei einem Menschen einigermaßen genau zu erfassen.

Es ist daher verständlich und zugleich sehr bequem, diese große Unbekannte für die Entstehung der Fettsucht verantwortlich zu machen, d. h. anzunehmen, der Fettsüchtige bewege sich weit weniger als der Normale und spare dadurch große Mengen von Calorien.

Für die Beinarbeit läßt sich ein ungefährer Anhaltspunkt für die calorische Leistung mit dem Schrittzähler gewinnen, aber die Schritte sind nicht immer gleich groß, und Niveauunterschiede beim Aufwärts- und Abwärtsgehen können dabei nicht berücksichtigt werden. Trotzdem hat LAUTER in Selbstuntersuchungen versucht, den Fettaufwand für seine Hauptmuskeltätigkeit, nämlich den langen Hin- und Rückweg zu seiner Klinik, mit Hilfe der ZUNTZschen Zahlen auf die genannte Weise zu berechnen. Er fand dabei für eine Weglänge von 4,7 km einen Fettverbrauch von etwa 19 g (= 27 g Fettgewebe), bei einem Weg von 7,4 km einen solchen von 81 g Fett (= 113,4 g Fettgewebe). Im ersteren Falle würde er mithin etwa 86 g Körpergewichtsabnahme gegenüber dem längeren Weg täglich einsparen. Er bemerkt dazu, daß ihm Unterschiede in seiner Muskeltätigkeit in beiden Fällen gar nicht zum Bewußtsein gekommen wären.

Interessant ist in diesem Zusammenhange auch eine ältere Berechnung von C. VON NOORDEN (Z). Wenn ein Mann eine 15 m hochgelegene Wohnung, zu der er 4mal täglich hinaufsteigen muß, mit einer Parterrewohnung vertauscht, so kann er jährlich lediglich durch den Fortfall dieses Muskelaufwandes für das frühere Steigen etwa 2 kg Fettgewebe sparen.

Auch auf anderen Wegen hat man versucht, Anhaltspunkte für den Calorienaufwand für Muskelarbeit bei Fettleibigen zu gewinnen. Man läßt sie im Tretrad oder am Bremsergometer eine in kgm genau dosierte Arbeit leisten und vergleicht den dabei festgestellten Nutzeffekt mit demjenigen eines normalen Menschen. Es war von vorherein zu erwarten, daß der Adipöse dabei schlechter abschneiden würde, da er ja eine größere Last zu bewegen hat.

Die ersten umfassenden derartigen Versuche stellten JAQUET u. SVENSON bei kräftigen, leistungsfähigen Fettleibigen an. In manchen Fällen fanden sich keine Abweichungen von der Norm, in anderen allerdings Nutzwerte, die nur $1/_4$ des Normalwertes von etwa 25% betrugen. Es waren das so niedrige Zahlen, wie sie die gleichen Autoren nur noch bei Rekonvaleszenten nach schweren, langdauernden Infektionskrankheiten (z. B. Typhus) beobachtet hatten. Selbstverständlich müssen für solche Versuche alle Fettsüchtigen mit Kreislaufkomplikationen ausscheiden, die als solche schon einen unverhältnismäßig hohen Calorienaufwand für die Muskeltätigkeit erfordern.

Merkwürdigerweise fand GESSLER bei seinen Kranken nicht nur keine schlechtere, sondern eine um etwa 20% bessere Ökonomie bei seinen Arbeitsversuchen. Sie stieg sogar bis + 28%. Die Arbeit, gemessen mit einer Art FICKschen Arbeitssammler, bestand in dem Hochwinden eines etwa 40 kg schweren Gewichtes. Die 8 Versuchspersonen wurden vorher gut eingeübt. Mit diesem überraschenden Resultate, das mit dem guten Training und der leicht sehr anstrengenden Arbeit allein nicht zu erklären ist, steht GESSLER aber allein. WANG, STROUSE u. Mitarb. haben auf breiter Basis erneut den mechanischen Nutzeffekt der Muskelarbeit bei Fettsüchtigen mit einem Fahrradergometer studiert und fanden dabei bei Fettsüchtigen 21,7%, bei Normalen 24,4% und 27,6% Nutzeffekt bei Untergewichtigen. War die Arbeit sehr ermüdend, so sank der Nutzeffekt bei Fettsüchtigen auf 19,1% gegenüber 21,3% bei Normalen und 23,1% bei Mageren ab. 15 min nach Beendigung lag die Stoffwechselsteigerung bei Normalen nur mehr + 3% über dem Basalwerte, bei Fetten und Mageren noch um + 7% Nach 30 min war sie bei mäßiger Arbeit in allen Gruppen praktisch abgeklungen (nur noch 1%).

Auch LAUTER, der nur die Nachwirkung der Arbeit untersuchte, fand diese bei Fettsüchtigen länger und stärker als bei Normalen, besonders wenn es sich um schwere erschöpfende Arbeit handelte. Zu dem gleichen Resultate kamen PRODGER-DENNIG. Die Untersuchung der Muskeleinwirkung darf aber nicht haltmachen, wenn die Sauerstoffschuld getilgt und die Ausgangswerte bereits wieder erreicht sind, sondern es muß auch eine eventuells sekundäre Nachwirkung miteinbezogen werden.

BERHARDT (Z) hat die Behauptung aufgestellt, daß auch bei der Muskelarbeit an
die positive Phase sich oft eine negative anschließt. Sie könnte unter Umständen
so groß sein, daß sie „energetisch betrachtet, den ganzen Mehrverbrauch der Arbeit unter Umständen kompensieren" kann. Das würde praktisch bedeuten, daß im
Endeffekt der Fettsüchtige für Arbeitsleistung überhaupt keinen Körperaufwand
nötig hat. GRAFE und MAGNUS-LEVY haben gleich in den anschließenden Diskussionen nach BERNHARDTs Mitteilung Einwände geltend gemacht. Tatsächlich konnten
WILDER, SMITH und SANDIFORD Bernhardts Angaben nicht bestätigen.

Überblickt man alle die zahlreichen Arbeiten zu dieser Frage [anderweitige Lit.
bei GLATZEL (Z)], so kommt man zu der *Überzeugung, daß bei der Muskelarbeit
des Adipösen keine Calorienersparnis vorliegt*, daß *er im Gegenteil unökonomischer
arbeitet als der Gesunde* und *erst recht der Magere*.

Er müßte also bei gleichbleibender Motilität wie früher eher abnehmen. LAU-
TER zieht daraus den alternativen Schluß:
„Wenn er an Gewicht zunimmt, so ißt er entweder mehr oder er arbeitet weniger." FRIEDRICH MÜLLER (Z) hat den Satz geprägt: „Fettsucht ist Kapital und
bringt Zinsen", d. h. nämlich die Zinsen der Faulheit. Das gilt aber erst, wenn
Kapital da ist, d. h. wenn bereits eine Fettsucht besteht. Das, was uns aber vor
allem interessiert, ist die Frage der Entstehung der Fettsucht. Ob hier ein Nachlassen der Muskeltätigkeit eine maßgebende Rolle spielt, ist durchaus möglich, ja
wahrscheinlich, bewiesen ist es allerdings nicht. Ist aber ein stärkeres Übergewicht
einmal vorhanden, so kann es keinem Zweifel unterliegen, daß die meisten Fettleibigen träge und bequem werden, obwohl es vereinzelt auch solche Kranken mit
erstaunlicher körperlicher Behendigkeit und Leistungsfähigkeit gibt. Zur Mastfettsucht addiert sich also oft die Trägheitsfettsucht.

Alles in allem darf wohl gesagt werden, daß vom Fettsüchtigen jedenfalls bei
bereits voll entwickelter Krankheit bei dem Hauptausgabeposten, Muskelarbeit,
in der Regel die größten Ersparnisse gemacht werden, weil er sie bewußt oder
unbewußt mehr oder weniger stark einschränkt. Natürlich erklären auch sie nicht
alles.

Es sind nun noch 3 kleine Posten auf ihre Ersparnismöglichkeit bei Fettsüchtigen zu untersuchen, die *chemische Wärmeregulation*, die *Affekte* und der *Schlaf*.

Was den ersten Faktor betrifft, so ist der Fettsüchtige bei seiner chemischen
Wärmeregulation zweifellos viel günstiger gestellt als der Normale und erst recht
der Magere, denn er hat an seiner Oberfläche eine breite, Wärme schlecht leitende
Schicht. Daher fühlt sich die Haut des Adipösen oft kühler an als die des Normalen,
und ihre Temperatur liegt auch, wie vor allem STRANG u. Mitarb. zeigten, mit der
feinen TYKOSchen Methode gemessen, tatsächlich niedriger.

Nach BAZETT ist für die Wärmeempfindung weniger die tatsächliche Gewebs-
temperatur maßgebend als die Temperatur in unmittelbarer Umgebung der sensiblen Nervenendigungen in der Haut. Ließen nun BOOTH u. STRANG Gesunde und
Fettsüchtige soviel Fleisch essen (bis 900 g), wie die Versuchspersonen es bewältigen konnten, so kam es zu einer Steigerung der Hauttemperatur, zum Teil schon
während des Essens, vor allem aber hinterher. Diese Steigerung betrug bei Normalen nach etwa 80 Minuten, bis $+ 2,2\%$, bei Fettleibigen aber nur maximal
$+ 0,8°$ C. Diese Reaktion war in beiden Gruppen bei Frauen stärker ausgesprochen
als bei Männern. Bei einem Anstiege bis auf $+ 9,0°$ C konnten die Gesunden infolge
starker Sättigung nicht mehr weiter essen, während es den Fettsüchtigen noch
länger möglich war. Die amerikanischen Autoren bringen das mit der geringeren
spezifisch-dynamischen Eiweißwirkung und dem verspäteten Sättigungsgefühl
der Adipösen in Verbindung. Es kann keinem Zweifel unterliegen, daß der Fettleibige gegenüber der Kälte viel besser geschützt ist als der Normale und Magere.

Er kommt im allgemeinen mit einer Einschränkung der physikalischen Wärmeregulation aus, indem er Hautdurchblutung und Wasserdampfabgabe und damit die Wärmeverluste der Hautoberfläche durch Leitung, Strahlung und Konvektion erheblich einschränkt. Der Normale und Magere ist dagegen gezwungen, seine chemische Wärmeregulation anzuspannen, d. h. seine Oxydationen zu steigern. Dafür konnte mein früherer Mitarbeiter MARK auch den experimentellen Beweis erbringen, indem er nachwies, daß die Oxydationen bei Fettsüchtigen mit unbedecktem Körper bei mittlerer Außentemperatur weit weniger oder gar nicht anstiegen gegenüber gesunden Vergleichspersonen.

Es liegt also hier sicher eine Calorienersparnis beim Fettsüchtigen vor. Eine andere Frage ist natürlich, wieweit eine solche im Leben tatsächlich eintritt. Der Mensch trägt als Wärmeschutz seine Kleidung und wird daher nur selten gezwungen werden, seine chemische Wärmeregulation in stärkerem Grade zu Hilfe zu nehmen. Höchstens im Winter, bei mangelhafter Bekleidung und starkem Winde könnte das der Fall sein.

Schätzungen über das Ausmaß der Einsparung bei Adipösen auf diesem Gebiete lassen sich begreiflicherweise nicht anstellen.

Leider muß ähnliches auch von den *Affekten* gesagt werden. Wie schon an anderer Stelle dieses Buches (S. 27) geschildert wurde, führen auch starke Gemütsbewegungen, vor allem depressiver Art bei Gesunden zu oft recht erheblichen Stoffwechselsteigerungen bis zu 20% und mehr. Ist dies schon, wie ich mit meinen Mitarbeitern TRAUMANN und L. MAYER gezeigt habe, in der Hypnose mit gedrosselter Motilität der Fall, so gilt es erst recht im gewöhnlichen Leben bei unbeschränkter Bewegung. Der Volksmund hat recht, wenn er sagt: „Sorge zehrt." Auf der anderen Seite wird allerdings auch von „Kummerspeck" gesprochen. Damit ist wohl gemeint, daß Kummer viele Menschen depressiv schlaff und energielos macht und sie manchmal veranlaßt, im Essen und Trinken Trost zu suchen. Daß letzteres nicht notwendig der Fall zu sein braucht, zeigt besonders eine eingehend psychosomatisch erforschte und behandelte Frau von L. STOLLREITER BUZON (1950). So sind die Reaktionen hinsichtlich der Nahrungsaufnahme bei heftigen Gemütsbewegungen bei den verschiedenen Menschen außerordentlich verschieden, aber im allgemeinen dürfte die Einschränkung die Regel sein. Es ist wohl sicher, daß im allgemeinen die Fettsüchtigen auf die von außen an sie herantretenden Erregungen mit weniger starken Affekten reagieren als die Normalen.

Sie gehören ganz vorwiegend zur Gruppe der Phlegmatiker. Das wußte schon SHAKESPEARE, wenn er seinem JULIUS CÄSAR die Worte in den Mund legte „laßt wohlbeleibte Menschen um mich sein".

Adipöse lassen sich im allgemeinen aus ihrer körperlichen und seelischen Ruhe sehr ungern aufscheuchen und reagieren seelische Erschütterungen, wo sie ihnen nicht entgehen können, möglichst bald ab. Sicher ist auch, daß das Temperament im Lauf der Jahrzehnte bei den meisten abnimmt. Es geht ihnen wie dem feurigen Wein, der auch im Laufe der Jahre milder wird. Manche Fettsucht in vorgerückten Jahren mag zum Teil darin ihre Erklärung finden. Welche Rolle der Affektfaktor in der Genese spielt, kann nur für den Einzelfall festgestellt werden. Aber selbst da, wo er deutlich in die Erscheinung tritt, ist es unmöglich, seine Bedeutung quantitativ, d. h. calorisch bzw. gewichtsmäßig auszuwerten.

Sicher ist nur, daß er als Ersparnis in der Gesamtbilanz in die Erscheinung treten muß, nicht nur im Vergleich zum Normalen im allgemeinen, sondern vor allem auch im Vergleich zu dem Verhalten des Fettleibigen vor seiner Krankheit.

Schließlich wäre auch noch an den *Schlaf* als Ersparnisquelle zu denken. Es ist eine bekannte Erfahrung, daß die Adipösen ohne Komplikationen länger, tiefer und ruhiger schlafen als Normale.

Entgegen einer früheren Annahme kann es vor allem auf Grund der Untersuchungen von BENEDICT u. Mitarb. sowie von TALBOT als sicher gelten, daß der
Grundumsatz im Schlafe absinkt. MASON und BENEDICT geben eine Erniedrigung
von 7—12%, WANG u. KERN für junge Menschen sogar von — 15% an. Bei einem
Grundumsatz von 1680 Cal und einer Stoffwechselsenkung von durchschnittlich
— 10% würde die Calorienersparnis für einen 8stündigen, völlig ruhigen Schlaf
56 Cal betragen. In einer schlaflosen Nacht dürften dagegen die Oxydationen
höher wie der Grundumsatz sein.

Ob ein solcher Schlaffaktor in der Calorienbilanz des Fettsüchtigen überhaupt
eine Rolle spielt, läßt sich schwer entscheiden. Auf alle Fälle dürfte er nur von
ganz untergeordneter Bedeutung sein.

Damit ist *die Untersuchung der Ausgabeposten* und *ihrer Ersparnismöglichkeiten
bei Adipösen beendigt*, da andere Faktoren nicht in Betracht kommen.

Ehe das *Gesamtergebnis* dieser Überprüfung besprochen wird, muß noch die
Frage erörtert werden, ob bei einer solchen Calorien- und Gewichtsbilanz Ver-
schleierungen möglich sind. Für die Calorien ist das zu verneinen. Anders liegen
aber die Dinge beim Gewicht. Da der Körper zu rund $^2/_3$ aus Wasser besteht, so
können Schwankungen in dieser Menge erheblich ins Gewicht fallen. Dazu kommt,
daß Fett nie trocken angesetzt wird, sondern mit wechselnden Mengen von Wasser,
und daß der Körper des Adipösen, wie später noch ausführlich erörtert wird,
eine sehr erhebliche „hydrophile" Tendenz besitzt. Bei der Berechnung der
Fettgewebsbildung wurde meist ein Wassergehalt von 20% in Ansatz gebracht.
Tatsächlich können aber die Werte bis 50% und mehr in die Höhe gehen. Im allgemeinen hat sich allerdings gezeigt, daß mit zunehmender Stärke der Fettsucht der
Wassergehalt des Fettgewebes absinkt. Allerdings gilt das anscheinend vorwiegend
für die sogenannte Mastfettsucht. So können die Gewichtszunahmen manchmal
größer sein, als sie auf Grund des errechneten Fettansatzes angenommen werden.

Welches ist nun das *Ergebnis dieser Gesamtbilanzbetrachtung*? Wir wissen von
vornherein, daß sie mit einem Plus abschließt, daß dieses aber auf einen Tag bezogen meist außerordentlich klein ist. Da, wo die Nahrungszufuhr den Normalwert
überschreitet wie bei der sogenannten exogenen Form der Adipositas, liegen die
Verhältnisse klar. Die Einnahmen sind eben erheblich größer als die normalen
Ausgaben. Deshalb muß der Organismus zunehmen.

Das mühsame Rechnen fängt erst an, wenn, wie bei den sogenannten endogenen
Formen, auch bei einer normalen oder sogar unternormalen Nahrungszufuhr das
Gewicht ansteigt. Wie ist das möglich? Die Durchsicht der einzelnen Posten hat
gezeigt, daß auf allen Gebieten Einsparungen möglich sind, aber nirgendwo sind
sie gesetzmäßig, d. h. in allen Fällen vorhanden. Für den Grundumsatz gilt das
nur für 1 bis höchstens 2%. Für die spezifisch-dynamische Nahrungswirkung ist
das wohl die Regel, wenn auch mit sehr vielen Ausnahmen, und das gleiche gilt
in noch höherem Grade für die Motilität und vielleicht auch die Affekte.

Jeder Einzelfall muß für sich getrennt betrachtet werden. Dann aber wird es
meist möglich sein, die Gebiete, auf denen Einsparungen stattfinden, zu eruieren,
zumal wenn man bedenkt, daß die meisten Kranken nicht während des Entstehens
ihrer Fettsucht, sondern erst auf der Höhe ihrer Entwicklung zur Untersuchung
kommen, wenn bereits Gegenmaßnahmen von dem Kranken selbst getroffen werden.

β) Das Regulationsproblem

Ist nun mit dem etwas unsicheren Ergebnisse der energetischen Betrachtung das
Rätsel der Fettsucht gelöst? Keineswegs. Die Problematik fängt nun erst recht an,
denn es entsteht die Frage, warum beim Gesunden die Calorienbilanz anscheinend
weitgehend unabhängig von Nahrungsaufnahme und Körperausgaben in normalen

Zeiten stets ausgeglichen ist und das Körpergewicht mit geringfügigen Schwankungen konstant bleibt und warum sie sich beim Fettsüchtigen positiv gestaltet.

Nach dem gegenwärtigen Stande unserer Erkenntnis gibt es darauf nur eine Antwort: Beim Normalen ist unter normalen Lebensbedingungen der zentrale Regulationsmechanismus für Stoffwechsel und Gewichtskonstanz intakt, beim Fettsüchtigen aber irgendwie gestört. Es ist daher unsere Aufgabe, festzustellen, auf welchem Gebiete diese Störungen liegen. In Betracht kommen in erster Linie Störungen des Appetits bzw. des Sättigungsgefühls und ferner auch ein Versagen der Gegenregulation gegen eine überhöhte Nahrungsaufnahme. Beides betrifft vor allem die vorwiegend exogene Fettsucht. Beides sind aber endogene Vorgänge, die beweisen, daß an der Entstehung der Mastfettsucht stets auch endogene Faktoren beteiligt sind.

Von der *regulierenden Bedeutung von Hunger* und *Sättigungsgefühl* für Stoffwechselgewicht und Gleichgewichtskonstanz war schon in einem früheren Kapitel (S. 369) die Rede. Es wurde dort gezeigt, wie kompliziert dieser Vorgang ist und auf welch verschiedenen Wegen er zustandekommt. Im Endeffekt wird er aber höchstwahrscheinlich stets zentral-nervös ausgelöst. Er arbeitet gewiß nicht wie eine Präzisionsmaschine, aber immerhin doch beim Gesunden mit solcher Zuverlässigkeit, daß die Nahrungszufuhr in der Regel und vor allem für längere Zeit in den richtigen Grenzen gehalten wird.

Es kann wohl keinem Zweifel unterliegen, daß viele Fettsüchtige, wahrscheinlich die meisten, einen abnorm großen Hunger oder ein verspätetes Sättigungsgefühl haben. G. von Bergmann (Z) hat mit Recht von einer pathologischen Hyperappetenz gesprochen, Umber (Z) etwas umfassender von einer Dysorexie.

Ein besonders krasses Beispiel für pathologischen Hunger und verspätetes Sättigungsgefühl wurde schon auf S. 379 gegeben. Ein weiteres ebenso groteskes sei noch angefügt. Von König Heinrich VIII. von England wird berichtet (zit. bei Reck-Malleczewen), daß er zu seiner Sättigung beim Abendessen außer Brühen, Pasteten und Ragouts einen halben Kalbsrücken, einen Hammelrücken, eine komplette Hirschlende, einen 6 pfündigen Fisch, etliche Hühner und Kapaunen, 3 kg Brot und eine Kanne Dickbier benötigte. Er war wohlbeleibt; über sein Körpergewicht habe ich keine Angaben finden können.

Gewisse Anlagen mögen, wie Sohlern meint, hier Vorschub leisten. So sollen Leute mit besonders großen Bäuchen ein vermindertes Sättigungsgefühl besitzen, weil bei ihnen der intrastomachale Druck, der nach Neisser u. Bräuning das Sättigungsgefühl auslösen soll, erst später und vermindert sich einstellen soll. Nach den Untersuchungen von O. Bruns handelt es sich dabei aber nicht um rein mechanische Momente, sondern es kommt, wie experimentell nachgewiesen wurde, bei starker Magenfüllung zu einer reflektorischen Bauchdeckenerschlaffung. Es wäre sehr wohl denkbar, daß diese bei den einzelnen Menschen in sehr wechselnder Weise eintreten könnte, so daß sich Bruns Befunde sehr wohl mit Sohlerns Vorstellungen vereinigen lassen.

Außer dem pathologisch gesteigerten Hungergefühl können noch andere Momente zu einer überreichlichen Nahrungsaufnahme führen, das Vielessen aus Gewohnheit, Gedankenlosigkeit, schlechtem Beispiel oder reiner Freude am Essen. Entweder wird hier das Sättigungsgefühl nicht genügend beachtet oder die Nahrungsaufnahme erfolgt so rasch, daß der normale Sättigungsreflex, der sicher nicht mit der Raschheit eines peripheren Reflexes einsetzt, sondern zu seiner Entstehung Zeit braucht, nachhinkt. Auch in derartigen Fällen kann oder muß sich vor allem auf die Dauer und bei sehr stark überhöhter Nahrungsaufnahme Fettsucht entwickeln. Häufiger mag auch eine mangelnde Anpassung des Sättigungsgefühls in dem Sinne vorliegen, daß zwar die Nahrungsaufnahme dieselbe bleibt wie früher, daß aber durch Nachlassen der motorischen oder emotionellen Lebhaftigkeit, wie sie sich im mittleren und höheren Lebensalter oft einstellt, der Nahrungsbedarf gegenüber früher sich erniedrigt hat.

Ein wichtiges Regulativ für den Hunger ist zweifellos der *Blutzuckerspiegel*. Die meisten Menschen bekommen bei einer ·Hypoglykämie Hunger, oft sogar Heißhunger. Auch dieser wird höchst wahrscheinlich zentralnervös ausgelöst.

Mit der Bedeutung des Pankreasinkretes für den Fettstoffwechsel hat sich vor allem FALTA (vgl. auch Z) und seine Schule beschäftigt, und es unterliegt keinem Zweifel, daß ein funktionstüchtiger Inselapparat für die Mästung außerordentlich wichtig ist. Eine Überfunktion könnte der Entstehung einer Fettsucht Vorschub leisten. FALTA war sogar geneigt, dem Inselorgan bei jeder Form der Fettsucht mindestens im Stadium der Entstehung eine wenigstens sekundäre Rolle zuzuschreiben und eine Sonderform der insulären Fettsucht aufzustellen. Davon wird noch später die Rede sein.

An dieser Stelle interessiert vor allem die Frage, ob bei Fettsüchtigen eine Hypoglykämie und damit ein insulär bedingter pathologischer Hunger tatsächlich eine Rolle spielt. Für den Nüchternzustand gilt das sicher nicht, aber auch bei Dextrosebelastung verlaufen, wie FALTA u. Mitarb. selbst feststellten, die Blutzuckerkurven in der Regel normal ohne hypoglykämische Endphase. Das gleiche fand auch FELLINGER (Z), und wir konnten uns davon auch selber oft überzeugen. Allerdings gibt es auch sowohl bei Normalen wie bei Fettleibigen Ausnahmen. Der Hyperinsulinismus pflegt im allgemeinen weder mit einer starken Hyperappetenz noch mit einer Fettsucht einherzugehen. Trotzdem gibt es zweifellos vereinzelt Fälle von abnormem Appetit und konsekutiver Fettsucht, bei denen eine Überfunktion des Inselapparates eine Rolle spielt.

Erwiesen ist, daß bei Krankheiten, die das Zwischenhirn betreffen, wie Tumoren, Encephalitis, Traumen, arteriosklerotische und paralytische Herde in dieser Gegend, ein abnormer Eßtrieb und oft auch Fettsucht, die sogenannte cerebrale Form, sich entwickeln. Ähnliches sieht man bei Schwachsinnigen, Schizophrenen und senil Dementen, die manchmal unter ausgesprochener Bullimie (Freßgier) leiden. BOSTRÖM hat das auf Fortfall von psychischen Hemmungen zurückgeführt. Jedenfalls handelt es sich um Störungen der Appetitregulierung und abnorme Reaktionen des hypothetischen Hungerzentrums. Auch R. W. HESS sah in seinen berühmten Versuchen mit Hypothalamusreizung vereinzelt Fettsucht, meist kombiniert mit Polyglobulie.

Es braucht sich im Zwischenhirne nicht immer um deutliche anatomische Störungen zu handeln, sondern es können auch Funktionsänderungen sein. Allerdings wissen wir außer den genannten Fällen über die feinere Histologie des Zwischenhirns bei Adipösen so gut wie nichts, da es m. W. an entsprechenden Untersuchungen bisher fehlt.

Führt nun Überernährung, sei es mit oder ohne Hyperappetenz stets zu einer Fettsucht?

Die klassische Stoffwechselphysiologie unter der Führung von VOIT und PFLÜGER bejahte diese Frage. PFLÜGER lehrte, daß die Zelle selbst und ihr Bedarf für die Oxydationen maßgebend ist, ganz unabhängig von dem Nahrungsangebot, und an einer anderen Stelle sagte er 20 Jahre später: „Die ganze überschüssige Masse wird ohne Abzug — gleichsam kostenfrei — in Fett umgewandelt und als Fett abgelagert."

Diesem Dogma widerspricht aber die tägliche Erfahrung. Immer wieder beobachtet man gesunde Menschen, die gewohnheitsmäßig enorme Nahrungsmengen zu sich nehmen, ohne daß ihr Körpergewicht ansteigt. Außerordentlich eindrucksvoll war für mich ein Kollege aus meiner Assistentenzeit an der KREHLschen Klinik

in Heidelberg. Er war etwa 1,82 m groß und hatte trotz gewaltiger Nahrungsaufnahmen, fortlaufend kontrolliert, jahrelang ein konstantes Körpergewicht von
etwa 77 kg. Es machte ihm keine Schwierigkeiten mittags und abends genau gewogen und berechnet im Assistentencasino je 3000—6000 Cal zu essen. Er aß
manchmal soviel, daß seinen Kollegen am gleichen Tisch vom Zuschauen übel
wurde. Dabei hatte er keine andere körperliche Tätigkeit als das Versehen des
Krankendienstes als Stationsarzt. Wie ist so etwas möglich?

Es gibt da keine andere Erklärung als die, daß der gesunde Organismus über
Regulationen verfügt, die einer Gewichtszunahme durch starke Überernährung *entgegenwirken*. Solche und ähnliche weniger krasse Beobachtungen sowie die
Erfahrungen in der Landwirtschaft bei außerordentlich schwierigen Mästungen
einzelner Tiere veranlaßten mich damals (1911—1919), mit meinen Mitarbeitern
GRAHAM (Toronto), ECKSTEIN (Karlsbad) und KOCH diesen Dingen näher nachzugehen.

R. O. NEUMANN hatte bereits 1902 sich in langen exakten Selbstversuchen bei
gleicher Lebensweise und der üblichen Laboratoriumsarbeit mit einer Netto-
einfuhr von 2427 Cal ebenso ins N- und Körpergewicht eingestellt wie mit einer
solchen von täglich 1766 Cal. Gegen diese Feststellung konnte der Einwand
erhoben werden, daß die Nahrungszufuhr nach oben und unten nur um etwa
$\pm 16\%$ schwankte und nie abnorm groß war.

Zunächst könnte man annehmen, daß bei einer sehr starken Überernährung die
Ausnützung im Darme leiden würde. Ein Ausgleich auf diesem Wege kommt aber
nicht in Betracht, da GRAFE u. Mitarb. sowohl bei Hunden wie bei Menschen bei
3facher Überernährung sogar eine sehr gute Resorption von 92—95% feststellten.

Es kann daher entgegen der herrschenden Ansicht nur eine gewaltige kompensatorische Steigerung der Verbrennungen vorliegen.

Den Beweis für die Richtigkeit dieser Annahme konnten GRAFE u. Mitarb.
sowohl beim Hunde wie beim Menschen erbringen.

Über die Verhältnisse beim Hunde (GRAFE u. GRAHAM) orientiert am besten
das folgende Kurvenbild (Abb. 26) von einem 66 Tage dauernden Überernährungs-
versuch. Gewählt wurde dafür eine etwa 2—3jährige Hündin, die unter allen
anderen Hunden durch ihre gewaltige Freßlust auffiel und stets im Käfig gehalten wurde. Trotzdem blieb in der Gesamtbeobachtungszeit von etwa ½ Jahr,
von einer Hungerperiode abgesehen, das Körpergewicht von 20 kg fast vollkommen
konstant. Das Verhalten des Körpergewichtes, der Oxydationen, bestimmt in
langfristigen Respirationsversuchen, und des respiratorischen Quotienten in
den einzelnen Versuchsperioden mit Hunger und verschiedenartig starker Überernährung, geht aus den Kurvenverläufen deutlich hervor.

Die Überernährung schwankte in den einzelnen, mindestens 7 Tage umfassenden
Perioden zwischen 130—300% des in den beiden Hungerversuchen festgestellten
Minimalbedarfes. In der Hauptperiode von 29 Tagen Dauer betrug sie 300%.

Das Ergebnis ist eindeutig. Im Laufe von 7 Tagen wurde der Hungergewichts-
verlust von 5 kg bei einer Überernährung von 280% bereits wieder eingeholt,
dann aber blieb das Körpergewicht trotz einer maximalen Überernährung bis
300% während 59 Tagen konstant. Gleichzeitig stiegen die Verbrennungen bis maximal $+40\%$. Hand in Hand damit gingen starke N-Retentionen bis zu 12,6 g
täglich bei einer N-Zufuhr von 14,15—19,68 g.

Die Konstanz des Körpergewichtes ließ sich weder durch gesteigerte Motilität
noch durch schlechte Nahrungsausnutzung (92—95%), noch durch Wasserabgaben erklären, da sämtliche Faktoren fortlaufend genau kontrolliert wurden.
Gegen eine stärkere Fettbildung aus Kohlenhydraten oder Eiweiß sprachen die
nach Erreichung des Ausgangsgewichtes bald wieder absinkenden RQ-Werte.

Es bleibt nur der Schluß, daß die Hündin die gewaltigen Nahrungsüberschüsse ganz oder fast ganz wieder verbrannt hat. Weitere Hundeversuche (GRAFE u. ECKSTEIN) zeigten ein ähnliches Ergebnis. In dem einen stiegen in 20—23stündigen Respirationsversuchen die Oxydationen bis auf $+82,3\%$, die Zersetzung des Überschusses bis auf $+37,2\%$. In diesem 52tägigen Versuchen nahm, als die Überernährung bis auf 460% des Bedarfes gesteigert wurde, auch das Körpergewicht für einige Zeit zu.

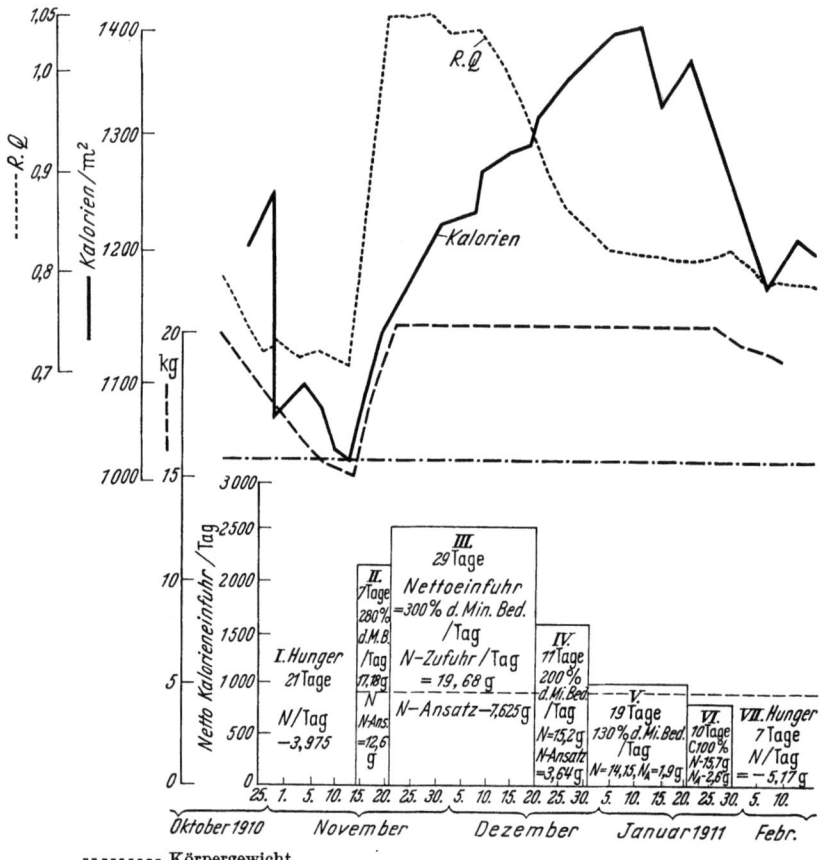

-------- Körpergewicht
———— das Verhalten der Oxydationen in ganztägigen Respirationsversuchen
·········· das Verhalten des respiratorischen Quotienten
Abb. 26. Einfluß einer starken Überernährung auf Gewicht, Oxydationen und resperatorischen Quotienten beim Hunde (nach GRAFE und GRAHAM)

Beim Menschen können die Dinge ganz ähnlich liegen.

GRAFE u. KOCH verfolgten bei einem 35jährigen Fabrikarbeiter von 156,5 cm Größe, der durch ein stenosierendes Ulcus pylori etwa 20 kg verloren hatte und nach erfolgreicher Gastroenterostomie wieder aufgefüttert wurde, den Einfluß einer sehr starken 45tägigen Überernährung mit 58—98 Cal/kg täglich. Der N-Gehalt der Nahrung schwankte zwischen 10—20 g täglich.

Der Kranke nahm dabei von 42,4 auf 62,1 kg, d. h. um etwa 50% zu. Gleichzeitig stiegen aber die Verbrennungen um $+100\%$ an (von 568,7 auf 1152 Cal/m² Körperoberfläche in den 10 Versuchsstunden).

Die Ergebnisse in Tabellenform mit den zur Beurteilung nötigen Daten sind bereits bei Besprechungen von Mastkuren mitgeteilt (S. 323) und müssen dort nachgesehen werden. Es läßt sich berechnen, daß auf der Höhe der Überernährung nur

20% zum Ansatz kamen, 80% wurden verbrannt. Ein Körper- und Stoffwechselgleichgewicht konnte natürlich noch nicht erreicht werden, da der Kranke ja erst sein Normalgewicht erreicht hatte.

Wie die folgende Tabelle 62 zeigt, sind gleichzeitig auch die Nüchternwerte gewaltig angestiegen von —10% bis +25% gegenüber der Norm, oder berechnet auf die Oberfläche (1 m²) von 707,9 auf 994 Cal = +40,4%.

Eine zweite Versuchsreihe von 51 Tagen wurde bei einem 14jährigen Jungen, der durch seinen enormen Appetit ohne entsprechende Gewichtszunahme in der Klinik auffiel, durchgeführt. Bemerkenswert war dieser Junge dadurch, daß er sich in 10 Tagen ebenso mit 88 Bruttocalorien/kg im Körpergleichgewicht halten konnte wie in den anschließenden 14 Tagen mit 51 Cal. Das Gewicht schwankte maximal zwischen 25,6 u. 26,3 kg. Bei einer Übererährung von 80 Cal/kg lag der Grundumsatz um +40% über dem Normalwert, mit abnehmender Überernährung sank er auf +16%, blieb aber auch dann noch abnorm hoch.

In allen von mir untersuchten Fällen von Gewichtskonstanz trotz enormer dauernder Überernährung fanden wir Steigerungen des Grundumsatzes zwischen +16 bis +39%. LAUTER beobachtete in ähnlichen, aber nicht fortlaufenden Versuchen allerdings keine Steigerungen, es scheint aber in diesen Fällen keine besonders hochgradige Überernährung vorgelegen zu haben.

Ich habe die gewaltige Steigerung der Oxydationen in Abhängigkeit von der starken Überernährung in den angeführten Versuchen, die sicher nicht verallgemeinert werden dürfen, aber beim Normalen ein kompensierendes Regulationsprinzip aufdecken, als *Luxuskonsumption* bezeichnet. Für den Eiweißstoffwechsel kennen wir diese Tendenz zum Gleichgewicht aus der klassischen Stoffwechselphysiologie, allerdings gilt sie hier nur für reine oder fast ausschließliche Eiweißkost.

FRERICHS, LEHMANN u. a. (Lit. bei FRERICHS) haben hier zum ersten Male von einer Luxuskonsumption gesprochen (Lit. bei FRERICHS), indem sie sich vorstellten, daß alles über den Muskelbedarf hinaus-

Tabelle 62. *Übererährung und Luxuskonsum bei Menschen [Nüchternversuche]*

Versuchs-Nr.	Versuchs-protokoll Nr.	Datum 1911	Körpergewicht kg	Zunahme gegenüber dem Anfangsgewicht %	Durchschnittliche Nahrungsaufnahme der vorhergehenden 8 Tage Cal	Calorienproduktion pro 24 Std (berechnet aus 10 stündigen Respirationsversuchen) Cal	Calorien pro kg Cal	Prozent. Zunahme der Calorienproduktion gegenüber dem Minimum %	Calorien pro 1 m² Körperoberfläche Cal	Prozent. Abweichung vom Mittelwert der Norm %	g N pro 24 Std. (berechnet aus 10-11 Std.-Periode)	$\frac{CO_2}{O_2}$	Bemerkungen
1	2	3	4	5	6	7	8	9	10	11	12	13	14
			kg	%	Cal	Cal	Cal	%	Cal	%			
						I. Versuche bei dem Kranken Mü.:							
1	150	16.V.	40,3	—	ca. 25—30	1080,8	26,8	—	721,1	—10	9,333	0,894	Seit 14 Std nüchtern
2	153	26.V.	42,0	+5	ca. 50	ca. 1090,4	26,0	0	707,9	—12	9,311	1,075	
3	156	9.VI.	48,2	+20	ca. 100	ca. 1463,1	30,4	+40	866,6	9	9,3 ?	1,017	
4	160	22.VI.	53,8	+35	ca. 100	1706,2	31,9	+60	962,9	+20	12,81	0,879	
5	165	7.VII.	60,2	+50	ca. 100	1946,2	32,3	+80	994	+25	10,101	0,953	

gehende zugeführte Eiweiß überflüssig sei und daher verbrannt werden müsse. Diese an falsche Vorstellungen von der Quelle der Muskelkraft anknüpfende Theorie ist schon von BISCHOFF u. VOIT widerlegt worden. Ein richtiger Gedanke ist in ihr aber insofern doch enthalten, als es nämlich eine Verschwendung ist, wenn der Organismus alle über seinen optimalen Eiweißbestand hinausgehende Eiweißüberschüsse quantitativ wieder zersetzt. Selbst VOIT hat dem eine gewisse Berechtigung zuerkannt. Betrachtet man, wie RUBNER es vor allem systematisch tat, die bei überreicher Eiweißnahrung sich abspielenden Vorgänge von der Seite des Gesamtstoffwechsels, so ergibt sich die bemerkenswerte Tatsache, daß die Oxydationen in solchen Fällen ganz gewaltig von Tag zu Tag ansteigen, während das Körpergewicht nur wenig zunimmt. Ein Nahrungsüberschuß von 50% Eiweiß steigerte in den Versuchen von RUBNER die Verbrennungen um +18 bis +19%, ein solcher von 128% aber um +46%. Zur primären spezifisch-dynamischen Wirkung addierte sich die sekundäre, wie RUBNER diesen Extrazuwachs an Wärmebildung nannte. Er bringt ihn in Zusammenhang mit den gleichzeitigen N-Retentionen, doch ist diese Annahme m. E. nicht richtig, da keinerlei Parallelismus zwischen diesen und den Oxydationssteigerungen bestand. Während diese mit Nachlassen der Überernährung wieder absanken, blieb der N-Gehalt des Körpers der gleiche oder stieg noch weiter an. Auch sonst spricht fast alles gegen diese Deutung (Auseinandersetzung bei GRAFE u. GRAHAM). Entscheidend aber ist wohl die Tatsache, daß eine progressive Steigerung der Verbrennungen auch bei reiner Kohlenhydratüberernährung und abnehmendem Eiweißbestande des Körpers eintritt (GRAFE). Sie beträgt beim Schwein maximal +60%, beim Hunde +33%, beim Menschen weniger (+4%). Doch konnten hier diese Versuche nur wenige Tage durchgeführt werden.

Wenn im Prinzip auch zweifellos eine Art Luxuskonsumption vorliegt, so war es vielleicht nicht ganz zweckmäßig, diesen Ausdruck wegen seiner historischen Belastung zu wählen. Ich weiß aber keinen besseren.

Natürlich könnte man auch von einer erweiterten sekundar-spezifisch-dynamischen Wirkung im Sinne RUBNERs sprechen, doch ist das etwas anderes, da nicht die N-Retentionen das Entscheidende sind.

Die Hauptsache ist aber nicht der Ausdruck, der historisch etwas belastet ist, *sondern die Tatsache einer Anpassung des normalen Organismus an starke Überernährung durch gewaltige Steigerungen der Verbrennungen.* Wahrscheinlich kommt dieser Effekt dadurch zustande, daß ehe die Oxydationssteigerungen des einen Tages völlig abgeklungen sind, sich die Oxydationskurve der erneuten Überernährung superponiert. Am deutlichsten zeigen das Kinder, wie vor allem HELMREICH gezeigt hat, der auch erhebliche Steigerungen des Grundumsatzes fand. Tauben und Kaninchen zeigen nach BONNET-TSCHANY-HYAS-TSCHI diese Reaktion anscheinend nicht.

Es ist verständlich, daß unsere revolutionär wirkenden Befunde, die völlig den Anschauungen der klassischen Stoffphysiologie widersprachen, verschiedentlich auf Widerspruch stießen, zumal damals die Anpassung des Organismus an Unterernährung noch sehr umstritten war.

Die Einwände von LAUTER, LUSK, BENEDICT, DU BOIS u. a. bezogen sich nicht auf die erhobenen Befunde, sondern auf ihre Deutung bzw. z.T. auf die Anlage der Versuche und ihre Berechnungsart. Vor allem wurde bemängelt, daß als Basis der Hunger mit seinen Minimalwerten genommen wurde. Das gilt aber nur für einen Teil der Versuche.

Diese Versuchsanlage war aber notwendig, da sonst eine Überernährung so großen Ausmaßes für längere Zeit gar nicht durchführbar war. Aber selbst wenn man von gewöhnlichen Normalwerten ausging, war das Ergebnis im Prinzipe das gleiche, in einzelnen Fällen wären nur die quantitativen Ausschläge etwas niedriger anzusetzen gewesen. Niemals sind diese mühsamen Versuche m. W. von irgendeiner Seite wiederholt worden. Man begnügte sich damit, festzustellen, daß in manchen Fällen, in denen eine Luxuskonsumption zu erwarten war, so LAUTER [Kritik seiner Stellungsnahme bei GRAFE (Z)], eine solche nicht nachzuweisen war — eine Tatsache, die nicht überrascht, denn es ist von uns niemals behauptet worden, daß es sich um ein allgemein gültiges Organisationsprinzip handelt, das keine Ausnahmen zuläßt. Letzteres gilt sogar weder für den Hunger noch die Unterernährung.

BENEDICT u. Mitarb. meinten, daß ,,die sekundäre Nahrungswirkung nichts weiter als eine zeitlich verzögert in die Erscheinung tretende primäre spezifisch-dynamische Nahrungswirkung sei''. Diese Deutung ist im Hinblick auf die RUBNERschen Arbeiten sicher unzutreffend. Wenn man die Resultate überhaupt als eine einfache spezifisch-dynamische betrachtet, so kann es sich höchstens um eine sekundäre, aber niemals um eine primäre handeln.

LUSK übt in seiner letzten Darstellung keine Kritik mehr, während DU BOIS in der letzten Auflage seines Buches ,,Die anziehende Theorie'' von der Luxuskonsumption noch nicht für allgemein bewiesen hält, aber zugibt, daß die Ergebnisse bei Kindern und Rekonvaleszenten dafür sprechen.

GULICK sowie WILEY u. NEWBURGH bestätigten die bekannte Erfahrung, daß es magere Menschen gibt, die trotz starker Überernährung nicht dick werden, konnten aber keine Steigerung des Grundumsatzes nachweisen. Allerdings war in ihren Versuchen die Überernährung weder besonders hochgradig noch langdauernd. Sie lehnten daher die Luxuskonsumptionstheorie ab.

Im Gegensatz dazu fanden RONY und KEYS [zit. bei RYNEARSON u. GASTINEAU (Z), S. 53] bei stark unterernährten Menschen nach Auffütterung mit gewaltigen Nahrungsmengen eine sehr starke Erhöhung des vorher erniedrigten Grundumsatzes weit über die Norm hinaus und bestätigten damit unsere Versuche. Diese Steigerung betrachten sie allerdings nicht als Luxuskonsumption, sondern halten sie für eine sekundäre spezifisch-dynamische Wirkung der großen aufgenommenen Eiweißmengen im Sinne RUBNERS.

Die Gründe, warum ich dieser Deutung nicht zustimmen kann, wurden schon oben auseinandergesetzt.

Es wird wohl noch zahlreicher neuer Versuche bedürfen, um die erstaunliche Tatsache einer fehlenden Gewichtszunahme bei gewissen konstitutionell mageren Menschen und Tieren trotz starker Überernährung wirklich befriedigend zu klären.

Als ich auf Veranlassung von BOTAZZI, Rom, dem Vorsitzenden auf dem Convegno di Volta der Reale Accademia d'Italia 1937 mit dem Thema ,,Über den gegenwärtigen Stand der Erkenntnisse über die Ernährung'' ein Referat über Unter- und Überernährung vor den 17 besten Kennern dieses Gebietes aus der ganzen Welt hielt, wurde von keiner Seite in der Diskussion die Theorie der Luxuskonsumption angegriffen, obwohl ich ausdrücklich um Kritik bat. Auch mein Lehrer RUBNER hat mir schließlich in zahlreichen Unterhaltungen zugestimmt, so daß ich den Eindruck habe, daß die anfängliche Skepsis in Physiologenkreisen weitgehend verschwunden ist, zumal führende Physiologen, wie DURIG, BIEDL, KESTNER, ASCHER u. a. schon vorher meiner Auffassung sich angeschlossen hatten. Bei den Klinikern sind die Meinungen anscheinend noch geteilt. Die meisten, wie C. VON NOORDEN, KREHL, V. BERGMANN, THANNHAUSER u. a., haben zugestimmt, manche, wie FELLINGER (Z) und GLATZEL (Z) in ihren neuesten Darstellungen, begnügen sich mit Referaten, ohne selbst Stellung zu nehmen. Ablehnend verhielt sich damals in Deutschland nur LAUTER (unter F. MÜLLER).

Auch in der *Pädiatrie* spielt die Luxuskonsumption eine große Rolle, besonders beim Atrophiker, z. T. sogar beim Brustkind, wenn die Oxydationssteigerungen z. T. auch mit anderen Namen belegt wurden (Lit. vor allem bei HELMREICH unter PIRQET). Eine starke Steigerung des Basalstoffwechsels bei überernährten Kindern fanden auch JOHNSTON u. MARONEY, hielten sie aber für eine sekundäre spezifisch-dynamische Eiweißwirkung.

Die nächste Frage betrifft die *Bedingungen*, unter *denen die Luxuskonsumption zustandekommt*. GRAFE u. ECKSTEIN haben sie zu beantworten versucht. Es zeigte sich, daß doppelseitige Ovariotomie das Zustandekommen der Luxuskonsumption nicht verhinderte, wohl aber etwas abschwächte. Es kam aber bei dem oben beschriebenen Hunde nach diesem Eingriff zum ersten Male zu einem Gewichtsanstiege von maximal 2 kg. Wurde außerdem noch die Schilddrüse entfernt, so sanken die Nüchternwerte sehr rasch um 20 % ab, und die gleich starke Überernährung führte im Gegensatz zu früher nur zu einer mäßigen Steigerung der Verbrennungen bei gleichzeitig ansteigendem Körpergewichte.

Es kann daher wohl keinem Zweifel unterliegen, daß die *Luxuskonsumption maßgebend von der Schilddrüse beeinflußt wird*. Leider sind meines Wissens bisher analoge Versuche bei hypophysektomierten Tieren nicht angestellt, doch möchte ich annehmen, daß auch diese Inkretdrüse für die besprochenen Vorgänge eine sehr wesentliche Rolle spielt.

Schließlich entsteht noch die Frage, ob und gegebenenfalls in welchem Umfange auch bei Fettsüchtigen eine Luxuskonsumption vorkommt. Leider können wir sie nicht beantworten, da kein gewissenhafter Arzt sich dazu entschließt, lediglich aus wissenschaftlichen Gründen bei seinen Fettsuchtkranken längere Mastkuren vorzunehmen.

Trotzdem ist es sehr unwahrscheinlich, daß die Fettsüchtigen über dieses wichtige Regulativ in ähnlichem Maße verfügen wie Gesunde. Vermutlich ist sie bei den einzelnen Kranken in sehr verschiedenem Grade vorhanden. Daß sie ganz fehlt, dürfte wohl nur eine Ausnahme sein.

Über den *Mechanismus* dieses Steuerungsvorganges im einzelnen sind wir nur unvollkommen unterrichtet. Gesichert sind Ausgangspunkt und Erfolgsorgane, dazwischen steht der zentralnervöse, wahrscheinlich wenigstens zum Teil über die Inkretdrüsen, besonders über den Hypophysenvorderlappen sich auswirkende Mechanismus im Zwischenhirn, dessen Leistungsfähigkeit zum Teil auch erblich bedingt ist.

Im Anfang steht die Konzentrationssteigerung der Nährstoffe im Blute, und es erhebt sich die Frage, ob sie allein schon nach Art einer Kurzschlußreaktion, wie GRAFE und MEYTHALER sie für den Kohlenhydratstoffwechsel hinsichtlich der Steuerung der Insulinproduktion durch die Höhe des Blutzuckers nachwiesen, ausreicht, um die Steigerung der Oxydationen in Leber und sonstigen Körpergeweben, vor allem auch in der Muskulatur, hervorzurufen.

Läßt sich eine spezifisch-dynamische Wirkung auch am isolierten Organe und an Gewebsschnitten nachweisen? In ersterer Richtung hat das OBERDISSE an meiner früheren Klinik durch sehr elegante Durchströmungsversuche hinsichtlich einzelner Aminosäuren und entsprechender Ketosäuren nachgewiesen. Allerdings handelte es sich bei diesen Versuchen, die den Mechanismus der spezifisch-dynamischen Eiweißwirkung aufklären sollten, zum Teil um unphysiologisch hohe Dosen, wie sie normalerweise im Blute nicht vorkommen. Eine Luxuskonsumption der Zelle läßt sich schon wegen der begrenzten Versuchsdauer auf diesem Wege kaum nachweisen.

Das gleiche gilt vielleicht in noch höherem Grade für die Gewebsschnittmethode. Mein früherer Mitarbeiter REINWEIN konnte mit dieser den Nachweis einer spezifisch-dynamischen Wirkung verschiedener Aminosäuren durchführen, aber auch hier handelte es sich zum Teil um unphysiologische Verhältnisse. Benutzt wurde RHODEsche Lösung als Suspensionsmilieu. Es wäre interessant, die gleichen Versuche mit Hunger- und Mastserum durchzuführen.

Vorläufig muß daher die Frage, ob auch die isolierte Zelle zur Luxuskonsumption befähigt ist, offen bleiben. Mit der Möglichkeit einer solchen Kurzschlußreaktion muß aber nach wie vor gerechnet werden.

Die feinere Einstellung wird aber, wie auch beim Kohlenhydratstoffwechsel hinsichtlich der jeweils notwendigen Insulinbildung, wahrscheinlich vom Zwischenhirn aus reguliert werden, und zwar auch hier ausgelöst von der Konzentration der Nährstoffe im Blute und angepaßt dem Bedarfe des Organismus. Ob dabei die Impulse den Geweben direkt auf Nervenbahnen zufließen oder indirekt durch Mobilisierung von Inkreten auf dem Blutwege, das muß solange eine offene Frage bleiben, bis es gelingt, feine Konzentrationsänderungen der Inkrete im Blute festzustellen. Vorläufig ist das beim Thyroxin und vielleicht beim Insulin (BORNSTEIN u. Mitarb.) möglich. Die Frage würde also lauten, ob eine starke Überernährung zu einer vermehrten Thyroxinabgabe der Schilddrüse im Blute führt.

Weiter fragt sich, ob es beim Gesunden noch andere Regulative gibt, um das Körpergewicht und den Fettbestand mit kleinen Schwankungen konstant zu erhalten und ihn vor Fettsucht zu bewahren? Man muß noch an die Muskeltätigkeit denken. „Post coenam stabis aut mille passuum meabis" lautet schon eine alte Vorschrift. Sie besagt, daß der Mensch nach der Nahrungsaufnahme sich weder hinlegen noch körperlich stärker arbeiten soll. Die Neigung zum Ersteren ist groß, denn reichliches Essen macht müde, da entsprechend dem Abzuge des Blutes zu den Verdauungsorganen das Gehirn wahrscheinlich weniger durchblutet wird, und wer es sich leisten kann, sucht, je älter desto mehr, die Horizontale auf.

Bei mageren Vielessern und vor allem nachgewiesenen Luxuskonsumenten kann man immer die Beobachtung machen, daß bei ihnen die Neigung zum Ausruhen nach Tische geringer ist als bei anderen Menschen. Ihre Bewegungen sind rascher und lebhafter, sie sind körperlich tätiger und ermüden weniger rasch als die meisten anderen Menschen. Es dürfte wohl keinem Zweifel unterliegen, daß auch instinktiv die Muskeltätigkeit in den Mechanismus der Konstanzregulation mit einbezogen ist. Wie groß dieser Faktor allerdings ist, läßt sich, wie stets bei ihm, nicht bestimmen. Daß ihm aber eine ausschlaggebende Bedeutung zukommt, wie es so bequem und einfach wäre anzunehmen, davon kann meines Erachtens keine Rede sein. Dagegen spricht schon die Tatsache, daß die Luxuskonsumption auch da nachgewiesen werden kann, wo vollkommene oder weitgehende Muskelruhe herrscht.

Schließlich bleibt noch die Frage zu erörtern, warum der Gesunde über die genannten 3 Regulationsarten verfügt und warum sie ganz oder zum Teil beim Fettsüchtigen nicht funktionieren.

Dafür gibt es vorläufig, so viel ich sehe, nur die eine Antwort: Der Gesunde ist in dieser Richtung normal veranlagt, der Fettsüchtige aber hat hier einen meist ererbten Defekt. Konstitution und Vererbung können wir aber in ihrer Genese nicht weiter analysieren. Kommen wir in der Stoffwechselforschung an diesen Punkt, so geht es nicht weiter. Wir stehen vor dem Ignoramus, wahrscheinlich sogar, soweit wir vorausblicken können, vor einem Ignorabimus. Das ist immer wieder das Unbefriedigende an dieser vorläufig auf diesem Gebiete beim Menschen ganz vorwiegend statistisch arbeitenden Disziplin.

γ) Intermediärstoffwechsel und Pathophysiologie des Fettgewebes

Ist nun mit der Feststellung des Versagens der normalen Regulationsmechanismen das Rätsel der Fettsucht gelöst? Für die exogenen und einen Teil der endogenen Formen ist das vielleicht der Fall.

Für die besonders schweren und hochgradigen Fälle, vorwiegend endogener Natur mit Gewichten weit über 100 kg, drängt sich immer wieder der Gedanke auf, ob hier im Fettgewebe selbst nicht so starke Anomalien vorliegen, daß die zentrale Regulation sie weder beseitigen noch überkompensieren kann.

Schon BOUCHARD (Z) (1882) führte die konstitutionelle Fettsucht auf eine sekundäre Reaktionsweise des Protoplasmas zurück. Er sprach von einem „Ralentissement de la nutrition". Daß das im allgemeinen nicht zutrifft, wurde schon in den ersten Abschnitten dieses Kapitels gezeigt, aber es könnte für das Fettgewebe zutreffen. G. VON BERGMANN (Z) entwickelte dann 1910 seine Theorie von der *lipomatösen Tendenz* des Fettsüchtigen.

Diese Hypothese, die der Autor durchaus nicht für alle Fälle gelten läßt, verlegt die Genese der Adipositas ganz in die Peripherie, in das Fettgewebe, in Analogie zum Lipom, in dem eine lokale Fettwucherung ja zweifellos vorliegt. Für G. VON BERGMANN ist die Fettsucht eine Art allgemeiner Lipomatose. Die Fettzellen sollen nach ihm eine abnorme Avidität besitzen für alles, was sie als Fett speichern können, für das Fett der Nahrung, aber auch für die Kohlenhydrate und die Ketosäuren der Aminosäuren, aus denen sie Fett bilden, auch auf Kosten des übrigen Organismus.

In ähnlichen Gedankengängen bewegen sich die „Lipophilie" von J. BAUER und die Anschauungen von H. GÜNTHER, P. E. RICHTER, HETENYI u. a.

Abgelehnt ist, soviel ich sehe, die „lipomatöse Tendenz" Theorie nur von LAUTER und NEWBURGH (Z), und zwar von LAUTER unter dem Hinweise darauf, daß auf dieser Basis zwar vermehrte Fettanhäufungen zustandekommen könnten, niemals aber Gewichtszunahmen, da die Energieproduktion bei weitgehendem Ausfalle der Fette dann durch vermehrte Kohlenhydrat- und Eiweißverbrennung gedeckt werden müßte, wofür aber nichts spricht. Im Gegenteil, der Eiweißstoffwechsel des Fettsüchtigen liegt, wie später noch zu zeigen ist, auf einem erheblich tieferen Niveau als in der Norm. Ähnlich sind die Erwägungen von NEWBURGH (Z), für den Fettsucht ein reines Bilanzproblem ist. Um die Annahme einer Überernährung ist also keinesfalls herumzukommen. Besteht die Theorie der lipomatösen Tendenz zu Recht, so muß der Nachweis erbracht werden, daß der adipöse Organismus entweder leichter Fett ansetzt bzw. bildet als der normale oder schwerer Fett zersetzt oder daß beides miteinander sich kombiniert. Klärung kann hier nur durch Untersuchungen des intermediären Stoffwechsels gebracht werden.

Die erste Frage betrifft den Nachweis einer gesteigerten Fettbildung, sei es aus den im Blute zufließenden Nahrungsfetten oder aus Kohlenhydraten und Eiweiß.

Einblick in den intermediären Stoffwechsel erhält man durch das Studium des Blutfettes nüchtern und nach Fettzufuhr und das Verhalten der Blutketonkörper. Da deren Höhe nicht nur vom Abbau der Fettkörper, sondern auch vom Kohlenhydrathaushalte abhängt, wird zweckmäßig gleichzeitig der Blutzucker kontrolliert.

Der Erste, der dieses außerordentlich schwierige und umstrittene Gebiet betrat, war anscheinend WALDVOGEL (1906). Er fand bei subcutaner Injektion von 5 g Oxybuttersäure bei Fettsüchtigen eine verlangsamte Acetonausscheidung.

Die Hypothesen von VON BERGMANN (Z) und J. BAUER gaben dann der Erforschung des intermediären Fettstoffwechsels einen neuen Impuls. Inzwischen war die Methodik der Blutfett- und Blutketonkörperbestimmung in guten Mikromethoden genügend genau ausgearbeitet, um sie für die hier vorliegenden Fragen verwenden zu können; und so entstand Ende der 20iger und vor allem in den 30iger Jahren ein großes Schrifttum mit Dutzenden von Arbeiten (Lit. und eigene Untersuchungen bei CRASSOUSIS, ferner bei GLATZEL (Z)].

Überblickt man diese zahlreichen vergleichenden Untersuchungen bei Gesunden und Adipösen, so ist man erstaunt über die Fülle der Widersprüche, sowohl in den

Befunden wie in ihren Deutungen auf der ganzen Linie, sogar in den Arbeiten der gleichen Klinik (z. B. KUGELMANN u. BRENTANO an der v. BERGMANNschen Klinik), und es ist außerordentlich schwer, die Spreu vom Weizen zu trennen. Zum Teil haben die Differenzen methodische Gründe, zum großen Teil liegen auch bei einzelnen Versuchspersonen, vor allem den Fettsüchtigen, verschiedene Verhaltensweisen zugrunde. Letzteres ist wahrscheinlich dadurch bedingt, daß es sich, wie überall im Stoffwechsel, auch auf diesem Gebiete nicht um ein statisches, sondern um ein dynamisches Gleichgewicht handelt, das beim Fettsüchtigen vielleicht besonders labil ist.

Schon normalerweise ist die Affinität des Fettgewebes für Fett und Fettbildner außerordentlich groß. So konnte STETTEN jr. u. Mitarb. zeigen, daß schon bei einer eben ausreichenden Kohlenhydratkost der markierte Kohlenstoff nur zu 3% sich im Glykogen aber zu 30% im Fett wiederfindet, der Rest war oxydiert. Erst recht ist das natürlich bei Fettkost der Fall.

Sieht man die früheren Arbeiten im einzelnen durch, so besteht weitgehende Übereinstimmung darin, daß der Blutfettgehalt der Adipösen im nüchternen Zustande höher liegt als beim Normalen, aber die Angaben im einzelnen differieren sehr. Während mein Mitarbeiter CRASSOUSIS Erhöhungeu um + 0,20 mg-% gegenüber dem Normalwert von 0,38 mg-% fand, gehen die Zahlen von RONY-LEVY bis 0,62 mg-% hinauf. Ältere Untersucher fanden wohl aus methodischen Gründen, zum Teil sogar erniedrigte Werte.

Maßgebend für die Höhe des Blutfettes sind Mobilisierug des Fettes aus den Depots (Fettwanderung), Nahrungszufuhr und Eliminierung des Nahrungsfettes aus dem Blute in die Leber, wo es abgebaut wird. Gerade im Hinblicke auf die genannten neueren amerikanischen Arbeiten dürfte die Blutfetterhöhung beim nüchternen Fettsüchtigen wohl in erster Linie auf Fettmobilisation und Rückwanderung zur Leber bedingt sein.

Bei Fettbelastung wird von den meisten Autoren (HETENYI, BEZNAK, LEPPIEN, RAAB, SCHMIDT, CRASSOUSIS, [Lit. bei CRASSOUSIS u. GLATZEL (Z)] ein geringerer Anstieg, manchmal auch ein Fehlen oder sogar ein Absinken der Werte gegenüber der Norm bei Adipösen gefunden. Der Höhepunkt der Reaktion ist meist nach 3—4 Std erreicht. LEITES-AGALETZKAJA fanden sogar eine über die Norm verlängerte hypolipämische Phase. RONY-LEVY glauben, daß der Verlauf der Blutfettkurven nach Fettbelastung charakteristisch für gewisse Fettsuchttypen sei. Aber auch hier gibt es Outsider. So fanden NISSEN und KUGELMANN Hyperlipämien gegenüber der Norm. Diese abweichenden Resultate sind schwer verständlich und kaum durch Besonderheiten ihrer Versuchspersonen bedingt. Die Hyperlipämie des Gesunden läßt sich nach RAAB durch Lipoitrin unterdrücken, der weit geringere Anstieg bei Fettleibigen aber nicht.

Für die geringere oder fehlende Reaktion bei den Kranken gibt es wohl nur die eine Erklärung, daß entweder bei ihnen die Fettdepots leichter Fett speichern als die Gesunden, oder daß der Rückstrom zur Leber gegenüber der Norm gedrosselt ist. Aus später noch zu erwähnenden Gründen scheint das Letztere der Fall zu sein.

Gute Indicatoren für die Intensität der Fettverbrennung sind Ketonämie und R Q. Beide sind aber nicht ganz zuverlässig, weil sie nicht nur von der Fettverbrennung, sondern auch vom Glykogenvorrat des Körpers abhängen. Verminderte Fettverbrennung müßte sich nach Fettbelastung beim Adipösen bei gleichem Glykogenbestand in einer gegenüber der Norm erniedrigten Kurve der Ketonämie äußern. KUGELMANN, BORRUSO, KEENEY-SHERRIL-MACKEY, SNAPPER, VAN CRE-FELD und LEITES-AGALETZKAJA (Lit. bei CRASSOUSIS und GLATZEL (Z) fanden im Gegenteil erhöhte Werte. Auch die Hungerketonurie soll zum Teil je nach der

Fettsuchtform besonders stark ausfallen. Daraus müßte man schließen, daß der Fettleibige unter den gleichen Umständen mehr Fett verbrennt als der Gesunde.

Aber auch hier stehen diesen Resultaten andere entgegengesetzte gegenüber. So nimmt BRENTANO zum Teil wegen der bei Fettleibigen leichter und rascher auftretenden Kreatinurie eine verminderte Fettmobilisierung und einen erschwerten Fettabbau an. In den Öl- bzw. Majonäsebelastungsversuchen von LAUTER-NEUEN-SCHWANDER-LEMMER sowie von CRASSOUSIS an meiner früheren Klinik waren dagegen keine sicheren Unterschiede gegenüber der Norm festzustellen. Respirationsversuche bei starker Fettbelastung sind nur spärlich vorhanden. STROUSE u. Mitarb. fanden höhere RQ als in der Norm und führen sie auf vermehrte Anlagerung von Fett zurück. HAGEDORN u. Mitarb. prüften vor allem vergleichend die Fettbildung aus Kohlenhydraten in ihren großangelegten Respirationsuntersuchungen nach vorheriger kohlenhydratreicher Nahrung. Dabei sahen sie bei Fettsüchtigen niedrigere Werte als bei Normalen, vor allem auch im Nüchternzustand (0,814 gegenüber 0,864). Sie fanden sogar einen gewissen Parallelismus zwischen Niedrigkeit des RQ und Hochgradigkeit der Fettsucht. Ähnlich waren die Resultate von MASON. Auch BOWEN, GRIFFITH u. SLY fanden bei ihren Fettsüchtigen Nüchternquotienten von 0,767 gegenüber 0,825 in der Norm, nach Fettbelastung waren die Werte in beiden Gruppen 0,80.

Im Gegensatz dazu hatten STROUSE u. Mitarb. bei starker Kohlenhydrat- und Fettzufuhr sehr hohe respiratorische Quotienten gefunden, woraus sie auf vermehrte Fettablagerung und Fettbildung schlossen. Es ist unmöglich, so widersprechende Ergebnisse, aus denen merkwürdigerweise zum Teil die gleichen Schlußfolgerungen gezogen wurden, auf einen gemeinsamen Nenner zu bringen. Insbesondere ist es mir unverständlich, wie aus gegenüber der Norm erniedrigten RQ eine vermehrte Fettbildung aus Kohlenhydraten, die sich doch in sehr hohen Werten zu erkennen gibt, abgeleitet werden kann, es sei denn, man nähme eine enorm starke Glykogenbildung aus Fett an, wofür aber bisher keinerlei Beweis vorliegt. Immerhin finden sich in der Literatur vereinzelt abnorm tiefe RQ bei Fettsüchtigen. So fanden LYON, DUNLOP und STEWART in 50 ihrer Versuche bei kohlenhydratarmer Unterernährung ihrer Adipösen Werte bis 0,678. In den Untersuchungen von FORBECK u. LEEGARD bei Entfettungskuren von 15 Kranken gingen die Zahlen zeitweise auf 0,655 herab. DU BOIS (Z) hat Recht, wenn er gegenüber solchen Zahlen schreibt: „It is difficult to account for these, if the old ZUNTZ and SCHUMBURG table is correct." Der Verdacht unzureichender Methodik ist wie in allen derartigen Fällen sehr naheliegend. Sicher ist, daß Adipöse oft sehr niedrige RQ-Werte aufweisen, was auch EVANS (Z) in seiner Darstellung betont. Der Fettsüchtige hat in keiner Weise ein vermindertes Fettverbrennungsvermögen.

Bei allen Untersuchungen über den intermediären Fettstoffwechsel muß auch der *Kohlenhydratumsatz* berücksichtigt werden. Wir wissen, daß Fettsucht und Diabetes Schwesterkrankheiten sind und sich oft miteinander kombinieren. So fand KISCH (Z) bei fast 50% seiner jugendlichen, bei 15% seiner erwachsenen Adipösen Diabetes. C. VON NOORDEN (Z) sprach sogar von einer diabetogenen Fettsucht. Mir sind zahlreiche Adipöse bekannt, die, sobald ein gewisses Körpergewicht überschritten wird, Hyperglykämie bekommen und Zucker ausscheiden. Es wird auf diese Beziehungen noch beim Diabetes später einzugehen sein.

Zahlreiche Untersuchungen über den Blutzucker mit und ohne Belastungen sind bei Fettsüchtigen angestellt. Auch hier verblüfft wieder die Gegensätzlichkeit der Befunde. Während die meisten Autoren, wie GOLDBLAK-SMITH-HILL, ALLISON, HOBOLL, HUBBARD-BECK, STOCKER, MADVEI, OGILVIE und LEITERS-AGALETZ-KAJA (Lit. bei GLATZEL) eine verringerte Kh-Toleranz fanden, folgern andere, wie HAUSLEITER, ASCHNER und STROUSE-WANG aus ihren Untersuchungen das Gegenteil. Eine 3. Gruppe, wie TYNE, WOHNER, EMBLETON und zum Teil auch DEPISCH-HASENÖHRL (Lit. bei FELLINGER (Z)] beobachteten bei Fettsüchtigen keine Abweichungen von der Norm. Da kein Grund vorhanden ist, die widersprechenden Resultate auf methodische Fehler zurückzuführen, so muß man wohl annehmen, daß die verschiedenen Kranken sich verschieden verhalten, wahrscheinlich je nach der Leistungsfähigkeit ihres Pankreas und ihrer Leber.

CRASSOUSIS hat angesichts dieser Sachlage auf meine Veranlassung bei seinen Untersuchungen über den intermediären Fettstoffwechsel auch den Blutzucker miteinbezogen. Während in seinen Versuchen bei Normalen der Blutzucker praktisch konstant blieb, kam es bei Fettsüchtigen auf der Höhe der Ketonämie nach Fettbelastung in der Regel, wenn auch nicht immer, zu einem Blutzuckeranstieg, der meist 1—2 Std andauerte. Ähnliches beobachteten auch KRAINICK u. MÜLLER in ihren Selbstversuchen und führten es auf eine rhythmisch verlaufende Ketolyse zurück. Während ein Teil der Ketonkörper durch Harn und Lungen den Körper verläßt, wird ein anderer Teil durch Glykogenmobilisierung abgebaut. Wird durch Adrenalininjektion eine Hyperglykämie, d. h. eine Mobilisation von Zucker in der Leber hervorgerufen, so wird die Ketonämie unterdrückt oder fällt schwächer aus, wahrscheinlich infolge sekundärer Insulinmobilisation.

Fettbildner sind auch die Eiweißkörper. Bestehen hier Unterschiede zwischen Fettsüchtigen und Normalen? Merkwürdigerweise ist der *Eiweißstoffwechsel* bei der Fettsucht, abgesehen von spezifisch-dynamischen Wirkungen, und bei der Entfettung noch relativ wenig untersucht.

Nach eigenen Beobachtungen habe ich den Eindruck, daß der Fettsüchtige bei Überernährung mehr zu N-Ansatz neigt als der Gesunde. Entscheidende vergleichende Mastversuche liegen aber nicht vor und sind auch aus ärztlichen Gründen schwer durchführbar. Die Beobachtung von LABBÉ-BOULIN, daß im Gesamteiweiß des Blutes Fettsüchtiger, ähnlich wie beim Diabetiker, das Albumin erhöht ist, führt hier nicht weiter. Die vorliegende Frage läßt sich wohl nur mit der Isotopenmethode entscheiden, indem vergleichend untersucht wird, ob und in welchem Umfange sich zugeführtes Eiweiß oder einzelne Aminosäuren mit markiertem C im Fettgewebe anreichern, und ob hier Unterschiede zwischen Gesunden und Fettsüchtigen bestehen. Es ist mir nicht bekannt, ob solche Versuche in Amerika schon vorliegen.

Studiert ist der Eiweißumsatz fast nur bei der Entfettung. Schon 1894 fanden C. VON NOORDEN und V. DAPPER, daß selbst bei stärkerer Unterernährung von fast 50% des Bedarfs der Eiweißbestand trotz Gewichtsabnahme bestehen bleibt. Diese Untersuchungen sind bis in die letzte Zeit immer wieder bestätigt. (Literatur bis 1910 bei VON NOORDEN (Z), später Bestätigungen durch FOLIN u. DENIS, DEUEL u. GULICK, STRANG, McCLUGAGE-EVANS u. a.). Allerdings gilt das nicht für alle Fettsüchtigen, aber anscheinend für die Mehrzahl. Voraussetzung scheint zu sein, daß die Unterernährung nicht zu brüsk einsetzt und die gekürzte Nahrung reichlich Eiweiß enthält. KEETON-DICKENS vermochten sogar bei Fettsüchtigen mit einer Kost, die calorisch 40—50% unter den Grundumsatzwerten lag und nur 40—50 g Eiweiß enthielt, positive N-Bilanzen zu erzielen.

STRANG, McCLUGAGE und EVANS sahen ein N-Gleichgewicht bei einer täglichen Calorienzufuhr von 360 Calorien und von 1 g Eiweiß pro Kilogramm bei einer Körpergewichtsabnahme von durchschnittlich 0,6 Pfund täglich. Es ist das wohl so zu deuten, daß der Fettreichtum des Körpers und die hier liegenden Calorienquellen den Eiweißbestand vor stärkerer Einschmelzung bewahren.

Zieht man das Fazit aus den zahlreichen bisher vorliegenden widersprechenden Untersuchungen über den intermediären Stoffwechsel bei der Fettsucht, so steht wohl fest, daß *der Adipöse Fett im ganzen ebensogut zu oxydieren vermag* wie der

Gesunde, *daß aber vielleicht in einzelnen Fällen zugeführtes Fett und Kohlenhydrate entweder vermehrt im Fettgewebe als Fett zur Ablagerung kommen oder vermindert eingeschmolzen wird,* eventuell *auch beides.* Eine Entscheidung konnte hier nur durch die Untersuchungen mit markiertem C_1 erbracht werden. SALCEDO und STETTEN (1943) konnten bei kongenital fettsüchtigen Mäusen, die sie mit deuterio-markierten Fettsäuren fütterten, feststellen, daß die Speicherung im Fettgewebe zwar die gleiche ist wie in der Norm, daß aber das markierte Fett langsamer verschwindet.

Diese außerordentlich wichtige Arbeit ist mir leider bisher nur in Referaten von EVANS (Z) und HAUROWITZ (Z) zugänglich gewesen, aber es unterliegt mir keinem Zweifel, daß für diesen Sonderfall der Beweis für eine lipomatöse Tendenz bzw. Lipophilie wenigstens hinsichtlich erschwerter Fetteinschmelzung erbracht worden ist.

Es fragt sich, ob solche bei ganz besonders gearteten Tieren erhobene Befunde auch auf den fettsüchtigen Menschen übertragen werden dürfen. Ich glaube, daß das in beschränktem Umfange statthaft ist. Aber es gilt wahrscheinlich nur für einen engen Kreis ganz besonders schwerer Fälle von endogen-konstitutioneller Fettsucht.

Auch VON BERGMANN (Z) und BAUER (Z) lag es fern, ihre Theorien auf alle Fettsüchtigen zu verallgemeinern.

Wie soll man die erschwerte Einschmelzung von Fett in den in Betracht kommenden Fällen erklären? LICHWITZ (Z) denkt an eine Fermentschwäche der Fettzellen, indem er analog, wie LESSER es seinerzeit für Diastase und Glykogen in der Leber tat, eine räumliche Trennung von lipolytischem Ferment und Fettzellen des Adipösen annimmt.

Wahrscheinlich ist nur, daß solche Fettsüchtigen eine gegenüber der Norm herabgesetzte Menge von lipolytischem Ferment oder eine irgendwie weniger wirksame Form besitzen. Systematische Untersuchungen über Lipasen, vor allem im Serum und im Fettgewebe bei Adipösen sind mir unbekannt, auch BAUMANN berichtete in seiner letzten Fermentdarstellung im Ergänzungswerk zu OPPEN-HEIMERS Handbuch der Biochemie darüber nichts, allerdings stammt sie schon aus dem Jahre 1933.

J. BAUER (Z) sieht wohl mit Recht die Fettgewebsanomalie in den in Betracht kommenden Fällen als konstitutionell-hereditär an. Praktisch bedeutet das, wie fast immer bei solchen Faktoren, den Verzicht auf jede weitere Erklärung.

Alle bisherigen Betrachtungen bezogen sich nur auf den Neutralfett- bzw. Fettsäurenstoffwechsel. Der fast eben so wichtige *Lipoidstoffwechsel* ist beim Fettsüchtigen bisher schon aus methodischen Gründen noch unzureichend untersucht. Was wir bisher darüber wissen, spricht nicht dafür, daß hier in unkomplizierten Fällen Abweichungen von der Norm vorliegen. BRUGER-POINDEXTER fanden zwar Erhöhungen des Plasmacholesterins, aber nur, und auch dann nicht regelmäßig, wenn Komplikation mit Hypertonie oder chronischen Gelenkerkrankungen vorlagen. Erhöhungen des Blutlipoidspiegels auch ohne Komplikationen beschrieben SOLOTAREWA-SCHAAL-GOLDMANN-ZWILICHOWSKAJA [zit. nach GLATZEL (Z)], Fettbelastung mit 100 g oral soll nach BLOTNER bei Adipösen im Gegensatz zu Normalen und Mageren zu einem Blutcholesterinanstieg führen.

Weitere Untersuchungen, die sich auch auf andere Lipoide vor allem die Phosphatide und ein größeres Krankengut erstrecken, wären sehr erwünscht, da die Beziehungen zu den Neutralfetten und besonders den Fettsäuren viel inniger sind, als man früher annahm. (Neueste Darstellungen bei SCHÖNHEIMER u. WHITE.)

δ) Allgemeines über das Lokalisationsproblem

Auch hier handelt es sich zunächst um die Frage der Autonomie des Fettgewebes.

In der Literatur werden immer wieder, besonders von G. v. BERGMANN (Z) zur Stütze seiner Theorie von der lipophilen Tendenz, die eigenartigen Beobachtungen von STRANDBERG und HOFFMANN sowie MEXÖ erwähnt, in denen ein von der Bauchhaut auf den Handrücken transplantiertes Hautfettstück bei später sich entwickelnder Fettsucht isoliert an Fett zunahm, während die übrige Hand schlank blieb. Zunächst ist zu erwähnen, daß diese beiden Fälle ganz isoliert dastehen, denn dem in der Transplantation besonders erfahrenen LEXER ist niemals eine derartige Beobachtung zu Gesicht gekommen. (Vgl. auch die Kritik von FELLINGER (Z) und LAUTER). Dieses Transplantat war natürlich seiner früheren nervösen Versorgung entzogen und nur vom Nervensystem des Armes abhängig, aber durch die Blutbahn war es wie früher ebenso wie das übrige Fettgewebe hormonalen Einflüssen unterworfen. Deshalb kann man nicht behaupten, daß es primär autochton etwa wie ein Lipom von sich aus zu wuchern anfing. Es erfuhr nur das Schicksal des sonstigen Fettgewebes im Körper, besonders der Bauchhaut, sich bei der Fettsucht vermehrt mit Fett anzureichern, während in seiner Umgebung das Fettgewebe weitgehend fehlte und daher an der allgemeinen Vermehrung nicht teilnehmen konnte. Fettsucht kann sich nur da entwickeln, wo Fettgewebe vorhanden ist. Das aber ist an Händen und Füßen und an bestimmten Stellen des Gesichtes entweder nicht oder nur in sehr geringem Grade der Fall. Wir sehen, daß selbst bei hochgradiger Fettsucht diese Körperteile gewöhnlich schlank bleiben. Das war auch der Fall in einem der hochgradigsten Fälle von Fettleibigkeit (195 kg bei 1,61 m Größe), die ich sah (vgl. die Abb. 31 a u. b auf S. 413). Die Fettsucht entwickelt sich in der Regel an den Stellen am stärksten, an denen schon normalerweise die Fettschicht am dicksten ist, d. h. am Bauch, Gesäß, Lendenpartien und im Abdomen, aber die einzelnen Formen der Fettsucht verhalten sich entsprechend ihrer Genese oft sehr verschieden, wie bei deren Besprechung noch näher auszuführen sein wird. Allerdings gilt das im allgemeinen nur für sehr charakteristische Fälle. Wie LAUTER und TERHEDEBRÜGGE an einem umfassenden Material von etwa 650 Gesunden und Leichen mit 35 000! Einzelmessungen feststellen konnten, bestehen schon in der Norm gewaltige Unterschiede hinsichtlich der Dicke des Fettpolsters und seiner Lokalisation, selbst bei Menschen gleichen Gewichts, gleicher Körperlänge, gleichen Alters und gleichen Geschlechtes. Im allgemeinen ist der normale Fettansatz bei der Frau stärker als beim Manne und in höheren Lebensjahrzehnten stärker als in der Jugend. Die stärkste Fettansammlung findet sich im allgemeinen am Abdomen, den Nates, den Flanken und den Oberschenkeln, aber auch hier finden sich oft große individuelle Unterschiede selbst an verschiedenen Stellen innerhalb der einzelnen großen Fettdepots. Bei der Frau kommen oft noch die Brüste hinzu, doch ist immer zu bedenken, daß deren Größe auch weitgehend von der Ausbildung des Drüsengewebes abhängig ist. Es ist daher verständlich, daß bei eintretender Fettsucht diese sich besonders an den schon normalerweise bevorzugten Stellen lokalisiert. Stets aber ist die Symmetrie zwischen rechts und links gewahrt. Dagegen können gewaltige Unterschiede zwischen unterer und oberer Körperhälfte sich entwickeln wie bei gewissen Formen der Lipodystrophie. Wie die Abb. 45, S. 487 in außerordentlich charakteristischer Weise zeigt, kann sich eine Fettsucht der unteren Körperhälfte von der Taille abwärts mit einer Magersucht des ganzen Oberkörpers, der Arme und des Gesichtes kombinieren, so daß groteske Bilder entstehen.

Für die Lokalisation der Fettsucht im einzelnen dürfte wohl die Stärke des normalen Fettpolsters in erster Linie maßgebend sein. Dazu kommen aber höchst wahrscheinlich noch andere Faktoren. Die Symmetrie der Entwicklung spricht für eine wichtige Rolle des Nervensystems. L. R. MÜLLER hat vollkommen recht, wenn er schreibt: „Es liegt die Annahme besonders trophischer Nerveneinflüsse sehr nahe". Es wird aber, abgesehen von ausgesprochenen organischen Nervenleiden, sehr schwer sein, solche auch genetisch für eine Fettsucht mit Sicherheit nachzuweisen. Die sogenannte Mastfettsucht bietet im allgemeinen fast immer das gleiche Bild. Sie ist im wesentlichen eine Stammfettsucht, oft unter Einbeziehung von Oberarmen und Oberschenkeln. Warum dabei einzelne Partien, wie z. B. der Nacken, oft stärker betroffen sind als andere, läßt sich schwer erklären.

Bei den hormonalen Formen spielennatürlich Insuffizienzen innersekretorischer Organe eine Rolle. Aber auch hier wissen wir nicht, wie die charakteristsichen Typen zustandekommen. Es ist schwer verständlich, daß dabei oft einzelne Körpergebiete mehr, andere weniger betroffen sind, obwohl die Zusammensetzung des Blutes, welche das Fettgewebe durchströmt, überall die gleiche ist. Ich glaube nicht, daß das nur mit schwankender Dicke des Fettpolsters vor Eintreten der Fettleibigkeit zusammenhängt. Jedenfalls liegen hier noch manche Rätsel vor, die nicht einfach mit den Schlagwörtern konstitutionell oder hereditär gelöst werden, was fast immer einem ignorabimus gleich kommt.

Im ganzen muß man wohl sagen, daß je hochgradiger die Fettsucht ist, um so mehr verschwinden eventuell vorher vorhandene Typen. Man braucht nur die Abbildungen von Kranken über 120 kg Gewicht anzusehen, um festzustellen, daß sie unabhängig von der Genese ihrer Adipositas ziemlich gleich aussehen.

ε) Der Wasserhaushalt

Auch der Wasserhaushalt ist bei Fettsucht häufig, wenn auch keineswegs immer gegenüber der Norm verändert. Es ist das von großer Bedeutung nicht für die Stärke der Fettablagerung, wohl aber für die Beurteilung des Körpergewichtes. Der Fettsüchtige hat in der Regel eine *hydrophile Tendenz*. Das war schon älteren Autoren wie OEDER (Z) sowie VON NOORDEN (Z) und seiner Schule (SALOMON u. a.) wohl bekannt. Vor allem UMBER (Z) und GRAFE (Z) haben immer wieder darauf hingewiesen.

Das gilt auch für vollkommen kreislaufgesunde Adipöse. Es hängt das nur zum Teil mit einer gleichzeitig vorhandenen Kochsalzretention, (pro 1 g NaCl 100 g H_2O), zu der auch manche derartige Kranke neigen, zusammen (JAGUTTIS u. a.).

Manches spricht dafür, daß das Wasser nur zum Teil in die Zellen eindringt und in der Hauptsache lockerer als in der Norm im Bindegewebe lagert (Lit. bei SIEBECK, MARX und GLATZEL (Z)]. Sonst wäre es auch unverständlich, daß manche Kranke, vor allem solche mit Dystrophia adiposogenitalis im Laufe weniger Tage kiloweise an Gewicht zunehmen und hinterher mit großen Diuresen wieder das überschüssige Wasser hergeben. Die Wasseransammlungen können so groß sein, daß es sogar bei intaktem Herzen zu Ödemen kommen kann.

Die Diurese ist oft verlangsamt, stoßweise, gehäuft nach körperlicher Arbeit. Manchmal auch begünstigt durch Körperruhe, kommt das retinierte Wasser wieder zum Vorschein. MARX hat daraus auf eine Verzögerung des Flüssigkeitseinstroms aus den Geweben in die Blutbahn geschlossen, was allerdings mit der gegenüber der Norm lockereren Bindung nicht recht in Einklang zu bringen ist. Besonders deutlich tritt natürlich die hydrophile Tendenz bei Wasserbelastungen in die Erscheinung, auch hier vorwiegend bei den hypophysären Formen.

Während bei den Trinkversuchen der Gesunde die übermäßigen Wassermengen rasch wieder entleert, manchmal sogar überschießend, hält der Adipöse sie zurück und erhöht dadurch sein Körpergewicht (ZONDEK u. a.). Wie schon an anderer Stelle ausgeführt wurde, schwankt der Wassergehalt des Fettgewebes nach

Untersuchungen von BOZENRAD, SCHIRMER, LAUTER u. a. in den enorm weiten Grenzen von 5—71%. Im allgemeinen sind die Werte um so niedriger, je hochgradiger die Fettsucht ist. Das gilt wenigstens für einen Gleichgewichtszustand auf mittlerer Höhe. Sobald die Zufuhr an Nahrung weiter wächst, steigt auch zum mindesten vorübergehend der Wassergehalt an. Da 18—20% des Körpers schon normalerweise aus Fettgewebe bestehen und dieser Prozentsatz bei hochgradig Fettsüchtigen bis 25—30% ansteigen kann, so läßt sich leicht berechnen, welch gewaltige Wassermengen ein Adipöser von 100 kg bei Steigerung des Wassergehaltes seines Fettgewebes von 10 auf 50% aufnehmen kann. Sein Gewicht würde etwa um 12 kg steigen, ohne daß er auch nur 1 g Fett angesetzt zu haben braucht. Praktisch dürfte ein solcher Fall allerdings kaum vorkommen.

IMMERMANN hat früher solche Fälle als hydride Sonderform unterschieden und abtrennen wollen. Es liegt dazu aber kein Grund vor, da es sich nur um eine quantitative Steigerung einer Eigenschaft der meisten Fettsüchtigen handelt.

Die Hydrophilie des einzelnen Fettsüchtigen läßt sich durch die RECHTsche Quaddelprobe manchmal gut nachweisen.

Stärkere Wasserretentionen werden meist nach kürzerer oder längerer Zeit gefolgt von vermehrten Wasserabgaben. Kochsalzfreie Trockenkost, Thyreoidin und vor allem Salyrgan bzw. Novasurol befördern diese.

Die Konstanz des Körpergewichtes geht natürlich infolge der Schwankungen verloren, auch wenn die Fettsucht nicht zunimmt. Die Gewichtsveränderungen können um die Mittel- oder Gleichgewichtslage täglich bei vollkommen gleicher Nahrungs- und Flüssigkeitszufuhr, ½—1 kg und mehr nach oben und unten, betragen.

Am stärksten tritt die hydrophile Tendenz der Fettsüchtigen manchmal bei *Entfettungskuren* in die Erscheinung, oft zur Verzweiflung der Kranken und zur Enttäuschung ihrer in diesen Dingen zu wenig bewanderten Ärzte. Hier addiert sich die an sich schon bei Unterernährung bestehende Neigung zu Wasserretentionen zur hydrophilen Tendenz der Adipösen. So beobachtete GRAFE einmal bei einer Kranken mit Kastrationsfettsucht von 105 kg Gewicht und 158 cm Größe einen 23 tägigen Gewichtsstillstand bei einer Unterernährung von 50% mit nur rund 10 Bruttocalorien/kg täglich. Bei der Behandlung der Fettsucht werde ich auf diesen charakteristischen Fall noch näher eingehen.

Ähnliche Diskrepanzen zwischen berechnetem und tatsächlichem Körpergewichtsverhalten waren schon den älteren Klinikern bekannt.

Aus neuerer Zeit sei noch eine eindrucksvolle Beobachtung von NEWBURGH u. JOHNSTON erwähnt, in der ein junges Mädchen von 231 (amer.) Pfund bei einer Calorienzufuhr von nur 800 Bruttocalorien in ihrem Gewichte sehr lange konstant blieb. Ein Kranker von EVANS u. STRANG von 354 Pfund Gewicht nahm bei 400 Bruttocalorieneinfuhr in 20 Tagen nur 900 g ab, nachdem er vorher in 70 Tagen bei gleicher Kost 46 Pfund verloren hatte. Das Beispiel zeigt die allgemein beobachtete Tatsache, daß die hydrophile Tendenz mit der Dauer der Unterernährung wächst.

Genaue Bilanzversuche von NEWBURGH u. JOHNSTON hinsichtlich Wasser, Gewicht und Calorien erbrachten den Beweis, daß die Verzögerung oder das Ausbleiben der Gewichtsabnahme tatsächlich durch Wasserretention bedingt ist, und bestimmten deren genaue Menge.

Die Wasserretentionen machen sich auch in dem Aussehen der Kranken und in der Beschaffenheit ihrer Haut kenntlich. Die vorher straff gespannte Haut mit dem harten Fettpolster darunter wird weich, schwabbelig und myxödematös.

Die retinierten Mengen nehmen natürlich nicht unbegrenzt zu. Ein großer Teil von ihnen kommt über kurz oder lang wieder zum Vorschein. Es entstehen dann, manchmal gefördert durch geeignete Therapie, starke Diuresen und Gewichtsstürze von mehreren Kilogramm in wenigen Tagen.

Auch in der *Verteilung der Wasserabgaben auf Niere, Haut* und *Lungen bestehen Unterschiede* zwischen Fettsüchtigen und Normalen, indem der Anteil der Niere absinkt. Es ist allgemin bekannt, daß der Fettsüchtige leichter und stärker schwitzt als der Gesunde.

In der Ruhe und bei normaler Zimmertemperatur von etwa 20° C tritt dies noch nicht in die Erscheinung, wohl aber bei erhöhter Außentemperatur und bei Arbeit (RUBNER und seine Schüler SCHATTENFROH u. BRODIEN-WOLPERT, ferner SCHWENKENBECHER u. a. [Lit. bei GLATZEL (Z)]). Einige Zahlen mögen die großen Unterschiede demonstrieren:

Wasserabgabe pro 1 Std bei 30° C	Magere	Fette
Ruhe	65 g	134 bzw. 201 g
Arbeit	110 g	169 bzw. 178 g

Welch außerordentlich hohe Werte die extrarenale Wasserabgabe selbst ohne stärkere körperliche Tätigkeit erreichen kann, zeigt eine Beobachtung von C. VON NOORDEN (Z), in der ein Fettleibiger bei ruhiger Bücherarbeit am Stehpult in der Stunde 550 g durch Schweiß und Perspiratio insensibilis verlor.

Der Wasserhaushalt wird eben besonders bei Oxydationssteigerungen im Körper infolge der ungünstigen Wärmeleitung des Fettpolsters beim Adipösen weit mehr in den Dienst der physikalischen Wärmeregulation gestellt als beim Normalen oder Mageren.

Schließlich sei noch als Kuriosum erwähnt, daß es Forscher gegeben hat, welche die Gewichtszunahme oder die mangelnde Gewichtsabnahme ihrer Kranken mit Wasserdampfaufnahme aus der Luft erklären wollten. Sie sind alle die Opfer ihrer Vertrauensseligkeit, richtiger gesagt, ihrer unzureichenden Methodik (mangelnde Überwachung der Kranken) sowie der Unzuverlässigkeit ihrer Kranken geworden. Selbst einem so kritischen und exakten Kliniker wie LÜTHJE wäre eine solche Publikation beinahe passiert, aber glücklicherweise beichtete der Kranke noch zur rechten Zeit seinen Betrug. Später haben JACOB und NEURATH (dort Lit.) Wasser- und Körpergewichtsbilanzen veröffentlicht, aus denen sie, ohne die Beschwindelung durch ihre Kranken zu bemerken, Wasserretentionen durch die Luft folgerten. In einer Beobachtung von NEURATH sollen es sogar in einer Nacht 788 g (!) gewesen sein.

Wenn auch der Wasserstoffwechsel des Fettleibigen manche Sonderheiten gegenüber der Norm aufweist, so verstößt er doch nicht gegen die Naturgesetze.

In naher Beziehung zum Wasserstoffwechsel steht der *Mineral-*, insbesondere der *Kochsalzstoffwechsel.* Der geringe Kochsalzgehalt des Harnes Fettsüchtiger fiel schon EPPINGER u. KISCH auf. ISAAC konnte sogar bei kochsalzarmer Ernährung NaCl-Retentionen erzielen. REISS u.a. vermochten die Wasserverluste bei Milchdiät durch Kochsalzzulagen zu unterdrücken und sogar in ihr Gegenteil zu verwandeln. H. ZONDEK u. a. sprachen geradezu von einer „Salz-Wasserfettsucht". Aber solche Befunde dürfen nicht verallgemeinert werden. Sie gelten anscheinend nur für einen sehr kleinen Bruchteil der Kranken.

Auch Veränderungen des K : Ca-Verhältnisses im Blute Adipöser zugunsten von Ca sind beschrieben worden (SOLATAREWA, SCHAAL, GOLDMANN u. ZWILICHOWSKAJA).

ζ) Zusammenfassung hinsichtlich Stoffwechsel und Pathogenese der Fettsucht

Überblickt man die Hunderte von Arbeiten, die sich mit der Pathogenese der Fettsucht beschäftigt haben und die in der vorstehenden Darstellung nur z. T. berücksichtigt werden konnten, so ist man immer wieder überrascht über die Widersprüche in den Befunden und ihren Deutungen fast auf der ganzen Linie. Tatsächlich gibt es in der Pathologie des Stoffwechsels kaum ein Gebiet, auf dem so große Diskrepanzen bestehen wie bei dieser Krankheit.

Der Grund liegt zu einem Teil in methodischen Unzulänglichkeiten, besonders in älteren Arbeiten, vor allem aber in den verschiedenen Verhaltensweisen der einzelnen Kranken. Die Fettsucht als ganzes ist zwar eine einheitliche, scharf umrissene Krankheit, aber die Genesen sind außerordentlich mannigfaltig, und jeder einzelne Kranke ist ein Sonderfall für sich und muß für sich analysiert werden. Das aber ist außerordentlich schwierig, da es sich bei der Adipositas meist um eine eminent chronische Krankheit handelt, bei der kleine, kaum oder gar nicht faßbare tägliche Abweichungen von der Norm sich auf die Dauer von Jahren zu gewaltigen Anomalien im Gewicht und Fettansatz summieren.

Trotzdem lassen sich gewisse allgemeine Grundzüge erkennen.

Ich möchte die bisherigen Ergebnisse der zahllosen, z. T. sehr mühevollen Untersuchungen in folgender Weise zusammenfassen:

1. Voraussetzung für die Entstehung einer Fettleibigkeit ist stets ein Überwiegen der Einnahmen des Körpers über die Ausgaben. Die calorische Bilanz muß unter allen Umständen positiv sein. Bei übernormaler Nahrungszufuhr liegen die Dinge relativ einfach. Bei unternormalen Ausgaben gegenüber einer normalen oder sogar herabgesetzten Einnahme ist es bis zur Unmöglichkeit schwierig, in jedem Einzelfalle den oder die Einsparungsfaktoren namhaft zu machen.

2. Eine Fettsucht kann sich nur da entwickeln, wo das normale, zentralnervöse, sich entweder direkt oder über die Inkretorgane sich auswirkende Regulationssystem, das die Konstanz des Fettbestandes und des Körpergewichtes beim Gesunden gewährleistet, an irgendeiner Stelle versagt.

3. Die Fettverbrennungsfähigkeit gegenüber der Norm ist nicht herabgesetzt, wohl aber läßt die Untersuchung des intermediären Stoffwechsels häufig Abweichungen von der Norm erkennen. In besonders gelagerten Fällen ist eine verlangsamte Einschmelzung der Fettdepots nachgewiesen.

4. Die Lokalisation der Fettsucht ist in erster Linie abhängig von der Dicke der normalen Fettschicht, in zweiter Linie vom Nervensystem und in dritter Linie von der Leistungsfähigkeit des Inkretoriums.

5. Die meisten Fettsüchtigen haben eine hydrophile Tendenz, die oft die Gewichtszunahme größer macht, als sie der Fettneubildung entspricht.

Ist mit diesen allgemeinen Feststellungen, die wohl kaum bestritten werden können, das Rätsel der Fettsucht gelöst? Ich glaube, daß das im Prinzipe der Fall ist. Im einzelnen ist allerdings noch eine Fülle von Fragen zu klären, vor allem auf dem Gebiete des Intermediärstoffwechsels, auf dem uns heute ganz neue, sehr erfolgversprechende Methoden zur Verfügung stehen.

c) Die Einteilung der Fettsucht

Für die älteren Kliniker bis gegen Ende des vorigen Jahrhunderts war die Fettsucht ein einheitliches Krankheitsbild, und wenn sie Unterteilungen vornahmen, so geschah es lediglich nach quantitativen Gesichtspunkten, nach der Schwere der Erkrankung, beurteilt nach der Stärke der Gewichtszunahmen.

Eine solche Einteilung, so oberflächlich sie auch erscheint, hat auch heute noch eine gewisse Berechtigung:

Ein Übergewicht von $+20$ bis $+30\%$ gegenüber dem Normalgewicht bezeichnen wir als leichte Fettsucht,

,,   ,,   ,, $+30$,, $+50\%$ als mittelstarke Fettsucht,

,,   ,,   ,, $+50$,, $+100\%$ als starke Fettsucht,

,,   ,,   ,, über $+100\%$ als enorme Fettsucht.

C. VON NOORDEN (Z) teilte 1893 die Fettleibigkeit in eine exogene und eine endogene Form ein, nachdem KISCH (Z) schon kurz vor ihm die Mastfettsucht als eine Sonderform abtrennte.

Unter endogener Fettsucht verstand C. VON NOORDEN (Z) in Übereinstimmung mit COHNHEIM, BOUCHARD (Z), F. A. HOFFMANN, KISCH (Z) u. a. die Fälle, in denen auf konstitutioneller Basis eine abnorme Einstellung des Energieverbrauchs vorliegt. Eine solche Gruppe gibt es, aber sie ist, außerordentlich klein. Sie beträgt höchstens 2—3% der Gesamtfälle, wenn man als Maßstab dafür, wie C. VON NOORDEN es tut, eine Erniedrigung des Grundumsatzes annimmt.

Der Begriff endogen in dieser scharfen Begrenzung erscheint mir zu eng gefaßt. Es scheint mir richtiger zu sein, darunter alle solche Fälle zu subsummieren, in denen die Nahrungszufuhr nicht größer, unter Umständen sogar kleiner ist als in der Norm, und Fettvermehrungen nur durch Einsparungen auf der Ausgabenseite der Energiebilanz zustandekommen.

Eine rein endogene Fettsucht gibt es aber nicht, weil stets der exogene Nahrungsfaktor dabei eine Rolle spielt. Es empfiehlt sich daher von einer *vorwiegend endogenen Fettsucht* zu sprechen. In diese Gruppe gehören außer der endogenen konstitutionellen Fettsucht VON NOORDENS (Z) im engeren Sinne die meisten Formen von endokriner und cerebraler Fettsucht.

Die weitaus größte Zahl der Fettleibigen würde der exogenen Gruppe zuzurechnen sein. Aber auch hier handelt es sich nicht um ein einfaches Rechenexempel, sondern stets um die Mitwirkung endogener Faktoren, d. h. um ein Versagen des normalen Regulationsapparates, der in der Norm die Konstanz des Körpergewichtes und des Fettbestandes gewährleistet.

Es empfiehlt sich daher in diesen Fällen, wie ich es schon 1912 tat (GRAFE), von einer *vorwiegend exogenen* Form zu sprechen. Sie ist dadurch charakterisiert, daß hier die Nahrungszufuhr über dem Normalbedarf liegt.

In dieser Fassung fallen auch fast alle Bedenken fort, die von verschiedenster Seite, wie v. BERGMANN (Z), HAGEDORN u. Mitarb., J. M. WILDER, H. BERNHARDT, FELLINGER (Z) u. a. gegen die VON NOORDENsche Einteilung geltend gemacht wurden. THANNHAUSER [(Z), 1929] will die Einteilung vorwiegend nach visuellen Eindrücken vornehmen, d. h. nach gewissen Typen, Mastfettsucht, thyreogenem, hypophysärem, genitalem Typ usw. Dagegen spricht aber m. E. entscheidend, daß zwar gewisse Typen existieren, daß sie aber nur in einem kleinen Prozentsatz der einschlägigen Fälle wirklich klar zu erkennen sind und sich scharf voneinander unterscheiden. Je hochgradiger die Fettleibigkeit ist, um so mehr vermischen sich alle Typen. Auch FEUCHTINGER (Z) hat erhebliche Bedenken „gegen das starre" Schema THANNHAUSERs erhoben.

FELLINGERS (Z) Einteilung ist vor allem ätiologisch orientiert. Er unterscheidet eine Mastfettsucht und eine „echte Fettsucht", die er wieder in dysregulatorische Formen (konstitutionelle Fettsucht, cerebrohypophysäre Fettsucht und andere zentralnervöse Störungen) und primär-periphere Formen (endocrine und seltene Formen, wie Adiposita dolorosa, Lipodystrophie usw.) unterteilt. GLATZEL, der seinerseits sich mit einer reinen Typendarstellung begnügt, hat in FELLINGERS Schema mit Recht die Unklarheit des Begriffs „konstitutionell" bemängelt. FEUCHTINGERS (Z) Einteilung ist auch vorwiegend ätiologisch orientiert, wobei er primär und sekundäre diencephalo-hypophysäre Formen unterscheidet.

Von anderen Einteilungsversuchen sei noch das Schema von McLester und, ihm sich anschließend, von Evans (Z) und Strang erwähnt:

    A. Einfache Fettsucht:
        1. alimentär (exogene),
        2. konstitutionell (endogen).
    B. Fettsucht in Begleitung anderer Störungen:
        1. hypophysäre,
        2. genitale,
        3. epirenale,
        4. thyreogene.

Unter „konstitutioneller Form" werden in dieser Einteilung im Gegensatz zu dem in Deutschland üblichen Begriffe solche Fälle zusammengefaßt, die durch Anomalien des Appetits und des Sättigungsgefühls gekennzeichnet sind. Evans betont mit Recht, daß eine scharfe Grenze zwischen alimentär und konstitutionell in diesem Sinne sich nicht ziehen läßt. Bemerkenswert ist in dieser Einteilung von McLester, daß er keine endocrinen Formen gelten läßt, sondern nur Fettsucht in Begleitung endokriner Störungen. Es entspricht das der allgemeinen Auffassung fast sämtlicher amerikanischer Kliniker, die sich in den letzten Jahrzehnten mit der Genese der Fettsucht beschäftigt haben [Lit. bei Newburgh (Z) sowie Rynearson, Gastienau (Z)]. Kausalzusammenhänge werden geleugnet. Lester will mit seiner Einteilung zum Ausdruck bringen, daß die innersekretorischen Störungen an sich nicht die Adipositas hervorrufen, sondern ihr nur durch die meist vorhandenen Änderungen in den energetischen Verhältnissen nach der Einnahmen- oder Ausgabenseite Vorschub leisten. Die bilanzmäßige Betrachtung läßt zwischen den beiden Hauptgruppen A und B keine sicheren Unterschiede erkennen, wie Strang u. Evans sowie Freyberg u. Newburgh zeigten. Die Bezeichnung endokrine Fettsucht soll nach dieser Auffassung eine Berechtigung nur hinsichtlich der besonderen Art der Fettverteilung besitzen. Ich vermag den amerikanischen Autoren nur insofern zu folgen, als auch ich annehme, daß Insuffizienzen innersekretorischer Drüsen nicht gesetzmäßig zu einer Fettsucht führen. Sie tun es m. E. nur dann, wenn gleichzeitig der normale zentralnervöse Regulationsmechanismus versagt.

Nach dem gegenwärtigen Stande unserr Kenntnisse scheint mir folgende Einteilung der Fettsucht die zweckmäßigste zu sein:

    A. Lokalisierte Fettansammlungen (Lipomatose).
    B. Generalisierte Fettsucht (Adipositas).
        I. vorwiegend exogene Form (Mastfettsucht).
        II. vorwiegend endogene Formen:
            1. dyshormonale Formen,
                a) hypophysäre Formen:
                    α) Dystrophia adiposogenitalis (M. Babinski-Frölich),
                    β) M. Cushing,
                    γ) das Morgagni-Syndrom.
                b) thyreogene Form,
                c) genitale Form,
                d) epirenale Form,
                e) pankreatogene Form.
            2. cerebrale Formen:
                a) unkomplizierte Formen,
                b) Laurence-Moon-Biedlsche Erkrankung,
                c) sonstige, seltene Formen unklarer Genese (A. dolorosa, Lipodystrophie, lipophile Dystrophie (Bansi), Wipplesche Krankheit.

C. Die Fettsucht im Kindesalter.

Wenn ich die letztere Form als eine Sonderform abtrenne, so geschieht es nicht etwa, weil die Fettsucht im Kindesalter sich nicht unter die Adipositas der übrigen Formen unterbringen läßt, sondern weil hier z.T. besondere Verhältnisse vorliegen, die einer Sonderbesprechung bedürfen.

Nicht jede Fettsucht läßt sich in eine der Unterabteilungen der 2. Hauptgruppe einreihen, aber unter den rund 2000 Fällen meiner Beobachtung ist mir bisher keiner begegnet, in dem nicht auf Grund sorgfältiger Anamnese und eingehender Stoffwechseluntersuchungen die Entscheidung, ob vorwiegend exogen oder vorwiegend endogen, zu treffen gewesen wäre. Je hochgradiger die Fettsucht ist, um so größer ist die Wahrscheinlichkeit der zweiten Form. Theoretisch sind zwar Kombinationen von beiden möglich, aber praktisch kommen sie gewöhnlich nur für die ersten Anfänge in Betracht. Nur selten wird die Überernährung fortgesetzt, wenn die Fettsucht bereits einen hohen Grad erreicht hat.

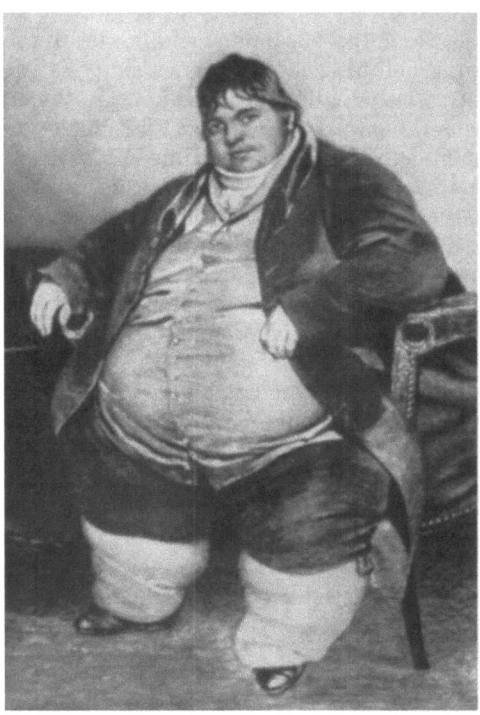

Abb. 27

d) Klinische Symptomatologie

Die Fettsucht ist ein so charakteristisches Leiden, daß jeder sie erkennen kann. Ein Blick auf den angekleideten Menschen oder ein Tritt auf die Waage genügen fast immer. Nur die Beurteilung der sogenannten relativen Fettsucht kann manchmal Schwierigkeiten machen. Fettsucht und Fettleibigkeit — nur die deutsche Sprache hat 2 Ausdrücke — sind wie Morphiumsucht und Morphinismus synonyme Ausdrücke, wenn der erste auch mehr den potentiellen Zustand, der letztere den tatsächlichen bezeichnet.

Für die Stärke der Adipositas ist maßgebend die Größe des Gewichtes im Verhältnis zur Körperlänge.

In der Literatur sind enorme Übergewichte mitgeteilt. Den Weltrekord hält wohl auch heute noch den von Kisch u. von Noorden zitierte Fall von Wadd mit 490 kg. Der heutige dickste Mann der Welt soll nach der Tagespress der Amerikaner R. E. Hughes mit etwa 450 kg sein. Beardwood beobachtete kürzlich eine Frau mit 353,5 kg. Eine gute Abbildung von Daniel Lambert aus Stanford mit 331 kg, die ich Prof. Wolf in Cambridge verdanke, bringt die Abb. 27.

Kisch erwähnt einen Mann von 304,5 kg. Das höchste von mir selbst beobachtete Körpergewicht bei einer 1,61 m großen, 42jährigen Frau war 195 kg (vgl. Abb. 31 a u. b, S. 413). Von Noordens schwerster Kranker wog 171 kg bei 1,71 m Größe. Heute sind nicht nur in Deutschland Gewichte über 125—150 kg große Seltenheiten geworden, weil die Mode so dicke Menschen so perhorresziert, daß sie sich außer im Zirkus und auf Jahrmärkten kaum sehen lassen können und daher sich beizeiten in Behandlung geben.

α) Gesamthabitus und Besonderheiten der einzelnen Formen

Wie schon früher (S. 401) erwähnt, hat man immer wieder gewisse Typen der Fettanordnung herauszuarbeiten versucht, die für die einzelnen Formen charakteristisch sein sollen. Je stärker die Fettsucht ist, um so mehr verschwindet allerdings jede Typisierungsmöglichkeit. Deshalb verzichtet z. B. LAUTER überhaupt auf die Annahme besonderer Typen bei der allgemeinen Fettsucht. Es gibt aber oft Besonderheiten des klinischen Bildes an innersekretorischen Organen, Knochen- und Nervensystem.

αα) Isolierte Fettanhäufungen (Lipomatose)

Unter Lipomatose versteht man eine isolierte oder mehrfache scharf umschriebene Geschwulstbildung von Fettgewebe. Die Häufigkeit ihres Vorkommens läßt sich schwer beurteilen, weil diese Tumoren wegen ihrer Harmlosigkeit und Beschwerdefreiheit meist nur zum Arzte führen, wenn sie besondere Größen erreichen, Druckerscheinungen machen oder von der Kleidung nicht bedeckte Körperstellen betreffen. Es gibt daher nur ältere Angaben über die Beteiligung der Lipome an den von Pathologen oder Chirurgen gefundenen und untersuchten Geschwulsten, aber auch diese schwanken sehr (1,9% bei dem Pathologen BROHL und 10,5% bei dem Chirurgen GURLT).

GÜNTHER, dem wir eine ausgezeichnete Monographie über diese Geschwulstbildung auf Grund von 653 eigenen und fremden Beobachtungen verdanken, glaubt, daß Li-

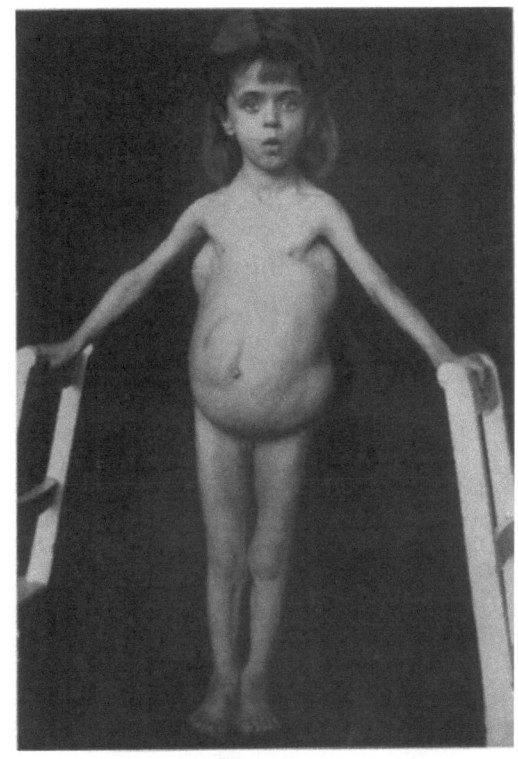

Abb. 28 Atrophische Form der Lipomatose
(Eigene Beobachtung)

pome häufig sind. Ich kann das ebensowenig wie GLATZEL (Z) bestätigen. Sicher gilt es nicht für etwas größere Tumoren. Männer scheinen sehr viel häufiger als Frauen betroffen zu sein, nach GÜNTHER 5½ mal so oft. Das Auftreten erfolgt meist in mittlerem Lebensalter, während die ersten Lebensjahre fast ganz frei bleiben.

Lipome kommen auch bei Kühen, Eseln und Pferden vor, wie ich z. T. aus eigener Beobachtung weiß.

Das einzelne Lipom kann entweder scharf umschrieben und kugelig sein (L. circumscriptum) oder eine mehr diffuse Schwellung mit Fortsätzen in die Nachbarschaft (L. diffusum oder arborescens) aufweisen. Die letztere Form ist nach GÜNTHER die häufigste (51% gegenüber 39% der circumscripten und 10% der Mischform). Die Gewächse haben alle Größen vom Hirsekorn bis zur Mannskopfgröße. Die solitären Formen haben gewöhnlich die stärkere Ausdehnung. Je mehr Einzeltumoren vorhanden sind (es wurden bis zu 215 gezählt [DARBEZ]), desto kleiner pflegen sie zu sein. Die Anordnung ist meist symmetrisch. Am häufigsten sind Hals, Nacken und Arme befallen, fast nie die fettarmen Rücken von Fingern, Händen und Füßen. Bei multiplem Auftreten werden gewöhnlich nur bestimmte Körpergebiete, vor allem Hals und Schultern, betroffen.

GÜNTHER hat nach Ausdehnung und Beschwerden *4 Sonderformen* unterschieden: L. simplex, atrophicans, gigantica und dolorosa. Ein schönes Beispiel eigener Beobachtung für die atrophische Form bringt Abb. 28 bei einem fünfjährigen Kinde (STRIECK), für die gigantische Form Abb. 29. Letztere ist oft mit partiellem Riesenwuchs kombiniert. Das Fortbestehen der Lipome selbst bei starker Abmagerung zeigt am besten den Geschwulstcharakter dieser Anomalie. Verklei-nerungen sind ganz vereinzelt beschrieben, so von PRICHARD u. BAKER-BOWLBY.

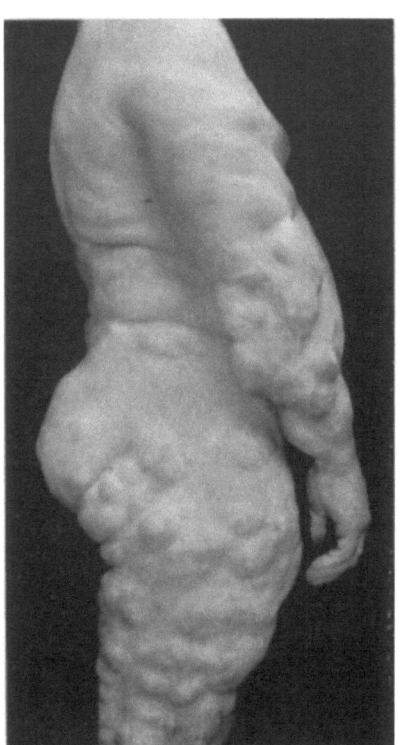

Abb. 29. Gigantische Form der Lipomatose

Lipomatose und Fettsucht haben nichts miteinander zu tun. Übergänge gibt es nicht, obwohl GLATZEL (Z) das behauptet. Stets läßt sich eine scharfe Grenze ziehen. Beide Leiden kombinieren sich auch nicht häufiger miteinander als es der allgemeinen Wahrscheinlichkeit entspricht. Ich habe meiner Erinnerung nach nie eine Kombination gesehen.

Die *Entwicklung* der Geschwülste geht meist schleichend, den Kranken unbewußt, vor sich, doch gibt es auch ein plötzliches Aufschießen, besonders nach Unfällen (BUCHTERKIRCH-BUMKE). Wachstumsstill-stände und Größenschwankungen sind ver-schiedentlich beobachtet (Lit. bei GLATZEL), ganz vereinzelt auch ein totales Verschwin-den ohne erkennbaren Grund und ohne gleichzeitige allgemeine Abmagerung.

Selten machen die Lipome Schmerzen, z.T. wohl durch Druck auf die Nachbarschaft, z. T. besteht auch Druckempfindlichkeit der Tumoren selbst.

Die Lipome betreffen im allgemeinen nur die Haut, doch gibt es auch solche im Abdomen. TENNER hat in Amerika erst kürzlich wieder einen derartigen Fall beschrieben. Überwiegend sind es kleine submukose Darmlipome (DIDIER, WEISE u.a.), aber es kann auch zu großen retroperitonealen Tumoren kommen.

Eine Sonderform ist die *intestinale Lipodystrophie* von WIPPLE, die vorwiegend bei Männern zur Ablagerung von Fett und Fettsäurekristallen im Darm und Mesenterialgewebe führt und mit heftigen, kolikartigen Schmerzen, Fettstühlen mit grampositiven Bacillen im Stuhl, Arthritis und schließlich tödlicher Kachexie einher-geht (Lit. und eigene Beobachtungen bei JONES-PAULLEY, HENDRIX u. Mitarb., J. DE PEMBERTON u. Mitarb. sowie A. BASSLER). Vier neue Fälle teilten kürzlich (1955) PINTE u. TENLUK mit. Histologisch fanden sich sudannegative Makro-phagen in der Tunica von Dünndarm und Mesenterium, in 50% periphere Lym-phadenopathie.

Ganz vereinzelt sind auch Lipome an Pericard, Dura und Kleinhirnbrücken-winkeln und Zunge beschrieben.

Die *Diagnose* des Lipoms ist meist leicht, abgesehen von den kaum diagnosti-zierbaren Abdominaltumoren. Die Metastasen maligner Geschwulste und Gummata sind meist härter und unsymmetrisch. Das gleiche gilt für das Atherom und Fibrome (VON RECKLINGHAUSENsche Krankheit).

Pathologisch-anatomisch gehören die Lipome zu den gutartigen Geschwulsten. Sie sitzen durch eine Kapsel abgegrenzt meist subcutan oder intramuskulär, selbst submuskulös, subserös oder retroperitoneal. Histologisch enthalten sie junge, indifferente Bindegewebszellen (Lipoblasten), die durch Fettanhäufung zu großen Fettzellen werden. Das Wachstum geschieht von innen heraus, nicht durch Einbeziehung der Umgebung. Merkwürdigerweise sollen oft keine Blutgefäße vorhanden sein. Die Existenz von Nervenfasern ist umstritten [Lit. bei GLATZEL (Z)]. BORST hat als besondere, z.T. durch sekundäre Veränderungen, z.T. durch anderes Gewebe bedingte Mischformen, wie L. fibrosum, teleangiectaticum, cavernosum, sowie verkalkte und verknöcherte Lipome unterschieden. Ganz vereinzelt kommen auch sogenannte heterope, d. h. nicht aus autochthonem Fettgewebe entstandene Lipome in Gelenken, Meningen, Mammä, Abdominalorganen, Thymus und Knochenmark vor. Fast stets handelt es sich dann um Mischgeschwülste.

Eine Erkrankung anderer Organe durch die gewöhnliche Lipomatose findet nie statt.

Chemisch ist das Lipomfett von dem Fett des normalen Fettgewebes nicht zu unterscheiden. Auch soll der Lipasegehalt der gleiche sein (WELLS), jedoch soll das Lipomfett durch die Lipase nicht verändert werden. Hier sind noch manche Fragen zu klären.

Das gleiche gilt erst recht wie bei allen Tumoren für die *Pathogenese*. Zwar hat es an Hypothesen, wie Konstitutionsanomalie, entzündlichen und infektiösen Prozessen, Stauungszuständen im Unterhautgewebe, Verminderung des Gewebsdruckes, Nerveneinflüssen, selbst Alkoholismus, der nach GÜNTHER bei Lipomatösen sehr häufig ist, nicht gefehlt, keine ist irgendwie befriedigend.

Sicher scheint mir im Hinblick auf den schon erwähnten Fall von BECHTERKIRCH-BUMKE und ähnliche Beobachtungen der Einfluß von Traumen mit Schädigungen des Rückenmarks, aber sicher sind das so große Seltenheiten, daß sie für die Genese, wenn überhaupt, im allgemeinen kaum in Betracht kommen dürften.

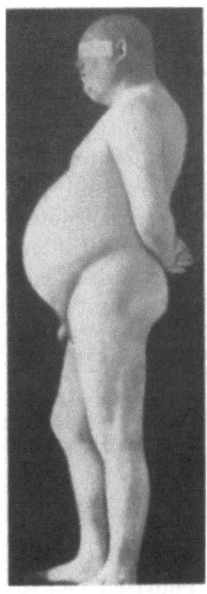

Abb. 30. Mastfettsucht. Profilbild. 34 jähriger Landwirt, bei dem die für die Mastfettsucht (Falstafftyp) charakteristische Fettansammlung im Genick und am Bauche besonders deutlich ist. Fettansammlung am Gesäß und an den Extremitäten relativ gering (nach S. THANN-HAUSER)

ββ) Die generalisierte Fettsucht (Adipositas)

Während es sich bei den Lipomen um lokalisierte echte Tumoren handelt, ist die Fettsucht eine allgemeine Stoffwechselerkrankung, die zu einer generalisierten Zunahme des Fettgewebes führt. Sie ist da am stärksten ausgesprochen, wo die Fettschicht schon normalerweise am dicksten ist. Auf die großen individuellen Unterschiede, die in dieser Richtung schon beim Gesunden bestehen, wurde schon S. 401 hingewiesen.

Nervöse und innersekretorische Einflüsse, vielleicht auch noch unbekannte Gestaltungsfaktoren, kommen hinzu.

Die pathologische Zunahme des Fettgewebes bei der Adipositas geht anscheinend in der Weise vor sich, daß besondere Bindegewebsepithelzellen Fetttropfen aufnehmen und damit zu Fettzellen werden. Der Vorgang ist im Prinzip der gleiche wie im embryonalen Leben und bei den Lipomen. Daneben nimmt auch der Fettgehalt der schon vorhandenen zu.

1. Die vorwiegend exogene Form
(Überernährungs- oder Mastfettsucht)

Wie schon erwähnt, kommt sie dadurch zustande, daß die Nahrungsaufnahme größer ist als in der Norm unter sonst gleichen Verhältnissen. Dazu gesellt sich als endogener Faktor die Insuffizienz der zentralnervösen Regulation, die beim Gesunden bis zu einem gewissen Grade Ausgleiche schafft und das Entstehen einer Fettsucht verhindert.

Gibt es einen für diese Form charakteristischen Typus der Fettanhäufung, der es gestattet, prima vista ganz unabhängig von jeder Anamnese die Diagnose einer Mastfettsucht zu stellen? THANNHAUSER (Z) behauptet es. Er sieht das Charakteristische dieser Form darin, ,,daß der Stamm und der Bauch und ganz besonders die Magengrube, der Rücken und das Genick die bevorzugtesten Stellen des Fettansatzes sind. Die Extremitäten bleiben relativ frei. Wenn sie befallen sind, ist das Fett gleichmäßig auf die ganze Extremität verteilt. Es kommt ein Typ zustande, den man mit dem Namen Falstaff-Typ bezeichnen könnte. Dieser dicke Rumpf auf relativ dünnen Beinen findet sich hauptsächlich bei Landwirten, Brauern, Metzgern und Gastwirten". THANNHAUSER (Z) bringt dafür ein paar typische Bilder, von denen eines Abb. 30 wiedergegeben sei.

Es unterliegt keinem Zweifel, daß dieser Falstaff-Typ bei der Mastfettsucht vorkommt und vor allem bei den genannten Berufen häufig ist. Aber Überernährungsfettleibigkeit findet sich auch außerhalb dieser Gewerbe und vor allem auch bei Frauen. Hier liegen die Verhältnisse wesentlich anders, wie THANNHAUSER (Z) auch selbst angibt. Auch die normale Fettverteilung ist hier anders. Wir sehen daher bei der Adipositas der Frauen vor allem Gesäß, Oberschenkel, Brüste und Oberarme betroffen, während ein Specknacken sehr selten ist.

2. Die vorwiegend endogene Fettsucht

Sie tritt an Häufigkeit gegenüber der Mastfettsucht weit zurück und ist therapeutisch viel schwerer zu beeinflussen. Wir sahen das am besten in den Hungerjahren in und nach den 2 verlorenen Weltkriegen. Die Mastfettsucht war weitgehend geschwunden, selbst im Lebensmittelgewerbe und auf dem Lande. Geblieben war die nur relativ kleine Zahl endogen Fettsüchtiger. Es ist das verständlich, denn, wie schon besprochen, liegt hier der Schwerpunkt der Bilanzstörung in den Einsparungen auf der Ausgabenseite bei normaler oder sogar herabgesetzter Nahrungszufuhr.

Je hochgradiger die Fettsucht, um so wahrscheinlicher die endogene Genese, wenn es auch oft schwer oder sogar unmöglich ist, sie im einzelnen zu rubrizieren.

Ein typisches Beispiel dafür bieten die Abb. 31 a u. 31 b von der stärksten endogenen Form der Fettsucht, die mir begegnet ist. Die gewaltigen Fettansammlungen bei dieser 42 jährigen Frau, die ich lange beobachtete und die bei dem Höchstgewichte von 195 kg sogar noch ein Kind bekam, betrafen vor allem die untere Körperhälfte. Die Gesäßgegend war monströs. Es war einer der Fälle, in denen der spöttische Volksmund übertrieben sagt: man ist müde, wenn man einmal herumläuft.

Auch die Oberschenkel sind enorm dick, an den Unterschenkeln nimmt die abnorme Fettschicht ab, um oberhalb der Knöchel abzuschließen. Die leider nicht entblößten Füße waren ebenso fein und schmal wie die Hände. Das Bauchfett hing wie eine z. T. gefaltete dicke Riesenschürze bis fast zum Knie herunter. Ähnliches galt auch für die Brust und Mammafett. Während die Schultern und Oberarme noch außerordentlich dick sind, nehmen die Polster nach der Peripherie immer mehr ab und lassen die feinen zarten kleinen Hände ganz frei. Gar nicht betroffen waren ferner Hals und das feine, leider auf dringenden Wunsch der Kranken nicht entblößte Gesicht.

Die dyshormonalen Formen. In diese Gruppe gehören solche Fälle, bei denen Veränderungen an den innersekretorischen Drüsen nachgewiesen oder mindestens sehr wahrscheinlich sind. Es soll damit nicht behauptet werden, daß solche Störungen die alleinige Ursache der Fettsucht sind. Im Gegenteil. Stets liegt gleichzeitig eine relative Überernährung, also ein exogener Faktor vor, und ferner

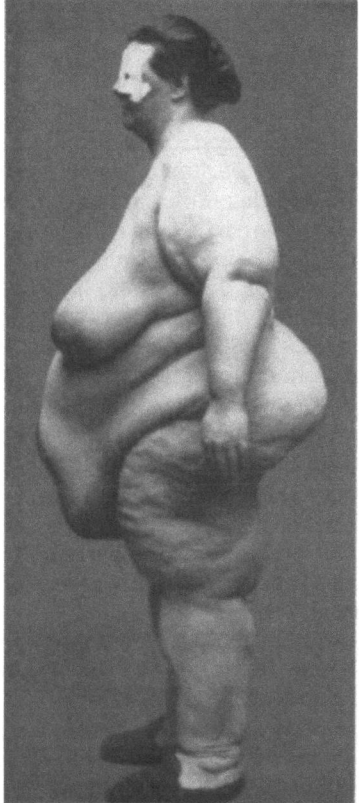 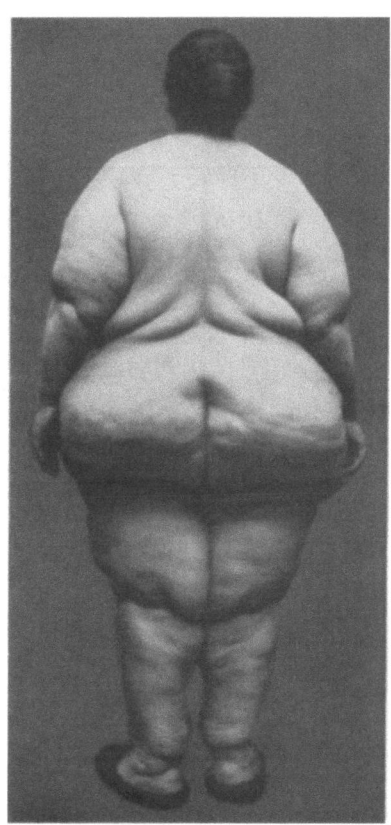

a   *b*
Abb. 31 a u. b. Hochgradige endogene Fettsucht. *a* Seitenansicht, *b* Rückenansicht (Eigene Beobachtung)

ein Versagen der zentralen Fettstoffwechselregulation, zum mindesten in dem Sinne, daß sie die Inkretanomalie nicht zu kompensieren vermag. Da es nicht im Rahmen dieses Buches liegt, die folgenden Einzelformen dyshormonaler Fettsucht eingehend zu schildern, sei auf die Lehrbücher und Handbuchartikel der inneren Sekretion von FALTA (Z), ZONDEK (Z), BAUER (Z), JORES (Z), MARX (Z), WILLIAMS sowie die einschlägigen Kapitel in der „Clinical Endocrinology" von SOSKIN (Z) u. a. verwiesen. An dieser Stelle sollen nur der Gesamthabitus der Fettsucht und Besonderheiten des sonstigen klinischen Bildes zur Darstellung kommen.

Die hypophysäre Fettsucht. Das ontogenetisch erheblich ältere Zwischenhirn, in dem sich in der aufsteigenden Tierreihe die zentralen Regulationszentren für den Stoffwechsel entwickeln, und der weit jüngere Hypophysenvorderlappen, der von der Mundhöhle sich einstülpt, sind anatomisch und weitgehend wohl auch funktionell so eng miteinander verknüpft, daß man immer wieder von einer diencephalohypophysären Einheit gesprochen hat. Tatsächlich ist es für viele normale und pathologische Stoffwechselvorgänge kaum möglich zu entscheiden, was auf das Konto des Zwischenhirns und was auf Konto des Hypophysenvorderlappens zu setzen ist. Trotzdem sprechen viele experimentelle und klinische Beobachtungen gerade bei der Fettsucht dafür, daß für die Regulationen das Zwischenhirn die übergeordnete Stelle und die Hypophyse nur das wichtigste Vollzugsorgan ist, das seinerseits wieder den meisten Inkretdrüsen übergeordnet ist.

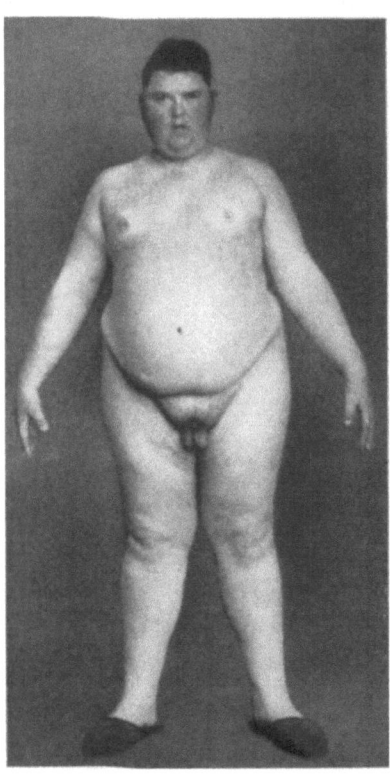

Abb. 32. A., 22 Jahre, 1,70 m, 124 kg Dystrophia adiposogenitalis, connatale Lues und juvenile Paralyse. Grundumsatz: 1810 Cal = — 29%, Spec-dyn. Eiweißwirkung normal. Zuckerbelastung: 3 maliger Blutzuckeranstieg bei Belastung, keine Nachschwankung. Trinkversuch: Bilanzungestört. Einschränkung der Konzentrationsbreite. (Nach MARX)

Daneben gibt es aber auch primäre Erkrankungen des Hypophysenvorderlappens, die höchstens sekundär das Zwischenhirn in Mitleidenschaft ziehen. Hinsichtlich der Fettsucht sind es die Dystrophia adiposogenitalis (M. BABINSKI-FRÖHLICH), die CUSHINGsche Krankheit und das MORGAGNI-syndrom.

Die Dystrophia adiposogenitalis. Unabhängig voneinander und kurz hintereinander haben M. J. BABINSKI und FRÖHLICH diese Krankheit, die ihren Namen 1906 durch BARTELSMANN erhielt, zuerst beschrieben, nachdem schon aus älterer Zeit eine einschlägige Beobachtung von MOHR (1841) über hochgradige Fettsucht bei cystischem Hypophysentumor vorlag.

H. MARX (Z) führt in seiner ausgezeichneten Darstellung der Inneren Sekretion (1941) die wichtigsten Stellen aus der Beschreibung des ersten genau beobachteten Falles von M. J. BABINSKI (1900) an.

1901 veröffentlichte FRÖHLICH in Wien ohne Kenntnis der französischen Arbeit eine ganz ähnliche Krankengeschichte.

Die Krankheit betrifft meist Kinder im Pubertätsalter, selten die späteren Dezennien.

Der allgemeine Habitus wird sehr gut durch die folgende Abbildung von MARX bei einem jungen Manne von 22 Jahren mit den zur Beteiligung notwendigen Angaben illustriert.

Die Fettablagerungen betreffen vor allem Bauch, Hüften, Schamgegend, Gesäß, Oberschenkel und Brust. Oft bildet sich am Bauche eine Fettschürze. Die Körpergestaltung beim Knaben und Manne nimmt feminine Formen an; beim Mädchen und der Frau ähneln sie dem Typus der Schwangerschaft oder der Kastrationsfettsucht. Hände und Füße bleiben fast immer frei. Manchmal entwickelt sich bei der Frau ein Puppengesicht, worauf vor allem THANNHAUSER (Z) hinweist. Das Hauptcharakteristikum der Erkrankung außer der Fettsucht ist die genitale Atrophie. Beim Knaben und jungen Manne ist sie gewöhnlich schon an der Verkümmerung des Penis zu sehen und an der Kleinheit der Hoden zu fühlen. Oft unterbleibt der Descensus testiculorum. Bei Mädchen und jungen Frauen läßt sich eine Verkleinerung der äußeren und inneren Genitalien gleichfalls leicht feststellen. Entsprechend sind Libido, Potenz und Fertilität gestört. Manchmal bestehen auch abgesehen von den seltenen cerebralen Erscheinungen psychische

Veränderungen (Indolenz und Resignation). v. FRANKL-HOCHWART hat geradezu von einer „hypophysären Stimmung" gesprochen. Selbst schizophrene und epileptische Zustände sind vereinzelt beschrieben worden.

Kombinationen mit anderen hypophysären Störungen wie hypophysärem Hochwuchs oder Zwergwuchs und selbst ausgesprochene Akromegalie kommen vereinzelt vor.

Der Grundumsatz ist meist normal, z. T. aber bis zu —30% gesenkt, die spezifisch-dynamische Wirkung ist oft vermindert und kann ganz fehlen.

Die Kohlenhydrattoleranz ist oft erhöht, der Blutzucker erniedrigt. Extrem selten ist Kombination mit Diabetes.

MARX (Z) unterscheidet eine gutartige und eine bösartige Form der Dystrophie, ohne dafür schärfere Kriterien anzugeben. Die viel seltenere echte bösartige Form soll sich vor allem gegen Ende der Pubertät und bei Erwachsenen entwickeln. Meist sind auch cerebrale Veränderungen dabei. Im Gegensatz dazu entwickelt sich die benigne Form in der Regel in der Pubertät, besonders bei Knaben, und läßt meist cerebrale Züge vermissen. Ganz abortive Formen kommen manchmal nach Infektionen, vor allem nach Cholera, Grippe, Schwangerschaft usw. vor, doch ist es oft schwer, ihren hypophysären Charakter zu erweisen.

Nach HANHART soll die Krankheit einen recessiven Erbgang haben.

Die *pathologisch-anatomischen* Befunde sind außerordentlich mannigfaltig. Nur in wenigen Fällen (Lit. bei BERBLINGER) sind isolierte anatomische Veränderungen im Hypophysenvorderlappen festgestellt, meistens im Sinne von Adenomen. Daneben gibt es auch Befunde über Zerstörungen des Hinterlappens und isolierte Veränderungen im Zwischenhirn. Meist aber handelt es sich dann um mehr diffuse Erkrankungen wie Encephalitis, Basalmeningitis, Hydrocephalus, muskuläre Störungen oder Tumoren, ohne daß es gelingt, anatomische Parallelen zu bestimmten klinischen Bildern nachzuweisen.

Morbus Cushing. 1909 beschrieb H. CUSHING in Boston ein lokalisiert hypophysäres Krankheitsbild unter dem Namen „basophiler Hyperpituerism", das durch die Hauptsymptome Fettsucht, Striae, Hypertonie, Genitalstörungen und Osteoporose gekennzeichnet ist.

Schon vorher waren von verschiedenen Autoren [Lit. bei MARX (Z)] unter den verschiedensten Namen Einzelfälle beschrieben, die in dieses Gebiet gehören. Heute wird der Morbus Cushing unter den Nebennierenerkrankungen als Hypercorticoidismus abgehandelt. So tut es auch JORES (Z) in seiner neuesten, ausgezeichneten Handbuchdarstellung (1955).

Auch hier muß ich mich beschränken auf die Besprechung der Stoffwechselverhältnisse.

Die relativ seltene Erkrankung, von der MALUGUZZI-VALORI bis 1935 167; PLOTZ u. Mitarb. (1952) 222, z. T. auch anatomisch untersuchte Fälle zusammenstellten, betrifft mit etwa 70% das weibliche Geschlecht und tritt in der Regel zwischen dem 20. und 40. Lebensjahr auf. Fälle vor dem 10. und nach dem 50. Lebensjahr sind größte Raritäten.

Das Aussehen der Kranken wird beherrscht von einer meist nur mäßigen, manchmal im Gewicht kaum sich markierenden Fettsucht eigener Prägung, die nie fehlt. Das stärkste Übergewicht mit 151 kg verzeichnete PARKON [zit. bei MARX (Z)]. Hier handelte es sich offenbar um die nicht ganz seltene Kombination mit Mastfettsucht.

Charakteristisch ist das *Vollmondgesicht* infolge Fettansatz an Kopf, Wangen und Kinn und der Büffeltyp infolge großer Fettpolster an Hals und Schultern. Groß sind auch die Fettmengen am Rumpf, in den Achselhöhlen, an den Mammae und am Bauche. Die fast nie fehlende Auftreibung des Leibes ist z.T. auch durch

Meteorismus bedingt. Zu dieser Leibesfülle bilden die ganz normalen oder sogar oft sehr mageren Gliedmaßen, vor allem die Beine, einen starken Kontrast. Das Gesamtbild hat zweifellos, worauf auch THANNHAUSER (Z) aufmerksam gemacht hat, eine große Ähnlichkeit mit dem der Mastfettsucht. Bei der kindlichen Form besteht manches Mal eher der Typus der Dystrophia adiposo-genitalis (GOTTLIEB). Die Entwicklung der Fettsucht kann manchmal außerordentlich rasch vor sich gehen mit einer Gewichtszunahme von 12—15 kg in 14 Tagen (vgl. z. B. HUBER u. LIÈVRE). Es ist selbstverständlich, daß eine solche, zum größten Teil durch Wasserretention bedingt ist. FEUCHTINGER hat auf Grund von Beobachtungen der *Nonnenbruch-Klinik* einen besonderen Prager Typus als oligosymptomatische und lavierte Form des M. Cushing aufgestellt, charakterisiert vor allem durch pathologische Schlafsucht. Sie dürfte wohl weitgehend identisch mit der polyglobulisch-narkoleptischen Form von GÜNTHER sein.

Die meisten rotviolett gefärbten *Striae* befinden sich meist an den unteren und seitlichen Bauchpartien; aber auch Hüften, Oberschenkel, Gesäß und Brüste können betroffen sein. Sehr selten kommen sie an Schulter, Achselhöhlen und Armen vor. Sie entstehen, ebenso wie bei der schwangeren Frau, dadurch, daß es infolge starker Hautspannung im Unterhautzellgewebe zu Diastasen kommt mit Erweiterung der tiefen Hautcapillaren und der subpapillären Venengeflechte. Vereinzelt treten dadurch auch feine Blutungen auf. Übrigens sind diese Striae nicht unbedingt charakteristisch für diese Form der Fettsucht. Ich sah sie vereinzelt auch bei jeder anderen Form von Fettsucht, auch bei Männern. Richtig ist nur, daß sie bei der CUSHINGschen Krankheit besonders häufig sind. Ob sie hypophysär bedingt sind, scheint mir auch darum zweifelhaft, weil HORNECK sie auch durch Carotin erzeugen konnte. An dem Zustandekommen des manchmal sehr roten Farbentons könnte auch die in etwa 30% der Fälle bestehende Polyglobulie beteiligt sein.

Charakteristisch sind die Veränderungen in der *Genitalsphäre*, besonders hinsichtlich der sekundären Geschlechtscharaktere. Frauen neigen zu Virilismus und Hirsutismus, Männer zu femininem Habitus, selbst Milchsekretion und Stimmenerhöhung sind beobachtet worden.

Im *Fettstoffwechsel* ist bemerkenswert die anscheinend nie fehlende Hypercholesterinämie mit Werten von 180—300 mg-% maximal sogar 741 mg-% (GAMMA). Auch Phosphatide, Fettsäuren und Neutralfette erfahren Erhöhungen. Fettbelastungen steigern sie im Gegensatz zur Norm in der Regel nicht weiter. Die Genese und Bedeutung dieser Zunahme ist noch unklar. WESTPHAL ist geneigt, sie auf sekundäre Nebennierenwinflüsse zu beziehen, was sehr wohl möglich, aber noch nicht bewiesen ist. Während CUSHING (Z) selbst die Entstehung der Fettsucht auf Hypophysenvorderlappenveränderungen (Vermehrung der basophilen Zellen) zurückführte, wird sie heute meist unter den Nebennierenrindenkrankheiten (als Hypercorticoidismus) abgehandelt (vgl. z. B. die neueste Darstellung von JORES (Z), da Hypophysenveränderungen nur in höchstens 60% gefunden werden). Immerhin ist die Beobachtung von BÜCHNER und MÜLLER von Interesse, in der bei Magersucht gerade die basophilen Zellen in besonders hohem Grade geschwunden sind.

Die Angaben über den *Grundumsatz* gehen sehr auseinander. Meist ist er wie in unseren eigenen Beobachtungen normal oder etwas gesenkt, doch sind ganz vereinzelt auch Erhöhungen trotz beträchtlicher Fettsucht beschrieben, dann aber lagen gewöhnlich Komplikationen mit hohem Blutdruck, Herzinsuffizienzen oder Nierenleiden vor, also Faktoren, die ihrerseits den Grundumsatz in die Höhe treiben. Der unkomplizierte *M. Cushing* führt an sich anscheinend zu keiner Steigerung.

Der *Blutzucker* ist meist erhöht, doch soll auf den Kohlenhydratstoffwechsel bei dieser Krankheit erst bei der Besprechung des Diabetes, mit dem sie sich häufig kombiniert, eingegangen werden. Charakteristisch ist die enorme Überproduktion von Nebennierenrindensteroiden vom Typ der 11-Oxysteroide, die auch vermindert im Harne ausgeschieden werden [Lit. bei A. JORES (Z), 1955]. Charakteristisch ist auch die fast stets negative N-Bilanz (ALBRIGHT).

Die *Prognose* dieser Form von Fettsucht ist ausgesprochen schlecht. 70% der Kranken sterben in den ersten 5 Jahren, je stärker die Symptome der Gesamtkrankheit ausgeprägt sind, um so früher. Selten kommt es zu Remissionen. Röntgenbestrahlung wirkt manchmal, besonders auf den Gesamtaspekt erstaunlich, aber fast immer nur vorübergehend und nicht sicher überhaupt lebensverlängernd. Wirkliche Heilungen sind nur ganz ausnahmsweise beschrieben, so von REGNIER, HANSEN und PLOTZ (dort Lit.).

Haupttodesursachen sind Apoplexien, Herzinsuffizienzen und Urämie, daneben natürlich auch Sekundärinfektionen, zu denen diese Kranken sehr neigen.

Pathologisch-anatomisch ist charakteristisch die Zunahme der basophilen Zellen im Hypophysenvorderlappen. Unter den 87 Fällen in der Zusammenstellung von MALAGUZZI-VALORI wurde 49mal ein basophiles Adenom und 21mal ein Hypophysenadenom oder Hypophysentumor gefunden. Auch bösartige und Mischtumoren können vorkommen. An der Nebennierenrinde finden sich in 58 von 79 Fällen Hypertrophien, z. T. mit kleinen Adenomen (PLOTZ u. Mitarb.).

Hinsichtlich weiterer anatomischer Befunde bei solchen Kranken und ihre Diskussion sei auf H. MARX (Z) und A. JORES (Z) verwiesen.

In das Gebiet des M. CUSHING gehören mit größter Wahrscheinlichkeit auch 2 weitere Krankheitsbilder, die mit anderen Namen belegt sind, die *osteoporotische Fettsucht* von ASKANAZY und die *cerebrale Polyglobulie* von GÜNTHER.

ASKANAZY beschrieb Ende des vorigen Jahrhunderts unter der Bezeichnung „*Osteoporotische Fettsucht*" einen eigenartigen Fall von Fettsucht, der mit besonders schwerer Osteoporose, die zu Spontanfrakturen und dadurch bedingten Fettembolien geführt hatte, vergesellschaftet war. Über 3 weitere ließ er 1933 durch RUTISHAUSER berichten. Diese Arbeit führt bereits den Untertitel „Pituitary Basophilism". Tatsächlich fanden sich im Hypophysenvorderlappen entweder basophile Adenome oder basophile Hypertrophien oder eine diffuse Vermehrung der basophilen Zellen, neben Hypertrophie der Nebennieren, Atrophie von Ovarien und Schilddrüsen und Lipomatose der Epithelkörperchen, also die typischen Befunde wie beim M. CUSHING. Auch die nicht sehr ausführlichen Krankengeschichten sprechen ganz in diesem Sinne. Ungewöhnlich war nur die Stärke der Osteoporose und ihrer Folgeerscheinungen, doch berechtigt das m. E. nicht zur Abtrennung einer Sonderform.

Ähnlich liegen die Dinge bei der „cerebralen Polyglobulie" von GÜNTHER und ähnlichen Fällen von NATHAN, HOFF, SALUS, MÜNZER, SPITZ u. a. [Lit. bei MARX (Z), FELLINGER (Z) und JORES (Z)]. Der Name ist sehr wenig glücklich gewählt und irreführend, denn führend sind nicht die Polyglobulie, sondern die Fettsucht und die endocrinen Veränderungen, wie Basophilie des Hypophysenvorderlappens, Nebennierenrindenhypertrophie sowie Lipomatose der Epithelkörperchen. Das klinische Bild der Fettanhäufungen entspricht auch am ehesten dem des M. CUSHING. Die Polyglobulie kann allerdings besonders hohe Werte aufweisen, bei GÜNTHERs Kranken 8,54 Millionen und 120% Hb. Ungewöhnlich und atypisch sind nur die mit Respirationsstörungen verbundenen paroxymalen narkoleptischen Schlafzustände, die nicht als echte Narkolepsie mit Tonusverlust aufgefaßt werden. GÜNTHER weist an der Hand von Angaben besonders aus der französischen Literatur darauf hin, daß starke Adipositas sich öfters mit Narko-

lepsie kombinieren kann. Ich habe ein solches Zusammentreffen nie gesehen, wohl
aber ist mir ebenso wie UMBER (Z), den GÜNTHER anführt, das abnorme Schlaf-
bedürfnis hochgradig Fettsüchtiger wohl bekannt.

Das MORGAGNIsche Syndrom. MORGAGNI beschrieb in seinem berühmten
Hauptwerke 1761 zuerst ein Krankheitsbild mit den Hauptsymptomen Fettsucht,
Virilismus und Hyperostosis frontalis interna. Erst 1928 und 1930 wurde es von
STEWART und MOREL wieder ausgegraben und dann von HENSCHEN an einem
großen Material von 300 Fällen systematisch bearbeitet. Es handelt sich, wie
HENSCHEN mit Recht betont, weniger um eine Krankheit als um „eine deutliche
anormale, jedoch nicht sehr stark pathologisch betonte Variante des endokrinen
Status der Frau nach dem Klimakterium". Daher wird auch von Syndrom und
nicht von Krankheit gesprochen. Das Vorkommen typischer Formen ist relativ
selten. Abortive Fälle von Matronen mit Schnurrbärtchen und starken Kinnhaaren
kommen häufiger vor. Betroffen ist zu 98% das weibliche Geschlecht und zwar
ganz vorwiegend jenseits des 50. Lebensjahres. Meist sind es kräftige, groß-
knochige Pyknikerinnen. Sie haben oft ein grobknochiges Gesicht und große fast
akromegale Füße und Hände.

Die Fettsucht kann sehr erheblich sein und entspricht in der Regel dem später
noch zu besprechenden genitalen Typus der Fettsucht.

Eigenartig und charakteristisch ist der virile Aspekt besonders in der Behaarung vor allem an Oberlippe, Kinn und Bauch. Auch die Stimme kann sich
vermännlichen. Dagegen zeigten die wenigen beschriebenen Männer einen weiblichen Behaarungstyp.

Hyperostosis frontalis interna findet sich bei Frauen in etwa 40—50% der Fälle
und bei Männern nur in etwa 1% (HENSCHEN) und ist in der Regel nur röntgenologisch oder autoptisch nachzuweisen. Cerebrale Symptome wie Kopfschmerzen,
depressive Stimmungen, Demenz, Muskelschwäche, Geruchs- und Sehstörungen,
selbst epileptische Anfälle sind vereinzelt beschrieben worden. Meist handelt es
sich wohl um präsenile oder senile Veränderungen (HENSCHEN).

Von *Stoffwechselanomalien* sei außer der Fettsucht Polyurie und Glykosurie
erwähnt (STEWART, MOREL, BARTELHEIMER und APPEL). Im Gegensatz dazu fand
CARR eine erhöhte Kohlenhydrattoleranz.

Pathologisch-anatomisch wurde in der Mehrzahl der Fälle eine Vermehrung sowohl der basophilen wie der eosinophilen Zellen des Hypophysenvorderlappens
gefunden, so daß hier histologisch eine Verbindung von M. CUSHING und Akromegalie vorliegt, wofür ja auch gewisse klinische Züge sprechen.

MOREL und HENSCHEN haben Kernatrophien in der Wand des 3. Ventrikels gefunden, aber wahrscheinlich handelt es sich um unspezifische Altersveränderungen,
die auch sonst vorkommen. Die Ovarien sind dem Alter entsprechend atrophisch
und sklerosiert, die Nebennierenrinden, selbst bei sehr starkem Hirsutismus, sind
merkwürdigerweise nicht verändert.

Die thyreogene Fettsucht. Diese ist die am längsten und besten bekannte Form
der endocrinen Fettsucht. C. VON NOORDEN (Z) nahm ursprünglich an, daß alle
endogenen Fälle durch Unterfunktion der Schilddrüse hervorgerufen seien. Das
ist aber nicht richtig, denn diese Form in starker Ausprägung ist relativ selten, und
auch dann läßt sich oft schwer entscheiden, ob die Thyreoidea primär oder sekundär
durch Abnahme des thyreotropen Hormons des Hypophysenvorderlappens insuffizient geworden ist. Die ganz ausgesprochenen Fälle haben manchmal eine deutliche
Senkung des Grundumsatzes oder der spezifisch-dynamischen Wirkung oder beides.

Die Körperformen sind hier ziemlich gleichmäßig aufgetrieben, auch Hände und
Füße, Nacken und Gesicht sind betroffen. Die Haut über den Fettpolstern, besonders
an der Peripherie ist eigenartig gequollen, aber nicht eigentlich ödematös. Sie

erinnert an das Myxödem, das sich auch mit dieser Form kombiniert und dann stets erhebliche Grundumsatzsenkungen mit sich bringt. Die Haut ist meist trocken, die Haare borstig. THANNHAUSER (Z) führt als Charakteristica breite dicke Hand- und Sprunggelenke (sogenannte Sulzfüße) an, was hinsichtlich der Füße für unsere Kranken (siehe Abb. 33 a und b) gar nicht und hinsichtlich der Hände nur z. T. zutrifft. Fast nie fehlen soll nach THANNHAUSER (Z) ein offener Nabelring. In dem abgebildeten Falle bestand er nicht und ist auch sonst kaum die Regel.

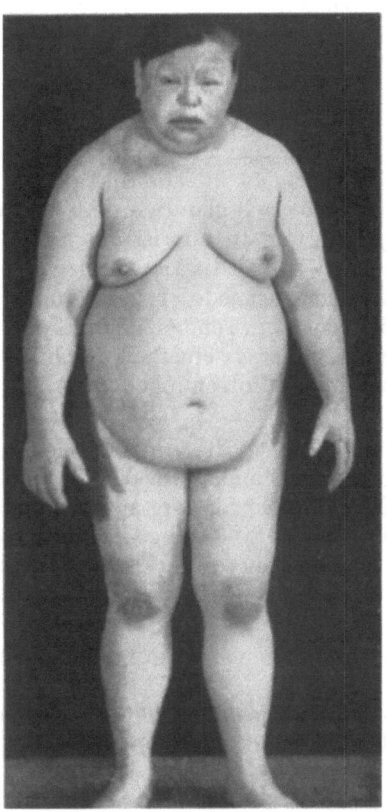 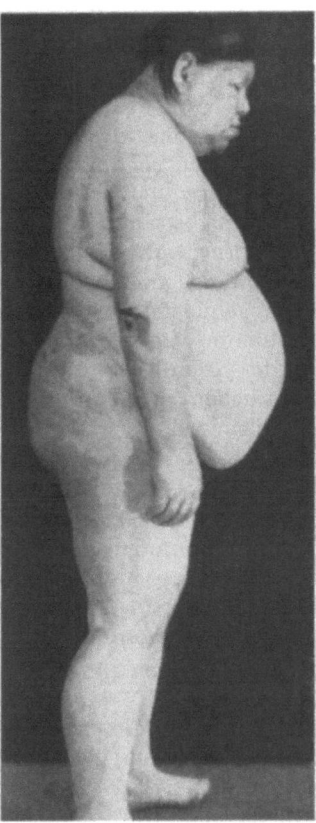

a   *b*

Abb. 33 a u. b. Thyreogene Fettsucht (eigene Beobachtung). *a* Vorderansicht, *b* Seitenansicht

Die *Schilddrüse* ist meist nicht zu fühlen, kann aber auch strumös vergrößert sein. Ihre Größe ist ja kein Maß für ihre Funktion. Die *Genitalien* sind nicht verändert, meist auch nicht Libido und Potenz, dagegen bestehen oft psychische Anomalien im Sinne geistiger Stumpfheit, Trägheit und einer gewissen Depression, wie sie sich auch in dem Gesicht der oben abgebildeten Kranken deutlich abzeichnen.

Die reinen Fälle von thyreogener Fettsucht sind, wie auch FELLINGER (Z) angibt, recht selten und oft schwer als solche zu erweisen. Selbst pathologisch erniedrigte Grundumsatzwerte sind nicht beweisend, denn sie kommen auch bei der cerebralen und hypophysären Form vor. Es ist sehr schwer zu erkennen, warum in dem einen Falle eine Unterfunktion der Schilddrüse zu Myxödem, im 2. zu Fettsucht und im 3. zu beiden Krankheiten führt. Ich möchte vermuten, daß im Falle der Fettsucht noch andere polyglanduläre Störungen, vielleicht von seiten der Hypophyse vorliegen, so daß die Möglichkeit besteht, daß es überhaupt keine primär-essentielle thyreogene Fettsucht gibt. Von der neueren amerikanischen Klinik [Lit. bei NEWBURGH (Z) sowie RYNEARSON-GASTINEAU (Z)] wird sie fast allgemein abgelehnt.

Die genitale Fettsucht [Klimakterische, Kastrations-,,Maiden"fettsucht]. Es kann wohl keinem Zweifel unterliegen, daß unter den vorwiegend endogenen Fettsuchts-formen die genitale, d. h. die durch Fortfall oder Insuffizienz der Keimdrüsen bedingte oder jedenfalls mit ihr verbundenen Form die weitaus häufigste ist. Sicher gilt das für die Frau. Wir sehen hier wohl mit Recht in dem Verlust der inneren Sekretion der Keimdrüsen einen maßgebenden Faktor, müssen uns aber darüber klar sein, daß jeder Defekt im Endocrinium niemals isoliert bleibt, sondern stets Reaktionen in anderen Inkretdrüsen hervorruft, die ihrerseits wieder Ein-flüsse ausüben und das Krankheitsbild gestalten können (vgl. darüber auch MEANS). Besonders gilt das für den Hypophysenvorderlappen. Sie können weitgehende Kompensationen schaffen oder auch ihrerseits insuffizient werden. Solange wir noch nicht über genügend exakte Methoden verfügen, um die Inkrete im Blute quantitativ zu bestimmen, vermögen wir noch nicht, polyglanduläre Abweichungen von der Norm festzustellen. Nur beim Thyroxin und Insulin ist das heute in ge-wissem Umfange möglich, aber bisher ist davon m.W. für die Analyse der Fettsucht noch kein genügender Gebrauch gemacht worden. Fast jede Frau, die ins Klimak-terium kommt, zeigt in diesen Jahren eine gewisse Tendenz zum Fettansatz. Ausfall der Keimdrüsen führt aber keineswegs immer zu einer Fettsucht. Auf die gegensätzlichen Ergebnisse der experimentellen Forschungen wurde schon früher hingewiesen.

Sehr interessant sind in diesem Zusammenhange die umfassenden Unter-suchungen von G. A. WAGNER an 500 meist strahlenkastrierten Frauen. Von diesen hatten nur 200 ein Jahr nach dem Eingriff mehr als 5 kg zugenommen, nur in 5% der Fälle kam es zu Gewichtszunahmen von 20—40 kg, 150 änderten ihr Gewicht überhaupt nicht, 50 nahmen sogar ab. Ein sicherer Parallelismus zwischen Gewichtszunahme und Schwere der klimakterischen Ausfallserscheinungen konnte nicht festgestellt werden.

Im ganzen neigen jüngere Frauen nach Kastration mehr zum Fettansatz als ältere.

Auch die *Gravidität* mit ihrem Sistieren der Keimdrüsentätigkeit führt keinesfalls regelmäßig zu einem Gewichtsgewinne, der weit über das Gewicht des Fetus hinausgeht.

Auch bei *männlichen Kastraten* und bei *Eunuchen* kommt es immer nur in einem kleinen Teil der Fälle zur Entwicklung einer Fettleibigkeit.

Die Insuffizienz oder der Fortfall der Keimdrüsen schafft also nur eine Dis-position zum Enstehen einer Fettsucht, und es hängt von anderen Faktoren ab, ob die Disposition zur Krankheit wird. Maßgebend sind dafür wohl Überernährung, Verhalten der zentralnervösen Regulationsapparate und Funktion der anderen Inkretdrüsen.

Vorläufig sind wir noch nicht in der Lage, das näher zu analysieren.

Der *Gesamthabitus* der primär-genitalen Fettsucht ist dadurch charakterisiert, daß der Mann feminine, die Frau maskuline Züge bekommt.

In beiden Fällen finden sich die Hauptmassen des Fettes am Bauche und am Beckengürtel, ferner an den Oberschenkeln, an denen sich oft an der Innenseite Fettwülste entwickeln. Die männliche Brust nimmt weibliche Formen an, die weibliche wird gar nicht oder nur wenig dicker. Manchmal, meist nur in sehr hoch-gradigen Fällen, sind auch der Schultergürtel und die Oberarme beteiligt. Nacken, Gesicht, Hände und Füße bleiben in unkomplizierten Fällen fast immer frei.

2 Abbildungen aus THANNHAUSERS (Z) Lehrbuch (Abb. 34 u. 35) illustrieren die charakteristischen Verhältnisse sehr gut:

Bemerkenswert ist, worauf FELLINGER (Z) hinweist, daß bei einer im präklimakterischen Stadium entstandenen Fettsucht die Menstruation wieder einsetzen kann, wenn die Adipositas erfolgreich behandelt wird. Merkwürdig ist ferner, daß sexuelle Frühreife bei jungen Mädchen sehr oft zu starkem Fettansatz führt, obwohl in solchen Fällen die Keimdrüsentätigkeit gewiß nicht herabgesetzt ist.

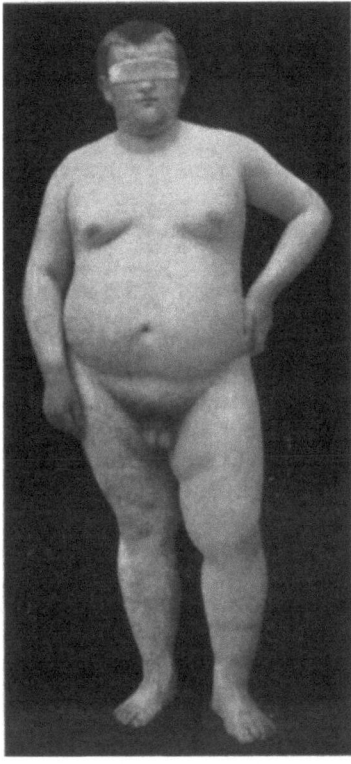
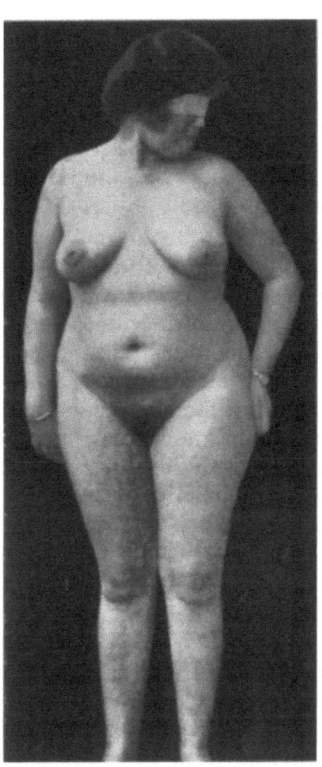

Abb. 34. Genitale Fettsucht beim Manne
(nach THANNHAUSER)

Abb. 35. Genitale Fettsucht bei der Frau
(nach THANNHAUSER)

Alle derartigen Fälle zeigen, wie außerordentlich kompliziert die Beziehungen zwischen Fettsucht und Keimdrüsenfunktion sind.

Ins Gebiet der genitalen Fettsucht gehört wahrscheinlich auch die sogenannte „Maidenfettsucht" von Angehörigen des früheren weiblichen Arbeitsdienstes. Es ist eine bekannte Tatsache, die mir immer wieder von Leiterinnen großer weiblicher Arbeitsdienstlager bestätigt wurde, daß rund 50% der Insassen ihre Periode verlor. Die Gründe dafür sind nicht ganz durchsichtig. Wahrscheinlich handelt es sich um das Zusammentreffen von starker, meist ungewohnter, körperlicher Arbeit mit sehr kohlenhydratreicher Kost und einer weitgehenden körperlichen und seelischen Umstellung. Von diesen etwa 50% amennorrhoischen Mädchen und Frauen wurde ein gewisser Prozentsatz, etwa 10—20%, fettleibig. „Sie gingen auf wie die Dampfnudeln." Nur selten gingen die Übergewichte über 20—30% hinaus, und fast immer verschwand die Fettsucht ganz oder zum größten Teil, wenn die Periode nach

Absolvierung der Dienstzeit wieder zurückkehrte, was fast immer der Fall war. Die Möglichkeit, daß auch hypophysäre Einflüsse im Spiele waren, läßt sich natürlich nicht ausschließen. Der Habitus der fetten Maiden entspricht weitgehend dem für die genitale Form charakteristischen.

Die insuläre Fettsucht. Die Bedeutung des Insulins für den Fettstoffwechsel wurde bereits früher besprochen. ALLEN war es wohl zuerst, der darauf hinwies, daß nur ein funktionstüchtiger Inselapparat eine Fettmast ermöglicht, zum mindesten die Fettbildung aus Kohlenhydraten fördert. FALTA (Z) hat dann später die Hypothese einer primär-insulären Adipositas aufgestellt, bei der bei stärkerem Nahrungstrieb und abnorm leichter Ansprechbarkeit der Inselzellen auf den erhöhten Nahrungsreiz eine abnorm große Insulinproduktion vorhanden sein soll. Eine gewisse Kohlenhydratüberernährung wäre also Voraussetzung. Die Reaktion des Inselapparates läßt sich durch Verfolgung der Blutzuckerkurven nach Dextrosebelastung beurteilen. Selbst bei FALTAS eigenen Fettsuchtfällen war nur in einem kleineren Bruchteil der Kurvenverlauf abnorm, d. h. die Kurven verliefen flacher, oder es kam zu einer negativen Nachschwankung. Solche Fälle sind aber nach ASCHNER, FELLINGER (Z) und eigenen Beobachtungen außerordentlich selten, und nur für sie ließe sich ein maßgebender Einfluß des Pankreas für die Entstehung einer Fettsucht bestenfalls annehmen.

Wie steht es mit der Einwirkung von experimentellem oder spontanem Hyperinsulinismus auf den Fettansatz? Experimentell läßt sich Überproduktion von Insulin durch Unterbindung des Ductus pancreaticus erzeugen. Tatsächlich fanden auch ALPERT u. BESUGLOW bei solchen Tieren Gewichtszunahmen.

Beim menschlichen Hyperinsulinismus liegen aber in der Regel die Verhältnisse anders. Nur in einem einzigen Falle ist m. W. bisher von R. M. WILDER u. Mitarb. bei einem Inselcarcinom mit Lebermetastasen die Entwicklung einer mittelschweren Fettsucht beobachtet worden.

Auch fehlen bei verstorbenen Fettsüchtigen in den bisher vorliegenden, allerdings sehr spärlichen histologischen Untersuchungen Anhaltspunkte für eine Hypertrophie des Inselapparates. Entscheidend sind natürlich auch solche negativen Befunde nicht, da erstens das Beobachtungsmaterial noch viel zu klein ist, und zweitens die Untersuchungen der Inselzellen so subtil sind und eine so große Erfahrung zu ihrer Deutung erfordern, daß selbst beim Diabetes sehr oft negative Befunde erhoben werden.

Zieht man alle aufgeführten Beobachtungen und Argumente für und wider in Betracht, so muß man folgern, daß eine primär-insuläre Fettsucht als seltene Sonderform möglich oder sogar wahrscheinlich ist, daß aber ein zwingender Beweis für ihr Vorkommen bisher noch nicht erbracht ist und sich wohl auch nur schwer erbringen läßt.

Die epirenale Fettsucht. Auch die Nebennieren, und zwar deren Rinde, können in sehr seltenen Fällen Anstoß zur Entwicklung einer Fettsucht geben, aber auch nur in einem kleinen Teil ihrer Erkrankungen.

Die seltenen Rindentumoren können ein eigenartiges adrenogenitales Syndrom, auch Interrenalismus bezeichnet, hervorrufen (Zusammenfassendes vor allem bei BROSTER sowie HARTMANN u. BROWNEL). Es ist im kindlichen Alter durch abnorme Behaarung[Hirsutismus(ALPERT)], frühzeitige und übermäßigeEntwicklung der sekundären Geschlechtscharaktere und Gechlechtsumstimmung charakterisiert. Beim Erwachsenen führen solche Tumoren, wie ich mich in 2 eigenen sehr charakteristischen Fällen bei Männern überzeugen konnte, oft, wenn auch nicht immer neben einer Hypertonie und Glykosurie zu einer oft recht erheblichen Fettsucht z. T. mit Striae und Osteoporose, so daß Bilder wie beim M. CUSHING entstehen können. Eine scharfe Trennung ist meist überhaupt nicht möglich, da ein Teil der

CUSHING-Symptome höchstwahrscheinlich durch die Einwirkung des corticotropen Hormons des Hypophysenvorderlappens auf die Nebennierenrinde ausgelöst werden, wie heute vor allem die amerikanische Klinik annimmt (Zusammenfassendes bei HARTMAN u. BROWNELL). Dafür sprechen vor allem günstige Erfolge der Nebennierenentnervung oder sogar Exstirpation bei der Cushingschen Krankheit. Auch die Anordnung der Fettsucht ist bei Interrenalismus und M. Cushing im Prinzip die gleiche, doch ist der Hirsutismus bei Nebennierenrindentumoren häufiger und stärker ausgesprochen als beim M. Cushing, kann aber bei Erwachsenen auch ganz fehlen wie in meinen beiden Beobachtungen, in denen die Diagnose Rindentumor autoptisch bestätigt wurde. Im allgemeinen leben diese Kranken, bei denen Hypertonie und Glykosurie sich oft attackenhaft verstärken, kürzer als die Cushing-Kranken.

Cerebrale Fettsucht. Schon den älteren Klinikern war es vereinzelt aufgefallen, daß bei Krankheiten, die das Zwischenhirn oder seine Nachbarschaft getroffen hatten, sich manchmal eine auffallende und rasch sich entwickelnde Fettsucht einstellte. Besonders häuften sich die Beobachtungen, als in und nach dem ersten Weltkrieg die *Economosche* Encephalitis lethargica größere Teile der Bevölkerung, vor allem in Deutschland, Österreich und Amerika ergriff [Lit. bei TH. WALSH und FELLINGER (Z)], so daß geradezu von einer postencephalitischen Fettsucht gesprochen wurde. In gleicher Weise können sich aber auch andere Prozesse im Diencephalon auswirken, wie Verletzungen, Tumoren, Blutungen, Lues, progressive Paralyse usw.

Schon S. 365 war von diesen Dingen die Rede und auf entsprechende Literatur verwiesen. Die Beweiskraft fast aller klinischen Beobachtungen leidet darunter, daß die Schädigungen meist nicht auf das Zwischenhirn lokalisiert sind, sondern auch andere Gehirngebiete, insbesondere die Hypophyse mitgegriffen haben.

Daher konnte der Nachweis, daß es eine isolierte Zwischenhirnfettsucht gibt, nur experimentell geführt werden.

Er gelang GRAFE und seinen Mitarbeitern GRÜNTHAL, STRIECK u. MULHOLLAND 1929 durch Setzung scharf umschriebener Nekrosen im Zwischenhirn und benachbarten Gehirnteilen. Bei 3 von 11 Hunden entwickelte sich dabei eine erhebliche Fettsucht mit Übergewichten von 4,5—14,0 kg. Sie ging Hand in Hand mit einem Absinken der Oxydationen von —23 bis —35,8% und trat auch dann auf, wenn dem erheblich herabgesetzten Nahrungsbedarf Rechnung getragen wurde. Sie war auch unabhängig von einer Mitbeteiligung der Hypophyse, deren Intaktheit durch feinste histologische Untersuchungen des Gesamtorgans (GRÜNTHAL) nachgewiesen wurde.

HOESCH und neuerdings (1951) KENNEY bestätigten diese Ergebnisse sowohl beim Hunde wie beim Kaninchen, so daß kein Zweifel an der Existenz einer reinen und isoliert auftretenden cerebralen Fettsucht mehr besteht. Gleichzeitig war bewiesen, daß im Zwischenhirn tatsächlich das schon von ERDHEIM, ASCHNER, KARPLUS-KREIDEL u. a. (Lit. bei GRAFE u. GRÜNTHAL) vermutete übergeordnete Zentrum für den Fettstoffwechsel gelegen ist.

Die cerebrale Fettsucht kommt klinisch in *2 Formen* vor, der unkomplizierten, für welche die encephalitische Form ein Paradigma ist, und der komplizierten und sehr viel selteneren von LAWRENCE-BIEDL.

Die *unkomplizierte cerebrale Fettsucht* beim Erwachsenen ist gekennzeichnet durch eine ziemlich gleichmäßige Fettwucherung an Stamm, Gliedmaßen und Gesicht. Am stärksten sind oft Bauch, Brust und Oberschenkel betroffen. Welche gewaltigen Ausmaße auch diese Form der Fettsucht erreichen kann, zeigen die beiden folgenden, GLATZELS Darstellung entnommenen Bilder (Abb. 36 u. 37) mit der charakteristischen Fettanordnung.

Den offenbar ganz seltenen Umschlag von encephalitischer Fettsucht in Magersucht hat SALUS beschrieben. Die cerebrale Fettsucht des Kindesalters hat mehr einen hypophysären Typ. DAMM konnte bei 70 seiner Kranken Funktionsstörungen des Hypophysenzwischenhirnsystems nachweisen.

Die *komplizierte* LAWRENCE-MOON-BIEDL*sche Form* der cerebralen Fettsucht tritt familiär auf und ist angeboren.

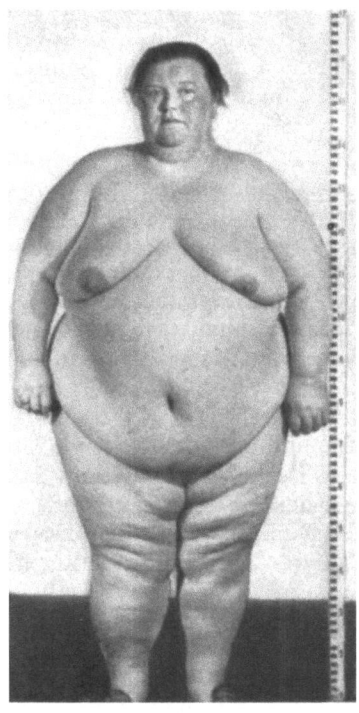 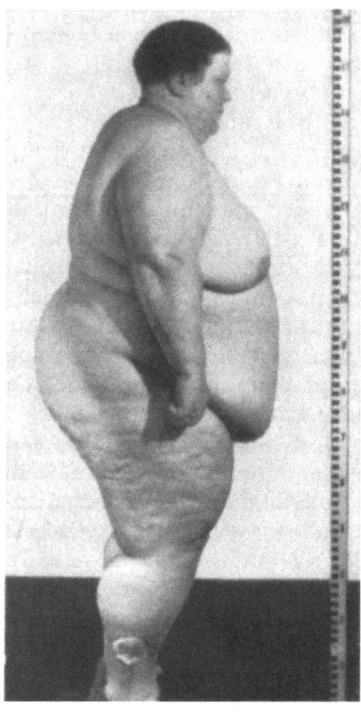

Abb. 36. Cerebale Fettsucht
(nach H. GLATZEL)

Abb. 37. Cerebale Fettsucht
(nach H. GLATZEL)

Das sehr seltene Krankheitsbild wurde bereits 1866 von LAWRENCE-MOON beschrieben, geriet dann aber in Vergessenheit, bis es BIEDL 1922 wieder neu entdeckte und systematisch bearbeitete, so daß es berechtigt ist, in die Krankheitsbezeichnung, die oft auch nur als ein Syndrom betitelt wird, seinen Namen mitanzufügen. Bis 1935 haben COCKAYNE, KRESTIN u. SORSBY 107 Fälle aus 43 Familien zusammengestellt. Jedes Jahr sind dann etwa 2—3 weitere Beobachtungen hinzugekommen.

Ich selbst sah nur einen Fall, der in der Medizinischen Klinik in *Rostock* behandelt und von DEUSCH beschrieben wurde.

Was diese Form der Fettsucht von allen anderen Formen unterscheidet, ist das Zusammentreffen mit einer Reihe angeborener Mißbildungen. Es sind dies außer einer genitalen Dystrophie Poly- und Syndaktylie, Schädeldeformitäten, eigenartige Verdauungsstörungen, vereinzelt atresia ani, Corticalkatarrakt, angeborener Nystagmus Strabismus und geistige Entwicklungsstörungen. Auch Maculaveränderungen und Opticusatrophien und Diabetes insipidus sind beschrieben worden.

Die folgende Abbildung 38 aus der II. medizinischen Klinik in München, THANNHAUSERs (Z) Darstellung entnommen, gibt einen guten Eindruck von dem somatischen und psychischen Habitus solcher Kranken.

Mir ist bisher m. W. nur ein Obduktionsbefund bekannt, und zwar von REILLY u. LISSER. In diesem wurden keine pathologischen Veränderungen, auch nicht an Zwischenhirn und Hypophyse, gefunden, doch scheinen keine feineren histologischen Untersuchungen mit modernen Methoden vorgenommen zu sein. WEISS hat eine Entwicklungshemmung der Zwischenhirnkerne angenommen, aber sie ist bisher histologisch nicht bewiesen worden.

Es handelt sich um eine ausgesprochen familiäre Erbkrankheit. Auf ein gesundes Kind kommen 1,4—1,7 kranke. Besonders betroffen sind Blutsverwandtenehen. Der Erbgang ist wahrscheinlich recessiv, doch wird von J. BAUER (Z) für die Polydactylie, die in 50% der Fälle vorliegt, Dominanz angenommen. Über Rattenversuche mit hochgradiger hypothalamischer Fettsucht (tägliche Gewichtszunahme 3—8 g) berichtete kürzlich (1953) LAMBOTTE.

Sonderformen bisher unklarer Genese [Adipositas dolorosa, Mangelfettsucht (BANSI), Lipodystrophia (SIMONS)]. In diesem Abschnitte sollen meist seltene Sonderformen, vorwiegend endogener Fettsucht, besprochen werden, deren Genese noch zu wenig geklärt ist, um sie in eine der schon erwähnten Gruppen einzureihen, obwohl sie wahrscheinlich hineingehören. Es sind dies die Adipositas dolorosa von DERCUM, die lipophile Dystrophie (Mangelfettsucht) von BANSI und die *Lipodystrophie* von SIMONS.

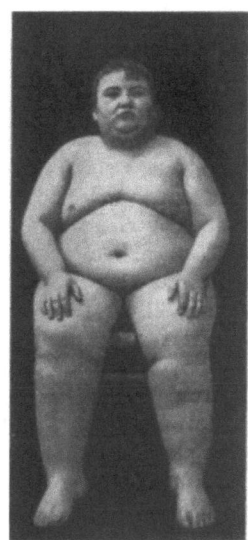

Abb. 38. Beispiel für die Lawrence-Moon-Biedlsche Krankheit (nach THANNHAUSER)

Adipositas dolorosa. DERCUM (1888) und etwas später (1901) VILANT beschrieben eine Sonderform der Fettsucht, die durch die 4 Kardinalsymptome: allgemeine oder mehr lokalisierte Fettwucherung, hochgradige spontane oder Druckschmerzhaftigkeit der Fettanhäufungen, allgemeine Adynamie und psychische Störungen vorwiegend depressiver Art, charakterisiert ist. Die Krankheit ist sehr selten. Ich sah nur 3 Fälle, von denen einer publiziert wurde (GRAFE). Nach PRICE sind Frauen 6mal mehr betroffen als Männer. Meist beginnt sie nach dem Klimakterium, kommt vereinzelt aber auch in der Kindheit vor (WHITE). Die Fettablagerungen entwickeln sich entweder diffus oder lokalisiert in Knotenform. In 95% der Fälle ist vor allem die Innenseite der Knie betroffen (KLING). Gesicht, Hals, Arme, Unterschenkel und Füße bleiben meist frei. Sekundär können Kreislaufstörungen, Venenerweiterungen, Schwellungen, sogar Blutungen auftreten. Der ganze Körper kann sogar gedunsen sein (GRAFE). Auch Hautveränderungen, wie Pigmentierungen, Xanthelasmen, vorzeitiges Ergrauen und Verlust der Haare, besonders in den Achselhöhlen, und Blasenbildungen sind beschrieben worden. Noch seltener sind Kombinationen mit Diabetes mellitus, Arthritiden und Arthrosen sowie inkretorischen Störungen von seiten der Schilddrüse und der Ovarien. Wahrscheinlich handelt es sich aber dabei, wie auch GLATZEL (Z) annimmt, um zufällige Begleiterscheinungen, wie sie bei älteren Frauen häufig sind, ohne genetische Beziehungen zum Grundleiden. Stets besteht eine starke Schmerzhaftigkeit des gewucherten Fettgewebes. Meist ist sie nur auf schwächeren Druck vorhanden. Manchmal ist sie aber so hochgradig, daß die Kranken sich vor Schmerzen kaum bewegen können.

Die Hinfälligkeit der Kranken auch außerhalb der Schmerzen kann sehr groß sein, fast wie bei dem M. ADDISONI, so daß man an eine Mitbeteiligung der Nebennieren denken könnte, zumal die meist vorhandene depressive Stimmung zur Erklärung kaum ausreicht. Allerdings sind Veränderungen an den Nebennieren bisher autoptisch m. W. nie nachgewiesen worden, wohl aber entzündliche und atrophische Veränderungen selbst Tumoren an Schilddrüse, Hypophyse und Keimdrüsen. Die wenigen vorliegenden Sektionen, die z. T. überhaupt keine Veränderungen feststellten, verbieten vorläufig eine Beurteilung der Befunde. Das Fettgewebe selbst zeigt normale histologische Verhältnisse, nur die Fettgewebsnerven können neuritische und perivasculäre Infiltrationen aufweisen [DERCUM, BURR u. BALLET, FALTA (Z) u. a.]. Sogar Degenerationen der GOLLschen Stränge und Hirnveränderungen sind vereinzelt gefunden worden.

Die *pathogenetische Beurteilung* des Krankheitsbildes ist vorläufig sehr schwierig, da so gut wie alle pathologischen Befunde inkonstant sind. In leichten Fällen sieht das Krankheitsbild wie eine druckschmerzhafte, gewöhnliche Fettsucht aus. In anderen Fällen könnte man an eine atypische Neurofibromatose (v. RECKLINGHAUSEN) denken. THANNHAUSER (Z) erkennt ein selbständiges Krankheitsbild auf Grund der leichten Fälle überhaupt nicht an. Im Hinblick auf die schweren Fälle scheint mir das aber zu weit gegangen zu sein.

Ebensowenig kann ich FALTA (Z) zustimmen, wenn er von einer Trophoneurose spricht und eine Insuffizienz der Schilddrüse genetisch in den Vordergrund stellt.

Bei der Seltenheit der Erkrankung und der Spärlichkeit der Sektionsbefunde sind wir vorläufig noch nicht in der Lage, die Pathogenese zu klären. Es scheint mir daher vor allem auch im Hinblick auf die Symptomatologie vorläufig am richtigsten, der Adipositas dolorosa ihre Sonderstellung zu belassen.

Lipophile Dystrophia [Mangelfettsucht] von BANSI. Schon nach der hochgradigen Unterernährung des ersten Weltkrieges war es auffallend, daß manche Menschen bei nur mäßiger Besserung der Ernährungsverhältnisse relativ rasch an Gewicht zunahmen und daß sich eine Fettsucht entwickelte, und zwar auch bei solchen Menschen, die früher nicht fettsüchtig gewesen waren und immer noch unterernährt waren. Wir sahen nach der Währungsreform (1948) und nach der Steigerung der Calorienzufuhr auf 1800—1900 Cal für den Normalverbraucher vereinzelt wieder das gleiche.

Solche und ähnliche sehr viel eindrucksvollere Beobachtungen, die er in dem mit Nahrung besonders schlecht versorgten Hamburg und bei Rußlandheimkehrern mit Ödemkrankheit sammeln konnte, veranlaßte 1947 BANSI, das Krankheitsbild der Mangelfettsucht (lipophile Form der Dystrophie) aufzustellen und stoffwechselmäßig genau zu untersuchen. Es betrifft sowohl Frauen wie Männer.

Die Frauen klagen darüber, daß sie von „nichts" dick werden, daß sie auch morgens geschwollen und aufgedunsen sind, besonders an Knöcheln, Händen und im Gesicht, daß sie sehr matt sind und an Pollakisurie, besonders nachts, leiden. Bei der Untersuchung fällt außer der Fettsucht wechselnder Stärke eine Vasoparalyse der peripheren Gewebspartien mit Hautrötungen, Juckreiz und manchmal Frostbeulen auf. Das Gesicht soll manchmal wie bei der Dystrophia adiposogenitalis einen puppenhaften Ausdruck haben. Besonders stark ist die Fettbildung an Bauch und Brüsten. Fast immer liegt eine ovarielle Dysfunktion vor, meist eine völlige Amenorrhoe. Auf psychischem Gebiete finden sich meist Depressionen, abnorme Reizbarkeit, Nachlassen von Gedächtnis und Konzentration. Oft bestehen Kopfschmerzen und Heißhunger. Nach BANSI soll das Krankheitsbild die größte Ähnlichkeit mit der schon besprochenen Maidenfettsucht des weiblichen Arbeitsdienstes haben, womit er sie sogar gleichsetzen möchte. Genetisch mag das, wie später noch zu erörtern ist, vielleicht der Fall sein. Klinisch gemeinsam ist aber außer der Fettsucht nur die Amenorrhoe. Bei den Maiden handelt es sich zwar auch um eine sehr kohlenhydratreiche Kost, aber weder vorher noch im Lager selbst um eine Unterernährung. Eine große Bedeutung kommt hier auch der ganz anderen Lebensweise, insbesondere der meist ungewohnten starken körperlichen Arbeit zu.

Unter den Männern sind vor allem jüngere Leute nach echtem Hungerödem oder anderen schweren Kachexien betroffen. Bansi sah bei wesentlich verbesserter Kost Gewichtszunahmen von 30—40 kg. Die Fettablagerungen betreffen hauptsächlich den Bauch, auch hier finden sich häufig Ödeme an Bauch, Oberschenkeln und Knöcheln sowie im Gesichte, so daß ein großer Teil der Gewichtszunahme offenbar durch Wasser bedingt ist. Auch beim Manne soll der Gesamthabitus an das Bild der Dystrophia adiposogenitalis erinnern. Meist handelt es sich um Pykniker. Oft besteht eine starke Pigmentierung der Haut, besonders Braunfärbung auch ohne stärkere Sonneneinwirkung. Fast stets sind die Hoden klein und Libido und Potenz stark herabgesetzt oder aufgehoben.

Sehr eigenartig und ganz ungewöhnlich sind die Ergebnisse der *Stoffwechseluntersuchungen* von Bansi u. Mitarb. Während der Grundumsatz normal oder nur ganz gering herabgesetzt ist, ist die spezifisch-dynamische Eiweißwirkung nach 250 g Fleisch um 50—75% gegenüber der Norm herabgesetzt (W. Tosmann [unter Oberdisse], 1949). Der Eiweißhaushalt weist abnorme Verhältnisse auf. Wie bei Besprechung der Unterernährung näher auseinandergesetzt wurde, ist der Eiweißstoffwechsel des hochgradig Unterernährten bei der Auffütterung in der Regel dadurch charakterisiert, daß sich bei normaler oder leicht erhöhter Nahrungszufuhr schon mit sehr kleinen Eiweißmengen ein N-Gleichgewicht bzw. ein N-Ansatz erzielen läßt und daß dieses Verhalten solange andauert, bis die vorherigen Eiweißverluste des Körpers zum größten Teil wieder ersetzt sind. Im Gegensatz dazu ist der N-Umsatz bei Bansis Mangelfettsucht außerordentlich gesteigert. In dem krassesten Falle betrug bei einem jungen Manne von 22 Jahren mit einem Körpergewicht von 73,7 kg bei einer Zufuhr von 2670 Cal und 16 g N der N-Verlust —11,8 g pro die. Eine Störung der Desaminierung der Aminosäuren konnte durch den Nachweis einer normalen Aminosäurenfraktion im Harne ausgeschlossen werden. Auch ließ sich jedenfalls für das Glykokoll durch Fütterung von Benzoesäure der Nachweis einer normalen Hippursäurebildung führen (Franke u. Ahlheim), so daß es sehr unwahrscheinlich ist, daß die Aminosäuresynthese gestört ist. Die Aufbauschädigung muß anscheinend bei der Synthese des Eiweißes aus Aminosäuren liegen.

Auch ich finde für diese bisher unbekannte Entgleisung des Eiweißstoffwechsels keine andere Erklärung als die von Bansi angegebene, daß bei dem enormen Fettansatzbedürfnis des hochgradig unterernährten Organismus die desaminierten Aminosäuren, d. h. die entsprechenden Ketosäuren zur Fettsäuresynthese verwandelt werden. Diese paradoxe Fettsucht, wie Stiewe sie genannt hat, findet sich aber, und das scheint mir das Allermerkwürdigste zu sein, nicht nur zu Beginn der Auffütterung, sondern noch nach Wochen und Monaten später, wenn der Organismus bereits wieder einen gewissen Fettbestand erreicht hat. Nach neuesten Angaben und Katamnesen von Bansi verschwinden die Folgen dieser Mangelfettsucht erst nach mehreren Monaten, evtl. 1—1½ Jahren.

Für die Erhöhung auch des endogenen Eiweißumsatzes sprechen die erhöhten Werte der Abnutzungsquote (Bansi und Fuhrmann).

Ich habe diesem merkwürdigen, allem bisher bei Auffütterung von Unterernährten Bekannten widersprechenden Verhalten des Stoffwechsel zuerst skeptisch gegenübergestanden, doch scheinen mir die Tatsachen gesichert, zumal Nachprüfungen von anderer Seite (z. B. Berning, Hamburg) sie bestätigen. Berning hat im gleichen Jahre (1949) über den gleichen Gegenstand eine sehr wertvolle Monographie herausgegeben.

Gewiß verhalten sich nicht alle lipophilen Dystrophiker so. Leider fehlen darüber Angaben. Voraussetzung ist sicher eine besonders hochgradige vorherige Abmagerung, denn nur bei Rußlandheimkehrern wurden die besonders stark negativen N-Bilanzen gefunden.

Wie kommt diese abnorme Fettbildung aus Eiweiß zustande? Beruht sie auf primären Fettgewebsanomalien, einer sonst unbekannten Form von genitaler oder hypophysärer Insuffizienz oder einem eigenartigen Versagen der zentralnervösen Regulation des Fetthaushaltes im Zwischenhirn?

Genaue Untersuchungen des Inkretsystems, insbesondere feinere Funktionsprüfungen des Hypophysenvorderlappens fehlen bisher noch. Sicher ist nur die Insuffizienz der Keimdrüsen, aber diese dürfte wohl sekundärer Natur sein, denn der Aspekt der Fettsucht dieser Art entspricht anscheinend mehr dem der Dystrophia adiposogenitalis als dem der primär-genitalen Adipositas.

Wahrscheinlich gehört wohl die lipophile Dystrophie in das Gebiet der hypophysären Fettsucht. Jedenfalls handelt es sich aber in dem Verhalten des Eiweißstoffwechsels um eine wohl charakterisierte Sonderform, die sich, soweit wir heute orientiert sind, von allen anderen Formen der Fettsucht scharf unterscheidet, auch wenn es sich, wie wohl anzunehmen ist, nur um eine kürzer oder länger dauernde Entwicklungsphase der Krankheit handelt.

Lipodystrophia progressiva (SIMONS). 1911 beschrieb SIMONS ein Krankheitsbild, das durch fortschreitenden Fettschwund im Gesicht und am Oberkörper gekennzeichnet ist. Fakultativ kommt es dabei oft zu einer Fettsucht der unteren Körperhälfte.

Da das führende Symptom aber die Abmagerung ist, so wird diese Krankheit des Fettstoffwechsels zweckmäßig erst später im Rahmen der Magersucht besprochen.

Einige Besonderheiten der Fettsucht im frühen Kindesalter. Es liegt nicht im Rahmen dieser ganz vorwiegend die einschlägigen Krankheiten beim Erwachsenen behandelnden Darstellung, näher auf die Fettsucht im Kindesalter einzugehen. Das Wissenswerte darüber bei den auch bei Kindern vorkommenden Formen der Erwachsenen wurde bereits in den entsprechenden Abschnitten erwähnt. Über das frühe Kindesalter besitze ich auch keine eigenen Erfahrungen.

In diesem Kapitel sollen nur eine Reihe von ungewöhnlichen Fettsuchtsbildern kurz besprochen werden, die beim Erwachsenen nicht vorkommen, deren Kenntnis aber zur Abrundung des Gesamtbildes der Krankheiten des Fettstoffwechsels wünschenswert erscheint. Im übrigen sei auf die eingehenden, z. T. monographischen Darstellungen der kindlichen Fettsucht von SCHLOSSMANN, PRIESEL-FREY u. a. verwiesen.

Säuglinge können schon bei der Geburt fettsüchtig sein, entweder mit Vermehrung des normalen Fettgewebes bei normaler Größe, manchmal aber auch als Teilerscheinung eines allgemeinen Riesenwuchses. CHRISTIANSEN hat 1929 unter der Bezeichnung *Makrosomia adiposogenitalis* solche Riesenkinder beschrieben. Die Krankheit tritt familiär auf, im CHRISTIANSENschen Falle bei 7 Kindern von 2 Schwestern. Sämtliche kamen schon abnorm fett auf die Welt und zeigten schon gleich nach der Geburt einen ungeheuren Appetit, dessen Befriedigung zu einer enormen Fettsucht führte. Alle mit einer Ausnahme starben schon im 1. Lebensjahre.

Weitere Fälle dieser Art habe ich in der Literatur nicht finden können.

Congenitale Riesenkinder sind nicht notwendig fettsüchtig, wie ORELS Untersuchungen gezeigt haben, immerhin zeigt die kindliche Fettsucht sehr oft den Typus des *Adiposo-gigantismus* (CZERNY, KELLER und OPITZ), worunter das Zusammentreffen von Fettsucht, übernormaler Körperlänge und massiven Knochensystem verstanden wird. Der Adiposo-gigantismus geht oft mit Blutdrucksteigerungen und Grundumsatzveränderungen einher (OPITZ).

Wie PRIESEL-FREY vor allem betonen, stellt sich die kindliche Fettsucht in der Regel in den 3 Perioden der Fülle, d. h. im 1.—4., im 8.—10. Lebensjahr und in der Postpubertätsperiode ein. Es sind das die relativen Ruhezeiten, die zwischen den Hauptstreckperioden liegen, gewissermaßen die Zeiten vermehrten Breitenwachstums. Die kindliche Fettsucht hat fast immer einen femininen Typ, der dem der Dystrophia adiposogenitalis außerordentlich ähnlich sieht, wobei zu bemerken ist, daß nach NOBEL u. Mitarb. PRIESEL u. a. eine echte FRÖHLICHsche Krankheit bei Kindern recht selten sein soll.

Die kindliche Fettsucht ist oft nur temporär und geht in der nächsten Streckperiode zurück, wofür PRIESEL-FREY eindrucksvolle Bilder geben. Das zu wissen ist therapeutisch sehr wichtig, denn es muß die weitere Entwicklung abgewartet werden, ehe man mit den in diesen Jahren immer etwas riskanten Diätrestriktionen einsetzt. Schilddrüsenpräparate sind, falls es sich nicht um sichere hormonale Formen handelt, streng kontraindiziert.

Die kindliche Fettsucht ist meist erblich konstitutionell bedingt (J. BAUER, NOBEL u. Mitarb.). Doch kommt es manchmal auch durch gewohnheitsmäßiges, oft durch falsche Erziehung und schlechtes Beispiel bedingtes Vielessen (Polyphagia ethysmatica von F. HAMBURGER) zu einer echten Mastfettsucht.

Eine Fettleibigkeit kann sich auch bei jugendlichen Diabetikern entwickeln, besonders bei Mädchen nach der Pubertät. Es ist das aber nur der Fall, wenn gleichzeitig Insulin gespritzt wird. Solche Fälle gehören meines Erachtens in das Gebiet der pankreatogenen Fettsucht von FALTA (Z). Das gleiche dürfte für die *Obésité insulinienne* von RATHERY und FREJMA gelten, obwohl FELLINGER (Z) das ablehnt, weil beim kindlichen Diabetes angeblich keine Insulinüberschüsse vorliegen.

β) Das Verhalten der einzelnen Organsysteme

Es ist selbstverständlich, daß hochgradige Fettanhäufungen für die Organfunktionen auf die Dauer nicht gleichgültig sein können.

Verhalten der Zirkulationsorgane. Die wichtigste und folgenschwerste Beeinträchtigung ist zweifellos die des Herzens und der Zirkulationsorgane. Sie ist zum großen Teil unabhängig vom Sitz der Anhäufungen von Fett, wächst aber in dem Grade, als das Herz und seine Umgebung, wie es meist der Fall ist, gleichfalls Ablagerungsstellen von abnormen Fettmassen sind und dadurch schon rein mechanisch behindert werden. Die Mehrbelastung des Herzens darf man sich dabei nicht einfach so vorstellen, daß sie etwa gleichzusetzen wäre dem Plus an Arbeit, welches ein gesundes Herz zu leisten hätte, um das Umhertragen des gleichen Übergewichtes als einfaches Gepäck zu ermöglichen. Man vergißt dabei immer, daß das Fettgewebe außerordentlich blutreich ist und daß mit seiner Zunahme eine Vermehrung mittlerer, kleiner und kleinster Gefäße entsteht. Mit der Vergrößerung der Strombahn und vermutlich der Vermehrung ihrer Widerstände erwächst also dem Herzen über den reinen Gepäckfaktor und die mechanische Behinderung hinaus eine erhebliche Mehrarbeit, deren Größe je nach Menge des Fetts schwankt und im einzelnen kaum zu schätzen ist. Ohne einen derartigen sehr erheblichen Faktor läßt sich meines Erachtens die Häufigkeit und Schwere von Kreislaufstörungen schon bei mäßigen Graden von Fettsucht kaum begreifen.

Den Begriff des Fettherzens hat zuerst STOKES eingeführt, nachdem schon Anatomen des 17. Jahrhunderts es beschrieben hatten [ältere Lit. und eigene Berichte bei KISCH (Z)]. Er hat viel Mißverständnisse und falsche Vorstellungen selbst bei Ärzten hervorgerufen, denn er wurde als Herzverfettung aufgefaßt, während es sich doch nur um Fettum- und Durchwachsungen des Herzens handelt. Allerdings kann es manchmal auch zu einer Fetteinlagerung in die Muskelfasern kommen, wobei es vorläufig noch unklar ist, ob es sich um fettige Degeneration oder um Fetteinwanderung von außen handelt. Am zweckmäßigsten ist es, in der Regel mit v. LEYDEN unter Fettherz die Herzbeschwerden bei Fettleibigen zu verstehen. Diese finden sich bei 80% dieser Kranken (HOCHREIN) und fehlen bei starker Zunahme der Fettsucht besonders nach körperlicher Arbeit fast nie. Von leichter Atemnot bei Anstrengungen, subjektivem Druckgefühl und Herzklopfen können sie alle Stufen und Grade durchlaufen bis zu den schwersten Formen von Herzinsuffizienz. An solchen Herzen kommt es zu Erweiterungen und Hypertrophien sowie Myokardschädigungen. Der Blutdruck ist auch ohne Nierenbeteiligung und Arteriosklerose in 50% (HOCHREIN) erhöht und fällt dann oft rasch nach Entfettungskuren. Die vermehrte Herz- und Gefäßbeanspruchung führt oft zu frühzeitiger Sklerose, vor allem auch der Coronargefäße. Extrasystolen und Pulsverlangsamungen als Ausdruck von Myokardschädigungen sind häufig. Das EKG zeigt nach HOCHREIN oft Zeichen einer rechtsseitigen Coronarinsuffizienz. Das Schlagvolumen ist oft erhöht. Nach Arbeit steigt die Blutmilchsäure vermehrt an (PRODGER-DENNIG). HOCHREIN stellt neuerdings (1951) die besonders bei jugendlichen Fettleibigen oft vorhandenen neurocirculatorische Dystonie hinsichtlich der Pathogenese der Fettsucht ganz in den Vordergrund. Diese endogenen Störungen sollen sich nach ihm und seinen Mitarbeitern durch Verlagerung bzw. Labilität hämodynamischer, metabolischer und hormonaler Gleichgewichte entwickeln. Kreislaufveränderungen, die bisher allgemein als sekundäre bei der Adipositas angesehen wurden, werden von HOCHREIN und SCHLEICHER als primäre, ja die Fettsucht auslösende Erscheinungen betrachtet, eine Anschauung, für die sie meines Erachtens keinerlei Beweis erbracht haben. Dem Kreislaufkliniker mag sie naheliegen, der Stoffwechselforscher aber wird sie ablehnen.

Von Kreislaufstörungen ist weiter bekannt eine ausgesprochene Neigung zu Thrombosen und Embolien besonders nach operativen Eingriffen.

Die *Diagnose* eines Fettherzens im Sinne v. LEYDENs ist meist nicht schwer. Nur manchmal stellen sich, wie v. ROMBERG in einem sehr lesenswerten Vortrag auseinandergesetzt hat, schwer zu entscheidende differentialdiagnostische Erwägungen gegenüber Angina pectoris und RÖMHELDs gastro-kardialen Symptomenkomplex ein. Bei älteren Menschen ist eine Klärung oft überhaupt nicht möglich, aber auch von jüngeren, nicht nervösen Fettleibigen wird manchmal verstärkter Druck in der unteren Herzgegend mit Ausstrahlungen in den linken Arm angegeben. Zum Teile handelt es sich dabei wohl um echte Aortalgien im Sinne von R. SCHMIDT als Folge der Hochdrängung des Zwerchfells mit Aortenverdrängung und Stauchung nach oben.

Durch dieselben Faktoren kann auch die Beurteilung der Größenverhältnisse des Herzens und damit die Entscheidung der Frage, ob pathologische Veränderungen vorliegen, auf große Schwierigkeiten stoßen. Die Perkussion kann zur Unmöglichkeit werden, schon wegen der viel zu großen Brustwanddicke. Dazu kommt die sich meist hoch hinaufziehende Tympanie von Magen und Darm. Die Herzgrenzen fallen besonders nach links leicht zu groß aus. In schweren Fällen bekommt man überhaupt keine sicheren Schallabgrenzungen und sollte dann lieber auf Zeichnung von Autosuggestionsfiguren verzichten. Nur das Orthodiagramm oder besser noch die Fernaufnahme führt hier weiter, obwohl es auch da oft zweifelhaft bleibt, ob und wieweit die etwas erhöhten Medianabstände durch Querlagerung oder Vergrößerung des Herzens bedingt sind. Erstaunlich ist, daß manchmal selbst bei stärkster Fettsucht ganz kleine, auch pathologisch-anatomisch intakte Herzen vorkommen. MARAÑON hat in dieser Beziehung einen sehr eindrucksvollen Fall beschrieben.

Verhalten der Atemorgane. Dieselben Momente, welche rein mechanisch das Herz in seiner Funktion beeinträchtigen, können auch die Atmung behelligen. Sie tun es sogar oft schon sehr frühzeitig, in schweren Fällen regelmäßig. Vielfach ist die dann auftretende, vor allem im Liegen mit vollem Magen störende Atemnot kardialer Natur, aber im Anfange und bei jüngeren Individuen, zumal wenn sie rasch dicker werden, ist doch sicher meist der ungewohnte Hochstand des Zwerchfells und die sonstige Raumbeengung der Lungen die Ursache. Die Vitalkapazität ist meist herabgesetzt. Das respiratorische Minutenvolumen steigt rascher und stärker an als beim Normalen. Aus der erschwerten und verminderten Extensionsfähigkeit der Lungen resultiert außer den subjektiven Beschwerden die Neigung zu Bronchitiden, die mit lästigem Hustenreiz und erschwerter Expektoration verbunden besonders hartnäckig sind, leicht chronisch werden und dann schließlich meist zum Emphysen führen. Beides zusammen verstärkt die Neigung vor allem zu Broncho- aber auch echten croupösen Pneumonien, die bei Fettsucht stets viel ernster zu nehmen sind als bei nicht fetten Gleichaltrigen. Ob die Fettsucht tatsächlich einen gewissen Schutz gegen die Ansiedlung einer Lungentuberkulose bietet, ist noch umstritten (vgl. über diese Frage QUEYRAT). Sicher ist aber v. NOORDEN (Z) darin zuzustimmen, daß eine eingetretene Infektion sehr oft bei Fettsüchtigen einen besonders schweren Verlauf nimmt, weil vermutlich die ungünstigen Ventilationsverhältnisse der Lungen der Ausbreitung des Prozesses Vorschub leisten.

Verhalten der Verdauungsorgane. Auch Magen und Darm sowie ihre Anhangsdrüsen sind oft, wenn auch nicht in einer charakteristischen Weise, von der Fettsucht in Mitleidenschaft gezogen. Die Raumbeengungen durch abnorme Fettansammlungen wirken sich überall ungünstig aus. Der Appetit kann selbst auf der Höhe einer typischen Mastfettsucht leiden, bei ihrem Zustandekommen war er natürlich stets da. Immerhin gibt es vereinzelte Adipöse meist sog. endogener Form, die auch nach Angaben ihrer Angehörigen niemals stärkeren Appetit gehabt haben. Häufiger als bei anderen Kranken besteht bei Fettsüchtigen unter reduzierter Nahrung eine starke Neigung zu Flauheit, Gefühl der Schwäche im Magen, mit Heißhunger und Schwindel kombiniert, subjektive Beschwerden, die manchmal die Durchführung von Entfettungskuren sehr erschweren.

Objektiv findet man am Magen gewöhnlich nicht viel, es sei denn, daß übermäßiger Genuß von Alkohol und sehr scharf gewürzten Speisen eine chronische Gastritis gezeitigt hat. Hypaciditäten sind nach v. NOORDEN häufiger als das Gegenteil. FELLINGER (Z) gibt an, daß Kombinationen mit Carcinom häufig seien, was zu besonderen diagnostischen Schwierigkeiten Anlaß geben kann.

Von seiten des Darms wird am häufigsten in etwa 5—14% über Obstipation geklagt, in deren Genese eine gewisse mechanische Erschwerung der Darmpassage durch abdominelle Fettmassen eine große Rolle spielt, vielfach allerdings auch der große Fleichgenuß. Die Folge davon sind oft Hämorrhoiden. Die resorptive Funktion des Darmes scheint in der Regel nicht zu leiden (Lit. und eigene Untersuchungen bei JACOBY). Die RUBNERsche Beobachtung bei einem fettsüchtigen Kinde über verschlechterte Fett- und Eiweißresorption steht so vereinzelt da, daß hier wohl von der Fettsucht unabhängige Besonderheiten vorliegen müssen. Selbstverständlich leidet die Resorption bei Durchfällen, aber diese kommen eigentlich fast nur bei interkurrenten Krankheiten oder zu großen Mengen von Abführmitteln vor. Schließlich leistet die Fettsucht durch die Steigerung des intraabdominellen Drucks infolge Fetteinwachsungen der Ausweitung von Ausstülpungen der Peritonealhöhlen und damit der Entstehung von Brüchen Vorschub. Oft treten diese erst bei der Entfettung in die Erscheinung.

Leberstörungen sind bei Fettsüchtigen auch ohne Aufnahme besonderer Lebergifte wie Alkohol recht häufig, palpatorisch oft durch Vergrößerung, chemisch noch häufiger durch Urobilinurie erkennbar. In unkomplizierten Fällen handelt es sich meist um eine einfache Fettleber. Sehr oft gesellen sich aber bei Entwicklung einer relativen Herzinsuffizienz Stauungen hinzu. Auch echte Cirrhosen sind häufig, meist, wenn nicht immer, spielt dabei der Alkohol die entscheidende Rolle, denn bei den sogenannten konstitutionellen Formen scheinen Cirrhosen weniger häufig vorzukommen als bei anderen Adipösen.

Besonders häufig finden sich bei Fettsüchtigen Gallensteine, wenn das auch von NOORDEN (Z) u. a. bezweifelt wird. Ob dabei, wie UMBER (Z) es meint, ein abnormer Cholesterinstoffwechsel genetisch anzuschuldigen ist, ist mir noch nicht sicher. Das mechanische Moment, das den Abfluß der Galle behindert, dürfte hier vor allem in Frage kommen, zumal wenn man an die häufigen, oft ersten Gallensteinanfälle bei Frauen in den letzten Schwangerschaftsmonaten oder kurz nach der Geburt denkt. Ebenso zweifellos ist das erleichterte Auftreten von Pankreasfettgewebsnekrose bei Fettleibigen. Auch die Kriegs- und Nachkriegserfahrungen mit dem Rückgang von Fettsucht und Fettnekrose sprechen in der gleichen Richtung. Auch hier liegt natürlich der Gedanke der Begünstigung durch mechanische Momente nahe, aber die Genese dieser Krankheit ist noch zu unklar, als daß man hier über Vermutungen hinauskäme.

Das Verhalten des Urogenitalsystems. Obwohl die Nieren von der Fettsucht direkt kaum beeinflußt werden, findet man selbst in leichten Fällen ohne Komplikationen oder nachweisbare Nierenfunktionsstörungen gar nicht so selten auch bei jüngeren Individuen hin und wieder, manchmal auch regelmäßig, besonders nach Anstregungen, Spuren von Albumen und vereinzelt auch einen hyalinen Cylinder. Erst recht ist das natürlich dann der Fall, wenn sich allmählich eine gewisse Kreislaufschwäche oder Gefäßveränderungen an den Nieren herausgebildet haben.

Daneben kommen aber, oft wohl unabhängig, manchmal doch irgendwie mit der Fettsucht in einem Zusammenhange stehend, Schrumpfnieren vor. v. NOORDEN (Z) fand das sogar in 20% seiner Fälle, wobei allerdings dahingestellt sein mag, ob es sich dabei wirklich um echte Schrumpfnieren im Sinne der pathologischen Anatomie handelt. Nach meinen eigenen Erfahrungen, vor allem an Sektionen von Fettsüchtigen, scheint mir dieser Prozentsatz viel zu hoch gegriffen zu sein. Die Zahl von 6—7% dürfte wohl eher zutreffen. Immerhin bleibt die Tatsache bestehen, daß bei Fettsüchtigen diese Komplikationen von seiten der Nieren häufiger sind, als bei irgend einer anderen nicht renalen oder zirkulatorischen Krankheit außer Gicht und Diabetes. Daß etwa in Analogie zu den Gallensteinen Nierensteine bei Fettsüchtigen öfter vorkommen, kann man nach den in der Literatur vorliegenden Beobachtungen nicht sagen.

Auch die *Geschlechtsfunktionen sind bei der Fettsucht manchmal in Mitleidenschaft* gezogen. Daß das bei der endokrinen Fettsucht der Fall ist, versteht sich von selbst, denn hier sind ja, zumal bei der ovariellen und hypophysären Form, die Inkretdrüsen mitbestimmende Ursache der Adipositas. Doch kann auch, wenn gewiß nicht als Regel, bei einer echten schweren Mastfettsucht die Libido frühzeitig erlöschen und bei geeigneter Behandlung wiederkehren, wofür v. NOORDEN u. a. eindeutige Belege gebracht haben. In anderen Fällen mag nicht so sehr die Fettsucht als das fortgesetzte Übermaß im Essen und Trinken zumal alkoholischer Getränke die Ursache sein. In analoger Weise finden sich offenbar noch häufiger Menstruationsanomalien bei Frauen, vor allem gehäufte Amenorrhöe. [Näheres bei KISCH (Z).]

Das Verhalten der Haut. Daß auch dieses Organ von der Fettsucht nicht nur anatomisch durch reichliche Ablagerungen, sondern auch physiologisch-pathologisch durch Funktionsstörungen betroffen wird, ist leicht verständlich. Fett ist ein sehr schlechter Wärmeleiter, daher fühlt sich auch die Haut eines Fettleibigen meist kalt an. Durch diese abnorme Beschaffenheit wird aber die Rolle der Haut als Vollzugsorgan der physikalischen Wärmeregulation beeinflußt. Ihr Wirkungsbereich wird eingeengt, weil der Wärmeverlust durch Leitung und Strahlung gegenüber der Norm erheblich herabgesetzt ist (vgl. vor allem RUBNER mit seinen Mitarb., zuletzt BOHNENKAMP an meiner früheren Klinik). Die Folge davon ist, daß die perspiratio insensibilis der Haut, vor allem aber die sichtbare Wasserabscheidung, gewaltig zunehmen kann. So haben die Fettsüchtigen leicht eine feuchte Haut und geraten selbst bei geringen körperlichen Anstrengungen abnorm rasch ins Schwitzen. Aber selbst auf diese Weise kann die Haut ihre Aufgabe oft nicht erfüllen, zumal gerade bei Fettsüchtigen mit Neigung zu Kreislaufstörungen und verschlechtertem Nutzeffekt aller Muskeltätigkeit die physikalische Wärmeregulation viel stärker in Anspruch genommen wird als bei Mageren und Gesunden. Dadurch erklären sich die zahlreichen Wärmestauungen (Hyperthermien) bei diesen Kranken. Bei etwas stärkeren Anstregungen, zumal in der Wärme, fehlen sie bei sehr Fettleibigen bei rektaler Messung wohl so gut wie nie (vgl. WEINERT). Vielleicht in Abhängigkeit von der vermehrten Schweißbildung und Zersetzung der dabei auf der Haut sich ansammelnden Stoffe finden sich bei Fettsüchtigen oft Entzündungen der Haut in Gestalt von Ekzemen, besonders an solchen Stellen, an denen zwei einander zugekehrte Hautoberflächen sich berühren, wie an den Brüsten und in der Nachbarschaft der Genitalien. Ferner besteht oft Neigung zu Karbunkeln und Furunkeln.

Das Verhalten des Nervensystems. Von den neuralen Formen der Fettsucht, insbesondere der cerebralen und dolorösen Form war schon oben die Rede. Druckempfindlichkeiten des Fettpolsters sind auch außerhalb der typischen DERCUMschen Krankheit gar nicht so selten. Die Neurofibromatose von VON RECKLINGHAUSEN kommt auch, wie UMBER gezeigt hat, in der Abwandlung einer Neurolipomatose vor. Die manchmal auch auf die inneren Organe sich erstreckenden Knötchen bestehen aus Fett, das von sensiblen Nervenfasern durchsetzt ist und besonders auf Druck, aber oft auch spontan Schmerzen hervorruft. Von sonstigen Schmerzen sei die vermehrte Neigung zu Kopfschmerzen auch ohne Druckerhöhung sowie zu Migräneanfällen, meist mütterlicherseits vererbt, erwähnt. Auch Schwindel und Unsicherheit sind oft vorhanden.

Man könnte erwarten, daß die großen Fettablagerungen auch sonst bei der Fettsucht zu Druckerscheinungen auf große Nervenstämme führen müßten. Das ist aber anscheinend selten, offenbar wegen der Weichheit des Fettgewebes; dagegen kann das Lipoma arborescens manchmal starken Druckschmerz hervorrufen. Neuritiden (Ischias) und Neuralgien sind bei Fettsüchtigen häufig. Ihre Genese ist auch bei der Fettsucht gerade so dunkel wie sonst. Vielleicht spielt die vermehrte Erkältungsgefahr als Folge der übermäßigen Schweißsekretion eine gewisse Rolle.

Ganz eigenartig und charakteristisch ist oft die *Psyche* der Fettleibigen. Der ängstliche Caesar verlangte mit Recht nach SHAKESPEARE: ,,Laßt wohlbeleibte Männer um mich sein!'' Die Fettleibigen haben gewiß meist keine starken Affekte, ihnen fehlt oft die Initiative. Sie sind meist gutmütig und wohlwollend, Leben und Lebenlassen ist ihre Devise. Auch geistige Stumpfheit und Einengung der intellektuellen Interessensphäre kann sich hinzugesellen. Gewiß sind das alles charakterologische Eigentümlichkeiten, die vielfach, wenn auch in verminderter Ausprägung schon vorher bestanden haben und Mitursache der Fettsucht gewesen sind. Sehr häufig, vor allem bei den inkretorischen Formen, am stärksten wohl bei der thyreogenen Form und der FRÖHLICHschen Krankheit, stellen sie sich gleichzeitig quasi als psychisches Äquivalent mit der Fettleibigkeit ein. Auffallend ist auch oft die Schläfrigkeit der Adipösen.

Die psychische Sphäre solcher Menschen kann so grundstürzend verändert sein, daß sie charakterologisch kaum noch wiederzuerkennen sind und daß hin und wieder der natürlich unrichtige Verdacht einer geistigen Störung auftaucht.

Selbstverständlich braucht das nicht zu sein. Unter den Fettleibigen gibt es auch
Riesen an Leidenschaften, Willen und Intelligenz. Es braucht nur an Bismarck
erinnert zu werden.

Hinsichtlich der psychischen Veränderungen in der Genese der Fettsucht sei
auf die psychosomatische Studie von Frau STOLLREITER verwiesen.

Knochensystem. Das Skeletsystem der Fettsüchtigen ist abnorm stark belastet.
Das gilt zunächst für die Wirbelsäule, die unter dem Gewicht der Fettmassen oft
im Rückenteil kyphotisch, im Lendenteil lordotisch gegenüber der Norm abge-
bogen ist. [Charakteristische Bilder bei HECHEL (Z).] Es wird dadurch verständlich,
daß die Beweglichkeit leidet und Spondylarthritiden und Spondylarthrosen sich
einstellen. Eine besondere Belastung erfahren auch die Füße, so daß es vermehrt
zu Senkfuß, Plattfuß, Spreizfuß und Knickung der Fußgelenke kommt.

Auch Arthritiden und Arthrosen der Extremitätengelenke sind häufiger, aber
nicht nur durch vermehrte Belastungen, sondern vor allem wohl durch endokrine
Faktoren. Von der Osteoporose des M. CUSHING und sogenannten osteoporotischer
Fettsucht von ASKANAZY war schon die Rede.

Blut. Das Blut bietet im allgemeinen keine Besonderheiten. Die Menge ist im
Verhältnis zum Körpergewicht nach WOLF (unter LICHTWITZ) sowie GRIESBACH
und HOLBØLL vermindert. Manchmal sind besonders bei der Mastfettsucht
Serumeiweiß und Albumine vermehrt (LABBÉ-BOULIN).

Hb., Zahl der roten und weißen Blutkörperchen, sowie das morphologische
Blutbild sind im allgemeinen normal. Vereinzelt kommen sekundäre Anämien vor.
Die Polycythaemie des M. CUSHING, die bei der cerebralen Polyglobulie von
GÜNTHER erhebliche Beträge erreichen kann, wurde schon erwähnt.

Begleitkrankheiten. Es ist eine bekannte Erscheinung, daß die drei Hauptstoff-
wechselkrankheiten sehr oft vereint miteinander auftreten, vor allem Fettsucht
mit Diabetes, seltener Gicht mit Diabetes, manchmal auch Fettsucht mit beiden.
Die hereditäre Anlage zu Stoffwechselschädigungen ist das gemeinsame Band, das
sie verbindet. Man kann sich diese Zusammenhänge sowohl auf endokriner wie
zentralnervöser Grundlage zurechtlegen, vor allem gilt dies für die Kombination
von Fettsucht und Diabetes. Die Anomalie eines innersekretorischen Organes ist
sehr oft teils koordiniert, teils kausal verbunden mit Funktionsstörungen einer
oder mehrerer anderer Inkretdrüsen, die unter Umständen auch sekundär durch
vermehrte Belastungen in Mitleidenschaft gezogen und ihnen nicht gewachsen
sind. Dann stellen sich sogenannte polyglanduläre Insufficienzen ein. Dazu
kommt aber gerade für die Beziehungen zwischen Fettsucht und Diabetes noch
eine direktere Verbindung. Es kann keinem Zweifel unterliegen, daß auch die
vermehrte Fettbildung vermehrte Anforderungen an den Inselapparat mit sich
bringt. Die schönen Tierexperimente von ALLEN und manche Beobachtungen aus
der Insulinphysiologie zeigen das deutlich. So werden auch manche klinische Erfahrungen verständlich. Ich habe mehrfach beobachtet, daß Fettsüchtige beim
Überschreiten eines bestimmten Gewichtes mit Sicherheit Glykosurien bekommen,
die bei Unterschreitungen dieses kritischen Punktes auch ohne besondere Diät
wieder verschwinden.

Dunkler sind wohl die Zusammenhänge zwischen Fettsucht und Gicht. Zum
großen Teil ist daran wohl unsere Unkenntnis vom Wesen der letzteren Krankheit
schuld. Die Tatsache, daß die Gicht bei der typisch exogenen Fettsucht außerordentlich viel häufiger ist als bei der sogenannten endogenen Form, läßt immer
daran denken, daß die chronische Überernährung oft auch eine Überbelastung
des Purinhaushaltes mit sich bringt.

Auch eine gemeinsame zentralnervöse Wurzel wäre möglich, da Zucker-, Harn-
säure- und Fettzentrum im Zwischenhirn eng benachbart liegen.

e) Die Prognose

Die Fettsucht ist im allgemeinen eine Krankheit, die das Leben verkürzt und zwar je stärker sie ist, um so mehr. Zwar ist es glücklicherweise nicht ganz so schlimm, wie es Shakespeare in seinem Heinrich IV. darstellt:

Laß ab vom Schlemmen, wisse, daß das Grab
Dir dreimal weiter gähnt, als anderen Menschen.

Wird als Basis das 30. Lebensjahr genommen, so ist bei 40 Jahren noch kein sicherer Unterschied in der Mortalität vorhanden, das 60. Lebensjahr erreichen nur noch 60% der Fettleibigen gegenüber 90% der Magern. Die entsprechenden Zahlen für das 70. Lebensjahr sind 30% bzw. 50%, und für das 80. Jahr gilt tattatsächlich die Shakespearesche Relation 3:1. Nur 10% der Fettleibigen gegenüber 30% der Magern kommen in dies hohe Alter. Nach einer älteren Statistik einer großen deutschen Lebensversicherungsgesellschaft, die P. RICHTER mitteilt, betrug die Lebenserwartung aller Versicherten 50 Jahre, die der Fettleibigen (Übergewicht mindestens 10 kg) jedoch nur 47 Jahre 10 Monate. Ein weit größeres Material von 221819 Menschen umfaßt die Aufstellung der *amerikanischen Medico-Actuariell Mortality Investigation* (vgl. NOLEN-HEYMANS v. d. BERGH u. S. VAN HENKELOM). Sie zeigt jenseits des 35. Lebensjahres eine abnorm hohe Sterblichkeit, die mit der Größe des Übergewichtes wächst. Das Maximum mit 181% gegenüber einer Durchschnittssterblichkeit von 100 findet sich im Alter von 40 bis 44 Jahren mit einer Übergewichtigkeit von 28—41 kg. Mit zunehmendem Alter sinken dann merkwürdigerweise die Zahlen bei gleichem Übergewicht bis auf 148% im 60.—62. Lebensjahre ab. Fast die gleichen Zahlen finden sich in einer Zusammenstellung von PREBLE (1923) über das Material von 30 Lebensversicherungsgesellschaften mit 263000 Versicherten. Folgende Tab. 63 von PREBLE zeigt die Verschlechterung der Prognose als Funktion des Übergewichts sehr deutlich.

Tabelle 63. *Übergewicht und Prognose (nach* PREBLE)

Übergewicht in amerik. Lbs.	Todesquote bei Männern im Vergleich zum Durchschnitt = 100	Todesquote bei Frauen im Vergleich zum Durchschnitt = 100
+ 10	97	101
+ 15—20	104	114
+ 25—30	113	109
+ 35—45	131	122
+ 50—60	144	120
+ 65—80	165	157
+ 85 und mehr	223	—

1 amerik. Pfund = etwa 450 g.

Sehr eindrucksvoll ist die folgende Zusammenstellung (Abb. 39) über den Einfluß des Körpergewichtes auf die Mortalität von DUBLIN und MARKS (1930), der das Material von 100000 Todesfällen der Metropolitan Life Insurance Company aus den Jahren 1887—1921 zugrunde legte.

Die Zahlen steigen progressiv mit dem Übergewicht von 100 auf 174% an. Am ungünstigsten wirkt sich die Kombination von Fettsucht mit Diabetes aus. Hier geht der Prozentsatz sogar bis 257% in die Höhe. Leider läßt sich diesen Aufstellungen nicht entnehmen, um wieviele Jahre durchschnittlich das Leben durch die Fettsucht verkürzt wird. Weiteres ganz ähnliches Zahlenmaterial findet sich bei DUBLIN u. Mitarb. u. a. [zit. bei EVANS (Z)].

Alle diese Statistiken gelten nur für die Gesamtzahl der Fettsüchtigen. Sie sind nicht in die einzelnen Formen aufgegliedert. Da die vorwiegend endogenen Formen mit Ausnahme der primär genitalen Form nur wenige Prozent der Gesamtzahl ausmachen, so haben sie in erster Linie für die Mastfettsucht Gültigkeit. Daß die Prognose bei einzelnen endogenen Formen vor allem dem M. Cushing und zum Teil auch der cerebralen Form weit ungünstiger ist, als dem Gesamtdurchschnitt entspricht, wurde schon bei der Besprechung der einzelnen Arten auseinandergesetzt, wie ja überhaupt zu bedenken ist, daß beim einzelnen Fettsüchtigen die Dinge individuell sehr verschieden liegen, so daß die allgemeine Prognostik mit ihren Durchschnittswerten nur orientierende Gesichtspunkte liefern kann.

Die Hauptursache für das frühzeitige Sterben der Fettsüchtigen ist die Überbelastung der lebenswichtigsten Organe und Organsysteme, vor allem der Zirkulations- und Atemorgane. Diese erkranken oft früh und schwer und versagen dann besonders rasch, wenn noch Extrabeanspruchungen an sie herantreten, wie das bei interkurrenten Erkrankungen, vor allem Infektionen, der Fall ist, zu denen Fettleibige anscheinend vermehrt neigen, obwohl ich zuverlässiges statistisches Material darüber nicht finden konnte. Durch die verschlechterten Atmungsverhältnisse entwickeln sich leicht Pneumonien, besonders nach Operationen. Der vermehrten Thrombosen und Embolien wurde schon gedacht.

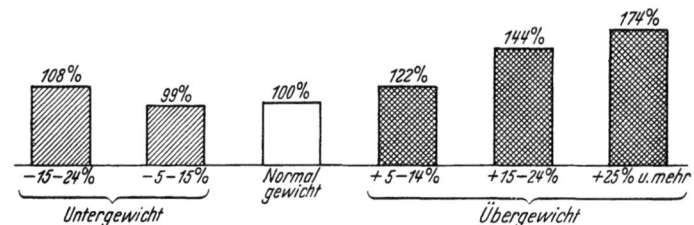

Abb. 39. Einfluß des Körpergewichts auf die Mortalität (nach Dublin und Marks)

Die Prognose im Einzelfalle ist fast so gut wie beim Normalen, sofern die Behandlung im Beginn einsetzt und konsequent durchgeführt wird. Es gibt keine von vornherein „hoffnungslose Fettsucht, sondern höchstens hoffnungslos indolente Fettsüchtige, die Schuld und Schicksal miteinander verwechseln" (Grafe).

So sehr man die heutige Mode des Schlankseins in ihren Auswüchsen zumal beim weiblichen Geschlecht belächeln mag und in einzelnen Fällen auch bei Übertreibungen gesundheitliche Schäden sieht, im ganzen ist sie doch vom ärztlichen Standpunkte als wünschenswert zu begrüßen, weil sie vielleicht mit dazu beiträgt, unserer heutigen Generation zu einem längeren Leben zu verhelfen.

Die hochgradige Unterernährung der Nachkriegsjahre ist den meisten Fettleibigen zum Segen geworden und hat ihr Leben verlängert. Was die eigene Energie nicht fertig brachte, besorgte der Zwang der Zeitverhältnisse.

f) Die Behandlung der Fettsucht

Da die Fettleibigkeit ein lebensbedrohender und lebensverkürzender Zustand ist, so muß ihr Zustandekommen nach Möglichkeit verhindert, sein Bestehen beseitigt werden. Gegenwärtig ist diese Therapie wieder aktuell, da die Not der Zeit, die sie schon weitgehend und meist sehr schonenderweise durchgeführt hat, vorüber ist (Historisches über die Behandlung der Fettsucht in den letzten 150 Jahren bei Pennington, 1954).

α) Prophylaxe und allgemeine Gesichtspunkte

Das „principiis obsta", die Prophylaxe, ist hier das erste und wichtigste. Es ist viel leichter, nicht fett zu werden, als sein übermäßiges Fett wieder zu verlieren. Leider ist in Laienkreisen die Unkenntnis über die Normalgewichte oft ebenso groß, wie diejenige über die Gefahren der Fettsucht. Der Arzt muß hier aufklärend eingreifen. So unerfreulich die Propaganda der Industrie für ihre Entfettungsmittel selbst in der Tagespresse an sich ist, so hat sie doch oft das Gute, das Publikum zu vermehrten Wägungen zu veranlassen und darauf aufmerksam zu machen, daß der Appetit nicht immer schrankenlos walten darf. Das gilt vor allem für diejenigen, die erblich mit Fettsucht belastet sind oder in Betrieben stehen, die der Entstehung einer exogenen Form besonders Vorschub leisten, wie das Nahrungsmittel-, Brauerei- und Gastwirtgewerbe.

Nur die Kenntnis der Normalgewichte und die häufige Gewichtskontrolle, aus der sofort die nötigen Konsequenzen für die Diät gezogen werden müssen, bildet die wirksame Prophylaxe. Nichts ist schlimmer als die Vogelstraußpolitik vieler Fettleibigen, die aus Scheu vor unerfreulichen Feststellungen die Wahrheit nicht erfahren wollen und so immer mehr der Fettsucht verfallen.

Im übrigen sind natürlich die prophylaktischen Maßnahmen in milderen Formen die gleichen wie bei der Behandlung der Fettleibigkeit, nur die medikamentöse Therapie muß ausscheiden. Es war früher ein nicht ganz seltener Unfug, daß zur Fettsucht neigende Menschen, nur um ungestraft mehr essen zu können, zu differenten Schilddrüsenpräparaten griffen und dafür vereinzelt sogar ärztliche Hilfe fanden.

Vor Durchführung einer Entfettungsbehandlung ist stets die Frage zu prüfen, ob eine solche wirklich angezeigt ist. Es wäre durchaus falsch, jeden ausgesprochenen Gewichtsüberschuß schematisch wegbehandeln zu wollen. Darin stimme ich v. NOORDEN (Z), UMBER (Z), LICHTWITZ (Z) u. a. durchaus bei. Auszuschließen sind solche Kranke, bei denen ein reichliches Fettpolster wünschenswert ist, wie Tuberkulöse, BASEDOW-Kranke, nervöse und alte hinfällige Leute ohne Störungen der Zirkulationsorgane. Nach der schon erwähnten Statistik von DUBLIN und MARKS ist bei der Tuberkulose die Sterblichkeit der Fettleibigen um 50 % niedriger als bei Normalgewichtigen und sogar um 400 % günstiger als bei Unterernährten.

Schwieriger zu entscheiden ist die Frage, wie man sich bei Menschen mit Übergewichten von 10—15 % verhalten soll, die keinerlei Beschwerden und Einbußen ihrer Leistungsfähigkeit haben. Man kann bei ihnen fast nur von Übergewichtigkeit, nicht von einer Fettleibigkeit als Krankheit sprechen. Wiewohl ich sehr gut verstehen kann, wenn hier Ärzte prophylaktisch zur Vermeidung späterer Funktionsstörungen doch therapeutisch eingreifen, neige ich persönlich doch mehr dazu, da, wo ein längerer stationärer Zustand ohne Tendenz zur Verschlimmerung bei vollkommenem Wohlbefinden und ausgezeichneter Leistungsfähigkeit besteht, abzuwarten. Der Mittelwert der Normalgewichte ist nicht gleichzeitig für jeden Menschen der für den Lebensablauf optimale Ernährungszustand, ganz abgesehen davon, daß die einzelnen Methoden zur Errechnung des Normalwertes schon bis fast 10 % differieren können. Das Wohlbefinden und die volle Leistungsfähigkeit sind, soweit man darüber wirklich zuverlässige Angaben erhält, da meines Erachtens oft bessere Indicatoren.

Geht dagegen der Gewichtsüberschuß über 15 % hinaus, so würde ich mit Ausnahme der wenigen erwähnten Fälle stets die Indication für eine Entfettungskur als gegeben ansehen, auch wenn noch keine Beeinträchtigungen vorhanden sind. Besondere Vorsicht ist bei Jugendlichen und alten Leuten jenseits des 60. Lebensjahres geboten [vgl. dazu FELLINGER (Z)]. Manche jugendliche Fettsucht verschwindet ohne Therapie.

Entfettung ist ferner angezeigt in den Fällen, in denen trotz sehr geringer oder überhaupt nicht vorhandener Fettvermehrung bereits charakteristische Beschwerden sich eingestellt haben (relative Fettsucht v. NOORDENS). Auch bei solchen

Menschen fällt das Gewichtsoptimum nicht mit dem Durchschnittswert der Norm zusammen, es liegt hier vielmehr tiefer, zumal dann, wenn die Kreislauforgane nicht mehr intakt sind.

Die therapeutischen Mittel, die wir gegen die Fettsucht ins Feld führen können, sind sehr zahlreich. Durch Überernährung ist jede Fettleibigkeit entstanden, nur durch Unterernährung kann sie beseitigt werden. War früher die Bilanz der gesamten energetischen Einnahmen des Organismus gegenüber den gesamten energetischen Ausgaben positiv, so muß sie jetzt negativ gestaltet werden. Das ist das Leitmotiv aller Behandlungsmethoden. Sie unterscheiden sich im wesentlichen nur dadurch, daß sie bald auf die eine, bald auf die andere Seite der Bilanz wirken, d. h. einnahmevermindernd oder abgabevermehrend. Im gleichen Sinne wie die Energiebilanz ist auch die Wasserbilanz zu beeinflussen.

β) Die diätetische Therapie

An erster Stelle steht naturgemäß das Bestreben, den Hauptfaktor unter den Einnahmen des Körpers, die Nahrung, in zweckmäßiger Weise herabzusetzen, d. h. die diätetische Therapie.

Entscheidend ist hier in erster Linie der Caloriengehalt der Kost und erst in zweiter Linie ihre chemische Zusammensetzung.

Die Reduktion des Brennwertes der Nahrung ist abhängig von dem Grade der Fettsucht und dem Tempo der Entfettungskuren. So sehr man in Krankenhäusern und Sanatorien geneigt ist, letzteres zu beschleunigen und mit starken Gewichtssenkungen in kurzer Zeit aufzuwarten, zumal wenn Zeit und Mittel für längere Kuren außerhalb des Hauses fehlen, so kommt man doch meines Erachtens in der Mehrzahl der Fälle bei einsichtigen Patienten mit einem etwas langsameren Tempo im Endeffekt weiter, in anderen werden rigorose Nahrungseinschränkungen überhaupt nicht vertragen.

Man muß stets bedenken, daß eine klinische Entfettungskur nur selten in wenigen Wochen den gewünschten Erfolg erzielt, es sei denn, daß nur geringe Gewichtsüberschüsse und Beschwerden da waren. Sie ist vielmehr gewöhnlich nur der erste mehr oder weniger weit reichende Anfang, der vor allem dem Kranken den geeigneten Weg zeigen soll, wie er zu Hause unter ärztlicher Aufsicht weiter zu verfahren hat. Die Hauptsache muß er hier selber durchführen. Bei stärkeren Graden der Fettsucht helfen nicht Kuren, sondern nur radikale Änderungen der Eß- und Lebensgewohnheiten auf lange Zeit hinaus, eventuell bis ans Lebensende, und die lernen viele Menschen nur in Anstaltsbehandlung.

Die Diätvorschriften müssen daher auf lange Sicht eingestellt werden.

So muß man in schweren Fällen eine *initiale* und eine *Dauerdiät* unterscheiden. Die erstere ist manchmal, zumal bei unvernünftigen Kranken, nur in Krankenhäusern oder Sanatorien in zweckmäßiger Weise durchzuführen. Die Dauerdiät gilt für das tägliche Leben.

Die Einschränkungen der Nahrung können bei der Anfangsdiät natürlich viel stärker ausfallen als bei der Dauerdiät.

Als allgemeine Regel kann hier gelten (GRAFE), daß die Calorienmenge der Nahrung gegenüber dem Bedarf um so viel Prozent zu reduzieren ist, wie der Gewichtsüberschuß beträgt, d.h. also bei einem Übergewicht von 30% um etwa $^1/_3$. Es gilt dies natürlich nur für Übergewichte bis 75%, da man auch bei Sanatoriumskuren für längere Zeit lieber nicht unter 25% des Bedarfs herabgehen sollte. Selbstverständlich darf dieser Satz nicht zum Schema erstarren, da Komplikationen manchmal Abweichungen nach der einen oder anderen Seite nötig machen. So empfiehlt sich bei gleichzeitig bestehender Herzinsuffizienz oder akuter Dyspepsie oft eine weit stärkere Restriktion bis zu einer kaschierten oder tatsächlichen Hungerkur, während bei hinfälligen, nervös und vasomotorisch sehr labilen Menschen die Nahrungsverminderung gelinder vorgenommen werden muß.

Die *Berechnung der jeweils nötigen Nahrungszufuhr* gestaltet sich nach dem Angegebenen leicht, wenn man den Normalbedarf des betreffenden Kranken, sein Normalgewicht und sein tatsächliches Gewicht kennt.

Der erste Faktor ist nach den Ausführungen auf S. 12ff. zu berechnen oder direkt zu bestimmen, das Normalgewicht aus der Tab. 60 auf S. 374 und nach den Angaben in den Tabellen des Anhanges zu ersehen. Aus dem festgestellten tatsächlichen Gewicht ergibt sich dann ohne weiteres der Prozentsatz der Übergewichtigkeit.

Beispiel: Ein 170 cm großer, 50jähriger Mann von kräftiger Konstitution und ohne Herzinsuffizienz wiegt 98 kg, gegenüber dem Normalgewicht von durchschnittlich 70,0 kg bedeutet das ein Plus von 40%. Nach den im Anhang dieses Buches abgedruckten Tabellen für den Normalbedarf Gesunder von BENEDICT und CARPENTER würde der Nüchternbedarf eines Normalen von gleicher Konstitution, gleichem Alter und Gewicht 1927 Calorien betragen, bei leichter Bewegung im Zimmer erhöht sich diese Zahl um + 30% auf etwa 2500 Calorien Tagesbedarf. Bei der Übergewichtigkeit von 40% wäre mithin der Caloriengehalt der initialen Entfettungskost um 40% von 2500, d. h. um 1000 Calorien zu erniedrigen, also auf 1500 Calorien festzusetzen.

Bei Körpergewichten über 125 kg versagen natürlich die Normaltabellen.

Wie soll z. B. die Diät bei einer 37jährigen Frau von 1,61 m Größe und 195 kg Gewicht, wie ich sie früher einmal zu behandeln hatte, festgesetzt werden?

In solchen Fällen bestimmt man, wenn es irgend geht, den Bedarf direkt durch einen Respirationsversuch. Leider gelingt das nicht immer mit kurzfristiger Methodik, da wegen der behinderten Atmung leicht zu hohe Werte erhalten werden. So ergab bei der genannten Kranken die KROGsche Methode einen Wert von 3059 Cal, während er in meinem Universalrespirationsapparat nur 2166 Cal betrug. Dieser Wert liegt nicht weit entfernt von der Zahl, welche man erhält, wenn man unter Berücksichtigung der gleichen Intervalle die Gewichtstabelle von BENEDICT über ihren Endpunkt hinaus verlängert. Man erhält so die Zahl 2415 Cal. Hinzu kommt für Bettruhe und Aufstehen für einige Stunden ein Zuschlag von 20%, so daß der Tagesbedarf auf 2900 Cal zu veranschlagen wäre. Der Calorienwert der Kost wurde auf 6—700 Cal festgesetzt. Auch in anderen Fällen schwerer Fettsucht waren die in der gleichen Weise nach BENEDICTs Tabellen errechneten Zahlen in so annähernder Übereinstimmung mit den tatsächlich gefundenen Werten, daß ich sie da, wo ein zuverlässiger Respirationsversuch nicht durchführbar ist, doch als Grundlage der Kostberechnung empfehlen möchte.

An dieser starken Diäteinschränkung kann für die initiale Kur je nach Schwere der vorliegenden Fettleibigkeit 4 bis höchstens 10 Wochen festgehalten werden. Für die Dauerbehandlung zu Hause rate ich, zumal wenn die Fettleibigen wieder ihren Pflichten nachgehen sollen, die oben genannten Sätze zu halbieren, d. h. bei einem Übergewicht von 50% den Calorienwert der Kost nur um 25% zu kürzen. Mit weiter fallendem Gewicht sinkt automatisch der Grad der Unterernährung, doch genügt es, wenn die Neufestsetzung der Kost nur für Intervalle von 5—10 kg jeweils vorgenommen wird. Es genügt dann durchaus, wenn die wöchentliche Gewichtsabnahme 1—2 Pfund beträgt.

Nachdem in der geschilderten Weise im Einzelfalle der Caloriengehalt der Entfettungsdiät berechnet worden ist, muß entschieden werden, wie der *Brennwert der Nahrung auf die einzelnen Nahrungsmittel verteilt* werden soll. Diese Frage tritt an Bedeutung hinter der calorischen weit zurück. Ihre zweckmäßige Beantwortung ist aber für die Durchführung der Ernährungstechnik im einzelnen wichtig. Folgende allgemeine Gesichtspunkte sind hier maßgebend: Zu bevorzugen sind solche Nahrungsmittel, die den Organismus zu vermehrten Ausgaben zwingen, einzuschränken diejenigen, welche nahezu ohne Abzüge zum Ansatz kommen können. Außerdem muß die Kost trotz ihrer calorischen Insufficienz ein gewisses Sättigungsgefühl erzielen und darf auch in ihrem Wassergehalt nicht über 1 Liter hinausgehen. Demnach gehört an die Spitze der Nahrungsstoffe das Eiweiß, denn es hat die größte spezifisch-dynamische Wirkung, wird bei unzulänglichem Caloriengehalt der Nahrung quantitativ zersetzt und ist hinsichtlich seines Geschmacks den meisten Menschen in Form von Fleisch, Fisch, Geflügel, Eiern usw. die liebste. Es wirkt auch am längsten sättigend.

Tabelle 64. *Zusammensetzung von Entfettungsregimen*

Diät nach	Eiweiß g	Kohlenhydrat g	Fett g	Alkohol g	Calorien
BANTING	172	81	8	(75	1100 (1600)
OERTEL: Maximum . . .	170	120	45	(60)	1600 (2000)
OERTEL: Minimum	156	75	25	—	1180
EBSTEIN	102	47	85	(20)	1300 (1450)
HIRSCHFELD: Maximum. .	137	63	67	—	1400
HIRSCHFELD: Minimum . .	100	53	41	—	1000
KISCH: Maximum	200	100	12	—	1116
KISCH: Minimum	160	80	11	—	1086
v. NOORDEN: a)	120	118	35	—	1300
b)	90	148	35	—	1300
MORITZ (Milchkur); im Mittel 1600 ccm	51	72	54	—	1010
UMBER	95,7	107	8	—	1008
DUJARDIN-BEAUMETZ . .	116	125	50	—	1457
BOUCHARD	83	55	70,7	—	1250

Tabelle 65. *Kostgerüst von* v. NOORDEN *u.* SALOMON

		N	Eiweiß	Fett	Kohlenhydrat	Calorien
Morgens	200 cm³ Kaffee oder Tee .	0,1	—	—	—	—
	20 cm³ Milch	0,1	0,6	0,7	0,9	13
	50 g Simonsbrot oder Schrotbrot	0,5	3,0	0,25	25,0	117
	30 g Weißbrot (Semmel).	0,3	2,1	0,14	17,0	80
Vormittags	200 g Obst (Äpfel)	—	0,36	—	12,0	100
Mittags	200 g Fleisch, gebraten. .	8,4	52,8	4,0	—	254
	200 g Gemüse, in Salzwasser gekocht, oder Salat	0,6	4,0	—	10,0	58
	80 g Obst	—	0,28	—	9,6	41
Nachmittags	150 cm³ Kaffee	0,07	—	—	—	—
	20 cm³ Milch	0,1	0,6	0,7	0,9	13
Abends	100 g Fleisch	4,2	26,4	2,0	—	127
	200 g Gemüse oder Salat .	0,6	4,0	—	10,0	58
	20 g Simonsbrot	0,2	1,2	0,1	10,0	47
	200 cm³ Tee	0,1	—	—	—	—
Vor dem Schlafen	200 g Obst	—	0,36	—	12,0	100
		15,27	95,70	7,89	107,4	1008

An zweiter Stelle stehen die Kohlenhydrate. Da sie auch Fettbildner sind, kommen sie nur in mittleren Mengen in Betracht, zum kleinen Teil in konzentrierterer Form als Zucker, Mehl, Reis, Grieß, Maizena, Hafer, Kartoffeln, zum größeren Teil als frische oder eingemachte Gemüse und Obst. Das Fett gehört, wie zuerst OERTEL (Z), dann v. NOORDEN (Z), MCLESTER u. a. es verlangten, an die letzte Stelle, es ist der konzentrierteste Nährstoff, dessen Umarbeitung dem Körper keine nennenswerte Ausgabenvermehrung auferlegt.

Tabelle 66. *Kostgerüst von* UMBER

		Eiweiß	Fett	Kohlen-hydrate	Calorien
Morgens	Tee mit Zitronensaft . . .	—	—	—	—
	2 Eier	11,8	10,4	—	rd. 145
	25 g Weizenschrotbrot . . .	2,0	0,2	12,0	59
Mittags	200 g Fleischbrühe				
	(ohne Fett)	1,2	1,0	—	14
	200 g mageres Fleisch				
	(Rohgewicht)	40,0	3,0	0,4	194
	100 g Kartoffeln	2,0	0,3	20,0	93
	200 g Gemüse (Rohgewicht)	4,0	0,4	9,0	57
	100 g Gurke (mit Essig				
	ohne Öl).	1,1	0,1	2,2	14
	200 g zuckerarmes Obst . .	1,0	—	13,0	57
	Schwarzer Kaffee	—	—	—	—
Nachmittags	Tee mit Zitronensaft . . .	—	—	—	—
Abends	Tee	—	—	—	—
	200 g mageres Fleisch				
	(Rohgewicht)	40,0	3,0	0,4	194
	100 g Kartoffeln	2,0	0,3	20,0	93
	200 g Sauerkraut.	2,4	1,0	5,4	34
	100 g Tomaten (oder Radies)	0,9	0,2	4,0	22
	200 g Äpfel	0,8	—	24,0	131
Für den					
ganzen Tag	20 g Butter	—	24,0	—	153
		109,2 g	37,0 g	110,0 g	
	Calorien	448	344	451	=1243
	Prozente der Calorien . . .	36,0	27,7	36,3	

Als Getränk Wasser oder Citronensaft mit Wasser (süßen mit Saccharin); Wein nur bei ärztlich anerkanntem Bedarf. Gesamtgetränkmenge ärztlich vorzuschreiben; in der Regel nicht mehr als 1500 cm³, meist weniger, d. h. etwa $1^1/_4$ Liter.

Eine größere Anzahl von Autoren haben für hochgradige Fälle von Fettleibigkeit besondere nach ihnen benannte Kuren zur Entfettung angegeben und die hier vorliegenden Probleme auf ihre eigene Weise zu lösen versucht. Wie sie dabei im einzelnen vorgingen, zeigt die etwas erweiterte, der Darstellung von v. NORDEN u. SALOMON entlehnte Tab. 65, in welcher die Werte auf mittlere Körpergröße umgerechnet wurden.

Die meisten Regime werden den angegebenen Gesichtspunkten gerecht, wenn auch die Zahlen im einzelnen recht erheblich schwanken. Aus dem Rahmen heraus fällt eigentlich nur EBSTEINS (Z) Vorschrift, die relativ wenig Eiweiß und Kohlenhydrate, dagegen unverhältnismäßig große Mengen von Fett, die sogar über das VOITsche Kostmaß hinausgehen, vorsieht. Auch der Fettreichtum der französischen Diäten vor allem von BOUCHARD (Z) ist recht hoch. Maßgebend für die Vorliebe EBSTEINS für Fett ist die Eigenschaft dieses Stoffes, bei manchen Menschen ein frühzeitiges Sättigungsgefühl, unter Umständen sogar einen Ekel am Essen zu erzeugen. Er beruft sich dabei auf HIPPOKRATES. Für manche Menschen mag das zutreffen, im allgemeinen sind dafür die von ihm gestatteten Mengen noch nicht groß genug. Die EBSTEINsche Diät hat denn auch, soviel ich sehen kann, heute wenig Anhänger mehr, wenn auch zugegeben ist, daß trotz ihrer falschen Konstruktion ihre Erfolge nicht hinter denen anderer Regime wesentlich zurückstehen. Ich benutzte sie nur noch in den relativ sehr seltenen Fällen, in denen schon diese dafür relativ kleinen Mengen Fett die Freude am Essen verderben. Als allgemeines Ernährungsregime kommt die EBSTEINsche Kur meines Erachtens

Tabelle 67. *Kostgerüst von E. GRAFE*

Mahlzeit	Zusammensetzung der Mahlzeit	Gehalt an Eiweiß	Gehalt an Fett	Gehalt an Kohlen-hydrat	Gehalt an Calorien
1. Frühstück	250 g Tee oder Kaffee	—	—	—	—
	20 g Milch	0,6	0,7	0,9	13
	30 g grobes Brot	2,5	0,2	16,0	70
	5 g Marmelade	—	—	3,0	12
	1 Ei	5,6	5,3	0,3	74
2. Frühstück	100 g Obst (gerechnet als Äpfel) .	3,0	—	13,3	60
Mittagessen	250 g fettarmes Fleisch (roh) ge-braten oder gekocht (= 160 g zubereitet) . . .	54,0	8,0	1,3	300
	200 g Gemüse (roh) in Bouillon gekocht.	4,0	0,4	0,9	60
	50 g Kartoffeln (roh)	1,0	0,2	10,0	45
	10 g Fett zu der Nahrung . . .	—	8,4	—	78
	100 g Obst	3,0	—	13,3	60
	150 g Wasser oder schwarzer Kaffee	—	—	—	—
Nachmittags	150 g Tee oder Kaffee	—	—	—	—
	15 g Milch.	0,5	0,5	0,7	10
	5 g Marmelade	—	—	3,0	12
	10 g Toast.	0,9	1,0	6,7	40
Abendessen	200 g Tee	—	—	—	—
	100 g fettarmes Fleisch (kalt) z.B. Lachsschinken	25,0	4,0	—	140
	200 g Salat	2,8	0,6	3,8	32
	100 g Obst	0,8	—	7,0	40
Gesamtzahlen		103,7	29,3	80,2	1046
Nach Fortfall der Nachmittags-Mahlzeit.		—1,4	—1,5	—10,4	—62
	bleibt	102,3	27,8	69,8	984

Extrafett darf nicht verwendet werden, möglichst wenig salzen.

nicht in Betracht. Der relativ hohe Fettgehalt der MORITZschen Kur ist als solcher nicht beabsichtigt, sondern die außerordentlich einfache und bequeme und oft gut sättigende Milchkur bringt ihn mit sich. Die Fettmengen in manchen Schemata sind so niedrig gehalten, daß dagegen küchentechnische Bedenken bestehen, so daß v. NOORDEN u. SALOMON wohl nicht Unrecht haben, wenn sie meinen, daß diese Zahlen wohl nur auf dem Papier stehen.

UMBER (Z) sowie v. NOORDEN u. SALOMON haben recht zweckmäßige Kostgerüste angegeben, die ich in Tab. 65 u. 66 mitteile.

Unterschiede finden sich eigentlich nur hinsichtlich des Fettes, das bei UMBER zu niedrig gehalten ist. Diese Gerüste sind so einfach, daß nach Bedarf und Geschmack mancherlei daran geändert, weggenommen und eingefügt werden kann. Weitere Beispiele finden sich bei EWALD, STRAUSS, BRUGSCH (Z) u. a.

Wenn ich meinerseits trotzdem noch ein eigenes Kostgerüst (vgl. Tab. 67) mitteile, so geschieht es nur aus dem Grunde, weil meiner Ansicht nach viele Schemata noch zu viel Kohlenhydrate enthalten, während das BOUCHARDsche Schema sicher zu wenig Kohlenhydrate vorschreibt. Der Schwerpunkt kann ruhig noch mehr nach dem Eiweiß hin verlegt werden. Die Grenze der Acidose (nach ZELLER bei 10% Calorien aus Kohlenhydraten) ist noch fern, und das auch bei der Fettsucht oft stark in Anspruch genommene Pankreas wird weiter entlastet.

Tabelle 68. *Zulagen (nach F. UMBER)*

100 Calorien sind enthalten in:	
a) eiweißreichen Nahrungsmitteln	b) kohlenhydratreichen Nahrungsmitteln
100 g Kalbfleisch, gebraten, mager	25 g Zucker
80 g Roastbeef, mager	40 g Weißbrot, Grahambrot, Schwarzbrot
50 g Hammelkotelett, mager	50 g Pumpernickel
40 g Schweinskotelett, mager	50 g Pumpernickel
40 g Schinken, fettfrei	30 g Zwieback
25 g geräucherte Ochsenzunge	20 g Leibniz-Keks, Kuchen
100 g Kalbsmilch, gekocht	300—400 g Gemüse
70 g Kalbshiern, gekocht	500 g Salat
50 g Leber	100 g Kartoffeln
30 g Niere	20 g Erbsen, Linsen, Bohnen, trocken
100 g Hasenbraten	30 g Mehl, Grieß, Reis, Maismehl, Hafer-
90 g Hirschbraten	mehl
60 g Rehbraten	150—200 g Apfelsinen, Äpfel, Birnen, Apri-
25 g Gans, gebraten	kosen, Kirschen, Reineclauden, Mira-
60 g Huhn, gebraten	bellen, Pflaumen, Erdbeeren, Heidel-
90 g Backhuhn	beeren, Himbeeren, Preiselbeeren,
30 g Taube	Stachelbeeren, Ananas
etwa 100 g Forelle, Hecht, Schellfisch, Kabel-	125 g Weintrauben
jau, Lachsforelle, Rotzunge, Seezunge,	100 g Bananen
Schleie, Zander, gekocht	30 g trockene Datteln oder Feigen
40 g Ölsardinen	
40 g Kaviar	
125 g Austern	
130 g Hummer	
150 g Kuhmilch, Dickmilch	
200 g Kefir, Joghurt	
225 g Magermilch	
12 g Butter	
25 g Schweizer-, Holländerkäse, Chester	
30 g Camembert, Brie, Gorgonzola,	
Roquefort, Parmesankäse	
50 g Magerkäse	
200 g Quark	

Das Kostgerüst (Tab. 67), das in seinem Caloriengehalt noch unter das letzte UMBERsche herabgeht, stellt m. E. die Minimalzufuhr dar, die bei der initialen Behandlung nur selten und vorübergehend, bei der Dauerbehandlung nie unterschritten werden sollte. Die Nachteile einer so weiten Reduktion der Nahrung schätze ich weit niedriger ein als v. NOORDEN (Z) und UMBER (Z). Es ist durchaus richtig, daß dabei unter Umständen, wie HIRSCHFELD, MORITZ und HEDINGER (Lit. bei v. NOORDEN u. SALOMON) es fanden, erhebliche Einbußen an Körpereiweiß resultieren. Es wäre aber falsch, anzunehmen, daß diese ganz oder auch nur zum großen Teil wertvollem Protoplasmaeiweiß entsprechen. Wie schon früher auseinandergesetzt, handelt es sich wahrscheinlich zum großen Teil um eine minderwertige Mastsubstanz, deren Einschmelzung den Organismus biologisch nicht belastet. Ebenso wie ihre Anhäufung im Körper keine Vermehrung der Oxydationen bedingt (MAYER und DENGLER, Lit. bei v. NOORDEN u. SALOMON, u.a.), bedeutet ihr Verschwinden in der Regel auch keine Verminderung der Verbrennungen. Gerade bei hochgradiger Fettsucht, für die ja nur solche Restriktionen in Betracht kommen, haben zuerst v.DAPPER (unter v. NOORDEN) u.a. den Nachweis erbracht, daß hier trotz hochgradiger Unterernährung, selbst bei niedrigem Eiweißgehalt (unter 80 g) sogar ein N-Gleichgewicht aufrechterhalten werden kann. Das ist erst recht dann der Fall, wenn man den Eiweißgehalt der Kost sehr hoch ansetzt, wie ich es selbst für die Minimalkost vorschlage. Je nach Bedarf läßt sich diese leicht erweitern.

Die modifizierte UMBERsche Tabelle (Tab. 68, S. 443) bringt die Zulagemöglichkeiten entsprechend 100 Cal.

Sie läßt sich an Hand von anderweitigen Nahrungstabellen beliebig noch weiter ergänzen.

Tabelle 69. *Gewichtsstillstand trotz hochgradiger Unterernährung*

Datum 1912	Zusammensetzung der Nahrung						Brutto-calorien-einfuhr	Calorien pro kg	Gewicht kg
	Suppe g	Milch g	Fleisch g	Gemüse g	Brötchen g	Kompott g			
25. VII.	—	150	200	400	50	100	865	8,5	101
26. VII.	—	150	200	400	50	200	862	8,5	—
27. VII.	—	150	200	400	50	100	965	9,5	—
28. VII.	400	150	200	400	150	150	993	9,6	101
29. VII.	200	150	230	500	100	200	989	9,6	—
30. VII.	400	150	200	400	100	200	979	9,5	—
31. VII.	200	150	100	250	50	150	632	6	101
1. VIII.	200	150	200	550	100	300	1055	10,2	—
2. VIII.	400	150	300	380	150	240	1159	11,2	—
3. VIII.	400	150	200	500	150	200	1127	11,0	100,5
4. VIII.	200	150	200	550	150	250	1160	11,2	—
5. VIII.	400	150	200	500	150	200	1157	11,2	—
6. VIII.	400	150	150	500	100	200	1005	10	101
7. VIII.	200	150	280	400	100	200	1030	10	—
8. VIII.	200	150	200	400	150	200	1002	10	—
9. VIII.	200	150	200	400	150	200	1032	10	101
10. VIII.	—	150	220	400	150	120	1004	10	—
11. VIII.	200	150	250	350	150	200	1010	10	—
12. VIII.	400	150	200	400	150	150	1083	10,6	100,5
13. VIII.	200	150	200	400	150	200	1126	11	—
14. VIII.	200	150	200	400	150	200	1082	10,6	—
14. VIII.	200	150	200	400	150	150	1035	10	101
16. VIII.	—	—	—	—	—	—	—	—	101

Auch der Wassergehalt der Kost muß bei der diätetischen Entfettung genau festgestellt werden. Die Annahme OERTELs und SCHWENNINGERs, daß Wasser den Fettansatz begünstige, Wasserentziehung die Einschmelzung befördere, ist allerdings durch SALOMON als falsch erwiesen. Es waren das irrige Schlüsse, die lediglich aus Gewichtskurven gefolgert wurden. Es handelte sich bei den Gewichtsänderungen nicht nur um Änderungen im Fettgehalt, sondern vor allem um solche im Wasserhaushalt. Es ist, wie schon erwähnt, eine unbestrittene Tatsache, daß die Tendenz zum Wasseransatz zumal bei den vorwiegend endogenen Formen oft ganz gewaltig ist.

Besonders eindrucksvoll zeigt das folgende eigene Beobachtung (Tab. 69) (GRAFE) bei einer 44jährigen Frau von 158 cm Größe und 105 kg Gewicht mit typischer Kastrationsfettsucht nach Ovariotomie wegen Osteomalacie. Der mehrfach in langfristigen Respirationsversuchen festgestellte Bedarf schwankte in der langen Behandlungszeit von fast 4 Monaten zwischen 2083,8 Cal maximal und 1942,0 minimal, entsprechend 19,7—21,2 Cal/kg. Der tatsächliche Tagesbedarf dürfte bei etwa 2700 Cal gelegen haben. In den ersten 16 Tagen gelang bei einer Unterernährung von etwa 50% des Bedarfs auch schon relativ langsam eine Gewichtsabnahme von 4 kg. Dann aber stand das Gewicht trotz einer weiteren Reduktion der Nahrung ohne sonstige Therapie auf fast $1/3$ des Bedarfs 23 Tage vollkommen still, wie aus Tab. 69 hervorgeht.

Es besteht also ein tägliches Defizit von etwa 1600 Cal, so daß in den angeführten 22 Tagen der Körper allein an Trockensubstanz etwa 3300 g eingebüßt haben muß. In gleicher Höhe muß also Wasser retiniert sein. Auch in den folgenden 47 Tagen sank das Gewicht bei gleich starker Unterernährung nur noch um 4,5 kg ab.

Gewiß ist die Tendenz zur Wasserretention nicht immer so groß, nach meinen Erfahrungen auch ganz unabhängig von Störungen der Zirkulationsapparate, im allgemeinen um so stärker, je hochgradiger die Fettsucht ist.

Wie schon früher auseinandergesetzt, entspricht das Gesamtgewicht der Nahrung ungefähr dem Wassergehalt + dem Oxydationswasser der Nahrung. In dem gegebenen Kostgerüst sind es 2015 g, davon 785 g als reine Flüssigkeit. Auch dies sind Minimalzahlen, die aber in ganz seltenen Fällen, sofern nicht Kontraindikationen von anderer Seite bestehen, nicht überschritten werden sollten. Für die Dauerbehandlung sind gewisse Konzessionen bis höchstens 1 Liter manchmal nicht zu umgehen. Unkontrolliertes Trinken von Flüssigkeit ist streng zu verbieten.

Schließlich ist auch der *Salzgehalt* der Kost nicht zu vernachlässigen. Salzreichtum befördert den Wasseransatz und muß daher in hydrophilen Fällen auf ein mit der Schmackhaftigkeit noch eben verträgliches Minimum herabgesetzt werden, evtl. kann der Kost Hosal oder Titrosalz *spezial* zugesetzt werden.

Bei der *Dauerbehandlung* werden in schweren Fällen, wenn möglich wöchentlich ein Gemüse-, Obst- oder Milchtag (KISCH und RÖMHELD) eingeschoben, in denen man aber beim Frühstück vielleicht noch 20 g Toast und ein Ei gestattet, im übrigen aber nur Gemüse und Obst bzw. Milch gibt in Mengen, die etwa 1000 Cal insgesamt entsprechen. Vielfach ist an diesen Tagen Schonung hinsichtlich stärkerer körperlicher Arbeiten geboten.

Von *besonderen Entfettungskuren* seien außer den genannten noch die *Milchkur* von MORITZ, die *Kartoffelkur* von ROSENFELD, die rein vegetarischen Kuren, zu denen heute noch die sogenannte *Rohkost* hinzukommt, kurz erwähnt. Die ursprünglich nur für Fettsüchtige mit Kreislaufstörungen empfohlene CARELLsche Milchkost hat MORITZ ganz allgemein für die Behandlung der Fettleibigkeit empfohlen. Er riet, so vielfach 25 cm³ Milch täglich zu geben, als in Zentimeter die Körperlänge über 100 cm hinausgeht, also bei 180 cm 80 × 25 = 2000 cm³.

Die großen Vorzüge solcher Milchdiäten, ihre Einfachheit und Billigkeit sowie der für eine Entwässerung sehr zweckmäßige niedrige Salzgehalt, liegen auf der Hand und haben ihr rasch Eingang verschafft. Als Dauerbehandlung stößt sie jedoch auf Schwierigkeiten. Die N-Verluste können dabei, wie schon MORITZ selbst und später HEDINGER, UMBER (Z), JACOB u. a. zeigten, recht beträchtlich werden. Ich selbst sehe darin, wie schon oben erwähnt, keinen so großen Nachteil, zumal er nach HEDINGER durch Zulagen von 50 g Kohlenhydraten leicht herabgemindert werden kann. Wichtiger ist, daß auf die Dauer fast stets subjektive Beschwerden eintreten, wie Schwächegefühl, Schwindel, Herzklopfen, herabgesetzte körperliche und geistige Leistungsfähigkeit. Auch erzeugt die Eintönigkeit und Fadheit des Geschmackes oft eine kaum noch zu überwindende Aversion gegen dies Nahrungsmittel. Auch ist die Flüssigkeitsmenge zu groß. Für die initiale Behandlung und als Einlage in die Dauerbehandlung besitzt die Milchkur aber zweifellos einen hohen Wert.

Von dem großen Volumen, dem starken Kohlenhydratgehalt und Sättigungswert der Kartoffel ausgehend empfahl ROSENFELD seine Kartoffelkur, die ursprünglich außerdem nur noch 200 g mageres Fleisch, etwas Käse und Bouillon

vorsah. Später hat er sie dann allerdings durch Einbeziehung von anderen Nahrungsmitteln so erweitert, daß kaum noch der Name übrig geblieben ist. Die letzte Form,
die er ihr gegeben hat, zeigt das deutlich.

Einzelne Kartoffeltage analog den Milchtagen haben H. SALOMON u. v. JAGIC
empfohlen.

Vegetarische Entfettungskuren rieten schon vor Jahrzehnten F. A. HOFFMANN
und KOLISCH; durch ALBU, R. BERG u. a. sind sie wieder modern geworden. Das
große Volumen bei geringem Brennwert, der relativ hohe Kohlenhydrat- und
Vitamingehalt, die den Darm anregende Wirkung sowie die Möglichkeit reicher
Abwechslung, sprechen durchaus für sie. Ein gewisser Nachteil besteht in der
Eiweißarmut einerseits und dem hohen Gehalt an Wasser und Salzen auf der
anderen Seite. Auch hier stößt die Dauerbehandlung wegen der Reizlosigkeit
meist auf Schwierigkeiten, es sei denn, daß es sich um Vegetarianer aus Prinzip
handelt, die aber nur ein minimales Kontingent zur Fettsucht stellen.

Sehr zweckmäßig und angenehm dagegen sind in die Dauerdiät eingeschaltete,
rein vegetarische Tage.

Auch eine besondere Art des Vegetarianismus, die sogenannte *Rohkost*, kann
in der Diät der Fettsüchtigen, zeitweise dargereicht, sehr nützlich sein. Hinsichtlich
Theorie und Praxis dieser Kostart sei auf das entsprechende Kapitel verwiesen.

γ) Die Bewegungstherapie

Hat die diätetische Behandlung den Hauptzweck, die calorischen und chemischen
Einnahmen des Fettleibigen zu vermindern, so soll die Bewegungstherapie die
entsprechenden Ausgaben vermehren. Ich verstehe darunter sämtliche Maßnahmen, welche durch Steigerung der Umsätze im Muskel die Gesamtverbrennungen
erhöhen. Die hier vorliegenden Möglichkeiten sind außerordentlich zahlreich,
Spaziergänge, Sport jeder Art, gymnastische Übungen, Bewegungen an Apparaten,
Massage in jeder Form, Elektrisieren kommen in Betracht und lassen sich durch
die Möglichkeit weitgehendster Variabilität in jedem Zweig sehr fein in ihrem
Optimum für den Einzelfall dosieren, wobei natürlich auch die individuell verschiedenen Liebhabereien ein großes Wort mitzusprechen haben. Die Hauptsache
ist, daß der Fettsüchtige, der ja meist durch seine Fettleibigkeit träge wird, überhaupt zu vermehrter Muskeltätigkeit sich aufrafft. Art und Stärke wird bestimmt
von der Leistungsfähigkeit der Zirkulationsorgane und der Höhe der Fettleibigkeit.
Daß an insuffiziente oder an der Grenze der Kompensation stehende Herzen hier
überhaupt keine besonderen Forderungen gestellt werden können, ist selbstverständlich.

Die einfachste Bewegungstherapie ist der Spaziergang. Er beansprucht der
Hauptsache nach zwar nur die untere Extremität, vermag aber bei raschem
Tempo und ansteigenden Wegen sehr erhebliche Stoffwechselsteigerungen auszulösen. OERTEL (Z) hat hier durch Anlage von Terrainkurwegen mit genau bekannten Steigungen eine sehr feine und exakte Dosierung der Steigarbeit ermöglicht.
Die bekannten Untersuchungen von ZUNTZ u. KATZENSTEIN zeigten schon für
den Gesunden, daß die Anforderungen an die Oxydationen pro 1 kg/m Steigarbeit über 1000% größer sind als pro Meter Weglänge in der Ebene. ZUNTZ hat
in folgender Tab. 70 für einige körperliche Leistungen bei einem Mann von 70 kg
den Fettverbrauch berechnet. Bei Fettsüchtigen sind hier a priori noch größere
Ausschläge zu erwarten. Leider gibt es nur wenige Untersuchungen darüber
(JAQUET u. SVENSON, HAUSSLEITER) und auch diese gestatten wegen der wenig
exakten Anlage und Berechnung keine Schlüsse. GESSLER hat zwar für die Dreh-
arbeit die schon S. 383 erwähnte Feststellung machen können, daß der Fettleibige
hier sogar mit größerem Nutzeffekt arbeitet als der Gesunde, die Berechtigung

einer Übertragung auf die Steigarbeit, bei der der Gewichtsfaktor ganz anders zur Geltung kommt, erscheint mir aber sehr fraglich. Daß bei bestehender oder durch die Steigarbeit ausgelöster Zirkulationsstörung der Nutzeffekt rapider sinkt, ist selbstverständlich und für einen Fall auch von JAQUET u. SVENSON zahlenmäßig nachgewiesen.

Tabelle 70. *Fettverbrauch für körperliche Leistungen nach* ZUNTZ *u.* KATZENSTEIN

Bis 3,6 km Marschleistung, horizontal	16 g
Bis 6,0 km Marschleistung, horizontal	30 g
Bis 8,4 km Marschleistung, horizontal	70 g
Ersteigung von 300 m Höhe, bequemer Weg	169 g
Ersteigung von 300 m Höhe, steiler Weg, 32—68% Steigung	280 g
3 km Weg bei 10% Steigung	376 g
9 km Radfahren, horizontal	231 g
22 km Radfahren, horizontal	722 g
9 km Radfahren, horizontal bei 3% Steigung	384 g

Der Einfluß der verschiedensten Sportarten auf den Stoffwechsel der Gesunden ist in den letzten Jahren in steigendem Maße studiert worden (Zusammenfassung in dem ausgezeichneten Handbuch der Arbeitsphysiologie, herausgegeben von E. ATZLER). Ein sehr empfehlenswerter ruhiger Sport ist das in Deutschland leider nur wenig gepflegte Golfspiel. EVANS (Z) erwähnt einen jungen Mann, der zusätzlich zu seiner Diäteinschränkung täglich 18 Partien Golf spielte und dadurch in 11 Wochen sein Körpergewicht von 229 1/4 Pfund um 52 1/4 Pfund auf sein Normalgewicht von 177 Pfund herabsetzen konnte.

Für die exakte Beurteilung der Stoffwechselsteigerung bei den verschiedenen Sportarten bei Kranken, insbesondere Fettsüchtigen, fehlen noch alle exakten Grundlagen. So ist es der intuitiven Schätzung des Arztes überlassen, was er im Einzelfall erlauben oder verbieten soll, in vielen Fällen bleibt nur das unter Umständen risikoreiche Ausprobieren übrig. Gerade beim Sport sind die Gefahren besonders groß, da er bewußt oder unbewußt zum Wettbewerb führt und damit so sehr Affekt und Willen engagiert, daß manchmal schon Gesunde das Maß ihrer Leistungsfähigkeit überschreiten. Daher ist im Zweifelsfalle der Verzicht bei sehr stark Übergewichtigen das beste. Am empfehlenswertesten und harmlosesten auch für schwere Fälle ist die Hausgymnastik, für die SCHREBER, MÜLLER u. a. sehr zweckmäßige Vorschriften gegeben haben. BIER hat vor allem Nacktübungen empfohlen, um auch das ästhetische Bedürfnis nach harmonischen Körperformen in den Dienst der Therapie zu stellen.

Die *Massage* kann sowohl eine passive wie eine aktive sein. Der Wert der ersten ist abgesehen von dem gewissen wohligen Gefühle, das sie meist erzeugt, recht problematisch. STÜVE u. LEBER haben auf v. NOORDENs Veranlassung den Einfluß der passiven Massage auf den Gasstoffwechsel untersucht und dabei nur minimale Steigerungen gefunden. Ob es richtig ist, daß, wie manche Masseure es immer wieder behaupten, Fett mechanisch wegmassiert werden kann, ist theoretisch denkbar, aber praktisch noch nicht bewiesen. TH. BRUGSCH (Z) leugnet durchweg solche Möglichkeiten, während FELLINGER (Z) sie bejaht. Es ist wahrscheinlich, daß die auf faradischem Wege (nach BERGONIÉ, SCHNEE, LEDUC, NAGELSCHMIDT u. a., Lit. bei PERRIN-MATHIEU) erzeugten Muskelkontraktionen wirksam sind. Für den isolierten Muskel in seiner Gesamtheit gilt das Alles- oder Nichtsgesetz anscheinend nicht, denn es läßt sich durch gesteigerten Strom noch ein Plus an Energie herausholen. Ob das aber auch für die geschilderten Verfahren gilt, bleibt noch zu erweisen.

Unter den elektrischen Verfahren hat, zumal in Frankreich, die BERGONIÉsche Methode weite Verbreitung gefunden. Ihr Prinzip besteht darin, daß durch einen schwachen, gleichmäßigen, faradischen Strom (8—10 Volt), der rhythmisch unterbrochen den ganzen Körper durchfließt, gleichzeitig sämtliche Körpermuskeln periodisch kräftig kontrahiert werden. Die Sitzungen betragen durchschnittlich 1 Std täglich. Der Stoffwechsel wird tatsächlich gesteigert (WOLF) und zwar entspricht 20 min BERGONIÉsieren einer Stoffwechselsteigerung wie bei 1 km Marsch. Von verschiedenen Seiten wird über günstige Erfolge berichtet. Am meisten eignen sich für diese Methoden solche Fettleibige, die infolge von Kreislaufstörungen, Nerven- oder Gelenkerkrankungen auf aktive Muskeltätigkeit mehr oder weniger weitgehend verzichten müssen. Bei dem geringen oxydativen Effekt ist der Einfluß auf die Fettsucht natürlich nur gering. Daher wird heute diese Methode in Deutschland kaum noch angewandt und ist auch in Frankreich weitgehend verlassen. Hochfrequenzströme lassen nach DURIG u. GRAU die Oxydationen unbeeinflußt.

Etwas anders liegt die Frage für die aktive, d. h. die Selbstmassage, die in Form der Punktroller angepriesen wird. Leitend ist auch hier wie bei jeder Form der Massage die Annahme, daß stärkerer rhythmischer Druck auf Unterhautgewebe und Muskulatur eine vermehrte Durchblutung und einen vermehrten Abtransport des Fettes zur Folge hat. An und für sich ist das auch möglich, aber meines Wissens bisher noch nie bewiesen. Sicher scheint mir nur das eine, daß eine energisch durchgeführte Selbstmassage wie jede intensive Muskeltätigkeit zu recht erheblichen Stoffwechselsteigerungen Anlaß geben kann. Wir hätten hier also nur eine besondere Variante der Zimmergymnastik vor uns. Das gleiche gilt für die Rollmassage, die in Amerika viel zur Anwendung kommt und auch bei uns manche Anhänger gefunden hat. Auch hier dürfte, wenn überhaupt, die Pressung der subcutanen Fettpolster nur von untergeordneter Bedeutung sein.

δ) Die Behandlung mit Trink- und Badekuren

Der Einfluß isolierter *Trinkkuren* auf den Gesamtumsatz ist außerordentlich gering. v. NOORDEN schätzt ihn in günstigsten Fällen (bei großen Wassermengen, sehr niedriger Temperatur und kräftiger Darmwirkung) auf etwa 100 Cal = etwa 12 g Fett täglich (vgl. Lit bei v. NOORDEN u. v. DAPPER).

In Betracht kommen die glaubersalzhaltigen Mineralquellen in Karlsbad, Marienbad, Mergentheim, Neuenahr, Tarasp, die Bitterwässer Apenta, Hunyadi-Janos, Eau de Rubinat sowie Kochsalzthermen Homburg, Kissingen, Vichy, Wiesbaden. SALOMON fand nach Genuß von $^3/_4$ Liter Rakoczy-Brunnen (Kissingen) nur eine Steigerung von 15,5—23,8 Cal. Eine regelmäßige sichere Stoffwechselsteigerung (bis 25%) beobachteten STRIECK u. GRAUL an meiner früheren Klinik schon bei mäßigen, nicht zu Durchfällen führenden Dosen der neuen Karlsquelle in Mergentheim. An welchen Bestandteil diese bemerkenswerte Wirkung geknüpft ist, wissen wir noch nicht.

Ein großer Vorteil der genannten Mineralwässer ist die Anregung der Darmtätigkeit, die bei Fettleibigkeit aus den verschiedensten Gründen (mechanische Behinderung, eiweißreiche Kost, verminderte Körperbewegung usw.) ja meist darniederliegt. Nur müssen sie dann in solchen Mengen gegeben werden, daß der Stuhl gerade dickbreiig wird. Wegen der damit oft verbundenen Beschwerden wird aber vielfach diese Grenze nicht erreicht. Die verminderte Resorption calorisch wirksamer Substanzen scheint bei der üblichen Dosierung nur sehr gering zu sein. v. NOORDEN u. v. DAPPER veranschlagen sie auf höchstens 2 g Eiweiß und 1—2 g Fett. Wichtiger ist bei stärkerer abführender Wirkung, am besten bei Apenta, die Wasserentziehung. Wählt man aber hier die Dosen nicht richtig, so kann bei hydrophilen Fettsüchtigen genau der gegenteilige Effekt eintreten. Manche Badekur hat aus diesem Grunde mit einer Enttäuschung hinsichtlich des Gewichts abgeschlossen.

Wenn ich demnach auch die direkten Einwirkungen der Trinkkuren in den genannten Badeorten nicht sehr hoch veranschlage, so ist doch unter Leitung guter

Ärzte die Kombination von vielen zweckmäßigen Maßnahmen bei den ihrem Milieu entzogenen Kranken so günstig, daß Entfettungskuren an solchen Orten zumal als initiale nur dringend empfohlen werden können, besonders wenn ihre Undurchführbarkeit zu Hause sich erwiesen hat.

Auch die *Hydrotherapie von außen* (Zusammenfassung bei M. MATTHES) muß hier Erwähnung finden. Jedes unterhalb der kritischen Temperatur gelegene Bad entzieht dem Körper Wärme. Die Steigerungen des Fettumsatzes, die RUBNER für fallende Temperaturen eines einstündigen Bades berechnete (Lit. bei M. MATTHES), sind zweifellos zu hoch gegriffen, da die LIEBERMEISTERschen Zahlen keine geeignete Grundlage für die Berechnung bilden und die Glykogenverbrennung, welche sicher den Hauptteil der Steigerung bestreitet, nicht berücksichtigt wurde.

Trotzdem ist der Gesamteffekt hinsichtlich der Calorienmehrproduktion infolge Anspannung der chemischen Wärmeregulation ein beträchtlicher. Bei kalten Duschen von 16°C kann die Steigerung, allerdings auf kurze Zeit zusammengedrängt, sogar 110% betragen. Leider fehlen auch hier wieder entsprechende Versuche bei Fettsüchtigen, die doch hinsichtlich ihrer Wärmeregulation ganz anders gestellt sind als Gesunde. Wichtiger als die oxydative Wirkung sind die subjektiven Wirkungen des Bades. Auch den Fettleibigen kommen sie zugute, so daß WINTERNITZ, v. NOORDEN (Z) u. a. mit vollem Rechte der Kaltwasserbehandlung das Wort redeten.

Durch heiße Bäder lassen sich bei Fettsüchtigen leichter noch als bei Normalen Wärmestauungen mit Hyperthermie und Stoffwechselsteigerungen erzielen, wenn sie genügend lang ausgedehnt werden. Der oxydative Effekt kann bis 110% ansteigen und länger andauern (WINTERNITZ). Die Gewichtsabnahmen können manchmal sehr beträchtlich sein (1—2 kg), beruhen aber der Hauptsache nach auf Wasserabgaben, besonders durch den Schweiß.

Beliebt sind die römisch-irischen Bäder, welche intensive Temperaturschwankungen in rascher Folge mit Massage verbinden und oft vor allem infolge profuser Schweiße gewaltige Gewichtsstürze hervorrufen können. Leider stellen sie sehr erhebliche Anforderungen an Herz und Gefäßsystem, so daß Fettleibige über 50 Jahren, oft auch schon darunter, Kranke mit Neigung zu labilem Hochdruck oder Herzstörungen solche Gewaltkuren, die oft genug mit Apoplexien oder Herzschwächen endigen, unterlassen müssen. Auch die „*Sauna*" gehört in dieses Gebiet, wenn sie auch für die vorliegenden Zwecke weit weniger wirksam ist, dafür aber auch viel weniger anstrengt und gefährdet.

Ein besonderes Kapitel bildet die *Bäderbehandlung* bei Fettsüchtigen mit Zirkulationsstörungen. Sie richtet sich nach den allgemeinen Grundsätzen bei Herzkranken überhaupt (vgl. die Lehrbücher der Herzkrankheiten). Kohlensäurebäder von geeigneter Temperatur und Dauer setzen, wie vor allem O. MÜLLERS schöne Arbeiten zeigen, durch Erweiterung der Hautgefäße den Blutdruck herab. Auch gibt es zweifellos Fälle, in denen leichte Herzinsuffizienzen günstig beeinflußt werden, doch sollte man im allgemeinen derartige Kranke von der Bäderbehandlung ausschließen und höchstens nach erfolgreicher Digitalisierung ihr vorsichtig unterwerfen.

Ebenso ist bei Nierenkomplikationen, zumal Schrumpfniere, äußerste Vorsicht am Platze. Heiße Bäder sind hier unter allen Umständen streng kontraindiziert, da die kaum vermeidbaren Steigerungen des schon überhohen Blutdruckes starke Lebensgefahren involvieren. Auch Wärmeapplikation in anderer Form darf hier nur unter Blutdruckkontrolle lokal vorgenommen werden.

Alles in allem sind hydrotherapeutische Maßnahmen sowohl oraler wie cutaner Art für sich allein wenig wirksam, haben aber im Gesamtgefüge der Fettsuchtbehandlung ihren berechtigten Platz als mithelfende Prozeduren.

ε) Die medikamentöse Behandlung

Ganz allgemein gilt der Grundsatz, daß wir bei der Behandlung von Fettleibigen nur dann zu Medikamenten greifen sollten, wenn die diätetische, physikalische und Übungsbehandlung auf große Schwierigkeiten stößt oder nicht den
erwünschten Erfolg hat. Sie können wohl eine Verstärkung, aber nie einen Ersatz
für die Unterernährung bringen. Auch sie wirken entweder auf die Einnahmen-
oder die Ausgabenseite der Energiebilanz der Kranken.

αα) Die Behandlung mit hormonalen Präparaten

An der Spitze der Medikamente in der Behandlung der Fettsucht stehen die
Präparate oder wirksamen Stoffe der Schilddrüse. Hier liegt für viele Fälle eine
kausale und spezifische Therapie vor. Wie im Kapitel über Pathogenese auseinandergesetzt wurde, ist verminderte Schilddrüsentätigkeit oft die Ursache für das
Entstehen der Fettleibigkeit. Es gilt das nicht nur für die sehr seltenen Fälle, in
denen die verminderte Thyreoideafunktion schon im Grundumsatzversuch im
Sinne einer deutlichen Herabsetzung der Wärmeproduktion zum Ausdruck kommt.
Viel häufiger dürfte funktionelle Minderwertigkeit dieser inkretorischen Drüse in
der spezifisch-dynamischen Wirkung sich äußern. Wie ECKSTEIN u. GRAFE
zeigten, führt die Exstirpation der Schilddrüse nicht nur zur Verminderung
des Grundumsatzes, sondern auch der Oxydationssteigerung nach Nahrungszufuhr. Tiere, die vorher eine starke Vermehrung der Nahrungszufuhr mit einer
starken Luxuskonsumtion, d. h. einer gewaltigen, progressiv bis zu einem gewissen Maximum sich steigernden, sekundären spezifisch-dynamischen Oxydation
beantworten und so der Entwicklung einer Fettsucht entgegenarbeiteten, verlieren nach Beseitigung der Schilddrüse diese Fähigkeit und werden fett. So
konnte die Hypothese aufgestellt werden, daß die Ursache der Fettsucht in
manchen Fällen in einer relativen Schilddrüseninsuffizienz gelegen sei. In welchem
Umfange das zutrifft, läßt sich schwer beweisen, doch dürfte ein Teil der mit abnorm niedrigem Stoffwechsel einhergehenden Formen hierher gehören. v. NOORDEN
(Z) meinte, daß letzten Endes jede sogenannte endogene Fettsucht thyreogen bedingt sei, indem selbst bei primären Anomalien anderer Inkretdrüsen, wie z. B. der
Ovarien oder der Hypophyse, eine Thyreoideaschwäche in dem Sinne vorliege, daß
diese Inkretdrüse nicht imstande ist, kompensatorisch die Defekte der anderen hinreichend auszugleichen, eine Annahme, die allerdings heute nicht mehr haltbar ist.

Wie so oft in der Medizin ist auch hier die Praxis der Theorie wegbereitend
vorausgeeilt. Es war ein wichtiges Ereignis in der Geschichte der Therapie der
Fettsucht, als 1893/94 gleichzeitig und unabhängig voneinander PUTMANN in
Amerika, YORKE-DAVIES in England und H. WENDELSTADT in Deutschland die
Wirksamkeit der Schilddrüsenextrakte entdeckten und sofort die therapeutischen
Konsequenzen zogen bzw. dazu Veranlassung gaben (vgl. vor allem LEICHTENSTERN,
EWALD und MAGNUS-LEVY). Es zeigte sich, daß hier ein hochwirksames Stimu-
lanz für den gesamten Zellstoffwechsel, insbesondere den Gesamtumsatz, den Ei-
weißstoffwechsel und Wasserhaushalt vorliegt.

Die Reaktionen auf alle diese Teilfaktoren fielen in den zahlreichen darüber
angestellten Untersuchungen [Lit. bei E. GRAFE (Z)] außerordentlich wechselnd
aus. Zwischen fehlenden, unsicheren und starken Einwirkungen finden sich alle
Zwischenstufen. Das gilt sowohl für Normale wie für Fettsüchtige. Die Ursache
für dies individuell so verschiedene Verhalten scheint mir, abgesehen von der
Dosierung und der Ungleichmäßigkeit der Präparate, in der wechselnden Leistungsfähigkeit der Schilddrüse des jeweils Untersuchten zu liegen. Maximale Wirkungen
von größter Regelmäßigkeit zeigen Myxödemkranke, so gut wie keine Wirkungen
Basedow-Kranke (PLUMMER u. BOOTHBY).

Die prinzipiellen Tatsachen wurden schon sämtlich bei der oralen Zufuhr getrockneter tierischer Schilddrüse festgestellt. Da diese Präparate aber vielfach sehr ungleich in ihrem Gehalt an der wirksamen Substanz waren und daher gerade in therapeutischer Hinsicht große Unsicherheiten mit sich brachten, stellte sich immer mehr die Notwendigkeit heraus, die Präparate zu standardisieren oder möglichst durch die wirksame Substanz in reiner Form zu ersetzen. Beide Wege sind mit Erfolg beschritten und haben daher die Schilddrüsentherapie der Fettsucht auf eine viel zuverlässigere Basis gestellt wie früher. Für die Eichung stehen 3 Methoden zur Verfügung (Zusammenf. und Lit. bei TRENDELENBURG): die Bestimmung des Jodgehaltes, die Acetonitrilreaktion (nach REID HUNT sowie STRAUB) und der Respirationsversuch. Die erste, in den meisten Pharmakopoen vorgeschriebene Methode ist am einfachsten, sichert aber nicht ganz gegen Verfälschungen mit unwirksamen Jodpräparaten. Die Acetonitrilprobe beruht darauf, daß nach REID HUNT Thyreoideafütterung bei Mäusen in ganz spezifischer und quantitativ verwertbarer Weise die Resistenz gegen das giftige Acetonitril steigert. Die Prüfung der stoffwechselsteigernden Wirkung im Respirationsversuch ist zwar besonders wichtig, da wir ja gerade diesen Effekt therapeutisch benutzen wollen, eignet sich aber wegen der großen individuellen Reaktionsverschiedenheiten wenig zur quantitativen Prüfung. Auch Versuche über Wachstum und Metamorphose von Froschlarven sind als Testobjekt verwandt worden (ABDERHALDEN u. Mitarb.) Für die Thyreoideabehandlung sollte man heute ähnlich wie bei der Digitalistherapie am besten in der geschilderten Weise standardisierte Präparate wie das Inkretan der Promontawerke, das Thyreoiddispert der Krause-Medik.-Gesellschaft, das besonders gute Thyreoidin (Merck), Thyreoglandol, Thyreototal, Thyreohorm, Thyreoidea „Henning", Thyreoprotin „Asta", Degrasin, Elithyran, Novothyral, Thyreoiton, Thyreo-Mack u. a. benutzen.

Noch einen Schritt weiter, auch in therapeutischer Richtung, führte die Isolierung der wirksamsten Substanz der Schilddrüse, des Thyroxins, durch KENDALL. Wenn die von ihm gefundene Konstitutionsformel sich auch nicht als richtig erwies, so sind seine Arbeiten doch bahnbrechend gewesen. Die letzte Krönung der durch Jahrzehnte sich hinstreckenden Untersuchungen über die wirksame Schilddrüsensubstanz brachte dann die richtige Konstitutionsformel (Dijodoxyphenyläther des Dijodthyrosins) und Synthese des Thyroxins durch HARRINGTON u. BARGER im Jahre 1926. Auf diesem Verfahren fußend, das großzügig der Technik zur Verfügung gestellt wurde, bringen die chemischen Werke von Hoffmann-La Roche in Basel, von Henning in Berlin u. a. Thyroxin in den Handel. Ein davon unabhängiges Verfahren benutzten Schering-Kahlbaum. Der große Vorteil dieser reinen Präparate beruht darin, daß sie intravenös oder subcutan injiziert mit Sicherheit bei jedem Gesunden und Fettsüchtigen eine Steigerung des respiratorischen Gaswechsels hervorrufen. Nach den sehr ausgedehnten systematischen Untersuchungen vor allem von PLUMMER u. BOOTHBY steigert 1 mg subcutan den Stoffwechsel um 2—3%, 2 mg i.v. um 20—30%, 3 mg sogar um 50%. Der orale Effekt ist weit geringer. Gaben von 1 mg täglich sind beim Gesunden selbst bei längerer Darreichung meist unwirksam, während 1,6 mg den erniedrigten Umsatz von Myxödemkranken und endogen Fettsüchtigen auf normale Höhe bringen können, ein Effekt, der bei dieser Form der Darreichung ähnlich wie bei den älteren Präparaten nicht sofort, sondern erst nach Tagen auftritt. So klar die theoretischen Vorteile des Thyroxins auf der Hand liegen, so läßt sich über die praktische Bedeutung auch heute noch nichts Abschließendes sagen. VON NOORDEN äußerte sich etwas skeptisch, da die wirksame und toxische Dose ihm zu nahe beieinander zu liegen schienen. SCHITTENHELM u. EISLER fanden im Gegensatz dazu mit dem Scheringschen Präparate eine mildere Wirkung bei Fettsüchtigen gegenüber den üblichen Organpräparaten.

Die Erfahrungen unserer Klinik mit dem Thyroxin von La Roche und Henning waren durchaus günstig, die oralen Dosen liegen, wie wir in Übereinstimmung mit SCHITTENHELM u. EISLER fanden, bei 4—8 mg täglich, nur einmal sahen wir nach 1 mg subcutaner Zufuhr Zittern und Unruhe. Wir verglichen die Wirkungen mit Thyreoglandol und konnten sichere Unterschiede dabei nicht finden. Es wird noch mancher Erfahrungen bedürfen, bis die entscheidende Frage, ob das Thyroxin in jeder Beziehung einen vollwertigen Ersatz der Thyreoideagesamtsubstanzen darstellt, beantwortet werden kann. Eine Überlegenheit scheint mir vorderhand nur für die subcutane und intravenöse Therapie zu bestehen. Letztere kommt immer nur für einzelne Fälle vorübergehend in Betracht und kann manchmal zu unangenehmen Nebenerscheinungen wie Übelkeit, Kopfschmerzen, Zittern, Schwindel, sogar Fieber führen. Nebenwirkungen können überhaupt bei Darreichung jeder Art von Schilddrüsenpräparaten vorkommen, vor allem, wenn sie nicht intermittierend gegeben werden und zu Kumulationserscheinungen führen (EICHHOLTZ). Es ist das von vornherein zu erwarten, da hier ein sehr differentes Mittel zur Verfügung steht. Die Störungen liegen alle in der Richtung der thyreotoxischen Symptome, Herzklopfen, nervöse Unruhe bis zum Zittern, Schwitzen, Glykosurie, vermehrter Eiweißzerfall usw.

Diese Nachteile waren es, welche zu Anfang die Schilddrüsenpräparate in Mißkredit gebracht haben, weil die Laienwelt sich damals auf sie stürzte und sie z. T. in viel zu großen Mengen konsumierte. Bei älteren Ärzten, die diese Schädigungen miterlebten, besteht auch heute vielfach eine große Scheu vor diesem Mittel. Auch manche jüngere Kliniker sind sehr zurückhaltend. So will EVANS (Z) Schilddrüsenpräparate nur bei Fettsucht mit Stoffwechselsenkungen geben und warnt vor Verwendung bei Kindern, vor allem Mädchen, besonders in der Pubertätszeit wegen der Rückwirkung auf die Keimdrüsen. Eine zu starke Einschränkung der Indikationen scheint mir aber unbegründet. Richtig dosiert haben wir hier eine Substanz von höchster Wirksamkeit vor uns, die für die Behandlung Fettsüchtiger in vielen Fällen nicht mehr entbehrt werden kann, auch wegen seiner günstigen Wirkungen auf den Wasserhaushalt. Ich halte es auch nicht für richtig, sie nur, wie v. NOORDEN es will, für die sogenannte endogene Fettsucht zu reservieren, wenn sie da sicher auch am meisten angebracht und am sichersten wirkt. Da die Grenzen zwischen exogener und endogener Form durchaus fließend sind, eignen sich m. E. alle Fälle von Fettsucht dafür, sofern eine gewissenhaft durchgeführte, richtige diätetische und Übungsbehandlung allein nicht Genügendes erreicht.

Mir hat sich für schwere Fälle am besten folgende an- und abschwellende Behandlung bewährt:

1. Woche: 1mal täglich 0,3 Thyreoidin-Merck oder anderes Präparat (oder 3mal 0,1 g)
2. „ 2 „ „ „ „ „ „ „ „
3. „ 3 „ „ „ „ „ „ „ „
3. „ 3 „ „ „ „ „ „ „ „
4. „ 3 „ „ „ „ „ „ „ „
5. „ 2 „ „ „ „ „ „ „ „
6. „ 1 „ „ „ „ „ „ „ „
7. u. 8. „ Pause, wenn nötig, dann wie vorher auf- und absteigend weitergeben.

v. ROMBERG empfahl eine stoßweise Behandlung (3—6 × 0,3 Thyreoidin) einen Tag, um thyreotoxische Erscheinungen zu vermeiden. Die Erfahrung zeigt, daß, je schwerer die Fettsucht ist, um so größere Dosen vertragen werden können. Selbstverständlich müssen die Kranken auf die Möglichkeit und Art unangenehmer Nebenwirkungen (Herzklopfen, Tremor, sonstiges Zittern, Wallungen, Schwitzen, Neuralgien, Migräneanfälle usw.) aufmerksam gemacht werden und dann behufs Revision der Verordnungen und Urinkontrolle (Zucker) sich wieder beim

Arzte einfinden. Unter diesen Kautelen kann aber meines Erachtens kein Schaden angerichtet werden. Allerdings ist es richtig, daß nicht in allen Fällen von Fettsucht eine Steigerung des Umsatzes mit Thyreoideapräparaten bewirkt wird. Das hat schon MAGNUS-LEVY gezeigt. Zum Teil waren auch die Untersuchungen nicht zweckmäßig angelegt.

Eine besondere Frage ist, ob bei Thyreoidinbehandlung eine Änderung der diätetischen Vorschriften vorgenommen werden soll. v. NOORDEN (Z) rät von gleichzeitiger Nahrungsbeschränkung ab, da sonst die N-Verluste des Körpers zu groß werden. UMBER (Z) und LICHTWITZ (Z) nehmen einen vermittelnden Standpunkt ein, indem sie eine nur mäßige calorische Einschränkung mit mindestens 100 g Eiweiß bis auf $^2/_3$ des Bedarfs gestatten. Ich beurteile die Eiweißverluste, wie schon oben erwähnt, wesentlich anders und rate in schweren Fällen stets dazu, die Unterernährung sowohl bei der initialen wie bei der Dauerdiät, wenn möglich, in voller Stärke mit dem Thyreoidin zu kombinieren. Tut man das nicht, so beraubt man sich aller Erfolge dieser kombinierten Behandlung. Was hat es für einen Zweck, so viel Calorien wieder zuzulegen, wie das Thyreoidin günstigstenfalls mehr zersetzt! Es kommt das einem Verzichte auf eine wirksame Behandlung gleich. Gewiß wird nicht in allen Fällen die Kombinationstherapie in ihrer vollen Stärke auf die Dauer durchführbar sein. Da sie aber nur unter ärztlicher Aufsicht durchgeführt werden soll, so besteht beim Auftreten von Beschwerden jederzeit die Möglichkeit, nach der einen oder anderen Seite Abänderungen vorzunehmen. Eine Sonderfrage ist, ob Kranke mit Thyreoidin-Behandlung und starker Nahrungseinschränkung ins Bett gehören. Ich bin im allgemeinen dagegen, doch muß von Fall zu Fall entschieden worden. Kranke ohne Beschwerden können meines Erachtens sogar ihrem Berufe nachgehen, wenn er keine stärkeren körperlichen Leistungen erfordert.

Da Fettsucht auch hypophysären und ovariellen Ursprungs sein kann, lag es nahe, in entsprechenden Fällen auch die Hormone dieser Inkretdrüsen therapeutisch heranzuziehen. KESTNER u. Mitarb. vertraten den Standpunkt, daß für die dynamische Wirkung der Nahrung die Hypophyse wichtiger sei als die Schilddrüse. In diesem Sinne sprach auch eine Umsatzsteigerung durch *Hypophysenpräparate*. Die Richtigkeit dieser Vorstellungen ist vielfach bestritten worden, vor allem von BIEDL. Gleichwohl ist zugegeben, daß Hypophysenpräparate (Pituitrin, Hypophysin, Pituglandol, Hyphibion, Anteron usw.) in einzelnen Fällen allerdings stoffwechselsteigernd wirken. Daher kombiniere ich, ähnlich wie auch LICHTWITZ (Z) in Fällen, in denen auch die kombinierte Diät-Thyreoidintherapie nicht genügend weiterführt, diese mit Hypophysenpräparaten und glaube dadurch manchmal weiter gekommen zu sein.

Die Bedeutung der *Ovarien* für den Gesamtstoffwechsel und die Genese der klimakterischen Fettsucht ist über jeden Zweifel erhaben. Es fehlt auch nicht an Präparaten, die die wirksame Substanz der Keimdrüsen enthalten sollen. Die Technik ist aber hier anscheinend noch weit zurück gegenüber den Fortschritten bei anderen Inkretdrüsen. Stoffwechselsteigerungen sind für einzelne Präparate wie Biovar, Oophorin, Luteoglandol, Ovowop, Cyren B und B forte sowie andere weibliche und männliche Sexualhormone in einzelnen Fällen beschrieben. Ein sicheres Urteil für die Wirkungsweise bei Fettsüchtigen vermochte ich weder aus eigener Beobachtung noch aus der Literatur zu gewinnen. Es hat mich das aber nicht abgehalten, bei schwerer Kastrationsfettsucht auch von diesen Hormonen neben den anderen beiden Gebrauch zu machen. Sehr zweckmäßig scheint das Progynon (Schering) und das Cyren in hoher Dosierung zu sein.

Darüber hinaus gibt es auch Kombinationspräparate, welche mehrere wirksame Hormone zusammen enthalten wie das *Lipolysin*, das *Lepthormon* und *Incretan*. In einzelnen Fällen hatte auch ich den Eindruck, daß man mit

Kombinationen weiterkommt als mit Thyreoideapräparaten allein, doch wird sich das im Einzelfalle oft schwer exakt beweisen lassen.

Das Bedenken von LICHTWITZ, daß fertige Kombinationspräparate dem Arzte die Initiative aus der Hand nehmen, hat eine gewisse Berechtigung. Für ernster halte ich angesichts der traurigen Erfahrungen von TRENDELENBURG und JANSSEN mit der Wirksamkeit der Hormonpräparate des Handels den Einwand, daß bei den Mischpräparaten schwer zu entscheiden ist, ob sie die einzelnen Hormone wirklich in optimal wirksamer Form enthalten.

ββ) Anderweitige medikamentöse Therapie

Die Verwendung nicht hormonaler Substanzen in der Therapie der Fettsucht steht an Bedeutung weit hinter derjenigen des Thyreoidins und der anderen Inkrete zurück. Selbst im günstigsten Falle sind die Wirkungen viel schwächer und unsicherer.

An erster Stelle ist das *Jod* zu erwähnen. Schon alte chinesische Ärzte verordneten jodhaltige Drogen als Entfettungsmittel; erst recht war es seit der Entdeckung des reinen Metalls durch COURTOIS (1811) der Fall. Nach unzähligen klinischen Erfahrungen kann es auch keinem Zweifel unterliegen, daß bei einzelnen Fettsüchtigen große und lange genommene Joddosen zur Abmagerung führen. Es fragt sich nur, wie das zustande kommt. Zunächst könnte man an eine oxydationssteigernde Wirkung denken. Schon ältere Versuche von MAGNUS-LEVY fanden keinen Einfluß bei normalen Menschen. Zu Stoffwechselsteigerungen kommt es anscheinend nur dann, wenn kleine Strumen vorhanden sind, dann scheinen sie auch die Regel zu sein. Diese Tatsache steht in einem gewissen Gegensatz zu den Untersuchungen von PLUMMER und anderen amerikanischen Forschern, daß hohe Joddosen die oft sehr beträchtliche Stoffwechselerhöhung bei M. BASEDOW herabzusetzen vermögen. In Amerika und vielfach auch in Deutschland wird eine energische Jodtherapie geradezu als Vorbereitung für die Operationen von BASEDOW-Strumen empfohlen. Wir können dies nur bestätigen und vermissen selten ein Absinken (vgl. MARK). In Süddeutschland und in der Schweiz sieht man im Gegenteil oft genug eine BASEDOWsche Krankheit unter Jodbehandlung entstehen, während nach meinen Rostocker Erfahrungen die Jodempfindlichkeit in Norddeutschland viel geringer ist und nach Mitteilung von PETRÉN und anderen skandinavischen Ärzten in den nordischen Ländern minimal wird. Jodstoffwechsel und -wirkung einerseits und die regionär verschiedene Schilddrüsenbeschaffenheit andererseits sind so nahe und kompliziert miteinander verknüpft, daß hier noch viele Rätsel zu lösen sind. Theoretisch und praktisch von Interesse ist das von den Promontawerken in den Handel gebrachte *Jodgorgon*, ein Dijodtyrosin, das nach HARRINGTON nahe Beziehungen zum Thyroxin hat. Hier liegt ein Präparat vor, das Jod und Schilddrüsenwirkung in milder Form miteinander kombiniert. Nach meinen eigenen Erfahrungen ist es nicht sehr wirksam. Die Tatsache, daß nur Menschen mit Strumen auf Jod mit Oxydationssteigerungen reagieren, spricht dafür, daß in diesen Fällen das Jodthyroxin mobilisierend wirkt. Es würde also in diesen Fällen letzten Endes eine Autothyreoidintherapie vorliegen. Aus diesen Erfahrungen heraus empfehle ich eine vorsichtige Jodtherapie bei Fettsüchtigen mit Struma. Unter ärztlicher Kontrolle und bei vernünftigen Kranken lassen sich die Gefahren einer Basedowisierung, die nach v. NOORDEN (Z) im höheren Alter offenbar größer sind, vermeiden. Jodpräparate (Jodglidin, Jodipin, Dijodyl usw.) 1—3 Tabletten täglich werden meist gut vertragen. Wegen der Verzögerung der Ausscheidung bestehen Kontraindikationen bei Komplikationen mit Nephritis und Schrumpfnieren (v. NOORDEN, v. ROMBERG u. a.). Stärkere Reizerscheinungen von seiten der Atemwege und der Haut zwingen häufig zur Einstellung der

Jodmedikation, während leichte dyspeptische Beschwerden, soweit sie vor allem nur den Appetit beeinträchtigen, gerne in Kauf genommen werden, weil sie die diätetische Therapie, die stets mit der Jodbehandlung kombiniert werden sollte, erleichtern.

Jodhaltig ist auch der zuerst von DUCHESNE-DUPARI für die Fettsuchtbehandlung empfohlene *Blasentang* (Fucus vesiculosus), offenbar ein uraltes Heilmittel, das als getrocknetes Pulver oder wäßrig-alkoholischer Extrakt gegeben wurde. In Verbindung mit Abführmitteln kam er Anfang des Jahrhunderts als „Corpolin" in den Handel. H. SALOMON (unter v. NOORDEN) beobachtete auch starke Gewichtsabnahmen ohne Veränderung des Ernährungsregimes. Der Gasstoffwechsel war deutlich gesteigert, noch mehr der Eiweißumsatz, so daß von SALOMON und v. NOORDEN die Möglichkeit einer Beimischung von Schilddrüsenpräparaten erörtert wurde, um so mehr, als selbst hergestellte Extrakte und das reine Präparat keinen Einfluß zeigten.

Ein Entfettungsmittel bedeutet nur dann einen wirklichen Fortschritt, wenn entweder im Respirationsversuch seine oxydationssteigernde Wirkung auf Grundumsatz bzw. dynamische Wirkung nachgewiesen werden kann oder gezeigt wird, daß das bei gleichen diätetischem und motorischem Verhalten konstant gebliebene Gewicht nach Applikation des neuen Mittels absinkt.

Auch das *Bor* und seine Derivate sind für die Therapie der Fettleibigkeit herangezogen worden, anscheinend zuerst von C. GERHARDT. Maßgebend dafür waren ältere Tierversuche von TH. FORSTER, CHITTENDEN und CLES (Lit. bei ROST) sowie der Nachweis einer Stoffwechselsteigerung durch ROST, die LOEWY allerdings für kastrierte Tiere nicht bestätigen konnte. Günstig ist die abführende Wirkung des Bor mit ihrer konsekutiven Verminderung der Resorption. Obwohl die Bortherapie wegen ihrer theoretischen Grundlagen, die allerdings wohl noch weiter vertieft werden müßten, in mancher Beziehung recht aussichtsreich erscheint, ist sie heute fast in Vergessenheit geraten. Ich kenne aus neuerer Zeit nur das Adiposan, von dem ich in manchen Fällen Gutes sah, hin und wieder allerdings auch stürmische Durchfälle. Günstig ist auch die Beeinträchtigung des Appetits.

Zur Unterdrückung des lästigen Hungergefühls und zur Erzielung einer gewissen Sättigung trotz calorienarmer Nahrung ist von Schering-Kahlbaum ein Präparat mit Namen *Dekorpa* eingeführt. Es ist ein getrockneter Pflanzenschleim mit hoher (bis 20facher) Quellbarkeit. Vor der Nahrung in Mengen von 1—2 Kaffeelöffeln mit etwas Wasser heruntergeschluckt, nimmt es im Magen und Darm ein großes Volumen ein, ohne selbst der Verdauung zu unterliegen. Es entzieht dem Körper Wasser und übt ähnlich wie das Regulin eine geringe laxierende Wirkung aus. FISCHL berichtete über gute Erfolge. Auch die an unserer Klinik gemachten Erfahrungen waren manchmal durchaus günstig, so daß Dekorpa da, wo starkes Hungergefühl die Durchführung von Unterernährungskurven erschwert, empfohlen werden kann. Manchmal treten allerdings unangenehme Druckgefühle im Abdomen auf. Selbstverständlich kommt dem Medikamente keinerlei direkte Wirkung auf den Fetthaushalt zu. Auf einem ähnlichen Prinzipe beruht das heute für die Behandlung der Fettsucht stark angepriesene Präparat *Komma* (Chem.-pharmakologische Fabrik Much in Bad Soden).

Ein weiteres, besonders wertvolles Unterstützungsmittel bei der Diät ist wegen seiner außerordentlich starken Wirkung auf Wasser- und Salzhaushalt *Novasurol bzw. Salyrgan*, eine komplexe Hg-Verbindung des salicylallylamidoessigsauren Natriums, die in 10%iger steriler Lösung in Ampullen in den Handel kommt. Die diuretische, selbst dem Thyreoidin überlegene Wirkung dieser Mittel, insbesondere des Salyrgans ist so groß, daß sie in der Regel schon nach intravenöser oder intramuskulärer Injektion von 1 cm³ selbst beim Gesunden im Wassergleichgewicht eintritt. Erst recht groß sind die Erfolge bei Herzinsuffizienzen; ja selbst bei Ergüssen, die wie Ascites und Exudate der großen Körperhöhlen nicht auf Stauungen beruhen, kann die Diurese mehrere Liter betragen. Auch bei Fettleibigen sieht man die besten Wirkungen, aber auch in anderen Fällen sind, wie EPPINGER zuerst gezeigt hat und ich bestätigen kann, die Gewichtsabnahmen oft sehr erheblich, zumal wenn an den Tagen noch eine besondere Wasser- und Salzzufuhreinschränkung vorgenommen wird. Ein Nachteil ist nur, daß, sofern letztere Bedingungen nicht noch an den folgenden Tagen weiter eingehalten werden, die Gewichtsverluste sich oft rasch wieder ausgleichen.

Der Mechanismus der oft verblüffenden Diurese ist noch nicht klar. Während NONNENBRUCH in erster Linie an Verschiebungen im Kochsalzhaushalt denkt, verlegen SAXL u. HEILIG den Hauptangriffspunkt in die Gewebe. Die Salyrgan- bzw. Novasurolwirkung kann noch verstärkt werden durch Zusatz von Decholin (1—2 cm³) und Ansäuerung des Organismus, am besten durch Gelamon (mehrfach täglich 1 Tablette) oder durch Ammonchlorid zweckmäßig schon an den Vortagen. Auch eine orale Verwendung (1—2 g) ist möglich, aber weniger wirksam. Bemerkenswert ist in diesem Zusammenhange der Nachweis antidiuretischer Substanzen im Serum Fettleibiger bei der Mangelfettsucht von BANSI. BANSI empfahl kürzlich *Diathen* (Sepdelen-Werke, Hamburg; 3 × tägl. 1 Teelöffel) für die Behandlung der Hydrofettsucht. Auch andere Autoren fanden günstige Wirkungen. Ich selbst hatte fast nur Versager.

Im Anschlusse an diese schon älteren Diuretica sei noch ein neueres (1949) erwähnt, das *Natrantitat* der Chem. Fabrik von Siegmund & Co. Berlin-Mariendorf. Es besteht aus 14 g polystyrolsulfosaurem Ammonium und 4 g polystyrolsulfosaurem Kalium und 2 g Methylcellulose pro dosi. Es ist ein metallfarbenes, geschmackloses Pulver, das in Mengen von täglich 2—3 × 20 g 6—8 Tage hintereinander oral gegeben, stark Natrium entziehend wirkt und dadurch Ödem ausscheidend (Übersichtsreferat mit Lit. bei H. HERKEN u. M. WOLF). Es ist unlöslich und unresorbierbar und wirkt auf den Kationenaustausch im Verdauungstrakt. Wenn es auch in erster Linie bei Ödemen der verschiedensten Art (kardialen, nephrotischen und portalen Stauungen) mit gutem Erfolge verwandt wird, so wirkt es doch auch, wie ich mich in einem sehr eindrucksvollen Falle einer Adipositas gravissima (195 kg) überzeugen konnte, auch bei Fettsüchtigen ohne ausgesprochene Ödeme außerordentlich stark diuretisch.

Nebenwirkungen bestehen nicht, doch ist bei Diabetes und Nierenkrankheiten eine gewisse Vorsicht geboten. Nachteile sind der sehr hohe Preis und die Notwendigkeit, die Pulver stets frisch von der Fabrik zu beziehen.

Schließlich seien noch 2 neuere, eine Zeitlang vor allem in Amerika angewandte Mittel gegen Fettsucht erwähnt, das Dinitrobenzol und das Benzedrin. [Eingehende Literatur vor allem bei FELLINGER (Z).]

Schon 1885 wurde von CASENEUVE und LÉPINE der stoffwechselsteigernde Effekt von *Dinitrokörpern* festgestellt. 1932 haben MAGNE u. Mitarb. sie experimentell und pharmakologisch näher untersucht. Bei Tieren lassen sich damit Temperaturen bis 45° und Stoffwechselsteigerungen bis zum 7 fachen der Norm erzielen. TAINTER, CUTTING u. Mitarb. in Amerika und gleichzeitig DODDS u. Mitarb. in England haben dann diese Dinitrokörper (1935) in die Therapie besonders hartnäckiger Fälle von Fettsucht eingeführt. Die amerikanischen Autoren gaben bei 113 Fettsüchtigen 3—5 mg/kg und Tag oral und sahen dabei Gewichtsverluste von 0,1—1,5 kg in der Woche. Sie beobachteten bereits schädliche Nebenwirkungen, so daß bei 9 Kranken die Behandlung abgebrochen werden mußte; aber auch viele von den übrigen klagten über Hitzegefühl, Schweiß, Exantheme, Geschmacksstörungen usw. Nach DODDS u. Mitarb. ist das Dinitroorthokresol (methyliertes Dinitrophenol) noch wirksamer hinsichtlich seiner Stoffwechselsteigerung, aber ebenso giftig. Es entwickelte sich, vor allem in den angelsächsischen Ländern, sehr rasch eine große Literatur über die Frage der Verwendung bei Fettsüchtigen [Näheres bei FELLINGER (Z)]. Die Stoffwechselsteigerung konnte allgemein bestätigt werden. Das gilt auch für unsere eigenen Beobachtungen, auch Gewichtsabnahmen wurden nur selten vermißt, aber der Preis, der bezahlt werden mußte, war viel zu hoch. Die Nebenwirkungen waren bei einem erheblichen Bruchteile der Kranken so schwer, daß die anfängliche Begeisterung bald abklang. Die schädlichen Wirkungen bestehen vor allem in Hauterkrankungen, besonders Urticaria und Exanthemen. Ernster zu nehmen sind Agranulocytose, Nierenreizerscheinungen, Kataraktbildung, Ohrkomplikationen und selbst vollkommene Erblindung. Auch Todesfälle, meist durch Überdosierung, wurden beschrieben. Bei der Sektion fanden sich Fragmentationen des Herzmuskels, Lungenödem, Degenerationen an Leber, Nieren und Nervensystem.

Wenn alle diese schweren Erscheinungen auch nur in einem kleinen Bruchteil der Fälle auftraten, so nahmen die ablehnenden Stimmen (z. B. STAUB und ROST) doch so zu, daß das ehemalige Reichsgesundheitsamt die Verwendung der Dinitrophenolpräparate durch praktische Ärzte verbot und sie auf die Kliniken beschränkte.

Wir haben nur in wenigen Fällen von dem Mittel Gebrauch gemacht, erhebliche Stoffwechselsteigerungen, manchmal mit Fieber, und gute Gewichtsabnahmen und keine Schädigung gesehen, meist allerdings ein ausgesprochenes Krankheitsgefühl.

Angesichts der anderweitig beschriebenen Gefahren habe ich mich aber nicht entschließen können, diese Medikamentation auf eine größere Anzahl von Kranken auszudehnen.

Auch in Amerika ist man weitgehend von der an sich meist wirksamen, aber doch sehr gefährlichen Therapie abgekommen, wie auch EVANS (Z) in seiner neuesten Darstellung (1947) der Fettsucht ausdrücklich feststellt. Auch FELLINGER (Z), RYNEARSON u. GASTINEAU (Z) warnen davor. NEWBURGH (Z) erwähnt es überhaupt nicht.

γγ) Benzedrin (Amphetamin)

NATHANSON, DAVIDOFF u. REIFENSTEIN sowie ULRICH beobachteten zuerst (1937) mehr als Zufallsbefund eine Gewichtsabnahme durch Benzedrin bei Nichtfettsüchtigen. LESSES und MYERSON verwandten 1938 diese Droge zuerst in der Behandlung der Fettsucht. Dies β-Aminopropylbenzen gehört zu den sogenannten sympathicomimetrischen Stoffen mit zentralerregender Wirkung. Es steht einerseits dem Ephedrin, das eine OH-Gruppe enthält, andererseits dem Pervitin chemisch nahe. Ein deutsches Präparat ist das *Elastonon* von *Mahlo*, ein β-Phenylisopropylamin. Die tägliche Dosis (10—30 mg oral als Benzedrinsulfat) muß länger gegeben werden. Aus Amerika liegt bereits eine große Menge von guten Erfahrungen vor [Lit. bei HARRIS u. SEADLE, sowie REYNARDSON u. GASTINEAU (Z)]. Über günstige Wirkungen hinsichtlich Appetitverringerung und Körpergewichtsabnahme berichten auch FELLINGER und LACHNIT. Es unterliegt keinem Zweifel, daß es in vielen Fällen zu erheblichen Gewichtseinbußen bis zu 1,5 kg und mehr wöchentlich kommen kann. Die Ursache ist in erster Linie eine Appetitlosigkeit mit Nachlassen von Magentonus und Darmperistaltik. Gibt man bei Menschen oder Tieren (experimentelle Untersuchungen vor allem bei HARRIS u. SEADLE u. Mitarb.) forciert die gleiche Nahrung weiter, so bleiben die Gewichtsverluste in der Regel aus. Es sind zwar auch mäßige Grundumsatzsteigerungen bis maximal + 14% und hin und wieder auch geringe diuretische Effekte beschrieben, sie haben aber, wenn überhaupt, nur eine sehr untergeordnete Bedeutung. Der zentrale Angriffspunkt ist wahrscheinlich ein doppelter, einmal am Hypothalamus mit seinem Hungerzentrum und ferner wahrscheinlich kortikal (bewußter Appetitmangel). Die Wirkung läßt gewöhnlich nach den ersten Tagen schon allmählich nach. Ähnlich wie bei den Dinitrophenolen wich auch bei dem Benzedin schon bald der anfängliche Optimismus einer weitgehenden Skepsis, ja Ablehnung.

Über ein besonders großes Krankengut von 1200 genau beobachteten Fällen verfügt KALB. Er kommt zu dem Schlusse, daß diese Therapie wenig wirksam und sogar gefährlich ist. Es stellen sich ziemlich regelmäßig nervöse Erregungszustände (Euphorie, Submanie, unter Umständen Übelkeit und Erbrechen), häufig Puls- und Blutdrucksteigerung und motorische Unruhe ein. Einmal ist auch aplastische Anämie beobachtet worden. Die Hauptgefahr aber ist, da es sich um eine chronische Behandlung handelt, genau wie bei dem chemisch fast identischen Pervitin die Sucht (FRIEDENBERG). Sie ist um so größer, als Fortlassen des wochenlang gebrauchten Mittels meist Elendgefühl und Depression erzeugt. Dieser Nachteil ist so groß und so oft beobachtet, daß man lieber auf diese Form der Therapie verzichten soll. EICHHOLZ warnt mit Recht dringend davor, diese Präparate Kranken in die Hand zu geben. Auch EVANS (Z) ist ein ausgesprochener Gegner dieser Behandlung. RYNEARSON u. GASTINEAU (Z) raten zu großer Vorsicht. In den letzten Jahren, in denen die Fettsucht immer mehr überhand nahm, sind mehrere neue Präparate in den Handel gekommen, die dazu dienen sollen, den Hunger nicht aufkommen zu lassen oder ein frühzeitiges Sättigungsgefühl zu erzeugen. [Zusammenfassung und Lit. bei HOCHREIN u. SCHLEICHER (Z, 1955).]

Es sind das vor allem Preludin, ein Oxaninabkömmling der nach BERNECKE, BLECKMANN, SALUS, LACHNIT u. HÖFER, RIES (1956) u. a. in Mengen von 2—3 mg täglich den Appetit herabsetzt und die körperliche Aktivität steigert, *Pesomin*, ein Hydantoinabkömmling (JANZ u. BAHNER, R. KÖHLER u. H. LEUPOLD 1956), *Vencipon* (SÜTTINGER u. a.), *Eventin* (Cyclonexylpropylmethylamin) in Mengen von 2—3 g mal 0,15 mg [I. B. BURNETT u. S. M. GUNDESSEN, SCHETTLER u. SCHWIEGK, MUTING (1956) u. a.], und *Eupond*, ein Mischpräparat aus Abführmitteln, Atropin, Theobromin und anderen Stoffen.

Am besten hat sich wohl das am meisten angewandte und daher am besten studierte Preludin der Firma Böhringer-Ingelheim bewährt. Auch ich sah in einigen Fällen Gutes, in anderen Versager.

Schädliche Nebenwirkungen, die manchmal auftreten können, habe ich nicht beobachtet.

Ein endgültiges Urteil über Wirkungen dieser neuen Mittel läßt sich heute m. E. noch nicht abgeben.

δδ) *Die Proteinkörpertherapie*

In der Ära der Proteinkörpertherapie, die ebenso leidenschaftlich empfohlen wie bekämpft wurde, war es selbstverständlich, daß auch von dieser Seite her Waffen zur Bekämpfung der Fettsucht herangeholt worden sind. Unabhängig voneinander haben R. SCHMIDT (Prag) und ZIMMER (unter BIER) sie empfohlen und zwar meist in Kombination mit dem Thyreoidin. Der Heilfaktor soll nach R. SCHMIDT das Fieber mit einer Steigerung der vitalen Funktionen wahrscheinlich auch bei den Inkretorganen sein, wozu vielleicht noch eine gewisse Sensibilisierung für die zugeführte Schilddrüsensubstanz käme. Er empfahl sterile Milchinjektionen (4—7 cm³ intragluteal) 2—3 mal wöchentlich 3 Monate hindurch. Temperaturanstiege oder lokale Reizerscheinungen waren gering oder fehlten ganz. Als Proteinkörper kommt nach LORANT auch das *Hypertherman* in Betracht, ein Milcheiweißkörper mit einem abgetöteten Colistamm (Mengen $^1/_2$—5 cm³ subcutan jeden 2.—4. Tag). ZIMMER verwandte als Reizkörper Yatrencasein (0,2—1,0 cm³ 2 mal wöchentlich) oder kolloidale Kohle, Terpentin, Ameisensäurepräparate, kolloidale Siliciumsalze usw.). Am sichersten wirksam und fein abstufbar ist das *Pyrifer* (Eiweißstoffe aus apathogenen Colistämmen), das ich allen anderen erheblich vorziehen möchte. Um einen Schüttelfrost mit seinen unangenehmen Nebenerscheinungen zu vermeiden, kommen vor allem zu Anfang nur die schwächeren Dosen in Betracht. Komplizierende Herzkrankheiten und Hypertonien bilden eine strenge Kontraindikation.

Umber (Z) berichtet über wechselnde Resultate der Proteinkörpertherapie, zum Teil sehr stürmische Reaktionen besonders bei Hypertherman. Das Gewicht sank in den letzteren Fällen fast stets ab, stieg aber hinterher meist wieder auf den Ausgangswert. So empfiehlt er, nur in ganz hartnäckigen Fällen von endogener Fettsucht bei gleichzeitiger starker Calorieneinschränkung mit der Proteinkörpertherapie einen Versuch zu machen. In die Gruppe der Reizstoffe gehört wohl auch das von Kaufmann empfohlene *Leptynol*, eine kolloidale Palladiumlösung. Umber (Z) sah keinerlei Erfolge und riet wegen unangenehmer Nebeneinwirkungen dringend davon ab.

Außer den genannten Substanzen gibt es noch eine Fülle von sogenannten Entfettungsmitteln bekannter und unbekannter Zusammensetzung. Zum Teil sind es nur Kombinationen von Abführmitteln. Zernick, Kuhn u. Umber (Z) bringen eine lange Liste. Die harmlosen davon sind freigegeben, die Drastica enthaltenden sind nur gegen ärztliches Rezept zu beziehen. Einwandfreie günstige Wirkungen sind von zuverlässiger Seite nie beschrieben, dafür oft sehr unangenehme Nebenerscheinungen. Arzt und Patient sollten daher lieber prinzipiell auf die Verschreibung bzw. Anwendung solcher Mixta composita verzichten.

εε) Psychotherapie

Einer Sonderbesprechung bedarf schließlich noch die Psychotherapie der Fettleibigen, denn die Adipositas ist auch ein psychosomatisches Problem. Welche große Rolle psychische Faktoren bei der Entstehung dieser Krankheit spielen, wurde schon erwähnt. Frisk konnte bei 75% seiner 186 Fettleibigen ohne tiefgreifende psychische Analyse eine Beziehung zwischen Übergewicht und psychischen Faktoren feststellen. Ähnliches berichtet Freed. Bei jedem derartigen Kranken ist es notwendig, ihm klarzumachen, wie eine Fettsucht zustande kommt, wieweit er selbst an ihrer Entstehung schuld hat und welchen Gefahren er entgegengeht, falls er sie nicht bekämpft. Manche leichtsinnigen Kranken muß man vis-à-vis des Todes stellen und sie immer wieder daran erinnern, daß Fettsüchtige im Durchschnitt viele Jahre früher sterben als gleichaltrige Normale oder Untergewichtige.

Gewöhnlich kommt man mit dieser immer wiederholten einfachen psychischen Anleitung und Behandlung aus. Manchmal aber wird es notwendig sein, eine eingreifendere Psychotherapie eventuell mit Hypnose und Psychoanalyse einzuleiten.

Selbstverständlich handelt es sich um eine zusätzliche Behandlung, denn stets steht die diätetische im Vordergrunde und kann durch keine andere ersetzt werden.

Bram hat vor kurzem (1950) über 1000 Fälle von Fettsucht berichtet, die er einer eingehenden längeren kombinierten Diät und Psychotherapie unterzog. Der Glanzerfolg betraf eine 28jährige Patientin, deren Gewicht von 324 auf 130 Pfund absank, wobei sie auch ihre erhebliche arterielle Hypertonie verlor.

Auch Frisk berichtete über sehr günstige Erfolge in seinen 186 Fällen. Bemerkenswert ist auch die Abhandlung von M. Bleuler (Psychosomatik der Fettsucht) mit ihren sehr günstigen Resultaten (1952).

ζ) Die Leistungsfähigkeit der internen Therapie

Die Erfolge der diätetischen Therapie der Fettsucht erlebten wir in den Jahren hochgradiger Unterernährung während und nach den beiden Weltkriegen in höchst eindrucksvoller Weise bei allen Adipösen, die gezwungen waren, ganz oder fast ganz von den rationierten Lebensmitteln zu leben. Die Fettleibigkeit ist damals weitgehend verschwunden. Wir fanden sie fast nur noch da, wo die Ernährungsverhältnisse noch einigermaßen normal geblieben sind, d. h. auf dem Lande bei den Selbstversorgern. Übriggeblieben waren im wesentlichen sonst nur noch gewisse besonders hartnäckige Formen endogener Genese. Die Not der

Zeit hatte die Entfettung viel schonender, langsamer und wirkungsvoller durchgeführt, als Arzt und Patient das unter normalen Umständen fertigbringen.
Gewichtsabnahmen von 50—80 kg waren keine Seltenheiten. Die Rekordzahl von
fast 90 kg, die ich einmal am Ende des ersten Weltkrieges bei einer Dienstun-
brauchbarenuntersuchung beobachtete, sah ich allerdings nicht wieder.

Zu ähnlich hohen Verlusten führt aber auch eine normale sachgemäße Behandlung
in kürzerer Zeit von nur wenigen Monaten. 50—55 kg war das Höchste, was ich in
eigener ambulanter Behandlung erreichte. SHORT erreichte in 18 Monaten mit
700 Calorien-Zufuhr sogar eine Gewichtsabnahme von 239 Pfund bei einem Aus-
gangsgewicht von 402 Pfund. EVANS u. STRANG konnten bei einer Negerfrau das
Gewicht von 389 auf 169, d. h. um 220 Pfund reduzieren. Solche und ähnliche in
der Literatur niedergelegte Renommiererfolge sind natürlich nicht häufig und
setzen ganz besonders hohe Ausgangsgewichte voraus. Im allgemeinen erfolgt die
stärkste Gewichtsabnahme in den ersten Wochen einer sachgemäß und konsequent
durchgeführten kombinierten Behandlung. In den späteren Wochen muß man sich
mit Gewichtsabnahmen von 2—0,5 kg wöchentlich begnügen, bis man nach
Monaten schließlich an eine Grenze kommt, wo es nicht mehr weitergehen will.
Dann ist aber meist schon der wünschenswerte Effekt erreicht, denn es darf nicht
unser Ehrgeiz sein, um jeden Preis das Körpergewicht zu normalisieren. Übergewichte von 15—20% können meist bestehen bleiben, es sei denn, daß Kreislaufstörungen vorliegen. Mit den Kilos verschwinden allmählich die zahlreichen
Beschwerden der Kranken. Nicht nur eine körperliche, sondern auch eine schwere
seelische Last ist von ihnen abgefallen. Sie fühlen sich zum Teil wie neugeboren
und außerordentlich viel leistungsfähiger als unter der Bürde ihres Fettes. Auch
die Organveränderungen, soweit sie nicht bereits irreversibel geworden sind,
bessern sich oder verschwinden. Vor allem gilt das für die Kreislauforgane.
PREBLE hatte unter seinen 1000 Fettsüchtigen 62 mit einem Blutdrucke von
200 mm Hg und mehr. Bei einem großen Teil von diesen sank bei der Entfettung
der systolische Blutdruck im Durchschnitt von 219 auf 176, d. h. um 43 mm Hg,
der diastolische von 129 auf 108, also um 21 mm Hg.

Dilatierte Herzen verkleinern sich oft, vor allem bei jungen Individuen, in
SCHARPFFS 39 Fällen 20 mal. Atemnot und Cyanose verschwinden, vorhandene
Varicen und Ödeme bessern sich oder vergehen. Der Urin wird wieder frei von
Eiweiß und Cylindern, sofern nicht noch eine Herzinsuffizienz oder ein chronisches Nierenleiden bestehen. Etwa vorhandener Zucker erscheint meist nicht wieder,
wenn nicht gerade eine Kombination mit manifestem irreversiblem Diabetes vorliegt.

Die Haltung der Wirbelsäule wird wieder normalisiert und die Gelenke werden
entlastet, so daß Haltung und Körperbewegungen wieder einigermaßen frei und
ungehindert sind. Dermatitiden und Dermatosen gehen zurück. Verschwundene
Libido, Potenz und Fertilität kehren oft wieder.

Führt die geschilderte Behandlung nun immer zum Ziele? Theoretisch müßte
sie es, wenn Arzt und Kranker nicht zu früh Geduld und Energie verlieren.

Wie aber sieht es in der Praxis aus?

Es sind in der Literatur Fälle verzeichnet, die anscheinend auf die geschilderte
Behandlung überhaupt nicht reagierten. UMBER (Z) hat z.B. einen solchen, sehr
lange beobachteten Fall beschrieben, auch die oben geschilderte eigene Beobachtung könnte dahin gerechnet werden. Meist handelt es sich um schwere Formen
endogener Fettsucht, bei denen nach kurzen Anfangserfolgen das Gewicht still
steht. UMBER (Z) hat geglaubt, daß es sich dabei um ganz abnorm niedrige Calo-
rienbedürfnisse handelt. In meinen eigenen Beobachtungen, in denen stets der
Bedarf respiratorisch festgestellt wurde, lag eine stärkere Erniedrigung entweder

gar nicht vor oder wurde bei der Kostzumessung berücksichtigt. Wie ungeheuer schwer es nach initialen Erfolgen sein kann, das Gewicht herabzudrücken, zeigt folgende eigene Beobachtung an einem Falle ungewöhnlich hochgradiger Fettsucht (172 kg später sogar 195 kg bei 161 cm Größe bei einer 38jährigen Frau, F. Schl.) (Tab. 71).

Mit Fettsucht mütterlicherseits schwer belastet, Beginn der eigenen Fettsucht schon mit 10 Jahren. Mit $20^1/_2$ Jahren verheiratet mit etwa 80 kg, 4 Geburten, nach jeder zunehmend dicker, besonders stark nach der letzten 1924, genauere Angaben über das Gewicht sind nicht zu erhalten, da die Kranke sich seit Jahren nicht mehr gewogen hat. Klagen über starke Schweiße, wenig Hunger und Durst, in letzter Zeit schwere Krampfadernbildung und Verstauchung im linken Fuß. Vom 10. Mai bis 18. Juli 1926 in der Klinik.

Bei der Aufnahme 172 kg Gewicht bei 161 cm Größe, enorme Fettsucht des Stammes, der Beine und der Oberarme bei fast zierlichem Kopf und schmalen Händen (vgl. Abb. 31 auf S. 413 bei 195 kg Gewicht). Umfangmaße nach 16,5 kg Gewichtsabnahme an den Oberarmen 49,5 cm, an der Taille 137 cm, an den Hüften 183 (!) cm. Herz und Lungen normal, Blutdruck anfangs etwas erhöht (160 mm Hg). Im Urin zeitweise Alb., sonst o. B. Periode ganz regelmäßig und stark. Grundumsatz im Anfang leider nur mit KROGH bestimmt 3059 Cal (gegenüber interpoliertem BENEDICT von 2353) sicher zu hoch. Am 11. Juni in meinem Universalapparat: 2166, am 26. Juni 2270, am 10. Juli 1906 Cal Dynamische Wirkung von Fleisch etwas herabgesetzt. Im 1. Monat bei durchschnittlich 600 Brutto-Cal und eingeschobenen maskierten Hungertagen (2—300 Cal), 3—9 mal 0,1 g Thyreoidin abwechselnd mit Inkretan (bis 9 Tabletten (!) täglich) und Ovowop (bis 9 Tabletten täglich) und starker Flüssigkeitsbeschränkung auf täglich nur $^1/_2$ Liter Extraflüssigkeit eine Gewichtsabnahme von 172 auf 158,5 kg, in der Zeit vom 11. Juni bis 2. Juli verlangsamte sich dann bei annähernd gleicher diätetischer und medikamentöser Behandlung die Gewichtsabnahme von 158,5 auf 155 kg. In den weiteren 14 Tagen blieb das Gewicht dann stehen. Die folgende Tab. 71 gibt über diesen letzten Abschnitt der Behandlung zugleich mit den Angaben über Zusammensetzung der Nahrung, Wasserbilanz und medikamentöse Beeinflussung Auskunft.

In diesem, 10 Wochen hindurch genau beobachteten Falle hochgradigster endogener Fettsucht, wurde die diätetisch-medikamentös-physikalische Behandlung mit einer kaum noch zu überbietenden Rigorosität durchgeführt. Die durchschnittliche Bruttocalorienzufuhr betrug dauernd unter 25% des Bedarfs, die Flüssigkeitszufuhr war minimal, die Schilddrüsenzufuhr maximal. Ohne die große Energie der völlig appetitlosen Frau, die streng isoliert war (Privatpatientin) und alles aufbieten wollte, um die Operation ihrer Krampfadern zu vermeiden, wäre diese Gewaltkur, die gleichwohl unverhältnismäßig gut vertragen wurde, gar nicht durchführbar gewesen, und trotzdem stand bei weiterer Steigerung aller zur Entfettung geeigneten Maßnahmen die letzten 14 Tage das Gewicht still. Wie ist das möglich? Bei einer durchschnittlichen Bruttocalorienzufuhr von 647 Cal pro Tag und einem Grundumsatz von etwa 2000 Cal errechnet sich ein tägliches Caloriendefizit von etwa 2000 Cal, in Fett ausgedrückt 250 g. Rein bilanzmäßig müßte der Körper, vom Eiweiß abgesehen, 3500 g an Trockengewicht in den letzten 14 Tagen verloren haben, tatsächlich nahm er aber gar nicht ab. Wenn überhaupt, so könnte man hier hinsichtlich der Therapie von einem hoffnungslosen Fall von Fettsucht reden. Trotzdem kann es keinem Zweifel unterliegen, daß auch in den letzten 2 Wochen noch große Fettmengen eingeschmolzen sind. Die Fettpolster waren dem Volumen nach annähernd gleich, fühlten sich aber weicher an. Trotz der hochgradigen Flüssigkeitseinschränkung (Gesamtgewicht der Nahrung + Extraflüssigkeit), die im heißen Sommer nicht mehr gesteigert werden konnte, retinierte der Körper Wasser, wie die abgesehen von den Salyrgantagen minimalen Urinmengen zeigen. Nur an einem besonders heißen Tage konnte die Kranke der Versuchung, mehr zu trinken, nicht widerstehen (13./14. Tag). Der Effekt war ein Gewichtsanstieg von 1 kg bei gleich niedriger Harnausscheidung wie vorher.

Jede Unterernährung steigert die Neigung zur Wasserretention, beim Fettsüchtigen erreicht sie aber exzessive Grade. Ist diese Deutung der Gewichtskonstanz in den sogenannten hoffnungslosen Fällen richtig, so muß über kurz oder lang das

Tabelle 71. *Gewichtsstillstand trotz rigorosester diätetisch-medikamentös-physikalischer Behandlung bei hochgradiger Fettsucht (172 kg)*

Datum 1926	Körpergewicht (nackt) kg	Brutto-Calorien-Zufuhr	Gesamtgewicht der Nahrung g	Extra-flüssigkeit ccm	Urinmenge ccm	Spez. Gewicht	Medikamentöse Therapie	Bemerkungen
2.—3. VII.	155,0 kg am Anfang des Tages	544	280	400	300	1032	3 mg Thyroxin	Kost ganz salzarm etwa 4 g
3.—4. VII	155,0	861	350	300	250	1032	6 mg „	
4.—5. VII.	155,2	971	400	600	250	1033	6 mg „	
5.—6. VII.	155,2	565	450	600	900	1010	{6 mg „ / 1,0 Salyrgan intramuskulär	
6.—7. VII.	154,8	607	550	600	300	1027	{8 mg Thyroxin / ¼ l Apenta	1 Std Schwitzkasten / desgl.
7.—8. VII.	155,5	591	550	600	600	1013	{8 mg Thyroxin / 4 g Natr. salicyl.	
8.—9. VII.	155,5	496	800	600	800	1012	{8 mg Thyroxin / 1,0 Salyrgan intramuskulär	
9.—10. VII.	—	669	550	400	400	1019	{8 mg Thyroxin	
10.—11. VII.	155,6	693	760	400	400	1021	8 mg „	
11.—12. VII.	155,5	661	510	300	300	1026	8 mg „	
12.—13. VII.	155,5	605	510	600	1010	1010	{8 mg „ / 4 g Natr. salicyl / 1,0 Salyrgan intramuskulär	1 Std Schwitzkasten
13.—14. VII.	155,0	475	460	1000	300	1026	{8 mg Thyroxin / 4 g Natr. salicyl	desgl.
14.—15. VII.	156,0	656	540	400	300	1032	{8 mg Thyroxin / 4 g Natr. salicyl	desgl.
15.—16. VII.	155,5	663	540	400	700	1020	{8 mg Thyroxin / 1,0 Salyrgan intramuskulär	desgl.
16. VII.	155,2	—	—	—	—	—	—	

im Übermaß retinierte Wasser wieder erscheinen. Das war auch bei der geschilderten Kranken der Fall. Sie setzte auch zu Hause mit der ihr eigenen Energie in etwas abgeschwächtem Maße (etwa 800 Cal.) die Behandlung fort und nahm in den nächsten Wochen noch weitere 3 kg ab. Eine plötzliche Verschlechterung ihrer wirtschaftlichen Lage zwang sie dann, die teuere Thyreoidin- und Salyrgan-Kur abzubrechen und nur die diäteinschränkende Wirkung beizubehalten, mit dem Erfolge, daß sie zunächst wenigstens nicht wieder zunahm. Zwei Jahre später allerdings kam sie mit einer Schwangerschaft im 7. Monat und 195 kg Gewicht wieder in die Klinik.

Es wäre grundfalsch, in derartigen gewiß sehr seltenen Fällen die Behandlung als aussichtlos abzubrechen. Wenn eine Abnahme von 20 kg gegenüber 172 kg auch keinen großen Fortschritt bedeutet, so bringt das doch meist schon eine sehr erhebliche Erleichterung für die Kranken. Der Arzt darf unter keinen Umständen die Geduld und Energie verlieren. Leider ist das aber sehr oft, man kann fast sagen in der Regel der Fall bei den Kranken, so daß schließlich die ärztlichen Vorschriften nicht mehr eingehalten werden. Das ist der Grund, warum manche diätetisch-medikamentöse Entfettungskuren nicht den gewünschten Erfolg haben. Es braucht wohl nicht betont zu werden, daß es Dauererfolge bei der Fettsucht-behandlung nicht gibt. Die Gewichtszunahmen sind sofort wieder da, sobald die diätetischen Zügel wieder schleifen. Sie müssen unter allen Umständen straff angezogen bleiben.

Ob richtig und ohne Beschwerden durchgeführte Entfettungskuren nachträglich noch Schaden anrichten können, ist unwahrscheinlich. CURSCHMANN hat über drei Fälle von Leukämie berichtet, die zeitlich sich an sehr rigorose Entfettungskuren anschlossen. Die Möglichkeit kausaler Beziehungen ist gegeben, von einer Wahrscheinlichkeit des Zusammenhanges kann bei der Rarität solcher Fälle aber wohl nicht gesprochen werden.

η) Die chirurgische Behandlung

Auch chirurgische Maßnahmen sind für die Behandlung der Fettsucht empfohlen worden. Für große Lipome ist sie auch durchaus am Platze, da diese erfahrungs-gemäß der internen Therapie ganz besonders schwer zugänglich sind. Darüber hinaus gibt es aber auch Fettleibige, besonders Frauen, die anläßlich anderer operativer Eingriffe oder ad hoc sich an den besonderen Prädilektionsstellen des Fettansatzes, besonders am Bauch, subcutanes Fett entfernen lassen. Um einen Erfolg zu erzielen, müssen schon einige Kilogramm entfernt werden. Mehrere Gynäkologen haben derartige Operationen ausgeführt und über gute Erfolge berichtet. Die Notwendigkeit dazu wird selten gegeben sein. Nur bei monströsen lokalen Fettanhäufungen in der unteren Bauchgegend, die wie Schürzen über die Genitalien herabhängen, oder in ähnlichen Fällen nicht lipomatöser Fettsucht wäre dazu zu raten.

Literatur

I. Zusammenfassende Darstellungen (Z)

ACHARD, CH.: Troubles des échanges nutritifs. 2. Bd. Paris: Masson 1926.
BAHNER, F.: Fettsucht und Magersucht. Handb. d. inn. Med. VII, 975 (1955). — BARBORKA, CL.: Present status of obesity Problem: J. Amer. Med. Assoc. 147, Nr. 11, 1015 (1951). BAUER, J.: Innere Sekretion. Berlin-Wien 1927. — BERGMANN, G. VON: Die Fettsucht. OPPENHEIMERS Handb. d. Biochemie, 1. Aufl., Bd. 4, 2. Teil, 208 (1910), und zusammen mit STRÖBE, 2. Aufl., Bd. 7, 262 (1927). — BERNHARDT, H.: Die Fettsucht. Stuttgart: Enke 1955. — BOUCHARD,: Maladies par ralentissement de la nutrition. Paris 1891. — Traité de Path. général. III. Paris 1906. — BRUGSCH, TH.: Die Fettsucht in Path. u. Ther. innerer Krankheiten. Herausgeg. von F. KRAUS u. TH. BRUGSCH, Bd. 1, 297 (1919).

EBSTEIN, W.: Die Fettleibigkeit und ihre Behandlung. Wiesbaden 1904. — EVANS, F. A., and I. M. STRANG: Amer. J. Med. Sci. 177, 339 (1929).

FALTA, W.: Die Erkrankungen der Blutdrüsen. Berlin: Springer 1927. — FEUCHTINGER, O.: Fettsucht u. Magersucht. Stuttgart: Enke 1946.

GRAFE, E.: Die Stoffwechselkrankheiten und ihre Behandlung. Berlin: Springer 1930. — The diseas. of metab. and their treatment. Philadelphia: Lea & Febinger 1932.

HOCHREIN u. SCHLEICHER: Med. Mschr. 649 (1955).

HECHEL, F.: Grandes et petites obésités. Paris: Masson 1920.

JORES, A.: Klinische Endocrinologie. 3. Aufl. Berlin-Heidelberg-Göttingen: Springer 1947. — Hypophyse, Nebennieren, Keimdrüsen. Handb. d. inn. Med. 4. Aufl. Bd. VII, 1 (1955).

ISAAC, S.: Wesen und Behandlung der Fettsucht. Würzburger Abhandl., Neue Folge 1, 6 (1924).

KISCH: Die Fettleibigkeit. Stuttgart 1888.

LICHTWITZ, L.: Die Fettsucht im Handb. d. inn. Med. 2. Aufl., 892 (1926).

MARX, H.: Innere Secretion, Handb. d. inn. Med. 3. Aufl. VI/$_1$, 1 (1941). — McCANCE, R. A.: Overnutrition and undernutrition: Lancet 1953, 685 u. 739. — MAYER, J.: Genetic, traumatic and enviromental factors in etiology of obesity: Physiologic Rev. 33, 472 (1953). — MÜLLER, FR. VON: E. VON LEYDENS Handb. d. Ernährungsther. 1. Aufl. 208. Leipzig 1903.

NEWBURGH, L. H.: Obesity in Textbook of Endocrinology, ed. by R. H. WILLIAMS 699. Philadelphia and London: Saunders 1950. — NOORDEN, C. VON: Die Fettsucht. 2. Aufl. Wien und Leipzig: Hölder 1910. — NOORDEN, C. VON, u. H. SALOMON: Allgem. Diätetik. Bd. 1, 992 (1920).

OEDER, G.: Med. Kl. Nr. 33 (1908), Nr. 13 (1909) u. Nr. 17 (1910). Berlin: Springer 1920. — OERTEL, H.: Obesity. New York 1895.

PERRINE, M., et P. MATHIEU: L'obésité. Paris: Flammarion 1923. — PRIESEL, u. FREY: Die Fettsucht im Kindesalter. Stuttgart 1888.

RYNEARSON, E. H., and C. F. GASTINEAU: Obesity. Springfield (Ill.): Thomas 1949.

SCHLOSSMANN, A.: Handb. d. Kinderheilk. Bd. 1 (1931). — SHAFFER, P.: Amer. J. Physiol. 23, 1 (1908/09).

TALBOT-BROUGHTON, Amer. J. Dis. Childr. 55, 42 (1933). — TILESTON, W.: Endocrinol. and Metabolism., herausgegeb. von BARKER, Bd. 4, 29 (1924).

UMBER, F.: Ernährung und Stoffwechselkrankheiten. 3. Aufl. Berlin: Urban & Schwarzenberg 1925.

Im übrigen sei auf die Aufstellung zusammenfassender Darstellungen (Z) auf S. 370 zum Kapitel „Einleitendes" verwiesen.

II. Einzelarbeiten der einzelnen Unterkapitel
Vorkommen und Erblichkeit

ARMSTRONG, D. B., u. Mitarb.: J. Amer. Med. Assoc. 147, 1007 (1951). — ASCHNER, B.: Z. klin. Med. 116, 669 (1931); 121, 459 (1932). — Klin. Wschr. 1929, 2043.

BAUER, J.: Med. Klin. 1934, 796. — BRØCHNER-MORTENSEN, K.: Acta med. scand (Stockh.) 106, 81 (1941).

CAMERER u. SCHLEICHER: Z. menschl. Vererbgs.- u. Konstit.lehre 19, 32 (1935).

DUBLIN, L. J., and A. J. LOTKA: Length of life, The Ronald Preß. S. 200. New York (1936).

GIGON, A.: Med. Klin. 1934, 796. — F. GROSSE-BROCKHOFF: Dtsch. med. Wschr. 1953, Nr. 12 u. Nr. 13.

HANHART, E.: Handb. d. Erbbiol. des Menschen. 2, 679 (1940).

IRELAND, M. W., A. G. LOVE and C. B. DAVENPORT: Defects found in drafted Men. Washington (D. C.): Statist. Informat. Gov. Printing Office 1920.

JOSLIN, E. P. u. Mitarb.: Treatment of Diabetes mellitus. 9. ed. Philadelphia: Saunders 1952.

LAUTER, S., u. TERHEDEBRÜGGE: Dtsch. Arch. klin. Med. 181, 193 (1937). — LAUTER, S.: Dtsch. Arch. klin. Med. 196, 330 (1949). — LIEBENDÖRFER: Arch. Rassenbiol. 15, 18 (1923). — LÖFFLER, W., u. F. KOLLER: Die Gicht, Handb. d. inn. Med. 3. Aufl. VI/$_2$, 855 (1944). — LÜTHHOLD, W.: Schweiz. med. Wschr. 1947, 1300.

NAUNYN, B.: Der Diabetes mellitus. 2. Aufl. Wien: Hölder 1906.

PREBLE, W. E.: Boston Med. and Surg. J. 188, 617 (1923).

SCHUHMACHER: Erbarzt 8, 167 (1940).

TYNER, J. D.: Amer. J. Med. Sci. 185, 704 (1933).

VERSCHUER, O. VON: Erbpathol. Dresden: Steinkopff 1934.

WILLIAMSON, C. S.: J. Amer. Med. Assoc. 74, 1625 (1920).

Das Bilanzproblem

BAZETT, H. C.: Physiologic Rev. 7, 531 (1927). — BENEDICT, F. G.: J. of Biol. Chem. 20, 63 (1915). — BENEDICT, F. G., and TH. M. CARPENTER: Carneg. Inst. Publ. Nr. 261 (1918). — BENEDICT, F. G., and E. D. MASON: Amer. J. Physiol. 108, 377 (1934). — BERGMANN, G. VON:

Z. exper. Path. u. Ther. **5**, 646 (1909). — BERNHARDT, H.: Z. klin. Med. **99**, (1923). — Erg. inn. Med. **36**, 1 (1929). — Med. Klin. **1934**, 1217. — DU BOIS, E., SPENCER, MCCLELLAN and FALK: J. Clin. Invest. **7**, 499 (1929). — DU BOIS, E.: Basal metabolism, in health and diseases, 3. ed. Philadelphia: Lea & Febiger 1936. — BOOTH, G., and J. M. STRANG: Arch. Int. Med. **57**, 533 (1936). — BOOTHBY and SANDIFORD: J. of Biol. Chem. **54**, 783 (1922).

EVANS, F. A., and J. M. STRANG: Amer. J. Med. Sci. **177**, 339 (1929).

GESSLER, H., KRAUS u. RETTIG: Verh. dtsch. Ges. inn. Med. S. 227 (1927). — GESSLER, H.: Dtsch. Arch. klin. Med. **157**, 36 (1927). — GRAEFE, C. F.: Fall einer lebensgefährl., glückl. geheilten Fettsucht (1826). — GRAFE, E., u. E. TRAUTMANN: Z. Neur. **62**, 237 (1920). — GRAFE, E., u. K. MAYER: Z. Neur. **86**, 247 (1923). — GRAFE, E.: Die spezifisch-dynamische Wirkung der Nahrungszufuhr. OPPENHEIMERS Handb. d. Bioch. **6**, 609 (1928).

HUFELAND, C. W.: Ideen über Pathogenie. Jena 1795.

JAQUET u. SVENSON: Z. klin. Med. **41**, 375 (1900).

LANDOIS-ROSEMANN: Lehrbuch d. Physiol. 20. Aufl. (1932). — LAUTER, S.: Dtsch. Arch. klin. Med. **150**, 315 (1926). — LIEBESNY, P.: Biochem Z. **144**, 308 (1924).

MAGNUS-LEVY, A.: Z. klin. Med. **112**, 468 (1930). — MARK, R.: Dtsch. Arch. klin. Med. **162**, 358 (1928). — Z. Arbeitsphysiol. **2**, 129 (1929).

NENENSCHWANDA-LEMMER, N.: Z. exper. Med. **99**, 394 (1936).

PENNINGTON, A. W.: Amer. J. Digest. Dis. **20**, 268 (1953). — PLAUT, R.: Dtsch. Arch. klin. Med. **139**, 285 (1922). — PRODGER, S. H., and H. DENNIG: J. Clin. Invest. **11**, 789 (1932).

ROLLY, F.: Dtsch. med. Wschr. **1921**, 887.

STOLLREITER-BUZON, L.: Psyche **4**, 335 (1950). — STRANG, J. M., H. B., McCLUGAGE and M. A. BROWLEE: Arch. Int. Med. **55**, 958 (1935). — STRIECK, F., u. R. MARK: Unveröffentl. Versuche, zit. bei E. GRAFE, Verhandl. d. Ges. f. Verdauungs- u. Stoffwechsel-Krankheiten, S. 154 (1929).

TALBOT: Physiologic. Rev. **5**, 477 (1925).

WANG, C. C., S. STROUSE and A. W. SAUNDERS: Arch. Int. Med. **34**, 537 (1924). — WANG, C. C., and KERN: Amer. J. Dis. Childr. **36**, 83 (1928). — WERTHEIMER, A.: Pflügers Arch. **213**, 262, 279, 280, 298 (1926). — Arch. exper. Path. u. Pharmakol. **160**, 177 (1931). — WILDER, R. M., SMITH and SANDIFORD: Ann. Int. Med. **6**, 724 (1932). — WILDER, R. M.: Arch. Int. Med. **61**, 297 (1938).

Das Regulationsproblem

BENEDICT, G. F., MILES, ROTH and SMITH: Carng. Instit. Publ. 280 (1919). — BISCHOFF u. C. VOIT: Die Gesetze der Ernährung des Pflanzenfressers. S. 25 (1860). — BONNET, TSCHANG, HYAS and TSCHI: Arch. internat. Physiol. **31**, 325, 358 (1929). — BORNSTEIN, J., and PH. TREWHELLER: Med. J. Austral. **1951**, 119. — BOSTRÖM: Handb. d. Geisteskrankh. II. 1 (1925). — BROBECK, J. R.: Physiologic. Rev. **26**, 541 (1946). — BRUNS, O.: Verh. Ges. inn. Med. 158 (1920).

ECKSTEIN u. E. GRAFE: Z. physiol. Chem. **107**, 73 (1919).

FALTA, W.: Wien. klin. Wschr. **1928**, 26. — FRERICHS: WAGNERS Handwörterbuch d. Physiol. **3**, 663 (1846).

GASNIER, A., et A. MAYER: Ann. de physiol. **15**, 145 (1939). — GRAFE, E., u. D. GRAHAM: Z. physiol. Chem. **73**, 1 (1911). — GRAFE, E., u. KOCH: Dtsch. Arch. klin. Med. **106**, 564 (1912). — GRAFE, E.: Dtsch. Arch. klin. Med. **113**, 1 (1913). — GRAFE, E., u. F. MEYTHALER: Arch. exper. Path. u. Pharmakol. **125**, 181 (1927). — GRAFE, E.: Einfluß der Unter- und Überernährung auf den Körperhaushalt. Reale Accademia d'Italia, Convegno di Scienze Fisiche, Mathematiche e Naturali vom 26. 9 bis 2. 10. 1937. Verh. S. 408. Roma: Reale Accademia d'Italia. XVI. 1938. — GULICK, A.: Amer. J. Physiol. **60**, 371 (1922).

HELMREICH, E.: Biochem. Z. **146**, 153 (1924). — Der Kraftwechsel des Kindes. Wien: Springer 1927. — HESS, W. R.: Erg. Physiol. **41**, 56 (1939). — Arch. f. Psychiatr. **104**, 548 (1956).

JOHSNTON, J. A., and J. W. MARONEY: Amer. Dis. Childr. **51**, 1039 (1936).

KEYS, A.: zit. bei RYNEARDSON u. GASTINEAU (Z).

LAUTER, S.: Dtsch. Arch. klin. Med. **150**, 315 (1926). — LUSK, G.: Science of nutrition, 4. ed. Philadelphia and London: Saunders 1928.

MAYER, J., and M. W. BATES: Federat. Proc. **10**, 389 (1951).

NEISSER, E., u. H. BRÄUNING: Münch. med. Wschr. **1911**, 1955. — NEUMANN, R. O.: Arch. f. Hyg. **45**, 1 (1902).

OBERDISSE, K.: Z. exper. Med. **108**, 81 (1940).

PFLÜGER, E.: Pflügers Arch. **6**, 190 (1872); **52**, 66 (1892).

REINWEIN, H.: Dtsch. Arch. klin. Med. **160**, 278 (1928). — RECK-MALLERZEWEN, F.: Sofie Dorothee, Mutter Friedrichs des Großen. S. 116. Wiesentheid: Drömer 1948. — RUBNER, M.: Gesetze des Energieverbrauchs bei der Ernährung, Wien: Deuticke 1902.

SOHLERN: Med. Klin. **1942**, 1541. — STOLLREITER-BUTZON, L.: Psyche **4**, H. 7, 335 (1950).

Voit, C.: Herrmanns Handb. d. Phys. 6, 1. T. S. 1. Leipzig 1881.
Wiley, F. H., and L. H. Newburgh: J. Clin. Invest. 10, 733 (1931).

Intermediärstoffwechsel und Pathophysiologie des Fettgewebes

Aschner, B.: Z. klin. Med. 116, 669 (1931); 121, 459 (1932).
Bauer, J.: Constit. u. Dispos. inn. Erkrank. Berlin: Springer (1924). — Verh. Ges. Verdgs-krkh. 116 (1930). — Baumann: Lipasen in Handb. d. Bioch. 2. Aufl. Erg. W. I. 1, S. 422 (1933). — Blotner, H.: Arch. Int. Med. 55, 121 (1935). — Du Bois, E. F.: Basal metabolism in health and disease. 3. ed. Philadelphia: Lea and Febiger 1936. — Bowen, D. B., F. K. Griffith and G. H. Sly: J. Nutrit. 8, 421 (1934). — Brentano, C.: Arch. exper. Path. u. Pharmakol. 155, 21 (1930); 157, 125 (1930); 163, 156 (1931). — Bruger-Poindexter, G.: Arch. Int. Med. 53, 423 (1934).
Crassousis, M.: Dtsch. Z. Verdgs.- usw. Krkh. 3, 291 (1940).
Deuel, H. J., and M. Gulick: J. of Biol. Chem. 96, 25 (1932).
Folin, O., and W. Denis: J. of Biol. Chem. 21, 183 (1915). — Forbeck, V., and F. Leegard: Acta med. scand. (Stockh.) 81, 351 (1934).
Günther, H.: Die Lipomatose. Jena: Fischer 1920.
Hagedorn, H. C., C. Holten and A. Hecht-Johansen: Arch. Int. Med. 40, 30 (1927). — Haurowitz, F.: Fortschr. Biochem. Bd. IV. 1938—47, 66 (1948). — Hausleiter: Z. exper. Path. u. Ther. 17, 413 (1910). — Hetenyi, G.: Dtsch. Arch. klin. Med. 179, 134 (1936).
Keeton-Dickens, K.: Arch. Int. Med. 51, 890 (1933). — Krainick, H. G., u. A. Müller: Klin. Wschr. 1938, 450, 1040, 1275. — Kugelmann: Z. klin. Med. 115, 454 (1931).
Labbé-Boulin: C. r. Soc. Biol. (Paris) 109, 432 (1932). — Lauter, S.: Dtsch. Arch. klin. Med. 150, 315 (1926). — Lauter, S., Neuenschwander u. Lemmer: Z. exper. Med. 99, 745 (1936). — Leites, S. E., u. A. Agaletzkaja: Acta. med. scand. (Stoclkh.) 89, 199 (1936). — Lesser, E. J.: Bioch. Ztsch. 103, 1 (1920). — Lyon, D. M., D. M. Dunlop and C. P. Stewart: Biochemic. J. 26, 1107 (1932).
Mason, E. H.: Northwest March (1927)
Nissen, A. H.: Acta med. scand. (Stockh.) 73, 99 (1930). — Noorden, C. v., u. C. v. Dapper: Z. klin. Med. 23, 113 (1893); Berl. klin. Wschr. 1984, 24.
Raab, W.: Z. exper. Med. 90, 729 (1933). — Erg. inn. Med. 51, 125 (1936). — Richter, P. E.: Dtsch. med. Wschr. 1929, 1575. — Rony and Levy: J. Labor. a. Clin. Med. 15, 221 (1929).
Salcedo, J., and S. de Witt-Stetten: J. of Biol. Chem. 151, 413 (1934). — Schoenheimer, R: The dynamic State of Body Constituents Harv. Univ. Press, Cambridge 1942. — Strang, J. M., H. B. McClugage and F. A. Evans: Amer. J. Med. Sci. 179, 687 (1930). — Strousse, J. M., Wang and Dye: Arch. Int. Med. 34, 275 (1924).
Waldvogel: Dtsch. Arch. klin. Med. 89, 342 (1906). — White, A.: In Duncans, Diseases of metabolism. 2. ed. S. 158, Philadelphia and London: Saunders 1947. — de Witt-Stetten, W.: J. of Biol. Chem. 140, 143 (1941).

Allgemeines über das Lokalisationsproblem

Hoffmann: Dermat. Z. 22, 558 (1915).
Lauter, S., u. A. Terhedebrügge: Dtsch. Arch. klin. Med. 181, 193 (1937). — Lauter, S.: Dtsch. Arch. klin. Med. 196, 330 (1949). — Lexer: Die freien Transplantationen. Teil I. (1919).
Mexö: Sitzungsbericht kgl. Ärzteverein Budapest 19. 1. 1940. — Müller, L. R.: Verh. dtsch. Ges. inn. Med. (1921). — Lebensnerven und Lebenstriebe. 3. Aufl. Berlin: Springer 1931.
Strandberg: Dermat. Z. 22 (1915).

Der Wasserhaushalt

Bozenraad: Dtsch. Arch. klin. Med. 103, 120 (1911).
Eppinger, H., F. Kisch: Wien. klin. Wschr. 1925, 299. — Evans, F. A., and J. M. Strang: Amer. J. Med. Sci. 177, 339 (1929).
Grafe, E.: Dtsch. med. Wschr. 1940, 1037.
Jaguttis: Dtsch. Arch. klin. Med. 159, 204 (1928).
Immermann, H.: Hdb. d. spec. Path. u. Ther. 2. Aufl. 13 (1879). — Isaac, S.: Würzb. Abh. 1, 125 (1924).
Lauter, S., u. A. Terhedebrügge: Dtsch. Arch. klin. Med. 181, 2 (1937); 183, 1/2 (1938).
Marx, H.: Der Wasserhaushalt. Berlin: Springer 1935.
Neurath: Cardiologia (Basel) 3, 353 (1939). — Newburgh, J. H., and M. W. Johnston: J. Clin. Invest. 8, 197 (1930).
Recht, G.: Klin. Wschr. 1929, 38. — Reiss, M.: Endokrinologie 6, 321, 421 (1930); 7, 1 (1930). — Röttger, H.: Klin. Wschr. 1956, 201.

SALOMON, H. v.: v. NOORDENS Samml. Klin. Abh. H. 6 Berlin 1905. — SCHIRMER, O.: Arch. exper. Path. u. Pharmakol. **89**, 263 (1921). — SIEBECK, R.: Der Wasserhaushalt, Hdb. and d. norm. u. pathol. Physiol. Bd. XVI zit. bei H. MARX. — SOLATAREWA, SCHAAL, GOLDMANN ZWILICHOWSKAJA: Acta. med. scand. (Stockh.) **86**, 596 (1934). ZONDECK, H.: Dtsch. med. Wschr. **1925**, Nr. 31.

Einteilung der Fettsucht

BERNHARDT, H.: Erg. inn. Med. **36**, 1 (1929). — Med. klin **1934**, 1217.
COHNHEIM, O.: Allgem. Pathol. I. 545 (1877).
FREYBERG, R. H., and L. H. NEWBURGH: Arch. Int. Med. **58**, 229 (1936).
GRAFE, E., u. R. KOCH: Dtsch. Arch. klin. Med. **106**, 564 (1912)
HAGEDORN, H. C., C. HOLTEN and A. HECHT-JOHANSEN: Arch. Int. Med. **40**, 30 (1927). — HOFFMANN, F. A.: Diät. Kuren in E. VON LEYDENS Hdb. der Ernährungstherap. **1**, 400 Leipzig: Thieme 1903.
McLESTER, J. S.: Nutrition and Diet in Health and Diseases. 3. ed. 434 Philadelphia: Saunders 1939.
STRANG, J. A., and F. A. EVANS: J. Clin. Invest. **6**, 277 (1928).
WILDER, R. M.: Internat. Clin. **1**. Ser. **42**, 31 (1932).

Klinische Symptomatologie

BEARDWOOD, J. T.: The Cycloped. of Med. Surg. and Special. **10**, 706. Philadelphia: Davis 1945.

Isolierte Fettanhäufungen. Die Lipomatose

BAKER-BOWLBY: Trans. Med. a. Chir. Soc. **69**, 41 (1886). — BASSLER, A., and A. G. PETERS: Ann. int. Med. **30**, 750 (1949). — BORST, M.: Lipoblastoma, Lipoma in ASCHOFFS Pathol. Anat. Bd. **1**, 682 (1923). — BROHL: Inaug. Diss. Würzburg (1886). — BUCHTERKIRCH-BUMKE: Berl. klin. Wschr. **1887**, 634.
DARBETZ: Thèse de Paris (1868). — DIDIER: Arch. des. Mal. Appar. digest. **28**, 1070 (1938). GÜNTHER, H.: Die Lipomatose, Jena: Fischer 1920. — GURTL: Arch. klin. Chir. **25**, 421 (1880).
HENDRIX, J. P. and others: Arch. Int. Med. **85**, 91 (1950).
JONES, F. A., and J. W. PAULLEY: Lancet **1949**, 214.
DE PEMBERTON, J., and others: Surg. etc. **85**, 85 (1947). — PRICHARD: Brit. Med. J. 271 (1881).
STRIECK, F.: Münch. med. Wschr. **1926**, 2029.
TENNER, R. J.: J. Lancet, Minneap. **68**, 12 (1948).
WEISSE, K.: Dtsch. Z. Chir. **250**, 692 (1938). — WELLS, H.: J. of Exper. Med. **18** (1913).

Die hypophysäre Fettsucht

ALBRIGHT, F.: Harvey Lectur. **38**, 123 (1943). — APPEL, A.: Dtsch. Arch. klin. Med. **198**, 60 (1951). — ASKANAZY, M.: Schweiz. med. Wschr. **1923**, 9.
BABINSKI, B. B.: Rev. neur. **8**, 531 (1900). — BARTHELHEIMER, H.: Klin. Wschr. **1939**, 647. — Dtsch. med. Wschr. **1939**. 1129. — BARTELSMANN, H.: zit. bei MARX (Z) 302. — BERBLINGER, W.: Hdb. d. inn. Secr. **1**, 910. Leipzig: Kabitzsch 1932. — BÜCHNER, F.: Klin. Wschr. **1934**, 617. — Med. Klin. **1936**, 889, 923, 964.
CARR, A. D.: Arch. of Neur. **35**, 982 (1936). — CUSHING, H.: Ann. Surg. **50**, 1002 (1909). — The pituitary body and its disorders. Philadelphia and London: Lippincott 1912.
FEUCHTINGER, O.: Dtsch. Arch. klin. Med. **189**, 377. — FRANKL-HOCHWART v.: Med. Klin. **1912**, 48. — FRÖHLICH: Wien. klin. Rdsch. **15**, 883 (1901).
GAMMA, G.: Minerva med. (Torino) **1934**, 553, 593. — GOTTLIEB, R.: Erg. Path. **19**, 575 (1921). — GÜNTHER, H.: Über cerebrale Polyglobulie. Dtsch. Arch. klin. Med. **165**, 41 (1929).
HANHART, E.: Hdb. d. Erbbiol. **4**, 798. Berlin: Springer 1940. — HENSCHEN, C.: Veröffentl. Constit. u. Wehrpat. **9**, H. 2 (1937). — HORNECK: Klin. Wschr. **1936**, 806. — HUBER, J., et I. A. LIÈVRE: Ann. Med. **38**, 357 (1935).
MALAGUZZI-VALORI, G.: Soc. ital. Pediatr. Bologna (1935). — MOHR, L.: Mitt. über neurop. Studien. Schmidts Jahrb. **30**, 335 (1841). — MOREL, C. A.: L'Hyperostose front. int. Paris 1930. — MORGAGNI: De sedibus et causis morborum lib. 2. Epist., 27. Venedig 1761. — MÜLLER, M.: Endokrinologie **18**, 114 (1936).
NONNENBRUCH, W., u. O. FEUCHTINGER: Dtsch. med. Wschr. **1942**, 1045.
PLOTZ, CH., and others: Amer. J. Med. **13**, 597 (1952).
RUTISHAUSER, E.: Dtsch. Arch. klin. Med. **175**, 640 (1933).
STEWART, R. D.: J. of Neur. **8**. 321 (1928).
WESTPHAL, C.: Die Klin. Diagn. d. Grawitztumoren. Inaug. Diss. München 1910.

Die genitale Fettsucht (Klimakterische, Kastrations- und Maidenfettsucht)
MEANS, J. H.: Ann. Int. Med. **34**, 1311 (1951).
WAGNER, G. A.: 9. Congr. f. Verdauungs- u. Stoffw.kr. (1929).

Die insuläre Fettsucht
ALLEN, F. M.: J. Metabol. Res. 1, (1923). — ALPERT u. BESUGLOW: Wien. klin. Wschr.
1928, 586. — ASCHNER: Klin. Wschr. **1929**, 2043. — Z. klin. Med. **121**, 459 (1932).
WILDER, R. W., and others: Ann. Int. Med. **6**, 724 (1932).

Die epirenale Fettsucht
ALPERT, L. K.: Bull. Soc. Pédiatr. Paris 1910.
BROSTER, L. R., and others: The adrenal Cortex and Intersexuality. London: Chapman and
Hall 1938.
HARTMAN, F. A., and K. A. BROWNEL: The adrenals. Philadelphia 1949.

Die cerebrale Fettsucht
BIEDL, A.: Dtsch. med. Wschr. **1922**, 1630.
COCKAYNE, E. A., D. KRESTIN and A. SORSBY: Quart. J. Med. **4**, 93 (1935).
DAMM, G.: Dtsch. med. Wschr. **1952**, 1187. — DEUSCH, G.: Dtsch. Z. Nervenheilk. **89**, 117
(1925).
GRAFE, E., u. O. GRÜNTHAL: Klin. Wschr. **1929**, 1013. — GRÜNTHAL, MULHOLLAND u.
F. STRIECK: Arch. exper. Path. u. Pharmakol. **145**, 53 (1929).
HOESCH: Z. inn. Med. 655 (1932).
KENNEY, G. C.: Proc. Roy. Soc. Med. **44**, 10, 899 (1951).
LAWRENCE, R. D., and MOON: Brit. ophthalm. Rev. **2**, 32 (1866). — LAMBOTTE, F.: Rev.
internat. d. Hepatol. **3**, 561 (1953).
REILLY, W. A., and H. LISSER: Endocrinology (Springfield, Ill.) **16**, 337 (1932).
SALUS: Med. Klin. **1934**, 1160.
WALSH, TH. G.: J. Amer. Med. Assoc. **87**, 305 (19256). — WEISS, H.: Endokrinologie **15**,
435 (1931).

Sonderformen bisher unklarer Genese (Adipositas dolorosa, Mangelfettsucht [Bansi]),
Lipodystrophia [Simons], Wippleskrankheit)
BANSI, H. W.: Med. Klin. **1947**, 397. — Dtsch. med. Wschr. **1948**, 548. — BANSI, H. W.,
u. FUHRMANN: Klin. Wschr. **1948**, 326, 358. — BANSI, H. W.: Das Hungerödem und andere
alimentäre Mangelkrankheiten. Stuttgart: Enke 1949. — BASSLER, A.: Amer. J. Digest. Dis.
21, 178 (1954). — BERNING, H.: Die Dystrophie, Stuttgart: Thieme 1949.
DERCUM, F. X.: Amer. J. Med. Sci. **104**, 892 (1888). — DERCUM, BURR and BALLETT: Amer.
J. Med. Sci. 949 (1902).
FRANKE, KL., u. H. AHLHEIM: Dtsch. med. Wschr. **1948**, 549.
GRAFE, E.: Münch. med. Wschr. **1920**, 339.
KLING, D. H.: Arch. Surg. **34**, 599 (1937).
PINTE, R. H., and H. TESLUK: Amer. J. Med. **19**, 383 (1955). — PRICE, T.: Amer. J. Med.
Sci. 5 (1909).
SIMONS, T.: Berl. klin. Wschr. **1913**, 1454. — STIEWE, H.: Forsch. u. Fortschr. H. 13/15
(1947).
TOSMANN, W.: Klin. Wschr. **1949**, 542.
VILANT: Maladie de Dercum, Thèse de Lyon (1901).
WHITE: Biochemic. J. **19**, 921 (1925).

Einige Besonderheiten der Fettsucht im frühen Kindesalter
BAUER, J.: Med. Welt **1929**, 41.
CHRISTIANSEN, T.: Endokrinologie **13**, 149 (1929). — CZERNY: zit. bei F. BAHNER (Z).
FREJMA, M.: Obésité insul. Thèse de Paris. Paris: Imprim. d'Alésia 1932.
HAMBURGER, F.: Wien. med. Wschr. **1936**, Nr. 27 u. 28.
KELLER, A.: Fortschr. Med. **45**, (1927); **47** (1929).
NOBEL, E., W. KORNFELD, A. RONALD u. R. WAGNER: Innere Sekretion u. Konstit. im
Kindesalter. Wien: Maudrich 1937.
OPITZ, H.: Kinderärztl. Prax. **4**, 549 (1933). — OREL, H.: Kinderärztl. Prax. **6**, 436
(1936). — Z. Konstitutionslehre **16**, 435 (1932).

PRIESEL, R., u. L. FREY: Fettsucht im Kindesalter, 15. Beiheft des Arch. Kinderheilk. Stuttgart: Enke 1938.
RATHERY, F.: J. de Méd. et Chir. prat. 685 (1931).
SCHLOSSMANN, A.: Hdb. der Kinderh. 4. Aufl. Bd. 1 (1931).

Das Verhalten der einzelnen Organsysteme

ALLEN, FR.: J. Metabol. Res. (1923).
BOHNENKAMP, H.: Verh. dtsch. Ges. inn. Med. 532 (1929).
GRIESBACH W. E.: Hdb. d. norm. u. path. Physiol. VI. 2, 667 (1928)
HOCHREIN, M.: Münch. med. Wschr. 1936. 1548; 1951, 1395, 2312. — HOLBØLL S. A.: Klin. Wschr. 1929, 503.
GRIESBACH, W. E.: Hdb. d. norm. u. path. Physiol. VI. 2, 667 (1928).
HOCHREIN, M.: Münch. med. Wschr. 1936, 1548; 1951, 1395, 2312.
JACOBY: Berl. klin. Wschr. 1897, 12.
LABBÉ-BOULIN, M.: C. r. Soc. Biol. (Paris) 109, 432 (1932). — LEYDEN, E. v.: Z. klin. Med. 5, 1. 1882.
MARAÑON, G.: zit. nach STRUNZ, Inaugur. Diss. Leipzig 1933.
PRODGER, S. H., and H. DENNIG: J. Clin. Invest. 11, 789 (1932).
QUEYRAT: Gaz. Hôp. 70, (1897).
RÖMHELD: Z. physik. u. diät. Ther. Nr. 16 (1912). — ROMBERG, E. v.: Klin. Wschr. 1927, 1977. — RUBNER, M.: Die Ernährung im Kindesalter, Berlin 1902. — Die Gesetze des Energieverbrauchs bei der Ernährung, Wien: Deuticke 1902.
STOKES: Die Krankheiten des Herzens und der Aorta, übersetzt von LINDWURM. Würzburg 1855.
WEINERT, A.: Münch. med. Wschr. (1912). — WOLF, A.: zit. bei FELLINGER (Z).

Prognose

DUBLIN, L., u. H. H. MARKS: Human biol. 2, 159 (1930).
GRAFE, E.: Die Prognose der Fettsucht. Dtsch. med. Wschr. 1940, 1037.
NOLEN, HYMANS V. D. BERGH u. S. VAN HENKELOM: Lebensversicherungsmedizin. Berlin 1935.
PREBLE, W. E.: Boston. Med. and Surg. J. 188, 617 (1923).
RICHTER, P.: zit. bei C. VON NOORDEN (Z) und PREBLE (1923).

Prophylaxe und allgemeine Gesichtspunkte

DUBLIN, L., u. H. H. MARX: Herman Biol. 2, 159 (1939).
HOCHREIN, M., u. SCHLEICHER: Münch. med. Wschr. 1951 Nr. 28.
KEYS, A., and B. BROZEK: Body fat. in adult man: Physiologic Rev. 33, 245 (1953).
PENNINGTON, A. W.: Amer. J. Digest. Dis. 21, 65 (1954).

Die diätetische Therapie

DAPPER, C. v.: Z. klin. Med. 23, 113 (1893). — DUJARDIN-BEAUMETZ: zit. bei LE GENDRE (Z).
EWALD: Ther. Gegenw. 1899.
GRAFE, E.: Med. Klin. 1932, 10.
HEDINGER, C.: Dtsch. Arch. klin. Med. 96, 328 (1909). — HOFFMANN, F.: In E. v. LEYDENS Hdb. d. Ernährungsther. 1, 437 (1903).
JACOB: Dtsch. Arch. klin. Med. 103, 124 (1911).
KISCH, F.: Entfettungskuren. Berlin 1901. — KOLISCH: Lehrbuch der diät. Ther. Wien 1904.
McLESTER, J.: Nutrition and Diet. 3. ed. Philadelphia: Saunders 1939.
MORITZ, F.: Münch. med. Wschr. 1908, Nr. 30.
NOORDEN, C. v., u. H. SALOMON: Handb. d. Ernährung. Bd. 1, 1008. Berlin: Springer 1920.
RÖMHELD: Münch. med. Wschr. 1908, 1496. — ROSENFELD, G.: Diätkuren. Berlin: Fischer 1927.
SALOMON, H.: Über Durstkuren in v. NOORDENS Klin. Abh. S. 6. Berlin 1905. — SALOMON, H., u. N. VON JAGIČ: Wien. klin. Wschr. 1917, 18. — SCHWENNINGER: zit. bei SALOMON. — STRAUSS, H.: Diätbehandlung innerer Krankheiten. Berlin: Hirschwald 1912.
ZELLER, H.: Arch. f. Physiol. 213 (1914).

Die Bewegungstherapie

ATZLER, R.: Handb. d. Arbeitsphysiol. S. 10. Leipzig 1927.
BERGONIÉ: Acad. des scienc. 19, 7 (1909). — BIER, A.: Klin. Wschr. 1923, Nr. 4 und 7.
DURIG, A., u. GRAU: Biochem. Z. 48, 430 (1912).
EVANS, F. A., and J. M. STRANG: Amer. J. Med. Sci. 177, 339 (1929).
GESSLER, H.: Dtsch. Arch. klin. Med. 157, 36 (1927).

HAUSSLEITER: Z. exper. Path. u. Ther. 17, 413 (1910).
JAQUET u. SVENSON: Z. klin. Med. 41, 375 (1900).
MÜLLER: Mein System.
PERRIN-MATTHIEU, L.: Obésité. Paris: Flammarion 1925.
SCHREBER: Zimmergymnastik. — STÜVE u. LEBER: Berl. klin. Wschr. 1896, 16.
WOLF, G.: Fortschr. Ther. 2, 286 (1926).
ZUNTZ, N., u. KATZENSTEIN: zit. bei ATZLER.

Die Behandlung mit Trink- und Badekuren

MATTHES, M.: Lehrbuch der Hydrother. Jena: Fischer 1900. — MÜLLER, O.: Dtsch. Arch. klin. Med. 74, 316.
NOORDEN, C. v., u. C. v. DAPPER: In v. NOORDENS Handb. d. Path. des Stoffw. 2. Aufl. Bd. 2, 505 (1907).
STRIECK, F., u. GRAUL: Unveröffentlichte Versuche.
WINTERNIVZ, O.: Dtsch. Arch. klin. Med. 72, 258 (1902).

Die Behandlung mit hormonalen Präparaten

ABDERHALDEN, E., u. SCHIFFMANN: Pflügers Arch. 183, 195, 198, 201, 206 (1920—24).
BIEDL, A.: Verh. Ges. Verdgskrkh. S. 39. Wien 1925.
ECKSTEIN, H., u. E. GRAFE: Z. f. physiol. Chem. 107, 73 (1919). — EICHHOLTZ, F.: Lehrbuch der Pharmakol. 5. Aufl. S. 70. Berlin u. Heidelberg: Springer 1947. — EVANS u. STRANG: siehe Lit. über Bewegungsther. — EWALD: Die Erkrankungen der Schilddrüse. Wien 1909.
HARRINGTON, CH. K. and G. BARGER: Biochemic. J. 21, 1 (1927). — HUNT, R.: Arch. Int. Med. 35, 671 (1925).
JANSSEN, S.: Klin. Wschr. 1930, 1853.
KENDALL, E. C.: J. Amer. Med. Assoc. 64, 2042 (1915). — KESTNER, O., LIEBESCHITZ u. SCHADOW: Klin. Wschr. 1926, 36.
LEICHTENSTERN, O.: Dtsch. med. Wschr. 1894, 50.
MAGNUS-LEVY, A.: In v. NOORDENS Handb. d. Path. d. Stoffw. 2. Aufl. 2, 300 (1907) Zusammenfassung.
NOORDEN, C. v.: Klin. Wschr. 1926, 27.
PLUMMER, H., and W. M. BOOTHBY: Jova State Med. Soc. 14, 66 (1924). — PUTNAM, M. C.: Amer. transact. 8 (1893).
VON ROMBERG, E.: Klin. Wschr. 1927, 1977.
SCHITTENHELM, A., u. B. EISLER: Klin. Wschr. 1927, 70. — STRAUB, W.: Dtsch. med. Wschr. 1925, 4.
TRENDELENBURG, P.: Dtsch med. Wschr. 1926, Nr. 27.
YORKE-DAVIES: Brit. med. J. vom 7. 6. (1894).
WENDELSTADT: Dtsch. med. Wschr. 1894, Nr. 50.

Anderweitige medikamentöse Therapie

BANSI, H. W., u. W. KAISSEN: Klin. Wschr. 1953, 978. — BANSI, H. W.: Dtsch. med. Wschr. 1954, 597. — BERNECKE, K. H.: Med. Klin. 478 (1954). — BURNETT, J. B., and S. M. GUNDERSEN: New Engl. and J. Med. 246, 499 (1952).
CASENEUVE et LÉPINE: C. r. Soc. Biol. (Paris) 101, 1167 (1885).
DAVIDOFF, E., and REIFENSTEIN: J. Amer. Med. Assoc. 108, 1770 (1937). — DODDS, M.: Nature 132, 966 (1933). — Lancet 1933, 352, 1137, 1197. — DUCHESNE-DUPARI: Gaz. Hôp. 1862/3.
EICHHOLTZ, F.: Lehrbuch d. Pharmakologie. 5. Aufl. Berlin-Göttingen-Heidelberg: Springer 1947. — EPPINGER, H.: Wien. klin. Wschr. 1925, April.
FELLINGER, K., u. V. LACHNIT: Wien. klin. Wschr. 1950, 469. — FISCHL, L.: Med. Klin. 1927, 13. — FRIEDENBERG, S.: J. Amer. Med. Assoc. 114, 956 (1940).
GERHARDT, C.: Ther. Gegenw. 241 (1902).
HARRINGTON, CH. R.: Biochemic. J. 20, 300 (1926). — HARRIS, ST. and L. M. SEADLE: J. Amer. Med. Assoc. 134, 1468 (1947). — HERKEN, H., u. M. WOLF: Klin. Wschr. 1952, 529.
KALB, S. W.: J. Med. Soc. New Jersey 40, 385 (1943). — KÖHLER, R., u. H. LEUPOLD: Münch. Med. Wschr. 1956, 607.
LACHNIT, V., u. R. HÖFER: Wien. Med. Wschr. 109 (1955). — LESSES, M. F., and G. MYERSON: New England J. Med. 218, 119 (1938). — LOEWY, A.: Der respiratorische u. d. Gesamtumsatz; in OPPENHEIMERS Hdb. d. Biochemie 2. Aufl. Bd. 6, 182 (1926).
MAGNE, MAYER et PLANTEFORT: Ann. de Physiol. 8, 1 (1932). — MAGNUS-LEVY, A.: Z. klin. Med. 60, 217 (1906). — MARK, R.: Unveröffentlichte Untersuchungen. — MUTING, D.: Med. Mschr. 9 (1956).

NATHANSON, M. H.: J. Amer. Med. Assoc. 108, 528 (1937). — NEVINNY, H., u. STICKEL: Med. Klin. 1954, 287. — NONNENBRUCH, W.: Münch. med. Wschr. 1921, 40.
PETRÉN: Discuss.-Bemerk. auf der Nordwestd. Ges. f. inn. Med. Hamburg 1926. — PLUMMER, H.: J. Amer. Med. Assoc. 80, 1955 (1923).
RIES, W.: Münch. Med. Wschr. 1956, 1138. — ROMBERG, E. v.: Lehrbuch der Krankheiten des Herzens und der Gefäße. 3. Aufl. Stuttgart: Enke 1921. — ROST, E.: Arb. ksl. Gesdh.amt 19 (1902). — Z. ärztl. Fortbildg. 32, 634 (1935).
SALOMON, H.: Zbl. Stoffw. u. Verdauungskr. 2, 205 (1901). — SAXL u. HEILIG: Ther. Gegenw. 37 (1922). — SCHEFFLER, H.: Dtsch. med. Wschr. 1956, 939. — SCHETTLER, G.: 18. Tag. d. Dtsch. Ges. f. Verdauungs- u. Stoffwkr. 3—5. X. 1955.— SCHWIEGK, H.: 18. Tag. d. Dtsch. Ges. f. Verdauungs- u. Stoffwkr. 3—5. X. 1955. — STAUB, H.: Klin. Wschr. 1935, 185. — SÜTTINGER, H.: Med. Wschr. 1955, 9, 33.
TAINTER u. Mitarb.: J. Pharmacol. a. Exper. Ther. 48, 410; 49, 187 (1933). — J. Amer. Med. Assoc. 102, 1147 (1934), 105, 332 (1935).
ULRICH, H.: New Engl. J. 217, 696 (1937).

Protein Körpertherapie

KAUFMANN: Münch. Med. Wschr. 1913, 10, 23. — KUHN, O.: Med. Klin. 1907, 1366·
LORANT, A.: Wien. Arch. inn. Med. 9, 341
SCHMIDT, R.: Ther. Gegenw. Mai (1923).
ZERNICK: Dtsch. Med. Wschr. 1906, 1195. — ZIMMER u. SCHULZ: Münch. med. Wschr. 1923, 7; 1924, 25.

Psychotherapie

BLEULER, M.: Helvet. med. Acta Ser. A 19, 293 (1952). — BRAM, J.: Arch. of. Pediatr. 67, 543 (1950).
FREED, S. C.: Jl. Amer. Med. Assoc. Febr. 1947. — FRISK, A. R.: Acta med. scand. (Stockh.) 138, Suppl. 239, 176 (1950).

Die Leistungsfähigkeit der internen Therapie

CURSCHMANN, H.: Klin. Wschr. 1927, Nr. 6.
EVANS, F. A., and J. M. STRANG: Amer. J. Med. Sci. 177, 339 (1929).
PREBLE, W. E.: Bost. Med. a. Surg. J. 188, 617 (1923).
SCHARPFF, J.: zit. bei FELLINGER (Z) S. 147. — SHORT, J. J.: J. Amer. med. Assoc. 111, 2196 (1938).

3. Die Magersucht

a) Einleitung und Einteilung

Die 2., seltenere Gruppe von Erkrankungen des Fettstoffwechsels umfaßt die verschiedenen Formen der Magersucht.

Magerkeit ist das Gegenteil von Fettleibigkeit; aber die Parallele mit umgekehrten Vorzeichen ist, wie auch GLATZEL (Z) feststellt, keine vollständige. Während die Fettsucht eine isolierte Krankheit des Fettgewebes darstellt, ist bei der Abmagerung stets auch das übrige Körpergewebe mit in den Einschmelzungsprozeß einbezogen, da die stets vorliegende Unterernährung auch die Muskulatur und die parenchymatösen Organe in verschiedem Maße zur Atrophie bringt.

Theoretisch ist ein generalisierter isolierter Fettschwund sehr wohl denkbar, und zwar auf dem Wege über das Nervensystem. Tatsächlich existieren aber nur umschriebene Fettgewebsatrophien wie die später noch zu besprechende Lipodystrophie und die Cutis laxa.

Magersucht, das Pendant zur endogenen Fettsucht, ist eine besondere Form der Magerkeit und wie diese stets durch Unterernährung bedingt. Sie ist eine Abmagerung aus endogenen Ursachen, d. h. nicht sekundär bedingt durch Mangel an Nahrungszufuhr oder zehrende Krankheiten wie chronische Infektionen, schwere Enteritiden, maligne Tumoren, schwere Blutkrankheiten, Vergiftungen (Arsen, Phosghor, Morphium, Mangan usw.). Man könnte auch von einer primären Magerkeit sprechen, doch haftet dieser Ausdruck zu sehr an der Oberfläche, weil die Abmagerung stets etwas Sekundäres ist, und die zugrunde liegenden Störungen uns heute zum größten Teile bekannt sind.

Um die Magersucht unter den Ernährungsanomalien anderer Genese, aber gleichen Effektes schärfer herauszuheben, ist der Begriff endogen enger zu fassen, als es gewöhnlich geschieht. Es sei darunter lediglich der Einfluß solcher Faktoren verstanden, die aufs nächste für Wachstum und intermediären Stoffwechsel maßgebend sind, also konstitutionelle, innersekretorische und nervöse Einwirkungen.

Ebenso wie die endogene Fettsucht im klinischen Bilde vielfach durch ein auffallendes Mißverhältnis zwischen Nahrungsaufnahme und Gewichtsansatz charakterisiert ist, kontrastieren bei manchen Formen der endogenen Magerkeit Größe der Nahrungsaufnahme und Mangel des Ansatzes sehr stark.

Diese letzteren Beobachtungen dürfen uns aber nicht darüber hinwegtäuschen, daß, ebenso wie eine Fettsucht nur durch positive Energiebilanz zustande kommt, die Magersucht ebenso wie jede andere Form der Abmagerung auf die Dauer nur durch ein Defizit der Einnahmen gegenüber den Ausgaben des Organismus bedingt ist.

Für kürzere Zeiten können allerdings, was die Gewichtsverhältnisse betrifft, ganz analog wie bei der Fettsucht, auch hier mit entgegengesetztem Vorzeichen, Änderungen im Wasserhaushalt, in diesem Falle starke Wasserabgaben, die Gewichtskurve entscheidend beeinflussen.

Bei der Forschung über die Genese der Magersucht gilt es in erster Linie, den negativen Betrag der Stoffwechselbilanz zu eruieren. Alle die Faktoren, welche bei der Fettsucht analysiert wurden, müssen hier auf ein entgegengesetztes Verhalten hin geprüft werden.

Nichts spricht nach unserer gegenwärtigen Kenntnis für eine nervöse Fehlsteuerung des Fettgewebes im allgemeinen oder eine lipodystrophische Tendenz des Gesamtorgansimus etwa in dem Sinne, daß das Fettgewebe erschwerter gebildet oder leichter eingeschmolzen wird als in der Norm. Beides sind Möglichkeiten, aber vorläufig fehlt, abgesehen von Lokalprozessen, jeder Anhalt für ihre Realisierung.

LAUTER und TERHEDEBRÜGGE haben eingehende Untersuchungen über die *Unterhautfettverteilung* bei Magerkeit und Magersucht angestellt. Sie kommen zu dem Resultate, daß strenggültige Formen sich nicht aufstellen lassen. ,,Jeder Fall von Magerkeit und Abmagerung zeigt in bezug auf seinen Fettschwund einen anderen Verlauf.'' Bei Jugendlichen schwindet gewöhnlich das Bauchfett zuerst, während die Leute in höheren Lebensjahren bei der Abmagerung mehr an Oberschenkel, Gesäß und Nates Fett einbüßen. Im allgemeinen schwinden die stärksten Fettablagerungen auch am stärksten.

Bezüglich des klinischen Bildes der allgemeinen Abmagerung sei auf das diesbezügliche Kapitel der Unterernährung S. 197 u. ff. verwiesen.

Was dort über die gewöhnliche Magerkeit gesagt wurde, gilt im Prinzip auch für die Magersucht.

Die *Einteilung* der Magersucht ist ähnlich umstritten wie die der endogenen Fettsucht. Vor allem THANNHAUSER (Z) hat sich sehr darum bemüht und meint, daß es möglich sei, aus dem Typus der Patienten und den Begleitsymptomen eine Klassifizierung nach der Ätiologie zu geben.

Er unterscheidet:

1. Eine thyreogene Form,

2. Eine hypophysäre Form, die er wieder in 3 Unterformen, Magerkeit mit hypophysärem Hochwuchs, Magerkeit mit genital-hypophysären Zeichen und atrophische Form der hypophysären Form unterteilt,

3. Magersucht mit epirenalen hypogenitalen Zügen,
4. Cerebrale Magerkeit,
5. Neurale Magerkeit,
6. Konstitutionelle Magersucht unklarer Genese,
7. Lipodystrophia progressa,
8. Lipatrophia circumscripta.

Betrachtet man seine für die einzelnen Formen als charakteristisch angegebenen Bilder, so zeigen nur die Gruppen 1, 3, 6 und 7 besondere Züge. Die 2. Form ist gegenüber den anderen, wenn man vom Hochwuchs absieht, auch kaum unterschieden. Erst recht gilt das für die einzelnen Unterformen. Die meines Erachtens häufigste Form der primären Anorexie fehlt merkwürdigerweise ganz.

Die Stoffwechseluntersuchungen führen differentialdiagnostisch kaum weiter. Nur die thyreogene Form (M. BASEDOWI) ist durch ihre Stoffwechselsteigerung, die hypophysäre Kachexie durch ihre Umsatzsenkung deutlich markiert. GLATZEL (Z) verzichtet auf eine systematische Einteilung und die Aufstellung von Typen. Er stellt nur die wichtigsten Formen heraus. Er rechnet dazu auch die Abmagerung bei malignen Tumoren und anderen zehrenden Krankheiten, Vergiftungen usw., was mir nicht berechtigt erscheint.

FEUCHTINGER (Z) unterscheidet im wesentlichen thyreogene, epirenale und diencephal-hypophysäre Magersucht, zu der er merkwürdigerweise auch die primäre, psychisch bedingte Anorexie, die er als Postpubertätsmagersucht auffaßt, rechnet. Das Erstere hätte nur insofern eine Berechtigung, als das Zentrum für Hunger und Sättigung mit größter Wahrscheinlichkeit im Zwischenhirn gelegen ist. Die Beschränkung auf die Postpubertät ist unberechtigt, da Frauen jeden Alters davon betroffen sein können.

Folgende Einteilung, die weitgehend der für die Fettsucht entspricht, scheint mir unseren gegenwärtigen Kenntnissen von der Magersucht am besten Rechnung zu tragen, obwohl sie weder endgültig noch ideal ist.

I. Magersucht infolge primärer, nicht endokriner Anorexie.
II. Die endokrine Magersucht:
    a) Magersucht thyreogener Genese,
    b)   ,,   epirenaler   ,, ,
    c)   ,,   insulärer   ,, ,
    d)   ,,   hypophysärer   ,, :
    α) Die hypophysäre Kachexie (M. SIMMONDS),
    β) Hypophysäre, nicht zu Kachexie führende Magersucht,
    γ) Postpartuale Magersucht (CURSCHMANN).
III. Cerebrale und neurale Magersucht.
IV. Konstitutionelle Magersucht unklarer Genese.
V. Formen circumscripter Magersucht:
    a) Lipodystrophia progressiva (SIMONS),
    b) Lipotrophia circumscripta (CUTIS LAXA).

b) Klinische Erscheinungsformen

α) Magersucht infolge primärer, nicht endokriner Anorexie

Diese zuerst 1868 von GÖLL [zit. bei ESCAMILLA (Z)] beschriebene und dann von FALTA (Z) näher charakterisierte Gruppe stellt wohl das größte Kontingent unter den Magersüchtigen dar. Das Charakteristikum ist der *Appetitmangel*. Wir haben hier das Gegenstück zu der mit entgegengesetztem Vorzeichen versehenen Appetitstörung Fettsüchtiger, der Hyperappetenz (v. BERGMANN). Bei dem komplizierten

Mechanismus des Hungergefühls und der Menge von Faktoren, die darauf Einfluß haben, können die Ursachen sehr verschiedenartig sein. An dieser Stelle kommen natürlich nur primäre Appetitanomalien in Betracht, nicht etwa solche im Gefolge körperlicher Leiden oder ausgesprochener Geisteskrankheiten. In erster Linie sind hier zu erwähnen die recht zahlreichen Menschen, vor allem weiblichen Geschlechts, die ihr Leben hindurch einen abnorm geringen Nahrungstrieb besitzen, eine Art Hungerhypästhesie. Sie sind abnorm untergewichtig und wären es noch mehr, wenn nicht durch Schulung der Vernunft eine gewisse Korrektur der Nahrungsaufnahme stattfände. Man findet diese Form der Appetitstörung besonders ausgesprochen bei Menschen von asthenischem Typ, dem sogenannten STILLERschen Habitus, daneben aber auch häufig bei Menschen anderer Konstitution, meist handelt es sich um große Menschen, doch können auch sehr kleine grazile Personen ihn aufweisen.

Neben diesen habituellen Schlechtessern gibt es Menschen, die ohne erkennbaren Grund in gewissen Zeiten ihres Lebens, vor allem in der Kindheit und während der Pubertät, einen abnorm geringen Appetit zeigen, während er sich vorher oder nachher in normalen Grenzen bewegen kann.

In diese Gruppe gehören auch manche Fälle von Neurose, deren hervorstechendstes Symptom der Appetitmangel, ja der Widerwillen gegen das Essen ist, oft in habituellem Erbrechen sich äußernd. Nach meinen Erfahrungen begegnen wir hier den hochgradigsten Fällen von Abmagerung, die es überhaupt gibt, abgesehen vielleicht von dem Endstadium der SIMMONDSchen Krankheit.

Ich verfüge über 2 derartige, besonders eindrucksvolle Beobachtungen, die in folgender Tab. 72 mit den wichtigsten Angaben über den Körperstatus und Stoffwechsel mitgeteilt seien (vgl. auch GRAFE).

Tabelle 72. *Das Verhalten des Stoffwechsels von zwei Kranken mit primärer psychogener Anorexie*

Datum	Name	Geschlecht, Alter, Länge, Pulsfrequenz, Atmung	Gewicht kg	Ursache der Unterernährung	Versuchsdauer	cm³ CO_2 pro kg u. St	cm³ O_2 pro kg u. St	Cal Prod. in 24 Std	Cal pro kg	Cal pro m²
27.11. 1912	F.Mü.	w., 38 J. alt, 148 cm lang, P.=64, R.=18, T.=36,8°	23,7	Schwere Hysterie mit dauerndem Erbrechen.	3½ Std	5,39 cm³	7,25 cm³	1163	49,1	1174 =49,6 Cal pro kg
6.11. 1920	Cl. Le.	w., 30 J. alt, 151 cm lang, P.=52, R.=20, T.=36,3°	30,3	Schwere Hysterie mit Verweigerung genügender Nahrungsaufnahme	3¼ Std	4,06 cm³	4,60 cm³	906,7	32,4	834 =35,8 Cal proStd

Bei der Kranken F. Mü. haben wir einen der außerordentlich seltenen Fälle, in denen das Körpergewicht mit 23,7 kg erheblich unter 50% des Solls herabgesunken ist. Den Rekord an Untergewichtigkeit stellt wohl eine Beobachtung der Mayoklinik [1948, zit. bei GASTINEAU u. Mitarb. (Z)] bei einer 30 jährigen Frau dar, die bei 161,3 cm Größe nur 20 kg (!) wog. Ähnlich hochgradig war die Magersucht dieser Form in einer Beobachtung von F. HENI (Z) (24,8 kg bei 164 cm Größe). Das bedeutet, daß unter Umständen noch ein Verlust von ²/₃ des Körpergewichts mit dem Leben vereinbar sein kann. Die Ansicht vieler Physiologen, daß Untergewichte über 50% nicht mehr mit dem Leben vereinbar sind, ist mithin falsch oder oder hat nur Gültigkeit als Regel für den akuten Hunger.

In meinen beiden Fällen handelt es sich um schwere Hysterien, bei denen fast ausschließlich die Magensphähre betroffen war. Bei der zweiten wirkte sich die eigene völlige Appetitlosigkeit insofern tragisch aus, als die Kranke auch ihre Mutter in jeder nur erdenklichen Weise am Essen zu verhindern suchte und dadurch erheblich schädigte.

So schwer es auch ist, den Mechanismus der Appetitstörung bei diesen Fällen von primärer Anorexie aufzuklären, so wenig problematisch ist hier die Entstehung der Magersucht. Das Mißverhältnis zwischen Nahrungsaufnahme und Nahrungsbedarf ist ebenso evident wie bei der Überernährungsfettsucht. Daß jedenfalls im Grundumsatz keine sicheren Anomalien bei den beiden von mir beobachteten Fällen vorzuliegen brauchen, zeigen die beiden letzten Stäbe der Tab. 72. Der 1. Wert mit 49,1 cal/kg könnte auf den ersten Blick als abnorm hoch erscheinen, doch ist zu bedenken, daß bei einem so exzessiv niedrigen Gewichte alle normalen Maßstäbe uns im Stiche lassen. Die Zahlen bei der 2. Kranken liegen an der unteren Grenze der Norm. Die Menge der Corticosteroide im Urin ist nach J. DECOURT normal. Die eigentümlichen psychischen Verhaltungsweisen vieler dieser Kranken schildern vor allem LUTZ und ZUTT.

Die angeführten 4 Beispiele sind besonders kraß und stehen hart an der psychiatrischen Grenze.

Der außerordentlich starke Einfluß der Psyche auf Appetit und Nahrungsaufnahme ist fast jedem gesunden Menschen bekannt. Plötzliche, schwere, seelische Erschütterungen lähmen fast immer den Appetit, und der Volksmund hat recht, wenn er sagt: „Sorge zehrt." Gewiß gilt das nicht ausnahmslos, denn es gibt auch, wenn auch selten, „Kummerspeck".

Über die nervöse Anorexie (Anorexie mentale der Franzosen, ethismatische Anorexie von HAMBURGER bei Kindern), liegt aus den letzten Jahrzehnten ein großes Schrifttum vor [Lit. bei GLATZEL (Z), ferner aus letzter Zeit bei J. M. BERKMAN und HENI (Z)]. In den letzten Jahren haben vor allem V. VON WEIZSÄCKER und LEIBBRAND (zit. bei H. GLATZEL) sich damit beschäftigt und gezeigt, wie oft bei Magersüchtigen dieser Kategorie allgemeine psychische Abwehrtendenzen vorliegen und wie weit oft die Destruktion der gesamten Persönlichkeit vor sich gehen kann.

FEUCHTINGER (Z) bringt ein paar charakteristische Krankengeschichten über Magersucht nach vorausgehendem psychischem Trauma. Sie betreffen fast alle das Pubertätsalter (17—21 Jahre), so daß FEUCHTINGER geradezu von einer Pubertätsmagersucht spricht. Wenn auch die nervöse Anorexie in diesen Jahren besonders häufig ist, so ist sie doch, wie auch die angeführten Beobachtungen zeigen, keineswegs auf dieses Alter beschränkt.

In mehrfacher Beziehung sehr wertvoll ist die kürzlich (1951) erschienene Studie über die primäre psychogene Magersucht (auch Anoxeria nervosa bzw. endogene Magersucht genannt) und ihre Behandlung von F. HENI (Z), wenn sie selbst auch nur 3 eigene, allerdings sehr charakteristische Beobachtungen enthält.

Sie setzt sich zunächst mit der Differentialdiagnose gegenüber der Hypophysenvorderlappeninsuffizienz auseinander und stellt, gestützt auf 103 autoptisch gesicherte Fälle dieses Leidens von SHEEHAN fest, daß entgegen der üblichen Ansicht dieses Leiden nur in 10—20% der Fälle zu einer Abmagerung führt.

Frühzeitige und besonders hochgradige Abmagerung bei stärkster Appetitlosigkeit und psychischen Veränderungen, zumal bei Frauen, sprechen mit größter Wahrscheinlichkeit für eine Anorexia nervosa. Auch HENI (Z) führt diese Form der Magersucht auf Funktionsveränderungen im Gebiete des Zwischenhirns, welche die Nahrungsaufnahme regulieren, zurück. Im Gegensatz zur cerebralen Fettsucht sind sie aber nicht durch organische Veränderungen bedingt, wofür vor allem die

Heilungsmöglichkeit spricht. HENI empfiehlt als Methode der Wahl Percorten-implantationen. Bei einer seiner Kranken, einer 36jährigen Frau, vermochte er dabei das Körpergewicht von 24,8 kg (bei 1,64 m Größe) schließlich auf 54,5 kg (!) zu steigern. Zu erwähnen wäre schließlich noch, daß ROSSIER u. Mitarb. bei der Anorexia mentalis kürzlich (1955) eine Alkalose und Hypokaliämie fanden.

β) Die endokrine Magersucht

Diese Gruppe von Magersüchtigen umfaßt solche Fälle von Abmagerung, die sich als Teilerscheinung oder als Folge einer Krankheit innersekretorischer Drüsen entwickelt. Die Magersucht ist hier nur genetisch, nicht in ihrem Mechanismus von den anderen Formen unterschieden. In den meisten Fällen ist auch die abnorm geringe, durch Appetitstörung bedingte Nahrungsaufnahme die Ursache, wobei der Bedarf sowohl normal wie gesteigert oder sogar herabgesetzt sein kann. Daneben gibt es aber sehr seltene Fälle, in denen trotz hochgradiger Überernährung allein kein Gewichtsansatz zu erzielen ist. Ein sehr eindrucksvolles Beispiel dafür wird später gegeben werden.

Magersucht kann sich bei nahezu sämtlichen innersekretorischen Krankheiten einstellen, zwangsläufig aber meist nur im Endstadium und dann stets durch ein völliges Darniederliegen des Appetits bedingt.

αα) Thyreogene Magersucht

Diese Form ist am längsten bekannt, am besten studiert und in ihrem Mechanismus am klarsten. Es handelt sich um den *M. Basedowi*. Diese gut charakterierte Krankheit, auf deren klinisches Bild hier nicht näher eingegangen werden kann [vgl. die Darstellungen von FALTA (Z), H. ZONDEK (Z), BAUER (Z), MARX (Z), WINKLER u. BANSI (Z) u. a.], ist nach der heute am besten gestützten Theorie durch eine Überproduktion von Thyroxin, der wirksamen Substanz der Schild-drüse, bedingt. Thyroxin ist der größte Motor im Stoffwechsel. Seine Injektion bewirkt Oxydationssteigerungen, von denen therapeutisch bei der Behandlung der Fettsucht weitgehend und erfolgreich Gebrauch gemacht wird. Das Hauptcharak-teristikum der BASEDOWschen Krankheit oder wie wir, um seine Abortivformen mit zu umfassen, heute richtiger sagen, des Hyperthyreoidismus ist, von der Umsatzseite her betrachtet, die Stoffwechselsteigerung, die nur ganz ausnahms-weise in unbehandelten Fällen einmal vermißt wird. Fast immer ist sie schon im Grundumsatz faßbar, im Gesamtverbrauch des Tages dürfte sie wohl nie fehlen, da alle stoffwechselsteigernden Faktoren beim Hyperthyreotiker vermehrt wirk-sam sind.

Während ein großer Teil der Leichtkranken diesen vermehrten Verbrauch des Organismus durch eine gesteigerte Nahrungsaufnahme zu kompensieren vermag, hält in den schweren Fällen in der Regel der Appetit nicht mit dem Bedarf Schritt, und der Organismus muß infolge einer an sich noch normalen, aber für die durch die Krankheit gesteigerten Anforderungen des Körpers ungenügenden Nahrungs-zufuhr das Caloriendefizit den Beständen des Körpers entnehmen und infolge-dessen abmagern. Zu diesen Gewichtsabnahmen braucht es nicht notwendig zu kommen, denn sie bleiben aus oder kehren sich in ihr Gegenteil um, wenn es gelingt, den Appetit zu heben oder die Nahrungszufuhr durch zweckmäßige diätetische Maßnahmen auf die Höhe des Bedarfs oder darüber hinaus zu heben. Die Ent-stehung der Magerkeit bei dieser Krankheit hat also nichts Problematisches an sich. Die Abmagerung betrifft meist den ganzen Körper. Daneben bestehen die typischen Erscheinungen wie Struma, Exophthamus, Tremor, Schweiß usw.

ββ) Epirenale Magersucht

Auch diese Form der Magersucht bietet dem Verständnis keine Schwierigkeiten. Sie wird hervorgerufen durch den Mangel an Nebenniereninkretproduktion und

dokumentiert sich klinisch im Bilde der sogenannten ADDISONschen *Krankheit*.
Zu einer stärkeren Abmagerung kommt es in der Regel erst im letzten Abschnitte
der Krankheit, wenn mit Zunahme der Adynamie, der dyspeptischen, insbesondere
der intestinalen Erscheinungen der allgemeine Kräfteverfall einsetzt. Appetitlosigkeit und evtl. Durchfälle liegen als Ursache hier klar zutage, für einen vermehrten Stoffbedarf des Organismus spricht nichts, im Gegenteil, im Endstadium
pflegt der Grundumsatz meist herabgesetzt zu sein [Lit. bei GRAFE und FALTA (Z)].
Die Genese der Abmagerung, die zwar sehr häufig, aber keineswegs gesetzmäßig
eintritt, ist keineswegs eindeutig inkretorischer Natur. Vielfach läßt sich
nicht entscheiden, wieweit der die Nebennieren zerstörende Tumor oder gleichzeitig sonst im Körper vorhandene tuberkulöse Herde die Ursache sind. Trotzdem möchte ich glauben, daß es eine Magersucht allein durch Nebenniereninsuffizienz gibt, denn ich kenne Fälle, in denen die tuberkulösen Herde der Nebennieren
so klein und so einziges Zeichen einer aktiven spezifischen Erkrankung waren,
daß es gezwungen erscheint, eine gleichzeitig bestehende Abmagerung diesen
geringfügigen Veränderungen direkt zur Last zu legen.

γγ) Insuläre Magersucht

Der Vollständigkeit halber sei an dieser Stelle auch der Diabetes mellitus erwähnt, weil er oft mit sehr rasch einsetzenden und häufig besonders starken
Abmagerungserscheinungen einhergeht (Diabète maigre). Der Mechanismus ist
hier ganz besonders geartet und nicht einheitlich.

Meist sind es 2 Faktoren, die zugleich wirken, immer eine relativ unzureichende
Nahrungsaufnahme und daneben oft ein abnormer Wasserverlust des Körpers.
Mit den Zuckerausscheidungen im Urin verliert der Körper normalerweise
nutzbare Calorien der Nahrung, pro 1 g Zucker 4,2 cal, bei großen Harnzucker-
mengen unter Umständen 20—30% des Brennwertes der aufgenommenen Speisen.
In vielen Fällen wird zur Deckung des Defizits reflektorisch der Appetit gesteigert,
es kommt zu dem bekannten Heißhunger mancher Diabetiker, der aber keineswegs immer so groß ist, daß nun um so viel mehr Nahrung aufgenommen wird,
als im Harn an Brennwert zu Verlust geht. Daneben aber gibt es zahlreiche Kranke,
bei denen der Appetit sich nicht gegenüber dem Normalzustand ändert oder sogar,
wie oft in schweren Fällen, nachläßt. Besonders starke Gewichtsabnahmen sind
dann natürlich unausbleiblich.

Jede Einschmelzung von lebendiger Substanz und von Reservestoffen ist mit
Wasserverlusten für den Organismus verknüpft; gewöhnlich betragen sie das 4- bis
5fache der eingeschmolzenen Trockensubstanzmenge, manchmal wird aber ein
Teil dieses Wassers vom Körper retiniert. Beim Diabetiker sind aber häufig, vor
allem bei Diabète maigre, die Wasserausscheidungen unverhältnismäßig groß. Das
Gewebe verliert abnorm Wasser aus 2 Gründen: einmal zur Verdünnung des Harn-
zuckers, dessen konzentrierte Ausscheidung eine gewaltige Beanspruchung der
Nieren bedeutet, dann aber infolge einer in seinen Einzelheiten noch nicht befriedigend aufgeklärten Entquellungstendenz des diabetischen Gewebes (Näheres
vgl. darüber im Diabetes-Kapitel) und schließlich auch infolge einer Acidose.

Auch hier liegen keine unabwendbaren Zwangsläufigkeiten vor, denn ebenso
wie Gewichtsabnahmen nicht gesetzmäßig auftreten, so sind sie da, wo es dazu
kommt, jederzeit reparabel, selbst ohne tiefgreifende Änderung in der
Stoffwechsellage.

δδ) Hypophysäre Magersucht

Der Hypophyse kommt zweifellos eine besondere Bedeutung für Wachstum und
Ernährungszustand zu. CASELLI, CUSHING u. Mitarb., ASCHNER u. a. [Lit. bei
P. TRENDELENBURG, JORES (Z) u. a.] zeigten eindeutig die Wachtumshemmung

bei hypophyseopriven Hunden, sie ist um so stärker, je früher die Entfernung vor-
genommen wird. Viel widerspruchsvoller ist die Einwirkung auf den Stoffwechsel.
Während ältere Autoren nach Entfernung der Hypophyse das Bild des sogenannten
Apituitarismus mit zunehmender Apathie, Nahrungsverweigerung, Pulsschwäche,
Adynamie der Muskeln, Temperatursenkung und Koma innerhalb weniger Tage
sich entwickeln sahen, sind mit Verbesserung der Technik die Einwirkungen der
Hypophysenentfernung auf Gesundheit und Stoffwechsel immer geringer geworden.
So fand SATO (unter TRENDELENBURG) unter 40 hypophysenlosen Hunden niemals
eine Kachexie. Da, wo Veränderungen im Ernährungszustand beobachtet wurden,
handelte es sich meist um eine Neigung zur Verfettung, die zuerst CUSHING, ASCHNER
u. LEWIN [Lit. bei A. JORES (Z)] beschrieben. Ratten verhalten sich gewöhnlich
ebenso, doch sind bei erwachsenen Tieren von FOSTER u. SMITH nach Entfernung der
Hypophyse auch starke Gewichtsverluste und hochgradige Kachexie beschrieben
worden. Immer scheint es zu Störungen der Genitalentwicklung zu kommen.
Partielle Exstirpationsversuche zeigten, daß die Einwirkung auf Wachstum und
Stoffwechsel vom Vorderlappen ausgeht. Ihm schreiben KESTNER u. Mitarb. auch
eine besondere Bedeutung für die Größe der spezifisch-dynamischen Wirkung zu.
Die kurz skizzierten Tierexperimente zeigen mithin, daß die Hypophyse den Ernährungszustand in entgegengesetzter Richtung beeinflussen kann, aber es ist noch
nicht gelungen, die Ursache des konträren Verhaltens aufzudecken. Vielleicht spielt
dabei die Funktion des Zwischenhirns eine Rolle.

Die klinischen Beobachtungen am Menschen stimmen sehr gut mit den experimentellen Ergebnissen überein. Hypophysenerkrankungen lassen in der Regel
den Ernährungszustand unverändert oder führen zur Fettsucht, der sogenannten Dystrophia adiposogenitalis. Daneben aber gibt es in sehr seltenen
Fällen genau das Analogon des experimentellen Apituitarismus in Form der wohl
charakterisierten hypophysären Kachexie. Hier steht die hypophysäre Genese der
Magersucht außer allem Zweifel. Noch hypothetisch ist die Rolle der Hypophyse
bei gewissen nicht zur Atrophie führenden Formen von Magersucht, von denen in
der 2. Unterabteilung zu sprechen ist.

Nachdem MARBURG (1904) mehr hypothetisch und FALTA (Z) (1913) an der
Hand einer einschlägigen Beobachtung schon die Vermutung ausgesprochen hatten,
daß eine Erkrankung der Hypophyse nicht nur zur Dystrophia adiposo-genitalis,
sondern in seltenen Fällen auch zu einer Kachexie führen kann, hat 1913 und in
den folgenden Jahren SIMMONDS, Altona, in mehreren Arbeiten das Bild der von
ihm als „hypophysäre Kachexie" bezeichneten Krankheit klinisch und anatomisch
genau studiert und umrisssn.

Charakteristisch für dies auch als SIMMONDsche Krankheit bezeichnete Leiden
ist ein allmählich unter starker Abmagerung, Anämie und Greisenhaftigkeit (Haar-
und Zahnausfall, Genitalatrophie) sich entwickelnder Kräfteverfall, der als pathologisch anatomische Grundlage schwere Veränderungen des Hypophysenvorderlappens aufweist.

Es liegt hier durchaus das Analogon des experimentellen Apituitarismus
vor.

Welche Ruinen durch diese furchtbare Erkrankung aus blühenden Menschen
werden können, zeigen besonders eindrucksvoll die folgenden, der ausgezeichneten
Darstellung der Krankheiten der endokrinen Drüsen von H. ZONDEK (Z) entnommenen Bilder (Abb. 40 u. 41), die keines Kommentars bedürfen.

Die außerordentlich seltene Krankheit, von der kürzlich ESCAMILLA (Z) wieder
3 charakteristische Fälle veröffentlichte, entwickelt sich meist ganz allmählich im
Laufe vieler Jahre. Es sind Krankheitsdauern bis zu 18 Jahren beschrieben
worden. Betroffen sind ganz vorwiegend, wenn auch nicht ausschließlich,

erwachsene Frauen, vielfach nach einer Geburt. Sehr selten ist das Auftreten in der Pubertätszeit, nie beschrieben beim Kleinkind.

Die Krankheit drückt dem ganzen Körper nach und nach ihren verhängnisvollen Stempel auf. Die Haut wird welk, blaß, runzelig, verliert ihren Turgor, die Haare fallen aus, zuerst gewöhnlich am Kopf und an den Augenbrauen, dann an allen anderen behaarten Stellen des Körpers. Das Fett- und Muskelgewebe wird atrophisch und zwar nicht nur wie bei den meisten Abmagerungen am Stamm und den Extremitäten, sondern sehr frühzeitig und sehr ausgesprochen auch im Gesicht. Meist ist es der Typus der Macies wie bei schweren zehrenden Krankheiten, manchmal bleibt das Fett der unteren Extremitas und der Hüften noch etwas länger erhalten. In Verbindung mit den zahnlosen und z.T. gleichfalls atrophischen Kiefern ent-

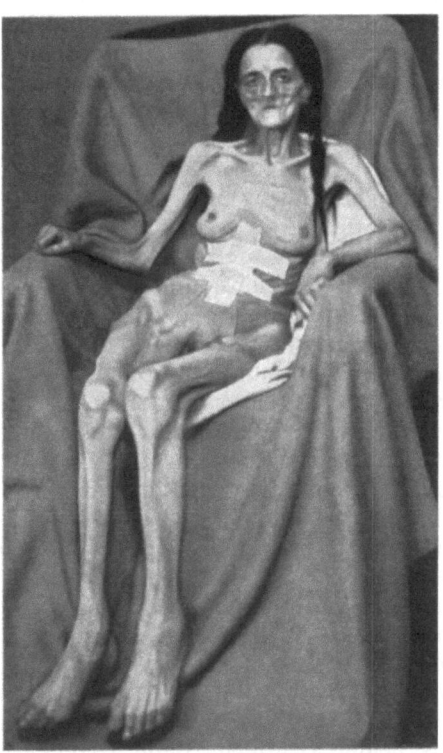

Abb. 40. 42jährige Patientin
mit Cachexia Hypophyseopriya (nach ZONDEK)

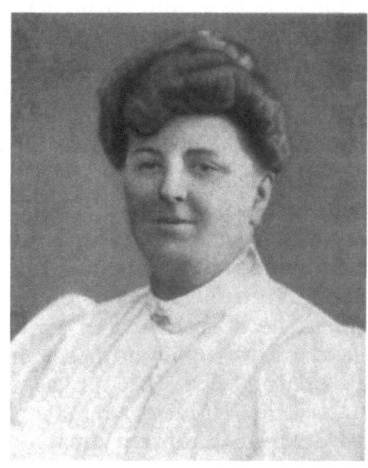

Abb. 41. Die gleiche Kranke
acht Jahre vor Beginn des Leidens

steht dann das charakteristische greisenhafte Aussehen, wie es auch die Kranke in Abb.40 in sehr ausgesprochenem Maße zeigt. An der allgemeinen Rückbildung nehmen aber auch die inneren Organe teil, vor allem in der Bauchhöhle, so daß SIMMONDS mit Recht von einer Splanchnomikrie gesprochen hat. Meist bestehen Magendarmatonie z.T. mit heftigen Schmerzen, Hypacidität oder Achylie.

Besonders stark ist die Mitbeteiligung anderer innersekretorischer Drüsen, insbesondere der Genitalien. Es gilt das sowohl für die Keimdrüsen und ihre Funktionen wie für die äußeren Genitalien und die sekundären Geschlechtszeichen. Es entwickelt sich eine hochgradige Atrophie auf der ganzen Linie, die bei der Frau zum Ausfall der Periode, beim Manne zum Erlöschen der Potenz führt. Meist ist auch die Schilddrüse verkleinert; frei bleiben, vom letzten Stadium abgesehen, meist Nieren und Zirkulationsorgane sowie die Lungen. Vereinzelt bestehen schon frühzeitig Hypotonien und Blutdruckregulationsstörungen (SCHELLONG).

Auf dem Gebiete *des Nervensystems* sind von Anomalien eine mechanische Übererregbarkeit der Muskeln, vereinzelt sogar epileptische Anfälle, psychisch allgemeine Energielosigkeit, Neigung zu Depressionen und Verwirrungszuständen zu nennen. In den letzten Lebenstagen entwickelt sich meist ein komatöser Zustand, der z. T. wenigstens als Vorbote des Hungertodes aufzufassen ist.

Es ist verständlich, daß eine so schwere Schädigung der Gesamtvitalität des Organismus auch den *Stoffwechsel* in Mitleidenschaft zieht. In ausgesprochenen Fällen kommt es immer zu einer z. T. sehr erheblichen Herabsetzung des Grundumsatzes (vgl. vor allem PLAUT und ZONDEK, weitere Lit. bei DU BOIS) und im Gefolge davon sehr oft zu Untertemperaturen, dagegen sind merkwürdigerweise spezifisch-dynamische Wirkung und Blutzucker bisher immer als normal befunden worden. In den Fällen, in denen Tumoren der Krankheit zugrundeliegen, finden sich natürlich je nach dem Sitze entsprechende Lokalsymptome, bei Hypophysentumoren neben der Stauungspapille bitemporale Hemianopsien, oft auch Polyurien, sehr selten auffallenderweise ein echter Diabetes insipidus.

Pathologisch-anatomisch (Lit. bei BERBLINGER, GRAUBNER und KRAUS) werden bei der malignen Form Veränderungen im Vorderlappen der Hypophyse gefunden, von bindegewebigen Durchwucherungen und einfachen Atrophien bis zu schweren Nekrosen und tumorösen Zerstörungen. Als ätiologisches Moment kommen außer malignen Geschwülsten, Traumen (Schädelbasisfrakturen), akute (vor allem Sepsis) und chronische Infektionen (Tuberkulose und Lues), cystische und arteriosklerotische Veränderungen, ferner Embolien und Thrombosen, besonders bei den puerperalen Fällen in Betracht. Ganz selten (HÖNLINGER-STRICKER) war der Befund an Hypophyse und Zwischenhirn normal.

Das klinische Bild der hypophysären Kachexie ist so charakteristisch, daß in ausgeprägten Fällen differentialdiagnostische Schwierigkeiten selten entstehen. In zweifelhaften Fällen ist das Verhalten der Genitalien und des Grundumsatzes wegweisend.

Bei der SIMMONDschen Krankheit ist die Hypophysenschädigung als Ursache schwerster Abmagerung klar bewiesen, aber es entsteht die Frage, ob nicht leichtere Veränderungen und einfache Funktionsstörungen der Hypophyse auch eine Magersucht hervorrufen können, ohne daß es schließlich zu einer schweren Kachexie kommt. Theoretisch müssen wir diese Frage bejahen schon im Hinblick auf gewisse Fälle von Dystrophia adiposogenitalis mit dem abgeschwächten klinischen Bilde ohne anatomische Hypophysenbefunde. THANNHAUSER (Z) hat versucht, den STILLERschen Habitus auch als eine hypophysäre Magerkeit mit genitalhypophysären Zeichen (Skopzentypus) anzusprechen. Zum Beweise beruft er sich dabei auf den disproportionierten Hochwuchs beider Gruppen. Beim STILLERschen Habitus kann das der Fall sein, braucht es aber nicht. Wegen der Unbeweisbarkeit eines hypophysären Faktors und der Tatsache, daß die Magerkeit dieser Personen nicht auf einem Mißverhältnis von Ansatz und Nahrungsaufnahme beruht, sondern auf einer primären Appetitstörung, scheint es mir vorläufig mit FALTA richtiger, derartige Schlechtesser in die Gruppe der Magersucht infolge primärer, nicht endokriner Anorexie einzureihen. Bei den Skopzen (Lit. bei W. KOCH), die nach der ersten Kohabitation kastriert werden, handelt es sich zunächst um primär genitale Ausfallserscheinungen. Es ist möglich oder sogar wahrscheinlich, daß es von der Hypophyse abhängt, ob nach der Kastration der Habitus unverändert bleibt, oder eine Dystrophia adiposogenitalis oder ein magerer Hochwuchs entsteht, aber ein sicherer Beweis dafür ist bisher weder röntgenologisch noch autoptisch erbracht, da gesetzmäßige Beziehungen zwischen Hypophysenbeschaffenheit und Ernährungshabitus anscheinend nicht bestehen. Da häufig beim Kastratenhochwuchs die Hypophysen, z. B. die Sella turcica, vergrößert gefunden werden (vgl. z. B. W. KOCH), so ist es jedenfalls unmöglich, die Magerkeit, wie bei der hypophysären Kachexie, auf eine Unterfunktion des Hypophysenvorderlappens zurückzuführen. Somit scheint mir die hypophysäre Natur der beiden genannten Formen von Magerkeit noch sehr hypothetisch zu sein.

Auch folgenden bemerkenswerten eigenen Fall von Magersucht (Abb. 42) möchte ich nur mit einem gewissen Vorbehalt für hypophysärer Natur halten.

Da der Kranke sehr eigenartige Verhältnisse bot und bisher noch nicht anderweitig beschrieben worden ist, möchte ich die Krankengeschichte und das Stoffwechselverhalten etwas eingehender mitteilen.

15 jähriger Alb. L. vom 15. Oktober bis 21. Dezember 1929 in klinischer Beobachtung, aus durchaus gesunder Familie ohne jede Erbleiden. Als Kind normal entwickelt. Vom 7. Jahre an allmählich sehr mager geworden, wuchs nur langsam und nahm trotz sehr guten Appetits und normaler Verdauung nur wenig zu (Angaben der Eltern, die keine Erklärung für die Magerkeit wissen). Keinerlei Beschwerden.

Befund bei der Aufnahme: 1,50 m großer, nur 36,8 kg schwerer Junge. Auffallend geringes Fettpolster am ganzen Körper, besonders im Gesicht und an der Brust, an den Beinen mehr als an den Armen (vgl. die Abb. 42).

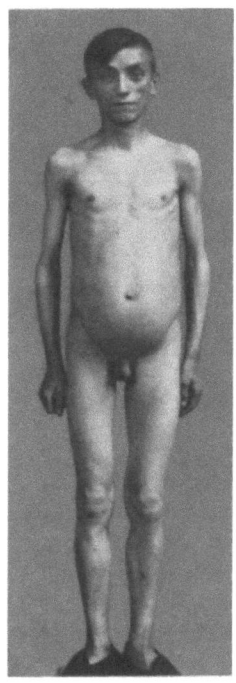

Abb. 42. Fünfzehnjähriger Junge mit wahrscheinlich hypophysärer Magerkeit vor Behandlung

Das Gesicht ausgesprochen alt, greisenhaft, auffallend das Vorspringen der M. zygomatici beiderseits. Haut welk und trocken, in Falten abhebbar, auch Muskulatur dürftig entwickelt, nur an den Beinen normal. An den inneren Organen auch röntgenologisch normaler Befund. Hoden für das Alter auffallend klein; Haare, besonders in der Schamgegend fehlen fast ganz. Schilddrüse in normaler Größe und Härte tastbar. Mäßige sekundäre Anämie (75% Hb., 4,0 Mill. rote, 10 000 weiße Blutkörperchen mit normaler Verteilung der einzelnen Formen). Blutkörperchensenkungsgeschwindigkeit = 15 mm pro Std. Am Schädel fällt die auffallend kleine Hypophyse auf (vgl. Abb. 43, Röntgenaufnahme des Schädels). Nervensystem völlig normal, insbesondere auch Augenhintergrund und Sehvermögen. Psychisch aufgeweckt, gut orientiert und gleichmäßig in der Stimmung, die eher zum Frohsinn als zur Depression neigt, keinerlei Zeichen einer Psychopathie.

Grundumsatz normal 1290 (—3,8% des Solls) (BENEDICT, HARRIS), spezifisch-dynamische Wirkung (mit 250 g Fleisch) etwas herabgesetzt, Blutzucker normal (0,10%), normale Kurve nach Belastung mit 50 g Traubenzucker (höchster Anstieg bis 0,150%, nach 2 Std wieder Ausgangswert).

Sehr merkwürdig war die Wirkung der Überernährung, die bei dem glänzenden Appetit des Jungen unter Zuhilfenahme der Diätküche sehr hoch getrieben werden konnte (vgl. Abb. 44).

Man sieht daraus das Mißverhältnis von Nahrungsaufnahme und Körpergewichtsentwicklung zu Anfang und seine günstige Beeinflussung durch Anteron (Hypophysenvorderlappenpräparat). In der Abbildung sind die Rechtecke bis zur Höhe des Nettobedarfs (Grundumsatz) schwarz, darüber hinausgehend bis zur Höhe der Bruttocalorienzufuhr weiß gezeichnet; die gestrichelte Kurve zeigt das Verhalten des Gewichtes an.

Die Rechtecke für die Nahrungszufuhr zeigen, daß die Überernährung etwa 250% des Grundumsatzwertes betrug, den Bedarf also um mindestens 100% überstieg.

Im auffallenden Mißverhältnis zu dieser gewaltigen Überernährung steht die Gewichtskurve. In den ersten 3 Wochen wurde nur ein Gewichtsansatz von 0,7 kg erzielt. Dies Verhalten änderte sich bemerkenswerterweise prinzipiell, als am 29. November zu der gleichbleibenden Überernährung das anscheinend besonders wirksame Hypophysenvorderlappenpräparat Anteron der Firma Schering hinzugegeben wurde. Sofort begann die Gewichtskurve anzusteigen und in den weiteren 3 Wochen hat das Gewicht um 4,0 kg zugenommen.

Wir haben hier also einen Fall von Magersucht mit glänzendem Appetit vor uns, der selbst auf hochgradige Überernährung nicht reagiert, aber sofort mit erheblichen

Gewichtsgewinnen anspricht, als der gleich starken Überernährung wirksames Hypophysenvorderlappenhormon zugesetzt wurde.

Dieser therapeutische Effekt in Verbindung mit der abnorm kleinen Sella turcica (Abb. 43) legt doch den Schluß sehr nahe, daß hier eine Anomalie bzw. Unterfunktion

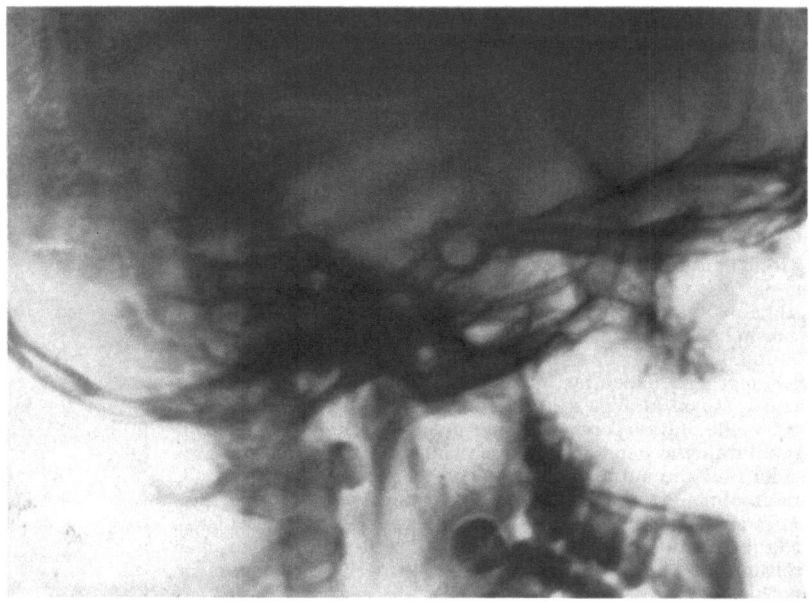

Abb. 43. Röntgenbild des Schädels des Jungen der Abb. 42

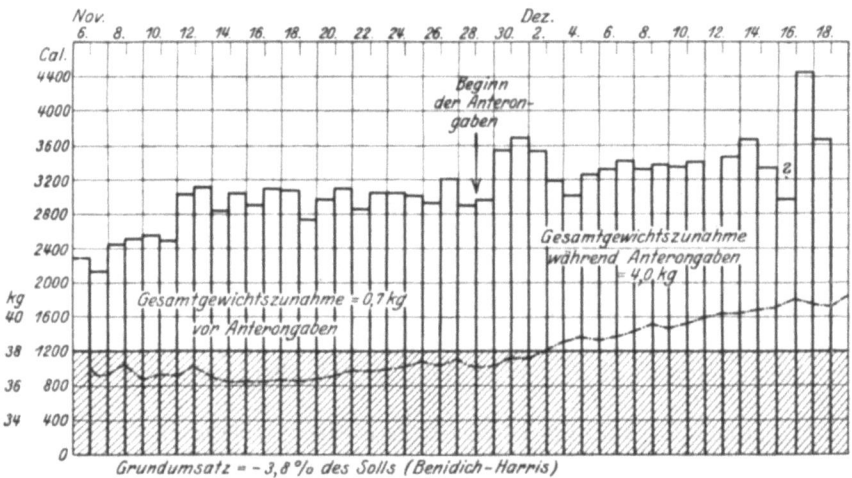

Abb. 44. Wirkung starker Überernährung ohne und mit Hypophysenvorderlappensubstanz bei dem fünfzehnjährigen Jungen auf Abb. 42

des Hypophysenvorderlappens die Ursache der Magerkeit war. Gegen das Vorliegen einer beginnenden hypophysären Kachexie spricht der frühe Beginn (mit 7 Jahren) und die lange Dauer, der glänzende Appetit, das Fehlen jeder Kachexie und der normale Grundumsatz. Die endgültige Entscheidung, ob hier eine besondere Form hypophysärer Magerkeit vorliegt oder eine atypische benigne Form der SIMMONS-schen Krankheit kann natürlich nur die weitere Entwicklung des Prozesses bringen. Als ich den Jungen 1937, nach 8 Jahren, wieder sah, hatte er sich normal entwickelt und an Gewicht zugenommen, war aber immer noch recht mager, besonders im Gesicht. Das Aussehen des Gesichtes erinnert sehr an die Lipodystrophie von SIMONS. Im Vergleich mit dessen Schilderung fällt aber die Mitbeteiligung der Genitalien und die allgemeine Abmagerung auf. Auf die Frage der Zugehörigkeit der SIMONSschen Krankheit zur hypophysären Magersucht soll erst später eingegangen werden.

Ins Gebiet der hypophysären Magersucht gehört auch vielleicht die postpartuale Form von H. CURSCHMANN. H. CURSCHMANN beschrieb 1936 eine besondere Form von Magersucht im Anschluß an schwere Geburten bei jungen nordischen Frauen unter dem Namen postpartuale Magersucht. Die Frauen magern progressiv ab und verelenden. Außer einer Herabsetzung der spezifisch-dynamischen Eiweißwirkung und inkonstanten genitalen Veränderungen finden sich keine Störungen. CURSCHMANN war geneigt, als Ursache eine abnorm starke Involution der Prähypophyse im Sinne von REIHE anzunehmen.

C. A. SCHMITZ denkt eher an eine Diencephalose, da er in einem seiner Fälle eine postpartuale Magersucht in unmittelbarem Anschlusse an eine postpartuale Fettsucht entstehen sah. Beide Krankheiten, in denen konstitutionelle Faktoren eine Rolle spielen sollen, werden von ihm als Ausdruck einer postpartualen diencephalen Reaktion angesehen. Pathologisch anatomische Prozesse in der Hypophyse konnte er ausschließen. Das Stammhirn war anscheinend nicht verändert, so daß von einer Diencephalose nicht gesprochen werden kann. Neueste Untersuchungen von WEDLER lassen es als sehr fraglich erscheinen, ob es überhaupt eine echte Diencephalose gibt.

γ) Cerebrale Magersucht

Bei der außerordentlich reichlichen Nervenversorgung des Fettgewebes erhebt sich die Frage, ob es neben der experimentell und klinisch sichergestellten cerebralen (Zwischenhirn-) Fettsucht auch eine isolierte Zwischenhirnmagersucht gibt. In den Versuchen von GRAFE u. Mitarb. mit feinen Stichverletzungen und Nekrosen des Zwischenhirns war es bisher nur gelungen, eine typische Fettsucht zu erzeugen, aber niemals eine Magersucht. Allerdings war unser Material nicht sehr groß. Soviel ich sehe, ist auch anderen Experimentatoren das nicht geglückt. W. R. HESS, Zürich, hat, gemäß einer schriftlichen Mitteilung an mich, in seinen zahllosen Elektrokoagulationsversuchen im Hypothalamus vereinzelt Magersucht beobachtet, aber sie war nicht primär zentral bedingt. Die Tiere verloren jede Initiative, auch zum Fressen und magerten infolge mangelnder Nahrungsaufnahme sukzessive immer mehr ab. Schließlich kam es zu eitriger Rhinitis mit Nebenhöhlenbeteiligung und tödlicher Pneumonie.

Diese Fälle, bei denen offenbar das Hungerzentrum schwer geschädigt war, gehören also mehr in die Gruppe der primären Anorexie, allerdings mit dem großen Unterschiede gegenüber allen anderen Formen, daß hier eine organische Zwischenhirnschädigung die Ursache war. Auch RANSON u. MAGOUN erwähnen in ihrer großen monographischen Darstellung „The Hypothalamus" keine Fälle von primär zentraler Magersucht.

Nach zahlreichen Untersuchungen von BAUR-WASSERMANN, HAUSBERGER u. a. hat das Nervensystem im allgemeinen einen hemmenden Einfluß auf das Fettgewebe, da die Entnervung zu Wucherungen mit vermehrtem Fettansatz und vermehrter Fettbildung führt. Danach würde vermehrte Fetteinschmelzung durch verstärkten Nervenreiz herbeigeführt werden können.

Wie steht es mit den wegen ihrer Vieldeutigkeit weniger beweiskräftigen klinischen Befunden für eine cerebrale Magersucht?

Ich glaube, daß diese Frage nach dem bisher vorliegenden, allerdings noch nicht sehr großen Beobachtungsmaterial bejaht werden muß.

In dem großen Material, das GAGEL, RANSON-MAGOON, BODECHTEL-KAUFMANN, DODDS u. a. über Zwischenhirnerkrankungen zusammengestellt haben, finden sich auch mehrere Fälle von ausgesprochener Magersucht.

GAGEL wundert sich mit Recht darüber, daß „histologisch gleichartige Tumoren mit gleicher Lokalisation bei dem einen Falle stärkste Fettsucht, bei dem anderen stärkste Magersucht erzeugen". TÖNNIS sah, nach freundlicher Mitteilung, bei seinen zahlreichen Hypophysentumoren nie primäre Magersucht.

Auch encephalitische, paralytische und arteriosklerotische Herde (GAGEL und REICHARDT) im Zwischenhirn können Magersucht hervorrufen.

Besonders interessant ist in diesem Zusammenhange der *Wechsel von Fettsucht und Magersucht*.

Es kommt das nicht nur beim M. CUSHING vor, wofür THANNHAUSER (Z) ein charakteristisches Beispiel bringt, sondern auch bei Zwischenhirnerkrankungen. So hat GAGEL einen mehrfachen Wechsel von Fett- und Magersucht bei Tumoren beschrieben. Ferner haben W. NONNENBRUCH u. FEUCHTINGER über eine 43jährige Kranke mit Magersucht berichtet, die 10mal zwischen Magersucht, Normalzustand und Fettsucht wechselte. Es handelte sich um Encephalitisfolgen bei einer Psychopathin, bei der die Stoffwechselstörungen anscheinend sehr stark von seelischen Erlebnissen (beglückenden und enttäuschenden Liebeserlebnissen) abhingen oder zum mindesten zeitlich damit verbunden waren. Die Magersucht mit 38—40 kg Gewicht wurde schließlich zu einem Dauerzustand. Natürlich lagen auch hier erhebliche Schwankungen der Appetenz und Nahrungsaufnahme vor. Im Prinzip das gleiche bringen 2 weitere Krankengeschichten von NONNENBRUCH u. FEUCHTINGER.

SALUS beobachtete einen postencephalitischen Zustand, in dem Fettsucht mit Diabetes insipidus und Narkolepsie einerseits mit einer Magersucht ohne diese Begleitsymptome andererseits abwechselten. In diesem Falle scheint allerdings auch die Hypophyse beteiligt gewesen zu sein, wenn auch wahrscheinlich nur sekundär und vorübergehend.

Aus allen diesen und ähnlichen Beobachtungen muß man schließen, daß es tatsächlich eine cerebrale Magersucht gibt, wenn auch sicher nur in seltenen Fällen und ohne daß es gelingt, sie cerebral zu lokalisieren. H. CURSCHMANN ist allerdings anderer Ansicht, da er Abmagerungserscheinungen bei Tabes, Hirnlues, und myotonischer Dystrophie als diencephal bedingt ansieht, was aber m. E. bei den ausgedehnten Veränderungen, die diese Krankheiten auch sonst machen, nur angängig wäre, wenn isolierte Krankheitsherde im Zwischenhirne tatsächlich autoptisch gefunden werden, was aber anscheinend nur sehr selten der Fall ist.

Vielleicht gehören auch die schweren Abmagerungen bei *Psychosen*, vor allem bei solchen depressiver Art (Melancholien, Schizophrenien und depressive Phase des manisch-depressiven Irreseins) in dieses Gebiet. Auch hier ist die sekundäre Folge in erster Linie ein Darniederliegen von Appetit und Nahrungsaufnahme.

Sichere organische Veränderungen sind bisher weder im Zwischenhirn noch sonst gefunden, so daß man psychogen bedingte funktionelle Anomalien in den die Nahrungsaufnahme regulierenden Zentren annehmen müßte. Die Dinge liegen also ähnlich wie bei Neurosen, und man kann darüber streiten, ob es nicht richtiger wäre, diese Gruppe von Krankheiten in die 1. Form (Magersucht durch Anorexia nervosa) einzureihen.

Ein Sonderfall liegt vor bei der Hemiatrophia facici und den seltenen Fällen von halbseitigem Fettschwund, wie L. R. MÜLLER sie beschrieben hat. Die Zwischenhirngenese scheint mir hier allerdings noch nicht über jeden Zweifel erhaben, da m. W. noch keine genauen Sektionsbefunde vorliegen.

Ins Gebiet der cerebralen oder neuralen Magersucht gehört vielleicht auch die Lipodystrophia progressiva von SIMONS. Wegen der noch nicht geklärten pathologisch-anatomischen Verhältnisse und der klinischen Sonderstellung dieses eigenartig scharf umrissenen Krankheitsbildes wird es zweckmäßigerweise erst später unter den Formen circumscripter Magersucht besprochen.

σ) Neurale Magersucht

Bei *Erkrankungen der peripheren Nerven*, vor allem bei der spinalen progressiven Muskelatrophie, aber auch bei der neuralen Muskelatrophie, bei der neben den Anomalien an den peripheren Nerven meist auch im Rückenmark Veränderungen gefunden werden, sehen wir außer der Muskulatur gleichzeitig auch das Fettgewebe darüber oft in erheblichem Maße schwinden, so daß hier der Gedanke sehr nahe liegt, daß zugleich mit den Nerven für die Muskulatur auch die trophischen Nerven für das Fettgewebe durch den Krankheitsprozeß mitgeschädigt sind. Ich würde das sogar für sicher halten, wenn wir nicht Ähnliches manchmal auch bei der Dystrophia musculorum progressiva, die doch trotz vereinzelter pathologischer Rückenmarksbefunde ganz allgemein als eine primäre Myopathie aufgefaßt wird, in den atrophischen Bezirken fänden. Der Parallelismus von Muskel- und Fettatrophie ist oft ganz unabhängig vom Sitze der Läsion so groß, daß irgendeine gemeinsame Grundlage wahrscheinlich ist. Ob dabei immer das Nervensystem das Entscheidende ist, möchte ich bezweifeln; für manche Fälle liegt jedenfalls die Annahme einer verschlechterten Blutversorgung, die als Folge der Muskelatrophien neben der Muskulatur auch das Fettgewebe trifft, als auslösendes Moment näher.

ε) Konstitutionelle Magersucht unklarer Genese

Neben den geschilderten Formen von Magersucht gibt es eine große Gruppe von Menschen, die trotz vollster Gesundheit und oft sogar großer Leistungsfähigkeit durch ihre Magerkeit auffallen. Charakteristisch ist für diese Gruppe ein starkes Mißverhältnis zwischen Nahrungsaufnahme und Gewicht. Obwohl die gewohnheitsgemäß aufgenommenen Nahrungsmengen übernormal groß sind, kommt es zu keinem Gewichtsansatz. Manche sind sogar abnorm untergewichtig. Am häufigsten findet man diese Paradoxien im 2.—4. Lebensjahrzehnte. Manchmal gleichen sie sich im späteren Lebensalter aus, vielfach bestehen sie das ganze Leben hindurch. Auch als familiäre, konstitutionelle Eigentümlichkeit sah ich vereinzelt solches Verhalten. Weil immer wieder bei ängstlichen Menschen von ihren Angehörigen der Verdacht einer geheimen zehrenden Krankheit trotz Fehlens irgendwelcher positiver Anzeichen dafür auftaucht, werden häufig ärztliche Untersuchungen und Beratungen gewünscht. Stets ist, abgesehen von dem unternormal entwickelten Fettpolster, der Untersuchungsbefund negativ. Obwohl solche Menschen, die vielfach schon seit langem als Luxuskonsumenten bezeichnet werden, den meisten Laien und Ärzten wohlbekannt sind, sind Stoffwechseluntersuchungen an solchen Leuten nur in sehr spärlichem Maße vorhanden. Nach den wenigen vorliegenden Beobachtungen von GRAFE, PLAUT und LAUTER bewegen sich die Werte des Grundumsatzes in physiologischer Breite von ±15%, manchmal sowohl der obersten wie der unteren Grenze nahe. Über die spezifisch-dynamische Wirkung der Nahrung wechseln die Angaben. Während

PLAUT in 3 Fällen sichere Erhöhungen fand, waren die Zahlen von LAUTER in 2 Fällen ganz normal. Daß im Durchschnitt die dynamische Wirkung beim Mageren größer ist als bei Normalen, geht aus den S.381 (Abb.25) mitgeteilten Kurven von CHE CHU WANG, STROUSE u. SAUNDERS deutlich hervor. Viel klarer liegen nach den Untersuchungen von HELMREICH die Verhältnisse bei Kindern, da hier der dynamische Effekt der Nahrung in analogen Fällen sehr ausgesprochen ist und den Nüchternumsatz mit beeinflußt. Wenn hier somit gewisse Erklärungsmöglich-keiten gegeben sind, so reichen sie doch m. E. nicht aus, das auffallende Mißverhält-nis zwischen Nahrungsaufnahme und Ernährungszustand restlos zu erklären. Ob das der Fall ist, wenn man gesteigerte Motilität und psychische Lebhaftigkeit mit hinzunimmt, bleibt angesichts der spärlichen Untersuchungen und der großen Schwierigkeiten solcher Bilanzfragen vorläufig unklar. Erst recht gilt das für die Frage, wie weit hormonale und nervöse Einflüsse dabei genetisch eine Rolle spielen. Wir wissen, daß die dynamische Wirkung der Nahrung sehr weitgehend von der Schilddrüse (ECKSTEIN u. GRAFE) und der Hypophyse (PLAUT u. a.) abhängt, aber der Nachweis, daß in diesen Inkretdrüsen tatsächlich Funktionsanomalien vor-liegen, hat sich bisher nicht erbringen lassen. Mit aus diesem Grunde schien es mir richtig, diese Gruppe von Magersüchtigen gesondert zu betrachten. Vielleicht sind analog dem erwähnten Falle einer sehr wahrscheinlich hypophysären Magersucht von Substitutionsversuchen weitere Aufklärungen zu erhalten.

Im übrigen sind solche Menschen, soweit sie sich völlig gesund fühlen und leistungsfähig sind, nicht Gegenstand therapeutischer Maßnahmen.

ζ) Formen circumscripter Magersucht

Neben einer generalisierten oder jedenfalls große Gebiete des Körpers betreffenden Magersucht, wie sie bisher skizziert wurde, gibt es Formen von Abmagerung, die ganz bestimmte, gewöhnlich umschriebene Gebiete des Körpers ergreifen. Wir haben hier z. T. das Analogon zur Lipomatosis, aber mit entgegengesetztem Vor-zeichen und anderer Anordnung vor uns. Daß beides miteinander zur sogenannten Lipomatosis atrophicans sich vereinigen kann, wurde im Kapitel Lipomatosis an Hand eines sehr charakteristischen Falles gezeigt (S. 400).

Die wichtigsten Formen circumscripter Magersucht sind die *Hemiatrophia faciei*, die *Lipodystrophia progressiva* (SIMONS) und die *Lipatrophia circumscripta* (Cutis laxa).

Die *Hemiatrophia faciei* wurde bereits bei der Abmagerung neurogener Genese erwähnt, da hier die nervöse Auslösung nicht zu verkennen ist. Außerdem ist hier das Fettgewebe nicht allein, sondern gleichzeitig die Muskulatur und meist auch das Knochensystem mitbeteiligt. Demgegenüber ist bei den beiden anderen Formen das Fettgewebe allein ergriffen.

aa) *Lipodystrophia progressiva*

Nachdem in Frankreich bereits PIC-GARDÉRE und BARRAQUER (Lit. bei SIMONS) ähnliches sahen, beschrieb A. SIMONS in Deutschland zuerst 1911 einen eigen-artigen Fettschwund, der ausschließlich das Gesicht, daneben in abgeschwächtem Maße auch Oberkörper und Arme betraf, während er an der unteren Körperhälfte ganz fehlte. Die Kasuistik der Erkrankung ist noch recht klein. STRUNZ konnte 1933 nur 113 Fälle zusammenstellen. Später sind noch einige weitere Beachtungen [Lit. bei GLATZEL (Z)] hinzugekommen. Einen besonders charakteristischen Fall teilte O. B. MEYER mit. Die vorstehenden Abbildungen (Abb. 45a u. 45b) sind seiner Arbeit entnommen. Sie zeigen bei einer damals 40jährigen Frau in geradezu grotesker Weise den Gegensatz zwischen dem hexenhaften Oberkörper und der unteren Körperhälfte einer „Venus im ultra-Rubensschen Stil". Einen ganz ähnlichen Fall beschrieb kürzlich H. Otto.

Die Krankheit kommt etwa 3½mal so häufig beim weiblichen Geschlecht als beim männlichen Geschlecht vor. Sie beginnt schleichend oft schon in der Kindheit. Der Schwund des Fettpolsters im Gesicht läßt dieses auffallend alt erscheinen, die fein differenzierte Muskulatur des Gesichtes zeichnet sich, wie bei einem anatomischen Muskelpräparat durch die dünne Haut hindurch ab, besonders gilt das

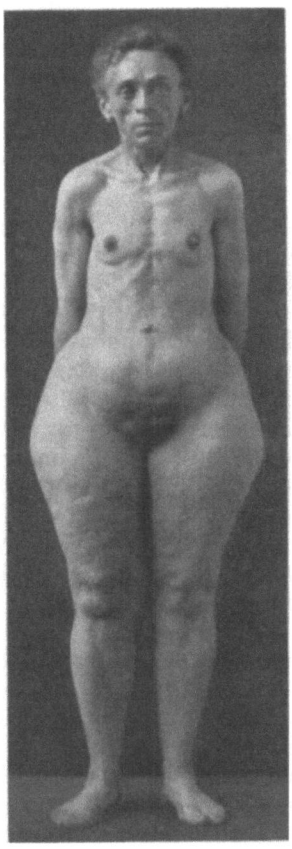 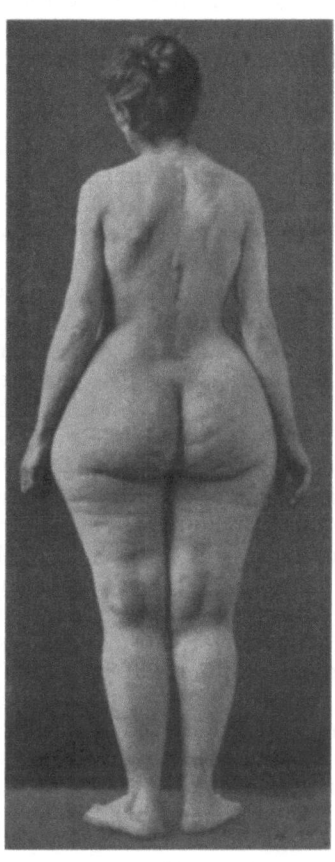

a   b

Abb. 45 a u. b. Eine Kranke mit Lipodystrophia progressiva Simons (nach O. B. Meyer)
a Vorderansicht; b Hinteransicht

für den M. zygomaticus (Totenkopfgesicht). Ein Fettansatz in den betroffenen Gebieten läßt sich auf keine Weise erzielen, dagegen bei Überernährung Gewichtsgewinn des Gesamtorganismus sehr leicht, doch wandert das gesamte Fett in die untere Körperhälfte, wie die Abb. 45 es so charakteristisch zeigt.

In der Folgezeit wurde das von Simons beschriebene Bild wesentlich erweitert und eine Reihe von neuen Zügen eingezeichnet, die ihm ursprünglich ganz fremd waren; schon die sekundäre Adipositas der unteren Körperhälfte gehört dazu, das Fehlen des progressiven Charakters des Leidens, hyperkinetische Symptome wie Tremoren und in letzter Zeit auch Genitalhypoplasien (vgl. z. B. Schlau).

In ungefähr der Hälfte der Fälle liegen anderweitige vegetative Störungen vor, wie Anomalien der Haut (abnorme Behaarung, Pigmentbildung, Pathodermien, Nagelwachstumsstörungen und Akrocyanosen), Störungen der Harnentleerung,

Glykosurie, Lebervergrößerung (DUNCAN), Menstruationsstörungen usw. Sehr selten sind die Kombinationen mit M. BASEDOW [JORES (Z), RASSMUSSEN] oder Arthritis (ROGIER-ALLIEZ-PAILLAS). Sehr interessant ist die Beobachtung von LAWRENCE, in der sich bei einer sehr schweren Lipodystrophie mit weitgehendem Fettschwund nach 7 Jahren eine Diabetes entwickelte. Wie LAWRENCE wohl mit Recht annimmt, hat die Unmöglichkeit der Fettfixation zu einer Überbelastung des Inselapparates geführt. Die Psyche war ungestört, ebenso der Stoffwechsel.

In der Fettanordnung sind vereinzelt eigenartige Abweichungen von der gewöhnlichen Verteilung beschrieben, asymmetrische Fettansammlungen (WILDER), Fettzunahme am Oberkörper und Schwund an den Beinen (HORTON-EMET u. a.), Fettschwund an den Extremitäten und Ansatz im Gesicht, am Hals und Bauch [LICHTWITZ (Z)].

Ob das Fehlen einer Abmagerung überhaupt, wie CHRISTIANSEN sie beschrieb, die Berechtigung gibt, einen solchen Fall noch der SIMONSschen Krankheit zuzurechnen, scheint mir fraglich.

Die *Diagnose* macht in der Regel keine Schwierigkeiten, höchstens gegenüber Lipomatosis atrophicans mit diffuser Fettanhäufung.

Das *Wesen* und die *Genese* dieser seltenen Erkrankung sind auch heute noch ungeklärt. SIMONS selbst dachte an segmentäre Trophoneurosen, obwohl er mikroskopisch keine Veränderungen an den zugehörigen Nieren finden konnte.

In der Folgezeit rückte eine cerebral-hypophysäre Genese in den Vordergrund. So nahm z. B. LESCHCKE eine Erkrankung des funktionellen Zwischenhirnsystems Hypophyse—Zwischenhirn—Epiphyse an. In der gleichen Richtung bewegen sich die Vorstellungen von HOFF [zit. bei FEUCHTINGER (Z)], vor allem im Anschluß an eine eigene Beobachtung, in der suprasellärer, encephalitische Herde (wahrscheinlich nach Masern) gefunden wurden. In einer anderen Beobachtung von ihm erfuhr ein vorher allgemein fettsüchtiges Mädchen im Anschluß an schwere Lebenskonflikte eine Abmagerung von 44 kg, die ganz vorwiegend den Oberkörper betrafen. Gleichzeitig bestand ein Diabetes insipidus.

In den wenigen vorliegenden Obduktionen wurden nur 2mal Veränderungen an der Hypophyse festgestellt im Sinne von Cysten und Chromophilie des Vorderlappens (ZALLA u. MARBURG). Die anderen Inkretdrüsen wurden stets als normal befunden.

Da die Krankheit als solche nicht zum Tode führt, so sind es immer besondere Glücksfälle, Sektionen zu bekommen. Ehe solche aber nicht in größerer Zahl vorliegen, scheint es mir nicht möglich, die Genese dieser ebenso seltenen wie merkwürdigen Krankheit befriedigend zu klären. Jedenfalls muß sie vorläufig wegen ihres typischen klinischen Bildes als Sonderform bestehen bleiben.

ββ) Lipatrophia circumscripta (Dermatochalasis)

THANNHAUSER hat unter der Bezeichnung Lipatrophia circumscripta umschriebene Fettgewebsschwunde geschildert, die sich dadurch zu erkennen geben, daß die Haut darüber sich in großen Falten abheben läßt. Betroffen sind meist symmetrisch vor allem die dem Druck ausgesetzten Hautpartien (Hals, Schulterblätter, Ellenbogen, Gesäß usw.). THANNHAUSER hält diese Erscheinungen, die in schweren Fällen schließlich die ganze Haut befallen können, für eine besondere Erscheinungsform der *Cutis laxa* der Dermatologen. Eine Durchsicht der dermatologischen Literatur [Zusammenfassung im Hdb. d. Haut- und Geschlechtskrankheiten von JADASSON (1932), bei G. PETGES et P. LECONTANT (zit. bei K. STEINER) und in der *Nouvelle pratique dermatologique* (1936)] zeigt aber, daß bei der zuerst von J. BELL, 1825 beschriebenen seltenen Cutis laxa niemals Fettatrophien vorkommen, wohl aber trifft dies für manche Fälle der ihr nahe verwandten ähnlichen

Mesenchymerkrankung, der sogenannten Dermatochalasis (von χάλασις = Erschlaffung, Nachlassen) zu. Sie wurde bereits 1833 von ARIBERT (zit. bei STEINER) unter dem Namen *Dermatolysis* beschrieben. Sie wird oft mit der Cutis laxa verwechselt, auch scheinen hin und wieder Übergänge vorzukommen. Histologisch handelt es sich aber um verschiedene Krankheitsbilder. Die Krankheit betrifft nur die Haut.

Bei der Lipatrophia circumscripta finden sich weder allgemeine Störungen, noch Veränderungen am Nervensystem oder im Stoffwechsel. Die Ätiologie ist vorläufig ganz unklar. Meist wird eine angeborene Grundlage angenommen. Die Tatsache, daß in der Regel nur dem Druck vermehrt ausgesetzte Hautpartien in dieser eigentümlichen Weise erkranken, deutet darauf hin, daß diesem Faktor besondere Bedeutung zukommt. Zur Erklärung dieser eigenartigen und sehr seltenen Reaktionen müssen aber noch unbekannte, besondere Gewebseigentümlichkeiten herangezogen werden. Der Nachweis fibromatöser Entartungen der Hautnerven der betreffenden Partien durch M. BIELSCHOWSKY spricht für eine lokale Mitbeteiligung des Nervensystems, doch es bleibt zweifelhaft, ob diese primärer oder sekundärer Natur ist.

Zu den Formen circumscripter Magersucht gehört auch die Insulinlipodystrophie, doch soll diese erst im Rahmen des Diabetes mellitus beschrieben werden.

c) Prognose

Die Prognose der Magersucht sowohl quoad vitam wie quoad sanationem ist weitgehend abhängig von der Natur des zugrunde liegenden Leidens und der rechtzeitigen Durchführung einer zweckmäßigen Therapie. Wie die Abb. 39 auf S. 436 aus der Arbeit von L. DUBLIN u. H. MARKS zeigt, wirkt eine Untergewichtigkeit von 5—15% gegenüber dem Sollgewicht im allgemeinen nicht lebensverkürzend, erst bei 15—24% ist sie mit 108% gegenüber 100% beim Normalgewicht etwas gesteigert.

Radikal schlecht ist die Prognose heute nur noch bei nicht operablen malignen Tumoren der Hypophyse und des Zwischenhirns.

Von den früher mit Sicherheit zum Tode führenden Leiden wie M. ADDISON und maligner Form der SIMMONDschen Krankheit lassen sich heute die meisten Patienten noch retten, soferne sie noch beizeiten in Behandlung kommen. In der Mayo Clinic [zit. bei H. MARX (Z)] starben 1936 von 14 Kranken mit M. ADDISON nur noch 3. Die meisten Fälle von hypophysärer Kachexie werden heute durch rechtzeitige Transplantation von Kalbshypophyse am Leben erhalten. Für M. BASEDOW schwanken heute die Zahlen zwischen 0,3% (BRAUN) und 11% (SATTLER) [Lit. bei MARX (Z)]. Noch niedriger liegen die Werte für Diabetes mellitus mit unter 1% (JOSLIN).

Ausgezeichnet quoad vitam ist fast immer die Prognose bei allen nicht endokrinen Formen der Magersucht. Insbesondere gilt das für die Hauptgruppe der primären, meist psychisch bedingten Anorexie, ferner die neuralen, konstitutionellen und circumscripten Formen. Bei einer Kranken mit Anorexia nervosa und 55% Untergewicht erlebte ich allerdings einmal einen Hungertod. In der Klinik konnte er noch verhindert werden, aber die äußerst schwierigen Verhältnisse des letzten Kriegsjahres (1944) erzwangen die vorzeitige Entlassung der Kranken. Zwei Wochen später verhungerte sie nach Mitteilung der Angehörigen zu Hause.

d) Therapie

Nicht jede Magersucht bedarf der Behandlung. Entscheidend ist die Stärke der Abmagerung und ihre Ursache. Gewichtsverluste von mindestens — 25% gegenüber dem Normalgewicht müssen stets einer Therapie unterzogen werden, ganz unabhängig von ihrer Genese.

α) Allgemeine Therapie

Die allgemeinen Gesichtspunkte sind hier die gleichen, wie sie in dem Kapitel Unterernährung und Mastkuren beschrieben wurden. Bemerkenswert ist, daß es bei der Magersucht fast nie zur Ödemkrankheit kommt, was wahrscheinlich damit zusammenhängt, daß der Eiweißgehalt der Nahrung niemals so tief herabsinkt wie bei den Ödemkranken.

Eine besondere Crux bei fast allen Magersüchtigen ist die weitgehende Appetitlosigkeit, ja zum Teil ein direkter Widerwillen gegen das Essen.

Die bekannten alten Stomachica wie Pepsinsalzsäure, Tct Chinae, Tinct aromatica, Tct gentiana, Tinct. aurantii, Condurango, Orexinum tannicum usw. versagen in hartnäckigen Fällen fast immer. Etwas besser wirken oft Fleischextrakt, Maggi und vor allem kleine Mengen alkoholischer Getränke.

Am zweckmäßigsten, wenn auch keineswegs immer wirksam, sind kleine Dosen Insulin in Mengen von 2×5—10 Einheiten. Sie heben nicht nur den Appetit, sondern in Verbindung mit reichlicher Kohlenhydratzufuhr begünstigen sie auch direkt den Fettansatz. Vorsicht ist am Platze bei Kranken mit hypophysärer Kachexie, die sowieso schon zu Hypoglykämien neigen. Ähnliches gilt für den M. ADDISON. Bei beiden Gruppen ist das Insulin auch oft unwirksam, sowohl hinsichtlich des Appetits wie der Gewichtszunahme.

Neuerdings werden auch die Nebennierenrindenhormone wie Desoxycorticosteron (Percorten), von dem vor allem HENI sehr Günstiges sah, und sogar Cortison, Decortin, Prednison usw. eventuell in Verbindung mit Hypophysenpräparaten inklusive ACTH und Ascorbinsäure mit Erfolg herangezogen (von BERGMANN, KALK usw.). Auch andere Vitamine wie A und B_1 sind versucht worden, aber ohne nennenswerten Erfolg. HEINSEN berichtete kürzlich über gute Resultate mit Vitamin E, aber merkwürdigerweise sowohl bei cerebral-hypophysärer Magersucht wie bei Fettsucht gleicher Genese. Weitere Erfahrungen bleiben abzuwarten.

Unterstützend können Balneotherapie, Massage und Gymnastik wirken.

β) Spezielle (ätiologische) Therapie

Die *habituellen* Schlechtesser müssen dazu erzogen werden, daß sie auch ohne Appetit Nahrung in so großen Mengen zu sich nehmen, daß ihre Magersucht, die sich in diesen Fällen meist in mäßigen Grenzen hält, nicht noch weiter zunimmt und ihre Leistungsfähigkeit beeinträchtigt.

Der Appell an die Vernunft, besonders bei einigermaßen gebildeten Menschen, und die eigene Beobachtung, daß die Arbeitslust und Arbeitsfähigkeit bei weiterer Gewichtsabnahme sinken, führen fast immer zum Ziel. Der Einwand, den solche Kranken immer wieder bringen, daß die ohne Appetit gegessene Nahrung nicht „anschlägt", läßt sich leicht entkräften. Wenn es auch sicher ist, daß der Succus psychicus die Magen- und Pankreassekretion anregt und dadurch die Verdauung fördert, so kann es doch ebensowenig einem Zweifel unterliegen, daß er zur Verdauung nicht erforderlich ist. Die Aufspaltung und Resorption der Nahrung ist davon unabhängig, wie zahllose Beobachtungen, vor allem mit zwangsweiser Sondenernährung zeigen.

Etwas schwieriger ist die Behandlung der *psychisch bedingten Anorexie*, die, wie schon erwähnt, die hochgradigsten Abmagerungen, die es gibt, sogar mit absoluter Todesgefahr, mit sich bringen kann.

Hier kommt alles darauf an, die psychische Situation mit ihren oft außerordentlich komplizierten Verhältnissen zu klären und eine geeignete Psychotherapie einzuleiten, für die gerade auf diesem Gebiete vor allem v. WEIZSACKER, LEIBRANDT u. a. erfolgreiche Wege gewiesen haben. Sie sind oft außerordentlich mühsam und führen keineswegs immer zum Ziele. So gab es auch Versager bei den S. 474 mitgeteilten besonders schweren Fällen, von denen einer durch Suicid endete. J. C. BECK u. BRØCHNER berichten aus der Kopenhagener Klinik über die Katamnesen bei 28 Kranken mit Anorexia nervosa. 20 wurden gesund, 4 blieben im gleichen Zustande des Hungers, 1 starb.

In anderen Fällen aber feiert die Psychotherapie gerade auf diesem Gebiete oft die schönsten Triumphe und findet die dankbarsten Patientinnen. Bei Männern ist diese Form der Magersucht sehr selten. Manchmal werden die Kranken mit ihrer seelischen Situation nach einiger Zeit auch selber fertig, und die Magersucht heilt in einigen Jahren von allein ab. Vor allem gilt das für junge Mädchen nach der Pubertätszeit.

Bei der Anorexie Geisteskranker versagt auch die Psychotherapie so gut wie immer, und hier bleibt oft nichts anderes übrig als eine künstliche Ernährung, neben einer psychiatrischen Schockbehandlung, falls auf normalem Wege nicht genügend Nahrung beizubringen ist.

Auf die *innersekretorischen Krankheiten,* soweit sie zu Magersucht führen, hier näher einzugehen, würde den Rahmen dieses Buches überschreiten. Ich muß daher auf die neuesten Darstellungen von JORES (Z), MARX (Z), DUNCAN (Z), BANSI (Z) u. a. verweisen. Hinsichtlich des Diabetes mellitus findet sich das Notwendige in dem entsprechenden Abschnitt dieses Buches. Hinsichtlich des M. BASEDOW ist heute die innere Therapie durch die modernen Thiouracilpräparate [Lit. bei DUNCAN und BANSI (Z)] außerordentlich bereichert. Mittelschwere Fälle reagieren oft auf Röntgenbestrahlung [Lit. bei MARX (Z)] sehr gut, doch habe ich den Eindruck, daß diese Therapie heute zu Unrecht etwas ins Hintertreffen geraten ist. Sie ist auch nicht völlig ungefährlich. Stets wird sie da ihren Platz behalten, wo die Operation verweigert wird oder wegen hohen Alters, Kreislaufstörungen oder sonstigen Komplikationen zu große Gefahren mit sich bringen würde. In schweren Fällen dürfte wohl als Regel die Thyreoektomie die Methode der Wahl sein.

Für die Behandlung des M. ADDISON stehen uns heute so wertvolle und leistungsfähige Nebennierenrindenpräparate, vor allem das Cortison und sein so hochwirksames Derivat, das Decortin, Prednison, Prednisonon, ferner Cortin, Percorten ACTH usw. zur Verfügung, daß man sie so frühzeitig anwenden sollte, daß es gar nicht zu einer epirenalen Magersucht, die gewöhnlich erst im letzten Stadium einsetzt, kommen sollte.

Bei den *hypophysären Abmagerungen* ist heute die Einpflanzung der frischen Kalbshypophyse (EHRHARDT, KITTEL, v. BERGMANN, KYLIN u. a.) in die Bauchmuskulatur die Methode der Wahl, nachdem Hypophysenpräparate selbst ACTH verschiedener Art sich nur in leichten Fällen und in schweren nur, solange sie dauernd gegeben werden, als wirksam erwiesen hatten. Die intramuskuläre Injektion einer grob zerkleinerten Aufschwemmung von Hypophysengewebe nach KYLIN scheint mir kein voller Transplantationsersatz zu sein.

Die Therapie versagt in etwa 5—10% der Fälle, entweder, weil sie zu spät kommt oder die Drüsen nicht richtig einheilen. Eventuell muß die Transplantation wiederholt werden. — ESCAMILLA (Z) empfiehlt neuerdings lange fortgesetzte intensive Testosteronbehandlung.

Für die seltene *cerebrale* Magersucht gibt es bisher keine wirksame Therapie. Angesichts der nahen Beziehungen zur Hypophyse sollte man auch hier Versuche mit Hypophysentransplantationen machen.

Die *peripher-neural bedingten* Magersuchtsformen trotzen jeder Therapie, haben sie im allgemeinen auch nicht nötig. Das gleiche gilt für die konstitutionelle Magersucht unklarer Genese und die circumscripten Formen.

Literatur

I. Zusammenfassende Darstellungen (Z)

BAHNER, F.: Fettsucht u. Magersucht. Hdb. d. inn. Mediz. 4. Aufl. Bd. VII, S. 1118 (1955).—
BAUER, J.: Die Erkrankungen der inneren Sekretion. Berlin: Springer 1928. — BANSI, H. W.:
Magersucht als ganzheitliches Problem. Med. Klin. 1955, 49. — Krankheiten der Schilddrüse,
Hdb. d. inn. Med. 4. Aufl. Bd. VII, S. 612 (1955).

ESCAMILLA, R. F.: Simmonds disease and anorexia neurosa in S. SOSKINs Progreß ets. (Z),
S. 525 (1950).

FALTA, W.: Die Erkrankungen der Blutdrüsen, 2. Aufl. Berlin u. Wien: Springer 1928. —
FEUCHTINGER, O.: Fettsucht und Magersucht. Stuttgart: Enke 1946.

GASTINEAU, C. F., and others: Treatment of the Fat and Lean. J. Amer. Med. Assoc. 139,
2, 86 (1946). — GLATZEL, H.: Allgemeine Magersucht und Magerkeit, Hdb. d. inn. Med.
3. Aufl. Bd. VI, 552 (1944).

HENI, F.: Die primäre psychogene Magersucht. Endokrinologie 28, 28 (1951).

JORES, A.: Innersekretorische Krankheiten. Hdb. d. inn. Med. 4. Aufl. Bd. VII, 1 (1955).

LICHTWITZ, L.: Hdb. d. inn. Med. IV. 1, 927 (1926).

MARX, H.: Innere Sekretion, Hdb. d. inn. Med. Bd. VI[1] S. 224 u. 315 (1941).

NEWBURGH, L. H., and W. D. ROBINSON: Unternutrition in Diseases of metabolism. ed.
G. C. DUNCAN. 2. ed. S. 508. Philad. a. London: Saunders 1947.

SOSKIN, S.: Progreß in clinical endocrinology. New York. Grune and Straton 1950.

THANNHAUSER, S. J.: Lehrbuch des Stoffwechsels und der Stoffwechselkrankheiten. S. 54.
München: Bergmann 1929.

WILLIAMS, R. H.: Textbook of endocrinology. Philadelphia and London: Saunders 1950.

ZONDEK, H.: Die Erkrankung der endocrinen Drüsen. 2. Aufl. Berlin: Springer 1926.

Ferner sei auf die zusammenfassenden Darstellungen zum Kap. Fettsucht sowie zum Kap·
Unterernährung verwiesen.

II. Einzelarbeiten

Einleitung und Einteilung

LAUTER, O., u. TERHEDEBRÜGGE: Dtsch. Arch. klin. Med. 181, 181, 193 (1937).

Magersucht infolge primärer nicht endocriner Anorexie (Anorexia nervosa)

BECK, J. C., and BRØCHNER-MORTENSEN: Acta med. scand. (Stockh.) 149, 403 (1954). —
BERKMANN, J. M.: Anorexia neurosa. Ann. Int. Med. 22, 679 (1945).

DECOURT, J.: Dtsch. med. Wschr. 1953, 1619 u. 1661.

ESCAMILLA, R. F.: Ann. Int. Med. 30 (1949). — ESCAMILLA, R. F., u. S. SOSKIN (Z),
S. 525.

GRAFE, E.: Der Gesamtstoff- und Kraftwechsel bei der Ernährung des Menschen. S. 157 u.
241. München: Bergmann 1923. — GULL, W.: Trans. Clin. Soc. London 7, 22 (1874).

LUTZ, J.: Zt. f. Kinderpsychiatr. 4, 631 (1947/48).

ROSSEN, P. H., u. Mitarb.: Schweiz. med. Wschr. 1955, 465.

SHEEHAN, H. L.: Irish J. Med. Scienc. 270, 241 (1948), dort auch seine älteren Arbeiten. —
STILLER: Grundzüge der Asthenie. Stuttgart 1916.

WEIZSÄCKER, V. v.: Wege psycho-physischer Forschung. Heidelberg 1934. — Studien zur
Pathogenese. Leipzig 1935, Med. Klin. 1937, 41. — Seelische Krankenentstehung zus. mit
SIEBECK-SCHULTZ-HENKE. Leipzig: Thieme 1939.

ZUTT, J.: Arch. f. Psychiatr. u. Z. Neur. 180, 776 (1948).

Die endokrine Magersucht

BERBLINGER, W.: Handb. d. inn. Sekretion, 1, 910. Leipzig: Kabitzsch 1932. — Erg. d.
Vitamin- u. Hormonf. 1, 191 (1937). — DU BOIS, F.: The basal metabolism in health and
diseases. 3. ed. Philadelphia: Lea & Febiger 1937.

CURSCHMANN, H.: Nervenarzt Nr. 7 (1936).

FOSTER, L. G., and P. E. SMITH: J. of Biol. Chem. 67, 30 (1926).

GRAUBNER, W.: Dtsch. Arch. klin. Med. 101, 249 (1925).

HÖNLINGER, u. STRICKER: Frankf. Z. Path. 29, 492 (1923).

KESTNER, O.: zit. bei H. MARX(Z). — KOCH, W.: Über die russ.-armen. Kastratensekte der
Skopsen. Jena: Fischer 1921. — KRAUS: Beitr. path. Anat. 58, 159 (1914). — Med. Klin. 1924,
1290 u. 1328; 1935, 1641. — Klin. Wschr. 1937, 1528; 1938, 320.

LEWIN: Z. exper. Med. 96, 532 u. 548 (1935).

MARBURG, J.: Handb. d. norm. u. path. Physiol. 6, 493 (1930). — Reihe: Lit. bei H.
CURSCHMANN.

SATO, F.: Arch. exper. Path. u. Pharmakol. 131, 45 (1927). — SCHELLONG, G.: Klin. Wschr
1931, 106. — SCHMITZ, C. A.: Z. Geburtsh. 134, 18 (1950). — SIMMONDS, M.: Münch. med

Wschr. **1913**, 127; **1914**, 180. — Dtsch. med. Wschr. **1914**, 322; **1916**, 190. — Virchows Arch. **217**, 226 (1924). — Endokrinologie **9**, 117 (1925).
TRENDELENBURG, P.: Die Hormone, Bd. **1**, 98. Berlin: Springer 1928.
WEDLER, H. W.: Stammhirn und innere Erkrankungen. Monographie aus dem Gebiete der Neurologie und Psychiatrie. 76. Berlin-Göttingen-Heidelberg: Springer 1953. — WINKLER, A. W.: Disorders of the Thyreoid Gland, in Diseases of metabolism. ed. by G. G. DUNCAN, 2. ed. S. 896. Philadelphia and London: Saunders 1947.

Cerebrale und neurale Magersucht

BAUR u. WASSERMANN: Verh. dtsch. Ges. inn. Med. 403 (1932). — BODECHTEL, G., u. KAUFMANN: Fortschr. Neur. **10**, 51 (1938).
CURSCHMANN, H.: 9. Verh. Ges. Verdgskrkh. 155 (1929).
DODDS: Lancet. **1933**, 352, 1137, 1197.
FEUCHTINGER, O.: Dtsch. Arch. klin. Med. **189**, 377 (1942).
GAGEL, O.: Handb. d. Neurol. **5**, 504 (1936). — GRAFE, E., u. E. GRÜNTHAL: Klin. Wschr. **1929**, 1013. — GRÜNTHAL, E., MULHOLLAND u. F. STRIECK: Arch. exper. Path. u. Pharmakol. **145**, 35 (1929).
HAUSBERGER, F. X.: Klin. Wschr. **1935**, 77. — Arch. exper. Path. u. Pharmakol. **187**, 655 (1937). — Virchows Arch. **302**, 640 (1938). — HESS, W. R.: Hypothalamus und die Centren des autonomen Nervensystems. Arch. f. Psychiatr. **104**, 548 (1936).
MÜLLER, L. R.: Lebensnerven und Lebenstriebe. 3. Aufl. Berlin: Springer 1931.
NONNENBRUCH, W., u. O. FEUCHTINGER: Dtsch. med. Wschr. **1942**, 1045.
RANSON, H. R., and H. W. MAGOUN: Erg. Physiol. **46**, 56 (1939). — REICHARDT, M.: zit. bei H. W. WEDLER, vgl. voriges Kapitel.
SALUS: Med. Klin. **1934**, 1160.

Constitutionelle Magersucht unklarer Genese

ECKSTEIN, E., u. E. GRAFE: Z. physiol. Chem. **107**, 73 (1919).
HELMREICH, E.: Der Kraftwechsel des Kindes. Wien: Springer 1927.
LAUTER, S.: Dtsch. Arch. klin. Med. **150**, 315 (1926).
PLAUT, R.: Dtsch. Arch. klin. Med. **139**, 285 (1922).
WANG, Ch., S. STROUSSE and A. W. SAUNDERS: Arch. Int. Med. **34**, 573 (1924).

Formen circumscripter Magersucht

ARIBERT: zit. bei K. STEINER.
BIELSCHOWSKY, M.: Dtsch. Arch. klin. Med. **166**, 96 (1930).
CHRISTIANSEN: Revue neur. 747 (1922).
DUNCAN, G. G.: in Diseases of metabolism. 2. ed. 887. Philadelphia and London: Saunders 1947.
HOFF, F.: Dtsch. med. Wschr. **1941**, 87 u. 2526. — Medizinische Klinik, ein Fortbildungskurs für Ärzte. Stuttgart: Thieme 1948. — HORTON, J. W., and EMMET: Med. Clin. N. Amer. **15**, 1505 (1932).
JORES, F. A.: Handb. d. Neur. **15**, 423 (1937).
LAWRENCE, R. D.: Lancet **1946**, 724 u. 773. — LESCHCKE, E.: Erkrankungen des vegetativen Nervensystems, in: MAX HIRSCH: Handb. d. inn. Sekretion. 3. Bd. (1928).
MEYER, O.-B.: Dtsch. Z. Nervenheilk. **74**, 204 (1922).
OTTO, H.: Nervenarzt **22**, 68 (1951).
PETGES, G., et P. LECOULANT: in: Nouvelle Pratique dermatologique. tom. VI. 238. Paris: Masson 1936.
RASMUSSEN, A. T.: Norsk. Mag. Laegevidensk. **99**, 197 (1938). — ROGIER, ALLIEZ et PAILLAS: Rev. franç. Endocrin. **13**, 443 (1935).
SCHLAU, H.: Klin. Wschr. **1929**, 1031. — SIMONS, A.: Z. Neur. **5**, 29 (1911). — Berl. klin. Wschr. **1913**, 1454. — STEINER, K., in: Handb. d. Haut- u. Geschlechtskrankheiten, herausgeg. von J. JADASSON, 4, 1. T. 78. Berlin: Springer 1932. — STRUNZ: Inaugur. Diss. Leipzig 1933.
WILDER, R. M.: Z. Neur. **116**, 275 (1928).
ZALLA u. J. MARBURG: zit. nach F. A. JORES.

Die Prognose

DUBLIN, L., u. H. H. MARKS: Human. Biol. **2**, 159 (1930).
JOSLIN, E. P., u. Mitarb.: Treatment of Diabetes mell. 9. ed. Philadelphia 1952.

Die Therapie

BERGMANN, G. VON: Dtsch. med. Wschr. **1934**, 123 u. 159. — Klin. Wschr. **1936**, 1756. — Verh. dtsch. Ges. inn. Med. **50**, 161 (1938).
EHRHARDT u. KNITTEL: Z. klin. Med. **132**, 246 (1937).
HEINSEN, H.: Dtsch. med. Wschr. **1949**, 194. — HENI, F.: Endokrinologie **28**, 28 (1951).

KALK, H.: Dtsch. med. Wschr. 1934, 893. — KYLIN, E.: Erg. inn. Med. 49, 1 (1935). — Dtsch. Arch. klin. Med. 180, H. 2 (1937). — LEIBBRAND, W.: Der göttliche Stab des Aesculap, Leipzig und Salzburg 1939.

4. Die Lipoidosen (Lipidosen)

Die 3. Gruppe der Erkrankungen des Fettstoffwechsels, die Lipoidosen oder Lipidosen, ist die gestaltenreichste und in ihren Hauptformen seltenste und deletärste. Unter Lipoidosen versteht man pathologische Speicherungen von normalerweise im Körper gebildeter Lipoiden und ihre Folgeerscheinungen.

Erst die letzten Jahrzehnte haben in diese schwierige und komplizierte Materie einigen Einblick gebracht. Viele Hauptfragen, vor allem hinsichtlich des Stoffwechsels harren aber noch der Lösung.

Der gegenwärtige Stand unserer Kenntnisse ist in den Referaten von KLENK, LETTERER (Z) und EPPINGER (Z) auf der gemeinsamen Tagung der Gesellschaft für Verdauungs- und Stoffwechselkrankheiten mit der Deutschen pathologischen Gesellschaft in Stuttgart (1938) und in den ausgezeichneten Darstellungen von BÜRGER (Z) (1944), THANNHAUSER (Z) und SCHETTLER (1955) auf die vor allem verwiesen sei, geschildert. Ein Referat der Fiat Review über die deutschen Arbeiten 1939—1946 hat LETTERER (Z) zusammengestellt. Die genannten Zusammenfassungen enthalten die Literatur fast bis 1955 vollständig und sind auch der folgenden Darstellung zugrundegelegt. Dort finden sich auch die zahllosen chemischen Blut- und Organanalysen bei den einzelnen Lipoidosen.

a) Chemie und Stoffwechsel der Lipoide

Die Lipoide sind kompliziert gebaute Fettkörper, die zum Teil den Neutralfetten sehr nahe stehen, zum Teil aber ganz andersartige Strukturen haben.

Nach dem chemischen Aufbau werden 3 Gruppen unterschieden:

1. Die Phosphatide (Phospholipide) mit den Untergruppen Lecithine, Kephaline und Spingomyeline.

2. Die Cerebroside mit den Untergruppen Cerebron (Phrenosin), Kerasin, Nervon, Oxynervon.

3. Die Sterine mit der Hauptgruppe Cholesterine.

Lecithine und *Kephaline* stehen dem Depotfett sehr nahe und enthalten wie diese Glycerinester der höheren Fettsäuren, wobei aber die 3. Hydroxylgruppe mit Phosphorsäure verestert ist, die ihrerseits in Esterbindung N-haltige Basen gekuppelt hat. Ist diese Cholin (Trimethyloxäthylammoniumhydroxyd), spricht man von Lecithinen, ist die Base Aminoäthylalkohol (Äthanolamin), so handelt es sich um Kephaline. FOLCH hat gezeigt, daß an die Stelle des Aminoäthylalkohols auch die Aminosäure Serin treten kann. Kephaline des Gehirns können zum Teil auch statt des Glycerins den cyclischen Zuckeralkohol Inosit (Hexaoxy-hexahydrobenzol) mit der Formel

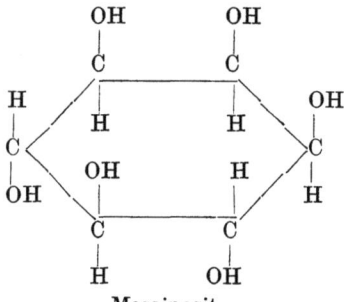

Mesoinosit

enthalten (FOLCH).

Die Strukturformel für die gewöhnlichen Lecithine und Kephaline sind folgende:

$$CH_2—OCO \cdot R$$
$$CH—OCO \cdot R_2$$ } Fettsäure
$$CH_2—O—P{=}O$$
$$CH_2—CH_2N—CH_3$$
$$OH \quad CH_3$$

β-Lecithin

$$CH_2—OC\,OR_I \,(Fetts.)$$
$$CH—O——P{=}O \quad OH$$
$$CH_2—O—C\,OR_2$$
$$CH_2$$
$$CH_2NH_2$$

α-Kephalin

oder

$$CH_2$$
$$H—C—NH_2 .$$
$$COOH$$

(Serin)

R bedeutet Fettsäureradikal. Es handelt sich dabei, wie die spätere Tabelle noch zeigt, um Säuren von C_{16}—C_{22}.

Die *Sphingomyeline*, die sich von den Fetten schon ziemlich weit entfernen, enthalten zwar auch eine höhere Fettsäure, aber diese ist amidartig gebunden mit dem von THIERFELDER entdeckten, hochmolekularen ungesättigten Amino-Alkohol Spingosin folgender Struktur:

$$\overset{\displaystyle NH_2}{CH_3—(CH_2)_{12}—CH{=}CH—CH—CHOH—CH_2OH} .$$

An diesem Sphingosinkomplex sitzt wie beim Lecithin verestert Phosphorsäure mit Cholin, so daß das folgende komplizierte Formelbild für das *Sphingomyelin* entsteht:

$$R \cdot C{=}O$$ } Fettsäurerest
$$NH$$
$$CH_3 \cdot (CH_2)_{12}—CH{=}CH—CH—CH—CH_2OH$$ } Spingosinrest
$$O \quad OH$$
$$P{=}O$$ } Phosphorsäurerest
$$O$$
$$CH_2$$
$$CH_2 \cdot N \quad OH$$
$$(CH_3)_3$$ } Cholinrest

Sphingomyelin

Die Sphingomyeline sind in Milz und Leber bei der NIEMANN-PICKschen Krankheit sehr reichlich enthalten, etwa 20fach mehr als in der Norm (SIEGMUND, KLENK u. a.) und bis zu 23% der Trockensubstanz. Zu den Phosphatiden gehören auch die von FEULGEN u. Mitarb. sowie THANNHAUSER und BONCODDE (zit. bei THANNHAUSER (Z) 2. Aufl. S. 24) isolierten Plasmalogene (Acetalphosphatide), die ungefähr 30% der Phosphatide des Gehirns ausmachen.

Die in die gleiche Gruppe gehörigen *Cerebroside* unterscheiden sich von den Sphingomyelinen nur dadurch, daß an die Stelle des Phosphorsäurecholinrestes ein Zuckerrest tritt, und zwar ist es meist Galaktose oder wie KLENK es in der Milz von M. GAUCHER-Kranken fand, Glucose.

Die Formel der Cerebroside ist daher folgende:

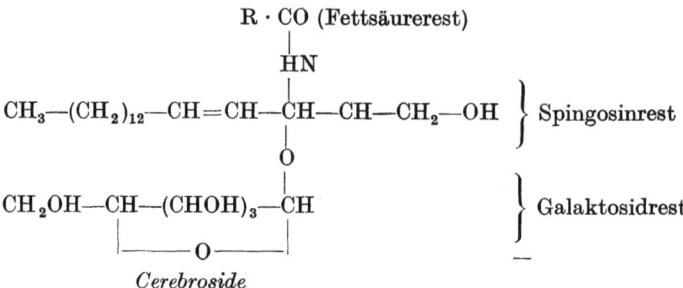

Cerebroside

Die Identifizierung der Cerebroside ist wie auch die der Phosphatide sehr schwierig. Bisher sind 4 verschiedene Formen, die sich durch die Verschiedenartigkeit der Fettsäuren unterscheiden, gefunden worden. Um welche Fettsäuren es sich bei den Phosphatiden und Crebrosiden handelt, zeigt die folgende übersichtliche Tabelle von KLENK (Z).

Tabelle 73. *Über die Fettsäuren des Depotfettes, der Phosphatide und der Cerebroside (nach KLENK)*

Depotfett	C_{16}	Palmitinsäure $C_{16}H_{32}O_2$
	C_{18}	Stearinsäure $C_{18}H_{36}O_2$, Ölsäure $C_{18}H_{34}O_2$
Glycereinphosphatide	C_{20}	Arachidonsäure $C_{20}H_{32}O_2$
	C_{22}	Clupanodonsäure $C_{22}H_{34}O_2$
Sphingomyeline.	C_{24}	Lignocerinsäure $C_{24}H_{48}O_2$, Nervonsäure $C_{24}H_{46}O_2$
Cerebroside		Cerebronsäure $C_{24}H_{48}O_3$, α - Oxynervonsäure $C_{24}H_{46}O_3$

Die Ölsäure ist einfach, die Arachidonsäure 4fach, die Clupanodonsäure 5fach ungesättigt.

Unter den Cerebrosiden ist das *Kerasin*, das als Fettsäure die Lignocerinsäure enthält, besonders wichtig, da es nach den Untersuchungen von LIEB u. KLENK in den GAUCHER-Zellen besonders reichlich (bis 10% der Trockensubstanz) vorhanden ist. Als einziges Cerebrosid kommt es in sehr kleinen Mengen auch in der normalen Milz vor (WALZ unter THIERFELDER).

LÜDIN fand im Knochenmarkpunktal bei M. GAUCHER auch Cerebron (Phrenosin), ein Cerebrosid, das als Fettsäure Cerebronsäure enthält. Im Nervon ist die Fettsäure Nervonsäure, im Oxynervon Oxynervonsäure.

Sonderformen der Cerebrosidgruppe sind nach THANNHAUSER (Z) die *Cerebrosidschwefelsäureester* und die *Ganglioside* mit ' unbekannter Struktur [vgl. THANNHAUSER (Z). 2. Aufl. S. 34].

Über den Lipoidgehalt von Milz, Leber und Gehirn bei der NIEMANN-PICKschen und der TAY-SACHSschen amaurotischen Idiotie gibt folgende von mir zusammengezogene Tab. 74 (S. 497) von KLENK (Z) Auskunft.

Die Substanz *X* besteht aus einem bisher noch unbekannten zuckerhaltigen Lipoid, das bei der TAY-SACHSschen Krankheit reichlich vorhanden ist. Auffallend sind hier die kleinen Mengen Sphingomyelin, zumal wenn man bedenkt, daß pathologisch-anatomisch beide Lipoidosen die größte Ähnlichkeit miteinander haben.

Die Ursache der starken Anhäufung von Kerasin in den GAUCHER-Zellen und des Sphingomyelins in den PICK-Zellen ist noch völlig unbekannt. Es besteht eine ausgesprochene Organspezifität für Cerebroside. Die Milz enthält nur Kerasin, das Gehirn vorwiegend Cerebron (WALZ, KLENK). THANNHAUSER und mein früherer Mitarbeiter TROPP hatten die Vermutung geäußert, daß das normalerweise in

Milz und Leber vorkommende Lignocerylsphingosin eine Zwischenstufe beim Aufbau des GAUCHER-Kerasins und des NIEMANN- u. PICKschen Sphingomyelins ist. KLENK (Z) hält demgegenüber für möglich, daß das Lignocerylsphingosin auch ein Abbauprodukt von Kerasin und Sphingomyelin sein könne, da beide auch in den Normalorganen in kleinen Mengen gefunden werden. Die genannten Lipoide besitzen insofern eine gewisse Organspezifität, als die Milz ausschließlich Keratin, das Gehirn hauptsächlich Cerebron enthält. Auch bei den Sphingomyelinen sind in Milz und Leber die Hauptfettsäuren verschieden.

Die starke physiologische Anreicherung von Cerebrosiden und Sphingomyelinen im Gehirn spricht für ihre besondere Bedeutung für Gehirn- und Nervenfunktion. Beide spielen eine gewichtige Rolle im gesamten Fettstoffwechsel. KLENK (Z) denkt dabei an stabilisierte Zwischenprodukte bei der Fettbildung aus Zucker.

Die oft geäußerte Anschauung, daß die Phosphatide die Transform der Fettsäuren ist, hat durch neuere Versuche mit isotopem P^{32} eine weitere Stütze bekommen. Schnitte von Leber, Niere und Darm bauen in vitro ziemlich rasch P^{32} in isotopem Phosphat in ihre Phosphorlipoide ein (A. ROBINSON, J. CHAIKOFF u. Mitarb.). Lipoide besitzen insofern eine gewisse Organspezifität. Weitere Versuche mit P^{32} ergaben, daß Phosphatide in den verschiedenen Organen gebildet werden, und daß die Plasmaphosphatide in der Leber entstehen (FISCHLER, CHAIKOFF u. Mitarb.).

Die 3. Gruppe der Lipoide, die *Sterine* zeigen strukturell keine Beziehungen mehr zu den gewöhnlichen Fetten.

Die Bruttoformel der tierischen Sterine ist $C_{27}H_{46}O$. Die sehr komplizierte Konstitution wurde durch die glänzenden Arbeiten von WINDAUS endgültig geklärt.

Die Grundstruktur bildet ein Kohlenwasserstoffgerüst mit 3 Benzolringen (Phenanthren) und ein Pentan-Ring, das Cyclo-pentano-perhydro-phenanthren oder Steran, folgenden Bildes:

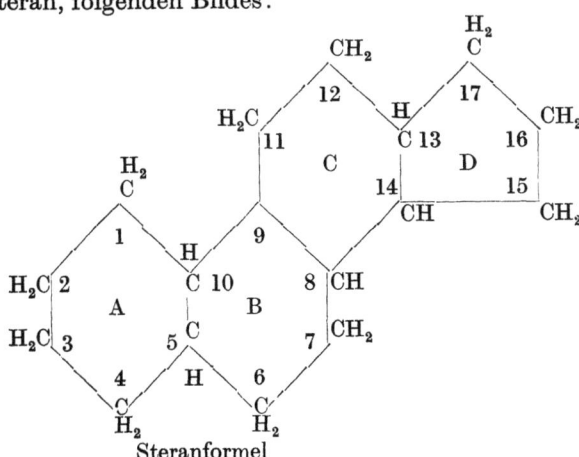

Steranformel

Tabelle 74. *Lipoidgehalt von Leber, Milz und Gehirn von* NIEMANN-PICK*scher und* TAY-SACHS*scher Krankheit in Prozent des Trockenorgans (nach* KLENK*)*

	Fett und Cholesterin			Glycerin-phosphatide			Protagon-fraktion			Gereinigtes Sphingomyelin			Cerebroside			Substanz X		
	Milz	Leber	Gehirn	Milz	Leber	Gehirn	Milz	Leber	Gehirn	Milz	Leber	Gehirn	Milz	Leber	Gehirn	Milz	Leber	Gehirn
NIEMANN-PICK	6,3—9,3	8,7	9—13	8,3—8,6	—	15—18	—	—	17—24	4,7—13,0	16—22	4,3—6,7	—	—	0,3—0,7	—	—	1,5—2,4
TAY-SACHS	—	—	10	—	12—13	15	—	—	13	—	—	0,4	—	—	0,6	—	—	4,3
Normalorgane	—	—	—	8,0	—	—	—	—	1,7 (roh)	—	—	—	—	—	—	—	—	—

Im *Cholesterin* ist am C_3-Atom ein H-Atom durch OH ersetzt, am C_{10} und C_{13} durch eine Methylgruppe und bei C_{17} durch eine Kohlenwasserstoffkette, mit 8 Gliedern, von denen 3 Methylgruppen sind. Ferner kommt es durch Dehydrierung zu einer doppelten Bindung zwischen C_5 und C_6.

Formel des Cholesterins nach WINDAUS

Auf diese Weise erhält man obiges Formelbild für das tierische Cholesterin. Die verschiedenen Cholesterine sind im wesentlichen durch die Art der Seitenkette an C_{17} unterschieden.

Das Ergosterin hat noch eine Doppelbindung am B. Ring zwischen C_7 und C_8.

Bei THANNHAUSER (Z) findet sich eine gute Darstellung, auf welchen komplizierten, genialen Wegen WINDAUS zur Strukturaufklärung des Cholesterins gekommen ist.

Während die Chemie der wichtigsten Körperlipoide weitgehend aufgeklärt ist, sind die *Stoffwechselvorgänge* noch weitgehend ungeklärt (Näheres darüber bei G. SCHETTLER). An Hypothesen fehlt es nicht, wohl aber an gesicherten Tatsachen. Gesichert ist einiges hinsichtlich der Synthese im Organismus. [Neueste Zusammenstellung vor allem bei K. LANG (1952).]

Sicher steht weiter fest, daß der Organismus diese wichtigen Fettsubstanzen selbst herstellen kann. Das gilt auch für das Cholin, was bis vor einigen Jahren noch strittig war, so daß es zum Teil zu den Vitaminen gerechnet wurde (Lit. bei STEPP u. SCHRÖDER, KÜHNAU und BICKNELL u. PRESCOTT). Wie DU VIGNEAUD u. Mitarb. zeigten, wird zum Aufbau des Cholins die Methylgruppe des Methionins benutzt, denn bei der Fütterung dieser Aminosäure, deren Methylgruppe durch Deuterium markiert war, fand sich diese in erheblichen Mengen im Cholin des Blutes wieder, daneben auch im Harnkreatin (Transmethylation).

Zur *Synthese der Phosphatide* stehen dem Körper außerdem noch Fettsäuren und Phosphate in genügender Menge zur Verfügung. Auch körperfremde Fettsäuren wie Elaidinsäure können eingebaut werden (SINCLAIR und SMITH). Merkwürdigerweise fanden sich mit Deuterium markierte Nahrungsfette nur in kleinen Mengen in den Gehirnlipoiden wieder, so daß hier eine Auslese vorzuliegen scheint (SHERRY u. Mitarb.).

Die meisten Untersuchungen über den Auf- und Abbau der Phosphatide wurden mit dem radioaktiven P^{32} angestellt (Zusammenfassendes darüber bei G. v. HEVESY, sowie J. L. CHAIKOW und D. B. ZILVERSMITH). „Die Phosphatide befinden sich in einem dynamischen Gleichgewichte mit dem Stoffwechsel-Pool ihrer Vorstufen." [K. LANG (Z).] Anorganisches P^{32} Phosphat wird mit verschiedener Geschwindigkeit in die Phosphatide der verschiedenen Organe (in Leber, Darmschleimhaut und Niere rasch, in den anderen langsamer) eingebaut.

Bei den Säugetieren entstehen im Gegensatz zu den Hühnern die Plasmaphosphatide, die Haupttransportform der Fette, im wesentlichen in der Leber, wo sie auch wieder abgebaut werden. Da aber, wie schon erwähnt, Phosphatide auch in anderen Organen gebildet werden, sind sie anscheinend nicht generell die Transportform der Fettsäuren.

Eine Phosphatidsynthese gelang TANROG-CHAIKOFF-PERLMAN auch in vitro mit überlebenden Organschnitten, die in P^{32} Phosphat eingebettet waren, wenn es auch nicht möglich war, die Synthese in den einzelnen Stadien zu verfolgen.

Lecithin läßt sich an 4 Stellen durch besondere Fermente (Lecithin A- und B-Glykerophosphatase und Cholinphosphatase) aufspalten, und es ist möglich, daß auch der Organimus beim Abbau so verfährt.

Während lebensfrische Organe kaum freie Fettsäuren enthalten, findet man sie schon nach wenigen Minuten in steigenden Mengen, die mit dem Auftreten von freiem Cholin und Phosphat parallel gehen.

Hinsichtlich der Bildung von *Cerebrosiden* und *Sphingomyelinen* nimmt KLENK (Z) an, daß sie durch Zusammenlagerung von 3—4 Hexosemolekülen entstehen, da in diesen Lipoiden fast ausschließlich C_{18} und C_{24}-Fettsäuren vorhanden sind, also Multipla von 6.

Cholesterin wird im Körper dauernd gebildet und zerstört. SCHÖNHEIMER u. BREUSCH fanden bei Mäusen, die mit Brot oder Brot und Fett ausreichend ernährt wurden, daß im Laufe eines Monats so viel Cholesterin gebildet wurde, als der Körper zu Anfang der Versuche enthielt. Junge wachsende Hunde bilden 40mal mehr Cholesterin, als ihnen in der Nahrung zugeführt wird. Letztere enthält auch nur wenige resorbierbare Sterine. Die pflanzlichen Sterine sind unresorbierbar.

Nach RITTENBERG u. SCHÖNHEIMER, die nach Anreicherung des Körperwassers mit D_2O bei Mäusen das Cholesterin deuteriumhaltig fanden und sekundäre Biosynthese sicher bewiesen, geht die Synthese hier 3mal so langsam vor sich wie bei den Fettsäuren. Ihre Versuche mit schwerem Wasser zeigten, daß jedes 2. H-Atom im neugebildeten Cholesterin sowohl im Ringsystem wie in den Seitenketten mit schwerem Wasser markiert war. Daraus muß man schließen, daß, ähnlich wie bei den Fettsäuren, der Aufbau aus sehr kleinen Molekülen, wahrscheinlich C-C-Gruppen erfolgt.

Versuche von SONDERHOFF u. THOMAS bei Hefe und von SCHÖNHEIMER u. Mitarb. bei Mäusen mit Fütterung von Deuteriumacetessigsäure ergaben, daß ein großer Teil des Deuteriums im Cholesterin wieder erscheint.

Das spricht gleichfalls für eine Bildung aus Essigsäure, während die analogen Versuche mit Proprionsäure, Buttersäure, Myristinsäure, Vinylessigsäure, Crotonsäure und Brenztraubensäure negativ ausfielen. Muttersubstanzen sind anscheinend alle Körper, die in vivo leicht Acetat liefern (K. BLOCH).

Weitere Versuche von BLOCH u. RITTENBERG erbrachten den Nachweis, daß bei Fütterung von C-markierten Acetaten das entstehende Cholersterin zur Hälfte isotopen Kohlenstoff enthält. Da Acetessigsäure aus Äthylalkohol, Buttersäure, Valeriansäure, Alanin, Leucin usw. entstehen kann, so stehen dem Organismus viele Wege zur Bildung seiner Cholesterine offen. Vielleicht gehören dazu auch Triosen, wie BUTENANDT aus der Tatsache des Vorherrschens von 21, 24 und 27 C-Atomen bei den animalischen Cholesterinen gefolgert hat. Die Synthese findet in allen Organen mit Ausnahme des Gehirnes statt. Es kommt in ihnen sowohl frei wie vor allem verestert vor, bis zu 4% in den Nebennieren, davon 90% verestert.

Während somit für die Bildungswege des Cholesterins bereits sehr wertvolle Hinweise vorliegen, ist der Abbau noch weitgehend unbekannt. Daß er erfolgt, ist selbstverständlich und auch durch DAM u. a. experimentell bewiesen. Sicher wird wohl nach Untersuchungen von CHAIKOFF u. a. zuerst die Seitenkette abgetrennt und in der Leber und anderen Organen zu CO_2 oxidiert. Wie die Ringaufspaltungen vor sich gehen, ist noch ungeklärt.

PAGE u. MENSCHICK zeigten, daß bei Kaninchen, die mit großen Cholesterinmengen gefüttert wurden, mindestens 1 g in der Woche zerstört wird.

SCHÖNHEIMER u. BREUSCH fanden in ihren Fütterungsversuchen bei Mäusen mit wechselnden Cholesterinmengen, daß diese Tiere bei minimaler Zufuhr in einem Monat ihr gesamtes Cholesterin aufbauen, bei reichlicher Fütterung aber das 5fache dieser Menge wieder abbauen können.

Sie ziehen aus ihren Versuchen den auch heute noch gültigen Schluß: „Das Gewebscholesterin wird dauernd gebildet und zerstört. Ob dabei eine positive oder negative Bilanz gefunden wird, hängt von den experimentellen Bedingungen ab, d. h. die Synthese erfolgt im Ausmaße der Zerstörung und umgekehrt."

Ein Teil des gebildeten Cholesterins wird, wie BEUMER u. HEPNER zuerst zeigten, durch das Colon ausgeschieden, in dessen getrocknetem Inhalt die Konzentration etwa 6mal größer ist als im Ileum. SCHÖNHEIMER u. VON BEHRING sowie SPERRY u. Mitarb. konnten das bestätigen. Es handelt sich um Dihydrocholesterin, ein Reduktionsprodukt des Cholesterins. Daneben findet sich ein weiteres Derivat, das Koprosterin, das unter Fortfall der doppelten Bindung ein H-Atom mehr enthält als das gewöhnliche Cholesterin. Es entsteht wahrscheinlich durch Bakterientätigkeit.

Umwandlungsprodukte des Cholesterins sind, wie BLOCH u. RITTENBERG nachwiesen, auch Cholsäure und Pregnandiol, das Ausscheidungsprodukt des Progesterons.

Cholsäure ist Trioxycholansäure mit dem gleichen methylierten Ringsystem wie Cholesterin, aber mit 3—OH Gruppen und kurzer Seitenkette, die statt der Methylgruppen COOH enthält.

Das Pregnandiol, das bei der Darstellung des Corpus-luteum-Hormons gewonnen wird, ist vom Colesterin dadurch unterschieden, daß an C_{17} statt der langen C-Ketten die kurze Gruppe:

$$CH_3$$
$$|$$
$$HCOH$$
$$|$$

angeschlossen ist.

BLOCH konnte mit der Isotopentechnik zeigen, daß bei der schwangeren Frau im 8. Monat die Hälfte des ausgeschiedenen Pregnandiols aus umgewandeltem Cholesterin stammt.

Die allgemeine *physiologische Bedeutuug der Cholesterine* ist noch weitgehend unbekannt. Man weiß vorläufig nur, daß sie die Muttersubstanzen von Gallensäuren und Steroidhormonen sind. Letztere können allerdings auch in den Inkretdrüsen direkt biosynthetisiert werden.

Dieser kurze *Überblick* über den gegenwärtigen Stand unserer Kenntnis zeigt, daß unser Wissen um den Stoffwechsel der Lipoide, insbesondere der Sterine, vorläufig in vieler Beziehung noch unbefriedigendes Stückwerk ist und daß erst die Zukunft die Lösung noch mancher der Hauptprobleme bringen muß. Es ist zu hoffen, daß die Isotopenmethode, die uns schon so viele wertvolle Einblicke in den intermediären Stoffwechsel gebracht hat, auch bei den Lipoiden noch weiterführt.

Was bisher in dieser Richtung schon bekannt und erhofft wird, findet sich in der vor kurzem erschienenen umfassenden *Monographie über „künstliche radioaktive Isotopen in Physiologie, Diagnostik und Therapie"*, red. von H. SCHWIEGK (1953) verzeichnet. Soweit bisher bekannt, treten auch bei Krankheiten, insbesondere den Lipoidosen keine anderen Lipoide auf als die normalen, bisher besprochenen.

Einen gewissen Einblick in den Lipoidhaushalt gibt der Gehalt des Blutes an den einzelnen Fettsubstanzen.

In der folgenden Tabelle 75 finden sich die von THANNHAUSER (Z) (1950) mit den neuesten und zuverlässigsten Methoden bestimmten Normalwerte, sowie die wenigen bisher vorliegenden Analysen von BÜRGER (Z), EPPINGER (Z) und

Tabelle 75. *Lipoidgehalt des Blutserums in der Norm, bei der* NIEMANN-PICKschen *Krankheit, dem* M. GAUCHER *und der* HAND-SCHÜLLER-CHRISTIANschen *Krankheit in mg-%*

	Normalwerte mg-%	NIEMANN-PICKsche Krankheit mg-%	M. GAUCHER mg-%	HAND-SCHÜLLER-CHRISTIANsche Krankheit mg-%	Bemerkungen
Totalfett	400—700	634—890 (614)	533—1123 (272)	558—828 (175)	
Neutralfett	0—200			—	
Gesamte Fettsäuren . . .	200—500			(510)	
Gesamt-Cholesterine . .	150—260	83—259 (196)	80—187 (100—137)	127—171 (195—234)	
Freies Cholesterin	30—35	44—104 (40,7)	18—48 (26,7—55,5)	69—112 (62—67)	
Cholesterinester	105—195	42—165 (155)	61—139 (73,3—81,5)	60—93 (128—174)	
Freies Cholesterin : Ester .	1:1,7	0,65—1,75	—	1:0,7—2,7	
Gesamtphospholipoide . .	150—250	143—456 (278)	125,6 95,5—119,3	180—465 (228)	
Verseifbare Phospholipoide (Lecithin u. Cephalin)	110—230	—	—	—	
Sphingomyelin	10—30	(24)	(16,0)	—	
Cephalin	0—20	(8)		—	
Cerebroside	Spuren	—		—	
Lecithine	150—230	(246)		—	

THANNHAUSER u. Mitarb. (in Klammern eingefügt) von den 3 wichtigsten Lipoiderkrankungen.

Die Tabelle hinsichtlich der Lipoidosen ist mangels des in der Literatur bisher vorliegenden Analysenmaterials vorläufig noch sehr lückenhaft. Die Normalwerte schwanken so stark, daß nur große Abweichungen nach oben und unten als sicher pathologisch angesehen werden können.

Es ist bemerkenswert, daß sicher pathologische Werte nur hinsichtlich der Gesamtphospholipoide bei der NIEMANN-PICKschen Krankheit im Sinne der Erhöhung in einigen Fällen vorliegen.

Auch der Lipoidstoffwechsel wird *zentralnervös reguliert*. Allerdings liegen bisher nur die sehr summarischen Versuche von SCHRADE mit der Methode der Luftfüllung der Hirnventrikel vor, die HOFF für diese Zwecke empfahl. Die Ergebnisse nach Lufteinwirkung bei Hunden brachten zum Teil erhebliche Senkungen des Gesamtfettes und eine mäßige Erniedrigung von Phosphatiden und Cholesterinen im Blutserum. Nach 24 Std spätestens waren die Normalwerte wieder erreicht oder es war vorübergehend zu Hyperlipämien bzw. Hyperlipoidämien gekommen.

Durch diese Versuche ist bewiesen, daß sich vom Gehirn aus der Fett- und Lipoidgehalt des Blutes vorübergehend beeinflussen läßt. Von welcher Stelle aus das erfolgt, vermag diese das ganze Gehirn unter pathologische Verhältnisse setzende Methode natürlich nicht anzugeben. Nach dem, was wir sonst über die zentrale Regulation des Fettstoffwechsels wissen, dürfte es aber wohl wahrscheinlich sein, daß das Zwischenhirn das Regulationszentrum enthält. Durch Setzung ganz umschriebener Dauerschädigungen in diesem Gehirnteil analog der Versuche von GRAFE u. Mitarb. läßt sich diese Frage wahrscheinlich definitiv entscheiden. Vorläufig fehlt es aber meines Wissens noch an solchen Untersuchungen.

Erwähnt sei schließlich, daß sämtliche Lipoide in Blut und Organen nicht frei, sondern an Eiweiß gebunden vorkommen. NERKING vermutete das schon vor 50 Jahren. MACHEBOEUF isolierte 1928 solche Fetteiweißverbindungen im Serum. NORBERT THORELL u. a. bestätigten das. COHN konnte zu α- bzw. β-Globulinen 2 verschiedene Lipoproteine α und β trennen.

b) Einteilung der Lipoidosen

Da wir über die tieferen Ursachen der pathologischen Lipoidspeicherung noch nichts wissen, kommt für die Lipoidosen die am meisten befriedigende ätiologische Einteilung vorläufig nicht in Betracht.

Sie wird daher am zweckmäßigsten orientiert an der chemischen Natur des Einschlußmaterials, sofern man sich nicht mit einer einfachen Aufzählung der in Betracht kommenden Krankheiten begnügen will, was sehr unbefriedigend ist. Bei der unterschiedlichen und chemisch geklärten Art der Einschlüsse ergibt sich für M. GAUCHER und NIEMANN-PICKsche bzw. TAY-SACHSsche Erkrankung die Einteilung von selbst. Schwieriger ist sie bei den häufigeren und vielgestaltigeren Cholesterinosen oder Xanthosen. BÜRGER (Z) unterscheidet diese nach dem vorwiegenden Sitz (osuär, cutan, visceral), wobei er die Psoriasis und Gefäßxanthomatose mit einbezieht. THANNHAUSER (Z) legt neuerdings auf Grund eines außerordentlich großen Materials aus ganz Amerika seiner Einteilung die chemischen Blutbefunde zugrunde und unterscheidet hypercholesterämische, hyperlipämische und normalcholesterämische Xanthomatosen, die er im einzelnen zum Teil sehr weitgehend unterteilt.

Am einfachsten ist die folgende, vor allem pathologisch-anatomisch orientierte Systematik von LETTERER (Z) (Tab. 76).

Tabelle 76. *Systematik der Lipoidosen nach Art des eingelagerten Lipoids (nach LETTERER)*

Cholesterin (freies Cholesterin) Chol-Fettsäureester		Phosphatid (Sphingomyelin)		Cerebrosid (Kerasin)
Chol-Granulomatose	Cholesterinosen	NIEMANN-PICKsche Krankheit	Familiäre amaurotische Idiotie	GAUCHER-Krankheit
(HANDsche Krankheit)	1. Haut (Xanthelasmen) 2. Innere Organe	Phosphatid-Hepatosplenomegalie		Cerebrosid-Hepatosplenomegalie
	a) Herz u. Gefäße b) Stoffwechsel c) Nervensystem			

Da von allen Autoren heute die Einteilung nach chemischen Gesichtspunkten durchgeführt wird, so scheint es mir konsequent, diese auch bei der Gliederung der Cholesterinosen (Xanthosen) beizubehalten. Ich halte daher in Anlehnung vor allem an THANNHAUSER (Z) folgende auch von REINWEIN (Z) in ähnlicher Weise vorgenommene Einteilung nach dem gegenwärtigen Stande unserer Erkenntnis für am zweckmäßigsten, wobei in der Gruppe der normocholesterämischen 2 neue Unterformen von mir aufgenommen wurden:

I. Die Cholesterinosen (Xantomatosen).

    1. Hypercholesterämische Xanthomatosen:

        α) Essentielle, familiäre Formen,

        β) Sekundäre Formen bei Lebererkrankungen,

        γ) Sekundäre Formen bei Myxödem.

    2. Normocholesterämische Xanthomatosen:

        α) Primäre HAND-SCHÜLLER-CHRISTIANsche Krankheit.

Anhang: Eosinophiles Knochenadenom (LICHTENSTEIN, JAFFÉ u. ABT-LETTE-RER-SIEWEsche Krankheit).

        β) Die cerebrale Form generalisierter Xanthomatose von BOGAERT-SCHERER-EPSTEIN,

        γ) Sekundäre Xanthomatosen im entzündlichen Gewebe und in Tumoren,

        δ) Die Lipocalcinogranulomatose von TEUTSCHLÄNDER-ANDREAS.

II. Phosphatid-Lipoidosen:
a) NIEMANN-PICKsche Krankheit,
b) Familiäre amaurotische Idiotie (TAY-SACHS),
c) PFAUNDLER-HURLERsche Krankheit (Dysostosis multiplex, Gargoylismus).
III. Cerebrosidlipoidose (M. GAUCHER).

A. L. FROEHLICH (Antwerpen), dem wir eine sehr eingehende neue Monographie
(1951) über die Xanthomatosen verdanken, benutzt im Gegensatz zu THANN-
HAUSER nicht die Cholesterinämie, sondern die Lipämie als Einteilungsprinzip und
unterscheidet Xanthomatosen mit und ohne Hyperlipämie.

THANNHAUSER [2. Auflage, S. 314ff. (1950)] hat merkwürdigerweise unter den
Cholesterinosen auch die VON GIERCKEsche Glykogenose, eine typische Erkrankung
des Kh-Stoffwechsels, mitbehandelt, da sie meist, wenn auch nicht immer, mit
Lipoidämie einhergeht.

Die wichtigen Fragen, ob die Lipoidosen eine humorale oder cellulärautochthone
Entstehung haben und welche Rolle das manchmal noch vorhandene Granulationsgewebe dabei spielt, müssen bei jeder einzelnen Form getrennt besprochen werden.

c) Klinische Symptomatologie und Verlaufsarten

α) Die Cholesterinosen (Xanthomatosen)

Diese Gruppe von Lipoidosen ist die größte und gestaltenreichste. Sie umfaßt
eine große Anzahl von Krankheiten und Anomalien sehr verschiedener Dignität.
Sie gehen von harmlosen lokalen Speicherungen bis zur schweren, meist tödlichen
Allgemeinerkrankung. Gemeinsam ist allen eine pathologische Speicherung von
Cholesterin oder meist Cholersterinestern. Vor allem THANNHAUSER (Z) hat sich
in den letzten Jahren bemüht, diese zahlreichen Krankheitsbilder nach chemischen
und zum Teil histologischen Gesichtspunkten in ein System zu bringen, das sehr
weitgehend spezialiert ist. Nur die wichtigsten Formen können hier aufgeführt
werden.

aa) Normocholesterämische Xanthomatosen

Die HAND-SCHÜLLER-CHRISTIANsche Erkrankung. (Eosinophile xantomatöse
Granulome nach THANNHAUSER). Diese seltene Erkrankung, von den Pathologen
auch als Lipoidgranulomatose bezeichnet, wurde 1893 zuerst von HAND auf Grund des
Sektionsbefundes einer eigenartigen Granulomatose beschrieben, ohne daß es ihm
zum Bewußtsein kam, daß er eine neue Krankheit entdeckt hatte. Das geschah
erst 1921 an der Hand einer neuen Sektion und auf Grund inzwischen erfolgter
klinischer Beobachtungen. Die ersten klinischen Beschreibungen erfolgten durch
SCHÜLLER (1915) und CHRISTIAN (1919).

Die Krankheit ist sehr selten. ATKINSON konnte bis 1937 103 Fälle mit 28 Sektionen aus der Weltliteratur zusammenstellen, FRÖHLICH zählte 1951 300 Fälle,
und heute dürften es über 350 sein. Ich selbst habe 3 gesehen. Meist werden Kinder
im jugendlichen Alter (3.—5. Lebensjahr), Knaben etwa 3mal so häufig als
Mädchen, betroffen. Nur selten setzt die Krankheit nach dem 20. Lebensjahr ein
und verläuft dann meist sehr chronisch.

Das HAND-SCHÜLLER-CHRISTIANsche Leiden ist eine Lipoidgranulomatose, d.h.
die Speicherung erfolgt in einem besonderen Granulationsgewebe, das an
Lymphogranulomatose erinnert und dessen Sitz und Ausdehnung für die klinischen Erscheinungen maßgebend ist.

Die *3 Kardinalsymptome* sind die nie fehlenden Skeletveränderungen, Exophthalmus und Diabetes insipidus; dazu kommen in abnehmender Häufigkeit Hautveränderungen, Zahnausfall, Milz- und Lebervergrößerung, Drüsenschwellungen, sowie eine Stauungspapille.

Die folgende Zusammenstellung (Tab. 77) von 48 Fällen von BÜRGER (Z) gibt über die Häufigkeit der Symptome im einzelnen einen guten Überblick.

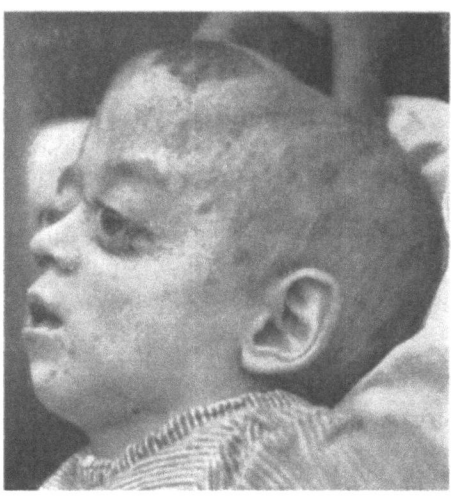

Abb. 46. HAND-SCHÜLLER-CHRISTIANsches Syndrom mit Protrusio bulborum und Lipoidtumor am Schädel nach BÜRGER (Z)

Von den Skeletveränderungen ist weitaus am häufigsten der Schädel betroffen. Ein typisches Bild hierfür gibt BÜRGERS (Z) Abbildung (Abb. 46).

Meist sind es, wie in dem vorliegenden Falle, Vorwölbungen, manchmal auch Eindellungen, die gewöhnlich keine Schmerzen machen, es sei denn, daß intrakranielle Drucksteigerungen vorliegen.

Röntgenaufnahmen solcher Schädel mit ihren unregelmäßigen, fleckweisen meist runden Aufhellungen, die den Knochenzerstörungen durch das gewucherte Granulationsgewebe entsprechen, geben ein ungemein charakteristisches Bild, den sogenannten Landkartenschädel, für den die folgende Abb. 47 ein gutes Beispiel bildet.

Tabelle 77. *Synopsis über 48 Fälle von* HAND-SCHÜLLER-CHRISTIAN*sche Krankheit* (n. BÜRGER)

	Zahl der Fälle	Land-karten-Schädel	Haut-ver-ände-rungen	Drüsen-betei-ligung	Leber-ver-größe-rung	Milz-ver-größe-rung	Stau-ungs-papille	Zahn-ausfall
I. Skeletveränderungen u. Exophthalmus u. Diabetes insipidus	26	24	8	4	5	7	3	10
II. Skeletveränderungen u. Exophthalmus	12	10	6	3	3	2	2	4
III. Skeletveränderungen u. Diabetes insipidus	10	6	4	2	2	3	1	3

Das destruktive Granulationsgewebe ist weich, gibt manchmal Pseudofluktuation, auch kann es cystisch degenerieren. Der Inhalt solcher punktierten Cysten ist reicher an Gesamtfett und Cholesterinen als das Blutplasma.

Sitzen die Einschmelzungen an der Sella turcica, so entwickelt sich ein Diabetes insipidus, was in fast 40% der Fälle vorkommt. Merkwürdigerweise sind Hypophysenvorderlappenstörungen mit Fettsucht oder Magersucht und Wachstumsstillstand sehr viel seltener. Erst recht gilt das für Zwischenhirnsymptome. Einmal beobachtete GIGON Kombinationen mit Akromegalie.

Wie BÜRGER (Z) hervorhebt, stellen sich Veränderungen an Zähnen und Zahnfleisch schon sehr frühzeitig ein. Lipoide Granulationsmassen dringen durch die Kiefer in die Alveolarfortsätze ein und berauben die Zähne ihres Haltes, so daß sie schmerzlos ausfallen. Oft beginnt die Krankheit mit einer zunächst ganz unklaren Stomatitis ohne Paradentose mit starkem Foetor ex ore.

Weit seltener als der Schädel sind *andere Teile des Skeletsystems*, vor allem Becken und Oberschenkel betroffen, was auch hier, wenn auch meist relativ spät, zu typischen Röntgenbildern führen kann. Unbestimmte rheumatische Schmerzen und Druckempfindlichkeit der betroffenen Knochen sind oft das erste Zeichen. Merkwürdigerweise können selbst große Defekte hier bindegewebig oder knöchern ausheilen (BREHME).

Der *Exophthalmus*, anfangs einseitig, manchmal als erstes Zeichen der Erkrankung, findet sich in etwa 40% der Fälle. Die Ursache sind granulomatöse Wucherungen der Orbitalwand und des retrobulbären Fettgewebes. Nur in 12% kommt es zu einer Stauungspapille, die manchmal in Sehnervenatrophie übergeht. Daneben sind xanthomatöse Conjunctividen und Keratitiden beschrieben worden

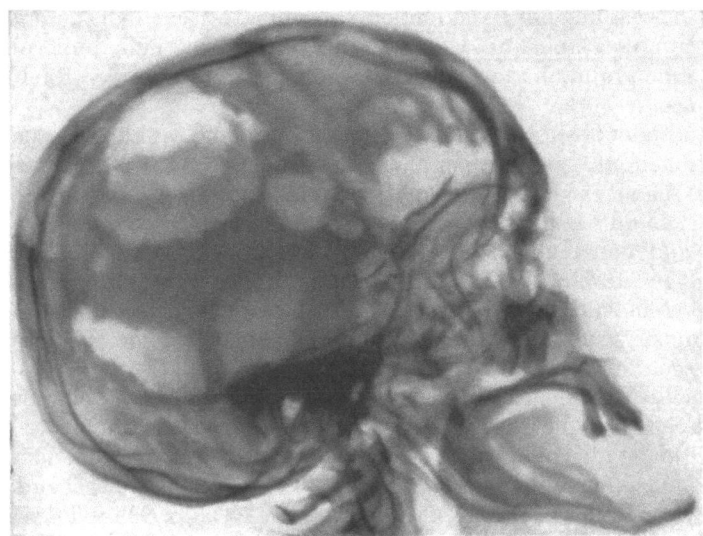

Abb. 47. Landkartenschädel bei HAND-SCHÜLLER-CHRISTIANscher Krankheit

(augenärztliche Literatur bei JUNIUS und JAENSCH). Auch die oft verzeichneten Otitiden und Mastoiditiden dürften z. T. auf lipoidgranulomatöser Basis entstanden sein.

Hautveränderungen finden sich in etwa 20% der Fälle. Meist an der behaarten, trockenen Kopfhaut bilden sich gelbliche Knötchen oder an den äußeren Augenwinkeln und am Brustkorb Ekzeme, manchmal von scabiesähnlichem Charakter. Die Untersuchung der Knötchen und Pusteln ergibt Infiltrate mit Lipoidzellen.

Die *Lunge* ist bei etwa 1/3 der Kranken befallen. Während der physikalische Befund wechselnd und meist sehr gering ist, zeigt das Röntgenbild die Lungen übersät mit kleinen, höchstens hanfkorngroßen Herden, die sich von den entsprechenden Bildern bei Miliartuberkulose oder miliarer Carcinomatose nicht sicher ausscheiden lassen.

Pathologisch wird ein graues, schwammartiges Parenchym mit fibröser Gerüstsubstanz gefunden (ROWLAND und CHIARI). Histologisch bestehen die indurativen Partien aus Schaumzellen und Lymphocyten. Die Indurationen können vor allem, wenn die Interalveolarsepten in größerer Ausdehnung betroffen sind, die Strombahn des kleinen Kreislaufs so einengen, daß es zu Drucksteigerung und Hypertrophie des rechten Ventrikels und schließlich zur Herzinsufficienz kommen kann.

Milz- und Lebertumoren werden in etwa $^1/_3$ der Fälle gefunden. Sie erreichen nie erhebliche Grade. Auch hier spielen Lipoidanhäufungen eine Rolle, aber auch Stauungen kommen in Betracht.

Der *cytologische Blutbefund* ist im Anfang normal, erst wenn das Knochenmark stärker mit Lipoideinlagerungen beteiligt ist, entwickelt sich manchmal eine beträchtliche sekundäre Anämie mit normalem Färbeindex. Die Leukocyten sind meist vermehrt ohne ausgesprochene Eosinophilie.

THANNHAUSER (Z) erwägt die Möglichkeit, ob bei der generalisierten Form die akute Reticuloendotheliose des Kindesalters von LETTERER-SIEWE das Frühstadium darstellt, zumal histologisch Übergänge von dieser Erkrankung in das HAND-SCHÜLLER-CHRISTIANsche Leiden beschrieben wurden. LETTERER (Z) selbst ist nicht dieser Ansicht.

In der Entwicklung der eosinophilen xanthomatotischen Granulomherde unterscheiden HOLM, TEILUM u. CHRISTENSEN 4 Stadien, eine hyperplastisch proliferative, eine granulomatöse, eine xanthomatöse und bei der Rückbildung eine fibröse Phase.

Der *Verlauf* der HAND-SCHÜLLER-CHRISTIANschen Krankheit ist sehr wechselnd. Im allgemeinen läßt sich wie bei allen Lipoidosen sagen, daß sie, je früher sie auftritt, desto schwerer verläuft. Je später sie sich entwickelt, um so chronischer wird das Leiden, so daß Lebensalter bis zu 69 Jahren erreicht wurden.

Ferner sind von maßgebender Bedeutung Sitz und Größe der Destruktionserscheinungen durch das Granulationsgewebe. Beschränkung auf Haut und Knochensystem sind am günstigsten (M. S. SOSMAN).

Am ungünstigsten ist die Beteiligung des Gehirns bzw. der Hypophyse und der Lungen wegen der Kreislaufschädigungen.

Während die Pathologen nach EPPINGER (Z) ursprünglich nur eine Beobachtungsdauer zwischen 4 Monaten und 4 Jahren angaben, wissen wir heute, daß das nur für die Frühfälle gilt; aber selbst bei einem 4 jährigen Kinde, bei dem noch außerdem ein Diabetes insipidus vorlag, konnte TOSCANO eine weitgehende Ausheilung nach 7 jähriger Dauer beobachten. Es kommen nicht nur Remissionen vor, sondern sogar Heilungen oder an solche grenzende Besserungen. So weist EPPINGER (Z) darauf hin, daß der erste Kranke von SCHÜLLER 15 Jahre später noch einmal von MARUM u. LYON nachuntersucht wurde mit dem Ergebnisse, daß die Schädelveränderungen fast ganz ausgeheilt waren.

Auch BEUMER hat einen Fall mitgeteilt, in dem alle Erscheinungen der Krankheit mit Ausnahme des Diabetes insipidus verschwunden waren. Das gleiche gilt für eine Patientin von WAGNER u. PARNAS, die EPPINGER (Z) nachkontrollierte. Hier war sogar eine völlige Restitutio ad integrum eingetreten, da ein Diabetes insipidus nie bestanden hatte.

Die *Diagnose* des voll entwickelten Krankheitsbildes macht für den, der dieses Leiden kennt und daran denkt, wohl nie Schwierigkeiten, vor allem, wenn das Skeletsystem genau untersucht wird. Anfangsstadien, in denen Exophthalmus und Landkartenschädel fehlen, sind allerdings schwieriger zu erkennen. Wegweisend sind hier oft Stomatitis und anscheinend unmotivierter Zahnausfall sowie plötzlich auftretender Diabetes insipidus beim Kleinkinde.

THANNHAUSER [(Z), 2. Aufl., S. 414], weist auf 3 Fälle der Literatur hin, die differentialdiagnostisch überhaupt nicht sicher zu klären waren.

Leitender Gesichtspunkt für die *Therapie* ist das Bestreben, den Cholesterinstoffwechsel und die Lipoidablagerungen in den Geweben auf ein Mindestmaß zu beschränken. ROWLAND hat zuerst über Erfolge einer lipoidfreien Ernährung bei dieser Krankheit berichtet. Er vermochte damit in einem Falle das Blutcholesterin im Laufe eines Jahres von 317 auf 111 mg-% herabzusetzen, die Knochenveränderungen erheblich zu bessern und die Polydipsie zu beseitigen. Bürger (Z), Eppinger (Z), Thannhauser (Z) u. a. empfehlen gleichfalls diese diätetische Behandlung, von der Erfolge im allgemeinen nur in den Anfangsstadien zu erwarten sind.

Die *Kost*, für die Thannhauser (Z) genaue Diätzettel entworfen hat, darf Fett in Mengen von etwa 100—150 g nur in Form von pflanzlicher Margarine und reinem Öl enthalten. Eier, Milch und Milchprodukte sowie Fleisch und Innereien sind streng zu vermeiden. Es handelt sich also im wesentlichen um eine streng vegetabile Kost mit rein pflanzlichem Fett. Auch die Margarine, die sehr verschiedene Zusammensetzung haben kann, darf nur aus Pflanzenfetten bestehen. Erstens sind diese lipoidarm und zweitens werden die in ihnen enthaltenen Sterine vom tierischen Darm nicht resorbiert.

Empfohlen wird außerdem von Sosman u. a. *Röntgentiefenbestrahlung* der xanthomatösen Herde, deren Granulationsgewebe am Weiterwuchern gehindert oder sogar zur bindegewebigen Vernarbung gebracht werden kann (Zusammenfassendes bei Teschendorf).

Unsere Kenntnis von der *chemischen Zusammensetzung* des Blutes hinsichtlich ihres Fettgehaltes ist noch lückenhaft, da noch zu wenig Analysen vorliegen und diese, ähnlich wie in der Norm, sehr erheblich streuen.

Eine ausgesprochene Lipämie mit 1153 mg Gesamtfett und 238 mg-% Gesamtcholesterin wurde nur einmal von Höfer gefunden. Die von Eppinger (Z) zusammengestellten Zahlen von seinen Kranken und die von Bürger (Z) schwanken für das Gesamtcholesterin in den normalen Grenzen von 127—171 mg-%. Bürger (Z) findet in 18 Analysen, die er aus der Literatur zusammenstellte, in der Hälfte der Fälle erhöhte Werte. Dabei gibt er allerdings als höchsten Normalwert 200 mg an, eine im Hinblick auf die neueren Analysen von Schönheimer und Sperry, deren Normalwerte bis 260 mg-% ansteigen, nichtpathologische Menge. Sicher erhöht ist wohl der schon genannte Wert von Rowland von 317 mg-%. Thannhausers (Z) Zahlen sind ganz vorwiegend normal. Man muß daher annehmen, daß zwar vereinzelt erhöhte Cholesterinwerte im Serum vorkommen können, daß sie aber nicht zum Wesen der Krankheit gehören. Wie vorsichtig man mit Schlußfolgerungen aus Blutanalysen allein sein muß, zeigt eine Beobachtung von Bürger u. Gött mit einer Erhöhung der Blutphosphatide auf fast das Doppelte der Norm (456 mg-% gegenüber Maximalwert von 250 mg-%) schon beim Gesunden.

Bei *Belastungen mit Cholesterin* (5 g in 100 cm³ Olivenöl, nach Bürger) fanden Schaaf sowie Kartagener u. Fischer paradoxe Reaktionen, indem das Blutcholesterin nicht anstieg, sondern eher absank, was auf sofortige Abgabe an das Granulomationsgewebe zurückgeführt wird.

Von größerer Bedeutung als die Blutbefunde sind *Analysen* des *Granulomationsgewebes.* Leider sind diese nur sehr spärlich vorhanden. Bürger und Kircheisen [Lit. bei Bürger (Z)] fanden für Herkunft aus Humerus bzw. Rippe ein Gesamtcholesterin in Höhe von 2,98—6,0% des Feuchtgewichts oder 5,62 (Bürger(Z)] des Trockengewichts, abnorm hohe Werte. Sehr viel höher sind noch die Zahlen von Epstein u. Lorenz sowie von Thannhauser (Z) für die *Milz* (34,7% Gesamtfett, 18,6% Gesamtcholesterin der Trockensubstanz). Nach ihren Analysen bestanden die getrockneten Granulommassen zu ⅓ aus ätherlöslichen Lipoiden, davon die Hälfte Cholesterinen. Der Gesamtcholesteringehalt des Gewebes ist 7—20mal größer als in den entsprechenden Gewebsstücken normaler Menschen.

Für die *Genese* der Hand-Schüller-Christianschen Krankheit ist wichtig, daß nicht nur im Lipoidstoffwechsel, sondern auch im Kohlenhydrathaushalt in einzelnen Fällen Anomalien gefunden wurden, und zwar Hypoglykämien bis 50 mg-% und weniger. Bürger (Z) denkt dabei an eine Kupplung dieser beiden Stoffwechsel-

reihen in dem Sinne, daß die Kohlenhydrate in abnorm starkem Maße zur Fett-
bildung herangezogen werden und daher der Blutzucker absinkt. Er sieht in der
Hypoglykämie eine Stütze seiner Ansicht, daß es sich bei der HAND-SCHÜLLER-
CHRISTIANschen Krankheit um eine primäre Stoffwechselstörung handelt.

Auf die Pathogenese soll erst später im Zusammenhang mit den pathologisch-
anatomischen Befunden eingegangen werden.

In das Gebiet der Cholesteringranulomatose gehören noch 2 neuentdeckte
Krankheitsbilder: das eosinophile Knochengranulom von LICHTENSTEIN-JAFFÉ
(1940) und die ABT-LETTERER-SIEWEsche Krankheit.

Im ersteren Falle finden sich osteolytische Knochenläsionen mit dem histologischen Bilde von Granulomen, Histiocyten, Riesenzellen und reichlichen eosinophilen Granulocyten, besonders bei Kindern. Die betroffenen Bezirke sind an-
geschwollen. Von den Autoren wurde dieses Leiden zunächst als eine selbständige
Krankheit aufgefaßt, dann aber kamen Kliniker und Pathologen [Lit. bei
G. SCHETTLER (Z), S. 640] und schließlich auch JAFFÉ u. LICHTENSTEIN selbst zu
der Überzeugung, daß es sich um eine Frühform der HAND-SCHÜLLER-CHRISTIAN-
schen Krankheit handelte.

Seit 1940 sind über 200 Fälle mitgeteilt. Der Verlauf ist fast immer gutartig.
JAFFÉ u. LICHTENSTEIN u. a. vermuten eine infektiöse, evtl. virusbedingte Ätiologie.
Die gleiche Annahme wird auch von einzelnen Autoren für die ABT-LETTERER-
SIEWEsche Krankheit geäußert.

Diese wurde zuerst 1924 von LETTERER beschrieben. Weitere Kasuistik sam-
melte (1933) SIEWE. ABT u. DENENHOLZ gaben ihr dann 1936 den Namen LETTE-
RER-SIEWEsche Erkrankung. Bis 1948 sind 24 Fälle beschrieben worden (Lit. bei
SCHAFFER), dazu kommen (1954) 4 weitere von FRÜHLING u. Mitarb.

Die nur bei Kleinkindern vorkommende Krankheit geht mit Lymphknoten-,
Milz- und Lebertumor, Knochendestruktionen, sekundärer Anämie, hämorrhagischer Diathese und Dermatitis einher. Sie verläuft stürmisch, und die Prognose
ist immer infaust.

Während die ersteren Autoren dieses Leiden als eine selbständige Krankheit
auffaßten, betrachten HAUSMANN u. WALTHARD u. a. sie als eine septische Verlaufs-
form der HAND-SCHÜLLER-CHRISTIANschen Krankheit.

Die cerebrale Form generalisierter Xanthomatose. BOGAERT, SCHERER u. EPSTEIN
beschrieben 1937 an der Hand von 2 Fällen eine eigenartige familiäre Form der
Xanthomatose, bei der neben xanthomatösen Tumoren an den Beinen, Xanthelasmen der Augenlider, Katarakt und nervöse Störungen vorhanden waren. Der
eine Kranke war imbecill, der andere litt an paranoischen Ideen. Daneben kam
es aber zu ausgesprochen organisch-neurologischen Erscheinungen. Bei dem Manne
bestanden Muskelatrophien und Pyramidenbahnzeichen sowie bulbäre Störungen
mit myoklonischen Zuckungen des Gaumensegels und der Kniemuskulatur, daneben merkwürdigerweise auch Sensibilitätsstörungen an den Beinen, so daß das
Krankheitsbild an amyotrophische Lateralsklerose mit beginnender Bulbärparalyse erinnerte. Bei der Sektion ergaben sich Cholesterinherde sowohl im
Gehirn wie im Rückenmarke. Es ließen sich sogar im oberen Halsmark Cholesterinnadeln histologisch und polarimetrisch nachweisen.

Auch bei der Frau bestanden doppelseitige Pyramidenzeichen, aber keine
Muskelatrophien. Eine multiple Sklerose konnte ausgeschlossen werden.

Die *chemische Untersuchung* eines großen xanthomatösen Tumors am Unterschenkel beim Manne, der auch deutliche röntgenologische Erscheinungen machte,
ergab 16,2% Cholesterin pro 100 g Trockensubstanz. Die Cholesterinwerte im
Blute waren nicht erhöht.

EPSTEIN hat 3 weitere Fälle der offenbar sehr seltenen Erkrankung mitgeteilt. BÜRGER (Z) denkt an Übergänge zur NIEMANN-PICKSCHEN Krankheit.

Xanthomatosen in entzündlichen Geweben und echten Tumoren. Xanthomzellen finden sich manchmal als Begleiterscheinungen einer Entzündung, besonders an der Brust. Auch bei der Ostitis fibrosa cystica mit ihrer fibrösen Dysplasie können sie vorkommen. WHIPPLE hat ferner eine intestinale Lipoiddystrophie mit xanthomatoser Umwandlung der Mesenteriums beschrieben.

Ferner kommen Xanthomzellen in einer Reihe von Mischtumoren wie Xantholipom, Xantholymphangiom, xanthomatösen Riesenzellentumoren und Epitheliomen vor. In diese Gruppe gehören wahrscheinlich auch die relativ seltenen Fälle von echter Lymphogranulomatose, in denen das Granulomationsgewebe an einzelnen Stellen Cholesterin in erheblichem Maße speichert. Ich habe 2 derartige Kranke, die LETTERER dann sezierte, klinisch verfolgt. Es war wohl kein Zufall, daß sie kompliziert waren durch schwere Knochendestruktionen an Wirbelsäule und Becken und daß gerade hier wie bei der HAND-SCHÜLLER-CHRISTIANSCHEN Krankheit das wuchernde Granulomationsgewebe von Schaumzellen, die sich nicht sicher von denen bei der genannten Krankheit histologisch unterscheiden, durchsetzt war.

In allen diesen Fällen ist der Cholesteringehalt des Blutserums normal. Die Genese ist vorläufig unklar. THANNHAUSER (Z) denkt an die Umwandlung jugendlicher, polyvalenter Reticulumzellen und Histiocyten in Schaumzellen unter Neubildung von Cholesterinen aus Fetten.

In diese Gruppe normocholesterinämischer Lipoidosen sind wahrscheinlich auch die eigenartigen Fälle von Fett- und Lipoidablagerungen in und jenseits der Darmwand einzureihen. Klinisch verlaufen sie z. T. unter dem Bilde einer sprueartigen Erkrankung. Autoptisch sind sie von FROBOESE, KÖBERLE, KLOOS, RÖSSLE u. a. [Lit. bei E. LETTERER (Z)] näher untersucht. FROBOESE beschrieb eine Xanthomatose der Dünndarmschleimhaut mit starker Einlagerung von Schaumzellen, die ein Cholesterin-Fettgemisch ohne P- und N-haltige Fette enthielten.

Ähnlich lagen die Dinge im Falle von KÖBERLE. Bei KLOOS betraf die Lipoideinlagerung nicht nur die Submucosa der Darmwand, sondern auch das Bindegewebe des Mesenteriums und die Lymphknoten, und es kam zur Entwicklung von Granulomationsgewebe. KLOOS nimmt als Ursache primäre Resorptionsstörungen infolge Fehlleistungen des Darmepithels an.

Bei den Kranken von RÖSSLE und KORSCH (unter RÖSSLE) lag eine sklerosierende Xanthomatose der gesamten Mesenterialplatte vor, wobei die Lymphbahnen mit Schaumzellen gefüllt waren, während der Darm frei befunden wurde.

In keinem dieser Fälle waren sonst im Körper Xanthome zu finden, so daß es sich um eine in Darm und Mesenterium lokalisierte, nur anatomisch-chemisch feststellbare Lipoidose gehandelt hat.

Über den Fett-Lipoidgehalt des Serums fehlen begreiflicherweise Angaben, doch ist es sehr unwahrscheinlich, daß Abweichungen von der Norm vorgelegen haben. Über einen Fall von hypercholesterämischer Xanthomatose mit starker Beteiligung von Sehnen und Nervensystem (spastische Parese mit Ataxie) berichtete kürzlich LYONS (1955).

Lipocalcinogranulomatose. In die Gruppe der normocholesterämischen Xanthomatosen gehört meines Erachtens als Sonderform auch die zuerst 1935 von TEUTSCHLÄNDER beschriebene und dann 1949 von E. ANDREAS weiterstudierte Lipocalcinomatose. TEUTSCHLÄNDER stellte sie zuerst pathologisch-anatomisch 1946 bei einer Zungengeschwulst fest und trennte sie von der Myositis ossificans progressiva ab. Bei einem $10\frac{1}{2}$ jährigen Bruder dieser Kranken stellte 1949 ANDREAS einen analogen Tumor am linken Ellbogen fest, der verkalkt war und bei der Operation an mehreren Stellen eine gelbe, rahmige, eiterartige Flüssigkeit enthielt. Das untersuchte Gewebe enthielt große Mengen von Gesamtlipoiden und Cholesterin. Cholesterin- und Kalkspiegel im Blute waren normal (dort auch weitere Beobachtungen und Sektionsbefunde). Die Krankheit ist harmlos. Wahrscheinlich bestehen Kalkstoffwechselstörungen. Beziehungen zu Epithel-körperchenstörungen sind noch umstritten (Lit. bei ANDREAS).

ββ) Hyperlipämische Xanthomatosen

Sie sind durch ein milchig getrübtes, manchmal sogar sahneartiges Serum gekennzeichnet. Der Fettgehalt beträgt das 5—20fache der Norm, auch die Lipoide, und zwar sowohl Cholesterine wie Phosphatide, sind vermehrt, aber nur um das 2—5fache der normalen Werte.

Idiopatisch-familiäre Formen. BÜRGER u. GRÜTZ beschrieben 1932 als hepato-plenomegalische Lipoidose bei Kindern ein Krankheitsbild, dessen wesentliche Merkmale ,,Dauerhyperlipoidämie, Leber- und Milzvergrößerung ,Heiserkeit und tumorartige Haut- und Schleimhautveränderungen sind''. Zu Ikterus und Ascites kam es nie. Subjektiv sind manchmal kolikartige Schmerzen vorhanden. Die xanthomatösen Eruptionen, die gewöhnlich von einem roten entzündlichen Hof umgeben sind, können kommen und gehen und manchmal längere Zeit fehlen. OPITZ, FRANKLIN, HOLT u. Mitarb., GOODMANN und HARSDORF u. Mitarb., THANN-HAUSER (Z) (dort Lit.) u. a. beschrieben ähnliche Fälle.

Der Gehalt des Serums an Neutralfett und Fettsäuren ist nüchtern sehr erheblich, derjenige an Cholesterinen und Phosphatiden weniger stark erhöht. THANN-HAUSER (Z) fand Werte bis 7,2 mg-% für Fettsäuren, 6,57 mg-% für Neutralfett, 0,9 mg-% für Gesamtcholesterin 175 mg-%.

Als charakteristisch gibt BÜRGER (Z) die Reaktion auf Cholesterinbelastung (5 g in 100 g Olivenöl) an. Während Gesamtfett und Gesamtcholesterin wesentlich abnehmen, erfahren die Phosphatide eine erhebliche Zunahme.

Es ist also die gleiche Reaktion, wie sie SCHAAF sowie KARTAGENER u. FISCHER auch bei der HAND-SCHÜLLER-CHRISTIANschen Krankheit gefunden hatten. Es ist anscheinend zu einer Entmischung der Serumlipide mit Ausfall und Speicherung gekommen. Es handelt sich vermutlich um eine echte ,,Retentions-hyperlipämie''. Das geht vor allem auch daraus hervor, daß sie therapeutisch durch eine fettfreie Kost sich sehr günstig beeinflussen läßt. Nicht nur das Serum läßt sich wieder normalisieren, sondern auch die Xanthome und sonstigen Krankheits-erscheinungen, auch Milz- und Lebertumor gehen allmählich zurück. An der Haut können noch Narben und Pigmentierungen an die ausgeheilte Krankheit erinnern. Das ist im wesentlichen dadurch möglich, daß die schwer abbaubaren Schaum-zellen nur in geringer Menge vorhanden sind. Die Ursache des Leidens ist völlig unbekannt.

Die idiopatische Hyperlipämie bei Erwachsenen. Es handelt sich im Prinzip um das gleiche Leiden wie bei Kindern. Die Lokalisation der Xanthome betrifft aber vorwiegend die Haut. Leber- und Milzvergrößerung können vorhanden sein, sind aber nicht obligatorisch und erreichen nie die hohen Grade wie bei Kindern. Manchmal besteht eine leichte Glykosurie und häufiger eine Hyperglykämie.

Das Zusammentreffen von Lipämie und Glykosurie hat zu Verwechslungen mit diabetischer Xanthomatose geführt. Eine entsprechend eingeleitete diätetische und Insulinbehandlung vermag zwar den Kohlenhydrathaushalt zu normalisieren, aber die Hyperlipämie bleibt bestehen. Sie verschwindet erst bei fettfreier Kost, die auch die Störungen des Kohlenhydratstoffwechsels günstig beeinflußt.

Auch hier erfolgt auf eine zweckmäßige Diät eine vollkommene Heilung. Bisher starb nur ein Kranker infolge einer interkurrenten Krankheit.

Symptomatische, sekundäre Formen. Auch der unbehandelte *Diabetes* kann mit Xanthomen einhergehen; doch soll darauf erst später bei der Besprechung dieser Krankheit eingegangen werden.

Auch sonstige Erkrankungen des *Pankreas*, vor allem die akute *Pankreatitis* kann zu Steigerung des Blutfett- und Lipoidgehaltes führen. Bei der akuten Form kommt es gewöhnlich nicht zu einer Eruption von Xanthomen, da sie entweder rasch abklingt oder zum Tode führt. Anders bei der chronischen Form. Hier kann eine an sich sehr seltene Hyperlipämie manchmal bestehen bleiben und, falls sie hohe Grade erreicht, zum Auftreten von Xanthomen vorwiegend in der Haut führen.

Hyperlipämie findet sich häufiger auch bei der Glykogenspeicherkrankheit von E. v. GIERCKE (Zusammenfassendes bei SIEGMUND und BEUMER), aber Xanthome werden nur sehr selten (vgl. BEUMER) gefunden. THANNHAUSER (Z) setzt die Hyperlipämie bei dieser Krankheit in Parallele zur Hyperlipämie bei schwerem unbehandeltem Diabetes und sieht das Verbindende in der Unmöglichkeit von genügendem Zuckerabbau, allerdings verschiedener Genese. Infolgedessen muß Depotfett mobilisiert werden, so daß die Hyperlipämie als Transportform aufzufassen ist. Bei der VON GIERCKEschen Krankheit ist die Leber mit Neutralfett angefüllt im Gegensatz zu den genannten idiopathischen Formen.

Schließlich kommt es auch bei *chronischen Nierenleiden* manchmal zu einer Hyperlipämie, die neben dem Neutralfett auch in ähnlicher Stärke das Cholesterin umfaßt. Es gilt dies nicht nur für die Lipoidnephrosen, sondern auch für einzelne Fälle von chronischer Nephritis mit starkem nephrotischem Einschlage und von lipämischer Nephrose.

Die Ursache ist unbekannt. Ob Zusammenhänge mit der meist vorhandenen Hypoproteinämie vorliegen oder Fernwirkungen von den erkrankten Nieren, ist noch unentschieden. Höchstwahrscheinlich handelt es sich auch hier um eine Transporthyperlipämie. Zur Xanthombildung scheint es nie zu kommen [Diskussionen bei S. THANNHAUSER (Z$_I$), 2. Aufl., S. 332].

DEBUSMANN u. LEINBROCK vertreten allerdings den Standpunkt, daß es sich bei der Lipoidnephrose um eine primäre Lipoidstoffwechselstörung handelt. Genaue chemische Analysen der Organe bei einem 2½ jährigen Kinde, das an typischer Nephrose erkrankte, ergaben stark erhöhte Werte für die Fettextrakte aller Organe, die sowohl das Neutralfett wie die Lipoide betrafen. Im Gehirn waren 121 mg-% Cholesterinester vorhanden, die sonst dort ganz fehlen. In der Niere bestand nur eine trübe Schwellung. DEBUSMANN folgert daraus, daß die Lipoidose der Organe der primäre Vorgang ist und daß erst sekundär die Niere typisch erkrankt.

LETTERER (Z) meint wohl mit Recht, daß die starke Hypoproteinämie, die den Fetttransport erschwert, die primäre Ursache der Organlipoidose ist.

γγ) Hypercholesterinämische Xanthomatosen

Diese Form der Cholesterinosen liegt dann vor, wenn die Blutfetterhöhung sich fast ausschließlich auf das Cholesterin und seine Ester bezieht, die bis zum 5 fachen des Normalgehaltes ansteigen können. Die Mengen von Neutralfetten und Phosphatiden sind entweder ganz normal oder ganz geringgradig erhöht. Dementsprechend ist das Serum klar und durchsichtig.

Essentielle familiäre Formen. Die hier auftretenden Xanthome betreffen teils isoliert, teils kombiniert Augen, Sehnen, Arterienintima und Endokard, während alle anderen Organe freibleiben.

Die Hautxanthome sind orangegelb und beständig. Sie lassen sich ähnlich Lipomen auch diätetisch nicht beeinflussen. Hauptlokalisationsstellen sind Augenlider, Hals, Rumpf sowie Außenseiten der Ellenbogen- und Kniegelenke; seltener sind Gesicht, Ohren, Finger und Gesäß betroffen. Die Knoten können manchmal, zumal wenn die darüberliegende Epidermis nicht verfärbt ist, wie echte Tophi aussehen, so daß BÜRGER (Z) von einer Lipoidgicht gesprochen hat. Die Dermatologen nennen es Xanthoma tuberosum.

Am häufigsten und sinnfälligsten sind wohl die gelben Xanthomknoten an den Augenlidern oder in ihrer Nachbarschaft. Ich kenne Familien, in denen fast jedes Mitglied davon betroffen ist, meist erst im Alter.

Die Sehnenxanthome sitzen an der Unterlage meist fest auf, so daß sie manchmal für rheumatische Knoten gehalten werden, zumal wenn ihre gelbe Farbe nicht durchschimmert.

Während die beschriebenen Xanthome harmloser Natur sind, selten Beschwerden machen und höchstens verunstalten, sind die Xanthome der großen Gefäße und des Endokards sehr gefährlich und haben schon oft zu plötzlichen Todesfällen geführt.

W. LEUBE (zit. nach LEHZEN u. KNAUSS) stellte 1887 zum ersten Male die Diagnose „*Xanthomaendokardie*" bei einem damals 9jährigen Mädchen mit allgemeiner Xanthomatose und Mitralinsuffizienz, nachdem FAGGE (1873), FOX (1879) und POENSGEN (1887) schon ähnliche Fälle mitgeteilt hatten [Lit. und eigene Beobachtungen bei THANNHAUSER (Z), 2. Aufl., S. 131 ff.].

LEHZEN u. KNAUS haben die Kranken der LEUBEschen Beobachtung weiter verfolgt. Das Kind starb ohne Prodrome innerhalb von 24 Std mit den Zeichen schwerster Atemnot und Lungenödem. Die Sektion ergab als Grund den Abriß xanthomatös degenerierter Klappensegel. Über ähnliche Beobachtungen berichtete 1910 ARNNIG. Die Mutter und 5 von 9 Kindern litten an allgemeiner Xanthomatose. 3 davon starben plötzlich mit 16, 21 und 26 Jahren, 2 davon beim Tanzen. Die beiden übrigen litten an Herzfehlern und starben daran. Auch hier ergab die Obduktion schwerste Veränderungen an Coronargefäßen und Aorta. Ähnlich lagen die Dinge bei einer 19jährigen Abiturientin von HESS, die aus voller Gesundheit 2 Std nach dem Abendessen an den Zeichen schwerster akuter Herzinsuffizienz erkrankte. Nach 26 Std starb sie daran im Krankenhaus, wo eine hochgradige allgemeine Xanthomatose, einschließlich der Aorta, die seit dem 7. Lebensjahre bestanden haben soll, festgestellt wurde.

THANNHAUSER (Z) erwähnt monosymptomatische Fälle, in denen nur die Kranzarterien betroffen waren. Die Kranken litten an anginösen Beschwerden und starben an akutem Coronarverschluß.

Die Xanthomzellnester sitzen gewöhnlich in oder unter der Intima der Arterien.

Sekundäre Formen bei Leber-, Pankreas- und Schilddrüsenerkrankungen. THANNHAUSER (Z) beschreibt in seiner letzten Darstellung eine biliäre bzw. pericholangoitische Lebercirrhose, die durch chronischen, jahrelang dauernden Ikterus, Leber- und Milztumor sowie multiple Hautxanthome gekennzeichnet war. Die Krankheit, die nur Frauen betrifft, entwickelt sich langsam unter zunehmendem Occlusionsikterus. Bei der Sektion wurden teils xanthomatöse Veränderungen an den großen Gallenwegen, teils Pericholangoitiden mit Obliteration der feineren Gallencapillaren unter Freilassung der großen Gallengänge gefunden. Der Tod erfolgte gewöhnlich durch Verblutung aus geplatzten Oesophagusvaricen.

Im Serum ist der Gehalt an Cholesterin und Cholesterinestern sowie Phosphatiden bis zum 8fachen der Norm erhöht. Erst gegen Ende der Krankheit sinkt der Lipoidspiegel etwas ab.

Auch primäre, nicht cirrhotische Lebererkrankungen und Hämochromatosen können mit Hautxanthomen einhergehen. Das ist besonders dann der Fall, wenn das Pankreas mit erkrankt ist.

Auch bei *Myxödem* finden sich hin und wieder aus unbekannten Gründen Hypercholesterämien. Das spricht dafür, daß auch die Schilddrüse im Cholesterinhaushalt eine Rolle spielt. Nur selten kommt es bei Insuffizienz der Thyreoidea zu Hautxanthomen. Längere und starke Schilddrüsendarreichung pflegt sie zu beseitigen und den Lipoidgehalt des Blutes wieder zu normalisieren.

Anhang: Die Stellung der Psoriasis

BÜRGER u. GRÜTZ rechnen auch die Psoriasis zu den Lipoidosen und zwar der cutanen Form der Cholesterinosen. Maßgebend dafür waren ihnen folgende Gründe:

Erstens sind die Schuppen der Psoriatiker reicher an Lipoiden als die Schuppen normaler Haut oder anderer Hautleiden. Zweitens zeigt nüchtern das Serum dieser Kranken einen höheren Gehalt an Gesamtfett, Cholesterinen und unverseifbaren Restsubstanzen als in der Norm. Drittens steigt bei Ölcholesterinbelastungen der Lipoidspiegel im Blutserum bei Psoriatikern geringer an als bei Gesunden. Viertens führt eine fettarme Kost in der Regel zu einer Besserung des Leidens. Die erstere Tatsache ist unbestreitbar und schon länger bekannt. GRÜTZ konnte in geeigneten Fällen das Einströmen der Lipoide vom Capillarsystem der Cutis in die Epidermis direkt verfolgen. Zu denken gibt allerdings die von BLANKENBURG (unter BÜRGER) festgestellte Tatsache, daß die Schuppen von Scharlachkranken $2\frac{1}{2}$mal mehr Cholesterin enthalten als die der Psoriatiker. Soll man hier auch eine Störung des Lipoidstoffwechsels annehmen?

Das 2. Argument ist schon weniger zuverlässig. BÜRGER fand bei Psoriatikern in 45% der Fälle Cholesterinwerte über 0,2 mg-% im Nüchternserum. Er betrachtete 0,2 mg-% als den obersten Grenzwert der Norm. Dieser liegt aber nach den umfassenden und sehr exakten Analysen von SCHÖNHEIMER und SPERRY bei 0,26 mg-%, so daß wirklich erhöhte Werte große Ausnahmen sind. Tatsächlich fand auch SCHAAF mit der nephelometrischen Methode keine Unterschiede. Richtig ist anscheinend, daß die unbekannte unverseifbare Restfraktion erheblich erhöht ist. Da eine befriedigende Aufspaltung bisher weder BÜRGER noch anderen Forschern m. W. bisher gelungen ist, scheint es mir nicht richtig, diese Tatsache als Beweis für die Charakterisierung der Psoriasis als cutane Lipoidose ins Feld zu führen.

Was die Belastungsversuche betrifft, so liegen nach den mitgeteilten Versuchen die Steigerungen bei Gesunden deutlich höher als bei Psoriatikern, aber das Analysenmaterial ist sehr klein, es umfaßt nur 13 Gesunde und 19 Psoriatiker. Kann man daraus ohne weiteres eine Lipoidstoffwechselstörung ableiten, selbst wenn sich die Ergebnisse an einer weit größeren Zahl der Kranken bestätigen sollten?

Mir scheint das sehr fraglich.

Das stärkste Argument für die BÜRGER-GRÜTZsche Auffassung scheinen mir die günstigen therapeutischen Ergebnisse mit einer fettarmen Diät von GRÜTZ zu sein. Bei 329 Kranken dieser Art wurde in 86% auf eine solche Diät eine Besserung festgestellt, während der Rest unbeeinflußbar blieb.

Genetisch beweisend ist eine solche Deductio ex juvantibus aber auch nicht, da radikale Änderung der Diät in ihren Auswirkungen oft außerordentlich komplizierte einseitige und tiefgreifende Wirkungen in der gesamten Stoffwechselsphäre mit sich bringen.

Der wohl heute allgemein anerkannte therapeutische Wert eines fettarmen Ernährungsregimes bei Psoriasis, für das GRÜTZ 1938 sehr eindrucksvolle Beispiele brachte, bleibt natürlich von solchen Erwägungen unberührt.

Im ganzen betrachtet scheint mir aber die Frage, ob die Psoriasis unter die Lipoidosen zu rechnen ist, noch nicht entschieden. THANNHAUSER (Z) scheint nicht geneigt, sie dazuzurechnen.

β) Phosphatidlipoidosen

Sie sind dadurch charakterisiert, daß in den Abdominalorganen bzw. bei der amaurotischen Idiotie im Gehirne abnorm hohe Mengen von Phosphatiden, insbesondere Sphingomyelin, gespeichert sind, daneben auch größere Mengen von Cholesterin.

aa) Die NIEMANN-PICKsche Krankheit

NIEMANN-Berlin teilte 1914 zuerst die Krankengeschichte eines 17 Monate alten Mädchens semitischer Rasse mit, das in der Entwicklung stark zurückgeblieben war und seit dem 2. Lebensmonate eine immer mehr zunehmende Auftreibung des Leibes aufwies. Diese war durch eine enorme Vergrößerung der Leber, die fast bis an die Spina ant. sup. des Beckens reichte, und der Milz, welche die Nabelhöhle unterschritt, bedingt. Da die Wassermansche Reaktion positiv ausfiel, wurde an eine luetische Genese gedacht, aber entsprechende Kuren halfen nicht, vielmehr starb das Kind unter Zunahme der Stauungserscheinungen und des Verfalls nach 4 wöchigem Klinikaufenthalt. Die folgenden Jahre brachten ähnliche Beschreibungen in der Weltliteratur, aber erst PICK (1922) deckte den Charakter der Erkrankung als lipoidzellige Hepatosplenomegalie mit eigenartigen Schaumzellen, die an M. GAUCHER erinnerten, aber anderer Natur waren, auf. Die Krankheit ist sehr selten, bis 1950 konnte THANNHAUSER [(Z), S. 553] nur 58 Fälle registrieren. Heute sind es etwa 75 [SCHETTLER (Z)]. Sie kommt meist familiär, ganz vorwiegend bei Mädchen (6 : 1) jüdischer Rasse vor. Sie verläuft immer tödlich, meist im 7.—18. Lebensmonate. Meist kommt das Wachstum bald zum Stillstand. Infolge Gehirnbeteiligung finden sich oft spastisch akinetische Erscheinungen und fast immer ein starkes Zurückbleiben in der geistigen Entwicklung. Während man bisher allgemein annahm, daß die NIEMANN-PICKsche Krankheit nur im frühen Kindesalter vorkommt und immer eine infauste Prognose hat, zeigen neueste Beobachtungen, daß auch Erwachsene betroffen werden können und daß es abortive Fälle gibt (PFÄNDER, der auch mehrere Sippen verfolgen konnte).

So beschreibt N. PFÄNDER 2 Kranke der gleichen Familie mit 33 bzw. 29 Jahren, die an dieser Krankheit starben. Bei einem großen Teil der 18 weiteren Familienmitglieder konnten gleichfalls Symptome des Leidens in Gestalt von Leber- und Milztumoren sowie Vermehrung der Gesamtlipide oder des Gesamtphosphatides im Blute nachgewiesen werden, ohne daß subjektive Beschwerden vorlagen.

Die von A. DUSENDSCHÖN durchgeführte histologische und chemische Untersuchung der beiden Verstorbenen, bei denen die Diagnose erst bei der Obduktion gestellt werden konnte, ergab typische PICKzellen in Milz, Leber, Lungen, Nieren, während Gehirn und Rückenmark frei blieben. Chemisch fand sich in den betroffenen Organen eine vielfache Vermehrung der Gesamtphosphatide insbesondere des Sphingomyelins, eine mäßige von Lecithin, Cholesterin und Neutralfetten. Der erste Kranke, ein 29 jähriger Uhrmacher, erlag einem Unfall. Der zweite 33 jährige Kranke mit einer enormen Polyglobulie von fast 14 Millionen Erythrocyten bei nur 118% Hämoglobin starb an schwerer Herzinsuffizienz, die nach dem Obduktionsbefunde wohl durch die enorme Durchsetzung der Lungen mit PICKzellen, die von den Alveolarepithelien ausgingen, bedingt war.

Während die Blutbefunde, abgesehen von dem enorm hohen Gehalt an Phospholipoiden, in den meisten Fällen keine sicheren Abweichungen von der Norm aufweisen, bringt die chemische Analyse, vor allem der Milz, die entscheidende Aufklärung. Während der Gesamtlipoidgehalt der normalen Milz nach BRAHN u. PICK (dort weitere Lit.) nicht über 5,25% hinausgeht, zeigt die NIEMANN-

PICK-Milz Werte von 11,5—16% des getrockneten Organs. Von der Steigerung betroffen sind fast alle Einzelfraktionen mit Ausnahme der Glycerinphosphatide. Die entgegengesetzte Behäuptung von EPSTEIN, TENNISSEN u. LORENZ hinsichtlich der letzteren konnte KLENK mit einwandfreier Methode entkräften. Er konnte auch den wichtigen Nachweis führen, daß die Hauptlipoidsubstanz der erkrankten Organe das Sphingomyelin ist, das bis zu 23% in der Trockenmilz betragen kann.

Die Lipoidspeicherung findet in besonders gearteten Schaumzellen, sogenannten PICKzellen, statt, doch soll darauf erst S. 522 näher eingegangen werden.

BEUMER u. GRUBER versuchten beim Kaninchen durch intravenöse Injektion von größeren Sphingomyelinmengen die Krankheit auch experimentell zu erzeugen. Sie fanden auch eine gewisse Ablagerung in den Sternzellen der Leber und im Knochenmark, während LETTERER (Z_I) das bei der Maus nicht gelang. Niemals konnten Tumoren mit typischen Zellen hervorgerufen werden.

Die Sphingomyeline im Serum sind bei dieser Krankheit gegenüber der Norm nicht erhöht.

Es ist bisher unwahrscheinlich, daß die NIEMANN-PICKsche Krankheit humoral durch Retention bedingt ist. Vermutlich handelt es sich um eine Bildung von Sphingomyelin in einer primär erkrankten Zelle.

Eine wirksame Therapie der Krankheit existiert bisher nicht, obwohl Splenektomie, Röntgen- und Radiumbestrahlung versucht wurden. Wie schon erwähnt, sind alle ausgesprochenen, bisher veröffentlichten Fälle tödlich verlaufen.

ββ) Die Amaurotische Idiotie (TAY-SACHSsche Erkrankung)

TAY und B. SACHS beschrieben zuerst 1887 bei Kindern ein eigenartiges seltenes Krankheitsbild, das charakterisiert ist durch die Kombination von Erblindung mit Idiotie. Die eigenartigen Augenbefunde waren schon 1881 von dem englischen Ophthalmologen W. TAY mitgeteilt worden.

Im Augenhintergrunde kommt es zunächst zur Bildung eines graugrünen prominenten Macularinges um eine kirschrot gefärbte Fovea centralis, im weiteren Verlaufe zu Opticusatrophie, die zur völligen Erblindung führt. Daneben bestehen pyramidale und extrapyramidale Störungen, die ein Stehen oder Sitzen unmöglich machen. Die Muskulatur ist anfangs hypotonisch, später hypertonisch. Die Kinder verlernen allmählich das Sprechen und gehen geistig immer mehr zurück, was auch in dem blöde werdenden Gesichtsausdrucke somatisch stark in die Erscheinung tritt. Der Tod erfolgt durch interkurrente Erkrankungen, meist schon in jüngeren Jahren. In der Literatur sind, orientiert nach dem Zeitpunkte des Auftretens der Krankheit, 4 Unterformen unterschieden worden: 1. die infantile Form (TAY-SACHS), 2. die spätinfantile Form (SPIELMEYER-VOGT), 3. die juvenile Form (BIELSCHOWSKY) und 4. die erwachsene Form (KUFS). Die Unterschiede sind nicht wesentlich.

Histologisch finden sich lipoide Einlagerungen in den Ganglienzellen des gesamten Zentralnervensystems einschließlich der Spinalganglien, die schließlich zur Vacuolisierung und dem Untergang der Zellen führen.

Während die Sphingomyeline und die Cerebroside nicht vermehrt sind, enthält das Trockengewicht des Zentralnervensystems nach KLENK 4,3% eines neuartigen Lipoides, das von KLENK als Gangliosid bezeichnet wird. Beim Abbau liefert es neben Fettsäuren besonders Stearinsäure, Sphingosin oder eine ähnliche Base, ferner Galaktose, etwas Glucose und eine bisher noch unbekannte stark sauer reagierende Aminosäure, die von KLENK als Neuraminsäure bezeichnet wurde. Weitere Blut- und Organanalysen finden sich bei THANNHAUSER (Z) [2. Aufl., S. 578ff.].

Die chemische Feststellung von KLENK ist außerordentlich wichtig, denn sie zeigt, daß die TAY-SACHSsche Erkrankung nicht nur klinisch, sondern auch chemisch eine Sonderstellung einnimmt und nicht, wie manche Pathologen, vor allem LETTERER (Z), annehmen, eine monosymptomatische im Zentralnervensystem lokalisierte Abart der NIEMANN-PICKschen Krankheit darstellt. Histologisch lassen sie sich allerdings, abgesehen von verschiedenem Sitze der Veränderungen, nicht trennen. Auf die lebhaften Diskussionen bei den Pathologen über die Stellung der beiden Krankheiten zueinander kann hier nicht eingegangen werden [Näheres bei LETTERER (Z)].

γγ) Die PFAUNDLER-HURLERsche Krankheit

Dieses zuerst 1919 von G. HURLER auf Veranlassung von M. PFAUNDLER beschriebene Leiden, das vielleicht 1917 schon HUNTER vorlag, wegen seiner Hauptlokalisation im Knochen auch Dysostosis multiplex oder in der angelsächsischen Literatur Gargoylismus (Wasserspeiergesicht) genannt, ist auch als Phosphatidlipoidose aufzufassen. Sie ist erblich, beginnt zwischen Anfang des 2. bis zum 18. Lebensjahre und geht mit Wachstumsstörungen, Skeletverbiegungen, Stoffwechselschädigungen, Sehstörungen und amaurotischer Idiotie einher, hat also nahe Beziehungen zu dem TAY-SACHSschen Leiden. Sie soll nicht so ganz selten sein (Lit. und eigene Beobachtungen bei HÄSSLER und WEIDENMÜLLER). Bis 1941 konnte HÄSSLER 40 Fälle der Literatur und 2 eigene zusammenstellen. Die ganze Literatur und eigene Beobachtungen finden sich bei ULLRICH. Histologisch (KRESSLER u. AEGERTER) finden sich vacuoläre Zellauftreibungen mit Lipoidspeicherung in Leber und Milz, im Knorpel an der Knorpelknochengrenze, in der Hornhaut und in den Ganglienzellen des Gehirns oder in einzelnen dieser Organe. M. B. SCHMIDT hat die eigenartigen Knorpelveränderungen und ihre Folgeerscheinungen zuerst untersucht. Es handelt sich um vacuoläre Auftreibungen der Knorpelzellen mit lipoider Dystrophie und sekundären Wachstumsstörungen.

Daß die Zelleinschlüsse aus Phosphatiden bestehen, ist wohl heute sicher. Chemische Untersuchungen des Kranken von WEIDENMÜLLER durch R. ABDERHALDEN ergaben eine Erhöhung des Gesamtphosphatgehaltes der Leber um fast das 3fache, während der Gehalt in der Milz nicht den Normalwert überschritt. Die Zahlen von HOLDEN und THANNHAUSER (hier Lit.) waren nicht erhöht. Lipoidanlagerungen finden sich auch in den nervösen Elementen von Darm, Nebennieren und Retina (WEIDENMÜLLER). DE RUDDER hat die 3 Phosphatidlipoidosen unter dem Namen „Phosphatiddiathese" zusammengefaßt, wobei noch unbekannte, individuelle Komponenten über Zeitpunkt des Ausbruchs, Ort und Ausmaß der Ablagerung und damit der Krankheit entscheiden sollen.

γ) Die Cerobrosidlipoidose (M. GAUCHER)

Diese Lipoidose ist am längsten bekannt und am besten studiert. P. CH. E. GAUCHER beschrieb den ersten Fall 1882 unter der Bezeichnung „Epitheliome primitif de la rate. Hypertrophie idiopathique de la rate sans leucaemie". Die von ihm untersuchte enorm vergrößerte Milz ließ kaum noch eine normale Struktur erkennen. Sie war bei totaler Destruktion der MALPIGHIschen Körperchen und starkem Gefäßschwunde durch große epithelartige Zellen ersetzt.

Bis 1921 waren nur 20 Beobachtungen (ältere Kasuistik bei H. EPPINGER u. RANZI) veröffentlicht worden, bis 1929 nach HOFFMAN u. MAKLER 89. Ich verfüge über 4 weitere (GRAFE). Seitdem ist die Zahl um ein Vielfaches gewachsen [Lit. bis 1929 bei L. PICK. Neueste Lit. bei THANNHAUSER (Z), der 1950 mit etwa

200 Fällen rechnet]. Pedders u. Moore beschrieben 1953 einen akuten infantilen Fall mit Tod im Alter von 10 Monaten.

Das *klinische Bild* wird beherrscht von dem sehr großen harten Milztumor. L. Pick hat an 24 Fällen bei Erwachsenen Durchschnittsgewichte von 2700 g, bei Kindern von 1800 g festgestellt, d. h. etwa das 20fache der Norm. Es sind sogar Milzen von 14 kg beschrieben, die ganz allmählich im Laufe von vielen Jahren entstanden. Brill u. Mandelbaum rechnen eine Krankheitsdauer von durchschnittlich 19 Jahren. Die beobachtete Maximalzeit kann aber bis 36 Jahre betragen. Die längste von mir selbst beobachtete Zeit war 27 Jahre. Gewöhnlich sind das Minimalwerte, da erfahrungsgemäß die Anfänge des Milztumors sich der Beobachtung der Kranken entziehen.

Da meine ältesten Kranken 54 und 65 Jahre alt wurden, so ist es schwierig mit Eppinger (Z) anzunehmen, daß die Krankheit in diesen Fällen schon im Säuglingsalter begonnen haben soll. Für manche Fälle bei Kindern mag das zutreffen. Sicher ist die Anlage dazu angeboren und meistens vererbt. Letzteres konnte Dimond [zit. bei Thannhauser (Z), S. 493] durch mehrere Generationen in einer Familie feststellen. Frauen sind anscheinend mehr betroffen als Männer und Semiten mehr als Arier. Die Leistungsfähigkeit kann jahrzehntelang normal bleiben.

Zu dem großen Milztumor tritt meist, wenn auch, wie ich mich selbst in weit fortgeschrittenen Fällen überzeugen konnte, keineswegs immer ein *Lebertumor* mit allgemeiner Hämochromatose hinzu. Gallenfarbstoffe in Blut und Urin sind dann vermehrt und verleihen der Haut besonders an den dem Licht ausgesetzten Partien einen eigentümlichen gelbbraunen, manchmal bronzierten Farbton mit Flecken, besonders in Gesicht und an den Augen. Im Urin manchmal Urobilin oder Urobilinogen. Fast immer besteht eine mäßige, selten, wie in einer eigenen Beobachtung, eine sehr schwere (22% Hb) sekundäre hypochrome Anämie mit Herabsetzung der Leukocyten und Blutplättchen. Die oft sehr erhebliche Thrombopenie verschwindet meist nach Milzexstirpation (Davis u. Mitarb.) Manchmal kann sich gegen Ende des Lebens auch eine ausgesprochene hämorrhagische Diathese entwickeln.

Während die Tumoren im Anfang noch relativ wenig Beschwerden machen, treten solche in Gestalt oft heftiger Schmerzen immer ein, wenn es, wie ich es zweimal sah, zu Perisplenitis oder Perihepatitis kommt, oder die Milz- und Lebervergrößerungen so raumbeschränkend wirken, daß Übelkeit, Erbrechen, Verstopfung, selbst Ureterenabknickung auftreten.

Die oft gewaltige Hochdrängung des Zwerchfelles kann auch Herz und Lungen beeinträchtigen. Letztere können auch von Gaucher-Zellnestern durchsetzt sein, was sich röntgenologisch in einer eigenartigen kleinfleckigen oder netzförmigen Zeichnung zu erkennen gibt. Das hat schon zu Fehldiagnosen einer Miliartuberkulose Anlaß gegeben (A. Kaiser). Die Lymphdrüsen können durch Gaucher-Zellenanhäufung vergrößert sein, brauchen es aber nicht.

Auch das *Knochensystem* kann, worauf vor allem L. Pick und A. W. Fischer hingewiesen haben, von der Krankheit befallen werden.

Man findet dann nicht nur mikroskopisch typische Zellen, sondern es kommt auch bei deren Massierung zu röntgenologisch deutlich faßbaren Aufhellungen, wie die folgende Abb. 48 meines früheren Mitarbeiters Determann bei einer 54jährigen Frau am linken Oberschenkel zeigt.

Der M. Gaucher beim Säugling ist gegenüber dem Verlauf bei älteren Kindern und Erwachsenen zunächst dadurch unterschieden, daß die Krankheit hier viel foudroyanter sich entwickelt, so daß die Kinder meist schon vor Ende des 2. Lebensjahres zugrunde gehen. Der Hauptunterschied besteht aber in dem Hinzutreten auffallender psychischer und nervöser Störungen.

Die kleinen Kinder bleiben in der geistigen Entwicklung stehen und verfallen psychisch immer mehr. Manchmal kommen auch pyramidale, extrapyramidale oder pseudobulbäre Zeichen hinzu, die in ausgeprägter Form an ALZHEIMERsche Krankheit oder Enthirnungsstarre erinnern. Vor allem OBERLING-WORINGER, MEYER und STEHLE haben sich eingehender mit diesen Erscheinungen befaßt. Bemerkenswert ist, daß man ein histologisches Substrat für diese Störungen bisher nicht gefunden hat.

Der *Verlauf* ist nur beim Säugling foudroyant. Beim Erwachsenen kann er sich, wie schon erwähnt, über Jahrzehnte hinziehen, indem Milz und Leber langsam immer größer werden. Wird die Wirbelsäule befallen, wofür PICK charakteristische Bilder gebracht hat, so kann es zu Gibbusbildungen kommen. Manchmal kann die Erkrankung des Skeletsystems besonders bei erblicher Belastung ganz im Vordergrunde stehen und das Krankheitsbild beherrschen. Viele Kranke gehen an interkurrenten Leiden zugrunde, da ihre Vitalität und Widerstandsfähigkeit vor allem gegen Infektionen herabgesetzt ist. Hin und wieder, wenn auch sehr selten, kommen auch Leberinsuffizienzen vor, wenn die Hämochromatose sehr schwer ist. Milzexstirpation kann manchmal, wie ich es einmal sehr eindrucksvoll bei einem 9jährigen Mädchen sah, das Leben wesentlich verlängern. Die meisten Kranken sterben schließlich wie bei malignen Tumoren an zunehmender Kachexie.

Ein Dauerstillstand des Leidens oder eine Ausheilung ist bisher nie beschrieben worden, obwohl ersteres an und für sich möglich wäre.

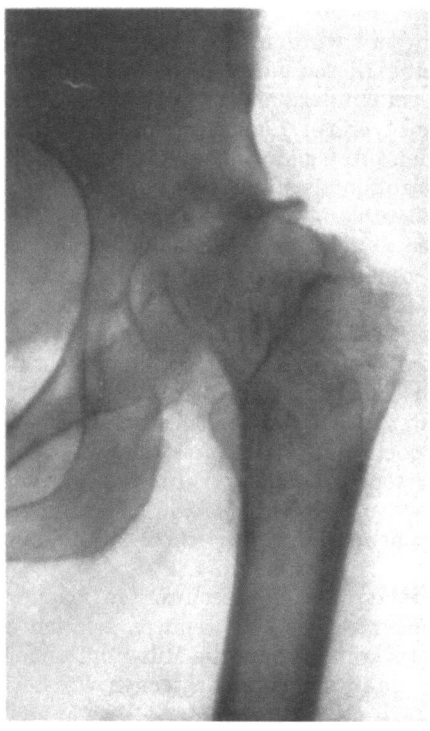

Abb. 48. Knochenaufhellungen am äußeren Rande des linken Oberschenkels, wahrscheinlich durch GAUCHER-Zellenauflagerung bedingt (nach A. DETERMANN)

Die *Diagnose* macht in ausgeprägten Fällen meist keine Schwierigkeiten. Bei den splenomegalischen Lebercirrhosen wird nie das Ausmaß von Milz- und Lebervergrößerung erreicht. Leukämien und Lymphogranulomatose lassen sich meist durch die Blutuntersuchungen ausschließen. Milzsarkome mit großen Lebermetastasen sind noch seltener wie M. GAUCHER und machen gewöhnlich höckerige Tumoren und Metastasen an anderen Stellen. Die Milzvenenthrombose, die, wie ich in einem jahrzehntelang beobachteten und erst autoptisch diagnostizierten Falle sah, ungeheure Milztumoren machen kann, geht gewöhnlich mit Ascites einher. Unklare Milztumoren durch M. BANTI, Tuberkulose, Kalaraza usw. sind im ganzen selten und meist in ihrer Art zu erkennen. Am schwierigsten kann das bei sehr seltenen, isolierten, massiven Tuberkulosen, wie ich es einmal bei einer Fehldiagnose sah, sein. Im äußersten Notfalle muß eine Punktion der Milz oder besser des Knochenmarks vorgenommen werden, bei der dann die typischen großen GAUCHER-Zellen gefunden werden, die sich mit schwacher Hämalaunlösung oder nach MALLORY charakteristisch färben.

Die percutane Punktion bringt besonders bei großen Tumoren immer die Gefahr unkontrollierbarer Blutungen mit sich. Daher ist die Sternalpunktion immer vorzuziehen und sollte zuerst vorgenommen werden. Allerdings gelingt es nicht immer, im im Blute typische GAUCHER-Zellen zu finden. Erst recht gilt das für das strömende Blut.

Eine *Therapie* erscheint theoretisch sehr wenig aussichtsreich, da ein hereditäres, fortschreitendes, generalisiertes Stoffwechselleiden vorliegt, dessen tiefere Ursachen wir nicht kennen. Mit einer cerebrosidfreien Kost allein ist es nicht getan, obwohl man sie immer besonders nach erfolgreicher Operation anwenden sollte.

Schon frühzeitig wurden *Milzexstirpationen* vorgenommen, obwohl man damit nur den wichtigsten Sitz der Krankheit entfernen kann. Die temporären Erfolge sind oft sehr günstig, besonders dann, wenn die mechanische Behinderung sehr groß oder perisplenitische Schmerzen vorhanden waren. Günstig wird auch fast immer der Blutbefund beeinflußt, da die Hämotopoese sich bessert, was sich in einer Abnahme der Anämie und einer Steigerung der Leukocyten- und Thrombocytenzahlen zu erkennen gibt. Wie BÜRGER (Z) mit Recht betont, ist diese Wirkung auf die Blutbildung nicht für GAUCHER-Milzexstirpation Spezifisches, sondern findet sich auch bei Milzentfernungen anderer Genese in ähnlicher Art.

Die Exstirpation war früher mit einer erheblichen primären Mortalität von 21% verbunden. Sie ist um so höher, je größer die Milzen und je brüchiger ihre Gefäße sind. Nach A. W. FISCHER starben von 41 Kranken 8.

Auf der anderen Seite wirkt die Operation zweifellos meist lebensverlängernd. Das zeigen vor allem die Zahlen von ATKINSON, der von 108 nicht operierten Kranken 40 vor dem 12. Lebensjahr, dagegen von 47 operierten nur 7 im gleichen Zeitabschnitte sterben sah. Von den von A. W. FISCHER zusammengestellten länger beobachteten Kranken blieben 11 1—3 Jahre beschwerdefrei, bei den anderen schritt der Prozeß im Knochensystem weiter. In einer eigenen Beobachtung bei einem 9jährigen Mädchen wirkte die Milzexstirpation fast wie ein Wunder, obwohl bereits eine gewisse hämorrhagische Diathese vorgelegen hatte. Eine Katamnese 7 Jahre später zeigte vollkommen normale Entwicklung und Beschwerdefreiheit sowie glänzende körperliche Leistungsfähigkeit selbst im Sport (GRAFE). Natürlich ist die Zeit zu kurz, um über eine Dauerwirkung etwas auszusagen. Über dauernde sehr günstige Wirkungen der Milzexstirpation in 13 Fällen berichteten auch kürzlich MEDOFF u. BAYRD (1954).

Am besten eignen sich für die Exstirpation solche allerdings seltenen Fälle, in denen die Leber noch normal ist, wie ich es einmal sah und histologisch bestätigt fand. Die Befürchtung von ULLRICH, daß die Milzentfernung der Ausbreitung des GAUCHER-Prozesses in Leber und Knochensystem Vorschub leistet, ist, wie STEHLE u. a. gezeigt haben, unberechtigt.

Bei der hohen primären Mortalität muß die Indikation zu dem chirurgischen Eingriff im Einzelfalle immer besonders sorgfältig erwogen werden, und die Entscheidung ist oft recht schwierig. Sie wird im allgemeinen weitgehend von den Beschwerden der Kranken abhängen. Im übrigen gilt die französische Mahnung: En cas de doute abstiens toi.

Der *Gesamtstoffwechsel* bei M. GAUCHER war in den von GRAFE untersuchten Fällen auch ohne Fieber und stärkere Anämie stets gesteigert bis maximal + 43%. Die Ursache dafür ist vorläufig völlig unklar.

Die Hauptstörung liegt natürlich auf dem Gebiete des *Lipoidstoffwechsels*. Die Hauptspeichersubstanz ist, wie zuerst LIEB feststellte, und KLENK (Z) u. a. bestätigten, das Cerebrosid Kerasin, das als Fettkomponente die Lignocerinsäure enthält (S. 496). Daneben ist von BEUMER in einem Falle auch Cerebrin, ein dem Sphingomyelin nahestehendes und noch nicht strukturell völlig aufgeklärtes Lipoid gefunden worden, was EPSTEIN und LIEB bestätigten.

Wie vor allem Milzanalysen auf Lipoide von Epstein ergaben, ist die ätherlösliche Lipoidfraktion gegenüber der Norm nicht erhöht, wohl aber in vielen Fällen die alkohollösliche, und zwar bis zum 4fachen der Norm (34,95% der Trockensubstanz gegenüber 10,5—12,2%). Während in der normalen Milz Kerasin nur in sehr kleinen Mengen vorhanden ist, steigen die Werte beim M. Gaucher auf 2,6 bis 10,0% der Trockensubstanz an. Die von Klenk (Z) gefundene Organspezifität der Cerebroside bleibt auch bei dem M. Gaucher gewahrt.

Hinsichtlich der *Blutanalysen* der Krankheit sei auf die Tab. 75 auf S. 501 verwiesen. Weiteres Zahlenmaterial bei S. Thannhauser (Z).

Das Wesen des M. Gaucher besteht zweifellos in einer wohl angeborenen Störung des Cerebrosid- bzw. Kerasinstoffwechsels. Es wird allgemein heute angenommen [Pick, Bürger (Z), Thannhauser (Z) usw.], daß die Unmöglichkeit des Abbaus der primäre Vorgang ist und daß sekundär die Reticulumzellen und Plasmatocyten sich mit den quasi als Fremdkörper wirkenden Cerebrosiden beladen. Eine weitere noch unentschiedene Frage ist die, ob es sich nur um eine Störung im Abbau handelt, wie Epstein und Eppinger (Z) annehmen, oder auch, oder sogar in erster Linie, wofür Thannhauser (Z) eintritt, um eine vermehrte Kerasinbildung. Thannhauser u. Mitarb. nehmen neuerdings Störungen von Fermentbildungen bzw. Fermentwirksamkeiten an. Das Erstere ist meines Erachtens das Wahrscheinlichere, da die Reticulumzellen nicht als Bildungsstätten der Cerebroside in Betracht kommen und das Blut normalerweise Kerasin höchstens in Spuren enthält.

Die Neigung zu Cerebrosidspeicherung ist schon beim normalen Organismus sehr groß. Durch Verfütterung großer Mengen dieses Lipoids läßt sie sich noch verstärken, so daß es sich in den Reticulumzellen von Milz, Leber, Blut und anderen Organen leicht nachweisen läßt (Kimmelstiel u. Laas). Die mit Cerebrosiden angefüllten Zellen haben dabei große Ähnlichkeit mit echten Gaucher-Zellen. Nach Aufhören der Zufuhr verschwinden sie im Gegensatz zum M. Gaucher ziemlich rasch wieder.

Die schweren neurologischen Erscheinungen beim Säugling hat mein früherer Mitarbeiter Tropp durch die ansprechende Annahme zu erklären versucht, daß das kindliche Gehirn die zu seinem Aufbau notwendigen Cerebroside infolge einer Lipoidtransportsperre für die in der Peripherie gebildeten und dort infolge Fermentstörungen festgehaltenen Lipoide nicht bekommt. Die Hypothese würde am besten die Tatsache erklären, daß man bisher im Gehirn der erkrankten Säuglinge nie Kerasin hat nachweisen können.

Auf die pathologischen Befunde und ihre Diskussion bei dieser Krankheit wird erst im nächsten Kapitel im Rahmen der Gesamtpathologie der Lipoidosen eingegangen werden.

d) Pathologische Anatomie und Pathogenese der wichtigsten Lipoidosen

Von allen Stoffwechselkrankheiten sind die Lipoidosen wohl die eigenartigsten und rätselhaftesten. Pathologische Anatomie und Chemie haben sich bemüht, jede von ihrer Seite her, die hier vorliegenden zahlreichen Probleme zu lösen. Dabei ist zu bedenken, daß Lipoidspeicherung nicht notwendig mit histologischen Veränderungen Hand in Hand zu gehen braucht. Das zeigten Fütterungsversuche mit Cholesterinfettgemischen bei Mäusen von Letterer (Z). Hier kam es chemisch analytisch zu erheblichen Steigerungen des Cholesteringehaltes der Organe, ohne die Möglichkeit eines färberischen Nachweises oder ohne Auftreten von Schaumstrukturen.

Das gleiche geht aus Untersuchungen von KLENK u. GÖBEL hervor, die bei Kaninchen kolloidale Lösungen von Cerebrosiden intravenös injizierten und dann Milz und Leber dieser Tiere histologisch und chemisch auf den Gehalt an Lipoiden untersuchten.

Das verabreichte Cerebron konnte quantitativ aus den Leichen wieder gewonnen werden. Während es aber in der Milz zur Bildung von typischen Speicherzellen mit Schaumstrukturen kam, wurden diese in der Leber vermißt. Trotzdem enthielt die Leber chemisch 10fach mehr Cerebron als die Milz.

LETTERER (Z) sieht in den Speicherzellen, die also auch physiologisch auftreten können, eine Art Sperrung der Übernahme der Stoffe in den eigenen Bestand der betroffenen Organe.

Theoretisch betrachtet brauchen die Lipoidosen nicht notwendig Speichererkrankungen zu sein. De facto sind sie es aber. Allerdings ist diese Bezeichnung nicht ganz glücklich, da man im allgemeinen unter Speicherung die Aufnahme von Material von außen, d. h. im vorliegenden Falle aus dem Blute versteht.

E. VON GIERCKE hat daher 1931 im Anschluß an die von ihm entdeckten Glykogenose die Bezeichnung Thesaurismose gewählt, worunter er die Ablagerung bestimmter Substanzen in bestimmten Organen versteht, gleichgültig ob sie von außen her kommen oder in der Zelle selbst gebildet werden und ob sie mit Zellveränderungen einhergehen oder nicht. Er hat dabei exogene und endogene Formen unterschieden.

LETTERER hat dann die Thesaurismosen in 3 Unterformen geteilt:

1. Die Thesaurose, d. h. die physiologische Speicherung von Glykogen, Fett, Lipoiden, Vitaminen, Kalk usw.

2. Die Thesauropathie, d. h. Erkrankungen von Zellen, Geweben und Organen als Folge der Speicherung bestimmter Stoffe. Eigentliche Speicherungskrankheit.

3. Die Patho-Thesaurose, d. h. die krankhafte Speicherung, bei der die primäre Stoffwechselkrankheit die führende Rolle spielt und Speicherungssymptome veranlassen kann (Stapelungsdystrophie).

Ort der Speicherung ist bei den Lipoidosen vorwiegend, aber keineswegs ausschließlich das retikuloendotheliale System und die Histiocyten, auch die Endothelien und das Parenchym können dabei beteiligt sein. Es kommt dabei zur Bildung sogenannter Schaumzellen, in deren Protoplasmavacuolen die Fettgemische lokalisiert und optisch-färberisch und histochemisch nachweisbar sind. Das ist vor allem in Milz, Leber, Lungen und Knochenmark der Fall, während es bei den Ganglienzellen unter der Einwirkung eingelagerter Substanzen nur zur Zellblähung kommt, wie vor allem die Gehirnbefunde bei Säuglingen mit Phosphatidlipoidosen zeigen.

Betrachten wir zunächst die *phosphatidzelligen Lipoidosen*. Sie sind histologisch dadurch von den übrigen Lipoidosen unterschieden, daß die Lipoiddurchtränkung bei der NIEMANN-PICKSCHEN *Krankheit* fast alle Organe betrifft.

Histologisches Substrat der Speicherung sind die sogenannten PICK-Zellen (PZ). Sie stammen sowohl von Epithelien wie von Reticulumzellen ab. PICK hat sie sehr genau beschrieben und charakterisiert. Sie sind ziemlich groß und zeigen eine feinkörnige Granulierung, die durch kleinste helle Lipoidvacuolen vorgetäuscht ist. Mit dem Auseinanderrücken der Granula entsteht zunächst eine retikuläre, dann wabenartige Struktur. Die schärfere und regelmäßigere Verteilung der Lipoidvacuolen bedingt im Gegensatz zu den sonstigen Schaumzellen eine stärkere Granulierung, so daß die PZ von den echten Schaumzellen wie beim M. GAUCHER meist, wenn auch keineswegs sicher zu unterscheiden sind. Die folgende Abbildung, LETTERERS *Referat* (Z) auf der Stuttgarter Tagung der Gesellschaft für

Verdauungs- und Stoffwechselkrankheiten (1938) entnommen, gibt die charakteristischen Zellen bei starker Vergrößerung gut wieder.

Zur Phosphatidspeicherung kommt es mit dem Fortschreiten der Krankheit
auch in den Parenchymzellen von Milz, Leber, Nieren, Gehirn, Darmepithelien und
Inkretorganen. Auch in Knochenmark, Lymphdrüsen, Lunge und Thymus und
überall im Bindegewebe können PZ auftreten.

Das chemische Substrat ist sowohl analytisch-chemisch als auch, wenn auch
weniger eindeutig (vgl. KAUFMANN u. LEHRMANN sowie ROMEIS), färberisch als
Sphingomyelin heute gesichert. Wie schon erwähnt, haben BEUMER u. GRUBER

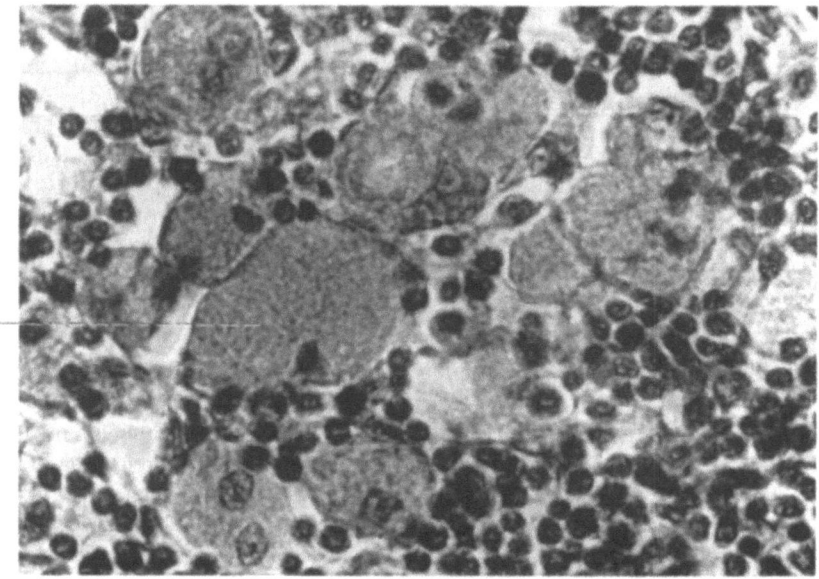

Abb. 49. Phosphatidschaumzellen bei NIEMANN-PICKscher Krankheit in starker Vergrößerung
× feinvacuoläre Schaumzellen [nach LETTERER (Z)]

versucht, experimentell durch intravenöse Injektion großer Sphingomyelinmengen
eine NIEMANN-PICKsche Krankheit bei Kaninchen zu erzeugen. Es kann dabei
auch zur Ausbildung von PZ und Speicherungen in den Sternzellen der Leber
und im Knochenmark kommen, aber ein Analogon zum N-P-Leiden konnte
nicht erzielt werden, zumal die Veränderungen nach Aufhören der Injektionen
ziemlich rasch wieder verschwanden. Die Speicherungen waren auch nicht sehr
erheblich, so daß man annehmen muß, daß die Hauptmengen oxydiert wurden.
LETTERERS (Z) Nachprüfungen bei der Maus, die noch zusätzlich in einer Atmosphäre von Blausäure gehalten wurde, um den Abbau des Lipoids zu bremsen,
fielen völlig negativ aus.

Diese Ergebnisse sind sehr wichtig, vor allem im Hinblicke auf die Pathogenese,
denn sie sprechen in Verbindung mit der Tatsache, daß nur in einem Teil der
Fälle erhöhte Werte für die Gesamtphosphatide im Blute gefunden wurden, dafür,
daß bei der N-P-Krankheit keine Retentionslipoidose vorliegt, wie es ursprünglich
PICK und später SHAFFER angenommen haben, sondern eine primäre, angeborene,
meistfamiliäre Dystrophie der Zellen, die durch ihre Degeneration nicht mehr in
der Lage sind, die Phosphatide abzubauen. Dieser Ansicht sind BAUMANN,
SCHEIDEGGER und KLENK, sowie vor allem THANNHAUSER (Z, 548). Diese Auffassungen werden meines Erachtens dem gegenwärtigen Stand unserer Kennt-

nisse auch am meisten gerecht. Sie sprechen von einer enzymatischen Dysfunktion der betreffenden Zellen.

EPSTEIN hat für die Pathogenese die Nebennierenrinde, die meist hypertrophiert, in den Vordergrund gestellt, indem er entsprechend den Ergebnissen VERZÁRS (Lit. bei EPSTEIN) über die Bedeutung dieses Organs für die Phosphorylierungsvorgänge im Körper annimmt, daß bei den Phosphatidosen eine Überfunktion der Nebennierenrinde zu einer Überphosphorylierung der Fette führe. Damit würde die N-P-Krankheit zu einer primären Nebennierenerkrankung gestempelt. EPSTEIN bleibt aber auf halbem Wege stehen, indem er für Glia- und Ganglienzellen eine zelluläre Dystrophie annimmt, für Milz, Leber und Nierenepithelien aber eine sekundäre Verfettung.

Was die TAY-SACHSsche *amaurotische Idiotie* betrifft, so kann an dieser Stelle auf den Streit der Pathologen darüber, ob es sich nur um eine wesensgleiche, wenn auch anders lokalisierte Form des N-P-Leidens oder um eine verschiedene Krankheit handelt, nicht näher eingegangen werden.

Während BIELSCHOWSKI, SPIELMEYER u. LETTERER den ersteren Standpunkt einnehmen, neigt SHAFFER der zweiten Deutung zu.

Morphologisch läßt sich wohl kaum eine sichere Entscheidung treffen. Chemische Unterschiede bestehen jedoch sicher, wie KLENK mit seinen Mitarbeitern BAUMANN u. SCHEIDEGGER gezeigt hat. Während bei der N-P-Krankheit die Protargonfraktion des Gehirns hauptsächlich aus Sphingomyelin besteht, enthält die gleiche Fraktion bei der T-S-Krankheit zum größeren Teil ein noch unbekanntes Lipoid, das anscheinend den Cerebrosiden nahesteht. Allerdings findet sich diese unbekannte Substanz in kleinen Mengen zu gewissen Zeiten sowohl im normalen Gehirn wie im gleichen Organ bei der N-P-Krankheit, so daß ein sicheres Kriterium hier auch nicht vorliegt. Nach KLENK u. Mitarb. enthalten die Gehirne der amaurotischen Idioten enorme Mengen von Gangliosiden (bis 8 mg-% gegenüber 0,3 mg-% in der Norm) und eine nur mäßige Erhöhung bei der N-P-Krankheit.

Fragt man schließlich nach den Ursachen für die celluläre Dystrophie bei den Phosphatidosen, so hören alle Erwägungen auf, und wir müssen uns mit der vorläufig nicht weiter analysierbaren Tatsache einer angeborenen konstitutionellen Minderwertigkeit der betroffenen Zellen und Organe abfinden.

Wenn in der amerikanischen Literatur z. B. MASON (Z) gelegentlich Traumen oder Infektionen als ätiologische Faktoren genannt werden, so spielen sie doch höchstens eine Rolle als auslösende Momente. Der tiefere Einblick in das Wesen der vorliegenden Stoffwechselvorgänge ist uns so lange verwehrt, bis wir über den normalen Lipoidstoffwechsel genügend orientiert sind. Vorläufig wissen wir noch nicht einmal, ob die Speicherungen bei den verschiedenen Lipoiden auf erhöhte Lipoidbildung oder gehemmten Abbau oder beides zurückzuführen sind.

Von *Cerebrosidosen* kennen wir vorläufig nur eine Krankheit, den M. GAUCHER. Die Stapelungen führen zu den schon klinisch meist feststellbaren Vergrößerungen von Milz und Leber, Knochenveränderungen und im Säuglingsalter auch zur Hirnbeteiligung.

EPPINGER (Z) faßte das Leiden als eine Systemerkrankung des retikulo-endothelialen Systems (RES) auf, aber PICK zeigte dann, daß die endotheliale Komponente dieses Systems an der Speicherung nicht beteiligt ist. Das gilt nur für die fast immer vorhandene Hämosiderose.

Träger der Speicherung sind die sogenannten GAUCHER-Zellen, sehr große Gebilde mit hellem durchscheinendem, etwas „knitterigem" Protoplasma mit großen und meist runden Kernen. Diese Speicherzellen sind noch am typischsten, wenn auch nicht immer mit Sicherheit von anderen Arten zu unterscheiden (PICK). Merkwürdigerweise nimmt das Protoplasma dieser epithelartigen Zellen keine Lipoidfarbstoffe an, sondern nur die Vacuolen und Granula. Manchmal zeigen sie im Zusammenhang mit der schon erwähnten Hämosiderose Pigmentablagerungen. Ferner können sie vor allem in Milz und Leber regressive Veränderungen mit Zerfall und sekundärer Fibrose erfahren.

Die folgenden Abb. 50 u. 51 aus LETTERERS (Z_I) Darstellung geben gute Bilder von der Struktur der G. Z. in den verschiedenen Stadien im Knochenmarke.

Wichtig ist, worauf vor allem LETTERER (Z) hinweist, daß diese G. Z. im Gegensatz zur N-P-Krankheit wuchern und sich vermehren. Dadurch wird die enorme Größenzunahme von Milz und Leber verständlich.

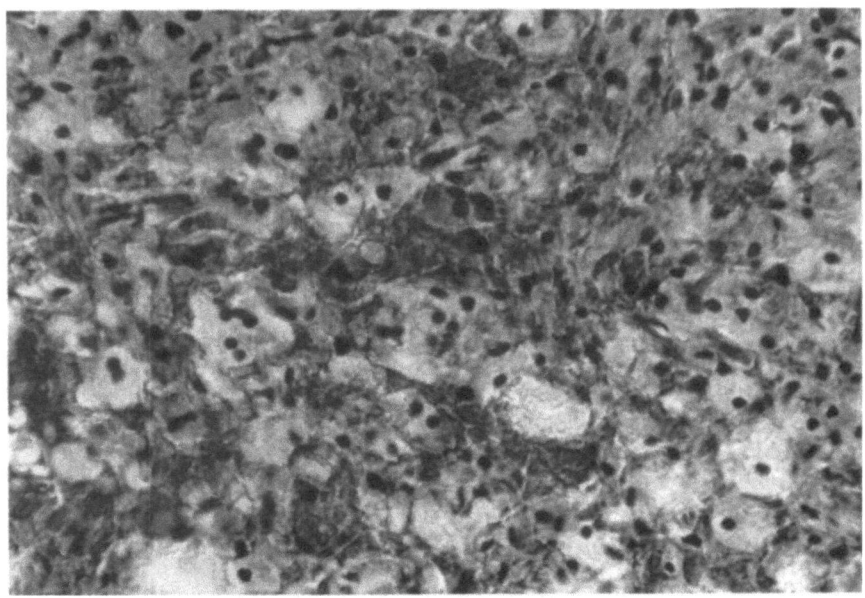

Abb. 50. Cerebrosidose (GAUCHERsche Krankheit). GAUCHER-Zellen im Knochenmark
[nach E. LETTERER (Z)]

Diese charakteristischen Gebilde kommen anscheinend in allen Organen vor, wenn auch vorläufig noch genügende systematische Durchuntersuchungen z. B. der Muskulatur fehlen. Sicher nachgewiesen sind sie außer in Milz, Leber und Knochenmark in den Lungen, im Gehirn, letzteres vor allem beim Säugling. (HAMPERL, ANTONOW, OBERLING u. WORRINGER, LINDAU u. a.) [Lit. bei LETTERER (Z)]. Im Gegensatz zum Erwachsenen ist beim Säuglings-GAUCHER auch das Gehirn mitbeteiligt. Es hängt das wohl mit dem stärkeren Bedarf an Cerebrosiden für den Aufbau und die Ausbildung des Gehirns zusammen.

Solche Fälle scheinen in den letzten Jahren vermehrt aufgetreten zu sein. Jedenfalls liegen mehrere neuere pathologisch-anatomische Befunde vor [Lit. in dem Fiatreferat von LETTERER (Z)]. Im Gehirn kommt es in den Ganglienzellen zu vacuolärer und ballonierender degenerativer Zellblähung mit fortschreitender Zerstörung und anschließender reaktiver Gliose. Die Cerebroside kommen in homogenglasiger Form zur Abscheidung und zeigen färberische Eigenschaften wie sonst bei M. GAUCHER. Der Säuglings-GAUCHER ist hier keine reine RetikuloHistiocytose mehr, sondern auch epitheliale Elemente werden mit befallen, während die Endothelien auch hier frei bleiben.

Die Hauptspeichersubstanz ist das Cerebrosid-Kerasin, wie EPSTEIN und LIEB zuerst feststellen und KLENK (Z) und andere bestätigen konnten. Es enthält als

Fettsäurekomponente die Lignocerinsäure (vgl. S. 496). Nach intraperitonealen Injektionen kolloidaler Cerebrosidlösungen beim Tier bilden sich große epithelartige feingranulierte Speicherzellen mit schaumigem Protoplasma, während es nach intravenöser Darreichung zu Ablagerungen in Reticulum- und Adventitiazellen in Milz, Knochenmark, Lymphdrüsen, Lunge und Niere und in den Capillar-Endothelien der Leber kommt (KIMMELSTIEL u. LAAS). Nach Fortlassen der Injektionen verschwinden die gebildeten Zellen mit ihrem Inhalt sehr rasch wieder, da die Cerebroside vom Organismus im Gegensatz zur echten Krankheit wieder abgebaut werden. Noch bessere Resultate erzielten KLENK u. GÖBEL mit intra-

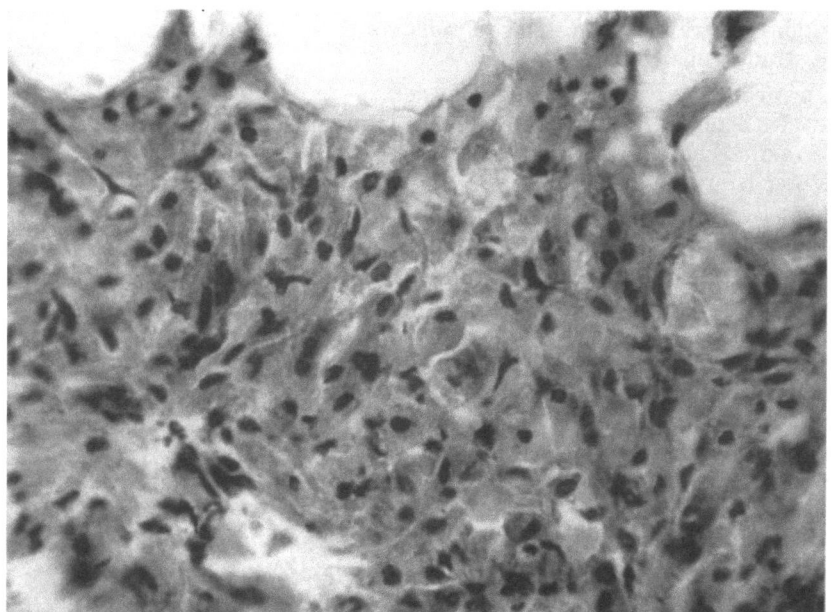

Abb. 51. Cerebrosidose (GAUCHERsche Krankheit). GAUCHER-Zellen im Knochenmark
[nach E. LETTERER (Z)]

venöser Injektion einer Mischung von Cerebrosid und Cerebron. Hier kam es zu großen Milztumoren mit Ausbildung großer Speicherzellen aus den Pulpazellen der Milz, während die Endothelien der Leber, die zehnfach mehr aufgenommen hatte, kaum betroffen waren. Bei der Reextraktion der Lipoide ergab sich die gleiche Zusammensetzung wie bei der Injektion. Das Cerebron war nicht zu Kerasin oxydiert.

Schon diese experimentellen Ergebnisse sprechen sehr dafür, daß die G. K. nicht humoral bedingt ist.

Noch stärker sind die Argumente für eine primäre Zelldystrophie, die KLENK (Z) beibringen konnte. Chemische Analysen der einzelnen Organlipide ergaben für die einzelnen Organe charakteristische Cerebroside, die sich durch Verschiedenheiten des eingebauten Zuckers (Galaktose, Glucose) und der Fettsäurenradikale unterschieden. Daraus muß man schließen, daß die im Übermaß bei der G. K. auftretenden Cerebroside in loco gebildet werden. Ich glaube, daß das heute als gesicherte Tatsache anzusehen ist. THANNHAUSER u. Mitarb. [(Z.) S. 471 ff, 1950] nehmen als Ursache eine Gleichgewichtsstörung in der Enzymtätigkeit hinsichtlich Cerebrosid und Sphingomyelinbildung an, vielleicht bedingt durch verminderte Cerebrosidase-Wirkung. Weiter kommen wir vorläufig nicht, denn dieselbe

Erwägungen, die bei den Phosphatiden angestellt wurden, gelten in vollem Umfange auch für den M. GAUCHER.

Ähnlich vielgestaltig wie die klinischen Bilder der *Cholesterinosen* (*Xanthomatosen*) sind auch die pathologisch anatomischen Befunde. LETTERER u. a. unterscheiden die generalisierte Cholesteringranulomatose, die HAND-SCHÜLLER-CHRISTIANsche Krankheit (H-S-C) und ferner die mehr lokalisierten Cholesterinosen. Neuerdings muß wohl auch die BOGAERT-SCHERER-Erkrankung in diese Gruppe gerechnet werden.

EPSTEIN teilt die Cholesterinlipoidosen histologisch in 2 Gruppen:

1. Extracelluläre infiltrative Durchtränkungslipoidosen
    a) des Zentralnervensystems (Typus von BOGAERT-SCHERER),
    b) Hauttypus URBACH.
2. Intracelluläre Speicherungslipoidosen:
    a) des Zentralnervensystems und der inneren Organe (HAND-SCHÜLLER-CHRISTIANsche Erkrankung),
    b) der Haut (Xanthelasmatose).

Für diese Einteilung sind vor allem chemische Gründe maßgebend. Histogenetisch handelt es sich in den Untergruppen der 2. Reihe zweifellos um verschiedene Krankheiten. Gemeinsam ist beiden die vorliegende Speicherung von Cholesterinestern.

Eine spezifische histochemische Färbung für Cholesterin gibt es nicht (vgl. KAUFMANN u. LEHMANN sowie ROMEIS), da die Scharlachrotreaktion auch Phosphatide färbt. Freies Cholesterin läßt sich mit der SCHULZschen Reaktion nachweisen. So vermag die Histologie über die chemische Natur der Zelleinschlüsse meist nichts Sicheres auszusagen.

Bei dem *H-S-C-Leiden* handelt es sich anatomisch um einen entzündlichen, granulierenden Prozeß, der streng an das Gefäßbindegewebssystem gebunden ist und dessen gelegentliche Auswirkungen auf die Parenchymzellen der Organe als etwas Sekundäres zu betrachten sind. [LETTERER (Z).]

Die charakteristischen Elemente sind die sogenannten Schaumzellen, große durchscheinende Zellen mit fein- oder grobvacuolärer Struktur und ziemlich großen, meist nicht wandständig gelegenen Kernen. Auch sie sind nicht so charakteristisch, daß eine sichere Differentialdiagnose von anderen Speicherzellen möglich wäre. Die folgende Abb. 52 von LETTERER (Z_I) gibt davon einen guten Begriff.

Hauptträger der Bildung dieser Zellen ist das Stützgewebe. Entzündliche Reaktionen gehören nicht notwendig zu den xanthomatösen Umwandlungen, wie viele cutane Xanthelasmatosen zeigen: bei der H-S-C-Krankheit sind sie aber immer vorhanden. Das Gleiche gilt für die xanthösen Riesenzellengranulome (von ALBERTINI).

Der Granulomationsprozeß ist bei der H-S-C-Krankheit meist generalisiert, wenn auch das Knochensystem bevorzugt ist und nicht in jedem Falle sämtliche Organe und Organsysteme betroffen werden.

Die Granulationsneubildungen befallen vor allem den Schädel, wo sie fleckweise den Knochen abbauen, so daß der charakteristische Landkarten- oder Lückenschädel entsteht. Die Geschwulste zeigen dabei ihrerseits Nekrosen und Blutungen. Weitere Prädilektionsstellen sind Hypophysengegend, vor allen Dingen in ihrem hinteren Teil, Augenhöhlen, Dura und manchmal auch das Gehirn.

Die Lungen erkranken unter dem Bilde einer chronischen interstitiellen Pneumonie mit Emphysem der Alveolen, so daß das Bild einer Wabenlunge entsteht. Milz, Leber und lymphatische Organe inklusive des Darmes sind meist vergrößert.

Die Massierung von Schaumzellen, zu deren Bildung die verschiedensten Zell-
formen, Histiocyten, Adventitiazellen, Fibrocyten beitragen, ist der Grund dafür.
Sie zeigen Doppelbrechung und bei chemischer Untersuchung Lipoide mit vorwiegender Beteiligung der Cholesterinester. Färberisch läßt sich, wie schon erwähnt, das Cholesterin merkwürdigerweise nicht nachweisen. In der Leber kommt
es oft zu starken Wucherungen der KUPFERschen Sternzellen, zum Teil mit
Riesenzellenbildung (SCHULZ, WERMBTER u. PUHL).

Bilden sich auch im periportalen Gewebe lipoidgranulomatöse Stränge aus und
vernarben diese cirrhös, so kann es zu Gallengangsabschnürung und dem Bilde der

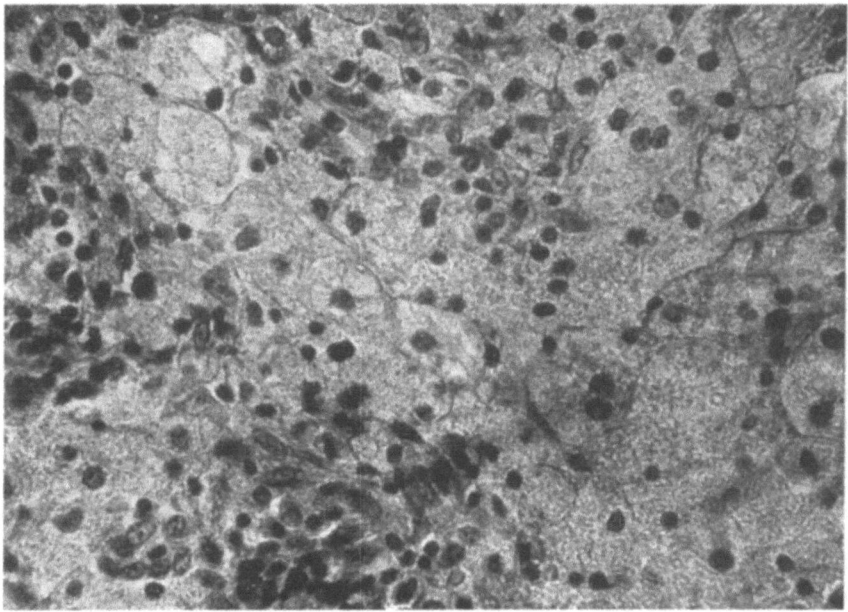

Abb. 52. Schaumzellen mit fein vacuolärer Struktur aus einem xanthösen Granulom
[nach E. LETTERER (Z)]

biliären Lebercirrhose mit Ikterus kommen. Allerdings sind das sehr seltene Ereig-
nisse, die große diagnostische Schwierigkeiten bereiten können.

Den Pathologen drängt sich immer wieder der Vergleich mit der Lymphogranulomatose auf. Beiden Krankheiten gemeinsam ist der Beginn der entzündlichen
Veränderungen mit retikulohistiocytärer Zellneubildung, sowie das Hinzutreten
von Leukocyten, Lymphocyten und zum Teil von Eosinophilen, ferner der Übergang
in Narbengewebe.

Die entscheidenden Unterschiede liegen in dem Fehlen typischer STERNBERG-
scher Riesenzellen bei der H-S-C-Krankheit und dem Vorhandensein von Schaumzellen, die bei der Lymphogranulomatose nie vorkommen. Cholesterinverfettungen
können allerdings, vor allem bei sehr chronisch verlaufenden Fällen auftreten mit
starker Knochenbeteiligung, wie ein eigener Fall von mir, den LETTERER autoptisch untersuchte, zeigte.

Es geht auch nicht etwa an, die Lipoidgranulomatose als eine Lymphogranulomatose mit Lipoideinlagerungen aufzufassen. Dafür sind die klinischen Bilder
und wahrscheinlich auch die Genese viel zu verschieden. Das Lipoidgranulom ist
vielmehr, wie auch LETTERER betont, ein spezifisches Granulom, ebenso wie
Tuberkulose, Lues, und die Lymphogranulomatose selbst.

Man hat versucht, auch experimentell durch reichliche Fütterung von Cholesterin beim Tier eine Lipoidgranulomatose zu erzeugen (WACKER u. HUECK, SCHETTLER u. a.). Tatsächlich gelang es bei Tieren auch, Cholesterinablagerungen und Gewebsreaktionen zu erzielen, die große Ähnlichkeiten mit der H-S-C-Krankheit aufweisen, aber die typischen klinischen Symptome konnten nicht reproduziert werden.

Für die *Pathogenese* ist die entscheidende Frage, ob die Granulationsbildung der primäre Vorgang ist und die Lipoideinlagerung der sekundäre oder ob primär eine Lipoidstoffwechselerkrankung vorliegt, die sekundär die entzündlichen Wucherungen auslöst. Hier gehen nun die Meinungen weit auseinander. LETTERER (Z) verficht auf Grund hier nicht näher zu beschreibender histologischer Befunde die Ansicht, daß das lipoidgranulomatöse Gewebe kein Reaktionsprodukt auf einwandernde reizende Cholesterinsubstanzen sein könnte und erblickt daher das Wesen der H-S-C-Krankheit in einer spezifischen Entzündung ähnlich der Lymphogranulomatose, hervorgerufen vielleicht durch einen noch unbekannten Erreger. Er spricht geradezu von einer Infektionstheorie dieses Leidens.

EPSTEIN, ARNOLD, BÜRGER (Z), THANNHAUSER (Z) u. a. vertreten demgegenüber den Standpunkt, daß die Cholesterinstoffwechselstörung das Primäre sei und daß eine celluläre Dystrophie vorliegt, ähnlich wie bei M. NIEMANN-PICK und M. GAUCHER, allerdings ohne vererbte Anlage. THANNHAUSER [(Z.) 2. Aufl. S. 532 (1950)] betrachtet als Ursache eine lokal-celluläre enzymatisch bedingte Stoffwechselstörung mit dem Endeffekte einer vermehrten Cholesterinbildung, wobei entweder exogene (infektiöse?) Faktoren eine Rolle spielen oder ein primär blastomatöser Prozeß (Reticuloendotheliose).

EPSTEIN nimmt an — und darin stimmt LETTERER ihm zu —, daß die typischen Schaumzellen nur da entstehen, wo abnorme Mengen von Cholesterinester vorhanden sind. Er ist geneigt, die Ablagerungen auf Anomalien von Zell-Lipasen zurückzuführen. ARNOLD verweist zur Stütze seiner Ansicht auf die Mängel der histologischen Färbemethoden. Er hält für sehr gut möglich, daß schon ganz im Beginn der Krankheit die Granulome Cholesterine enthalten, die optisch-färberisch sich mit den heutigen Methoden noch nicht darstellen lassen. In diesem Sinne sprechen Fütterungsversuche von SCHETTLER (unter LETTERER), der bei der Maus nach starker Cholesterinfütterung in Leber, Milz und Niere histologisch kein Cholesterin nachweisen konnte, während es chemisch-analytisch in abnorm großen Mengen zu finden war. Diese Beobachtung zeigt wieder, wie vorsichtig der Pathologe sein muß, aus seinen histologischen Befunden Schlüsse hinsichtlich Stoffwechselvorgängen zu ziehen. Nur durch die Kombination histologischer und chemischer Methoden ist hier weiterzukommen. Für Stoffwechselfragen spielen im Falle von Divergenzen die letzteren eine entscheidende Rolle.

BÜRGER (Z) bringt im wesentlichen die gleichen Argumente wie ARNOLD vor. Er weist auf die Möglichkeit hin, daß hochwirksame Abartungsprodukte der bekannten Lipoide, vielleicht als Begleitsubstanzen des Cholesterins, die ersten Granulationen auslösen. Dazu kommt die Feststellung, daß auch auf dem Gebiete des Kohlenhydratstoffwechsels Anomalien gefunden werden.

Die größte Schwierigkeit für die Theorie der sekundären Cholesterinablagerungen im Granulationsgewebe dürfte in der Tatsache liegen, daß die H-S-C-Krankheit eine ausgesprochen normocholesterinämische Erkrankung ist, so daß die Annahme von ROWLAND, daß hier eine Überschwemmung des Körpers mit Lipoiden, die sich im Granulationsgewebe fangen, kaum zu Recht besteht. Eine abnorme Zellfunktion müßte also in jedem Falle angenommen werden.

Ich glaube, daß es heute noch unmöglich ist, eine Entscheidung zwischen den beiden Theorien zu treffen. Ich vermute, daß die pathologische Anatomie, die bereits erschöpfend die ganze Materie behandelt hat, sie nicht bringen kann, sondern nur weitere chemische Analysen von Blut und Organen auf breitester Grundlage. Besonders wichtig wären systematische Untersuchungen in ganz beginnenden Fällen. O. KUTSCHER u. VRLA haben solche kürzlich (1949) an einem von ARNOLD pathologisch genau untersuchten einschlägigen Falle angestellt. Sie konnten durch eingehende Organuntersuchungen auf freies und verestertes Cholesterin den Nachweis erbringen, daß keine allgemeine Störung des Lipoidstoffwechsels vorliegt, da das Verhalten beider Formen des Cholesterins weder in der Menge noch im Verhältniss zueinander beim nicht granulatomischen Gewebe sichere Abweichungen von der Norm aufweist. Dagegen ist das spezifische Granulationsgewebe gekennzeichnet durch eine im Verhältnis zum freien Cholesterin enorme Anhäufung von Cholesterinestern. Während der Quotient: $\frac{\text{freies Cholesterin}}{\text{Ester Cholesterin}}$ in den übrigen Körperorganen zwischen 3,1 und 8,7 schwankt, beträgt er im Granulationsgewebe meist nur 0,20—0,26 und im Unterschenkel 1,55. Demgemäß erblicken die beiden Autoren das Wesen der Erkrankung in der Unfähigkeit der Granulationszellen, infolge Mangel an Esterase die Spaltung der Cholesterinester vorzunehmen. Nach dieser Auffassung wäre also die Zellenanomalie das Primäre, wobei natürlich vollkommen ungeklärt bleibt, warum nur ganz bestimmte Körperzellen diesen fermentativen Defekt aufweisen.

Die *Cholesterinbilanzversuche* (neueste Versuche von GRÜTZ, dort auch die ältere Literatur) beim gesunden Organismus führen nicht wesentlich weiter. Sie zeigten übereinstimmend, daß bei cholesterinarmer Nahrung die Bilanzen immer negativ sind und zwar bis zu einem Vielfachen der Zufuhr. Erst bei stärkerer Belastung kommt es zu deutlichen Retentionen. Ihr Ausmaß ist, was verständlich ist, weitgehend von der Beschaffenheit des Grundfutters, insbesondere seines Fettgehaltes, abhängig. Einzelheiten finden sich in den Arbeiten von SCHETTLER (unter LETTERER).

Von der BOGAERT-SCHERER-EPSTEINschen Erkrankung liegen bis jetzt noch zu wenige morphologische und chemische Analysen vor, als daß man sich schon ein genaueres Bild von dem Wesen der Erkrankung machen könnte. Die 3 Autoren sprechen wohl mit Recht von einer generalisierten Cholesterinstoffwechselstörung, wenn auch die Hauptveränderungen im Gehirn und Rückenmark gefunden wurden. In den Hintersträngen des oberen Halsmarkes konnten sogar Cholesterinnadeln histologisch und polarimetrisch nachgewiesen werden. Der Cholesteringehalt des Blutes war nicht erhöht. In den wenigen bisher mitgeteilten Fällen handelte es sich um ein familiäres Leiden.

Wir können vorläufig wohl mit einiger Reserve sagen, daß es sich bei dieser seltenen Erkrankung um eine primäre Cholesterinstoffwechselstörung auf der Basis einer angeborenen Zelldystrophie handelt.

Etwas einfacher liegen die Verhältnisse bei den *Xanthelasmatosen*, wenn auch hier noch genug Probleme zu lösen sind. Vor allem gilt das für die hepatosplenomegalen Lipoidosen von BÜRGER u. GRÜTZ.

Die Xanthelasmatosen können primär essentiell oder sekundär symptomatisch wie bei Diabetes mellitus, Entzündungen und Tumoren auftreten. SIEMENS hat recht, wenn er schon normalerweise eine Cholesterinophilie der Körpergewebe annimmt. Am einfachsten liegen die Dinge da, wo eine ausgesprochene Hypercholesterinämie, oft neben einer Zunahme der anderen Blutlipoide und des Blutfettes vorliegt, aber das ist nicht immer der Fall. Eine relativ klare Sonderstellung nehmen die xanthösen Tumoren wie Fibrome, Fibrosarkome, Endotheliome, die erst sekundär sich mit Cholesterinen und anderen Lipoiden beladen, ein, von DIETRICH u. KLEEBERG auch als Xanthoide bezeichnet. Sie sind charakteristisch durch ihr autonomes Wachstum.

Überall kommt es sowohl zur Schaumzellenbildung als Umwandlungsprodukt beliebiger mesodermaler eventuell auch epithelialer, meist aber weniger differenzierter Zellen, und zwar nicht, worauf LETTERER (Z) ausdrücklich hinweist, im Organparenchym, sondern im Mesenchym, perivasculär und bei der Leber in den Sinusepithelien, KUPFERschen Sternzellen und GLISSONschen Kapseln.

Abb. 53 u. 54 aus LETTERERS Referat (Z) bringen ein Beispiel für das relativ häufige Augenlidxanthelasma.

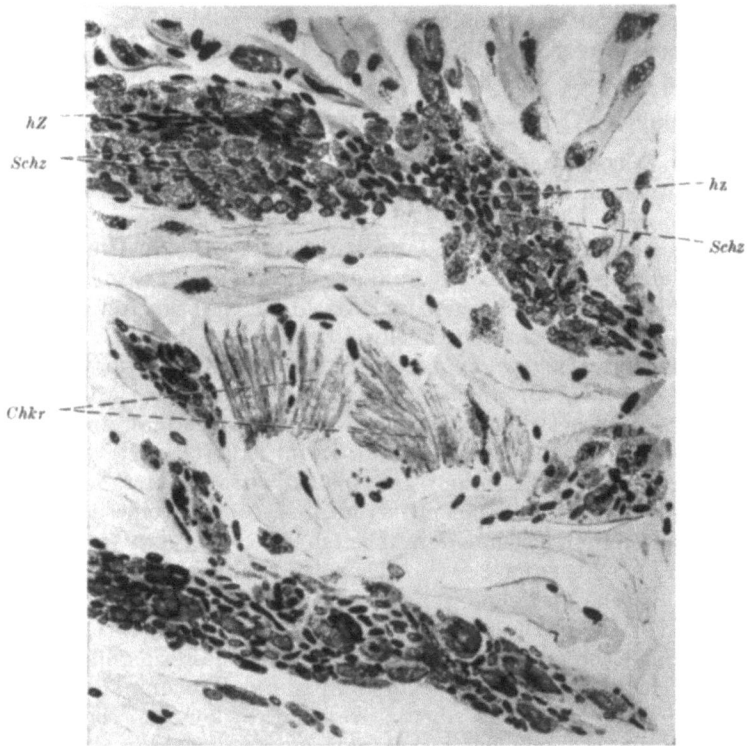

Abb. 53. Xanthelasma vom Augenlid, stark vergrößert. Schaumzellenherde (*Schz*). Ihre Entwicklung aus histiocytären Zellen (*hZ*) erkennbar. Außerdem Cholesterinkristallbüschel (*Chkr*) frei im Gewebe [nach E. LETTERER (Z)]

Die Überschwemmung des Gewebes mit Cholesterinen ist so groß, daß es außerhalb der Zellen in Kristallform ausfällt. Allerdings kann die Möglichkeit, daß es vorher intracellulär gelegen hat und durch Zugrundegehen der speichernden Zellen in Freiheit gesetzt ist, nicht ausgeschlossen werden.

Prinzipiell gleich oder ähnlich liegen die Verhältnisse bei Sitz in anderen Körpergeweben wie Milz, Leber und Nieren.

URBACH u. Mitarb. sowie WOLFRAM beschrieben eine Hauterkrankung, von ihnen extracelluläre Cholesterinose genannt, bei der es nicht zu einer Schaumzellenbildung, sondern nur zu einer Ablagerung von Cholesterin außerhalb von Zellen kommt, meist um die stark gefüllten Gefäße, deren Endothelien oft gewuchert sind. Unter der Bezeichnung Lipoidproteinose beschrieben kürzlich (1952) TOMPKINS u. WEINSTEIN 2 weitere Fälle und stellten 24 aus der Literatur zusammen.

Der Gehalt der Haut an diesem Lipoid ist 5mal größer als in der Norm, das freie Cholesterin im Gegensatz zu sonstigen Xanthelasmen dreimal höher als seine Ester. Immer besteht gleichzeitig eine Hypercholesterinämie neben Er-

höhung anderer Fettstoffwechselkomponenten. Fragt man sich, woher diese
Steigerungen kommen, so muß man vorläufig die Antwort schuldig bleiben. Die
Ernährung allein kann es nicht sein, wenn auch oft durch fettarme Kost die Werte
sich erniedrigen lassen. Der Xanthomatöse hat aber im allgemeinen keine beson-
ders fettreiche Kost, und selbst bei einer solchen bekommt der Normale keine
Hypercholesterinämie. Es ist möglich, daß der Organismus des Xantomatösen

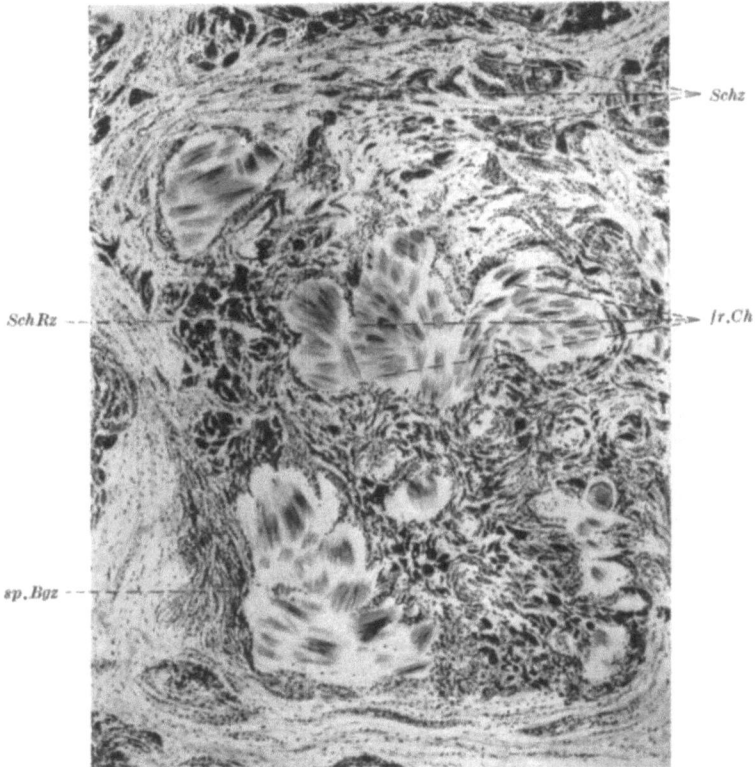

Abb. 54. Xanthöser Sehnenscheidentumor. Zwischen den aus speichernden Bindegewebezellenbündeln (*sp.Bgz*) sich bildenden Schaumzellen (*Schz*) und Schaumriesenzellen (*SchRz*) Büschel von frei im
Gewebe liegenden Cholesterinkristallen (*fr.Ch*) [nach E. LETTERER (Z)]

vermehrt Cholesterine, die der Körper ja selbst synthetisieren kann, bilden oder
vermindert abbauen kann. Wir wissen aber vorläufig darüber noch nichts.

Vollends schwierig wird die Frage der Genese in den Fällen, in denen vollkommen normale Blutlipoidwerte vorliegen, wie z. B. bei der gar nicht so seltenen
familiären Lidxanthomatose, die meist erst im Alter, das an sich vermehrt zu
Lipoidspeicherung neigt, aufzutreten pflegt. Hier bleibt wohl nichts anderes übrig,
als mit ABRIKOSOFF, ARZT, HERZENBERG, CHIARI u. a. eine primäre Dekompensation der Zellen anzunehmen in dem Sinne, daß in den betroffenen Zellen der
Cholesterinstoffwechsel abnorm verläuft, so daß die Cholesterine nicht normal
abgebaut werden können und sich daher anhäufen, wobei es völlig unklar bleibt,
warum nur bestimmte Zellgruppen diese Störungen aufweisen.

Wie wenig schließlich selbst mit der Annahme einer primären Lipoiddystrophie
der Zelle gesagt ist, wurde ja schon oben festgestellt. Es ist das vielmehr die
Feststellung einer Tatsache als eine befriedigende Aufdeckung der Genese.

So ist vorläufig die Pathogenese der gesamten Lipoidosen auf weite Strecken ungeklärt, und wir haben noch keinen Einblick in die tieferen Zusammenhänge trotz unermüdlicher gemeinsamer Arbeit hervorragender Pathologen, Chemiker und Kliniker. Bei der Seltenheit und Kompliziertheit der in Betracht kommenden Krankheiten und dem Dunkel, in das zum Teil noch der normale Lipoidstoffwechsel, besonders bei den Cholesterinen gehüllt ist, nimmt das kein Wunder.

Literatur

I. Zusammenfassende Darstellungen (Z)

Bürger, M.: Die Klinik der Lipoidosen. Neue Deutsche Klinik. Erg. Bd. **2**, 631 (1934). — Die Lipoidosen. Hdb. d. inn. Mediz. 3. Aufl. Bd. VI/$_2$, S. 807 (1944).

Diezel, T. B.: Histiochemische Untersuchungen an primären Lipoidosen. Virchows Arch. **326**, 89 (1954).

Eppinger, H., E. Klenk u. E. Letterer: Die Lipoidosen, Referate auf der gemeinsamen Sitzung der Gesellschaft f. Verdauungs- Stoffwechselkrankheiten und der deutschen Pathologischen Gesellschaft, Sept. 1938, Verh. S. 6—70. Stuttgart: Thieme 1939.

Froelich, A. L.: Les Xanthomatoses. Bruxelles: Act. med. Belgica 1951.

Letterer, E.: Allgemeine Pathologie Bd. **70. 3.** Deutsche Ausgabe der Fiat Reviews of german Science. Wiesbaden: Dieterische Buchhandl. 1948. — Speichermarkkrankheiten. Dtsch. med. Wschr. **1948**, 147.

Mason, E.: Xanthomatoses (Lipoidoses) in Diseases of metabolism. 2. ed. by G. G. Duncan S. 595. Philadelphia and London 1947.

Reinwein, H.: Krankheiten des Stoffwechsels und der inneren Sekretion in: Lehrbuch der inneren Medizin, herausgeg. von H. Dennig. 2. Aufl. S. 504. Stuttgart: Thieme 1952.

Schettler, G.: Die Lipoidosen. Hdb. d. inn. Med. 4. Aufl. Bd. VII/$_2$ (1955).

Thannhauser, S. J.: Lehrbuch des Stoffwechsels und der Stoffwechselkrankheiten. München: Bergmann 1929. — Lipoidoses, Diseases of the cellular lipid metabolism, 2. ed. Oxford. Univ. Press. New York 1950.

Wagner, R.: Die Speicherkrankheiten. Erg. inn. Med. **53**, 38 (1938).

II. Einzelarbeiten

Chemie und Stoffwechsel der Lipoide

Beumer, H., u. F. Hepner: Z. exper. Med. **64**, 787 (1929). — Bicknell, F., and F. Prescott: The Vitamins in medicine 2. ed. 113. London: Heinemann 1947. — Bloch, K.: J. of Biol. Chem. **157**, 661 (1945). — Bloch, K., and D. Rittenberg: J. of Biol. Chem. **155**, 243 (1944); **169**, 467 (1947). — Bloch, K., and R. Schönheimer: J. of Biol. Chem. **145**, 625 (1942). — Bull, H. B.: The biochem. of lipids. London 1937. — Butenandt, A.: Verh. d. 16. internat. Physiolkongr. Zürich. S. 31 (1938).

Chaikoff, J. L. and D. B. Zilversmith: Adv. Biol. a. Med. Physics 1, 322 (1948). — Cohn, E. J., and others: J. Amer. Chem. Soc. **72**, 465 (1950).

Dam, H.: Biochem. Z. **232**, 269 (1931).

Edlbacher-Leuthart: Lehrbuch der physiologischen Chemie. Berlin: de Gruyter 1952.

Felix, K.: Physiologische Chemie. Heidelberg: Quelle und Meyer 1951. — Feulgen, R., u. Mitarb.: Z. physiol. Chemie 180, 161 (1929); **261**, 217 (1939). — Fischler, M., J. Chaikoff, u. Mitarb.: J. of Biol. Chem. 150, 47 (1943; **152**, 79 (1944); **156**, 385 (1944). — Folch, J.: J. of Biol. Chem. **139**, 973 (1941); 146, 35 (1942).

Grafe, E., u. Grünthal: Klin. Wschr. 1927.

Hevesy, G. Von: Adv. Enzymol. 7, 111 (1947). — Hoff, F., u. v. Linhardt: Z. exper. Med. **63**, 277 (1928).

Klenk, E.: Z. physiol. Chem. 166, 268 (1927); **229**, 151 (1934); **235**, 24 (1935). — Klenk, E., Baumann u. Scheidegger: Erg. d. Path. **30**, 183 (1936).

Lang, K.: Der intermediäre Stoffwechsel, Berlin-Göttingen-Heidelberg: Springer 1952. — Lenhartz, E.: Einführung i. d. chem. Physiologie. 8. Aufl. 37. Berlin-Heidelberg: Springer 1948. — Lieb, H.: Z. physiol. Chem. 140, 305 (1924); 170, 60 (1927). — Lieb, H., u. Maldenovic: Z. physiol. Chem. 181, 208 (1929). — Lüdin: zit. bei Bull u. Thannhauser (1950) (Z).

Macheboeuf, M. W.: Bull. Soc. Chem. biol. Paris 11, 268 (1929).

Nerking, J.: Arch. f. Physiol 85, 330 (1901). — Norbert u. H. Thorell: Biochem. Z. **264**, 310 (1933); **269**, 1 (1934).

Page, J. H. and W. Menschick: J. of Biol. Chem. **97**, 359 (1932).

Rittenberg, D., and R. Schönheimer: J. of Biol. Chem. 121, 235 (1937). — Rittenberg, D., and K. Bloch: J. of Biol. Chem. 159, 45 (1945); 160, 457 (1945). — Robinson, A., J. Perlman, S. Ruben, and J. Chaikoff: Nature (Lond.) 141, 119 (1938).

SCHÖNHEIMER, R., und H. v. BEHRING: Z. physiol. Chem. **192**, 102 (1930). — SCHÖNHEIMER, R., and F. BREUSCH: J. of Biol. Chem. **103**, 439 (1933). — SCHRADE, W.: Beiträge zur Regulation des Fett- und Lipoidstoffwechsels. Erg. inn. Med. **62**, 784 (1942). — SCHWIEGK, H.: Künstl. radioaktive Isotope in Physiologie, Diagnostik und Therapie. Berlin-Göttingen-Heidelberg: Springer 1953. — SIEGMUND, H.: Verh. dtsch. path. Ges. **69** (1921). — SINCLAIR, R. G., and C. SMITH: J. of. Biol. Chem. **121**, 361 (1937). — SONDERHOFF, R., and H. THOMAS: Annal. Chem. **530**, 195 (1937). — SPERRY, W. M.: J. of biol. Chem. **96**, 769 (1932). — SPERRY, W. M., u. Mitarb.: J. of Biol. Chem. **135**, 281, 291 (1940). — STEPP, W., J. KÜHNAU u. H. SCHRÖDER: Die Vitamine und ihre klinische Anwendung. 6. Aufl. 251. Stuttgart: Enke 1944. TANROG, A., J. L. CHAIKOFF and J. PERLMAN: J. of Biol. Chem. **145**, 281 (1942). — THANNHAUSER, S.: Klin. Wschr. **1934**, 161. — Klassifizierung der xanthomat. Erkrankungen. Ärztl. Forsch. **2**, H. 18, 295 (1948). — THIERFELDER, H.: zit. bei H. THIERFELDER und E. KLENK. — THIERFELDER, H., u. E. KLENK: Die Chemie der Cerebroside und Phosphatide. Berlin: Springer 1930. — TROPP, C.: Klin. Wschr. **1936**, 562. DU VIGNEAUD, V., u. Mitarb.: J. of Biol. Chem. **131**, 57 (1939); **134**, 787 (1940); **140**, 625 (1941); **146**, 685 (1942); **149**, 519 (1943).— DU VIGNEAUD, V., HARVEY-Lectures **38**, 39. Baltimore: Williams a. Wilkins 1942/43. WALZ, A.: Z. physiol. Chem. **166**, 210 (1927). — WINDAUS, A.: Chem. Ber. **53**, 488 (1920).

Die Cholesterinosen (Xanthomatosen) (HAND-SCHÜLLER-CHRISTIANsche Krankheit)

ABT and DENENHOLZ: Amer. J. Dis. Childr. **51**, 499 (1936) — ANDREAS, E.: Med. Klin. **1949**, 913. — ARNING, E.: Dtsch. med. Wschr. **1910**, 1885. — Arch. f. Dermat. **105**, 290 (1910). — ARNING, E., u. A. LIPPMANN: Z. klin. Med. **89**, 107 (1920). — ATKINSON, F. R.: Z. Kinderheilk. **46**, 401 (1928). — Brit. J. Child. Dis. **34**, 28 (1937).

BEUMER, H.: Verh. dtsch. path. Ges. **188** (1938). — BLANKENBURG: zit. bei BÜRGER (Z). — BOGAERT, SCHERER et EPSTEIN: Une forme cérébrale de la Cholestérinose généralisée. Paris: Masson 1937. — BREHME, T.: Z. Kinderheilk. **46**, 401 (1928). — BÜRGER, M., u. GÖTT: zit. bei BÜRGER (Z). — BÜRGER, M., u. O. GRÜTZ: Psoriasis. Arch. f. Dermat. **166**, 542 (1932). — Klin. Wschr. **1933**, 373.

CHIARI, H.: Erg. Pathol. **24**, 396 (1931). — Virchows Arch. **288**, 527 (1933). — CHRISTIAN, H. A.: Med. Clin. N. Amer. **8**, 4, 849 (1919).

DEBUSMANN, M., u. A. LEINBROCK: Klin. Med. **1939**, 740.

EPSTEIN, E., u. K. LORENZ: Z. physiol. Chem. **190**, 44 (1930); **192**, 145 (1930). — EPSTEIN, E.: Virchows Arch. **306**, 53 (1939).

FAGGE, C. H.: Trans. Path. Soc. **24**, 242 London (1872—73). — Fox, C.: Lancet **1879**, 688. — FROBOESE, C.: Verh. dtsch. path. Ges. 3. Tag. S. 127 (1938). — FRUHLING, L., et autres: Acta paediatr. belg. **8**, 293 (1954).

GIERCKE, E. v.: Beitr. path. Anal. **82**, 497 (1929). — GIGON, A.: zit. bei H. EPPINGER (Z).— GLANZMANN, E., u. B. WALTHARD: Offic-Wander (Bern) 139 Monogr. (1940). — GRÜTZ, O.: Verh. dtsch. Ges. Path. S. 81 (1938).

HAND: Trans. Path. Soc. Philad. **16**, 282 (1891—93). — Amer. J. Med.: Sci. **162**, 509 (1921). — HESS, K.: Verh. dtsch. Ges. inn. Med. (1934). — HÖFER, P. A.: Klin. Wschr. **1930**, 1302.—HOLM, J. E., G. TEILUM and E. CHRISTENSEN: Acta med. scand. (Stockh.)**118**, 292 (1944).

JAENSCH, F.: Klin. Mbl. Augenheilk. **92**, 158 (1934). — JAFFE, H. L., and L. LICHTENSTEIN: Amer. J. Path. **18**, 205 (1942). — JUNIUS, P. A.: Zbl. Ophthalm.**25**, 82 (1931). — Z. Augenheilk. **76**, 129 (1932).

KARTAGENER, P., u. H. FISCHER: Z. klin. Med. **119** (1932). — KLOOS, K.: Virchows Arch. **304**, 659 (1939). — KÖBERLE, F.: Zieglers Beitr. **104**, 55 (1940). — KORSCH, H. J.: Zbl. Path. **71**, 337 (1939).

LEHZEN, G., u. K. KNAUS: Virchows Arch. **116**, 85 (1889). — LETTERER, E.: Frankf. Z. Path. **30**, 377 (1924). — Über die xanthomatöse Lymphogranulomatose. Jena: Fischer 1934. — LYONS, J. B.: J. Irish med. Ass. **32**, 390 (1955).

MARUM u. LYON: zit. bei EPPINGER (Z).

RÖSSLE, R.: Verh. dtsch. path. Ges. S. 138 (1938). — ROWLAND, R. S.: Arch. Int. Med. **42**, 611 (1928). — Ann. Int. Med. **2**, 1277 (1929).

SCHAAF, F.: Zbl. Hautkrankh. **35**, 1 (1931). — SCHAFFER, E. L.: Amer. J. Path. **25**, 40 (1949). — SCHÜLLER, A.: Fortschr. Röntgenstr. **23**, 12 (1915/16). — Wien. med. Wschr. **71**, 910 (1929). — SIEGMUND, H.: Verh. dtsch. path. Ges. 150 (1938). — SIVE, S. A.: Zbl. Kinderheilk. **55**, 212 (1933). — SOSMANN, M. C.: Amer. J. Roentgenol. **23**, 581 (1930). — J. Amer. Med. Assoc. **98**, 110 (1932).

TESCHENDORF, H.: Die HAND-SCHÜLLER-CHRISTIANsche Erkrankung. Erg. med. Strahlenforsch. **7**, (1936). — TEUTSCHLÄNDER, A.: Zieglers Beitr. **110**, 102 (1949). — THANNHAUSER, S. J.: Arch. Int. Med. **80**, 283 (1947). — Ärztl. Fortb. **2**, H. 18, 295 (1948). — TOSCANO, F.: Minerva pediatr. **1**, 37 (1949)

WHIPPLE: zit. bei THANNHAUSER (Z).

Phosphatidlipoidosen

ABDERHALDEN, R.: Siehe WEIDEMÜLLER.
BRAHN, CH., u. L. PICK: Klin. Wschr. **1927**, 2367. — BEUMER, H., u. G. GRUBER: J. d. Kinderheilk. **46** (1937). — BIELSCHOWSKY, M.: Dtsch. Z. Nervenheilk. **50**, 7 (1914).
DUSENDSCHON, A.: Rev. méd. Suisse rom. **67**, 566 (1947).
EPSTEIN, E., u. K. LORENZ: Z. physiol. Chem. **190**, 44 (1930); **192**, 145 (1930); **211**, 271 1932).
HÄSSLER: Dtsch. Z. Verdgs.- usw. Krhk. **4**, 124 (1941). — HUNTER, C.: Proc. Roy. Soc. Med. **9**, 104 (1917). — HURLER, G.: Z. Kinderheilk. **24**, 220 (1919).
KLENK, E.: Z. physiol. Chem. **262**, 128 (1939); **273**, 76 (1942). — KRESSLER and AEGERTER: J. of Pediatr. **12**, 579 (1938). — KUFS, H.: Z. Neur. **95**, 169 (1925).
NIEMANN, A.: J. d. Kinderheilk. (1914).
PFÄNDER, N.: Schweiz. med. Wschr. **1946**, 1128. — HELVET. med. Acta S. A **20**, 216 (1953). — PICK, L.: Erg. inn. Med. **29**, 519 (1926).
DE RUDDER, B.: Z. Kinderheilk. **63**, 407 (1942).
SACHS, B.: J. Nerv. Dis. **14**, 541 (1887). — Arch. of Neur. **21**, 247 (1929). — SCHMIDT, M. B.: Erg. Path. **35**, 105 (1940). — Zbl. Path. **79**, 113 (1942). — SPIELMEYER, W.: Jb. Psychiatr. **38**, 120 (1929).
TAY, W.: Trans. Ophthalm. Soc. U. Kingd. **1**, 55 (1881). — TENNISSEN u. LORENZ: Z. physiol. Chem. **248**, 142 (1937).
ULLRICH, O.: Z. Kinderheilk. **55**, 470 (1933). — Die Pfaundler-Hurlersche Krankheit. Erg. inn. Med. **63**, 929 (1943).
VOGT, H.: Mschr. Psychiatr. **18**, 161, 310 (1905); **22**, 490 (1907); **23**, 403 (1907); **24**, 106 (1908).
WEIDENMÜLLER: Zbl. Path. **83**, 67 (1945).

Die Cerebrosidlipoidose (M. GAUCHER)

ATKINSON, F.: Brit. J. Childr. Dis. **35** (1939).
BEUMER, H., u. A. FASOLD: Z. exper. Med. **90**, H. 5/6 (1939). — BRILL, N. E., and F. S. MANDELBAUM: Amer. J. Sci. **146**, 864 (1913).
DAVIS, F. W. and others: Bull. Johns Hopkins Hosp. **84**, 176 (1949). — DETERMANN, A.: Röntgenprax. **4**, 1009 (1932).
EPPINGER, H., u. RANZI: Hepatolinale Erkrankungen, Berlin 1920. — EPSTEIN, E.: Biochem. Z. **145**, 398 (1924). — Virchows Arch. **306**, 53 (1939).
FISCHER, A. W.: Klin. Wschr. **1928**, I.
GAUCHER, E.: Epitheliome primitif de la rate, These de Paris (1882). — GEDDES, A. K., and S. MOORE: J. of Pediatr. **43**, 61 (1953). — GRAFE, E.: Dtsch Arch. klin. Med. **139**, 354 (1922). — GRAFE, E., u. ANTHES: Med. Welt **1932**, 19.
HOFFMANN, S. J., and M. J. MAKLER: Amer. J. Dis. Childr. **38**, 775 (1929).
KAISER, A.: Mschr. Kinderheilk. **98**, 252 (1950). — KIMMELSTIEL, P., u. E. LAAS: Zieglers Beitr. **34** (1934).
LIEB, H.: Z. physiol. Chem. **140**, 305 (1924); **170**, 60 (1927). — LÜDIN, H.: Schweiz. med. Wschr. **1950**, 1117.
MEDOFF, A. S., and E. W. BAYRD: Ann. Int. Med. **40**, 481 (1954). — MEYER, R.: Rev. franç. Pédiatr. **8** (1932). — Pédiatr. Rev. **45** (1937).
OBERLING, C., et P. WORINGER: Rev. franç. Pédiatr. **3** (1927).
PICK, L.: Erg. inn. Med. **29**, 519 (1926). — Mcd. Klin. **1929**, 448.
STEHLE: D. Z. Verdgs- usw. Krkh. **7**, H. 3 (1944).
TROPP, C.: Habilitationsschrift Würzburg (1935) — Klin. Wschr. **1936**, I.
ULLRICH, O.: Z. Kinderheilk. **55**, (1933). — Kinderärztl. Prax. **13** (1942).

Pathologische Anatomie und Pathogenese

ABRIKOSOFF, A.: zit. bei HERZENBERG. — ALBERTINI, A. V.: HENKE-LUBARSCH, Handb. d. spz. path. Anat. und Histologie **9**, 1. — ARNOLD, W.: Arch. Kinderheilk. **132**, 41 (1944). — AZRT.: Arch. f. Dermat. **126**, 809 (1919).
BAUMANN, F., S. SCHEIDEGGER u. E. KLENK: LUBARSCH-OSTERTAG Erg. **32**, (1936); **33**, (1937). — BAUMANN, F., E. KLENK u. S. SCHEIDEGGER: Erg. allg. Path. **30**, 183 (1936). — BEUMER, H., u. G. GRUBER: J. f. Kinderheilk. **46** (1936). — BIELSCHOWSKY, M.: Z. Nour. **8** (1914). — J. Psychiatr. u. Neur. **26** (1920); **36** (1928). — BOGAERT, SCHERER, R., et EPSTEIN: Une forme cérébrale de la Cholostérinose généralisée, Paris: Masson 1937. — BÜRGER, M., u. O. GRÜTZ: Arch. f. Dermat. **166**, 542 (1932).
CHIARI, H.: Virchows Arch. **288**, 527 (1933).
DIETRICH, H., u. KLEEBERG: LUBARSCH-OSTERTAG Erg. II. 977 (1924).
EPSTEIN, E.: Virchows Arch. **306**, 53 (1939).
GIERCKE, E. v.: Med. Klin. **1931**, Nr. 16/17. — GRÜTZ, J.: Cholesterin-Bilanzversuche bei Mäusen. Inaugur. Diss. Tübingen (1947).

HERZENBERG, H.: Virchows Arch. **269**, 614 (1928).

KAUFMANN, G., u. E. LEHMANN: In ROMEIS Taschenbuch der mikroskop. Technik 853 (1943). — KLENK, E., u. GÖBEL: Dtsch. Z. Verdgs.- usw. Krkh. 1 (1939). — KLEK, E.: Z. physiol. Chem. **262**, 128 (1939/40). — KIMMELSTIEL, P., u. E. LAAS: Zieglers Beitr. **34**, (1934). — KUTSCHER, W., u. V. VRLA: Klin. Wschr. 1949, 369.

LETTERER, E.: Über die xanthomatösen Lymphogranulome. Jena: Fischer 1934. — Ärztl. Forsch. H. 9/10. S. 137 (1948). — LIEB, H.: Z. physiol. Chem. **140**, 305 (1924); **170**, 60 (1927). — LIEB u. MLADENOVIČ: **181**, 208 (1929).

PICK, L.: Erg. inn. Med. **29** (1926). — Die ossuäre Form des M. GAUCHER Jena: Fischer 1927. — Med. Klin. **1929**, 448.

ROMEIS, B.: Mikrosk. Technik, neueste Aufl. 1948. — ROWLAND, R. S.: Arch. Int. Med. **42**, 611 (1928). — Ann. Int. Med. **2**, 1277 (1929).

SCHAFFER, K.: Arch. f. Psychiatr. **89** (1930); **93** (1931); **95** (1931); **103** (1935). — SCHETT-LER, G.: zit. bei LETTERER (Z). — SCHULTZ-WERMBLER u. PUHL: Virchows Arch. **252**, 519 (1924). — SIEMENS, W. H.: Arch. f. Dermat. **136**, 159 (1921). — SPIELMEYER, W.: J. f. Psychiatr. **38** (1929). — Klin. Wschr. **1933**.

TOMBKINS, J., and J. M. WEINSTEIN: Ann. int. Med. **41**, 163 (1954).

URBACH, E.: Handb. f. Haut- u. Geschl.kr. **12**, 238. — Virchows Arch. **273**, 275 (1929) und Monographie Skin diseases. London: Heinemann 1946.

WACKER, T. H., u. W. HUECK: Münch. med. Wschr. **1913**, II. — WOLFRAM: Arch. f. Dermat. **182**, 484 (1941).

III. Die Krankheiten des Kohlenhydratstoffwechsels (Diabetes mellitus, Hyperinsulinismus, Glykogenspeicherkrankheit)

1. Grundzüge der allgemeinen Physiologie und Pathologie des Kohlenhydratstoffwechsels

Im folgenden können nur die wichtigsten Tatsachen, Zusammenhänge und Theorien dieses weiten und komplizierten, immer noch in steter Wandlung begriffenen Gebietes zur Darstellung gebracht werden; im übrigen muß auf ausführliche, neuere Zusammenfassungen, insbesondere auf die neueste (1955) von J. KÜHNAU, auf die ich mich vor allem im Abschnitt I stütze, verwiesen werden.

a) Physiologie und physiologische Chemie

α) Die Chemie der wichtigsten Kohlenhydrate

Der Name Kohlenhydrat (engl. carbohydrat) kennzeichnet Substanzen, die aus Kohlenstoff, Wasserstoff und Sauerstoff bestehen, und zwar in Mengenverhältnissen, wie sie die Formel $C(H_2O)$ zum Ausdruck bringt, wobei allerdings auch die nicht mehr kohlenhydratartigen Substanzen, wie Essigsäure ($C_2H_4O_2$), Milchsäure ($C_2H_6O_3$) oder ähnliche Substanzen mit eingeschlossen sind.

Die Kohlenhydrate sind charakterisiert durch das gleichzeitige Vorkommen von mehreren Hydroxylgruppen und einer Carbonylgruppe. Sie sind mithin gleichzeitig Alkohole und Carbonylderivate (Aldehyde bzw. Ketone). Die Carbonylgruppe ist maßgebend für die Reduktionsfähigkeit der einfachen Zucker. Bei hochmolekularen Kohlenhydraten kommt es zu acetatartigen Bindungen der Carbonylgruppe mit benachbarten Hydroxylgruppen eines zweiten, gleichartigen Moleküls.

Acetale sind Verbindungen von Alkoholen mit Aldehyden oder Ketonen. Demgemäß sind Kohlenhydrate Aldehyd- bzw. Ketonalkohole oder deren acetatartige Polymerisationsprodukte.

Die Kohlenhydrate zerfallen in Monosaccharide (einfache Zucker), Oligosaccharide, bestehend aus 2—4 Monosacchariden, und Polysaccharide, Riesenmolekülen, die bis zu Tausenden Monosaccharidreste enthalten und dadurch völlig andere physikalische und chemische Eigenschaften als die beiden anderen Gruppen erhalten.

Die Monosaccharide sind entweder Aldosen, wenn sie eine Aldehydgruppe enthalten, oder Ketosen, wenn es sich um eine Ketogruppe handelt.

Je nach Anzahl der C-Moleküle unterscheidet man Triosen (C_3-Zucker), Tetrosen (C_4-Zucker), Pentosen (C_5-Zucker), Hexosen (C_6-Zucker) und Heptosen (C_7-Zucker). Am wichtigsten sind die C_6- und C_5-Zucker. Bei diesen reagiert die Carboxylgruppe C_5 mit der Hydroxylgruppe C_1, so daß es zu einem heterocyclischen Sechserring, dem sogenannten Pyranring oder der Pyranoseform des Zuckers kommt. Daneben gibt es auch einen 5-gliedrigen Furanring. Aus dem folgenden Formelbild sind die verschiedenen Formen der Glucose ohne weiteres ersichtlich:

$$
\begin{array}{lll}
\text{C H=O} & \text{C} \begin{cases} \text{O H} \\ \text{O H} \end{cases} & 1\ \text{C H} \begin{cases} \text{O H} \\ \end{cases} \\
\text{C H O H} & \text{C H O H} & 2\ \text{C H O H} \\
\text{C H O H} \quad + \text{H}_2\text{O} & \text{C H O H} \quad - \text{H}_2\text{O} & 3\ \text{C H O H} \\
\text{C H O H} & \text{C H O H} & 4\ \text{C H O H} \\
\text{C H O H} & \text{C H O H} & 5\ \text{C H O} \\
\text{C H}_2\text{O H} & \text{C H}_2\text{O H} & 6\ \text{C H}_2\text{O H}
\end{array}
$$

(Kettenform der   (hypothetisches   (Ringform der Glucose)
Glucose)   Hydrat)   (Pyranoseform)

Charakteristisch für den Zuckercharakter ist nicht nur das Reduktionsvermögen gegenüber Kupfer- und Wismutoxyden, wie sie bei den üblichen Proben verwandt werden, sondern auch bei Mono- und vielen Oligosacchariden die optische Aktivität, die auf dem asymmetrischen C-Atom beruht, das den betreffenden Verbindungen die Fähigkeit verleiht, die Ebene des polarisierten nach rechts oder links zu drehen: d- und l-Formen des Zuckers. Da nicht alle d-Zucker nach rechts drehen, bzw. die l-Zucker nach links, ist es nötig, hinter d- noch ein (+) wie bei Glucose oder ein d (—) wie bei Fructose hinzuzufügen.

Bei der Umlagerung des Zuckers aus der Ketten- in die Ringform entsteht an dem ursprünglichen Carboxyl-C-Atom ein neues Asymmetriezentrum, so daß 2 neue Modifikationen α- und β- entstehen. So gibt es eine α-d(+)-Glucose und eine β-d(+)-Glucose. Die erstere hat eine spezifische Drehung von $+110°$, die 2. eine solche von $+20°$. Diese Drehungsänderung wird als Mutarotation bezeichnet. Auch Umwandlungen verschiedener sterioisomer Monosaccharide mit 5 und mehr C-Atomen, wie Glucose, Fructose und Mannose ineinander, kommen in alkalischer Lösung vor (Epimerie). Die meisten Zucker lassen sich durch charakteristische Kristallformen bei Zusatz von Molekülen Phenylhydracin unterscheiden, wobei allerdings epimere Zucker die gleiche Kristallform liefern. Eine wichtige Methode zum Zuckernachweis und -mengenbestimmung ist die Prüfung der Vergärbarkeit mit Hefe, wobei Alkohol und Kohlensäure, die manometrisch bestimmt werden kann, entsteht. Es gilt das allerdings nur für C_3-Zucker und deren Multipla und eine Ausnahme bildet die Hexose Galaktose.

aa) Monosaccharide

In dieser Gruppe spielen Triosen (Glycerinaldehyd, Dioxyaceton) und Tetrosen (l-Erythrulose, vielleicht ein Zwischenprodukt des oxydativen Kohlenhydratstoffwechsels im WARBURG-DICKENS-Cyclus), praktisch keine Rolle.

Von den Pentosen sind l-Arabinose und d-Xylose wichtig. Sie sind nicht nur als Bausteine von Polysacchariden im Pflanzenreich und in Bacillen weit verbreitet, sondern haben auch diagnostisch (Pentosurie mit der Ketopentose l-Xyloketose) und therapeutisch eine gewisse Bedeutung. Die Harnpentose läßt sich durch die TOLLENSsche Reaktion mit Orcin oder Phloroglucin, Nichtvergärbarkeit und typische Osaconkristalle leicht identifizieren. Die d-Ribose und Desoxyribose (Thyminose) ist ein wichtiger Bestandteil der Nucleinsäuren und Nucleoproteide.

Die Methylpentose l-Rhamnose kommt nicht in pflanzlichen Glucosiden vor, die l-Fucose dagegen in der Blutgruppensubstanz A, im Serum und im Glucoproteid des Harns.

Die wichtigste *Hexose* ist die d-Glucose (Dextrose, Traubenzucker) als Energiespender in jeder tierischen Zelle und Organflüssigkeit. Der Blutzucker ist d-Glucopyranose. Mannose findet sich im Blutserum, Eierklar, Milch und zahlreichen Glykoproteiden, als Polysaccharid im Pflanzenreich (Obst und Wurzelknollen), Fructose im männlichen Genitalapparat und seinen Produkten.

In der Nahrung kommt sie teils frei als Bestandteil des Honigs und der süßen Früchte, teils als Di- und Polysaccharid im Rohrzucker und Inulin vor, im Harn als seltene, harmlose z. T. vererbbare Lävulosurie. Lävulose (Fructose) ist durch Linksdrehung und positive SELIWANOFFsche Reaktion gekennzeichnet.

Die *Galaktose*, stets nur in gebundener Form, findet sich im Milchzucker der Milchdrüse, im Zentralnervensystem (Baustein der Cerebroside) und in manchen Eiweißkörpern vor. Die Milchgalaktose wird bei intakter Leberfunktion in Glykogen umgewandelt. Bei Schädigung dieses Organs erscheint sie im Harn, eine Eigenschaft, die in der Leberdiagnostik verwertet wird. Außerdem gibt es eine seltene spontane, nicht ganz gleichgültige Galaktosurie. Die Strukturformel der Galaktose ist:

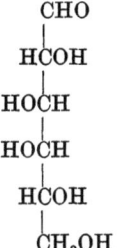

Zum Nachweis dient die fehlende Vergärbarkeit und die Oxydation zu unlöslicher Schleimsäure.

Ein 7-gliedriges Kohlenhydrat ist die Ketose d-Sedoheptulose, die als Intermediärprodukt bei der Kohlenhydratsynthese im Pflanzenreich und im tierischen oxydativen Kohlenhydratstoffwechsel in Leber und Erythrocyten vorkommt.

Zu den Monosacchariden werden auch Uronsäure und Aminozucker gerechnet. Die 1. Gruppe enthält an Stelle des endständigen C—H$_2$OH eine Carboxylgruppe COOH, die sie als Säure charakterisiert. Der wichtigste Vertreter ist die Glucuronsäure, die zur Entgiftung von Medikamenten, Toxinen und zur Löslichmachung gewisser unlöslicher Hormone dient. Sie reduziert wie Glucose und hat charakteristische Drehungsverhältnisse, und zwar rechts bei freier Form, links bei Paarung, was zu Verwechslungen führen kann, die aber in der Regel nicht schwer ins Gewicht fallen, da normalerweise auch beim Diabetiker nur minimale Spuren im Harn auftreten. Spezifisches Reagens ist die Naphthoresorcinprobe.

Als Polysaccharid ist die Glucuronsäure in den Mucopolysacchariden (Hyaluronsäure, Chondroitin-mucoitinschwefelsäure), Blutgruppen, Heparin, Bakterien usw. enthalten. Galakturonsäure ist Bestandteil der Obstpectine.

Aminozucker sind Glucosamin und Chondrosamin, letzteres als Bestandteil des Knorpels.

ββ) Oligosaccharide

Sie enthalten 2—4 Kohlenhydratgruppen, die sich unter H$_2$O-Austritt miteinander verbinden. Praktisch wichtig sind nur die sogenannten Disaccharide, die aus 2 Gliedern bestehen. Sie kommen entweder bei Freibleiben der Aldehyd- oder Ketongruppe des zweiten Moleküls als Maltosetyp vor, der reduziert, oder bei Blockierung als Trehalosetyp, der nicht reduziert.

Hauptvertreter der 1. Gruppe ist die *Maltose*. Sie besteht aus 2 α-glucosidisch verbundenen Glucoseresten und ist ein enzymatisches Spaltprodukt von Stärke und Glykogen, wobei im Darm die Maltase das spezifische Ferment ist, ferner die nicht vergärbare Lactose (der Milchzucker), die aus einem Molekül Glucose und einem Molekül Galaktose besteht, in die sie im Darm durch die Lactase gespalten wird. Bei dem seltenen, aber harmlosen Übertritt in den Harn spricht man von Lactosurie. Hauptvertreter der nicht reduzierenden Trehalose ist die Saccharose, der Rohrzucker, bestehend aus Glucose und Fructose (Fructofuranose), der in diesen beiden Kohlenhydraten durch die Saccharase (Fructosidase) im Darm oder in der Hefe gespalten wird. Bei dieser Spaltung entsteht der Invertzucker, der im Gegensatz zum rechtsdrehenden Rohrzucker die Ebene des polarisierten Lichts nach links dreht, weil die Linksdrehung der Fructose die Rechtsdrehung der Glucose überwiegt. Die Formel der Trehalose ist folgende:

Trehalose aus 2 Glucoseresten

Die Rohrzuckerspaltung wird Inversion und das entsprechende Ferment Invertase genannt.

Invertzucker findet sich vor allem im Bienenhonig. Rohrzucker reduziert nicht, besitzt aber die Eigenschaft der Inversion.

γγ) Polysaccharide

Die wichtigsten sind Stärke, Glykogen und Cellulose. Sie bestehen aus d-Glucosemolekülen, in die sie bei der Säurehydrolyse zerfallen.

Stärke ist das wichtigste Nahrungskohlenhydrat und die Hauptspeicherform der Glucose in der Pflanze. Sie besteht aus einem Gemisch von Amylopectin (etwa 80%) und Amylose, wobei ersteres die Hüllsubstanz, letzteres im Kerne enthalten sind.

Die Strukturformeln der beiden Substanzen (vgl. S. 539) sind nach KÜHNAU folgende, wobei nur einige Glieder der oft sehr langen Kette zur Darstellung gebracht sind.

Das Reservekohlenhydrat des tierischen Organismus ist das Glykogen, reichlich enthalten in der Leber, von wo es nach Hydrolyse den Blutzucker speist, und in geringen Mengen in der Muskulatur, wo es in erster Linie der Energieproduktion dient. Letzteres steht dem Amylopectin näher als das Leberglykogen. Glykogen ist rein kolloidal gelöst und gibt mit Jod eine Braunfärbung.

Es ist noch stärker verzweigt und aus noch kürzeren Ketten aufgebaut als das Amylopectin.

Die Cellulose, die Stütz- und Membransubstanz der Pflanzen, besteht aus Ketten von β-glucosidisch aufgebauten Glucoseresten. Sie ist unlöslich außer in Kupferoxydammoniak (Schweizer Reagenz). Das gilt auch für die Verdauungsfermente, die aber ihren Inhalt verdauen können.

Das Molekül ist unverzweigt nur fadenförmig (Linearpolysaccharid).

CH$_2$OH   CH$_2$OH   CH$_2$OH

Amylose

CH$_2$OH

Amylopektin

CH$_2$OH

Formeln für Amylose und Amylopectin (nach KÜHNAU)

β) Die Verdauung der Kohlenhydrate

Die Polysaccharide der Nahrung werden in der Mundhöhle durch das Ptyalin des Speichels, eine α-Amylase, bis zur Maltosestufe zerlegt. Dieser Verdauungsvorgang wird im Magen fortgesetzt und im Darm unter der Wirkung der Amylase des Pankreas beendet. Hier werden auch Maltose und nicht resorbierbare Disaccharide der Nahrung durch besondere Fermente (Glucosidase, Galaktidase) als Monosaccharide resorptionsfähig gemacht.

Die Resorption erfolgt im Dünndarm bzw. bei Einläufen im Kolon. Der Magen kann keine Glucose resorbieren.

Die Resorptionsgeschwindigkeit bezogen auf Glucose = 100 ist für Galaktose am größten (110), für Glucose = 100, für Fructose = 43, für Mannose = 19, für Xylose = 15 und für Arabinose = 9. Die entgegen dem Diffusionsgesetz bestehende Resorbierbarkeit der 3 erstgenannten Zucker ist durch Phosphorylierung in der Darmschleimhaut bedingt, während Mannose und Pentosen nicht phosphoryliert werden.

Die Phosphorylierung geschieht durch besondere Darmphosphatasen, die bei Glucose, Fructose und Galaktose über verschiedene Zwischenprodukte verläuft. VERZÁR und seine Schüler LASZT u. a. (dort Literatur) nehmen an, daß beim Phosphorylierungsvorgang ein Nebenniereninkret eine maßgebende Rolle spielt, doch ist diese Theorie noch umkämpft (vgl. z. B. HELVE). Beim tierischen und menschlichen D. m. ist die Glucoseresorption aus dem Darm beschleunigt (LASZT) und wird durch Insulin, den Antagonisten der Nebennierenrinde, wieder normalisiert. Der Mechanismus ist noch umstritten.

γ) Der Blutzucker und seine Regulation

Die im Darm resorbierten Monosaccharide und z. T. noch unbekannte nicht reduzierende Abkömmlinge, vielleicht auch kleinste Mengen von Disacchariden, gelangen durch die Pfortader in die Leber. Hier erfahren sie je nach Bedarf folgende Schicksale: entweder sie kommen, z. T. nach Phosphorylierung, als Blutzucker in den Kreislauf, oder sie werden zur Energielieferung für den eigenen Bedarf oxydiert, oder sie werden als Glykogen gespeichert. Auch die Nieren können Blutzucker bilden, wenn auch in geringerer Menge als die Leber, wobei die Herkunft und Bildungsweise noch nicht ganz geklärt sind.

Der Blutzucker, dessen Aufgabe in der Lieferung von Calorien für sämtliche Körperorgane besteht, ist chemisch d-Glucopyranose. Er liegt normalerweise zwischen 70 und 120 mg-% mit einem gewissen 24stündigen Rhythmus, der durch ein sehr kompliziertes mehrfaches Regulationssystem mit geringen Schwankungen, bedingt vor allem durch die Nahrungsaufnahme, konstant erhalten wird.

Folgende Faktoren sind es, die hier im Wechselspiel nach dem Prinzip der mehrfachen Sicherung mitwirken: Erstens hormonale Faktoren (CANNON, GRAFE-MEYTHALER), Insulin, Adrenalin, der große Antagonist des Insulins, Glucagon, das ähnlich wirkt, Hypophysenhormone, Nebennierenhormone, ferner wahrscheinlich Vitamine, wie Aneurin, Lactoflavin, Nicotinsäure und Pantothensäure, das Zentralnervensystem und ein leberautochthoner, sogenannter homöostatischer, von SOSKIN entdeckter Regulationsmechanismus.

Außerdem wirkt der Blutzucker nach Art einer Kurzschlußreaktion im Pankreas selbst als Hormon (GRAFE-MEYTHALER, ANDERSON-LONG, FOA u. a.), in dem eine Steigerung des Blutzuckers in der Arteria pancreatica duodenalis automatisch eine so starke vermehrte Insulinproduktion auslöst, bis er wieder normal geworden ist.

Der Blutzucker in der Arterie liegt normalerweise um etwa 4,8 mg-% höher als in der Vene, als Folge des Zuckerverbrauchs in dem jeweilig durchströmten Gewebe. Glucosebelastung und Insulin vergrößern diese sogenannte arteriovenöse Differenz bis zu 58 mg-% (SOMOGYI), Erniedrigung des Blutzuckers vermindert sie.

Die Höhe des Blutzuckers steuert andererseits die Tätigkeit des endokrinen Systems und steht damit im Zentrum der gesamten Stoffwechselvorgänge beim D. m.

Dauernde intravenöse oder intraperitoneale Glucoseinjektionen bei Ratten, Katzen und Schweinen (DOHAN-LUCKENS, LINK u. a.) führen durch Dauerhyperglykämie zuerst zu einer gewaltigen Steigerung der Insulinproduktion der β-Zellen, und wenn sie genügend lange fortgesetzt wird, zu deren Erschöpfung mit dem Endresultate eines echten permanenten Pankreasdiabetes mit typischen histologischen Inselveränderungen (degenerativer Granulation, Vacuolenbildung usw.), Beobachtungen, die auch im Hinblick auf den menschlichen D. m. von großer Bedeutung sind, da sie den Gedanken nahe legen, daß auch beim Menschen die Hyperglykämie nicht nur Folge, sondern z. T. auch Ursache von Stoffwechselstörungen ist. Andererseits vermag Verhinderung der Hyperglykämie (durch Adrenalektomie, Phlorrhizin, Insulin usw.) Inselzellendegeneration und permanenten D. m. durch hohe Glucosegaben, partielle Pankreasektomie und Hypophysenvorderlappenextraktinjektionen zu verhüten.

Hypoglykämien infolge kohlenhydratarmer Kost, Hunger (Hungerdiabetes und Unterernährung) bedingen eine Inaktivierung des Inselapparates, die sich auch durch abnorm niedrigen Insulingehalt des Pankreas und Herabsetzung der Kohlenhydrattoleranz [CLAUDE BERNARD (1859), CHAMBERS, HAIST-BEST (dort Lit.) u. a.] zu erkennen gibt. Das Absinken des Blutzuckers unter die Norm führt automatisch nach Art einer Alarmreaktion zu einer sofortigen vermehrten Adrenalinausschüttung, bis das normale Blutzuckerniveau wieder hergestellt ist (CANNON). Gleichzeitig wird auch die Nebennierenrinde zu einer vermehrten Produktion der blutzuckersteigernden 11-Oxysteroide stimuliert, so daß auch von dieser Seite her der Blutzucker wieder in die Höhe getrieben wird. Auch der Hypophysenvorderlappen ist wahrscheinlich an der Blutzuckerregulierung beteiligt (SOMOGYI), sei es auf dem Wege über Wachstumshormone oder über ACTH, das adrenocorticotrope Hormon.

Der periphere Zuckerverbrauch ist weitgehend von der Höhe des Blutzuckers abhängig. CRUICKSHANK u. SHIVASTAVA hatten das zuerst für den Muskel nachgewiesen, später SOSKIN-LEVINE auch für den Gesamtorganismus, und zwar durch

eine komplizierte Versuchsanordnung, wobei nachgewiesen wurde, daß der Zuckerverbrauch der Organe des diabetischen Organismus wie in der Norm erst bei
einem gegenüber dem normalen Organismus um etwa 200 mg-% höheren Blutzuckerwert erreicht wird. Aus diesen Ergebnissen sind von klinischer Seite falsche
Schlüsse über die Bedeutung des Blutzuckers im menschlichen D. m. gezogen
worden, in dem Sinn, daß ein erhöhter Blutzucker günstig und deshalb nicht zu
bekämpfen sei, weil er die Zuckerverbrennung im Gewebe verbessere.

Die klassische Mikromethode für den Blutzucker stammt von HAGEDORN-
JENSEN, sie bestimmt aber daneben auch nicht zuckerartige, reduzierende Bestandteile des Serums, wie Glucuronsäure, Acetaldehyd usw., mit.

RING, HASLEWOOD-STROOKMAN, FRANK-KIRBERGER haben nach KÜHNAU [(Z)
S. 18, dort auch die Literatur] in den letzten Jahren neue, auch klinisch anwendbare
Methoden zur Bestimmung des wahren Blutzuckers entwickelt. Leider verfüge ich
über keine Erfahrungen mit ihnen.

δ) Die Glucosurie

Überschreitet die Hyperglykämie einen gewissen Schwellenwert, so kommt es
zur Glucosurie, dem am längsten bekannten objektiven Symptom der Zuckerkrankheit, dem sie damit auch den Namen gab.

Die Zuckerausscheidungsschwelle schwankt beim normalen Menschen in den
Grenzen von 99—228 mg-% (CAMPELL u. Mitarb.). In 80% der Fälle liegen die
Werte zwischen 140 und 180 mg-% mit einem Durchschnitt von etwa 160 mg-%.
Sehr niedrige Zahlen kommen fast nur beim sogenannten renalen Diabetes vor.
Im Alter pflegen die kritischen Schwellenwerte im Laufe der späteren Jahre zu
steigen, beim Zuckerkranken oft erhöht über 200 mg-%. Der höchste Wert, den
ich beobachtete, betrug 330 mg-%. Fructose und Galaktose haben keine Schwel-
lenwerte.

Die Glucosurie kommt durch 2 aufeinander folgende Vorgänge in der Niere
zustande, die glomeruläre Filtration (Primärharn) und die tubuläre Rückresorption. Bei der Rückresorption spielen sich Phosphorylierungsprozesse ab, in dem die
Glucose durch Hexokinase zu Glucose-6-Phosphat verestert und dann durch die
spezifische Glucose-6-Phosphatase sofort wieder dephosphoryliert wird (HESS-
DE DUVE sowie LOWELL-GREMSPON u. a.). Bestimmte Glucoside wie Phlorrhizin, Amygdalin, Arbutin, Salicin und neuerdings auch Desoxycorticosteron-
glucosid verdrängen die in den Tubuli gebildete Glucose-6-Phosphatasebindung,
so daß es zu einer Zuckerausscheidung kommt.

Die abnorm hohe Zuckerschwelle von 300 mg-% bei älteren Diabetikern und
manchen Hypertonikern, die C. v. NOORDEN früher als Nierenabdichtung bezeichnete, ist wahrscheinlich durch krankhafte Herabsetzung der glomerulären Filtration bei ungeschädigter Rückresorption bedingt. Experimentell läßt sich durch
Diuretin die Zuckerschwelle beeinflussen, das gilt aber nur für Tiere und ist nicht
gesetzmäßig.

ε) Der intermediäre Kohlenhydratstoffwechsel und seine Beziehung zu Fett- und Eiweißstoffwechsel

Auf keinem anderen Gebiet der physiologischen Chemie ist in den letzten
Jahren, besonders in Amerika, so intensiv und vielseitig gearbeitet worden wie
auf dem Gebiet des intermediären Kh-Stoffwechsels. Und je tiefer man in diese
wichtige Materie eindrang, um so komplizierter erwies sie sich. Auch heute noch
sind diese Untersuchungen in vollem Flusse und es gilt noch viele Rätsel und
Unklarheiten zu klären.

Ich betrachte es nicht als die Aufgabe dieses den Stoffwechselkrankheiten gewidmeten Buches, eine eingehende Darstellung des normalen intermediären Kh-Stoffwechsels, auf dem sich der noch problematischere und noch weitgehend unbekannte diabetische aufbaut, zu geben. Ich muß mich daher darauf beschränken, nur die wichtigsten Prinzipe in großen Zügen zu schildern und verweise im übrigen auf die neuesten Darstellungen von K. Lang (1952) und vor allem von Kühnau (1955), in denen auch die wichtigsten Arbeiten besprochen und zitiert sind.

Wie schon oben erwähnt, fließen die vom Darm aus resorbierten Monosaccharide durch die Pfortader der Leber zu. Dort werden sie ebenso wie diejenigen, die im Blute des großen Kreislaufs zirkulieren, soweit sie nicht in den Organen sofort oxydiert werden, in Glykogen umgewandelt. Nur Leber, Niere und Darmschleimhaut sind imstande, freie Glucose zu bilden, die entsprechend dem calorischen Bedürfnisse der Organe sofort zu CO_2 und H_2O abgebaut werden. Eine Rückverwandlung in Glykogen ist hier nicht mehr möglich. Die Oxydation kann auf 2 Wegen sich vollziehen, die beide dadurch gekennzeichnet sind, daß jeweils nur ein Bruchstück vom Molekül des dem Abbau unterliegenden Zuckers total oxydiert wird, während der Molekülrest gleichzeitig rückläufig wieder zu einem „auf dem Anfangsteile liegenden energiereicheren Zwischenprodukte resynthetisiert wird" [J. Kühnau (Z) S. 20]. Dabei werden folgende 2 miteinander in Wechselbeziehung stehende Wege beschritten: 1. Der Embden-Meyerhof-Krebs-Cyclus, bestehend aus einer anaeroben (glykolytischen) Phase und einer folgenden aeroben Phase, dem von Krebs, Martius u. a. entdeckten und näher beschriebenen Citronensäurecyclus und 2. dem aeroben Warburg-Dickens-Cyclus (Hexosephosphatkurzschluß).

Was zunächst die Glykogenbildung aus Glucose betrifft, so verläuft diese nach den grundlegenden, immer wieder bestätigten Untersuchungen von C. F. Cori u. G. F. Cori u. Mitarb. (weitere Literatur bei J. Kühnau) überall in drei Teilreaktionen, die durch das folgende Formelbild gekennzeichnet sind:

Stufe 1: Glucose $+$ ATP[1] $\rightarrow$ Glucose-6-phosphat $+$ ADP[2]

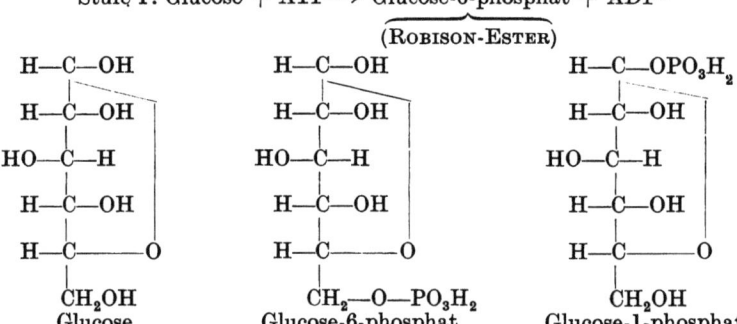

wobei ATP $=$ Adenosintriphosphat und ADP $=$ Adenosindiphosphat bedeuten. Diese Reaktion verläuft 100%, ist irreversibel und endothermer Natur.

Das gespaltene und sofort wieder benötigte ATP wird katalytisch regeneriert durch die von O. Meyerhof schon 1927 entdeckte und von Cori in den wichtigsten Organen später nachgewiesene sehr labile Hexokinase, die durch Mg^{++}-Ionen aktiviert wird.

Ihre Stabilisierung geschieht durch das Insulin und eine sehr komplizierte, später noch zu besprechende hormonelle Steuerung durch das Hypophysenvorderlappen-Nebennierenrindensystem. Weil-Malherbe fand im Diabetikerplasma einen Hemmstoff für die Hexokinase, der offenbar im Normalserum fehlt und dessen Natur noch unbekannt ist.

Die Hexokinasereaktion ist nicht nur der 1. Schritt zur Glykogensynthese, sondern auch zur Glucoseoxydation in tierischen Organen und bei der Hefegärung.

Auf der zweiten Stufe wird der Robisonester nach CORI u. CORI zu Glucose-1-phosphat isomerisiert (CORI-Ester) mit Hilfe des Fermentes Phosphoglucomutase, die durch Mg und Mn und Spuren von Chrom aktiviert und durch Fluorid gehemmt wird. Auf der 3. Stufe wird der CORI-Ester unter Phosphatabspaltung zu Glykogen polymerisiert.

Die rückläufige Glykogenspaltung in Glucose-1-phosphat unter Einbau von Phosphatresten, die sogenannte Phosphorolyse, geschieht mit Hilfe der Phosphorylase, die nur in Gegenwart von Cystein wirkt und durch Magnesium und Adenylsäure aktiviert, durch Phlorrhizin gehemmt wird.

Der Glykogenabbau zu freier Glucose, die sogenannte Glykogenolyse, findet in der Leber und zum kleinen Teil in Niere und Darmschleimhaut statt, während die übrigen Organe das nicht können, sondern Glykogen über phosphorylierte Zwischenstufen glykolytisch zu Brenztraubensäure oder Milchsäure abbauen, die dann zu den Endprodukten CO_2 und H_2 oxydiert werden. Auch ein Glykogenabbau durch direkte Oxydation der Glucosereste und C_5-Ketten ist möglich.

Die Glykogenolyse, die auch zu Glucose-1-phosphat führt, ist nicht die Umkehr der letzten Phase der Glykogenbildung, sondern wesentlich komplizierter. Sie erfordert die Wirkung von 2 Enzymen, von denen das eine die Verzweigungsstellen (1,6 Bindungen) angreift, das zweite die Aufspaltung der unverzweigten Kette herbeiführt.

Die Umwandlung des Glucose-6-phosphates in Glucose-1-phosphat geschieht durch Umkehr der Phosphoglucomutasereaktion (2. Stufe).

Das Glucose-6-phosphat (ROBISON-Ester) kann entweder nach Abspaltung des Phosphates zu freier Glucose oder oxydativ zu Brenztraubensäure oder oxydativ zu Pentosen im WARBURG-DICKENS-Cyclus zu den Endprodukten abgebaut werden.

Der Glykogenabbau nach EMBDEN, MEYERHOF-KREBS zu Milchsäure verläuft glykolytisch-anaerob, ist energetisch sehr ungünstig, verläuft aber sehr rasch und hat einen hohen Nutzeffekt von 65%. Es wirken dabei katalytisch mit die Fermente Phosphorylase Amylo-1,6-glucosidase, Phosphoglucomutase und Glucose-6-phosphatase und bei der Umwandlung von Glucose-6-phosphat in Fructose-6-phosphat (NEUBERG-Ester) die Phosphohexose-isomerase (LOHMANN).

Der NEUBERG-Ester in Verbindung mit Adenosintriphosphat führt irreversibel zu Fructose-1,6-diphosphat, dem HARDEN-YOUNG-Ester, wobei das Adenosintriphosphat in Adenosindiphosphat übergeht.

Der weitere Abbau des HARDEN-YOUNG-Esters durch Aldolase, von WARBURG u. CHRISTIAN Zymohexase genannt und später von TAYLOR-BARANOWSKI u. Mitarb. kristallisch rein dargestellt, führt zu Dioxyacetonphosphat und α-Glycerinaldehyd-3-phosphat (MEYERHOF-LOHMANN)

$$\begin{array}{ccc}
CH_2\text{—}O\text{—}PO_3H_2 & \rightleftarrows & \cdot\ CH_2\text{—}O\text{—}PO_3H_2 \\
| & & | \\
CO & & H\text{—}COH \\
| & & | \\
CH_2OH & & CHO \\
& & \text{(FISCHER-Ester)}
\end{array}$$

Die Aldolase aus Muskulatur erwies sich als chemisch identisch mit dem Muskeleiweiß Myogen A.

Der FISCHER-Ester wurde durch das Enzym Triosephosphat-dehydrase, aus Hefe von WARBURG u. CHRISTIAN und aus Muskulatur von CORI u. Mitarb., kristallinisch dargestellt. Oxydiert wird er zu 1,3-Diphosphorglycerinsäure. Aus dieser entsteht mit Hilfe der Phosphorgluconat-Kinase unter Phosphatabspaltung die

3-Phosphorglycerinsäure und durch Transphosphorylierung durch die Phosphor-glycerat-mutase die 2-Phosphorglycerinsäure. Der weitere Weg führt irreversibel zu Phosphobrenztraubensäure und von dieser nach Phosphorsäureabspaltung zur Brenztraubensäure selbst, wie die folgenden Formeln zeigen:

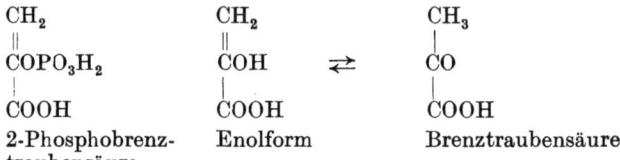

$$
\begin{array}{ccc}
\mathrm{CH_2} & \mathrm{CH_2} & \mathrm{CH_3} \\
\| & \| & | \\
\mathrm{COPO_3H_2} & \mathrm{COH} \quad \rightleftarrows & \mathrm{CO} \\
| & | & | \\
\mathrm{COOH} & \mathrm{COOH} & \mathrm{COOH} \\
\text{2-Phosphobrenz-} & \text{Enolform} & \text{Brenztraubensäure} \\
\text{traubensäure} & &
\end{array}
$$

wobei aus ADP ATP wird. Das wirksame Ferment hierbei ist in Gegenwart von Mg oder K die Pyrovat-Kinase.

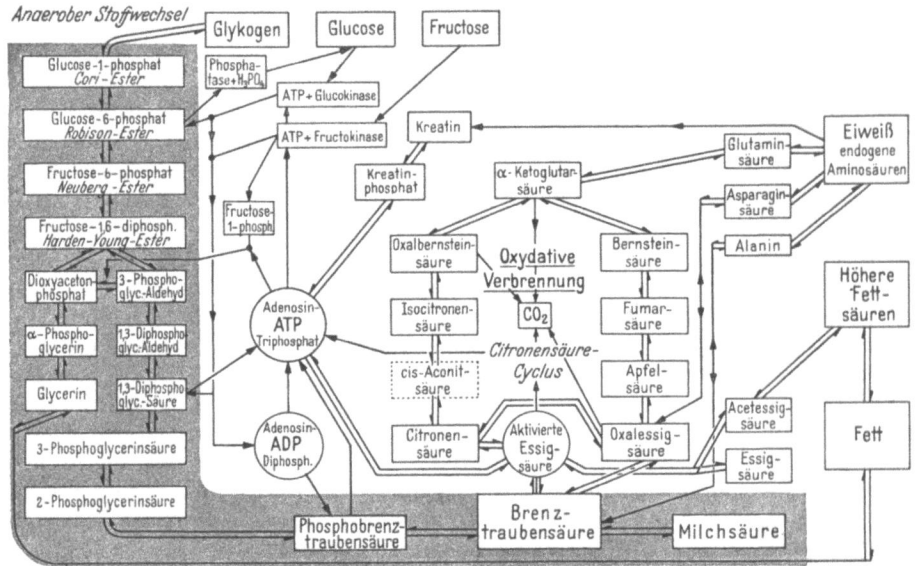

Abb. 55. Der Citronensäurecyclus mit seinen Verbindungen (nach KNOOP-MARTIUS-KREBS u. a.)

Aus der Brenztraubensäure wird schließlich durch die reduzierende Lactiko-dehydrase die $1(+)$ Milchsäure: $\mathrm{CH_3—COHO—COOH}$. Der Milchsäuregehalt des Blutes beträgt normalerweise 5—15 mg-%, bei CO_2-Mangel (Herzinsuffizienz) und starker Muskelarbeit bis zu 200 mg-%.

Man sollte denken, daß diese sehr einfache Substanz sehr leicht und rasch zu den Endprodukten CO_2 und H_2O oxydiert würde. Tatsächlich schlägt aber nun der Organismus den wohl im intermediären Stoffwechsel bemerkenswertesten Umweg ein, und zwar zunächst durch Rückoxydation zu Brenztraubensäure und dann über die aktivierte Essigsäure den sogenannten *Citroninsäurecyclus* (KNOOP u. MAR-TIUS, KREBS-SCHUSTON u. a.). Die obige Abb. 55 gibt davon ein gutes Bild.

Dieser Cyclus, für den KREBS die heute fast allgemein angenommene, zusam-menfassende Theorie aufgestellt hat, umfaßt 9 reversibel ineinandergehende Glieder: Oxalessigsäure, Citronensäure, cis-Aconitsäure, Isocitronensäure, Oxal-Bernsteinsäure, α-Ketoglutarsäure, Bernsteinsäure, Fumarsäure, Apfelsäure und landet wieder bei der Oxalessigsäure. Bei diesem Kreislaufe werden 3 Moleküle CO_2 und 10 H abgespalten, wodurch das Ausgangsprodukt Brenztraubensäure vollständig zerstört wird.

Die hierbei sich abspielenden Vorgänge in mindestens 12 Einzelstufen und die dabei wirksamen Fermente sind so kompliziert, daß sie an dieser Stelle nicht geschildert werden können. Vielmehr muß auch in diesem Punkte auf die ausgezeichneten neuesten Darstellungen von K. LANG (Z 1952) und J. KÜHNAU (Z 1955) verwiesen werden.

Neben dem bisher geschilderten komplizierten, glykolytischen Abbau des Glucose-6-phosphats gibt es aber auch einen direkten oxydativen Weg nach dem schon verschiedentlich erwähnten Prinzip der doppelten Sicherung bei besonders wichtigen intermediären Stoffwechselvorgängen.

Dabei ist noch nicht genügend geklärt, wann und unter welchen Umständen und in welchem Umfange der eine oder der andere Weg vom Organismus beschritten wird.

Diesen zweiten oxydativen Abbau der Hexosen entdeckten in ihrem ersten Abschnitt schon 1935 WARBURG u. Mitarb., CHRISTIAN und GIESE, indem sie fanden, daß Glucose-6-phosphat in der Hefe unter Mitwirkung der Co-Dehydrase II (TPNH) zu 6-Phosphogluconolacton und 6-Phospho-gluconsäure oxydiert wird.

Zahlreiche spätere Autoren, vor allem CORI und DICKENS u. Mitarb. (Lit. bei KÜHNAU) deckten dann die weiteren etwa 11 Abbau- und Umbaustufen auf, die mit Hilfe besonderer Fermente über 6-Phosphogluconsäure, 3-Ketophosphogluconsäure, 5-Ribulose-phosphat zur Pentose, 5-Ribosephosphat zu d-Glycerinaldehyd-3-phosphat und einem noch nicht gesicherten zweigliedrigen C-Körper führen.

Der Weg des oxydativen Abbaus dieser Körper zu den Endprodukten ist bisher scheinbar noch unbekannt.

Erwähnt sei noch, daß die der Ribose nahestehende Desoxyribose der Nucleoproteide nicht durch Abbau von Hexosen gebildet werden kann, sondern synthetisch durch Aldolkondensation von Glycerinaldehyd-phosphat und Aldehyd mit Hilfe der Desoxyribose-Aldolase gebildet wird.

Immerhin ist Ribose in Desoxyribose auf dem Umweg über Glycerinaldehydphosphat umwandelbar.

Näheres darüber im Gichtkapitel.

Von den anderen für den Menschen wichtigen Hexosen (Fructose, Mannose, Galaktose) hat die Fructose (Laevulose) auch für den Kliniker ein besonderes Interesse. Schon lange ist ihm bekannt, daß bei fetthaltigen Diätformen die Acidose durch Fructose besser herabgesetzt wird als durch Glucose, und MINKOWSKI stellte schon fest, daß beim Diabetiker Fructose im Gegensatz zu Glucose fast ganz zur Glykogensynthese und Calorienproduktion benutzt wird. Alle späteren Untersuchungen von CORI u. CORI, STUHLFAUTH, WEINSTEIN-ROE u. a. [Lit. bei KÜHNAU (Z)] haben das bestätigt und erweitert. Die normale Leber wandelt Fructose schnell in Glucose um.

Die Fructose wird nach ihrer Resorption im Darm, in Leber, Muskulatur, Gehirn eventuell auch Niere durch Fructosekinase bzw. eine unspezifische Hexokinase (Gehirn) phosphoryliert, wobei in Leber und Muskulatur Fructose-1-phosphat, im Gehirn Fructose-6-phosphat gebildet wird, und zwar irreversibel mit Hilfe der Phosphorsäure des ATP in Gegenwart von Magnesiumsalzen in ähnlicher Weise wie die Glucose nach folgender Gleichung

$$\text{Fructose} - \text{ATP} \xrightarrow{\text{Mg}} \text{Fructose-1-phosphat ADP.}$$

Aus letzterer Substanz entsteht mit Hilfe der 1-Phosphofructokinase das Fructo-1-6-Diphosphat und daraus mit Hilfe der Hexosediphosphatase Fructose-6-phosphat + Phosphat, ebenfalls irreversibel.

In der Muskulatur ist nur ein glykolytischer Abbau möglich und eine Glykogenbildung aus Fructose nur auf dem Umweg über die Glucose, während in Leber und
Niere Fructose-6-phosphat reversibel direkt in Glucose-6-phosphat übergehen kann.

Umgekehrt kann Fructose irreversibel aus Glucose entstehen, wofür das menschliche Sperma mit seinem fast 1 % Fructosegehalt spricht.

F. MANN und C. LUTWAK-MANN geben dafür folgendes Schema:

nach LANG: Blutzucker
             ↓
        Glykogen
        ↓ ↑
       Glucose-1-phosphat
        ↓ ↑
       Glucose-6-phosphat   →Glucose zur Rückverwertung
        ↓ ↑
       Fructose-6-phosphat
         ↓
       Fructose

Der Stoffwechsel der *Mannose* ist insofern sehr einfach, als die d-Mannose in
schwach alkalischer Reaktion sich schon spontan in d-Glucose umlagert, und zwar
ohne Kettenspaltung, ein Vorgang, der sich auch im Tierorganismus, vielleicht
nach intermediärer Phosphorylierung, vollzieht.

Die *Galaktose* in Form des Milchzuckers ist besonders für den kindlichen Organis-
mus von Bedeutung. Sie wird wie die anderen Monosaccharide nach vorausgehender
Phosphorylierung sehr rasch resorbiert. Die Toleranz des Menschen für diesen
Zucker ist besser als die für Glucose. Auch der Diabetiker vermag ihn fast völlig
zu verwenden. Auch seine antiketogene Wirkung ist größer als die der Glucose.
Voraussetzung ist allerdings die funktionelle Intaktheit der Leber, so daß die
Galaktosebelastung sich als Leberfunktionsprüfung bewährt hat. Bei Störungen
kommt es zu Galaktosämie und Galaktosurie.

Aus Galaktose wird mit Hilfe von ATP in Gegenwart von Magnesiumsalzen und
Cystein Galaktose-1-phosphat.

Eine Umwandlung dieser Verbindung in Glucose-1-phosphat vollzieht sich mit
Hilfe der Galaktowaldenase (wegen der stattfindenden WALDENschen Umkehrung
so genannt) reversibel. Letztere Verbindung wird dann wie schon oben geschildert
in Glykogen oder über Glucose-6-phosphat in Glucose umgewandelt.

Erwähnt seien schließlich noch Seitenwege des Zuckerstoffwechsels nämlich
Aminozucker und die Uronsäuren.

Bestimmte Glykoproteide des tierischen Organismus wie Chondroitinschwefelsäure, Hyaluronsäure, Mucoitinsäure enthalten große Mengen der Aminozucker
d-Glucosamin und d-Galaktosamin. Ausgangspunkt für das Glucosamin ist wahrscheinlich das d-Glucose-6-phosphat. Es verbindet sich mit 1-Glutamin zu d-Glu-
cosamin-6-phosphat, wobei 1-Glucosaminsäure frei wird nach folgendem Struk-
turbild:

$$
\begin{array}{ccccccc}
\text{CHO} & & & & \text{CHO} & & \\
| & & & & | & & \\
\text{H--C--OH} & & \text{C--NH}_2 & & \text{HC--NH}_2 & & \text{COOH} \\
| & & | & & | & & | \\
\text{HO--CH} & & \text{CH}_2 & & \text{HOC--H} & & \text{CH}_2 \\
| & + & | & \rightarrow & | & + & | \\
\text{H--C--OH} & & \text{CH}_2 & & \text{HC--OH} & & \text{CH}_2 \\
| & & | & & | & & | \\
\text{HC--OH} & & \text{C--NH}_2 & & \text{HCOH} & & \text{CHNH}_2 \\
| & & | & & | & & | \\
\text{CH}_2\text{--O--PO}_3\text{H}_2 & & \text{COOH} & & \text{CH}_2\text{--6--PO}_3\text{H}_2 & & \text{OOOH} \\
\text{d-Glucose-6-phosphat} & & \text{1-Glutamin} & & \text{d-Glucosamin-} & & \text{1-Glutaminsäure} \\
& & & & \text{6-phosphat} & &
\end{array}
$$

Galaktosamin wird ebenso wie freie Galaktose durch eine besondere Kinase in Galaktosamin-1-phospat und nach Acetylierung und Phosphorylierung in die Chondroitinschwefelsäure des Knorpels eingebaut.

Die Uronsäuren sind Glucuronsäure, Galakturonsäure und ihr wichtigstes Derivat, die Ascorbinsäure, das Vitamin C. Sie sind Oxydationsprodukte der Monosaccharide mit selbständigen Aufgaben und ohne weitere Umwandlungen oder Einbau in den übrigen Zuckerabbau.

Die d-Glucuronsäure hat als Ester oder Äther in der Leber entgiftende Funktion und ist außerdem Bestandteil der Mucoproteide.

Ihre wichtigste Aufgabe aber ist, daß die beiden Uronsäuren die Muttersubstanz des Vitamin C sind, welche von den Pflanzen und den meisten Tieren mit Ausnahme von Meerschweinchen und Hominiden, und von diesen auch in beschränktem Umfange, selbst aufgebaut werden. Die Reaktionen haben folgenden der Darstellung von J. Kühnau entnommenen Ablauf:

d-Glucose → d-Glucuronsäure → d-Glucuronsäurelacton   oder   1-Gulonsäurelacton

d-Galaktose → d-Galakturonsäure → d-Galakturonsäurelacton   oder   1-Galaktonsäurelacton → 1-Ascorbinsäure (Vitamin C)

Über die Biosynthese der Kohlenhydrate läßt sich zusammenfassend folgendes sagen. Bei der Umkehr fast sämtlicher Teilreaktionen des Kh-Abbaus „kann grundsätzlich durch Umkehr der die Glykolyse und den Citronensäurecyclus zusammensetzende Reaktionskette jedes der während ihres Ablaufes auftretenden Zwischenprodukte einschließlich der CO_2 zum Aufbau von Kohlenhydrat verwendet werden" (J. Kühnau z. Z. S. 56). Auch Kohlensäure und Essigsäure können, wie neuere Isotopenuntersuchungen gezeigt haben, für den Aufbau von Glucose und Glykogen herangezogen werden, allerdings nur unter Benutzung anderer C-Verbindungen.

Die dabei eingeschlagenen Wege sind außerordentlich verschieden, so daß bei Sperrung eines Weges dem Organismus nach dem Prinzip der doppelten und mehrfachen Sicherung, das bei den wichtigsten Stoffwechselvorgängen immer wieder in die Erscheinung tritt und eine Enträtselung oft so außerordentlich schwierig gestaltet, noch ein oder zwei andere zur Verfügung stehen.

Beim Studium des intermediären Stoffwechsels des Kh muß ich immer wieder an einen Ausspruch denken, den vor 50 Jahren der Altmeister der physiologischen

Chemie, der Nobelpreisträger ALBRECHT KOSSEL, zu mir, der ich damals junger Assistent von L. KREHL in Heidelberg war und KOSSEL einmal um Rat fragte, tat: „Auf dem Gebiet des organischen intermediären Stoffwechsels kann der Organismus fast alles machen. Das ist ein sehr wichtiges heuristisches Prinzip, das wir unserer Arbeit zugrunde legen sollten." Über diese Antwort war ich damals etwas erstaunt. Heute, wo wir wissen, daß selbst die Kohlensäure wieder zur Synthese benutzt werden kann, ist es klar, wie recht damals KOSSEL mit seiner Prophezeiung hatte.

ζ) Die Beziehung des Kohlenhydratstoffwechsels zum Fett- und Eiweißstoffwechel

Die Beziehung des Kohlenhydratstoffwechsels zu dem Umsatz der beiden anderen Hauptnährstoffe, Fett und Eiweiß, sind in großen Zügen schon sehr lange bekannt. Schon seit 50 Jahren wissen wir, daß aus Kohlenhydraten Fett und Eiweiß entstehen kann; man hat auch schon erkannt, daß umgekehrt auch Eiweiß in Kohlenhydrat umgewandelt werden kann, und hat zum Teil auch schon vermutet, daß sogar aus Fett Kohlenhydrate gebildet werden können, aber die zum Teil außerordentlich komplizierten Zwischenstufen, die diese Umwandlungen durchlaufen müssen, und die Fülle der Fermente, die dazu nötig sind, hat man erst in den letzten Jahrzehnten, vor allem durch amerikanische Untersuchungen, kennengelernt, und manche Fragen sind noch ungeklärt. Auf diesem Gebiet muß ich mich auf die Darstellung der wichtigsten Vorgänge beschränken und im übrigen wieder auf die großen Zusammenfassungen der letzten Jahre, besonders von K. LANG (1952), J. KÜHNAU (1955) u. a., verweisen (dort auch umfassende Literaturangaben). Wie weit diese Darstellungen bis zum Erscheinen dieses Buches noch in allen Punkten zutreffen, ist bei der intensiven Arbeit gerade auf diesem Zentralgebiete des intermediären Stoffwechsels schwer zu sagen. Ich werde mich im folgenden bemühen, nur solche Ergebnisse zu bringen, die heute als gesichert zu betrachten sind.

Was zunächst die *Beziehungen zwischen Kohlenhydrat- und Fettstoffwechsel* angeht, so wird die Brücke hier durch die sogenannte „aktive" Essigsäure, Acetyl Co-Enzym A geschlagen. Dieser wichtige Stoff entsteht sowohl bei dem Abbau von Glykogen und Glucose nach EMBDEN-MEYERHOF als auch bei der von F. KNOOP 1904 entdeckten β-Oxydation der Fettsäuren. Die aktive Essigsäure kann reversibel sowohl in Kohlenhydrate als auch in Fettsäure übergehen.

Bei dem Abbau der gradzahligen, höheren Fettsäuren wird unter Oxydation des β-C-Atoms (dem 2. vor der endständigen Carboxylgruppe) die Gesamtkette jeweils um 2 C-Glieder gekürzt, bis herunter zu einer Kette von 4 C-Atomen. Dazu ist die Mitwirkung des Co-Enzyms A nötig, das seinerseits als Energielieferanten das Adenosintriphosphat erfordert. Der auf der letzten Stufe der Oxydation gebildete C_4-Rest ist aktive Buttersäure (Butyryl-Coenzym A), die erst in aktive Acetessigsäure und dann in gewöhnliche Acetessigsäure umgewandelt wird nach folgendem Schema:

Stufe 49:

Die Umwandlung der „aktiven" Acetessigsäure in Acetessigsäure in der Leber ist irreversibel und wird durch das spezifische Ferment, die Acetoacetyl-Coenzym-A-Deacylase besorgt.

Die „aktive" Essigsäure kann dann wieder in den Citronensäurecyclus eintreten und dort wieder oxidativ abgebaut werden oder auch zu „aktiver Acetessigsäure" mit Hilfe von Coenzym A rückgebildet werden.

Aus jedem Molekül Fettsäure entsteht in der Leber ganz unabhängig von der Kettenlänge 1 Molekül Acetessigsäure. Letztere kann die Leber selbst nicht weiter verwerten, wohl aber die anderen Organe, die sie in „aktive" Acetessigsäure rückverwandeln und dann in aktive Essigsäure aufspalten. In der Niere geschieht dies durch Coenzym A + ATP, im Herzmuskel durch das Succinyl-Coenzym A.

Die Kondensation von 2 Molekülen „aktive" Essigsäure zu „aktiver Acetessigsäure" ist der Hauptweg der Acetkörperproduktion im Körper.

Durch Isotopenversuche von WEINHOUSE u. Mitarb. ist festgestellt, daß die C_2-Reste der bei der β-Oxidation entstehenden „aktiven Essigsäure" zu Acetessigsäure werden können, und zwar unter Mitwirkung des Coenzyms A. Dieses Ferment vermag auch in Gegenwart von ATP gewöhnliche Essigsäure zu Acetessigsäure aufzubauen. Mit steigender Fettsäurenkette nimmt der Anteil der Acetessigsäurebildner —CH_2—CO und CH_2—COOH und damit auch die relative Acetonkörperbildung aus „aktiver Essigsäure" pro Fettsäure zu. Die aus den langen Fettsäureketten entstehenden C_2-Reste können nur beim Nichtdiabetiker zu CO_2 oxidiert werden, während sie beim Zuckerkranken ketogen wirken. Die primär gebildete, nicht aktive Acetessigsäure vermag weder die Leber des normalen noch des diabetischen Organismus aufzuspalten.

Die intermediär gebildete Acetessigsäure geht sofort in die aktive Form über, die entweder zur „aktiven Essigsäure" wird oder zum reduktiven Aufbau von Fettsäuren verwandt wird. Nur ein kleiner Teil erscheint nach Abspaltung des Coenzymrestes A normalerweise im Blute, dagegen beim D. m. ein wechselnd großer, weil der oxidative Abbau der aktiven Essigsäure im Citronensäurecyclus gesperrt und außerdem die Fettsäuresynthese aus „aktiver" Essigsäure bei dieser Krankheit vermindert ist.

Die Acetessigsäure kann dann auf einem Nebenwege des Fettstoffwechsels entweder zu 1-β-Oxybuttersäure hydriert oder reversibel zu Aceton decarboxyliert werden. Dieser letztere Vorgang zeigt, daß das so gebildete Aceton nicht wie früher allgemein angenommen wurde, ein reines, nicht weiter verwandelbares Abfallprodukt ist, sondern vom Organismus zu neuen Synthesen benutzt werden kann.

Bewiesen wurde das durch Isotopenversuche von KÖHLER u. Mitarb. u. a., in denen radioaktive CO_2 sowohl in der Leber als auch in anderen Organen Aceton zu radioaktiver Acetessigsäure aufbaute.

Die folgenden Umwandlungsformeln zeigen dies:

$$
\begin{array}{ccccc}
CH_3 & & CH_3 & & CH_3 \\
| & & | & & | \\
H-C-OH & \rightleftarrows & CO & \rightleftarrows & CO \\
| & & | & & | \\
CH_2 & & CH_2 & & CH_3 \quad +CO_2 \\
| & & | & & \\
COOH & & COOH & & \\
\text{1-}\beta\text{-Oxybuttersäure} & & \text{Acetessigsäure} & & \text{Aceton}
\end{array}
$$

Den Abbau der Acetessigsäure zu Aceton besorgt die Acetessigsäurecarboxylase, die nur in Gegenwart von Biotin oder deren Derivaten als Coenzym wirksam ist.

Das Aceton selbst wird entweder ausgeatmet oder rückläufig carboxyliert zu Acetessigsäure oder zu CO_2 und Essigsäure abgebaut. Letztere Säure kann dann wieder in ihre aktive Form („aktive Essigsäure") übergehen und zur Synthese von Glykogen, Aminosäuren, Fettsäuren, Harnstoff und Häm verwendet werden.

Der Abbau von Aceton zu Kohlensäure und Essigsäure verläuft unter intermediärer Bildung des Esters Propandiol-1-phosphat. Mit Hilfe des sogenannten BARANOWSKI-Ferments ist auch eine Oxydierung zu Brenztraubensäure bzw. Milchsäure mit allen deren Bildungswegen (Glykogen usw.) möglich, wie auch Isotopenversuche bewiesen haben.

Der Abbau der ungradzahligen Fettsäuren geschieht auch auf dem Wege der β-Oxydation, führt aber nicht zur 4-gliedrigen Buttersäure und Acetessigsäure, sondern zur 3-gliedrigen Propionsäure. Diese ist kein Ketonkörperbildner, sondern wird auf dem Wege des Citronensäurecyclus zu Glykogen umgewandelt, womit die Verbindung von Fett- und Kh-Stoffwechsel hergestellt wird.

Der Abbau verzweigter Fettsäuren, enthalten in gewissen Nahrungsmitteln, z.B. Butter, und der Abbau gewisser Aminosäuren (Leucin, Isoleucin und Valin) schlägt einen anderen Weg ein als den des gradkettigen.

Isolvaleriansäure, die Ketosäure des Leucin, wird in der Leber in Aceton und Essigsäure gespalten. Das Aceton kann dann unter Kondensierung mit Kohlensäure in Acetessigsäure übergehen. Das gleiche gilt für die Essigsäure, so daß aus 1 Molekül Isovaleriansäure $1\frac{1}{2}$ Moleküle Acetessigsäure entstehen können, wie das folgende Formelbild zeigt:

$$
\begin{array}{ccccccc}
\mathrm{CH_3\ CH_3} & & \mathrm{CH_3\ CH_3} & & & \\
\diagdown\diagup & & \diagdown\diagup & & & \\
\mathrm{C-H} & \rightarrow & \mathrm{C=O} & +\mathrm{CO_2} \rightarrow & \mathrm{CH_3}\diagdown\ \diagup\mathrm{CH_2-COOH} & \rightarrow & \text{Acetessigsäure} \\
| & & | & & \mathrm{C=O} & & \\
\mathrm{CH_2} & & \mathrm{CH_3} & & & \\
| & & | & & & \\
\mathrm{COOH} & & \mathrm{COOH} & & & \\
\end{array}
$$

Isovaleriansäure $\rightarrow$ Aceton $+$ „aktive Essigsäure"

Im Prinzip analog ist auch der Abbau des Isopropylrestes der Isobuttersäure aus Valin.

Das Isoleucin geht in α-Methylbuttersäure über, die bei ihrem Abbau Essigsäure und eine C_3-Säure, die über Brenztraubensäure zu Glykogen werden kann, liefert.

Die Fettbildung aus Kohlenhydraten ist schon seit 1875 durch SCHIFF-PAVY bekannt und sicher bewiesen. Im Rattenorganismus können normalerweise, wie v. STETTEN u. BOXER zeigten, 30—50% der aufgenommenen Kh in Fettsäuren übergehen. In vitro geht bei Verwendung von Leberschnitten markierte Glucose zu 10—15% in 24 Std in markiertes Fett über (CHAIKOFF u. Mitarb.). Bei Verwendung anderer Organe ist der Betrag geringer, aber für alle Organe, auch Gehirn und vor allem Fettgewebe, sicher bewiesen.

Der Drehpunkt bei der Umwandlung von Kh in Fettsäuren ist, wie schon früher erwähnt, die „aktive" Essigsäure, die beiden gemeinsam ist.

Die Fettsäuren der aus Kh gebildeten „aktiven Essigsäure" können durch Umkehr der KNOOPschen β-Oxydation der Fettsäuren aufgebaut werden. Die dazu nötige Energie liefert der oxydative Abbau von Kh.

Wirksame Fettsäurebildner sind die Vorstufen der „aktiven" Essigsäure, vor allem Milch- und Brenztraubensäure. 30% der zugeführten radioaktiven Milchsäure wird bei hungernden Ratten in den Fettsäuren von Leber und Muskel wiedergefunden. Bei Brenztraubensäurefütterung sind es etwa 25%.

Zwischenstufe ist stets die „aktive Essigsäure", Acetessigsäure kann dazu nicht verwandt werden.

Bei der Umwandlung von Kh in Fettsäure ist das *Insulin* entscheidend beteiligt, in dem es den Zuckerabbau auf der Essigsäurestufe von der Oxydation auf die

„reduktive Fettsäuresynthese umschaltet" (J. Kühnau Z. S. 64). Die Fähigkeit der Leber von pankreas- bzw. alloxandiabetischen Tieren, markiertes Acetat in Fettsäuren einzubauen, ist gegenüber normalen Tieren erheblich vermindert. Sie wird durch Insulin normalisiert, beim nicht diabetischen Tier über die Norm gesteigert. Die Fettbildung aus Kh wird beim pankreasdiabetischen Tiere merkwürdigerweise auch durch Fructose begünstigt, so daß hier Fructose wie Insulin wirkt, während in vitro sowohl Insulin- wie Fructosezusatz zu diabetischen Lebern unwirksam ist, auch kann Fructose von den diabetischen Leber nicht in Fett umgewandelt werden, obwohl sie dort normal oxydiert wird.

Der Antagonist des Insulins bei der Fettbildung aus Kh ist der Hypophysenvorderlappen. Die Herabsetzung dieser Umwandlung nach Pankreatektomie unterbleibt nach Exstirpation sowohl von Hypophyse als auch von Nebennieren. ACTH wirkt hinsichtlich der Lipogenese wie Pankreatektomie. Hinsichtlich der Fettbildung aus Kh wirkt protrahierter Hunger wie Insulinmangel, was wohl damit zusammenhängt, daß im protrahierten Hunger die Insulinbildung stark herabgesetzt ist.

Auf diese Weise kann es zum sogenannten Hungerdiabetes kommen. Dabei ist vielleicht auch ein Ausfall der Energieproduktion im Citronensäurecyclus oder ein Schwinden der für die Fettbildung aus Zucker notwendigen Enzyme beteiligt.

„Aktive Essigsäure" scheint auch für die Bildung des Steroidringes erforderlich zu sein. Jedenfalls findet sich der Kohlenstoff von radioaktiv markiertem Acetat, Aceton und Acetonacetat sowohl im Cholesterin wie in dem 17-Oxycorticosteronen der Nebennieren wieder.

Während beim diabetischen Tiere die Fettsäuresynthese leidet, gilt für die Cholesterinsynthese aus Essigsäure und Kohlenhydraten das Gegenteil, wie auch die klinischen Erfahrungen zeigen, daß gerade der schwere, unkompensierte D. m. durch hohe Blutcholesterinwerte charakterisiert ist.

Eine Kh-Bildung aus Fettsäuren wurde zuerst von E. Grafe u. Ch. Wolf 1912 auf Grund von Untersuchungen bei ganz besonders schweren Diabetikern behauptet. Die Zuckerproduktionen während längerer Perioden waren so enorm groß, daß sie weder aus den Kohlenhydraten noch aus den Eiweißkörpern der Nahrung allein stammen konnten.

Grafe u. Wolf schrieben damals: „Die Werte D : N (normal 2,8) lagen in längeren Perioden über 5,0, so daß nach unseren bisherigen Vorstellungen eine *Zuckerbildung aus Fett angenommen werden muß.*" Die Berechnung auf Grund der Landergreenschen Anschauungen führt zu dem gleichen Schlusse (Lit. bei Grafe u. Wolf). Diese, wie mir heute scheint, besonders wichtigen Untersuchungen gerieten sehr bald in Vergessenheit, und erst 11 Jahre später behauptete 1923 Geelmuyden auf Grund chemischer Erwägungen und 1927 C. v. Noorden u. S. Isaac sowie MacLeod von neuem, daß aus Fettsäuren Kh werden kann.

Chaikoff und Weber fanden 1928 beim hungernden, maximal diabetischen Hund so große Zuckerausscheidungen nach Epinephrininjektionen, daß weder die kleinen Kh-Vorräte des Körpers noch das umgesetzte Eiweiß die Quelle zu sein schienen. Chambers (unter Lusk) behauptete dann bei einer Nachprüfung, daß nicht notwendig eine Neubildung von Zucker aus Fett vorläge, da es sich wahrscheinlich um eine nachträgliche Ausscheidung vorher retinierten Zuckers handele.

Thannhauser (1927) und G. Lusk (1928) bestritten energisch eine Zuckerbildung aus Fett. Neuere Versuche mit Organextrakten von J. Kühnau und mit Perfusionen sprachen dann doch wieder für eine Kh-Synthese aus Fett. Eine sichere, einwandfreie Entscheidung brachten erst die modernen Isotopenversuche mit der Feststellung, daß ein Aufbau von Glucose aus Fettsäuren im wesentlichen nur über den Citronensäurecyclus, also durch Kondensation der den Fettsäuren entstammenden C_2-Reste mit Oxalessigsäure möglich ist, und daß in diesem Falle 2 der 6 C-Atome der Glucose aus Fettsäuren hervorgehen können (J. KÜHNAU Z. S. 66), da ein kleiner Teil des Fettsäurekohlenstoffs über Acetessigsäure und Aceton in Brenztraubensäure und Milchsäure übergeht.

Wichtiger noch ist, daß markierter Kohlenstoff von Fettsäuren sich in allen C-Atomen von Glucose bzw. Glykogen wiederfindet. Der Umbau von Fettsäuren in Glucose erfolgt anscheinend praktisch nur über die C_2-Reste der „aktiven Essigsäure".

Der Umbau kann allerdings möglicherweise auch über Aceton erfolgen.

Daß der Glycerinanteil von Fetten und Phosphatiden im Organismus in Kh übergeht, ist schon lange bekannt.

Markiertes Glycerin von Neutralfett einer Fettmahlzeit findet sich schon eine Stunde nach Aufnahme im Blutzucker und im Leberglykogen wieder.

Die „aktive Essigsäure" ist in jedem Fall die Zwischenstation, die sowohl bei der Fettbildung aus Kh wie umgekehrt bei der Kh-Bildung aus Fettsäuren passiert werden muß. Beim Phlorrhizindiabetes wird aber, wie Isotopenversuche bewiesen, der normale Abbau Brenztraubensäure → „aktive Essigsäure" → „aktive Acetessigsäure" über den Citronensäurecyclus gehemmt, so daß es zur Acetessigsäure und Fettsäurebildung kommt.

Eine vollständige Oxydation der Fettsäuren zu CO_2 und H_2O geschieht durch ein kompliziertes Fermentsystem (Multienzyme, Cyclophorase) in Leber und Niere nur dann, wenn Glieder des Citronensäurecyclus mit verbrannt werden. Ganz richtig formulierte schon Anfang des Jahrhunderts E. PFLÜGER: „Die Fette verbrennen im Feuer der Kohlenhydrate." ROSENFELD hat dann diesen Satz 1920 übernommen, und irrtümlich wird er seit Jahrzehnten als Autor dieses Satzes bezeichnet.

Die Acidose im Hunger und im schweren D. m., gleichviel welcher Genese, entwickelt sich, weil ein Kh-Abbau über den Citronensäurecyclus oder wenigstens einzelne seiner Glieder wegen Mangel dieses Nährstoffes nicht erfolgen kann. Antiketogen wirken Brenztraubensäure, Milchsäure sowie die entsprechenden Aminosäuren Alanin, Asparagin- und Glutaminsäure. Die antiketogene Wichtigkeit des Tricarbonsäurecyclus geht auch aus dem niedrigen Gehalte dieser Säuren im diabetischen Organismus hervor.

Was nun die Beziehung *zwischen Kohlenhydrat- und Eiweißstoffwechsel* betrifft, so konnte hierüber erst Klarheit geschaffen werden, als um die Wende des Jahrhunderts durch die klassischen Untersuchungen von EMIL FISCHER mit seinen Schülern das Eiweißproblem zu einem Aminosäurenproblem geworden war. Die Intermediärprodukte des Kh-Stoffwechsels in Gestalt von α-Ketosäuren können jederzeit bei Bedarf durch Aminierung zu Aminosäuren werden, wie folgende Gleichungen zeigen:

$$
\begin{array}{ccccc}
\text{R} & & \text{R} & & \text{R} \\
| & \overset{+NH_2-H_2O}{\underset{-NH_2+H_2O}{\rightleftarrows}} & | & \overset{+H_2}{\underset{-H_2}{\rightleftarrows}} & \| \\
\text{C}=\text{O} & & \text{C}=\text{HN} & & \text{H--C--NH}_2 \\
| & & | & & | \\
\text{COOH} & & \text{COOH} & & \text{COOH} \\
\alpha\text{-Cetosäure} & & \alpha\text{-Iminosäure (instabil)} & & \alpha\text{-Aminosäure}
\end{array}
$$

So können reversibel Brenztraubensäure in Alanin, Oxalessigsäure in Asparaginsäure, α-Glutarsäure in Glutaminsäure und Glyoxylsäure in Glykokoll übergehen. Die Überführung geschieht mit Hilfe von Transaminasen.

Die Glutaminsäure besitzt unter diesen Aminosäuren eine Sonderstellung insofern, als auch andere Aminosäuren, wie Histidin, Prolin, über die 1-Glutaminsäure, in die sie übergehen können, sich auf diese Weise indirekt am Kh-Stoffwechsel beteiligen. Das gleiche gilt für Serin und Threonin auf dem Umweg über Glykokoll. Ferner sind glykoplastisch Isoleucin, Lysin, Tryptophan und Arginin.

Für andere Aminosäuren, wie Methionin, Leucin, Phenylalanin und Tyrosin, gilt dies nicht. Sie haben vielmehr ketoplastischen Effekt, d. h. sie sind Ketonkörperbildner. Phenylalanin und Tyrosin sind sowohl glyko- wie ketoplastisch, wobei allerdings der ketoplastische Charakter überwiegt. Das verschiedene Verhalten der verschiedenen Aminosäuren ist schon lange aus Untersuchungen beim D. m., sei es bei der experimentellen Form der Tiere (Pankreas bzw. Phorrhizindiabetes) oder bei der genuinen Form des Menschen, wohl bekannt, aber die Kenntnis der Umwandlungen im einzelnen ist erst ein Produkt der Forschungen der letzten Jahrzehnte, insbesondere der Isotopentechnik.

Heute erscheint es uns bei der Reversibilität fast aller dieser Vorgänge fast selbstverständlich, daß nicht nur Kh in Eiweiß, sondern umgekehrt auch Eiweiß in Zucker übergehen kann, aber vor 60 Jahren war das ein sehr umkämpftes Problem, als der große Physiologe EDUARD PFLÜGER sich mit aller seiner großen Autorität und Leidenschaft gegen die Anschauung, daß Zucker aus Eiweiß entstehen könnte, wandte (siehe PFLÜGER Glykogen 1904, dort auch Literatur und eigene Versuche).

Erst die eindrucksvollen und beweiskräftigen, vielfach variierten Untersuchungen von LÜTHJE (Lit. bei PFLÜGER) an diabetischen Tieren und Menschen konnten ihn schließlich überzeugen, daß er unrecht hatte. Überhaupt hat der D. m. außerordentlich viel zur Kenntnis der Wechselwirkungen zwischen Zucker- und Eiweißstoffwechsel beigetragen.

Die N-Bilanz ist beim D. m., gleich welcher Genese, in der Regel negativ. Der Rest-N des Blutes kann dadurch in sehr schweren Fällen erhöht werden. Die Eiweißsynthese aus Aminosäuren leidet, da sie Energielieferung verlangt, die aber aus Mangel an den dazu notwendigen Kh nicht zur Verfügung steht. Alle diese Fehlleistungen werden durch Insulin ganz oder weitgehend beseitigt. Aus Aminosäuren wird wieder Organeiweiß, wie vor allem Isotopenversuche mit radioaktiv markierten Aminosäuren zeigen. Dementsprechend sinkt auch der Aminosäuregehalt des Blutplasmas, unter Umständen bis unter die Norm.

Die großen Gegenspieler des Insulins auf diesem Gebiet sind die Produkte der Nebennierenrinde. Diese 11-Oxysteroide, auch Glykosteroide genannt, insbesondere das Cortison, befördern den Eiweißabbau, vermehren dadurch die N-Ausscheidung im Harn und begünstigen die Synthese von Kh aus den α-Ketosäuren, die nach Desaminierung der entsprechenden Aminosäuren entstehen. Ein großer Teil der Gluconeogenese beruht auf ihnen.

η) Die Acidose

Im vorigen Abschnitt wurde die Entstehung und physiologische Chemie der Ketokörper kurz geschildert. Dieser Abschnitt gilt der Pathophysiologie dieser wichtigen Substanzen.

Es handelt sich, wie schon oben erwähnt, um 3 Körper, die 1-β-Oxybuttersäure, die Acetessigsäure und das Aceton.

Ihre Formeln und Umwandlungen sind folgende:

$$
\begin{array}{ccccc}
1 & & 2 & & 3 \\
CH_2 & & CH_3 & & \\
| & & | & & CH_3 \\
H-C-OH & \rightleftarrows & C=O & \rightleftarrows & | \\
| & & | & & CO \quad +CO_2 \\
C-H_2 & & C=H_2 & & | \\
| & & | & & CH_3 \\
COOH & & COOH & & \\
\text{1-}\beta\text{-Oxybuttersäure} & & \text{Acetessigsäure} & & \text{Aceton}
\end{array}
$$

Sie sind schon lange bekannt, neu ist, daß nicht nur der Prozeß von 1 zu 2 reversibel ist, sondern auch der von 2 zu 3, so daß Aceton nicht nur ein Abfallprodukt des Fettstoffwechsels ist, sondern auch rückwärts zu Synthesen benutzt werden kann.

Während Aceton chemisch neutral ist, sind β-Oxybuttersäure und Acetessigsäure Säuren. Im normalen Organismus treten sie nur flüchtig auf und sind nur durch besondere Methoden faßbar, dagegen häufen sie sich im Organismus des Zuckerkranken zu oft sehr erheblichen Beträgen von Hunderten von Gramm an, so daß sie durch besondere Proben (Eisenchloridreaktion von C. GERARDT, Nitroprussidnatriumprobe von LEGAL und ihre Modifikation von ROTHERA sowie die LIEBENsche Chloroformprobe) leicht nachgewiesen werden können. Ihre Anhäufung ist die Acidose, ein Name, den B. NAUNYN prägte. Sie tritt in leichter Form im Hunger, in mehr oder weniger starker Form bis zum tödlichen Koma beim D. m. auf.

In kleinen Mengen von 1—2,5 mg-% finden sich Ketokörper schon normalerweise im Blut, nach Fettbelastung steigen sie vorübergehend auf 5—6 mg-% an (CRASSOUSIS u. a.), beim Zuckerkranken aber auf 200 mg-% und mehr.

Ein Maß für die Acidose ist die Acidität des Harnes bzw. seines titrimetrisch bestimmbaren Ammoniakgehaltes. Zur Verhütung von Säureschäden werden in erster Linie vom Organismus die Alkalireserven herangezogen, daneben aber auch das bei der Desaminierung der Aminosäuren freiwerdende Ammoniak, ferner Salzbildungen mit Alkali, das aus seinen kohlensauren Verbindungen nach Freiwerden von Kohlensäure entsteht. Auf diese Weise sucht der Organismus die für den normalen Ablauf seiner Stoffwechselvorgänge entscheidenden H-Ionenkonzentration von p_H 7,38—7,40 festzuhalten. Gelingt dies, so ist die Acidose kompensiert, gelingt dies aber nicht, was glücklicherweise nur sehr selten und nur im schwersten Koma vorkommt und dann so gut wie immer tödlich wirkt (CULLEN u. JONÁŠ, ENDRESS u. a.), so spricht man von dekompensierter Acidose.

Zur Kompensation trägt auch ein ausgezeichnetes Puffersystem in Gestalt der Serumeiweißkörper (7—9%) und das Hämoglobin (16%) bei.

Unter *Alkalireserve* wird die Menge Alkali verstanden, welche die im Organismus auftretenden Säuren, vor allem die Kohlensäure, abzusättigen vermag. Diese wichtigste anorganische Säure, die Kohlensäure, steht zu ihren Na-Salzen im Blute in dem konstanten Verhältnisse

$$\frac{H_2CO_3}{NaHCO_3} = \frac{1}{20}.$$

Ist das Natriumsalz in genügender Menge vorhanden, so ist die normale Konstanz der H-Ionenkonzentration gewährleistet.

Normalerweise finden sich bei einer mittleren CO_2-Menge von etwa 40 mm Hg 3 Vol-% freie CO_2 und 50—65% als Bicarbonat gebundene CO_2 im Blutplasma.

Mit der Zunahme saurer Valenzen, vor allem einer Anhäufung von β-Oxybuttersäure und Acetessigsäure, sinkt durch Austreibung die Menge der gebundenen Kohlensäure ab, so daß im Koma Werte von um 10—15 Vol-% erreicht werden können.

Die Alkalireserve kann nach VAN SLYKE durch Titration des Bicarbonats im Blute bestimmt werden. Einfacher ist die Bestimmung der alveolären CO_2-Spannung in der Alveolarluft, die gleichen Wert wie das arterielle Lungenblut hat und dadurch in direkter Beziehung zur Alkalireserve steht. HALDANE u. PRISTLEY sowie HALDANE u. POULSON haben dafür relativ einfache exakte Methoden angegeben, die mein früherer Mitarbeiter PETERS noch weiter für klinische Zwecke vereinfacht hat.

Normalerweise beträgt die alveoläre CO_2-Spannung 35—40 mm Hg, im Koma können die Werte bis 10 mm Hg absinken (Hypokapnie). Aus CO_2-Spannung und prozentualem CO_2-Volumen des Blutes kann nach HENDERSEN u. HASSELBALCH auch die H-Ionenkonzentration des Blutes berechnet werden.

VAN SLYKE hat über die Beziehung zwischen Alkalireserve, alveolären Kohlensäurespannung und Harnacidität folgende gut übersichtliche Tabelle 78 angegeben.

Tabelle 78. *Die Beziehungen zwischen Alkalireserve, alveolärer Kohlensäurespannung und Harnacidität (nach* VAN SLYKE*)*

Art der Untersuchten	Aktuelle Bicarbonatreserve Plasmabicarbonat CO_2 berechnet auf 0°, 760 mm Vol-%	Korrespondierende Resultate als indirekte Anzeichen der Acidose	
		Kohlensäurespannung der alveolären Luft a) mm-Spannung b) ungefährer %-Gehalt	Die zur Alkalisierung des Urins notwendige Menge von Natriumbicarbonat a) per kg b) ungefähre g für eine 60 kg schwere Person
Normale Erwachsene im Ruhezustand	80—53	a) 53—35 mm b) 6,8—4,7%	a) 0—0,5 b) 0—30
Milde Acidose, ohne ausgesprochene Erscheinungen	53—40	a) 35—27 mm b) 4,7—3,6%	a) 0,5—0,8 b) 30—50
Mäßig starke Acidose mit deutlichen Symptomen	40—30	a) 27—20 mm b) 3,6—2,7%	a) 0,8—1,1 b) 50—65
Schwere Acidose Symptome der Säureintoxikation	unter 30	a) unter 20 mm b) 2,7%	a) über 1,1 b) über 65

B. NAUNYN (Z) hatte den Standpunkt vertreten, daß die klinischen Erscheinungen der Acidose ähnlich wie bei einer Mineralsäurevergiftung lediglich durch den Säurecharakter der im Koma auftretenden Säuren, vor allem β-Oxybuttersäure und Acetessigsäure, bedingt sind. Sicher spielt dies die Hauptrolle, aber es ist heute sehr wahrscheinlich, daß diese Säuren außerdem noch eine spezifische, zum Teil narkotische Wirkung auf den Organismus ausüben. C. v. NOORDEN (Z) hatte das zuerst behauptet. HARPUDER u. ERBSEN wiesen dann nach, daß bei äquimolaren Mengen β-Oxybuttersäure giftiger wirkt als Acetessigsäure.

HERTER und WILBUR, EHRMANN, LOEWY u. a. (Lit. bei C. v. NOORDEN) fanden, daß Isobuttersäure sowie anorganische Säuren bei gleicher Aciditätsstärke anscheinend weniger giftig wirken als gleichsaure β-Oxybuttersäure, doch sind die Unterschiede nicht sehr groß [weitere eingehende Literatur und eigene Versuche bei P. FISHER (1951)]. Hinsichtlich der narkotischen Wirkung ist auch zu bedenken, daß die Anhäufung von Kohlensäure, die leicht in die Zellen eindringt, dort giftiger wirkt, als ihrer Dissoziation entspricht.

Auch klinische Beobachtungen sprechen für Sonderwirkungen der genannten Ketosäuren oder noch unbekannter Faktoren. So können in seltenen Fällen, die UMBER (Z) und FALTA (Z) beschrieben haben, schon bei relativ geringer Ketonämie komatöse Zustände sich einstellen. Auch fanden DODDS und ROBERTSON im Präkoma manchmal höhere Ketonämien als im Koma. Auch bei Nichtdiabetikern können sehr starke Ketosen ohne Präkoma und Koma vorkommen (SCHWENKENBECHER, KUGELMANN). Das gleiche gilt auch für Mineralsäurevergiftungen.

Sicher bestehen keine gesetzmäßigen Beziehungen zwischen Ketose bzw. Acidose einerseits und Koma andererseits.

Die wechselnden Reaktionen dürften wohl zu einem großen Teil auf die individuell außerordentlich verschiedene Empfindlichkeit der nervösen Zentralorgane der einzelnen Kranken zurückzuführen sein, aber es fragt sich, ob damit alles erklärt ist.

ϑ) Die hormonale Regulation des Kohlenhydratstoffwechsels

Da die von der Leber gelieferte Glucose das wichtigste und sofort angreifbare Nährmaterial für alle Körperzellen darstellt, der „fuel of life", wie MACLOOD, 1928 (Z) ihn nannte, so ist es verständlich, daß der tierische und menschliche Organismus nach dem Prinzip der doppelten und mehrfachen Sicherung über eine Fülle von Möglichkeiten verfügt, um diese zentralen Stoffwechselvorgänge stets in den für den normalen Lebensablauf optimalen Bahnen zu halten.

Es sind dies einmal die Inkrete und ferner das Zentralnervensystem. Das Zusammenspiel aller dieser Faktoren kann man sich nicht fein und innig genug vorstellen. Das bedingt eine ungeheure Kompliziertheit der Vorgänge. Gleichwohl ist es den Forschungen, vor allem der letzten Jahrzehnte, gelungen, in diese einen tiefen, wenn auch noch keineswegs völlig klarstellenden und erschöpfenden Einblick zu gewinnen.

Auf dem Gebiete der Hormone sind die hier maßgebenden Kräfte der Traubenzucker selbst, das Insulin, das Glucagon, das Adrenalin, die Hypophysenvorderlappenstoffe, die Nebennierenrindenglykosteroide, das Desoxycorticosteron sowie die Hormone von Schilddrüse und Keimdrüsen. [Zusammenfassendes bei E. ZIEGLER (1954).]

aa) Die Glucose

Der Blutzucker ist zwar kein Hormon im üblichen Sinne, wirkt aber durchaus als solches und spielt in der Regulation des Kohlenhydratstoffwechsels, insbesondere der Insulinproduktion, eine außerordentlich wichtige Rolle. Die Höhe des Blutzuckerniveaus ist der adäquate Reiz für die Insulinproduktion des Inselapparates. Wie GRAFE u. MEYTHALER 1927 zuerst zeigen konnten und wie dann LONDON-KOTSCHNEFF, FRIEDMANN-MARBLE, GAYET-GUILLAIME, ZUNZ- LA BARRE u. a. bestätigten und erweiterten, führt Blutzuckeranstieg in der Art. pancreo-duodenalis zu einer vermehrten Ausschüttung von Insulin mit folgender Hypoglykämie, die dauernd erzeugt, bei Hunden nach 18 Tagen tötlichen Schock bewirkt. Infolge der dauernden Überbeanspruchung des Inselsystems kommt es zu einer Hypertrophie der β-Zellen mit Degeneration und Nekrose und bei genügend langer Fortsetzung von Glucosedauerinfusionen zu einem permanenten D. m. (DOHAN-LUKENS u. a.). Im gleichen Sinne wirkt auch subtotale Pankreatektomie. Werden 80—90% des Pankreas reseziert und dann noch zusätzlich große Kohlenhydratmengen verfüttert, so kommt es zu dem schon 1891 von SANDMEYER beschriebenen und nach ihm benannten SANDMEYER-Diabetes. Auch hier finden sich Degranulation, Vacuolisierung und hydrophische Degeneration der β-Zellen. Der gleiche Effekt tritt ein, wenn eine Dauerhyperglykämie durch gehäufte Injektion von Hypophysenvorderlappenpräparaten erzeugt wird: der metahypophysäre Diabetes von YOUNG (1937).

Auch bei der Leber übt der Blutzucker, wie SOSKIN u. Mitarb. sowie HIMSWORTH zeigten, eine selbstregulative, sogenannte „homöostatische" Wirkung aus, in dem Sinne, daß bei Beeinträchtigung der Glucoseverwertung in den Geweben der Blutzuckerspiegel ansteigt, bis die Zuckerverwertung im Gewebe zunimmt, und umgekehrt wieder abfällt, wenn die Glucoseverwertung im Organismus wieder normal wird.

$\beta\beta$) Das Insulin

Das von BANTING u. BEST 1922 auf Grund der Entdeckung des Pankreasdiabetes 1887 durch J. VON MERING u. O. MINKOWSKI gewonnene Insulin, das Haupthormon des Kohlenhydratstoffwechsels, hat 4 sich gegenseitig ergänzende Wirkungskomponenten, die Anregung der extrahepatischen Verwertung und Verbrennung von Kohlenhydrat, die Steigerung der Glykogenbildung, die Steigerung der Fettsäurebildung aus Kohlenhydrat und die Steigerung der Eiweißsynthese aus Zwischenprodukten des Kohlenhydratstoffwechsels (vgl. hinsichtlich älterer Arbeiten das Kapitel über den Mechanismus der Insulinwirkung).

Was zunächst die Steigerung der Zuckerverbrennung durch Insulin angeht, so hatte diese schon J. LESSER 1924 bald nach der Entdeckung des Inkretes festgestellt. Wie der Glucosestoffwechsel beim normalen, pankreasdiabetischen und beim insulinierten Hunde sich gestaltet, geht auf Grund der Isotopenversuche mit Glucose-1-C^{14} von CHAIKOFF u. Mitarb. im einzelnen deutlich hervor. Die folgende Tab. 79 bringt die Resultate.

Tabelle 79. *Glucosestoffwechsel beim Hunde unter Verwendung von Glucose-1-C^{14} (nach* FELLER-CHAIKOFF-STRISOWER-SEARLE*)*

| Hund 6—7 kg | Glucose-Pool[1] g | Oxydations-geschwindig-keit Glucose-CO_2 g pro Std | Umsatzzeit des Glucose-Pools Std | Umsatzgeschwindigkeit des Glucose-Pools | | Aus Glucose stammender Anteil der ausgeatmeten CO_2 % |
				g pro Std	davon zu CO_2 oxydiert %	
normal	3—4	1,7—2,3	1,2—1,7	2—3	80—95	50—70
pankreasdiabetisch .	12—21	0,5—0,8	4—5	3—4	20	10—20
pankreasdiabetisch + Insulin	5—6	1,5—2,0	1,5—2,0	3—4	50	45

[1] Pool bedeutet den Vorrat an Körperglucose, der sich im Gleichgewicht mit dem Blutzucker befindet.

Gewebsversuche mit Rattenzwerchfell im WARBURG-Apparat hatten das gleiche Resultat und zeigten sowohl eine Verbesserung der Zuckeraufnahme ins Gewebe durch Insulin als auch eine Verstärkung des Abbaus der Glucose. Das gilt auch für das hypophysenlose Tier.

Beim D. m. ist sowohl Glucoseverwertung wie Glucoseoxydation zu CO_2 herabgesetzt. Insulin, aber auch vorherige Entfernung von Hypophyse oder Nebennierenrinde beseitigen diese Störungen. An welcher Stelle das Insulin in den oxydativen Zuckerabbau eingreift, ist noch nicht genügend geklärt. Mancherlei spricht dafür, daß es alle die Phasen sind, an denen das energiespendende Adenosintriphosphat beteiligt ist, vor allem die erste durch Hexokinase bewirkte Abbaustufe von Glucose zu Glucose-6-phosphat.

Dafür spricht die Tatsache, daß der Zuckerkranke Muskelglykogen, zu dessen Abbau Hexokinase nicht erforderlich ist, zu Brenztraubensäure oxydieren kann, aber nicht freie Glucose.

Der zweite Angriffspunkt des Insulins in die Zuckerabbauvorgänge ist anscheinend die oxydative Decarboxylierung der Brenztraubensäure und die Verwertung der „aktiven Essigsäure" im Citronensäurecyclus für Fett- und Aminosäurenumsatz. Merkwürdigerweise vermag Fructose hinsichtlich der Beseitigung der Hemmung auf der Stufe der „aktiven Essigsäure" Insulin zu ersetzen, so daß der Abbau zur C_2-Stufe erfolgen kann.

Was die zweite Wirkungsweise des Insulins, die *Förderung der Glykogensynthese* angeht, so ist diese im allgemeinen nur beim diabetischen Organismus nachweisbar und hier schon lange bekannt. Im normalen Organismus kommt es zu einer Glykogenolyse, doch spielt hier die Dosierung eine große Rolle, aber selbst bei sehr kleinen, sonst unwirksamen Dosen ist eine Glykogensynthese in der Leber nur beim gut ernährten Tiere mit Sicherheit nachgewiesen, aber auch hier kehrt er sich sehr rasch in das Gegenteil um, da Hypoglykämie ausgesprochen glykogenolytisch wirkt. Anders verhalten sich Muskulatur und Fettgewebe, in denen Insulin Glykogenbildner ist, wobei das Material, wie Isotopenversuche zeigen, aus den Nahrungskohlenhydraten stammt.

Die Beförderung der Lipogenese aus Kohlenhydraten durch Insulin, die dritte Wirkungsweise, vollzieht sich in Gestalt der Umschaltung des Kohlenhydratabbaus auf der Stufe der „aktiven Essigsäure" in Richtung vermehrter Fettsäuresynthese. Nach STETTENS Isotopenversuchen [Lit. bei J. KÜHNAU (Z)] werden von den Nahrungskohlenhydraten nur 3% in Glykogen, dagegen 30% in Fettsäuren umgewandelt. Im diabetischen Organismus geschieht das nicht oder nur in geringem Maße, wobei kein Unterschied zwischen Leber und anderen Organen besteht. Für in-vitro-Versuche gilt das gleiche. Auch hier führt Insulin überall zu einer Normalisierung.

Auch finden sich morphologische Veränderungen an den β-Zellen bei Hunger und reiner Fetternährung in Gestalt von Degranulationen und Degenerationen. Auch der Insulingehalt der Bauchspeicheldrüse ist bei diesen Ernährungszuständen mehr oder weniger stark herabgesetzt (BEST u. Mitarb.).

Auch verschiedene toxische Schädigungen des Inselapparates können zu dessen Überbeanspruchung, Versagen mit anschließender Degeneration der β-Zellen und permanentem D. m. führen. In erster Linie ist hier zu erwähnen der von DUNN, SHEEHAN u. McLETCHIE 1943 entdeckte Alloxandiabetes. Parenterale Zuführung des der Harnsäure nahe verwandten Alloxans führten nach vorübergehender, wohl durch Nebennierenrindenreizung bedingten Hyperglykämie, zu einer starken Hypoglykämie infolge Überbelastung der β-Zellen, die hydrophisch degenerieren, nekrotisieren und atrophieren, so daß ein permanenter D. m. mit Hyperglykämie entsteht, der ähnlich wie beim spontanen D. m. des Menschen auch polyglanduläre Schädigungen aufweist. Die frühere Annahme, daß Alloxan in der Regulation der Insulinproduktion physiologisch eine Rolle spielt, hat sich als falsch erwiesen.

Ähnlich wie Alloxan wirken diabetogen andere cyclisch gebaute Decarbonylverbindungen wie Dialursäure, Barbitursäure, Harnsäure (bei schwefelarmer Ernährung), Dihydroascorbinsäure, Ninhydrin, Isatin und Xanthurensäure u. a.

Schließlich sei noch die Bedeutung des *Zinks* für die Insulinproduktion kurz erwähnt. Der Insulinapparat ist das zinkreichste Organ des Körpers, wobei die Granula der β-Zellen die Hauptspeicherzellen sind.

Zinkkomplexbildner wie Diphenylthiocarbazon (Dithizon) sowie 8-Oxychinolin (Oxin) führen bei Hund und Kaninchen durch Zerstörung der β-Zellen mit Zinkschwund zu einem permanenten D. m.

Der Zinkgehalt der Inseln schwankt mit deren Funktion, nüchtern ist er normal hoch, sinkt nach reichlicher Kohlenhydratzufuhr und ist beim Alloxantier gleich 0.

WEITZEL fand auch blutzuckersteigernde Zinkverbindungen, die ihn veranlaßten, dem ähnlich wirkenden Glucagon gegenüber sich skeptisch zu verhalten. Er führte das Fehlen eines hyperglykämischen Faktors beim Insulin Novo nicht auf das Vorhandensein eines besonderen Stoffes wie Glucagon zurück, sondern auf abnorm niedrigen Zinkgehalt von 0,8%, eine Annahme, die wohl kaum mehr zutrifft.

γγ) Das Glucagon
(H-G-Faktor [hyperglycemic-glucogenolytic-factor])

Bei der feineren Analyse der Blutzuckerwirkung der Insulinpräparate fanden zuerst 1923 KIMBAL u. MURLIN, daß in den ersten 10—15 min der hypoglykämischen Wirkung eine hyperglykämische Phase vorausgeht, welche die beiden Autoren auf das Vorhandensein eines besonderen Stoffes, den sie Glucagon nannten, zurückführten. Er fehlte bei dem dänischen Präparat Novo.

BÜRGER u. MURLIN haben dann 1928 und 1929 mit ihren Mitarbeitern diese „initiale Hyperglykämie" der Insulinpräparate näher analysiert (Lit. bei M. BÜRGER, H. STEIGERWALD, KALANT, APPEL u. Mitarb. u. W. A. MÜLLER, FOA). Reines nach ABLS Methode mehrfach umkristallisiertes Insulin zeigt diese Wirkung nicht. Nach fast völliger Beseitigung des Insulins, dessen letzte Spuren durch sehr verdünnte Sodalösung unwirksam gemacht werden konnten, wurde eine Substanz gewonnen, von der 20 γ/kg Körpergewicht beim Kaninchen eine Blutzuckersteigerung von 50% erzielt, auch von Bürger Glucagon genannt. Sie ist wie Insulin ein Eiweißkörper, wie G. Mohnike glaubt, ein Nucleoproteid, und unterscheidet sich von letzterem durch ein vermindertes Reduktionsvermögen. H. Staut u. Mitarb. haben ihn neuerdings (1953) auch kristallinisch herstellen können. Diese Substanz kann nicht nur aus dem Pankreas, sondern auch aus Magen- und Darmschleimhaut gewonnen werden. Besonders stark ist die Wirkung bei labilen, insulinempfindlichen Diabetikern [Alivatos u. Mitarb. (1955)].

Die immer wieder bestätigte Tatsache, daß nach totaler Pankreasentfernung sowohl beim Tier als auch beim Menschen die Kohlenhydrattoleranz steigt und daß in der Regel täglich schon 40 E Insulin gegenüber vielfach höheren Dosen bei schweren Diabetikern zur Kompensierung des Kohlenhydratstoffwechsels ausreichend sind, wird auf den Ausfall nicht nur des Insulins, sondern vor allem des Glucagons zurückgeführt.

Bildungsstätten dieses Inkretes sind die α-Zellen des Inselorgans, ferner bestimmte, in gleicher Weise wie die α-Zellen des Pankreas nach der Methode von Gros-Schultze versilberbare Zellen in Magen- und Darmschleimhaut („insuläres Gangorgan“).

Normalerweise soll das Verhältnis der ‚α- zu den α-Zellen 1 : 4 betragen, beim D. m. 2 : 1 bzw. 5 : 1, beim Alloxandiabetes sogar noch höher. Es sind das die Zahlen, wie sie Ferner, Hess und Terbrüggen angegeben haben. Die Zahlen der amerikanischen Pathologen, vor allem Gomori (zit. bei Warren) schwanken in den weiten Grenzen von 3 : 2 bis 9 : 1, und neuerdings fanden Creutzfeldt u. Mitarb. (unter Büchner) eine so starke Streuung der Zellen bei Diabetikern, daß sie dieser Relation keine diagnostische Bedeutung zuerkannten. Die Unterschiede in den Befunden der einzelnen Autoren werden auf die anscheinend äußerst schwierige und daher verschiedene Beurteilung der Silberzellenbilder zurückgeführt.

Somit scheint die ganze Frage histologisch noch nicht genügend geklärt, doch kann wohl als sicher angenommen werden, daß die α-Zellen die Produzenten des Glucagons sind.

Sicher scheint auch nach den Untersuchungen von Saka der Glucagongehalt von Blut und Urin beim menschlichen und Alloxandiabetes vermehrt zu sein.

Durch große Mengen von Kobaltsalzen, Synthalin B und verschiedene Thioverbindungen lassen sich die α-Zellen selektiv, d. h. ohne Schädigungen der β-Zellen zerstören, so daß es zu schweren, unter Umständen tötlichen Hypoglykämien kommt, die auf Glucose nicht ansprechen.

Kleine parenterale Kobaltdosen führen zu einer starken Vermehrung der α-Zellen mit konsekutiver Hyperglykämie.

Außer beim Alloxan-D.-m. kommt Überfunktion der α-Zellen bei einzelnen Inseladenomen, bei Kombinationen von D. m. mit Fettsucht und Nierenschädigungen der Kimmelstiel-Wilsonschen Art vor. Untersuchungen von Bornstein, Reid, Young, Foa u. Mitarb. sprechen dafür, daß das Wachstumshormon des Hypophysenvorderlappens einen direkten stimulierenden Einfluß auf die Glucagonproduktion der α-Zellen ausübt.

Angriffspunkt des Glucagons ist das Leberglykogen, das mit Hilfe der Phosphorylase aufgespalten wird. Dieser Effekt bleibt aus bei Leberglykogenmangel, Leberexstirpation und bei der Glykogenspeicherkrankheit.

Außer in der Leber besteht auch ein Angriffspunkt in der Muskulatur, in der Glucoseaufnahme gehemmt und die Glykogenabgabe verstärkt wird.

Synergist des Glucagons ist das Adrenalin, das sehr rasch im Sinne einer Notfallreaktion von Cannon wirkt.

Glucagon mit seiner blutzuckersteigernden, Insulin mit seiner blutzucker-
senkenden Eigenschaft garantieren in ihrem Zusammenspiel die Konstanz des
Blutzuckers, so daß hiermit ein neuer weiterer, im einzelnen allerdings noch nicht
genügend erforschter Regulationsmechanismus gegeben ist.

δδ) Adrenalin

Adrenalin, der Hauptwirkstoff des Nebennierenmarks, ist das am längsten bekannte Inkret für den Kohlenhydratstoffwechsel. Schon 1911 entdeckte BLUM
beim Kaninchen die glucosurische Wirkung des Nebennierenextraktes (Historisches bei P. TRENDELENBURG, ferner M. SOMOGYI 1951). Bald hinterher folgte der
Nachweis eines hyperglykämischen Effektes. Ähnliche, wenn auch weit schwächere
Wirkungen besitzt auch das um eine Methylgruppe ärmere Noradrenalin, seine
Vorstufe. Anreger der Produktion ist in erster Linie die Hypoglykämie. Die Wir-
kung des Adrenalins ist sehr flüchtig, da es durch die Aminooxydase von Blut und
Geweben sehr rasch zerstört wird. Angriffspunkt ist in erster Linie die Leber, in
der es mit Hilfe der Phosphorylase glykogenolytisch wirkt, daneben aber auch der
Muskel, in dem es zur Bildung von Milchsäure kommt, die dann in der Leber zu
Glucose aufgebaut wird. Auch die extrahepatische Zuckerverwertung im Gewebe
wird durch Adrenalin begünstigt, allerdings anscheinend nur in Gegenwart von
Insulin, denn beim pankreaslosen Tier fehlt dieser Effekt.

Neben dieser lange bekannten unmittelbaren Wirkung dieses Inkretes bestehen
aber noch indirekte Einflüsse und zwar auf dem Umwege über den Hypophysenvorderlappen und seine Inkrete. Adrenalin führt nämlich zu einer vermehrten
Produktion von ACTH und damit von Cortison und anderen Glykosteroiden
der Nebennierenrinde. Dieser Effekt, der nicht flüchtig ist, sondern etwas länger
andauern kann, unterbleibt nach Hypophysektomie. Er ist nur schwach und beim
Menschen nicht sicher nachweisbar.

εε) Hypophysenvorderlappenhormone

Die zweite Bedeutung der Hypophyse für den Kohlenhydratstoffwechsel ist erst
seit der klassischen Entdeckung eines diabetogenen Wirkstoffes dieser Inkretdrüse
durch HOUSSAY u. BIASOTTI 1931 bekannt. Sie unterdrückten durch Hypophysenexstirpation bei pankreasdiabetischem Hund Hyperglykämie, Glucosurie und
Ketonurie. Gleichzeitig wurde die Kohlenhydratverwertung gebessert. Die entgegengesetzte Wirkung hatte die Injektion von Hypophysenvorderlappen-
extrakten, die bei normalen Hunden und auch beim Menschen einen temporären,
sogenannten „idiohypophysären" D. m. hervorrufen.

Werden diese Injektionen wochenlang fortgesetzt, so resultiert ein permanenter,
sogenannter metahypophysärer D. m., wie ihn 1937 bei Hunden und Katzen
YOUNG zuerst beschrieb und wie CAMPBELL u. Mitarb. u. a. es bestätigt haben.
Er ist bedingt durch die Degeneration der β-Zellen infolge Dauerhyperglykämie.

An der noch keineswegs geklärten diabetogenen Wirkung des Hypophysenvorderlappens sind sicher 2 Hormone dieser Inkretdrüse beteiligt, das Wachstumshormon (somatotropes Hormon [STH]) und das adrenocorticotrope Hormon
(ACTH). Das STH ist ein anscheinend einheitliches Protein, das LI u. Mitarb.
gleichfalls rein gewinnen konnten. Es regt nicht nur das Wachstum und den Eiweißansatz an, sondern führt bei Hunden und Katzen je nach Dauer der Zufuhr zu
einem temporären „idiopathischen" oder einem permanenten metahypophysären
D. m. Diese Wirkung tritt aber nur beim erwachsenen Organismus ein. Bei jungen,
graviden oder lactierenden Tieren kommt nur die Wachstumskomponente zur
Geltung. Auch die übernormale Embryonenentwicklung mit den Riesenkindern,

wie sie bei Diabetikerinnen häufig eintritt (Lit. bei JOSLIN u. Mitarb.), ist darauf zurückzuführen.

Bemerkenswert ist, daß bei der Ratte, die lebenslänglich wächst, nur die Wachstumskomponente, nicht aber, oder nur ganz ausnahmsweise, die diabetogene zur Geltung kommt.

Die geschilderte STH-Wirkung ist unabhängig von dem Vorhandensein der anderen Inkretdrüsen. Gleichzeitige Injektion von STH und Cortison führt bei alloxandiabetischen, hypophysenlosen Ratten zur Bildung eines Hemmstoffes für die Glucoseaufnahme durch die Muskulatur. Nach BORNSTEIN, der ihn vor einigen Jahren entdeckte, ist dieser „insulin-reversible inhibitor", wie sein Entdecker ihn nannte, ein Lipoproteid der β_1-Globulinfraktion des Blutserums. Er ist im menschlichen Plasma während des Insulinschocks nachweisbar und wahrscheinlich eine der Ursachen der Insulinresistenz.

Voraussetzung für die diabetogene Wirkung von STH ist anscheinend genügendes Vorhandensein von Kohlenhydraten, die wahrscheinlich durch vermehrte Glucagonbildung geliefert werden. Damit steht auch im Zusammenhang, daß nach Hypophysenexstirpation die α-Zellen des Inselsystems verschwinden.

Interessant ist das Alternieren von STH und dem gleichfalls diabetogen wirkenden ACTH.

Bei der Ratte wirkt nur letzteres diabetogen, bei Hund und Katze nur STH, beim Menschen anscheinend beides, wenn auch ACTH erheblich stärker. Die diabetogene STH-Wirkung läßt sich durch ACTH hemmen und zwar wahrscheinlich durch gleichzeitige Hemmung der Glucagonproduktion. Es besteht also ein Antagonismus zwischen STH und ACTH, obwohl beide diabetogen wirken. Entscheidend für das Ausmaß ihrer Wirkung scheint die verschiedene Ansprechbarkeit des Inselapparates zu sein.

Das zweite auf den Kohlenhydratstoffwechsel einwirkende Inkret des Hypophysenvorderlappens ist das ACTH (adrenocorticotropes Hormon), ein Eiweißkörper, der von LI, SIMPSON u. EVANS rein dargestellt wurde. Er wirkt sich, wie sein Name sagt, über die Nebennierenrinde aus, indem er dort die Bildung von 11-Oxysteroiden, die diabetogen wirken, fördert. Fehlen die Nebennieren, so ist ACTH wirkungslos. Mehrtägige Injektion großer ACTH bewirken durch massenhafte Ausschwemmung von Steroidhormonen bei Ratten und vermutlich auch beim Menschen einen schweren D. m. Bei der dabei auftretenden Glykosurie ist bemerkenswert, daß sie sich schon bei normalem oder nur gering erhöhtem Blutzucker einstellt, ein Zeichen dafür, daß in seiner Genese wie beim echten renalen D. m. auch eine renale Komponente eine Rolle spielt, in dem Sinne, daß die tubuläre Rückresorption der Glucose mit der glomerulären Filtration nicht Schritt hält.

$\zeta\zeta$) Die Glykosteroide der Nebennierenrinde
(Cortison, Corticosteron, Dehydrocorticosteron, Oxycorticosteron, Decortin, Prednison, Prednisolon)

Den Klinikern sind Einwirkungen der Nebennierenrinde auf den Kohlenhydratstoffwechsel schon lange bekannt. Die Insuffizienz der Nebennieren, der M. ADDISON, führt auf der Höhe stets zu einer Hypoglykämie, während umgekehrt Nebennierentumoren oft anfallsweise mit einer Glykosurie einhergehen, die manchmal zu einem echten D. m. sich auswächst, es wird sogar behauptet bis zu 45%, was wohl etwas zu hoch gegriffen ist.

Aber es hat lange gedauert, bis es möglich war, die im Kohlenhydratstoffwechsel wirksamen Inkrete der Nebennieren zu erfassen. Dies gelang erst in den Jahren 1934—38 drei Arbeitskreisen um E. C. KENDALL in Rochester (Minnesota),

T. REICHSTEIN in Zürich und P. WINTERSTEINER in New York [Lit. bei J. KÜH-NAU (Z) u. A. YORES (Z).] Sie fanden über 30 Wirkstoffe von Steroidcharakter in Nebennierenrindenextrakten. Als im Kohlenhydratstoffwechsel wirksam erwiesen sich folgende 11-Oxysteroide: das Corticosteron, das 17-Oxycorticosteron, das 11-Dehydrocorticosteron und das Cortison. Letzteres, anfangs Compound E genannt, erwies sich an der Ratte und am Menschen als am stärksten diabetogen, wenn es in hohen Dosen gegeben wird, während kleinere lediglich zu einer Herabsetzung der Kohlenhydrattoleranz führen.

Ein leichter D. m. wird durch Cortison verstärkt, das gleiche gilt für Prozesse, die im Sinne eines „stress" die Nebennierenrinde reizen, wie Infektionen, Verletzungen, Tumoren, Schocks.

Vielleicht spielt bei sehr schwerem fortschreitendem D. m. eine solche Nebenfunktion, die auch anatomisch vereinzelt in Gestalt einer Hypertrophie der Nebennierenrinde gefunden wurde, außer dem Insulinmangel noch eine zusätzliche Rolle (Zusammenfassendes bei F. VERZÁR).

Auch beim M. CUSHING, der mindestens ebenso eine Erkrankung der Nebennierenrinde wie eine solche des Hypophysenvorderlappens ist, findet sich in 25% eine Glykosurie und in etwa 15—20% ein echter D. m. Sie sind durch eine vermehrte Überproduktion von Nebennierenrindenstoffen, die z. T. auch im Harne nachgewiesen werden können, bedingt. Man hat daher von einem „Stereoiddiabetes" gesprochen, für den Insulinresistenz und Verschwinden im Hunger charakteristisch sind.

Ursache der diabetogenen Wirkung der 11-Oxysteroide ist eine Zuckerneubildung (Gluconeogenese), die sich in starken N-Verlusten im Harn und negativer N-Bilanz äußert. Sie kann bis zum 7fachen der Norm betragen, wobei der Aminosäureschwund in der Leber in dem Maße zunimmt wie der Glykogengehalt ansteigt (LAMBERT u. Mitarb., 1954). Parallel mit der Abnahme der Aminosäuren in der Leber, nimmt deren Gehalt an Glykogen zu, wobei Vitamin C gegenwärtig sein muß, wie die Befunde bei Skorbut zeigen. Möglicherweise besitzt das Cortison auch daneben die Fähigkeit, die Glykogenolyse zu hemmen.

Mancherlei spricht dafür, daß in der Genese des Pankreasdiabetes und ebenso auch beim Phlorrhizindiabetes die 11-Oxysteroide eine Rolle spielen.

Auch der Fettstoffwechsel wird durch die genannten Steroide beeinflußt. Dafür spricht die Tatsache, daß die normale Fettbildung aus Kohlenhydrat und aus Eiweiß durch Cortison gehemmt wird. Gesteigerte Cortisonwirkung zeigen Dehydrocorticosteron, Oxycorticosteron, Prednison, Prednisolon und Decortin.

ηη) Desoxycorticosteron

Dem besprochenen Corticosteron steht chemisch sehr nahe das 11-Desoxycorticosteron, das eine OH-Gruppe weniger enthält als das Corticosteron, dessen Vorstufe es möglicherweise ist. Dagegen spricht aber, daß es in der Nebennierenrinde nie gefaßt worden ist, so daß es sehr fraglich ist, ob es dort präformiert vorkommt.

Dieser synthetisch sehr leicht herzustellende Stoff (Percorten) hat merkwürdigerweise trotz seiner nahen chemischen Verwandtschaft eine den 11-Oxysteroiden entgegengesetzte, insulinsynergistische Wirkung, wie meine früheren Mitarbeiter KÖHLER u. FLECKENSTEIN zuerst zeigten. Percorten senkt die Blutzuckerkurve nach Glucose- und Adrenalinbelastung, verstärkt die Insulinempfindlichkeit, verbessert die arteriovenöse Zuckerdifferenz und vermag selbst im Koma einen Teil des Insulins zu ersetzen.

Mancherlei spricht dafür, daß diese Wirkungen auf eine Drosselung der 11-Oxysteroidbildung in der Nebennierenrinde infolge Hemmung der ACTH-Bildung zurückzuführen sind.

ϑϑ) Die Schilddrüsenhormone

Seit der Entdeckung und Beschreibung der nach ihm benannten Krankheit durch v. BASEDOW (1840) ist es bekannt, daß auch die Schilddrüse von Bedeutung für den Kohlenhydratstoffwechsel ist. Es ist die Inkretdrüse, von der man es am längsten weiß.

Nach JOSLIN u. LAHEY führt der primäre M. Basedowi in 38,6%, der sekundäre Hyperthyreoidismus in 27,7%, der gewöhnliche Kropf in 14,8% zu einer Glykosurie, 14% sind nach R. M. WILDER (*Mayoclinic*) Diabetiker.

Träger der diabetogenen Wirkung ist in erster Linie, vielleicht sogar ausschließlich, das spezifische jodhaltige Inkret der Thyreoidea, das Thyroxin. Thyroxin verstärkt den Aufbau der Glucose aus C_2- und C_3-Körpern, indem es die Koppelung von Oxydation und Phosphorylierung löst, was zur Oxydation vermehrter Mengen von Kohlenhydraten und Fetten führt. Die Folge davon ist eine starke Glykogenolyse und eine vermehrte Fetteinschmelzung. Das erfordert eine vermehrte Bildung und Abgabe von Insulin. Diese Überbeanspruchung des Inselsystems wirkt schließlich diabetogen, und wenn sie mit großen Dosen Thyroxin länger fortgesetzt wird, so kommt es zu dem von HOUSSAY u. Mitarb. entdeckten „metathyreoidalen" D. m., der schließlich zu einer irreversiblen Degeneration der β-Zellen, ja ihrem Schwinden führt.

ιι) Keimdrüsenhormone

Die Inkrete der Sexualdrüsen bei Mann und Frau sind für den Kohlenhydratstoffwechsel nur von einer untergeordneten Bedeutung, die sich wahrscheinlich nur indirekt über andere Hormondrüsen, vor allem den Hypophysenvorderlappen auswirkt. Klinisch ist schon lange bekannt, daß das Klimakterium einen bereits vorhandenen D. m. verschlimmern kann und daß bei der Periode bei sehr labilen Frauen vorübergehende Verschlechterungen der Kohlenhydrat-Stoffwechsellage auftreten.

Die Oestrogene hemmen den Hypophysenvorderlappen und führen dadurch zu niedrigen Blutzuckerwerten.

Injektionen von Oestradiol, Diäthylstilboestrol reizen das Inselsystem mit dem Effekte eines vermehrten Inselzellenwachstums und verstärkter Insulinbildung. Beim Mann kann Kastration das gleiche hervorrufen und führt wahrscheinlich über die Hypophyse zu einer vermehrten Bildung von diabetogenen Nebennierenrindensteroiden (HOUSSAY u. Mitarb., 1954).

Viele Einzelfragen sind heute noch ungeklärt. Vor allem gilt das für das Vitamin E und seine Beziehungen zum Hypophysenvorderlappen, in die wahrscheinlich auch die Keimdrüsen eingeschaltet sind.

ι) Die zentralnervöse Regulation des Kohlenhydratstoffwechsels

Diese Steuerungsform, die ihren Hauptsitz im Hypothalamus hat, ist wahrscheinlich das übergeordnete System, welchem auch das Gesamtinkretorium untersteht, wenn dies im einzelnen auch noch nicht überall sichergestellt ist. Es ist phylogenetisch der jüngste Gehirnteil. Bahnbrechend wirkte für die zahllosen Forschungen auf diesem Gebiet [Zusammenfassungen und Lit. bei E. GRAFE u. O. GAGEL (1947/48) und neuerdings (1954) bei J. WEILL u. J. BERNFELD, E. GELLHORN u. W. R. HESS (1956)] die berühmte Piqûre von CLAUDE BERNARD (1855). Anfangs schien es, daß B. mit seinem Eingriffe das maßgebende Zuckerzentrum im Gehirn endeckt hätte, aber bald zeigte sich, daß er nur die Bahnen traf, die vom Boden des vierten Ventrikels im Halsmarke zum Grenzstrang und den Splanchnici nach abwärts führen. Es handelt sich bei dieser Piqûre um eine transitorische Hyperglykämie und Glykosurie, die nach Halsmark-Splanchnicus-Durchschneidung und Nebennierenentfernung ausbleibt. Das zugehörige sogenannte „adrenergische Zuckerzentrum" liegt höher und zwar im Hypothalamus [KARPLUS-KREIDEL, ASCHNER u. v. a. (Lit. bei ASCHNER)].

Von da aus bestehen Beziehungen und Bahnen zu allen Teilen von Groß- und Kleinhirn, so daß praktisch von allen Gehirnpartien Blutzuckerveränderungen ausgelöst werden können, wie nicht nur experimentelle, sondern auch klinische Beobachtungen bei Gehirnaffektionen jeder Art zeigen.

Neben diesem adrenergischen Zuckerzentrum existiert aber noch ein weiterer und viel wirksamerer zentraler Steuerungsmechanismus in der vorderen ventralen Hypothalamusgegend, vor allem in der Nachbarschaft der Nuclei optici (Lit. und eigene Untersuchungen vor allem bei FROMMELT).

Durch Nekrosensetzung, streng lokalisiert in dieser Gegend, gelang es 1928 meinem damaligen Mitarbeiter an der von mir geleiteten Medizinischen und Nervenklinik der Würzburger Universität, F. STRICK, bei Hunden einen echten, zuerst insulinrefraktären, später aber ganz typischen D. m. hervorzurufen. RANSON u. Mitarb. fanden das gleiche beim Affen und konnten hier auch typische Inselveränderungen nachweisen. Feine histologische Untersuchungen zeigten, daß tatsächlich nur der Hypothalamus betroffen war.

Es gibt also einen zentralnervösen D. m., wenn er auch eine sehr große Seltenheit ist, besonders beim Menschen (Näheres bei OBERDISSE u. TÖNNIS). Sicher wurde er m. W. zuerst bei einem Sellatumor festgestellt und wurde nach dessen Exstirpation latent, d. h. nur noch mit feineren Belastungsproben erkennbar. Neuerdings haben A. PATON u. C. P. PETCH (1954) und G. H. BAUER mehrere ähnliche Fälle besonders bei Tumoren beschrieben.

Faradische Reizung des vorderen ventralen Hypothalamus führt nach E. REIS (1950) zu einer langdauernden, starken Hyperglykämie, Glykosurie, Ketonämie und Ketonurie.

Nachdem schon BRUGSCH, DRESEL u. LEVY 1920 beim menschlichen D. m. im Zwischenhirn histologische Veränderungen festgestellt hatten, fanden neuerdings (1949) DESCLAUX u. Mitarb. das gleiche auch beim Alloxandiabetes der Ratte.

Ausschaltung der Nucl. supraoptici bedingt ein schweres polyglanduläres Krankheitsbild mit hydrophischer Degeneration der Pankreasinseln, Atrophie der Schilddrüse, der Keimdrüsen und Hypertrophie der Nebennierenrinde. Wird dagegen der vordere Hypothalamus elektrisch geschädigt, so tritt der entgegengesetzte Effekt ein: Hypoglykämie, erhöhte Insulinempfindlichkeit, herabgesetzte Nebennierenrindenfunktion und enorme Freßsucht und Fettsucht, die zuerst als hypothalamische Fettsucht von meinem früheren Mitarbeiter STRIECK und seinen Mitarbeitern MULHOLLAND u. GRÜNTHAL schon 1927 experimentell festgestellt war.

Hypoglykämie kommt transitorisch sehr selten auch bei Tumoren der vorderen Schädelgrube beim Menschen vor, wie K. OBERDISSE u. TÖNNIS zeigten.

Es kann also keinem Zweifel unterliegen, daß das Zentralnervensystem teils direkt, teils indirekt über die Inkretdrüsen in alle Phasen des Kohlenhydratstoffwechsels eingreift, wenn auch der Mechanismus im einzelnen noch nicht überall geklärt ist.

ϰ) Kohlenhydratstoffwechsel und Vitamine

Daß es neben der hormonalen und zentral nervösen Regulation des Kohlenhydratstoffwechsels auch noch eine vitaminale gibt, ist möglich, aber noch ungenügend geklärt.

Sicher ist nur, daß fast alle Vitamine auf ihn einwirken und bei Mangelzuständen ihn sogar entscheidend beeinflussen können [Lit. bei STEPP, KÜHNAU u. SCHRÖDER (1944 u. 1952—56), BICKNELL u. PRESCOTT (1947) und W. H. SEBRELL and R. S. HARRIS (1954)]. Beim *Vitamin A* scheint die Einwirkung gering zu sein, doch findet sich die Angabe, daß dies Vitamin für die Methylglyoxalbildung beim Zuckerabbau und bei der Fettbildung aus Kohlenhydraten von Bedeutung sei.

Sehr wesentlich für einen ungestörten Ablauf des Kohlenhydratstoffwechsels sind die Hauptvitamine der *B-Gruppe*.

So bestehen feste Beziehungen zwischen Aneurinbedarf und Kohlenhydratzufuhr. Fehlt sein Derivat, die Aneurinpyrophosphorsäure (Co-Carboxylase als Co-Ferment der α-Carboxylase I), so können Brenztraubensäure und andere α-Ketosäuren nicht mehr abgebaut werden, der Citronensäurecyclus ist gestört und im Herzen bleibt der Glucoseabbau auf der Milchsäurestufe stehen. HORN behauptet, daß die Insulinwirkung durch B_1 gesteigert werden kann, doch ist die Aneurintherapie bei Diabetikern vorläufig noch sehr problematisch und umstritten.

Lactoflavin (B_2) ist als Bestandteil des gelben Atemfermentes und der Diaphosphasen wie für viele andere Oxydationen und Reduktionen des Organismus auch für den Zuckerabbau erforderlich. Es soll bei Tieren auch die Insulinwirkung aktivieren und dadurch hypoglykämisch wirken. Beim Menschen gilt das anscheinend nach unseren Erfahrungen bei normaler Kost nicht, wohl aber bei ausgesprochenem B_2-Mangel. Das gleiche gilt auch für den Diabetiker.

Nicotinsäure bzw. ihr Amid spielen als Bestandteile der Co-Dehydrasen, die Di- bzw. Triphospho-Pyridin-Nucleotide sind, als Dehydrierungsfermente eine maßgebende Rolle. Co-Dehydrase I dehydriert in Hefe und Muskulatur die Substrate des anoxybiotischen Zuckerabbaus. Co-Dehydrase II, das Co-Ferment der Atmung, oxydiert die Zuckerphosphorsäureester und beschleunigt die Eiweißbildung aus Kohlenhydraten.

Auch sonst sind verschiedentlich Einflüsse auf Blutzucker- und Insulinwirkung beschrieben worden, doch widersprechen sich die Angaben, so daß es sich an dieser Stelle erübrigt, auf sie einzugehen.

Neueste Untersuchungen von L. BENNET sprechen dafür, daß auch Pyridoxin und Panthothensäure bei der Insulinwirkung eine gewisse Rolle spielen. Bei Mangel von B_{12} treten nach CH. F. LING u. B. F. CHOW Störungen in der Zucker- und Lipoidverwertung auf. Große Mengen von B_{12} erniedrigen die Hyperglykämie von mit Kohlenhydraten überernährten Ratten.

Völlig unklar ist vorläufig noch die Rolle des *Vitamin C* im Kohlenhydratstoffwechsel sowohl beim Normalen als auch beim Diabetiker. Angesichts des hohen Redoxpotentials der Ascorbinsäure, die vielleicht als Dehydrase wirkt, sind Beziehungen zu erwarten.

Nachgewiesen sind sie durch H. VON EULER u. HASSELQUIST (1951) für die Nebennierenrinde, die im Kohlenhydratstoffwechsel eine erhebliche Rolle spielt. BANERJEE sah bei C-avitaminotischen Tieren Glykosurie, Abnahme von Leberglykogen und Insulingehalt des Pankreas auftreten. Zahlreiche andere Angaben sind noch umstritten, so z. B. der Befund von STEPP, SCHRÖDER u. ALTENBURGER, daß intravenöse Injektionen großer Mengen Ascorbinsäure zu einem Absinken des Blutzuckers um 20—50% führt. So ist auf diesem Gebiete, das in letzter Zeit etwas vernachlässigt ist, noch viel zu untersuchen.

λ) Kohlenhydratstoffwechsel und Wasserhaushalt

Im normalen Ablauf des Kohlenhydratstoffwechsels wird infolge Oxydation der Nährstoffe usw. Wasser gebildet, nach DU BOIS pro 100 g Kohlenhydrat 8,3 cm³, pro 100 g Eiweiß 41 cm³, pro 100 g Fett 102 cm³. Beim Diabetiker kann es im

Wasserhaushalt zu schweren Abweichungen von der Norm kommen, und zwar nach beiden Seiten. Polydipsie und Polyurie sind charakteristische Merkmale des unkompensierten D. m. Es handelt sich dabei in erster Linie um ein Entlastungsbestreben der Nieren. Der hier entstehende Reiz wird durch das vegetative Nervensystem den zentralen Regulationsapparaten im Hypothalamus zugeführt. Es ist möglich, daß daneben, vielleicht sogar in erster Linie, Gefrierpunkterniedrigungen im Blute durch Hyperglykämie, Ketonämie und Salzvermehrung einen direkten adäquaten Reiz für das Zentrum darstellen. Je schwerer der D. m., um so schwerer die Veränderungen des Wasserhaushaltes, die sich dann in einer vermehrten Wasserabgabe und Austrocknung des Organismus äußern. Es entsteht dadurch das Bild des Diabète maigre der Franzosen. Zu den stärksten Austrocknungserscheinungen kommt es im Koma diabeticum. So hat H. MARX einen Kranken mit beginnendem Koma beschrieben, der bei 480 mg-% Blutzucker, 18 Vol-% Alkalireserve und 135 % Hämoglobin nur 800 cm³ zirkulierende Blut-Plasmamenge hatte. Diese stieg dann 1 Std nach reichlichen Kochsalzinfusionen auf 3600 cm³.

Möglicherweise spielen, wie OEHME, F. HOFF u.a. annehmen, bei der Polyurie besondere Entquellungsvorgänge eine Rolle, ebenso wie bei zu salzreicher Kost Quellungen.

Starker Salzmangel kann zu schweren Nierenkomplikationen wie Anurie und Urämie mit starker Erhöhung des Reststickstoffs führen (,,Acotémie manque de sel'' von L. BLUM).

Ein toxogener Zerfall kommt auch beim D. m. nicht in Betracht.

Ödeme gehören an und für sich nicht zum Krankheitsbild dieses Leidens, doch können sie bei sehr salzreicher Kost und gewissen Behandlungsmethoden, wie früher bei der Alkalitherapie und bestimmten Kohlenhydratkuren, wie bei Hafer und Anhydrozucker eintreten. Auch Insulinzufuhr kann sie hervorrufen, da die durch dieses Inkret bedingte Bildung von Glykogen und auch von Eiweiß pro 100 g etwa die 4fache Menge von Wasser erfordert. Dazu kommen oft auch noch extracelluläre Anhäufungen im Bindegewebe.

μ) Kohlenhydratstoffwechsel und Mineralhaushalt

Mit dem Wasserhaushalt steht in engster Beziehung der Mineralhaushalt, denn die meisten Mineralstoffe befinden sich im Organismus in Lösung, so daß die Schwankungen im Wasserhaushalt sich meistens auch in Schwankungen des Mineralstoffwechsels auswirken. Darüber hinaus aber geht der Mineralhaushalt seine eigenen Wege, und die sind bei der Fülle der in Betracht kommenden Mineralstoffe und ihrer Wechselwirkungen miteinander äußerst kompliziert und schwer durchsichtig, so daß wir hier vielfach erst am Anfang unserer Erkenntnisse stehen.

Zum großen Teil hängt das auch mit methodischen Schwierigkeiten zusammen. Wirklich weiter kommen wir nur mit großen gleichzeitigen Bilanzuntersuchungen der Hauptmineralien, aber die sind sehr mühsam, zeitraubend und vielleicht auch nicht lohnend. Daher hat man sich meist mit Harnuntersuchungen und stichprobenmäßig vorgenommenen Blutuntersuchungen begnügt. Auf diese Weise ist natürlich kein klares und exaktes Bild der sich abspielenden Vorgänge zu gewinnen.

Es kann nicht meine Aufgabe an dieser Stelle sein, ein Résumé über die außerordentlich zahlreichen auf diesem schwierigen Gebiete gewonnenen Ergebnisse zu liefern, sondern ich muß mich begnügen mit der Mitteilung der wichtigsten Ergebnisse, hinsichtlich der wichtigsten Mineralstoffe beim Zuckerkranken. Es sind dies Natrium (bzw. Kochsalz), Kalium, Phosphor und Schwefel.

Kohlenhydrat- und Kochsalzstoffwechsel zeigen ihre schon lange bekannte engste Verknüpfung bei der Nebennierenrinde. Insulin in kleinen, eine Gegenregulation nicht auslösenden Mengen bedingt hier die Produktion eines den NaCl-Haushalt stimulierenden Hormons der Nebennierenrinde. Umgekehrt findet sich beim Diabetiker eine Natriumverarmung im Blute, bei der sekundär auch eine Polyurie beteiligt ist.

Diabetiker sind im allgemeinen große Salzfreunde. JOSLIN (Z) hat bei einem derartigen Kranken 40—45 g NaCl am Tage im Urin feststellen können. Fortlassen des Kochsalzes kann vor allem bei unterernährten Diabetikern zu starken Gewichtsstürzen bis zu 3—4 kg am Tage führen. Das Coma diabeticum geht, wie schon MAGNUS-LEVY feststellte, oft mit enorm niedrigen NaCl-Ausscheidungen bis zu 1 g/Tag einher.

Die Hauptgründe dafür sind Nierenschädigungen durch die starke Ketose, vor allen Dingen aber die Heranziehung des Na-Ions zur Neutralisierung der im Koma in großen Mengen sich anhäufenden Säuren (Acetessigsäure und β-Oxybuttersäure). Die Folge davon ist eine Hypochlorämie.

Intravenöse oder orale Verabfolgung großer NaCl-Mengen setzen Hyperglykämie, Glykosurie und Ketonurie etwas herab und vermindern Insulinbedarf und Insulinresistenz. Glykosurie beeinträchtigt die Kochsalzausscheidung. NaCl kann im Gewebe des Zuckerkranken sogar trocken angesetzt werden, weil eine starke Hyperglykämie den Austritt von NaCl aus den Zellen erschwert. In der Chlor- und Glucoseausscheidung bestehen zwischen Diabetikern und Normalen keine sicheren Veränderungen.

Eine große Rolle im Kohlenhydrathaushalt spielt auch das *Kalium* und das mit ihm eng verknüpfte *Phosphat*.

Insulin führt beim gesunden und zuckerkranken Organismus zu einer starken Abnahme von Serumphosphat. Adrenalin und Glucoseinjektionen machen das gleiche, nicht nur beim intakten Pankreas, sondern auch beim Diabetiker, vor allem im Koma, wodurch hier manchmal sehr üble Komplikationen (Kaliummangelerscheinungen mit Atemlähmungen usw.) eintreten können. Starker, langdauernder Kaliummangel kann im Experiment sogar diabetogen wirken.

Kaliummangelerscheinungen treten auch bei gesteigerter Diurese auf, z. B. im Koma. Hier haben sie vor allem nach den wichtigen Untersuchungen von HOLLER u. Mitarb. (1946) u. a. eine erhöhte therapeutische Bedeutung erlangt (vgl. den Abschnitt „Therapie des Coma diabeticum"). Der schwere Diabetiker erleidet auch erhebliche Einbußen an organischem *Phosphor* und *Magnesium*, wie entsprechende Harn- und Blutanalysen zeigen.

Schließlich sei noch die wichtige Bedeutung des *Schwefels* im Kohlenhydrathaushalt kurz besprochen. Hier wirken fast ausschließlich seine organischen Verbindungen. Doch sind auch der elementare Schwefel und seine anorganischen Verbindungen, wie sie in zahlreichen Quellen enthalten sind, beim zuckerkranken Menschen und beim alloxan-diabetischen Tiere wirksam und zwar antidiabetisch, was für entsprechende Badekuren therapeutisch ausgenutzt wird. Wahrscheinlich muß der Schwefel vorher erst in organische Bindungen übergehen. In der Nahrung wird er ganz überwiegend nur in dieser Form als Methionin und Cystin aufgenommen. Entscheidend für den Kohlenhydratumsatz sind hier die S-H (Sulfhydril-Thiol-) Gruppen. Solche Gruppen finden sich in den für den Kohlenhydratstoffwechsel wichtigsten Fermenten, Mercaptoenzyme genannt. Dazu gehören Hexokinase, Carboxylase, Pyruvatoxydase, sämtliche Dehydrasen des Citronensäurecyclus und wahrscheinlich auch die Phosphorylase.

Einwirkung von Oxydationsmitteln schädigt die Sulfhydrylfunktionen der Mercaptoenzyme und kann so zu Störungen des Kohlenhydratstoffwechsels führen. In dieser Richtung wirken vor allem das Alloxan, das alle am Kohlenhydratstoffwechsel beteiligten Mercaptoenzyme inaktiviert. Die Alloxanresistenz bestimmter Tierarten ist durch ihren besonders hohen Blutglutationgehalt bedingt.

Auch die Harnsäure, die dem Alloxan chemisch sehr nahe steht, kann diabetogen wirken. So hat GRIFFIT geradezu einen Harnsäurediabetes beschrieben, der allerdings nur bei langdauernder schwefelfreier Ernährung, d. h. Fehlen von Glutathion eintritt, Befunde, die von anderer Seite bestritten werden und jedenfalls nicht gesetzmäßig sind.

Zahlreiche S-H-Verbindungen wirken blutzuckersenkend, Glykogenansatz in der Leber vermehrend und sogar antidiabetisch. Dazu gehören Bal, Cystin, Glutathion, Methylthiourazil, Sulfanilthioverbindungen und ähnliche Stoffe. Einzelne S-H-Verbindungen sollen auch die A-Zellen des Inselapparates spezifisch schädigen, so daß die β-Zellen das Übergewicht bekommen und schwere, manchmal tödliche Hypoglykämie resultieren, bei welchen sogar Glucosezufuhr versagt, was sonst nur bei schwersten toxischen Insulinomen der Fall ist.

Schwefel und Schwefelverbindungen wie Cystin und Thiourazil können den sonst bei partieller Pankreatektomie auftretenden sogenannten SANDMEYER-Diabetes unterdrücken. Diese Einwirkung fehlt beim total pankreatektomierten Tiere und ist beim menschlichen D. m. in schweren Fällen nur angedeutet. Auch dies spricht für den Angriffspunkt der S-H-Verbindungen an den Inselzellen. Während Insulin zu einem Anstieg von Glutathion in Blut und Muskulatur führt, geht der D. m. mit einer Hemmung der Synthese dieser S-H-Verbindungen einher, was sich in niedrigen Blut- und Organwerten und im Auftreten von Produkten einer unvollständigen Synthese wie Glutamylcystein äußert.

Schwefel kann offenbar beim Diabetiker nicht normal fixiert werden, so daß die S-Bilanz bei dieser Krankheit oft negativ ist. Ähnlich wie beim Kochsalz besteht auch beim Schwefelstoffwechsel Abhängigkeit von innersekretorischen Drüsen, speziell Hypophysenvorderlappen und Nebennierenrinde. ACTH und Cortison steigern etwa parallel mit Hyperglykämie und Glykosurie den Glutathiongehalt des Blutes, bedingt durch vermehrte Ausschwemmung aus den Organen, besonders der Niere, wo S-H-Mangel die tubuläre Rückresorption beeinträchtigt und damit die Nierenschwelle für Glucose herabsetzt.

b) Über Wesen und Pathogenese des menschlichen Diabetes mellitus

Seit der Entdeckung des süßen Geschmackes des Diabetikerharns durch WILLIS (1675) und dem Nachweis, daß es sich dabei um Zucker handelt, genau 100 Jahre später (1775) durch DOBSON haben sich die Ärzte um die Erkenntnis des Wesens des D. m. bemüht. Einen großen Schritt weiter führte dann 1855 der Zuckerstich von CLAUDE BERNARD, aber auch er konnte nur feststellen, daß vom Zentralnervensystem eine Harnzuckerausscheidung hervorgerufen werden kann. Die Basis für ein weiteres Eindringen in die hier vorliegenden Probleme konnte aber erst die Entdeckung des Pankreasdiabetes durch J. v. MERING u. O. MINKOWSKI im Jahre 1889 und dann später die auf dieser Entdeckung basierende Herstellung des Insulins durch BANTING u. BEST u. Mitarb. 1922 bringen.

B. NAUNYN, der Lehrer von J. v. MERING u. O. MINKOWSKI, war Anfang dieses Jahrhunderts der erste, der eine Theorie der Pathogenese dieses Leidens brachte. Er stellte in das Zentrum seiner Vorstellung die diabetische Dyszoamylie, d. h. die Unfähigkeit des Zuckerkranken, Dextrose und Stärke wie in der Norm als Glykogen (Zoamylon) zu speichern. Eine Neoglykogenie lehnte er ebenso ab wie eine primäre Oxydationsschwäche des diabetischen Organismus.

Nach NAUNYN waren es dann vor allem die nach ihm besten Kenner dieser Krankheit O. MINKOWSKI (Z) und C. v. NOORDEN (Z), die mit ihren lange Zeit umkämpften Theorien hervortraten. Wenn diese heute im wesentlichen auch nur noch historischen Wert haben, so seien sie doch kurz geschildert, da in beiden richtige Vorstellungen enthalten sind.

Zur Erklärung von Hyperglykämie und Glucosurie des Diabetikers gibt es logischerweise, normale Nierentätigkeit vorausgesetzt, 3 Alternativen. Entweder wird weniger Zucker als in der Norm verbrannt oder es wird vermehrt Zucker gebildet oder beides trifft zusammen. Die erste Anschauung verfocht O. MINKOWSKI, die 2. C. v. NOORDEN, die 3. die meisten anderen Kliniker. Auch ich habe diesen Standpunkt mit gewissen Abänderungen in der ersten Auflage dieses Buches (1930) und auch später vertreten.

Betrachten wir kurz die wichtigsten Argumente, welche für die beiden Haupttheorien vorgebracht wurden.

Die Hauptgründe für die MINKOWSKIsche Nichtverbrauchstheorie waren folgende:

1. Beim maximalen D. m. wird zugeführte Glucose quantitativ wieder ausgeschieden.

2. Das Verhältnis $\dfrac{D}{N} = \left(\dfrac{Dextrose}{Stickstoff}\right)$ ist beim schwersten D. m. so hoch, daß auch aller aus Eiweiß ableitbare Zucker im Harn erscheint.

3. Der respiratorische Quotient $\dfrac{CO_2}{O_2}$ ist beim maximalen D. m. auf einen so niedrigen Wert von etwa 0,71 eingestellt, daß fast nur eine Eiweiß- und Fettverbrennung vorliegt. Auch Zuckerzufuhr vermag ihn nicht in die Höhe zu treiben.

4. Acidose und Ketonurie, die wichtigsten Zeichen des schweren D. m., kommen außerhalb der Zuckerkrankheit nur da vor, wo, wie z.B. im Hunger, keine genügenden Kh-Mengen zur Verfügung stehen.

Die Hauptargumente für C. v. NOORDENs Überproduktionstheorie waren folgende:

1. Im schweren D. m. ist die Leber in der Regel praktisch glykogenfrei.

2. Der Hauptanstieg des Zuckers erfolgt in den Lebervenen.

3. Isoliert untersuchte Organe, insbesondere die Muskeln maximal diabetischer Tiere zeigen in den besten Untersuchungen stets eine deutliche Zuckeroxydation.

4. Die hauptsächlich, wenn nicht ausschließlich in der Leber sich abspielende Ketonkörperbildung ist nicht an die Zuckerverbrennungsfähigkeit, sondern an den Glykogenvorrat dieses Organes geknüpft.

Es liegt nicht im Rahmen dieser Darstellung, mich kritisch mit den vorgebrachten Gründen für die beiden vorgebrachten Theorien auseinanderzusetzen (vgl. dazu die erste Auflage dieses Buches S. 270 f.), da wie schon gesagt, die genannten Theorien heute nur noch historisches Interesse besitzen. Erwähnt sei nur, daß neuere Untersuchungen von BEARN u. Mitarb. entgegen der Überproduktionstheorie feststellten, daß die Leber des Diabetikers nur etwa gleichviel Traubenzucker produziert wie die des Gesunden.

Die Entdeckung des *Insulins* konnte damals nicht genügend ausgewertet werden, da sie den beiden Autoren nicht oder nur ungenügend bekannt war. Vor allen Dingen aber haben erst die Untersuchungen der letzten Dezennien gelehrt, daß der D. m. kein reines Inselproblem ist, sondern daß eine Fülle von extrapankreatischen Einwirkungen, vor allem von seiten der anderen Inkretdrüsen und des Zentralnervensystems bei ihm vorhanden sind oder wenigstens vorhanden sein können, so daß man bei ihm mit Recht von einer Kombinationskrankheit spricht (HOUSSAY, KATSCH, BERTRAM, GRAFE u. a.). Allerdings scheint es mir, daß man heute diese extrapankreatischen Faktoren zu sehr überbewertet und vergißt, daß sie in der Regel erst dann zur Wirkung kommen und kommen können, wenn der Inselapparat versagt. Dieser aber ist, wie wir heute wissen, in jedem Zuckerkranken fast immer erblich minderwertig angelegt. Warum das so ist, werden wir wohl nie erfahren, da bei allen Konstitutions- und Vererbungsvorgängen ein tieferes analytisches Eindringen uns in der Regel versagt ist.

Folge dieser kongenitalen Schwäche ist die gesicherte Tatsache, daß die Grenzen der insulären Leistungsfähigkeit gegenüber der Norm von Geburt an mehr oder weniger herabgesetzt ist. Es gibt einen primären Pankreasdiabetes, der zur Manifestation kommt ohne Einwirkungen von außen, abgesehen von unzweckmäßiger Nahrung. In der Mehrzahl der Fälle kommt es aber zu mehr oder weniger starken Belastungen der verschiedensten Art beim Inselsystem, wie vor allem die Arbeiten von JOHN der letzten Jahre gezeigt haben. Zu ihnen gehören nicht nur innersekretorische Einwirkungen fast aller anderen Inkretdrüsen, sondern auch schwere Infektionen, hochgradige körperliche und seelische Belastungen, Fettsucht, Entzündungen von Leber, Gallenleiden, Pankreatitis, Arteriosklerose, Schädeltraumen usw.

Hier treffen kongenital herabgesetzte Leistungsfähigkeit und vermehrte Beanspruchung in unheilvoller Weise zusammen und es entwickelt sich der sekundäre D. m. Ein normaler Inselapparat kann hier, wie die Tierversuche zeigen, weitgehend standhalten, aber der diabetische Mensch besitzt einen solchen nicht.

Beim Tier muß das Inselsystem entweder chirurgisch (durch partielle Pankreatektomie) oder toxisch (durch Alloxan oder andere Gifte) geschädigt werden, bis es in seiner Leistungsfähigkeit im Kh-Stoffwechsel zusammenbricht, so daß ein D. m. entsteht.

Gewiß ist der D. m. nicht ausschließlich ein Insulinmangelproblem, wenn dieses auch durchaus im Zentrum steht, weil es keinen D. m. beim Menschen ohne diesen Mangel gibt, sei er absolut oder relativ, und weil nur dies Inkret sowohl die Verwendung des wichtigsten „Brennstoffs des Lebens" garantiert, als auch die Überproduktion von Glucose verhindert. Dazu kommt aber, wie erst Untersuchungen der letzten 3 Dezennien lehrten, eine genügende Versorgung des Organismus mit S-H-Gruppen (Merkaptoenzyme, Glutathion, schwefelhaltige Co-Fermente). Sie sind aber bei einigermaßen normaler Ernährung im Organismus des Zuckerkranken stets vorhanden und ihre Bedeutung konnte nur unter vollkommen unphysiologischen und auch im Diabetikerorganismus nie vorliegenden Bedingungen festgestellt werden.

Für einen normalen Ablauf des Kh-Stoffwechsels und alle mit ihm verbundenen Stoffwechselvorgänge ist ein normaler Blutzucker unentbehrlich. Um ihn aufrecht zu erhalten, besitzt der Organismus ein außerordentlich vielseitiges und vielfaches Sicherheitssystem (vgl. das Kapitel über Blutzuckerregulation). Der Hauptfaktor ist aber das Insulin. Dieses Inkret kann durch keine anderen Sicherungsvorgänge ersetzt werden. Nur einen relativen Insulinmangel können sie vorübergehend oder teilweise ausgleichen.

Der D.m. des totalpankreatektomierten Tieres sowie des Menschen ist in den entscheidenden Punkten, wenn auch selbstverständlich nicht auf der ganzen Linie, das Negativ der Insulineinwirkung (vgl. das Kapitel über Insulin). Es fehlen 1. die extrahepatische Verwertung und Verbrennung des Zuckers, 2. die Glykogenbildung, 3. die Fettsäurebildung aus Kh, 4. die Eiweißsynthese aus Zwischenprodukten des Kh-Stoffwechsels.

An den Stellen, an denen das Insulin in die Teilvorgänge des intermediären Stoffwechsels eingreift, müssen wir wahrscheinlich auch die Störungen beim D. m. vermuten. Es sind das vermutlich die Phasen, an denen das energieliefernde Adenosintriphosphat beteiligt ist, wahrscheinlich schon an der ersten durch die Hexokinase bewirkten Aufbaustufe, der Umwandlung von Glucose in Glucose-6-Phosphat, ferner bei der oxydativen Decarboxylierung der Brenztraubensäure und der Verwertung der „aktiven Essigsäure" im Citronensäurecyclus für Fett- und Aminosäurenumsatz.

An diesen beiden Hauptstellen müssen wir wohl bei D. m. eine Blockierung oder weitgehende Hemmung annehmen. Ob es allerdings die einzigen sind, das können wir heute noch nicht sagen.

Ob außerdem bei D. m. noch der S-H-Gruppenstoffwechsel leidet, ist durchaus möglich, aber vorläufig noch nicht bewiesen. Sicher sind die S-H-Gruppen, wie schon oben erwähnt, beim Diabetiker, der richtig ernährt ist, in genügender Art und Menge vorhanden, aber wir wissen vorläufig nicht, ob sie durch irgendwelche pathologischen Prozesse chemischer oder physikalischer Abwandlung daran gehindert sind, ihre Funktion, z.B. bei der wichtigsten Bildung der Mercaptoenzyme, richtig auszuüben. Vorläufig haben wir meines Wissens keine Anhaltspunkte dafür, daß der Schwefelstoffwechsel im Diabetikerorganismus in seinen wichtigsten Phasen anders verläuft als beim Normalen.

Die Pathogenese des D. m. ist ebenso wie der normale Kh-Stoffwechsel so ungeheuer kompliziert und trägt so viel ungelöste Rätsel in sich, daß wir noch nicht imstande sind, eine Theorie aufzustellen. Auch J. KÜHNAU spricht in seinem ausgezeichneten Schlußkapitel seiner Darstellung der „Grundzüge der Physiologie und Pathologie des Kohlenhydratstoffwechsels" (Z) nur von dem „Versuch einer pathogenetischen Analyse des Diabets mellitus".

Wir verfügen heute bereits über eine Fülle von Bausteinen zu einer befriedigenden und allseitig anerkannten Theorie der Zuckerkrankheit, aber wir können sie noch nicht zu einem Gebäude zusammensetzen, wissen auch noch gar nicht, ob wir den richtigen Bauplan haben. Und was wir darüber schreiben, ist weitgehend subjektive Betrachtungsweise und fußt auf dem gegenwärtigen Stande unseres Wissens, der morgen schon überholt sein kann. In diesem Sinne möchte ich auch meine Darstellung aufgefaßt wissen.

Literatur

I. Neuere zusammenfassende Darstellungen des Gesamtgebietes des Kohlenhydratstoffwechsels

BREUSCH, F. L.: Der Stoffwechsel der Kohlenhydrate: in Physiol. Chem. Ein Lehr- und Handbuch 2, 1. T. 725 (1954).

DUVE, C. DE: Glucose, insuline et diabete. Paris: Masson 1945.

FRANK, E.: Pathologie des Kohlenhydratstoffwechsels. Basel: B. SCHWABE 1949.

HAUSBERGER, F.: Die Pathologie des Diabetes mellitus, Erg. inn. Med. N. F. 3, 220 (1952) 484 Zitate).

KÜHNAU, J.: Die Kohlenhydrate im Stoffwechsel. OPPENHEIMERS Handb. d. Biochemie, 2. Aufl. Ergänz.-Werk III, 531 (1936). — Grundzüge der Physiologie und Pathologie des Kohlenhydratstoffwechsels. Handb. d. inn. Med. 4. Aufl. Bd. VII/2, S. 1 (1955).

LANG, K.: Der intermediäre Stoffwechsel. Berlin-Göttingen-Heidelberg: Springer 1952.

PIGMAN, W. W., and R. W. GOEPP: Chemistry of the Carbohydrates. New York 1948.

SOSKIN, A., and R. LEVENE: Carbohydrate Metabolism. 2. ed. Univ. of Chicago Press 1952.

ZIEGLER, E.: Neuere Ergebnisse über die Regulation des Kohlenhydratstoffwechsels, Bull. Galenic 17, 10, 68 u. 123 (1954).

II. Einzelarbeiten

Physiologische Chemie der wichtigsten Kohlenhydrate

DICKENS, F.: Biochemic. J. 32, 1626 (1938). — DICKENS, F., and G. E. GLOCK: Nature (Lond.) 166, 33 (1950).

WARBURG, O., W. CHRISTIAN u. A. GRIESE: Biochem. Z. 282, 151 (1935). — WARBURG, O., u. W. CHRISTIAN: Biochem. Z. 314, 149 (1943).

Verdauung der Kohlenhydrate

LASZT, L., u. L. DELLA TORRE: Schweiz. med. Wschr. 1941, 1416. — LASZT, L., and H. VOGEL: Nature (Lond.) 158, 588 (1946).

HELVE, O.: Duodecim (Helsingfors) 34, 450 (1938).

Der Blutzucker und seine Regulation

ANDERSON, E., and J. A. LONG: Endocrinology (Springfield, Ill.) 40, 92 (1947).

CANNON, W. B., and others: Amer. J. Physiol. 69, 46 (1924). — CRUICKSHAUK, E. W. H., and SHIVASTAVA: Amer. J. Physiol. 92 144 (1930).

DOHAN, F. C., and F. D. W. LUCKENS: Endocrinology (Springfield, Ill.) **42**, 244 (1948).
FOA, P. P., and others: Amer. J. Physiol. **157**, 201 (1949).
GRAFE, E., u. F. MEYTHALER: Arch. exper. Path. u. Pharmakol. **125**, 181 (1927); **131**, 80 (1928).
HAIST, R. E., and C. H. BEST: Science (Lancaster, Pa.) **91**, 410 (1940). — Physiologic. Rev. **24**, 409 (1944).
LINK, R. P.: Amer. J. Vet. Res. **14**, 150 (1953); ref. Diabetes **3**, 150 (1954). — LUKENS, F. D. W.: Canad. Med. Assoc. **65**, 334 (1951).
RICHTER, C. P.: Act. neuroveg. **9**, 247 (1954).
SOMOGYI, M.: J. of Biol. Chem. **174**, 189 u. 597 (1948); **179**, 217 (1949); **186**, 513 (1950); **193** 859 (1952). — SOSKIN, S., and K. LEVINE: Amer. J. Physiol. **120**, 761 (1937). — SOSKIN, S. R. LEVINE and HECHTER: Amer. J. Physiol. **134**, 40 (1941).
ZUNZ, E., et J. LA BARRÉ: Arch. Internat. Physiol. **29**, 265 (1927).

Die Glucosurie
CAMPBELL, J., and others: Arch. Internat. Med. **50**, 952 (1932).
HESS, H. G., et C. DE DUVE: Bull. Soc. Chim. biol. (Paris) **32**, 20 (1950).
LOWELL, D. T., S. A. GREMSPON and others: Amer. J. Physiol. **172**, 709 (1953).

Der intermediäre Kohlenhydratstoffwechsel
und seine Beziehungen zum Fett- und Eiweißstoffwechsel
BARANOWSKI, T., and others: J. of Biol. Chem. **180**, 535 (1949).
CORI, C. F., and G. F. CORI: J. of Biol. Chem. **74**, 473 (1927); **135**, 733 (1940); **151**, 56 (1943); **199**, 661 (1952). — CORI, G. F., S. OCHON, M. W. STEIN and C. F. CORI: Biochim. et Biophysica Acta **7**, 304 (1951).
EMBDEN, G., u. Mitarb.: Biochem. Z. **55**, 301 (1913). — Z. physiol. Chem. **88**, 246 (1913); **93**, 94 (1914).
FISCHER, F. G.: Erg. Enzymforsch. **8**, 185 (1939).
HARDEN, A., and W. YOUNG: Proc. Chem. Soc. Lond. **21**, 189 (1905).
JOHNSON, R. B., and others: J. of Biol. Chem. **185**, 629 (1950); **187**, 205 (1950); **188**, 221 (1951).
KNOOP, F.: Hofmeisters Beitr. **6**, 150 (1905). — Z. physiol. Chem. **67**, 488 (1910); **71**, 257 (1911); **146**, 267 (1925). — KNOOP, F., u. C. MARTIUS: Z. physiol. Chem. **242**, 1 (1936); **258**, 238 (1939). — KREBS, H. A.: Biochemic. J. **29**, 1951 (1935). — Adv. Enzymol. **3**, 191 (1943). — Biochim. et Biophysica Acta **4**, 249 (1950). — Brit. Med. Bull. **9**, 97 (1953).
MANN, T., and C. LUTWAK-MANN: Biochemic. J. **48**, XVI (1951). — MARTIUS, C., and F. LYNEN: Adv. Enzymol. **10**, 167 (1950). — MEYERHOF, O., u. K. LOHMANN: Biochem. Z. **271**, 89 (1934); **273**, 73, 413 (1934); **277**, 77 (1935). — MEYERHOF, O.: Biochem. Z. **176** (1927). — MEYERHOF, O., and L. S. BECK: J. of Biol. Chem. **156**, 109 (1944).
NEUBERG, C.: Biochem. Z. **56**, 506 (1913).
ROBISON, R., and others: J. of Biol. Chem. **170**, 653 (1947).
TAYLOR, J. F., and others: J. Biol. of Chem. **173**, 591 u. 619 (1948).
WARBURG, O., u. W. Christian: Biochem. Ztsch. **303**, 40 (1939); **314**, 149 (1943).,
WEIL MALHERBE, H.: Biochemic. J. **52**, XI (1952).

Die Beziehungen des Kohlenhydratstoffwechsels zum Fett- und Eiweißstoffwechsel
BARANOWSKI, T., and T. R. NIEDERLAND: J. of. Biol. Chem. **180**, 543 (1949).
CHAIKOFF, J. L., and J. J. WEBER: J. of Biol. Chem. **76**, 813 (1928). — CHAIKOFF, J. L., and others: J. of Biol. Chem. **190**, 229, 438 (1951); **194**, 413 (1952). — CHAMBERS, G. (unter G. LUSK): Amer. J. Physiol. **90**, Nr. 2 (1929).
GEELMUYDEN: Erg. Physiol. **21**, 274 (1923); **22**, 1 (1923); **30**, 1 (1930). — GRAFE, E., u. CH. WOLF: Dtsch. Arch. klin. Med. **107**, 201 (1912).
KOEHLER, A. E., and others: J. of Biol. Chem. **140**, 811 (1941).
LUSK, G.: Science of nutrition. 4. Aufl. Philadelphia and London: Saunders 1928.
MACLEOD, J. J. R.: Kohlenhydratstoffwechsel und Insulin, deutsch von GREMMELS. Berlin: Springer 1927. — The fuel of Life. Princeton: Univ. Press 1928.
NOORDEN, C. VON, u. S. ISAAC: Die Zuckerkrankheit und ihre Behandlung, 8. Aufl. Berlin: Springer 1927.
PFLÜGER, E.: Das Glykogen und seine Beziehung zur Zuckerkrankheit, 2. Aufl. Bonn: M. Hages 1905.
ROSENFELD, G.: Erg. Physiol. **18**, 118 (1920).
STETTEN, W. DE, and G. E. BOXER: J. of Biol. Chem. **156**, 271 (1944).
THANNHAUSER, S.: Lehrbuch des Stoffwechsels und der Stoffwechselkrankheiten. München: J. F. Bergmann 1929.
WEINHOUSE, S., and B. FRIEDMAN: J. of Biol. Chem. **191**, 707 (1951).

Die Acidose
CRASSOUSIS, M.: Dtsch. Z. Verdgs.- usw. Krkh. **3** 291 (1940). — CULLEN, W., and JONÁŠ: J. of Biol. Chem. **57**, 541 (1923)
DODDS, E. C., and H. ROBERTSON: Lancet **1930**, 641.

Endress: Dtsch. Arch. klin. Med. **146**, 51 (1925).

Fisher, P.: Amer. Med. Sci. **22**, 384 (1951).

Haldane, B., and Priestley: J. of Physiol. **32**, 225 (1905). — Haldane, B., and Poulton: J. of Physiol. **37**, 390 (1908). — Harpuder, A., u. H. Erbsen: Z. exper. Med. **41**, 768 (1925). — Hendersen u. Hasselbalch: Biochem. Z. **46**, 403 (1912).

Kugelmann, B.: Klin. Wschr. **1930**, 1953.

Peters, G.: 1. Aufl. dieses Buches S. 251 (1930).

Schwenkenbecher, A.: Z. klin. Bed. **134**, 32C (1938). — Slyke, D. van: J. of Biol. Chem. **52**, 495 (1922).

Die hormonale Regulation des Kohlenhydratstoffwechsels
(siehe auch vorhergehende Literaturangaben)

Alivatos, J. G., and others: J. med. Assoc. **159**, 1098 (1955). — Appel, W., u. Mitarb.: Z. f. ges. exper. Med. **124**, 345 (1954).

Best, Ch. H., and others: J. of Physiol. **97**, 107 (1939). — Bürger, M.: Z. inn. Med. **2**, 311 (1947). — Bissinger, E., u. E. J. Lesser: Biochem. Z. **168**, 398 (1926). — Blum, F.: Dtsch. Arch. klin. Med. **71**, 146 (1901). — Pflügers Arch. **98**, 617 (1902). — Bornstein, P.: J. of Biol. Chem. **205**, 513 (1953). — Bornstein, J., E. Reid and F. G. Young: Nature (Lond.) **168**, 903 (1951). — Broh-Kahn, R. W., and J. A. Mirsky: Arch. of Biochem. **20**, 10 (1948). — Bürger, M.: Klin. Wschr. **1930**, 104. — Fortsch. d. Diagnose und Therapie **1**, 1 (1950). — Bürger, M., u. E. Klotzbücher: Z. inn. Med. **2**, 43 (1947).

Campbell, J., and others: Endocrin. **54**, 48 (1954). — Creutzfeldt, W., u. E. Tecklenborg: Klin. Wschr. **1955**, 43.

Dunn, J. S., H. L. Sheehan and N. G. McLetchie: Lancet **1943**, 484.

Feller, D. D., J. L. Chaikoff and others: J. of Biol. Chem. **188**, 865 (1951). — Ferner, H.: Das Inselsystem des Pankreas. Stuttgart: Thieme 1952. — Friedmann and others: Z. Biol. **31**, N. F. 13 (1891). — Foa, J. S.: Adv,. int. Med. **6**, 29 (1954).

Gayet, R., et M. Guillaumie: C. r. Soc. Biol. (Paris) **97**, 1613 (1927). — Gomori: Bull. New York Acad. Med. **21**, 99 (1945).

Hess, W.: Schweiz. Z. allg. Path. **9**, 46 (1946). — Himsworth: H. P.: Lancet **1939**, I, 65, 118, 171. — Houssay, B. A., u. A. Biasotti: Pflügers Arch. **227**, 664 (1931). — Houssay, B. A.: Vitamins and Hormons **4**, 187 (1946) u. Semaine Hôp. 2339 (1952) and others Act. endocrinol. **17**, 146 (1954).

Joslin, E. P., and F. H. Lahey: Amer. J. Med. Sci. **176**, 1 (1928). — Ann. Surg. **100**, 629 (1934). — Joslin, E. P. and others: The treatment of the Diabetes mellitus. 9. ed. Philadelphia: Lea and Febiger 1952. — Jores, A.: Hdb. d. inn. Med. 4. Aufl. VII, 8. 149 (1955).

Kalant: Proc. Soc. exper. Biol. a. Med. **86**. 617 (1954). — Kimbal, C. P., and J. R. Murlin: J. of Biol. Chem. **58**, 33 (1923). — Köhler, V., u. A. Fleckenstein: Dtsch. Arch. klin. Med. **189**, 530 (1942); **191**, 518 (1944); **192** (1947); **194**, 268 (1949).

Lambert, P. P., et autres: Ann. Endocrin. **15**, 95 (1954).

Li, C. H., M. Simpson and H. M. Evans: Endocrinology (Springfield, Ill.) **44**, 71 (1949). — Li, C. H., and others: zit. Harvey Lect. **51** (1951). — London, E. S., u. N. Kotschneff: Arch. exper. Path. u. Pharmakol. **170**, 384 (1933). — Lundbaeck, K.: Yale J. Biol. a, Med. **23**. 533 (1950).

Mohnicke, G.: Klin. Wschr. **1951**, 647; **1956**, 132. — Müller, W. A.: Dtsch. med. Wschr. **1954**, 37.

Saka, O.: J. of Physiol. **171**, 401 (1952). — Sandmeyer, J. A.: Z. Biol. XXXI NT 13 (1891). — Somogyi, M.: Endocrinol. **49**, 774 (1951). — Staut, H., L. Sinn and O. K. Behrens: Science (Lancaster, Pa.) **117**, 628 (1953). — Steigerwald, H.: Medizinische **1954**, 1497.

Terbrüggen, A.: Klin. Wschr. **1947**, 434. — Trendelenburg, P.: Die Hormone Bd. II S. 299 Berlin: Springer 1929.

Verzár, F.: The influence of corticoids on enzyms of carbohydrate metabolism: Vitamin a. Hormon. **10**, 297 (1952).

Warren, S. H., and le Compte: The Pathology of Diabetes mellitus, 3. ed. Philadelphia: Lea and Febiger 1952. — Weitzel, G.: Z. Physiol. Chem. **285**, 58 (1950); **287**, 254 (1951). — Wilder, R. M.: Arch. Int. Med. **38**, 236 (1926).

Young, F. G.: Lancet **1937**, 273. — Biochemic. J. **32**, 513 (1938). — Proc. Amer. Diab. Assoc. **10**, 11 (1950). — Brit. Med. J. **1951**, 1167. — Rec. Progr. in Horm. Res. **8**, 491 (1953).

Ziegler, E.: Bull. Galenica (Bern) **17**, 10, 68, 132 (1954). — Zunz, E., et S. la Barre: Arch. of internat. Physiol. **29**, 265 (1927) u. C. r. Soc. Biol. (Paris) **99**, 631 (1928).

Die zentralnervöse Regulation des Kohlenhydratstoffwechsels

Aschner, B.: Pflügers Arch. **146**, (1912).

Bauer, G. H.: J. of Endocrin. **14**, 13 (1954). — Brugsch, Th, H. Dresel u. L. Levy: Z. exper. Path. u. Ther. **21**, 358 (1920).

Claude Bernard: Leçons de la physiologie experimentale. Paris 1855.

Desclaux, P., A. Suelalairac et L. Teyssaire: C. r. Soc. Biol. (Paris) **143**, 615 (1949).

FROMELT: Klin. Wschr. **1938**, 404.

GAGEL, O.: Klin. Wschr. 54. Kongr. Verh. dtsch Ges. inn. Med. 1947, Klin. Wschr. **1947,** 289.— GELLBORN, A.: Act. neuroveget. **9,** 74 (1954). — GRAFE, E.: Die nervöse Regulation des Stoffwechsels in OPPENHEIMERS Hdb. d. Biochem. Ergänz. W. 700 (1936). — GRÜNTHAL, E., N. MULHOLLAND u. F. STRIECK: Arch. exper. Path. u. Pharmakol. **145,** 36 (1929).

HESS, W. R.: Hypothalamus u. Thalamus, Stuttgart: Thieme 1956.

OBERDISSE, K., u. W. TÖNNIS: Pathophysiologie, Klinik und Behandlung der Hypophysenadenome, Erg. inn. Med. N. F. **4,** 975 (1953). — Monogr. Berlin-Göttingen-Heidelberg: Springer 1954.

PATON, A., and C. P. PETCH: Brit. Med. J. **1954,** 855.

RANSON, S. W., O. FISCHER and W. K. INGRAM: Endocrinology (Springfield, Ill.) **23,** 175 (1938). — REISS, E.: Acta neurovegetativa (Wien) **1,** 40 (1950).

STRIECK, F.: Z. exper. Med. **104,** 232 (1938).

WEILL, J., et J. BERNFELD: Acta neurovegetativa (Wian) **9,** 178 (1954) Bannerjee 5 Nature, **152,** 329 (1943)

Kohlenhydratstoffwechsel und Vitamine

BANNERJEE, S.: Naturs (Lond.) **152,** 329 (1943). — BENNET, L.: Kaiser Found. Med. Bull. **1,** 430 (1953). — BICKNELL, F., and J. PRESCOTT: The Vitamins in Medicine. 2. Aufl. London: Heinemann 1947.

EULER, H. v., u. G. HASSELQUIST: Z. physiol. Chem. **288,** 4 (1951).

HORN, Z.: Z. exper. Med. **108,** 411 (1940).

LING, CH. F., and B. F. CHOW: J. of Biol. Chem. **206,** 797 (1954).

SEBRELL, W. H., and R. S. HARRES: The vitamins. Chemistry, Physiologie, Pathology. Vol. I—III. New York: Academic Press (1954). — STEPP, E., J. KÜHNAU u. H. SCHRÖDER: Die Vitamine und ihre klinische Anwendung, 6. Aufl. Stuttgart: Enke 1944; 7. Aufl. 2 Bände, Bd. I (1952) Bd. II im Druck ebenda. — STEPP, W., H. SCHRÖDER u. E. ALTENBURGER: Klin. Wschr. **1935,** 933.

Kohlenhydratstoffwechsel und Wasserhaushalt

BLUM L. et autres: C. r. Soc. Biol. (Paris) **93,** 292, 295 (1927); **96,** 643 (1927); **98,** 527 (1928); **101,** 717, 718 (1929). — Presse méd. **36,** 1411 (1928). — DU BOIS, E. F.: Metabolism in health and disease: 3. ed. Philadelphia: Lea and Febiger 1936.

HOFF, F.: Dtsch. med. Wschr. **1932,** 1869; **1935,** 741, 789.

MARX, H.: Der Wasserhaushalt des gesunden und kranken Menschen. S. 222, Berlin: Springer 1935.

OEHME, C.: Klin. Wschr. **1923,** 1. — Dtsch, med. Wschr. **1924,** 1063.

Kohlenhydratstoffwechsel und Mineralhaushalt

GRIFFITH, M.: J. of Biol. Chem. **184,** 289 (1950). — Endocrinology (Springfield, Ill.) **48,** 117 (1951).

HOLLER, J. W.: J. Amer. Med. Assoc. **131,** 1186 (1946).

MAGNUS-LEVY, A.: Die β-Oxybuttersäure: Leipzig: Vogel 1899.

Über Wesen und Pathogenese des menschlichen Diabetes mellitus
(vgl. auch die Literatur der vorstehenden Abschnitte)

BANTING, F. G., and C. H. BEST: J. Labor. a. Clin. Med. **7,** 251 (1922); **7,** 464 (1922). — Trans. Roy. Soc. Canada Ser. V **16,** 27 (1922). — BEARN, A. G., and others: Lancet 698 (1951). — BERTRAM, F.: Dtsch. Med. Wschr. **1950,** 134.

HOUSSAY, B. A.: Amer. J. Med. Sci. **193,** 581 (1937).

GRAFE, E.: Referat 57. Kongr., Verh. dtsch. Ges. inn. Med. S. 174 (1951).

JOHN, H. J.: Amer. J. Digest. Dis. **1949,** 33. — Amer. Int. Med. **33,** 925 (1950).

KATSCH, G.: Klinik und Praxis: **17,** 36 (1946).

MERING, J. v., u. O. MINKOWSKI: Zbl. klin. Med. **1889,** 393. — Arch. exper. Path. u. Pharmakol. **26,** 371 (1889).

NAUNYN, B.: Der Diabetes Mellitus. 2. Aufl. S. 462. Wien: Holder 1906.

2. Experimentelle Formen des Diabetes mellitus

Um die dunkle Pathogenese der menschlichen Zuckerkrankheit aufzuklären, hat man seit 1889 versucht, auf experimentellem Wege bei Tieren D. m. zu erzeugen. Es gelang dies auf die verschiedenste Weise und in mannigfaltiger Form. Wenn man sich auch darüber klar war, daß die Ergebnisse der bei Tieren erzeugten Krankheit nicht ohne weiteres auf den Menschen übertragen werden können, so brachten sie doch vielfach wichtige Beiträge zur Erkenntnis des Wesens auch der menschlichen Zuckerkrankheit. [Eingehende Zusammenfassung mit über 200 Zitaten bei F. OGILVIE (1952)].

Wir kennen heute folgende Formen des experimentellen Diabetes:

1. den Pankreasdiabetes,   2. den Phlorrhizindiabetes,
3. den Alloxandiabetes,   4. den contrainsulär-hormonalen Diabetes,
5. den S. H- (Sulfhydryl-Thiogruppen) Mangeldiabetes,
6. den D. m. durch die verschiedensten toxischen Substanzen,
7. den zentralnervösen Diabetes.

a) Der Pankreasdiabetes

T. CAWLEY war 1788 wohl der erste, der die Vermutung aussprach, daß das Pankreas der Sitz des D. m. sei, da er bei einem schweren Fall von D. m. Pankreassteine und Pankreasatrophie fand. BOUCHARDAT (1851) und LANCÉREAUX (1877) vertraten dann später diese Ansicht, zum Teil auf neues Material gestützt, mit großer Bestimmtheit. Aber erst die epochemachenden Untersuchungen von J. VON MERING u. O. MINKOWSKI im NAUNYNschen Laboratorium in Straßburg 1889 erhoben die Pankreashypothese zur Gewißheit. Dabei handelte es sich, wie O. MINKOWSKI mir später einmal erzählte, um eine Zufallsentdeckung, denn die beiden Forscher exstirpierten das Pankreas nicht, um seine Bedeutung für den D. m. festzustellen, sondern um seine äußere Sekretion näher zu ergründen. Dabei fiel es ihnen auf, daß der Urin ihrer Hunde einen weißen klebrigen Rückstand beim Verschütten auf dem Boden erzeugte. Und zu ihrem Erstaunen bestand dieser aus Zucker. Es entwickelte sich ein schwerer maximaler D. m., der in kurzer Zeit zum Tode der Versuchstiere führte, genau, wenn auch rascher als der menschliche D. m. vor der Entdeckung des Insulins.

Charakteristisch in dem klinischen Bilde dieses „Pankreasdiabetes", wie die Autoren ihn tauften, waren hochgradige Abmagerung und Hinfälligkeit trotz oft gesteigerter Nahrungs- und Flüssigkeitsaufnahme, Neigung zu Infektionen vor allem septischer Natur, und Tod unter dem Bilde schwerster Vergiftung oder hochgradiger Erschöpfung.

Parallel gingen schwerste Veränderungen im Kh.-Stoffwechsel in Gestalt massenhafter Zuckerausscheidung und hohem Blutzucker bis zu 500 mg-%. Die Glykosurie war so stark, daß der Zucker nicht nur aus den Kh. von Nahrung und Körpermaterial stammen konnte, sondern auch maximal aus Eiweiß. Der Quotient $\frac{D}{N} = \frac{\text{Dextrose}}{\text{Stickstoff}}$ von MINKOWSKI betrug bei maximalem Pankreasdiabetes stets 2,8, unabhängig von Art und Menge der Ernährung und vom Hungerzustand. Die N-Ausscheidung im Hunger betrug, wie später FALTA, GROTE u. STÄHELIN feststellten, ein Mehrfaches der Norm, wobei allerdings Infektionen und Fieber eine wesentliche Rolle spielten. Wurden diese Komplikationen ausgeschlossen, nachdem unter Insulinschutz die Operationswunde ausgeheilt war, so gingen nach den Untersuchungen von H. ENDERLEN u. Mitarb. die Steigerungen nur bis + 65% maximal und + 45% im Mittel in die Höhe. Auch für den respiratorisch festgestellten Gesamtstoffwechsel sanken die Werte auf maximal + 28%, im Durchschnitt + 12%, ab. Diese Steigerungen von Eiweiß und Gesamtumsatz unterscheiden den tierischen Pankreasdiabetes grundlegend von dem menschlichen, bei dem, wie die Ausführungen auf S. 605 zeigen werden, die Werte im Bereiche der Norm liegen. Dazu kommt, daß bei Tieren nur in geringem Maße oder gar nicht eine Ketonurie bzw. Ketonämie auftritt. Wird das Pankreas nicht restlos entfernt, so gibt es nur vorübergehende Hyperglykämien und Glykosurien. Schon MINKOWSKI hatte das gefunden, später dann SANDMEYER näher studiert, so daß dieser transitorische Diabetes meist nach ihm genannt wird. Diese Form kann, wie ALLEN in vielfach variierten Untersuchungen gezeigt hat, durch maximale Überernährung, vor allem mit Kh, d. h. chronische Belastung und Schädigung des verbliebenen Pankreas-restes (etwa $^1/_{10}$—$^1/_{20}$ der Drüse) in einen echten maximalen Pankreasdiabetes überführt werden.

Die geniale Theorie von J. VON MERING u. MINKOWSKI fand ihre endgültige Bestätigung und Krönung durch die Auffindung des wirksamen Prinzips der Bauchspeicheldrüse, des Insulins, durch BANTING u. BEST.

b) Der Phlorrhizindiabetes

Schon vor der Entdeckung des Pankreasdiabetes fand J. VON MEHRING (1886) eine Sonderform von Diabetes bzw. Glykosurie durch Injektion des Glykosides Phlorrhizin, das aus den Wurzeln von Kernobstbäumen gewonnen wird. [Neuere Zusammenfassung über die Gesamtmaterie bei McKEE u. HAWKINS (1945).] Wird dies Pharmakon täglich subcutan in Mengen von 2—3 g, am besten gelöst in etwas Alkohol und verteilt in Öl, injiziert, so erhält man auch einen maximalen D. m. mit hochgradiger Glykosurie, enormem Eiweißumsatz, einem $\frac{D}{N}$ mit einem Maximal-werte bis 3,6, minimaler Zuckerverbrennung, Acidose und Gesamtstoffwechsel-steigerung. Der entscheidende Unterschied gegenüber dem Pankreas- und mensch-lichen D. m. liegt aber darin, daß die Glykosurie nicht durch eine Hyperglykämie bedingt ist. Vielmehr ist der Blutzucker entweder normal oder unternormal. Bei starkem Hunger kann es sogar fast zu einer Aglykämie kommen.

Der Mechanismus ist hier prinzipiell anderer Art als bei allen anderen experimen-tellen Glykosurien. Der Hauptsitz der Störungen wird allgemein in die Nieren verlegt, deren Epithelien unter der Einwirkung des Phlorrhizins die Fähigkeit verloren haben, den Zucker in den Tubuli rückzuresorbieren (HÄUSSLER, POULSON, LUNDSGAARD u. a.).

Die Nierenschädigung ist aber keine isolierte Wirkung des Glucosides, sondern eine Teilerscheinung einer allgemeinen Vergiftung, die auch Leber, Darm, Mus-kulatur, Unterhaut und vielleicht Nebennieren mit einbegreift. (Angiostomie-versuche von LONDON u. Mitarb.)

Nach Fortlassen der Injektionen verschwinden sämtliche Störungen, ohne Folgen zu hinterlassen.

Auch beim Menschen macht Phlorrhizin Glykosurie. Kleine Gaben werden zur Nierenfunktionsprüfung benutzt.

Wenn auch der Phlorrhizindiabetes sich vom menschlichen Diabetes in viel-fachen wesentlichen Richtungen unterscheidet, so besitzt er doch ein gewisses Interesse für eine Sonderform, den sogenannten renalen D. m. oder die renale Glykosurie (vgl. Kap. Diagnose und die Klinik der sogenannten Diabetes renalis), weil auch diese mit normalen Blutzuckerwerten einhergeht.

c) Der Alloxandiabetes

Alloxan ist das Ureid der Mesoxalsäure mit folgender Strukturformel:

Alloxan

Harnsäure

Wie aus diesen Formeln hervorgeht, besteht zwischen Alloxan und Harnsäure eine nahe Verwandtschaft, indem an Stelle der beiden rechten unteren O-Atome bei der Harnsäure das Radikal des Harnstoffs eingetreten ist. Das hat zur unbestätigten Annahme einiger Autoren (z. B. GRIFFITHS) geführt, daß das Alloxan eine Vorstufe der Harnsäure sei.

Obwohl die Chemie des Alloxans schon lange (seit 1862 durch LIEBIG) bekannt ist (Literatur und Zusammenfassendes bei C. C. BAILEY, 1942 [Z]), hat man sich erst seit 1899 mit den biologischen Wirkungen dieses Körpers befaßt. So fand 1899 WIENER, daß Gaben von Alloxan bei Kaninchen zu Konvulsionen und Tod führten. 1937 stellte JACOBS dann fest, daß die Ursache dieser schweren Schädigungen die Hypoglykämie ist. Die nähere Aufklärung der Alloxanwirkung gelang aber erst 1943 DUNN, SHEEHAN u. LETCHIE ferner BAILEY u. BAILEY sowie GOLDNER u. GOMORI.

Die 1. Gruppe der Autoren fand eine isolierte Nekrose der LANGERHANSschen Inseln des Pankreas, die 2. Gruppe entdeckte dann, daß, wenn es gelingt, bei den Tieren die tödliche Hypoglykämie durch entsprechende Dosierung zu vermeiden, ein permanenter D. m. sich entwickelt. GOLDNER u. GOMORI u. a. bestätigten diese Angaben für den Hund und weitere Tierarten (Ratten, Affen, Vögel usw.).

Die Alloxanwirkung verläuft in 3 Phasen. Injiziert man bei Kaninchen 150 bis 200 mg Alloxan pro kg i.v., so kommt es zunächst für 15—60 min zu einer Hyperglykämie. An diese schließt sich für etwa 8 Std eine starke Hypoglykämie an. Gelingt es, diese durch Glucoseinjektionen zu überwinden, so setzt nach 24—36 Std ein permanenter D. m. ein mit schweren Zerstörungen und schließlich Auflösung der β-Zellen, während die α-Zellen intakt bleiben. Bei Anwendung der üblichen diabetogenen Mengen bleibt die Wirkung auf das Pankreas beschränkt, werden sie gesteigert, so kommt es zu Degenerationen von Leber und Tubulusepithelien der Nieren. Die hyperglykämische Phase bleibt nach Entfernung der Nebennieren oder Leber und der Eingeweide aus.

Die 2. hypoglykämische Phase wird meist auf eine plötzliche Insulinentleerung aus den zugrunde gehenden β-Zellen zurückgeführt. HOUSSAY u. Mitarb. und andere denken mehr an extrapankreatische Faktoren wie Leberschädigung.

Einspritzung von Alloxan führt zu einem starken und plötzlichen Absinken des reduzierten Glutathion im Blut (LEECH u. BAILEY). Wird Glutathion oder Cystein unmittelbar vor dem Alloxan i.v. injiziert, so bleibt der diabetogene Effekt des Alloxans aus (LAZAROW).

Dieser Körper hat sich als ein außerordentlich einfaches Mittel zur Erzeugung von D. m. erwiesen. Beziehungen zur menschlichen Form bestehen höchstwahrscheinlich nicht. Weder wurden hier sichere Mengen von Alloxan gefaßt, noch sind in der Regel die Inselzellenschädigungen in beiden Fällen die gleichen oder sehr ähnlichen.

Von einzelnen Autoren ist auf Anregung von BRUNSCHWIG Alloxan zur Behandlung des menschlichen Hyperinsulinismus herangezogen worden, doch hat sich diese Therapie wegen ihrer toxischen Eigenschaften für die Leber nicht bewährt. WILDER hat sogar Todesfälle mitgeteilt. (Näheres im Kapitel Insulinome.)

d) Der kontrainsulär-hormonale Diabetes

In diesem Kapitel sollen die Formen von experimentellem D. m. kurz beschrieben werden, die durch Injektion von Inkreten, die gegenüber dem Insulin antagonistisch wirken, wie diejenigen von Nebennieren-Schilddrüse und Hypophysenvorderlappen (vgl. auch dazu das Kapitel Kohlenhydratstoffwechsel und innere Sekretion) erzeugt werden können.

Am längsten bekannt ist der Einfluß des *Adrenalins*, des Wirkstoffs des Nebennierenmarks. Seine glykosurische Wirkung wurde schon 1901 von F. BLUM entdeckt. Eine subcutane Injektion von $^1/_4$—1 mg Adrenalin oder Suprarenin erhöht beim gesunden Menschen den Blutzucker um 50—100%, während zum Auslösen von Glykosurien meist größere Mengen erforderlich sind. Die Wirkung ist sehr flüchtig und in etwa 1 Std abgelaufen. Sie beruht auf einer gesteigerten Glykogenolyse infolge Aktivierung der Phosphorylase in der Leber.

Es ist bisher nie gelungen, auch nicht durch Dauerinfusionen, einen D. m. beim gesunden Tiere mit Adrenalin zu erzeugen, anscheinend auch nicht beim partiell pankreasektomierten.

Das gleiche gilt für das im gleichen Sinne wirkende *Glucagon* (H. G.-Faktor) des 2. von den α-Zellen des Inselsystems gelieferten Wirkstoffs, der gleichfalls durch Aktivierung einer Phosphorylase in der Leber Glykogenolyse macht. (Zus. bei ELRICK u. STAUB).

Daß von der *Schilddrüse* und *ihren Inkreten* aus ein D. m. erzeugt werden kann, ist schon seit den Zeiten von BASEDOW bekannt. Die nach ihm benannte Krankheit, der Hyperthyreoidismus, geht nach WILDER in 14% der Fälle mit D. m. einher.

Das wirksame Inkret der Schilddrüse, das Thyroxin, bringt das Leberglykogen zum Schwinden und führt zu einer Überfunktion des schließlich erlahmenden Inselapparates und schließlich bei langdauernder Verabreichung zu einem zunächst passageren, dann permanenten, sogenannten „metathyreoidalen" D. m. (HOUSSAY u. Mitarb.).

Daß auch von der Hypophyse ein D. m. herbeigeführt werden kann, ist erst 1931 seit den grundlegenden Arbeiten von HOUSSAY-BIASOTTI und ihren Nachfolgern bekannt. Injektion alkalischer Hypophysenvorderlappenextrakte führt nicht nur bei Tieren, sondern auch beim Menschen zu einem zunächst temporären, sogenannten ideohypophysären und schließlich bei wochenlang fortgesetzter Verabreichung bei Tieren zu einem permanenten irreversiblen „metahypophysären" D. m. (YOUNG) mit Degeneration der β-Zellen.

An dieser diabetogenen Wirkung sind der Hauptsache nach, wenn nicht ausschließlich, 2 Hormone des Hypophysenvorderlappens beteiligt, das Wachstumshormon (STH) und das adenotrope Hormon (ACTH). Beide wirken auch für sich allein diabetogen, das letztere über die Nebennierenrinde.

Von dieser kann aber auch primär ein D. m. hervorgerufen werden, wie schon lange aus der Klinik bestimmter Nebennierenrindentumoren (Phäochromocytome, bestimmte Hypernephrome) bekannt ist, die häufig mit Glykosurie und seltener mit echtem D. m. einhergehen. Die wirksamen Substanzen sind die Glykosteroide, Cortison, Corticosteron, Dehydrocorticosteron und Oxycorticosteron. Sie alle, besonders das Cortison (compound E) wirken durch Steigerung der Glykoneogenie in der Leber und Herabsetzung der Insulinwirksamkeit zunächst vorübergehend, dann bei stärkerer und langdauernder Einwirkung permanent diabetogen „Steroiddiabetes", der auch beim Menschen z. B. bei dem M. Cushing spontan vorkommt.

e) SH-Mangeldiabetes

Eine 5. Form, experimentell erzeugten D. m., möchte ich SH-Mangeldiabetes benennen, d. h. einen D. m. durch Fehlen der für den Aufbau der wichtigsten Enzyme (Mercaptoenzyme) notwendigen Sulfhydryl-Thiolstoffe. Dazu gehören Bal, Glutathion, Cystein, Methylthiouracil, Thiomilch- und Thioäpfelsäure und ähnliche Thiostoffe. Sie wirken blutzuckersenkend, leberglykogenbildend und dadurch antidiabetisch. Im Organismus selbst kommen wohl nur Cystein und Glutathion in Betracht. Fehlen sie oder sind sie nur in ungenügender Menge vorhanden, was durch geeignete Mangeldiät herbeigeführt werden kann, so können die Mercaptoenzyme nicht mehr in genügender Menge gebildet werden und es kommt zur Glykosurie, wenn es auch meines Wissens bisher noch nicht gelungen ist, durch langdauernden völligen Mangel von Cystein und

Glutathion einen echten irreversiblen D. m. mit Inselschädigungen herbeizuführen. In diese Gruppe gehört indirekt auch der von GRIFFITHS behauptete, allerdings noch umstrittene Harnsäurediabetes. Angeblich ist er dadurch bedingt, daß die Verarmung des Organismus an SH Gruppe eine gesteigerte Empfindlichkeit nicht nur gegenüber Alloxan, sondern auch gegenüber Harnsäure, dessen Harnstoffderivat, besitzt.

f) Experimenteller Diabetes durch verschiedene toxische Substanzen

In dieser Gruppe seien eine Reihe von toxischen Substanzen zusammengefaßt, denen gemeinsam ist, daß sie durch direkte Wirkung auf den Inselapparat diesen erschöpfen und schließlich die β-Zellen zur Degeneration mit anschließendem D. m. bringen. Die wichtigste derartige Substanz, das Alloxan, wurde schon oben gesondert besprochen. Weitere Substanzen sind Dialursäure, Barbitursäure, Hydroascorbinsäure, Ninhydrin, Isatin, Xanthuronsäure und ähnliche Substanzen. Chemisch besitzen sie sämtlich die Struktur cyclisch gebauter Dicarbonylverbindungen.

Die Aufzählung ist sicher nicht vollzählig, da anzunehmen ist, daß in Zukunft noch ähnliche weitere derartige Stoffe mit diabetogener Wirkung gefunden werden. Schließlich sei erwähnt, daß es noch eine andere große Reihe chemischer Substanzen gibt, die bei hoher Dosierung und empfindlichen Organismen Hyperglykämie und Glykosurie hervorrufen können. Dazu gehören sämtliche Narcotica außer dem rasch verbrennenden Alkohol, ferner Strychnin, Coffein, Chrom-, Quecksilber- und Uranverbindungen (Lit. bei NEUMANN). Die Erzeugung eines permanenten D. m. scheint allerdings mit diesen Stoffen nicht möglich zu sein.

g) Der zentralnervöse Diabetes

Seit der berühmten Piqûre von CLAUDE BERNARD (1855) ist es bekannt, daß auch vom Zentralnervensystem aus eine Glykosurie erzeugt werden kann. CLAUDE BERNARD traf mit seinem Zuckerstich am Boden des 4. Ventrikels zwar nicht ein Zentrum, wohl aber abführende Bahnen, die auf dem Wege über den Sympathicus und die Splanchnici zu den Nebennieren führen und dort eine Adrenalinausschüttung hervorrufen, so daß hier im Endeffekt eine Adrenalinglykosurie vorliegt.

Literatur

ALLEN, F. M.: Glykosurie and Diabetes. Boston 1913.

BAILEY, C. C., and BAILEY: J. Amer. Med. Assoc. 122, 1165 (1943).— BAILEY, C. C.: Alloxan diabetes. Vitam. a. horm. 7, 365 (1949). — BERNARD, CLAUDE: Leçons de la physiologie-experimentale 151. Paris 1855. — BLUM, F.: Dtsch. Arch. klin. Med. 71, 146 (1901). — BOUCHARDAT, A.: Du diabète sucré. Mémoir. de l'academ. de médecine. Paris 1851. — BRUNSCHWIG, A., and others: J. Amer. Med. Assoc. 124, 212 (1944).

CAWLEY, T.: London Med. J. 9, 286 (1888).

DUNN, J. S., H. L. SHEEHAN and N. G. B. McLETCHIE: Lancet 1943, 484.

ELRICK, H., u. A. STAUB: Dtsch. med. Wschr. 1956, 2106.

ENDERLEN, H., H. GLATZEL u. PÜ: Arch. exper. Path. u. Pharmakol. 139, 20 (1929).

FALTA, W. GROTE u. STÄHELIN: Hofm. Beitr. 10, 199 (1907). — FROMELT: Klin. Wschr. 1938, 404.

GOLDNER, M. and G. GOMORI: Endocrinology (Springfield, Ill.) 33, 297 (1943). — GRIFFITHS: J. of Biol. Chem. 172, 823 (1948); 184, 289 (1950).

HÄUSSLER: Arch. exper. Path. u. Pharmakol. 153, 130 (1930). — HOUSSAY, B. A., u. A. BIASOTTI: Pflügers Arch. 227, 664 (1931).— HOUSSAY, A., and others: J. Amer. Med. Assoc. 129, 145 (1945). — Science (Lancaster, Pa.) 102, 197 (1945). — HOUSSAY, B. A.: Vitam. and Horm. 4, 187 (1946).

JACOBS: Proc. Soc. Exper. Biol. a. Med. 37, 407 (1937).

McKEE, F. M., and W. B. HAWKINS: Phlorizinglykosurie. Physiologic. Rev. 23, 255 (1945).

LANCEREAUX, E.: Bull. de l'académ. de médecine II. ser. tome VI p. 46. Paris 1877. — LAZAROW, A.: Proc. Soc. Exper. Biol. a. Med. 61, 441 (1946). — Proc. Amer. Diab. Assoc.

9, 3 (1949). — LEECH and BAILEY: J. of Biol. Chem. **157**, 525 (1945). — LONDON, E. S., and others: Lit. bei MCKEE and HAWKINS. — LUNDSGAARD: Biochem. Z. **264**, 221 (1933); **273**, 514 (1934).

MERING, J. V.: 3. Tag. d. Dtsch. Ges. f. inn. Med. Verh. S. 185 (1880). — MERING, J. V., u. O. MINKOWSKI: Zbl. klin. Med. 393 (1889). — Arch. exper. Path. u. Pharmakol. **26**, 371 (1889).

NEUMANN: Toxikologie. Hdb. d. inn. Med. 4. Aufl. Bd. X i. Druck (1957).

OBERDISSE, K., u. W. TÖNNIS: Die Tumoren im Sellagebiet. Erg. d. inn. Med. u. Kl. 1953 und als Monographie. Berlin-Göttingen-Heidelberg: J. Springer 1953. — OGILVIE, R. F.: Vitam. and Hormon. **10**, 183 (1952).

POULSSON, E.: Z. exper. Med. **71**, 577 (1933).

RANSON, S. W.: Endocrinol. **23**, 175 (1938).

SANDMEYER: Z. Biol. **31**, N. F. 13 (1891). — STRIECK, F.: Z. exper. Med. **104**, 232 (1938).

WIENER, H.: Arch. exper. Path. u. Pharmakol. **42**, 375 (1899). — WILDER, R. M.: Arch. Int. Med. **38**, 236 (1926). — Proc. Amer. Diab. Assoc. **6**, 389 (1946).

YOUNG, F. G.: Brit. Med. J. 715 (1944); 1167 (1951). — Biochemic. J. **39**, 51 (1945). — Proc. Amer. Diab. Assoc. **10**, 11 (1950).

3. Spontane nichtdiabetische Glykosurien und Hyperglykämien beim Menschen

Nicht jede Hyperglykämie und Glykosurie beim Menschen ist diabetischer Natur, wenn sie auch in dieser Richtung stets verdächtig sind.

Es gibt sehr zu denken, daß von 1946 Kranken von JOSLIN u. Mitarb. [9. Aufl., S. 253 und 718 (1952)] mit zeitweiser Zuckerausscheidung der Jahre 1900 bis 1935 193 = 9,9% einen manifesten D. m. bekamen.

Das Hauptmerkmal nicht diabetischer Hyperglykämien und Glykosurien ist ihr transitorischer Charakter, nur die renale Glykosurie (D. renalis) mit erniedrigtem Blutzucker macht hier eine Ausnahme.

BLOTNER u. HYDE fanden bei einer Massenuntersuchung von 45650 jungen Menschen hinsichtlich ihrer Wehrfähigkeit in 0,8% der Fälle eine Glykosurie. In 208 Fällen lag ein echter D. m. vor, in 126 eine transitorische Glykosurie und in 33 eine renale Glykosurie.

Bei einer großen *Enquête des Diabetes Detection Komitées* der American Diabetes Association (1949), die viele Zehntausende von Menschen umfaßte, schwankte die Zahl der Glykosuriker zwischen 1,2—4,3% (WATSON, BLOTNER, MCBRYDE u. Mitarb.).

Für die Gesamtbevölkerung der USA berechnete MARBLE (Z_I in Treatment of Diabetes (1952)] 3,5—4,0% Glykosuriker, davon etwa die Hälfte echte Zuckerkranke.

Hauptursachen dieser nicht diabetischen Hyperglykämien und Glykosurien sind:

1. abnorm große orale Zuckerzufuhr,
2. renaler Diabetes,
3. extra pankreatische innersekretorische Krankheiten,
4. zentralnervöse Störungen,
5. Leber-, Nieren-, Herz- und Tumorkrankheiten,
6. Infektionen, besonders mit Fieber,
7. Aufnahme toxisch wirkender Pharmaka.

1. Die alimentäre Glucosurie ist physiologisch. Jede Zuckerart, die im Blute kreist, hat einen gewissen Schwellenwert, jenseits dessen der Zucker im Harne erscheint. Die Mengen sind bei den einzelnen Zuckerarten etwas verschieden. Sie liegen

für Traubenzucker	bei etwa	150—180 g
„ Fruchtzucker	„	„	120—150 g
„ Rohrzucker	„	„	150—200 g
„ Milchzucker	„	„	120 g.

Voraussetzung sind: Darreichung in kurzer Zeit und normale Darmresorption. In dies Gebiet gehört auch, so paradox es auch klingen mag, der zuerst von F. Hofmeister beschriebene Hungerdiabetes, richtiger wohl als Hungerglucosurie zu benennen. Er tritt dann ein, wenn nach längerem Hunger oder langer hochgradiger Unterernährung, besonders mit Kh, auf einmal wieder große Mengen von Kh genossen werden. Die Glucosurie kann bis zu 4% betragen, verschwindet aber in der Regel in den ersten Tagen. Ursache ist eine plötzliche Überbelastung des im Hunger stark inaktivierten Inselapparates, wie sie auch nach den schweren Hunger- und Unterernährungsjahren in den letzten Kriegs- und Nachkriegsjahren beider Weltkriege in der sprunghaften Zunahme des D. m. besonders in Deutschland in die Erscheinung trat.

In das gleiche Gebiet gehört wahrscheinlich auch der zuerst von Hoppe-Seyler beschriebene sogenannte Vagantendiabetes, besser Vagantenglucosurie genannt, bei Landstreichern. Dabei dürften aber auch Alkohol und Leberschädigungen eine Rolle spielen.

2. Hinsichtlich Vorkommen und Wesen der sogenannten renalen Glucosurie sei auf das Kapitel Diagnose des D. m. und renaler Diabetes verwiesen.

3. Nicht nur das Pankreas mit seiner inneren Sekretion (Insulin und Glucagon), sondern auch fast alle anderen Inkretdrüsen greifen in den Kh-Stoffwechsel ein, und zwar in einer insulinantagonistischen Weise. Seite 555 ist dies näher geschildert (vgl. dazu auch die Darstellung von J. Kühnau (Z) und mein Referat auf der 59. Tagung der deutschen Gesellschaft für innere Medizin (1951).

Diese Inkretdrüsen sind Schilddrüse, Hypophysenvorderlappen und Nebennieren. Sie machen im allgemeinen ihren glykosurischen Einfluß nur dann geltend, wenn ihre Inkrete in übernormaler Menge ins Blut übertreten und der kompensierende Inselapparat dadurch zu sehr überlastet wird. Die hier in Betracht kommenden Krankheiten sind bei der Schilddrüse die Thyreotoxikosen, beim Hypophysenvorderlappen die Akromegalie und der M. Cushing, bei den Nebennieren Marktumoren (Phaiochromocytome), sowie Tumoren und Hyperplasien der Nebennierenrinde.

Die Thyreotoxikosen, die Überfunktionskrankheiten der Schilddrüse, gehen nach Joslin u. Lahey in 28—39% mit einer Glykosurie einher, am häufigsten der Vollbasedow, vor allem der primäre.

Noch häufiger ist die Hyperglykämie nach Belastungen (Lit. bei Anderson u. Means). Goldberg u. Luft finden bei dieser Gruppe sogar in 90% eine Herabsetzung der Kh-Toleranz. Bei den beiden Hypophysenvorderlappen-Erkrankungen Akromegalie und M. Cushing sind die Prozentzahlen der Glucosurie ähnlich hoch. Die Angaben schwanken zwischen 25—40% (Davidoff u. Cushing, Colwell, Coggeshall u. Root u. a.). In etwa der Häfte handelt es sich um echten D. m.

Sämtliche Überfunktionskrankheiten der Nebennieren können zu einer Hyperglykämie und Glucosurie führen. Meist ist sie periodisch wie beim Phaeochromocytom und beim Hypernephrom. In seltenen Fällen kommt es auch zum echten D. m. (Lit. und eigene Beobachtungen bei Lohmann). Auch Injektionen sämtlicher Hormone der Nebenniere machen bei geeigneter hoher Dosierung Glykosurien, in geringerem Grade diejenigen des Nebennierenmarkes (Adrenalin und Noradrenalin), in stärkerem Grade die Glucosteroide der Rinde wie Cortison, Corticosteron, Dehydrocorticosteron und Oxycorticosteron, sowie das die Rinde stimulierende ACTH, das adrenocorticotrope Inkret des Hypophysenvorderlappens.

Überproduktion der Geschlechtsdrüsen oder Injektion entsprechender Präparate rufen keine Glykosurie hervor. Wohl aber führt die Schwangerschaft trotz ihrer Herabsetzung der Inkretsekretion in 5,4—13,6% der Fälle (Williams u.

Mitarb.), bei Zuckerbelastung sogar in 20—80% (FRANK u. NOTHMANN, RICHARDSON u. BITTER u. a.) zu einer Glucosurie, und zwar ohne Hyperglykämie, was für ihre renale Genese spricht. In den letzten Schwangerschaftsmonaten mit einsetzender Milchsekretion tritt zur Glucose oft Lactose in den Harn über.

4. Auch Erkrankungen des Gehirns jeder Art können mit Hyperglykämien und Glucosurien einhergehen (vgl. die zusammenfassenden Darstellungen von GAGEL, BODECHTEL, OBERDISSE-TÖNNIS, sowie die entsprechenden Abschnitte in Bd. V des Handb. der inneren Medizin, 4. Aufl.).

Selbst eine Lufteinblasung zwecks Encephalographie kann dazu führen (MADER u. a.). Den gleichen Effekt können auch psychische Störungen haben, insbesondere schwere Psychosen depressiver Art, Epilepsien, vereinzelt sogar schwere Neurosen.

Ebenso findet sich gar nicht so selten eine meist vorübergehende Verschlechterung des D. m. bei sehr schweren seelischen Belastungen. Daß man sogar durch Suggestion des Trinkens eines süßen Getränkes eine Blutzuckersteigerung herbeiführen kann, haben Hypnoseversuche von KRAUSE gezeigt.

5. Nieren- und Circulationskrankheiten, insbesondere auch die Arteriosklerose, führen im allgemeinen nur dann zu einer Hyperglykämie oder Glucosurie, wenn Nierengefäße oder Nierenparenchym erkrankt sind. In das Gebiet gehört wohl auch das Absinken der Zuckertoleranz und die Neigung zu Hyperglykämien im höheren Alter.

Eine Sonderform stellt die merkwürdige, genetisch noch nicht befriedigend geklärte Hyperglykämie und Glucosurie bei manchen Fällen von schwerem Myocardinfarkt dar. Sie ist hier nicht isoliert, sondern geht mit Fieber, Leukocytose und Senkungsbeschleunigung der Erythrocyten einher, fast wie bei einem akuten Infekt.

Auch bei Kranken mit malignen Tumoren auch außerhalb der Nieren werden Hyperglykämien und Glucosurien beobachtet (vgl. die Studie von A. MARBLE: Diabetes und Krebs). Die Genese ist hier erst recht rätselhaft.

Hinsichtlich der Störungen des Kh-Haushaltes bei Lebererkrankungen sei auf das spätere Kapitel Lebererkrankungen in der Klinik des D. m. verwiesen.

6. Daß bei Infektionskrankheiten mit und ohne Fieber transitorische Hyperglykämien und etwas seltener auch Glucosurien vorkommen, haben ROLLY u. OPPERMANN (1913) sowie FREUND u. MARCHAND (1916) festgestellt, und spätere Autoren haben es immer wieder bestätigt. Werden derartige Kranke mit 100 g Glucose belastet, so kommt es sogar nach WILLIAMS u. DICK (108 Fälle) in 41% zu einer Glucosurie. Besonders scheint dazu die Meningitis zu neigen (FEDERER, FERGUSON u. BARR).

Die Ursache dieser Kh-Stoffwechselstörungen ist wahrscheinlich ein zentralnervöser Reiz des Fiebers bzw. des infektmachenden Agens auf die zentralnervösen Regulationszentren im Hypothalamus und auf die Leber, die nach SCHUT sehr rasch und weitgehend ihr Glykogen verliert, wobei es noch unentschieden ist, ob dieser hepatische Angriff direkt oder indirekt über den N. splanchnicus sich vollzieht. Nur in sehr seltenen Fällen kann die transitorische Hyperglykämie und Glucosurie in einen permanenten D. m. übergehen.

7. Die letzte Gruppe umfaßt die Schädigungen des Kh-Stoffwechsels durch toxisch wirkende Pharmaka, an der Spitze das Phlorrhizin und das Alloxan. Im vorigen Kap. S. 579 sind diese Dinge bereits besprochen.

Angriffspunkte für die hier beobachteten Schädigungen sind vermutlich Zentralnervensystem, Leber und Nieren (Albuminurie und Tubulinekrosen). Auch mit Säuren und hypertonischen Kochsalzlösungen, intravenös gegeben, lassen sich Hyperglykämien und in sehr seltenen Fällen auch Glucosurien erzeugen. Auch beim Menschen kommt das gelegentlich vor.

Anhangsweise sei noch erwähnt, daß auch nach sehr großen Aderlässen vereinzelt Hyperglykämien beschrieben sind, die wahrscheinlich durch plötzliche Störungen des Gewebsstoffwechsels infolge plötzlichen Flüssigkeitsentzuges bedingt sind.

Alle die genannten Schädigungen sind beim Menschen transitorischer Natur und klingen bei Beseitigung ihrer Ursache ab. Eine Einschränkung der Kh-Zufuhr auf 100—150 g in den ersten Tagen trägt zur raschen Normalisierung bei.

Literatur

ANDERSON: Studies on bloodsuggar and glycosuria in exophthalmic goiter. Kopenhagen: Levin u. Munksgaard 1933.

BLOTNER, H., and HYDE: New England J. Med. 229, 885 (1943). — J. Amer. Med. Assoc. 131, 1109 (1946). — BODECHTEL, G.: Zur Klinik des vegetativen Nervensystems. Ref. auf der 54. Tg. d. Dtsch. Ges. f. innere Med. Verh. S. 57 (1948). — McBRYDE, W. H.: J. Missouri Med. Assoc. 41, 776 (1949).

COGGESHALL and H. ROOT: Endocrinology (Springfield, Ill.) 26, 1 (1940). — COLWELL, A. R.: Medicine (Baltimore) 6, 1 (1927).

DAVIDOFF, L. M., and H. CUSHING: Arch. Int. Med. 39, 751 (1927). — Diabetes-Detection: Proc. Amer. Diab. Assoc. 10, 262 (1950).

FEDERER: New England J. Med. 233, 342 (1945). — FERGUSON and BARR: Ann. Int. Med. 21, 173 (1944). — FRANK, E., u. M. NOTHMANN: Münch. med. Wschr. 1920, 1433. — FREUND, H., u. F. MARCHAND: Arch. exper. Path. u. Pharmakol. 72, 56 (1916).

GAGEL, O.: Bau und Leistung des vegetativen Nervensystems. Ref. auf der 54. Tg. d. Dtsch. Ges. f. inn. Med. Verh. S. 12 (1948). — GOLDBERG u. LUFT: Acta med. scand. (Stockh.) 135, 1 (1949).

HOFMEISETR, F.: Arch. exper. Path. u. Pharmakol. 25 (1889). — HOPPE-SEYLER, H.: zit. bei B. NAUNYN (Z) 2. Aufl. S. 213 (1906).

JOSLIN, E. P. and LAHEY: Ann. Surg. 100, 629 (1934).

KRAUSE, H.: Z. klin. Med. 121, 563 (1932).

LOHMANN, V.: Dtsch med. Wschr. 1950, 138.

MADER: Klin. Wschr. 1932, 676. — MARBLE, A.: New England J. Med. 211, 339 (1934). — MEANS, H. H.: The thyroid and its diseases. 2. Aufl. Philadelphia-London-Montreal: Lippincott 1948.

OBERDISSE, K. u. W. TÖNNIS: Die Tumoren im Sellagebiet. Erg. inn. Med. 1953.

RICHARDSON and BITTER: Amer. J. Obstetr. 24, 362 (1932). — ROLLY, F., u. OPPERMANN: Biochem. Z. 48, 260 (1913).

SCHUT: Beitr. Klin. Tbk. 35, 75 (1915).

WATSON, C.: Endocrinology (Springfield, Ill.) 25, 845 (1939). — WILLIAMS: Boston Med. a. Surg. J. 192, 163 (1925). — WILLIAMS and WELLS: Quart. J. Med. 22, 493 (1929). — WILLIAMS and DICK: Ann. Int. Med. 9, 801 (1932).

4. Ausscheidung harnfremder Kohlenhydrate im Urin

Außer der Glucose treten im Harn unter besonderen Verhältnissen auch andere Zuckerarten auf. Es sind dies Lactose, Sucrose, Pentosen und vielleicht Heptose.

a) Die Lactosurie

Bei schwangeren Frauen beobachtete schon 1850 BLOT das Auftreten eines Disaccharides, das 27 Jahre später HOFMEISTER u. KALTENBACH als Lactose identifizierten. Dieser Zucker dreht wie Glucose die Ebene des polarisierten Lichtes nach rechts, vergärt aber nicht, was differentialdiagnostisch sehr wichtig ist.

Der Nachweis geschieht am besten durch die Schleimsäureprobe (weißer Niederschlag des Harns nach Kochen und Eindickung mit konzentrierter Salpetersäure und Abkühlung im Eisschrank). Die Schleimsäure hat einen Schmelzpunkt von 215° C.

Bei der Lactosurie handelt es sich um einen physiologischen, harmlosen Vorgang in den letzten Schwangerschaftsmonaten und in der Stillzeit, wenn Milchzucker aus den Milchdrüsen, in denen er gebildet wird, ins Blut übertritt, was gehäuft bei Milchstauungen, besonders beim Abstillen in die Erscheinung tritt. Er kann parenteral nicht in seine beiden Komponente Glucose und Galaktose gespalten werden und hat zudem einen niedrigen Nierenschwellenwert, so daß er leicht in den Urin übergeht. Lactosurie findet sich in 5,4—13,6% bei schwangeren Frauen, stets in geringen Mengen selten über 20 g pro die, meist in Verbindungen mit sehr kleinen Mengen von Glucose. Bei Belastung mit 100 g Glucose kommt es fast stets dazu, und zwar ohne Hyperglykämie (Lit. bei WATKINS).

b) Galaktosurie

Galaktose (Chemisches siehe S. 547) tritt spontan nur sehr selten in den Harn über. REUSS (1905) war wohl der erste, der dies beschrieb. SCHREIBER (1953) HUDSON u. Mitarb., sowie FOX u. Mitarb., FLURY u. BERGER u. a. haben neuerdings behauptet, daß Galaktosurie bei Säuglingen und Kleinkindern ein lebenbedrohliches Leiden sei, das mit Fieber und schweren Leberschädigungen einhergeht und ohne Behandlung mit völlig milchfreier Diät tödlich enden kann. Galaktosurie kommt auch bei schweren Leberschädigungen und im Fieber spontan vor. Normalerweise wird der Nahrungsmilchzucker in Glucose und Galaktose im Darm gespalten und nach Resorption in der Leber zu Glykogen synthetisiert, sofern die Leber intakt ist. Bei Leberschädigungen kann es besonders bei Kindern bei sehr reichlicher Milchnahrung zu einer Galaktosurie kommen (GÖPPERT). Belastung mit 40—50 g Galaktose dient als Leberfunktionsprobe. Werte über 3 g in 5 Std sprechen für Schädigungen dieses Organs.

Manchmal kommt es bei Kindern und vereinzelt auch bei Erwachsenen zu paroxysmalen Ausscheidungen dieses Zuckers. BANSI, MASON u. TURNER, NORMAN u. FOSHENER u. a. haben solche Fälle beschrieben. BRUCK u. RAPOPORT nehmen eine Störung im Fermentsystem der Leber an, welche die Umwandlung von Galaktose in Glykogen verhindert, vielleicht durch Fehlen oder Mangel der spezifischen Galaktokinase. Der Diabetiker vermag Galaktose bei intakter Leber fast in normalem Umfange zu verwerten und sie wirkt auch (Lit. siehe KÜHNAU) hier antiketogen (REE-SCHWARZMANN) (Lit. bei v. LEDEBUR [Z_{II}]).

Nach FRANK u. NOTHMANN drückt hohe Galaktosekonzentration im Blute die Blutglucose auf 13 mg-% herab, ohne hypoglykämische Erscheinungen zu machen, was für das von REINER u. SILVELL beschriebene Substitutionsphänomen spricht.

c) Fructosurie (Lävulosurie)

Das Auftreten von linksdrehendem Zucker im Harn beschrieb 1884 zuerst SEEGEN. STROUSSE u. FRIEDMAN und viele andere bestätigten es.

Das spontane Vorkommen bei Nichtdiabetikern ist ungeheuer selten. Bis 1937 vermochte BLATHERWICK aus der Weltliteratur nur 34 Fälle zusammenzustellen, zu denen in den letzten beiden Dezennien noch etwa ein weiteres Dutzend hinzukommt. E. FRANK sprach (1952) von einem Laevulosediabetes.

JOSLIN und seine Schüler (Z_I) sahen in ihrem ungeheuren Material von etwa 45 000 Fällen von Diabetikern Fructosurie nur 4 mal (MARBLE u. SMITH) und nur bei Juden.

In mehreren Fällen handelte es sich um Geschwister, so daß anscheinend hereditäre und rassische Verhältnisse eine Rolle spielen (BLATHERWICK u. a.). Fructosebelastung verstärkt die Fructosurie, so daß NEUBAUER 15—17% Lävulose im Harn wiederfand. Die Glucosebelastungskurve ist dabei stets normal. Die Nierenschwelle ist für diesen Zucker, der angeblich im Blute länger kreist als Glucose, nach SOISALO herabgesetzt, aber die Hauptstörung liegt zweifellos in der Leber, die normalerweise mit der Fructokinase, Phosphorfructokinase und anderen Fermenten die Umwandlung in Glykogen vornimmt.

An welcher Stelle des Fermentsystems bei der Fructosurie die Störung liegt, ist vorläufig noch unbekannt.

Eine intakte Leber vermag bei Belastungen Fructose gut zu verarbeiten, so daß auch dieser Zucker zur Funktionsprüfung der Leber herangezogen wurde (H. STRAUSS).

Der Nachweis der Fructose im Harn ist leicht, da dieser Zucker reduziert und vergärt, aber die Ebene des polarisierten Lichtes doppelt so stark nach links wie die Dextrose nach rechts dreht. SELIWANOFF hat eine besondere Probe mit Resorcin zum qualitativen Nachweis angegeben.

Die Fructosurie ist harmlos und bedarf keiner Behandlung. Sie kann herabgesetzt werden durch Fortlassen fructosehaltiger Nahrungsmittel, wie Honig, Kunsthonig und Obst, aber auch dann verschwindet sie nicht ganz. Merkwürdigerweise wirken auch Leberpräparate, vor allem B 12 (Cytobion) herabsetzend.

Bemerkenswert ist weiter, daß die Fructosurie ähnlich wie die Galaktosurie mit erniedrigten Glykämiewerten einhergeht.

Eine Sonderfrage ist das gleichzeitige Vorkommen von Fructose neben Glucose beim Diabetiker. Sie wurde von F. UMBER (Z_I), der geradezu von einer diabetischen Fructoglucosurie sprach, bejaht, von BORCHARDT, LICHTWITZ (Z) u.a. verneint. JOSLIN (Z_I) fand in seinem gewaltigen Diabetikerkrankengut nur einmal das Zusammentreffen dieser beiden Zucker im Harn. In diesem Falle handelte es sich um einen leichten D. m. bei einer jungen Jüdin, die 7 Jahre später an Lebercirrhose starb, so daß die Möglichkeit einer schon länger bestehenden Leberschädigung vorlag.

Eine Fehlerquelle in der Beurteilung bei schwach alkalischem Urin deckten schon 1895 LOBRY DE BRUYN u. v. ECKENSTEIN auf. Sie fanden, daß in diesem Milieu, z. B. bei Cystitis, Fructose spontan in Glucose sich umlagern kann.

Therapeutisch ist wichtig, daß Fructose sowohl bei oraler als auch bei intravenöser Zufuhr viel rascher und vollständiger zu Leberglykogen und Muskelglykogen aufgebaut wird als Glucose.

Schon MINKOWSKI wies nach, daß beim Zuckerkranken Fructose im Gegensatz zu Glucose fast restlos zur Glykogensynthese und Energielieferung verwandt wird, während die normale Leber Fructose rasch in Glucose umwandelt, was die diabetische Leber anscheinend wegen Mangel der dazu nötigen Fermente nicht vermag. (Zusammenfassendes bei K. STUHLFAUTH und OLGEN.)

d) Die Sucrosurie

Der Übertritt von Rohrzucker bei zuckerfreier Nahrung ist meines Wissens bisher nur zweimal beschrieben worden, und zwar von HOESCH (1934) und ELMER-KRASOWSKA-PLATZECK (1939). Diese Anomalie geht mit außerordentlich hohen spezifischen Gewichten einher (1070—1145), was zur Entdeckung der Störung führte.

Rohrzucker reduziert die FEHLINGsche Lösung. Es ist vorläufig noch unklar, wie und wo das Disaccharid im Körper aufgebaut wird, wenn es bei vollkommen zuckerfreier Nahrung im Harn erscheint und bei parenteraler Darreichung stets quantitativ wieder ausgeschieden wird. Es scheint mir daher diesen Beobachtungen gegenüber eine gewisse Skepsis am Platze zu sein.

e) Pentosurie

Der fünfgliedrige Zucker Pentose, der physiologisch in den Nucleinsäuren enthalten ist, tritt sehr selten als chronische essentielle Störung in den Harn über. SALKOWSKI und JASTROWITZ haben sie 1884 zuerst beschrieben. DERIVAUX fand bis 1943 nur 163 Fälle in der Weltliteratur. Bei Lebensversicherungsuntersuchungen von 62000 Menschen waren es nur 12 Fälle. (MARGOLIS, BLATHERWICK), bei JOSLIN und seinen Mitarbeitern nur 10 (MARBLE). Bei systematischen Massenuntersuchungen von New Yorker Studenten beobachtete LASKER die Anomalie 175mal. Stets handelte es sich um l (+) −Xyloketose. Zum Nachweis dient die Orcinprobe von TOLLENS-BIAL (Rotviolett, dann Grünfärbung bei stark eingedampfter salzsäurehaltiger Lösung). Pentosen reduzieren nach längerem Kochen, vergären aber nicht (LEVENE und LA FORGE). Sehr selten ist das Vorkommen von Arabinose. Die Pentosurie ist ausgesprochen erblich, nach LASKER recessiv, nach SCHULTZ dominant. Betroffen sind fast ausschließlich Juden und zwar vorwiegend Männer.

In einer Familie konnten von SCHULTZ 4 Fälle, in der weiteren Verwandtschaft 5 Fälle von renaler Glucosurie und 1 Fall von Schwangerschaftsglucosurie festgestellt werden. In anderen Pentosurikerfamilien wurden auch Fälle von D. m. gefunden. Sehr selten kommt beides kombiniert vor. JOSLIN u. Mitarb. verfügen über einen derartigen Fall bei einer 18jährigen Jüdin. Übergänge sind meines Wissens nie beschrieben worden.

ENKLEWITZ u. LASKER sahen in der Glucuronsäure die Muttersubstanz der Xylose, da Fütterung dieser Säure die Xylosemenge im Harn stark vermehrte, wobei die Umwandlung in den Nieren vor sich gehen soll. Diese angeblichen Zusammenhänge sind aber noch unbewiesen und mir unwahrscheinlich. Sicher erscheint, daß bei einer anderen Pentose, der Ribose der Zellnucleinen, die Umwandlung von der 6. Phosphogluconsäure über die 3-Keto-6-phosphogluconsäure und 5-Ribulose-Phosphat zum 5-Ribose-Phosphat führt.

Aber gerade die Ribose erscheint nicht im Harn des chronischen Pentosurikers und es ist bisher meines Wissens unbekannt, ob für die Xylose ein ähnlicher Entstehungsmodus wie für die Ribose gilt. ALEXANDER, CAMMIDGE, HOWARD u. v. NOORDEN (Z) behaupteten, daß Leber- und Darmstörungen eine Pentosurie herbeiführen können. Angesichts des konstitutionellen Charakters der Erkrankung könnten solche Erkrankungen aber höchsten die Rolle eines auslösenden Faktors spielen.

Die spontane Pentosurie ist eine durchaus harmlose Anomalie, die allerdings nie verschwindet, aber ihren Träger auch nie hinsichtlich Gesundheit und Leistungsfähigkeit belastet. Eine Therapie ist daher auch nicht nötig. In manchen Fällen soll Fortlassen der Hauptträger von Pentosen und deren Polymerisationsprodukten der Pentosane, nämlich von Obst und Gemüse, die Größe der Pentosenausscheidung herabsetzen.

Von der spontanen konstitutionellen Pentosurie ist die *alimentäre* Form zu unterscheiden. Die kleinen in vegetabilischen Nahrungsmitteln stets vorhandenen Mengen von Pentosen und vor allem von Pentosanen werden im intermediären Stoffwechsel stets verbrannt oder anderwertig verwertet, so daß sie nie im Harn erscheinen. Belastet man aber, wie GRAFE u. REINWEIN es taten, den Organismus mit größeren Mengen von Xylose (30—50 g), so gehen davon etwa 30—40% in den Harn über. Der Rest wird verbrannt, und zwar nicht nur beim Gesunden, sondern auch, was therapeutisch wichtig ist, beim Diabetiker. Dafür sprechen die Erhöhung des respiratorischen Quotienten $\frac{CO_2}{O_2}$ sowie die ausgesprochene spezifisch-dynamische Wirkung auch beim Zuckerkranken. Obwohl die Xylose ein Stimulans für die Insulinproduktion ist, wie Injektionen in die A. pancreaticoduodenalis von GRAFE u. MEYTHALER zeigten, kommt es auch beim schwersten Diabetiker nie zu einer Steigerung der Glucosurie. Hinsichtlich der therapeutischen Bedeutung der Pentosen bei Diabetikern sei auf das entsprechende Kapitel der Therapie verwiesen.

f) Heptosurie

ROSENBERGER fand 1906 im KOSSELschen Laboratorium einmal einen 7-gliedrigen Zucker. Da später meines Wissens niemals mehr ein ähnlicher Befund veröffentlicht ist, so liegt der Verdacht eines Irrtums nahe, obwohl die Autorität von A. Kossel dahinter stand.

Erwähnt sei, daß sowohl im Organismus von Pflanzen als von Tieren (Leber und Erythrocyten) frei oder als Phosphorsäureverbindung im intermediären oxydativen Kh-Stoffwechsel eine Heptose auftritt, und zwar die Ketose d-Sedoheptulose (NORDAHL, HORECKER u. Mitarb.

Im Urin des Menschen ist sie allerdings meines Wissens nie gefunden, anscheinend auch nie gesucht worden.

Literatur

ALEXANDER: Verh. dtsch. Ges. inn. Med. S. 552 (1914).

BANSI, W.: Klin. Wschr. 1932, 21. — BLOT: zit. bei HOFMEISTER. — BLATHERWICK, N. R.: Practitioness Library. New York: Appeton Century 1937. — BORCHARDT: zit. LICHTWITZ (Z). — BRUCK, M., and RAPOPORT: Amer. J. Dis. Childr. 70 (1945).

CAMMIDGE and HOWARD: Brit. Med. J. 777 (1920).

DERIVAUX: South Med. J. 36, 587 (1943).

ELMER, KRASOWSKA u. PLAZECK: Acta med. scand. (Stockh.) 101 (1939). — ENKLEWITZ and LASKER: J. Amer. Med. Assoc. 105, 958 (1935).

FLURY, M., et H. BERGER: J. Génét. humaine 4. 1 (1955) — FOX, E. G. and others: Brit. med. J. 245 (1954). — FRANK, E., u. NOTHMAN: Münch. med. Wschr. 1920, 1433. — FRANK, E.: Istanb. Contrib. to Clinic. Sci. 2, 294 (1953).

GÖPPERT: Berl. klin. Wschr. 1917, 20. — GRAFE, E., u. F. MEYTHALER: Arch. exper. Path. u. Pharmakol. 125, 181 (1927); 131, 80 (1928). — GRAFE, E., u. H. REINWEIN: Dtsch. Arch. klin. Med. 173, 646 (1932).

HOESCH: Klin. Wschr. 1934, 13. — HOFMEISTER, F.: Z. physiol. Chem. 1, 101 (1877). — HORECKER, B. L., and others: Federat. Proc. 12, 219 (1953). — HUDSON, F. P., and others: Brit. Med. Il 242 (1954).

KALTENBACH, J. P.: Z. physiol. Chem. 2, 360 (1878). — KLERKER, AF.: Dtsch. Arch. klin. Med. 88, 603 (1912).

LASKER, M.: Amer. J. Clin. Path. 20, 485 (1950). — LEDEBUR, J. v.: Das Pankreas in C. OPPENHEIMERS Hdb. d. Biochem. 2. Aufl. Erg. W. 3, 907 (1936). — LEVENE, and LA FORGE: J. of Biol. Chem. 15, 411 (1913). — LOBRY DE BRUYN, u. v. ECKENSTEIN: Ber. dtsch. chem. Ges. 28, 3078 (1895).

MARBLE, A.: Amer. J. Med. Sci 183, 827 (1932) med. Sci 177, 348 (1929). — MARBLE, A., u. SMITH: Il am med. Ass. 106, 24 (1936). — MARGOLIS, H. M.: Amer. J. Med. Sci. 177 (1929). — MASON and TURNER: Amer. J. Dis. Childr. 50, 359 (1935). — MINKOWSKI, O.: zit. bei B. NAUNYN: Der Diabetes mellitus (Z) (1906).

NEUBAUER, O.: Münch. med. Wschr. 1905, 38. — NORDAHL, A., and DISETH: Acta chem. scand. (Copenh.) 6, 446 (1952). — NORMAN and FOSHENER: Amer. J. Dis. Childr. 66, 513 (1943).

OLGEN, T.: Istanbul Contrib. Clin. Sci 2, 286 (1953).

REINER, M., and SILVELL: Arch. Int. Med. 54 (1934). — REUSS, A. v.: Wien. med. Wschr. 1905, 799. — REE, J. H., and A. S. SCHWARZMAN: J. of. Biol. Chem. 96, 717 (1932). — ROSENBERGER, F.: Dtsch. Arch. klin. Med. 88, 603 (1907).

SALKOWSKI u. JASTROWITZ: Zbl. med. Wiss. 756 (1884). — SCHREIBER, K.: Klin. Wschr. 1953, 47. — SCHULTZ, A.: Onduzockingen over pentosurie. Amsterdam: N. V. Maatsch. „Kosmos" 1938. — SEEGEN: Zbl. med. Wiss. 756 (1884). — SOISALO: Acta Soc. Medic. fenn. Duodecini 14, 1 (1933). — STRAUSS, H.: Dtsch. med. Wschr. 1913, 1780. — STRAUSSE and FRIEDMAN: zit. bei BLATHERWICK. — STUHLFAUTH, K.: Ärztl. Forsch. 5, 414 (1951).

WATKINS: J. of Biol. Chem. 80, 38 (1928).

5. Der Diabetes mellitus

Einleitung. Unter Diabetes mellitus (D. m.) wird zweckmäßig jede langdauernde, mit Hyperglykämie und Glykosurie einhergehende Störung des Kohlenhydratstoffwechsels infolge primärer oder sekundärer Insuffizienz der Insulinproduktion verstanden. Gegen diese Definition läßt sich geltend machen, daß unter ganz besonderen experimentellen Bedingungen bei Tieren das Insulin für die Zuckerverbrennung nicht unbedingt erforderlich ist. SOSKIN u. Mitarb. fanden, daß bei einem Blutzucker von 700 mg-% zwischen leberlosen Tieren mit und ohne Pankreas in der Zuckerverbrennung kein Unterschied besteht. Je mehr aber die Blutzuckerzahlen unter diesen abnorm hohen Wert absinken, um so mehr verschlechterte sich die Glucoseoxydation beim pankreaslosen, leberlosen Tiere gegenüber dem leberlosen mit Pankreas. Selbstverständlich sind solche theoretisch sehr interessanten Experimente für den menschlichen D. m. praktisch ohne jede Bedeutung.

Normalerweise ist die Insulinproduktion für die Zuckerverbrennung entscheidend. Pathologisch kann das Inselsystem versagen, sowohl primär durch eine lokale Erkrankung bei normalen Ansprüchen an seine Tätigkeit, wie sekundär infolge erhöhter Anforderungen, die von anderen Stellen des Körpers an es herantreten. Dazu gehört von äußeren Faktoren eine dauernde Überbelastung mit hohen Kh-Mengen, von inneren Faktoren eine abnorm starke Gegenregulation von seiten der Hypophyse, der Nebenniere, der Schilddrüse oder des Zentralnervensystems.

Auch gesteigerte Insulinzerstörung oder vermehrte Glykogenbildung oder ein noch unbekannter Faktor (HIMSWORTH) können so wirken.

In allen diesen Fällen ist der von Haus aus minderwertige Inselapparat nicht imstande, den vermehrten Bedarf zu decken, und die normale Regulation des Kohlenhydratstoffwechsels bricht zusammen, so daß Hyperglykämie und Glykosurie auftreten.

Diese Regulation ist ein außerordentlich komplizierter, weitgreifender Vorgang, der trotz mehrfacher Sicherungen sehr vulnerabel ist.

Testobjekt für eine Schädigung sind Auftreten von Hyperglykämie und Glykosurie infolge ungenügender Insulinproduktion. Es ist zweifellos richtig, wenn KATSCH, PANNHORST, JORES und auch ich selbst den D. m. als eine Regulationskrankheit auffassen, wobei in jedem Falle festzustellen wäre, ob ein primäres oder sekundäres Versagen des Inselapparates vorliegt bzw. an welcher Stelle des Regulationsmechanismus die Störung sitzt (antagonistische Einwirkung anderer Inkretdrüsen, Nervensystem usw.).

Die Meinungen darüber, in welchem Umfange beim menschlichen D. m. das eine oder das andere vorliegt, gehen erheblich auseinander. Während HIMSWORTH, CONSTAM u. a. der Ansicht sind, daß der primäre Inseldiabetes viel seltener ist als andere Entstehungsarten, nehmen FRANK, GRAFE u. a. (vgl. auch mein Referat auf der Internistentagung 1951 in Wiesbaden) das Gegenteil an. Die Entscheidung im Einzelfalle ist meist sehr mühsam und schwierig, oft unmöglich.

Historisches. Das Wort Diabetes stammt aus dem griechischen διαβαίνειν = hindurchgehn und zeigt, daß die Krankheit schon im Altertum bekannt war. [Historisches in der Monographie des Rockefeller-Institutes von F. M. ALLEN u. Mitarb., sowie bei H. u. J. SCHUMACHER (1956)]. Schon der Papyrus EBERT zur Zeit von Moses erwähnt die Krankheit, ebenso chinesische Ärzteberichte 600 J. vor Christi, ferner eine alte Vedaschrift, die schon die Süßigkeit des Harns kannte. Paracelsus (1493—1541) beschrieb den weißen Trockensatz des verdampften Harns, hielt ihn aber für Salze.

1675 entdeckte THOMAS WILLIS den süßen Harngeschmack neu, 100 Jahre später (1775) stellte DOBSON zuerst fest, daß er durch Zucker bedingt ist. Der Zusatz mellitus stammt von CULLEN (1709—1790), der damit endgültig die Abtrennung vom D. insipidus vornahm.

Weitere grundlegende Entdeckungen sind: die schweren Pankreasveränderungen 1788 durch CAWLEY, der Obstgeruch der Kranken durch MARSHAL (1798), das Aceton durch POTTERS (1857), das Coma diabeticum durch KUSSMAUL (1874), die Inselzellen durch LANGERHANS (1869), die Piqûre (Zuckerstich) durch CLAUDE BERNARD (1885), der Pankreasdiabetes durch v. MERING u. MINKOWSKI (1889).

Dann setzte die große therapeutische Ära mit NAUNYN, MINKOWSKI, V. NOOR-
DEN, JOSLIN, UMBER, FALTA und vielen jüngeren Klinikern ein, die durch die
Entdeckung des Insulins durch BANTING u. BEST (1921) und des Depotinsulins
durch HAGEDORN (1936) ihre Krönung fand.

Die letzten 2—3 Jahrzehnte brachten dann eine Fülle von Entdeckungen auf
dem Gebiete experimenteller Diabeteserzeugung, die zum Teil auch für den
menschlichen D. m. von größer Bedeutung sind. Es sind das der Zwischenhirn-
diabetes von F. STRIECK (unter GRAFE), (1937), der Hypophysendiabetes von
F. YOUNG (1937), der Steroiddiabetes von INGLE u. Mitarb. (1940), der Überzuckerungsdiabetes von LUKENS u. Mitarb. (1942), der Alloxandiabetes von
DUNN u. Mitarb. (1943), der Metathyreoiddiabetes von HOUSSAY (1944). [Näheres
darüber bei H. u. E. SCHUHMACHER (1956).]

a) Vorkommen (Mortalität und Morbidität)

Bei Tieren ist der spontane D. m. größte
Rarität. Bei *Hunden und Katzen* kommt er bei
$1^o/_{00}$ der Tiere vor. 50 Fälle sind bisher von
SCHLOTTHAUER-MILAR, sowie RICKETTS u. Mitarb., mehrere meist familiäre von J. MAYA (1951),
sowie BLEICH u. Mitarb. bei der Maus mitgeteilt
worden. Demgegenüber muß der menschliche
D. m. heute unter die häufigeren Erkrankungen
gerechnet werden, wenn man von den Kriegs-
und Nachkriegsjahren mit dem starken Rückgang der Krankheit absieht. Unter den Todesursachen stand der D. m. vor dem zweiten
Weltkriege in Deutschland an neunter Stelle,
oder wenn man von Unfällen und Selbstmorden
absieht, an siebenter Stelle. Abb. 56 von LEMSER
zeigt den gewaltigen Anstieg der *Diabetesmortalität* in 6 Hauptkulturländern. Er betrug für
Amerika in der Zeit von 1880—1935 fast das
10 fache (von 2,2—22 pro 100 000 Einwohner)
und ist nach den *Vital Statistics* (abgedruckt

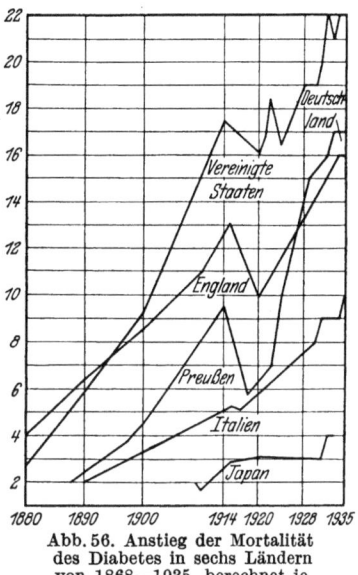

Abb. 56. Anstieg der Mortalität
des Diabetes in sechs Ländern
von 1868—1935, berechnet je
100 000 Einwohner (nach LONSER)

in den *Diabetes Abstracts* [vgl. auch die enorm große Statistik von DUBLIN
u. MARKS, 1952]) seitdem noch weiter gestiegen bis auf 28,1 pro 100 000 (1949).
Den gewaltigen Anstieg in USA. in den Jahren 1911—1950 zeigt Abb. 57 von JOSLIN.
Auch in Berlin hat sich die Zahl der Todesfälle von Anfang der 70 er Jahre bis
zur Jahrhundertwende ähnlich wie in USA. fast verzehnfacht (von 2,2
auf 20,7 pro 100 000).

Die *Mortalitäts*kurven zeigen, abgesehen von Japan, in dem der D. m. relativ
selten ist, in den Jahren des ersten Weltkrieges und kurz hinterher einen mehr oder
weniger starken vorübergehenden Knick, ehe ein neuer starker Anstieg erfolgt.
Das gleiche gilt für den zweiten Weltkrieg. Vor diesem starben nach den Reichsstatistiken von 1925—1938 im Durchschnitt rund 17 pro 100 000 Einwohner in Gesamtdeutschland an dieser Krankheit. 1939 waren es 18,5. Spätere Reichsstatistiken
wurden nicht mehr veröffentlicht. Nur für Bayern verfüge ich dank Mitteilungen
von Dr. KRIEGER vom Bayer. Statistischen Landesamt über einige Zahlen. Danach
sank die Mortalität in diesem Lande von 902 (im Jahre 1939) auf 720 Fälle (1944).
Im Katastrophenjahre 1945 sprang die Zahl auf 849 und sank dann in den Nachkriegsjahren über 628 (1946), 581 (1947) auf 481 (1948) = etwa 5 pro 100 000

Einwohner, der niedrigsten Quote seit Ende des ersten Weltkrieges und $1/6$ der Zahlen in USA. ab. Ähnlich sind die Zahlen von DUBLIN u. MARKS (1952), die für Gesamtdeutschland ein Absinken der Zahlen von 19,3% im Jahre 1938 auf 7,7% im Jahre 1948 errechnen. Nach einer Mitteilung von HIMSWORTH ging auch in England die Mortalität in den letzten Kriegs- und Nachkriegsjahren um 40% gegenüber den Vorkriegswerten zurück. Zu den etwa gleichen Werten (44—51%) kam auch ROOTH (1954) für die nordischen Länder und die Schweiz, obwohl diese am Kriege gar nicht beteiligt waren. Man muß in diesen sehr eindrucksvollen Abnahmen wohl zweifellos eine sehr günstige Folgeerscheinung der chronischen Unterernährung erblicken. Mit der Normalisierung der Ernährung sind die Zahlen wieder erheblich angestiegen, wenn auch noch keine größeren Statistiken der letzten Jahre für Deutschland bisher meines Wissens veröffentlicht sind. Zweifellos setzte eine erhebliche Zunahme der Neuzugänge bei den Diabetikerfürsorgestellen ein, in

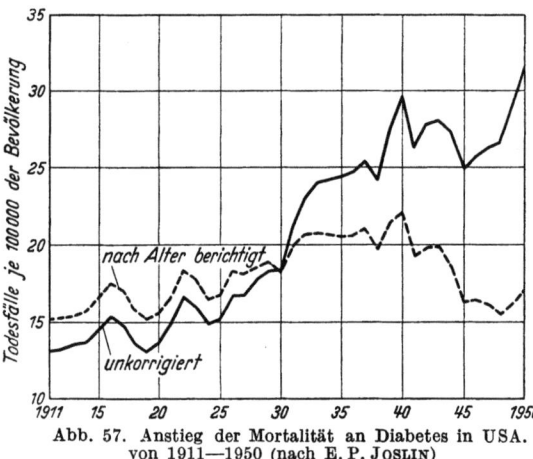

Würzburg um über das Dreifache schon 1949 und im ersten Halbjahre 1950 gegenüber den Vorjahren. Im Prinzip das gleiche, wenn auch in geringerem Grade, beobachtete auch STEIGERWALD in der Münchener Diabetikerberatungsstelle.

Die *Morbidität* ist verständlicherweise viel schwieriger und unexakter zu beurteilen, so daß es verständlich ist, daß die Zahlen hier erheblich streuen. 1932 schätzte UMBER die Zahl der Zuckerkranken in Deutschland auf 100—120 000, 1935 GROTE auf 136 000, DRESCHER 1935 auf 2,3⁰/₀₀, LEMSER 1937 auf 3,8⁰/₀₀. Die Zählung der Reichsärztekammer vor dem Kriege

Abb. 57. Anstieg der Mortalität an Diabetes in USA. von 1911—1950 (nach E. P. JOSLIN)

ergab 4,68⁰/₀₀. (Weiteres Zahlenmetarial bei C. SCHMIDT.) Die ländliche Bevölkerung weist fast immer niedrigere Zahlen auf als die städtische. So fand NAGEL 1943 für den Gau Mainfranken mit 480000 Einwohnern auf Grund der Lebensmittelzulagekarten einen Durchschnittssatz von 1,86⁰/₀₀ der erfaßten Kranken, wobei auf die Landkreise 1,28⁰/₀₀, auf die Stadtkreise 3,93⁰/₀₀ entfielen. 1948 lagen für Westdeutschland auf Grund der Zusatzkarten und Insulinanforderungen die Werte zwischen 3,5—4,5⁰/₀₀. In diesem Jahre waren jedenfalls in Bayern die Zahlen für die registrierten Diabetiker stark rückgängig, und zwar von Januar 1948 mit 4620 auf 3476 im Dezember 1948.

Schätzungsweise müßten die Zahlen für die Westzonen nachgewiesener Zuckerkranker für das Jahr 1948 höchsten 200 000 betragen haben. 1949 und 1950 sind sie nach den schon erwähnten Erfahrungen der größeren Diabetikerfürsorgestellen erheblich angestiegen. Für die Ostzone habe ich keine Angaben erhalten können, abgesehen von einer Gesamtstatistik von v. KNORR für 1948/1950 mit 0,89⁰/₀₀ und 1,8⁰/₀₀ für Ostberlin. Das sind sicher zu niedrige Werte, zumal wenn man bedenkt, daß SCHLIACK bei systematischer Durchuntersuchung in Ostmecklenburg 1,5% fand, aber nur 0,3% bekannte Kranke.

Für Amerika schwanken die Angaben zwischen 500000 (SPIEGELMAN u. MARKS) und mindestens 1000000 bekannter Kranken nach JOSLIN. Da nach systematischen Untersuchungen ganzer Bevölkerungsteile (so von WILKERSON-KRALL in Oxford, MASS., u. a.) auf jeden bekannten Zuckerkranken fast ein neuer unbekannter kommt, so rechnet JOSLIN neuerdings (1949) für USA sogar mit

2 Millionen Kranken, TUNBRIDGE für England (1954) mit 1%. SPIEGELMAN u. MARKS, sowie JOSLIN glauben, daß in Zukunft 3,87 Millionen jetzt lebender Amerikaner noch diabetisch werden. MARKS (1954) schätzt neuerdings die Wahrscheinlichkeit für einen männlichen Arbeiter von 15—50 J., D. m. zu bekommen, mit 2,2%, für die Frau 4,2% ein.

Für England liegen die neueren Schätzungen zwischen 150—200000, für Kanada bei 30000. Sehr hoch waren nach A. FLEISCH die Zahlen für die Schweiz. Dort waren 1942 4894 = 114 pro 100000 Zuckerkranke bekannt. Für die einzelnen Kantone bestanden dabei Schwankungen zwischen 20 und 330 pro 100000. Auch in USA. bestehen nach den *Diabetic Abstracts* der American Diabetes Association beträchtliche Differenzen in der Diabetikermortalität zwischen den Einzelstaaten. Diese Unterschiede sprechen meines Erachtens doch sehr stark für den Einfluß von Umweltfaktoren auf den D. m., denn durch erbliche Faktoren sind sie kaum zu erklären. [Weiteres Zahlenmaterial bei E. GRAFE (Zc).]

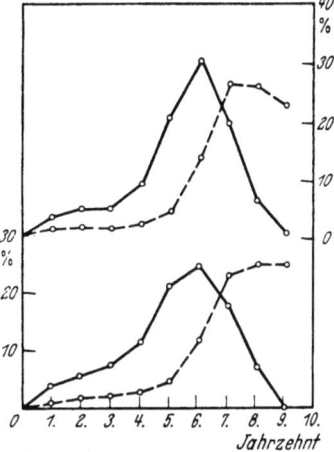

Abb. 58. Beginn der Krankheit und Todesfälle an D. m. in den verschiedensten Lebensjahrzehnten. Ausgezogene Linien zeigen den Beginn, die unterbrochenen die Todesfälle an. Die oberen Kurven gelten für Frauen, die unteren für Männer (nach JOSLIN)

Worauf ist die nur durch die Kriegs- und ersten Nach-Kriegsjahre vorübergehende unterbrochene kontinuierliche Steigerung der Diabetesfrequenz in der ganzen Welt zurückzuführen? Die Antwort ist schwierig und fällt bei den verschiedenen Untersuchern nicht eindeutig aus. Drei Faktoren spielen sicher eine wichtige Rolle, die bessere diagnostische Erfassung der Kranken, das breitere Aufrücken in die vom D. m. am stärksten betroffenen Lebensjahrzehnte und die reichlichere Ernährung mit der damit meist verbundenen Fettsucht. Es ist kein Zufall, daß EMERSON (zit. nach LEMSER) gerade für Amerika enge Beziehungen zwischen Einkommen und Diabetessterblichkeit aufdeckte in dem Sinne, daß die reicheren Gegenden des Landes höhere Zahlen aufweisen als die ärmeren. A. FLEISCH fand das gleiche in der Schweiz und sprach von dem D. m. als der „Krankheit der Wohlhabenden". Von weiteren Faktoren für die zunehmende Häufigkeit wird noch im nächsten Kapitel die Rede sein.

In der Verteilung der Krankheit auf die beiden Geschlechter ist im Laufe der Jahrzehnte eine merkwürdige Umschichtung eingetreten. Während in den älteren Statistiken von 1880—1920 (zit. bei C. NOORDEN u. ISAAC) in Deutschland und England die Männer vermehrt betroffen waren, überwiegen heute die Frauen. In dem großen Material von JOSLIN waren im Durchschnitt der Jahre 1898—1928 die Anteile beider Geschlechter mit 46,5% Männer und 49% Frauen noch annähernd gleich; aber 1934 betrug das Verhältnis in der Mortalität in Massachusetts 424 Männer : 781 Frauen. In Holland war das Verhältnis sogar 1:2. Für Berlin berechnete GREIFF an seinem großen Material lebender Diabetiker die Relation: 36% Männer : 64% Frauen.

Die Ursachen für diese auffallende Verschiebung sind vorläufig noch undurchsichtig. Eine gewisse Bedeutung mag die bei Frauen häufiger und stärker auftretende Fettsucht, ferner Schwangerschaften haben, aber sie sind wohl sicherlich nicht die Hauptfaktoren.

Die Verteilung auf die einzelnen Altersklassen hinsichtlich Beginn und Mortalität der Krankheit ergibt sich ohne weiteres auf Abb. 58 von JOSLIN.

Die *verschiedenen Rassen* neigen verschieden stark zu D. m., am stärksten die jüdische, am wenigsten die japanische. In dem großen Krankengut von C. v. NOORDEN waren 40% Juden, in dem noch größeren von JOSLIN 14—16%. Nach LENZ werden Juden sechsmal häufiger von der Zuckerkrankheit betroffen als Nichtjuden. [Weiteres Zahlenmaterial in der *Monographie von* LYON (1942) (zit. JOSLIN S. 46).]

Die Hauptursache für die gewaltigen Differenzen zwischen Juden und Nichtjuden dürfte in der besonders starken erblichen Belastung der Juden infolge Inzucht zu suchen sein.

b) Ätiologie

Der Hauptfaktor ist zweifelslos die *Vererbung.* Man muß wohl annehmen, daß fast jeder Zuckerkranke durch Erbschaft ein vermindert leistungsfähiges Inselsystem mit auf die Welt bringt. Das scheint mir durch die neuesten umfassenden Untersuchungen von E. HANHART an 304 Stammbäumen von amerikanischen Zuckerkranken aus JOSLINS Klinik und New Yorker Krankenhäuser gesichert zu sein. Dieser minderwertige Inselapparat versagt über kurz oder lang, wobei exogene Faktoren vor allem hinsichtlich des Zeitpunktes eine heute nicht immer genügend gewürdigte maßgebende Rolle spielen können. Allgemeiner und moderner ausgedrückt, könnte man auch von einer angeborenen Schwäche der Kohlenhydratstoffwechselregulation sprechen, aber diese kann nur dann als Hyperglykämie und Glykosurie in die Erscheinung treten, wenn das Hauptvollzugsorgan infolge primärer Schwäche oder sekundär wegen Überbelastung versagt. Das ist vorläufig nur eine ziemlich allgemein angenommene Hypothese, aber eine solche von einem sehr hohen Wahrscheinlichkeitsgrade. Exakt bewiesen wäre sie erst, wenn es gelänge, den histologischen Nachweis zu erbringen, daß der Inselapparat schon vor Ausbruch der Krankheit Anomalien aufweist. Das wäre nur möglich, wenn bei schwerstbelasteten Zuckerkranken, die aus anderen Gründen vor der Manifestation eines D. m. sterben, systematische Untersuchungen des Inselapparates mit modernsten histologischen Methoden vorgenommen würden. Derartige Untersuchungen liegen m. W. bisher nicht vor, und es ist auch sehr fraglich, ob sie ein positives Ergebnis haben würden, da selbst bei weit entwickelter Krankheit nicht immer Veränderungen an den Inselzellen festgestellt werden können.

Wie groß ist nun die Bedeutung der Vererbung für den Ausbruch eines D. m. auf Grund der üblichen Statistiken? Fragt man diese, so bekommt man sehr verschiedene Zahlen über den Prozent an anamnestisch festgestellter Erblichkeit (vgl. die zusammenfassenden Darstellungen von E. HANHART u. JOSLIN). Die älteren Angaben liegen meist zwischen 20—30%. Letztere Zahl gilt auch für mein eigenes Krankengut. Solche Zahlen ergeben sich bei der üblichen Anamneseaufnahme. Sie sind also nur Minimalzahlen. Sie wachsen aber erheblich, wenn eine eingehendere Sippenforschung, die sich nicht nur auf 1—2 Generationen beschränkt, angestellt wird. So liegen die Zahlen von CAMMIDGE u. GROTE schon bei 39—40%, bei SECKEL, der ausgewählte Familien gehobener Stände, größenteils aus dem Adel, mit eingehender Verwandtschaftskenntnis durch Generationen untersuchte, sogar bei 45—55%. Erweitert man aber die Nachforschungen auf die beiden anderen großen Stoffwechselkrankheiten, Fettsucht und Gicht, und darüber hinaus auf andere innersekretorische Erkrankungen, besonders von seiten der Schilddrüse, so kommt man zu Zahlen zwischen 80—90%. C. v. NOORDEN u. ISAAC sahen wohl mit einem gewissen Recht den D. m. als einen Ausschnitt aus „vererbter Minderwertigkeit des gesamten endogenen Drüsensystems" an. Wenn auch die genannten Werte vielleicht immer noch Minimalzahlen sind, so kann doch keine Rede davon sein, daß etwa bei jedem Zuckerkranken ein Erbfaktor vorliegt. So kenne ich eine altadelige Familie mit sehr gut übersehbarer Ascendenz auch hinsichtlich der gesundheitlichen Verhältnisse, in der sämtliche 3 Söhne an schwerem D. m. erkrankten, darunter 2 in Kombination mit Tuberkulose. Alle 3 waren Kriegskinder des ersten Weltkrieges. Auch HANHART läßt solche atypischen Fälle gelten, ebenso einen solchen von W. RUDOLF mit Pankreasmetastasen von einem Bronchial-carcinom aus.

STEINER hat an einem allerdings nicht sehr großen Material berechnet, daß bei diabetischer Belastung für ein Kind die Wahrscheinlichkeit eines D. m. 22,2% beträgt gegenüber nur 1,14% ohne eine solche. JOSLIN gibt allerdings für ein weit größeres Beobachtungsgut nur 6,7% diabetische Kinder an, während die Zahl bei nichtdiabetischer Aszendenz 1,23% ist. JOSLIN u. Mitarb. fanden unter den Bluts-verwandten ihrer Diabetiker in 6% manifeste Fälle gegenüber 0,6% in der übrigen Bevölkerung.

BURNSTEIN u. PATTERSON verfolgten die Nachkommen eines doppelseitig dia-betischen Ehepaares durch 5 Generationen hindurch. Von den 161 Abkömmlingen waren 55 = 34,2% zuckerkrank, wobei die Krankheit in jeder folgenden Genera-tion früher auftrat als in der vorhergehenden. In der zweiten Generation waren nur 5 diabetische Kinder, die fünfte blieb bisher frei von der Krankheit. Neue Be-lastungen von außen traten anscheinend nicht hinzu. Es wurde eine *dominante* Vererbung angenommen.

Einen wichtigen Beitrag zum Vererbungsproblem beim D. m. hat auch die Zwillingsforschung, besonders die Arbeiten von THEN BERG unter RÜDIN (weitere Lit. bei HANHART), an 46 eineiigen Zwillingen geliefert. BERG konnte hier feststellen, daß jenseits des 43. Lebensjahres stets beide Parten entweder einen manifesten oder latenten Diabetes, beurteilt nach den Belastungsproben, aufwiesen. In der Jugend verhielt sich die Mehrzahl diskonkordant. Bei eineiigen Zwillingen im Gesamtmaterial konnte HANHART nur mindestens 3 malig höhere Konkordanz als Diskonkordanz feststellen, während bei den zweieiigen Zwillingen die Dinge an-nähernd (1:4) umgekehrt lagen.

Die *Art der Vererbung* ist auch heute noch umstritten und vielleicht nicht immer die gleiche. O. v. VERSCHUER nimmt einen vorwiegend dominanten bzw. unregel-mäßig dominanten Erbgang an, hält aber in einzelnen Sippen Recessivität nicht für ausgeschlossen. JOSLIN u. HANHART vermuten einen einfach recessiven Erb-modus, letzterer vor allem auf Grund seiner neuesten Forschungen mit 5 neuen Abstammungstafeln bei 72 Diabetikern des Glarnerlandes. CAMMIDGE vermutet beide Typen in Abhängigkeit vom Alter, einen recessiven Modus bei Auftreten vor dem 40. Lebensjahr, einen dominanten später. Seine Feststellungen sind aber nicht sehr überzeugend.

WHITE u. PINKUS [Lit. bei JOSLIN u. Mitarb. (Z)] konnten an dem großen Jos-LINschen Material, das auch latente Fälle umfaßte, eine starke Annäherung an die MENDELschen Regeln nachweisen, was gleichfalls fast für eine recessive Vererbung spricht.

J. v. KRIES setzt sich neuerdings gerade auf Grund des Materials von HARRIS u. HANHART wieder für einen unregelmäßig dominanten Erbgang ein.

Angesichts dieser divergenten Ansichten dürfte heute wohl hinsichtlich des Erbganges beim D. m. das letzte Wort noch nicht gesprochen sein.

Im Anschluß an die erblichen Verhältnisse sei des conjugalen Diabetes, d. h. der Erkrankung beider Ehegatten gedacht, auf die vor allem R. SCHMITZ hinge-wiesen hat. Auch ich kenne mehrere solche Fälle, in denen der später erkrankte Teil angeblich nicht erblich belastet war. In 1% des Gesamtmaterials soll ein conjugaler Diabetes vorliegen. Es scheint mir nicht richtig, aus einer so gerin-gen Zahl weitgehende Schlüsse hinsichtlich einer Ansteckungstheorie zu ziehen. Wenn es sich hier überhaupt nicht nur um ein zufälliges Zusammentreffen ohne innere oder äußere Zusammenhänge handelt, so könnte man noch am ehesten in der Gleichheit der Lebens- und Eßverhältnisse, manchmal auch in einer Lues beider Partner ein ätiologisches Moment erblicken. Wenn auch in der Genese der Zuckerkrankheit die rätselhaften, in ihrem Mechanismus noch nicht näher analysierbaren konstitutionell-hereditären Verhältnisse im Vordergrund stehen und die Krankheitsbereitschaft schaffen, so sind doch an deren Manifestierung exogene Faktoren sehr wesentlich, manchmal wohl entscheidend beteiligt.

Das gilt vor allem für die Ernährung, d. h. die Stärke der Belastung des Kohlenhydrathaushaltes. Wenn auch die in Laienkreisen manchmal verbreitete Annahme, daß ähnlich wie die Gicht auch der Diabetes nur eine Krankheit der Reichen mit ihrer opulenten Essensweise sei, nicht zutrifft, so unterliegt es doch keinem Zweifel, daß die wohlhabenden Klassen sehr viel häufiger daran erkranken, nach LÉPINE sogar 20fach mehr.

Daraus mußte man schon immer schließen, daß die üppige, oft überreichliche Essensweise ein wichtiges auslösendes Moment darstellt. Die Erfahrungen beider Weltkriege haben diese Annahme zur Gewißheit erhoben. In dem Maße, wie sich die Kriegs- und Nachkriegsernährung in ihrem Gehalte an Calorien und hochwertigen Kohlenhydraten immer mehr verschlechterte, sanken Morbidität und Mortalität an Zuckerkrankheit immer mehr. Leichtere und sogar manche mittelschwere Fälle heilten aus oder wurden latent. Mit verbesserter Ernährung stiegen und steigen sie auch jetzt wieder erneut an. Die Überbelastung des Kohlenhydrathaushaltes, deren verhängnisvolle Rolle ALLEN in seinen schönen, schon erwähnten Versuchen bei Hunden mit SANDMEYERschem Diabetes überzeugend dartun konnte, ist dabei der entscheidende Faktor, und andererseits erkrankt das Pankreas um so weniger, je weniger sein Inselapparat in Anspruch genommen wird. Die große Bedeutung der Kh-Überernährung für das Entstehen eines D. m. ist neuerdings auch durch den Überzuckerungsdiabetes von DOHAN und LUKENS erwiesen. Das ähnliches auch beim Menschen vorkommt, zeigen 2 neuere Beobachtungen von HELLEMANS bei 2 Kindern von 14 bzw. 20 J., die im Anschluß an monatelangen übermäßigen Verzehr von Süßigkeiten akut diabetisch erkrankten. Allerdings lag erbliche Belastung vor. Daß maximale Beanspruchung des Kohlenhydratstoffwechsels allein, auch ohne konstitutionelle Minderwertigkeit der LANGERHANSschen Zellen, einen Diabetes auslösen kann, ist möglich, aber schwer im Einzelfalle zu erweisen. In zwei Fällen von jugendlichem Diabetes drängte sich mir ein solcher Zusammenhang auf, weil hereditäre oder sonstige exogene Faktoren nicht nachweisbar waren, dagegen ein gewaltiger Konsum von Kohlenhydraten, besonders von Süßigkeiten zugegeben wurde. Beide Fälle verliefen wie eine Infektionskrankheit.

Daß tatsächlich ein Zusammenhang zwischen Zuckerverbrauch und Diabeteshäufung besteht, wurde von ULLMANN behauptet, ist aber von JOSLIN mit Recht bestritten worden. HIMSWORTH ist vor allem für die Bedeutung des Fettes eingetreten, dessen Konsum bei allen Kulturvölkern erheblich anstieg. Fett stellt aber die geringsten Anforderungen an den Inselapparat.

Bei der Rolle der Überernährung in der Ätiologie der Zuckerkrankheit ist es verständlich, daß die typische Überernährungskrankheit, die Fettleibigkeit, sich so oft mit dem Diabetes kombiniert. v. NOORDEN gibt dafür einen Prozentsatz von 35%, JOSLIN sogar 78,5% für Männer und 83,3% für Frauen an. Es gibt Fettleibige, die immer wieder Zucker bekommen, sobald ihr Körpergewicht eine gewisse Grenze überschritten hat. KISCH hat in derartigen Kombinationsfällen von „lipogenem Diabetes" gesprochen. Es wäre besser, diesen Ausdruck für jene seltenen Fälle von Fettdurchwachsung des Pankreas zu reservieren und im obigen Sinne durch „Überernährungsdiabetes" zu ersetzen. Bei der Überernährung wirken natürlich vor allem die Kohlenhydrate schädlich, aber aus ALLENs schönen Experimenten wissen wir, daß die Fettbildung an sich, gleichviel aus welchem Nährmaterial, auch eine Belastung für den Inselapparat bedeutet.

Nächst der Überernährung kommen vor allem *akute und chronische Infektions-krankheiten* als auslösende Ursachen eines Diabetes in Betracht.

Da fieberhafte und fieberlose Infektionen, wie vorher schon erwähnt, den Kohlenhydrathaushalt belasten und gar nicht so selten zu Hyperglykämien und Glykosurien führen, so ist es verständlich, daß auch ein echter Diabetes auf diese Weise entstehen kann. Voraussetzung dafür dürfte wohl in der Regel ein von Haus aus minderwertiges Pankreas sein, denn der Prozentsatz von infektiös Erkrankten, die einen Diabetes bekommen, ist so gering, nach meinen Erfahrungen etwa 3%, nach JOHN 2,7%, daß der Infekt nur als auslösendes Moment in Betracht kommen kann.

Folgende Krankengeschichte ist ein charakteristischer Beleg dafür, wie selbst eine leichte Infektion (Angina) immer wieder ein diabetisches Krankheitsbild auslöst, das nach einiger Zeit in den Zustand der Latenz übergeht, aber anscheinend doch jedesmal eine verschlechterte Toleranz hinterläßt und schließlich in manifesten D. m. übergeht.

14jährige Jüdin. Angeblich nicht erblich belastet, häufige Anginen. September 1925 kurz nach einer 14 Tage sich hinziehenden Gingivitis und Angina 1% Zucker. Auf Diät hin Verschwinden des Zuckers, Mai 1926 auch bei Übergang zur vollen Kost Zuckerproben im Urin stets negativ. Januar 1927 erneute Angina, die rasch abklang, im Anschluß daran starker Durst, Glykosurie. Vom 2.—28. Februar in der Klinik. Anfangs 0,188—0,203% Blutzucker, bis zu 4,8% Harnzucker und eine hartnäckige, wenn auch nicht sehr starke Acidose. Auf Diät und kleine Insulingaben zunehmende Besserung, so daß zum Schluß auch ohne Insulin bei 60 g Kohlenhydrat im ganzen und 40 g in Brot und Milch Zucker- und Acidosefreiheit bei normalem Blutzucker (0,100%) bestand. In der Folgezeit bei leichten Erkältungen trotz mäßig strenger Diät vereinzelt wieder Auftreten von Zucker und später Übergang in einen manifesten Dauerdiabetes.

Die Art und Schwere des Infektes scheint in keiner Weise für die Entwicklung eines Diabetes maßgebend zu sein, im Gegenteil, bei den leichteren Erkältungskrankheiten, — Influenza, Angina und Polyarthritis — ist diese Komplikation häufiger als bei ernsten Infektionen wie z. B. Typhus, auch das spricht zugunsten der Annahme, daß weniger der Infekt als die Krankheitsbereitschaft der entscheidende Faktor ist, doch ist es meines Erachtens unrichtig, der Infektion als auslösendem Moment jede Bedeutung abzusprechen, wie z. B. JOSLIN im Gegensatz zu JOHN, BARACH, BERTRAM (Z) u. a. es tut. Auch eine Pankreatitis (HOFF) und Gallensteine können Manifestation eines D. m. Vorschub leisten.

Daß chronische Infekte im Prinzip ähnlich, auf die Dauer vielleicht sogar stärker wirken können, läßt sich von vornherein erwarten. Vor allem spielt hier die Lues eine große, wenn auch gewiß zum Teil erheblich überschätzte Rolle. Die WASSERMANNsche Reaktion war in v. NOORDENs Material unter Männern in 19%, bei Frauen in 6% der Fälle positiv, während JOSLIN für sein Material nur einen Durchschnittswert von 1,7% angibt. Es wäre bei der ungeheuren Verbreitung dieser Geschlechtskrankheit natürlich falsch, bei jedem Luetiker einem gleichzeitig vorhandenen Diabetes ohne weiteres eine luetische Genese zuzuschreiben. Sichere Zusammenhänge bestehen nur in den seltenen Fällen einer akuten oder chronischen luetischen Pankreatitis, im übrigen wird es sich wohl, wenn überhaupt, um spezifische Gefäßveränderungen handeln, daneben besteht natürlich auch die Möglichkeit toxischer Einwirkungen. Überzeugendes Material in dieser Richtung liegt allerdings nicht vor.

Da vom Nervensystem aus experimentell eine Glykosurie ausgelöst werden kann und bei Nervenkrankheiten vereinzelt auch Schädigungen des Kohlenhydratstoffwechsels sicher beobachtet sind, so ist bei den exogenen Faktoren auch die *Entstehung eines echten Diabetes auf neurogenem Wege zu erörtern.*

Die *Rolle des Traumes* in der Auslösung bzw. Manifestation eines D. m. ist auch heute noch sehr umstritten. (Vgl. die monographischen Studien von THOMSON sowie JACOBI u. MEYTHALER und die Diskussionen bei VEIL, STURM u. GRAFE.)

Im allgemeinen darf man wohl sagen, daß die Bedeutung eines solchen Faktors relativ gering ist. Das zeigen vor allem die Kriegserfahrungen im ersten Weltkrieg (Zusammenfassung bei E. GRAFE).

Nach dem großen, sehr eingehenden amerikanischen Sanitätsbericht kamen in der amerikanischen Armee damals nur 718 Fälle von D. m. $= 0,17^0/_{00}$ der Gesamtkrankenzugänge vor. JOSLIN fand unter 40000 Rückkehrern nur 2 Zuckerkranke. STRAUSS stellte 1525 derartige Kranke aus mehreren deutschen Kriegs- und Reservelazaretten zusammen; allerdings handelte es sich nur um einen Bruchteil einer unbekannten Gesamtzahl. Sehr niedrige Zahlen berichten auch M. LABBÉ für Frankreich und HURST für England.

UMBER u. ROSENBERG fanden, daß in einem großen Berliner Reservelazarett unter 4041 Kranken nur $1,2^0/_{00}$ gegenüber $2,3^0/_{00}$ in der Charlottenburger Zivilbevölkerung an D. m. litten, wobei allerdings zu bedenken ist, daß das bei der körperlichen und seelischen Elite des Volkes gewonnene Zahlenmaterial kaum mit den Werten in der zum Kriegsdienst durch Krankheiten, Alter usw. ungeeigneten Zivilbevölkerung verglichen werden darf.

Immerhin haben die Erfahrungen des ersten Weltkrieges (über den zweiten liegt m. W. noch kein genügendes Zahlenmaterial vor) die besten Kenner der Krankheit, wie C. v. NOORDEN, JOSLIN, UMBER, LICHTWITZ, MARCEL LABBÉ, HURST u. a. zu der Überzeugung geführt, daß es einen neurogenen Kriegsdiabetes höchstens als größte Rarität gibt. Am dezidiertesten hat sich C. v. NOORDEN ausgesprochen, wenn er schreibt: „Einen neurogenen Diabetes gibt es überhaupt nicht; die Kriegserfahrungen haben ihn endgültig zu Grabe getragen." Seiner Ansicht nach gingen die Kranken bereits als „verkappte Diabetiker" in den Krieg. In der letzten Auflage seiner Monographie mit S. ISAAC (Z) drückt er sich allerdings etwas vorsichtiger aus. Auch die anderen Autoren lassen sehr seltene Ausnahmen zu.

Alle lassen sie für schwere Pankreastraumen gelten, allerdings wird betont, daß das sehr große Raritäten wären, für die sie selbst keine Unterlagen hätten.

Nun ich verfüge immerhin über 3, wie mir scheint, beweisende Beispiele, von denen 2 kurz mitgeteilt seien.

1. Beispiel: 57 j., mit D. m. angeblich nicht belasteter, früher zuckerfreier Mann erleidet auf dem Wege nach Mergentheim einen schweren Automobilunfall, bei dem er mit aller Wucht mit der oberen Bauchgegend auf das Steuerrad geschleudert wurde. Der dabei auftretende heftige Schmerz wurde in Mergentheim zunächst als Gallensteinanfall gedeutet, an dem der Kranke häufiger litt. Zwei Tage später in schwerem komatösen Zustand mit Acidose, 0,500 Blut- und 4,7% Harnzucker in der Klinik. Nach 160 Einh. wieder bei Bewußtsein mit 0,084% Blutzucker. Am folgenden Tage allgemeiner Kräftezerfall und Tod. Bei der Sektion (Pathol. Institut Würzburg) schwere Apoplexie und blutige Infarcierung des gesamten Pankreas mit eitriger Peritonitis und Milzvenenthrombose. (Ausführliche Krankengeschichte bei STEFFENS.)

Ein völliges Analogon zu diesem Falle veröffentlichten kürzlich HOIGNE u. ZOLLIKOFER (1954).

Im 2. Falle handelte es sich um eine schwere Schußverletzung der Bauchspeicheldrüse mit jahrelang eiternder Fistel und dabei Auftreten eines schweren D. m., der den Schluß der Fistel, aus der zeitweise auch Stücke von Pankreas entleert wurden, noch um etwa 1 Jahr überdauerte, dann aber ausheilte, da anscheinend ein von Haus aus intaktes Pankreas ursprünglich vorlag.

Über eine ähnliche Beobachtung, in der D. m. allerdings nicht ausheilte, berichteten 1947 LOUYOT u. Mitarb. Sie stellten aus der Literatur fest, daß $^2/_3$ der Kranken mit schwerer akuter Pankreasverletzung starben.

Weitere allerdings weniger beweisende Fälle finden sich bei STERN, MEYTHALER-JACOBI, VEIL-STURM und JOSLIN (Z) (S. 85) verzeichnet.

Es kann also meines Erachtens heute kein Zweifel sein, daß schwere Pankreasverletzungen zu D. m. führen können und zwar anscheinend auch in solchen Fällen, in denen die Bauchspeicheldrüse von Geburt an intakt war. In solchen Fällen handelt es sich also um einen echten traumatischen D. m., der mit größter Wahrscheinlichkeit ohne das schwere Traume nicht entstanden wäre. Sehr viel schwieriger zu beurteilen sind natürlich solche Fälle, in denen das die Bauchspeicheldrüse treffende Trauma (Schlag, Stoß usw.) relativ leicht waren.

Für diese verneint z. B. JOSLIN die Zusammenhangsfrage.

In solchen Fällen spielt das Trauma wahrscheinlich nur die Rolle der Auslösung der Krankheit, ist aber selbst nach den alten rigorosen Bestimmungen des Reichsversicherungsamtes von 1928 entschädigungspflichtig, da mit überwiegender Wahrscheinlichkeit anzunehmen ist, daß der D. m. bei dem wahrscheinlich minderwertig angelegten Pankreas ohne das Trauma nicht, oder jedenfalls nicht zu dem Zeitpunkte kurz hinterher zur Manifestation gekommen wäre.

Auch *andersartige Pankreaserkrankungen* können einen echten Diabetes auslösen, wenn das auch in weit geringerem Umfange der Fall ist, als man denken sollte. Tumoren, Blutungen, Cirrhosen und Entzündungen, vereinzelt auch schwere Gefäßveränderungen können so wirken. Sie tun es aber nur dann, wenn sekundär der Inselapparat schwer in Mitleidenschaft gezogen und in größter Ausdehnung funktionell ausgefallen ist. Wie es von den Tierexperimenten her schon bekannt ist, genügen bereits kleine Gruppen intakter Inseln, um die Funktion des ganzen Organs selbst bei Belastung noch aufrecht zu erhalten. Vielfach sind diese Formen des Diabetes — insbesondere gilt das für die chronische Pankreatitis — dadurch charakterisiert, daß die Glykosurie sich in geringen Grenzen hält und weitgehend von der Kohlenhydratzufuhr unabhängig ist, auch auf Insulin manchmal schlechter reagiert. Folgender Fall von Diabetes, der sich an ein ungewöhnlich ausgedehntes Pankreascarcinom anschloß, zeigt diese Eigentümlichkeiten sehr gut:

49jähriger Lehrer, erblich mit Diabetes belastet. 1925 zufällig bei Untersuchung für Lebensversicherung 1% Zucker gefunden, keine Beschwerden, rasches Schwinden auf Diät. 1927 von neuem Zucker, aber immer nur Spuren, nur einmal 1,4%, Gewichtsabnahme von 27 Pfund, Mattigkeit, Magen- und Darmerscheinungen.

Vom 16. Januar bis 3. Februar 1928 in der Klinik. Anfangs 4,2% Zucker, später zwischen Spuren bis 1,3%. An einem Gemüsetag mit 33 g Kh ebenso 0,5% wie bei 100 g Brot, 200 g Milch und 110 g Kohlenhydraten im ganzen. Auf Insulin und Synthalin kein Verschwinden des Zuckers, nie Aceton. Blutzucker stets unter 0,09%, nur zwei Tage vor dem Tode auf 0,12% ansteigend.

In den letzten Tagen schwere Magenblutungen und zunehmender Ikterus.

Klinische Diagnose: Carcinoma ventriculi mit Leber- und Pankreasmetastasen.

Anatomisch (Pathol. Institut Würzburg): Carcinoma solidum des Pankreas mit Einbruch in Milz und Magen, zahlreiche Metastasen in der Leber.

Pankreas ganz von dem soliden Tumor eingenommen, trotz Untersuchung von zahlreichen Stellen auch mikroskopisch überall Tumorgewebe und nirgends mehr feststellbare Reste eines Pankreasgewebes.

Trotz dieser gewaltigen Zerstörung der Drüse klinisch nur ein leichter, schwer beeinflußbarer Diabetes. Man könnte schwanken, ob man diesen Fall nach seinem klinischen Verhalten nicht unter die pankreatogenen oder nicht insulären Glykosurien rechnen sollte, aber angesichts des pathologisch-anatomischen Befundes geht das nicht an. Trotz des negativen mikroskopischen Befundes muß doch noch so viel intaktes Inselgewebe vorhanden gewesen sein, das vikariierend eintrat und schwere Schädigungen des Kohlenhydratstoffwechsels verhinderte.

Während auf diesem Gebiete heute eine weitgehende Übereinstimmung von Ärzten und Ämtern erzielt worden ist, so gilt das noch nicht für *Schädeltraumen*. Prinzipiell ist die Frage eines zentral nervösen D. m. experimentell durch meinen früheren Mitarbeiter STRIECK und andere durch Injektionsversuche ins

Zwischenhirn im positiven Sinne entschieden. Fraglich ist nur die Berechtigung der Übertragung auf den Menschen.

Klar und eindeutig liegen die Beziehungen in den Fällen, in denen eine organische Gehirnerkrankung, sei es ein Tumor, eine Blutung, ein paralytischer oder sonstiger entzündlicher Herd im Zuckerzentrum selbst oder in seiner nächsten Nachbarschaft liegen oder die efferenten bzw. afferenten Bahnen der Zuckerregulation (BRUGSCH, DRESEL u. LEWY) treffen, im ganzen sehr seltene Vorkommnisse. Aber gerade in diesen Fällen handelt es sich meistens nur um leichte, vorübergehende Glykosurien. Ein echter, schwerer Diabetes entwickelt sich hier so extrem selten, daß der Skeptiker an zufällige Koinzidenzen denken könnte. LEWY hat in einzelnen Fällen von sicherem Diabetes feinere Veränderungen in den Zellen des Zuckerzentrums beschrieben und ist daraufhin für eine neurogene Entstehung des D. m. sehr energisch eingetreten. Andere wie z. B. FALTA und LESCHCKE sind ihm darin gefolgt. Aber LEWYS Befunde scheinen nicht sehr überzeugend zu sein, denn ein so ausgezeichneter Kenner dieser Materie wie L. R. MÜLLER hat ihnen keine genügende Beweiskraft zuerkannt.

Erst recht ist es bedenklich, allein aus der Tatsache, daß die pathologischen Anatomen öfter, besonders beim Säuglingsdiabetes, anatomische Veränderungen beim Pankreas vermissen, ohne weiteres abnorme Reizzustände in den nervösen Zentren und Bahnen zu postulieren.

Während transitorische Glykosurien nach Schädel- und Gehirntraumen relativ häufig sind und vereinzelt auch bei Geisteskrankheiten vorkommen (Lit. bei GISSEL), scheint die Entwicklung eines echten D. m. doch sehr selten zu sein. Immerhin gibt es solche Fälle, wie folgendes Beispiel eines hart umkämpften Falles (15 Gutachten, meist aus Charitékliniken), zeigt. (Genaue Krankengeschichte bei KRETSCHMER-HALBERSTADT.)

42 j. väterlicherseits mit Altersdiabetes belastet, Brauereidirektor, steigt auf einer mit Eisen beschlagenen Betonwendeltreppe mehre Stufen herab, stürzt und schlägt dabei mit Hinterkopf und Rücken auf deren Kanten. Es kommt zu einer schweren Commotio und Contusiocerebri, höchstwahrscheinlich mit Schädelbasisfraktur (Röntgenbilder umstritten), Sehnervenatrophie, Innenohrschwerhörigkeit, epileptiformen Anfällen, Potenzverlust und starkem allgemeinen Rückgang der körperlichen und geistigen Leistungsfähigkeit. Zunächst kein Zucker im Urin, aber einige Wochen später Entwicklung eines schweren D. m., der sich bei meiner klinischen Beobachtung auch unter strengster Klausur in nackter Gefängsniszelle als weitgehend insulinresistent verhielt.

Im Gegensatz zu vielen meiner Kollegen habe ich damals die traumatische Genese der Krankheit und die Entschädigungspflicht bejaht und bin auch gerichtlich mit meinem Obergutachten durchgedrungen.

Einen ähnlichen Fall mit Schädelbasisfraktur nach Bombenexplosion, bei welcher ein 30 jähriger, früher angeblich gesunder und unbelasteter Mann, 10—15 m weit geschleudert wurde, hat CARSTEN mitgeteilt.

Es ist selbstverständlich, daß auch in solchen Fällen das Kopftrauma schwer sein muß, um als traumatisch anerkannt zu werden. Es genügt nicht einfacher Fall oder Schlag auf den Kopf ohne anschließende Gehirnsymptome.

Zum mindesten muß verlangt werden, daß eine Commotio oder Contusio cerebri vorgelegen hat. Daß eine solche allein schon genügt, um bei Belasteten einen D. m. auszulösen, zeigen Beobachtungen von DEMMER-WALTERSKIRCHEN sowie STUTTE-SCHRÖDER. H. CURSCHMANN beobachtete das gleiche nach einem schweren Sonnenstich. In solchen Fällen pflegt die Zuckerkrankheit in der Regel unmittelbar hinterher oder höchstens einige Wochen später einzusetzen.

Fälle von D. m. nach Hirntrauma beschrieben P. MAURIAC, A. STURM u. CRECELIUS. Ich sah vor einigen Wochen einen Kollegen, der bei einem schweren Autounfall und Sturz auf den Kopf eine Halbseitenlähmung bekam und unmittelbar hinterher eine Zuckerkrankheit.

Andererseits haben Kliniker mit einem sehr großen Krankengut an Schädelverletzungen und Hirntumoren wie BODECHTEL u. TÖNNIS-OBERDISSE mit Ausnahme eines Falles von OBERDISSE, in dem nach Entfernung eines großen auf den Hypothalamus drückenden Hypophysentumors mit schwerem D. m., dieser aber latent wurde, nie einen zentralnervös bedingten D. m. beobachtet.

Auf Grund dieser und ähnlicher Beobachtungen lehnte kürzlich auch REED (1955) in einem Falle den Zusammenhang zwischen D. m. und Schädelverletzung ab. Und das gleiche gilt für die Editorials and Comments, J. Amer. Med. Assoc. 154, 1182 (1954); ref. Diab. 3, 310 (1954). Gleichwohl liegen weitere positive Angaben zu dieser Frage aus den letzten Jahren (1954) von R. PATON-PETSCH sowie BAUER vor, so daß ich bei Begutachtungen in solchen Fällen die Zusammenhangsfrage „schwere Hirnschädigung—D. m." in der Regel in dem Sinne bejahe, daß die Hirnschädigung bei der Manifestation des D. m. die Rolle der mitbestimmten und daher entschädigungspflichtigen Ursache im Sinne von MARTINEK spielt. Voraussetzung ist wohl in jedem Falle ein meist vererbt minderwertiger Inselapparat.

Einen traumatischen D. m. ohne Traumen von Schädel und Bauch lehne ich im Gegensatz z. B. von VEIL stets ab, es sei denn, daß es zu einer schweren fieberhaften Infektion oder Eiterung gekommen ist.

Ein besonders schwieriges und umstrittenes Kapitel ist die Frage der Manifestation eines D. m. durch ein starkes *psychisches Trauma*. Die Möglichkeit muß ohne weiteres zugegeben werden, da es eine bekannte Tatsache ist, daß schwere seelische Erschütterungen, besonders bei vegetativ sehr labilen Diabetikern, zumal Frauen, den Kh-Haushalt verschlechtern, indem sie Hyperglykämie, Glykosurie und Insulinbedarf steigern. Meist ist das aber nur ein mehr oder weniger rasch vorübergehender Zustand; es kann sich aber auch in seltenen Fällen eine dauernde Verschlechterung entwickeln.

Entscheidend für die Frage einer psychogenen Auslösung eines D. m. ist die klinische Kasuistik. Hier gibt es mehrere Beobachtungen, die einen Zusammenhang zwischen seelischem Trauma und D. m. zum mindesten sehr nahelegen. (Vgl. vor allem STERN.)

Eine besonders eindrucksvolle Beobachtung von UMBER sei hier kurz mitgeteilt. Sie betraf einen Rechtsanwalt, der in der russischen Revolution wegen angeblich antibolschewistischer Umtriebe zusammen mit seinem Bruder im Gefängnis saß. Er schwebte dauernd in völlig begründeter Todesangst. Besonders das Einschlafen war sehr gefährlich. Als der mitgefangene Bruder einmal einschlief, wurde er erschossen. Mit diesem furchtbaren Erlebnis setzten bei dem Rechtsanwalt, der früher angeblich stets gesund war, schlagartig die Symptome eines schweren D. m. ein, dem der Kranke kurz hinterher erlag. UMBER u. ROSENBERG sehen in diesem Fall in dem schweren Trauma keine Ursache, sondern nur ein auslösendes Moment für das Auftreten des D. m. Es ist wohl sicher, daß dieser Kranke ein kongenital minderwertiges Pankreas besaß; aber daß die Krankheit gerade in diesem Augenblick ausbrach, war wohl ganz zweifellos durch das ganz besonders schwere seelische Trauma bedingt. In diesem Sinn ist meines Erachtens die Frage eines Kausalzusammenhanges unbedingt zu bejahen.

Auch folgende eigene Beobachtung noch aus der Vorinsulinzeit gehört meines Erachtens hierher.

Sie betraf eine 35 j., angeblich vorher ganz gesunde Jüdin. Sie wurde unter scheußlichen Umständen vergewaltigt und kam in die Hoffnung. Während der darauf folgenden, sehr lange sich hinziehenden, äußerst peinlichen Gerichtsverhandlungen kam es zum Ausbruch eines außerordentlich schweren, in wenigen Monaten zum Tod führenden D. m. In einem solchen Falle von einem Zufall zu sprechen, scheint mir grotesk. Auch hier lag wahrscheinlich ein von Hause aus minderwertiges Inselsystem vor, dazu kam noch die Gravidität, aber die Auslösung des schweren D. m. geschah doch mit allergrößter Wahrscheinlichkeit durch das fortdauernde schwerste seelische Trauma. Weitere Fälle eigener und fremder Beobachtung habe ich 1953 und 1954 zusammengestellt. Zahlreiche weitere finden sich in Arbeiten von TUFTLE, MIRSKY, PAUSCH u. SCHLIACK (unter KATSCH), so daß es für mich keinem Zweifel unterliegt, daß es bei Belasteten einen psychogen ausgelösten D. m. geben kann.

Natürlich bedarf jeder derartige Fall einer besonders kritischen Analyse, ehe die Frage des Kausalzusammenhanges bejaht wird. Auch der Krieg, besonders der letzte, hat fast dauernd schwerste seelische Strapazen und oft Todesnähe mit sich gebracht, ohne daß es zu einem D. m. kam.

Wie ist hier die Frage des Kausalzusammenhanges bei einem dann eintretenden D. m. zu beantworten? Auch hier sind wieder 2 Fragen streng zu unterscheiden: die einer echten primären Entstehung und einer Entschädigungspflicht (vgl. dazu REINWEIN). Die erstere dürfte fast nie vorliegen. Fast immer handelt es sich um ein kongenital minderwertiges Pankreas. Daß dieses aber spezifisch erkrankte, und zwar zu der Zeit oder überhaupt, das ist oft durch die schweren Belastungen des Krieges mit ganz überwiegender Wahrscheinlichkeit bedingt und muß entschädigt werden.

Natürlich muß die K. D. B.-Frage von Fall zu Fall sehr sorgfältig geprüft werden. Generell möchte ich sie nur für Frontkämpfer in schweren langdauernden Schlachten, besonders Kesselschlachten, bejahen, denn hier kommen noch die gewaltigen körperlichen Strapazen bei oft völlig unzureichender Ernährung hinzu. Bei Etappendienst wird man mit der Anerkennung schon sehr viel zurückhaltender sein, und für den Heimatdienst wird man im allgemeinen einen Zusammenhang ablehnen, es sei denn, daß er im Bombenhagel oder unter Verhältnissen, die dem Frontdienst sehr nahe kommen, ausgeübt wurde.

Nach dem ersten Weltkrieg war man, wie SCHMIDT bei der Durchsicht von 1178 Versorgungsakten feststellte, in der Bewilligung von Kriegsrenten bei Zuckerkranken sehr großzügig. Die K.D.B. wurde fast immer anerkannt, selbst bei Heimatdienst.

Erst mit der Erkenntnis der Seltenheit des Kriegsdiabetes wurden vor allem durch den Einfluß von C. v. NOORDEN u. UMBER die Bestimmungen sehr wesentlich verschärft (vgl. z. V. die Entscheidung der Reichsversicherungsanstalt vom 9. Oktober 1928).

Für die Anerkennung einer K.D.B. wurden 3 Voraussetzungen verlangt:

1. daß keine Tatsachen vorliegen, die für das Bestehen einer Stoffwechselstörung vor dem Unfall bzw. dem Kriege sprechen.

2. daß die Frist zwischen Unfall bzw. Kriegsdienst und ersten klinischen Erscheinungen kurz ist (maximal etwa ½ J.).

3. daß das Trauma die Bauchspeicheldrüse betroffen hat.

In dieser auch heute noch gültigen, weil noch nicht geänderten Fassung, welche die experimentellen und klinischen Erfahrungen der letzten Jahrzehnte in keiner Weise berücksichtigt, sind diese Bestimmugen weit überholt. VEIL, GRAFE, MEYTHALER, JACOBI und CARSTEN haben darauf mit aller Deutlichkeit hingewiesen. Schädeltraumen, schwere seelische Erschütterungen, Infektionen und schwere Kriegseinwirkungen müssen in besonders gelagerten Fällen bei bald hinterher auftretendem D. m. als entschädigungspflichtig angesehen werden. VEIL und STURM gehen allerdings viel zu weit, wenn sie fast jede Art von Unfall und Verletzung irgendwie erheblicher Art als auslösende Ursache eines D. m., der quasi reflektorisch bedingt sei, betrachten. Theoretisch spekulativ sind natürlich solche Einwirkungen möglich, und gerade die heute so modern gewordene Lehre von SPERANSKI legt sie vielleicht vermehrt nahe.

Aber wir dürfen den Boden der Tatsachen nicht verlassen und verlangen Beweise, daß solche Zusammenhänge tatsächlich vorliegen oder zum mindesten wahrscheinlich sind. Wollte man den weitgehenden Standpunkt von VEIL u. STURM in dieser Frage akzeptieren, was übrigens meines Wissens bisher kein Kliniker getan hat, so wäre die Begutachtung außerordentlich einfach, und wir kämen wieder auf den Standpunkt kurz nach dem ersten Weltkriege mit seiner fast generellen Anerkennung einer KDB zurück. Im Jahre 1955 ist, veranlaßt durch einen Artikel von mir „Anlage und Unfall", eine sehr lebhafte Diskussion in den Ärztlichen Mitteilungen

(Heft 24, S. 686, 1955) über die Gutachten, besonders bei anlagemäßigen Krankheiten geführt worden, bei der die Ansichten zum Teil sehr schroff gegenüberstanden, doch kann auf diese Dinge an dieser Stelle nicht weiter eingegangen werden.

Um die heute bestehende Verwirrung und Uneinheitlichkeit der Rechtsprechung zu beseitigen, ist es dringend notwendig, daß für das Bundesgebiet neue Richtlinien herausgegeben werden, welche dem gegenwärtigen Stande unseres Wissens auf diesem Gebiete Rechnung tragen.

Daß ein bereits vorhandener D. m. durch ein Trauma verschlimmert werden kann, ist wohl kaum zu bestreiten. Vor allem K. Stern führt dafür aus der Literatur (Spitzer, Lennhoff, Schwarz, Grube u. a.) überzeugende Beispiele an. Entscheidend im Einzelfall ist auch hier die Schwere des Traumas und der Nachweis einer dauernden Verschlimmerung der Zuckerkrankheit.

Gefäßerkrankungen führen anscheinend nur selten zu einem D. m. John teilt einige solcher Fälle mit. Bei Altersdiabetikern findet man manchmal schwere Sklerosen der Pankreasarterien, doch kommen die gleichen Veränderungen auch ohne D. m. vor. Voraussetzung ist also ein minderwertiger Inselapparat.

Kauvar u. Goldner beschrieben einen D. m. nach Coronarinfarkt. Bei solchen sind oft auch mit Fieber einhergehende Störungen des Kh-Stoffwechsels ziemlich häufig. In der Regel pflegen sie aber transitorischer Natur zu sein. Über einen D. m. unmittelbar nach schwerer E 605-Vergiftung berichteten kürzlich Rausch und Ladwig.

Literatur

Von den vielen Zehntausenden von Arbeiten über die Zuckerkrankheit sowie die Pathologie des Kohlenhydratstoffwechsels sind im folgenden in der Hauptsache die neuen Arbeiten bis einschließlich 1953 — einige auch 1954 bis 1957 —, die der vorstehenden Darstellung zugrunde gelegt wurden, angeführt.

Neuere und besonders wichtige ältere zusammenfassende Darstellungen des Gesamtgebietes (Z)

Achard, Ch.: Troubles des échanges nutritifs, Bd. I. Paris: Masson & Cie. 1926. — Allen, F. M.: Studies concerning glycosuria and diabetes. Boston: Leonard 1913.

Barach, J. H.: Diabetes and its treatment. New York: Oxford Univ. Press 1949. — Bertram, F.: Die Zuckerkrankheit, 2. Aufl. Leipzig: Georg Thieme 1939. 4. Aufl. Stuttgart: Georg Thieme 1952. — Boller, R.: Diabetes mellitus. Wien u. Innsbruck: Urban & Schwarzenberg 1950. — Bose, A.: Handbook on diabetes mellitus and its treatment, 2. Aufl. Calcutta: Thaker, Spink & Co. 1934. — Boulin, R.: Diabète sucré, Encyclopédie Médicale-Chirurgicale.. Paris 1936.

Cantaní: Diabetes mellitus. (deutsch von S. Hahn) Berlin: 1880. — Chabanier, H., M. Lebert et C. Lobo-Onell: Physiopathologie et traitment du diabète sucré. Paris: Masson & Cie. 1929. — Colwell, A. R.: Diabetes mellitus in general practice. Chicago: Dearbon 1947. — Constam, G. R.: Therapie des Diabetes mellitus. Basel: Benno Schwabe & Co. 1950. Diabetes: J. Amer. Diab. Assoc. 1/2, (1952/53). — Diabetes Abstracts: Publ. for the americ. Diabetes Association by the Lilly Research Laboratories. Bd. 1—10. New York 1941—1951. Duncan, G. G.: Diabetes and obesity. Philadelphia: Lea a. Febiger 1935. — Diabetes mellitus in diseases of metabolism, herausgeg. von G. G. Duncan, 2. Aufl., S. 698. Philadelphia u. London 1947. — Diabetes mellitus. Philadelphia: W. B. Saunders Company 1951. Monogr.

Escudero, P.: Traitment du diabète. Paris: N. Maloine 1925. — Diabetes Aglucosurico. Barcelona: Manuel Marin 1930.

Falta, W.: Die Zuckerkrankheit, 3. Aufl. Berlin u. Wien: Urban & Schwarzenberg 1944; 4. Aufl. Falta-Högler, Halle: Marhold 1953. — Frank, E.: Pathologie des Kh-Stoffwechsels. Basel: Benno Schwabe & Co. 1946. — Pathologie des Kohlenhydratstoffwechsels. Basel: Benno Schwabe & Co. 1949. — Der Diabetes als Speicherkrankheit. Istanb. Contrib. Clin. Sci. 2, Nr. 3/4 (1953) — Frerichs: Diabetes. Berlin (1884).

Grafe, E.: Der Diabetes mellitus. In Neue Deutsche Klinik v. G. u. F. Klemperer, Bd. 2, S. 631. 1928. — Die Krankheiten des Stoffwechsels und ihre Behandlung. Berlin: Springer 1931. — Metabolic diseases and their treatment. Philadelphia u. London: Lea a. Febiger 1933. — Ernährungs- und Stoffwechselkrankheiten. In Lehrbuch der inneren Medizin, herausgeg. von Schwiegk-Jores 6. u. 7 Aufl., Bd. 2, S. 157. Berlin-Heidelberg-Göttingen: Springer 1949. — Die Erkrankungen des Kohlenhydratstoffwechsels in Hdb. d. inn. Med. VII 2, S. 102 (1955). — Greiff, C.: Diabetesprobleme. Leipzig: Georg Thieme 1927.

HANSEN, P.: Diabetes in Bergen 1925—1941. Oslo: J. Grundt 1946. — HEINSEN, H. A.: Die Zuckerkrankheit. Klin. der Gegenwart 2, 571 (1956).— HIJMANS VAN DEN BERGH: Vorlesungen über die Zuckerkrankheit. Berlin: Springer 1926. — HIMSWORTH, H. P.: Gouldstonian lectures on the mechanism of Diabetes mellitus. Lancet, Juli 1939.

JORES, A.: Therapie des Diabetes mellitus und hormonale Regulation des Kh-Stoffwechsels. Hamburg: Nölke 1947. — JOSLIN, E. P.: The treatment of diabetes, 3. Aufl. 1923 (auch übersetzt). 6. Aufl. Philadelphia u. New York: Lea a. Febiger 1937. — JOSLIN, E. P., H. F. ROOT, P. WHITE, A. MARBLE and C. C. BAILEY: The treatment of diabetes mellitus, 8. Aufl. Philadelphia: Lea a. Febiger 1946; 9. Aufl. 1952. — KAEDING, A.: Diabetes-Komplikationen. Stuttgart: Enke 1956.

LABBÉ, M.: Le traitement du diabète, 3. Aufl. Paris: Masson & Cie. 1929. — Leçons cliniques sur le diabète. Paris: Masson & Cie. 1933. — LAWRENCE, R. D.: The diabetic Life, its Controll by diet and Insulin. 15. ed. Boston 1955. — LEDEBUR, S. v.: Das Pankreas. In OPPENHEIMERS Handbuch der Biochemie, Erg.-Bd. 3, S. 902. 1936. — LE GENDRE, P.: Troubles et maladies de la nutrition, in Nouveau traité de médecine, Bd. 7, herausgeg. von ROGNER, WIDAL u. TEISSIER. Paris: Masson & Cie. 1924. — LICHTWITZ, L.: Diabetes. In Handbuch der inneren Medizin, 2. Aufl. von G. v. BERGMANN u. R. STAEHELIN, Bd. IV/1. Berlin: Springer 1926.

MacCLEAN: Modern methods in the diagnosis and treatment of glycosurie and diabetes. London: Constabl & Co. 1922. — MAURIAC, P.: Le traitment du diabéte en pratique médicale. Paris: Masson & Cie. 1941.— MÖLLERSTROM: Das Diabetesproblem. Leipzig: Georg Thieme 1943.

NAUNYN, B.: Der Diabetes mellitus. Wien: Hölder 1906. — NOORDEN, C. v. u. S. ISAAC: Die Zuckerkrankheit und ihre Behandlung, 8. Aufl. Berlin: Springer 1927.

PETRÉN: Diabetes studier. Kopenhagen: Gyldendalske Boghandel 1923. — PIRQUET, C. VON, u. R. WAGNER: Die Ernährung des Diabetes. Berlin u. Wien: Urban & Schwarzenberg 1928. — PRIESEL, R., u. R. WAGNER: Die Zuckerkrankheit und ihre Behandlung im Kindesalter. Leipzig: Georg Thieme 1932.

RABINOWITSCH, J. M.: Diabetes mellitus. Toronto: The Macmillan Comp. of Canada 1933.— RATHERY, F.: Le diabète sucré. Paris: E. Flammarion 1922.

SCHUMACHER, H. u. J.: Einst u. jetzt, 100 Jahre Diabetes mellitus. Münch. med. Wschr. 1956, 517. — STAUB, H.: Kohlenhydratstoffwechsel, Insulin und Diabetes. Stuttgart: Thieme 1956.

THANNHAUSER, S.: Lehrbuch des Stoffwechsels und der Stoffwechselkrankheiten. München: J. F. Bergmann 1929.

UMBER, F.: Diabetes mellitus. In Ernährung und Stoffwechselkrankheiten, 2. Aufl. Urban & Schwarzenberg 1925; 3. Aufl. 1929. — Die Stoffwechselkrankheiten in der Praxis, 3. Aufl. München u. Berlin: J. F. Lehmann 1939.

WAREMBOURG, H.: Les hyperglicémies. Paris: Masson & Cie. 1936. — WHITE, P.: Diabetes in childhood and adolescence. Philadelphia: Lea a. Febiger 1932. — WIECHMANN, E.: Die Zuckerkrankheit. München: J. F. Lehmann 1953. — WILDER, R. M.: Clinical diabetes mellitus and hyperinsulism. Philadelphia: W. B. Saunders Company 1940. — Clinical diabetes mellitus and hyperinsulism. Philadelphia u. London: W. B. Saunders Company 1949. — WOHL, M. G.: Dietotherapy. Philadelphia: W. B. Saunders Company 1945.

Einleitung

BERTRAM, F.: Zur Pathogenese der Regulationskrankheiten. Dtsch. med. Wschr. 1950, 97, 134.

CONSTAM, G. R.: Ist der Diabetes mellitus durch Insulininsuffizienz bedingt? Schweiz. med. Jb. 29 (1949).

GRAFE, E.: Der Diabetes mellitus als endocrine Regulationsstörung. Ref auf 57. Kongr. für Inn. Med., Verh. S. 174. 1951.

HIMSWORTH, H. P.: The syndrom of diabetes mellitus and its causes. Lancet 1949, 465. — HOUSSAY, B. A.: Diabetes as a disturbance of endocrine regulation. Amer. J. Med. Sci. 193, 581 (1937).

KATSCH, G.: Regulationskrankheit Diabetes. Klinik u. Praxis 1946, 17, 36.

PANNHORST, R.: Der Diabetes mellitus als Regulationsstörung und Erbkrankheit. Ärztl. Wschr. 1948, 7.

SOSKIN, S.: Endocrinology 26 (1940). — Physiologic. Rev. 21 (1941).

Historisches

ALLEN, F. M., E. STILLMAN and R. FITZ: Monogr. Rockefeller Inst. Med. Res. 11, 1 (1949).

DOHAN, F. C., and F. D. W. LUKENS: Experimental diabetes produced by the administration of glucose. Endocrinology 42, 244 (1948). — DUNN, J. S., H. L. SHEEMAN and N. G. B. McLETCHIE: Lancet 1943, 484.

HOUSSAY, B. A.: Thyroid and metathyroid diabetes. Endocrinology 35, 158 (1944).

INGLE, D. J.: Diabetogenic effect of some cortinlike compounds. Proc. Soc. Exper. Biol. a. Med. 44, 176 (1940).

ROTSCHUH, K. E.: Geschichte der Physiologie. Berlin-Göttingen-Heidelberg: Springer 1953.

SCHUHMACHER, H. u. E.: Münch. med. Wschr. **1956,** 517. — STRIECK, F.: Verh. dtsch. Ges. inn. Med. **1937,** 129.

YOUNG, F. G.: Permanent experimental diabetes produced by pituitary (anteriorlobe) injections. Lancet **1937,** 372.

Mortalität, Morbidität und Ätiologie

AARSETH, J. v.: Chronic relapsing pancreatitis. Associated with pancreatic calcification diabetes mellitus and steatorrhoea. Nord. Med. **44,** 1567 (1950). — ALLEN, F. M.: Glycosuria J. Metabol. Res. **1,** 1 (1922).

BARACH, J. H.: Arch. Int. Med. **39,** 636 (1927). — BAUER, G. H.: Metabolism **14,** 13 (1954). — BENCE-JONES: Med. Tim. a. Gaz. **1,** 58 (1865). — BLEISCH, V. R. u. a.: Familiar diabetes mellitus in mice associated with insulinresistance, obesity and hyperplasia of the islands of Langerhans. Amer. J. Path. **28,** 369 (1952). — BODECHTEL, G.: Zur Klinik des vegetativen Nervensystems. Ref. auf dem 54. Kongr. für Inn. Med. Karlsruhe 1948. — BRUGSCH, J., TH. DRESEL u. L. LEWY; Z. f. exp. Path. u. Ther. **21,** 358 (1920). — BRULL, L.: Clinic notes on diabetes. III. dorsolumbar irradiation. Diabetes: Tuberculosis. Rev. med. Liége **3,** 243 (1948). — BURNSTEIN, N., and McPATTERSON: Heredity in diabetes. Report of five generations of diabetic family. South Med. J. **42,** 119 (1949).

CAMMIDGE, J. P.: Brit. Med. J. **1928,** 738. — Lancet **1934,** 393. — CARSTEN, M.: Ärztl. Wschr. 1949, Nr. 45/46. — CRECELIUS, W.: Ein Beitrag zur Frage der hypophysär-diencephalen Dysregulationen. Dtsch. Z. Verdgs- usw. Krkh. **11,** 91 (1951). — CURSCHMANN, H.: Klin. Wschr. **1934,** 511.

DEMMER u. WALTERSKIRCHEN: Wien. Z. inn. Med. **1947.** — DOHAN, F. C., and F. D. W. LUKENS: Experimental diabetes produced by the administration of glucose. Endocrinology **42.** 244 (1948). — DRESCHER, S.: Arch. Verdgskrkh. **55** (1934). — DUBLIN, L. J., JIMENIS and H. H. MARKS: Proc. Assoc. Life Ins. Med. Direct. Amer. **21,** 34 (1934). — DUBLIN, L., and H. H. MARKS: Mortality from diabetes throughout the world. Diabetes **1,** 205 (1952).

Erhebungen der Reichsärztekammer: zit. bei G. SCHMIDT.

FLEISCH, A.: Der Diabetes mellitus, eine Krankheit des Wohlstandes. Schweiz. med. Wschr. **1947,** 109. — Diabetes mellitus, Krankheit des Wohllebens. Dia méd. **20,** 1654 (1948).

GAMELIN, A., u. Mitarb.: Depressed condition and provoced hyperglycaemia. The rôle of emotionel shock in the diencephalohypophyseal glucoregulatory system. Presse méd. **57,** 787 (1949). — GENDEL and BENJAMIN: New England. J. Med. **234,** 556 (1946). — GISSEL: Chirurg **1933,** H. 1, 5, 6. — GOTTSTEIN, A., u. F. UMBER: Dtsch med. Wschr. **1916,** 1309. — GRAFE, E.: Zur Frage des traumatischen und Kriegsdiabetes und seine Begutachtung. Med. Klin. **1938,** Nr. 12/13. — Zur Begutachtung der Diabetiker. Lebensvers. Med. **2,** 41 (1950). — Der Diabetes mellitus als endocrine Regulationskrankheit. 57. Kongr. inn. Med. Wiesbaden, Verh. 1951. — Zur Beurteilung des Zusammenhangs zwischen Unfall- und Kriegsschäden und Stoffwechselkrankheiten. Münch. med. Wschr. **1953,** Nr. 15, 448. — Anlage und Unfall. Dtsch. med. Wschr. **1954,** 1245. — GRAHAM, G.: J. Roy. Inst. Publ. Health Hyg. **13,** 227 (1950). — GREIFF, C.: Münch. med. Wschr. **1942,** 968. — Diabetesprobleme. Leipzig: Georg Thieme 1942. — GROTE, L. R.: Neuzeitliche Diabetesbehandlung. Erg. inn. Med. **18** (1933). — GÜNTHER, H.: Sammlung und Auswertung ärztlicher Gutachten, H. 38. Leipzig 1940 und sozialmed. Schriftenreihe „Arbeit und Gesundheit" herausgeg. von MARTINECK, H. 38, S. 206. 1941.

HANHART, E.: Erbpathologie des Stoffwechsels. In Handbuch der Erbpathologie, Bd. 4, 2. Hälfte, S. 706, 1940. — Helvet. med. Acta **14,** 423 (1947). — HANHART, E.: Neue Beiträge zur Kenntnis des Diabetes mellitus. Helvet. med. Acta, Ser. A **14,** 3, 243 (1947). — Neue Forschungsergebnisse über die Vererbung des Diabetes mellitus, sowie Anhaltspunkte für seine primäre Genese im Stammhrin. Arch Klaus-Stiftg. Vererbungsforsch. usw. **25,** 186 (1950). — Zur Vererbung des Diabetes mellitus. Schweiz. med. Wschr. **1951,** 1127. — HANHART, E., u. R. LUCKSINGER: Über die Bedeutung der erbmäßigen Gleich- bzw. Ungleichheit (Homo- und Heterogenie) für die Erbprognose klinischer Merkmale des Diabetes mellitus und der recessiven Taubstummheit. Schweiz. med. Wschr. **1951,** Nr. 30, 726. — HANSSEN, P.: Diabetesmorbidität und Erblichkeit. Tidsskr. Norsk. Laegefor. **72,** 695 (1952). Ref. Zbl. inn. Med. **145,** 30 (1953). — HARRIS, H.: The familiar distribution of diabetes mellitus, a study of the relativs of 1241 diabetes propositi. Ann. of Eugen. **15,** 95 (1950). — HELLEMANS, N.: Acute onset of familial diabetes mellitus. Nederl. Tijdschr. Geneesk. **1948,** 2097. — HIMSWORTH, H. P.: Clin. Sci. **2,** 67, 95, 117 (1935). — Lancet **1936,** 127. — HOFF, F.: Med. Klin. **1948,** 363. — HORSTMANN, P.: En diabetikertaeling i Odense amt 1. Dez. 1949. Ugeskr. Laeg. (dän.) **112,** 1437 (1950).

JACOBI, J., u. F. MEYTHALER: Zur Frage des traumatischen Diabetes mit besonderer Berücksichtigung seiner Begutachtung. Erg. inn. Med. **45,** 189 (1933). — JENNY, F.: Gedanken zum Thema Diabetes mellitus und Unfall. Z. Unfallmed. u. Berufskrkh. **43,** 107 (1950). — JOHN, H. J. (Cleveland): Diabetes in children. Ann. Int. Med. **8,** 198 (1934). —

Mod. Med. **17**, 68 (1949). — J. of Pediatr. **35**, 723 (1949). — Ann. Int. Med. **33**, 925 (1950). — John, J.: Praediabetiker. Was wird aus ihnen ? Amer. J. Digest. Dis. **17**, 219 (1950). — Jones: Zit. bei C. v. Noorden u. S. Isaac (Z) 1927. — Joslin, E. P.: Trauma and diabetes, in trauma and disease, Brahdy and Kahn Eds. Philadelphia: Lea a. Febiger 1937; 2. Aufl. 1941. Kauvar, A. J., and M. G. Goldner: New concept of traumatic diabetes. Amer. J. Med. **5**, 159 (1948). — King: Med. Chir. North Amer. 883 (1949). — Kisch: Münch. med. Wschr. **1911**, 13. — Knorre, G. v.: Die gegenwärtige Diabetesmorbidität in Deutschland unter besonderer Berücksichtigung Sachsen-Anhalts. Z. inn. Med. **6**, 725 (1951). — Kretsch-mer, H.: Klin. Wschr. **1946**, 42. — Kries, J. v.: Beitrag zur Genetik des Diabetes mellitus. Z. menschl. Vererbgs- u. Konstit.lehre **31**, 406 (1953).

Labbé, M.: Ann. Méd. **7**, 541 (1927). — Landé: Klin. Wschr. **1931**, 359. — Lemser, H.: Arch. Rassenbiol. **33**, 139. — Lenz, F.: Die krankhaften Erbanlagen. In Baur-Fischer-Lenz, Menschliche Erblichkeitslehre, 4. Aufl. München: J. F. Lehmann 1936. — Liesle and Potter: Arch. of Otolaryng. **14**, 432 (1931). — Louyot u. Mitarb.: Diabetes through traumatism of the trunk. Press. méd. **54**, 610 (1947).

Marble, A.: Infections in diabetes in Joslin u. Mitab. Treatment of diabetes mellitus (Z), 9. Aufl., S. 436. 1952. — Martineck: Zit bei G. Schöneberg, Die ärztliche Beurteilung Beschädigter. Darmstadt: Steinkopff 1952. — Mauriag, P.: Traumatischer Diabetes mellitus. Presse méd. **57**, 302 (1949). — Mayer, J., u. a.: Science (Lancaster, Pa.) **113**, 745 (1951). — *Medical Department* of the United States army in the Worldwar I. Washington. 1925. — Mirsky, J. A.: Emotional factors in the patient with diabetes mellitus. Bul. Menninger Clin. **12**, 187 (1948).

Nagel, O.: Die Verbreitung des Diabetes mellitus im Gau Mainfranken, Inaug.-Diss. Würzburg 1943. — *National Office of Vital Statistics* of the US. Pbl. Health **25**, No 57 (1946).

Oberdisse, K.: Der Kohlenhydratstoffwechsel bei organischen Erkrankungen im Sella-bereich. Dtsch. Arch. klin. Med. **198**, 257 (1951). — Oberdisse, K., u. W. Tönnis: Pathophysiologie, Klinik und Behandlung der Hypophysenadenome. Erg. inn. Med. N. F. **4**, 975 (1953) und als Monographie. Springer-Verlag (1953).

Paton, A., and C. P. Petch: Brit. Med. J. 856 (1954). — Pausch, H.: Psychisches Trauma und Diabetes mellitus. Med. Klin. **1951**, 527. — Paval, J.: The rôle of pancreatitis in the etiology of diabetes. Presse méd. **55**, 38 (1947). — Poulson, E.: The Influence of diet on the carbohydrate assimilating power of diabetes. Acta med. scand. (Stockh.) Suppl. **123**, 1 (1941).

Ranson, S. W., O. Fisher and W. K. Ingram: Endocrinology **23**, 175 (1938). — Rausch, P., u. W. Ladwig: Klin. Wschr. **1954**, 1053. — Redetzki, H.: Die soziale Bedeutung des Diabetes mellitus und seine Berücksichtigung in sozialmedizinischer Hinsicht. Dtsch. Gesundheitswesen **7**, 152, 280 (1952). — Reed, J. A.: Diabetes **4**, 377 (1953). — Reinwein, H.: Das ärztliche Gutachten im Versicherungswesen, herausgeg. von Fischer u. Molineus, Bd. 2, S. 665. Leipzig: Johann Ambrosius Barth 1937. — Rickets, H., u. a.: Spontaneous diabetes in the dogs. An account of eight cases. Diabetes **2**, 4, 288 (1953). — Rooth, G.: Acta med. scand. (Stockh.) **149**, 65 (1954). — Rudolph, W.: Schweiz. med. Wschr. **1945**, 388.

Schliack, V.: Zur Rolle psychischer Traumen in der Diabetespathogenese. Wiss. Z. Univ. Greifswald 1, 4—7. Sonderh. für 65. Geburtst. von G. Katsch, S. 252, (1951/52). — Untersuchungen über die reale Diabeteshäufigkeit. Z. inn. Med. **7**, 1049 (1952). — Statistisch-klinische Diabetesfragen. Leipzig: Akademische Verlagsgesellschaft Geest & Portig 1953. — Schlotthauer, C. F., and J. A. S. Millar: Diabetes mellitus in dogs and cats. J. Amer. Vet. Med. Assoc. **118**, 31 (1951). — Schmidt, G.: Z. menschl. Vererbgs- u. Konstit.lehre **27**, 443 (1943). — Schmitz, R.: Prognose und Therapie der Zuckerkrankheit. Bonn 1892. — Schur, H.: Z. klin. med. **123**, 800 (1933). — Seckel, H.: Z. klin. Med. **102**, 195 (1925). — Sharkey, Th. P., u. Mitarb.: Diabetes detection drive in Dayton (Ohio). J. Amer. Med. Assoc. **144**, 914 (1950). — Spiegelman and H. H. Marks: Amer. J. Publ. Health **36**, 26 (1946). — Sroka, K. H.: Zuckerkrankheit und Elektrizität: Klin. Med. (Wien) **7**, 218 (1952). — Steffens, A.: Zur Kenntnis des Diabetes durch Trauma. Inaug.-Diss. Würzburg 1936. — Steinberg, A. G., and R. M. Wilder: Proc. Staff. Med. Mayo Clin. **25**, 625 (1950). — Ann. Int. Med. **36**, 1285 (1952). — A study of the genetics of diabetes. Amer. J. Human Genet. **4**, 113 (1952). — Steiner, F.: Dtsch. Arch. klin. Med. **178**, 497 (1936); **182**, 231 (1938). — Stern, R.: Über traumatische Entstehung innerer Krankheiten, 3. Aufl. Jena: Gustav Fischer 1930.— Strauss, H.: Die Stoffwechselkrankheiten. In v. Schjernings Handbuch der ärztlichen Erfahrungen im Weltkriege 1914—1918, Bd. 3, S. 597 (1921). — Strieck, F.: 49. Ges. für Inn. Med., Verh. S. 129, 1937. — Sturm, A.: Diabetes als Schädigungsfolge. Die Medizinische **1953**, Nr. 15. — Stutte u. Schröder: Ärztl. Wschr. 1948.

Then Berg: Arch. Rassenbiol. **32**, 291 (1938). — Thunbridge, R. E.: Lancet 893, 1953. — Tutle, I.G. M. D.: 4, 20 (1949) ref. Diab. Abstr. **9**, 117 (1950).

Ullmann, H.: Med. Welt **1928**, 3. — Umber, F., u. Rosenberg, M.: Klin. Wschr. **1927**, 5 u. 6.

Veil, W. H., u. A. Sturm: Die Pathologie des Stammhirns etc. Jena: Fischer 1942.

c) Spezielle pathologische Physiologie des Stoffwechsels beim Diabetes mellitus des Menschen

In diesem Kapitel sollen die Besonderheiten des Stoffwechsels bei der menschlichen Zuckerkrankheit zur Darstellung gebracht werden. Hinsichtlich der physiologischen Grundlagen, die natürlich auch für den D. m. weitgehend Gültigkeit haben, sei auf die früheren Abschnitte verwiesen.

α) Der Gesamtstoffwechsel

Das Studium der Gesamtoxydationen beim D. m. hat eine sehr lange, widerspruchsvolle Geschichte (Lit. bis 1923 bei E. GRAFE, bis 1936 sehr eingehend bei DU BOIS), aber heute dürfte dies umstrittene Gebiet wohl im wesentlichen, wenigstens für unkomplizierte Fälle, geklärt sein. Es hat nicht nur theoretische, sondern auch eminent praktische Bedeutung, weil von den Ergebnissen die Entscheidung über den Calorienbedarf der Zuckerkranken abhängt.

Schon PETTENKOFER u. VOIT (1867) beschäftigten sich in ihren ersten Respirationsversuchen mit diesen wichtigen Fragen, und bis in die Neuzeit hinein sind weit über 150 Arbeiten mit vielen Tausenden von Untersuchungen diesen Problemen gewidmet. Nur die wichtigsten Etappen seien hier kurz skizziert.

Eins der auffallendsten Symptome der Zuckerkrankheit ist die Abmagerung, die im allgemeinen um so stärker ist, je schwerer die Krankheit ist. Heute in der Insulinära sehen wir allerdings den schweren Diabetes maigre nur noch selten. Die Ursachen der großen Gewichtsabnahmen liegen klar zutage. Es sind die großen Calorienverluste im Harn durch die Zuckerausscheidung (4,2 Cal pro 1 g) und in schweren Fällen die Ketonkörperausscheidung (7,5 Cal pro 1 g Aceton und 7,5 pro 1 g Acetessigsäure). Dazu kommen die großen Wasserverluste, die meist zur Verdünnung des Zuckers behufs Entlastung der Nieren erforderlich sind.

Die Frage, ob außerdem noch Stoffwechselsteigerungen vorliegen, wie früher meist angenommen wurde, konnte nur durch Respirationsversuche entschieden werden.

PETTENKOFER u. VOIT und die meisten anderen ersten Untersucher fanden keine sicheren Abweichungen von der Norm. Der erste, der sichere Steigerungen mitteilte, war (1906) MAGNUS LEVY [Lit. bei DU BOIS (Z)]. Später (1910, 1912 und 1923) setzten dann die umfassenden Respirations- und Calorimeteruntersuchungen von BENEDICT und JOSLIN ein, die in 3 großen Monographien niedergelegt wurden. Sie brachten wechselnde Resultate und damit noch keine Klarheit. Anfangs wurden Steigerungen bis $+15$ bis 20% in sehr schweren Fällen gefunden. Es entsprach das den ersten Tierversuchen beim experimentellen Pankreasdiabetes von FALTA, GROTE u. STÄHELIN. Hier gingen allerdings die Erhöhungen bis zu $+88,5\%$ hinaus, aber es ließ sich später nachweisen, daß diese hohen Zahlen durch Fieber und Sekundärinfektionen bedingt waren. Wurden solche vermieden wie bei HÉDON, ENDERLEN u. a., so reduzierten sie sich auf $3—28\%$.

Im 1. Teile der großen Serie von BENEDICT u. JOSLIN (661 Respirationsversuche bei 113 Diabetikern) betrug die Steigerung $+12\%$ im Durchschnitt, in späteren Untersuchungen sanken aber die Zahlen auf $—10\%$, und als dann die Unterernährungstherapie von ALLEN systematisch durchgeführt wurde, sogar auf $—22\%$ mit Tiefstwerten von $—30$ bis 50%.

Wechselnde Resultate fanden auch DU BOIS, ALLEN u. DU BOIS, LUSK, BOOTHBY, ROLLY, GRAFE u. Mitarb., neuerdings BÜRGER u. PÄTZOLD, sowie WEHR u. KNICK (dort Lit.), FISHER u. KLEINERMANN, GEISSLER u. a.

Entscheidend für den Ausfall der Untersuchungen ist anscheinend die vorhergehende Ernährung und der Ernährungszustand. Sind beide Faktoren normal, so bewegt sich auch der Grundumsatz fast immer in den normalen Grenzen von $\pm$ 15 bis 20% für die Einzelperson und um 0% für große Reihen. Das gilt auch für das allerdings nur selten untersuchte Koma (RICHARDSON u. MASON).

Wenn auch die Differenzen in den abweichenden Versuchen noch nicht restlos geklärt sind — 100%ige Übereinstimmungen gibt es ja beim Menschen und biologischen Methoden nicht —, so kann doch als praktisches Ergebnis der zahllosen Versuche für Ernährungszwecke festgestellt werden, daß der Calorienbedarf des Zuckerkranken von dem des Normalen im allgemeinen nicht abweicht. Diese Feststellung gilt allerdings nur für den unkomplizierten D. m. in einem annähernd normalen Ernährungszustand. Liegen Komplikationen wie Infektions-, Nieren- und Kreislaufkrankheiten vor, d. h. also Leiden, die an sich die Gesamtoxydationen steigern, so können die Grundumsatzzahlen erhöht sein, wie ältere und neue Untersuchungen an einem sehr großen Material von BÜRGER u. Mitarb., PÄTZOLD, WEHR und KNICK (hier Lit.) zeigen. Sie fanden in den allerdings abnormen Jahren 1944—1948 in 9,1—26,3% Steigerungen über +20% und 1,2—11,5% Senkungen unter —20%, letzteres wahrscheinlich durch Unterernährung bedingt, die in der Ostzone damals besonders ausgesprochen war.

Welches *Nährmaterial* wird nun im Organismus des Diabetikers verbrannt?

Den besten, wenn auch wegen der vielen auf ihn einwirkenden Faktoren nicht absolut zuverlässigen Anhaltspunkt dafür geben die respiratorischen Quotienten $(RQ = \frac{CO_2}{O_2})$. Alle einwandfreien Untersuchungen stimmen darin überein, daß diese beim Zuckerkranken tiefer liegen als die normalen Durchschnittswerte, und zwar um so tiefer, je schwerer das Leiden ist. Sie liegen in den schwersten Fällen bei 0,72 bis 0,73 oder bei entsprechenden Korrekturen für verbranntes Eiweiß und gebildete Ketokörper bei 0,71, dem Werte für reine Fettverbrennung, oder etwas darüber. Kleine Mengen von Zucker werden meines Erachtens immer verbrannt, aber sie lassen sich im Respirationsversuch nicht immer sicher fassen. Ganz vereinzelt sind in der Literatur auch von zuverlässigen Beobachtern abnorm tiefe und abnorm hohe Zahlen für RQ mitgeteilt und haben zu allen möglichen Deutungsversuchen geführt, auf die hier nicht näher eingegangen werden kann [Lit. und Diskussion bei DU BOIS (Z)]. Bei abnorm niedrigen Werten (0,65 bis 0,68) wurde an eine Zuckerbildung aus Fett gedacht, die theoretisch sie erklären könnte. Fände eine solche in irgendwie nennenswertem Umfange statt, so müßte sie im Respirationscalorimeter durch Differenz der direkten und indirekten Calorimetrie gefaßt werden können. Nach den sehr sorgfältigen Untersuchungen von LUSK, DU BOIS u. Mitarb. stimmen aber beide innerhalb der Fehlergrenzen der komplizierten Methodik und Berechnungsart völlig (0,15% Abweichung) überein. Trotzdem kann eine Zuckerbildung aus Fett oder Eiweiß, die heute meist beim Diabetiker angenommen wird, vorgelegen haben, aber der gebildete Zucker müßte dann sofort verbrannt worden sein. Solche Zwischenstadien lassen sich aber heute mit den genannten Methoden nicht fassen.

Verfüttert man Kh, so steigen in den leichteren Fällen die Gesamtoxydationen (spezifisch-dynamische Wirkung) und die RQ an, wenn auch selten über 0,8. Je schwerer die Krankheit, um so geringer die Ausschläge für beide Faktoren, die in den schwersten Fällen sich überhaupt nicht sicher ändern.

Bei *Eiweißzufuhr* kommt es stets zu einer spezifisch-dynamischen Wirkung, wenn auch in schweren Fällen geringer als in der Norm. RQ steigt, wenn überhaupt, nur sehr wenig an. Fettzufuhr bedingt keine Ausschläge.

Muskeltätigkeit läßt RQ unverändert oder senkt ihn etwas (GRAFE u. SALOMAN, RICHARDSON u. LEVINE), berechnet man aber auf Grund der stark gesteigerten Verbrennungen den Kh-Umsatz, so erweist sich dieser gegenüber dem voraufgegangenen Nüchternwert in der Regel als deutlich gesteigert, ein wichtiger Hinweis für die Notwendigkeit starker Muskelbetätigung beim D. m.

β) Der Eiweißumsatz

Der experimentelle Pankreasdiabetes geht stets mit einer Steigerung des Eiweißstoffwechsels einher, was schon MINKOWSKI feststellte. FALTA, GROTE u. STÄHELIN und nach ihnen viele andere [Lit. und eigene Untersuchungen bei GRAFE (Z)] fanden Steigerungen bis auf das 2—2½fache. Zum großen Teil sind diese aber wie beim Gesamtumsatz durch fieberhafte Infektionen bedingt. Sind die Wunden erst verheilt, wie es unter Insulinschutz möglich ist, so reduzieren sich die Werte auf + 28—66% (HÉDON, ENDERLEN u. a.), sind aber stets deutlich erhöht. Das gleiche gilt für den Alloxandiabetes, (BAILEY u. BAILEY, DUNN u. LETCHIE, GOLDNER u. GOMORI u. a. [Lit. bei BAILEY]), doch sind hier die Steigerungen der Eiweißverbrennungen im Durchschnitt geringer.

Im Gegensatz zum experimentellen Diabetes der Tiere, bewegt sich der Eiweißumsatz beim menschlichen D. m. durchaus in normalen Grenzen von etwa 10 bis 12 g pro Tag bei gewöhnlicher Ernährung (MAGNUS-LEVY, LÜTHJE, McCLELLAN u. Mitarb. u. a. [Lit bei E. GRAFE]).

Ein N-Gleichgewicht oder ein N-Ansatz läßt sich mit den gleichen Mengen Eiweiß erzielen wie in der Norm. Es gibt meines Wissens nur eine zuverlässige Beobachtung in der Weltliteratur mit einer abnorm hohen Eiweißeinschmelzung von 24,8—38 g/Tag, die von DuBois u. GEYELIN bei einem sehr schweren acidotischen Diabetiker im Hunger. Sie dauerte aber nur 8 Tage und sank dann auf normale Werte ab, so daß intercurrente ungeklärte Faktoren wahrscheinlich eine maßgebliche Rolle spielten. Jedenfalls liegt auch in solchen ungeheuer seltenen, wenn nicht sogar einmaligen Fällen keine Notwendigkeit vor, einen toxogenen Eiweißzerfall anzunehmen, wie manche Erstuntersucher des Leidens (Lit. bei C. VON NOORDEN (Z) und W. FALTA (Z)] es taten. Nach MÜTING finden sich von Aminosäuren Cystin und Methionin vermindert in Serum und Organen, dagegen vermehrt im Harn (weiteres dort).

Für den Eiweißumsatz des Diabetikers gilt mithin das gleiche wie für den Gesamtstoffwechsel: Der Bedarf an Eiweiß ist beim normalisierten Kohlenhydratstoffwechsel nicht größer als in der Norm.

Die qualitativen Verhältnisse des Eiweißumsatzes, d. h. die Frage der Zuckerbildung aus Eiweiß wurde schon früher besprochen. Der MINKOWSKIsche Quotient $\frac{D}{N}$ nach einigen Tagen völlig kohlenhydratfreier Kost, bzw. nach Abzug der Nahrungskohlenhydrate von der Gesamtzuckerausscheidung im Harn, gibt dafür einen guten Anhalt. Je höher er ansteigt, um so schwerer ist die Erkrankung. Bei maximaler Bildung von Zucker aus Eiweiß hat er mit 3,5—3,7 genau den gleichen Wert wie im maximalen Phlorizindiabetes (Zusammenstellung bei LUSK). Wie neuere Untersuchungen von MOHNIKE u. RICHTER (unter KATSCH) 1954 zeigten, beträgt der Eiweißzucker für Glucose normal 1,67 mg-%, beim D. m. 2,1 mg-%, die entsprechenden Zahlen für Hexosamin sind 1,02 mg-% bzw. 1,31 mg-%. (Weitere Lit. bei MOHNIKE u. RICHTER.)

γ) Das Verhalten des Kohlenhydratstoffwechsels beim Diabetiker

In dem einleitenden Kapitel über die pathologische Physiologie des Kohlenhydratstoffwechsels wurde auch der Kohlenhydratstoffwechsel des Diabetikers in seinen Grundzügen besprochen. An dieser Stelle sollen die beiden klinisch wichtigsten Symptome der Krankheit, Hyperglykämie und Glucosurie, kurz zur Darstellung kommen.

Faßbar sind sie in den Organen, im Blut und im Harne. Die Zahl der zur Verfügung stehenden Methoden ist relativ klein, da sie sich im wesentlichen darauf beschränken, die qualitativen und quantitativen Verhältnisse der Glucose, der wichtigsten Transport- und Ausscheidungsform des Zuckers, zu bestimmen. Dazu dienen die Polarisation und die Gärung, die allerdings praktisch nur für den Harn in Betracht kommen, ferner die Reduktionsmethoden mit ihrem weit größeren Aktionsradius. Dafür haftet den letzteren aber der Fehler nicht ganz eindeutiger Resultate an, da es sowohl im Harne wie im Blut neben dem Zucker auch andere reduzierende Substanzen gibt, deren Menge allerdings glücklicherweise wenig ins Gewicht fällt. Der mit den üblichen Methoden bestimmte Zucker ist der sogenannte freie Zucker, der in gleicher Höhe auch durch Dialyse gewonnen wird. LÉPINE (Z) unterschied zwei Formen des Organ- und Blutzuckers, den sucre immédiat, wie er nach Vorbehandlung des Blutes mit kochendem Natriumsulfat bestimmt wird, und den sucre virtuel. Diese Einteilung ist heute meist vergessen, da ihre Grundlagen problematisch sind. Der sucre virtuel wird dadurch bestimmt, daß der sucre immédiat von dem Gesamtzucker, der nach vorherigem Erhitzen mit Fluorwasserstoffsäure durch nachfolgende Reduktion ermittelt wird, abgezogen wird. Er beträgt etwa 0,06—0,07%. Zum Teil ist er an Eiweiß gebunden und wird daher auch kurz als Eiweißzucker bezeichnet. Er läßt sich dadurch bestimmen, daß das Blut im Autoklaven mit konzentrierten Mineralsäuren bei 120° erhitzt wird und von dem so ermittelten Wert der freie Zucker in Abrechnung gebracht wird. Auch durch Fermenteinwirkungen läßt sich der Gehalt an reduzierenden Substanzen vor allem im Blute steigern, so daß die Gesamtmenge der als Glykose vorhandenen oder in Glykose leicht umwandelbaren Kohlenhydrate ermittelt werden kann. Die verschiedenen Methoden ergeben dabei aber verschiedene Zahlen. Daneben gibt es die für klinische Zwecke nicht in Betracht kommende und dafür auch überflüssige Methode der Glykogenbestimmung. Nicht reduzierende Zwischenstufen können wir mangels einer geeigneten Methodik nicht fassen. Glücklicherweise ist aber zu vermuten, daß deren Menge nicht groß ist.

An den Sitz der Stoffwechselstörungen, die abnorm umsetzenden Organe selbst, können wir im lebenden Organismus natürlich nicht heran. Wir sind angewiesen auf die Vorgänge, die ihren Niederschlag im Blut und Harn finden. In Sonderfällen sind kleine Lebergewebsentnahmen bei einer Laparoskopie möglich. In der Regel sind es nur die stabileren Endprodukte, höchstens gewisse, in ganz kleinen, methodisch schwer und unsicher faßbaren Mengen labiler Zwischenformen. So lassen sich Milchsäure, Methylglyoxal, Dioxyaceton und Glycerinaldehyd, Brenztraubensäure und Citronensäure quantitativ bestimmen. Für klinische Zwecke ist dabei allerdings bisher noch nicht viel wesentliches herausgekommen, so daß für die Praxis der Nachweis und die Bestimmung der Glucose vollkommen ausreichend sind. Wie es mit dem Gehalt an Zucker und Glykogen in den unzugänglichen Geweben bestellt ist, wissen wir in großen Zügen durch die Untersuchungen am rasch verarbeiteten, überlebenden Organe. Der freie, d. h. direkt als Glucose nachweisbare Zucker ist hier beim Diabetes entsprechend dem erhöhten Blutzucker meist auch erhöht, wenn auch genaue vergleichende Bestimmungen darüber fehlen und methodisch auch nicht leicht durchführbar sind. Ein charakteristisches Verhalten weist das Glykogen auf. Seine Menge in der Leber, nüchtern bestimmt, sinkt ziemlich parallel mit der Schwere der Erkrankung ab. Auf der Höhe des maximalen Pankreasdiabetes ist die Leber praktisch glykogenfrei. Demgegenüber ändert sich der Glykogengehalt des Muskels fast gar nicht (etwa 1%), sogar Steigerungen können hier vorkommen. Eine Sonderstellung nimmt die Niere ein. Sie hat die Fähigkeit zur Glykogenbildung auch im schwersten Diabetes nicht verloren, sondern reichert sich aus dem überreichlich ihr zufließenden Blutzucker damit an. Da das Glykogen mangels lytisch wirksamer Fermente in der Niere nur langsam der Aufspaltung unterliegt, so ist es auch länger nach dem Tode gut nachweisbar und liefert dem Pathologen oft wertvolle diagnostische Fingerzeige. Ein reichlicher Glykogengehalt der Nieren ist beim D. m. sogar ein konstanterer Befund als die Pankreasveränderung. Bisher ist der vermehrte Glykogengehalt der Nieren ganz vorwiegend färberisch nachgewiesen worden. Chemische Analysen in größerer Zahl wären hier dringend wünschenswert, da tinkturelles und chemisches Verhalten nicht miteinander parallel zu gehen brauchen. Nach unveröffentlichten Untersuchungen von Dr. MAGENDANTZ an meiner früheren Klinik scheint das für die Niere nicht zu gelten.

♂) Die Hyperglykämie

Früher galt die Glucosurie als das wichtigste Zeichen des Diabetes mellitus. Wenn für die klinische Beurteilung und Behandlung auch die Harnuntersuchung aus rein methodischen Gründen immer im Vordergrunde stehen wird, so gestattet doch erst die Untersuchung des Blutzuckers den tieferen, oft den einzigen Einblick in das Vorhandensein von Kohlenhydratstoffwechselstörungen. Durch BANG und HAGEDORN-JENSEN, FOLIN, BENEDICT, SHAFFER u. SOMOGYI u. a. stehen uns heute so gute und relativ rasch ausführbare Blutzuckerbestimmungen, auch für kleinste Mengen, zur Verfügung, daß hier wirklich brauchbare klinische Methoden vorliegen, die heute immer herangezogen werden müssen, wenn auch der praktische Arzt selten in der Lage sein wird, sie selbst auszuführen; es sei denn, daß es die gut orientierende Methode von CRESCELIUS ist. Daß das Verhalten des Blutzuckers ein viel besseres Kriterium für die Art des Krankheitsprozesses ist, liegt auf der Hand. Aller Blutzucker muß erst die Nieren passieren, ehe er zu Harnzucker wird, und da es sich dabei nicht um einfache physikalische Vorgänge handelt (vgl. z. B. PÜTTER und die neueste Zusammenfassung von E. u. J. FREY), sondern um biologische Prozesse von großer Kompliziertheit, so können in dieser Zwischenstation sehr erhebliche Störungen der Ausscheidung einsetzen.

Aus diesen Ausführungen ergibt sich von selbst die überragende Bedeutung des Blutzuckers. Seine Erhöhung, die sogenannte Hyperglykämie, ist das charakteristischste Zeichen des Diabetes. Wir sehen dabei ab vom Diabetes renalis, der mit der echten Zuckerkrankheit nur durch ein lockeres Band verknüpft ist.

Wie schon erwähnt, besteht der Blutzucker beim Normalen fast ausschließlich, beim Diabetiker der Hauptsache nach aus Glucose. Vergleicht man aber beim schweren Diabetiker die Ergebnisse der verschiedenen Zuckeranalysenmethoden (Reduktion, Polarisation, Gärung) miteinander, so gehen die beim Normalen sich annähernd deckenden Resultate beim Diabetiker zum Teil beträchtlich auseinander (STEPP, GRAFE und SORGENFREY), und zwar in dem Sinne, daß die Reduktionsmethoden bis zu 40% höhere Werte liefern, während die beiden anderen Bestimmungsverfahren (Polarisation und Gärung) untereinander kaum differieren. Die höheren Reduktionswerte sind zum kleinen Teil durch auch im normalen Blute kreisende, im schweren Diabetes manchmal etwas vermehrte, gleichfalls reduzierende Nichtkohlenhydrate wie Kreatin, Kreatinin, Oxyprotein und Glucuronsäure hervorgerufen, der Hauptsache nach aber wohl durch Acetaldehyd (STEPP), ferner gewisse Zwischenkohlenhydrate (GABBE), möglicherweise auch noch durch unbekannte Substanzen. Mit der Besserung des Diabetes, vor allem unter Insulinwirkung, schieben sich die differierenden Werte wieder zusammen, ein Beweis dafür, daß die pathologisch gebildeten Substanzen aus dem Blute verschwunden sind (GRAFE und SORGENFREY).

Der Blutzucker des Diabetikers zeigt im Gegensatz zur Norm [vgl. v. LEDEBUR (Z)] keine annähernd gleiche Verteilung auf Blutkörperchen und Plasma, sondern reichert sich im Serum etwas mehr an (WIECHMANN).

Der Blutzucker interessiert vor allem unter zwei Bedingungen, entweder bei völliger Nüchternheit bzw. ohne Insulinzufuhr oder nach Kohlenhydratbelastung. Im ersteren Falle genügt eine Doppelbestimmung, im zweiten ist eine Serie von vier bis sechs notwendig.

Während beim Normalen der Blutzucker *nüchtern* 0,07—0,12% beträgt, weist der Diabetiker Steigerungen auf bis zu der Rekordzahl von 2,58% (NEDWERT u. VETTER) sowie 2,06% von LAWRENCE. Der höchste von mir selbst beobachtete Wert war 1,4%. Dieser sowie die meisten anderen Kranken mit extrem hohen Werten konnten noch gerettet werden. Ein Wert von 130 mg-% spricht fast entscheidend für D. m.

Die praktisch wichtigste Frage ist natürlich die nach der Bedeutung der Hyperglykämie für die Beurteilung der Krankheit. Im allgemeinen ist die Zuckerkrankheit um so schwerer, je höher der nüchterne Blutzucker zu Beginn der Behandlung ist. GRAY (unter JOSLIN) hat das an 210 tödlichen Fällen aus der Zeit vor der Entdeckung des Insulins in folgender Tabelle sehr überzeugend dargetan.

Tabelle 80. *Beziehungen zwischen Blutzuckerhöhe und Lebensdauer (nach GRAY)*

Blutzucker nüchtern in %	Anzahl der Kranken	Durchschnittliche Lebensdauer vom Tage der Untersuchung ab
0,40—0,57	10	0,66 Jahre
0,30—0,39	48	1,13 ,,
0,20—0,29	90	1,23 ,,
unter 0,20	62	1,81 ,,

Für PETRÉN (Z) war 0,25% die kritische Zahl, nach der er schwere und leichte Fälle einteilte und die Prognose stellte. Wenn hier auch zweifellos gewisse Gesetzmäßigkeiten vorliegen, so sind doch, worauf auch v. NOORDEN und ISAAC (Z) hinwiesen, genug Ausnahmen vorhanden, welche gegen eine strenge Regel sprechen. Erst recht gilt das für unsere heutige Zeit, in der die Prognose des Diabetes weitgehend von der gewissenhaften Durchführung einer zweckmäßigen Behandlung abhängig ist.

Mit zunehmender Dauer der Krankheit pflegt der unbeeinflußte Blutzucker oft als Zeichen der Verschlechterung der Krankheit anzusteigen.

Bei der Beurteilung der Nüchternwerte des Blutzuckers ist immer zu bedenken, daß außer dem Charakter der Krankheit selbst noch andere Faktoren auf ihn von Einfluß sind, vor allem Art und Menge der voraufgegangenen Ernährung, endocrine Einflüsse, Insulininjektionen, das Lebensalter, der Blutdruck und das Verhalten der Nieren, ja selbst Klima und Bäder (CURSCHMANN) sowie intensive Sonnenbestrahlung. Liegt die nächste Nahrungsaufnahme länger als 12 Std zurück, so ist der Nüchternwert tiefer, weil der Blutzucker auch in den späteren Hungerstunden meist weiter absinkt, wenn auch nicht in dem Ausmaße wie in den ersten 6 Std. Die Kurve verläuft asymptotisch, so daß erst nach zweimal 24 Std sicher die Minimalwerte erreicht werden. Unter den vorher aufgenommenen Nahrungsmitteln sind die Kohlenhydrate für die Gestaltung der Zuckerkurve am folgenden Tage am wichtigsten. Ihre Wirkung ist auch nach 24 Std noch nicht abgeklungen, und erst recht macht sich ein hoher Kohlenhydratgehalt der Kost der ganzen voraufgehenden Tage noch einige Zeit geltend. Selbst bei einer kohlenhydratarmen Nahrungszufuhr kann die morgendliche Senkung sich fortsetzen, so daß abends niedrigere Werte erhalten werden als morgens. Diesen Typus hat vor allem PETRÉN beschrieben. Auch wir sahen ihn häufig, er ist therapeutisch sehr wichtig, denn er leistet natürlich einer Insulinhypoglykämie Vorschub.

Nach Nahrungsaufnahme steigt der Nüchternblutzucker schon normalerweise an, auf 200 mg-% im Capillarblut (Fingerbeere, Ohrläppchen) oder 70 mg-% im venösen Blute. Höhere Werte beweisen das Vorliegen eines D. m. FALTA und seine Schüler haben versucht, durch Untersuchung der arteriovenösen Differenz (Parallelbestimmungen in Capillar- und Venenblut) einen Einblick in den Gewebszuckerverbrauch zu erhalten, doch sind nach den systematischen Untersuchungen von MOSENTHAL die Schwankungen selbst beim gleichen Menschen zu verschiedenen Zeiten so groß, daß die Beurteilung des Gewebszuckerverbrauchs auf diesem Wege doch recht problematisch ist.

Die innersekretorischen Einflüsse beziehen sich auf Hypophyse, Nebennieren und Schilddrüse (Zusammenfassung bei SOSKIN und LEVENE sowie E. FRANK).

Um ein Urteil über die Schwere des Diabetes zu gewinnen, ist es zweckmäßig, die Kranken ohne vorherige diätische Einschränkung zu untersuchen. Erst recht gilt das natürlich hinsichtlich der Insulindarreichung und zwar nicht nur für Injektionen am Morgen des Untersuchungstages, die natürlich unter allen Umständen unterbleiben müssen, sondern auch für die Maßnahmen an den Vortagen.

Die Tendenz zur Blutzuckererhöhung nimmt parallel mit der sich verschlechternden Toleranz weiter mit dem Alter zu.

Jedoch kommt der Altersfaktor für die Höhe des Blutzuckers weniger zur Geltung, als man denken sollte.

Sehr merkwürdig und unaufgeklärt sind die Beziehungen zwischen *Blutzucker und Blutdruck.* Es ist eine Tatsache, daß Hypertoniker sehr häufig erhöhte Blutzuckerwerte zeigen, zumal bei der essentiellen Hypertonie. Eher verständlich ist das schon bei Blutdrucksteigerungen renaler Genese und bei Nierenkrankheiten ohne Hypertonie, wenn auch hier der Mechanismus noch keineswegs klar ist. Die Abdichtung des Nierenfilters, von der v. NOORDEN sprach, ist natürlich nur ein bildlicher Ausdruck für das Endresultat. Diesen oft ganz isoliert vorkommenden Ausscheidungsstörungen müssen wohl sehr komplizierte Vorgänge zugrunde liegen. Es wird auf diesen Fragenkomplex noch später eingegangen.

Sehr charakteristisch und wichtig ist die *Blutzuckerkurve nach Glucosebelastung,* sie ist der feinste Indicator der diabetischen Stoffwechselstörung, der die Krankheit auch da anzeigt, wo die Nüchternwerte noch normal sind.

Der Vergleich zwischen normaler und diabetischer Blutzuckerkurve nach Belastung mit 100 g Glykose ergibt sich sehr gut aus folgender, etwas abgeänderter Tabelle von JOSLIN, welche die Durchschnittswerte eines sehr großen Materials (400) verzeichnet.

Tabelle 81. *Durchschnittliche Blutzuckerwerte nach Belastung mit 100 g Glykose (nach JOSLIN)*

Art der Untersuchten	Nüchternwerte	Blutzuckerwerte nach 100 g Glykose				
		nüchtern	nach ½ Std	nach 1 Std	nach 2 Std	nach 3 Std
Gesunde	\} 0,11% u. weniger	0,09	0,14	0,12	0,11	0,09
Diabetiker		0,09	0,18	0,20	0,15	0,10
„	mit Blutzucker über 0,12%	0,17	0,25	0,27	0,25	0,21

Vergleicht man die Zahlenreihen miteinander, so ergeben sich zwei Charakteristica für die diabetische Blutzuckerkurve, einmal der viel höhere Anstieg und dann das viel langsamere Absinken. Leichte und schwere Fälle verhalten sich dabei im Prinzip gleich, nur graduell etwas verschieden. Während bei Normalen das Maximum nach ½ Std mit 0,14% schon erreicht ist, kommt beim leichten

Diabetes der höchste Gipfel mit 0,20%, beim schweren mit 0,27% erst nach einer Stunde. Nach 3 Std ist beim Gesunden der Ausgangswert schon wieder erreicht, beim leichten Diabetes noch etwas (+ 0,01%), beim mittelschweren und schweren noch erheblich (+ 0,05%) überschritten.

Der hyperglykämische Grenzwert der Norm bei Zuckerbelastung liegt bei etwa 0,16%. Werte darüber hinaus, die auch bei wiederholter Untersuchung wiederkehren, sind immer auf beginnenden Diabetes verdächtig. Voraussetzungen für die diagnostische Brauchbarkeit der Belastungskurven sind Freiheit von Krankheiten, die schon normalerweise den Kh-Stoffwechsel verändern können, besonders Infekte, Überfunktionszustände von Hypophyse und Thyreoidea, von Magen- und Darmkrankheiten, normale Kh-Zufuhr (nicht über 300 g) an den Vortagen sowie Nicotinabstinenz.

Noch in zwei weiteren Punkten unterscheidet sich die alimentäre Blutzuckerkurve des Diabetikers von der des Normalen, im Endverlauf und bei einer rasch folgenden, zweiten Belastung mit Glykose.

Außerordentlich oft, wenn auch nicht gesetzmäßig, sinkt die hyperglykämische Kurve zum Schluß unter den Ausgangswert herab, erreicht also für kurze Zeit subnormale Werte. Man hat das wohl mit Recht auf eine überschießende Insulinproduktion zurückgeführt und daraus zum Teil etwas zu weitgehende, diagnostische Schlüsse auf die Stärke der Insulinsekretion gezogen (DEPISCH und HASENÖHRL). Diagnostisch und prognostisch wichtiger ist die zweite Abweichung von der Norm, die Veränderungen der Blutzuckerkurve nach Doppelbelastung. HAMMAN-HIRSCHMANN (1919) in Amerika und, unabhängig und kurz nach ihnen, TRAUGOTT u. STRAUB (1921/22) in Deutschland haben zuerst solche Glucosedoppelbelastungen empfohlen, die vielfach hinsichtlich der Mengen des zeitlichen Abstandes und des Zeitpunktes der Blutentnahmen modifiziert wurden. Nach vielen Vorversuchen hat sich bei uns (DISSEN u. TROPP) folgendes Verfahren am besten bewährt:

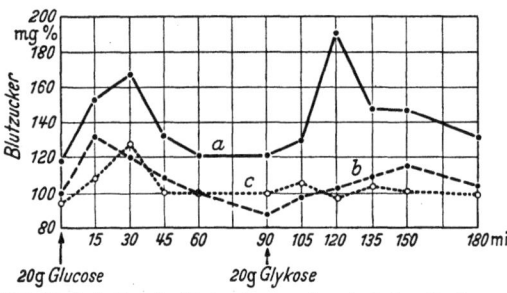

Abb. 59. Verhalten des Blutzuckers nach mehrfachen Zuckergaben. a leichter Diabetes, b Schwangerschaftsglykosurie, c Gesunder. (Nach C. v. NOORDEN und S. ISAAF: Die Zuckerkrankheit. 8. Aufl., S. 158. Berlin: Springer 1928)

Erste Glucosegabe 25 g, nach 1½ Std 75 g. Blutentnahmen nach 15, 30, 45, 60, 90, 105, 120, 150 und 180 min.

Als pathologisch wird die Kurve dann bezeichnet, wenn die Höhe des 2. Gipfels die des 1. um mindestens 50% überragt.

Die Kurve (Abb. 59) von v. NOORDEN u. ISAAC, die kleinere Glucosemengen verwandten, gibt ein gutes Beispiel für den Kurvenverlauf beim Normalen, bei Schwangerschaftsglykosurie und leichtem D. m.

EXTON u. ROSE haben das Verfahren in Amerika wesentlich vereinfacht, indem sie 2 × 50 g Glucose in Abstand von ½ Std geben und nur 3 Blutzuckerbestimmungen (nüchtern und ½ Std nach jeder Glucoseaufnahme) durchführen. Ein D. m. wird von ihnen dann angenommen, wenn der 2. Kurvengipfel deutlich höher als der erste liegt. Ob dieses außerordentlich einfache Verfahren ebenso viel oder vielleicht sogar bessere Ergebnisse hat als die eben geschilderten umständlicheren, entzieht sich meiner Beurteilung. Es fehlt in Amerika nicht an kritischen Stimmen (vgl. z. B. LANGNER u. Mitarb.), die meisten Nachprüfungen [Lit. bei JOSLIN u. Mitarb. (Z) sowie DUNCAN (Z)] sprechen aber für eine gute Brauchbarkeit. MATTHEWS

u. Mitarb. behaupten sogar, daß die Ergebnisse der Methode in 95% bei Normalen und in 98% bei Zuckerkranken dem klinischen Befunde entsprechen. Auch die neuesten Nachprüfungen von K. Schmidt fielen sehr günstig aus.

Die Verbreitung dieser Modifikation der Doppelbelastung, besonders in Amerika und England, ist daher sehr groß. Hinsichtlich der Ursachen für den 2. Kurvenanstieg gehen die Meinungen noch auseinander. Während früher allgemein eine relative Insuffizienz der Insulinproduktion, welche die 2. Glucosemenge nicht in normaler Weise zu bewältigen vermag, angenommen wurde, glauben Soskin u. Mitarb. sowie Best und Taylor, die beim totalen Pankreasdiabetes einen normalen zweiten Kurvengipfel sahen, solange noch die Leber intakt war, daß dieser der Hauptsache nach durch Glucosespeicherung in der Leber bedingt ist. Best u. Taylor denken aber auch an die Möglichkeit anderer endokriner Einflüsse.

Testproben mit Insulinbelastung sind von Radoslav (unter Falta) und Himsworth angegeben. Im Radoslavschen Versuche werden nach Nüchternwertbestimmung des Blutzuckers 14 Einheiten Standardinsulin injiziert und dann der Blutzucker in stündlichen Intervallen 6 mal weiterverfolgt. Während bei diesem Verfahren die Kurve des Gesunden den Ausgangswert nicht oder nur wenig unterschreitet, zeigt die Hyperglykämiekurve des Diabetikers meist einen steilen Abfall. Auf dem gleichen Prinzip beruht der Himsworth-Test. Die diagnostische Bedeutung dieser Proben ist nicht sehr groß, doch geben sie einen gewissen Anhaltspunkt für die Ansprechbarkeit des Organismus auf Insulin.

Brösamlen hat Adrenalin zur Belastung empfohlen. Subcutane Injektionen von 0,5—1,0 cm³ Adrenalin oder Suprarenin führen normalerweise zu einem raschen Blutzuckeranstieg, der nach $\frac{1}{2}$—1 Std mit etwa 60—100% den Ausgangswert überschreitet, um ihn dann nach 2—5 Std eventuell nach vorheriger hypoglykämischer Phase wieder zu erreichen. Beim Diabetiker verläuft die Kurve in der Regel flacher. Da der Ausfall der Kurven sehr wesentlich vom Glykogengehalt der Leber und eventuell von anderen Inkretdrüsen mitbestimmt werden kann, ist die diagnostische Brauchbarkeit auch dieser Probe gering. Auf die Problematik aller dieser Belastungskurven hat neuerdings Appel (unter Reinwein) hingewiesen. Brauchbar sind sie nur, wenn sie beim gleichen Kranken häufiger (mindestens 3 mal) angestellt werden und der Mittelwert zur Beurteilung herangezogen wird.

Gegenüber den Kohlenhydraten treten die anderen Nahrungsmittel hinsichtlich des Blutzuckereffektes weit zurück. Fett ist völlig ohne Einfluß, selbst wenn man es beim schwersten Diabetiker in großen Mengen gibt. Die Wirkung des Eiweißes hängt von der Schwere der Erkrankung ab; der leichte und vielfach auch der mittelschwere Diabetiker reagiert überhaupt nicht darauf, der schwere mit einem deutlichen, aber nur selten starken Anstieg der Kurve. Während chronische Alkoholzufuhr beim Gesunden Hyperglykämie machen kann, ist beim Diabetiker, der nicht Potator ist, auch eine große einmalige Alkoholdosis ohne Einfluß.

Von anderen Faktoren, welche beim Diabetiker den Blutzucker in die Höhe treiben können, seien starke psychische Erregungen, zu denen auch Schmerzen gehören, sowie die Muskelarbeit erwähnt, es sind die gleichen Ursachen, die schon beim Nichtdiabetiker auf den Blutzucker steigernd einwirken, nur sind im allgemeinen, wie leicht verständlich, die Ausschläge beim Zuckerkranken häufiger und stärker.

Hinsichtlich der *Bedeutung* der Hyperglykämie besonders in therapeutischer Beziehung sei auf das Kapitel „Behandlung" verwiesen.

ε) Die Glucosurie

Die Glucosurie ist die Folge der Hyperglykämie. Auch der normale Urin enthält kleinste Zuckermengen (unter 0,01%). Zur deutlichen Zuckerausscheidung im Harne kommt es, wenn der sogenannte Schwellenwert des Blutzuckers (K. Faber und NEERGAARD) gerade eben überschritten wird. Eine bestimmte Zahl läßt sich dafür nicht angeben. Selbst beim Nichtdiabetiker schwanken die Werte in einer Breite von 0,15—0,19%. Wenn wir den Diabetes renalis mit einbeziehen, ist beim Diabetiker die Spielbreite 0,08—0,20%, für den echten Diabetes 0,15—0,20, doch sah ich vereinzelt noch weit höhere Werte (bis 0,33%) ohne gleichzeitige Glucosurie. CAMPELL u. Mitarb. geben für den leichten D. m. Grenzwerte von 99—228 mg-% an. Die Ursache der großen Variabilität ist noch keineswegs klar, obwohl vor allem nordische (MALMROS) und französische Kliniker, insbesondere M. LABBÉ (Z), viel scharfsinnige Untersuchungen zur Klärung dieser Frage verwandt haben. Man kennt nur einige wirksame Faktoren, das ist neben der absoluten Höhe vor allem auch die Dauer der Hyperglykämie. Bei flüchtigen, recht beträchtlichen Erhöhungen kann Glucosurie ausbleiben, während sie bei länger dauernden, mäßigen Steigerungen beim selben Individuum in die Erscheinung tritt. Maßgebend ist wohl in jedem Falle der jeweilige Zustand der Nieren, den wir noch nicht näher analysieren können. Eine experimentelle Beeinflussung der Nierendurchlässigkeit ist bisher nur mit Diuretin möglich gewesen (POLLAK), aber auch das gilt anscheinend nur für das Tier, nicht für den Menschen.

aa) Grade und Schwankungen der Glykosurie im allgemeinen

Die Stärke der Glykosurie schwankt zwischen feinen Spuren und 12 und mehr Prozent. Zahlen über 8% sind ziemlich selten, da zur Ausscheidung erheblicher Zuckermengen gewöhnlich große Wasservorräte mobilisiert werden, um einer Überbelastung und Schädigung der Nieren, die auch schon oft genug in Gestalt geringfügiger Albuminurien in die Erscheinung tritt, entgegen zu wirken.

Aus den Beziehungen zwischen Gesamturinmenge und spezifischem Gewichte lassen sich gewisse, allerdings nur ganz oberflächliche Schätzungen über den prozentualen Zuckergehalt herleiten, wie folgende Zahlenreihen von v. NOORDEN und JOSLIN zeigen.

Tabelle 82.

Beziehungen zwischen Urinmenge, spezifischen Gewichten und prozentualem Zuckergehalt

Urinmenge cm³	v. NOORDEN		JOSLIN	
	s =	Zucker in %	s =	Zucker in %
1500— 2500	1025—1030	2—3	1014—1038	2—8
2500— 4000	1030—1036	3—5	1010—1044	2—6
4000— 6000	1032—1040	4—7	1014—1036	2—8
6000—10000	1030—1046	6—9	1006—1036	0,3—7

Die spezifischen Gewichte sind für die Beurteilung noch am brauchbarsten in den Fällen, in welchen hohe Urinmengen und hohe spezifische Gewichte zusammentreffen.

Trotz solcher Fingerzeige darf man sich bei der Beurteilung von Zuckerkranken niemals mit den Bestimmungen der Urinmenge und des spezifischen Gewichtes begnügen, sondern muß, sofern es sich nicht um minimale Spuren handelt, den Zucker quantitativ bestimmen. Auf das Methodische kann hier im einzelnen nicht eingegangen werden. Die Polarisationsbestimmung wird immer wegen der Raschheit und Einfachheit ihrer Anwendung an erster Stelle stehen, vor allem für den praktischen Arzt. Sie ist auch unter Verwendung eines guten Apparates für die leichten Fälle genügend genau. Sobald aber Substanzen im Urin auftreten, die gleichfalls auf die Ebene des polarisierten Lichtes einwirken, wie z. B. die links drehende β-Oxybuttersäure bei der Acidose des schweren Diabetikers, müssen notwendig die Drehungszahlen zu falschen Schlüssen auf den Zuckergehalt führen, und es kann der paradoxe Fall eintreten, daß trotz stark positiver Reaktion bei den gewöhnlichen qualitativen Reduktionsproben polarimetrisch kein Anschlag zu finden ist.

Aber auch die anderen quantitativen Methoden haben ihre Nachteile. Sehr exakt und einfach ist zweifellos die Bestimmung durch Gärung, wenn gut wirksame Hefe und ein gutes Saccharometer (z. B. von LOHNSTEIN und seine Modifikationen) verwandt werden, denn hier wird wirklich nur der Stoff bestimmt, auf den allein es ankommt, nämlich die Glucose. Der Nachteil besteht außer in der Beschaffung eines wenn auch primitiven Thermostaten vor allem darin, daß die Analysen für die Kostfestsetzung des gleichen Tages nicht mehr benutzt werden können, da die Vergärung erst nach frühestens 6—8 Std, meist noch später, vollständig ist. Eine Menge störender Einflüsse wie Acetonkörper, anderweitige Kohlenhydrate und andere reduzierende Substanzen fallen hier fort.

Gegen die Reduktionsmethoden in ihren zahlreichen Modifikationen spricht für den Praktiker, daß sie auch in ihren einfachsten Formen noch zu umständlich und zeitraubend sind. Theoretisch besteht der Einwand, daß nicht nur die Glucose allein, sondern alle reduzierenden Substanzen im Harne, Kreatin, Kreatinin, Acetaldehyd, Oxyproteinsäuren und vor allem andersartige Kohlenhydrate (aus Milch, Gemüsen, Früchten und anderen Nahrungsmitteln) und Glucuronsäure gefaßt werden. Praktisch spielt das aber nur bei ganz schwach positiven Reaktionen eine Rolle; je größer der Glucosegehalt des Urins, um so weniger fällt diese Fehlerquelle ins Gewicht.

Die Tatsache, daß entsprechend der meist verwendeten polarimetrischen Bestimmung der Zuckergehalt des Harns gewöhnlich in Prozenten angegeben wird, darf nicht zu der Annahme führen, daß diese Angabe die wichtigste ist. Zur Beurteilung der Einzelprobe mag sie genügen, für die Kontrolle der Behandlung bedarf es aber der Kenntnis der pro Tag ausgeschiedenen absoluten Zuckermengen, die bei bekannter Urinmenge und bekanntem Prozentgehalt ja ohne weiteres sich ergibt. Bezüglich der diagnostischen Bedeutung der Stichprobenuntersuchungen sei auf das Kapitel ,,Diagnose'' verwiesen.

Nach dem Vorgange von SEEGEN-TRAUBE, v. NOORDEN u. a. lassen sich drei Grade von Glykosurie unterscheiden:

1. Die leichte Glucosurie, die nach Fortlassen der Kohlenhydrate (abgesehen von Gemüsen mit niedrigem Kohlenhydratgehalt) schon bei gemischter Kost verschwindet,

2. die mittelschwere Glucosurie, zu deren Beseitigung es auch gleichzeitig einer erheblichen Einschränkung des Eiweißes in der Nahrung bedarf,

3. die schwere Form, die entweder überhaupt nicht auf rein diätetischem Wege zu beseitigen ist oder nur unter völliger Ausschaltung des animalischen Eiweißes und gleichzeitiger Herabsetzung des Caloriengehaltes der Nahrung.

Die Beurteilung im Einzelfalle wird meist erst einige Tage nach der entsprechenden Diätfestsetzung möglich sein. Die geschilderte Einteilung hat mit der Einführung der Insulinbehandlung wesentlich an praktischer Bedeutung verloren, da Untersuchungen über den Grad der Glykosurie meist überflüssig werden, weil die wirksame Therapie in der Regel sofort einsetzen soll.

ββ) Faktoren, welche die Glykosurie beeinflussen

Auftreten und Ausmaß der Glykosurie ist natürlich im wesentlichen von den gleichen Einwirkungen abhängig wie die Hyperglykämie. Der Hauptfaktor, der ja auch der Orientierung über die verschiedenen Stärkegrade der Glykosurie zugrunde liegt, ist die Ernährung und hier wieder in erster Linie ihr Gehalt an Kohlenhydraten. Diese sind aber hinsichtlich ihrer glykosurischen Wirkung keineswegs gleichwertig, sondern rangieren in absteigender Linie folgendermaßen:

Zucker (Glucose, Lactose, Saccharose, Fructose), Cerealien (Mehl, Brot, Kartoffeln, Grieß, Maizena, Hafer usw.), Obst, Gemüse.

Die Therapie macht von diesen sehr erheblichen Unterschieden des glucosurischen Effektes weitgehenden Gebrauch. Die einzelnen Zuckerarten ordnen sich dabei naturgemäß auch beim Diabetiker nach der Toleranz beim Normalen. Während aber der Normale nach reichlicher Stärkeaufnahme zwar eine leichte Hyperglykämie, niemals aber eine deutliche, stets wiederkehrende Zuckerausscheidung bekommt, ist gerade die Glykosuria ex amylo für den Diabetiker charakteristisch und daher von NAUNYN (Z) als entscheidendes Kriterium in den Vordergrund gestellt worden.

Die Empfindlichkeit gegenüber den Mehlarten ist beim Zuckerkranken manchmal kaum geringer als gegenüber der Glucose, verschieden nur bei Untersuchungen in stündlichen oder zweistündlichen Fraktionen durch einen etwas anderen Kurvenverlauf. Während die Harnzuckerausscheidung nach Glucose sich auf einige Stunden mit steilem Gipfel zusammendrängt, verläuft nach Stärkenahrung die Glucosurie protrahierter. Es hängt das wohl mit der verlangsamten Resorption der erst der fermentativen Spaltung im Darm unterliegenden Polysaccharide zusammen, obwohl die Hyperglykämiekurven nach Glykose und Stärke oft keine wesentlichen Unterschiede zeigen. Zwischen den einzelnen Mehlarten bestehen für die meisten Zuckerkranken keine sicheren Unterschiede in der Verträglichkeit, wenn man sie in gleicher Zubereitung gibt, immerhin gilt das auch, abgesehen vom Hafer, dessen gewisse Sonderstellung später noch zu besprechen ist, nicht generell.

Die geringere glucosurische Wirkung von Obst und Gemüsen erklärt sich nicht nur aus ihrem geringeren Kohlenhydratgehalt überhaupt, sondern vor allem aus der Verschiedenartigkeit der in ihnen enthaltenen Kohlenhydrate. Nur ein Teil ist Zucker und gewöhnliches Polysaccharid, der Hauptteil besteht aus Inulin, Pentosen, Pentosanen, Pektinstoffen, Lignin usw., dazu kommt die Cellulose, die bei den Analysen aber gewöhnlich nicht mitgerechnet wird, da sie im Darme entweder gar nicht oder nur zum kleinsten Teil (durch Bakterienwirkung) gespalten wird.

Die Anhydrozucker (Caramel, Mellitose, Salabrose usw.) und Sionon machen in den üblichen Dosen keine oder nur ganz geringfügige Glucosurien.

Während Eiweiß selbst in massiven Dosen niemals beim Gesunden zum Zuckerbildner wird, kann es beim Diabetiker ausgesprochen glucosurisch wirken, allerdings nur in schweren Fällen. Hier besteht ein ausgesprochenes Analogon zum experimentellen Diabetes der Hunde, sowohl dem pankreatogenen wie dem Phlorrhizindiabetes, wenn auch die dort auf der Höhe der Schädigung stets vorhandene, maximale Zuckerbildung aus Eiweiß beim genuinen menschlichen Diabetes sich nur sehr selten findet.

Gerade die Beobachtungen am experimentellen und am genuinen menschlichen Diabetes sind es gewesen, welche die lange umstrittene Frage der Zuckerbildung aus Eiweiß definitiv im positiven Sinne entschieden haben und schließlich auch E. PFLÜGER (Lit. S. 572), der lange Zeit mit seiner großen Autorität diese Möglichkeit bestritt, veranlaßten, sein Urteil zu revidieren. Die Wege der Umwandlung von Eiweiß in Zucker sind im einzelnen heute weitgehend bekannt. Den Ausgangspunkt bilden stets die durch Desaminierung der Aminosäuren entstehenden Ketosäuren. Aber diese sind nicht alle Zuckerbildner. Man unterscheidet glucoplastische und ketoplastische. Zur ersteren Gruppe gehören sämtliche 18 Aminosäuren außer Methionin und Leucin, die ketoplastisch, d. h. acetonkörperbildend sind, während Phenylalanin und Tyrosin sowohl einen glucoplastischen wie einen ketoplastischen Effekt haben. Versuche beim maximalen Diabetes von Tier und Mensch sprechen dafür, daß etwa 40 und mehr

Prozent des Eiweißes in Zucker übergehen können, wobei selbstverständlich vorausgesetzt wird, daß der im Körper entstandene Zucker quantitativ ausgeschieden wird und andere Zuckerquellen nicht in Betracht kommen.

Da Art und Menge der Aminosäuren zweifellos für die glucosurische Wirkung der einzelnen Eiweißkörper maßgebend sind, steht zu erwarten, daß die einzelnen Eiweißkörper verschieden wirken. Das ist auch tatsächlich der Fall. Insbesondere wirken die pflanzlichen Eiweißkörper sämtlich geringer als die animalischen.

Für die letzteren hat FALTA auf Grund klinischer Beobachtungen folgende Reihe mit abfallender glucosurischer Wirkung aufgestellt: Casein, Serumalbumin, coaguliertes Ovalbumin, Blutglobulin, genuines Fischeiweiß. Diese Skala hat natürlich therapeutisch die größte Bedeutung.

Die Deutung dieser recht erheblichen Unterschiede in der biologischen Wertigkeit im diabetischen Organismus stößt auf große Schwierigkeiten. Sie lassen sich nicht in einfacher Weise in Beziehung zu den als Zuckerbildner nachgewiesenen Aminosäuren setzen.

T. IDE hat die interessante Feststellung gemacht, daß die einzelnen Eiweißkörper sich in dieser Frage annähernd ihrem Tryptophangehalt gemäß ordnen (0,13% bei Weizen bis 4,4% bei Eieralbumin). Leider ist das Fleisch in dieser Tabelle nicht aufgenommen.

Sollte es sich dabei nicht um ein zufälliges Zusammentreffen, sondern um kausale Beziehungen handeln, so könnten diese nur indirekter Natur sein, denn der Tryptophangehalt ist selbst im Eieralbumin so gering, daß er für den glucosurischen Effekt des ganzen Eiweißkörpers quantitativ nicht in Betracht kommt. Man müßte also Reizwirkungen unbekannter Art annehmen; beim maximalen Diabetes, bei dem ohnedies alle Quellen der Glucoseproduktion fließen, eine etwas problematische Annahme.

In gewissem Sinne können allerdings bei der Eiweißwirkung indirekte Einwirkungen auf den Kohlenhydratumsatz eine Rolle spielen, denn der glykosurische Effekt dauert manchmal, wenn auch nicht als Regel, über den Tag der Verabreichung hinaus; auch hinsichtlich der Acidose kann sich diese Nachwirkung geltend machen.

Wie man diese Einflüsse sich im einzelnen auch vorstellen mag, ihre Existenz ist für manche besonders schwere Fälle erwiesen und hat therapeutisch zu einer meines Erachtens etwas zu weitgehenden Reaktion auf die früher so beliebte Fleischüberernährung der Diabetiker geführt. Schon NAUNYN (Z) hatte vor ihr gewarnt, aber ein radikales Verdammungsurteil über dieses Nahrungsmittel haben später erst ALLEN, FALTA und vor allem PETRÉN ausgesprochen und zum Grundpfeiler ihrer diätetischen Regime gemacht.

Die Frage, ob auch *Fette* beim Diabetiker glykosurisch wirken können, ist natürlich identisch mit der Möglichkeit der Zuckerbildung aus Fett überhaupt. Diese Frage ist heute durch die Isotopenuntersuchung von SCHÖNHEIMER und RITTENBERG wohl im positiven Sinne entschieden. Ich selbst habe als Erster diese Ansicht schon 1912 vertreten, da ich bei einem besonders schweren Diabetiker einen extrem hohen Quotienten von $\frac{D}{N}$ beobachtet habe (GRAFE und WOLFF). Absolut beweisend wären sie aber erst gewesen, wenn diese hohen Werte bei entsprechender Kost lange Zeit bestehen und durch Fettzulagen sich noch weiter erhöhen ließen. Aber beides war nicht der Fall. Zwar sind auch sonst sogenannte fettempfindliche Fälle beschrieben, so von BERNSTEIN, BOLAFFIO und v. WESTENRYK, die auf Fettzulagen anscheinend mit einer vermehrten Glykosurie reagiert haben, aber es sind derartige Raritäten, daß sie seit 30 Jahren trotz eifrigsten Suchens nie wieder beschrieben sind.

Für die praktisch klinische Seite scheiden sie sicher aus, so daß wir von diesem Standpunkte aus daran festhalten müssen, daß beim Diabetiker Fett keine nachweisbare Glykosurie macht. Diese Tatsache räumt dem Fett seine Vorzugsstellung in der Diät ein. Hinsichtlich des günstigen Einflusses von Fett auf die Glykosurie sei auf die neueren experimentellen Untersuchungen von MARCKS und YOUNG sowie DOHAN und LUKENS verwiesen. Für die günstige Wirkung des Fettes sprechen auch die guten Erfolge der PETRÉN-Kur (Z) mit ihren 200—250 g Fett, die ausgezeichnet verbrannt wurden.

Der Alkohol. Er wurde früher in sehr schweren Fällen in großen Mengen als reicher Calorienspender (7 Cal/1 g) gegeben. Wie beim Gesunden wird er auch vom Diabetiker sehr rasch zersetzt, was aus dem Herabgehen des respiratorischen Quotienten, der bei reiner Alkoholverbrennung bei 0,67 liegt, klar ersichtlich ist. Ohne einen ausgesprochen dynamischen Effekt auf die Höhe der Gesamtzersetzungen, der Glykosurie oder Acidose zu machen, verdrängt er die anderen Energieträger aus der Oxydation. Die Ketonkörperausscheidung wird sogar sehr oft günstig beeinflußt. Dies gilt allerdings nur für kleine oder mittlere Mengen, während größere oder sogar toxisch wirkende Dosen sowohl Glucosurie wie Acidose verschlimmern können. Auch scheint der Alkohol weniger günstig zu wirken, wenn gleichzeitig eine Überernährung besteht.

Damit kommen wir zur Frage nach der *Bedeutung des Caloriengehaltes der Kost* ganz unabhängig von ihrem Gehalt an den einzelnen Nahrungsmitteln. Dieser Faktor spielt hinsichtlich der Beeinflussung der Zuckerausscheidung einen weit größeren Effekt, als vielfach noch in Ärztekreisen angenommen wird. Er ist, von den ganz schweren Formen abgesehen, meiner Ansicht nach sogar wichtiger als der des Fleischeiweißes. Der Effekt einer starken Calorienreduktion bei gleichbleibender Kohlenhydratzufuhr auf die Zuckerausscheidung tritt oft schon am ersten Tage in die Erscheinung, stets aber bei längerer Unterernährung. Die Glucosurie geht herab, während umgekehrt Überernährung, vor allem bei langer Fortsetzung, die Zuckerausscheidung allmählich in die Höhe treibt. Daher spielt ja auch die chronische Überernährung und ihre Gefolgskrankheit, die Fettleibigkeit, in der Pathogenese des Diabetes eine so außerordentliche Rolle, und die steigende Zunahme des Diabetes vor allem in Amerika wird daher von manchen Autoren damit in Beziehung gebracht. Auf der anderen Seite hatte die Unterernährung der beiden Weltkriege den Diabetes in den letzten Kriegs- und Nachkriegsjahren in Deutschland und England fast zu einer seltenen Krankheit gemacht, die heute bei normaler Ernährung wieder stark zugenommen hat. Auch die experimentellen und klinischen Beobachtungen von ALLEN, insbesondere die günstigen Erfolge seines Hunger- und Unterernährungsregimes, das in seiner Strenge heute allerdings nur noch von historischem Interesse ist, sprechen wie zahllose andere klinische Erfahrungen durchaus im gleichen Sinne. Die praktischen Konsequenzen, die auch heute noch in der Insulinära für einen rationellen Aufbau der Diät gezogen werden, sollen später besprochen werden.

Die *Wirkung der Muskeltätigkeit* prägt sich nicht nur im Blutzucker, sondern auch, wenn auch meist schwächer in der Glycosurie aus. Während intensive Muskelarbeit beim Gesunden niemals glykosurisch wirkt, tritt dieser Effekt beim Diabetiker gar nicht so selten ein. Er ist geknüpft an zwei Voraussetzungen: schwere Form der Erkrankung und Erschöpfung durch die Arbeit. Beide Faktoren sind insofern eng miteinander verknüpft, als die muskuläre Leistungsfähigkeit um so geringer ist, je schwerer der Diabetes. Deshalb wird auch der Ermüdungspunkt viel rascher und auch viel häufiger erreicht, als bei den leichten Formen.

Im Gegensatz dazu läßt eine nicht erschöpfende Muskeltätigkeit auch bei Schwerkranken, sofern sie bei ihnen überhaupt durchführbar ist, die Glucosurie unverändert oder setzt sie herab. In leichten Fällen kann Muskelarbeit den Harnzucker überhaupt zum Verschwinden bringen. Die Ursache für diese günstige Einwirkung ist in den durch die Muskeltätigkeit bedingten vermehrten Anforderungen des Kohlenhydratstoffwechsels zu erblicken. Auch der diabetische Muskel vermag noch Kohlenhydrate zu oxydieren, wenn auch vielleicht in geringerem Maße als der normale (GRAFE und SALOMON, DYE und CHIDSEY). Bei vermehrter körperlicher Tätigkeit kann auch der Zuckerverbrauch, wie GRAFE u. SALOMON durch Respirationsversuche nachweisen konnten, steigen. Da die aus dem Harne verschwindenden Zuckermengen manchmal größer sind als die vermehrt zersetzten Zuckermengen, so kommt wohl noch ein anderer Faktor mit hinzu, wahrscheinlich eine vermehrte Glykogenbildung, die gleichfalls als ein günstiges Moment anzusehen ist. Die vorteilhafte Beeinflussung des Kohlenhydratumsatzes überdauert die Arbeit einige Zeit, wie aus der verminderten Glykosurie auf eine anschließende i.v. Dextroseinjektion hervorgeht (BÜRGER).

Bei dem großen Einflusse, den das Nervensystem auf den Zuckerstoffwechsel hat, ist es selbstverständlich, daß *nervöse Faktoren* auch auf die Glykosurie bestimmenden Einfluß gewinnen können, allerdings gewöhnlich nur vorübergehend. Es gilt das weit mehr für psychisch-nervöse als somatisch-nervöse Störungen. Auch auf diesem Gebiete beweist sich der Affekt, vor allem der depressive, als besonders wirksam. Es ist bei Diabetikern mit labilem Nervensystem, erst recht bei Psychopathen, eine alltägliche Erfahrung, daß ein aufregender Brief, eine erregte Auseinandersetzung oder eine Schreckensnachricht, ja selbst ein anstrengender Besuch einen Sprung in der Glucosurie und daneben auch manchmal in der Ketonurie zeitigt. Glücklicherweise hält die Verschlechterung meist nur 1—2 Tage an, auch wenn das seelische Trauma selbst noch in stärkster Weise nachwirkt. Allerdings kommen vereinzelt auch progressive Verschlimmerungen vor.

Auf der anderen Seite kann seelisches Wohlsein, insbesondere das Fernbleiben von Alterationen jeder Art, die Glykosurie herabsetzen bzw. ganz zum Verschwinden bringen. Gerade bei abgehetzten, beruflich stark in Anspruch genommenen Großstadtmenschen in verantwortlichen Stellen wirkt das procul negotiis allein schon Wunder, und die günstige Wirkung mancher Erholungsreise, sei es an die See oder in das Gebirge oder auch einer Bade- oder Sanatoriumskur ist oft in erster Linie diesem Faktor zuzuschreiben. Wir erleben hier in leichteren Fällen schon bei gewöhnlicher Kost Entzuckerungen, die zu Hause im Vollbetriebe der Arbeit nur mit sehr erheblicher Diäteinschränkung zu erzielen waren.

Die große *Rolle der Infekte* für Entstehung und Verschlimmerung des Diabetes wurde schon im Kapitel Pathogenese erwähnt. Sie markiert sich natürlich auch sehr oft im Verlauf des Einzelfalles. Alle drei Möglichkeiten kommen vor, Abschwächung, Verstärkung und Gleichbleiben der Glykosurie. Für die jeweilige Wirkung sind vor allem maßgebend die Schwere der Krankheit und dann die Stärke des febrilen Infektes, dazu kommen individuelle Reaktionsweisen, die schwer näher zu analysieren sind. Im allgemeinen kann man sagen, daß, je schwerer der Diabetes ist, desto schwerer wird der Kohlenhydratstoffwechsel durch einen Infekt geschädigt, während in leichten Fällen die Glykosurie überhaupt nicht tangiert wird oder sogar absinkt. Der Mechanismus in letzterem Falle ist ein analoger wie bei der gleichsinnigen Wirkung einer nicht erschöpfenden Muskelarbeit. Die durch Fieber und Infektion bedingte Steigerung des Gesamtstoffwechsels facht auch die Oxydationen der Kohlenhydrate an, während Glykogenbildung, wenn überhaupt, hier wohl kaum eine Rolle spielt. In den schweren Fällen schlägt dieser Reiz ganz wie bei der erschöpfenden Arbeit in das Gegenteil um, er verschlechtert die Stoffwechsellage. Der primäre Angriffspunkt läßt sich dabei schwer eruieren. In Analogie zu den Schädigungen anderer Gehirnzentren könnte man in erster Linie an eine zentralnervöse Auslösung denken, doch kann die schädigende Noxe ebenso auch primär die Insulinproduktion herabsetzen oder die diastatische Tätigkeit der Leber steigern. Eine Entscheidung wird durch Beobachtungen am Menschen nie möglich sein, dagegen läßt sie sich auf experimentellem Wege unschwer herbeiführen.

Die Infektschädigungen des diabetischen Organismus können so schwer sein, daß der Insulinbedarf gewaltige Dimensionen annimmt. In einzelnen Fällen, für die später zwei Beispiele angeführt werden, kommt es geradezu zu einem refraktären Verhalten gegenüber massierter Zufuhr dieses sonst so wirksamen Inkretes und zum Tode.

Unter den akuten Infektionen selbst sind Sepsis, Erysipel, Anginen, Polyarthritis, Influenza usw. am verhängnisvollsten, vor allem, wenn sie sich in die Länge ziehen, während beispielsweise der Typhus selbst in schwerer Form und bei langer Dauer nur sehr selten zur ernstlichen Gefahr wird. Chronische Infektionen, vor allem die Lues, stehen an Bedeutung zurück. Gewöhnlich gilt das auch für die Tuberkulose, die in leichteren Formen sogar günstig wirken kann, jedoch gibt es auch hier fortgeschrittene Fälle, die einen anfangs leichten Diabetes in schwerster Weise komplizieren.

Die Einwirkungen kurzdauernder Infekte pflegt im allgemeinen ziemlich rasch abzuklingen, kann aber auch noch Wochen sich hinziehen oder noch seltener zu einer dauernden Verschlechterung der Krankheit führen.

ζ) Der Fettstoffwechsel und die Acidose

Neben dem Kh-Stoffwechsel ist beim D. m. der Fettstoffwechsel am meisten gestört. Die hier vorhandenen Anomalien wirken sich noch viel verhängnisvoller aus. Beide Störungsreihen stehen in naher Beziehung zueinander. Schon E. PFLÜGER prägte den Satz: „Die Fette verbrennen im Feuer des Kh." ROSENFELD u. a. haben ihn übernommen und er gilt weitgehend auch heute noch, denn die leicht verbrennenden Kh liefern hauptsächlich die zur Verbrennung der Fette notwendige Energie. Daneben kommen noch die ebenfalls leicht zerfallenden Ketosäuren der desamierten Aminsosäuren als Kraftquelle in Betracht.

Verfügt der Organismus nicht über genügende Mengen leicht oxydierbaren Materials, so bleibt die Fettverbrennung auf der Zwischenstufe der Ketosäuren stehen und man spricht von einer Acidose und Ketose. Hinsichtlich Ketogenese und Ketolyse sei auf S. 548 verwiesen.

Es scheint, daß im diabetischen Organismus nicht die Ketokörperbildung vermehrt, sondern der Ketonkörperabbau vermindert ist.

Schwieriger zu entscheiden ist die Frage, ob auch der Aufbau der Fette gestört ist. Auch er erfordert Energie. Sie wird normalerweise aus den gleichen Quellen geliefert wie der Abbau, nämlich durch Verbrennung von Kh und Ketosäuren.

Wie aber liegen die Verhältnisse beim D. m., indem diese Quellen zum Teil nicht zur Verfügung stehen? Mancherlei Beobachtungen bei Tier und Menschen deuten darauf hin, daß die Bauchspeicheldrüse für diesen Umwandlungsprozeß sehr wichtig ist. Schon aus der Vorinsulinära war bekannt, daß schwere Diabetiker sich nicht mästen lassen.

Den zwingenden Beweis für die Notwendigkeit des Inselapparates für die Fettbildung aus Kh und Eiweiß erbrachten, wenigstens für den Alloxandiabetes, der ja große Ähnlichkeiten mit dem menschlichen D. m. hat, D. v. STETTEN und

BOXER mit der Isotopenmethode. Im Gegensatz zur Norm konnten bei dieser Diabetesart markierter C. und H. in Kohlenhydraten und Aminosäuren, aber nicht im Fett, wiedergefunden werden.

aa) Lipämie und Lipoidämie

Betrachtet man das Serum eines schweren Diabetikers im durchfallenden Lichte, so ist es oft milchig getrübt. Diese Trübung ist durch Vermehrung des Fettes bedingt, das bei größeren Mengen nach längerem Stehen als Serum an der Oberfläche rahmartig sich abscheidet. Es besteht aus Fettsäuren, Neutralfetten und Lipoiden (Cholesterinen und Phosphatiden).

Diese Stoffe kommen schon im normalen Serum in kleinen Mengen vor. Die Angaben darüber schwanken bei den einzelnen Untersuchern, wie folgende Zusammenstellung zeigt (Tab. 83).

Tabelle 83.

Gehalt des normalen Blutserums an den wichtigsten Fettsubstanzen nach neueren Analysen

	BOYD %	SCHÖNHEIMER u. SPERRY, THANNHAUSER u. Mitarb. %
Gesamtfett	0,589	0,56—1,22
Neutralfett	0,154	0—0,200
Fettsäuren	0,353	0,200—0,500
Gesamtcholesterin . . .	0,162	0,150—0,260
Freier Cholesterin . . .	0,047	0,040—0,070
Gesamtphosphatide . .	0,196	0,150—0,260

Die letzte Rubrik bringt die neuesten Analysen aus der Arbeit von THANNHAUSER (1948) (weiteres Zahlenmaterial und Diskussionen bei BLOOR). Die Schwankungsbreite der Zahlen, nicht nur bei den verschiedenen Untersuchern, sondern auch in der Norm überhaupt, ist recht groß. Dagegen scheinen beim gleichen gesunden Menschen die Werte nur wenig zu variieren (SPERRY). Beim Diabetiker sind diese Zahlen zum Teil sogar erheblich erhöht. Vor allem galt das für die Vorinsulinära, in der Werte für das Gesamtfett von 26—27% gefunden wurden. JOSLINS höchste Zahl war allerdings nur 4,35% (nach BLOOR). Merkwürdigerweise war gerade dieses Serum nicht getrübt. Es gibt auch sonst manchmal eine maskierte Lipämie, was wohl mit besonderen, noch nicht klaren physiko-chemischen Bedingungen zusammenhängt.

JOSLIN (Z) fand bei 2200 Zuckerkranken Gesamtcholesterinwerte zwischen 75 bis 1600 mg-%, nur in 4,5% lagen die Zahlen über 400 mg-%, wobei kein Parallelismus zu Blutzucker oder Acidose bestand, wenn auch die schwersten Fälle meist die höchsten Zahlen aufweisen. In der Insulinära sind die Durchschnittszahlen für das Gesamtcholesterin nach JOSLIN (Z) von 385—360 mg-% auf 214 mg-%, also fast normale Zahlen, abgesunken. Selbst abnorm niedrige Zahlen (um 90 mg-%) kommen besonders bei schweren Komplikationen vor und sind prognostisch gewöhnlich sehr ungünstig (MEDAK u. PRIBRAM, BÜRGER, FENZ u. a.).

Die Lipämie ist stets eine Transportlipämie entweder zu oder von den Fettbildungs- bzw. Ablagerungsstätten. Das letztere gilt vor allem für den D. m. mit seinem geringen Leberglykogengehalt. Je niedriger dieser, um so höher der Fettgehalt. Es gilt das generell für alle anderen Ursachen der Glykogenverarmung dieses Organs (Hunger, Infektionen, Vergiftungen usw.).

ββ) Die Acidose und die Pathophysiologie des Coma diabeticum

Unter Acidose versteht man eine vermehrte Anhäufung von sauer reagierenden intermediären Stoffwechselprodukten im Körper. Dabei kommt es nur ganz ausnahmsweise zu einer totalen Übersäuerung des Organismus, wie sie in der

Verschiebung von p_H zu pathologisch erniedrigten Werten zum Ausdruck gelangt, dagegen in ausgeprägten Fällen immer zur Abnahme der Alkalireserve. Ähnliche Verhältnisse lassen sich experimentell durch Zufuhr großer Mengen von Mineralsäuren erzeugen.

Auch sonst ist die Acidose als solche nichts absolut Charakteristisches für die Zuckerkrankheit, da die sie erzeugenden Körper auch im reinen Hunger oder bei isolierter Fetternährung des gesunden Organismus entstehen; jedoch geben die Bedingungen und das Ausmaß des Auftretens saurer Substanzen, der sogenannten Ketonkörper, und vor allem ihre Folgeerscheinungen für den Körper der diabetischen Acidose ihre klinisch bedeutungsvolle Sonderstellung. Hinsichtlich der physiologischen Chemie sei auf das Kapitel Acidose, S. 553, verwiesen.

1. Physiologische und diabetische Acidose und die sie bestimmenden Faktoren

Das Auftreten von Acetonkörpern im Harn ist weder an sich etwas Krankhaftes noch gar etwas für den Diabetes Charakteristisches.

Schon unter ganz normalen Ernährungsverhältnissen erscheinen beim gesunden Menschen im Harn 0,01—0,03 g und in der Atemluft 0,05—0,1 g Aceton (MAGNUS-LEVY), während Acetessigsäure und β-Oxybuttersäure unter diesen Umständen nie gefunden werden. Man muß daraus schließen — und die Ausführungen des vorigen Abschnittes sprachen ja gleichfalls in diesem Sinne —, daß die Ketonkörper physiologische Durchgangsstufen sind, die wie nahezu alle intermediären Stoffwechselprodukte in kleinen Beträgen mit sehr empfindlichen Methoden auch gefaßt werden können. Die Mengen wachsen aber schon beim Nichtdiabetiker gewaltig an, wenn im Organismus die Bedingungen der Fettoxydation sich erheblich verschlechtern, d. h. nicht genügend Kohlenhydrate zur Verfügung stehen. Dieser Fall ist beim absoluten Hunger und bei kohlenhydratfreier Ernährung gegeben. Dann erscheint auch β-Oxybuttersäure im Harne. Die bei zahlreichen Hungerversuchen gefundenen Werte der Ketonurie schwanken gewaltig und wachsen mit zunehmender Dauer des Hungers (vgl. die große Monographie von BENEDICT). In der 2. bis 3. Hungerwoche schwanken die Zahlen meist um 2—4 g Aceton und Acetessigsäure und etwa die doppelte Menge β-Oxybuttersäure, doch können die Werte für die letztere Säure sogar bis 14 g ansteigen (GRAFE, BRUGSCH [Lit. bei GRAFE Mon.(Z)]. Die Neigung zur Acidose ist also schon im gesunden Organismus individuell sehr verschieden stark, auch die Lebensalter machen da Unterschiede, der Säugling und das Kleinkind reagieren am leichtesten mit Ketonurie. Beim Erwachsenen bestehen zweifellos Beziehungen zum Ernährungszustand, speziell zur Höhe des Eiweißbestandes und des Eiweißumsatzes, doch kommen noch andere, vorläufig noch nicht näher analysierbare Faktoren hinzu. Der Glykogenbestand dürfte wohl nur eine untergeordnete Rolle spielen, da er schon nach den ersten 4 bis 5 Hungertagen bei allen Hungernden auf sehr niedrige Werte, meist unter 1% absinkt. Im pathologischen Hunger, wie er vor allem bei schweren Erkrankungen des Magendarmkanals vorliegt, handelt es sich natürlich um prinzipiell die gleichen Dinge wie bei experimentell-physiologischer Inanition.

Sehr wichtig vor allem im Hinblick auf die diabetische Acidose ist die Tatsache, daß auch bei calorisch voll ausreichender Ernährung, sofern sie ganz vorwiegend aus Fett besteht, keine Kohlenhydrate enthält und Eiweiß nur in kleinen oder mittleren Mengen, schon beim gesunden Organismus Ketonurie eintritt, allerdings meist in sehr viel geringerem, aber auch hier individuell wechselndem Grade wie im vollständigen Hunger. Nach ZELLERS Untersuchungen kommt es dann zur Acetonurie, wenn die Beteiligung der Kohlenhydrate am Gesamtcalorienbedarf unter den Grenzwert von 10% herabsinkt. Amerikanische Physiologen und Kliniker wie SHAFFER, WOODYATT, BANTING u. a. [Lit. bei JOSLIN (Z)] haben vor allem für klinische Zwecke Formeln angegeben, um bei gegebenen Kohlenhydrat- und Eiweißgehalt der Nahrung die zweckmäßige maximal bzw. erlaubte Fettmenge zu bestimmen. Am einfachsten ist die Formel von WOODYATT [Lit. bei JOSLIN (Z)]:

Erlaubte Fettmenge = zwei Kohlenhydrate + $\dfrac{\text{Eiweiß}}{2}$. WILDER berechnet die maximal zulässige Fettmenge nach der Formel:

$$F = 4\,\text{Kh} + 1,4\,\text{Eiweiß},$$

verlangt also viel mehr Kohlenhydrate pro 1 g Fett. Komplizierter werden die Formeln, wenn der minimale Eiweißbedarf und die notwendige Calorienzufuhr mit in Rechnung gestellt werden. In Amerika werden vielfach die Kostschemata für Diabetiker nach so komplizierten Formeln berechnet. In Deutschland hält man das für überflüssig und zum Teil sogar für irreführend, da solche Formeln natürlich nur mit Durchschnittswerten arbeiten, die dem individuellen Faktor nicht Rechnung tragen. Entscheidend ist mithin die Reaktion des Organismus im Einzelfalle, die sich zahlenmäßig nicht voraussagen läßt, sondern empirisch festgestellt werden muß. Für den ersten Ansatz der Kost genügt es zu wissen, daß man die Fettzufuhr im allgemeinen höchstens halb so groß wie die Kohlenhydratzufuhr wählen soll.

Beim Nichtdiabetiker wirkt das Eiweiß ausgesprochen antacidotisch, wenn auch in weit geringerem Grade als die Kohlenhydrate. Werden die Calorien der kohlenhydratfreien, aber calorisch ausreichenden Nahrung ganz oder fast ganz durch Eiweiß gedeckt, so bleibt eine Ketonurie ganz aus oder auf sehr niedrige Beträge beschränkt.

Gegenüber der physiologischen Acidose ist die diabetische dadurch charakterisiert, daß sie einmal unter Ernährungsbedingungen eintritt, in denen sie beim Nichtdiabetiker fehlt, und ferner Stärken annimmt, die der Gesunde niemals aufweist.

Mit v. NOORDEN kann man die diabetische Ketonurie für praktische Zwecke in drei Gradstärken einteilen:

1. die leichte Form (positive Aceton-, aber negative Acetessigsäurereaktion),

2. die mittelschwere Form (stark positive Aceton- und schwach positive Acetessigsäurereaktion),

3. die schwere Form (mit stark positiven Proben auch für Acetessigsäure und Auftreten von β-Oxybuttersäure).

Nur die beiden ersten Formen lassen sich scharf voneinander trennen, während die Übergänge der zweiten in die dritte Form etwas fließend sind, zumal kleine Mengen von Acetessigsäure schon bei schwachem Ausfall der GERHARDschen Probe vorhanden sein können.

Wenn wir uns für praktische Zwecke meist mit der Schätzung der Bestimmung der Ketonkörperausscheidung begnügen, so darf uns das nicht dazu verführen, die Ketonurie als zuverlässiges Maß für die Acidose, d. h. die Größe der tatsächlichen Ketonkörperbildung und deren Gefahren zu betrachten. Zwischen die Quellen der Bildung, die Gewebe, vor allem die Leber, und ihre Ausscheidung ist das Transportsystem und vor allem das Ausscheidungsorgan zwischengeschaltet. Die Acetonkörper häufen sich, wie vor allem MAGNUS-LEVY gezeigt hat, leicht im Gewebe an, vor allem gilt das für die schwer wasserlösliche β-Oxybuttersäure in reiner Form, während ihre Salze leichter in den Blutstrom gelangen können. Wichtiger aber vielleicht noch ist die Tatsache, daß auch die Niere im schweren Diabetes nicht mehr normal funktioniert, sondern durch die Ketonkörper geschädigt ist. So kommt es, daß der Quotient

$$\frac{\text{Aceton-Konzentration im Harn}}{\text{Aceton-Konzentration im Blut}}$$

der sogenannte hämorenale Index (BÜLOW-HANSEN, ABRAHAM und ALTMANN) normalerweise einen Wert von 10,0 hat, dagegen mit zunehmender Acidose immer mehr absinkt, fast bis zur Einheit. Damit kommt die zunehmende Acetonretention im Blute zahlenmäßig zum Ausdruck. Es scheint, daß die Niere über einen bestimmten Betrag hinaus Acetonkörper nicht auszuscheiden vermag. Die erschwerte Ausschwemmung der stark sauren Valenzen aus dem Gewebe und ihre Anhäufung im Blut müssen notwendig wie ein Circulus vitiosus die Acidose verstärken.

Für den Organismus ist aber die Gewebs- und Blutacidose, nicht die Harnacidose von entscheidender Bedeutung, deshalb hat man nach Methoden gesucht, die Körperacidose zu bestimmen. Es hat sich gezeigt, daß der beste Indicator die Feststellung der sogenannten *Alkalireserve* ist, für die uns VAN SLYKE durch Titration des Bicarbonates im Blutplasma eine auch klinisch brauchbare Methode beschert hat, die noch weitere Vereinfachungen zuläßt.

Für die Praxis und vor allem für raschen Gebrauch ist diese Methode aber immer noch zu kompliziert. Es ist weit einfacher, die CO_2-Spannung in der Alveolarluft nach der Methode von HALDANE u. Mitarb. zu bestimmen, allerdings sind exakte Resultate nur bei nichtbenommenen Patienten, welche die Weisungen des Arztes noch befolgen können, zu erhalten.

· Dr. PETERS von meiner früheren Klinik hat damals ein einfaches und auch heute noch gut brauchbares Modell angegeben (vgl. S. 251 ff. der 1. Aufl. 1931). Aus CO_2-Spannung und prozentualem CO_2-Vol. des Blutes läßt sich nach HENDERSON und HASSELBACH das p_H des Blutes recht genau berechnen. Die *Hauptacidosequellen* sind auch beim Diabetiker das Körper- bzw. das Nahrungsfett. Während aber beim Gesunden die Eiweißkörper hinsichtlich der Acidose neutral oder sogar antacidotisch wirken, besteht beim schweren Diabetiker mit starker Neigung zu Acidose zuweilen auch eine Empfindlichkeit gegenüber dem Eiweißgehalt der Nahrung, d.h. den in ihr enthaltenen ketogenen Aminosäuren. An dieser Tatsache als solcher ist nicht zu zweifeln, wenn ihre Bedeutung auch zweifellos übertrieben wird. Zunächst besteht diese ketogene Wirkung des Eiweißes nur beim schweren Diabetiker und auch hier nur in einem kleinen Teil der Fälle bei einer Diätanordnung, die eine Ketonurie begünstigt. Auffallend ist es, daß, wenn man solchen Kranken sehr große Eiweißmengen gibt, dagegen das Fett entsprechend reduziert, die Acidose sofort geringer wird, so daß man den Eindruck hat, daß weniger das Eiweiß an sich als seine Kombination mit großen Fettmengen der Acidose in schweren Fällen Vorschub leistet. Ersetzt man das gewöhnliche Fett durch Intarvin oder Diafett, so bleibt nach den Untersuchungen amerikanischer Autoren und auch von ULLMAN die Fleischacidose ganz oder fast ganz aus. Daß hier noch besondere Prozesse eine Rolle spielen geht u. a. auch daraus hervor, daß nach Untersuchungen meiner früheren Klinik Fleisch meist ungleich acidotischer wirkt als Leber, Niere oder Milz. Auch sonst verhalten sich die verschiedenen Körperorgane biologisch durchaus verschieden, was nur zum Teil durch ihre verschiedene Aminosäuren-Zusammensetzung bedingt ist.

Die Tatsache der für die Acidose ungünstigen Kombination von Fleisch und Fett war früher schon PETRÉN aufgefallen und für ihn der Ausgangspunkt seines besonderen Regimes. Er schränkte nicht das Fett zugunsten des Eiweißes ein, sondern redete umgekehrt einer fast ausschließlichen Fetternährung mit minimalen Eiweißgaben das Wort. Eine besonders instruktive Beobachtung hinsichtlich der ungünstigen Wirkung von Fleisch und Fett sowohl auf Zucker- wie Acetonkörperausscheidung haben GEPHART, AUB, DU BOIS und LUSK aus der Vorinsulinära mitgeteilt. Hier bekam ein Diabetiker mit einer Toleranz von 40 g

Kh nach zwei Tagen einer ganz kohlenhydratarmen, aber fleisch- und fettreichen Nahrung eine so gewaltige Zuckerausscheidung, daß $\frac{D}{N}$ auf den Wert einer maximalen Zuckerbildung aus Eiweiß anstieg. Ähnliche auch die Acidose umfassende Fälle haben WILDER, BOOTHBY und BEELER [Lit. bei G. LUSK (Z)] beschrieben. Folgende zusammenfassende, von mir nur wenig geänderte Tab. 84 von LUSK gibt über die Resultate einen guten Überblick:

Tabelle 84. *Wirkung einer fast kohlenhydratfreien, aber eiweiß- und fettreichen Kost auf Glykosurie und Ketonurie beim Diabetiker (nach LUSK)*

Nr. der Perioden	II	III	IV	V	VI	X
Anzahl der Tage	2 (Hunger)	5	4	5	10	4
Diät:						
g Eiweiß	—	46,9	94,2	103,6	9,9	104,8
g Kh	—	0,7	1,8	3,3	15,6	3,8
g Fett	—	88,3	99,1	137,9	83,4	126,3
Urin:						
g N	4,43	13,3	18,06	17,0	—	15,4
g Zucker	0	25,5	51,4	67,6	—	59,6
D:N	—	1,88	2,9	3,73	—	3,63
g Acetonkörper	0,29	2,33	2,39	20,2	—	13,52
Grundumsatz . . . . . (Abweichungen von der Norm in %)	— 27	— 18	— 14	— 10	— 20	— 1
R Q	—	0,70	0,70	0,69	0,72	0,69

Vergleicht man die zweite Periode (Hunger) vor allem mit der fünften (starker Eiweißreichtum der Nahrung), so kann an der gewaltigen Wirkung des Eiweißes auf die Zuckerausscheidung, die von 0 auf 67,6 g/Tag ansteigt, und der Ketonurie, die von 0,29 auf 20,2 g hochspringt, kein Zweifel sein. Daß das Fett allein nicht so wirkt, geht aus Periode VI deutlich hervor. Leider fehlt eine reine Eiweißperiode, die zur Entscheidung der Frage, ob das Eiweiß allein oder die Kombination mit Fett der ungünstige Faktor ist, notwendig gewesen wäre. Beobachtungen wie diese sind übrigens große Raritäten. Trotz vieler Bemühungen ist es mir nie gelungen, solche oder ähnlich beweiskräftige Fälle von Eiweißschädigung bei Diabetikern unter meinen eigenen Patienten ausfindig zu machen. Heute in der Insulinära ist diese Frage fast gegenstandslos geworden.

2. Die Pathophysiologie des Coma diabeticum. Leichtere Grade der Acidose bringen zwar für manche Kranke gewisse subjektive Beschwerden wie Mattigkeit, benommenen Kopf, Nachlassen der Energie, Depressionen mit sich, bedeuten aber keine objektive Gefahr, zumal wenn einer Alkaliverarmung durch Insulin entgegengearbeitet wird. Gelingt es allerdings nicht, den Schwund der Alkalibestände des Körpers zu hindern, so muß der Körper die Alkalibestände besonders im Skeletsystem plündern.

Sinkt die Alkalireserve weiter ab, unter etwa 30 Vol-% Kohlensäure, so entstehen zunehmende Vergiftungssymptome. Mattigkeit, Hinfälligkeit und Depression nehmen zu, die Atmung nimmt einen auffallend tiefen Charakter an, der nach seinem ersten Darsteller und Deuter als KUSSMAULsche Atmung bezeichnet wird. Wenn dann nicht sofort mit großen Insulindosen eingeschritten wird, entwickelt sich das Coma diabeticum, das auf voller Höhe manchmal auch das Insulin

nicht mehr zu beseitigen vermag. Bezüglich der klinischen Erscheinungen der End-
zustände des Diabetes sei auf das entsprechende spätere Kapitel verwiesen.
Hier soll nur die Stoffwechselpathologie dieses Zustandes kurz besprochen werden.
Bemerkenswert ist zunächst, daß sich rein zahlenmäßig der Grad der Abnahme
der Alkalireserve, bei der es zum Koma kommt, nicht angeben läßt. Sicher ist nur,
daß ein solches bei Zahlen unter 20 Vol-% CO_2-Spannung wohl ausnahmslos sich
einstellt, aber vielfach sind so starke Erniedrigungen zur Auslösung gar nicht
nötig. Erst recht ist es unmöglich, für die Ketonurie die Intensität anzugeben, die
zum Koma führt. Individuelle Reaktionseigentümlichkeiten, vor allem wohl der
nervösen Zentralapparate, daneben aber sicher auch der Zustand der Ernährung,
des Kreislaufs und der Nieren spielen hier anscheinend eine große Rolle; dazu
kommt aber anscheinend auch der Zeitfaktor. Rasche, sturzweise Abnahmen der
Alkalireserve, wie wir sie manchmal bei rapidem Anstieg der Acidose gelegentlich
schwerer Infekte sehen, erscheinen besonders gefährlich, vielleicht weil hier dem
Organismus keine Zeit zur Anpassung bleibt. Unter solchen Umständen kann das
Koma schon bei Werten der Alkalireserve zwischen 30—40 Vol-% eintreten.

Man hat vielfach die Acidose in eine kompensierte und eine dekompensierte
eingeteilt. Das Testobjekt dafür ist die H-Ionenkonzentration des Blutes, die
normalerweise bei 7,38—7,40 p_H liegt. Diesen konstanten Wert sucht auch der
diabetische Organismus mit allen Mitteln aufrecht zu erhalten. Dazu dienen die
Abstumpfung der Ketosäuren mit Gewebsalkalien und dem Alkali aus kohlensauren Salzen nach Austreibung von CO_2, ferner das Neutralisationsammoniak
aus den NH_2-Gruppen der Aminosäuren und schließlich das starke Pufferungs-
system des Blutes durch die Serumeiweißkörper (7—9%) und das Hämoglobin
(16%), amphotere Substanzen, die sowohl mit Säuren wie mit Basen Salze bilden
können. Eine Acidose ist dann dekompensiert, wenn alle diese Hilfen nicht ausreichen, um ein Absinken von p_H unter den Normalwert zu verhindern. Die kompensierte Hypokapnie, d. h. die herabgesetzte Alkalireserve, ist dann in die völlige
Acidose übergegangen, die fast immer tödlich ist. Glücklicherweise ist das außerordentlich selten und kommt nur im schwersten Koma ganz vereinzelt vor.

Obwohl wir erst heute über exakte Methoden zur Bestimmung aller der bei der
Komaentwicklung maßgebenden Faktoren verfügen, hat doch schon NAUNYN mit
genialer Intuition das Wesen des diabetischen Komas in einer Säurevergiftung
richtig erblickt. Er stützte sich dabei vor allem auf Versuche von HALLERVORDEN,
WALTER, STADELMANN und MAGNUS-LEVY [Lit. bei NAUNYN (Z)]. HALLERVORDEN
fand die gewaltigen Ammoniakmengen im Harne, WALTER beobachtete bei
experimenteller Säurevergiftung das gleiche klinische Bild und Stoffwechselverhalten wie beim diabetischen Koma, STADELMANN erkannte die chemische Natur der
im Harn in gewaltigen Mengen ausgeschiedenen Säuren und MAGNUS-LEVY schließlich fand die β-Oxybuttersäure in großen Mengen in den Organen Komatöser.

NAUNYN ging bei der Aufstellung seiner Säuretheorie des Komas von der
Hypothese aus, daß der Säurecharakter der Acetonkörper entscheidend sei, nicht
eine ihnen sonst zukommende toxische Wirkung. In diesem Punkte ist seine An-
sicht nicht ohne Widerspruch geblieben. Vor allem v. NOORDEN hat immer den
Standpunkt vertreten, daß auch die Natur der Säure von Bedeutung sei. Tatsächlich sind auch andere Säuren, wie Isobuttersäure und anorganische Säuren, in
gleicher Aciditätsstärke dargereicht, anscheinend weniger giftig als gleichsaure
Mengen von β-Oxybuttersäure oder Acetessigsäure [HERTER und WILBUR, EHR-
MANN, LOEWY u. a. Lit. bei v. NOORDEN (Z)]. Für die β-Oxybuttersäure wiesen HAR-
PUDER und ERBSEN gegenüber der Acetessigsäure eine spezifische narkotische Wirkung unabhängig vom Säurecharakter nach. Immerhin sind die Unterschiede nicht
so groß, daß die Natur der Säure sehr wesentlich neben der Stärke ins Gewicht fällt.

Vielleicht kommt daneben auch noch in Betracht, daß zu den intermediären Säuren noch die Kohlensäure sich gesellt, die aus dem Gewebe nicht immer genügend rasch abtransportiert werden kann, sich infolgedessen darin anhäuft und als leicht eindringende Säure giftiger wirkt, als ihrer Dissoziation entspricht.

Noch ein anderer Einwand ist gegen die NAUNYNsche Theorie erhoben worden, nämlich der Hinweis auf die Tatsache, daß das Koma zwar in der Regel, aber keineswegs immer auch bei einem durch große Alkalizufuhr alkalisch gemachten Urine auftreten kann. NAUNYN, der selbst ähnliche Beobachtungen gemacht hat, hat diesen Angriff durch die Annahme zu entkräftigen gesucht, daß in den Geweben die Quellen der Ketonkörper so reichlich fließen, daß in der Zelle selbst eine Neutralisation durch das umgebende Alkali nicht immer eintritt.

Tatsächlich kann heute wohl ernstlich kein Zweifel daran sein, daß das Koma in allererster Linie durch eine Übersäuerung oder moderner und, biologisch wohl richtiger ausgedrückt, durch seine notwendige Folge, nämlich die Alkaliverarmung, bedingt ist. Das Koma geht stets mit großen Wasserverlusten einher, die zwischen 5—13 Liter betragen, ferner mit Salzverlusten besonders an NaCl, die auch 30—40 g betragen können. Gefährlich können auch die Kaliumverluste werden. Hauptursache aller dieser Verluste ist die Minderung der Alkalibestände durch die Acidose und der enorme Wasserbedarf der Nieren für die Ausscheidung aller der zahlreichen harnfähigen Stoffe.

Die *Literatur* zu diesem Abschnitt befindet sich im Nachtrag auf S. 1037—1039.

η) Der anorganische Stoffwechsel

Auch der anorganische Stoffwechsel des Diabetikers kann charakteristische Veränderungen aufweisen. Es gilt das vor allem für die schweren Fälle. Die Anomalien betreffen sowohl den Wasserhaushalt als auch den Mineralstoffwechsel, die ja beide in engen Beziehungen zueinander stehen.

αα) Der Wasserhaushalt

Daß hier Abweichungen von der Norm bestehen, zeigen schon die neben der Mattigkeit wichtigsten und konstantesten Symptome der Krankheit, die Polydipsie und die Polyurie, die Werte von 10—14 l/Tag erreichen kann. Vermehrter Durst ist auch dem Gesunden nichts Fremdes. Aber hier stellt er sich im allgemeinen nur ein, wenn abnorme Wasserabgaben oder vermehrte Salzaufnahmen vorausgegangen waren. Für die diabetische Polydipsie, die im Gegensatz zum Diabetes insipidus nachts aufzuhören pflegt, ist charakteristisch, daß diese Voraussetzungen nicht bestehen. Trotzdem liegen im Prinzip die gleichen Vorgänge zugrunde. Wie beim Gesunden nach einer salzreichen Kost zur besseren und rascheren Eliminierung der anorganischen Überschüsse die Gewebe und die Niere für die Verdünnung der osmotisch sehr wirksamen Substanzen Wasserbedarf in Gestalt des Durstes anmelden, so löst die Anhäufung und Ausscheidung des Zuckers beim Diabetiker ebenfalls vermehrtes Flüssigkeitsbedürfnis aus. In dem Maße, wie Hyperglykämie und Glykosurie sich vermindern bzw. verschwinden, vermindert sich der Durst. Meist ist die durch den Durst erzwungene, vermehrte Wasseraufnahme ausreichend, um den Wasserhaushalt im Gleichgewicht zu halten und den Organismus vor Wasserverlusten zu bewahren. Daneben gibt es aber auch Fälle, in denen keine Beziehungen zwischen Polydipsie und Glykosurie bestehen, in denen sogar der Durst der Zuckerausscheidung vorangeht [v. NOORDEN(Z) u. FALTA(Z)]. Umgekehrt können auch trotz hoher Harnzuckerausscheidung Polydipsie und Polyurie fehlen [FRANKS *Diabetes decipiens*(Z)]. Manchmal und zumal in schweren Fällen kommt es aber zu stark negativen Wasserbilanzen und damit zu Gewichtsabnahmen und Austrocknungserscheinungen. Am ausgesprochensten sind sie beim sog. Diabète maigre und vor allem im Koma.

H. MARX stellte bei einem Komatösen mit 480 mg% Blutzucker und 18 Vol-% Alkalireserve ein Hb von 135% und eine Blutmenge von nur 800 cm³, dem niedrigsten Werte, der bisher je beschrieben wurde, fest. Auf reichliche Kochsalzinfusionen hin stieg er nach einer Stunde bereits auf 3600 cm³, einen fast normalen Wert.

Es ist sehr wohl möglich, daß eine solche gewaltige Exsiccose und ein dadurch bedingtes Versagen des Kreislaufs beim Tode durch Koma oder durch Kreislaufkollaps ohne Koma eine maßgebende Rolle spielt (STROTHMANN). Sie muß unter allen Umständen sofort durch große Kochsalzinfusionen von 5—12 l beseitigt werden.

Wahrscheinlich spielt bei dem Zustandekommen der Polyurie außer dem renalen noch ein Gewebsfaktor mit (OEHME, HOFF u. a.). OEHME nimmt bei schwerer Acidose eine Entquellung der Organe an, indem durch Alkaliverarmung das Gewebs-pH sich etwas nach der sauren Seite verschiebt. Sicher gilt dies wohl für die sogenannte decompensierte Acidose, aber wohl auch für andere Fälle, wenn man annimmt, daß eine Gewebsacidose nicht notwendig immer zu einer Änderung des Bluts-pH zu führen braucht.

Auch beim normalen Tiere lassen sich durch fortgesetzte intravenöse Glucoseinjektionen eine schwere Exsiccose und Salzmangelerscheinungen hervorrufen (BALCAR, SANSUM u. WOODYATT, KERPEL u. FRONIUS [hier auch Zusammenfassung]). Ursache der Polyurie ist in der Niere selbst entweder eine Behinderung der Rückresorption des Glomerulusfiltrates durch die Tubuli (KERPEL u. FRONIUS) oder eine vermehrte Glomerulusausscheidung durch Hyposmose infolge Alkalimangel (PETERS u. McCANCE).

Die Polyurie bei schwerer Acidose führt in der Regel auch zu *Salzmangelerscheinungen*, die schließlich die Nieren deletär beeinflussen können, indem es zu Anurie und Rest-N-Erhöhungen kommt.

Diese Acotémie par manque de sel, wie L. BLUM u. Mitarb. sie nannten, läßt sich auch experimentell durch langdauernden Kochsalzverlust hervorrufen. Auch beim Menschen kann nach zu langer und zu rigoros durchgeführter kochsalzfreier Diät manchmal ein solcher Zustand auftreten (Lit. bei KERPEL u. FRONIUS). Die Ursache dieser Rest-N-Erhöhungen ist vorläufig noch unklar (vgl. dazu KERPEL u. FRONIUS). Wahrscheinlich ist sie in der Niere gelegen, aber man hat auch an einen toxogenen Eiweißzerfall in den Geweben gedacht, doch liegen dafür keine Beweise vor.

Zwischen der diabetischen und der gewöhnlichen Niereninsuffizienz bei primären Nierenleiden bestehen insofern Unterschiede, als in leichten Fällen anatomische Veränderungen an den Nieren fehlen und eine geeignete Behandlung mit Insulin und Salzinfusionen die Funktionsstörungen wieder reversibel zu machen pflegt.

Anders liegen natürlich die Dinge, wenn es an den Nieren bereits zu einer intercapillären Glomerulosklerose im Sinne von KIMMELSTIEL-WILSON oder anderen organischen Schädigungen gekommen ist. (Lit. im Nieren-Kapitel.)

Häufig ist auch beim Diabetiker — und hier ziemlich unabhängig von der Schwere des Zustandes — die Neigung zum entgegengesetzten Verhalten des Wasserhaushalts, die Tendenz zur Wasserretention und das Auftreten von Ödemen. Vor allem bei gewissen Behandlungsmethoden diätetischer (z. B. Haferkuren) oder medikamentöser Art (Alkali, Insulin) treten sie in die Erscheinung. Die Beurteilung der Genese dieser Störungen im Wasserhaushalt, vor allem da, wo Retentionen vorliegen, ist durch die bei Diabetikern so außerordentlich häufige Schädigung der Nieren erschwert. Selbstverständlich liegen hier nur in einem Bruchteil echte Nephritiden vor (nach v. NOORDEN immerhin in 50%), meistens dürfte es sich nur um eine leichte, oft nur passagere Schädigung durch Zucker- und Ketonkörperdurchtritt handeln. Wie ungünstig gerade die letzteren in hoher Konzentration die Nierenfunktion verschlechtern, wurde schon erwähnt.

Trotz der großen Rolle renaler Faktoren in manchen Fällen kann es aber keinem Zweifel unterliegen, daß es auch echte Ödeme rein diabetischer Genese bei völlig intakten Nieren gibt. Die Krankheit selbst schafft diese Bereitschaft, und zwar vor allem die Acidose. Nach den wichtigen Untersuchungen von C. OEHME ist der Wasserbestand des diabetischen Organismus bei fortgeschrittener Acidose und dadurch bedingter Alkaliverarmung von der Reaktionslage des Stoffwechsels abhängig, indem Steigerung der Acidose Entwässerung, Minderung, Wasser- retention mit sich bringt.

Literatur

BALCAR, SANSUM and WOODYATT: Arch. Int. Med. **24**, 116 (1919). — BLUM, L., u. Mitarb.: C. r. Soc. Biol. Paris **93**, 292, 295 (1927); **96**, 643 (1927); **98**, 527 (1928); **101**, 717, 718 (1929). — Press méd. **36**, 1411 (1928).

HOFF, F.: Dtsch. med. Wschr. **1932**, 1869; **1935**, 741, 789.

KERPEL-FRONIUS, E.: Erg. inn. Med. **51** (1936). — Klin. Wschr. **1937**, 1466. — KLEIN, O.: Med. Klin. **1927** I.

LABBÉ, M., NEPREUX et ROHACEK: Arch. des Mal. Appar. digest. **17**, 601 (1927). — LABBÉ, M., and CUMSTON: A clinical treatise on diabetes mellitus. London: Heinemann 1936.

MARX, H.: Der Wasserhaushalt des gesunden und kranken Menschen, S. 222, Berlin: Springer 1935. — McCANCE: Lancet **1936**, 643, 704, 765, 823. — McCANCE and WIDDOWSON: J. of Physiol. **91**, 222 (1937); **95**, 36 (1939). — McQUARRIE, THOMPSON and ANDERSEN: Proc. Soc. exper. Biol. a. Med. **31**, 90 (1934). — J. Nutrit. **11**, 77 (1936). — MEYER-BISCH, R.: Mineral- und Wasserstoffwechsel bei Diabetes mellitus. Erg. inn. Med. **52**, 267 (1927).

OEHME, C.: Klin. Wschr. **1932**, 1. — Dtsch. med. Wschr. **1924**, 1063.

PETERS, J. P.: Body water. Springfield (Ill.): Thomas 1935. — Physiologic. Rev. **24**, 491 (1944).

SIEBECK, R.: zit. bei H. MARX-STROTHMANN: Dtsch. Arch. klin. Med. **162**, 118 (1928).

ββ) Der Mineralhaushalt

Der Salzstoffwechsel beim D. m. ist früher recht stiefmütterlich behandelt wor- den. Das hat erst in den letzten Jahrzehnten aufgehört, jedenfalls hinsichtlich der schweren Acidose und des Komas, bei denen mit Sicherheit stärkere Anoma- lien zu erwarten waren. Exakte umfassende Bilanzuntersuchungen, die in leichten Fällen durchführbar wären und einen tieferen Einblick in den anorganischen Umsatz verschafft hätten, sind, da sie alle wichtigen Salze umfassen müssen, sehr mühsam und wenig lohnend. Sie fehlen daher m. W. weitgehend. [Letzte Zu- sammenfassung bei FANCONI auf dem Züricher internationalen Symposion (1954).]

Unter den Mineralien steht das *Kochsalz* an erster Stelle und ist daher auch am besten studiert. Die engen Beziehungen zum Wasserhaushalt sind sehr bekannt, so daß beide Stoffwechselkomponenten eigentlich nur im Zusammenhang be- sprochen werden können. Viele Diabetiker sind Salzfreunde, worauf vor allem JOSLIN hinweist. Er erwähnt Kochsalzausscheidungen von 40—45 g/Tag. Der Grund für diese Liebhaberei ist mir nie klar geworden. Nur bei Polyurien ist dies Bedürfnis verständlich, da es hier nicht nur zu großen Wasser- sondern auch Kochsalzverlusten kommt. Es findet sich aber dies Salzverlangen oft auch bei kompensierter Stoffwechsellage ohne oder mit Insulin.

Einschränkung der NaCl-Zufuhr kann bei Zuckerkranken, zumal wenn sie unterernährt sind und deshalb viel Wasser gespeichert hatten, starke Gewichts- stürze hervorrufen. Bei schwerer Acidose sah zuerst MAGNUS-LEVY die Kochsalz- werte im Harn bis auf 1 g pro Tag herabgehen. Das ist bedingt sowohl durch eine Nierenschädigung infolge der Acidose wie durch die Heranziehung des Na-Ions

zur Abstumpfung der Ketosäuren (DANOWSKI, PETERS u. Mitarb.). Im Koma
besteht meist eine Hypochlorämie. Große Kochsalzzufuhren können Hyperglykämie, Glucosurie und Ketonuri und dadurch den Insulinbedarf herabsetzen
(McQUARRIE). Nach McLEAN und WILDER läßt sich durch diese Maßnahmen
manchmal auch die Insulinresistenz vermindern, andererseits erhöhen Natriumcarbonat und Na-Lactat den Blutzucker [M. LABBÉ u. Mitarb. (zit. bei MEYER-
BISCH)], während die Ca-Salze der gleichen Säuren entgegengesetzt wirken.
MEYER-BISCH fand, daß die Glucosurie an sich auch ohne schwere Nieren-
veränderungen die NaCl-Ausscheidung durch die Nieren behindert, womit ein
neues Moment für die Ödembereitschaft mancher Zuckerkranker gegeben ist.
Dazu kommt, daß nach O. KLEIN (zit. bei MEYER-BISCH) NaCl zum Teil trocken im
Gewebe zurückgehalten werden kann, weil ähnlich wie im Harn auch im Ge-
webe die Hyperglykämie den Austritt von Kochsalz erschwert. Die genannten
Tatsachen sind vorläufig nur einzelne Bausteine zu einem Gesamtbau unserer
Vorstellungen von dem anscheinend sehr komplizierten und nicht immer gleich-
sinnig gestörten Kochsalzstoffwechsel beim D. m.

Calcium. Bei schwerer Acidose werden auch die Calciumsalze zur Aufrechterhaltung der Alkalireserve herangezogen. Da sie hauptsächlich im Knochen stecken, so
kann hier eine weitgehende Osteoporose mit der Neigung zu Frakturen besonders
bei älteren Leuten resultieren. Therapeutisch ergibt sich die Konsequenz, daß der
Ca-Gehalt der Diabetikerkost weit über den Normalbedarf von etwa 0,7—1,0 g/Tag
hinausgehen muß.

Kalium. Das Studium dieses beim D. m. früher wenig untersuchten Minerals hat
neuerdings ein besonderes Interesse gefunden, zumal bei der schweren Acidose und
im Koma, nachdem schon einige ältere Beobachtungen auffallende Anomalien ergeben hatten. So wurde bei der Insulinschocktherapie der Psychosen ein Anstieg
des Blutkaliums festgestellt. Kaliumsalze sollen auch die Symptome der Hypoglykämie günstig beeinflussen (McQUARRIE). HARROP und BENEDICT stellten
schon 1923 beim Zuckerkranken eine Herabsetzung des Serumkaliums unter
Insulineinfluß fest, aber erst die Untersuchungen von HOLLER (1946) gaben dem
Studium des K-Stoffwechsels den auch praktisch sehr wichtigen entscheidenden
Antrieb. HOLLER sah bei einem 13 jährigen Mädchen nach Besserung eines sehr
schweren Koma unter Insulin und intravenösen Kochsalzglucoseinjektionen
21 Std später eine Paralyse der Atemmuskulatur auftreten, so daß künstliche
Atmung mit dem DRINKERschen Respirator eingeleitet werden mußte. Die
K-Untersuchung des Serums ergab sehr tiefe K-Werte (9,8 mg-% gegenüber 20 bis
22 mg-% in der Norm).

Auf die sofort eingeleitete intravenöse Injektion von 1,5 g KCl in 2% Lösung wurde
die Atmung wieder annähernd normal, und weitere 4 g KCl beseitigten die Lebensgefahr völlig. Die Muskellähmungen, die auch in anderen Muskelgruppen sehr hochgradig waren, wurden von HOLLER mit Recht auf den Kaliummangel zurückgeführt.

Wie mein früherer Mitarbeiter A. FLECKENSTEIN (1942) nachwies, ist das Eindringen von K in die Muskelzelle und der Diffusionsaustausch von K- und Na-Ionen
die osmotische Energiequelle der Muskelkraft. Bei Absinken der K-Konzentration
im Serum leidet dieser Diffusionsvorgang und damit die Muskelkontraktion. Durch
diese aufsehenerregende Arbeit, die den amerikanischen Autoren nicht bekannt
war, findet die Muskelparese infolge K-Mangel eine befriedigende Erklärung.
Dagegen spricht auch nicht, daß keine gesetzmäßigen Beziehungen zwischen Stärke
der Muskellähmungen und Serum-K-Werten bestehen (DANOWSKI u. Mitarb.), da
die K-Konzentration in der Muskulatur nicht notwendig immer die gleiche wie im
Serum ist. Es besteht natürlich auch die Möglichkeit, daß noch andere unbekannte
Faktoren mitwirken.

Die wichtige Beobachtung von HOLLER wurde von allen Nachuntersuchern (NICOLSON und BRANNING, GUEST u. RAPOPORT u. a.) bestätigt. Dabei wurde festgestellt, daß die Senkungen des K-Spiegels im Blute am stärksten waren, wenn mit dem Insulin gleichzeitig Glucose injiziert wurde.

Eingehende vergleichende Bilanzversuche von DANOWSKI u. Mitarb. (1949) ergaben, daß die K-Verluste mit negativen Bilanzen auch für H_2O, Na, Cl, N und Glucose einhergehen. Das vermehrt ausgeschiedene Kalium stammt nicht nur aus dem eingeschmolzenen Glykogen, sondern auch aus dem zersetzten Plasmaeiweiß, vor allem aber aus der extracellulären Flüssigkeit.

Gegen Zufuhren großer Kaliummengen ist das Herz sehr empfindlich. DANOWSKI u. Mitarb. konnten elektrographisch ausgesprochene Myokardschäden feststellen, die aber nach einigen Wochen verschwanden. Hinsichtlich der therapeutischen Nutzanwendungen dieser neuen Untersuchungen sei auf das Kapitel Komatherapie verwiesen.

Phosphor. Trotz der nahen Beziehungen des Phosphors zum Kh-Stoffwechsel und zum Teil auch des Ca-Umsatzes fehlt bisher noch eine systematische Durcharbeitung des Verhaltens dieses Minerals beim D. m.

Sicher ist, daß, wie schon MACLEOD (Z) feststellte, der P-Bedarf des Zuckerkranken über den Normalwert von etwa 1 g/Tag erhöht ist. Im Koma steigt der Blutphosphor an und wird durch Insulin wieder auf normale oder subnormale Werte herabgedrückt (FRANCKS u. Mitarb.). Intravenöse Injektionen von 1,32 bis 2,64 g P in gepufferten Natriumphosphatlösungen steigern die Blutwerte nur flüchtig und senken sie meist auf subnormale Werte, so daß der größte Teil retiniert wird.

Gleichzeitig mit der Retention besserte sich die Kh-Bilanz. Plasmachlorid und CO_2-Bindungsvermögen sowie Wassergehalt stiegen an und das gesamte klinische Bild besserte sich, so daß FRANKS u. Mitarb. zur parenteralen Zufuhr von Natriumphosphat in den ersten 4—8 Std nach der ersten großen Insulininjektion raten.

DANOWSKI u. Mitarb. beobachteten bei der Acidose einen gewissen Parallelismus in der Ausscheidung von K und P. Als Quelle der Extraausscheidung kommen in erster Linie die an beiden Stoffen sehr reichen Erythrocyten in Betracht, da diese an beiden Mineralien ärmer werden.

Der später bei der Beseitigung der Acidose wieder retinierte Phosphor scheint jedenfalls zuerst vom Gewebe aufgenommen zu werden.

Schwefel. Der S-Stoffwechsel beim D. m. ist bisher, wie es scheint, noch nicht systematisch untersucht, doch sind den SH-Gruppen zahlreiche Arbeiten gewidmet (Literatur bei HOUSSAY). Das Insulin enthält 3,31% S ausschließlich in SH-Gruppen, die für das normale Funktionieren der β-Zellen entscheidend sind. Nach HOUSSAY werden beim Alloxandiabetes die freien SH-Gruppen der β-Zellen meist irreversibel geschädigt. Das Absinken ihrer Menge ist charakteristisch für den schweren D. m. Gleichzeitig ist der Blut-Glutathiongehalt herabgesetzt, wenn auch nicht in gesetzmäßiger Beziehung zum Blutzucker. Thiouracile und Cystein steigern den Gehalt an freien SH-Gruppen und vermindern die Häufigkeit eines D. m. nach subtotaler Pankreasexstirpation (HOUSSAY).

Literatur

CRAMPTON, J. H. u. a.: Potassium in treatment of diabetic Coma. Diabetes. J. Amer. Diab. Assoc. **2**, 1 (1953).

DANOWSKI, S. TH., P. M. HALD and J. P. PETERS: Sodium, potassium and phosphates in the cells and serum of blood in diabetic acidoses: Amer. J. Physiol. **1947**, 667. — DANOWSKI, I. S., J. H. PETERS, J. I. E. RATHBUN, J. M. QUASHNOCK and L. GREEMAN: Studies in diabetic acidosis and coma with particular emphasis on the retention of administered potassium. J. Clin. Invest. **28**, 1 (1949).

FANCONI, A.: Internation. Electrolytsymposion Zürich. Okt. 1954, Basel: Schwabe (1955). — FLECKENSTEIN, A.: Beitrag zum Mechanismus der Muskelkontraktion und zur Entstehung der Aktionsströme. Pflügers Arch. **246**, 411 (1942). — Über den primären Energiespeicher der Muscelkontraktion. Pflügers Arch. **250**, 643 (1948). — FLECKENSTEIN, A. u. H. HERTEL: Über die Zustandsänderungen des contractilen Systems in Abhängigkeit vom extracellulären Kalium und Natrium. Pflügers Arch. **250**, 577 (1955). — FRANKS, M., R. F. BERRIS and N. O. KAPLAN: Phosphorus metabolism in diabetic coma. J. Clin. Invest. **25**, 923 (1946). — FRANKS, M., G. B. MYERS u. a.: Metabolic studies in diabetes acidosis. Arch. Int. Med. **81**, 42 (1948).

GUEST, G. M.: Amer. J. Dis. Childr. **64**, 401 (1942). — GUEST, G. M., and S. RAPOPORT: Electrolytes of blood, plasma and cells in diab. acid. and during recovery. Proc. Amer. Diab. Assoc. **7**, 97 (1947).

HARROP, G. A., and G. M. BENEDICT: The participation of inorganis substances in carbohydrate, metabolism. J. of Biol. Chem. **59**, 683 (1924). — HOLLER, J. W.: Potassium deficiency occuring the treatment of diab. acidosis. J. Amer. Med. Assoc. **131**, 1186 (1946). — HOUSSAY, B.: Action of sulphur compounds on carbohydrate metabolism. Amer. J. Med. Sci. **219**, 353 (1950).

MACLEAN: zit. bei WILDER, Arch. Int. Med. **57**, 422 (1936). — MAGNUS-LEVY, A.: Die B-Oxybuttersäure. Leipzig: Vogel 1899. — MCQUARRIE u. Mitarb.: J. Nutrit. **11**, 77 (1936). — MEYER-BISCH, R.: Mineral- und Wasserstoffwechsel bei Diabetes mellitus. Erg. inn. Med. **52**, 267 (1927).

NICOLSON, W. M., and W. S. BRANNING: Potassium deficiency in diabetic acidosis. J. Amer. Med. Assoc. **134**, 1292 (1947).

WILDER, R. M.: Arch. Int. Med. **57**, 422 (1936).

Vgl. weiter die Literatur „Wasserhaushalt", S. 629.

ϑ) Die Rolle der Vitamine

Schon seit langer Zeit spielen Obst und Gemüse eine große Rolle auf dem Speisezettel der Diabetiker. Hauptsächlich war dies durch ihre Armut an glykosurisch wirkenden Kohlenhydraten bedingt, daneben aber bestand der unbestimmte, instinktiv richtige Eindruck, daß diese beiden Stoffgruppen daneben noch eine besondere Bedeutung haben; aber erst die moderne Vitaminforschung konnte dafür die Grundlagen liefern und die Bedeutung der Vitamine für den Kh-Stoffwechsel aufdecken. Wenn auch noch manches auf diesem neuen Gebiete lückenhaft und umstritten ist, so sind doch die wichtigsten Faktoren schon bekannt. Offen ist allerdings noch vor allem die Frage einer Erhöhung des Bedarfs bestimmter Vitamine für den Zuckerkranken. Sie ist schwer exakt zu entscheiden, aber vorläufig spricht nichts dafür (vgl. aus neuerer Zeit SEVERINGHAUS), daß der Bedarf beim unkomplizierten Zuckerkranken erhöht ist. Anders liegen die Dinge natürlich, wenn Infektionen, Leberschädigungen, chirurgische Erkrankungen usw. dazukommen.

Nach Analysen von K. VANCE (zit. bei JOSLIN u. Mitarb. S. 294) enthält die gewöhnliche Diabetikerkost, wie sie im New Deaconess Hospital-Boston unter JOSLIN verabreicht wird bei 165 g Kh, 82 g Eiweiß und 97 g Fett, etwa 9 mg — Carotin (Vitamin A), 1,5 mg Aneurin (B_1), 1,9 mg Lactoflavin (B_2) und 250 mg Ascorbinsäure (C). Das ist für Vitamin A das doppelte, für Vitamin C, dessen Bedarf neuerdings sehr hoch angesetzt wird, das Doppelte bis Dreifache und für die B-Vitamine der Optimalbedarf.

Eine Reihe von Vitaminen spielen für den normalen Ablauf des Kh-Stoffwechsels eine maßgebende Rolle [Lit. bei STEPP-KÜHNAU-SCHRÖDER — (neueste Auflage) BICKNELL-PRESCOTT sowie H. SEBRELL und HARRIS (1954)].

Sehr gering ist wahrscheinlich die Bedeutung von *Vitamin A*, doch wird von einzelnen Autoren (Lit. in den eben genannten zusammenfassenden Darstellungen) angegeben, daß es bei der Methylglyoxalbildung durch Abbau des Zuckers sowie der Fettbildung aus Zucker eine Rolle spielt.

Gesichert ist der maßgebende Einfluß bei den wichtigsten Vitaminen der B-Gruppe. Das *Aneurin* (B_1) soll nach allerdings nicht bestätigten Untersuchungen sogar eine Komponente des Insulinmoleküls sein (AWESS).

Jedenfalls ist es für die Zuckeroxydation unentbehrlich, wobei feste Beziehungen zwischen Kohlenhydratzufuhr und Aneurinbedarf bestehen. Fehlt Aneurin, so kann auch das Ferment Carboxylase, die Aneurin-Pyrophosphorsäure, nicht mehr genügend gebildet werden, und der von ihm besorgte Abbau der Brenztraubensäure und anderer Ketosäuren leidet Not. Infolgedessen bleibt der Abbau des Zuckers im Herzen auf der Milchsäurestufe stehen und es kann zum Auftreten von Methylglyoxal in Harn, Blut und Milch kommen. Auch der normale Citronensäurecyclus ist gestört, vielleicht auch die Fettbildung aus Zucker.

WILLIAMS und zahlreiche Mitarbeiter (1943—1949) fanden in zum Teil sehr langen Versuchen bei Aneurinmangel (nur 0,1 mg statt 1,8 mg pro 2000 Cal täglich) beim gesunden Menschen neben anderen Erscheinungen Mattigkeit, Appetitlosigkeit, Verdauungsstörungen und psychische Veränderungen. Der Gehalt des Blutes an Milchsäure und Brenztraubensäure war normal, doch ließen sich bei Belastung mit Glucose und starker Muskelarbeit leichte Störungen in Kh-Stoffwechsel nachweisen. Gewöhnlich treten diese Mangelerscheinungen erst nach mindestens 1—1½ jähriger Aneurinunterernährung auf. Ähnliche Symptome bei Zuckerkranken dürften trotz dieser Versuche wohl nur ganz ausnahmsweise auf Aneurinmangel zurückgeführt werden.

HORN beschrieb eine gesteigerte Insulinwirkung bei intravenöser Darreichung von B_1.

VOHANS, WILLIAMS und WATERMANN behaupten, bei der Hälfte ihrer Diabetiker durch Aneurinzulagen eine Besserung des Allgemeinbefindens und der Stoffwechsellage beobachtet zu haben. Bestätigungen von anderer Seite fehlen. Erwähnt sei, daß von einzelnen Autoren, wie DUNCAN (Z), auch die diabetische Neuritis auf Aneurinmangel zurückgeführt wird. Auch das scheint mir nicht bewiesen, da die Aneurintherapie dieser Komplikation nach meinen Erfahrungen durchaus unsicher ist. Der gleichen Ansicht sind auch JOSLIN u. Mitarb.

Lactoflavin (Vitamin B_2) spielt als Bestandteil der prosthetischen Gruppe des gelben Atemfermentes bei den Oxydationen und Reduktionen ganz allgemein und beim Kh-Stoffwechsel insbesondere eine wichtige Rolle. Es ist in vielen Fermenten enthalten, darunter auch in den Diaphorasen. Das gelbe Ferment wirkt offenbar auf alle Zwischenstufen des Zuckerstoffwechsels ein. Sowohl bei normalen Tieren wie bei Diabetikern konnte STEPP mit Lactoflavininjektionen eine Blutzuckersenkung erzielen. Auch MARTIN, ALBRICH-BEIGLBÖCK und GÖBELL beschrieben eine Aktivierung der Insulinwirkung und eine Verstärkung der Hypoglykämie und Verlängerung der hypoglykämischen Phase bei Glucosebelastung.

Wir haben uns bei normal ernährten Diabetikern weder von dem Einen noch von dem Andern überzeugen können. Die genannten Effekte treten wahrscheinlich nur bei einer Mangeldiät an Lactoflavin ein.

Wichtig sind die Untersuchungen von ELSOM, LUKENS u. Mitarb. über den Einfluß von Aneurinmangel beim gesunden Menschen. Der Brenztraubensäuregehalt des Blutes war nicht verändert, wohl aber waren es die Glucosebelastungskurven, die einen verzögerten Abfall der Hyperglykämie zum Nüchternwert aufwies, ein Verhalten, das für einen latenten Diabetes verwandt werden könnte.

Auch die *Nicotinsäure* und ihre Derivate, vor allem die beiden Co-Dehydrasen, die Di- bzw. Triphospho-Pyridin-Nucleotide sind, greifen wahrscheinlich in den Kh-Stoffwechsel ein, und zwar wird angenommen, daß die Co-Dehydrase I zusammen mit Lactoflavin die Substrate des anoxybiotischen Zuckerstoffwechsels bei der Gährung und Glykolyse dehydriert, während die Co-Dehydrase II, das Coferment der Atmung, die Zuckerphosphorsäureester durch Umwandlung in Phosphohexon und Phosphoketohexonsäure oxydiert.

VON EULER u. a. nehmen an, daß sie auch bei der Umwandlung von Kohlenhydraten in Eiweiß eine Rolle spielen. Störungen des Kh-Stoffwechsels bei Pellagra und ähnlichen Mangelkrankheiten sind meines Wissens bisher nicht nachgewiesen.

Sicher scheint zu sein, daß Insulin durch vermehrten Verbrauch von Co-Dehydrasen bei der Zuckeroxydation den Nicotinsäurebedarf steigert. Dafür sprechen auch die merkwürdigen Beobachtungen von SPIES u. Mitarb. sowie SYDENSTRICKER, die durch Kh- und Insulinzulagen bei Diabetikern in einzelnen Fällen pellagraartige Symptome hervorrufen konnten. JOSLIN sind solche Fälle ebensowenig wie mir begegnet. Auch eine Herabsetzung des Insulinsbedarfs durch die B-Gruppe (WADE) habe ich nie feststellen können.

Ob und gegebenenfalls welche Rolle das *Vitamin C (Ascorbinsäure)* im normalen und diabetischen Kh-Stoffwechsel spielt, ist noch ganz ungewiß. Bedeutungsvoll ist sie wohl kaum. Dehydraseascorbinsäure ist zwar ein reversibles Redoxsystem, aber es ist sehr fraglich, ob eine enzymatische Hydrierung der Dehydraseascorbinsäure im tierischen Organismus statthat (LANG und RANKE).

Gegen eine maßgebende Rolle der Ascorbinsäure als Wasserstoffüberträger spricht die Tatsache, daß die Gewebeatmung von skorbutischen Tieren nicht herabgesetzt ist und durch Zusatz von Ascorbinsäure nicht gesteigert werden kann.

BANNERJEE fand allerdings bei skorbutischen Tieren eine Glucosurie und Abnahme von Leberglykogen und Pankreasinsulin, doch fehlt bisher eine Bestätigung dieses auffallenden Befundes.

Nach STEPP, SCHRÖDER und ALTENBURGER sinkt nach intravenöser Injektion von 300 mg Vitamin C der Blutzucker um 20—50 mg, während PFLEGER und SCHOLL sowie HAMNE keinen Einfluß auf Hyperglykämie und Glucoseausscheidung, wohl aber einen günstigen auf die Ketose feststellten. Beim mit C. voll abgesättigten diabetischen Organismus soll eine Insulinersparnis eintreten. Ähnliches beschrieben BARTELHEIMER und SEBESTA und Mitarb., während OWENS u. Mitarb. keinen Einfluß auf die Schwere der Erkrankung sahen.

So ist auf diesem Gebiete fast alles vorläufig noch umstritten und unklar, aber nichts spricht dafür, daß beim unkomplizierten Zuckerkranken ein erhöhter C-Bedarf vorliegt.

Alle nicht genannten Vitamine mit Ausnahme vielleicht der Panthotensäure sind anscheinend für den normalen und diabetischen Kh-Stoffwechsel ganz oder weitgehend bedeutungslos.

Literatur

ALBRICH-BEIGLBÖCK: Wien. Arch. inn. Med. **34**, 135 (1940). — AWES, W.: Z. exper. Med. **104**, 495 (1938).

BANNERJEE, S.: Vitamin C and carbohydrate metabolism. Nature (Lond.) **152**, 329 (1943). — BARTELHEIMER, H.: C-Vitamin und Diabetes. Dtsch. Arch. klin. Med. **182**, 546 (1938). — BICKNELL, F., and J. PRESCOTT: The vitamins in medicine, 2. Aufl. London: W. Heinemann 1947.

ELSOM, LUKENS, MONTGOMERY and JONAS: J. Clin. Invest. **19**, 153 (1940). — EULER, H. v., u. G. HASSELQUIST: Z. physiol. Chem. **288**, 4 (1951).

GÖBELL: Z. exper. Med. **109**, 96 (1941).

HAMNE, B.: Studien über die Biologie des C-Vitamins mit besonderer Berücksichtigung des Kohlenhydratstoffwechsels. Acta paediatr. (Stockh.) **28**, 259 (1941). — HORN, Z.: Die Wirkung des Vitamins B auf den Kohlenhydratstoffwechsel. Z. exper. Med. **108**, 411 (1940).

LANG, K., u. O. RANKE: Stoffwechsel und Ernährung. Berlin-Göttingen-Heidelberg: Springer 1950.

MARTIN, K. W.: Vitaminfreie Ernährung und Insulinwirksamkeit. Z. physiol. Chem. **248**, 242 (1937).

OWENS, L. B., J. WRIGHT and E. BROWN: Vitamin C-survey in diabetes. New England Med. J. **224**, 319 (1941).

PFLEGER, K., u. F. SCHOLL: Diabetes und Vitamin C. Wien. Arch. inn. Med. **31**, 169 (1937).
SEBESTA, V., R. M. SMITH, R. F. FERNALD and A. MARBLE: Vitamin C-Status of diabetic
patients. New England Med. J. **220**, 56 (1939). — SEBRELL, W. H., and R. S. HARRIS: The
Vitamins: Chemistry, Physiology, Pathology. Vol. I—III. New York: Academ. Press 1954. —
SEVERINGHAUS, E. L.: The role of vitamin in therapy in the management of diabetes mell
Amer. J. Digest. Deas. **14**, 193 (1947). — SPIES, W.: The Vitamin B and its use in medicine.
New York: Macmillan & Co. 1938. — STEPP, E., J. KÜHNAU, H. SCHRÖDER: Die Vitamine
und ihre klinische Anwendung, 6. Aufl. Stuttgart: Ferdinand Enke 1944. 7. Aufl. 2 Bände,
Bd. 1 1952; Bd. 2 1957. — STEPP, W., H. SCHRÖDER u. E. ALTENBURGER: Vitamin C
und Blutzucker. Klin. Wschr. **1935**, 933. — SYDENSTRICKER, P., E. GESSLIN and J. W.
WEAVER: Avitaminosis in diabetic patients under insulin therapie. J. Amer. Med. Assoc.
113, 2637 (1909).
       VOHANS, WILLIAMS and WATERMAN: Studies on cristaline vitamin B. J. Amer. Med. Assoc.
105, 1580 (1935).
       WADE, H. J.: Nicotinamide and diabetes mellitus. Brit. Med. J. **1947**, 414. — WILLIAMS,
MASON, WILDER u. a.: Arch. Int. Med. **69**, 721 (1942); **71**, 38 (1943).

d) Die pathologische Anatomie

Von 11000 Sektionen entfallen nach TOBLER 2,7% auf D. m. (1954).

In Analogie zum experimentellen Pankreasdiabetes mußte man auch beim
genuinen menschlichen Diabetes schwere Veränderungen an der Bauchspeicheldrüse erwarten. Tatsächlich sind sie aber im ganzen so gering, daß es sehr lange
dauerte, bis man den Sitz der Erkrankung hier annehmen und nachweisen konnte.
CAWLEY (1788) scheint der erste gewesen zu sein, der Beziehungen zwischen D. m.
und schweren Pankreasaffektionen vermutete und entsprechende Befunde vorlegte.

Festen Boden erhielt die Theorie der pankreatogenen Natur des menschlichen
D. m. aber erst durch die berühmten Exstirpationsversuche von J. V. MERING und
O. MINKOWSKI, und seitdem konzentriert sich das Interesse der pathologischen
Anatomen auf dies Organ. OPIE (1901) war es dann, der anscheinend zuerst die
von LANGERHANS (1869) zuerst beschriebenen und nach ihm benannten Inseln als
den Sitz der Erkrankung ansprach und damit das Schwergewicht der Untersuchungen auf das mikroskopische Gebiet verlegte.

Makroskopisch findet man in den meisten Fällen lediglich eine gewisse Atrophie
der Bauchspeicheldrüse, manchmal in Verbindung mit chronischen Entzündungs-
herden (Granularatrophie von v. HANSEMANN). Diese Verkleinerungen müssen
natürlich im Gewicht zum Ausdruck kommen, aber gerade hier ist die Beurteilung
oft sehr schwierig (HEIBERG), weil schon beim normalen Menschen die Gewichte des
Pankreas gewaltig schwanken; am stärksten zeigt sich das bei den Philippinos,
bei denen CLARK Werte zwischen 46 und 103 g fand. Aber selbst wenn man von
so großen Differenzen absieht, müssen beim Kranken Abweichungen durch Unterernährung und Austrocknung, die so oft beim Diabetiker zusammentreffen, die
Brauchbarkeit der Organwägungen problematisch machen.

So kommt die Hauptbedeutung den mikroskopischen Veränderungen zu. Diese
sind zwar keineswegs ausnahmslos vorhanden, aber immerhin so häufig, daß die
besten Kenner der Histologie der Krankheit wie v. HANSEMANN, WEICHSELBAUM,
HERXHEIMER, OPIE, HEIBERG, MARCHAND u. a. übereinstimmend der Ansicht
sind, daß, wenn überhaupt beim Diabetes pathologische Veränderungen zu finden
sind, diese das Pankreas betreffen. Allerdings weichen die Angaben über den
Prozentsatz solcher positiver Befunde sehr erheblich voneinander ab. Während
WEICHSELBAUM, CECIL und ALLEN sie in 100% fanden, gaben andere, vielleicht
skeptischere Beobachter viel niedrigere Zahlen an wie WARREN (1938), der nur
in 63% Veränderungen fand [weitere Angaben bei ROOT (Z) (1946)]. Die Differenzen sind zum Teil wohl darauf zurückzuführen, daß die Veränderungen vielfach so
geringfügig sind, daß dem subjektiven Faktor des Beurteilers ein weiter Spiel-
raum eingeräumt ist. Dazu kommt, daß die Sektionen oft nicht unmittelbar nach

dem Tode vorgenommen werden, so daß das Vorhandensein oder die Möglichkeit postmortaler Schädigungen erst recht die Beurteilung komplizieren.

Die Veränderungen betreffen die LANGERHANSschen Inseln. Diese stammen vom Epithel der Drüsengänge ab, von dem sie sich abschnüren, so daß sie dann in Gruppen verstreut im exkretorischen Drüsengewebe, mit dem sie wahrscheinlich funktionell gar nichts zu tun haben, eingebettet liegen. Quantitativ kommen diese Gebilde gegenüber der übrigen Drüse kaum in Betracht, ihr Gewicht beträgt schätzungsweise nur 1—3% des Gesamtgewichtes des Pankreas. Das Gesamtgewicht des Inselsystems wird von OGILVIE beim Erwachsenen auf 1,07 g geschätzt. Nach CLARK schwankt die Zahl der Inseln im normalen Pankreas des Menschen in den weiten Grenzen von 250000—1,75 Millionen, nach GOMORI (1945) kann sie sogar bis 2½ Millionen betragen. Als Mittelwert wird 500000 angegeben. Die höchsten Werte finden sich im jugendlichen Pankreas und hier im Schwanzteil, was die Beurteilung pathologischer Verhältnisse natürlich sehr erschwert, wenn nicht unmöglich macht. Daher ist auch die Angabe von HEIBERG, einem der besten Kenner der Mikroskopie des Pankreas, daß die Schwere des Diabetes geradezu umgekehrt proportional der Anzahl der intakten LANGERHANSschen Inseln ist, mit einer gewissen Vorsicht aufzunehmen. CONROY fand bei seinen vergleichenden Serienschnittuntersuchungen an je zwölf normalen und diabetischen Bauchspeicheldrüsen pro Schnittfläche beim Diabetes 74 Inseln gegenüber 184 in der Norm.

Wenn somit den quantitativen Verhältnissen auch zweifellos eine gewisse Bedeutung zukommt, so liegen doch die Hauptanomalien auf qualitativem Gebiete, d. h. in dem Veränderungen der Inseln selbst. Hier gibt es 3 Arten, die acidophilen α-Zellen, wahrscheinlich die Produzenten des Glucagons, die β-Zellen, welche das Insulin liefern, und die noch umstrittenen d-Zellen von BLOOM und THOMAS. Geschädigt sind beim D. m. die sogenannten β-Zellen. Es handelt sich dabei neben sklerosierenden Prozessen vor allem Dingen um mehr oder weniger starke Degenerationen. Am charakteristischsten ist die zuerst von WEICHSELBAUM u. Mitarb. beschriebene hyaline Entartung, die manchmal Amyloidreaktion gibt. Dazu kommen Vacuolenbildungen und körnige Degenerationen sowie die bei klarer Ausprägung sehr charakteristischen hydropischen Schwellungen, die ALLEN bei seinen Hunden mit partiell exstirpierten Bauchspeicheldrüsen durch Überernährung mit Kohlenhydraten auch experimentell erzeugen konnte. Hier konnte, ebenso wie neuerdings beim Alloxandiabetes, auch das schrittweise Eintreten der Schädigungen sehr gut verfolgt werden. Zuerst kommt es zur Verkleinerung der Granula mit anschließender Schwellung der β-Zellen, daran schließt sich mit dem Verschwinden der Granula eine Vacuolenbildung an, dann beginnt auch der Kern zu zerfallen, der Zelleib bricht vollends zusammen, so daß schließlich überhaupt nur noch Schollen übrig bleiben. In den ersten Stadien sind die Schädigungen noch reversibel, in den späteren nicht mehr. WARREN (1938) sah bei 484 von ihm untersuchten diabetischen Bauchspeicheldrüsen in 27% normale Inseln, in 40% eine Hyalinisierung, in 25% eine Fibrose, in 5% eine hydropische Degeneration. Daneben finden sich, wie schon ALLEN zeigte, Mitosen und Zellneubildungen als Regenerationserscheinungen. Wichtig sind die allerdings spärlichen Befunde, in denen trotz Entwicklung eines typischen Pankreasdiabetes im Anschluß an die Pankreasverkleinerung die LANGERHANSschen Inseln sich mikroskopisch als intakt erwiesen, denn sie beweisen, daß es entweder anatomische Schädigungen gibt, die wir mit unseren gegenwärtigen Methoden noch nicht fassen können oder daß funktionelle Veränderungen der Drüse allein schon genügen können, schwere Störungen im Kohlenhydratstoffwechsel auszulösen.

Einen wesentlichen Fortschritt in der Kenntnis der histologischen Veränderungen des Inselapparates bei D. m brachten die neueren Untersuchungen von

FERNER, TERBRÜGGEN und HESS (1938—1948). Sie zeigten, daß es nicht genügt, die LANGERHANSschen Inseln als Ganzes zu betrachten, sondern es muß Zahl und Schicksal der beiden Hauptzellenarten, α- und β-Zellen getrennt untersucht und in Beziehung zueinander gebracht werden.

Durch Silberimprägnationsmethoden lassen sich beide Arten voneinander färberisch unterscheiden. Normalerweise kommen auf 80—100 β-Zellen 20 α-Zellen. Dieser Quotient von 4—5:1 liegt bei jeder Art von D. m. sowohl dem experimentellen wie dem genuinen menschlichen tiefer, bei 3:1 bis 1:1, letzteres besonders beim jugendlichen D. m. Die Ursache für das Absinken des normalen Quotienten ist die elektive Schädigung der β-Zellen beim D. m., während die α-Zellen intakt bleiben und ihre Zahl nicht ändern. Diese wichtigen Ergebnisse, die noch auf eine breitere Basis gestellt werden müssen, sind in Zukunft bei allen histologischen Inselzellenuntersuchungen zu berücksichtigen und man darf erst dann von einem normalen Befund reden, wenn das geschilderte Verhältnis von der Norm nicht abweicht.

Kritisch ist dazu zu bemerken, daß die Prozentzahlen für die Norm bei den einzelnen Autoren für das Verhältnis $\beta:\alpha$-Zellen doch erheblich schwanken. Nach FERNER sind es 5:1, nach HESS 9:1, nach GOMORI (Lit. bei WARREN) zwischen 3:2 bis 9:1. Auch die neueste Arbeit von CREUTZFELD (unter BÜCHNER, 1953) sowie CREUTZFELD u. TECKLENBORG (1955) und THEODOSSIOU (1956) fanden eine sehr starke Streuung der Zahlen bei Diabetikern und lehnen FERNERS Theorie des D. m. als einer α-Zellenhyperplasie bei gleichzeitigem Mangel an β-Zellen ab. Es scheint, daß die Beurteilung der Silberzellenbilder außerordentlich schwierig ist und daß darauf die großen Differenzen in den Angaben der verschiedenen Autoren beruhen. Diese große Streuungsbreite beeinträchtigt natürlich sehr die diagnostische Bedeutung dieser histologischen Befunde und läßt die Frage noch offen, ob in jedem Falle von D. m. histologisch nachweisbare Inselveränderungen vorliegen, was SOBOLEW in leicht beginnenden Fällen mit starker kontrainsulärer Einwirkung für möglich hält.

Erwähnt sei schließlich, daß nach GOLDNER u. Mitarb. die α-Zellen durch intravenöse Injektionen von Kobalt sich elektiv für 6—10 Tage schädigen lassen, wobei es anfangs zu einer flüchtigen Hyperglykämie ohne anschließende Hypoglykämie kommt. Wie rasch der Granulaverlust der β-Zellen eintritt, konnten PETERSON nach intracardialen, BARON und STATE nach intravenösen Glucoseinjektionen bestimmen. Er tritt bereits nach etwa 15 min gleichzeitig mit Hyperglykämie und Glucosurie ein. Dieser Körnchenverlust ist nach HAM und HEIST der Ausdruck einer funktionellen Aktivierung der β-Zellen und verschwindet nach etwa 48 Std.

Eine Umwandlung von α- in β-Zellen oder umgekehrt, gibt es anscheinend nicht (BARGMANN und CREUTZFELD), auch keine Sprossung aus exocrinem Gewebe (FEYRTER).

Wenn heutzutage auch ganz vorwiegend die LANGERHANSschen Inseln als die Produzenten des Insulins angesehen werden, so herrscht noch keine Einigkeit darüber, ob und wie weit auch das übrige Drüsengewebe des Pankreas für den Kohlenhydratstoffwechsel von Bedeutung ist. Daß ganz vereinzelt sogar den LANGERHANSschen Inseln noch die führende Rolle abgestritten wird, ist nach dem Gesagten so absurd, daß es nicht nötig ist, auf solche Vorstellungen hier näher einzugehen. Histologisch und entwicklungsgeschichtlich lassen sich Beziehungen zwischen Drüsenacini und Inseln nicht leugnen. Wenigstens gilt das für die höheren Wirbeltiere, während bei einigen niedrigeren Spezies, z. B. den Selachiern, beide Gewebsarten ganz getrennt angelegt sind. Sichere Übergänge der einen Zellart in die andere sind im postembryonalen Leben noch nicht beschrieben. Eine embryonale, genetische Verwandtschaft schließt einen späteren vollständigen Funktionswandel natürlich nicht aus, aber endgültig entschieden ist diese Frage noch nicht.

Weniger für die Genese als für die Diagnose bedeutungsvoll ist das anatomische Verhalten der *Nieren* bei Zuckerkranken, makroskopisch die Gelbfärbung der meist etwas vergrößerten Nieren, mikroskopisch die starke Glykogenspeicherung, besonders in den Epithelien der Übergangsstücke der Tubuli.

Schließlich seien noch die Befunde einer auch klinisch meist gut charakterisierten Sonderform des D. m., des sogenannten Bronzediabetes, erwähnt. Hier stehen makroskopisch eine ausgesprochene Pigmentierung (Hämochromatose) mit Eisenablagerungen der Abdominalorgane, meist auch der Haut und eine Splenomegalie im Vordergrunde. Mikroskopisch beherrschen cirrhotische Prozesse sowohl in der Leber als im Pankreas das Bild.

Es wird von diesen und anderen pathologischen Befunden einzelner Organe später noch bei den entsprechenden Komplikationen die Rede sein.

Literatur

I. Neuere zusammenfassende Darstellungen

ROOT, H. F.: Pathology in Joslins treatment of diabetes (Z), 8. Aufl., S. 193 1946. — WARREN, SH.: The pathology of diabetes mellitus, 2. Aufl. Philadelphia: Lea a. Febiger 1938; 3. Aufl., gemeinsam mit Le Compte, 1952. — WEICHSELBAUM, A., u. E. J. KRAUS: Der Diabetes mellitus. In Handbuch der speziellen pathologischen Anatomie und Histologie von HENKE-LUBARSCH, Bd. V/2, S. 7. 1929.

II. Einzelarbeiten

Allen, F. M.: J. Metabol. Res. 1, 1 (1922). — J. Amer. Med. Assoc. 89, 661 (1927). — BARGMANN, W., u. W. CREUZFELDT: Zur Morphologie des Alloxandiabetes. Klin. Wschr. 1949, 268. — BARON, S. S.: Significance of the beta granules in the islands of LANGERHANS of the pancreas. Arch. of Path. 46, 159 (1948). — BARON, S. S., and D. STATE: Effect of prolonged intravenous administration of dextrose on B-cells of islets of LANGERHANS. Arch. of Pathol. 48, 297 (1949). — BELL, E. T.: The incidence and significance of degranulation of the betacells in the islets of LANGERHANS in diabetes mellitus. Diabetes: J. Amer. Diab. Assoc. 2, 125 (1953). — BLOOM, W.: Anat. Rev. 49, 363 (1931). — BÜRGER, M.: Das Glucagon. Fortschr. Diagn. u. Ther.1, J. 7 (1950).

CAWLEY, T.: Lond. Med. J. 9, 286 (1788). — CECIL, R. L.: Amer. J. Med. Sci. 147, 726 (1914). — CLARK.: Anat. Anz. 43, 81 (1913). — CREUTZFELD, W.: Beitr. path. Anat. 113, 133 (1955). — CREUTZFELD, W., u. E. TECKLENBORG: Arch. exper. Path. u. Pharmakol. 227, 23 (1955). — CONROY.: J. Metabol. Res. 2, 367 (1922).

FERNER, H.: Studien über die Histiophysiologie des Inselsystems der Bauchspeicheldrüse und den Diabetes mellitus. Virchows Arch. 309, 87 (1942); 319, 390 (1950). — Das gemeinsame Substrat am Inselapparat und Gangbaum der Bauchspeicheldrüse bei den experimentellen Diabetesformen und beim Pankreasdiabetes. Klin. Wschr. 1948, 481. — Über die zweifache inkretorische Leistung des Inselsystems bei normalen und pathologischen Zuständen des Kohlenhydratstoffwechsels. Klin. Wschr. 1951, 397. — Das Inselsystem des Pankreas. Stuttgart: Georg Thieme 1952. — FEYRTER, F.: Über diffuse endocrine epitheliale Organe. Leipzig 1938. — Erg. Path. 36, 3 (1943).

GOMORI: Bull. New York Acad. Med. 21, 99 (1945). — GODNER, M. G., and others: Metabolism 1, 544 (1952).

HAM, A. W., and R. E. HAIST: Amer. J. Path. 17 (1941). — HANSEMANN, D. v.: Z. klin. Med. 26, 191 (1894). — HEIBERG, K. A.: Die Krankheiten des Pankreas. Wiesbaden 1914. HERXHEIMER, G.: Verh. dtsch. path. Ges. 9, 263 (1905). — Verh. Ges. Verdgskrkh. 11, 112 (1939). — HESS, W.: Inaug.-Diss. Zürich 1945.

MERING, J. v., u. O. MINKOWSKI: Arch. exper. Path. u. Pharmakol. 26, 371 (1889/90). OGILVIE, R. F.: Quart. J. Med. 6, 287 (1937). — OPIE, E. L.: Bull. Hopkins Hosp. 12, 263 (1901). — J. of Exper. Med. 5, 397 (1901). — OTANI.: Amer. J. Path. 3, 1 (1927).

PETERSON, C. A.: Degranulation of beta-cells of rats pancreas by glucose corrolated with alterations in glucose tolerance. Proc. Soc. Exper. Biol. a. Med. 70, 352 (1949).

SOBOLEW, L. W.: Virchows Arch. 168, 91 (1902).

TERBRÜGGEN, A.: Die Bedeutung der Zelltypen im menschlichen Inselapparat. Klin. Wschr. 1947, Nr. 24/25 u. 27/28. — THOMAS, T. B.: Amer. J. Anat. 62, 31 (1937). — THEODOSSIOU, A.: Klin. Wschr. 1956, 1161. — TOBLER, R.: Schweiz. med. Wschr. 1954, 1213.

WEICHSELBAUM, A.: Die Veränderungen beim Pankreas, beim Diabetes mellitus: Wien: Alfred Hölder 1910. — WEICHSELBAUM, A., u. A. E. KRAUS: Der Diabetes mellitus. In Handbuch der speziellen pathologischen Anatomie und Histologie, Bd. 5/2. 1929.

e) Die Diagnose der Zuckerkrankheit u. die renale Glykosurie (Diabetes renalis)

Kaum eine Krankheit ist so leicht zu erkennen wie der vollentwickelte Diabetes, sofern der Arzt es sich, wie es sein soll, zur Pflicht macht, bei jedem Kranken, der in seine Behandlung tritt, den Urin neben Eiweiß auch auf Zucker zu untersuchen. Anamnestisch sind abnormer Durst, Mattigkeit Gewichtsabnahme trotz normaler, oft sogar gesteigerter Nahrungsaufnahme, Neigung zu Dermatosen und Rheumatismen bzw. Neuralgien die führenden Beschwerden. Sie sind so charakteristisch, daß differentialdiagnostisch dann fast nur M. Basedowi oder eine chronische Infektion in Betracht kommt. Die Entscheidung bringt die Urinuntersuchung. Eine positive Zuckerprobe bedeutet aber nicht in jedem Falle einen Diabetes, eine negative schließt ihn nicht in jedem Falle aus. So können hin und wieder doch differentialdiagnostische Schwierigkeiten vorkommen; sie gelten aber nur für einen minimalen Bruchteil der untersuchten Kranken.

Es ist eine nicht so seltene Erscheinung, daß bei der ersten Prüfung eines Urins kleine Zuckermengen festgestellt werden. MALMROS, ein Schüler von PETRÉN, hat dieser Frage eine größere monographische Studie gewidmet, die zeigt, wie kompliziert die Dinge manchmal liegen können. Solche harmlose Glykosurien finden sich besonders in den Nachmittagsurinen. Der Prozentgehalt an Zucker bleibt dabei fast stets unter 1,0% und Erkundigungen ergeben gewöhnlich, daß eine kohlenhydrat-, insbesondere zuckerreiche Mahlzeit vorausgegangen war. In solchen Fällen wäre es ebenso falsch, sich mit dieser Angabe zu beruhigen wie einen leichten Diabetes anzunehmen, sondern es sind weitere Kontrollen nötig. Vergärt der Harn nicht, so handelt es sich überhaupt nicht um Glykose. Andere Zuckerarten wie Fructose oder Pentose lassen sich leicht durch typische Reaktionen identifizieren. Bei ganz kleinen Mengen liegt gewöhnlich die ebenfalls reduzierende Glykuronsäure vor oder in ganz seltenen Fällen Homogentisinsäure (vgl. darüber das Kapitel Alkaptonurie). Es ist für diese harmlosen alimentären Glykosurien charakteristisch, daß sie in ihrem Auftreten sehr launig sind, d. h. an den folgenden Tagen unter fast den gleichen Bedingungen fehlen. Sollte das der Fall sein, so ist ein Diabetes äußerst unwahrscheinlich. Will man völlige Sicherheit haben, so wären die später noch zu besprechenden Prüfungen anzustellen. – Läßt sich aber das Ergebnis der Untersuchung beliebig immer wieder reproduzieren, ist sogar nüchtern etwas Zucker in dem Harn, so steht auch dann noch die diabetische Natur nicht immer fest, sondern es ist zunächst, sofern es sich um kleine Mengen handelt (unter 1,0%), zu erwägen, ob nicht eine nichtdiabetische Glykosurie vorliegt. Das Auftreten größerer Zuckermengen und ein erhöhter Blutzucker erheben allerdings die Vermutung einer Zuckerkrankheit so gut wie immer zur Gewißheit. Die große Zahl nichtdiabetischer Glykosurien wurde früher schon (S. 580) aufgezählt und besprochen. Praktisch kommen vor allem in Betracht fieberhafte Infekte, BASEDOWsche Krankheit, Leberleiden, Schwangerschaft, Stillgeschäft, Schädeltraumen und schwere seelische Traumen, eventuell Psychosen. Ob einer dieser Zustände vorliegt, läßt sich fast stets durch Anamnese und gewöhnliche Untersuchung, für manche Gruppen insbesondere durch Urinuntersuchungen auf Gallenfarbstoffe und Milchzucker unschwer unterscheiden. Differentialdiagnostische Schwierigkeiten macht gewöhnlich nur zunächst der nachher noch zu besprechende Diabetes innocens oder renalis, aber er zeigt bei näherer Prüfung so charakteristische Züge, vor allem hinsichtlich des Blutzuckers im nüchternen Zustande und nach Belastung, ferner betreffs Art und Größe der Zuckerausfuhr, Ketonurie und Insulinwirkung, daß durch entsprechende Untersuchungen bald Klarheit geschaffen ist. Es gibt immerhin sehr seltene Fälle, in denen die Reaktionen verschieden ausfallen, d. h. teils für eine renale Form teils für einen echten Diabetes sprechen.

In diesen zweifelhaften Fällen empfiehlt es sich stets, einen echten Diabetes anzunehmen und dementsprechend therapeutisch zu verfahren. Wenn auch der Diabetes renalis m. E. als eine Sonderform ganz anderer Genese und Bedeutung anerkannt werden muß, so sind doch vereinzelt Übergänge beschrieben worden (BERTRAM u. a.). JOSLIN hat allerdings in seinem enormen Material sie nie gesehen. Erbliche Beziehungen gehen aus den wichtigen und mühevollen Untersuchungen von N. HJÄRNE hervor, der 199 Angehörige einer diabetischen Familie z. T. sieben Generationen hindurch verfolgte und dabei 46mal Störungen des Kohlenhydratstoffwechsels feststellte, davon 18mal einen Diabetes innocens, 6mal eine abnorm starke alimentäre Glykosurie, 7mal einen echten Diabetes, 1mal ein prädiabetisches Stadium, 13mal nicht diabetische, nicht renale Glykosurien und 1mal eine uncharakteristische, schwer sonst einzureihende Glykosurie.

Auf Grund einer einmaligen negativen Zuckerprobe im Urin läßt sich niemals ein Diabetes ablehnen; es sind schon viele, verhängnisvolle Irrtümer dadurch entstanden. Ohne besondere Verdachtsmomente wird man in praxi sich allerdings mit einer einmaligen Untersuchung begnügen und bei negativem Ausfall beruhigen, wenn auch der Nüchternblutzucker normal ist. Bei stationärer Behandlung ist sie in gewissen Abständen aber zu wiederholen und mancher nicht vermutete Diabetes wird dann noch erkannt. Selbstverständlich handelt es sich dann immer um leichte bzw. beginnende Fälle.

Irrtümer sind vor allem dann leicht möglich, wenn die Kranken in den Spätvormittagsstunden Harn lassen oder Nachturin zur Untersuchung mitbringen. In beiden Fällen kann die durch die voraufgehende Nahrung bedingte Glykosurie nicht mehr faßbar sein. Täuschungen kommen natürlich besonders leicht bei erfolgreich behandelten Diabetikern vor, aber die Anamnese bringt hier gewöhnlich Aufklärung, es sei denn, daß der Kranke, z. B. bei einer Untersuchung behufs Aufnahme in eine Lebensversicherung oder dgl., den Arzt durch falsche Angaben mit Erfolg täuscht. Die diagnostische Bedeutung einer negativen Zuckerprobe ist dann am größten, wenn vorher weder Insulin noch ein Ersatzpräparat wie z. B. Synthalin oder ein Sulfonamid gegeben waren, keinerlei Änderungen in Menge oder Zusammensetzung der Diät der Vortage gegenüber der gewöhnlichen Kost eingetreten waren und der untersuchte Urin 2—3 Std nach einer kohlenhydratreichen Mahlzeit entleert wurde.

Diese Bedingungen müssen in jedem irgendwie zweifelhaften Falle vorhanden sein oder für eine erneute Untersuchung geschaffen werden. Bleibt der negative Ausfall bestehen, so ist mit einer Wahrscheinlichkeit von mindestens 95% das Vorliegen selbst eines leichten Diabetes ausgeschlossen.

Bleiben Zweifel bestehen oder sind wie z. B. bei belasteten Menschen besondere Sicherheiten erwünscht, so muß die Untersuchung auf den Blutzucker ausgedehnt werden, was am besten in jedem Falle geschieht. Leicht erhöhte Nüchternwerte verstärken den Verdacht, Werte über 0,12% sind meist beweisend, doch gibt es auch hier Ausnahmen. Bei chronischen Nephropathien und Hypertonien auch ohne sichere Nierenbeteiligung (essentielle Hypertension) kommen aus bisher ganz undurchsichtigen Gründen zumal bei älteren Leuten, wie schon erwähnt, ausgesprochene Hyperglykämien ohne Glykosurie vor, die nicht ohne weiteres als solche diabetischer Natur angesprochen werden können.

Eine Entscheidung kann hier, wenn überhaupt, nur durch eine alimentäre Belastung herbeigeführt werden, d. h. den Verfolg der Blutzuckerkurven im Abstande von ½, 1, 2, 3, evtl. auch 4 Std nach Aufnahme von 20—50 g Glykose. Durch abnorme hohe Steigerungen gibt sich hierbei in der Regel auch der leichteste echte Diabetes zu erkennen. Durch Doppelbelastungsproben mit Glykose läßt sich die diagnostische Feinheit noch weiter erhöhen. Das

Fehlen eines Neuanstieges der Kurve, d. h. der Nachweis einer überschießenden Insulinproduktion, spricht dann, zumal wenn vorher keine Änderung in der Diät eingetreten ist, mit einer absoluten Sicherheit auch gegen das Vorliegen eines latenten Diabetes. Dies Vorgehen empfiehlt sich auch in jedem Falle, der noch nicht genügend geklärt ist. Man muß immer bedenken, daß die Nüchternwerte des Blutzuckers in der Norm eine relativ breite Streuung (bis 0,075% nach unten und 0,12% nach oben) haben und daß Werte von 0,10—0,11%, die an und für sich noch an der oberen Grenze der Norm liegen, für Menschen mit einem Normalwert von 0,08% schon eine deutliche Hyperglykämie bedeuten. Allerdings scheint es außerordentlich selten zu sein, daß Menschen mit sehr niedrigen Blutzuckerwerten zu Diabetikern werden. Es mag das damit zusammenhängen, daß sie normalerweise, vielleicht konstitutionell, schon über eine sehr reichliche Insulinproduktion verfügen.

Wie vorsichtig man mit der Beurteilung einer nur einmal festgestellten Glykosurie in prognostischer Beziehung sein muß, zeigen langjährige Beobachtungen von JOSLIN u. seinen Mitarbeitern.

Von 1946 Personen, die zwischen 1897—1935 wegen einer Glykosurie zu ihnen kamen und nicht als diabetisch befunden wurden, erwiesen sich bei einer Nachuntersuchung 1937 9,9% als Diabetiker.

Daß absolutes Gesundheitsgefühl nicht gegen das Vorliegen eines leichten D. m. spricht, zeigen systematische Einstellungsuntersuchungen für die amerikanische Kriegsindustrie im zweiten Weltkriege von BLOTNER u. HYDE. Unter 45 650 Gemusterten im Alter von 18—45 J. befanden sich 208 Fälle von D. m., 126 von vorübergehender Glykosurie und 93 von Diabetes renalis.

Auch sonst entdecken derartige systematische Untersuchungen, die in Amerika in großem Umfange angestellt werden, zahlreiche bisher nicht bekannte Diabetiker. So fanden WILKERSON u. KROLL in einer Kleinstadt von New England unter 3500 Einwohnern 70 (= 2%) Zuckerkranke, von denen 30 von ihrem Leiden nichts wußten.

Wie wichtig es ist, die Krankheit schon möglichst frühzeitig zu entdecken und der richtigen Behandlung zuzuführen, braucht nicht betont zu werden. Besonders Belastete und Fettsüchtige sollten daher häufiger hinsichtlich ihres Kh-Stoffwechsels kontrolliert werden. Wie schon erwähnt, macht die größte differentialdiagnostische Schwierigkeit die sogenannte renale Glykosurie, auch D. renalis oder D. innocens genannt.

Der Diabetes innocens. Charakterisiert ist er ebenso wie die Phlorrhizinglykosurie durch Zuckerausscheidung bei normalem oder sogar erniedrigtem Blutzucker. Er kommt in zwei anscheinend ganz unabhängigen Formen vor, einmal als Diabetes innocens vor allem bei Jugendlichen, und dann als renale Glykosurie bei Schwangeren.

LÉPINE und KLEMPERER beschrieben zuerst Glykosurien ohne Hyperglykämie, die auf eine abnorme Durchlässigkeit der Nieren zurückgeführt wurden. NAUNYN (Z) sprach 1898 von einer renalen Glykosurie bei normalem oder erniedrigtem Blutzucker. 1908 bestritt noch C. v. NOORDEN die Existenz solcher Fälle. Tatsächlich scheint auch der Fall von G. KLEMPERER gar kein D. innoc. gewesen zu sein, sondern erst BÖNNINGER (1908) teilte anscheinend den ersten einwandfreien Fall mit. SALOMON (1914) brachte die erste etwas größere Statistik von 10 Fällen. (Weitere Geschichte bei E. FRANK (Z) u. ROBBERS (Z). JOSLIN u. Mitarb. sahen unter 40 000 Zuckerkranken nur 84 sichere Fälle, davon 9 Fälle von renaler Schwangerschaft, Glykosurie. Es handelt sich meist um junge, zarte, oft neuropathische Leute im zweiten Dezennium, die entweder überhaupt keine Beschwerden haben oder wegen allgemeiner nervöser Klagen den Arzt aufsuchen.

Diese Glykosurie ist durch fünf Merkmale gekennzeichnet: die geringen Mengen des Zuckers (selten über 2,0% in der Einzelportion und 30 g am Tag), die Unabhängigkeit von der Kohlenhydratzufuhr, das schon erwähnte Fehlen einer Hyperglykämie, refraktäres Verhalten gegenüber Insulin sowie fehlende oder nur geringfügige Ketonurie. Fälle ohne alle diese Merkmale dürfen m. E. nicht als echter renaler Diabetes bezeichnet werden, wie z. B. kürzlich BONEM u. HECHT es tun; z. T. sind es wohl Zwischenstufen zwischen Diabetes renalis und echtem Diabetes.

Folgende Beobachtung unserer Klinik, über die REINWEIN u. PAASCH berichteten, illustriert einen typischen Fall.

E. Riez, 39 Jahre, Tischler. Mit 18 Jahren bei der Untersuchung behufs Aufnahme in die Lebensversicherung Zucker festgestellt, deshalb nicht aktiv gedient. 1907 Lungenentzündung. 1915 trotz Zucker im Harn eingezogen, aber nicht an der Front. 1922 Gallenblasenoperation (Verwachsungen), aß seitdem alles, viel Kuchen, dagegen keinen Zucker, bei allen Untersuchungen stets kleine Mengen Zucker. Außer einer gewissen Mattigkeit nie Beschwerden. Vom 15. November bis 3. Dezember 1927 in der Klinik. Ganz unabhängig von der Diät fast stets Zucker bis max. 1,1% = 9,3 g 2mal bei 400 g Brot zuckerfrei, nie Acetonkörper. Blutzucker schwankt zwischen 0,062—0,088, auf Kalzan, Afenil, Diuretin, Insulin (bis 40 Einheiten) kein Einfluß. Blutzucker nüchtern 0,085, bei Belastung mit 150 g Brot folgende halbstündliche Blutzuckerwerte: 0,129%, 0,124%, 0,102%, 0,075%, 0,083%.

Bemerkenswert ist an diesem Falle, daß die Krankheit, wenn man bei einer derartigen Glykosurie überhaupt noch diesen Namen gebrauchen will, 18 Jahre hindurch unverändert fortbestanden hat trotz Krieg, Lungenentzündung und Gallensteinleiden. Die Blutzuckerwerte waren stets subnormal und stiegen auch nach Kohlenhydratbelastung zu abnorm niedrigen Werten an. Ich selbst verfüge bei etwa 2500 Diabetikern nur über 12 sichere Fälle, beschrieben bei E. BUNDSCHUH (Z_{II}). ROBBERS hat 1946 90 Fälle aus den Kliniken Frankfurt, Heidelberg und Ulm zusammengestellt.

Die alimentäre Hyperglykämie fällt entweder normal oder wie in unseren Fällen vermindert aus. Der Sitz der Krankheit müssen die Nieren sein, doch läßt sich weder durch Calciumgaben (nach M. LABBÉ) noch durch Diuretin (nach POLLACK) eine Abdichtung der Nieren herbeiführen, auch bestehen in der Regel keine Beziehungen zu anderen Funktionsstörungen oder anatomischen Veränderungen der Nieren; in einzelnen Ausnahmefällen, wie z. B. bei UMBER u. ROSENBERG mag es sich um ein zufälliges Zusammentreffen handeln. Die Prognose ist gut, daher auch der Name Diabetes innocens. In einem unserer Fälle bestand die Störung 21 Jahre hindurch unverändert fort. UMBER (Z) behauptet, 2mal den sicheren Übergang eines einwandfrei renalen Diabetes in eine echte hyperglykämische Zuckerkrankheit gesehen zu haben.

Damit erhebt sich die wichtige Frage nach den Beziehungen zwischen dem Diabetes renalis und dem echten Diabetes. So sehr es berechtigt ist, hier von einer Sonderform zu sprechen und sie abzugrenzen, so wäre es doch falsch, die Brücken zu übersehen, die beide Arten miteinander verbinden. Zunächst sind es die hereditären Verhältnisse. Wie vor allem die schon erwähnte umfassende Studie von HJÄRNE zeigt, kommen oft beide Formen in der gleichen Familie nebeneinander vor. Dann gibt es Fälle, die fast als Übergangsstadien oder Mischformen anmuten, wenn z. B. die Nüchternwerte des Blutzuckers ganz normal sind, dagegen alimentäre Erhöhungen wie beim echten Diabetes auftreten, und die Zuckerausscheidung auch nicht mehr die weitgehende Unabhängigkeit von der Zufuhr zeigt.

Was nun den *Übergang* einer renalen Glykosurie in einen echten D. m. angeht, so sind alle Autoren sich darüber einig, daß, falls ein solcher überhaupt vorkommt, es sich um eine größte Rarität handelt.

ROBBERS hat alle von ihm erfaßten Fälle einer strengen Kritik unterworfen und läßt keinen gelten.

MARBLE (unter JOSLIN) verzeichnet (1952) nur eine mögliche Ausnahme.

Ich selbst verfüge über einen, auch der stärksten Kritik standhaltenden Fall, den ich 1952 gemeinsam mit H. HERING mitteilte.

Die Krankengeschichte dieses von mir über 30 Jahre beobachteten Mannes ist kurz folgende:

H. H., Schriftsetzer, geb. 8. 9. 88. Bei der Mutter im Alter von 62 Jahren transitorische Glykosurie, die ohne besondere Untersuchungen und Maßnahmen verschwand. Seit 1925 dauernd Zucker im Harn. 1928, 1933 und 1942 längere klinische Beobachtungen mit Untersuchungen in der damals von mir geleiteten Würzburger medizinischen Klinik. Stets Zucker im Harn, bis zu 30 g/Tag ohne Ketonurie, Blutzucker zwischen 47—91 mg-%, beim Staubeffekt maximal 158 mg-%, Nierenschwelle bei 55 mg-% (Prof. OBERDISSE), weitgehende Unabhängigkeit von Kh- und Insulinzufuhr. Dann dauernd in Beobachtung der Diabetikerbetreuungsstelle Würzburg (Leiter Dr. H. W. HERING). September, Oktober 1948 Hepatitis mit lange bestehendem Milz- und Lebertumor. Von 1941—1947 Nüchternblutzucker zwischen 67—124 (1mal) mg-%. Mit Ausnahme einer Stichprobe 1945 stets Urinzucker bis 3,4%, niemals Ketonkörper. Dauernd volle Kost und gutes Allgemeinbefinden.

Am 29. 8. 47 zum ersten Male Nüchternblutzucker auf 136 mg-% gesteigert, dann bis 1949 mit Schwankungen bis zu 162 mg-% leicht erhöht, in den letzten Jahren erheblich erhöht bis zu 182 mg-%, nur einmal 1950 90 mg-%.

Am 19. 6. 51 Blutzucker 179 mg-%, nach Doppelbelastung mit 2mal 50 g Glucose nach Staub maximal 235 mg-%. Subjektiv nur geringe Mattigkeit. Kohlenhydrate in der Diät eingeschränkt, kein Insulin.

Es besteht meines Erachtens kein Zweifel, 1. daß in den ersten 22 Jahren der Beobachtungszeit eine renale Glykosurie selbst nach den strengen Maßstäben von JOSLIN und seinen Mitarbeitern bestanden hat und daß 2. in den folgenden Jahren sich allmählich ein echter D. m. leichter Art entwickelt hat. Selbst der sehr kritische ROBBERS läßt diesen Fall als sicheren Übergang der 2 Formen von Glykosurie ineinander gelten.

Eine ähnliche, aber nicht völlig überzeugende Beobachtung teilte 1953 S. L. RODRIQUEZ MIÑON mit.

G. MOHNIKE (unter KATSCH) berichtete 1947 über eine Rückverwandlung eines echten D. m. in eine renale Glykosurie, doch erscheint mir die letztere Diagnose nicht gesichert zu sein.

Der *Erbgang* des echten D. m. und des D. renalis sind wohl meist verschieden (vgl. HJÄRNE u. HANHART). Er ist beim renal. D. einfach dominant, beim D. m. recessiv. Allerdings sind auch Ausnahmen möglich.

Meist werden 2 verschiedene Gene angenommen. In dieser sehr schwierigen Frage konsultierte ich den sehr kompetenten *Erbforscher* HANHART-Zürich. Seine Antwort, für die ich ihm sehr dankbar bin, lautete folgendermaßen: „Ein Genwandel, d. h. der Übergang einer Mutation in eine andere ist kaum denkbar. Es muß sich um ein und dasselbe Gen handeln, das zuerst sich bloß als D. r. auswirkt und später als offenbar dominanter D. m. Beide Erbkrankheiten müßten im Rahmen der Polyphänie eines Gen manifestiert werden."

Wie schwierig manchmal die Differentialdiagnose zwischen den beiden Formen sein kann, zeigt eine Beobachtung von LAWRENCE, der bei sicheren, nicht insulinierten Diabetikern eine niedrige Nierenschwelle für Zucker fand.

Es sind das aber sehr große Raritäten, die JOSLIN u. Mitarb. (1953) in ihrem ungeheuren Krankengut nur 4mal sahen, ich selbst niemals. Wohl aber gibt es renale Glykosurien, die 20 Jahre als echter D. m. behandelt wurden (R. M. FEILER 1951). Es gibt auch einseitige renale Glykosurien, wie sie CALLAWAY einmal nach Herausnahme einer pyelonephritisch erkrankten Niere schwinden sah.

Auch bei renalem Diabetes kann sich die Nierenschwelle bei zunehmendem Alter oder bei Komplikationen mit Arteriosclerose, Hypertonie und Nierenerkrankungen erhöhen.

Die meisten renalen Diabetiker haben keine diabetischen Allgemeinsymptome wie Polydipsie, Polyurie, Polyphagie, Abmagerung oder Komplikationen von Seiten der Haut, des Nervensystems und der Kreislauforgane. In ROBBERS großem Krankengut gilt das allerdings nur für 53,9%.

ROBBERS hat die Werte für Nüchternblutzucker bei 519 eigenen und fremden Fällen von renaler Glykosurie in folgender Reihe, von mir gekürzt, prozentual zusammengestellt:

Blutzucker zwischen 100—119 mg-% in 26,39%
Blutzucker unter   60   mg-% in 2,69%
Blutzucker zwischen 60—79   mg-% in 26,39%
Blutzucker zwischen 80—99   mg-% in 44,50%
Blutzucker zwischen 100—119 mg-% in 22,35%
Blutzucker zwischen 120 u. darüb.   in 4,04%.

Die einfachen Zuckerbelastungskurven und die Doppelbelastungsuntersuchungen nach STAUB-TRAUGOTT ergeben fast immer normale oder erniedrigte Werte, oft mit starken Nachschwankungen. Die Glykosurie übersteigt selten 50 g/Tag. Einmal fanden wir 100 g, andere Autoren sogar 200 g. Acetonurie fehlt bei D. r. in der Regel ganz oder ist nur angedeutet.

Auf Insulin reagieren die Kranken mit ihrer Glykosurie wenig oder gar nicht, selbst nicht bei so massiven Dosen von 150 E, wie wir sie manchmal gaben.

Die Beobachtung von E. FRANK (Z) von einem hypoglykämischen Koma mit 33 mg-% Blutzucker, ohne Zuckerfreiheit des Urins, auf 10 E Insulin ist ein schwer verständliches Unikum.

Was die Pathogenese der renalen Glykosurie betrifft, so ist wohl ziemlich sicher, daß die Niere der Sitz der Anomalie ist, mindestens im Endeffekt.

Die *pathologische Anatomie* läßt, was leicht verständlich ist, weitgehend, um nicht zu sagen völlig, im Stich. Es gibt nur eine Beobachtung von MONASTERIO-FAHR, bei der histologisch eine starke Erweiterung der Tubuli mit außerordentlich flacher, fast endothelartig dünner Epithelauskleidung gefunden wurde.

Die Ursache der Zuckerausscheidung wird ziemlich allgemein in einer mangelhaften Rückresorption durch die Tubuli vermutet, da Nierendurchblutung und glomerulare Filtration von allen Untersuchern, wie FRIEDMAN, SEIZER u. SOKOLOW, u. a. normal befunden wurden.

Zur Aufklärung der Pathogenese des D. r. wird immer wieder der Phlorrhizindiabetes herangezogen, da auch bei diesem der Blutzucker und die Nierenschwelle herabgesetzt sind. Aber es fragt sich doch sehr, ob diese Parallele weiterführt, denn diese Form des Diabetes kommt durch eine schwere Vergiftung zustande, die nicht nur an den Nieren angreift.

Auch funktionelle Tubulusschädigungen infolge Störungen des vegetativen Nervensystems sind vermutet worden, da durch Vagusdurchschneidung und -reizung Veränderungen der Nierenschwelle sich erzielen lassen (HILDEBRANDT, KAWASHIMA u. IWANAYA u. a.); aber eine experimentelle Erzeugung eines D. r. beim Tiere ist bisher nie gelungen.

THOMAS u. SOUTHWORTH haben den D. r. mit hormonalen Anomalien speziell des Hypophysenhinterlappens in Zusammenhang gebracht, aber es ist bisher nie gelungen, solche die Tubuli elektiv schädigende Substanzen im Blute zu fassen oder sie durch Bluttransfusionen solcher Kranken auf Gesunde zu übertragen.

Auch alle tierexperimentellen Versuche mit Injektionen anderer Hormonsubstanzen fielen bis auf eine Ausnahme negativ aus.

OBERDISSE u. PARASKEVOPOULOS sahen an meiner damaligen Würzburger Klinik unter dem Einfluß fortlaufender Injektionen von Gesamtextrakten des

Hypophysenvorderlappens bei Tieren eine Senkung der Nierenschwelle um durchschnittlich 64 mg-%. Das gleiche sah OBERDISSE auch bei Erkrankungen des Sellabereichs beim Menschen. Ob diese Senkung auf nervösem oder hormonalem Wege zustande kommt, ist noch unklar. OBERDISSE denkt an den letzteren.

Auch durch Injektionen von ACTH läßt sich eine renale Glykosurie erzeugen (KASS u. Mitarb.), ROBBERS (Z) vermutet eine cerebrale Genese, da in 2 genau untersuchten Fällen nach Encephalitis eine D. r. sich entwickelte.

Es muß mithin heute auch eine hypophysär-diencephale Genese dieser merkwürdigen Anomalie ernstlich in Erwägung gezogen werden.

Die wichtigen Untersuchungen von VERZÁR u. LAZST über die wichtige Rolle der Nebennieren für die Phosphorylierung der Glucose veranlaßten RÜHL u. THADDEA zu therapeutischen Versuchen mit Nebennierenhormonen bei D. r., aber ihre günstigen Ergebnisse halten einer Kritik nicht stand und wurden weder von BARTELHEIMER noch von ROBBERS u. WESTENHOEFFER, noch von uns selbst (10 Fälle) bestätigt.

Das gleiche gilt für eine Beobachtung von SCHNETZ, der angibt, in 1 Falle mit 10 mg Lactoflavin und 10 mg Percorten täglich eine renale Glykosurie zum Verschwinden gebracht zu haben.

Die *Prognose* der Anomalie ist immer gut, da der Übergang in echten D. m. eine solche Rarität ist, daß praktisch kaum mit ihm gerechnet werden kann. Immerhin sollte man solche Kranke von Zeit zu Zeit nachuntersuchen.

Eine Therapie dieser Form von Kranken ist überflüssig. Sie können alles essen, vor allem auch Kh und zwar um so mehr, je mehr sie Zucker ausscheiden. Eine Diabetikerkost ist zwecklos und wegen der dauernden Zuckerausscheidungen, die doch nicht zu beeinflussen sind, sogar schädlich. Auch sonst gibt es ja vorläufig keinerlei Mittel, die Glykosurie herabzusetzen oder gar zu beseitigen. Anfangs günstige Resultate sind später nie mehr gewonnen worden [Lit. bei ROBBERS (Z)].

Die sogenannte renale Glykosurie der Schwangeren. Als eine besondere Form des Diabetes renalis ist mit Recht (vgl. z. B. v. NOORDEN u. ISAAC) die Glykosurie der Schwangeren abgetrennt worden. Sie ist natürlich von dem in diesem Zustand sehr häufigen Auftreten von Milchzucker, einer Lactosurie, zu der keinerlei Beziehungen bestehen, streng zu unterscheiden.

PORGES und seine Mitarbeiter berichteten zuerst über das Vorkommen von spontaner Glykosurie mit normalem Blutzucker bei Schwangeren. Gleichzeitig bestand eine starke Neigung zu Acidose, die bis zu einem gewissen Grade für die Schwangerschaft ganz allgemein charakteristisch ist (PORGES u. NOVAK).

Die Sonderstellung solcher Fälle wird nicht mehr so auffällig, wenn man bedenkt, daß bei Schwangeren alimentäre Glykosurie ganz generell viel leichter hervorgerufen werden kann als bei normalen Frauen, und zwar ohne besonders ausgesprochene Hyperglykämie.

E. FRANK hat daraufhin einen latenten Diabetes renalis bei der Schwangerschaft, auch der extrauterinen, angenommen, und die alimentäre Glykosurie geradezu als Unterstützungsmittel der Frühdiagnose der Schwangerschaft empfohlen.

Die Genese dieser Form der Glykosurie ist noch stark umstritten. Die ersten Beobachter nahmen eine Überempfindlichkeit der Niere gegenüber dem Blutzucker an, neuerdings rückt mehr eine dyshormonale Entstehung in den Vordergrund (vgl. z. B. UMBER u. ROSENBERG).

Literatur

Zusammenfassende Darstellungen (Z)

BOLLER, R.: Die Diagnose. In R. BOLLERS Diabetes mellitus (ZI), S. 223. 1950. — BUNDSCHUH, E. (unter E. GRAFE): Beiträge zur Frage des renalen Diabetes. Inauguraldissertation. Würzburg 1943.

DEPISCH, F.: Renale Glykosurie. In R. BOLLERS Diabetes mellitus (Z), S. 593. 1950.
FRANK, E.: Pathologie des Kohlenhydratstoffwechsels. Basel: Benno Schwabe 1949.
JOSLIN, E. P.: The definition, diagnosis, classification, symptomatology and prognosis of diabetes in treatment of diabetes mellitus (Z), 9. Aufl., S. 251. 1952.
MARBLE, A.: Nondiabetic glycosuria in JOSLINS u. Mitarb. Treatment of diabetes mellitus (ZI), 8. Aufl. (Z), S. 785, 1946; 9. Aufl., S. 699, 1952.
ROBBERS, H.: Der renale Diabetes: Klinik der Zuckerausscheidungen bei normalem Blutzucker. Stuttgart: Wissenschaftliche Verlagsgesellschaft 1946.

Einzelarbeiten

BARTELHEIMER, H.: Z. klin. Med. 135, 222 (1939). — BLOTNER and HYDE: J. Amer. Med. Assoc. 122, 432 (1943). — New England J. Med. 229, 885 (1943). — BÖNNINGER: Dtsch. med. Wschr. 1908, 780. — BONEM u. HECHT: Med. Klin. 1928, 1580. — BUFANO: Klin. Wschr. 1934, 253, 403.
CALLAWAY, CL. P.: Unilateral renal glycosuria in association with diabetes mellitus and chronic pyelonephritis. Ann. Int. Med. 33, 243 (1950).
FAHR, G.: Virchows Arch. 309, 16 (1942). — FALTA, W.: Wien klin. Wschr. 1931, Nr. 50/51. — FEILER, R.-M.: Beitrag zum Problem des renalen Diabetes. Berl. med. Z. 1951, 323. — FOWLER: Ann. Int. Med. 7, 518 (1933). — FRANK, E.: Arch. exper. Path. u. Pharmakol. 72, 387 (1913). — FRIEDMAN, SEIZER and SOKOLOW: Amer. J. Med. Sci. 204, 22 (1942).
GRAFE, E., u. H. W. HERING: Zur Frage des Überganges von Diabetes renalis in Diabetes mellitus. Klin. Wschr. 1952, 345.
HANHART, E.: Briefliche Mitteilung. — Erbpathologie des Stoffwechsels. In Handbuch der Erbbiologie des Menschen, Bd. 4, Teil 2, S. 706. Berlin: Springer 1940. — HILDEBRANDT, O.: Arch. exper. Path. u. Pharmakol. 88, 80 (1920). — HJÄRNE: Acta med. scand. (Stockh.) 67, 422 (1927). — HOFF, F.: Klin. Wschr. 1938, 1535.
KASS, E. H., and others: Proc. Soc. Exper. Biol. a. Med. 73, 669 (1950). — KAWASHIMA and IWANAYA: J. of Biochem. 11, 293 (1929). — KLEMPERER, O.: Dtsch. med. Wschr. Vereinsbeilage 1896, 23 u. 30.
LAWRENCE, R.: Brit. Med. J. 1929, 196. — LAWRENCE, R. D., and D. KEEPING: Lancet 1947, No. vom 18. Juni. — LEPINE: Congr. franç. de méd. int. 14. August 1895 u. Rev. Med. 1896, 594. — LICHTWITZ, L.: Klin. Wschr. 1932, 626.
MAASE: Berl. klin. Wschr. 1911, 1757. — MOHNIKE, G.: Z. inn. Med. 2, 409 (1947). — Über den STAUB-TRAUGOTTschen Versuch. III. Mitteilung. Syndromwandel zwischen renaler Glykosurie, Hyperinsulinismus und Diabetes mellitus. Z. inn. Med. 3, 364 (1948). — MONASTERIO: Klin. Wschr. 1939, 338.
OBERDISSE, K., u. J. N. PARASKEVOPOULOS: Über die Beeinflussung der Zuckerausscheidungsschwelle durch den Hypophysenvorderlappen. Z. exper. Med. 108, 317 (1940). — OBERDISSE, K.: Kohlenhydratstoffwechsel bei organischen Erkrankungen im Sellabereich. Dtsch. Arch. klin. Med. 198, 157 (1951).
PORGES, O., u. NOVAK: Berl. klin. Wschr. 1911, 1757, mit STRISOWER: Berl. klin. Wschr. 1912, 40 und Z. klin. Med. 78, 413 (1913). — POULSON: Z. exper. Med. 71, 577 (1933).
REINWEIN, H., u. PAASCH: Med. Wschr. 1928, 27. — ROBBERS, H., u. WESTENHOEFER: Klin. Wschr. 1939, 927. — ROBBERS, H.: Verlauf und Prognose des renalen Diabetes. Eine Nachuntersuchung an 60 Fällen. Dtsch. Arch. klin. Med. 200, 398 (1953). — RODRIQUEZ MIÑON, J. L.: Relacion entra la diabetes renalis y la diabetes verdadera. Rev. clin. españ. 50, 165 (1953). Ref. Kongreßzbl. inn. Med. 150, 226 (1954). — RÜHL, A., u. S. THADDEA: Dtsch. Arch. klin. Med. 182, 1 (1938).
SALOMON, H.: Dtsch. med. Wschr. 1914, 217. — Berl. klin. Wschr. 1916, 1093. — SCHNETZ H.: Untersuchungen über den Einfluß von Lactoflavin auf den renalen Diabetes. Gastroenterology 73, 17 (1948).
THADDEA, S.: Die Erkrankungen der Nebennieren. Erg. inn. Med. 54, 753 (1938). — THOMAS and SOUTHWORTH: Ann. Int. Med. 12, 1560 (1939).
UMBER, F., u. M. ROSENBERG: Z. klin. Med. 100, 655 (1924). — Klin. Wschr. 1925, 13, 583.
VERZÁR, F.: Probleme und Ergebnisse auf dem Gebiete der Darmresorption. Erg. Physiol. 32, 391 (1931). — VERZÁR, F., u. L. LAZST: Pflügers Arch. 236, 693 (1935); 237, 476 (1936); 239, 136 (1938).
WILKERSON, L. C., and L. P. KRALL: Diabetes in a New England town. J. Amer. Med. Assoc. 135, 209 (1947).

f) Einteilung und Formen

Der D. m. des Menschen ist im ganzen trotz der Vielseitigkeit seiner Symptome ein ziemlich scharf umrissenes Krankheitsbild.

Schon seit dem 6. Jahrhundert vor Christi in Indien ist man bemüht gewesen, ihn in verschiedene Formen zu zerlegen. [Ausführliche Darstellung bei FALTA (Z. S. 173).] Meist geschieht die Unterteilung nach dem Schweregrad, was prognostisch und therapeutisch wohl auch am wichtigsten ist. Maßgebende Faktoren dafür sind Glucosurie, Ketonurie, Hyperglykämie, Eiweißumsatz und Hypertonie. Die ältere Einteilung war ganz auf die Glucosurie abgestellt. Dabei galt als leicht die Form, bei der noch eine erhebliche Kh-Toleranz von etwa 100—150 g bestand, als mittelschwere diejenige, bei der der Zucker erst verschwindet, wenn die Hauptkohlenhydratträger (Zucker, Kartoffeln, Cerealien usw.) aus der Nahrung fortbleiben, und als schwere diejenige, bei der überhaupt keine Zuckerfreiheit erzielt werden kann.

PETRÉN (Z) hat 1923 die Einteilung nach dem Blutzucker vorgenommen. Der kritische Wert für die Trennung zwischen leichten und schweren Fällen war bei ihm ein *Nüchternblutzucker* von 0,2%, eine etwas willkürlich gewählte Zahl, die höchstens für den Endeffekt der Behandlung in der Vorinsulinära, in der sie auch vorgeschlagen wurde, einen gewissen Maßstab abgeben kann. Man könnte ihr auch für die heutige Zeit noch in dem Sinne Geltung zugestehen, wenn man als schwer solche Fälle bezeichnet, bei denen es nicht oder nur um den Preis sehr hoher, gefährlicher Insulindosen gelingt, den Blutzucker unter den genannten Grenzwert herabzudrücken. Maßgebend dabei ist auch bis zu einem gewissen Grade die therapeutische Kunst des Arztes.

Auch die *Ketonurie* ist kein guter Indicator. BERTRAM (Z) betrachtet als leichte Fälle solche, die bei einer Standardkost von 100 g Kh kein Aceton ausscheiden, als mittelschwere diejenigen, welche auf Insulin ihre Ketonurie verlieren und als schwere solche, die auch mit Insulin nicht zuckerfrei werden. Danach würde es nun sehr wenige schwere Fälle geben und auch diese würden verschwinden, wenn man eine Standardkost mit 150 oder 200 g Kh als Maßstab anlegt. Ich kenne jedenfalls keinen Kranken, der mit dieser Kh-Menge und Insulin nicht sein Aceton verloren hätte.

M. LABBÉ (Z) hat noch vor Entdeckung des Insulins die Zuckerbildung aus Eiweiß als Testobjekt genommen. Schwer war nach ihm ein D. m., bei dem eine solche stattfand. Es waren das schon damals nur relativ wenige Fälle. Heute können wir eine solche manchmal komplizierte Prüfung gar nicht mehr vornehmen, da wir mit der Insulintherapie, die in solchen zweifellos schweren Fällen stets nötig ist, nicht warten dürfen.

Die französische Klinik hat seit LANCERAUX und LAPIÈRE, denen sich später auch RATHERY (Z), CHABANIER (Z) und zum Teil LABBÉ u. a. anschlossen, die beiden Typen des Diabète maigre (pancreatique) und des Diabète gras aufgestellt, von denen der erstere als schwer, der zweite als leicht gelten. Die Typen existieren zweifellos, aber die Schwere der Krankheit ist keine Funktion des Gewichtes, wenn auch zugegeben werden muß, daß im allgemeinen die erstere Form die prognostisch ungünstigere ist.

FALTA, KYLIN, WIECHMANN u. a. und vor allem R. SCHMIDT haben die Hypertonie in den Mittelpunkt ihrer Einteilung gestellt. FALTA (1913) sprach zuerst von einem hypertonischen D. m., legte seiner Einteilung aber später andere Gesichtspunkte zugrunde.

R. SCHMIDT und seine Schule unterschieden einen sthenischen Überdruckdiabetes mit günstiger Prognose im Alter und einen asthenischen Unterdruckdiabetes mit ungünstiger Prognose in der Kindheit.

Beide Typen bestehen und sind scharf umrissen, aber nur ein Teil der Zuckerkranken läßt sich in sie einreihen.

STOCKINGER hat den Versuch einer Einteilung nach ätiologischen Gesichtspunkten unternommen. Er unterschied einen echten primären D. m. sowie neuropathische und symptomatische Formen, die extrapankreatogen ausgelöst werden. Ein solcher moderner Versuch ist zweifellos berechtigt, doch ist er praktisch schwer durchführbar, weil wir die Ursache des D. m. in den meisten Fällen nicht feststellen können. Für die Annahme von STOCKINGER, daß 60% extrainsulär bedingt sind, fehlt vorläufig jeder zuverlässige Anhaltspunkt.

FALTA und später ähnlich HIMSWORTH wählten die Insulinempfindlichkeit bzw. das Glucoseäquivalent, d. h. die Insulinmenge, die zur Beseitigung von 1 g Harnzucker erforderlich ist, als Einteilungsprinzip. Das Glucoseäquivalent schwankt aber beim Zuckerkranken außerordentlich stark in den weiten Grenzen von 0,14—5,0 g und mehr mit einem Durchschnittswerte von 1,0 g. Unter 362 von FALTA und seinen Schülern untersuchten Zuckerkranken erwiesen sich 34,2% als insulinempfindlich, 31,4% als insulinresistent, der Rest wurde als Mittelform bezeichnet. Das Prinzip ist klar, die Prüfung allerdings nicht immer einfach.

Man gewinnt auf diese Weise einen gewissen Anhaltspunkt für den Einfluß gegenregulatorischer Faktoren bei der Krankheit, wenn es auch durchaus falsch wäre, etwa einen Parallelismus zwischen Höhe des Insulinbedarfs und Stärke gegenregulatorische Einflüsse anzunehmen. Dazu ist der Insulinbedarf von viel zuviel verschiedenen Faktoren abhängig, auf die hier nicht näher eingegangen werden soll.

Auch nach meiner Meinung ist der Insulinbedarf der beste, natürlichste und klinisch wichtigste Gradmesser für die Beurteilung der Schwere der Erkrankung.

Schließlich sei noch eine neue ätiologische Einteilung von BORNSTEIN und LAWRENCE erwähnt, die auf Insulinbestimmungen im Blute nach der neuen Methode von BORNSTEIN basiert. Diese benutzt als Testobjekt alloxandiabetische hypophysen- und nebennierenlose Kaninchen. Je nach der Höhe des Insulingehalts des Blutes werden von BORNSTEIN und LAWRENCE 2 Typen unterschieden, ein alter fetter mit Insulinmengen von 0,25 millionstes E. pro 1 cm³ Blut (etwa 20% der Norm) und ein schwerer magerer jugendlicher Typ mit nicht mehr faßbaren Mengen Blutinsulin. Für klinische Zwecke ist diese Methode viel zu kompliziert, auch theoretische Bedenken sind gegen sie erhoben, z. B. von ADAMS. Das gleiche gilt für die Klassifizierung von KLOTZBÜCHER (unter BÜRGER) auf Grund von Übertragungsversuchen mit Diabetikerblut. Dabei werden Diabetiker mit Glucagonhyperglykämie und Diabetiker mit gestörter Insulinverwertung unterschieden. Unter 41 Fällen von D. m. war die 1. Gruppe in 32%, die 2. in 29% vertreten, 40% ließen sich nicht klassifizieren, was m. E. entscheidend gegen eine klinische Verwendung spricht.

Literatur

ADAMS, D. M.: Two types of diabetes mellitus. Brit. Med. J. 1951, 54.

BORNSTEIN, J., and R. D. LAWRENCE: Two types of diabetes mellitus with and withou available plasma insulin. Brit. Med. J. 1951, 732. — BORNSTEIN, J., and PH. TREWHELLA: Plasma insulin levels in diabetes mellitus in man. Med. J. Austral. 1951, 119.

GOLDNER, M. G., and others: The effect of cobaltous cloride on the blood sugar and alpha cells in the pancretic islets of the rabbit. Metabolism 1, No 6 (1952). — Alpha cell damage on blood sugar changes in tabbits after administration of cobalt. Proc. Soc. Exper. Biol. a. Med. 82, 406 (1953).

HIMSWORTH, H. P.: Clin. Sci. 2, 67 (1935). — Lancet 1936, 127. — HORSTMANN, P.: The function of the endocrin glands in diabetes mellitus. A clinical study of 107 cases. Acta endocrinol. (Copenh.) 2, 379 (1949).

KLOTZBÜCHER, E.: Über zwei Formen des menschlichen Diabetes mellitus, den Diabetes mit Glucagonhyperglycaemie und den Diabetes mit gestörter Insulinverwertung. Z. inn. Med. 8, 126 (1953). — KYLIN, E.: Klinische und anatomische Studien über die Hypertoniekrankheit. Stockholm 1923.

LABBÉ, M.: Précis de pathologie medicale. Paris: Masson & Cie. 6, 995 (1934). — LANCERAUX, E.: Bull. Acad. Méd. Paris II 6, 1215 (1877); 19, 588 (1888). — LAPIÈRRE: Sur le diabète maigre dans ses rapports avec les altération du pancreas. Thèse de Paris 1879. —

LAWRENCE, R. D.: Types of human diabetes. Brit. Med. J. **1951**, 373. — LORANT u. ADLER: Wien. Arch. inn. Med. **7**, 137 (1924). — LUKENS, R. W., and DOHAN: Pennsylvania Med. J. **48**, 24 (1944).
SCHMIDT, R.: Wien. Arch. inn. Med. **7** (1923). — Klin. Wschr. **1930**, 1966. — STOCKINGER, W.: Diabetes mellitus und Glykopathie. Versuch einer Systematik der verschiedenen Diabetesformen. Klin. Wschr. **1947**, 801.
WIECHMANN, E.: Münch. med. Wschr. **1929**, 189, 831.

g) Klinische Symptomatologie des Diabetes mellitus

Das klinische Bild des Diabetes mellitus ist von einer sehr großen Mannigfaltigkeit. Von vollkommener Symptomenarmut, gesundem Aussehen und nahezu normalem Wohlbefinden bei größter Leistungsfähigkeit finden sich alle Übergänge bis zu dem Bilde tödlicher Vergiftung und schwerster Schädigung in fast allen Organsystemen.

α) Unkomplizierte Verlaufsarten

Die Zuckerkrankheit ist im allgemeinen eine ausgesprochen chronische Erkrankung, die in ihren Anfangsstadien in der Regel keine oder nur minimale, nicht weiter beachtete Beschwerden oder Symptome macht. Daher kommt es, daß die Krankheit so oft rein zufällig entdeckt wird, sei es bei Untersuchung zwecks Aufnahme in eine Lebensversicherungsgesellschaft oder wegen andersartiger Beschwerden. Wenn es somit auch im allgemeinen ganz richtig ist, daß die Krankheit nicht über Nacht sich entwickelt und lange dauert, so gibt es doch auch vereinzelte Fälle, in denen sie, vor allem bei Kindern, plötzlich hereinzubrechen scheint und wie eine Infektionskrankheit in wenigen Wochen zum Tode eilt. So sah ich vor der Entdeckung des Insulins einen 14jährigen Jungen, bei dem auch ohne Komplikationen nur 6 Wochen die faßbar ersten klinischen Symptome und das tödliche Koma trennten. Da keine Urinuntersuchungen aus der Zeit unmittelbar vor dem Auftreten der typischen Erscheinungen vorlagen, so läßt sich, wie immer in solchen Fällen, der nicht zu widerlegende Einwand machen, daß die Krankheit länger zurückging, als die sorgfältigste Anamnese es aufzudecken vermag. Es gibt aber in der Literatur Fälle, in denen solche negative Befunde aus der Zeit kurz vor der Krankheit zufällig vorlagen. Nicht jeder stürmisch einsetzende Diabetes hat notwendig eine schlechte Prognose, besonders braucht es dann nicht der Fall zu sein, wenn ein akuter Anlaß, vor allem ein fieberhafter Infekt, vorlag, der ohne Komplikationen wieder verschwindet. Hier können selbst schwere Störungen des Kohlenhydrathaushaltes wieder ganz verschwinden. Meist sind es aber Scheinheilungen, denn genaue Prüfungen hinterher lassen fast immer die Zeichen der latenten Krankheit erkennen, und bei Überbelastung des Kohlenhydrathaushaltes oder bei irgend einer neuen Infektion selbst leichter Art wird der Diabetes wieder manifest und bleibt es dann meist auch. Doch gibt es auch Fälle, in denen ein akut beginnender manchmal auch ein chronischer Diabetes rasch und vollständig sich zurückbildet und nach Jahren trotz langdauernder Kohlenhydratbelastung bei den gewöhnlichen Prüfungen nicht mehr nachweisbar ist. AKEREN, PERCIVAL, GRAFE (Z), STRIECK, CONN u. Mitarb. u. a. haben solche Krankengeschichten mitgeteilt.

Die Dauer der Krankheit, die zwischen Wochen und mehreren Jahrzehnten schwankt (4½ Dezenien sind die längste bei einer meiner Kranken zuverlässig beobachtete Zeit), steht gewöhnlich im umgekehrten Verhältnis zu der Schwere des Leidens, d. h. die gutartige Tendenz eines chronischen Diabetes schlägt nur selten in ihr Gegenteil um. Die Stärke der Erkrankung kann vom leichtesten Prädiabetes bis zum tödlichen Koma ansteigen. In jedem Stadium vom letzten natürlich abgesehen, kann die Krankheit stehen bleiben oder sogar sich bessern, und zwar sowohl von selbst wie vor allem unter der Wirkung einer geeigneten Therapie. Von ganz chronischen inveterierten Fällen abgesehen, besteht aber im allgemeinen eine gewisse Tendenz zum Fortschreiten, wenn auch das Tempo manchmal sehr langsam ist. Die ungünstige Tendenz gilt vor allem für die frühzeitig entstandenen Fälle, während die in hohem Alter sich entwickelnde Krankheit öfter einen stationären Charakter hat.

Das Bild des *Prädiabetes* hat MARAÑON in einer eigenen kleinen Monographie im ganzen recht treffend gezeichnet. Charakteristisch sind eine gewisse Mattigkeit mit oder ohne vermehrten Durst sowie Neigung zu Dermatosen. Ein solches Stadium kann sogar ohne Glykosurie dem Diabetes voraufgehen. Die Beurteilung ist dann allerdings oft sehr schwierig, da auch ein Pseudodiabetes vorliegen kann. Derartige Fälle bedürfen ganz besonderer Überwachung und einer eingehenden Prüfung in der S. 641 geschilderten Art, besonders dann, wenn eine erbliche Belastung mit Diabetes oder sonstigen Stoffwechselkrankheiten vorliegt. Klarer ist der erste Beginn der Krankheit, wenn bereits hin und wieder sporadische Glykosurien besonders bei Belastung konstatiert werden können oder vereinzelt einmal ein erhöhter Blutzuckerwert gefunden wird. Sehr große Bedeutung legt MARAÑON meines Erachtens nicht ganz zu Recht den Blutdrucksteigerungen bei. Sie sind ihm vor allem, wenn sie früh auftreten, immer ein verdächtiges Zeichen, und er ist geneigt, jeden erhöhten Blutzucker bei Hypertension als prädiabetisches Symptom aufzufassen. Die Schwierigkeit der Deutung kann im einzelnen Falle gewiß sehr erheblich sein, aber durch Blutzuckerkurven nach Belastung und Prüfung des

Tabelle 85. *Zuckertabelle der Medizinischen und*

Da-tum	Ge-wicht	Diät												Blut-zucker %
		Kh in Brot	Kh in Kar-toffel	Kh in Milch	Kh in Ge-müse u. Obst	Extra Kh	Ge-samt Kh	Ei-weiß ani-mal	Ge-samt ei-weiß	Fett	Alko-hol	Be-sondere Zu-lagen	Brutto Calo-rien	

Staubeffektes wird meist eine Entscheidung zu treffen sein. Da bei solchen Untersuchungen Hyperglykämien von Hypertonikern öfter normale Ergebnisse zeitigen, so scheint es mir nicht angängig, jede Blutzuckersteigerung bei solchen Kranken als prädiabetisch aufzufassen. Trotzdem kann man dem Rate von M. zustimmen, vorsichtshalber allen solchen Kranken eine gewisse Einschränkung der Kohlenhydratzufuhr anzuraten. In Deutschland sind diese initialen Hypertensionen an sich viel seltener als in Spanien, wie überhaupt nach CRASSOUSIS und POULIKAKOS (unter GRAFE) Hypertonien bei Diabetikern ohne Nierenerkrankungen nicht häufiger und nicht früher vorkommen als bei gleichaltrigen Nichtzuckerkranken.

Die Bedeutung des Prädiabetes liegt ja vor allem auf prophylaktisch-therapeutischem Gebiete. Es kann keinem Zweifel unterliegen, daß der entstehende Diabetes leichter und günstiger zu beeinflussen ist wie der vollentwickelte. Für Studenten ist durch die an vielen Universitäten obligatorischen Untersuchungen auch in dieser Beziehung eine sehr zweckmäßige Kontrolle gegeben. Bei den Schulen harrt sie meist noch der Einführung; vor allem wird die Untersuchung hier nur ganz selten generell auch auf den Urin ausgedehnt. Wie wesentlich positive Zuckerbefunde bei solchen und ähnlichen Anlässen sind, geht aus der Tatsache hervor, daß nach BARRINGER, HOLST u. a. [Lit. und eigene Beobachtungen bei v. NOORDEN und ISAAC (Z) sowie JOSLIN u. Mitarb.] in 30—50% solcher zufällig entdeckter Glykosurien später ein echter Diabetes sich entwickelt, sofern nicht bereits schon ein solcher vorliegt. Im übrigen sei auf das im vorigen Kapitel geschilderte Vorgehen verwiesen.

Die Schwere der Krankheit läßt sich manchmal schon bei einmaliger Untersuchung aus dem Stempel, welchen der Diabetes dem Körper aufgedrückt hat, ersehen, vor allem bei starken Gewichtsabnahmen und Austrocknungserscheinungen. Wichtiger ist natürlich das Ergebnis der Urinuntersuchungen, wobei für die Beurteilung weniger die Höhe des Prozentgehaltes an Zucker als das Vorhandensein oder Fehlen der Acetonkörper maßgebend ist. Eine exakte Feststellung der Schwere der Erkrankung ist aber nur durch die Aufstellung einer Kohlenhydratbilanz an mehreren aufeinanderfolgenden Tagen möglich. Gleichzeitig muß auch die Höhe der Calorienzufuhr in Betracht gezogen werden und die Untersuchung auf Ketonurie und auf den Blutzucker ausgedehnt werden. Dabei darf es sich nicht um Schätzungen handeln, sondern es müssen genaue Angaben mit Waage, Meßglas und mit exakten quantitativen Zuckerbestimmungen gewonnen werden. Über Caloriengehalt und Zusammensetzung der Nahrung orientiert sehr gut die SCHWENKENBECHERsche Tabelle oder die umfassenderen Zusammenstellungen von SCHALL oder des Statistischen Reichsgesundheitsamtes (1943), ferner sei auf die umfassende Nahrungsmitteltabelle von GLATZEL S. 147 verwiesen. Ich verzichte absichtlich darauf, auch meinerseits hier eine Zusammenstellung von Nahrungsmittelanalysen zu geben, da eine der genannten Tabellen oder eine ähnliche umfassende andere im Besitze jedes Arztes, der Stoffwechselkranke behandelt, sein muß.

Die zur Beurteilung der gesamten Stoffwechsellage und gleichzeitig auch zur Behandlung notwendigen Angaben werden zur besseren Übersicht zweckmäßig in Tabellenform täglich eingetragen. Das an meiner früheren Klinik von mir eingeführte Schema findet sich unten als Beispiel mitgeteilt (Tab. 85):

Nervenklinik der Universität Würzburg

	Urin												Kh Bilanz	Insulinmenge (Einh.)	Andere Medikamente	Bemerkungen
Menge	Spez. Gewicht	Reaktion	Eiweiß	% Zucker	Gesamtzucker	Aceton	Acetessigsäure	Gesamt-Aceton körper	NH₃ g	gN	Alkalireserve				

Wie man im einzelnen die Anlage macht, ist dabei ziemlich gleichgültig, die Hauptsache ist, daß für alle zur Beurteilung und damit auch zur Behandlung notwendigen Eintragungen Rubriken vorhanden sind. Die Stäbe im einzelnen bedürfen wohl keiner besonderen Erläuterung, da die Überschriften das Nötige besagen. Die Eintragungen der Angaben für die Zusammensetzung der Nahrung gewinnen an Einfachheit und Exaktheit in solchen Krankenhäusern, in denen Diätküchen bestehen, in denen die genaue Abwägung, Zubereitung und Ausrechnung der Kost von geschultem, ganz zuverlässigem, möglichst gebildetem Personal vorgenommen wird. Für keine andere Krankheit ist diese Einrichtung, die in Amerika in jedem größeren Krankenhaus, bei uns in Deutschland leider noch nicht in diesem Umfange besteht, so wesentlich wie beim Diabetes. Fehler in Wägungen und Ausrechnungen, welche Beurteilung und Behandlung sonst oft hemmen, sind dabei auf ein Mindestmaß reduziert. Wenn so die jeweils pflegende Schwester wesentlich entlastet ist, so hat sie doch immer noch die wichtige Aufgabe, die Aufnahme der verordneten Nahrung durch den Patienten zu überwachen und die etwa übriggebliebenen Nahrungsreste der Diätküche zur Rückwägung und Rückrechnung wieder zuzuleiten. Es gelingt so am leichtesten und zuverlässigsten, Zuckerkranke fast aufs Gramm genau einzustellen und genaue Bilanzen zu gewinnen.

Hinsichtlich der Blutzuckerbestimmungen kann man in der Regel auf tägliche Analysen verzichten. Sie müssen, sofern nicht besondere Zwecke, wie z. B. die Beobachtung der Insulin- und Nahrungswirkung in Tageskurven verfolgt wird, morgens nüchtern vorgenommen werden. Es genügen im allgemeinen zwei wöchentliche Bestimmungen, in schweren Fällen natürlich häufigere, im Präkoma oder Koma sogar 2—3 stündliche. Die zweimalige tägliche Bestimmung, wie sie PETRÉN als Regel empfahl und an seiner Klinik durchführte, bedeutet eine so große Belastung von Laboratorium und Personal und eine so starke Belästigung der Kranken, daß die Vorteile demgegenüber zu gering sind.

Bei der Untersuchung des Urins ist eine tägliche Kontrolle hinsichtlich Menge, spezifischen Gewichts, Zucker und Acetonkörper unerläßlich, und zwar sowohl in der Tages- wie in der Nachtmenge getrennt. Etwa vorhandener Zucker muß quantitativ bestimmt werden, während man sich bei der Acidose angesichts des die Situation meist rasch ändernden Insulins meist mit der Abschätzung der Stärke der quantitativen Reaktionen begnügen kann. Genaue Angaben sind natürlich nur durch quantitative Methoden, die in allen zweifelhaften und wichtigen Fällen zur Anwendung kommen müssen, zu gewinnen. Die Bestimmung der CO_2-Spannung in der Alveolarluft oder der Alkalireserve kommt nur für sehr schwere, vom Koma bedrohte oder im Koma befindliche Fälle in Betracht, bildet aber hier aus den oben erwähnten Gründen das beste Kriterium für die Beurteilung der Größe der Gefahr. Die geschilderte Tabellenführung ist natürlich in dieser Vielseitigkeit nur bei stationär beobachteten Kranken möglich, aber hinsichtlich der Diätangaben und der Urinuntersuchungen bei zuverlässigen Kranken auch zu Hause durchführbar, vor allem, wenn sie diätetisch eingestellt sind.

Die Beurteilung der Schwere der Stoffwechsellage ist die notwendige Voraussetzung für die Behandlung, ja bereits der erste Schritt dazu. Sie ist selten gleich am ersten Tage möglich, sondern meist erst nach einigen Tagen einer möglichst konstant gehaltenen Kost. Wie diese im Einzelfalle zu wählen ist, wird bei der Besprechung der Therapie näher geschildert werden.

Leichte Diabetiker sind dadurch gekennzeichnet, daß sie keine Insulinzufuhr von außen nötig haben, weil sie bei einem Kh-Gehalt der Kost von 150 g Kohlenhydrat- und ausreichendem Caloriengehalt der Nahrung zucker- und acidosefrei zu halten sind und dabei einen normalen oder nur minimal erhöhten Blutzucker haben. Bei den mittelschweren Fällen läßt sich eine so günstige Stoffwechsellage nur mit kleinen Mengen Insulin, bei den schweren nur mit sehr großen Mengen dieses Inkretes oder gar nicht herbeiführen. Entscheidend ist also die Frage der Insulinindikation. Hier bestehen auch heute noch gewisse Differenzen in der Stellungnahme, auf die später noch im einzelnen einzugehen ist. Im großen und ganzen dürften aber die Ansichten für die absolute Indikation kaum wesentlich variieren. Die allgemeine Auffassung geht dahin, daß Insulin dann gegeben werden muß, wenn bei einer Kost mit einem Gehalt von ca. 100 g Kohlenhydraten, genügender Eiweißmenge und einem den Bedarf deckenden Caloriengehalt keine Zucker- und Acidosefreiheit und kein normaler Blutzucker zu erzielen ist oder wenn gleichzeitig Komplikationen bestehen. Die strittigen relativen Indikationen scheiden dabei natürlich aus. So scheint mir die Abgrenzung zwischen leichtem und mittelschwerem Diabetes ziemlich scharf, wenn auch selbstverständlich der subjektive Faktor bei der Indikationsstellung dabei weder ausgeschlossen werden kann noch soll. Die Entscheidung ist meist sehr rasch nach Beginn der Beobachtung möglich und therapeutisch notwendig. Auch die moderne Insulinersatztherapie läßt diese Einteilung unberührt, da jene doch nur dazu dienen soll, eine gewisse Menge notwendiger Insulineinheiten durch ähnlich wirksame Stoffe zu ersetzen.

Die Abgrenzung der mittelschweren und schweren Formen voneinander, die wir angesichts der großen Zahl insulinbedürftiger Kranker ungern missen möchten, ist natürlich etwas willkürlich. Ohne weiteres als schwer anzusprechen sind diejenigen Fälle, bei denen es selbst mit sehr großen Mengen Insulin nicht gelingt, die oben skizzierte Standardkost aufrecht zu erhalten, ferner solche, in denen der

Blutzucker morgens nüchtern durch über den Tag verteilte Insulindosen nicht auf normale Werte herabzudrücken ist. Es empfiehlt sich aber, über solche Gruppen von Kranken hinaus den Kreis der als schwer zu betrachtenden Fälle zu erweitern. Ich möchte daher vorschlagen, von der schweren Form dann zu reden, wenn der Insulinbedarf bei der Dauerbehandlung mehr als eine Einheit pro 1 kg Normalgewicht beträgt. Gewiß lassen sich gegen die Verwendung des bei Zuckerkranken oft verschieden zusammengesetzten Körpergewichts Bedenken geltend machen, aber die Beziehung ist klar und einfach. Natürlich kann sie auch durch andere ersetzt werden oder es wird der Grenzwert des Insulinbedarfs höher oder niedriger angesetzt.

Dies hier vorgeschlagene Einteilungsprinzip hat wie alle derartigen Klassifizierungen Nachteile, aber ich halte es für einen Vorteil, daß dabei die Pathogenese und die gesamte Stoffwechsellage und nicht einseitig ein einzelnes führendes Symptom zur Grundlage genommen wird und daß ferner den praktischen Bedürfnissen in sehr einfacher Weise Rechnung getragen wird.

Auch DOHAN u. LUKENS halten den Insulinbedarf für den zur Zeit besten Maßstab zur Einteilung und Beurteilung des D. m. Der gleichen Ansicht sind auch JOSLIN u. seine Mitarb. in der neuesten Auflage ihrer Diabetesmonographie (Z) (1952). Von ihnen wird eine leichte Form der Erkrankung dann angenommen, wenn bei 150 g Kh ohne Insulin oder 200 g Kh mit 10 E Insulin der Kh-Stoffwechsel normalisiert ist, eine mittelschwere bei einer Toleranz von 100 g Kh ohne Insulin und eine schwere bei Zuckerfreiheit unter 50 g ohne Insulin oder einem Insulinbedarf von 50 E und mehr bei Zufuhren von 150 g Kh.

Die Charakterisierung der einzelnen Formen scheint mir etwas kompliziert und willkürlich, aber das Prinzip ist natürlich das gleiche wie bei meinem Vorschlage.

Ob ein latenter D. m. manifest wird, ist außerordentlich schwer vorauszusagen, da eine solche Entwicklung von zu viel verschiedenen Faktoren abhängt. In erster Linie steht hier die Überernährung, in zweiter Linie rangieren Infektionen und Traumen oder sonstige Krankheiten, in dritter Linie eine allgemeine körperliche und seelische Überlastung des Gesamtorganismus.

Die *leichte D. m.* macht vor allem bei robusten und sonst gesunden Menschen oft keinerlei Beschwerden und Beeinträchtigungen der Leistungsfähigkeit.

Meist sind aber welche vorhanden und in den mittelschweren und schweren Fällen fehlen sie fast nie. Es sind vor allem 4 Symptome, die sich nach JOSLIN u. Mitarb. an einem enorm großen Krankengut in folgender Häufigkeit einstellen: Polyurie in 73%, Polydipsie in 67%, Mattigkeit in 64%, Polyphagie in 45%. Von weiteren Erscheinungen seien erwähnt Hauterkrankungen in 31%, Gewichtsabnahme in 27% und Potenzstörungen beim Manne in etwa 20—25%. Selbst bei schweren Formen können sie ganz fehlen, wie mir Beobachtungen an einem sehr kräftigen spanischen Infanterieoberst zeigten, der trotz einer schweren Form der Erkrankung, die nur zeitweise und meist unvollständig behandelt wurde, keine nennenswerten Beschwerden hatte und viele Jahre vollen Frontdienst in mehreren Kriegen tat und sich dabei besonders auszeichnete. Selbst die zeitweise vorhandene Ketonurie war für ihn kein Handicap. Das ist allerdings eine besonders große Ausnahme, denn gerade gegenüber diesem Symptome sind die meisten Kranken außerordentlich empfindlich und viele haben ein sicheres Gefühl dafür, ob dieser Zustand bei ihnen vorliegt.

Das gleiche gilt auch für die Glykosurie und eine Blutzuckersteigerung in ganz leichten Fällen bei vegetativ labilen Menschen, besonders Frauen. Trockene Lippen, Pruritus, Ekzeme, Kopfdruck und Verstopfung sind ihnen einzige aber untrügliche Zeichen, daß der Kh-Stoffwechsel nicht in Ordnung ist.

Zu bedenken ist immer, daß Hyperglykämien auch ohne Glykosurie besonders bei älteren Menschen vorkommen können (MCCULLAGH u. Mitarb.).

Im allgemeinen verrät sich der *schwere Diabetes* klinisch durch das stürmische Einsetzen der Symptome wie Polydipsie, Polyphagie, Gewichtsabnahme und allgemeine Erschöpfung. Stoffwechselpathologisch ist schon das voll entwickelte Bild der schweren Zuckerkrankheit da, selbst wenn anscheinend nur wenige Tage oder Wochen seit den ersten Erscheinungen verflossen sind. In vielen Fällen war gleichwohl ein leichteres Vorstadium vorausgegangen, wenn es auch selten gefaßt werden kann. Besonders stürmische Vorlaufsformen sahen wir im Kriege, und v. NOORDEN hat sie mit Recht auf die unerhörten Anforderungen des Krieges auf körperlichem und seelischem Gebiete zurückgeführt. Ebenso kann der kindliche Diabetes anscheinend von Anfang an sehr schwer verlaufen, aber auch hier ist oft mit Recht eingewandt worden, daß bei Kindern der Anfang ganz besonders leicht übersehen wird, da Kinder, vor allem, wenn sie klein sind, wenig klagen, unklare Angaben machen und daß deshalb bei der Seltenheit der Erkrankung in diesen Jahren Harnuntersuchungen unterbleiben. Charakteristisch ist, daß die Stoffwechsellage beim kindlichen Diabetes eine viel labilere ist. Es äußert sich das einmal darin, daß einerseits Komplikationen und Begleitkrankheiten, vor allem Infektionen und Magendarmstörungen ganz anders deletär wirken als beim Erwachsenen, andererseits aber oft eine zeitweise ganz besonders gute Ansprechbarkeit auf die Behandlung, selbst eine isoliert diätetische, vorliegt. Diese letztere Tatsache darf aber nicht darüber hinwegtäuschen, daß der kindliche Diabetes in der Regel viel ernster zu beurteilen ist als das Vorkommen schwerer Formen bei Erwachsenen. In der Zeit vor der Entdeckung des Insulins wurde für die schwere Form nur eine Lebensdauer von $1\frac{1}{2}$—2 Jahren (v. NOORDEN u. a.) geschätzt. Auch heute bleibt die ungünstigere Prognose bestehen, aber die Lebensdauer ist viel länger.

Charakteristisch für den schweren Diabetes ist nach der stoffwechselpathologischen Seite die Stärke und Hartnäckigkeit der Acidose. Der Hauptteil der subjektiven Beschwerden solcher Kranker dürfte nicht so sehr auf die Zuckerverluste wie auf die Bildung und Anhäufung der Ketonkörper zurückzuführen sein. Dafür spricht die Tatsache, daß manche Kranke, besonders solche mit einem sehr empfindlichen Nervensystem, ganz unabhängig vom Fehlen oder von der Stärke der Glykosurie in ihrem Gesamtbefinden einen fast untrüglichen Indicator für Zunahme oder Abnahme der Acidose besitzen. Fast wichtiger noch als die Stärke der Acidose ist für die Beurteilung ihre Beeinflußbarkeit durch die Therapie. Während in vielen Fällen bei einer relativ niedrigen Kohlenhydrattoleranz die Ketonurie schon verschwindet, bleibt sie in anderen in anscheinend weitgehender Unabhängigkeit von der Kohlenhydratbilanz bestehen und kann noch bei Werten von + 100—120 g mit oder ohne Insulin deutlich ausgesprochen sein und zu weiterer, starker Erhöhung von Kohlenhydrat- oder Insulinzufuhr zwingen. Hier liegen zweifellose individuelle Eigentümlichkeiten vor, die sich auch beim Nichtdiabetiker im Hunger und bei starker Unterernährung oft geltend machen. Auch das Alter spielt eine gewisse Rolle. Der kindliche Organismus reagiert auf eine Störung seines Kohlenhydratstoffwechsels rascher, stärker und hartnäckiger mit einer Acidose als der Gesunde. Wenn eine hartnäckige Acidose, soweit sie sich nicht nur auf Spuren von Aceton bezieht, immer als Zeichen eines schweren Diabetes anzusehen ist, so darf sie in ihrer Bedeutung hinsichtlich des weiteren Verlaufes nicht überbewertet werden. Zunächst gibt es zweifellos, zumal heute, die Möglichkeit, auch solche Acidosen zu beseitigen, oft gelingt das sogar schon, wenn auch manchmal nur vorübergehend, auf diätetischem Wege. Daher schließt nicht jede Ketonurie das Vorliegen einer leichten Form aus. Andererseits können, wie viele frühere Beobachtungen zeigen, diätetisch irreparable Acetonurien viele Jahre bestehen, ohne daß die Krankheit ins Endstadium eintritt.

Literatur

AKEREN: Acta med. scand. (Stockh.) **67**, 14 (1927).
CONN, JOHNSTON and CONN: Ann. Int. Med. **24**, 487 (1946). — CRASSOUSIS, M. u. P. POULIKAKOS: Hypertonie und Diabetes. Dtsch. Arch. klin. Med. **187**, 110 (1941).
DOHAN, F. C., and F. D. W. LUKENS: Endocrinial. **30**, 175 (1949).
JACOBS, A., u. O. FLÖSSNER: Nährstoff und Nährwertgehalt von Lebensmitteln, bearb. vom Statistischen Reichsamt in Verbindung mit dem Reichsgesundheitsamt. H. 11 der „Ernährung". Dresden: Johann Ambrosius Barth 1943. — JZZO, J. L.: Diurual (23-hour) rhythm in diabetes mellitus I. Diurual variation in levels of glucose in blood and urnie. Proc. Amer, Diab. Assoc. **9**, 235 (1950).
KATSCH, G.: Über die prädiabetische Phase der Zuckerkrankheit. Dtsch. med. Wschr. **1950**, Nr. 30, 1331.
MARAÑON, G.: Prädiabetische Zustände, Abh. aus den Grenzgebieten der inneren Sekretion, H. 5. Budapest-Leipzig: Novak 1927. — McCULLAGH and others: J. Amer. Med. Assoc. **156**, 925 (1954).
PERCIVAL: Lancet **1926**, 210.
SCHALL: Nahrungsmitteltabellen, 15. Aufl. Leipzig: Johann Ambrosius Barth 1949. —
STRIECK, F.: Erfahrungen einer Diabetikerberatungsstelle. Med. Welt **1927**, Nr. 36.

β) Das Coma diabeticum

Wir sind heute theoretisch in der Lage, durch eine geeignete diätetische und hormonale Behandlung bei jedem Diabetiker das Koma zu verhindern. Leider sieht es aber in der Praxis anders aus. Es ist sicher, daß unter der Insulintherapie die Häufigkeit des Koma bei normaler Ernährungslage und Insulinversorgung abgenommen hat. Anders und auffallend widerspruchsvoll liegen die Verhältnisse bei schlechter Ernährung und Insulinversorgung, wie sie in Deutschland in den letzten Kriegs- und ersten Nachkriegsjahren vorlagen. Während die meisten Beobachter, abgesehen von 1945, über eine deutliche Abnahme berichteten, befanden sich 1946 in der Leipziger Klinik (KNICK und PORSTMANN unter BÜRGER) 47% der eingelieferten Kranken im Koma, Gegensätze, die schwer zu deuten sind. — Ursache des Komas sind außer der Schwere der Erkrankung und den genannten Faktoren unzweckmäßige Behandlung, Unzuverlässigkeit der Kranken in der Befolgung der ärztlichen Vorschriften, besonders hinsichtlich der Insulininjektionen und vor allem plötzliche Steigerungen des Insulinbedarfs durch Auftreten von Komplikationen, insbesondere von Infektionen. Die stoffwechselpathologische Seite des Komas wurde bereits besprochen (vgl. Kapitel Acidose, S. 620). Das Koma ist die Steigerung der Acidose bis zur unmittelbaren Lebensbedrohung bzw. -vernichtung, klinisch charakterisiert als schwere Vergiftung. Man unterscheidet dabei zweckmäßig vor allem aus Gründen der Prognose das Präkoma und das eigentliche Koma. Unterscheidungsmerkmal ist dabei das Verhalten des Bewußtseins. Im Präkoma bestehen schon ausgesprochene Vergiftungserscheinungen, aber das Bewußtsein ist noch erhalten, während das Koma selbst, ganz der Bedeutung des griechischen Wortes (Κῶμα = tiefer Schlaf) entsprechend, gekennzeichnet ist durch die tiefste, oft reaktionslose Benommenheit. Beiden gemeinsam ist die eigentümliche Veränderung der Atmung. Eine zunehmende Mattigkeit und Apathie bzw. Depression geht dem Präkoma oft voraus, doch können solche Prodrome auch ganz fehlen. Charakteristisch ist die dann einsetzende, sich verstärkende und in ungünstigen Fällen bis ans Ende andauernde Atemstörung. Ganz unabhängig von körperlicher Arbeit, Herz- oder Lungenzustand schon in voller Ruhe vertieft und verlangsamt sich die Atmung. KUSSMAUL, der sie nach gewissen Vorläufern [Lit. bei KUSSMAUL u. FALTA (Z)] zuerst eingehend beschrieb und richtig deutete, nannte sie die große Atmung. Sie ist als Symptom für sich nicht pathognomisch nur für den Diabetes, sondern lediglich der Ausdruck und die Folge abnormer Erregungen des Atemzentrums. Dabei ist es für den Effekt gleichgültig, wodurch diese ausgelöst werden. Fast alle Prozesse, die anatomisch oder funktionell die vegetativen Zentren in Mitleidenschaft ziehen, können sich so äußern. Das gilt für viele Vergiftungen, schwere Gefäßveränderungen, Zirkulationsstörungen und Blutungen, vereinzelt auch Tumoren in der Nachbarschaft des Atemzentrums. Weitere Komaformen sind das Coma hypoglycaemicum, uraemicum, hepaticum, anaemicum, carinomatosum, hypochloraemicum, infectiosum und bei schweren innersekretorischen Störungen. Der Obstgeruch des Atems klärt meist die Differentialdiagnose aller in Betracht kommenden Zustände im Sinne des Coma diabeticum auf. Vereinzelt sind dann noch Verwechslungen mit starker Hungeracidose, die allen genannten Fällen sich superponieren kann, möglich, aber durch Harnuntersuchung natürlich sofort aufzuklären.

Zur Differentialdiagnose in zweifelhaften Fällen hat KLEEBERG ein anscheinend recht zweckmäßiges Schnellverfahren beschrieben.

Das Blut wird mit Trichloressigsäure entweißt und das Filtrat zur weiteren Untersuchung benutzt. Bei Coma uraemicum sieht dieses oft fleischfarben aus und riecht etwas fäkulent. Beim Erhitzen mit konz. Salpetersäure tritt eine starke Gelbfärbung (Xanthoproteinreaktion) auf. Beim diabetischen Coma färbt sich das Filtrat beim Kochen mit verd. Kali- oder Natronlauge gelbbraun und riecht nach Caramel. Beim hypoglykämischen Koma fehlen diese Erscheinungen. Beim hepatischen Koma besteht auch meist eine starke Xanthoproteinreaktion. Es ist aber geruchlos und zeigt keine ausgesprochene Caramelisation.

Eine absolute Zuverlässigkeit besitzen diese Proben natürlich nicht, aber sie sind zur raschen Orientierung manchmal brauchbar.

Große Schwierigkeiten kann selbst bei einem nachgewiesenen Diabetiker die Differentialdiagnose bereiten, wenn der Urin keine Ketonkörper enthält, wie BRIGGS sowie CHOUSSAT u. Mitarb. es beschrieben haben, denn nicht jeder komatöse Zustand bei einem Diabetiker braucht entweder ein diabetisches oder eine hypoglykämisches Koma zu sein.

Acetonkörper können ganz vereinzelt im Präkoma fehlen, fast niemals aber der Zucker. Jedes Präkoma, in dem nicht therapeutisch vor allem mit genügenden Insulindosen eingegriffen wird, geht unweigerlich ins echte eigentliche Koma über. Nur durch Hunger und ganz große Alkalidosen gelang es früher vereinzelt einmal, dies Schicksal abzuwenden. Der Zeitraum zwischen dem ersten Auftreten der KUSSMAULschen Atmung und Beginn der Bewußtlosigkeit ist sehr verschieden lang, er kann nur wenige Stunden bis zu mehreren Tagen umfassen, je nachdem die Alkalireserve rascher oder langsamer sinkt. Das gleiche gilt für die Bewußtseinsstörung. Manche Kranke stürzen fast wie bei einer Narkose ins tiefe Koma hinein, meist werden aber die einzelnen Stadien der Bewußtseinstrübung bis zur völligen Reaktionslosigkeit durchschritten. Außer diesen Bewußtseinsstörungen ist das Nachlassen des Gewebsturgors für den Endzustand des Diabetes charakteristisch. Am besten lassen sich diese Erscheinungen am Auge nachweisen. Die Augäpfel werden hypotonisch, wie KRAUSE 1904 feststellte, und zwar offenbar in fast jedem Falle (KRAUSE, HEINE, HERTEL, EHRMANN u. ESSER, KOCHMANN u. RÖMER, ED. GRAFE, ELSCHNIG u. a., Lit. bei ED. GRAFE u. FALTA). Gewöhnlich ist das schon für die einfache Druckprüfung nachweisbar, mit feineren Proben ist die Turgescenzabnahme oft schon im Präkoma zu finden. Diese Erscheinung ist differentialdiagnostisch von besonderer Bedeutung, da alle anderen Arten von Koma sie vermissen lassen (KRAUSE u. HERTEL), nur die Hypoglykämie kann nach unseren Beobachtungen manchmal eine Ausnahme machen.

Der Mechanismus dieses Vorganges im einzelnen ist noch ungeklärt. Es handelt sich offenbar um ein kolloidchemisches Phänomen, bei dem es durch Wasserabwanderung zu einer Glaskörperentquellung kommt (ED. GRAFE).

Auf neurologischem Gebiete ist im Koma die Bewußtlosigkeit gewöhnlich das einzigste Symptom. Manchmal finden sich aber auch Reflexanomalien (besonders

Babinski und gesteigerte Patellarreflexe) und Zuckungen. Häufiger sind *Leukocythosen* mit Linksverschiebung mit Werten bis zu 92 000 (JOSLIN u. Mitarb.), was den meist unbegründeten Verdacht von eitrigen Komplikationen nahelegen kann.

Im Anfang bestehen manchmal eigenartige *abdominale* Beschwerden, die differentialdiagnostische Schwierigkeiten machen können. Wenn sie auch schon den älteren Klinikern, wie z. B. KUSSMAUL (1874) und NAUNYN [S. 279 (dort auch die ältere Lit.)] bekannt waren, so sind sie doch erst in neuerer Zeit eingehend studiert worden (vgl. vor allem die monographische Darstellung von BERNING).

Gewöhnlich bestehen nur ein gewisses Druck- und Völlegefühl im Leib, besonders in der Magengegend, manchmal mit Erbrechen oder Durchfällen. Es kann aber auch in seltenen Fällen zu ausgesprochenen, manchmal sogar kolikartigen Schmerzen in der Oberbauchgegend mit Bauchdeckenspannung, kleinem Pulse und einer deutlichen Facies abdominalis kommen, wodurch der Verdacht einer Peritonitis oder anderer ernster abdominaler Prozesse entsteht, der durch die oft gleichzeitig bestehende Leukocythose mit Linksverschiebung noch verstärkt wird. BÖGER u. WENDT haben diesen Zustand als Pseudoperitonitis diabetica bezeichnet. Auch BEERDWOOD fand diesen Symptomenkomplex in 71% seiner präkomatösen oder komatösen Diabetiker, eine so hohe Zahl, die nur zustande kommen kann, wenn auch die leichtesten Beschwerden mit eingerechnet werden. Bei jugendlichen Kranken soll er häufiger sein als bei älteren (HEINKELE).

Auch die Chirurgen, in deren Hände manchmal solche Kranken zuerst geraten, haben sich mit solchen Fällen beschäftigt (EHRMANN u. JACOBI, USADEL, A. W. FISCHER, CRECELIUS, BEAWOOD u. a. [Lit. bei BERNING]).

Er kann zu Verwechslungen mit Ulcus, Cholelithiasis, Cholecystitis, Pancreatitis, Appendicitis, Ileus, Nephrolithiasis usw. kommen, die sogar zu Laparotomien führen. Eine sehr eindrucksvolle eigene Beobachtung sei als Beispiel mitgeteilt.

1925 kam ein Kranker mit der typischen Anamnese eines Ulc. Pylori zu einem Chirurgen. Die Röntgenuntersuchung ergab auch eine hochgradige Pylorusstenose. Erst während der Vorbereitung zur Operation wurde der Urin untersucht, der überraschenderweise große Mengen von Zucker und Aceton enthielt, von denen der Kranke angeblich nichts wußte. Als ich den Patienten einige Stunden später sah, war er bereits tief komatös und ich konnte ihn mit 300 E Insulin, eine für damalige Zeit enorme Dosis, nicht mehr retten.

Vor allem BERNING (unter BERG) hat diesen eigenartigen Symptomkomplex auch röntgenologisch eingehend untersucht. Er fand bei 13 z. T. auch autoptisch untersuchten Kranken dieser Art 11mal eine ausgesprochene Magenektasie, die er auf eine zentrale Vaguslähmung zurückführte, da experimentelle Vaguslähmung zu den gleichen Bildern führt (KLEE, KOENNECKE).

In einigen Fällen bestand operativ und autoptisch eine Pankreaserkrankung (WARFIELD, NÄGELI, BERNING u. a. [Lit bei BERNING]).

Gröbere anatomische Veränderungen sind im Coma diabeticum relativ sehr selten. Wir fanden sie unter 22 Komasektionen nur 3mal.

Wird bei der Pseudoperitonitis diabetica sofort eine energische Komatherapie eingeleitet, so verschwinden die Symptome samt der Leukocytose gewöhnlich in einigen Stunden. Ist das nicht der Fall, so ist eine Laparotomie meist nicht zu umgehen, weil dann fast immer eine schwere organische Krankheit im Abdomen vorliegt.

EKG-Veränderungen sind im Koma vor allem bei älteren Leuten auch ohne begleitende Herzerkrankung beschrieben worden (FAULKNER, HAMILTON-B. DILLON u. DYER, JOSLIN u. a.). Meist handelt es sich um eine Depression des

ST-Stücks, Verlängerung von QT und Veränderungen der T-Zacke. Sofern solche Veränderungen nicht schon vorher bestanden haben, verschwinden sie gewöhnlich rasch nach Beseitigung des Koma.

Ist im Koma einmal die völlige Reaktionslosigkeit da, so steht der Tod vor der Tür. Gelingt es nicht doch noch, in diesem Stadium die Erscheinungen reversibel zu machen, so dauert das Leben nur noch Stunden. Nun beginnt auch, bemerkbar am kleinen frequenten Pulse, der Kreislauf zu versagen, oft nach dem Minutenvolumen des Herzens geschätzt, ganz akut (LAUTER u. BAUMANN). Die Atmung wird rasch und oberflächlich, die Körpertemperatur sinkt ab, um dann ante finem meist zu hyperpyretischen Werten wieder anzusteigen, ein terminales Zeichen für die Schädigung auch der wärmeregulierenden Apparate. In diesem Endabschnitt vermag auch stärkste Massierung von Insulin und Herzmitteln nur noch ganz ausnahmsweise den Tod abzuwehren. Niemals sah ich das gelingen, wenn bereits der prämortale Fieberanstieg einsetzte.

Nicht immer nimmt der nicht hormonal behandelte Diabetes im Endstadium diesen gleichen charakteristischen Verlauf. Es gibt vereinzelt auch Fälle, in denen die große Atmung ganz und die Benommenheit bis fast zuletzt fehlen kann. Schon FRERICHS hat sie gesehen und beschrieben und wohl mit Recht vom echten Koma abgetrennt. Schwere kardiovasculäre Erscheinungen mit Blutdrucksenkungen und Kollapsen stehen im Vordergrund, während die Ketonurie nur angedeutet ist oder sogar vereinzelt ganz fehlen kann. Daraus darf allerdings nicht geschlossen werden, daß überhaupt keine Acidose bestanden hat, denn im Koma, zumal wenn der Kreislauf darniederliegt, können die Nieren so schwer geschädigt sein, daß es zu einer Sperre für die Ketonkörper kommen kann. Meines Wissens ist in keinem durch den Diabetes selbst hervorgerufenen Todesfalle dieser Krankheit die Acidose bzw. eine gewaltig erhöhte Ketonämie vermißt worden. Vielleicht besteht in den geschilderten Fällen aus unbekannten Gründen eine größere Empfindlichkeit der zentralen Regulationsapparate für die Kreislauforgane wie für das Atemzentrum und die Teile des Gehirns, an deren Intaktheit das normale Bewußtsein geknüpft ist. Dieser Kollapstod der Diabetiker ist in den Kriegsjahren und den ersten Nachkriegsjahren aus völlig unbekannten Gründen besonders oft beobachtet worden, in den letzten Jahren damals besonders nach dem ersten Weltkriege sogar anscheinend die Regel gewesen.

Die *Prognose* des Koma ist durch das Insulin heute so grundlegend geändert, daß dieser Ausgang kaum noch als der Endzustand der Krankheit betrachtet werden kann. Dafür seien an dieser Stelle nur 2 Zahlen mitgeteilt, im übrigen wird auf das Kapitel Prognose verwiesen. Nach der großen Mortalitätsstatistik über 8384 Todesfälle von JOSLIN u. Mitarb. (1946, S. 229) starben in den Jahren 1898 bis 1914 63,8% der Diabetiker im Koma, dagegen 1944—1946 nur 3,1%, 1945 nur 1,5% und in den letzten Jahren ist diese Zahl noch weiter unterschritten worden. Weiteres Zahlenmaterial vgl. Kapitel Prognose.

Literatur

I. Zusammenfassende Darstellungen (Z_{II})

BERTRAM, F.: Pathogenese und Prognose des Coma diabeticum. Erg. inn. Med. 43, 258 (1932). — BLÖCH, J.: Das Coma diabeticum. In R. BOLLERS Diabetes mellitus (Z) S. 72. 1950. — BOLLER, R.: Das diabetische Coma. In R. BOLLERS Diabetes mellitus (Z) S. 313. 1950.

ROOT, H. F.: Diabetic coma. In E. P. JOSLIN u. Mitarb., Treatment of diabetes mellitus (Z), 9. Aufl., S. 341. 1952. — ROOT, H. F., and F. G. BRIGHAM: Diabetic coma in the medical clinics of North-Amerika. Philadelphia 1947. — ROOT, H. F., and A. MARBLE: Diabetic coma. In JOSLIN u. Mitarb., Treatment of diabetes mellitus, 8. Aufl. (Z), S. 420. 1946.

II. Einzelarbeiten

BEARWOOD: J. Amer. Med. Assoc. **105**, 1168 (1935). — BERNING, H.: Die Bauchsymptomatologie des diabetischen Komas. Erg. inn. Med. **57**, 582 (1939). — BÖGER u. WENDT: Med. Klin. **1933**, 1203. — BRIGGS, P.: Il Labora Clin. **31**, 1244 (1946). — CHOUSSAT, S., and J. LEBON: Alg. med. **50**, 444 (1946).

DILLON and DYER: Ann. Int. Med. **11**, 602 (1937).

FAULKNER and HAMILTON: Amer. Heart J. **8**, 691 (1933). — FRERICHS: Über den Diabetes. Berlin 1884.

GRAFE, ED.: Erkrankungen der Augen. In C. v. NOORDEN u. S. ISAAC (Z), S. 319 1927.

HEINE: Krankheiten des Auges im Zusammenhang mit der inneren Medizin und Kinderheilkunde. Berlin: Springer 1926. — Dtsch. med. Wschr. **1930**, 398. — HEINKELE: Med. Klin. **1939**, 15. — HENNEMAN, J.: Diabetic acidosis without ketonuria. Lancet **1952**, 797.

JOSLIN, E. P.: J. Med. Res. **6**, 306 (1901). — Diabetes. New England J. med. **238**, 437 (1948).

KLEE: Dtsch. Arch. klin. Med. **129**, 275 (1919). — KLEEBERG: A simple and quick bloodtest for distinguishing between different forms of coma. J. Palest. Jew. Med. Assoc. **31**, 212 (1948). — KNICK, B., u. W. PORSTMANN: Komaerkrankungen bei Diabetes mellitus in der Nachkriegszeit. Dtsch. Z. Verdgs- usw. Krkh. **10**, 255 (1950). — KÖNNECKE: Z. exper. Med. **28**, 385 (1922). — KRAUSE: Verh. 21. Kongr. für Inn. Med., Verh., S. 439. 1904. — KUSSMAUL: Dtsch. Arch. klin. Med. **14**, 1 (1874).

LAUTER u. BAUMANN: Dtsch. Arch. klin. Med. **159**, 65 (1928).

ROOT, H. F., and BLOOR: Amer. Rev. Tbc. **39**, 714 (1939). — ROOT, H. F.: J. Amer. Med. Assoc. **127**, 557 (1945).

WARFIELD: J. Amer. Med. Assoc. **89**, 654 (1923). — WARNING-LARSEN, A.: Act. med. scand. (Stockh.) **136**, Suppl. **234**, 326 (1940).

h) Komplikationen und Begleitkrankheiten

Der Verlauf eines Diabetes ist außerordentlich häufig kompliziert durch Veränderungen, die z. T. mit dem Diabetes selbst zusammenhängen, z. T. als Begleitkrankheiten sich hinzugesellen. Es ist das bei einer Krankheit, in der ganz generell in allen Geweben die Verarbeitung des wichtigsten Nahrungsstoffes, des Fuel of live, wie ihn MACLEOD genannt hat, in mehr oder weniger schwerer Weise gestört ist, leicht erklärlich. Ein Teil der Schädigungen mag auch durch die Hyperglykämie bedingt sein, die überall im Körper sich auswirkt. Tatsächlich gibt es außer den akuten und chronischen Infekten kaum eine Krankheit mit einer so reichen und vielseitigen Symptomatologie. Die herabgesetzte Vitalität leistet der Entwicklung anderer Krankheiten Vorschub, und diese wieder können das Grundleiden in schwerster Weise beeinflussen. Komplikationen und Begleitkrankheiten sind darum von besonderer Bedeutung, weil sie heute in 95—98% die Todesursache der Zuckerkranken sind.

Unter Komplikationen verstehen wir Krankheiten, die entweder durch den D. m. bedingt oder wenigstens maßgebend durch ihn beeinflußt werden, unter Begleitkrankheiten solche, die mehr oder weniger zufällig von innen oder außen an ihn herantreten.

α) Infektionskrankheiten

Neben den bösartigen Tumoren sind die Infektionskrankheiten die gefährlichsten Begleitleiden des D. m. Nach der großen Statistik über 8384 von JOSLIN u. Mitarb. (1946) sterben 7,4—13,6% der Zuckerkranken an akuten und 2,4—4,9% an chronischen Infekten (Tuberkulose). Nach der letzten großen Statistik über 12 281 Todesfälle (1952) der gleichen Autoren waren die Zahlen für Todesfälle durch akute Infektionen 6,6 (1944—1951) —13,6%, für Tuberkulose 1,9 (1944—1951) — 4,9%. Auch der Morbidität nach sind beide weitaus die wichtigsten Begleitkrankheiten.

Die Hauptursache dafür sind die zweifellos größere Infektneigung und herabgesetzte Resistenz der Zuckerkranken gegenüber Infekten. Der diabetische

Organismus reagiert darauf meist mit einer Verschlechterung seines Kh-Stoff-wechsels. Das ist ohne weiteres verständlich, da wir wissen, daß schon beim Ge-sunden durch Infektionen, besonders akute, oft der Kh-Umsatz leidet. WILLIAMS und DICK fanden bei 41% ihrer Kranken mit akuten Infektionskrankheiten eine Glykosurie, am häufigsten bei Influenza. Bei Blutzuckerbestimmungen oder Be-lastungsproben kommen noch höhere Werte heraus. Selbst ein harmloser Schnup-fen kann in mittelschweren und schweren Fällen die Stoffwechsellage erheblich verschlechtern. Meist sind diese Störungen vorübergehender Art, aber sie können auch dauernd den Insulinbedarf steigern. Von der wichtigen Rolle der Infektionen bei der Manifestation eines D. m. war schon im Kapitel Ätiologie S. 595 die Rede.

Unter den *akuten Infekten* steht zwar nicht an Häufigkeit, wohl aber an Gefähr-lichkeit die *Pneumonie* an erster Stelle. Nach JOSLIN u. Mitarb. starben 4,2—7,7% der Diabetiker daran, wobei die niedrigste Zahl für die Jahre 1944—1946 gilt, in weitem Abstand erst folgen Sepsis, Erysipel und merkwürdigerweise Typhus, der auch beim Gesunden den Kh-Stoffwechsel mit am wenigsten alteriert.

Nicht in jedem Falle einer schweren Pneumonie kommt es zu einer Verschlim-merung, nicht einmal bei schweren Diabetikern.

Es kann sogar, wie ich es einmal als größte Rarität sah, der gegenteilige Effekt eintreten.

Eine Kranke mit sehr schwerem, fast insulinrefraktärem D. m. bekam eine schwere Broncho-pneumonie mit länger dauernden hohen Temperaturen. Wir fürchteten schon, sie zu verlieren, aber überraschenderweise kam es zu einer eklatanten Besserung der Stoffwechsellage, indem 100 g Kh sogar ohne Insulin toleriert wurden. Einen ähnlichen Fall beschrieb UMBER (Z$_{II}$), allerdings war dieser nur mittelschwer und nicht insulinresistent.

Es ist schwer zu sagen, warum die Infektwirkung bei den einzelnen Zucker-kranken so verschieden sich auswirkt. Im ganzen ist die Reaktion um so ungün-stiger, je schwerer beide Krankheiten sind. Auch das Fieber spielt eine Rolle, aber nur eine sekundäre, da auch fieberlose Infekte, wie ein leichter Schnupfen, das Grundleiden verschlimmern können. Zweifellos wirken auch konstitutionelle Ein-flüsse mit, ebenso wie beim Fieber. Kranke mit labilem Nervensystem, besonders Frauen, reagieren im allgemeinen ungünstiger, nicht nur auf Infekte, sondern überhaupt auf exogene Faktoren, als robuste Männer, die oft gar keine Einwirkung aufweisen.

Bei den selteneren, günstigen Effekten muß man wohl annehmen, daß die Stei-gerungen der Verbrennungen durch den Infekt ähnlich wie bei der Muskelarbeit als Regel auch den Zuckerumsatz vermehren.

Wodurch ist nun die herabgesetzte Resistenz und die meist verschlechterte Ab-wehr des diabetischen Organismus bedingt?

Zunächst dachte man an eine Begünstigung des Bakterienwachstums durch den erhöhten Blutzucker, aber schon D. HANDMANN (unter MORAWITZ) zeigte, daß hier keine Differenzen zwischen Normalserum und Diabetikerserum vorliegen. Auch BAYNE und JONES leugnen den Einfluß der Hyperglykämie auf Entstehung und Ablauf von Infektionen bei Zuckerkranken.

Trotzdem scheint der erhöhte Blutzucker eine Rolle zu spielen, BUJWID, KARLINSKI u. a. fanden, daß bei künstlich hyperglykämisch gemachten Tieren Infektionen leichter angehen und schwerer verlaufen als bei den nicht vorbe-handelten Kontrollen.

Im Komplementgehalt, dem Hämolysinliter und in der Agglutininbildung be-stehen anscheinend keine Differenzen gegenüber der Norm (HORSTER, dort auch ein-gehende Lit.) Hinsichtlich des Komplementes ist das allerdings von BAYER und FORM, hinsichtlich der Typhusagglutinine von MOEN und REIMANN sowie RICHARDSON bestritten worden. Die Serumbactericidie ist beim unbehandelten leichten und beim schweren D. m. meist herabgesetzt oder ganz aufgehoben (RICHARDSON und KNOLLE). Die diabetischen Leukocyten phagocytieren schlechter als die normalen (HORSTER, KESTERMANN und VOIGT). Auch beim pankreasdiabetischen Hund läßt sich das für Staphylokokken nachweisen (HORSTER). Der opsonische Index ist meist erniedrigt (KESTERMANN und VOIGT u. a.).

Die schlechte Phagocytose der diabetischen Leukocyten spricht für deren Minderwertigkeit, wobei es unklar ist, wodurch sie bedingt ist. Jedenfalls aber erklärt sie auch zu ihrem Teil die leichtere Entstehung und den schwereren Verlauf von Infektionen bei Zuckerkranken.

Auf die Bekämpfung der Infektionskrankheiten kann hier nicht näher eingegangen werden. Dank der Sulfonamiden und der anderen modernen Antibiotica können wir den Kranken heute weit mehr helfen, als noch vor 30 Jahren und manches Leben erhalten, das sonst verloren wäre.

Unter den *chronischen Infektionskrankheiten* steht die *Tuberkulose* an Häufigkeit und Bedeutung weitaus an erster Stelle. [Neueste zusammenfassende Darstellungen bei ROOT (1946) und GRAFE (Z) (1948).] In den Jahren 1937—1946 fielen von den Patienten von JOSLIN u. Mitarb. 2,55% der Diabetiker dieser Begleitkrankheit zum Opfer. Mit dem Siegeszuge der modernen Chemotherapie der Tuberkulose dürfte diese Zahl wahrscheinlich eine erhebliche Abnahme erfahren haben, aber große, umfassende Statistiken gerade über die neuesten Mittel liegen meines Wissens bisher noch nicht vor.

Vergleicht man die niedrige Zahl von 2,55% mit dem Prozentsatz von 5,5%, wie er sich aus der Gesamtmortalität im Altreich 1938 (unter 800000 Todesfällen 42400 Tuberkulöse) ergibt, so muß man daraus schließen, daß die Todesquote an der Kombinationskrankheit anscheinend nicht höher ist als in der Gesamttodesstatistik.

Das geht auch aus einer Sektionsmaterialvergleichung von ROOT hervor. Bei 51705 Autopsien von Nichtdiabetikern wurde in 22,9%, bei 1121 Sektionen von Zuckerkranken in 28,4% eine aktive Tuberkulose gefunden. Die Ungleicheit des Zahlenmaterials, das im ersteren Falle um fast 50fach größer ist als im zweiten, gestattet wohl nur sehr bedingt Schlüsse. Merkwürdigerweise folgert ROOT aus diesen Zahlen, daß die Tuberkulose 2—3 mal häufiger als erwartet bei Zuckerkranken vorkommt, weil 2 Krankheiten in ihrer Kombination an sich seltener seien als jede für sich allein. Wie weit diese Schlußfolgerung nach der Wahrscheinlichkeitsrechnung berechtigt ist, entzieht sich meiner Beurteilung.

Hinsichtlich der *Morbidität* haben PFAFFENBERG und RICKMANN (1944) für den deutschen Raum eine allgemeine Tbc-Erkrankungsziffer von 2,28% der Gesamtbevölkerung gegenüber 5,8% der Diabetiker berechnet. Das sind Verhältniszahlen, die mit den ROOTschen Mortalitätsziffern gut übereinstimmen.

Trotz der auffallenden Differenz der statistischen Angaben möchte ich doch glauben, daß der Diabetiker vermehrt zu aktiver Tuberkulose neigt. Für pankreasdiabetische Hunde ist das durch STEINBACH u. Mitarb. experimentell bewiesen.

Die Kombination Diabetes und Tuberkulose ist schon seit AVICENNA (980—1027) bekannt.

Die Tuberkulose galt früher sogar als regelmäßige Begleitkrankheit des D. m. [Phthisurie sucrée von NICOLAS GUEUDEVILLE, zit. bei BOLLER (Z) und BOUCHARDAT, zit. bei ROOT (Z)].

Die Häufigkeit des Zusammentreffens beider Leiden hängt sehr erheblich vom sozialen Milieu ab, wie vor allem das große Zahlenmaterial von C. v. NOORDEN und ISAAC zeigen. Während in der III. Klasse 15,1% der Diabetiker tuberkulös waren, betrug die entsprechende Zahl für die Privatpatienten nur 5,5%. Für

Wien gibt C. v. NOORDEN sogar 27% bei III. Klassekranken an. Juden scheinen besonders gefährdet. C.v. NOORDEN rechnet für seine israelitische Klientel sogar mit 60%.

Um einen Überblick über die Häufigkeit des Vorkommens von Tuberkulose bei D. m. zu gewinnen, sind in Tab. 86 die wichtigsten Statistiken, soweit sie mindestens 400 klinische Fälle oder 100 Sektionen umfassen, zusammengestellt.

Tabelle 86. *Häufigkeit der Kombination Diabetes und Tuberkulose*
I. Klinische Statistik (seit der Einführung der Insulinbehandlung)

Autoren	Anzahl der Diabetiker (Sektionen)	Tuberkulöse Diabetiker		Bemerkungen
		Anzahl	%	
v. NORDEN u. ISAAC (1927)	—	—	5,5	Privatklientel Frankfurt a. M.
			15,1	allg. Abteilung Frankfurt a. M.
			27,0	Wien (Material zum Teil aus der Vorinsulinzeit)
ROSENBERG u. WOLF (1927)	1000	40	4,0	zum Teil wohl auch Kranke aus der Vorinsulinzeit
MURPHY u. MOXON (1931).	827	40	4,8	ländl. Bevölkerung von Wisconsin
FITZ (1930)	1526	35	2,3	amerikanische Statistik
BANYAI (1930)	8520	222	2,6	amerikanische Sammelstatistik
LORENZEN	851	50	5,5	dänisches Material
DELIJANNIS, PETASSIS, BOLLER (1932—1934) . . .	1441	116	8,0	Material aus Wien
WENDEL u. PECHT (1931).	1073	43	4,02	Material von Detroit u. Michigan
WILDER u. ADAMS (1929) .	1000	10	1,0	amerikanische Statistik
PILGERSDORFER (1938). .	1208	71	5,8	Wiener Material
KENNEDY	2500	41	1,64	amerikanische Statistik
ROOT u. BLOOR (1939) . .	15072	364	2,43	Material der JOSLINschen Klinik in Boston
BENKERT u. KESTERMANN (1939)	872	30	3,4	Material der Marburger Klinik
GRAFE u. v. LILIAN, Würzburger Klinik (1942) . .	2000	68	3,35	Material der Würzburger Klinik (1926—1941)
JOSLINS Material (s. ROOT u. DICKSON 1952)	32148	886	2,8	New Deaconess Hospital u. G. Baker-Klinik (1898—1951)
S. DILLON u. a. (1953) . .	3167	261	8,4 davon 2,6 aktiv	Material aus 22 Diabetiker-Kliniken und von 95 Privatärzten (Vergleichsmaterial 71767 nicht diabetischer Industriearbeiter mit 4,3% Tbc)
REINWEIN-BARTELHEIMER (1953)	1221	112	9,2	Mediz. Klinik Kiel 1940—1950
G. KIETH (1951)	600	—	6,0 davon 3,5 aktiv	Hamburg-Langenborn und Hamburg-Harburg
V. VRHOVAC (1952) . . .	2000	—	3	Zagreb (Jugoslawien)
JOSLIN (1937).	(3573)	183	5,1	Tod durch Tuberkulose
davon 1898—1922 . . .	(1160)	57	4,9	Tod durch Tuberkoluse
davon 1923—1935 . . .	(2415)	126	5,2	Tod durch Tuberkulose
PFAFFENBERG u. RICKMANN (1944)	700	—	9,4 (6,6)	Tbc-Heilstätte Rathmannsdorf
WAYT u. RAKOWER (1947)	1353	—	1,48	Jerusalem
DARN u. Mitarb. (1950) .	1000	20	2,0	französisches Material (Toulouse)
Vorinsulinära im Durchschnitt		30—50 (20—60)		

Tabelle 86. (Fortsetzung)
II. Sektionsstatistik (zum Teil aus älterer Zeit)

Autoren	Anzahl der Diabetiker (Sektionen)	Tuberkulöse Diabetiker		Bemerkungen
		Anzahl	%	
LUBARSCH u. PICK. . . .	(164)	40	25,0	33 Fälle kavernös 7 Fälle produktiv
M. LABBÉ (1930)	(400)	—	24,3	Hôspital de la Pitié Paris
LYON (1930)	(150)	11	7,3	englisches Material
WARREN (1930)	(283)	13	4,6	Tod durch Tuberkulose
WARREN (1938)	(527)	17	3,2	
PAGEL u. HENKE (1932) .	(101)	28	25,84	Material des Pathologischen Instituts Berlin aus den Jahren 1914—1927 (davon 15 fortschreitende, 13 nicht-fortschreitende Tuberkilosen)
VARTIAINEN (1934) . .	(166) (Nichtdiab. 166)	46 (bei Nichttbc.)	27,7 23,5	Finnland
E. T. BELL (1950)	(214)	—	3,7	Pathologisches Insitut der Universität Minnesota
NEOGY u. ROY (1944) . .	(1882)	—	3,3	indische Sektionsstatistik
B. BERGER u. F. ZULEGER (1951)	—	171	5,6	Wiener Großstadtmaterial 1945—1950

Weiteres statistisches Material findet sich bei PFAFFENBERG und RICKMANN, sowie SCHLIACK und PFAFFENBERG (1955).

Die in der klinischen Statistik angeführten Prozentzahlen schwanken, wenn man von den hohen Werten von C. v. NOORDEN und ISAAC absieht, die zum größten Teil noch aus der Vorinsulinära stammen, in den weiten Grenzen von 1,0—9,4%. Bei der letzten Zahl ist allerdings zu bedenken, daß auch die ausgeheilten Tuberkulosen mitgerechnet wurden. Nur 6,6% waren behandlungsbedürftig. Der Durchschnitt des ganzen angeführten Zahlenmaterials für die aktive Tuberkulose liegt bei etwa 4%. So groß also dürfte etwa die Wahrscheinlichkeit für einen Zuckerkranken sein, eine Tuberkulose zu bekommen.

Noch größer ist die Streuung der Zahlen in den Sektionsstatistiken (zwischen 4,6 und 27,7%). Sie ist wohl im wesentlichen dadurch bedingt, daß ein Teil der Autoren wie JOSLIN, WARREN und LYON [Lit. bei ROOT (Z)] nur die Fälle gerechnet haben, in denen die Zuckerkranken an Tuberkulose starben, die anderen Autoren dagegen tuberkulöse Herde ganz unabhängig von der eigentlichen Todesursache. Im ersteren Falle sind die Zahlen mit 4,6—7,3% niedrig und nicht wesentlich höher als in den klinischen Fällen; im letzten mit 23,5—27,7% mehrfach höher. In fast allen Statistiken stammt ein wechselnder Teil des Sektionsmaterials aus der Vorinsulinzeit.

Anders sehen die Statistiken aus, wenn sie von der Seite der Tuberkulose aufgestellt werden, d. h. also verzeichnen, wie oft Tuberkulöse an D. m. erkranken. Die Zahlen liegen hier mit 0,23—2,8% viel niedriger. Unter 2781 Phthitikern von MÜLLER (unter ULRICI) in der Heilstätte Osthavelland hatten nur 1,7% eine Zuckerkrankheit, von 1138 von GLOYNE (London) 1,4%. Weiteres Zahlenmaterial in der Monographie von GRAFE (1948).

Im allgemeinen ist das Zusammentreffen von Tbc und D. m. prognostisch sehr ungünstig, doch gibt es auch seltene Fälle, in denen eine sekundär auftretende Tbc einen D. m. erheblich bessert.

In der folgenden Krankengeschichte sei dafür ein eindrucksvolles, selbst beobachtetes Beispiel gegeben:

55 jähriger Mann O. Th. Rechtsanwalt. Seit 1902 zuckerkrank, viel behandelt, meist keine strenge Diät, stets Zuckerausscheidung wechselnder Stärke. Seit 1927 Entwicklung einer schweren doppelseitigen kavernösen Lungentuberkulose. Vom 31. 10. 1928—6. 2. 1929 in der Med. Kl. Würzburg. Außer der Tuberkulose auch ein Lebertumor (Cirrhose?). Bei voller Kost mit reichlichem Zuckergehalt anfangs 1,9% Harnzucker, dann ohne Insulin fast stets völlig zuckerfrei bis zum Tode am 6. 2. 1929, nur ganz selten einmal 0,1—maximal 0,3% Harnzucker. Blutzucker zwischen 0,10—0,15%, nur einmal im Anfang 0,165%.

Autoptisch (Pathol. Inst. Würzburg) doppelseitige kavernöse Phthise, tuberkulöse Peritonitis, beginnende Lebercirrhose, Wucherung der interlobulären Bindegewebssepten mit viel Hämosiderin, Sklerose der Pankreasgefäße, im Pankreas kein Eisen.

Solche und ähnliche Beobachtungen haben LUNDBERG zu der Annahme veranlaßt, daß im tuberkulösen Gewebe insulinähnliche Substanzen, von ihm Parainsulin genannt, gebildet werden können. Seine Beweisführung wirkt aber wenig überzeugend. Das gleiche gilt für seine Tierversuche. Die Hypothese von LUNDBERG ist daher auch ganz allgemein abgelehnt worden. Bei den seltenen auffallenden Besserungen handelt es sich wahrscheinlich um die gleiche Erscheinung, die manchmal auch in der Diabetesentwicklung bei akuten Infektionskrankheiten oder chronischer Osteomyelitis beobachtet wird und dort zu Anfang dieses Abschnittes besprochen wurde.

Vielfach sind die Besserungen auch nur vorübergehender Art, meist weitgehend unabhängig von der Schwere der Tuberkulose, manchmal auch des D. m.

In 80—85% der Zuckerkranken ist die Tbc die zweite Krankheit. Männer werden häufiger betroffen als Frauen. In unseren Fällen war der Prozentsatz 67,6% Männer, zu 32,4% Frauen. Es hängt das wohl mit der stärkeren beruflichen Exposition der Männer zusammen. Der Altersaufbau des Beginns der beiden Krankheiten ist der gleiche. Der Kulminationspunkt ist das 6. Lebensjahrzehnt. Gefährdet sind vor allem Diabetiker mit leptosomasthenischer Konstitution nach KRETSCHMER. In PFAFFENBERGS Krankengut gehörten 46% dieser Gruppe an, während 9% Athletiker, 11% Pykniker, 5% Dysplastiker waren. 29% ließen sich nicht näher rubrizieren. H. HILLEBRANDT behauptet (1955) sogar, daß Diabetiker der ersten Gruppe viermal so häufig an Tbc erkranken als andere Gruppen. Oft ist ein Koma vorausgegangen [BERTRAM (Z), JOSLIN (Z)].

Von JOSLINS Komatösen bekamen 8% in den nächsten 3 Jahren eine Phthise. Von den 364 Kranken von ROOT und BLOOR hatten etwa 20% ein Koma und 50% eine Acidose vor Auftreten des Lungenleidens gehabt.

Von manchen Autoren ist behauptet worden, daß der Bazillennachweis bei zuckerkranken Tuberkulösen in einem geringeren Prozentsatze gelingt als bei nichtdiabetischen Phthisikern gleicher Schwere des Lungenleidens. Solche Fälle sind mir auch bekannt. Es sind aber, wie auch JOSLIN u. Mitarb. angeben, große Ausnahmen, über die es nicht lohnt, sich den Kopf zu zerbrechen.

Der *Beginn* der Tuberkulose ist gewöhnlich schleichend (bei unseren Fällen in 70%, in 23% bei den Kranken von PFAFFENBERG). Oft wird die Tuberkulose zu Anfang durch die subjektiven Symptome des D. m. verdeckt und nur zufällig entdeckt. PFAFFENBERG gibt für diese Tuberculosis inappercepta (BRÄUNING) sogar einen Hundertsatz von 53 an. Es ist das fast die gleiche Zahl (58%), wie sie BRÄUNING bei Nichtdiabetikern fand (Lit. bei PFAFFENBERG).

ROOT (Z) u. a. behaupten demgegenüber, der Beginn sei in der Regel stürmisch (insidious) und grippeartig. Bei meinen Kranken konnte ich das nur in 24%, PFAFFENBERG sogar nur in 12,5% feststellen. Diese Zahlen sinken natürlich um so mehr ab, je systematischer durch fortlaufende Röntgenkontrollen der Diabetiker, wie sie dringend erforderlich sind, die allerersten Anfänge des Lungenleidens erfaßt werden.

Auf den *Verlauf* der Lungentuberkulose bei Zuckerkranken im einzelnen kann hier nicht näher eingegangen werden (vgl. darüber die zusammenfassenden neuen Darstellungen von PFAFFENBERG, VIETH, REPKE und BURCKHARDT). Er ist im allgemeinen der gleiche wie ohne die diabetische Komplikation, doch seien ein paar Sonderheiten erwähnt, die zum Teil für die Diabetikerphthise charakteristisch sind. Bei den Formen der Tbc ist festzustellen, daß die exsudativen mit 50—60% überwiegen und damit einen weit höheren Prozentsatz aufweisen, als er bei nicht diabetischen Kranken angetroffen wird [Tabelle bei E. GRAFE (Z)]. Dafür sind die Fibrosen und die Frühinfiltrate seltener. SOSMAN und STEIDEL beschrieben eine besondere Diabetikerphthise, die dadurch charakterisiert ist, daß Herde meist exsudativer Natur in den Mittelfeldern perihilär oder zentral entstehen und die Spitzen freilassen. Meist bestehen hohe Temperaturen und nur ein geringfügiger physikalischer Befund. Die Prognose ist meist ungünstig. Während SOSMAN und STEIDEL diese Sonderform in fast der Hälfte ihrer Fälle (unter 45 21 mal) beobachteten, kamen die meisten anderen Untersucher zu wesentlich niedrigeren Zahlen. In dem Wiener Großstadtmaterial von BOLLER und PILGERS-DORFER waren es 15,5—18,3%, in meinem eigenen Krankengut nur 5,7%. Man kann darüber streiten, ob es berechtigt ist, bei diesen Befunden von einer Sonderform der Diabetikerphthise zu sprechen. Tatsächlich handelt es sich nur um gewöhnliche exsudative Prozesse an ungewöhnlicher Stelle. Sie kommen dort auch bei Nichtzuckerkranken vor, sind aber hier relativ selten.

Es ist vorläufig noch unklar, warum die Lokalisation bei Diabetikern gerade in dieser Stelle so viel häufiger als in der Norm erfolgt, zumal Hiluslymphdrüsenschwellungen und ältere Lungenparenchymherde fast immer fehlen. Vermutlich handelt es sich um exogene Neuinfektionen, aber es bleibt noch dunkel, warum sie gerade an dieser Stelle sich etablieren.

Abweichungen von der Nichtdiabetikertuberkulose liegen auch insofern vor, als gewisse Komplikationen, wie exsudative Pleuritis, Peritonitis, Darmtuberkulose und Larynxbeteiligung, bei Zuckerkranken seltener sind. Es gilt das nicht nur für die Kranken aus der Vorinsulinära, die meist im Koma starben, ehe es zu den genannten Komplikationen kam, sondern auch für unsere eigenen 68 Fälle, die ausreichend mit Insulin behandelt wurden und mit ihrem Lungenleiden meist bis in das Endstadium vorrückten.

Hinsichtlich der Larynxkomplikationen gehen die Angaben erheblich auseinander. Während WASSMUND sie bei 18% seiner Kranken sah, gibt FALTA nur 1% an. Bei 15 Sektionen eigener Kranken wurden sie in 2 Fällen beobachtet.

Über die Beziehungen der Schwere der Zuckerkrankheit zur Form und Schwere der Tuberkulose gibt folgende Tab. 87 von M. MÜLLER Auskunft:

Tabelle 87. *Beziehungen zwischen Form und Schwere von Tuberkulose und Diabetes* (M. MÜLLER)

	Ges. Zahl	Leichter Diabetes %	Mittelschw. Diabetes %	Schwerer Diabetes %
Exsudative Tbc	32	7 = 21,8	14 = 43,7	11 = 34,5
Exsudativ-produktive Tbc	28	13 = 10,7	13 = 46,4	12 = 42,9
Exsudat.-prod.-cirrh. Tbc	22	7 = 31,8	9 = 40,9	6 = 27,3
Produktive Tbc	10	5 = 50,0	4 = 40,0	1 = 10,0
Produktiv-cirrhotische Tbc	19	3 = 15,7	10 = 52,6	6 = 31,7
Cirrhotische Tbc	15	3 = 20,0	7 = 46,7	5 = 33,3

Trotz des in den einzelnen Gruppen nicht großen Materials muß man aus dieser Zusammenstellung wohl folgern, daß der leichte Diabetiker seltener als der schwere an Tbc erkrankt, daß aber, wenn er erkrankt, alle Formen bei ihm vorkommen, wenn auch bei den mittelschweren und schweren Graden des D. m. die schweren Formen der Lungenerkrankung weit überwiegen.

Die Entwicklung und Ausbreitung der Tuberkulose kann von der Stoffwechsellage manchmal relativ unabhängig sein (BOLLER u. a.), indem bei leichten Fällen von D. m. der Lungenprozeß manchmal rasch und unaufhaltsam fortschreitet. Andererseits kann es auch in schweren Diabetesfällen zu längeren Stillständen, ja sogar vereinzelt zu Remissionen des Lungenleidens kommen [KUTSCHERA-AICHBERGEN (Z) u. a.].

Solche Regellosigkeit erschwert natürlich die prognostische Beurteilung erheblich.

Im allgemeinen verschlechtert eine sekundär hinzutretende Tuberkulose die Stoffwechsellage des Zuckerkranken, was sich in einem Absinken der Toleranz und einer Steigerung des Insulinbedarfs zu erkennen gibt. Vor allem gilt das für die exsudativen Formen, am wenigsten für die cirrhotischen.

Sehr bemerkenswert und recht ungewöhnlich sind bei Tuberkulösen, meist der schweren Art, Schwankungen in der Stoffwechsellage. Sie werden in der bisherigen Literatur entweder gar nicht oder nur ganz nebenbei erwähnt.

Die folgende Abb. 60 gibt für diese eigenartigen Verhältnissen ein gutes Beispiel:

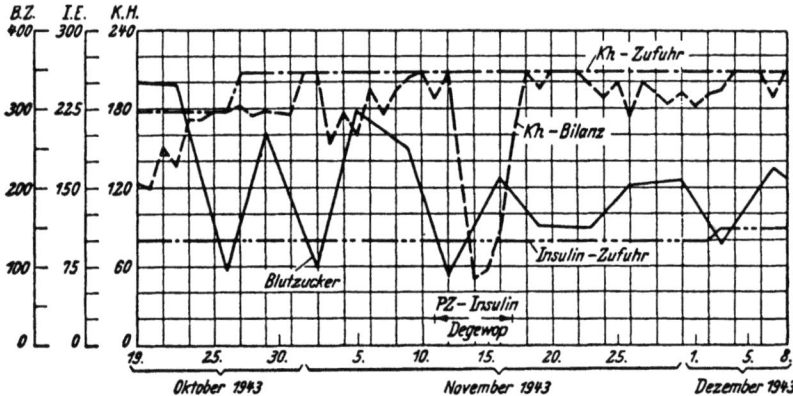

Abb. 60. Schwankungen von Blutzucker und Kh-Bilanz
bei gleichbleibender Kh- und Insulinzufuhr bei Tuberkulose

Wie die Kurve, die einen Ausschnitt einer längeren Behandlungszeit vor- und nachher darstellt, zeigt, schwankt im Laufe von etwa 2 Monaten bei völlig gleichbleibender Zufuhr von 200 g Kh und 80 Einheiten Insulin der Blutzucker in meist jähen Linien zwischen 330 mg-% und 100 mg-%, ohne daß Temperatur oder Lungenbefund oder besondere Umwelteinflüsse dafür eine Erklärung boten.

Ich möchte annehmen, daß hier Schwankungen in der Immunitätslage des Organismus zugrunde liegen, ohne es allerdings beweisen zu können, was in exakter Form meist sehr schwierig ist.

In manchen Fällen kann es durch einen neuen Schub der Erkrankung oder durch eine sonstige Komplikation zu einer schweren Insulinresistenz kommen. Meist ist sie vorübergehend, aber manchmal bleibt sie bestehen. Ob sie durch eine bleibende Infektschädigung des Inselapparates oder durch gesteigerte Gegenregulation bedingt ist, läßt sich schwer entscheiden.

Für die *Therapie* ist Grundsatz, beide Krankheiten so zu behandeln, als wäre nur eine von ihnen vorhanden. Nur hinsichtlich der Calorien- und Kh-Zufuhr in der Diät sind Konzessionen an die Tuberkulose notwendig. Der Bedarf an beiden liegt höher. JOSLIN empfiehlt 150—200 g Kh, 75—90 g Eiweiß und so viel Fett, daß die Kost 35—40 Cal pro kg enthält. Wir haben wie PILGERSDORF das Bestreben, auf 200—250 g Kh hinaufzugehen, falls zur Kompensation nicht eine zu große Insulinmenge erforderlich ist.

Andere Autoren wie FOLEY, ANDOSCA und SCHMIDT empfehlen neuerdings sogar 250—350 g.

Die Insulinmenge wird durch die Stoffwechsellage bestimmt, die in jedem Falle reguliert werden sollte. Die Gefahr der Blutungen, vor denen immer wieder Autoren, wie z. B. KAISER, Angst haben, ist minimal. Wir haben sie bei richtiger Dosierung nie beobachtet. Allerdings muß man Hypoglykämien, die anscheinend Tuberkulöse schlechter vertragen als Nichttuberkulöse, vermeiden. MORRIS und LOVE warnen neuerdings vor dem Protaminzuckerinsulin, weil das in ihm enthaltene artfremde Eiweiß auf die Dauer sowohl die Lungenkrankheit wie den D. m. ungünstig beeinflussen soll.

Ich habe derartige Erfahrungen ebensowenig gemacht wie JOSLIN u. Mitarb.

Die *Therapie der Tuberkulose* ist die gleiche wie sonst auch. Es bestehen auch keine Bedenken gegen chirurgische Eingriffe wie Pneumothorax, Strangdurchbrennungen, Phrenicusexhairese, Thoracoplastik oder Lobektomie. Erst recht können die zuckerkranken Phthisiker in den Genuß der Segnungen der modernen Chemotherapie mit Conteben (Tbc. I. 698), Pas, (Paraaminosalicylsäure), Streptomycin, Neoteben, Isoniacid, Thiosemicarb. und ähnlichen Präparaten kommen. Die Dosierung braucht auch keine andere zu sein. Auf die Behandlung im einzelnen kann hier nicht eingegangen werden. (Vgl. darüber aus den letzten Jahren REPKE, VIETH, SCHEFFLER u. HEINSEN, PAULY, PFAFFENBERG u. a.)

Daß die *Prognose* der Kombinationskrankheit schlechter ist als diejenige der Einzelkrankheit, dürfte wohl keinem Zweifel unterliegen. Ältere Zahlen, besonders aus den Großstädten, sind besonders ungünstig. So verlor FALTA von 116 derartigen Kranken in einer Dekade 87,3%, während die Mortalität auf einer großen Tuberkulosestation des gleichen Ortes während der gleichen Zeit ohne D. m. 20,5% betrug.

Von unseren Kranken starben in 3 Jahren fast alle.

Über sehr viel günstigere Zahlen berichteten JOSLIN u. Mitarb. Danach überlebten die tuberkulösen Diabetiker den Beginn ihrer Krankheit mit Insulin um 8,9 Jahre, ohne Insulin 5,9 Jahre im Durchschnitt. Die höchste Zahl liegt nicht erheblich unter der Krankheitsdauer des nicht lungenkranken Diabetikers mit 14 Jahren.

Diese günstigen Zahlen stehen bisher isoliert da. Sie wurden gewonnen zu einer Zeit, in der die Chemotherapie der Tuberkulose noch ganz in ihren Anfängen steckte. Was diese für die Kombinationskrankheit leistet, ist heute noch nicht abzusehen, jedenfalls liegen meines Wissens bisher noch keine großen, umfassenden Statistiken vor.

Sicher ist jedenfalls, daß die Prognose der Kombinationskrankheit in allererster Linie von der Vervollkommnung der Tuberkulosetherapie abhängt. Mit deren gewaltigen Fortschritten dürfte sie sich voraussichtlich in Zukunft weiter bessern.

Die *Lues* spielt unter den begleitenden Infektionskrankheiten des D. m. ebenso wie in der Ätiologie nur eine ganz untergeordnete Rolle. MCDANIEL-MARKS-JOSLIN geben einen Hundertsatz von 1,7% für ihre Kranken an. Besserungen des D. m. durch antiluetische Kuren sind anscheinend nie beobachtet worden (Lit. bei MCDANIEL-MARKS-JOSLIN). Das gilt auch für das gewaltige Krankengut von JOSLIN u. Mitarb.

Literatur

I. Zusammenfassende Darstellungen (Z)

BONCET, K. B., u. a.: Tuberculosis among diabetics. Amer. Rev. Tbc. **65**, 1 (1952).

GRAFE, E.: Der Stoffwechsel bei der Tuberkulose. In Tuberkulose, herausgeg. von H. BRÄUNING, Bd. I, S. 547. Stuttgart: Georg Thieme 1943. — Diabetes und Tuberkulose. Stuttgart: Georg Thieme 1948.

KUTSCHERA-AICHBERGEN, H.: Die Tuberkulose in Diabetes mellitus, herausgeg. von R. BOLLER, S. 440, Wien u. Innsbruck: Urban & Schwarzenberg 1950.

MARBLE, A.: Infections in diabetes in JOSLIN u. Mitarb. (Z$_I$), 9. Aufl. S. 436. 1952

ROOT, H. F.: Tuberculosis, in treatment of diabetes mellitus von JOSLIN u. Mitarb. (Z), S. 634 (1946); 9. Aufl., S. 547 (1952).

II. Einzelarbeiten

BANYAI, A. L.: Amer. Rev. Tbc. 24, 650 (1931). — BANYAI, A. L., and CADDEN: Arch. Int. Med. 74, 445 (1944). — BARACH: Arch. Int. Med. 39, 636 (1927). — BARTELHEIMER, H.: Pathogenetische und klinische Diabetesfragen. Klin. Wschr. 1953, 343. — BAYER u. FORM: D. med. Wschr. 1938 (1926). — BAYNE-JONES: Bull. New. York Acad. Med. 12, 278 (1936). — BERTRAM, F.: Med. Welt 1936, Nr 30 u. 32. — Zur Behandlung tuberkulöser Diabetiker. Z. Tbk. 78, 13 (1937). — BOLLER: Beitr. Klin. Tbk. 85, 173 (1934). — BUJWID: Zbl. Bacter. 4, 577 (1888). — BURKHARDT, L.: Beziehungen zwischen Diabetes und Tuberkulose vom pathologisch-anatomischen Gesichtspunkt. Erg. Tuberkuloseforsch. 11, 271 (1952).

FOLEY and ANDOSCA: Med. Clin. N. Amer. 28, 499 (1944).

GLOYNE: Brit. Med. J. 1938, 163. — GRAFE, E.: Zur Beurteilung des Zusammenhangs von Stoffwechselkrankheiten mit Unfall und Kriegsbeschädigungen. Münch. med. Wschr. 1953, Nr 15, 448. — GRAFE, E., u. O. v. LILIAN: Zur Kombination von Diabetes und Tuberkulose. Dtsch. Arch. klin. Med. 193, 170 (1947).

HANDMANN, E.: Dtsch. Arch. klin. Med. 102, 1 (1911). — HILLEBRANDT, A.: Beitr. klin. Tbc 113, 42 (1955). — HORSTER, H.: Untersuchungen über das Zustandekommen einer verminderten Widerstandsfähigkeit gegen Infektionen bei Krankheiten. Habil.schr. Würzburg 1933. — Untersuchungen über die durch Krankheiten hervorgerufene Änderung der Disposition für Infektion bzw. Erkrankung nach Infektion. Dtsch. Arch. klin. Med. 176, 502 (1934).

KAISER: Z. Tbk. 76, 103 (1936). — KARLINSKI: Zbl. Bakter. 4, 580 (1888). — KESTERMANN u. VOIGT: Dtsch. Arch. klin. Med. 185, 258 (1939); 186, 165 (1940). — KLEE: Dtsch. med. Wschr. 1952, 573. — KNICK, B.: Wandlungen von Art und Häufigkeit der Komplikationsleiden bei Diabetes mellitus und ökonomische Diabetesbehandlung. Klinische Beobachtungen aus den Jahren 1939—1949. Dtsch. med. Wschr. 1951, 202, 237. — KNOLLE: Die Serumbactericidie bei Diabetes mellitus. Diss. Marburg 1935.

LUNDBERG, E.: Act. med. scand. (Stockh.) 62 (1924).

MARCHAL DE CALOI: Recherches sur les accidents diabétiques. Paris 1864. — MC. DANIEL, MARKS and JOSLIN: Arch. Int. Med. 66, 1011 (1940). — MOEN and REIMANN: Arch. Int. Med. 57, 789 (1933). — MORRIS, A., and R. A. LOVE: The management of diabetes complicated by tuberculosis. N. Y. State J. Med. 48, 1613 (1948). — MÜLLER, E. M.: Über die Beziehungen des Diabetes mellitus zur Lungen- und insonderheit zur Darmtuberkulose. Z. Tbk. 80 (1938). — MURPHY, F. W., and G. F. MOXON: Amer. J. Med. Sci. 182, 301 (1931).

NEOGG and ROY: J. Indian Med. Assoc. 13, 9 (1944). Ref. bei ROOT (Z$_{II}$), S. 548.

PAGEL, J. L., u. F. HENKE: Handbuch der speziellen Anatomie und Histologie, Bd. 3/II, S. 464. 1932. — PAULI, W.: Diabetische Stoffwechselstörung unter Thiosemicarb.- und Isoniazidbehandlung. Münch. med. Wschr. 1953, 1180. — PFAFFENBERG, R., u. L. RICKMANN: Diabetes mellitus und Lungentuberkulose. Z. inn. Med. 2, 288 (1947). — PFAFFENBERG, R.: Über den Beginn der Tuberkulose bei Diabetikern. Z. Tbk. 94, 258 (1950). — PFAFFENBERG, R., u. H. JÄHLER: Z. Tbk. 98, 134 (1951). — PFAFFENBERG, R., u. J. FROELICH: Über einige Gestaltungsfaktoren bei Diabetikertuberkulose. Wiss. Z. Univ. Greifswald 1, 4/7 Math.-naturwiss. R. Nr 3/6, 141 (1952). — PILGERSDORFER, W.: Wien. Arch. inn. Med. 32, 7 (1938). — POULSON: Acta med. scand. (Stockh.) 123, 407 (1946).

REPKE, K.: Beobachtungen am Kohlenhydratstoffwechsel unter TBI-Behandlung. Z. klin. Med. 148, 152 (1951). — RICHARDSON: Il Clin. Investig. 12, 1143 (1933) und 14, 389 (1935). — ROOT, H. F.: The association of diabetes and tuberculosis. New England J. Med. 210, No 1—4 (1934). — ROOT, H. F., and W. R. BLOOR: Diabetes and pulmonary tuberculosis. Amer. Rev. Tbc. 39, 714 (1939). — ROSENBERG, M., u. G. WOLF: Klin. Wschr. 1927, Nr 936.

SCHEFFLER, H., u. H. A. HEINSEN: Neotebentherapie bei tuberkulösen Diabetikern. Dtsch. med. Wschr. 1953, 590. — SCHLIACK, V., u. R. PFAFFENBERG: Med. Mschr. 9, 257 (1955). — SCHMIDT, N.: Optimale Kohlenhydratbilanz bei tuberkulosekranken Diabetikern. Tuberkulosearzt 3, 133 (1949). — SOSMAN, C., and J. H. STEIDEL: Amer. Roentgenol. 17, 625 (1927). — STEINBACH, KLEIN and DESCOWITZ: Amer. Rev. Tbc. 32, 655 (1936).

VIEHT, G.: Beitrag zur Kombinationskrankheit: Diabetes mellitus und Tuberkulose. Beitr. Klin. Tbk. 104, 436 (1951). — Chemotherapie bei tuberkulösen Diabetikern. Dtsch. med. Wschr. 1952, 425.

WASSMUND, H.: Beitr. Klin. Tbk. 67, 562 (1927). — WILDER, R. M., and ADAMS: Mayo Clin. Bull. 4, 192 (1929). — WILLIAMS and DICK: Arch. Int. Med. 50, 801 (1932).

β) Hautkrankheiten

Beschwerden oder krankhafte Erscheinungen von seiten der Haut finden sich bei Zuckerkranken in etwa 25% der Fälle, ausgesprochene Hautkrankheiten in 12—15% (GREENWOOD unter JOSLIN). Das sind weit höhere Zahlen als bei Nichtdiabetikern. SCHNEEWEISS und GASSMANN zählten kürzlich (1956) unter 4100 Diabetikern 186 Kranke mit Hautleiden. 103 litten an Pyodermien, 39 an Ulcus cruris, 22 an Ekzem, 16 an Toxicodermien.

Die Haut von Zuckerkranken kann in doppelter Weise erkranken, ohne und mit Infekt. In die erste Gruppe gehören vor allem der *Pruritus*, abnorme Trockenhaut und Fettarmut der Haut, urticarielle Zustände und gewisse Verfärbungen. Es handelt sich dabei zum Teil um unkomplizierte Folgen der Stoffwechselstörungen in der Haut, deren Zuckergehalt durchschnittlich 144 mg-% gegenüber 56 mg-% in der Norm beträgt (TRIMBLE und CAREY). Welches diabetische Symptom dabei den Ausschlag gibt, läßt sich nicht entscheiden. Sichere Abhängigkeiten von der Höhe des Blutzuckers oder der Schwere des Krankheitsbildes sonst bestehen nicht, da wir schon gewisse Störungen in ganz leichten Fällen sehen. Somit scheint die vorläufig nicht weiter aufspaltbare, individuelle Reaktionsweise des Hautorgans, vielleicht auch ein besonders hoher Hautzucker, zum Teil wohl auch das Nervensystem die entscheidende Rolle zu spielen. Am häufigsten ist der Pruritus, den v. NOORDEN (Z) bei mehr als 20% seiner Kranken fand. Gewöhnlich ist er auf gewisse Körperpartien lokalisiert, selten generalisiert wie beim Ikterus oder dem senilen Pruritus. Am häufigsten betroffen sind die Gegenden, in denen die Haut ihre physiologischen Aufgaben nur unter erschwerten Bedingungen erfüllen kann, d. h. dort, wo Hauttaschen vorliegen oder Hautoberflächen einander zugekehrt sind, wie an den äußeren Genitalien, an den Brüsten, in den Schenkelbeugen und Achselhöhlen. Beim genitalen Hautpruritus der Frau liegt in vielen Fällen eine Kombination mit Sekundärinfektionen vor, da die Benetzung der Schleimhäute und Haut mit Zucker einen sehr guten Nährboden vor allem für Fadenpilze abgibt. Solange der Juckreiz die Kranken nicht zu törichten Abwehrmaßnahmen wie Kratzen, Reiben usw. veranlaßt und dadurch die Hautoberfläche lädiert, verschwindet er gewöhnlich rasch mit der Zuckerfreiheit des Harns. Lokal helfen Borsäureumschläge und 10%ige Anaesthesin- und 5%ige Chlorcalciumsalben, eventuell unter Cocainzusatz (1—2%).

Schwieriger liegen die Dinge, wenn der Pruritus zur Dermatose wie z. B. Ekzem, Intertrigo führt oder ein lokaler Sekundärinfekt, eine Pyodermie, entsteht. Merkwürdigerweise neigen die Prädilektionsstellen des Pruritus nur in geringem Maße zu schweren Infektionen wie Furunkulosen und Abscedierungen. Nach GREENWOOD leiden 2,8% der Diabetiker an Ekzem, 2,4 % an Psoriasis, 0,2% an seborrhoischer Dermatitis.

Abgesehen von den genannten Hautaffektionen, die nichts für Diabetes Charakteristisches haben, wenn sie auch hier gehäuft und oft in komplizierter Form vorkommen, gibt es in etwa 1,8% der Fälle gewisse Hautveränderungen, die zum Teil nur bei der Zuckerkrankheit auftreten, die *Xanthose und das Xanthom*. (Zusammenfassendes bei MONTGOMERY u. ÖSTERBERG sowie bei THANNHAUSER u. MAGENDANTZ.) In beiden Fällen handelt es sich um gelbliche Verfärbungen der Haut. Im Auslande (vgl. z. B. JOSLIN) werden beide Veränderungen meist unter dem Namen Xanthom oder Xanthochromie zusammengefaßt. Trotzdem scheint es mir richtig, sie zu trennen, was auch klinisch gut möglich erscheint. Bei der Xanthosis diabetica, die C. v. NOORDEN 1904 zuerst beschrieb und taufte, handelt es sich um eine auffallend leuchtende, fast kanariengelbe Verfärbung der Haut, vor allem an der Innenfläche der Hände und Füße, seltener im Gesicht. Der betreffende Farbstoff ist *Lutein* (und Xanthophyl). Er entsteht nicht in der Haut, sondern wird dort nur im Rete malpighi und verhornten Schichten der Haut abgelagert, denn er ist auch im Serum nachweisbar. Es besteht eine Analogie zu gewissen Verfärbungen des Serums, wie sie bei Kindern nach Aufnahme gewisser carotinhaltiger Gemüse, besonders von Mohrrüben, vereinzelt auftreten und vor allem in Kriegszeiten beobachtet wurden. Beim Diabetiker kommt diese Entstehungsquelle auch in Betracht, doch ist es möglich, daß hier auch eine intermediäre Stoffwechselstörung wahrscheinlich im Fettumsatz vorliegt. Dafür spricht auch die Tatsache, daß im allgemeinen nur schwere Formen der Zuckerkrankheit mit dieser Anomalie einhergehen und daß letztere mit der Besserung der Stoffwechsellage, vor allem unter Insulinwirkung, sehr rasch verschwinden kann. Auch ist die Aufnahme von carotinhaltigen Nahrungsmitteln durchaus nicht notwendige Voraussetzung für diese Anomalie. Einmal sah ich eine Xanthose auch bei einer sehr schweren, dauernd und zwar erfolgreich mit Insulin behandelten Kranken ohne besonders carotinhaltige Nahrungsmittel.

Während die Xanthose etwa in 1%—1,5% der Fälle von Diabetes vorkommt, ist das Xanthom, zum Teil auch Xanthelasma genannt, eine Rarität allererrsten Ranges. Selbst ein Mann von der ungeheuren Erfahrung eines C. v. NOORDEN (über 27000 Fälle) sah die Veränderung nur viermal. JOSLIN u. Mitarb. in ihrem noch größeren Krankengut 15 mal. MAJOR sammelte bis 1924 74 Fälle und beschrieb 3 eigene. Es handelt sich hier nicht um eine diffuse Verfärbung, sondern um fleckweises Auftreten von gelblichen Knötchen mit rotem Hof unter Bevorzugung der Handflächen. Da die Knötchen aus Cholesterinestern (PRINGSHEIM) bestehen und immer mit einer starken Hypercholesterinämie einhergehen (bis über 1000 mg-% nach ROTMANN), ist wohl hier eine Störung des Lipoidstoffwechsels sicher, wenn auch Genese und Mechanismus der Störung im einzelnen noch völlig im Dunkeln liegen. THANNHAUSER denkt an eine zweite Krankheit auch in Abhängigkeit von Pankreas. WYNHAUSEN sah Xanthome auch bei Pankreatitis ohne D. m. Praktisch ist das Xanthom ohne Bedeutung, da es auf antidiabetische Behandlung verschwindet.

Während die bisher geschilderten Hautstörungen zwar manchmal Beschwerden machen können, aber harmlos sind, ist die zweite Gruppe der Anomalien, das *Auftreten von Infektionen der Haut* mit Streptokokken und vor allem mit Staphylokokken viel ernster zu nehmen. Es handelt sich dabei um *Pyodermien*, Furunkulosen (1,4%), Karbunkel und Abszeßbildungen (0,6%), die vor allem an den freien, aber dem Druck ausgesetzten Oberflächen der Haut, am Nacken, am Gesäß, an den Dorsalflächen der Arme auftreten. Oft gelangen die Staphylokokken durch kleine Hautrhagaden ins Unterhautzellgewebe, wo sie bei der herabgesetzten Gewebsresistenz einen guten Nährboden finden und zu Phlegmonen führen können. Besonders ungünstig sind die Kombinationen mit echtem Erysipel (0,4%), da hier leicht tiefe Infiltrationen und Übergänge in allgemeine, oft tödliche Sepsis entstehen können. WILLIAMS behauptet neuerdings, daß pyogene Hauterkrankungen bei D. m. nicht häufiger sind als sonst, aber das dürfte kaum zutreffen. Mortalität ist nach DUNCAN (Z) 20%.

Die lokale *Behandlung* ist die gleiche wie bei jeder derartigen Pyodermie. Von neueren Mitteln seien Jod- oder Ichtyolpinselungen sowie Röntgen- und Kurzwellenbestrahlungen genannt. BOWEN empfiehlt Einsalbungen mit 4% Borschwefelkarbolsalbe. Mit Incisionen sollte man zurückhaltend sein, bis Fieber und Fluktuation eingetreten sind [FALTA (Z)]. Eine einmal aufgetretene Allgemeininfektion läßt sich in der Regel auch durch Insulin nicht mehr eindämmen, und die Kranken gehen manchmal sogar bei günstigster Stoffwechsellage an der Sepsis zugrunde.

Weiter seien noch 2 Hautaffektionen erwähnt, von denen die eine durch Pilze, die andere vielleicht auch durch besondere Erreger bedingt ist, wie Epidermophytosis und die Necrobiosis lipoidica.

Die *Epidermophytose* ist vielleicht die beim Diabetiker weitest verbreitete Haut-affektion. GREENWOOD fand sie bei JOSLIN-Kranken in 40% aller Fälle. Es handelt sich um eine fungöse Erkrankung der Zehen, besonders in den Zwischenräu-men zwischen ihnen und an der Oberfläche, manchmal mit Fissuren. Sie ist nicht charakteristisch für Diabetes, sondern findet sich in 67% auch bei gesunden Studenten (HULSEY u. JORDAN). Was sie für den Diabetiker gefährlich macht, ist die Tatsache, daß in fast allen Fällen Staphylokokken nachgewiesen werden kön-nen. Durch die Fissuren können diese ins Blut eintreten und eine Osteomyelitis oder andere Eiterherde hervorrufen. Glücklicherweise ist das allerdings sehr selten.

Für die Behandlung sind größte Reinlichkeit, Borsäurebäder oder Bäder mit Kaliumpermanganat (1 : 4000) oder 1% Aluminiumacetat und Kompressen am zweckmäßigsten. Als Puder empfiehlt sich eine Mischung von Acid. salicyl. Acid. benz. aa 2,0 Talcum 100.

Im Gegensatz zur Epidermophytosis ist die *Necrobiosis lipoidica* eine außer-ordentlich seltene Erkrankung. Sie wurde unabhängig voneinander 1928 von OPPENHEIM und 1932 von URBACH zuerst beschrieben (Lit. und eigene Fälle bei LAYMANN u. FISCHER 1948). P. WHITE fand in JOSLINS großem Material 25 derartige Fälle. Betroffen sind vor allem jugendliche Diabetiker, vorwiegend (18 : 7) weiblichen Geschlechts. Es handelt sich um erhabene rote Kugeln von 1—3 mm Durchmesser meist an Unterschenkeln und Knöcheln, vereinzelt aber auch an den Armen und am Abdomen. Sie enthalten stets reichlich Lipoide im degenerierten Bindegewebe.

Anfangs wurden sie für Tuberculide, später für symbiotische Infektionen ge-halten. Beides scheint nicht richtig zu sein. Die Genese ist vorläufig unklar. JOSLIN u. Mitarb. (Z) denken an endarteriitische Prozesse. Die Veränderungen kommen ganz vereinzelt auch bei Nichtdiabetikern vor.

Es bestehen gewisse Ähnlichkeiten mit dem auch sehr seltenen Granuloma annulare, doch sind nach LAYMAN u. FISCHER histologische Unterschiede vor-handen. Vor allem fehlen hier Lipoidablagerungen.

Schließlich beschrieben URBACH u. Mitarb. 1932 einen Hautdiabetes, d. h. stark erhöhte Hautzuckerwerte über den schon erwähnten Normalwert von 56 bis 59 mg-% bei normalem Blutzucker. Niemals gehen die Zahlen auf die Höhe der letzteren oder darüber hinaus, so daß die Bezeichnung Hautdiabetes etwas irre-führend ist. Symptome sind nach URBAH Pruritus, Furunkulose, Schweißdrüsen-abscesse, Ekzem und Urticaria. Eine Lokalbehandlung ist meist erfolglos, dagegen heilen die Veränderungen auf Diäteinschränkung mit und ohne Insulin meist rasch ab. In manchen Fällen entwickelt sich hinterher ein echter D. m. mit Hy-perglykämie und Glykosurie.

Über die Häufigkeit des Vorkommens dieser eigenartigen Anomalie liegen bis-her noch keine größeren Erfahrungen vor. In vielen Fällen dürfte es sich wohl um einen noch latenten D. m. handeln. — Von der Insulinlipodystrophie der Haut wird später bei der Insulinbehandlung die Rede sein.

Literatur

I. Zusammenfassende Darstellungen (Z)

MARBLE, A.: Disorders of the skin in diabetes, JOSLIN u. Mitarb. (Z), 9. Aufl., S. 505. 1952.
ORMSBYS and MONTGOMERY: Diseases of the skin, 7. Aufl. Philadelphia: Lea a. Febiger 1949.
SCHNEEWEISS, J., u. W. GASSMANN: Hauterkrankungen bei Diabetes mellitus unter be-sonderer Berücksichtigung der Pyodermien: Münch. med. Wschr. **1956**, 640.
URBACH, E.: Skin diseases, Nutrition and metabolism. New York: Grune & Stratton 1946.
WHITE, P.: Disorders of the skin in diabetes, JOSLIN u. Mitarb. (Z), 8. Aufl., S. 586, 1946.
WIEDMANN, A.: Haut- und Geschlechtskrankheiten. In BOLLERS Diabetes mellitus (Z), S. 573ff. 1950.

II. Einzelarbeiten

BOWEN, J. J.: Hautaffektionen bei Stoffwechselanomalien. J. Amer. Med. Assoc. **55**, 209 (1910). — Boston Med. J. **176**, 96 (1917).

GREENWOOD, A. W.: J. Amer. Med. Assoc. **89**, 774 (1927).

HULSEY and JORDAN: Amer. J. Med. Sci. **169**, 267 (1925).

LAYMAN, C. W., and J. FISHER: Necrobiosis lipoidica (diabeticorum?) A histologic study and comparison with granuloma annulare. Arch. of Dermat. **59**, 150 (1949).

MAJOR: Bull. Hopkins Hosp. **35**, 27 (1924). — MONTGOMERY, H., and E. H. OSTERBERG: Arch. of Dermat. **37**, 373 (1938).

NOORDEN, C. v.: Verh. des 5. Intern. Dermat.-Kongr., Berlin 1904.

OPPENHEIM, M.: Über eine bisher nicht beschriebene mit eigentümlicher lipoider Degeneration der Elastica und des Bindegewebes einhergehende Dermatose bei Diabetes mellitus (Dermatitis atrophicans lipoides diabetica). Arch. f. Dermat. **166**, 576 (1932).

PRINGSHEIM, J.: Biochem. Z. **15**, 52 (1909).

ROTMANN, Zbl. Hautkrankh. **22**, 26 (1927).

THANNHAUSER, J. S., and H. MAGENDANTZ: Ann. Int. Med. **11**, 1662 (1938). — THANNHAUSER, J. S.: Lipidoses. Diseases of the cellular lipid metabolism, 2. Aufl. New York: Oxford Press 1950. — TRIMBLE and CAREY: J. of Biol. Chem. **90**, 655 (1931).

URBACH, E.: Eine neue diabetische Stoffwechseldermatose. Necrobiosis lipoidica diabeticorum, Arch. f. Dermat. **166**, 273 (1932). — J. Amer. Med. Assoc. **129**, 441 (1945).

WILLIAMS: J. Amer. Med. Assoc. **118**, 1357 (1942). — WYNHAUSEN: Berl. klin. Wschr. **1921**, 128.

γ) Krankheiten der Atmungsorgane

Trockenheit im Munde quält oft Zuckerkranke, besonders in den Fällen, die mit großen Harnmengen einhergehen. Als Folgeerscheinung resultiert häufig eine trockene Pharyngitis, in seltenen Fällen auch die xerotische Form von LEICHTENSTERN. Besonders ist das beim Diabète maigre und Dyspnoischen der Fall.

Unter den Lungenkomplikationen ist am gefährlichsten die *Lungengangrän* bzw. der Lungenabsceß. Sie entwickeln sich wie auch sonst im Anschluß an Pneumonien, Tuberkulose, Infarkte, Bronchiektasien und schwere chronische Bronchitiden, aber anscheinend häufiger beim Zuckerkranken als sonst, was wieder auf der herabgesetzten Gewebsresistenz gegen Sekundärinfektionen beruht. Im Ganzen sind sie in der Insulin- und Chemotherapieära sehr viel seltener geworden als früher. Die Gefahr einer Allgemeininfektion von solch einem Herde aus ist bei Zuckerkranken weit größer wie sonst. Die guten Nährbodenverhältnisse für Bakterien und Pilze begünstigen eine üppige Flora. Auch Hefearten, Schimmelpilze, Spirillen, Spirochäten und Aspergillus werden manchmal im Sputum gefunden. Die therapeutischen Erfolge sind bei der diabetischen Lungengangrän im allgemeinen unbefriedigender als sonst. Unter den internen Mitteln leisten Neosalvarsaninjektionen, Kurzwellentherapie und vor allem die moderne Chemotherapie noch am meisten. Gutes sah ich vereinzelt von der Pneumothoraxbehandlung bei genügender Insulinierung. Selbst große Höhlen können sich dabei verkleinern und sogar vernarben. Im ganzen habe ich sogar den Eindruck, als ob heute im Gegensatz zu früheren Zeiten bei einer richtig durchgeführten Behandlung mit Diät, Insulin und Antibiotica die Ausheilungschancen sich manchmal nicht wesentlich ungünstiger gestalten als bei anderen Gangränarten.

Größere operative Maßnahmen bei diesen Lungenkomplikationen bedeuteten früher mit großer Wahrscheinlichkeit den Tod und wurden deshalb nur ganz ausnahmsweise unternommen. Auch heute unter dem Schutze des Insulins entschließt man sich im allgemeinen nur dann zu einem chirurgischen Eingriffe, wenn die Höhle sehr günstig, d. h. nahe der Pleura liegt. Durchbruchsempyeme und Begleitempyeme werden natürlich in gleicher Weise wie sonst, d. h. mit Rippensektion, also einem sehr kleinen Eingriff, angegangen. In jedem Falle ist eine energische Chemotherapie einzuleiten.

Von der Pneumonie und der Tuberkulose war schon im Kapitel Infektionskrankheiten die Rede.

Kurz erwähnt sei noch das *Asthma*. Nach einer Statistik von KÖNIG sollen 0,26—1,0% der Zuckerkranken an Asthma leiden, während 0,1—0,5% der Asthmatiker diabetisch sind. Mir erscheinen diese Zahlen reichlich hoch, vielleicht bedingt durch die besondere Auslese in Reichenhall. JOSLIN u. Mitarb. fanden unter 26 000 Zuckerkranken nur 51 Asthmatiker = 0,2%.

Auch JÄRVINEN (Finnland) kam an einem wesentlich kleineren Material zu der Ansicht, daß Asthma bei Diabetikern nicht häufiger ist als bei Nichtdiabetikern.

Literatur

JÄRVINEN, R. A. J.: Relation of bronchialasthma to diabetes mellitus. Ann. med. int. fenn. **39**, 240 (1951).
KÖNIG: Med. Klin. **1931**, 545.
LEICHTENSTERN, O.: Münch. med. Wschr. **1930**, 535.

♂) Krankheiten der Verdauungsorgane

Beschwerden von seiten des *Mundes*, von den Zähnen und ihrer Nachbarschaft abgesehen, sind bei Zuckerkranken relativ selten. Sie beschränken sich in der Regel nur auf süßen Geschmack und störende Trockenheit.

Der süße Geschmack ist teils durch den Übertritt von kleinen Zuckermengen in den Speichel bei sehr hohem Blutzucker bedingt (BECKER u. KESTERMANN), teils vielleicht durch Reiz des Gewebszuckers auf die Geschmacksnerven [UMBER (Z)]. Beides sind Hypothesen, die das Entscheidende nicht erklären, nämlich warum es bei gleichliegenden Voraussetzungen nur ganz selten zu diesen Beschwerden kommt. Ich sah sie in höchstens 1% meiner Kranken, und zwar auch unabhängig von der Höhe des Blutzuckers.

Etwas häufiger ist das Trockenheitsgefühl im Munde. Es ist dies durch die von FABIAN u. STARK nachgewiesene Herabsetzung der Speichelsekretion bedingt, die sich vor allen Dingen beim Diabète maigre und bei schwerer Acidose mit allgemeinen Austrocknungserscheinungen findet.

Wichtiger ist die *Beteiligung der Zähne und ihrer Nachbarschaft*. Im allgemeinen wird angenommen, daß Caries der Zähne bei Diabetikern häufiger sei als bei Nichtkranken (vgl. K. MELLINGHOFF u. W. KNUST). Systematische Untersuchungen auf breiter Basis zeigen jedoch das Gegenteil. So fand KENT, der 1100 Kranke von JOSLIN untersuchte, in 62% eine Caries. Diese an und für sich hohe Zahl besagt aber nichts gegenüber der weit höheren von 90%, die das New Yorker Committee of Dental Health für 1000 Nichtdiabetiker feststellte.

Auch MOSENTHAL fand bei gut kompensierten Diabetikern keine abnorm hohen Zahlen. Ich habe den gleichen Eindruck, möchte aber annehmen, daß, wenn die Caries auftritt, sie ausgedehnter und stärker ist und vermehrt die Nachbarschaft in Mitleidenschaft zieht. Bei 60% der cariösen Zuckerkranken kommt es zu Gingivitis, die bis zu schwerer Alveolarpyorrhoe sich steigern kann. Die Folge davon ist, daß die Zähne locker werden und ausfallen, besonders nach einem Koma.

Bei mehreren meiner Kranken war eine auffallende Lockerung ihrer Zähne das erste Zeichen ihres D. m. Nach PARMA gehen bei 30jährigen Diabetikern 25%, bei 50jährigen 50% der Zähne infolge „Paradentosis sympathica diabetica" zu Verlust, wobei direkte Beziehungen zwischen Zahnausfall und Blutzuckerhöhe bestehen sollen.

Therapeutisch ist eine kalk- (1—1,5 g Ca/Tag) und vitaminreiche Kost neben sorgfältiger Mundpflege indiziert. Selbstverständlich muß außerdem der Kh-Stoffwechsel normalisiert werden. So läßt sich in manchen Fällen bei den Zuckerkranken ein gewisser Stillstand erreichen. In der Regel schreitet allerdings die Paradentose weiter fort.

Der *Magen* versagt bei Diabetikern nur selten seinen Dienst, obwohl bei ausgesprochener Polyphagie an ihn vermehrte Anforderungen gestellt werden. Der Appetit pflegt im allgemeinen nur bei Acidose zu leiden, hier oft verbunden mit Übelkeit und Erbrechen.

Die eigenartigen abdominellen Erscheinungen im Koma wurden bereits auf S. 659 besprochen. Auch außerhalb dieses Zustandes kann es manchmal zu Schmerzattacken in der mittleren und linken Oberbauchgegend kommen. Sie sind gewöhnlich durch eine gleichzeitig bestehende Pankreatitis bedingt [,,Schmerzhafter Diabetes" von KATSCH (Z)].

Bei den meisten Magenkranken besteht eine verminderte Saftsekretion. Das wußten schon ältere Kliniker wie KUTTNER u. FABER, und zahlreiche neuere Untersuchungen (Lit. bei E. GRAFE) haben es immer wieder bestätigt. Bei fraktionierter Ausheberung erweist sich fast die Hälfte der Zuckerkranken als hypacid, ein Drittel als achylisch (BASLER u. PETERS).

Eine Insulininjektion erhöht bei Hypaciden, nicht aber bei Achylikern vorübergehend die Saftsekretion, doch stumpft sich dieser Effekt bei Wiederholung ab, so daß im allgemeinen kein Unterschied zwischen insulinierten und nichtinsulinierten Kranken besteht. Auch ist anscheinend Schwere und Dauer der Erkrankung auf die Saftverhältnisse ohne Einfluß.

Die Ursachen dieses merkwürdigen sekretorischen Verhaltens des diabetischen Magens trotz meist vermehrter Beanspruchung sind vorläufig noch völlig unklar.

Auch die motorische Funktion kann, auch abgesehen vom Koma, leiden, indem es zu Verzögerungen der Magenentleerung kommt [NAUNYN (Z) und andere ältere Autoren, neuerdings BOGDATJAN u. OSTROWIDOFF].

Auffallend selten finden sich bei Diabetikern *organische Magenleiden* als Begleitkrankheit. Das gilt sowohl für die nicht durch Alkoholismus, Stauungen usw. komplizierte Gastritis, als auch für die Ulcera von Magen- und Duodenum. JOSLIN u. Mitarb. fanden sie unter 16000 ihrer Kranken aus den Jahren 1934 bis 1944 in 0,89%. Von den 94 Kranken hatte über die Hälfte (54) Komplikationen mit starken Blutungen, Stenosen 34% oder Perforationen 10% (M. N. WOOD). Ganz ähnlich lauten die Zahlen von BASSLER u. PETERS. Sie fanden bei 12 000 Diabetikern in 0,89% Ulcera z. T. mit schweren Komplikationen (massive Blutungen in 26,6%, Stenosen in 34% und Perforationen in 10%). Unter 2584 Kranken der Mayo-Clinic sah WILDER 2,3% Ulcera gegenüber 3,7% bei Nichtdiabetikern. Sehr viel niedriger (0,25% unter 3525 Zuckerkranken gegenüber 1,49% bei 130 500 Gesamtkrankenzugängen) war die Zahl von ROTHENBURG u. TEICHER, und FALTA (Z) sah bis 1944 überhaupt keinen Diabetiker mit Ulcus. Auch in meinem Krankengut waren es höchstens 5. Es kann also keinem Zweifel unterliegen, daß ein Ulcus beim Zuckerkranken außerordentlich viel seltener vorkommt als sonst. Wahrscheinlich hängt das mindestens z. T. mit der meist vorhandenen Hyp- oder Anacidität und der großen Seltenheit einer stärkeren Hyperacidität zusammen (FALTA).

Gleichwohl bleiben die großen Unterschiede in den Angaben der einzelnen Autoren unverständlich.

Auch das Magencarcinom ist sehr selten. (Näheres darüber im Kapitel maligne Tumoren.)

Häufiger sind bei Diabetikern Abweichungen in der *Darmtätigkeit* und zwar nach beiden Richtungen, am meisten nach der Seite der *Obstipation,* die v. NOORDEN für ein Viertel seiner Fälle angibt. Von einzelnen Autoren wird behauptet, daß hartnäckige Obstipation mit vermehrter Resorption toxischer Darmstoffe einem Koma den Weg bereiten kann. Theoretisch ist dergleichen wohl denkbar, praktisch läßt sich ein Zusammenhang bei der Häufigkeit der diabetischen

Obstipation, die übrigens nicht größer ist als bei Nichtdiabetikern, wohl schwer beweisen.

Die Behandlung der Obstipation ist die gleiche wie sonst bei diesem Leiden. Speziell kommen gerade beim Diabetiker blähende Gemüse und Ersatzkohlenhydrate, die fast sämtlich in Mengen von 100 g und mehr genossen die Darmperistaltik anregen, in Betracht. Vitaminreichtum ist auch darum wünschenswert, weil Mangel daran das Entstehen der Obstipation begünstigen soll.

Während die Verstopfung beim Diabetiker prognostisch meist nicht anders zu bewerten ist als bei einem anderen Menschen, ist *Diarrhoe* oft eine gefährliche Komplikation (BARGAN u. Mitarb.). Meist ist sie auf Darmkatarrhe zurückzuführen, vereinzelt auch vielleicht auf thyreogene Einflüsse (v. NOORDEN). In leichten Fällen kann durch solche Vorkommnisse die Toleranz gesteigert werden, bei schweren Formen ist aber meist das Gegenteil der Fall. Manchmal sind solche Diarrhoen die Einleitung zum Koma, wobei es dahingestellt sein mag, ob es sich um ein auslösendes Moment oder die Folge der Acidose handelt.

Aber selbst in weniger ominösen Fällen ist die Komplikation wegen der unvermeidlichen Herabsetzung des Ernährungs- und Kräftezustandes bedenklich, wird doch gerade die Aufnahme der für den Zuckerkranken besonders wichtigen Kohlenhydrate in Gemüse und Obst gestört oder überhaupt zur Unmöglichkeit. Wegen der schlechten und unkontrollierbaren Resorption der Kohlenhydrate ist eine exakte Dosierung des Insulins sehr schwierig bzw. unmöglich und die Gefahr der Hypoglykämie demgemäß groß. Eine eigenartige Form von Durchfällen bei 40 Diabetikern beschrieben kürzlich SHERIDAN u. BAILEY aus JOSLINS Abteilung. Sie traten nur nachts in Mengen von 10—15 brauner wäßriger Entleerungen, z. T. mit Inkontinenz auf. In 50% bestand eine histaminrefraktäre Achylie. Röntgenologischer und rectoskopischer Befund waren stets normal.

Therapeutisch sind die von v. NOORDEN gerade für diese Zustände zuerst empfohlenen Hafertage am besten nach 2 Hungertagen sowie Opiate neben entsprechender Regelung der Diät und reichlicher Flüssigkeitszufuhr am wirksamsten.

Literatur

I. Zusammenfassende Darstellungen (Z)

BAILEY, C. C.: The digestiv system in diabetes in JOSLIN u. Mitarb., Treatment of diabetes (Z_I), 8. Aufl., S. 532. 1946. — BOLLER, K.: Verdauungskrankheiten in BOLLERs Diabetes mellitus (Z_I), S. 457. 1950.
MARBLE, A.: The digestive system in diabetes in JOSLIN u. Mitarb. (Z), 9. Aufl., S. 446. 1952.

II. Einzelarbeiten

BARGAN, J. A., J. L. BOLLMAN and E. J. KEPLER: Diarrhea of diabetes. Proc. Staff. Med. Mayo Clin. 1936, 737. — BASSLER, A., and A. G. PETERS: Diabetic indigestion. Ann. Int. Med. 30, 740 (1949). — BECKER u. KESTERMANN: Dtsch. Arch. klin. Med. 179, 232 (1937). — BOGDATJAN, M. G., u. W. K. OSTROWIDOFF: Arch. Verdgskrkh. 50, 210 (1931).
FABER, K.: Arch. Verdskrkh. 27 (1921). — FABIAN, G.: Z. klin. Med. 131, 403 (1937). — FABIAN u. STARK: Z. klin. Med. 133, 747 (1938).
JOSLIN, E. P., and TH. S. KISLEY: Gastroenterological conditions and complications in the course of diabetes mellitus. Rev. Gastroenterol. 12, 643 (1950).
KATSCH, G.: Arch. Verdskrkh. 43, 224 (1928). — KENT, E.: Amer. Acad. Dent. Sci. Boston 3, XII (1934).
MELLINGHOFF K., u. W. KNUST: Zahnkaries und Zuckerkrankheit. Wiss. Z. Univ. Greifswald, 1, Med.-naturwiss. H. 3—6, 16 (1951/52). — MOSENTHAL, J.: Rev. Gastroenterol. 16, 381 (1949). — MÜLLER, F.: Gastrectasie bei Diabetes mellitus. Z. inn. Med. 4, 598 (1949).
PARMA, C.: Paradentosis diabetica. Paradentol. 1, 5 (1947).

ROTHENBURG and TEICHER: Diabetes mellitus and peptic ulcer. Amer. J. Digest. Dis. 5, 359 (1931).
SHERIDAN and BAILEY: J. Amer. Assoc. 130, 632 (1946).
WIECHMANN, E., u. GLATZWEILER: Dtsch. Arch. klin. Med. 157, 208 (1927). — WILDER, R. M.: Clinical diabetes mellitus and hyperinsulinism. Philadelphia: W. B. Saunders Company 1940. — WOOD, M. N.: Chronic peptic ulcer in 94 diabetics. Amer. J. Digest. Dis. 14, 1 (1947).

ε) Leber- und Gallenwegeerkrankungen

Bei der zentralen Stellung der *Leber* im Kh-Stoffwechsel muß mit einem häufigeren Befallensein dieses Organs bei D. m. gerechnet werden. Ältere Autoren wie QUINCKE (1876) u. CLAUDE BERNARD (1877) beschrieben auch zuerst Kombinationen von D. m. mit Lebercirrhose. NAUNYN (Z) fand Leberveränderungen in einem so hohen Prozentsatz (25%), daß er geradezu von einem Leberdiabetes sprach. C. v. NOORDEN berichtete über 23% Leberbeteiligungen, GLÉNARD sogar über 60—70%. Bei diesen hohen Zahlen, die uns heute etwas merkwürdig, ja unverständlich anmuten, sind natürlich alle irgendwie vorhandenen Volumenveränderungen dieses Organs mit eingerechnet, auch wenn sie wie Leberlues, Lebercarcinom, Leberabsceß, Fettleber, Echinococcus usw. mit dem D. m. nichts zu tun haben.

Die Untersuchungen der letzten 3 Jahrzehnte ergeben weit niedrigere Zahlen. So fanden MARBLE, WHITE u. Mitarb. bei 1077 diabetischen Kindern nur in etwa 6% eine Lebervergrößerung. In der Hälfte der Fälle nahm auch die Milz daran teil. Unter Protaminzuckerinsulinbehandlung gingen diese Tumoren in 7,9% zurück, was dafür spricht, daß sie mit dem D. m. in irgendeinem Zusammenhange standen. Wahrscheinlich waren sie durch Wasserretention und Fettinfiltration bedingt.

Leberfunktionsprüfungen zeigen in einem hohen Prozentsatze Leberschädigungen an, die mit der Schwere der Grundkrankheit und der Mangelhaftigkeit ihrer Behandlung wächst. GRAY, HOOK u. BATTY berichteten (1946) bei 247 genau untersuchten Zuckerkranken über 36,8% Leberfunktionsveränderungen im Durchschnitt. Bei leichten Fällen waren es 23,3%, bei schweren 50%, bei behandelten Zuckerkranken 26,3%, bei unbehandelten 57,1%. Etwas niedriger, aber noch sehr hoch (27—28%) sind die Zahlen von MEYER u. RABINOWITCH. Oft sind gleichzeitig die Blutdiastasewerte sehr niedrig (SOMOGYI).

Von den Parenchymerkrankungen interessiert vor allem die *Lebercirrhose*. Sie ist entgegen älterer Angaben eine große Seltenheit. Unter 10 235 Kranken von JOSLIN der Jahre 1940—45 lag sie nur in 0,51% vor, unter 2584 Kranken der Mayoclinic (WILDER) nur in 0,7%, bei K. LÖHR u. REINWEIN-Kiel 1,04% unter 1570 Diabetikern (1952). W. E. JAQUES fand allerdings bei D. m. doppelt soviel Cirrhosen als bei Nichtdiabetikern.

In auffallendem Gegensatz zu diesen niedrigen Zahlen steht der hohe Prozentsatz von 12,7%, den SCHLEUSSNER bei 355 Diabetikerautopsien in Barmbeck-Hamburg 1930—1936 feststellte. Fast die gleiche Zahl (13,3%) fanden kürzlich POCHE und SCHUHMACHER (1956) bei 196 Diabetikersektionen. Nur in einem Drittel der Fälle war sie auch makroskopisch so ausgesprochen, daß sie auch klinisch diagnostizierbar war. Diese hohen Zahlen dürfen nicht verallgemeinert werden, denn sie sind in Großstädten (Hamburg und Düsseldorf) mit sehr vielen Alkoholikern und Luetikern gewonnen.

Im allgemeinen ist die Kombination von Lebercirrhose und D. m. sehr ungünstig und verschlechtert den Kh-Haushalt, weil die Glykogen bildende Funktion noch zusätzlich gestört ist. Immerhin kann sehr selten auch einmal das Gegenteil eintreten, wie schon ältere Beobachtungen von QUINCKE, CLAUDE BERNARD und 3 neue von BORDLEY, STRIECK sowie KRANES-JONES-ROOT-MALLORY zeigen.

Der aus meiner früheren Klinik von STRIECK mitgeteilte einschlägige Fall ist so ungewöhnlich und in mancher Beziehung so einzigartig, daß er im folgenden kurz skizziert sei:

68j. Beamter L. D. seit 1928 in mehrfacher klinischer Beobachtung. Schon bei der ersten Untersuchung auffallend harter Lebertumor und ausgesprochene Arteriosklerose. Bei 70 g Kh und 20 Einh. Insulin zuckerfrei. Juni 1932 starker Ascites mit Zunahme der Lebervergrößerung. Gleichzeitig rapide Steigerung der Zuckertoleranz, so daß August 1932 150 g Traubenzucker ohne Glykosurie und Hyperglykämie vertragen werden. Am 10. X. 32 Exitus letalis unter den Zeichen einer Bronchopneumonie. Klin. Diagnose: Diabetes, Lebercirrhose, Arteriosklerose, chron. Nephritis, Bronchopneumonie. Bei der Autopsie (Path. Institut Würzburg) Leber- und Pankreascirrhose mit Polyserositis, hochgradige Arteriosklerose und Schrumpfniere, terminale Bronchopneumonie. Histologisch diffuse ausgedehnte Pankreascirrhose mit starker Bindegewebsdurchsetzung. Sichere Inseln nicht mehr nachweisbar.

Prof. HERXHEIMER-Wiesbaden sah auf meine Bitte gleichfalls die Pankreasschnitte durch und berichtete, daß er einen ganz ähnlichen Fall obduziert habe. Auch er war der Ansicht, daß von einer Beseitigung des D. m. im Sinne einer Heilung der Pankreaserkrankung angesichts der schweren Parenchymatrophie und des Inselzellenunterganges nicht gesprochen werden kann. Fast genau die gleichen Verhältnisse beobachtete kürzlich (1954) S. D. VOLTA. Auch in diesen beiden Fällen wurde der insulinbedürftige D. m. durch Lebercirrhose latent.

Es ist schwer verständlich, wie ein derartig geschädigtes Pankreas einen fast wieder normal gewordenen Kh-Stoffwechsel aufrechterhalten kann. Leider wurde die Hypophyse nicht mikroskopisch untersucht. Makroskopisch bot sie keine Veränderungen. Wahrscheinlich ist mir eine durch die Leberschädigung bedingte Hypoglykämie, wie sie RABINOWITCH mit 48 mg-%, MEULENGRACHT sogar mit 10 mg-% im Endstadium der akuten Leberatrophie und ENGEL bei ausgedehntem primärem Leberkrebs beschrieben haben.

Eine sehr seltene Form der Lebercirrhose bei D. m. ist der *Bronzediabetes*, in der ausländischen Literatur meist als Hämochromatose mit Diabetes bezeichnet. TROISSIER [Lit. bei SHELDON (Z), sowie M. KLECKNER u. Mitarb.] scheint ihn zuerst unter dem Namen Cirrhose pigmentaire dans le diabète sucré beschrieben zu haben. NAUNYN sah keinen einzigen Fall, C. v. NOORDEN nur 5, meist Alkoholiker und Luetiker, FALTA 8. Ich selbst verfüge über 12 eigene Beobachtungen, JOSLIN u. Mitarb. über 24 unter 21 500 Diabetikern in der letzten Aufl., 30 sichere und 11 wahrscheinliche. SHELDON (Z) verzeichnet in seiner ausgezeichneten Monographie über die Hämochromatose bis 1935 nur 311 aus der Weltliteratur, sicher eine zu niedrige Zahl, da viele Fälle, so auch unsere eigenen, gar nicht oder nicht gesondert veröffentlicht wurden. KLECKNER u. Mitarb. berichteten kürzlich über 46 eigene Fälle (1955). Ungewöhnlich hoch sind die Zahlen von BOULIN u. Mitarb. (Z), in der ersten Mitteilung unter 4266 Diabetikern 70 = 1,66%, später unter 7000 Fällen 86. In 10,25% bestand Erblichkeit. 85% betrafen Männer und 15% Frauen. In etwa 28% ist Melanodermie das erste Zeichen. Fast immer geht die Cirrhose dem D. m. voraus.

Während die chronischen Parenchymerkrankungen der Leber als Begleitleiden eines D. m. schon sehr lange bekannt sind, haben die *akuten Parenchymschädigungen*, insbesondere die Hepatitis acuta erst in neuerer Zeit an Interesse und Bedeutung gewonnen. In den monographischen Darstellungen bis 1944 sind sie überhaupt nicht erwähnt. Vereinzelte Beobachtungen von STEINITZ, BADE, STOCKINGER, WENZEL u. a. stammen schon aus den dreißiger Jahren (Lit. bei MELLINGHOFF u. DÜENSING). Erst die große Epidemie von Hepatitis epidemica, die Anfang der vierziger Jahre alle Länder, besonders Europa, ergriff und auch heute noch nicht völlig abgeklungen ist, hat hier eine radikale Wandlung geschaffen. Die erste Gruppenerkrankung mit 28 Kombinationsfällen beschrieben schon

1926 FLAUM, MALMROS u. PERSSON (Lit. bei MELLINGHOFF u. DÜENSING) aus Lund. In den letzten Jahrzehnten häuften sich die Beobachtungen besonders aus England und Deutschland. LÖFFLER (1943) berichtete über 27 derartige Kranke aus der Schweiz, DROLLER (1945) über 63, WELLER (1940) aus Ludwigsburg über 18 Fälle bei 155 Diabetikern (= 11,7% gegenüber nur 2,3% bei sonstigen Kranken). Aus England stammen weitere Beobachtungen von GRAHAM (Lit. bei MELLINGHOFF u. DÜENSING). Auch ich sah mehrere derartige Fälle, die allerdings bisher nicht veröffentlicht wurden. Sie betrafen vor allem Soldaten zum großen Teil aus dem Felde. Besonders groß ist in dieser Richtung das Krankengut von MELLINGHOFF u. DÜENSING (1950) mit 72 Fällen von Virushepatitis bei Diabetikern aus den Jahren 1940—48. KNICK berichtete kürzlich aus der BÜRGERschen Klinik über 25 Fälle von Hepatitis des Jahres 1948. Hier waren 20% der Diabetiker daran erkrankt gegenüber nur 1,08% bei Stoffwechselgesunden. Fast alle diese Arbeiten umfassen nicht nur die Hepatitis epidemica infectiosa, sondern auch die sogenannte homologe Serumhepatitis, die sich im klinischen Bild und Verlauf von ihr nicht trennen läßt.

Ergriffen werden alle Schweregrade des D. m. Der Verlauf ist anscheinend der gleiche wie bei Nichtzuckerkranken, also gewöhnlich sehr harmlos. Die Kh-Toleranz verschlechtert sich gewöhnlich zunächst, aber nicht immer, ist aber 3—6 Wochen nach Abklingen der Hepatitis in der Regel wieder die gleiche wie vorher. Dauernde Verschlechterungen scheinen sehr selten zu sein.

Die Ursache der Doppelerkrankung ist natürlich eine vermehrte Exposition der Diabetiker und deren größere Anfälligkeit, wie die erwähnten Zahlen von WELLER zeigen. Therapeutisch wirken nach STOKES u. NEEFE Injektionen von γ-Globulin besonders günstig.

Als Leberschutz empfiehlt sich sonst am meisten eine sehr eiweißreiche Kost in Verbindung mit Methionin oral und Cholin parenteral.

Charakteristisch für den *Bronzediabetes* ist der braungelbe, manchmal dunkelkupferne Farbton der Haut, der in uncharakteristischen Fällen den Verdacht einer ADDISONschen Krankheit nahelegen kann. Die gleiche Pigmentierung, oft in viel ausgeprägterer Art, zeigen die inneren Organe, vor allem in der Bauchhöhle, namentlich Leber und Pankreas. Manchmal sind sie nur da vorhanden, so daß im Leben die Diagnose gar nicht oder nur mit Vorsicht gestellt werden konnte. Das Pigment ist eisenreich, wahrscheinlich Hämochromogen oder ein Derivat davon. Auch im klinischen Bilde finden sich außer der Verfärbung einige charakteristische, die Diagnose erhärtende Züge, die mehr oder weniger starke Vergrößerung von Milz und Leber, das fast nie fehlende Vorhandensein von Urobilin oder Urobilinogen im Harn, Gewichtsabnahme, Austrocknung, Hodenatrophie mit Impotenz und Haarausfall. Vereinzelt tritt auch Hämatoporphyrin im Harn auf. Der Diabetes gehört gewöhnlich der leichten oder mittelschweren Form an mit nur geringer Neigung zur Acidose. Die Beziehungen dieser Leberschädigungen zum Diabetes liegen nicht ganz klar. Da aber gleichzeitig mit den cirrhotischen Vorgängen in der Leber fast stets eine mehr oder weniger starke Pankreascirrhose mit oft reicher Bindegewebsbildung vorliegt, so hat es den Anschein, als ob die Veränderungen in Leber und Bauchspeicheldrüse koordiniert sind als parallele Folgeerscheinungen der gleichen Schädigung. Welcher Art diese ist, läßt sich schwer feststellen, für manche Fälle läßt sich anamnestisch der Nachweis von Alkoholismus oder Lues erbringen, für den Hauptteil ist die Noxe aber vorläufig unbekannt. SHELDON sieht das Wesen der Erkrankung in einer Entgleisung des Eisenstoffwechsels in Gestalt einer Störung des Melaninstoffwechsels mit Ablagerung von Hämofuscin in kleinen Muskeln und Bindegewebe der tieferen Schichten der Epidermis, ferner in der Bildung eines eisenreichen Pigmentes in fast allen Organen. MALLORY

u. Mitarb. dachten an eine Kupfervergiftung, ohne es beweisen zu können. Bei der Beurteilung der Pigmentierungen sind Verwechslungen mit M. Addison möglich, doch sind die Pigmente hier viel dunkler und auch in den sichtbaren Schleimhäuten abgelagert.

Gleichzeitig vorhandener D. m. sichert die Diagnose. Zweimal beobachteten wir eine Kombination von Hämochromatose mit Addison. *Therapeutisch* erfordert der Bronzediabetes manchmal sehr hohe Insulindosen, in einem Falle von JOSLIN bis zu 1680 Einh. tägl. WHITE (unter JOSLIN) empfiehlt parenteral Testosterine, WILDER Vitamin A und B.

Interessant sind die Beziehungen zwischen *Gallenwegerkrankungen* und Diabetes, auf die KATSCH wieder die Aufmerksamkeit gelenkt hat. NAUNYN (Z) leugnete solche Zusammenhänge, v. NOORDEN fand ein Zusammentreffen nur bei 2,3% seiner Diabetiker.

Daß *Gallensteine* den Kh-Haushalt belasten, ist auch aus der Angabe von RABINOWITCH ersichtlich, der bei 80% seiner Gallensteinkranken zeitweise eine Hyperglykämie beschrieb, eine erstaunlich hohe Zahl.

Daß bei Diabetikern Gallensteine häufiger vorkommen als bei Nichtzuckerkranken, ergibt sich aus einer Sektionsstatistik von WARREN, der bei diabetischen Leichen in 30,7%, bei nichtdiabetischen in 21,4% Gallensteine fand. FELDMANN verzeichnet unter 1319 Obduktionen 24,8% Gallensteine bei Diabetikern. Die Zahlen für Deutschland, England und Schweiz liegen viel tiefer [vgl. BAILEY (Z)], zwischen 3% in London und 15% in Deutschland (ASCHOFF).

Der Nachweis der Gallensteine im Leben ist manchmal recht schwierig. TEDSTROM u. Mitarb. behaupten bei allerdings nur 70 genau untersuchten Diabetikern über 40 Jahre mit der Cholecystographie in 44% Gallensteine gefunden zu haben. Nur ein Teil dieser Kranken hatte Beschwerden.

BAILEY wendet sich in der neusten Auflage von JOSLINS Monographie sehr scharf gegen KATSCH und leugnet Zusammenhänge zwischen Cholecystopathie und Zuckerkrankheit.

Da wir heute annehmen, daß der Zuckerkranke einen ererbt minderwertigen Inselapparat besitzt, so können Gallenwegerkrankungen höchstens zu einer Manifestation einer vielleicht schon latent vorhandenen Krankheit führen. Das aber tun sie m. E. nicht so ganz selten.

Geht man aber umgekehrt von der Cholecystopathie aus, so scheinen doch Störungen des Kohlenhydratstoffwechsels hier häufiger zu sein, als man früher annahm, insbesondere scheinen Gallensteinerkrankungen in der Anamnese von Diabetikern gar nicht so selten vorzukommen. Der von WÖHRMANN, einem Schüler von KATSCH, an seinem Mergentheimer Material von 703 Fällen von Diabetes errechnete Prozentsatz von 24% von alter oder gleichzeitiger Cholecystitis dürfte wohl sicher zu hoch sein, da einerseits das Mergentheimer Krankenmaterial etwas einseitig ist und andererseits anscheinend mit der Diagnose Cholecystopathie etwas freigebig umgegangen wurde. Noch höher sind die Zahlen von PAVEL u. FLORIA (1948) (28,9% bei 1000 Diabetikern). Obwohl ich auch seit vielen Jahren auf solche Zusammenhänge achte, finde ich sie doch relativ selten (etwa 5% in unserem Material). Es ist die gleiche Zahl wie bei JOSLIN u. seinen Mitarb. in ihrem enormen Krankengut. Dagegen erinnere ich mich zahlreicher Fälle, in denen vor allem bei erblich Belasteten im Anschluß an einen Gallensteinanfall, oft auch hinterher, eine deutliche Glykosurie auftrat oder ein latenter Diabetes für einige Zeit manifest wurde. In dem großen Material von SCHNEEWEISS (1956) aus West-Berlin mit 3188 Diabetikern und 8628 Nichtdiabetikern waren es bei der ersten Gruppe 2,9% gegenüber 8,7% bei Nichtzuckerkranken, während bei 300 Sektionen des gleichen Autors die Zahlen für beide Gruppen sehr viel höher, aber ungefähr gleichhoch (38% zu 42%) lagen. Es unterliegt für mich keinem Zweifel, daß Gallensteinerkrankungen und Cholecystitiden eine Mehrbelastung des Inselapparates bedeuten können, der er unter Umständen nicht gewachsen ist. In den Fällen, in denen Infektionen und Fieber vorliegen, macht das nach dem früher Ausgeführten für das Verständnis keine Schwierigkiten, während wir für unkomplizierte Fälle nur auf Vermutungen (mechanische, reflektorische Einflüsse?) angewiesen sind.

Die *Therapie* der Gallenblasenerkrankungen ist die gleiche wie sonst auch. Das gilt auch hinsichtlich der Indikationen zu chirurgischen Eingriffen. RABINOWITCH fand bei solchen nur eine Mortalität von 4,0% gegenüber 5,5% bei Nichtzuckerkranken. Die gleiche Zahl (3,9%) gibt EISELE für das Krankengut von McKITTRICK an, der JOSLINS Kranke operierte.

In der großen Todesstatistik über 8384 von JOSLIN u. Mitarb. (1946) spielen Gallenblasenerkrankungen mit 0,3% Todesursache nur eine minimale Rolle. In der letzten Zusammenstellung von 12 281 Sektionen (1952) waren es auch nur 0,3%.

Literatur

I. Zusammenfassende Darstellungen (Z)

BAILEY, C. C.: The digestive system in diabetes bei JOSLIN u. Mitarb. (Z), 8. Aufl., S. 551. 1946. — BOLLER, R.: Verdauungskrankheiten in Diabetes mellitus, S. 457, herausgeg. von R. BOLLER. Wien. u. Innsbruck: Urban & Schwarzenberg 1950. — BOULIN, R.: Le diabète sucré, 2. Aufl., L'expansion scientifique française Editeur 1950.

MARBLE, A.: The digestive system in diabetes in JOSLIN u. Mitarb. (Z), 9. Aufl., S. 446. 1952. — MIROUZE, J.: Le foi diabetique. Aspects hormonaux. L'expansion scientifique française. Editeur 1951.

SCHLEUSSNER: Über die Zusammenhänge zwischen Diabetes mellitus und Erkrankungen der Leber und der Gallenwege. Marburg: Bauer 1938. — SHELDON, J. H.: Haemochromatosis. London: Oxford Univ. Press 1935.

WARREN, S.: The pathology of diabetes mellitus, 2. Aufl. 1938 und 3. Aufl. mit LE COMPTE 1952. Philadelphia: Lea a. Febiger.

II. Einzelarbeiten (erster Teil)

BAILEY, C.: The digestive system in diabetes bei JOSLIN u. Mitarb. (Z), 8. Aufl., S. 551. 1946. — BERNARD, CL.: Leçon sur le diabète. Paris 1877.

DROLLER: Brit. Med. J. **1945**, 623.

EISELE: Ann. Surg. 118, 107 (1943). — ENGEL, A.: Z. klin. Med. 141, 92 (1942).

FALTA, W.: Med. Klin. **1935**, 1157. — M. and M. FELDMAN: Diab. 3, 305 (1954). — FERGER: Z. klin. Med. 119, 81 (1931).

GLÉNARD: Lyon. méd. 1890. — GRAY, HOOK and BATTY: Ann. Int. Med. 24, 72 (1946). KATSCH, G.: Arch. Verdauungs. Krkh. 43, 224 (1928). — Jkurse ärztl. Fortbildg. 21, 1 (1930). — KLECKNER, M. S., and others: Amer. J. Med. Assoc. 157, 147 (1955). — KRANES, JONES, ROOT and MALLORY: New England J. Med. 214, 1314 (1936).

MALLORY, PARKER and NYE: J. Med. Res. 42, 461 (1921). — MALMROS, WILANDER and HERNER: Brit. Med. J. **1947**, 936. — MARBLE, WHITE, BOGAN and SMITH: Arch. Int. Med. 62, 740, 751 (1938). — MARBLE, A., and SMITH: Ann. Int. Med. 12, 1592 (1939). — MENTZER, C.: Arch. Surg. 14, 14 (1927). — MEULENGRACHT, E.: zit. nach FALTA, Med. Klin. **1935**, 1157. — MEYER: Arch. Int. Med. 47, 182 (1931).

PAVEL, J., et J. FLORIA: Maladies de vesicul biliaire et diabète. Acta gastro-enterol. belg. 10, 104 (1947).

QUINCKE, H.: Berl. klin. Wschr. **1876**, 529.

RABINOWITCH: Canad. Med. Assoc. J. 14, 296 (1924). — Brit. J. Exper. Path. 17, 249 (1936).

SOMOGYI, M.: J. of Biol. Chem. 134, 315 (1946). — STOKES, J., and NEEFE: J. Amer. Med. Assoc. 127, 144 (1945). — STRIECK, F.: Diabetes und Lebercirrhose. Dtsch. Arch. klin. Med. 178, 167 (1935).

TEDSTROM, BOND, OLMSTEDT and MOORE: J. Med. Assoc. 87, 1603 (1926). — TERBRÜGGEN: Klin. Wschr. **1937**, 161.

VOLTA, S. D.: Arch. of Path. 31, 255 (1954).

WELLER, E.: Über Hepatitis bei Diabetes. Dtsch. med. Wschr. **1949**, 1227. — WHITE, P.: zit. bei BAILEY, C. C. — WÖHRMANN, W.: Z. klin. Med. 108, 646 (1928).

Einzelarbeiten (zweiter Teil)

ASCHOFF, L.: Pathologische Anatomie, Bd. II, Spezieller Teil, 4. Aufl. Jena: Gustav Fischer 1919.

BASSLER and PETERS: zit. nach BOLLER (Z), S. 474. — BORDLY: Bull. Hopkins Hosp. 47, 113 (1930). — BOULIN, R.: Etude statistique de 70 cas de diabète broncé. Presse méd. 53, 326 (1945). — BOULIN, R., et P. UHRY: Diabète broncé. Acta gastro-enterol. belg. 12, 540 (1949). JAQUES, W. E.: New England J. Med. 249, 442 (1953).

KNICK, B.: Hämatogene Hepatitis und Diabetes mellitus. Dtsch. Z. Verdgs- usw. Krkh. 10, 96 (1950).

LAWRENCE, R. D.: Hemochromatosis in three families and in a woman. Lancet 1949, 736. — LÖFFLER, W.: Über die Häufung von Icterus simplex bei Diabetes. Schweiz. med. Wschr. 1943, 195. — LÖHR, K., u. H. REINWEIN: Konkordantes Auftreten von Lebercirrhose und Diabetes mellitus (Hämochromatose) bei eineiigen Zwillingen. Dtsch. Arch. klin. Med. 200, 53 (1952).

MARBLE, A., and C. C. BAILEY: Hemochromatosis. Amer. J. Med. 11, 590 (1951). — MELLINGHOFF, E., u. DUENSING: Virushepatitis bei Diabetes mellitus. Dtsch. Arch. klin. Med. 196, 569 (1950).

SCHNEEWEISS, J.: Dtsch. med. Wschr. 1956, 1956.

WILDER, R. M.: Clinical diabetes and hyperinsulinism. S. 309. Philadelphia: W. B. Saunders Company 1940.

ζ) Andere Pankreaserkrankungen

Der Inselapparat der Bauchspeicheldrüse kann im wesentlichen in 2 Formen erkranken, entweder als D. m. oder als Hyper-Insulinismus. Im ersten Falle handelt es sich um eine Unterfunktionskrankheit, im zweiten um ein Überfunktionsleiden. Betroffen sind in beiden Fällen nur die β-Zellen des Inselapparates. Dieser enthält aber noch zwei weitere Zellarten, die α-Zellen und die noch umstrittenen D-Zellen von BLOOM, von denen hier abgesehen werden soll. Gibt es auch eine *Erkrankung der α-Zellen*? Wir wissen darüber bisher nichts, weder in morphologischer noch in klinischer Beziehung. Sicher ist nur, daß die α-Zellen sich nicht an den diabetischen Veränderungen beteiligen, weder quantitativ noch qualitativ. Auch die Funktion der α-Zellen ist noch nicht über jeden Zweifel geklärt. Sie werden teils als Produktionsstätten des DRAGSTEDTschen *Lipocaic*, teils als Lieferanten des *Glucagon* von BÜRGER, in der amerikanischen Literatur auch hyperglykämisch-glykogenolytischer Faktor (HGF) genannt, betrachtet. (Näheres darüber im theoretischen Teil S. 558.)

Nach den neuesten Untersuchungen von SUTHERLAND u. Mitarb. sowie GAEDE, FERNER u. CASTRUP u. a. (Lit. bei BÜRGER) ist es aber äußerst wahrscheinlich, daß die α-Zellen die Produzenten des Glucagons sind. Theoretisch ist es durchaus möglich, daß es einen Glucagondiabetes gibt oder daß sich das Glucagon kontrainsulär beim D. m. beteiligen kann, aber vorläufig fehlt noch jeder Beweis dafür. Auch morphologisch sind bisher m. W. noch keine Hypertrophien, vermehrte Aktivität oder Zellvermehrung festgestellt worden, aber die Histologie der α-Zellen steht trotz der genannten außerordentlich wichtigen Arbeiten noch zu sehr in ihren Anfängen.

Eine weitere Frage betrifft die *Beziehungen zwischen innerer und äußerer Sekretion des Pankreas*. Schon ältere Autoren wie v. HANSEMANN, LOMBROSO u. HERXHEIMER hatten sie vermutet. PRATT u. SPOONER haben zuerst die Behauptung aufgestellt, daß eine Störung der äußeren Sekretion zu einer Verminderung der inneren führe, aber erst LA BARRE u. seine Mitarb. haben hier eine Klärung gebracht. Nach diesen Untersuchungen führt eine Behinderung des Abflusses des äußeren Sekretes zu einer Reduktion der Insulinsekretion. Kommt es durch Unterbindung der Ausführungsgänge zu einer Entartung der Drüse, so steigt nach Zuckerinjektion die Insulinproduktion wieder an. Umgekehrt bedingt Hyperinsulinämie eine Abnahme der äußeren Sekretion. Nach diesen Experimenten müßte man beim D. m. auch Störungen der äußeren Sekretion erwarten. Diese sind aber anscheinend sehr selten und wenn sie überhaupt beobachtet werden (JONES, CASTLE, MULHOLLAND u. BAILEY), so bewegen sie sich in entgegengesetzter Richtung wie im Tierexperimente. Es kommt zu einer Hypochylie mit herabgesetzter Wirksamkeit der Pankreasfermente. Die Inselerkrankung greift anscheinend auch morphologisch niemals auf das exkretorische System über, weil Inselsystem und Excretdrüsen trotz aller Nachbarschaft und vielleicht sogar genetischer Beziehungen sehr scharf voneinander geschieden sind. Auch in der Sonderanlage beider Systeme bei einzelnen Tierarten (z. B. Selachiern) kommt das zum Ausdruck.

Es ist daher auch nicht erstaunlich, daß eine *Entzündung des Pankreas* nur selten den Inselapparat mitbetrifft und so einen D. m. bedingt. Akute Pankreatitis mit und ohne Fettgewebsnekrose führt häufiger zeitweise zu einer Hyperglykämie (SHUMAKER u. a.), seltener zu einer Glykosurie. Es kann aber auch zu einem echten D. m. kommen, wie die Beispiele auf S. 596 und Beobachtungen von CALDWELL sowie HOIGUÉ und ZOLLIKOFER zeigen, zu einem Sekundärdiabetes, wie KATSCH (1928) ihn bezeichnet.

WARFIELD beschrieb 11 Fälle dieser Art, darunter 4 eigene, UMBER (Z) 16, wobei er annimmt, daß ein hereditär belasteter Inselapparat vorliegt (weitere Lit. und eigene Beobachtungen bei JOSLIN u. Mitarb. 1946, S. 207). Autoptisch wurde sie von WARREN in 2,4% seiner 484 Diabetikersektionen festgestellt.

Ähnlich wie die akute Pankreatitis wirken Schuß- und Stichverletzungen, sowie schwere stumpfe Gewalteinwirkungen, hier sogar manchmal, wie in dem einen von mir beobachteten und später ausgeheilten Falle bei einem von Geburt an höchstwahrscheinlich normalen Inselapparat.

Seltener schließt sich ein Diabetes an eine chronische Pankreatitis an, wenn wir von luischer Form (Lit. bei FALTA) und der sekundären cholecystopathischen, die schon besprochen wurde, absehen. Die chronische Pankreatitis ist sehr viel häufiger als die akute, wird aber oft übersehen oder falsch gedeutet, wie KATSCH mit Recht betont. Linksschmerzen mit HEADscher Zone und Sekretanomalien sind die führenden Symptome [nähere Diagnostik bei KATSCH u. Mitarb. (Z)].

KATSCH hat mehrere solche Fälle beschrieben und zusammengestellt, und neuerdings hat auch HOFF [zit. bei KATSCH (Z)] wieder auf ihre Bedeutung hingewiesen.

Auch für mich unterliegt es keinem Zweifel, daß eine chronische Pankreatitis einen D. m. auslösen kann, aber wahrscheinlich nur, wenn es sich um ein kongenial minderwertiges Inselsystem handelt.

Auch Pankreassteine können zu einem Diabetes führen. Die erste derartige Beobachtung stammt schon 1788 von CAWLEY. An und für sich sind solche Steine schon eine sehr seltene Erkrankung. DILLON (Lit. bei WARREN-LE COMPTE) fand unter 2800 Autopsien des Pennsylvania Hospitals nur 2 Fälle, und nur einer von ihnen hatte im Leben eine Glykosurie. OSER bespricht 1898 die ersten 70 Fälle. Von LUDINS 542 Leichen hatten 5% Steine. SEEGER konnte bis 1928 nur 104 in der Literatur ausfindig machen, davon 24 mit Glykosurie oder D. m. verzeichnet, die Mayoklinik berichtet über 25. In den letzten Jahren sind noch 39 neue von GAMBILL u. PUGH, nur zum Teil mit D. m. kompliziert, dazugekommen. JOSLIN sah in seinem gewaltigen Krankengute nur 3, NAUNYN u. C. v. NOORDEN haben anscheinend überhaupt keine beobachtet.

Auch im autoptischen Material von Diabetikern sind Pankreassteine außerordentlich selten. So beobachtete WARREN sie bei 527 Sektionen nur dreimal.

Ich sah 2 derartige, bisher nicht beschriebene Fälle, von denen einer mit charakteristischem Röntgen- und Sektionsbefund hier kurz wiedergegeben sei.

51jähriger Reichsbahnoberrat K. Dy. 29. 4. 31 in bewußtlosem Zustand von Mergentheim in die Klinik eingeliefert. Anamnese von den Angehörigen: anscheinend keine erbliche Belastung, häufiges Potatorium. 1927 Auftreten eines Diabetes, anscheinend auch damals schon Lebervergrößerung, zeitweise leichter Ikterus. Seit August 1930 zunehmender Ascites und Insulinbehandlung, von SCHÖNDUBE (Frankfurt a. M.) Pankreassteine vermutet.

Bei der Aufnahme Coma hepaticum mit typischem Foetor, Subikterus, Urobilin und Urobilinogen + +, starker Ascites, Leber nicht zu fühlen. Im Urin 28,99 g Zucker, Aceton +,

Blutzucker 0,280%, Rest-N 38 mg-%. In der Folgezeit Kh-Stoffwechsel bei 80—100 g Kh und 50—70 E Insulin normalisiert. Auf hochprozentige intravenöse NaCl-Lösungen, Cardiazol, Lobelin Beseitigung des ausgesprochenen Komas, aber meist mehr oder weniger desorientiert, meist kritiklose Euphorie, heiratet in diesem Zustand seine Haushälterin.

Röntgenologisch ein breites Band von Kalkschatten, die mindestens zum Teil auf Pankreassteine sehr verdächtig sind. 6,6 Liter Ascitespunktion mit s = 1007, Rivalta negativ, steril. 5. 6. nach vorausgegangener leicht fieberhafter Bronchitis erneutes schweres Coma hepaticum mit Exitus am 6. 6.

Klinische Diagnose. Lebercirrhose mit Ascites und varicösen Blutungen, hochgradige Chalikose von Gallenblase und Pankreas mit Diabetes (Pankreascirrhose ?). Bronchopneumonische Herde ?

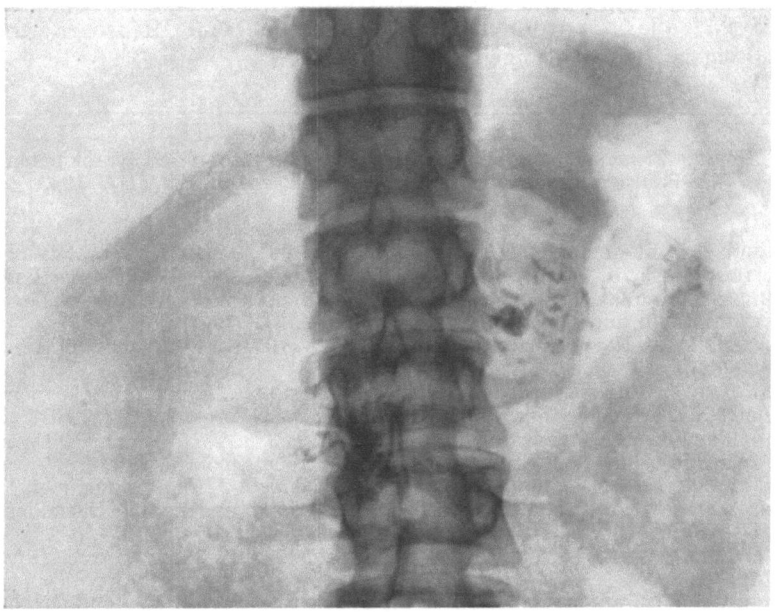

Abb. 61. Pankreassteine. Abbildung aus der Darstellung der Pankreaserkrankungen von KATSCH und GÜLZOW, Handb. inn. Med. Bd. III, 4. Aufl. (1953)

Obduktion (Dr. WILLER vom Pathologischen Institut Würzburg). Anatomische Diagnose: Pankreassteine, Ranula pancreatica, Atrophie des Pankreas, Lebercirrhose, Oesophagusvaricen, Ascites, Bronchopneumonie, Lungenödem. Zahlreiche Steine bis zu Kirschenkerngröße im Pankreas. Pankreasparenchym bis auf makroskopisch kaum erkennbare Reste reduziert und durch hartes und derbes Narbengewebe ersetzt. Keine Gallensteine.

Es unterliegt wohl keinem Zweifel, daß in diesem Falle der D. m. durch die zahlreichen zum Teil sehr großen Steine und die dadurch bedingte Pankreascirrhose bedingt war.

Die *Diagnose der Pankreassteine* kann erhebliche Schwierigkeiten bereiten und wird im Leben oft nicht gestellt. In typischen Fällen kommt es zu heftigen Koliken, die aber, im Gegensatz zu anderen, in der Mitte des Leibes lokalisiert werden. Verwechslungen mit Cholelithiasis, Ulcus oder Colospasmen sind fast die Regel. Gewöhnlich bringt erst die Röntgenuntersuchung die Aufklärung, aber auch die kann manchmal versagen, wenn die Steine sehr klein sind. Immer bestehen partielle Sekretstauungen, die zu Entzündungen der Ausführungsgänge und Übergreifen auf das exkretorische Parenchym im Sinne einer partiellen oder generalisierten Pankreatitis führen.

LAZARUS fand in 45% seiner Steinkranken Störungen des Kh-Stoffwechsels, davon meist manifesten Diabetes.

Auch Abscesse, Nekrosen, *Cysten* und *Pseudocysten* des Pankreas können zu diabetischen Störungen führen.

Hinsichtlich des *Pankreascarcinoms* sei auf das Kapitel maligne Tumoren verwiesen.

Zum Schluße noch ein Wort über die Folgen einer Totalentfernung des Pankreas, wie sie manchmal wegen Carcinom, schwerer Lithiasis, Insulinom usw. erforderlich ist. Nach WIPPLE, ROCKEY, GOLDNER u. CLARK, RICKETTS, DIXON u. a. kommt es dann zur Entwicklung eines D. m., der aber merkwürdigerweise schon mit 30—40 E kompensiert werden kann, vermutlich wegen Fortfall der hyperglykämisch wirkenden α-Zellen, der Lieferanten des Glucagons. Im ganzen sind bis 1954 25 Fälle von totaler Pankreasektomie beim Menschen mitgeteilt. (Lit. und eigene Beobachtungen bei DITURI.)

Literatur

I. *Zusammenfassende Darstellung* (Z_{II})

Neueste Zusammenfassung bei G. KATSCH u. GÜLZOW: Die Krankheiten der Bauchspeicheldrüse. Dieses Handbuch, 4. Aufl., Bd. III/2. 1953

II. *Einzelarbeiten*

LA BARRE et G. BOOLEMANN: C. r. Soc. Biol. Paris 108, 227 (1931). — LA BARRE J.: Verh. der Ges. für Verdgs- u. Stoffwechselkrkh., 14. Tagg., S. 290. 1938. — LA BARRE et P. DESTRÉE: Arch. internat. Physiol. 31, 121 (1939). — BLOOM zit. bei WARREN u. LE COMPTE. — BÜRGER, M.: Insulin und Glukagon: zit. inn. Med. 2, 311 (1947).
CALDWELL, R. K.: New England J. Med. 251, 228 (1954). — CAWLEY, T.: London Med. J. 4, 289 (1788).
DITURI, B.: New Engl. J. Med. 251, 13 (1954). — DIXON, C. F. u. a.: Total pancreatectomy for carcinoma of the pancreas in a diabetic person. Arch. of Surg. 52, 619 (1946).
GAEDE, FERNER u. KASTRUSS: Klin. Wschr. 1950, 388. — GAMBILL, E. E., and D. G. PUGH: Pancreatic calification. Study of clinical and roentgenologic data on 39 cases. Arch. Int. Med. 81, 301 (1948). — GOLDNER, M., and D. E. CLARC: J. Clin. Endocrin. 4, 194 (1944).
HANSEMANN, D. v.: Z. klin. Med. 26, 191 (1894). — HERXHEIMER, G.: Dtsch. med. Wschr. 1906, 829. — HOIGUÊ, A., u. H. ZOLLIKOFER: Schweiz. med. Wschr. 1954, 599.
JONES, CH. M., W. B. CASTLE, H. B. MULHOLLAND and F. BAILEY: Arch. Int. Med. 35, 315 (1925).
KATSCH, G., u. J. BRINCK: Krankheiten der Bauchspeicheldrüse. In Handbuch der inneren Medizin, 3. Aufl., Bd. III/2, S. 1019. 1938.
LAZARUS: Z. klin. Med. 51, 95 (1904); 52, 146 (1904). — LOMBROSO, U.: Arch. di Fisiol. 3, 205 (1906). — LUDIN: Arch. Verdauungs. Krkh. 63, 273 (1938) u. mit SCHEIDEGGER. Klin. Wschr. 1941, 690.
OSER: Practic. diseases of the liver, S. 11. Philadelphia: Lea a. Febiger 1911.
PRATT, J., and L. H. SPOONER: Arch. Int. Med. 24, 665 (1911).
RICKETTS, H. u. a.: Effects of total pancratectomy in a patient with diabetes. Amer. J. Med. 1, 229 (1946). — RICKETTS, H. T.: The diabetes of totally depancreatized man. New York Diab. Assoc. Ser. 32, 1 (1948). — ROCKEY: Ann. Surg. 118, 603 (1943).
SEEGER: Radiology 10, 126 (1928). — SHUMAKER: Ann. Surg. 112, 177 (1940).
WARFIELD: J. Amer. Assoc. 89, 654 (1927). — WARREN, S., and LE COMPTE: The Pathology of Diabetes mellitus 3. ed. Philadelphia, Lea a. Febiger (1952).

η) Andere Stoffwechsel- und innersekretorische Erkrankungen

An erster Stelle ist hier die *Fettsucht* zu nennen. Hier liegt nicht nur die weitaus häufigste, sondern auch die wichtigste Kombination des D. m. vor, wichtig vor allem darum, weil hier auch kausale Beziehungen bestehen. Vor allem JOSLIN hat immer wieder auf die Bedeutung dieses Zusammentreffens hingewiesen und in dieser Richtung ein großes Zahlenmaterial vorgelegt. [JOSLIN u. Mitarb. (1946, S. 68) vgl. auch VILLALOBOS und RODRIGUEZ (1951)]. Jenseits des 50. Lebensjahres ist D. m. bei Untergewichtigen selten. Je stärker das Untergewicht zu Beginn der Erkrankung, um so geringer bei Erwachsenen die Wahrscheinlichkeit, diabetisch zu werden. Unter 4596 Zuckerkranken von JOSLIN waren 78,5% der Männer und 83,3% der Frauen mindestens 5% übergewichtig zur Zeit ihres Maximalgewichtes. Nimmt man das Gewicht zu Beginn des D. m., so sind die Zahlen etwas niedriger (62,7% bei Männern, 67,4% bei Frauen). Eine ausgesprochene Fettsucht, d. h. ein Übergewicht von mindestens 20%, lag bei Männern in 51%, bei Frauen in 59,3% vor. Etwas niedriger sind die Zahlen von C. v. NOORDEN u. ISAAC (Z) mit 35%, von SECKEL für UMBERS Kranke mit 34% und bei unseren Patienten mit 38%.

Fast immer ist der Diabetes die zweite Krankheit. Die Fettsucht disponiert zweifellos zu D. m. Zum Teil bestehen hier auch erbliche Zusammenhänge. Die Fettsucht wird noch stärker vererbt als die Zuckerkrankheit. Die angegebenen Prozentsätze bewegen sich zwischen 40—90% (Lit. bei HANHART). Beide Krankheiten kommen gehäuft in den gleichen Familien vor. Trotzdem liegt meist eine exogene Fettsucht vor, worauf C. v. NOORDEN mit Recht hinweist.

Die Ursache für den sekundären D. m. ist zweifellos die dauernde vermehrte Belastung des Inselsystems bei Überernährung und Fettbildung, so daß dieses schließlich bei Minderwertigkeit zum Erliegen kommt. So konnten ALLEN u. Mitarb. schon 1919 bei partiell pankreatektomierten Hunden durch Überernährung vor allem mit Fetten einen D. m. hervorrufen. In die gleiche Richtung weisen zahlreiche klinische Beobachtungen mit der Feststellung, daß die Zuckerkrankheit bei latentem D. m. manifest wird, sobald ein gewisses kritisches Körpergewicht überschritten wird.

Die ungeheure Bedeutung des Ernährungszustandes für Auftreten, Entwicklung und Verlauf geht am eindrucksvollsten aus den Erfahrungen beider Weltkriegs- und Nachkriegsjahre hervor (vgl. das Kapitel Mortalität und Morbidität S. 589). Todes- und Krankheitsziffern sanken mit zunehmender Dauer und Stärke der Unterernährung ab und sind heute, wo die Ernährung wieder normal ist, mit zunehmenden Gewichten wieder stark erhöht. In der seinerzeit von mir geschaffenen Würzburger Diabetikerbetreuungsstelle hatte die Zahl der Neuerkrankungen bereits 1949 um das Dreifache gegenüber den Vorjahren zugenommen (Mitteilung H. W. HERING).

Für die Therapie der Kombinationskrankheit Diabetes — Fettsucht ist die Adipositas maßgebend. Die Behandlung ist hier die gleiche wie sonst bei diesem Leiden (vgl. das entsprechende Kapitel S. 436).

Im Gegensatz zur Fettsucht ist die Kombination *Diabetes — Gicht* außerordentlich selten. Das ist schon durch die Seltenheit der Gicht an sich bedingt. Diese geht besonders aus den großen Mortalitätsstatistiken hervor.

So fanden GUDZENT und HOLZMANN in Berlin unter 32089 Sektionen nur 76 = 2,4⁰/₀₀, EHRENMANN in München unter 22588 Autopsien nur 30 = 1,3⁰/₀₀, FUTSCHER in London unter 18000 Obduktionen 56 = 3,1⁰/₀₀ Gichtiker.

In den Jahren der beiden Weltkriege und hinterher hat in Europa, besonders Deutschland, die Gicht noch weiter stark abgenommen.

Die Angaben über das Vorkommen von Gicht bei Diabetikern wechseln sehr, liegen aber in allen Fällen sehr niedrig. NAUNYN (Z) gibt 2,3% für Straßburg, CANTANI 0,5% für Neapel, KÜLZ für Bonn 3,4%, C. v. NOORDEN für Frankfurt und Wien 8%, UMBER 5%, GRAFE 1,2% (weitere Lit. bei LÖFFLER u. KOLLER).

Abnorm niedrig sind die Zahlen von JOSLIN u. Mitarb.: unter 1500 Zuckerkranken nur 1 Gichtiger = 0,7 ⁰/₀₀.

In allen Fällen, mit Ausnahme der JOSLINschen Zahl, liegen die Werte weit über der Häufigkeit des Vorkommens von Gicht bei Nichtdiabetikern. Es besteht daher meines Erachtens kaum ein Zweifel, daß der Gichtiker zu D. m. neigt. Es ist das ohne weiteres verständlich, da beide Krankheiten in hohem Maße erbbedingt sind und in einzelnen Familien gehäuft vorkommen. In der Regel entwickelt sich der D. m. als zweite Krankheit nach langjährigem Bestehen einer Gicht (MINKOWSKI). Gewöhnlich ist es ein leichter Altersdiabetes, oft gekennzeichnet durch hohe

Blutzuckerwerte und schwierige therapeutische Beeinflußbarkeit (C. v. NOORDEN). Manchmal werden die Gichtanfälle durch hinzutretende Zuckerkrankheit günstig beeinflußt (MINKOWSKI). Französische Autoren sprachen von einem Diabetes alternans, d.h. von einem Wechsel von gichtischen und glykosurischen Anfällen. Eine sekundär einsetzende Gicht verschlimmert oft den primären Diabetes (BOUCHARDAT).

Die *Behandlung* dieser Kombinationskrankheit stößt auf keine Schwierigkeiten. Diätetisch handelt es sich um eine purinarme Diabetikerkost (weiteres im Gichtkapitel).

Anhangsweise sei erwähnt, daß neuere experimentelle Untersuchungen sehr enge Beziehungen zwischen D. m. und Harnsäurestoffwechsel nahelegen. GRIFFITH beschrieb 1948 geradezu einen Harnsäurediabetes, indem er bei SH-armernährten Kaninchen mit sehr niedrigen Blut-Glutathiongehalt durch intraperitoneale Injektionen von Harnsäure eine langdauernde Hyperglykämie erzielen konnte. Ob diese Beobachtungen, die bisher übrigens nur zum Teil (BAILEY) bestätigt wurden, für die genuine menschliche Zuckerkrankheit von Bedeutung sind, scheint mir vorläufig sehr fraglich. Immerhin erblickt hier JOSLIN für die Zukunft therapeutische Möglichkeiten, vielleicht im Sinne einer Glutathiontherapie des D.m.

Theoretisch sind auch nahe Beziehungen zwischen Harnsäure und Alloxan gegeben, wie folgende Formelbilder zeigen:

$$
\begin{array}{cc}
\mathrm{NH-CO} & \mathrm{NH-CO} \\
|\quad\quad| & |\quad\quad| \\
\mathrm{CO}\quad\mathrm{CH-NH}\!\!\diagdown & \mathrm{OC-CO} \\
|\quad\quad\|\quad\quad\mathrm{CO} & |\quad\quad| \\
\mathrm{HN-C-NH}\!\!\diagup & \mathrm{NH-CO} \\
\text{Harnsäure} & \text{Alloxan}
\end{array}
$$

Das Alloxan ist demnach um 1 Harnstoffradikal ärmer als die Harnsäure. Außerhalb des Körpers kann Harnsäure, wie schon LIEBIG und WÖHLER 1838 feststellten, leicht in Alloxan übergeführt werden. TOPSEN und RUBEN glauben, daß Alloxan im intermediären Stoffwechsel auftrete und in den Organen zu finden sei, was allerdings KARRER u. Mitarb. leugnen [Lit. bei C. BAILEY u. E. FRANK (Z)]. Vorläufig spricht nichts dafür, daß es in der Genese des menschlichen D. m. eine Rolle spielt, obwohl beide Formen der Zuckerkrankheit sehr große Ähnlichkeiten miteinander besitzen.

Von *innersekretorischen Störungen* [vgl. dazu auch mein Referat (1951)] beim D. m. sind vor allem die *Sexualorgane* betroffen, und zwar meist sekundär. Impotentio coeundi oder generandi oder beides ist ein sehr häufiges und manchmal sehr frühes Symptom der Zuckerkrankheit. C. v. NOORDEN sah es in seinem großen Material im zeugungsfähigen Alter bei 50% seiner Kranken. JOSLIN u. Mitarb. halten sie für relativ selten. Wichtige Lebensentscheidungen, vor allem die Frage der Eheschließung, werden durch solche Ausfallserscheinungen oft sehr wesentlich beeinflußt. Nachgewiesene Impotenz ist immer, soweit der Arzt etwas zu sagen hat, eine Kontraindikation vor allem, wenn auch eine Impotentia coeundi besteht, die in der Regel das Eheglück ruiniert. Die isolierte Impotentia generandi ist nur entscheidend, wenn auf Kinder entscheidender Wert gelegt wird.

C. v. NOORDEN und ISAAC (Z) widerraten ganz generell das Heiraten vor dem 35. Lebensjahr beim diabetischen Manne und in höherem Alter auch dann, wenn die Kh-Toleranz unter 150 g/Tag liegt. Mir erscheinen diese Forderungen, vor allem die 2., zu rigoros, da wir heute dank dem Insulin durch zweckmäßige Behandlung und Lebensweise öfter die sexuelle Leistungsfähigkeit wieder herstellen können. Nur sehr schwere Diabetiker sollten nicht heiraten. Im übrigen muß die oft recht schwierige Entscheidung nach der Sonderlage des Einzelfalles unter Berücksichtigung auch der menschlichen Seite getroffen werden. Der Arzt darf hier nicht zu sehr Schicksal spielen. Auf die Frage der Eheschließung beim Zuckerkranken wird noch später näher eingegangen werden.

Auch die Sexualfunktionen der Frau können unter einem gleichzeitig bestehenden D. m. leiden. Die Libido ist oft herabgesetzt, besonders in schweren Fällen, die Menopause manchmal beschleunigt. Öfter bestehen Amenorrhoen, die aber meist unter zweckmäßiger Behandlung wieder verschwinden.

Die Frage der Fertilität und Schwangerschaft wird in einem Sonderkapitel später behandelt werden.

Unter den anderen Inkretdrüsen steht *die Hypophyse* bzw. deren Vorderlappen durchaus an erster Stelle [vgl. die Zusammenstellung von BARTELHEIMER (Z) (1940)]. Sie spielt, wie experimentelle und klinische Untersuchungen vor allem der letzten Jahre ergeben haben, für die Entstehung und Gestaltung des D. m. eine maßgebende Rolle.

Von den experimentellen Ergebnissen seien nun die wichtigsten hier erwähnt (Näheres und Lit. im theoretischen Teil S. 560). HOUSSAY u. Mitarb. fanden als erste, daß die Entfernung der Hypophyse den Pankreasdiabetes bessert oder zum Verschwinden bringt.

Werden Hypophyse und Pankreas entfernt, so ist das Verhalten des Kh-Stoffwechsels völlig von der Größe der Kh-Zufuhr abhängig (vgl. die Zusammenfassung von HOUSSAYS Arbeiten in den letzten 25 Jahren in seiner *Monographie* 1942). Nachdem schon HOUSSAY gezeigt hatte, daß der Pankreasdiabetes durch Hypophysenvorderlappenextrakte verschlechtert wird, gelang es 1937 YOUNG durch immer wiederholte derartige Injektionen besonders wirksamer Präparate einen echten permanenten Diabetes mit typischen irreversiblen Inselveränderungen zu erzeugen. Ursache dafür ist nach DOHAN u. LUKENS die chronische Hyperglykämie, die schließlich das Inselsystem zum Erliegen bringt, da Hyperglykämie und Inselzellenschädigung meist Hand in Hand gehen.

Insulin bei Kh-armer und fettreicher Kost verhindert in der Regel den Hypophysendiabetes (HAIST, CAMPBELL und BEST) und läßt die β-Zellen intakt.

Auch beim genuinen menschlichen D. m. kann der Hypophysenvorderlappen eine entscheidende Rolle spielen. Sämtliche Über- und Unterfunktionszustände bedingen in einem hohen Prozentsatze Veränderungen des Kh-Umsatzes. Die Akromegalie geht nach CUSHING, DAVIDOFF, BORCHARD, ROOT (Z), ATKINSON u. a. in einem hohen Prozentsatze, der zwischen 25—40% schwankt, mit einer Glykosurie, in 12—17% mit einem permanenten D. m. einher, der durch gewisse Sonderheiten gegenüber dem gewöhnlichen D. m. ausgezeichnet ist. Diese bestehen in einer gewissen Unabhängigkeit der Glykosurie von der Höhe der Kh-Zufuhr, einer verminderten Ansprechbarkeit auf Insulin bis zu weitgehender Resistenz und sehr selten auch eigenartigen paradoxen Insulinreaktionen. Das Inselorgan zeigt meist die gleichen Veränderungen wie beim primären Inseldiabetes.

Bei der zweiten Überfunktionskrankheit des Hypophysenvorderlappens, dem M. CUSHING, finden wir die gleichen starken Einwirkungen auf den Kh-Umsatz. Auch hier besteht nach DAVIDOFF, CUSHING u. a. eine Glykosurie in 25%, ein echter D. m. in 15—50% (RAAB, KYLIN, BARTELHEIMER u. a. [Lit. bei BARTELHEIMER]). Merkwürdigerweise fanden ROOT und WHITE (Z) in dem ungeheuer großen Krankengute von JOSLIN (etwa 45 000 Fälle) nur 2 Kranke mit sicherem M. CUSHING, ein sicheres Zeichen, wie selten diese Komplikation bei D. m. ist. Über 5 Fälle von D. m. infolge Hypophysenvorderlappennekrose berichteten kürzlich (1956) BRENNAN u. Mitarb. mit 3 Heilungen. Über das HOUSSAY-Phänomen beim Mann findet sich auch eine Mitteilung bei POULSON (1953) sowie McCULLAGH u. Mitarb. (1954).

BARTELHEIMER (Z) hat versucht, auch bei anderen Zuckerkranken, die keine sichere hypophysäre Erkrankung erkennen lassen, hypophysäre Züge zu entdecken und hat dementsprechend besondere Typen wie akromegalen Typ, CUSHING-Typ oder MORGANI-Typ mit der Trias Fettsucht, Virilismus und Hyperostosis frontalis aufgestellt. Wenn auch gewiß leichte hypophysäre Funktionsanomalien häufiger vorkommen, als man früher annahm, so gehört doch meines Erachtens eine große Phantasie dazu, häufiger die genannten Typen herauszufinden. Monosymptomatische Bilder, wie etwa eine Hyperostosis frontalis, die viel häufiger ohne D. m. vorkommt, sind viel zu vieldeutig, um etwas über die Funktion der Hypophyse auszusagen. Das geht nur auf Grund sorgfältiger Funktionsprüfungen, die allerdings heute leider zum Teil noch recht unbefriedigend und strittig sind. Die wichtigsten seien hier kurz erwähnt:

Vergrößerungen der Sella turcica im Röntgenbilde, ophthalmoskopische Veränderungen, erhöhter Grundumsatz oder herabgesetzte spezifisch-dynamische Eiweißwirkung, Veränderungen der Nierenschwelle (OBERDISSE), Belastungsproben mit Kh, Insulin und Adrenalin, Störungen des Wasserhaushaltes, Blutzuckerveränderungen nach Kurzwellenbestrahlung der Hypophysengegend (SCHLIEPHAKE), Insulinresistenz und schließlich auch eine gewisse Periodizität im subjektiven und objektiven Ablauf der diabetischen Symptome, für die meine Darstellung im Hdb. der inneren Med. 4. Aufl. Bd. VII/2, S. 186 (1955) ein eindrucksvolles Beispiel gibt. Nur bei positivem Ausfall eines großen Teils dieser Proben darf meines Erachtens eine hypophysäre Überfunktion angenommen werden. Für alle trifft es nie zu.

BARTELHEIMER u. Mitarb. haben versucht, den besten Weg, Klarheit zu beschaffen, zu beschreiten, nämlich die diabetogene Substanz des Vorderlappens im Blute zu bestimmen.

Vorläufig gelingt das allerdings noch nicht, doch konnte BARTELHEIMER in einigen Fällen mit einer modifizierten JORESschen Methode corticotrope Stoffe im Blutserum nachweisen.

Es ist wohl richtig, daß ein Teil der diabetogenen Vorderlappenwirkung über die Nebennierenrinde geht, wie zuerst J. BAUER vermutete. In gleichem Sinne spricht auch der Befund von LONG u. LUCKENS, daß Hypophysenvorderlappenpräparate bei nebennierenlosen Tieren unwirksam sind. So ist der Nachweis einer vermehrten Produktion des adrenocorticotropen Hormons (ACTH) doch von erheblichem Interesse, selbst wenn man nicht ohne weiteres annimmt, daß dieses Hormon ein Indicator für die gesamte außerordentlich vielfältige Funktiontätigkeit des Hypophysenvorderlappens ist.

Zuverlässige ACTH-Tests sind in den letzten Jahren von amerikanischen Autoren, besonders THORNE u. Mitarb., ausgearbeitet worden. Sie sind allerdings brauchbar nur bei intakten Nebennieren. Vermehrte Cortisonbildung, Steigerung der Eosinophilen im Blute und vermehrte Ausscheidung von 17-Ketosteroiden im Harn sprechen für gesteigerte ACTH-Produktion.

Der D. m. bei Hyperpituitarismus ist fast stets die zweite Krankheit. Es ist anscheinend eine sehr große Rarität, daß bei einer bestehenden Zuckerkrankheit sich sekundär ein Hypophysentumor entwickelt.

Ebenso wie eine Überfunktion wirkt sich auch eine *Unterfunktion des Hypophysenvorderlappens* im Kh-Stoffwechsel aus. Ganz analog wie in den Tierversuchen von HOUSSAY u. a. resultiert eine Abschwächung eines vorhandenen D. m. Allerdings liegen bisher nur etwa ½ Dutzend Beobachtungen einer Kombination von D. m. mit SIMMONDscher Kachexie vor; so von BETTONI u. ERLANDO, SCHROTT, FELDMAN, WEISSENBECHER, ALMY und SHORTS. Die Fälle sind sehr verschieden gelagert. Mehrfach bestanden Komplikationen mit voraufgegangenen oder noch bestehenden Infekten. Allen gemeinsam ist die oft sehr erhebliche Besserung des Kh-Stoffwechsels und die Steigerung der Insulinempfindlichkeit. Beides ging zurück, wenn Vorderlappenpräparate oder Hypophysentransplantationen zur Besserung der Kachexie verwandt wurden.

Sehr interessant ist eine neuere Beobachtung von OBERDISSE bei einem großen Hypophysentumor, der zu einem D. m. geführt hatte, der dann nach Exstirpation durch Prof. TÖNNIS völlig verschwand. Auch Röntgenbestrahlung der Hypophyse kann manchmal günstig wirken (BALFOUR und SPRAGUE) und sollte in nichtoperablen Fällen stets versucht werden. Äußerst selten ist die Kombination von D. m. mit Diabetes insipidus. GREENE u. GIBSON (Lit. bei MALONEY) konnten bis 1939 nur 20 Fälle dieser Kombination in der Weltliteratur ausfindig machen; dazu sind nur wenig neue, so von MALONEY, RUTLEDGE und RYNEASSON, hinzugetreten.

Selbst Diabeteskliniker mit so großer Erfahrung wie C. v. NOORDEN, UMBER und FALTA beobachteten nie diese Verbindung und sogar JOSLIN nur einmal, wobei der D. m. die zweite Krankheit war.

Als Beispiel für diese Raritäten sei folgende eigene Beobachtung mitgeteilt:

29jährige Frau B. W. Keine erbliche Belastung. 1924 nach der Geburt auffallende Gewichtszunahme mit starkem Durst und großer Mattigkeit, vermehrter Haarwuchs im Gesicht. Menses verstärkt und verlängert. 1927 120 kg Gewicht. In den letzten Monaten 1927 täglich über 20 Liter Wasser getrunken (nachts Eimer vor dem Bett). November 1927 Auftreten von Fieber, Husten, Auswurf. Anfang Dezember zuerst Feststellung von Zucker, Entwicklung starker Stumpfheit mit Depression.

Bei der Aufnahme in die Klinik am 23. Dezember 1927 123,8 kg bei 159½ cm Größe. Ungeheures Fettpolster besonders am Stamm, Bauchumfang 153 cm, fast tierischer Blick, Bartwuchs an Kinn und Backen. 39,3° Temperatur, 120 Puls, 40 Atmung. Herz verbreitert mit systolischem Geräusche, Leber und Milz vergrößert. Im Urin (4570 cm³) 3,2% Zucker = 147,2 g, Aceton +, Acetessig negativ, Alb. vereinzelte Leuko, Erythr. und hyal. Cylinder. Blutzucker 0,252%. Am 24. bis 25. Februar nach 60 g Brot und 1000 g Milch 6700 cm³ Urin mit 2,2% Z (= 147 g), Gewichtsabnahme 4 kg. Am 25. Februar Fieber bis 40°, zunehmende Bewußtlosigkeit ohne KUSSMAULsche Atmung, 3×30 E Insulin. Kardiazol viertelstündlich, Strophant. i. v. Nachmittags Temperatur 41,7⁰ und 60 Atemfrequenz. Abends Exitus. Klinische Diagnose: Polyglanduläre Erkrankung mit Hypophysentumor, Diabetes mellitus und insipidus, Adipositas permagna. Zentrales Fieber (?). Nephropathie, Herzschwäche.

Pathologisch-anatomisch (Prof. KIRCH): Cystischer Hypophysentumor mit Blutung ohne wesentliche Verdrängung. Käsige, wahrscheinlich tuberkulöse Herde in der linken Nebenniere. Atrophie des Pankreas. Einige Cysten in beiden Ovarien. Deutlicher Thymusfettkörper mit Parenchymresten, hochgradige Fettleber, weit offenes Foramen ovale, ungewöhnlich starke allgemeine Adipositas. Fäulniserscheinungen.

Mikroskopisch: Hypophyse fast völlig zerstört und durch eine große Cyste mit blutigem Inhalt ersetzt. Kein Anhalt für Tumor oder Tuberkulose. Pankreas: Läppchen klein und durch viel Bindegewebe ersetzt. LANGERHANSSche Inseln nicht mehr zu erkennen. Schilddrüse: in den Follikeln wenig Kolloid, Abschilferung der Epithelien. Nebenniere links: typisch tuberkulöser Käseherd, in der Nachbarschaft miliare Knötchen. Nebenniere rechts: o. B. Keine Zeichen einer Pneumonie.

Auch in diesem bemerkenswerten Falle war der D. m. die zweite Krankheit. Es läßt sich schwer entscheiden, ob die schwere cystische Zerstörung auch des Vorderlappens der Hypophyse hormonal oder der Druck des großen Tumors auf das Zwischenhirn zentralnervös den D. m. zur Auslösung brachte.

Auch *Nebennierenfunktionsstörungen* können, wenn auch in geringerem Grade, wie solche des Hypophysenvorderlappens für Auslösung oder Verlauf eines D. m. von erheblicher Bedeutung sein, ganz analog den Tierexperimenten, in denen INGLE u. Mitarb. einen Steroiddiabetes erzeugen konnten. CONN u. Mitarb. konnten auch beim Menschen durch fortgesetzte Injektionen größerer Cortisonmengen eine Glykosurie erzeugen, die nach Aussetzen des Medikamentes wieder verschwand.

Beim Menschen handelt es sich bei den epirenalen Überfunktionszuständen sowohl um Tumoren oder Hyperplasien des Nebennierenmarks wie der Rinde, bei der Unterfunktion im wesentlichen um die ADDISONsche Krankheit.

Die sehr seltenen Marktumoren sind meist *Phaeochromocytome* [neueste Zusammenfassung bei SACK (1951) u. A. JORES (1955)], die neben der charakteristischen

Hypertonie in einem wechselnd angegebenen Prozentsatz auch zu einer Glykosurie oder noch seltener zu einem permanenten D. m. führen. LOHMANN hat 11 derartige Fälle aus der Weltliteratur zusammengestellt und ihnen drei eigene familiäre zugefügt. Ich selbst verfüge auch über einen derartigen Fall. Hier bestand allerdings nur während der Anfälle eine Glykosurie. Aus den letzten Jahren sind noch Beobachtungen von SPRAGUE und DE VRIES hinzugekommen.

Gelingt es, die Tumoren operativ zu beseitigen, wie in den Fällen von DUNCAN, DE VRIES, SPRAGUE u. Mitarb., LOHMANN u. a., so kommt der D. m. entweder ganz zur Ausheilung oder es bleibt eine leichte Form übrig. In dem einzigen Falle von JOSLIN u. Mitarb. kam es allerdings zu keiner Veränderung in der Schwere der Erkrankung.

Auch echte isolierte Rindentumoren sind größte Raritäten. SHEPARDSON und SHAPIRO konnten nur 18 Fälle aus der Weltliteratur zusammenstellen. Der Operationseffekt ist hier der gleiche wie bei den Marktumoren. Merkwürdigerweise lassen die häufigsten Nebennierentumoren, die Hypernephrome, den Kh-Stoffwechsel fest immer unbeeinflußt.

Sehr selten ist auch das Zusammentreffen von D. m. und *Nebenniereninsuffizienz*. Die Hypoglykämie wurde bereits 1910 von PORGES als typisches Begleitsymptom des M. Addison entdeckt. Bis 1949 lagen nach KNOWLTON u. KRITZLER nur 22 Fälle mit 15 Sektionen in der Weltliteratur vor. Dazu kommen noch zwei neue Fälle von BALFOUR u. SPRAGUE sowie CRAMPTON u. Mitarb., ferner Beobachtungen der letzten Jahre von PORTEONS, KRAUTER sowie MUNRO. Im ganzen waren es nach STANTON u. Mitarb. bis 1954 nur 47 Fälle, nach FABER u. GRØNBACK bis 1956: 55 Fälle. Selbst die JOSLINsche Klinik verfügt nur über eine einzige derartige Beobachtung. Zehnmal war der M. Addison die zweite Krankheit, fünfmal traten beide Leiden gleichzeitig auf, was für eine gemeinsame, in diesen Fällen wohl infektiöse Genese spricht. Die Nebenniereninsuffizienz besserte stets den D. m. Es kam zu starker Insulinempfindlichkeit und Neigung zu Hypoglykämien. Mit der dringend notwendigen Hormonbehandlung verschlechterte sich dann wieder die Stoffwechsellage.

Dank neuerer amerikanischer Untersuchungen besonders von THORNE u. Mitarb. haben wir heute die Möglichkeit, die Funktion der Nebennierenrinde in relativ einfacher Weise zu prüfen. Ein Abfall der Eosinophilen 4 Std nach Injektion von Suprarenin, welches die ACTH-Bildung anregt, auf 50%, ein Absinken der 17-Ketosteroide und des Uropepsin im Harn sprechen für eine Insuffizienz der Rinde.

Die Therapie besteht in der Darreichung von großen Mengen von Nebennierenrindenpräparaten. Ferner ist therapeutisch von Bedeutung, daß sich nach ZIMMERMANN u. a. durch intramuskuläre Injektion von 10 mg Desoxycorticosteronacetat in der Regel die Insulinempfindlichkeit steigern läßt. Das gleiche hatten im Tierexperiment SAYERS und SAYERS schon vorher gefunden und auf eine Dämpferwirkung der Desoxysubstanz auf die ACTH-Produktion zurückgeführt. Schon vorher hatten meine früheren Mitarbeiter KÖHLER und FLECKENSTEIN günstige Wirkungen von Injektionen von Desoxycorticosteronacetat (Percorten) bei Diabetikern, im besonderen auch auf die Insulinresistenz festgestellt.

Am längsten bekannt ist der *Schilddrüseneinfluß* auf den Kh-Stoffwechsel. Kombinationen von Hyperthyreoidismus und D. m. kommen in 1—5,6% vor [vgl. JOSLIN u. Mitarb. (Z) S. 728]. Bei Thyreotoxikosen kommt es nach JOSLIN und LAHEY in 28—39% zu einer Glucosurie, nach JOHNS Zusammenstellung in 0,5 bis 8,5% zu einem permanenten D. m. In etwa 85% ist die Schilddrüse zuerst erkrankt. Ein bereits vorhandener D. m. wird durch Hinzutreten einer Schilddrüsenüberfunktion unter Insulinresistenz zunehmend verschlechtert, durch operative

Beseitigung der kranken Schilddrüse gebessert. Völlige Ausheilungen sind bisher anscheinend nicht beobachtet worden.

Sehr viel seltener ist das Zusammentreffen von Myxödem und D. m. Nach JOSLIN u. Mitarb. (Z, S. 735) gab es bis 1942 nur 20 derartige Beobachtungen, denen sie 7 neue eigene hinzufügten. Besteht der D. m. schon vor der Schilddrüseninsuffizienz, was anscheinend nicht die Regel ist, so wird er durch Hinzutreten der zweiten Krankheit gebessert, aber nie ganz geheilt. Behandlung des Myxödems mit Schilddrüsenpräparaten verschlechtert dann wieder die Stoffwechsellage.

Der Einfluß der *Nebenschilddrüsen* auf den D. m. ist noch ungeklärt, wenn überhaupt vorhanden, wohl sicher gering.

Auch hinsichtlich der *Keimdrüsen* ist die Situation noch unklar und umstritten. Es gilt das sowohl für den Einfluß großer Dosen von Sexualhormonen auf Blut- und Harnzucker als auch für die Wirkung der Kastration (Lit. bei PETRIDES) auf die Stoffwechsellage.

Nach neuesten Untersuchungen von PETRIDES scheint es, daß bei gleichzeitig bestehender Keimdrüseninsuffizienz Implantation von Keimdrüsenpräparaten eine günstige Wirkung nicht nur auf Allgemeinbefinden und Sexualsphäre, sondern auch auf die Stoffwechsellage, die stabiler wird, ausüben. Das kleine Material von 13 Frauen und 8 Männern gestattet allerdings keine Schlüsse hinsichtlich der Brauchbarkeit einer solchen Methode, die theoretisch sich begründen läßt.

Hinsichtlich von Beziehungen zwischen *Thymus und Kh-Stoffwechsel* liegen nur die sehr umstrittenen und meist abgelehnten Untersuchungen von BOMSKOW u. Mitarb. vor, ferner eine eigenartige Beobachtung von MAJOR und HELWIG bei einem komatös eingelieferten Kinde, bei dem autoptisch eine ungewöhnlich große Thymus neben starken Drüsenschwellungen und Inselveränderungen gefunden wurde. Ob hier kausale Zusammenhänge bestehen oder ein rein zufälliges Zusammentreffen, wage ich nicht zu entscheiden.

Die vorstehende Übersicht zeigt, daß Kombinationen von D. m. mit anderen innersekretorischen Leiden doch im ganzen recht selten sind. Auch abortive Funktionsstörungen lassen sich nach den umfassenden Untersuchungen von HORSTMANN (zit. bei E. GRAFE (Z)] an 107 Zuckerkranken bisher nicht fassen.

Auf die *Therapie* der besprochenen Inkretkrankheiten näher einzugehen, verbietet der Raum. Im allgemeinen ist sie für die Kombinationskrankheit die gleiche wie für jede Einzelkrankheit, wenn sie für sich allein bestünde.

Literatur

Zusammenfassende Darstellungen (Z)

Adrenal cortex mit Beiträgen von G. SAYERS, F. D. W. LUKENS, H. E. HARRISON, D. J. INGLE, S. F. WILHELM, R. LEVINE and H. F. WEISBERG, L. J. SOFFER, J. C. SANDON, E. H. VENNING and J. S. L. BROWNE, R. J. DORFMAN and R. A. SHIPLEY, G. W. THORN and P. H. FORSHAM. In S. SOSKIN, Progress in clinical endocrinology, S. 122ff. New York: Grune & Stratton (1950).

BAER, SPENCER u. a.: The pituitary-adrenocortical function. Washington: Army medic. Library 1950. — BARTELHEIMER: Extrainsuläre hormonale Regulation im diabetischen Stoffwechsel. Erg. inn. Med. 59, 595 (1940). — Die Regulation des Kohlenhydratstoffwechsels beim insulären und extrainsulären Diabetes. Z. Verdgs- usw. Krkh. 9, 238 (1949).

FELLINGER, K.: Endokrine Erkrankungen. In BOLLERS Diabetes mellitus, S. 390. Wien u. Innsbruck: Urban & Schwarzenberg 1950.

GRAFE, E.: Der Diabetes mellitus als endokrine Regulationsstörung. Ref. auf der 51.Tagg, der Dtsch. Ges. f. Inn. Med. 1951, Verh. S. 176. (1952).

HARTMANN, F. A., and K. A. BROWNELL: The adrenal gland. Philadelphia: Lea a. Febiger (1949). — HOUSSAY, B. A.: Etiology of diabetes. Physic. Bull. 12, 23 (1947). — Rôle de l'hypophyse dans le métabolisme du hydrates de carbon et le diabète. Fol. endocrin. 3, 127 (1950).

JORES, A.: Klinische Endokrinologie, 3. Aufl. Berlin-Heidelberg: Springer (1950) und Innersekretorische Krankheiten, Einleitung, Hypophyse, Keimdrüse, Nebennieren: Hdb. d. inn. Med. 4. Aufl., Bd. VII/I, S. 1 (1955).

MEANS, J. H.: The thyroid and its diseases. 2. Aufl. Philadelphia—London—Montreal: J. B. Lippincott Company (1948).

ROOT, H. F., and P. WHITE: Clinical disorders of the glands of internal secretion complicating diabetes in JOSLIN u. Mitarb. Treatment of Diabetes mell. (Z_1), S. 713 (1946).

THADDEA: Erkrankungen der Nebennieren. Erg. inn. Med. **54**, 753 (1938).

WILLIAMS, R. H.: Textbook of endocrinology. Philadelphia u. London: W. B. Saunders Company (1950).

Einzelarbeiten (erster Teil)

ALLEN, F. M.: J. Metabol. Res. **3**, 61 (1923). — ALLEN, F. M., and ROWTREE: Endocrinology **15**, 97 (1931). — ATKINSON: Endocrinology **17**, 308 (1936); **20**, 245 (1938).

BAUER, J.: Klin. Wschr. **1933**, 1553; **1935**, 361. — BOMSKOW, CHR.: Erg. inn. Med. **62**, 664 (1942). — BORCHARD: Z. klin. Med. **66**, 332 (1908). — BOUCHARDAT: De la glycosurie de diabète sucré. Paris 1875. — BRENNAN, C. F., and others: Lancet **12** (1956).

CUSHING, H.: Bull. Johns Hopkins Hosp. **50**, 137 (1932). — J. Amer. Med. Assoc. **99**, 280 (1932).

DAVIDOFF, L. M., and H. CUSHING: Arch. Int. Med. **39**, 673 (1927).

FALTA, W.: Diabetes und Hypophyse. 52. Kongreß für Inn. Med., Verh. S. 424. 1940.

GUDZENT, F., u. HOLZMANN: Z. Klin. Med. **106**, 117 (1927).

HANHART, E.: Erbpathologie des Stoffwechsels. In: Handbuch der Erbpathologie, Bd. 4, Teil 2, S. 706. 1940. — HOUSSAY, B. A.: Klin. Wschr. **1933**, 733. — Endocrinology **30**, 884 (1942) (Zusammenfassung).

JOHN, H. J.: Arch. Int. Med. **37**, 489 (1926). — J. Amer. Med. Assoc. **99**, 620 (1932). — JOSLIN, E. P., and F. H. LAHEY: Amer. J. Med. Sci. **176**, 1 (1928). — Ann. Surg. **100**, 629 (1934).

KÖHLER, V.: Klin. Wschr. **1941**, 844. — KÖHLER, V., u. A. FLECKENSTEIN: Dtsch. Arch. klin. Med. **189**, 530 (1942). — KRAUTER, H.: Wien. Z. f. inn. Med. **36**, 222 (1953).

LABBÉ, M.: Nederl. Tydschr. Geneesk. **81**, 237 (1937).

MAJOR and HELWIG: J. Amer. Med. Assoc. **86**, 1766 (1926).

OBERDISSE, K.: Untersuchungen am pankreaslosen Hunde zur Frage des BOMSKOWSCHEN Thymushormons. Klin. Wschr. **1942**, 278. — Insulinresistenz und Diabetes mellitus. Dtsch. Arch. klin. Med. **193**, 274 (1948).

POLLAK, L.: Wien. klin. Wschr. **1925**. — PORGES, O.: Z. klin. Med. **69**, 341 (1910). — PORTEONS, A. M.: New Zealand, Med. J. **54**, 18 (1953). — POULSON, J. E.: Diab. **2**, 7 (1956).

RALLI, E.: Arch. Int. Med. **47**, 329 (1931).

SECKEL, H.: Z. klin. Med. **102**, 195 (1925). — SHEPARDSON, H. C., and G. K. WEVER: Internat. Clin. **4**, 133 (1934).

UMBER, F.: Med. Klin. **1927**, 1. — UNVERRICHT: Dtsch. med. Wschr. **1926**, 1298.

VOLHARD, F.: Die doppelseitig hämatogenen Erkrankungen der Nieren. In: Handbuch der inneren Medizin, 2. Aufl., Bd. VI, Teil 1, S. 388; Teil 2, S. 1742. 1931.

WILDER, R. M.: Arch. Int. Med. **38**, 236 (1926).

ZIMMERMANN, W.: Vitamine und Hormone **5**, 1 (1944).

Einzelarbeiten (zweiter Teil)

ALMY and SHORTS: J. Clin. Endocrin. **7**, 596 (1949).

BAILEY, C. C.: Alloxandiabetes in JOSLIN u. Mitarb. (Z_1), 8. Aufl., S. 178. 1946. — BAILEY, C. C., and J. COLLINS-WILLIAM: Persönl. Mitt.; zit. bei A. E. RENOLD u. A. MARBLE: Einige Gesichtspunkte der neueren Diabetesforschung in den USA. Schweiz. med. Wschr. **1949**, 565. — BALFOUR, W. M., and R. G. SPRAGUE: Association of diabetes mellitus and disorders of the anterior pituitary, thyroid and adrenal cortex. Amer. J. Med. **7**, 596 (1949). — BETTONI e ORLANDI: Endocrinologia **7**, 34 (1934).

CONN, J. W., L. H. LAWRENCE and M. W. JOHNSTON: Studies upon mechanismus involved in the induction with adrenocorticotropic-hormone of temporary diabetes mellitus in man. Proc. Amer. Diab. Assoc. **8**, 215 (1948). — CONN, J. W., L. H. LEWIS and M. W. JOHNSTON: Science (Lancaster, Pa.) **109**, 279 (1949). — CRAMPTON, J. H., S. F. SCUDDER and C. W. DAVIS: Carbohydrat metabolism in the combination of diabetes mellitus and Addison's disease, as illustrated by a case. J. Clin. Endocrin. **9**, 245 (1949). — McCULLAGH, E. P., and J. G. ALIVATOS: Diab. **3**, 349 (1954).

DOHAN, F. C., and F. D. W. LUKENS: Amer. J. Physiol. **126**, 478 (1939). — DUNCAN, L. E., u. a.: Ann. Int. Med. **20**, 815 (1944).

EHRENMANN: zit. nach A. SCHITTENHELM: OPPENHEIMER, Hdb. d. Biochem. **8**, 580 (1925).

FABER, V., and GRØNBACK: Acta endocrinol (Copenh.) 22, 145 (1956) — FELDMAN, F., J. SUSSELMAN and B. LIPETZ: Coincidence of diabetes mellitus and hypopituitarism. Arch. Int. Med. 49, 322 (1947). — FUTCHER, P. B.: in W. OSLERS u. F. McCRAE: A system. of medic. 2, 729, London (1915).

GRIFFITH, M.: J. of Biol. Chem. 172, 853 (1948). — GUDZENT, F.: Gicht und Rheumatismus. Berlin: Springer 1928.

HAIST, CAMBELL and BEST: New England J. Med. 223, 607 (1940). — HENSCH, P., J. KENDALL u. a.: Proc. Staff. Med. Mayo Clin. 24, 181 (1949).

INGLE, D. J.: Proc. Soc. Exper. Biol. a. Med. 44, 176. — IVERSEN, M.: Diabetes and myxoedema. Arch. med. scand. 137, III, 217 (1950). — JOSLIN, E. P.: Treatment of diabetes mellitus. Amer. Med. Assoc. 139, 1 (1949).

KAISER, K.: Über die Kombination von Morbus Addison mit Diabetes mellitus. Ärztl. Wschr. 1950, 372. — KNOWLTON, A. J., and R. A. KRITZLER: The development of diabetes mellitus in Addisons disease. Case report with autopsy. J. Clin. Endocrin. 9, 36 (1949). — KÖHLER, V., u. A. FLECKENSTEIN: Der Einfluß des Desoxycorticosteronacetats auf den latenten Prädiabetes. Klin. Wschr. 1943, 18.

LÖFFLER, W., u. F. KOLLER: Die Gicht. In: Handbuch der inneren Medizin, 3. Aufl., Bd. VI/2, S. 855. 1944. — LOHMANN, V.: Über Diabetes mellitus bei Nebennierenmarktumoren. Dtsch. med. Wschr. 1950. — LONG: Trans. Stud. Coll. Phys. Philad. 7, 21 (1939). — LUBEN and TIPSEN: Science (Lancaster, Pa.) 101, 536 (1945); 103, 634 (1946).

MINKOWSKI: Die Gicht. In: NOTHNAGELS Handbuch der speziellen Pathologie und Therapie, Bd. VII, Teil 3. Wien 1903. — MALONEY: New Zealand Med. J. 38, 263 (1939).

NAVRATIL, E.: Weibliche Geschlechtsorgane. In: BOLLERS Diabetes mellitus, (Z_I), S. 568. 1950.

OBERDISSE, K.: Kohlenhydratstoffwechsel bei Erkrankungen im Sellabereich. Dtsch. Arch. klin. Med. 198, 257 (1951).

PETRIDES, P.: Arch. inn. Med. 1, 5 (1950). — PIZO and ZOLLINGER: Endocrinology 21, 357 (1937).

RUTLEDGE and RYNEARSON: Proc. Staff. Med. Mayo Clin. 14, 441 (1938).

SACK, H.: Das Phaechromocytom. Stuttgart: Georg Thieme 1951. — SAYERS, G., u. M. A. SAYERS: Pituitary-adrenalsystem, Recent progr. in Hormonresearch 2, 81 (1948). — SCHREIBER, H., and E. L. SEVERINGHAUS: Misuse of insulin in the diabetic syndrome. N. Y. State Med. J. 48, 2587 (1948). — SCHROTH, F.: SIMMONDSsche Kachexie und Diabetes mellitus. Ärztl. Forsch. 3, 179 (1949). — SHEPARDSON and SHAPIRO: zit. nach JORES (Z_II). — SPRAGUE, R. G., A. B. HAYLES u. a.: Steroid diabetes and alcalosis associated with Cushing's syndrome: report of case, isolation of 17-hydro-oxycorticosterone (compound F) from urine and metabolic studies. J. Clin. Endocrin. 10, 289 (1950). — STANTON u. Mitarb.: Arch. int. Med. 93, 1911 (1954).

THORN and CLINTON: J. Clin. Endocrin. 3, 335 (1943). — THORN u. a.: Amer. J. Med. 10, 595 (1951).

VETTER, H.: Wien. Z. inn. Med. 31, 370 (1950). — VILALOBOS, J. J., and R. RODRIGUEZ: Obesity: Analysis of concomitan diseases in 200 cases. Rev. Invest. Clin. 3, 43 (1951). — VRIES, A. DE, M. RACHMILEWITZ and M. SCHUMERL: Peochromacytoma with diabetes and hypertension. Report of 2 cases cured by operation. Amer. J. Med. 6, 51 (1949).

YOUNG, F. G.: Permanent experimental diabetes by pituriary (ant. lob.) injections. Lancet 1937, 372. — Biochemic. J. 32, 513 (1938).

ϑ) Erkrankungen der Zirkulationsorgane

Unter allen Komplikationen des D. m. sind die Krankheiten des Herzens und des Gefäßsystems die häufigsten und gefährlichsten. Das wissen wir in vollem Umfange, seit es gelungen ist, Zuckerkranke genügend lange am Leben zu halten. Der schon in einer früheren Auflage seines Standardwerks stehende Satz von E. P. JOSLIN: „Der Diabetiker lebt und stirbt in der arteriosklerotischen Zone" besitzt heute erst recht seine Gültigkeit. Wie die großen Mortalitätsstatistiken von JOSLIN u. Mitarb. (Z) über 8384 Todesfälle an D. m. zeigen, sterben heute über ²/₃ dieser Kranken an Herz-, Gefäß- und Nierenleiden. Ja, wir können sogar heute sagen, daß jeder Zuckerkranke ihnen schließlich erliegt, wenn seine Krankheit genügend lange gedauert hat und er nicht vorher das Opfer intercurrenter Leiden geworden ist. Früher nahm man an, daß das häufigere Auftreten von Herz- und Gefäßleiden durch das Aufrücken der Zuckerkranken in die höheren Altersklassen bedingt wäre, die schon schicksalsmäßig vermehrt zu diesen Aufbrauchkrankheiten neigen. Das gilt auch sicher für viele Fälle. Wir wissen aber heute auch, daß selbst das jugendliche Alter davon nicht verschont bleibt, sofern der D. m. genügend lange dauert. Ein paar neueste Statistiken mögen das illustrieren. Unter 148 Zuckerkranken von dem Mitarbeiter von Joslin, H. F. Root, bei denen der D. m. zwischen dem 15.—30. Jahre einsetzte, fanden sich nach 10 Jahren in 64% Retinablutungen und Gefäßbrüchigkeit. Bei einer Dauer von 5 Jahren treten sie fast nie auf. Bei 7 von 12 Kranken, die im Alter von 25—32 J. starben, fand sich eine Coronarsklerose mit teilweisem oder völligem Gefäßverschluß. 6 von ihnen wiesen eine Nephrosklerose, 3 eine intercapilläre Glomerulosklerose auf. Bei 192 Diabetikern von Root u. Mitarb., bei denen der D. m. vor dem 15. Lebensjahre begann, und mindestens 20 Jahre dauerte, bestanden röntgenologisch festgestellte Gefäßverkalkungen, Albuminurie, Hypertonie und Retinablutungen in 86%! Nur 14% blieben aus unbekannten Gründen verschont. Bei 142 Jugendlichen mit 15 jähriger Krankheitsdauer betrug die Mortalität an Arteriosklerose des Herzens und Nephritis 32 bzw. 30%. Unter 24 jugendlichen Zuckerkranken mit einem Durchschnittsalter von 33,5 J. und einer Dauer des D. m. von 20—28 J. fand sich 83,3% Arterienverkalkung. Davon waren in 25% die Aorta, in 45,8% die Beckenarterien und in 70,8% die Beinarterien betroffen. Ganz ähnlich sind die Zahlen, die E. T. Bell bei 606 Diabetikersektionen gewann. Darunter befanden sich 39 Fälle unter 30 Jahren. Von diesen hatten 27,2% Gangrän und Coronarschäden. Bei 15 Fällen im Alter von 10—20 Jahren zeigten bereits 20% eine geringe Arteriosklerose. Bei Kranken zwischen 20—30 Jahren war sie in 25% bereits sehr ausgesprochen.

Die Kreislaufveränderungen, um die es sich bei Zuckerkranken handelt, sind in fallender Häufigkeit: Retinopathien mit vermehrter Gefäßbrüchigkeit, Hypertonien und Arteriosklerose aller Arten und aller Sitze.

Retinaveränderungen finden sich bei etwa 28% aller Zuckerkranken gegenüber 4,5% bei Nichtdiabetikern. Glomerulosklerotiker zeigen sie in 15% der Fälle (Sauer u. Koch). Näher soll auf diese erst später im Zusammenhang mit anderen Augenveränderungen eingegangen werden, aber schon an dieser Stelle sei betont, daß Veränderungen der Retinagefäße so häufig und so frühzeitig auftreten, daß wir heute verpflichtet sind, bei jedem Diabetiker, gleichgültig ob er Sehstörungen hat oder nicht, den Augenhintergrund immer wieder genau zu untersuchen oder untersuchen zu lassen. Hinsichtlich des Vorkommens von *Hypertonie* bei Zuckerkranken und ihrer Häufigkeit gegenüber Nichtdiabetikern gingen früher die Ansichten erheblich auseinander. [Lit. und umfassende eigene Untersuchungen Crassousis und Poulikakos (unter Grafe).] Heute hat dieser Streit nur noch historisches Interesse, denn es kann als gesichert angesehen werden, daß der Diabetiker vor allem beim Vergleich mit gleichaltrigen Nichtdiabetikern häufiger eine Hypertonie aufweist.

Einige an einem sehr großen Krankengut gewonnene Zahlen seien hier mitgeteilt. C. v. Noorden u. Isaac (Z) fanden bei ihren 27 000 Diabetikern in 46% eine Hypertonie über 140 mm Hg, Major in jedem Falle beim Vergleich mit gleichaltrigen anderen Kranken und besonders deutlich gegenüber Gesunden. In dem großen Krankengut von 175 an D. m. Gestorbenen von Robinson u. Brucer waren es 54%. Bei 482 Kranken aller Altersklassen von Root (unter Joslin) stieg im Laufe einer 10 jährigen Beobachtung der Blutdruck um 10 mmHg in der Hälfte der Fälle, wobei Kranke mit maligner Hypertension und kurzer Lebensdauer fortgelassen wurden. Bei 1013 Diabetikern meiner früheren Klinik betrug nach Crassousis u. Poulikakos der Prozentsatz über 150 mm Hg 29,4%, bei einer Basis von 140 mm Hg hätte der Hundertsatz erheblich höher gelegen.

Alle die angeführten Zahlen, die sich leicht erweitern ließen [vgl. die Tabelle bei Crassousis u. Poulikakos und in meiner Handbuchdarstellung (Z) S. 194], zeigen in weitgehender Übereinstimmung, daß der Diabetiker vermehrt zur Hypertonie neigt.

MARAÑON fand sie sogar so häufig, und zwar schon zu Beginn der Erkrankung, daß er sie geradezu als prädiabetisches Symptom betrachtet. Das scheint mir etwas zu weit gegangen. Richtig ist allerdings, daß – wie SCHWERS zeigte – bei essentiellen Hypertonikern zwar die Blutzuckernüchternwerte in der Regel normal sind, daß aber bei den üblichen Belastungsproben manchmal pathologische Kurven gewonnen werden, die den Gedanken eines latenten D. m. nahelegen.

Im allgemeinen zeichnen sich die Kombinationen von unkomplizierter Hypertonie und D. m. durch eine leichte Form beider Erkrankungen aus, worauf schon JOSLIN (Z) aufmerksam machte. Auch unter unseren 310 derartigen Kranken bestand nur in 7% ein schwerer D. m.

Wie ist diese Hypertonie, die nicht durch Arteriosklerose oder ein schweres Nierenleiden bedingt ist, zu erklären? KYLIN hat, allerdings bei einem sehr kleinen Krankengut, in einem hohen Prozentsatz eine Insulinresistenz festgestellt und nimmt an, daß eine Überfunktion des Hypophysenvorderlappens vorläge, ohne dafür einen Beweis durch besondere Funktionsprüfungen zu erbringen. JOSLIN (Z) und GROTE (Z) haben schon diese Deutung abgelehnt. Auch ich halte sie nicht für richtig, da in unseren schwersten Fällen von Insulinresistenz oft keine Hypertonie bestand. In den Fällen, in denen Nierenleiden und Arteriosklerosen vorliegen, ist die Hypertonie eher verständlich, denn wir wissen, daß zu beiden Krankheitsgruppen der Diabetiker neigt. Wie aber liegen die Dinge bei der essentiellen Hypertonie? Daß da Zusammenhänge bestehen, ist wohl sicher, aber wir können sie vorläufig nicht fassen.

Ganz ähnlich sind die Verhältnisse bei der *Arteriosklerose.* Auch hier ist früher darüber gestritten worden, ob sie bei Diabetikern häufiger vorkommt, früher einsetzt oder bösartiger verläuft als bei Nicht-Zuckerkranken. Heute, wo wir durch Jahrzehnte auch jugendliche Diabetiker verfolgen können, wissen wir mit Sicherheit, daß ceteris paribus alle drei Fragen im positiven Sinne zu beantworten sind. Von 651 Diabetikern von JOSLIN u. Mitarb. (Z) aus den Jahren 1944—46 starben ganz unabhängig vom Lebensalter 67% an Arteriosklerose. Je länger der D. m. dauert, desto höher ist der Prozentsatz an dieser Gefäßkrankheit, bei 5 Jahren sind es schon 80% und bei noch längerer Dauer sogar fast 100%. Nach WARREN finden sich bei gestorbenen Diabetikern über 30 Jahren autoptisch in 97% Gefäßveränderungen. Ähnlich hoch sind die Werte von M. LABBÉ. Diese Zahlen sprechen eine eindeutige Sprache.

Die Beteiligung der einzelnen Organe an der Arteriosklerose auf Grund von 484 Diabetikersektionen betrifft nach WARREN das Herz mit 56,6%, die Extremitäten mit 18,9%, das Gehirn mit 12,6%, die Nieren mit 3,5% und eine Generalisierung mit 8,4%. Andere Statistiken weisen ähnliche Zahlen auf. Stets steht das Herz an erster Stelle. Im Leben ist die Arterienverkalkung natürlich viel schwieriger nachzuweisen und dementsprechend liegen die angegebenen Zahlen auch niedriger und schwanken sehr. So fanden SCHWARZ bei seinen 1403 Kranken nur 153mal eine Arteriosklerose, BOWEN u. KÖNIG jedoch bei Patienten über 40 Jahren in 63%.

Erschütternd sind die Zahlen von PR. WHITE u. WASKOW bei Jugendlichen. Von 220 Kindern bzw. Jugendlichen, die mindestens 20 Jahre ihren D. m. hatten, ließen sich schon im Leben in 93% sklerotische Veränderungen feststellen. Ähnliches berichten auch FANCONI u. a. Angesichts dieser Zahlen ist es meines Erachtens heute unmöglich, den D. m. als prädisponierendes Moment für eine Arteriosklerose zu leugnen und konstitutionelle Faktoren anzuschuldigen, wie UMBER (Z) es tat und ich auch früher geneigt war (GRAFE), es anzunehmen. Gewiß spielen sie vor allem nach den Erbforschungen von WEITZ eine Rolle, aber sicher nur eine untergeordnete. Sicher ist auch, worauf vor allem C. v. NOORDEN hinwies, nicht jede Arteriosklerose beim Zuckerkranken der Grundkrankheit zur Last zu legen, denn auch Überernährung, Fettsucht, Alkoholismus, Nicotinabusus, Lues, vielleicht auch gehäufte Infekte usw. können eine Rolle spielen, aber gewiß nicht eine entscheidende, wie gerade die Beobachtungen an Kindern und Jugendlichen, bei denen solche Schädigungen fehlen, zeigen.

Wie soll man diese Zusammenhänge deuten? Zunächst bestehen keine Beziehungen zwischen Schwere des D. m. und Stärke der Arteriosklerose. Letztere kann sich auch bei leichten, gut kompensierten Formen der Zuckerkrankheit einstellen.

Es besteht auch kein sicherer Unterschied in der Art der Gefäßveränderungen zwischen jungen und alten Diabetikern, wenn auch im ersteren Falle mehr die kleinen Gefäße betroffen sind, wie Retina und Glomerulus.

Sind die Herz- und Gefäßveränderungen die Folge des D. m. oder gleichgeschaltete Begleiterscheinungen, denen eine gemeinsame unbekannte Ursache zugrunde liegt? Auch diese letztere Auffassung wird vertreten, z. B. von BERTRAM (Z), aber wie will man sie beweisen?

Sind sie aber die Folge des D. m., wie ich mit den meisten Diabetesforschern annehmen möchte, so fragt es sich, welcher Faktor in dem krankhaften Geschehen beim D. m. der ursächliche ist.

In Betracht käme in erster Linie die Hyperglykämie. Für Beziehungen zwischen Hyperglykämie und Kreislaufschäden sprechen die wichtigen Untersuchungen von PR. WHITE bei 749 Kindern. Hier entwickelte sich bei 50% der Kranken nach 15jähriger Dauer des Leidens eine periphere Arteriosklerose. In 172 Fällen bestanden zweifellose Beziehungen zwischen Blutzucker und Arteriosklerose. Diese fehlte bei Blutzuckerwerten unter 200 mg-%. Bei 200—299 mg-% war sie in 18%, bei Werten darüber in 28% feststellbar. Diese Zahlen wären fast beweisend, wenn nicht noch stärkere Beziehungen zwischen Arteriosklerose und Hypercholesterinämie bestünden. Bei Werten über 300 mg-% lag eine Gefäßerkrankung sogar in 79% der Fälle vor. Da man mit Cholesterinfütterung bei Kaninchen eine Arteriosklerose erzeugen kann und LEHNHERR in diabetischen Aorten größere Lipoid-, Fett- und Calciumablagerungen als in den gleichen Gefäßen von Nichtdiabetikern fand, sehen GORDONOFF, RABINOWITCH, JOSLIN, ROOT u. a. in der Hypercholesterinämie die Hauptursache für die schweren Gefäßveränderungen. Dagegen spricht aber meines Erachtens sehr wesentlich, daß die hypercholesterämischen Xanthosen nach S. J. THANNHAUSER u. BÜRGER in der Regel nicht zu einer Arteriosklerose führen.

Als sonstige Faktoren, die der Entstehung der frühzeitigen Arteriosklerose Vorschub leisten, werden von JOSLIN-ROOT übermäßige Fettnahrung, Fettsucht und Acidose angeführt. Auch sie mögen vor allem in ihrem Zusammenwirken eine Rolle spielen. Vielleicht kommen auch noch unbekannte Faktoren dazu. Wie dem auch sei: um die Annahme, daß der D. m. einer Arteriosklerose erheblich Vorschub leistet, kommen wir meines Erachtens nicht herum.

Makroskopisch und mikroskopisch bestehen keine Unterschiede zwischen diabetischer und nichtdiabetischer Arteriosklerose. Nur die Verteilung auf die einzelnen Körpergebiete ist anders. Bei 434 Sektionen arteriosklerotischer Zuckerkranker von JOSLIN-ROOT (Z) der Jahre 1944—1946 entfielen auf das Herz 64%, auf das Gehirn 22%, auf die Nieren 7%, auf die peripheren Arterien (Gangrän) 4% und auf andere Körpergewichte als Sitz der Erkrankung 3%.

RICKETTS hat kürzlich darauf hingewiesen, daß zwischen diabetischer und Altersarteriosklerose insofern Unterschiede vorhanden sind, als erstere vor allem die kleinen Gefäße betrifft. Vor allem gilt das für jugendliche Organismen.

Bemerkenswert ist vielleicht auch, daß gerade an den kleinen Arterien sich experimentell durch die übliche Lipoidfütterung keine Schädigungen erzielen lassen.

Aus allen Statistiken geht heute klar hervor, daß die *Hauptveränderungen an den Herzgefäßen* auftreten, während der Klappenapparat und das Myocard primär durch den D. m. nie betroffen sind. Die Krankheiten, um die es sich hier handelt, sind Angina pectoris, Coronarsklerose, Myocardinfarkt, Coronarthrombosen.

Coronarläsionen sind bei Zuckerkranken 3—4 mal, bei Frauen sogar 5—10 mal so häufig wie bei Nichtdiabetikern gleichen Alters [ROOT, GORDON u. WHITE sowie COLWELL (Z)]. Bei 110 Autopsien der Jahre 1940—1946 von MILLARD u. ROOT fand sich in 108 Fällen eine Coronarsklerose, Todesursache war sie bei 651 Fällen in 44,5%. WARREN beobachtete bei 440 Diabetikersektionen frische oder alte Coronarinfarkte in 16%, in 10 von 72 Fällen handelte es sich um eine Coronarthrombose ohne Infarkt. Die neuen Zahlen von FELDMAN u. FELDMAN mit 43,8% Myokardgefäßocclusionen und Infarkten bei 137 Sektionen gegenüber nur 20,1% bei Nichtdiabetikern waren noch höher.

Bei diesen hohen autoptisch gefundenen Zahlen sollte man erwarten, daß auch im Leben sehr häufig entsprechende klinische Erscheinungen vorhanden wären. Das ist aber eigentümlicherweise nur im beschränkten Umfange der Fall. So bezifferten JOSLIN u. Mitarb. (Z) das Vorkommen von Angina pectoris unter 10 000 ihrer Diabetiker nur mit 4,1%, eine Zahl, die sich mit unseren eigenen Beobachtungen (4,5%) deckt. Nach FALTA (Z) begünstigen plötzliche Kh-Einschränkungen oder Entziehungen das Auftreten von Angina pectoris. Das gleiche gilt für Hypoglykämien [COLWELL (Z)], so daß z. B. HETÉNYI vor Insulin in solchen Situationen warnt. Jeder sehr schwere Angina pectoris-Anfall und erst recht jeder Myocardinfarkt pflegt in der Regel die Stoffwechsellage nicht nur vorübergehend, sondern manchmal auch dauernd zu verschlechtern.

Es ist das verständlich, da öfter auch bei Nicht-Zuckerkranken in solchen Zuständen vorübergehend Hyperglykämien und Glykosurien auftreten, ohne daß wir die Gründe dafür kennen. Der Gedanke, daß es sich dabei um Reflexvorgänge handelt, die über das Zuckerzentrum oder das Inkretorium gehen, liegt sehr nahe. Jeder Angina-pectoris-Anfall oder Coronarinfarkt ist beim Diabetiker prognostisch sehr ungünstig. Nach ROOT u. GRAYBILL bedeutet er den Tod in durchschnittlich zwei Jahren nach dem ersten Anfall.

Es ist selbstverständlich, daß die verschlechterte Coronardurchblutung sekundär zu Herzmuskelschädigungen führt. Sie sind im EKG meist zu fassen. HEPBURN u. GRAHAM sowie später STREIT u. a. fanden Veränderungen in 40—50% bei Zuckerkranken. Meist sind es Veränderungen der T-Zacken und Verlängerungen des QS-Intervalles. Am häufigsten und stärksten ausgeprägt finden sie sich im Koma (BELLET u. DYER) und können mit diesem verschwinden. Auch sonst können sie sich unter zweckmäßiger Behandlung zurückbilden, nach Angina-pectoris-Anfällen bleiben sie allerdings in 60% bestehen (ROOT u. GRAYBILL).

Der unkomplizierte D. m. an sich führt, wie umfassende Untersuchungen von MISSKE u. SCHÜTT sowie eigene Beobachtungen zeigen, zu keinen Myocardstörungen im EKG. Voraussetzung sind wohl immer sekundäre oder gleichzeitige Coronarschädigungen.

Ungewöhnlich gegenüber dem Nichtdiabetiker gleichen Alters ist die hohe Beteiligung der *Gehirngefäße* bei der Arteriosklerose mit etwa 15—20%. Und zwar handelt es sich, abgesehen von der Retina, um vorwiegende Beteiligung der größeren und mittleren Gefäße; daher die häufigen Apoplexien bei Zuckerkranken.

Die großen peripheren Arterien sind in etwa 20% der Fälle von der Arteriosklerose ergriffen (Statistiken von WARREN, MORRISON u. BOGAN, SHEPHARDSON u. a.). Die klinischen Symptome sind die gleichen wie sonst, Blässe und Cyanose mit Kältegefühl, Fehlen der Fußpulse, Paraesthesien und Schmerzen eventuell mit intermittierendem Hinken, röntgenologisch Kalkeinlagerungen.

Angesichts der schweren, offenbar doch mit dem Grundleiden irgend in Zusammenhang stehenden Herz- und Gefäßschäden drängt sich natürlich die Frage auf,

ob es Maßnahmen gibt, sie zu verhindern, zu vermindern oder wenigstens hinaus-
zuschieben.

Im höheren Lebensalter, in dem sowieso auch ohne Zuckerkrankheit die Aufbrauchkrankheiten sich einstellen, besteht dazu wohl kaum eine Aussicht.

Wie aber ist es beim jugendlichen D. m. ? Soviel ich sehe, gibt es hier vorläufig nur
ein Mittel, nämlich gewissenhafte dauernde Regularisierung des Kh-Stoffwechsels.

Auch ROOT gibt ausdrücklich an, daß die Arteriosklerose bei jugendlichen
Zuckerkranken, bei denen die Verhältnisse noch am übersichtlichsten liegen, um so
eher eintritt, je schlechter der Diabetes behandelt wird, ja häufiger Komas und
Infektionen sowie Pyelonephritis oder sonstige Eiterungen hinzukommen. In einer
kürzlich erschienenen Arbeit von ROOT mit SINDEN u. ZANCA wird dies zahlenmäßig bei einem großen Material von 282 Fällen belegt. Auf der anderen Seite
kenne ich mehrere Diabetiker, deren Krankheit ich über 20—25 Jahre verfolge,
und die keineswegs gewissenhaft sind, z. T. sogar schwere Komaanfälle sowohl
diabetischer wie hypoglykämischer Art überstanden haben, ohne daß es zu irgendwelchen Komplikationen auch nicht von seiten von Herz und Gefäßen gekommen
ist. Es handelt sich also um kein unvermeidliches Schicksal, und wir wissen vorläufig nicht, warum es manchmal dauernd sehr gut eingestellte Kranke ereilt, und
wenn auch sehr viel seltener, andere, die sich um ihre Krankheit nur ungenügend
kümmern, verschont. ROOT sah unter seinen 192 jugendlichen Diabetikern mit
einer Krankheitsdauer von mindestens 20 Jahren bei 14% keine Gefäßkomplikationen, ohne darüber Angaben machen zu können, warum gerade diese Kranken
frei blieben. An die Möglichkeit einer individuell verschiedenen Gefäßresistenz
gegen die Einwirkung der diabetischen Noxen muß natürlich wohl in erster Linie
gedacht werden.

Auf die *Behandlung der* bereits eingetretenen Gefäßschädigungen, abgesehen
von der Regulierung des Kh-Stoffwechsels, die natürlich nie irreparable Störungen
beseitigen kann, hier einzugehen, würde zu weit führen. Sie ist im Prinzip die
gleiche wie bei Nichtdiabetikern und im ganzen recht unbefriedigend. Gegen
Strophantin bestehen keine Bedenken. Bei Angina pectoris haben sich mir intravenöse Padutininjektionen sehr bewährt.

Einer Sonderbesprechung bedarf die diabetische *Gangrän.* Nach MORRISON
starben vor der Entdeckung des Insulins 23% an dieser Komplikation, nach der
großen Mortalitätsstastitik von JOSLIN u. Mitarb. (Z) allerdings nur 3,7—4,2%.
Für die ersten Jahre der Insulinära (1922—1936) geben diese Autoren 8,1%, für
den Zeitraum von 1944—1946 nur 2,9% an. In unserem eigenen Krankengut von
1934—1944 waren es 8,4%. Für die Lebenden schwanken die Zahlen zwischen
3,1% (WILDER u. Mitarb.) und 13% (ELIASON). [Lit. und weiteres Zahlenmaterial
bei JOSLIN u. Mitarb. (Z).]

Rasseeinflüsse spielen hier eine maßgebliche Rolle. Obwohl bei Chinesen der
D. m. annähernd ebenso häufig ist wie in Europa und USA., aber anscheinend
milder verläuft, soll eine Gangrän eine große Rarität sein, die WANG bei 347 von
ihm behandelten Kranken in keinem Falle sah. Das gleiche gilt nach persönlichen
Mitteilungen japanischer Kollegen für Japan, in dem übrigens auch der D. m. sehr
viel seltener als bei uns und in England und Amerika ist.

Es ist sehr fraglich, ob es eine rein diabetische, d. h. nicht durch Gefäßveränderungen bedingte Gangrän gibt. Die Pathologen bestreiten das ebenso lebhaft
wie BUERGER-New York, einer der besten Kenner der Materie, der auch stets Gefäßveränderungen fand, die kaum Unterschiede gegenüber der senilen, nicht diabetischen Gangrän erkennen lassen.

JOSLIN-ROOT (Z) behaupten allerdings, daß histologische Unterschiede bestehen,
indem bei jüngeren Diabetikern vor allem die Intima im Sinne einer schweren

Lipoidose betroffen ist, während die Altersgangrän im Sinne von MÖNKEBERG mit einer Verkalkung, Nekrose und Sklerose der Media einhergeht.

Eine jugendliche Gangrän gibt es anscheinend nicht. Der jüngste Kranke von JOSLIN mit dieser Komplikation war 32 Jahre alt, immerhin ein Alter, in dem sonst keine Gangrän vorkommt. Das Maximum des Auftretens liegt zwischen dem 50. und 60. Lebensjahr, was zwar der Häufung des Grundleidens entspricht, aber nicht dem Vorkommen einer Gangrän sonst.

Die *Diagnose* der Gangrän stößt selten auf Schwierigkeiten. Wichtig ist bei ausgedehnten Formen, die nicht nur die Zehenspitzen betreffen, sich Klarheit über die Ausdehnung der Gefäßverengerung bzw. des Gefäßverschlusses zu verschaffen. Es geschieht das am besten durch Thorotrastinjektionen in die Arteria femoralis und anschließende Röntgenaufnahmen, die den Umfang des Gefäßverschlusses und der Kollateralbildungen deutlich erkennen lassen und damit eine gute Unterlage für die Höhe einer eventuell notwendigen Amputation liefern. Selten sind Kombinationen mit Thrombophlebitis.

In der *Prophylaxe* der Gangrän, und erst recht im allerersten Anfang, spielt eine tadellose saubere Fußpflege eine wichtige und oft entscheidende Rolle, und ROOT hat nicht ganz unrecht, wenn er in der gemeinsamen Monographie mit JOSLIN und anderen Mitarbeitern schreibt, daß, wenn Zuckerkranke ihre Füße genau so sauber hielten wie ihr Gesicht, eine Gangrän wahrscheinlich selten vorkommen würde.

JOSLIN gibt hinsichtlich einer sorgsamen Fußpflege eine Reihe von eingehenden Vorschriften, von denen die wichtigsten und zweckmäßigsten im folgenden gekürzt wiedergegeben seien:

Anweisungen hinsichtlich Hautpflege. 1. Täglich Füße mit Wasser und Seife waschen, kräftig abtrocknen, besonders zwischen den Zehen, besser durch Druck als durch Reiben.

2. Wenn die Füße trocken sind, mit Lanolin einreiben bis die Haut weich ist. Man achte darauf, daß die Haut der Füße nicht schuppig und nicht zu trocken ist.

3. Wenn die Füße zu weich werden, reibe man sie täglich einmal mit Alkohol ein.

4. Wenn die Nägel brüchig und trocken sind, müssen die Füße jeden Abend eine halbe Stunde in warmes Wasser gestellt und mit Lanolin eingerieben werden. Man reinige die Nägel mit Holzstab (nicht mit scharfen Instrumenten), schneide sie nur bei guter Beleuchtung und nach einem Reinigungsbad. Man schneide die Nägel quer, um Verletzungen zu vermeiden.

5. Zu bevorzugen sind Schuhe mit leichtem Leder, die gut passen und nicht zu eng sind.

6. Barfußgehen sowie große Hitze oder Kälte an den Füßen ist zu vermeiden.

Behandlung der Hühneraugen und Hornhautverdickungen. 1. Tauche die Füße in warmes, nicht heißes Seifenwasser. Reibe mit Gaze und Feile die tote Haut an den Hühneraugen ab, ziehe nicht die Haut ab. Ein Hühnerauge kann mit Hühneraugentinktur behandelt werden. Wiederhole die Behandlung 4 Tage lang. Nach einem warmen Fußbad wird dann das Hühnerauge abfallen. Wenn es nicht leicht ohne Blutung abgeht, wiederhole die Behandlung noch 4 Tage.

2. Hühneraugen oder Hornhautverdickungen dürfen nicht abgeschnitten werden.

Anweisungen bei Hautverletzungen. 1. Gute Frühbehandlung ist von großer Wichtigkeit. Auch bei kleinen Wunden muß der Arzt sofort konsultiert werden.

2. Fuß so hoch wie möglich lagern und nicht ausgehen.

3. Manche Chirurgen empfehlen gleich nach der Verletzung die Anwendung steriler Gaze, die mit Alkohol getränkt ist. Diese Alkoholtupfer sind 1 Stunde lang auf die Wunde zu legen.

4. Sofort zum Arzt, am besten zum Chirurgen, gehen, wenn Rötung, Schmerzen, Schwellung oder andere Zeichen der Entzündung am Fuße sich zeigen. Hinzufügen möchte ich, daß bei jeder größeren Verletzung oder bei Anzeichen von Entzündung prophylaktisch einige Tage Penicillin in Depotform zu geben ist. Menge und Dauer hängt von den jeweiligen Wundverhältnissen ab.

Angesichts der großen Gefahren jeder Gangrän muß unter allen Umständen eine Regularisierung des Kh-Stoffwechsels herbeigeführt und unterhalten werden, besonders auch hinsichtlich des Blutzuckers im Gegensatz zu DIEBOLD u. FALKENHAMMER (unter v. NOORDEN). Der Kh-Gehalt der Kost soll nicht unter 200 liegen. M. BÜRGER sah bei seinen 210 diabetischen Gangränkranken bei 200 bis 400 g Kh in 67%, bei über 400 g in 83% Heilung ohne Operation. Fett ist bei hohen Blutfettwerten etwas zu reduzieren auf 50—80 g, der Rest kann bei niedrig gehaltenen Calorien (20—25 Cal pro kg Sollgewicht) mit Eiweiß gedeckt werden. Bettruhe mit Hochlagerung der Beine ist selbstverständlich.

Insulin ist wohl stets erforderlich, es sei denn, daß die Kh-Toleranz sehr hoch liegt (über 300 g). Die von DIEBOLD u. FALKENHAMMER gegen die Insulinverwendung erhobenen Bedenken sind, wie auch JOSLIN betont, unberechtigt. Die Vorteile überwiegen bei weitem die potentiellen Nachteile in Gestalt von Ödemen, die bei salzarmer Kost und Diureticis sich verhindern oder beseitigen lassen. Hypoglykämien sind möglichst zu vermeiden, weil sie lokal ungünstig wirken können.

Bei der *lokalen Behandlung* ist streng darauf zu achten, daß die trockne Gangrän trocken bleibt. Deshalb sind Bäder aller Art und Zusätze weitgehend zu vermeiden. Selbst ganz oberflächliche Macerationen begünstigen Bakterienansiedlungen und führen dadurch oft rasch zu der weit gefährlicheren feuchten Form.

Empfehlenwert sind Einpuderungen mit Dermatol, Vasenol oder Marfanilpuder, oder vorsichtige Einreibung mit antiseptischen Salben (Lebertran-, Desitin-Marfanilsalben usw.), ferner Verwendung von trockener Wärme, welche die Schmerzen lindert und die Gefäße erweitert, am besten in Form von Kurzwellendiathermie mit schwachen Strömen, die vor allem bei bestehender Hypaesthesie sehr vorsichtig dosiert werden müssen, um Verbrennungen, die leicht eintreten können, zu verhindern.

Die feuchte Gangrän muß mit warmen Seifen- oder mit Trypaflavin- und Kamillenbädern und anschließenden antiseptischen Salbenverbänden behandelt werden.

Von *inneren Mitteln* sind wohl Padutin besonders in Depotform oder intravenös, Kallicrein, Lacarnol und Depottestoviron forte am wirksamsten. Das entspricht auch den Erfahrungen von GROTE (Z), DIEBOLD-FALKENHAMMER, COBET u. a. Von Jodcalciumdiuretin, Nitriten, Cholin-Atropin und Papaverin habe ich selten Überzeugendes gesehen. Trotzdem soll man sie versuchen.

Sehr zweckmäßig ist manchmal die Anwendung des Biomotors mit seiner alternierenden Saug- und Druckwirkung, ebenso wie die analog wirkende intermittierende Venenstauung von HERRMANN u. COLLENS.

Hinsichtlich der Arbeitsbehandlung von BUERGER, der Kältebehandlung von ALLEN, sowie der Ätherkochsalzinjektionstherapie von KATZ habe ich keine Erfahrungen.

Erwähnt sei schließlich noch, daß neuerdings MUSSON intraarterielle Histamininjektionen empfohlen hat.

Das wichtigste Problem bei etwas ausgedehnterer, besonders feuchter Gangrän ist stets die *Operationsfrage*.

Sofern es sich nicht um sehr ausgedehnte, tiefe Geschwüre mit Absceßbildung und hohen septischen Temperaturen handelt, können wir unter dem Schutze hoher Insulindosen und einer zweckmäßigen Diät in der Regel abwarten, ob der Prozeß halt macht und Temperatur und Leukocyten absinken. Dazu ist es allerdings unbedingt erforderlich, so große Insulindosen, am besten in mehreren Portionen zu geben, daß nicht nur die Glykosurie verschwindet, sondern auch der Blutzucker auf ein normales Niveau herabgedrückt wird, was durch fortlaufende Blutzuckerbestimmungen nur klinisch kontrolliert werden kann. Auch für eine evtl. doch noch nötige Operation schafft man auf diese Weise die günstigsten Bedingungen. Über die günstigen Erfolge von M. BÜRGER mit einer konservativen Behandlung war schon die Rede. Sollte in einigen Tagen trotz radikaler Besserung der Stoffwechsellage der gewünschte Erfolg nicht eintreten, Fieber und Leukocyten ansteigen und der Prozeß fortschreiten, was besonders im Alter bei Gefäßverschlüssen oft vorkommt, so darf dann mit der Amputation nicht gezögert werden, denn längeres Zuwarten würde weitere Ausbreitung der Gangrän, d. h. höhere Amputation evtl. sogar eine Sepsis zur Folge haben.

Die Höhe der Amputation richtet sich weitgehend nach den Ergebnissen der Arteriographie. Sie muß unter allen Umständen einige Zentimeter oberhalb des nicht mehr gefüllten Gefäßes vorgenommen werden. Im Zweifelsfalle lieber etwas zu hoch als zu niedrig, da Nachamputationen psychisch sehr ungünstig wirken und immer wieder neue Gefahren heraufbeschwören.

Handelt es sich nur um eine abgegrenzte Gangrän der Zehen oder des distalen Mittelfußes und führen kleinere Eingriffe wie Incisionen, Zehabtragungen, Sequesterentfernung nicht zum Ziele, so hat sich die metatarsale Amputation von McKITTRICK u. a. sehr bewährt. (Zusammenfassendes bei H. F. ROOT und FÜRSTLE u. Mitarb.).

Die *Amputationserfolge* hängen weitgehend von dem Kräftezustand des Kranken und dem richtigen Zeitpunkt des Eingriffs, ferner dem Auftreten von Komplikationen, wie Pneumonien, Thrombosen, Embolien etc. ab. Die primäre Mortalität ist fast gleich Null. Ist der Prozeß bereits zu weit fortgeschritten und ist es zu einer Allgemeininfektion gekommen, die auch durch hohe Dosen von Depotpenicillin nicht beherrscht werden kann, so sterben manche Kranke bald hinterher. Von den 206 Operierten von JOSLIN u. ROOT waren es 48 im ersten Jahre. Die durchschnittliche Lebensdauer betrug nur 2,9 Jahre.

Gegen die oft sehr heftigen Stumpfschmerzen haben sich Neuromexstirpationen, Sympathicusinjektionen oder -ektomien manchmal bewährt. Nur in ganz verzweifelten Fällen käme eine Lobotomie in Betracht. In das Gebiet der Störungen der Zirkulationsorgane gehören wahrscheinlich auch die eigenartigen Krämpfe der Beine bei manchen Diabetikern, die Moss und HERRMANN sowie SHUMAN beschrieben haben.

Literatur

Zusammenfassende Darstellungen (Z)

AARSETH, S.: Cardiovascular disease in diabetes mellitus. A clinical study. Acta med. scand. (Stockh.) **146**, Suppl. **281** (1953). — ALLEN, BARKER and HINES: Peripherial vascular diseases. Philadelphia: W. B. Saunders Company 1946.

BELL, E. F.: Postmortem study of vascular disease in diabetics. Amer. Arch. Path. **53**, 444 (1952). — Diab. **2**, 396 (1955). — BÜRGER, M.: Angiopathia diabetica; Stuttgart: Thieme 1954.

GRAFE, E.: Der Diabetes des Menschen; Hdb. d. inn. Med. 4. Aufl. VII$_2$ S. 194 (1955).

HEGGLIN, R.: Die Klinik der energetisch-dynamischen Herzinsuffizienz. Basel u. New York 1947. — HETÉNYI, G.: Arteriosklerose. In: BOLLERS Diabetes mellitus (Z), S. 415. 1950. — Die konservative Gangränbehandlung. In: BOLLERS Diabetes mellitus (Z), S. 555. 1950. — HOCHREIN, H.: Herzkrankheiten, Bd. II. Dresden u. Leipzig: Theodor Steinkoff 1943.

LEVINE: Clinical heart disease, 4. Aufl. Philadelphia: W. B. Saunders 1951.

MARBLE, A.: Am. Diab. Assoc. 4, 290, (1955).

MOSCHKOWITZ, E.: Vascular sclerosis. New York: Oxford Press 1942.

POLZER, K.: Herz und Kreislauf. In BOLLERS Diabetes mellitus (Z$_I$), S. 427. 1950.

RATSCHOW, M.: Die peripheren Durchblutungsstörungen. Berlin: Springer 1943. — ROOT, H. F.: Cardiocrenal-vascular disease in JOSLIN u. Mitarb., Treatment of Diabetes mellitus (Z$_I$), 8. Aufl., S. 481. 1946. — Amer. J. Med. Sci. 217, 545 (1949). — Degenerative complications of diabetes. A review. J. Clin. Endocrin. a. Metabolism 12, 458 (1952). — Surgery and diabetes in JOSLIN u. Mitarb. (Z$_I$), 9. Aufl., S. 571. 1952. — Cardiovascular — renal disease in JOSLIN u. Mitarb. (Z$_I$), 9. Aufl., S. 395 (1952).

SCHIMERT, G.: Coronarinsuffizienz, Angina pectoris, Herzinfarkt in Bd. IX dieser Aufl. des Handbuches der inneren Medizin (im Druck).

UHLENBRUCK: Die Klinik der Coronarerkrankungen. Berlin: Springer 1940.

WARREN, S.: The pathology of diabetes mellitus, 2. Aufl. Philadelphia: Lea a. Febiger 1938. — WARREN, S., and LE COMPTE: The pathology of diabetes mellitus, 3. Aufl. Philadelphia: Lea a. Febiger 1950. — WHITE, P.: Seminar on degenerative lesions and metabolism. National Inst. of Health 1947. — Heart disease. 4. Aufl. New York: Macmillan & Co. 1951. — WOLLHEIM, E.: Hypertonie, Hypotonie, Bd. IX dieser Auflage des Handbuches der inneren Medizin (im Druck). — WOLLHEIM, E., u. W. FRANKE: Erkrankungen der Gefäße: Allgemeine Pathologie der Gefäßerkrankungen. Erkrankung der Aorta und der großen Gefäße. Die peripheren Durchblutungsstörungen in Bd. IX dieser Auflage des Handbuches der inneren Medizin (im Druck).

Einzelarbeiten (erster Teil)

ALLEN, F. M.: Amer. J Surg. 52, 225 (1941).

BELLET and DYER: Amer. Heart. J. 13, 72 (1937). — BOHNENKAMP, H.: Med. Welt 1938, Nr. 48. — BOWENN-KÖNIG: zit. bei Bell (Z). — BUERGER: Surgical and treatment by Amer. Authorsed. by A. J. OCHSNER. Philadelphia: Lea a. Febiger 1920. — BÜRGER, M.: Diskussionsbemerkungen zur Diabetestherapie. Dtsch. med. Wschr. 1949.

COLLENS: Amer. Heart J. 11, 705 (1936). — CRASSOUSIS, M., u. P. POULIKAKOS: Hypertonie und Diabetes. Dtsch. Arch. klin. Med. 187, 110 (1941).

DIEBOLD u. FALKENHAMMER: Dtsch. Arch. klin. Med. 181, 125 (1937).

EDITORIAL: Prevention and treatment of arteriosclerosis. J. Amer. Med. Assoc. 141, 392 (1949).

FANCONI, G., A. BOTSZTEJN u. C. KUSMINE: Helvet. Paediatr. Acta 3, 341 (1948). — FURSTE, W., and L. G. HERRMANN: Value of transmetatarsal amputation in the management of gangrene of toes. Arch. Surg. 57, 497 (1948).

GORDONOFF, T.: Progr. Clinica 42, 721 (1934). — GRAFE, E.: Münch. med. Wschr. 1930, Nr. 44. — Über die Bedeutung von Ernährungs- und Stoffwechselkrankheiten für Entstehung und Verschlimmerung von Kreislaufleiden. 14. Tagg der Ges. für Kreislaufforsch. Verh., S. 125, 1949.

HEPBURN, R. H., and GRAHAM: Amer. Med. J. Sci. 176, 782 (1928). — HERRMANN, F.: Passive vascul. exercises. New York: J. B. Lippincott Company 1936. — HETÉNYI, G.: Wien. Arch. inn. Med. 13, 95 (1827).

KATZ: New Orleans Surg. J. 98, 542 (1946). — KYLIN, E.: Dtsch. Arch. klin. Med. 145, 373 (1924).

LABBÉ, M., et LENFANTIN: Bull. Soc. med. Hôp. Paris 48, 522 (1924). — LEHNER: zit. bei Bell. — U.S. Life Tables and Actuarial Tables: U.S. Department Comm. Washington 1946. Zit. bei J. M. RABINOWITCH: Diabetes mellitus. Amer. J. Digest. Dis. 16, 95 (1949).

MAJOR, R.: Arch. Int. Med. 44, 797 (1929). — MARAÑON, G.: Abh. Grenzgeb. inn. Sekret. 1927, H. 5. — MISSKE, B., u. H. SCHÜTT: Dtsch. Z. klin. Med. 178, 359 (1936). — MORRISON, B., and S. G. BOGAN: Amer. J. Med. Sci. 174, 313 (1927). — MUSSON, S.: A new treatment for the relief of obliterativ diseases of peripheral arteries. Ann. Int. Med. 29, 903 (1948).

RABINOWITCH, J. M.: Canad. Med. Assoc. J. 28, 162 (1933); 51, 306 (1944). — RICKETTS: J. Amer. Med. Assoc. 139, 7 (1949). — ROOT, H. F.: Arch. Surg. 22, 179 (1931). — Factors influencing succes in transmetatarsal amputations. New England J. Med. 239, 453 (1948). — ROOT, H. F., and A. GRAYBILL: J. Amer. Med. Assoc. 1930, 915.

SCHWARZ: zit. nach FALTA (Z), S. 133. — SHUMAN, C. R.: Amer. J. Med. Sci. 225, 54 (1953). — SCHWEERS, A.: Z. klin. Med. 134, 239 (1938). — SHEPARDSON, U. C.: Arch. Int. Med. 45, 674 (1930). — STREIT, T.: Z. klin. Med. 125, 313 (1933).

THANNHAUSER, S.: Klassifizierung der xanthomatösen Erkrankungen. Ärztl. Forsch. 2, 295 (1948).

WANG, S. H.: Clin. Med. J. 51, 159 (1937). — WEITZ: Z. klin. Med. 96, 151 (1923). — WHITE, M.: J. Amer. Med. Assoc. 124, 1030 (1944). — WHITE, P.: Diabetes in childhood and adolescence. Philadelphia: Lea a. Febiger 1932. — Diabetes and childhood in JOSLIN u. Mitarb., 8. Aufl., S. 741. 1946. — WHITE, P., and WASKOW: Arteriosclerosis in childhood diabetes. South. Med. J. **41**, 561 (1948). — WILDER, R. M.: South. Med. J. **19**, 241 (1926). — WILKENS and FRIEDLAND: New England J. Med. **229**, 17 (1943).

Einzelarbeiten (zweiter Teil)

ANDERSON, G. E.: Metabolic aspects of vascular degeneration in diabetes mellitus. N. Y. State J. Med. **49**, 2055 (1949).

BELL, E. F.: Arch. of Path. **49**, 469 (1950). — BRAKIER, T.: Diabete, gangrene et tétanos. Rev. med. Liége **5**, 822 (1950). — BUERGER: Surgical diagnosis and treatment. Philadelphia: Lea a. Febiger 1920.—BÜRGER, M.: Die Lipidosen. In: Handbuch der inneren Medizin, 3. Aufl., Bd. VI/2, S. 839. 1944.

COBET, R.: Chirurg **8**, 548 (1936).

DOLGER, H.: Vascular complications of diabetes mellitus. Bull. New York. Acad. Med., II. Ser. **26**, 779 (1950).

FELDMAN, M., and M. FELDMAN jr.: Amer. J. Med. Sci. **228**, 53 (1954).

GROTE, L. R.: Neuzeitliche Diabetestherapie. Erg. inn. Med. **1933**, 18.

HART, J. F.: Diabetes and arteriosclerosis. Med. Clin. N. Amer. **1949**, 795.

JOSLIN, E. P.: J. Amer. Med. Assoc. **139**, 1 (1949). — Status of living diabetics with onset under forty years of age. J. Amer. Med. Assoc. **147**, 209 (1951).

KATZ, L. B., u. a.: Arch. Int. Med. **80**, 214 (1947); **87**, 305 (1949). — KEIDING, N. R., H. F. ROOT and A. MARBLE: Importance of controll of diabetes in prevention of vascular complications. J. Amer. Med. Assoc. **150**, 964 (1952). — KNICK, B.: Wandlungen von Art und Häufigkeit der Komplikationsleiden bei Diabetes mellitus und ökonomische Diabetesbehandlung. Klinische Beobachtungen aus den Jahren 1939—1949. Dtsch. med. Wschr. **1951**, 202, 237. — KORTH: Klinische Elektrokardiographie. Berlin: Springer 1940.

MÅRTENSSON, J.: The prognosis of diabetes mellitus. A study of 221 patients surviving at least 15 years. Acta med. scand. (Stockh.) **137**, 335 (1950). — Cardiovascular and renal findings in longstanding diabetes mellitus. A study of 221 patients surviving at least 15 years. Acta med. scand. (Stockh.) **138**, 94 (1950). — McKITTRICK, L. S., u. a.: Transmetatarsal amputation for infection or gangrene in patients with diabetes mellitus. Amer. J. Surg. **130**, 826 (1949). — MELLINGHOFF, K., u. W. GROLL: Elektrokardiographische Reihenuntersuchungen bei Zuckerkranken. Ärztl. Wschr. **1948**, 257. — MILLARD, S. B., and H. F. ROOT: Amer. J. Digest. Dis. **15**, 41 (1948). — MILLOTT, J.: J. Amer. Med. Assoc. **112**, 1143 (1939). — Moss, H. K., and L. G. HERRMANN: Amer. Heart J. **35**. 409 (1948). — MOSCKOWITZ, E.: The relation of hyperplastic arteriosclerosis to diabetes mellitus. Ann. Int. Med. **34**, 1137 (1951).

ROBINSON-BRUCER: Arch. Int. Med. **64**, 409 (1939). — ROOT, H. F., and SHARKEY: Ann. Int. Med. **9**, 873 (1936). — ROOT, H. F., K. H. SINDEN and K. ZANCA: Factors in the rate of development of vascular lesions in the kidney, retinal and peripheral vessels of the youthful diabetics. Amer. Digest. Dis. **17**, 179 (1950). — ROOT, H. F., A. MARBLE and J. L. WILSON: Relation of control of diabetes to vascular degenerative lesions in young diabetics. Trans. Amer. Clin. a. Climat. Assoc. **62**, 1050 (1951).

SAUER, H., u. H. KOCH: Kl. Mbl. Augenheilk. **123**, 395 (1953). — SHUTE, W. E., and E. V. SHUTE: Diabetic gangrene. Brit. Med. **1952**, 276.

WHITE, P., and E. WASKOW: Arteriosclerosis in childhood diabetes. Proc. Amer. Diab. Assoc. **8**, 139 (1948). — WILSON, J. L., H. F. ROOT and A. MARBLE: Prevention of degenerative vascular lesions in young patients by control of diabetes. Amer. J. Med. Sci. **221**, 479 (1951).

ι) Krankheiten der Niere und der Harnwege

Das Auftreten von Albuminurie ist bei Zuckerkranken außerordentlich häufig, zumal, wenn man regelmäßig mit feinen Proben untersucht. v. NOORDEN gibt für 650 Fälle einen Durchschnittsprozentsatz von 21,5 % an, in 10,5 % handelte es sich um echte Nephritiden oder Kreislauferkrankungen. Der Prozentsatz steigt mit zunehmendem Alter bis auf 38 % jenseits der 50 Jahre. Andere Autoren haben Zahlen bis zu 68,7 % errechnet, die wohl sicher zu hoch sind. Außer dem Alter ist auch die Schwere des Diabetes, vor allem der Acidose von Einfluß. Im ausgebildeten Coma fehlen Eiweiß und Cylinder (Komacylinder) so gut wie nie, es hängt das wohl mit der nierenschädigenden Wirkung der Ketonkörper zusammen. Daneben scheint aber auch der Durchtritt von Zucker durch die Nieren für diese nicht gleichgültig zu sein. Bei den besonders empfindlichen Kaninchen kann man durch große enterale oder parenterale Zuckergaben fast stets eine Albuminurie oder Cylindrurie erzeugen. Charakteristisch für die diabetische Albuminurie ist einmal, daß es sich immer nur um Spuren oder ganz geringe Mengen von Eiweiß handelt und ferner, daß oft bald nach Beseitigung von Glykosurie oder Acetonurie auch die Eiweißproben wieder negativ ausfallen.

ASCHOFF faßte zweckmäßig alle Nierenveränderungen, welche durch den diabetischen Prozeß an sich hervorgerufen werden, unter der Bezeichnung Nephropathia diabetica zusammen. Sie sind charakterisiert durch Schwellung der Epithelien, Vergrößerung der Glomerularepithelien, Fettkörnchenanhäufung sowie die charakteristischen von EHRLICH zuerst beschriebenen Glykogenablagerungen, deren chemische Identifizierung aber noch aussteht. Klinisch ist wichtig, daß die Funktion immer intakt bleibt, vom Koma wohl abgesehen. Die hin und wieder angegebene verzögerte Wasserausscheidung ist wahrscheinlich stets durch extrarenale Momente, vor allem die Neigung des diabetischen Organismus zu Ödembildung hervorgerufen, darf also nicht den Nieren zur Last gelegt werden.

Nur bei etwa 10% der Albuminurien und Cylindrurien bei Diabetikern liegt ein ernsteres Nierenleiden vor.

Zuerst ist hier die von KIMMELSTIEL u. WILSON 1936 beschriebene sog. *intercapilläre Glomerulosklerose* zu nennen, eine vorher merkwürdigerweise noch nicht entdeckte Glomeruluserkrankung, die vorzugsweise, wenn auch nicht ausschließlich bei Zuckerkranken vorkommt. Es handelt sich dabei um schwere hyaline Degenerationen besonders im Zentrum der Glomeruli, wobei der Hauptteil der hyalinen Massen zwischen den Glomerulusschlingen liegt. Gleichzeitig liegt meist eine Arteriolosklerose mit fettigen Degenerationen der Gefäßwände vor.

Die zunächst nur bei 8 Nieren beschriebenen typischen Veränderungen wurden bald in wechselndem Grade auch von anderen Autoren festgestellt. Die Angaben für das Vorkommen bei Zuckerkranken schwanken in den weiten Grenzen von 9,6% (HENDERSON) von der Mayo-Klinik und 82%, ein Beweis dafür, daß die Deutung der Befunde nicht immer ganz leicht und in manchen Fällen weitgehend in das subjektive Ermessen des Untersuchers gestellt ist.

Auch in Deutschland sind die Befunde bestätigt, so von FAHR, FABER, SPÜHLER u. ZOLLINGER, HORST, EMMERICH u. a. (Lit. bei E. GRAFE).

Neuerdings (1951) unterscheidet KIMMELSTIEL 2 Formen der intercapillären Glomerulosklerose, den für D. m. spezifischen nodulären Typ und einen diffusen weniger spezifischen Typ im Sinne einer Glomerulonephrose.

Entgegen einer ursprünglichen Annahme handelt es sich bei der intercapillären Glomerulosklerose nicht um für den D. m. spezifische Veränderungen, sondern sie werden in einem wechselnd angegebenen Prozentsatz auch bei älteren Nichtzuckerkranken gefunden, so von FAHR unter 30 Sektionen siebenmal, von ZINS bei Nichtdiabetikern in 16% (vgl. auch GOODOF, HORN u. SMETANA u. a.), doch sind sie anscheinend bei Nichtdiabetikern weit weniger ausgeprägt und nicht immer eindeutig klar. BELL fand Nierengefäßveränderungen bei Diabetikern in 19,5%.

Nie finden sie sich bei Zuckerkranken zu Beginn des Leidens, sondern sie treten meist erst nach ca. fünf Jahren und dann mit der Dauer in steigendem Umfange auf. Dabei besteht merkwürdigerweise keine Abhängigkeit von der Schwere des Grundleidens. Auch das jugendliche Alter bleibt nicht verschont. So fand sie F. H. ROOT (Z) bei 12 Kranken im Alter von 25—32 Jahren in 3 Fällen.

Auch experimentell lassen sich, wie FOGLIA u. Mitarb. an subtotal pankreasektomierten Ratten mit Zuckerüberfütterung zeigten, die gleichen Veränderungen hervorrufen.

Im Leben läßt sich die Diagnose in den Anfängen meist gar nicht und auch später manchmal nicht mit Sicherheit stellen, weil die Abgrenzung gegenüber anderen Nierenkrankheiten große, unter Umständen unüberwindliche Schwierigkeiten machen kann. Befallen sind meist männliche Zuckerkranke über 50 Jahre mit langdauerndem Bestehen des Grundleidens. Charakteristische Symptome sind Albuminurie, Cylindrurie, Ödeme, Hypertonie, Retinitis diabetica, Hypoproteinämie und Lipoidausscheidung im Harne, also Befunde, die zum Teil an eine chronische Nephriitis mit nephrotischem Einschlag erinnern. Erste Symptome sind meist Albuminurie, Cylindrurie und Retinopathien, die überhaupt fast nie fehlen.

Der Nierenprozeß ist stets progressiv und führt nach ROOT u. Mitarb., COLWELL, RIFKEN u. Mitarb. in spätestens 6—7 Jahren zum Tode, entweder durch Urämie oder Herzinsuffizienz. Auch die beste Behandlung kann daran nichts ändern, anscheinend auch nicht hinsichtlich der zeitlichen Verhältnisse.

Die *Pathogenese* der Krankheit ist vorläufig völlig unklar (vgl. dazu EMMERICH). Irgendwie muß sie wohl mit dem D. m. in Beziehung stehen. Auch hier ist wie bei der Arteriosklerose eine übergeordnete gemeinsame Noxe vermutet worden. Ähnlich wie bei der zum Teil verwandten Lipoidsklerose ist auch an Störungen im Eiweiß- und Lipoidstoffwechsel sowie Infektionen gedacht worden, aber vorläufig sind das alles noch unbewiesene Hypothesen, von denen die Infektionstheorie vielleicht noch die meiste Wahrscheinlichkeit für sich hat.

Neben der Glomerulosklerose kommen bei Diabetikern auch *andere chronische Nierenleiden* anscheinend vermehrt vor. Es gilt das vor allem für die chronische Glomerulonephritis und die Sklerose, während akute Nephritiden und echte Lipoidosen so gut wie keine Rolle spielen. ROOT, SINDEN u. ZANCA fanden unter 131 Diabetikern mit einer Dauer des Grundleidens von 10—19 Jahren bei 51 = etwa 40% eine Nephritis. Chronische Nephritis wurde von WARREN bei 464 Diabetikersektionen in 25% festgestellt, eine sehr hohe Zahl.

Nach der großen Mortalitätsstatistik von JOSLIN u. Mitarb. starben in der Insulinära 4,6—6,1% der Zuckerkranken an Nierenleiden, wobei offenbar die Schrumpfniere das Hauptkontingent stellt.

Wie läßt sich diese lebensgefährdende Nierenkomplikation bei Zuckerkranken verhindern? Es kehren hier dieselben Erwägungen wieder wie bei den sehr ähnlichen Kreislaufleiden. Ganz lassen sie sich wohl nicht vermeiden, aber wohl durch eine sehr gewissenhafte Behandlung mit dauernder Kompensation des Kh-Stoffwechsels wesentlich einschränken. Dafür haben neuerdings die vorher erwähnten Untersuchungen von ROOT u. Mitarb. in gewissem Sinne bei einem allerdings nicht großen Material von 131 langerkrankten Diabetikern den Beweis erbracht, indem sie feststellten, daß es bei schlecht eingestellten Kranken in 40%, bei gut kompensierten nur in 7% zum Auftreten eines Nierenleidens kam.

Als Kuriosum sei schließlich noch das kürzlich von JACKSON, BATES u. Mitarb. beschriebene Zusammentreffen von Osteodystrophie mit D. m. erwähnt. Bei diesem sehr seltenen meist angeborenen Leiden mit multipler Cystenbildung (nur 100 Fälle der Weltliteratur) lag auch eine cystische Durchsetzung des Pankreas als Ursache des D. m. vor.

Auch *Entzündungen der harnableitenden* Wege sind bei Zuckerkrankheiten anscheinend häufiger als bei Nichtdiabetikern.

Eitrige Entzündungen der Harnwege fanden SHARKEY u. ROOT sogar in 18% bei Diabetikerautopsien, meist ohne daß es die Todesursache war. Die Infektionen, meist mit Streptokokken, Staphylokokken oder Bact. coli können sowohl ascendierend oder seltener descendierend eintreten. Bei Frauen kommt es infolge der kurzen Harnröhre weit häufiger dazu. Die eingedrungenen Bakterien oder Spaltpilze finden in dem zuckerhaltigen Urin einen besonders guten Nährboden. Ganz eigentümliche Verhältnisse können sich ergeben, wenn — ein fast nur bei Frauen vorkommendes seltenes Ereignis — durch Unreinlichkeit Hefe in die Blase eindringt und dort ihre Gärwirkung entfaltet. Dann kann es zu Pneumaturien kommen, die natürlich nicht mit den gleichen Folgeerscheinungen bei Blasenscheiden- oder Blasenmastdarmfisteln verwechselt werden dürfen.

Eine Pneumaturie durch Gasbrand hat THANNHAUSER (Z) beschrieben.

Selten greifen die entzündlichen Veränderungen der Harnwege auf die Nachbarschaft, bei Männern auf Prostata, Samenleiter, Hoden und Nebenhoden über. Die *Behandlung dieser Komplikation* ist die gleiche wie sonst auch. An erster Stelle steht die Forderung einer absoluten Beseitigung der Glykosurie, da den Erregern unter allen Umständen der günstige Nährboden entzogen werden muß. Gelingt dies, so sind die Ausheilungschancen die gleichen, wie bei Nichtdiabetikern. Unter den Medikamenten stand früher das Albucid in Stößen mit Tabletten oder Injektionen an erster Stelle, heute sind es die Antibiotica der verschiedensten Art. Die Auswahl hängt von dem Ergebnis der Testungen mit den jeweils vorliegenden Bakterien ab. Ferner kommen Urotropin, Salol, Neotropin, Cylotropin, Hexal, Asta, Bärentraubentee, Gantresin und die Quellen von Wildungen und Brückenau in Betracht. Mit Blasen- oder Nierenbeckenspülungen (mit Borsäure, Collargollösungen, Agolaval usw.) sollte man sehr zurückhaltend sein und sie nur dann vornehmen, wenn man sich vergewissert hat, daß der entsprechende Abschnitt der Harnwege tatsächlich infektiös entzündet ist.

Literatur

Nieren und Harnwege

Zusammenfassende Darstellungen (Z_{II})

BARNARD, D. M., K. D. STORYA and H. F. ROOT: Urinary tract infections in diabetic women. New England J. Med. **248**, 136 (1953). — BELL, E. F.: Renal diseases, S. 373 u. 376. Philadelphia: Lea a. Febiger 1946, u. Diabet. **2**, 376 (1953).

FAHR, TH.: Handbuch der speziellen und pathologischen Anatomie und Histologie, Bd. 6/1 (1925); Bd. 6/2 (1934). — FREY, W., u. F. SUTER: Nieren und ableitende Harnwege. Hdb. der inn. Med. 4. Aufl., Bd. V. 1951.

GRAFE, E.: Nierenveränderungen beim Diabetes mellitus in Nierenkrankheiten von E. BECHER, Bd. 2, S. 218. Jena: Gustav Fischer 1947.

RIFKIN, H.: The specific renaldisease of diabetes mellitus. Springfield: Thomas 1952. — ROOT, H. F.: Cardio-renal-vascular disease in JOSLIN u. Mitarb., Treatment of diabetes mellitus, 8. Aufl., (Z), S. 481. 1946. — Renaldisease in JOSLIN u. Mitarb., 9. Aufl., S. 413. 1952. — Degenerativ complications of diabetes: A. J. Clin. Endocrin. a. Metabolism **12**, 467 (1952).

STYRON, C. W.: The genito-urinary system in diabetes in JOSLIN u. Mitarb., Treatment of diabetes mellitus, (Z), 9. Aufl., S. 575, 1952.

ÜBELHÖR, K.: Harnwege und männliche Geschlechtsorgane. In BOLLERS Diabetes mellitus (Z), S. 561. 1950.

Einzelarbeiten

ASCHOFF, L.: Lehrbuch der pathologischen Anatomie. Jena: Gustav Fischer 1938.

BENMUSSA u. A. BULL: Soc. méd. Hôp Paris **67**, 222 (1951). — BJERKELUND, CHR. J.: Diabetic renal disease. Clinic studies of 1335 diabetics treated in med. depart of the university hospital Oslo: Acta med. scand. (Stockh.) **159**, 133 (1951).

COLWELL, A. R.: Intercapillary glomerulosclerosis. Quart. Bull. Northwest. Univ. Med. School **22**, 216 (1948).

DAWSON, J., and K. PLATT: Renal complications in diabetes mellitus. Brit. Med. J. **1948**, 310.

EMMERICH, K.: Zur Pathogenese der diabetischen Glomerulosklerose. Dtsch. Arch. klin. Med. **196**, 116 (1949).

FAHR, TH.: Virchows Arch. **309**, 16 (1942). — FANCONI, G., u. a.: Nephropathie bei diabetischen Kindern. Helvet. paediatr. Acta **3**, 341 (1949). — FOGLIA, V. G., K. E. MANCINI and A. F. CARDEZA: Glomerulosclerosis of the kidney of a diabetic rat as a result of subtotal pancreasectomy. Rev. Soc. argent. Biol. **24**, 114 (1948).

GOODOF, J.: Ann. Int. Med. **22**, 373 (1945).

HENDERSON: Thesis, Graduat. Scool, Univ. of Minnes. Marcy 1944. — HOGEMAN, O.: Renalfunction in diabetic nephropathy. Acta med. scand. (Stockh.) **216**, b 3 (1948). — HORN, R., and SMETANA: Amer. J. Path. **18**, 93 (1942). — HORST, W.: Über das nephrotisch-hypertonische Syndrom bei Diabetes mellitus und die diabetische Glumerulosklerose. Dtsch. med. Wschr. **1947**, 225.

JOSLIN, E. P.: Status of living diabetics with onset under forty years of age. J. Amer. Med. Assoc. **147**, 209 (1951).

KIMMELSTIEL, P., and WILSON: Intercapillary lesions in the glomeruli of the kidney. Amer. J. Path. **12**, 83 (1936). — KIMMELSTIEL, P.: Intercapillary glomerulosclerosis and diabetes Gaz. méd. portug. **4**, 648 (1951).

MANN, G. V., C. GARDNER and H. F. ROOT: Renal complications of diabetes mellitus. Bull. New England J. Med. 170 (1948). — MANN, G. V., and J. GODDARD: The production of renal glomerular lesions in diabetic rat. J. Clin. Invest. **28**, 797 (1949). — MARBLE A., J. L. WILSON and H. F. ROOT: Diabetic nephropathy a clinical syndrom. Trans. Assoc. Amer. Physicians **64**, 353 (1951). — MÅRTESSON, J.: The prognosis of diabetes mellitus. A study of 221 patients surviving at least 15 years. Acta med. scand. (Stockh.) **137**, 335 (1950). — MELLINGHOFF, K.: Über diabetische Nephropathie. Dtsch. med. Wschr. **1953**, 126. — MILLARD, E. D., and H. F. ROOT: Degenerativ vascular lesion and diabetes mellitus. Amer. J. Digest. Dis. **15**, 41 (1948).

RIFKIN, H., J. G. PARKER, E. B. POLIN J. J. BERKMAN and D. SPIRO: Diabetic glomerulosclerose. Clinical and pathological observations with special reference to double fatty cells and casts in urin. Medicine **27**, 429 (1948). — ROBERTSON, J. A., C. H. Cary and A. H. BAYNES: Renalfunction in diabetic nephropathy. Arch. Int. Med. **87**, 570 (1951). — ROOT, H. F., R. H. SINDER and R. ZANCA: Amer. J. Digest. Dis. **17**, 179 (1950).

SHARKEY, T. H. P., and H. F., ROOT: J. Amer. Med. Assoc. **104**, 2231 (1935). — SIEGAL, S., and A. C. ALLEN: Intercapillary glomerulosclerosis and nephrotic syndrom in diabetes mellitus. J. Amer. Med. Sci. **201**, 561 (1941). — SPÜHLER y H. U. ZOLLINGER: La glomerulosis dibetica. Semana méd. **1944**, 251.

WARREN, J., and LE COMPTE: The pathology of diabetes mellitus. 3. Aufl. Philadelphia: Lea a. Febiger 1952. — WHITE, P.: Diabetes in childhood. Joslin u. Mitarb., (Z), 8. Aufl., S. 741 (1946). — WHITE, P., and E. WASKOW: Arteriosclerosis in childhood diabetes. Proc. Amer. Diab. Assoc. **8**, 4 (1948). — WILSON, J. L., H. F. ROOT and A. MARBLE: Preventition of degenerative vascular lesions in young patients by control of diabetes. Amer. J. Med. Sci. **221**, 479 (1951). — Diabetic nephropathy. New England J. Med. **245**, 513 (1951). — Controlled versus free diet management of diabetes. J. Amer. Med. Assoc. 147, 1526 (1951).

ZUBROD, CH. G., ST. L. EVERSOLE and G. W. DANA: Besserung des Diabetes und auffallende Seltenheit einer Acidose bei Kranken mit KIMMELSTIEL-WILSONschen Veränderungen. New England J. Med. **245**, 518 (1951).

ϰ) Erkrankungen des Nervensystems und der Sinnesorgane

Erkrankungen des Nervensystems sind nicht so selten, wie man früher annahm, wenn man leichteste Ausfallserscheinungen mit einrechnet.

Der erste Beschreiber war 1864 MARCHAL de CALVI (weitere historische Daten bei R. N. de JONG). Neueste zusammenfassende Darstellungen bei RUDY u. EPSTEIN (1945), K. W. RUNDLESS (1945), BAILEY u. MURRAY in der Monographie von JOSLIN u. Mitarb. 8. Aufl. S. 557 (1946) und 9. Aufl. S. 490 (1952), sowie in der großen Monographie von WILSON.

BROCH u. KLÖVSTAT behaupten, daß unter ihren 426 Diabetikern 20,7% allein an Polyneuritis gelitten haben. Die Zahlen anderer Autoren sind allerdings niedriger.

Betroffen sind vor allem ältere Menschen mit langdauerndem, ungenügend behandeltem D. m. Als Durchschnittsalter wird von JOSLIN u. Mitarb. 50,8 Jahre angegeben. Der jüngste Kranke war 25, der älteste 77 Jahre alt.

Befallen kann das Nervensystem in allen seinen Teilen werden, wenn auch in wechselndem Prozentsatz. Nach HIRSON u. Mitarb. finden sich neurologische Abweichungen bei 57% der Zuckerkranken. Nach RUDY u. EPSTEIN entfallen 54% auf Neuritis, 26% auf Myelopathien, 4% auf Encephalopathien (einschl. Gehirnnerven) und 11% auf das autonome Nervensystem (Blasenstörungen usw.). Die hypoglykämischen Ausfallserscheinungen sind nicht mit einbegriffen und sollen auch von mir erst an anderer Stelle (vgl. Kapitel Hypoglykämie) abgehandelt werden.

Die *diabetische Neuritis oder Polyneuritis*, in der angelsächsischen Literatur etwas irreführend und verallgemeinernd Diabetic neuropathy genannt, ist von den verschiedenen Autoren in verschiedene Gruppen eingeteilt.

Folgende kleine, von mir etwas modifizierte Tab. 88 von TREUSCH gibt dafür einen Überblick.

Tabelle 88. *Einstufung der diabetischen Neuropathie nach* TREUSCH *u. a.*

Autor:	Gruppe I	Gruppe II	Gruppe III
TREUSCH:	Diabetiker mit Schmerzen	Ischämische Neuropathie	Diabetische Polyneuritis
WOLTMANN u. WILDER:		8 Fälle	2 Fälle mit diabetischer Pseudotabes
ROOT u. ROGERS:	Abnorme Ernährung	Neuritis mit ungenügender Blutzufuhr	Diabetische Neuritis mit Lähmungen
JORDAN:	Hyperglykämischer Typ	degenerativer u. circulatorischer Typ	Diabetische Neuritis. Diabetische Tabes. Neuritischer Typ
SWARTZ:	Diabetische Neuritis ohne Symptome	Diabetische Neuritis mit Symptomen	Diabetische Neuritis, Diabetische Tabes, Neuritischer Typ

Gruppe IV: Diabetische viscerale Neuritis (TREUSCH)

Keine dieser Einteilungen ist befriedigend. Insbesondere gehört die Pseudotabes diabetica nicht zur Neuritis, da sie ein Rückenmarksleiden ist. Vielleicht ist es überhaupt richtiger, auf eine Unterteilung zu verzichten.

Die subjektiven Symptome der *diabetischen Neuritis* sind die gleichen wie bei jeder anderen Form der Neuritis: Schmerzen, Paraesthesien, schlaffe Lähmungen und Ataxien, objektiv: Störungen der Hautsensibilität, der Reflexe, des Vibrationsgefühls, Muskelschwäche bis zu schweren Lähmungen, sensorisch bedingte Ataxien. Nächst den Sensibilitätsstörungen, die fast nie fehlen, sind Reflexanomalien an den Beinen am häufigsten. Nach RUNDLES betreffen sie in 80% die Achillessehnen, in 56% die Patellasehnen. Der Typus der Ischias ist am häufigsten vertreten. Daß nicht nur die peripheren Nerven erkrankt sind, sondern auch die hinteren Wurzeln, geht daraus hervor, daß sich nach ROOT-ROGERS, NEEDLES u. a. in 80% der Fälle Liquorveränderungen (Eiweiß- und Zellvermehrung, pathologische Colloidreaktionen) finden. Wie kommt diese diabetische Neuritis zustande? Exakt können wir diese Frage heute nicht beantworten. Wir kennen nur eine Reihe von Faktoren, die hier von Einfluß sind. In vielen Fällen liegt eine Hyperglykämie und ein schlecht kompensierter Kh-Stoffwechsel vor, während eine Acidose nicht von Bedeutung ist. In anderen Fällen spielen exogene Infektionen und Intoxikationen (Alkohol usw.), gegebenfalls auch Schwangerschaft und chirurgische Krankheiten eine Rolle, ferner Aneurinmangel, wofür die günstige Reaktion mancher Fälle auf Zufuhr von B-Vitamin-Präparaten spricht (NEEDLES u. a., Lit. bei DE JONG).

Umstritten ist die Frage, ob auch Veränderungen in den die Nerven versorgenden Gefäßen von Bedeutung sind, die zur Ischämie und Anoxämie der Nerven führen. Vor allem KAUVAR hat an solche Möglichkeiten gedacht. In einigen Fällen sind auch tatsächlich solche Veränderungen gefunden worden. Auch intranervale Stoffwechselstörungen sind angeschuldigt worden, so von RUNDLES (Z), JORDAN, RANDALL u. a. fanden in diabetisch-neuritisch erkrankten Nerven einen abnorm hohen Gehalt an Lipoiden (Phosphatiden, Cholesterinen und Cerebrosiden). Diese sollen einer Demyelisation Vorschub leisten.

Alle die genannten Faktoren gelten immer nur für einzelne Fälle, in anderen sind die gleichen Faktoren vorhanden, ohne daß es zu einer neuritischen Erkrankung kommt.

Wir kennen eben vorläufig die tieferen Gründe nicht, und es hieße, die hier vorliegenden Probleme zu sehr zu vereinfachen und in ein völlig dunkles Gebiet zu verschieben, wenn man annehmen wollte, konstitutionell bedingte verschiedene Reaktionsweisen von Nerven oder Gefäßen seien das Maßgebende.

Die 2. Gruppe der diabetischen Nervenerkrankungen umfaßt die *Myelopathien*. Die klinischen Erscheinungen sind sehr ähnlich denen der peripheren Neuritis, aber die Ataxien und Reflexveränderungen sind in der Regel viel stärker ausgesprochen, während Sensibilitätsstörungen zurücktreten können. Dazu kommen manchmal Babinski, Blasen- und Mastdarmstörungen, Impotenz, trophische Störungen mit Ulcera und Arthropathien. ALTHAUS machte zuerst (1885) auf die weitgehende Ähnlichkeit mit der echten Tabes aufmerksam. LEVAL-PICQUECHE (unter CHARCOT) prägte dann einige Jahre später den Ausdruck Pseudotabesdiabetica.

Anatomisch findet man (Lit. bei DE JONG) Veränderungen an den Hintersträngen im Sinne von Gliosis, Vascularisation, Rarifizierung und Substanzverlust. Auch an den motorischen Vorderhornkernen sind in älteren Beobachtungen von NONNE (Lit. bei DE JONG) u. a. Degenerationen beschrieben worden, neuere Untersuchungen haben sie allerdings nicht bestätigt. In 87% sind nach ROOT u. ROGERS, BAILEY u. MURRAY (Z) u. a. pathologische Liquorveränderungen vorhanden.

Hinsichtlich der Pathogenese der diabetischen Pseudotabes werden die gleichen Faktoren wie bei der Neuritis namhaft gemacht. Eine Entscheidung ist hier erst recht nicht zu treffen.

Die 3. Gruppe enthält die relativ sehr seltenen *diabetischen Encephalopathien* einschließlich der Gehirnnervenlähmungen, aber ausschließlich der retinalen und Bulbusveränderungen an den Augen, Veränderungen, die später noch zu besprechen sind. Augenmuskellähmungen sind größte Raritäten. ROOT, WEINSTEIN und DOLGER, ferner kürzlich in 3 Fällen LARSEN u. AUCHINCLOSS haben sie beschrieben. Auch ich sah eine Abducensparese in einem Falle. Sehr selten sind ferner retrobulbäre und Opticusneuritis sowie Nervenschwerhörigkeit. Etwas häufiger sind Pupillenveränderungen im Sinne von Miosis, Entrundung, Anisocorie, verlangsamter Reaktion auf Lichteinfall und Convergenz bis zur vollkommenen Starre, die allerdings fast stets den Verdacht eines zusätzlichen Leidens erregt.

Ein besonderes Interesse besitzen *Veränderungen im Hypothalamus*. CLAUDE BERNARD hat bereits die Frage eines zentralen Diabetes aufgeworfen. BRUGSCH, DRESEL u. LEVY haben zuerst experimentell und klinisch Veränderungen festgestellt, vor allem im N. paraventricularis (Lit. und eigene Untersuchungen bei FROMMELT). Glykosurien sind bei Gehirnerkrankung und zentral-angreifenden Vergiftungen nicht so selten. Mein Mitarbeiter STRIECK konnte zum ersten Male durch Setzung feinster nekrotisierender Stichherde ins Zwischenhirn einen echten permanenten Diabetes beim Hunde erzeugen.

MORGAN behauptet, bei sämtlichen 15 von ihm untersuchten Diabetikergehirnen in den Nucl. paraventricularis Ganglienzellenschwund, Chromatolyse und Phagocytose von Ganglienzellen gefunden zu haben.

Eine Bestätigung dieser prinzipiell sehr wichtigen Befunde steht vorläufig noch aus.

Als 4. und letzte Gruppe erwähne ich die *Störungen im autonomen Nervensystem*, die früher vielfach übersehen, falsch gedeutet oder unterbewertet wurden.

Sie betreffen sowohl das sympathische wie das parasympathische System.

Sie äußern sich vor allen Dingen an der Haut, die Störungen der Konsistenz, der Perspiration und Vasomotorentätigkeit sowie Atrophien, Ödeme und vasomotorische Veränderungen aufweisen kann.

In zweiter Linie liegen Störungen in der Urogenitalsphäre vor. RUNDLES fand sie sogar unter 115 nervenkranken Diabetikern in 25,6%. 19 waren vollkommen impotent, 18 hatten eine Blasenatonie oder Blasenlähmung. Sehr viel seltener sind Mastdarmlähmungen mit nächtlichen Durchfällen.

Auch die von RUNDLES beschriebene orthostatische Hypotension und Tachycardie gehören wohl in dies Gebiet.

Im einzelnen Fall kann die Abgrenzung gegenüber primär vasculären oder endokrinen Störungen Schwierigkeiten machen oder überhaupt unmöglich sein.

Auf die *Behandlung* der genannten diabetischen Neuropathien kann hier nicht eingegangen werden. Sie ist im wesentlichen die gleiche wie sonst ohne das Grundleiden. In jedem Fall ist daneben streng auf eine vollständige Kompensation des Kh-Stoffwechsels zu achten.

Kombinationen mit andersartigen organischen Nervenleiden wie Epilepsie, Hemichorea, Paralysis agitans, Encephalitis, multipler Sklerose, Tabes, Bulbärparalyse, amyotrophischer Lateralsklerose, FRIEDREICHscher Ataxie usw. kommen als große Raritäten vor. Da sie kausal in keiner Beziehung zum D. m. stehen, sondern rein zufällig sich mit ihm verbinden, sind sie für unsere Betrachtungen ohne Interesse. Sind sie zweite Krankheiten, so können sie manchmal die Stoffwechsellage verschlechtern.

Von den *Sinnesorganen* sind, wenn man von der Haut und leichten Störungen (MENIÈRE) von seiten des Ohres absieht, bei Zuckerkranken fast ausschließlich die Augen von Komplikationen betroffen, diese aber in einem sehr hohen Grade (Zusammenfassendes bei ED. GRAFE, ELSCHNING, DUKE-ELDER, ROOT und in den Handbüchern der Ophthalmologie).

Hinsichtlich der Häufigkeit schwanken die Zahlen sehr, in der älteren Literatur, so bei ANDERSON, SPALDING u. CURTIS (Lit. bei JOSLIN) liegen sie mit 20—25% noch relativ niedrig. WAGNER u. WILDER geben allein für Retinopathien 31% an. ED. GRAFE hat bei seinen 1200 Kranken der C. VON NOORDENschen Klientel, die er eingehend augenärztlich untersuchte, auf jede Statistik verzichtet, da allein für ein so scharf umrissenes Krankheitsbild wie die Cataracta diabetica die Angaben zwischen 0,4—40% schwanken. Für das Auftreten der Augenkomplikationen sind drei Faktoren maßgebend:

1. das Alter der Kranken,
2. die Dauer der Zuckerkrankheit,
3. die Sorgfalt der Behandlung.

Der erste Punkt ist selbstverständlich. Hinsichtlich der Dauer der Erkrankung sei die neuere Angabe von H. F. ROOT (1949) erwähnt, der bei 48 Diabetikern, deren Krankheit zwischen dem 15. bis 30. Lebensjahre begann und mindestens 10 Jahre dauerte, in 64% der Fälle Retinablutungen und gesteigerte Gefäßbrüchigkeit fand, während sie bei fünfjährigem Bestehen des Grundleidens noch fehlten. Bei höherem Alter würde die Zahl vermutlich noch erheblich höher liegen. Wieviel die Güte der Behandlung ausmacht, zeigt eine kürzlich (1950) erschienene Mitteilung von ROOT u. Mitarb. Bei 136 Kindern mit 10—19jähriger Dauer ihres D. m. betrug der Prozentsatz der Retinopathien bei schlechter Stoffwechseleinstellung 65%, bei guter jedoch nur 29%.

Über die größte Statistik, die allerdings schon über 20 Jahre (1935) zurückliegt, und in mancher Beziehung wohl überholt ist, verfügen WAITE u. BEETHAM bei 4001 Diabetikern von JOSLIN-Klientel. Sie ergab im Vergleich mit Nichtdiabetikern Resultate, wie sie Tab. 89 (S. 711) wiedergibt.

An der Spitze mit 26% stehen die Corneahinterwandveränderungen an der DESCEMETschen Membran, die nur mit Spaltlichtlampe und Cornealmikroskop feststellbar sind. Sie sind bedeutungslos und machen keine Beschwerden. Die zuerst von A. v. GRAEFE (Lit. bei ED. GRAFE) beschriebene Akkomodationsschwäche findet sich im allgemeinen nur bei schweren Diabetikern und wird hier meist als Erschöpfungssymptom und Teilerscheinung allgemeiner Muskelschwäche gedeutet. Eine Ophthalmoplegia interna ist eine so große Rarität, daß sie die erfahrensten Ophthalmologen (vgl. die Zusammenstellung) anscheinend nicht beobachtet haben. Ich sah sie einmal als Abducensparese.

Das Hauptinteresse beanspruchen die *Retinopathien,* die in dem nicht ausgewählten Material von WAITE u. BEETHAM 28% im Durchschnitt gegenüber
4,5% bei Nichtdiabetikern ausmachen. I. MÜLLER fand (1956) unter 1300 Diabetikern Anstieg von 14,6 (1923) auf 46% (1950), ferner H. JANERT, G. MOHNIKE u.
L. GÜNTHER (2600 Diabetiker mit 33% Retinopathien). Mir ist nicht ganz klar,
ob hierbei auch die feinsten Capillarveränderungen mit erfaßt sind. Die Durchschnittszahlen der älteren Literatur (siehe die Zusammenstellungen von BRAUN u.
HEINSIUS) schwanken zwischen 4,8—23,5% mit etwa 13% als Mittelwert. Es
unterliegt keinem Zweifel, daß diese Veränderungen mit der zunehmenden Lebensdauer der Zuckerkranken erheblich zugenommen haben. WAGNER fand sie 1921

Tabelle 89. *Diabetische Augenerkrankungen (nach* WAITE *u.* BEETHAM)

Krankheiten:	4001 Diabetiker in %	914 Nichtdiabetiker in %
Rauhigkeiten der hinteren Cornea	26	10,5
Glaukom	21	—
Sehnenatrophie	18	3,7
Iritis	1,3	1,3
Cataracta complicata	6	8,0
Degenerationen des Irisepithels	6	2,0
vorübergehende Refraktionsanomalien	6	8,0
wächserne Exsudate der Retina	10,01	0,8
tiefe retinale Blutungen	18,01	3,7
Akkomodationsschwäche	21,02	—
Pupillenstörungen, Glaucom, Hemianopsie . . .	0,5	—

nur bei 8%, 1944 dagegen bei 30% von über 1000 Diabetikern. Es ist eine
echte Zunahme, nicht etwa bedingt durch größere Sorgfalt und Verfeinerung der
Untersuchungstechnik. DOLGER sah sie sogar bei 55 Jugendlichen mit einem
D. m. von 6—22 jähriger Dauer in allen Fällen, meist verbunden mit Hypertonie
und Albuminurie.

JOSLIN u. Mitarb. geben für Diabetiker mit über 10 jähriger Dauer in 59%
Retinopathien an. VOLHARD hat vollkommen recht, wenn er in jedem Falle Gefäß-
veränderungen als auslösendes Moment ansieht. ED. GRAFE (Z) war der gleichen
Ansicht, hielt aber für möglich, daß ganz zu Beginn manchmal auch funktionelle
Störungen vorliegen können. Sicher bestehen keine gesetzmäßigen Beziehungen
oder Abhängigkeiten von allgemeiner Arteriosklerose oder Hypertonie, wenn auch
beides sich oft kombinieren kann. Eher gilt das schon für die Hyperglykämie.
Es besteht kein Zweifel, daß es eine echte spezifisch diabetische Retinopathie gibt.

Ähnlich wie HIRSCHBERG unterschied ED. GRAFE (Z) 3 Formen von Retinitis
bei Diabetes:

Typus I: Retinitis centralis punctata mit kleinen gelben zum Teil konfluierenden Herden und Pigmentverschiebungen in tieferen Netzhautschichten,
meist verbunden mit hohem Blutzucker, mittlerer Acidose ohne allgemeine Hypertonie.

Typus II: Retinitis haemorrhagica mit Blutungen und weißlichen Herden verschiedenster Größe, die gegenüber der Retinitis albuminurica eine klarere Zeichnung und das Fehlen typischer Spritzfiguren aufweisen, gewöhnlich verbunden mit
allgemeiner Hypertonie.

Typus III: Blutungen mit weißlichen Degenerationsherden, ausgesprochene
Gefäßveränderungen und Übergang in die echte Retinitis albuminurica, gleichzeitig starke permanente Hypertonie und Nierenschädigungen.

GRANSTRÖM (1947) gibt folgende etwas modernere Einteilung für die Schwere der diabetischen Retinopathien an:

1. Grad: einzelne kleine runde Blutungen,
2. Grad: zahlreiche Blutungen und weiße Flecken,
3. Grad: Zahlreiche Blutungen und Degenerationsherde,
4. Grad: Glaskörperblutungen und sogenannte Retinitis proliferans.

Unter der letzteren werden nach G. v. BEHR Gefäßneubildungen an der Netzhaut, eventuell auch an der Iris im Sinne einer Rubiosis iridis verstanden (J. WALD-MANN u. D. NEIDOFF). Sie kommen meist bei Zuckerkranken unter 30 Jahren gewöhnlich mit Hochdruck kombiniert zusammen vor und können in den Anfangsstadien bei sehr sorgfältiger Behandlung des Grundleidens sich manchmal wieder zurückbilden. Als Ursache gibt v. BEHR obliterierende Venenveränderungen an. Die Ursachen der Retinopathien sind vorläufig noch ganz unklar. Primär sind es sicher Gefäßveränderungen. Neuerdings (vgl. vor allem WAGENER) wird an Störungen im Eiweißstoffwechsel gedacht, die auch sonst vielfach als Ursache für Gefäß-, Nieren- und Nervenstörungen angesehen werden. Bewiesen ist das für keinen Fall.

APPEL (unter REINWEIN) und seine ophthalmologischen Mitarbeiter haben kürzlich (1950) an einem kleinen Krankengut (370 Kranke) der Kieler Diabetikerfürsorge alle für die Ätiologie in Betracht kommenden Faktoren in einer sehr gründlichen, vielseitigen Studie untersucht. Sie teilten ihre Kranken je nach dem Alter in 4 Gruppen (Manifestation der Krankheit vor dem 20., vor dem 40., vor dem 60. und nach dem 60. Lebensjahr) sowohl bei Männern wie bei den weit mehr betroffenen Frauen ein und diese wieder in Unterabteilungen nach der Dauer ihrer Erkrankung. In der ersten Gruppe fanden sie Retinopathien in 43,3% bei Männern, in 35,2% bei Frauen, in der zweiten Gruppe in 33,9% bei Männern, in 28,2% bei Frauen, in der dritten Gruppe in 28,3% bei Männern, in 56,8% bei Frauen. Retinopathien in der vierten Gruppe waren zu wenige Fälle vorhanden, um sie statistisch auswerten zu können.

Hinsichtlich der Bedeutung der zahlreichen untersuchten Faktoren ließen sich 2 große Gruppen mit gegensätzlichem Verhalten unterscheiden. Bei der ersten, welche die Jugendlichen umfaßten, bestanden deutliche Beziehungen zwischen Retinopathie und Capillarresistenz einerseits und schwerer bzw. schlechter Kontrolle der Stoffwechselstörungen andererseits. Es ist das eine Bestätigung der JOSLIN-ROOTschen Auffassung von der Bedeutung der mangelhaften Stoffwechselkompensation für das frühzeitige Auftreten der Gefäßschäden.

In der zweiten Gruppe der mittelalterlichen und alten Kranken treten Glykosurie und Insulinbedarf und erst recht die Capillarresistenz an Bedeutung stark zurück, während Hochdruck, Fettsucht und konstitutionelle Merkmale, wie Hirsutismus und gegengeschlechtliche Fettverteilung, pyknomorphe bzw. hyperplastische Wachstumstendenz und das MORGAGNI-Syndrom sich in den Vordergrund schoben. Es wird vermutet, daß die konstitutionellen Eigentümlichkeiten in dieser Gruppe den primären Faktor sowohl für den D. m. als auch für die Gefäßkomplikationen bedeuten. Auch endokrine Störungen könnten hier nach BERTRAM eine Rolle spielen.

Es sind das alles natürlich nur sehr wichtige äußere Beziehungen, die noch an einem größeren Material zu erhärten wären. In die tieferen Ursachen vermögen wir noch nicht einzudringen. Die Frage, warum sie vorhanden sind und wie der Mechanismus ihrer Wirksamkeit sich vollzieht, bleibt nach wie vor offen, hinsichtlich der konstitutionellen Faktoren vielleicht für immer.

Sehstörungen machen die geschilderten Retinopathien in den ersten Anfängen noch nicht. Da dieses Stadium für die Behandlung das günstigste ist, so ist bei jedem Zuckerkranken, fortlaufend der Augenhintergrund zu kontrollieren und eine dauernde Kompensation des Kh-Stoffwechels aufrecht zu halten. Dazu ist fast immer Insulin erforderlich. Dadurch bedingte Retinaschädigungen, die DIEBOLD u. FALKENHAMMER beschrieben, habe ich ebensowenig wie UMBER (Z) und JOSLIN (Z) gesehen. Allmählich kommt es dann bei den Kranken zu leichten Sehstörungen im Sinne von Unschärfen und Verlangen nach sehr intensiver Beleuchtung. Dann nimmt das Sehvermögen allmählich oder bei großem Leichtsinn in der Beachtung der ärztlichen Vorschriften rapide ab, und am Ende steht die völlige Erblindung mit oder ohne Opticusatrophie. Selbst im jugendlichen Alter von 25—30 Jahren kann das, wie mir eigene Beobachtungen zeigten, schon vorkommen. Unter 12 652 Blinden in Canada befanden sich nach AYLESWORTH 234 blinde Diabetiker.

Therapeutisch hat man gegen die Netzhautveränderungen, abgesehen von der energischen Behandlung des Grundleidens, auf Empfehlung von GRIFFITH u. Mitarb. (1944) (Lit. bei BEARWOOD u. Mitarb.) das Rutin, ein Rhamnoglucosid des Quercitins und das ihm verwandte Eriodictyol, einen Bestandteil des Citrins (Vitamin P) (Zusammenfassendes über Chemie bei J. KÜHNAU, über die Pharmakologie bei KUSCHINSKI) zur Gefäßabdichtung herangezogen. Einige Autoren, wie BEARWOOD u. Mitarb., sowie LEVITT u. Mitarb. sahen auch in einzelnen Fällen Besserungen des Augenhintergrundes, RENOLD u. MARBLE vermißten sie aber. Neuerdings ist auf Grund von Serumeiweißuntersuchungen von SCHNEIDER, LEWIT u. a. eine sehr eiweißreiche Kost empfohlen worden. BEDROSSIAN u. Mitarb. empfehlen neuerdings große Dosen von Testoviron, SAUER u. DÜSSLER B$_{12}$. Beides konnte FRIEDENWALD nicht bestätigen. NIEDERMEIER sah Gutes von Redidian Thils, einem Rutin-Vitamin K-Inositpräparat.

Besser scheinen die Resultate bei der sogenannten Capillarbrüchigkeit, die fast immer mit den Retinopathien verbunden ist (LEVRAT u. PANFIQUE u. a.), aber auch ohne diese vorkommen kann, zu sein. Über günstige Erfahrungen mit Priscolin berichteten kürzlich CHOLST u. Mitarb.

Zur Prüfung der Capillardichtigkeit dient die Untersuchung des RUMPEL-LEEDEschen Phänomens, d. h. die Blutungsneigung bei Druck- oder Saugwirkung auf die Haut. Am besten eignet sich dazu die Methode von BORBÉLY (Lit. bei KÜCHENMEISTER) mit Verwendung der BIERschen Saugglocke. Pathologische Befunde können sich hier nach dem übereinstimmenden Urteil von KÜCHENMEISTER (unter JORES) sowie RENOLD u. MARBLE erheblich bessern oder ganz zurückbilden. Ein abschließendes Urteil über diese Therapie ist heute noch nicht möglich.

Von retinalen Veränderungen sei schließlich noch die *Lipämia retinalis* erwähnt. JOSLIN u. Mitarb. (Z, S. 544) sahen 11 Fälle, weitere LEFKOVITS und YOUNG. Es handelt sich dabei um keine Retinaerkrankungen, sondern um im Augenhintergrunde sichtbare Folgen eines abnorm hohen Blutfettgehaltes. Beträgt dieser 4—5%, so sind die Netzhautgefäße deutlich heller als in der Norm. Bei höheren Werten erscheinen sie weißlich-rötlich bis weiß.

Refraktionsanomalien sind relativ häufig. Nur die vorübergehenden sind hier von Interesse, die dauernden sind nur zufällige Begleiterscheinungen. Gewöhnlich handelt es sich um Myopien. Treten solche rasch und an Stärke zunehmend auf, so ist das bei Leuten über 30 Jahren auf D. m. verdächtig (ED. GRAFE). Ursache sind höchstwahrscheinlich Störungen im Kolloidstoffwechsel der Linse im Sinne von Quellung und Entquellung. Erstere erhöhen den Brechungsindex der Linse und führen zur Myopie, die letztere zur Senkung mit Hyperopie. Die Abweichungen können mehrere Dioptrien betragen. Klinisch sind sie nicht von Bedeutung, auch nicht als Kriterium für das Grundleiden und bedürfen auch keiner Behandlung.

Transitorische Sehstörungen kommen, was merkwürdigerweise in Deutschland wenig bekannt ist—auch JOSLIN u. Mitarb. (Z) S. 620 erwähnen sie nur nebenbei —

manchmal bei Verwendung der neuen Depotinsulinpräparate, seltener des Standardinsulins, vor. FISCHER u. PASSOW beschrieben von augenärztlicher Seite derartige Fälle an meiner früheren Klinik. Es handelt sich dabei um transitorische Hyperopien zum Teil mit Akkomodationsbehinderung. Sie pflegen in 1—2 Wochen nach Beginn der Insulinbehandlung ihr Maximum zu erreichen und dann allmählich im Laufe von einigen Wochen oder Monaten wieder ganz abzuklingen. Die meisten Kranken haben keine Beschwerden; sie treten gewöhnlich erst ein, wenn die Refraktionsanomalie über + 2,0 Dioptrien beträgt, was sehr selten ist. Ursache sind wohl auch in Zusammenhang mit der Normalisierung des Kh-Stoffwechsels hier osmotische Veränderungen, gegen welche anscheinend die Linse besonders empfindlich ist.

Die Zahlen über das Vorkommen von *Catarakt*, der wichtigsten und ernstesten Linsenerkrankung, schwanken, wie schon oben erwähnt, zwischen 0,4—40%. Die niedrigen Zahlen sind sicher falsch, bei den höchsten sind wahrscheinlich auch andersartige feinste Linsentrübungen mitgezählt, meist bedingt durch Cholesterinablagerung. Nach SHEPARDSON u. CRAWFORT, WAITE u. BEETHAM soll jeder zweite Zuckerkranke jenseits des 50. Lebensjahres sie aufweisen, aber das Gleiche gilt auch für gleichaltrige Nichtdiabetiker. Der echte Catarakt ist nach der Tabelle von WAITE u. BEETHAM nur in 6% vorhanden gegenüber sogar 8% bei Nichtzuckerkranken. Das ist eine auffallend niedrige Zahl, die fast allen Angaben der Literatur, auch aus neuerer Zeit widerspricht.

ED. GRAFE fand diese Komplikation, die ersten Anfänge mitgerechnet, in 25% seiner 1200 Kranken. Andere Autoren geben 10—13% an, also jedenfalls viel höhere Zahlen als bei Nichtdiabetikern gleichen Alters. ANTHONISEN behauptet sogar, daß in Dänemark Catarakt bei Zuckerkranken über 65 Jahren 15mal so häufig sei als bei gleichaltrigen Nichtdiabetikern.

„Die Linse des Diabetikers altert früher", stellte ED. GRAFE mit Recht fest. Tatsächlich wurde schon einmal bei einem 11monatigen Kinde ein Catarakt festgestellt (MAJOR u. CURRAN). Der eigentliche diabetische Catarakt, der rasch einsetzt und rasch heilt, scheint sehr selten zu sein. Nach TAUBENHAUS soll er nur unter 45 Jahren vorkommen. Wir sahen ihn 2 mal doppelseitig bei Zwanzigjährigen.

In allen anderen Fällen handelt es sich um senilen oder präsenilen Catarakt. Das Wesen der Erkrankung besteht in einem fleckweisen Ausfall von unlöslich gewordenem Linseneiweiß. Die Trübungen bei der echten Form im Jugendalter sind gewöhnlich irregulär und symmetrisch und vorwiegend cortical angeordnet. Im allgemeinen besteht Tendenz zum Fortschreiten.

Die jugendliche Form läßt sich durch sehr gewissenhafte Behandlung des Grundleidens manchmal bessern, in den allerersten Anfängen hin und wieder sogar zur Rückbildung bringen. Die senile Form ist irreversibel, höchstens daß der Prozeß zum Stillstand kommt.

In der Regel bleibt aber nichts anderes übrig, als ihn reifen zu lassen und dann die Linse mit Kapsel zu entfernen.

Schließlich sei noch die ziemlich seltene, aber vor allem bei Jugendlichen vorkommende Iridocyclitis purulenta besonders nach Furunkeln erwähnt. Sie ist besonders gefährlich, da sie leicht zum Untergang des Auges führen kann (ELSCHNIG).

Über die Bulbusveränderungen im Koma wurde bereits berichtet.

Wenden wir uns von den organischen bzw. peripher funktionellen Nervenstörungen zu den *psychischen Veränderungen* bei Diabetikern, so ist zunächst festzustellen, daß ein großer Teil dieser Kranken zu Neurasthenikern wird, für die ihre Krankheit, vor allem das Auftreten und Verschwinden von Zucker, ins Zentrum ihres affektiven Interesses tritt. Das war vor allem früher der Fall, als der Diabetes als eine ziemlich sicher tötlich endigende Krankheit galt. Auch heute noch ist trotz der persönlich empfundenen glänzenden Erfolge des Insulins diese Scheu nicht ganz gewichen. Aber selbst für den empfindlichen Diabetiker, der nicht um seine Leistungsfähigkeit oder gar sein Leben bangt, wirkt der dauernde Zwang zu einer bestimmten einschränkenden Diät, zur Vermeidung liebgewordener Lebensgenüsse, sowie vor allem die Notwendigkeit lästiger täglicher Einspritzungen oft nervös zermürbend. So wird der Boden zu hypochondrischen Verstimmungen oder Depressionen vorbereitet, die ihrerseits manchmal die Stoffwechsellage ungünstig beeinflussen. Auch die Leistungsfähigkeit kann darunter leiden. MILES u. ROOT (zit. bei JOSLIN) haben 40 Diabetiker mit modernen psychologischen Methoden genau untersucht und in 15% eine Abnahme des Gedächtnisses und der Merkfähigkeit festgestellt.

Gleichwohl sind schwere Neurosen wie eine echte Hysterie und erst recht echte Psychosen bei Zuckerkranken recht selten. LEGRAND DU SAULLE hat unter dem Namen Délire de ruine ein besonderes Krankheitsbild beschrieben, das von Zwangsvorstellungen über bevorstehenden wirtschaftlichen Zusammenbruch beherrscht wird. In ähnlicher Weise hat LAUDENHEIMER versucht, aus bestimmten psychischen Symptomen das Bild einer diabetischen, nicht luetischen Pseudoparalyse zu konstruieren. Auch v. NOORDEN sind solche anscheinend sehr seltenen Fälle vorgekommen. Ganz vereinzelt ist auch KORSAKOFFsche Psychose auf diabetischer Grundlage beobachtet, so neuerdings von KLEMPERER u. WEISMANN, die durch Insulin Heilung erzielten.

Daß echte progressive Paralyse und Psychosen aller Art auch bei Diabetikern vorkommen, nimmt nicht wunder, aber man kann nicht sagen, daß das häufiger ist als bei Gesunden oder Kranken anderer Art, so daß an zufällige Kombinationen gedacht werden muß. Möglich wäre höchstens, zumal bei Melancholien, daß der Diabetes oder seine Folgeerscheinungen bei Belasteten oder Disponierten als auslösendes Moment eine Rolle spielt.

Literatur

Zusammenfassende Darstellungen (Z_{II})
(siehe auch Literaturangaben des vorigen Kapitels)

BAILY, C. C., and J. MURRAY: The nervous system and diabetes in JOSLIN u. Mitarb., Treatment diabetes mellitus, 8. Aufl., S. 557. 1946.
DUKE-ELDER: Testbook of ophthalmology. St. Louis: C. V. Mosby Comp. 1934.
GOODMAN, J., u. a.: The diabetic neuropathies. Springfield (Ill.): Thomas 1953. — GRAFE, ED.: Erkrankungen der Augen. In C.v.NOORDEN u. J.ISAACS Zuckerkrankheit, (Z_I), S. 319, 1927.
HANUM: Diabetic retinitis. Kopenhagen 1938. — HEINE, J.: Krankheiten des Auges in Zusammenhang mit der inneren Medizin. Berlin: August Hirschwald 1921. — HOFF, H., O. POETZL u. STROTZKA: Neurologische und psychiatrische Komplikationen. In BOLLERS Diabetes mellitus, (Z_I), S. 503, 1950.
JANERT, H., G. MOHINIKE u. L. GÜNTHER: Klin. Wschr. **1956**, 742, 807 u. **1957**, 110. —
JONG, R. N. DE: The nervous system complications of diabetes mellitus with special reference to cerebrovascular changes. J. Nerv. Dis. **111**, 181 (1950).
ROOT, H. F.: The special senses in diabetes in JOSLIN u. Mitarb., Treatment of Diabetes mellitus, (Z_I), 8. Aufl., S. 614, 1946. — Degenerative complications of diabetes. A review. J. Clin. Endocrin. **12**, 458 (1952). — ROOT, H. F., and A. J. KENNY: The nervous system and diabetes in JOSLIN u. Mitarb., 9. Aufl., S. 469, 1952. — ROOT, H. F., and others: Arch. int. Med. **94**, 931 (1955). — RUNDLESS, R. W.: Diabetic neuropathy: General review with report of 125 cases. Medicine **24**, 111 (1945).
SAFAR, K.: Diabetes und Auge. In BOLLERS Diabetes mellitus (Z_I), S. 514, 1950.
VELHAGEN, K.: Sehorgan und innere Sekretion. 1943.
WILSON, S. A. K.: Neurology, ed. by A. N. BRUCE Vol. I, S. 300. London: Arnold u. Co. 1940.

Einzelarbeiten (erster Teil)
ANTHONISEN: Act. ophthal **14**, 150 1936. — AYLESWORTH: Canad. Med. Assoc. J. **54**, 30 (1946).
BRAUN, R.: Graefes Arch. **136**, 256 (1936). — BRUGSCH, TH., H. DRESEL u. L. LEVY: Z. exper. Path. u. Ther. **21**, 358 (1920).

DIEBOLD u. FALKENSAMER: Dtsch. Arch. klin. Med. 181, 125 (1937).

ELSCHING, A.: Beih. Med. Klin. 1929.

FISCHER: Klin. Mbl. Augenheilk. 106, 609 (1941). — FRIEDENWALD, J. S.: Amer. J. ophthalm. 37, 953 (1954). — FROMELT: Klin. Wschr. 1938, 404.

LE GRAND DU SAULLE: Les accidents cérébraux dans le diabéte. Gaz. Hôp. 1884, Nr. 18, 21, 24, 27, 30 (1884).

HEINE, J.: Dtsch. med. Wschr. 1939, 398. — HEINSIUS: Klin. Wschr. 1939, 1158. — HIRSCH-BERG: Über diabetische Netzhautentzündung. Dtsch. med. Wschr. 1890, Nr. 50/51. — Über diabetische Erkrankungen des Sehorgans. Dtsch. med. Wschr. 1891, 467.

JORDAN: Arch. Int. Med. 57, 307 (1936).

LAUDENHEIMER: Paralytische Geistesstörung infolge von Zuckerkrankheit. Arch. f. Psychiatr. 20, H. 2 (1897). — LAUDENHEIMER: Diabetes und Geistesstörung. Berl. klin. Wschr. 1898, Nr. 21.

MARCHAL, C. D., DE CALVI: Paris, Asselin (1864). — MAJOR: J. Amer. Med. Assoc. 83, 2004 (1924). — MAJOR and CURRAN: J. Amer. Med. Assoc. 84, 674 (1925). — MORGAN, J.: J. Nerv. Dis. 85, 125 (1937). — MÜLLER, F.: Dtsch. Wschr. 1956, 931.

NIEDERMEIER, S.: Münch. med. Wschr. 1956, 1178.

PASSOW, A.: Inaug.-Diss. Würzburg 1943.

SHEPARDSON and CRANFORD: Californ. Med. 35, 111 (1931). — STRIECK, F.: Über experimentell erzeugten zentralen Diabetes. 49. Kongr. für inn. Med., Verh. S. 129, 1937.

VOLHARD, F.: Diskussionsbemerkungen. Verh. Kongr. für inn. Med., S. 422, 1921.

WAGNER, H. P., and R. M. WILDER: The retinitis of diabetes mellitus. J. Amer. Med. Assoc. 76, 515 (1921). — WAITE and W. P. BEETHAM: New England J. Med. 212, 367 (1935). — WUTH: Z. Nervenheilk. 64, 83 (1921).

Einzelarbeiten (zweiter Teil)

ALTHAUS, J.: On sclerosis of the spinal cord etc. London: Longmans, Green & Comp. 1885. — APPEL, W.: Zur Ätiologie der Retinitis diabetica. Dtsch. Arch. klin. Med. 197, 686 (1950). — APPEL, W., H. F. PIPER u. H. STARKE: Zur Pathogenese der Augenveränderungen bei Diabetes. Halle a. S.: Carl Marhold 1952.

BEDROSSIAN, R. H., and others: Arch. of Ophthalm. 50, 272 (1952). — BEHR, G. v.: Intraocular vascular proliferations in diabetes mellitus. Acta med. scand. (Stockh.) Suppl. 196, 24 (1947). — BAILEY, C. C., and J. MURRAY: The nervous system and diabetes mellitus in JOSLIN u. Mitarb., 8. Aufl., S. 557, 1946. — BAILEY, C. C., and ROOT: zit. bei JOSLIN u. Mitarb., Treatment of diabetes mellitus, (Z), 8. Aufl., S. 567, 1946. — BALLANTYNE: Arch. of Ophthalm. 33, 97 (1945). — BEARWOOD, J. T., E. ROBERTS and R. TRUEMAN: Observations on the effect of rutin and hesperid in diabetic retinitis. Proc. Amer. Diab. Assoc. 8, 243 (1948). — BEETHAM, W. P.: Diabetic retinopathy during pregnancy. Trans. Amer. Ophthalm. Soc. 48, 205 (1951). — BERTRAM, F.: Traitement de troubles ulterieurs en diabetes mellitus. 1. int. Congr. of intern. Diabetes federation, Verh. 9. Juli 1952. — BROCH, O. J., and O. KLÖVSTAD: Polyneuritis in diabetes mellitus. Acta med. scand. (Stockh.) 127, 514(1947).

CALVY, M. DE: Recherches sur les accidents diabetiques. Paris: Asselm 1864. — CAREY and H. HUNT: New England J. Med. 212, 463 (1936). — CHOLST, M. R., u. a.: The response of the retinal vessels to priscoline in various vascular conditions. Amer. J. Ophthalm. 85, 191 (1952). — Small vessel dysfunction in patients with diabetes mellitus. II. Retinal vessel response in diabetes following priscoline. Amer. J. Med. Sci. 224, 39 (1952). — COLLENS, W. S., u. a.: The treatment of peripheral neuropathy in diabetes mellitus. Amer. J. Med. Sci. 219, 482 (1950). — A new liverextract derives from pregnant mammilian liver. I. Its effect on peripheral neurophathy. Amer. J. Med. 12, 53 (1952).

DOLGER, H.: Clinical evaluation of vascular damage in diabetes mellitus. J. Amer. Med. Assoc. 134, 1289 (1947).

Editorial. Brit. Med. J. 1953, 1438. — EPSTEIN, H. S.: Clinical aspect of diabetic neuropathy. Arch. of Neur. 67 (1952). — Some clinical aspects of diabetic neuropathy. J. Nerv. Dis. 115, 543 (1952).

GRANSTRÖM, K. O.: Nomenclature in retinal changes associated with internal diseases, particulary hypertensive diseases and diabetes mellitus. Acta med. scand. (Stockh.) Suppl. 196, 40 (1947).

HARNACK, G. A. v.: Das „Burning-feet"-Syndrom als Komplikation des juvenilen Diabetes. Ann. paediatr. (Basel) 177, 224 (1951). — HINDEMITH, H.: Gelenkerkrankungen bei Diabetes mellitus. Dtsch. Arch. klin. Med. 196, 65 (1949). — HIRSON, C., and others: Brit. Med. J. 1408 (1953).

JORDAN, RANDALL and BLOOR: Arch. Int. Med. 55, 26 (1935). — JOSLIN, E. P., and ROOT: Trans. Amer. Phys. 54, 251 (1939). — JOSLIN, E. P.: Status of living diabetics with onset under forty years of age. J. Amer. Med. Assoc. 147, 209 (1951).

KAUVAR, A. J.: J. Clin. Endocrin. **54**, 251 (1939). — KLEMPERER, E., u. M. WEISMANN: Nervenarzt **3**, 291 (1930). — KÜCHENMEISTER, H.: Die Wirkung des Rutins auf die Capillarpermeabilität. Klin. Wschr. **1949**, 297. — KÜHNAU, J.: Rutin, ein neuer wasserlöslicher Wirkstoff von Vitamincharakter. Klin. Wschr. **1949**, 294. — KUSCHINSKY, G.: Über Gefäßabdichtung durch Rutin. Klin. Wschr. **1949**, 317.

LARSON, D. L., and J. H. AUCHINCLOSS: Arch. int. Med. **85**, 265 (1950). — LEFKOVITS, A. M., and J. M. YOUNG: Lipaemia retinalis and xanthoma diabeticorum in diabetes mellitus. Ann. Int. Med. **32**, 755 (1950). — LEVAL-PICQUECHE: zit. bei J. M. CHARCOT, Sur un case de paraphlègie diabètique. Arch. de Neur. **19**, 305 (1890). — LEVITT, L. M., M. R. CHOLST, R. S. KING and M. B. HANDELSMAN: Rutintheraopy for increased capillary fragility and retinopathy associated with diabetes mellitus. Amer. J. Med. Sci. **215**, 130 (1948). — LEVRAT, M., et L. PANFIQUE: Presse mèd. **1947**, 325.

POSTMANN, W., u. W. WIESER: Klin. Mbl. f. Augenheilk. **125**, 336 (1953).

RABINOWITSCH, J. M.: Experience with a new liverextract for the treatment of diabetic neuropathies. Amer. J. Med. Sci. **59** (1952). — RENOLD, A. E., u. A. MARBLE: Einige Ergebnisse der neueren Diabetesforschung in den USA. Schweiz. med. Wschr. **1949**, 565. — ROOT, H. F. and ROGERS: New England J. Med. **202**, 1049 (1930). — ROOT, H. F.: New York State J. Med. **42**, 2296 (1942). — The special senses in diabetes in JOSLIN u. Mitarb. (ZI), 8. Aufl., S. 557, 1946. — Med. Clin. N. Amer. **5**, 1433 (1952). — RUDY, H., and EPSTEIN: J. Clin. Endocrin. **5**, 92 (1945) (100 Fälle).

SAUER, H., u. A. DÜSSLER: Klin. Wschr. **1953**, 960. — SCHNEIDER, R. W.: Use of british antilevisite (BAL). Cleveland Clin. Quart. **17**, 197 (1950).

TAUBENHAUS: Med. Klin. **1934**, 1390. — TREUSCH, J. V.: Diabetic neuritis: A tentative working classification. Proc. Staff. Meet. Mayo Clin. **20**, 393 (1945).

WALDMANN, J., and D. NEIDOFF: Rubeosis iridis diabetica. Report of a case. Arch. of Ophthalm. **42**, 208 (1949). — WEINSTEIN, E. A., and H. DOLGER: External muscle palsies occuring in diabetes mellitus. Arch. of Neur. **50**, 597 (1948). — Wilson, J. L., H. F. ROOT and A. MARBLE: Prevention of degenerative vascular lesions in young patients by controll of diabetes. Amer. J. Med. Sci. **221**, 479 (1951).

λ) Komplikationen mit chirurgischen Erkrankungen einschließlich der malignen Tumoren

Es ist eine bekannte Tatsache, daß der Zuckerkranke weit mehr zu Infektionen neigt als der Nichtdiabetiker. Insbesondere gilt das für die eitrigen Formen. An der Haut sind es vor allem Furunkel, Karbunkel, Abscesse und Phlegmonen, in der Brust Lungenabscesse, im Abdomen Appendicitis, Cholecystitis, paranephritische Abscesse usw. Von der Gangrän war schon S. 700 die Rede.

Alle diese Kombinationen sind mit hoher Mortalität verbunden. Sie betrug nach der großen Statistik von JOSLIN u. Mitarb. (Z, S. 186) in den ersten Jahren nach Entdeckung des Insulins (1922—1936) 13,6%, in den letzten Jahren (1944—51) immer noch 6,6%. Heute würde man durch einen rechtzeitigen chirurgischen Eingriff manchen Kranken retten können, der früher zugrunde ging, aber die Scheu vor der Operation war damals sehr groß, weil man mit einer durchschnittlichen Mortalität von 40% rechnen mußte. Man war daher mit Eingriffen sehr zurückhaltend und ließ nur sehr strenge vitale Indikationen gelten.

Das Insulin hat hier die Situation grundlegend und sehr vorteilhaft geändert. Ja, man kann sagen, daß der Diabetiker heute durch chirurgische Maßnahmen kaum mehr gefährdet ist als der Nichtdiabetiker. Infolgedessen können auch die Indikationen die gleichen sein wie bei letzteren.

Wesentlich trägt die moderne Chemotherapie mit Sulfonamiden und Antibiotica dazu bei. So betrug die Mortalität bei 3556 operierten Kranken von JOSLINS Klientel in den Jahren 1923—41 7,3%, bei 1453 der Jahre 1942—46 nur noch 2,2%. (Weiteres Zahlenmaterial bei A. W. FISCHER sowie McKITTRICK u. ROOT.) SPRAGUE, WILDER u. Mitarb. berechneten für 2086 Operierte der Mayo-Klinik, wobei auch kleinere Eingriffe wie Inzisionen mitgerechnet sind, 3,3—4,5%. Bei den einzelnen Erkrankungen liegen die Zahlen sehr verschieden. Die primäre Operationsmortalität ist minimal. Es sind sekundäre Komplikationen wie Pneumonien, Sepsis, Herzinsuffizienzen, Thrombosen und Lungenembolien usw., die den Kranken hinterher zum Verhängnis werden können.

Sehr wesentlich für den günstigen Erfolg der Operationen außer der schon genannten Chemotherapie ist eine tadellose Kompensation des D. m. Natürlich ist das nicht immer möglich, da sehr oft sofortige Eingriffe nötig sind. Wo es irgend geht, sollte aber der Chirurg warten, bis die Stoffwechsellage optimal gestaltet ist.

Zur Erzielung eines hohen Glykogengehaltes der Leber müssen 200—300 Kh unter genügendem Insulinschutz dargereicht werden, wobei Hypoglykämien, die besonders bei geburtshilflichen Operationen sehr ungünstige Folgen haben können, zu vermeiden sind. Können die Kh oral nicht aufgenommen werden, so müssen sie in Form von Glucose, Lävulose, Dextropur, Dextroenergen subcutan oder intravenös als Tropfklystier gegeben werden.

Auch der Eiweißgehalt der Kost ist mit 150—200 g sehr hoch anzusetzen, da seit Bürger u. Grauhan bekannt ist, daß größere operative Eingriffe in der Regel zu enormen Eiweißeinschmelzungen führen. Große Eiweißmengen sind daher auch nach der Operation erforderlich, am besten in Form von intravenösen Injektionen von Aminosäuregemischen. Root [Joslin u. Mitarb. (Z$_I$)]. empfiehlt für die Vortage auch reichliche Zufuhr von Vitaminen (10 000 Einh. Vit. A, 10 mg Aneurin, 5 mg Lactoflavin, 50 mg Nicotinsäureamid, 2 mg Vitamin K) und ev. Leberextraktinjektionen. Auch Flüssigkeit (2—3 l) und Salze sind reichlich zu bemessen. [Weitere Vorschriften bei McKittrick, Duncan (Z) und Wohl (Z).]

Insulin ist am Operationstage angesichts der dann stets herabgesetzten Kh-Zufuhr und zur Verminderung einer Hypoglykämie auf etwa $^1/_3$—$^1/_2$ der früheren Menge herabzusetzen, am besten unter fortlaufender Blutzuckerkontrolle.

Wichtig ist die *Frage des Narkosemittels* [Zusammenfassendes bei Root (Z) S. 584 (1952)]. Chloroform und Äther scheiden wegen ihrer ungünstigen Einwirkungen auf Herz und Leber aus (Brow u. Long, Maloney u. Mitarb.). Die sonst sehr zweckmäßigen Barbitursäurepräparate wie Evipan, Eunarcon u. a., auch Avertin sind wenn möglich zu vermeiden, da sie oft den Blutzucker in die Höhe treiben (Hunter u. Mitarb.).

Am wenigsten belastend sind Lokal-, Lumbal- oder Splanchnicusanaesthesie, bei allgemeiner Betäubung Lachgas, Äthylen oder Pantotal. Morphin und seine Derivate wirken auch blutzuckersteigernd.

Gewöhnlich werfen der Operationstag und evtl. auch die ersten Nachtage die Einstellung des Kh-stoffwechsels vollkommen über den Haufen; besonders gilt das für Abdominaloperationen, und wir müssen oft froh sein, wenn wir eine Ketose vermeiden und Hyperglykämie und Glykosurie in Schranken halten können. An den Folgetagen muß dann, sobald wie möglich, wieder eine neue Gleichgewichtslage des Kh-Stoffwechsels evtl. auf einem besseren Niveau herbeigeführt werden. Als Übergang eignen sich manchmal Milchtage sehr gut.

Während noch bei eitrigen Infektionen und anderen chirurgischen Erkrankungen des Zuckerkranken gewisse innere Beziehungen zum Grundleiden bestehen, werden sie bei den *malignen Tumoren* recht vage. Immerhin ist bemerkenswert, daß anscheinend das Carcinom bei Zuckerkranken häufiger ist als sonst. Seifert u. Eichler konnten das allerdings nicht bestätigen, denn sie fanden bei 18 605 Nichtdiabetikern in 19%, bei Diabetikern in nur 9% ein Carcinom. Nach der großen Todesstatistik von Joslin u. Mitarb. (Z, S. 186) starben 1944—1951 9,2% an diesem schweren Leiden. Im Leben fanden sich nach Marble maligne Tumoren in 2,6% seiner Fälle. Eine etwas höhere Zahl (3,04%) geben Ellinger u. Landsman für das Monte Fiore Hospital in New York an und setzen diesen Wert in Beziehung zum Gesamtcarcinomvorkommen in New York mit nur 0,46%.

Wenn diese letztere Zahl auch in einer Millionenstadt keinen Anspruch auf Exaktheit beanspruchen kann, so scheint doch in Verbindung mit den anderen Zahlen so viel sicher, daß der Zuckerkranke vermehrt zu Carcinomen bzw. malignen Tumoren neigt.

Unter 101 Carcinomkranken von JOSLIN-MARBLE (Z) waren in 30% die weiblichen Genitalen und die Mammae, in 13% Colon und S-Romanum, in 12% das Pankreas, in 9% das Rectum, in 6% Lippen, Zunge und Wange, in 5% die Haut betroffen. Alle anderen Zahlen liegen darunter. Merkwürdigerweise gilt das auch für den Magen und Oesophagus (je 2%). Fast stets ist der maligne Tumor die 2. Krankheit.

ELLINGER u. LANDSMAN stellten in ihren Fällen Beziehungen zwischen der Virulenz der malignen Tumoren und der Schwere des D. m. fest. Die Lebensdauer seit Beginn der ersten carcinomatösen Symptome betrug in leichten D. m.-Fällen 4,6 Jahre, in den schweren nur 0,9 Jahre.

Es ist nicht leicht, die Ursachen für die vermehrte Empfänglichkeit der Zuckerkranken für maligne Tumoren zu erklären. Eine allgemeine Vitalitätsherabsetzung liegt zweifellos vor. Dazu kommt vielleicht, daß das „süße" Milieu des diabetischen Organismus für Entstehung und Wachstum der malignen Zellen günstig ist. Wie sehr beides von der Ernährung und dem Ernährungszustand des Gesamtorganismus abhängig ist, zeigt am besten der Einfluß der Unterernährung der Kriegs- und Nachkriegsjahre auf die Mortalität an malignen Tumoren in Deutschland. Entgegen jeder Erwartung ist diese nach Mitteilung des Statistischen Landesamtes in Bayern von 18 pro 10 000 Einwohnern 1939 auf 14,4 im Jahre 1948 abgesunken.

Einer Sonderbesprechung bedarf das *Pankreascarcinom*. Es macht nach MARBLE 12—13%, nach McKITTRICK u. ROOT sogar 32,4% der Diabetikercarcinome aus gegenüber 2,5—4,8% bei Nichtdiabetikern (HOFMANN, BIGELOW u. LOMBARD). Der Tumor muß schon sehr groß sein und fast $9/10$ der Drüse zerstört haben, um einen D. m. auszulösen, der in solchen Fällen dann natürlich die 2. Krankheit ist. Einer dieser außerordentlich seltenen Fälle eigener Beobachtung wurde schon früher (S. 682) mitgeteilt. Er ist in seinem klinischen Verlaufe in mehrfacher Beziehung bemerkenswert dadurch, daß trotz schwerster Zerstörung des Pankreas (bei der Autopsie wurden sichere Inseln nicht mehr gefunden) der D. m. leicht war, in seinen Symptomen wechselte und weitgehend von Kh- und Insulinzufuhr unabhängig war. Auch war der Blutzucker nie erhöht. In einem ähnlich gelegenen Falle von M. LABBÉ u. Mitarb. bei einer 67jährigen Frau begann der D. m. 2 Jahre vor den Carcinomerscheinungen. Die Diagnose des Pankreascarcinoms wird nach WETZEL, MEYER u. WEGNER (47 Fälle) in fast der Hälfte der Fälle (42,5%) erst bei der Obduction gestellt.

Literatur

I. Zusammenfassende Darstellungen (Z)

MAIER, E.: Krebs. In BOLLERS Diabetes mellitus (Z_I), S. 589, 1950. — MANDL, F.: Chirurgische Eingriffe. In R. BOLLERS Diabetes mellitus (Z), S. 547, 1950. — MARBLE, A.: Cancer complicating diabetes in JOSLIN u. Mitarb. Treatment of diabetes mellitus, (Z_I), 8. Aufl., S. 653, 1946; 9. Aufl., S. 564, 1952. — McKITTRICH and H. F. ROOT: Diabetic surgery. Philadelphia: Lea a. Febiger 1928.

ROOT, H. F.: Surgery and diabetes in JOSLIN u. Mitarb., Treatment of diabetes mellitus, (Z_I), 8. Aufl., S. 665, 1946; 9. Aufl., S. 521, 1952.

SPRAGUE, R. G., and R. M. WILDER: Textbook of surgery, 3. Aufl., S. 1685. Philadelphia u. London: W. B. Saunders Company 1945.

WETZEL, U., H. G. MEIER u. M. G. WEGENER: Zur Klinik des Pancreascarcinoms. Ärztl. Wschr. 1954, 721. — WOHL: Dietotherapy. Philadelphia u. London: W. B. Saunders Company 1945.

II. Einzelarbeiten

BIGELOW and LOMBARD: Cancer and other chronic diseases in Massachusets. Boston: Houghton-Mifflin 1933. — BROWN and LONG: Anesth. a. Analg. 9, 193 (1930). — BÜRGER, M., u. GRAUHAN: Eiweißzerfall bei Operationen. Z. exper. Med. 27, 97 (1922); 35, 16 (1923).

ELLINGER and LANDSMAN: N. Y. State J. Med. 44, 257 (1944).

FISCHER, A. W.: Diabetes und Chirurgie. Vorträge aus der praktischen Chirurgie. Stuttgart: Ferdinand Enke 1937.
HOFMAN: New England J. Med. 211, 165 (1934). — HUNTER, R. A., and others: Lancet 1955, 1353.
JOSLIN, E. P.: Treatment of diabetes mellitus. J. Amer. Med. Assoc. 139, Nr. 1, 1 (1949).
LABBÉ, M., BOULIN, UHRY et ANTONELLI: Bull. Soc. méd. Hôp. Paris 52, 320 (1936).
MALONEY, A. H., B. GRAVES and L. C. RHODES: Carbohydrat metabolism during prolonged ether and chloroform anesthesia. I. Blood sugar and Liver glycogen in dogs. Current Res. Anesth. a. Analges. 28, 89 (1949). — MARBLE, A.: New England J. Med. 211, 339 (1934). — McKITTRICK and H. E. ROOT: Arch. Surg. 40, 105 (1940).
SEIFERT, P., u. R. EICHLER: Z. f. Krebsforsch. 60, 200 (1954).

μ) Diabetes und Schwangerschaft

Vor der Entdeckung des Insulins war das Auftreten einer Schwangerschaft kaum ein Problem, denn es kam fast nie dazu, und trat dann einmal das früher gefürchtete Ereignis ein, so war der Arzt, wenn er nicht die Schwangerschaft unterbrechen wollte oder konnte, machtlos. Er mußte dem Schicksal seinen Lauf lassen, der oft zum Tode der Mutter oder fast regelmäßig zum Tode des Fetus führte.

Heute dagegen ist die Schwangerschaft der diabetischen Frau fast ebenso häufig wie die der nichtdiabetischen, und gegenüber kaum einer Komplikation der Zuckerkrankheit sind wir heute therapeutisch so günstig dran wie bei der Gravidität (neueste Zusammenfassungen vor allem bei P. WHITE [unter JOSLIN] u. EASTMAN; PETERSON u. BURNSTEIN). Zunächst ein paar Zahlen aus früherer Zeit. BOUCHARDAT (1876) hat überhaupt nie eine schwangere Zuckerkranke gesehen, NAUNYN u. C. VON NOORDEN in ihrem großen Krankengut nur eine. LECORCHÉ u. FRERICHS geben allerdings aus den 70er und 80er Jahren des vorigen Jahrhunderts 6% an, spätere Statistiken von C. VON NOORDEN 3,7% bis 3,8%. In den Statistiken von vor etwa 20 Jahren (Lit. bei SCHUR, STÄHELIN u. WHITE) schwanken die Zahlen zwischen 4,7—10%. Die höchste Zahl gilt für JOSLINS Krankengut und damit übereinstimmend auch für das unsrige aus den Jahren 1926—1944. Es kann heute keine Rede mehr davon sein, daß die Diabetikerin nur selten konzipiert. Ich kannte eine leichte Zuckerkranke, die 8mal konzipierte und eine sehr schwere mit drei Graviditäten. JOSLIN fand bei 202 seiner Kranken 306 Schwangerschaften und es ist bezeichnend für die radikale Änderung der Situation, daß P. WHITE (1952) in ihrer Darstellung in der neuesten Auflage der Monographie von JOSLIN u. Mitarb. angibt, daß in der großen Klientel von JOSLIN in den letzten Jahren nur ganz ausnahmsweise eine zuckerkranke Frau zur Untersuchung und Beratung wegen Sterilität kam.

Wenn auch m. W. ein genügend großes Vergleichsmaterial noch nicht vorliegt, so kann wohl kaum daran gezweifelt werden, daß die Fertilität der diabetischen Frau nicht ganz die gleiche ist wie die der nichtdiabetischen.

Jedenfalls gilt das für den Durchschnitt, wobei ein Unterschied zwischen gut eingestellten und schlecht behandelten Zuckerkranken besteht. Dieser radikale Wandel ist zweifellos in erster Linie auf das Insulin zurückzuführen, aber sekundäre Faktoren, die sich durch das Insulin nicht beeinflussen lassen, spielen auch eine Rolle für die manchmal herabgesetzte Konzeptionsfähigkeit. Es sind das Atrophien des Follikelapparates (KRAUS), abnorme Prolanproduktion durch den Hypophysenvorderlappen (JOSLIN-WHITE), ferner genitale Hypoplasien oder Atrophien zum Teil in Abhängigkeit von der abnormen Ovarialfunktion und vielleicht auch die Glycopenia uteri von ZONDEK.

Nicht jeder *Zucker im Harn* von Schwangeren bedeutet einen D.m. Die in den letzten Schwangerschaftsmonaten auftretende oder sich verstärkende Zuckerausscheidung ist sehr oft eine Lactosurie, die sich durch Nichtvergärbarkeit und andere Proben leicht identifizieren läßt. Auch eine echte Glykosurie kann durchaus harmlos sein, denn sie findet sich nach PILLMAN, WILLIAMS u. WILLS u. a. [Lit. bei JOSLIN u. Mitarb. (Z)], bei 35—60% aller nicht diabetischen Schwangeren.

Von gynäkologischer Seite werden so hohe Zahlen vielfach bestritten, doch dürfte dies mit dem Fehlen häufiger und systematischer Untersuchungen auf Zucker zusammenhängen. Häufiger als Glykosurien sind pathologische Hyperglykämien oder positive Staubeffekte (NÜRNBERGER, HEYNEMANN). Die Mengen sind fast immer gering (0,2—1% mit 2—10 g Gesamtausscheidung pro Tag), doch sind auch Höchstwerte mit 7% und 40 g beschrieben. Die Ausscheidungshöhe ist weitgehend unabhängig von der Kh-Zufuhr. Mit der Geburt verschwindet bei der nichtdiabetischen Frau die Glykosurie. Da der Blutzucker fast immer normal und die Nierenschwelle herabgesetzt ist, gehört die Schwangerschaftsglykosurie in das Gebiet des Diabetes renalis (MAASE u. UMBER mit ihren Mitarb.) und ist harmlos wie dieser. Ein erhöhter Blutzucker ist immer verdächtig auf beginnenden D. m. Die Entscheiduug ist oft erst möglich nach Beendigung der Geburt. Werden die Werte dann wieder normal und fallen auch die Belastungsproben regelrecht aus, dann handelt es sich sicher um keinen D. m. Sind die letzteren aber pathologisch, so kann eine latente Form vorliegen, die weiterer Beobachtung bedarf.

Auch Mischformen von Schwangerschaftsglykosurie und echtem D. m. kommen vor, in unserem Krankengute in 6 Fällen.

Die Schwangerschaft bei zuckerkranken Frauen war früher eine sehr gefährliche, oft tödliche Komplikation. Die große Statistik von OFFERGELD aus dem Jahre 1909 gibt eine Mortalität von 50% an (meist im Koma) und von weiteren 21% in den nächsten $2^1/_2$ Jahren. Auch COLORNI (zit. bei KRAUS) berechnet für 85 Fälle der Weltliteratur in der Vorinsulinära eine Lebensdauer von nur drei Jahren nach Beendigung der Schwangerschaft bei 46% der Frauen. Angesichts so erschütternd hoher Zahlen war es verständlich, daß eine möglichst frühzeitige Unterbrechung der Gravidität eine Indicatio vitalis war.

Die Lebensgefahr für die Mutter ist seit der Entdeckung des Insulins immer geringer geworden. HANSEN (zit. bei KRAUS) gibt 17%, WALKER (zit. bei KRAUS) 10,5%, JOSLIN früher 3,8% Todesfälle an. In einer Serie von 271 Fällen der Jahre 1936—46, die WHITE (unter JOSLIN) verfolgte, starben nur 0,4%, d. h. nicht mehr als Nichtdiabetikerinnen (0,5%). In dem letzten Bericht über 439 Kranke waren es sogar nur 0,2% (1 Todesfall durch zusätzliche, toxische Hepatitis).

Trotzdem war diese große Serie nicht frei von anderweitigen Komplikationen. 1% bekamen Eklampsie, 17% hatten Hypertonie und Albuminurie, 18% nur Hypertonie, 8% nur Albuminurie, 2% Koma, 2% Placenta praevia, 1% stärkere Hypoglykämie.

In 5% der Fälle entwickelt sich der D. m. in der Schwangerschaft besonders bei Belasteten. Der Einfluß dieser Komplikation auf den Ablauf des Grundleidens ist verschieden. Ein Maß dafür ist der Insulinbedarf. Oft kommt es zu einer Verschlimmerung in den ersten Schwangerschaftsmonaten, bedingt wahrscheinlich durch gesteigerte Hypophysenvorderlappentätigkeit mit vermehrter Produktion der diabetogenen Substanz von HOUSSAY, manchmal auch durch Schwangerschaftserbrechen und dadurch bedingte Verschlechterung der Stoffwechsellage. In den folgenden Monaten kann eine zunehmende Besserung selbst gegenüber der Zeit vor der Konzeption eintreten, infolge vermehrter Tätigkeit des fetalen Inselapparates, für die HEIBERG auch ein histologisches Substrat fand. In manchen Fällen tritt auch das Gegenteil ein [vgl. z. B. N. BERGVIST (1954) (Lit. bei HAGBARD) und G. DUNCAN (Z) 1954].

Eine weitere Gefahrzone droht während und kurz nach der Geburt mit Komagefahr, Uterusatonie, Blutungen, abnorm großen Kindern (in 80% nach FISCHER) und puerperalen Infektionen, doch gibt es auch Fälle, in denen der Kh-Stoff-wechsel in der ganzen Schwangerschaft unverändert bleibt. Schließlich sind sogar in leichten Fällen Besserungen von FORRO u. RATHERY u. a. beschrieben, bedingt vielleicht durch eine besonders ausgiebige fetale Insulinproduktion.

Während somit heute die Gefahren für die Mutter weitgehend gebannt sind, gilt das leider noch nicht für das Kind. Die Diabetikerin neigt in hohem Grade zu *Abort*, früher sogar sechsmal mehr als die Nichtzuckerkranke.

Die älteren Statistiken verzeichnen enorm hohe Mortalitätsziffern für den Fetus: 67% (OFFERGELD), 50% (SEITZ), 30% [v. NOORDEN u. ISAAC (Z)], 25—60% je nach Alter der Mütter und Dauer der Krankheit (WHITE). 68% der Tot-geburten treten nach P. WHITE in den letzten 4 Schwangerschaftswochen auf. Bei den 78 gestorbenen Kindern in der großen Serie von P. WHITE handelte es sich in 1% der Fälle um Eklampsie, in 5% um Koma, in 9% um congenitale Anomalien, in 20% um Beckenarteriosklerose der Mutter.

Die Hauptursache aber waren in 97% die *Störungen im Sexualhormonhaushalt*. Wird dieser in später noch zu besprechender Weise regularisiert, und 3 Wochen ante terminum die Geburt durch Kaiserschnitt eingeleitet, so sank bei den WHITE-schen Kranken die fetale Mortalität auf 15—17%; in den Fällen von PEDERSEN sogar zuletzt (1954) auf 12% bei langer Behandlung. Ähnlich sind auch die Zahlen von HAGBARD aus 21 geburtshilflichen Kliniken Schwedens (14,3% für die Jahre 1951—1954 gegen bei 33,6% von 1948—1951).

Dieselben günstigen Zahlen erhielten auch ohne das WHITEsche Verfahren HURWITZ u. IRVING (15%), sowie MENGERT u. LAUGHTIN (18%), doch handelt es sich bei diesen Autoren um ein sehr viel kleineres Krankengut (53 bzw. 33 Fälle). Über die beste Zahl (nur 3,8%) berichtete bei allerdings auch nur 26 Geburten RANDALL aus der Mayoklinik bei Hormonbehandlung und frühzeitigem Kaiser-schnitt gegenüber 37,5% Totgeburten und Frühtodesfällen bei vaginaler Entbindung.

Sehr wesentlich wirkt sich auch die Kompensation des Kh-Stoffwechsels aus. Ist der D. m. gut eingestellt, so sind die Chancen für ein am Leben bleibendes Kind nach JOSLIN 80—85% gegenüber 52% bei der ungenügend behandelten Frau.

Sehr ungünstige Zahlen sind auch noch aus den letzten Jahren mitgeteilt [Lit. bei E. GRAFE Z (1955)], so von PEDERSEN (41%), PATON (26,3%, PATTERSON u. BURNSTEIN (35%), HENLEY bei einer Zusammenfassung von 1269 Graviditäten der Literatur (36,6%), RIKE u. FAUCELL (28,8%) 10% bei frühzeitigem Kaiser-schnitt). [Weitere Literatur bei STEPHANI u. Mitarb., LONG u. Mitarb., WORM (Z) (1956) u. a.]

Der frühzeitige Kaiserschnitt beseitigt auch weitgehende Gefahren, die der Mutter durch die abnorme Größe vieler Feten in Gestalt von Blutungen, langen Geburten und Infektionen drohen.

Als Ursachen des intrauterinen Fruchtabsterbens wurden früher von gynäkolo-gischer Seite außer schlechter Stoffwechsellage Hydramnios, Überentwicklung der Feten mit Ödem, Ernährungsstörungen der Placenta mit Übergang toxisch wirkender Substanzen in den fetalen Kreislauf angegeben.

Heute wissen wir seit der 1. Mitteilung von MURPHY (Lit. bei P. WHITE) und vor allem den Erfolgen der JOSLINschen Klinik (JOSLIN, WHITE, TITUS u. HUNT), daß der entscheidende Faktor für den Fetaltod in der Regel die Störungen im ovarialen und hypophysären Hormonhaushalt sind, die bei 80% der schwangeren Diabetikerinnen gefunden werden, in weit geringerer Zahl aber auch bei Nicht-zuckerkranken vorkommen.

Es kommt zu einer vermehrten Produktion von Prolan, einer dadurch bedingten verminderten Progesteronwirkung, erhöhten Serumgonatropingehalt, abnorm niedriger Ausscheidung von Prägnandiol (vgl. auch SMITH u. SMITH) und einem

Verschwinden der basophilen Zellen aus dem Vaginalsekret. Die Methode des Vaginalabstrichs ist der einfachste Test zur Feststellung einer vorliegenden Sexualhormonstörung. Hinsichtlich der Bestimmungsmethoden für die einzelnen Sexualhormone sei auf die Angaben bei P. WHITE [JOSLIN u. Mitarb. (Z) S. 772] verwiesen.

Ist der Hormonhaushalt von vornherein normal, so bleiben 95% der Kinder nach WHITE am Leben, wird er therapeutisch normalisiert, so sind es 89%.

Zur Normalisierung empfiehlt P. WHITE (Z) folgendes Injektionsverfahren ab 20. Schwangerschaftswoche:

20. Schwangerschaftswoche	Progesteron-Proluton mg	Estrogen-Stilboestrol mg
	5	5
20.—24.	10	10
24.—28.	15	15
28.—32.	20	20
32.—36.	20	25
36.	15—50	30—50

Die Injektionen werden täglich oder jeden 2. Tag vorgenommen. Auch Prolutonimplantate haben sich bewährt. Dies Vorgehen, das kürzlich auch PALMER u. BARNES mit Erfolg anwandten, hat kaum Versager, wenn es mit der künstlichen Geburtseinleitung durch Kaiserschnitt in der 37. oder Anfang der 38. Schwangerschaftswoche verbunden wird. TITUS hatte zuerst (1928) zu dieser Maßnahme geraten [Lit. bei P. WHITE (Z)].

MENGERT u. LAUGHTIN, sowie DUNCAN u. FETTER (Z) verzichten auf den Kaiserschnitt bei normalisiertem Kh- und Hormonstoffwechsel, wenn der Geburtshelfer damit einverstanden ist. Entscheidend war für sie die Erwägung, daß der Kaiserschnitt mit einer Mortalität von 8—16% verbunden ist. Ihre Resultate waren fast ebenso gut wie die von WHITE. STEPHANI u. Mitarb. hatten bei 52 Schwangeren in 92% auch ohne Hormone lebende Föten.

Die Normalisierung des Sexualhormonhaushalts ist sehr mühsam und vor allem sehr kostspielig und wird in den letzten Schwangerschaftswochen am besten in der Klinik durchgeführt.

Ich verfüge nur über eine derartige Beobachtung aus dem Jahre 1938 in Zusammenarbeit mit Prof. GAUSS, dem früheren Direktor der Universitäts-Frauenklinik in Würzburg, als die Methode noch ganz neu war; da es die erste ihrer Art in Deutschland und in ihrem Erfolge sehr eindrucksvoll war, sei sie kurz mitgeteilt:

42jährige, sonst gesunde, nicht belastete Frau, litt seit 8 Jahren an schwerem D. m. und hatte bereits 3 Aborte hinter sich, der 2. führte zum Koma, in dem die Zuckerkrankheit erst festgestellt wurde (durch THANNHAUSER-FREIBURG). Trotz tadelloser Normalisierung des Kh-Stoffwechsels bei der sehr zuverlässigen, dauernd kontrollierten Frau ließ sich bei meiner klinischen Behandlung der 3. Abort nicht verhindern. Bei dem dringenden Verlangen der Kranken nach einem Kind trotz aller früheren Enttäuschungen und Gefahren kam es zu einer 4. Schwangerschaft. Von der an und für sich indizierten Interruptio wurde auf dringenden Wunsch der Kranken abgesehen und nach den Vorschriften von JOSLIN u. WHITE eine fortlaufende Progynon-Proluton-Behandlung in der Frauenklinik durch Prof. GAUSS durchgeführt. Es gelang, die Schwangerschaft bis 14 Tage ante terminum aufrechtzuerhalten. In der 38. Woche wurde dann durch Kaiserschnitt ein normales, lebendes Kind von 3,5 kg von Prof. GAUSS zur Welt gebracht. Die Kranke war mit 220 g Kh und 50 E Depotinsulin eingestellt und dauernd von mir kontrolliert.

Auch nach der Geburt traten weder bei der Mutter noch beim Kinde besondere Störungen auf, nur die Lactation kam langsam und anfangs etwas ungenügend in Gang. Der Kh-Stoffwechsel blieb gut kompensiert. Mutter und Kind geht es auch heute (1956) gut.

Durch die neue Methode war hier nach drei zum Teil mit Koma verbundenen Schwangerschaften bei einer 42jährigen schweren Diabetikerin ein lebendes und lebensfähiges Kind erzielt worden. Da bald hinterher der Weltkrieg ausbrach, konnte dies segensreiche Verfahren in Deutschland zunächst nicht weiter zur Anwendung kommen. Auch heute dürften in Deutschland die Erfahrungen mit dieser neuen Methode noch nicht sehr umfangreich sein.

Die *Behandlung des D.m.* in der Schwangerschaft ist im Prinzip die gleiche wie sonst. Die Kohlenhydratmenge wird zweckmäßig etwas erhöht auf 220—250 g, ebenso die Eiweißmenge auf 2,5 g pro kg Normalgewicht, die Kalorien auf 30 pro kg.

Insulin sollte außer in den allerleichtesten Fällen immer gegeben werden, aber stets unter strenger Vermeidung von Hypoglykämien, die sowohl für die Mutter wie vor allem für den Fetus gefährlich sich auswirken können.

Da, wo sie trotz vorsichtigster Dosierung zu befürchten sind, soll man lieber eine geringfügige Restglykosurie von 10—15 g und eine leichte Hyperglykämie (etwa 0,15%) bestehen lassen, vor allem kurz vor der Geburt. Im Gegensatz dazu raten Duncan u. Vetter (Z) zur Vollkompensierung. Nach der Geburt kann gewöhnlich die Insulinmenge herabgesetzt werden, es sei denn, daß sie es nicht schon vorher durch vermehrte Insulinproduktion des Fetus gewesen war.

Meist wird ziemlich rasch wieder der Status quo antea erreicht. Vereinzelt erleidet aber auch der diabetische Organismus durch Schwangerschaft und Geburt einen Dauerschaden, der sich in einer Erhöhung des Insulinbedarfs zu erkennen gibt.

Die *Indikation zur Schwangerschaftsunterbrechung* muß heute viel strenger gestellt werden als früher. C. von Noorden u. Isaac (Z) rieten noch 1927 in schweren Fällen stets zu möglichst frühzeitiger Interruptio.

Die weitgehende Beseitigung der Gefahren für Mutter und Kind durch die neue oben beschriebene Behandlungsmethode berechtigen uns, den Kreis sehr eng zu ziehen. In Betracht kommt die Unterbrechung nur bei schweren Komplikationen aller Art wie Tuberkulose, ernste Kreislauf- und Nierenkrankheiten, M. Basedow, M. Addison, evtl. malignen Tumoren, voraufgegangenen 2—3 Kaiserschnitten, starker Neigung zu Koma, vorausgegangenen Aborten trotz fachkundigster Behandlung, sehr hohem Insulinbedarf (über 80—100 E) oder in den sehr seltenen Fällen einer progressiven Verschlechterung der Stoffwechsellage. Eine generelle Ablehnung der Unterbrechung bei Diabetikerinnen über den Rahmen der auch für Nichtzuckerkranke geltenden Indikationen (Nürnberger) halte ich für falsch und zu schematisch.

Colwell (Z) u. a. fügen noch eine eugenische Indikation hinzu, über die sich streiten läßt. Sie wird dann angenommen, wenn beide Eltern diabetisch sind, oder eine Hälfte bei starker Belastung der anderen. Ich lasse sie nur da gelten, wo die Eltern bei genauer Orientierung über die ganze Sachlage den Eingriff dringend wünschen. Einen Druck in dieser Richtung sollte man m. E. nicht ausüben, da der Arzt in diesen Dingen nicht zu sehr Schicksal spielen darf.

Am besten wird die Interruptio stets mit einer Sterilisation verbunden, wenn das auch bei manchen Frauen besonders in jüngeren Jahren auf Schwierigkeiten stößt.

Im übrigen sind die Indikationen hier die gleichen wie bei der Schwangerschaftsunterbrechung und darüber hinaus vielleicht noch in dem einen oder anderen zweifelhaften Fall zu erweitern.

Literatur

I. Zusammenfassende Darstellungen (Z)

Barthelheimer, H.: Diabetes und Schwangerschaft. Ärztl. Wschr. 1950, 541.
Duncan, G. G., and F. Fetter: Diabetes and pregancyn in Duncans Diseases of metabolism, 2. Aufl., (Z), S. 854, 1949. — Duncan, G. G. and others: Diabetes in Pregnancy Panel Discussion Diab. **3,** 4, 53 (1954).

HAGBARD, L. (Z_{II}) Pregnancy and Diabetes mellitus: A chemical study. Act. obstetr. scand. (Stockh.) **33** Suppl. 1 (1956).

EASTMAN, N. J.: Diabetes mellitus and pregnancy. Obstetr. Gynecol. Survey **1**, 3 (1946).

MOOS, J. M., and H. B. MULHOLLAND: Diabetes and pregnancy: with special references to the prediabetic state. Ann. Int. Med. **34**, 678 (1951).

NELSON, H. B., L. GILLESPIE and P. WHITE: Pregnancy complicated by diabetes mellitus. Obstet. a. Gynecol. **1**, 219 (1953). — NEVRATIL, E.: Schwangerschaft und Geburt. In R. BOLLERS Diabetes mellitus (Z), S. 341, 1950.

WHITE, P.: Pregnancy complicating diabetes in JOSLINS u. Mitarb., Treatment of diabetes mellitus, (Z), 8. Aufl., S. 769, 1946; 9. Aufl., S. 676. 1952. — WORM, M.: Diabetes und Schwangerschaft: Ärztl. Forsch. H. 7, I 311 (1956) **162**.

II. Einzelarbeiten

BACHMANN, C.: Diabetes mellitus and pregnancy with special reference to te fetal and infantile loss. Amer. J. Med. Sci. **223**, 681 (1952). — BOUCHARDAT: De la glycosurie chez diabéte sucré, Paris: Ballière 1876.

COLWELL, A. R.: Diabetes in general practise. Chicago: Dearborn 1947. — CRAMER, H. J.: Diabetes mellitus and pregnancy. Canad. Med. Assoc. **65**, 328 (1951).

FISCHER, L.: Zbl. Gynäk. **1935**, 249. — FORRO: Wien. klin. Wschr. **1937**, 1303. — FRERICHS: Über den Diabetes. Berlin 1884.

HEIBERG, K. A.: Virchows Arch. **287**, 629 (1933). — HEYNEMANN, TH.: Z. Geburtsh. **111**, 150 (1935). — HENLEY, W. E.: Diabetes and pregnancy. New Zealand Med. J. **46**, 386 (1947). — HURVITZ u. IRVING: zit. bei HAGBARD.

KRAUS, E. J.: Med. Klin. **1936**, 375. — Handbuch der Gynäkologie von VEIT-STÖCKEL, 3. Aufl., Bd. 9, S. 845. 1936.

LECORCHÉ: Traité du diabéte. Paris 1877. — LONG: zit. bei HAGBARD (Z) 1956.

MAASE: Charité-Ann. **35**, 33 (1911). — McPATTERSON, C., and N. BURNSTEIN: Diabetes and pregnancy. Arch. Int. Med. **83**, 390 (1949). — MENGERT, W. F., and K. A. LAUGHTIN: Thirty-three pregnancies in diabetic woman. Surg. Gynec. Obstetr. **69**, 615 (1939).

NOVAK, PORGES u. STRISOWER: Über eine besondere Form der Glykosurie in der Schwangerschaft. Z. klin. Med. **78**, 413 (1913). — NÜRNBERGER: In HALBAN-SEITZ, Biologie und Pathologie des Weibes, Bd. 6, Teil 1, S. 484. 1927.

OFFERGELD: Die Wechselbeziehungen zwischen Diabetes und dem Generationsprozesse. Würzburg 1909.

PALMER and BARNES: West. J. Surg. **53**, 195 (1949). — PATTERSON, M., and M. BURNSTEIN: Arch. Int. Med. **83**, 390 (1949). — PATON, D. M.: Pregnancy in the diabetic. South. Med. J. **41**, 1118 (1948). — PEDERSEN, J.: Cours of diabetes during pregnancy. Acta endocrinol. (Copenh.) **9**, 342 (1952); **15**, 278 (1954): ferner Diab. **3**, 199 (1954).

RANDALL, L. M.: Pregnancy associated with diabetes. Amer. J. Obstetr. **54**, 618 (1947). — RATHERY, F., et P. FROMENT: Bull. Soc. méd. Hôp. Paris III **54**, 645 (1938). — RIKE, P. M., and R. M. FAWCELL: Diabetes in pregnancy. Amer. J. Obstetr. **56**, 484 (1948).

SCHUR, H.: Stoffwechsel und Gynäkologie. In HALBAN-SEITZ' Biologie und Pathologie des Weibes, Bd. 4, S. 777. 1928. — SEITZ, L.: Pathologie in der Schwangerschaft. In DÖDERLEINS Handbuch der Geburtshilfe, 2. Aufl., Bd. 2. 1925. — SMITH, O. W., and G. V. S. SMITH: Prolan and estrin in the serum and urine of diabetic and nondiabetic woman during pregnancy, with special reference to late pregnancy toxemia. Amer. J. Obstetr. **33**, 365 (1937). — SMITH, O. W., G. V. S. SMITH and D. HURWITZ: The relationship between hormonal abnormalities and accidents of late pregnancy in diabetic women. Amer. Med. J. Sci. **208**, 25 (1944). — Increased excretion of pregnandiol in pregnancy from diethylstilbestrol with special references to the prevention of late pregnancy accidents. Amer. J. Obstetr. **51**, 411 (1946). — STEPHANI u. Mitarb.: zit. bei HAGBARD. — STÄHELIN, R.: Schweiz. med. Wschr. **1941**, Nr. 43.

UMBER, F., and M. ROSENBERG: Z. klin. Med. **108**, 33 (1928).

WHITE, P., P. S. TITUS, E. P. JOSLIN and H. HUNT: Amer. J. Med. Sci. **198**, 482 (1939). — WHITE, P., and H. HUNT: Pregnancy complicating diabetes. A report of clinical results. J. Clin. Endocrin. **3**, 500 (1943). — WHITE, P.: Pregnancy complicating diabetes. Pennsylvania Med. J. **50**, 705 (1947). — WHITE and others: Amer. J. Obstetr. a. Gynec. **71**, 57 (1956).

ZONDEK, B.: Genitalfunctions and their hormonal Regulation. Baltimore: Williams a. Wilkins 1941.

v) Kombinationen und Komplikationen mit sonstigen Krankheiten

In den voraufgehenden Abschnitten wurden die wichtigen Kombinationen und Komplikationen besprochen, vor allem solche, die entweder durch den D. m. bedingt sind oder seinen Verlauf beeinflussen.

An und für sich kommt auch jede andere Krankheit bei D. m. vor, was bei seinem eminent chronischen Verlauf nicht überrascht. Meist handelt es sich um ein zufälliges Zusammentreffen in gleichem Maße wie bei jedem Nichtzucker-kranken. Nur selten gewinnt man den Eindruck, daß der D. m. dem Entstehen eines solchen Leidens Vorschub leistet oder umgekehrt dieses dem D. m. Vielleicht gilt das für die *perniziöse Anaemie*. Während sie früher eine so große Rarität war, daß selbst so erfahrene Kliniker wie NAUNYN (Z) und VON NOORDEN (Z) sie über-haupt nicht erwähnen, so konnte ROOT aus der JOSLINSchen Klinik und der Literatur bis 1946 140 Fälle zusammenstellen, darunter 65 eigene, von denen 46 mit funiculärer Myelose kompliziert waren. Ich verfüge über drei nicht publi-zierte Beobachtungen. In JOSLINS Krankengut war der Tausendsatz 3,3⁰/₀₀, in meinem eigenen 1,5⁰/₀₀. Beide Zahlen liegen ungefähr innerhalb der Zahlen 2—4—6⁰/₀₀, die HEILMEYER und BEGEMANN in ihrer neuesten Darstellung für die Häufigkeit des Auftretens dieses Leidens in Deutschland angeben. Danach hat es nicht den Anschein, als ob der D. m. der Entstehung der perniziösen Anaemie Vorschub leistet. Wohl aber scheint das Umgekehrte der Fall zu sein. So fanden MURPHY u. HOWARD bei 440 Perniziosa-Kranken in 2% einen D.m. gegenüber 0,2—0,4% in der Gesamtbevölkerung. Damit steht etwas in Widerspruch die Tatsache, daß nach ROOT die Blutkrankheit nur in 16% die 2. Krankheit ist.

Für gewisse Zusammenhänge spricht auch das gehäufte Vorkommen beider Krankheiten in der gleichen Familie.

Nach den bisherigen Beobachtungen — und das gilt auch für die unsrigen — hat man nicht den Eindruck, daß die beiden Leiden sich gegenseitig nennens-wert beeinflussen.

Die Therapie ergibt sich von selbst: Eine typische Diabetes-Behandlung mit oder ohne Insulin mit den zu Kompensationen notwendigen Injektionen von Campolon oder B_{12} oder anderen Leberextraktpräparaten (Cytochrom usw.).

Andere Blutkrankheiten wie *Polycythaemia* (UMBER u. SECKEL), *Leukämie* (14 Fälle von LEVY u. FRIEDMANN zusammengestellt), *Lymphogranulomatose*, *Agranulocytose, hämorrhagische Diathesen* usw. sind größte Raritäten (Lit. und eigene Fälle bei ROOT in der Monographie von JOSLIN u. Mitarb. — 1947), PEN-NOCK und LIEDER beschrieben eine Kombination von D. m. mit M. BANTI, der pathologisch-anatomisch festgestellt wurde, eine ungeheure Seltenheit.

Von *Knochenerkrankungen* sei die Osteoporose bei sehr schweren Diabetikern erwähnt. Sie kommt fast nur bei therapeutisch verwahrlosten Kranken und bei schwerer Acidose vor. Durch Kompensation des Kh-Stoffwechsels und hohe Zu-fuhr von Phosphor- und Kalkpräparaten läßt sie sich fast immer leicht beseitigen (C. A. HERNBERG).

Während man bis vor kurzem annahm, daß der D. m. an den Gelenken keine Erscheinungen macht, ist diese Frage durch eigenartige Gelenkerkrankungen, die BAILEY, CABEL u. ROOT bei 17 Zuckerkranken beschrieben und als Arthrosis diabetica bezeichneten, wieder kontrovers geworden. Die geschilderten Gelenk-veränderungen erinnern an die neuropathischen Arthrosen bei Tabes und Syrin-gomyelie. Betroffen waren ausschließlich die Fußgelenke. In 14 Fällen bestanden neurologische Störungen (Reflexverluste, periphere Lähmungen, Sensibilitäts- und Liquorveränderungen, meist auch erhöhter Blutdruck mit und ohne Albumin-urie, neunmal Augenveränderungen). W. M. SCHEPPE stellte 1953 30 Fälle der Weltliteratur zusammen und beschrieb einen eigenen näher.

Im Falle von MURI bestand bei einer 43 jährigen Frau mit 18 jähr. Diabetes eine Charcot-Gelenkerkrankung mit Destruktion des Talus, chronischer Nephritis, und Retinitis prol. anläßlich geringer Veränderungen am N. tibial. post. mit retro-grader Degeneration.

Einen ähnlichen Fall teilte kürzlich HINDEMITH aus der REINWEINSchen Klinik mit. Da stets neurologische Ausfallserscheinungen vorhanden waren, dürften die beschriebenen Veränderungen wohl in erster Linie auf trophische Störungen zurückzuführen sein, so daß nur ein indirekter Zusammenhang mit dem Grundleiden vorliegen würde, zumal diese Komplikation mit 0,9 °/$_{00}$ äußerst selten ist.

Jedenfalls ist in Zukunft auf seine Veränderungen mehr zu achten, wie es bisher der Fall war.

Als weitere große Raritäten nenne ich noch das Zusammentreffen von D. m. mit Porphyrie (3 Fälle von STERLING-SCHER-RICKETTS), mit multiplen hämorrhagischen Sarkomen KAPOSI (6 Fälle von HURLBLUT u. LINCOLN) und mit Myasthenie (1 Fall von PERRY).

Literatur

APPEL, A.: Über Schädelhyperostosen bei Diabetikern. Dtsch. Arch. klin. Med. 198, 60 (1951).

BAILEY, C. C., C. CABBEL and H. F. ROOT: New England J. Med. 236, 397 (1947).

HEILMEYER, L., u. H. BEGEMANN: Blutkrankheiten. In Handbuch der inneren Medizin, 4. Aufl., Bd. 2, S. 154. 1951. — HERNBERG, C. A.: Skeletveränderungen bei Diabetes mellitus der Erwachsenen. Acta med. scand. (Stockh.) 143, 1 (1952). — HINDEMITH, H.: Gelenkerkrankungen bei Diabetes mellitus. Dtsch. Arch. klin. Med. 196, 65 (1949). — HURLBLUT, W. B., and CH. S. LINCOLN jr.: Multiple hemorrhagic sarcom and diabetes mellitus. Review of a series with report of two cases. Arch. Int. Med. 84, 738 (1949).

LEVI, P., and FRIEDMAN: New England J. Med. 225, 975 (1941). MURI: cit. bei SHEPPE. MURPHY and HOWARD: Rev. Gastroenterol. 3, 105 (1936). — MURI: zit. bei SHEPPE.

PENNOCK and L. E. LIEDER: Diabetes mellitus, fibrocongestive splenomegaly (Bantis syndrome) and infectious mononucleosis. Amer. J. Digest. Dis. 14, 135 (1947). — PERRY, S. M.: Diabetes mellitus in association with myasthenia gravis. J. Amer. Med. Assoc. 143, 1332 (1950).

ROOT, H. F.: J. Amer. Med. Assoc. 96, 928 (1931). — New England J. Med. 208, 819 (1933). — ROOT, H. F., and R. D. STORY: Blood complications in diabetes, in Treatment of diabetes mellitus von E. P. JOSLIN u. Mitarb. (Z), 9. Aufl., S. 514. 1952. — ROOT, H. F., and E. A. WASCOW: Blood complications in diabetes in treament of diabetes mellitus von E. P. JOSLIN u. Mitarb. (Z), 8. Aufl., S. 600. 1946.

SECKEL, H.: Z. klin. Med. 102, 195 (1926). — SHEPPE, W. M.: Amer. Int. Med. 39, 625 (1953). — STERLING, K., M. SILVER and H. F. RICKETTS: Development of porphyria in diabetes mellitus. Report of three cases. Arch. Int. Med. 84, 965 (1949).

UMBER, F.: Z. ärztl. Fortbildg 27, 681 (1930).

ɩ) Die Therapie des Diabetes mellitus

Wenn man von der digitalisreaktiven Herzinsuffizienz und neuerdings von der Anaemia pernitiosa absieht, so gibt es kaum eine schwere Krankheit, bei der die Behandlung heute dankbarer und erfolgreicher wäre als beim Diabetes. Seit der Entdeckung des Insulins hat dies früher mit Recht als unheilbar und tödlich geltende Leiden weitgehend seine Schrecken verloren. Es ist in der Regel, theoretisch sogar in jedem Falle, zu einer in gewissem Sinne heilbaren Krankheit geworden. Das gilt allerdings nur selten in dem Sinne, daß eine vollständige Restitutio ad integrum eintritt, dagegen stets in der Art, daß unter einer zweckmäßig und gewissenhaft durchgeführten Behandlung die subjektiven und objektiv faßbaren Krankheitserscheinungen ganz oder nahezu ganz verschwinden. Wir verdanken das in allererster Linie dem Insulin. Leider ist aber auf der anderen Seite durch die Einführung dieses wirksamen Mittels die vorher schon recht schwierige Behandlung in mancher Beziehung noch weiter kompliziert worden, da die Diätbehandlung zwar etwas gelockert und liberaler geworden ist, aber als Grundlage der Insulinerfolge auch heute nicht entbehrt werden kann und genau auf das Insulin eingestellt werden muß.

Es ist tragisch, daß durch diese Sachlage die Scheu mancher praktischen Ärzte, die gegenüber dieser Krankheit früher sehr vielfach bestanden hat, oft nur noch größer geworden ist, obwohl das Ressentiment sogar nicht mehr am Platze ist. Gerade, weil soviel erreicht werden kann, ist die Verantwortung des praktischen Artzes erheblich gewachsen. In manchen Fällen ist die Entscheidung über Leben oder Tod seiner Kranken in seine Hand gelegt. Das heute fast stets erreichbare Ziel der Therapie ist die Beseitigung der subjektiven und objektiven Krankheitserscheinungen und ihre dauernde Fernhaltung bei einer Ernährung, die ausreichend ist und eine möglichst weitgehende Leistungsfähigkeit, Lebensfreude und Langlebigkeit garantiert.

Gelingt das nicht auf diätetischem Wege, so muß Insulin zur Unterstützung herangezogen werden.

a) Allgemeine Gesichtspunkte

Das geschilderte Ziel, an das unter günstigen Bedingungen fast 90% der Kranken gelangen können, wird am besten durch eine Schonung des erkrankten Organs, nämlich des Inselapparates, erreicht. Diese liegt dann vor, wenn die Grenzen seiner Leistungsfähigkeit ohne oder mit Unterstützung durch von außen zugeführtes Insulin nicht überschritten werden, d. h. Hyperglykämie und Glykosurie, die charakteristischen Zeichen des gestörten Kh-Stoffwechsels müssen beseitigt werden.

Dieser Ansicht sind fast alle Kenner der Zuckerkrankheit seit NAUNYN. Ich nenne nur C. von NOORDEN, UMBER, JOSLIN, LICHTWITZ, FALTA, THANNHAUSER, STEPP, GROTE, ESCUDERO, BÜRGER, DUNCAN, WILDER, RABINOWITCH, COLWELL, RICKETTS u. a.

Gleichwohl ist diese eigentlich selbstverständliche Auffassung nicht unbestritten, vor allem nicht in Deutschland (vgl. die große Kontroverse in der Dtsch. med. Wschr. 1949, Separat ,,Grundsätzliches zur Diabetestherapie''. Stuttgart, Thieme 1950).

R. SCHMIDT-Prag war einer der ersten, der für gewisse Formen des D. m., nämlich den sthenischen Überdruckdiabetes, eine Glykosurie für belanglos hielt und nicht zu bekämpfen suchte. LAURITZEN ging noch einen Schritt weiter, indem er generell bei Zuckerkranken Zuckerausscheidungen von täglich 10—20 g als harmlos betrachtete, sofern nicht Komplikationen vorliegen.

In Deutschland sind Vertreter dieser Ansicht vor allem BERTRAM, BRENTANO, ERKELENTZ und bis zu einem gewissen Grade KATSCH. Sie nehmen auch Blutzuckerwerte bis 180 mg-% in Kauf. Es wird vereinzelt sogar die Ansicht vertreten, die Hyperglykämie sei ein günstiger Selbststeuerungsvorgang des Organismus, der es den kranken Körperzellen ermögliche, vermehrt Zucker zu verbrennen [vgl. neuerdings z. Z. G. HETÉNYI (1954) u. J. KÜHNAU (1956), der beim Alloxandiabetes eine Oxydationshemmung, einen partiellen Enzymblock fand und annimmt, daß durch Blutzuckersteigerung der oxydative Stoffwechsel des diabetischen Organismus erst ausreichend aufrechterhalten wird].

Die Tatsache, daß die Zuckerverbrennung mit Zunahme des Blutzuckers steigt, ist nach den wichtigen, aber ganz unphysiologisch tierexperimentellen Untersuchungen von SOSKIN u. LEVINE zweifellos richtig, aber die theoretisch vielleicht nützliche Folge bedingt eine weit größere Schädigung, eine drohende Insel insuffizienz, die durch Unterdrückung der Hyperglykämie bekämpft werden muß.

Gesteigerter Blutzucker ist nämlich ein ungeheures Stimulans für das Inselsystem. Das haben schon 1927 GRAFE u. MEYTHALER nachgewiesen, und das ist seitdem immer wieder bestätigt worden. Schon normalerweise kommt es, wie neuere histologische Arbeiten von PETERSEN, BARRON u. STATE u. a. (vgl. Kap. über Pathologische Anatomie, S. 635) zeigen, durch Injektion einer größeren Zuckermenge zu einem Granulaverlust der Inselzellen. Der beste Beweis für die Gefährlichkeit einer Dauerhyperglykämie ist aber durch die Experimente von DOHAN u. LUKENS erbracht. Sie konnten durch intravenöse und intraperitoneale fortlaufende Glucoseinjektionen eine Dauerhyperglykämie und dadurch nach einigen Wochen einen echten irreparablen Pankreasdiabetes mit typischen Inselzellenveränderungen herbeiführen. Dabei waren die Blutzuckernüchternwerte gar nicht besonders hoch.

Wenn solche verheerende Wirkungen schon bei gesunden Tieren mit intaktem, wenn auch in einem Teil der Fälle reduziertem Inselapparat eintreten, um wieviel mehr ist dann der erkrankte Inselapparat des zuckerkranken Menschen gefährdet.

Dazu kommen die zahlreichen in den früheren Kapiteln geschilderten klinischen Erfahrungen, vor allem von JOSLIN u. Mitarb., daß Hyperglykämiker vermehrt zu Komplikationen, vor allem den gefürchteten Nachkrankheiten an Gefäßsystem, Nieren und Nervensystem neigen. In vielen Fällen verschlechtert sich im Laufe der Jahre die Kh-Toleranz immer mehr. Sehr empfindliche und feinorganisierte Zuckerkranke fühlen es sofort, wenn der Blutzucker steigt und eine Glykosurie eintritt. Sie werden müde und leistungsunfähig, bekommen Pruritus oder andere Dermatitiden, oder Obstipation, Beschwerden, die sofort oder in sehr kurzer Zeit mit der Regularisierung des Kh-Stoffwechsels mit normalem oder annähernd normalem Blutzucker wieder verschwinden.

So sprechen viele experimentelle und fast alle klinischen Beobachtungen für eine völlige Beseitigung von Hyperglykämie und Glykosurie. Leider gelingt sie nicht in jedem Falle, es sei denn um den Preis sehr großer Insulindosen, die unter Umständen Gefahren mit sich bringen und deshalb lieber vermieden werden. Derartige Fälle werden aber mit den modernen Kombinationspräparaten immer seltener. Es sind das traurige Mißerfolge unserer Therapie, die wir aber nicht leicht nehmen dürfen und hoffentlich in Zukunft immer mehr verhindern können.

Ob die sog. neue Lehre das gleiche oder sogar mehr leistet wie die alte klassische Behandlungsmethode, die durch ihre neueren glänzenden Resultate in vielen Tausenden von Fällen ihren hohen Wert bereits bewiesen hat, darüber kann erst die Zukunft und ein sehr großes Krankengut entscheiden.

Bis dahin ist sie m. E. vor allem für die allgemeine Praxis abzulehnen, um so mehr, als sie für die Kranken und vielleicht auch manche Ärzte die große Gefahr mit sich bringt, die Behandlung des Leidens leichtsinnig zu betreiben und dadurch schweren vermeidbaren Schaden anzurichten.

Die beste Behandlungsmethode ist wie überall die vorbeugende. Gewisse Gruppen von Menschen sind, wie wir wissen, heute hinsichtlich des D. m. besonders gefährdet, es sind das die mit dieser oder anderen Stoffwechselkrankheiten Belasteten, Fettsüchtige, Gichtiker, Kranke mit anderen endocrinen Leiden und Arteriosklerotiker. Sie sind in gewissen Abständen immer wieder hinsichtlich ihres Kh-Haushaltes zu überprüfen, am besten mit Belastungsproben.

So läßt sich frühzeitig oft schon ein latenter D. m. feststellen, dessen Vernachlässigung, an der meist die Kranken selber schuld sind, wie Beobachtungen von JOSLIN u. Mitarb., STEINER u. LEMSER und auch von mir zeigen, sehr oft im Laufe der Zeit zu einer Manifestierung führt.

Solche gefährdeten Kranken müssen ihren Verbrauch an Kh (nicht über 300 g) und besonders an Süßigkeiten einschränken und stets unter ärztlicher Kontrolle bleiben.

Literatur

[Vgl. die einschlägigen Kapitel in den monographischen Darstellungen (Z) auf S. 601]

BERTRAM, F.: Der moderne Stand der Therapie des Diabetes mellitus. Ther. Gegenw. **1951**, 323; dort auch Literatur seiner Arbeiten der letzten Jahre. — BRENTANO, C.: Dtsch. med. Wschr. **1985**, 365, 409; **1936**, 1409.
Deutsches Insulin-Komitee: Grundsätzliches zur Diabetestherapie unter Mitwirkung von BÜRGER, GRAFE, GROTE, JORES, KATSCH, LAPP, MARTINI, REINWEIN und STEIGERWALDT.

Stuttgart: Georg Thieme 1950. — DOHAN, F. C., and F. D. W. LUKENS: Endocrinology **30**, 175 (1942). — Experimental diabetes produced by the administration of glucose. Endocrinology **42**, 244 (1948).

ERKELENTZ, B.: Dtsch. med. Wschr. **1935**, 1911.

GRAFE, E., u. F.MEYTHALER: Beitrag zur Kenntnis der Regulation der Insulinproduktion. Arch. exper. Path. u. Pharmakol. **125**, 181 (1927); **131**, 80 (1928). — GRAFE, E.: Diskussionsvortr. auf der 40. Tagg. der Dtsch. Ges. für Inn. Med., Verh., S. 78. 1937. — Bemerkungen zu dem „Merkblatt über die Behandlung Zuckerkranker", herausgeg. vom Deutschen Insulinkomitee, bearbeitet von Prof. Dr. F. BERTRAM, Hamburg. Dtsch. med. Wschr. **1949**, 1377. — Probleme der heutigen Diabetestherapie (Referat). Münch. med. Wschr. **1950**, Nr 5/6.

HETÉNYI, G.: Act. med. Budapest Suppl. 1. 6, 61 (1954).

KATSCH, G.: Gegenwärtige Therapie der Zuckerkrankheit. Med. Klin. **1947**, 705. — KÜHNAU, J.: Klin. Wschr. **1956**, 19/20, 555. (Referat).

LAURITZEN, M.: Ther. Gegenw. **1930**.

MARK, E.: Zur Diabetesbehandlung. Dtsch. med. Wschr. **1950**, 1435. — MARKS, H. P., and F. G.YOUNG: J. of Endocrin. 1, 470 (1939).

REINWEIN, H.: Neuzeitliche Behandlung des Diabetes mellitus: Vorträge aus der praktischen Medizin., H. 19. Stuttgart: Ferdinand Enke 1946. — Lehrbuch der inneren Medizin, herausgeg. von H. DENNIG, Bd. I, S. 481. Stuttgart: Georg Thieme 1950; 3. Aufl. ebenda S. 440 (1954). — RICKETTS, H.: Basic principles in the therapy of diabetes. Ann. Int. Med. **17**, 1181 (1952).

SCHMIDT, R.: Klin. Wschr. **1930**, 1969. — SOSKIN and LEVINE: Carbohydrat metabolisin Chicago: Univ. Press 1946. — STEINER u. LEMSER: Münch. med. Wschr. **1940**, 1657.

β) Die diätetische Therapie des Diabetes mellitus

Wie schon oben erwähnt, ist auch heute in der Insulinära diese alte und früher einzige Behandlungsmethode nicht zu entbehren und bildet in z. T. etwas abgeänderter Art nach wie vor das Rückgrat jeder Diabetestherapie. In den im oben definierten Sinne leichten Fällen führt sie allein schon zum Ziele.

aa) Allgemeine Richtlinien

Die diätetische Behandlung hat nacheinander zwei verschiedene Aufgaben zu erfüllen, eine initiale transitorische und eine dauernde. Die erstere besteht in der Beseitigung der wichtigsten objektiven Krankheitszeichen, insbesondere der Zucker- und Acetonkörperausscheidung, sowie erhöhten Blutzuckers und in der schrittweisen Feststellung der Zuckertoleranz bei einer minimal für die jeweiligen Lebenserfordernisse ausreichenden Ernährung. Sie liegt ganz in den Händen des Arztes, der oft täglich neue Anordnungen treffen muß. Bei der Dauerbehandlung ist der Kranke im wesentlichen auf sich selbst gestellt, und dem Arzte fällt im allgemeinen nur die Aufgabe der Kontrolle und Überwachung, evtl. der Neueinstellung zu. Das Wesen dieses Teiles der Therapie ist die gewissenhafte Durchführung der am Ende des ersten Behandlungsabschnittes auf Grund der Einstellung als optimal erkannten Ernährungsvorschriften.

Während die *initiale Behandlung* je nach der Lage des Einzelfalles sehr verschiedenartig ist und fast von Tag zu Tag wechselt und somit jedes starren Schematismus spottet, muß die Dauerkost in einen bestimmten Rahmen eingespannt sein. Dieser ist gegeben durch die minimalen, wenn möglich optimalen Anforderungen der Ernährung hinsichtlich Menge und Art der darzureichenden Kost. Der Bedarf des Organismus muß für die an ihn gestellten Ansprüche des Berufs usw. quantitativ und qualitativ gedeckt werden. In leichten Fällen genügt dazu die Diät, in allen anderen muß das Insulin mitwirken. Bezüglich der Anforderungen, die an eine ausreichende Ernährung gestellt werden müssen, sei auf die früheren Ausführungen verwiesen, vor allem diejenigen über die Minimalmengen der einzelnen Nahrungsstoffe (S. 142). Ausreichende Ernährung ist nicht gleichbedeutend mit normaler Nahrungszufuhr, denn gerade die Nahrungsmittel, die im Speisezettel des Gesunden die Hauptrolle spielen, nämlich die Kohlenhydrate, müssen beim Zuckerkranken naturgemäß mehr oder weniger stark eingeschränkt werden. Die rationelle Diabetikerkost ist eine calorisch normale Kost, aber mit vermindertem Gehalt an Kohlenhydraten und z. T. auch an Eiweiß. Die Menge dieser beiden Nährstoffe darf aber eine gewisse untere Grenze nicht unterschreiten, es sei denn, daß es sich um fettsüchtige Zuckerkranke handelt.

Da der *Calorienbedarf* des Zuckerkranken gegenüber der Norm im allgemeinen nicht verändert ist, so gelten für seine Bestimmung die gleichen Gesichtspunkte wie für den Gesunden. Aus den Tabellen von HARRIS u. BENEDICT, die sich im Anhang dieses Buches befinden, läßt sich für jeden Menschen je nach Geschlecht, Alter, Gewicht und Körperlänge der Minimalbedarf genau angeben, für die Steigerung durch die Ernährung kommt ein Zuschlag von ca. 15—20% hinzu. Der Hauptzuschlag betrifft die Erfordernisse für die Muskeltätigkeit, die je nach Alter, Temperament, Beruf, Liebhaberei und Lebensgewohnheiten wechseln zwischen 20—100%. Der Praktiker wird im allgemeinen ohne Schaden für den Kranken auf diese komplizierte und doch nie ganz exakte Berechnung des Caloriengehaltes der Dauerkost verzichten und lediglich nach dem Gewichte sich orientieren, sofern es nicht zu sehr nach oben oder unten abweicht. Dabei gelten als Richtzahlen 20—25 Cal pro kg für einen bettlägerigen Kranken, 25—30 für einen im Zimmer sich aufhaltenden, 30—35 für einen Berufsarbeiter mit mäßiger Motilität und vorwiegend geistiger Arbeit, 40—50 und mehr für einen Schwerarbeiter. Soll die Diät gleichzeitig Korrekturen für abnorme Ernährungszustände, Magerkeit oder Fettsucht, bringen, so sind Modifikationen nach den früher besprochenen Gesichtspunkten vorzunehmen. Bei Kranken mit normalem Gewicht sollte Unterernährung wie Überernährung in gleicher Weise vermieden werden. Glücklicherweise sind die Zeiten vorbei, in denen Zuckerkranke, um ihren Kohlenhydrathaushalt zu entlasten, sich einer mehr oder weniger starken Unterernährung unterwerfen mußten, für die ALLEN ein besonders rigoroses Regime aufstellte und durchführte — und auch das galt nur für die schweren Fälle. Noch ungünstiger ist aber, sofern nicht ganz besondere Zwecke verfolgt werden, eine chronische Überernährung, da sie, wie früher schon erwähnt, eine vermehrte Belastung des Inselapparates bedeutet. BOUCHARDATS Forderung: „mangez le moins possible" u. NAUNYNS oberstes Gebot bei der diätetischen Behandlung: „Mäßigkeit im ganzen" sind auch heute noch durchaus maßgebend. In diesem Punkte besteht Einigkeit bei allen Diabetestherapeuten. Selbst da, wo eine Überernährung wegen abnormer Magerkeit oder aus sonstigen Gründen sich als notwendig erweist, sollte sie niemals rasch, sondern nur allmählich mit kleinen Nahrungsüberschüssen einhergehen.

Der *Kohlenhydratgehalt* der Dauerkost ist im einzelnen hinsichtlich Art und Menge von der Stoffwechsellage abhängig. Die Toleranz darf aber einen bestimmten Maximalwert nicht unterschreiten, sonst ist der Kranke nicht mehr als leicht zu betrachten, sondern muß der Insulinbehandlung zugeführt werden. Nach ZELLER müssen mindestens 10% der Gesamtcalorien durch Kohlenhydrate gedeckt sein, anderenfalls kommt es zur Acidose. Amerikanische Physiologen und Kliniker wie SHAFFER, WILDER, WINTER u. a., die sich eingehend mit dieser Frage beschäftigt haben und die auch beim Gesunden individuell sehr verschieden große Neigung zu Acidose mitberücksichtigen, verlangen, daß auf 2 g Acetonkörperbildner, d. h. vor allem Fettsäuren, mindestens 1 g Kohlenhydrat in der Nahrung entfällt.

SHAFFER hat zur Berechnung des Kohlenhydratbedarfs im Einzelfalle folgende empirische Formel angegeben, welche auf der Calorienproduktion und dem Eiweißumsatz als bekannten Größen basiert ist. Kh-Bedarf $= \dfrac{\text{Gesamtcalorien (24 Std)}}{50}$

100 g N (Harn). Der Wert von N kann dabei auf 12—15 g N veranschlagt werden; einfacher ist es, den Eiweißgehalt der Nahrung durch 6,25 zu dividieren.

In amerikanischen Kliniken sind diese und ähnliche Formeln zur Berechnung sehr beliebt. Da sie aber recht kompliziert sind und auch immer nur Durchschnittswerte angeben, die keineswegs für alle Fälle gelten, so werden sie in Deutschland selbst in Kliniken kaum benutzt. Es genügt für die erste Festsetzung der Diät völlig, daß die Kost mindestens doppelt so viel Kohlenhydrate wie Fette enthält und im übrigen muß ausprobiert werden, ob diese Mengen genügen oder ob man sie weiter reduzieren kann und soll. Will man ganz unabhängig von Calorienzufuhr und Eiweißmenge eine Durchschnittszahl für den Kohlenhydratbedarf haben, so kann man sie für einen Erwachsenen von mittlerem Gewicht und mittlerer Länge auf etwa 150—200 g ansetzen. Dabei ist zu bedenken, daß die Kohlenhydrate der Nahrung für den Organismus des Diabetikers keineswegs alle gleichwertig sind.

Während die Frage des Minimalgehaltes der Dauerkost an Kohlenhydraten im großen und ganzen ziemlich einheitlich beantwortet wird (Schwankungen um 20—25 g in den verschiedenen Angaben spielen dabei natürlich keine Rolle), gehen die Meinungen darüber auseinander, wieweit die Zahl nach oben überschritten werden darf. Die oberste Grenze ist natürlich durch das Auftreten von Harnzucker bzw. in der Erhöhung des Blutzuckers gegeben, aber es bleibt für viele Fälle eine weite Spanne zwischen Minimalbedarf und maximal erlaubter Menge. Soll man bis hart an die Grenze der Toleranz gehen? Für die Dauerbehandlung möchte ich davor durchaus warnen, selbst bei ganz zuverlässigen Kranken. Werden die Kranken sich selbst überlassen, so sollte man mit den Anordnungen im Prinzip um 20% darunter bleiben. Über 250 g Kohlenhydrate sollte man als Regel auch dem leichtesten Diabetiker nicht gestatten, es sei denn, daß der Diabetes vollkommen zur Ausheilung gekommen und selbst mit den oben genannten empfindlichen Proben nicht mehr nachweisbar ist, was aber äußerst selten ist.

Hinsichtlich der dem Diabetiker zugestatteten Kh-Mengen ist vor einigen Jahren wie schon erwähnt, eine erhebliche Diskussion entstanden (vgl. die Zusammenstellung „Grundsätzliches zur Diabetestherapie" herausgegeben vom Deutschen Insulin-Komitee). In einem Merkblatt über die Behandlung Zuckerkranker, das F. BERTRAM, der Hauptvertreter der sog. neuen Schule, im Auftrage des Deutschen Insulinkomitees herausgab, werden den Zuckerkranken täglich 250—350 g Kh erlaubt. Gegen so hohe Werte und ihre Gefahren habe ich mich als früherer Vorsitzender des Deutschen Insulin-Komitees wenden müssen (GRAFE) und es kam in den Spalten der Dtsch. med. Wschr. zu einer lebhaften Debatte über diese und andere Fragen, an der sich auch BÜRGER, GROTE, JORES, KATSCH, REINWEIN, STEIGERWALDT u. a. beteiligten. Von der ganz überwiegenden Mehrzahl wurden die hohen Zahlen von BERTRAM abgelehnt und eine Beschränkung auf 200—250 g gefordert (vgl. dazu auch E. MARK u. Mitarb., KAEDING u. MOELLER).

Sehr umstritten waren lange die Angaben über den erlaubten bzw. wünschenswerten *Eiweißgehalt* der Dauerkost. Auf die Zeiten, in denen Zuckerkranken Eiweiß, insbesondere Fleisch, in beliebiger, ja in erhöhter Menge als Ersatz für die Kohlenhydrate erlaubt war, war eine scharfe Reaktion erfolgt, indem das Eiweiß, auch hier vor allem das Fleisch, als besonders starker Zucker-und Acidosebildner geradezu perhorresziert und auf minimalste Mengen herabgesetzt wurde. FALTA und vor allem PETRÉN sind die extremsten Vertreter dieser Richtung gewesen. Zwei Tatsachen sind auch nicht zu bestreiten. Einmal gibt es Fälle, in denen Fleisch eine Acidose hervorruft bzw. eine vorhandene verstärkt, und andererseits konnte vor allem PETRÉN zeigen, daß der zuckerkranke Mensch im Gegensatz zum maximaldiabetischen Hunde mit ganz geringen Eiweißzufuhren, die nur wenig über dem sogenannten Eiweißminimum, das ist 0,3 g Eiweiß pro Kilogramm, liegen, sich ins Gleichgewicht setzen kann. So wurde ultravegetarischen Werten (vor allem von PETRÉN) das Wort geredet. Wenn die darauf aufgebaute PETRÉN-Kur (vgl. S.751) auch in der initialen Behandlung manchmal Gutes leistet, so kommt sie doch heute aus vielen Gründen für die Dauerkost nicht in Betracht und hat sich auch damals nicht durchsetzen können.

Es ist etwas anderes, ob man einige Wochen oder eventuell auch Monate den Eiweißumsatz auf ein Minimalmaß herabdrückt, oder ob das für viele Monate und Jahre geschieht, was sich in praxi auch nur selten durchführen läßt. Es bleibt eine eindrucksvolle Tatsache, daß nach RUBNERs vergleichend physiologischen Studien die tägliche durchschnittliche Eiweißzufuhr aller Völker bei 65 kg Gewicht etwa 86 g, d. h. 12,2% des Caloriengehaltes der Nahrung beträgt. Man sollte daher für die Dauerkost beim D. m. nicht wesentlich unter diese Menge herabgehen. Auch hier muß zwischen der minimal möglichen und der optimalen, d. h. für den Lebensprozeß günstigsten und daher wünschenswerten Menge unterschieden werden. Bei den Kohlenhydraten mögen diese Zahlen manchmal nahe beieinander liegen, für das Eiweiß gilt das aber nicht, vor allem nicht, wenn man unter Eiweiß nicht nur Fleisch versteht.

Mit Recht empfehlen daher v. NOORDEN u. JOSLIN 1,0—1,5 g pro kg Sollgewicht und Tag für die Dauerkost, Zahlen die heute allgemein akzeptiert sind. MARCH, NEWBURGH u. Mitarb. raten bis $^2/_3$ g herabzugehen. In sehr leichten Fällen kann auch unbedenklich bis 2,0 g hinaufgegangen werden. Stärkere Erhöhungen, wie sie z. B. PORGES u. ADLERSBERG empfehlen, kommen wohl nur periodisch gleichzeitig mit erhöhten Insulingaben in Betracht.

Ähnlich wie die Kohlenhydrate für den Diabetiker nicht einheitlich zu bewerten sind, so gibt es auch für das Eiweiß Unterschiede. Eiereiweiß und vor allem pflanzliches Eiweiß verhalten sich sowohl hinsichtlich der glykosurischen wie der ketogenen Wirkung wesentlich günstiger als Fleisch. Das ist schon lange bekannt und vor allem von FALTA (dort auch Lit.) stark betont und therapeutisch nutzbar gemacht worden. Dabei wurde stillschweigend und als selbstverständlich angenommen, daß tierisches Organeiweiß ganz generell wie Fleisch sich verhielte. Wie Untersuchungen der Würzburger Klinik gezeigt haben, ist dieser Schluß aber nicht berechtigt. Schon die Leber wirkt beim Diabetiker ganz anders und erst recht gilt das für die Milz. Letztere wirkt oft antiketogen und sogar manchmal ausgesprochen blutzuckerherabsetzend (E. MARK). In welcher Form der Diabetiker das Eiweiß zu sich nimmt, kann man heute in der Insulinära ihm ruhig selbst überlassen. In schweren Fällen erfolgt ja sowieso Insulinschutz. Im allgemeinen werden wohl 70—80% des Eiweißbedarfs heute wieder durch animalisches Eiweiß gedeckt.

Sind Calorienbedarf, Eiweiß und Kohlenhydratgehalt festgelegt, so ist damit die *Fettmenge* der Nahrung zugleich gegeben: Gesamtcalorien — (Eiweiß- + Kh-Calorien). Die früher sehr lebhaften Diskussionen über die Bedeutung des Fettes in der Diabetesbehandlung haben heute, was die Dauerkost angeht, fast nur noch historische Bedeutung (vgl. E. GRAFE). NAUNYN, v. NOORDEN, JOSLIN und viele andere haben immer den Standpunkt vertreten, daß das Fett calorisch das Hauptnahrungsmittel für den Diabetiker ist, und daran ändert auch die Tatsache nichts, daß Fett der Hauptacetonkörperbildner ist, ebensowenig die Möglichkeit, daß in ganz seltenen Fällen unter ganz besonderen Bedingungen vielleicht auch einmal Fett als Zuckerbildner nachgewiesen werden kann. Der ersteren Eigenschaft ist bei der Zumessung der Kohlenhydratmenge bereits Rechnung getragen, evtl. kann auch bei dem Eiweißgehalt darauf Rücksicht genommen werden, da FALTA u. PETRÉN klar nachwiesen, daß weniger Fett das als seine Kombination mit Eiweiß bei empfindlichen Kranken zur Acetonkörperbildung führt. Natürlich muß bei präkomatösen Patienten die Fettzufuhr eingeschränkt werden, das sind aber Fälle, die an dieser Stelle außer Betracht bleiben, da hier stets die Insulintherapie angezeigt ist. Auch die Fälle, in welchen die Deckung des Caloriendefizits mit Fett zur Acidose führt und eine Steigerung der Kohlenhydratzufuhr Glykosurie macht, sind nicht mehr als leichte zu betrachten, sondern müssen Insulin bekommen. Da immer noch einzelne Autoren, vor allem KATSCH u. BERTRAM und ihre Schüler im Fett den Schädling für den Zuckerkranken sehen, muß auf diese Frage noch einmal näher eingegangen werden.

C. v. NOORDEN u. ISAAC, DEPISCH u. HASENÖHRL (zit. bei DEPISCH) haben vereinzelte Beobachtungen beschrieben, in denen große Fettmengen auf den Kh-Haushalt ungünstig wirkten, indem Blutzucker und Insulinbedarf stiegen. Andererseits sah aber DEPISCH, als er dieser Frage näher nachging, daß bei seinen weiteren Untersuchungen selbst Variationen der Fettmenge zwischen 30 und 230 g Glykosurie und Insulinbedarf nicht änderten. Die genannten Fälle sind also große Ausnahmen, die nicht verallgemeinert werden dürfen und auch weder C. v. NOORDEN noch DEPISCH veranlaßten, vor dem Fett zu warnen. Nur bei gleichzeitig bestehender Fettsucht, wo es selbstverständlich ist, und bei Gegenregulationsstörungen rät DEPISCH (Z) zu einer Fettherabsetzung auf etwa 50 g.

Ich habe mich niemals von einem schädigenden Einfluß von Fett in Mengen von 100—150 g, bei Schwerarbeitern sogar 200 g, überzeugen können. Auch neuere tierexperimentelle Untersuchungen sprechen übereinstimmend für die Unschädlichkeit, ja sogar den Vorteil einer fettreichen Ernährung. MAIGON hat wohl als erster schon 1902 beschrieben, daß bei pankreasdiabetischen Hunden große Mengen von emulgiertem Öl (200 g) die Zuckerausscheidung von 50—125 g auf 4 g herabdrücken und Gewichtsabnahme, Polyphagie und Polyurie weitgehend beseitigen können, ohne daß es zu vermehrter Ketonurie kommt. HAIST, CAMPBELL u. BEST (1940) fanden den Insulingehalt des Pankreas bei fettreicher Ernährung ebenso wie im Hunger außerordentlich niedrig, während er bei Kh-reicher Kost mehrfach höher lag. MARKS u. YOUNG konnten bei hypophysärdiabetischen Tieren den Blutzucker zum Teil von 258 mg-% auf 134 mg-% herabsetzen und LUKENS u. DOHAN durch starke Fettfütterung sogar den Blutzucker normalisieren und den D. m. zur Ausheilung bringen. KATSCH beruft sich zur Stütze seiner Auffassung von der Schädlichkeit des Fettes auf Versuche seiner Mitarbeiter KRAINICK u. MÜLLER (Lit. bei KATSCH), die durch Injektion von verschiedenen Fettsäuren Ketonurie und diabetische Symptome bei nicht diabetischen Menschen hervorrufen konnten und ferner auf Beobachtungen von 2 indischen Autoren (NATH u. BRAHMACHARI), (Lit. bei KATSCH), die in langfristigen Versuchen mit täglicher Injektion von acetessigsaurem und β-oxybuttersaurem Natrium eingeschränkte Zuckertoleranz, Glykosurie und Acetonurie erzeugen konnten. Ich glaube nicht, daß man aus so unphysiologischen Experimenten mit toxischer Wirkung irgendwelche Schlüsse hinsichtlich der Verhältnisse beim diabetischen Organismus ziehen darf.

Die Diabetikerkost muß auch genügende Mengen von *Vitaminen* enthalten. Vor allem die Vertreter der Naturheilkunde haben immer schon auf die große Bedeutung von Obst und Gemüsen hingewiesen, und SCHITTENHELM u. GROTE haben der Rohkost das Wort geredet. Die manchmal recht günstige Wirkung, besonders von Obst, ist wahrscheinlich nicht so sehr auf den Vitamingehalt als auf die in ihnen enthaltenen, für den Zuckerkranken günstigen Kh's, die Eiweißarmut und vielleicht die alkalisierende Wirkung (SANDER u. DIENST) zurückzuführen. Auch der Gehalt an Glucokininen (COLLIP) dürfte eine gewisse Rolle spielen.

Von den Vitaminen sind es vor allem B_1 und C, die im intermediären Kh-Stoffwechsel eine Rolle spielen. (Näheres bei STEPP-KÜHNAU-SCHRÖDER und im theoretischen Teil dieser Darstellung — S. 632.) Beim Vitamin C sind die Beziehungen nicht ganz geklärt. Beim Vitamin B_1 besteht aber sicher ein gewisser Parallelismus

zwischen Kh-Umsatz und Vitaminbedarf. Von einigen Autoren (KOLLER, PFLE-
GER u. SCHOLL, OSHIMA u. Mitarb., BARTELHEIMER, DIENST u. WILSON u. a.) sind
günstige Wirkungen von intravenösen C-Injektionen besonders auf den Insulinbedarf beschrieben. STEPP u. Mitarb. sowie andere stehen dem allerdings skeptisch
gegenüber und als Behandlungsmethode kommt dieses Verfahren natürlich niemals in Betracht. Hinsichtlich der günstigen tierexperimentellen Untersuchungen
von MARTIN (unter THOMAS) und GOTTLEBE sei auf S. 633 hingewiesen.

Vitamin B₂ soll bei intravenöser Injektion die Blutzuckerkurve von Zuckerkranken bei Belastungsuntersuchungen abflachen (STEPP u. SCHRÖDER, MARTIN).
Ob noch andere Vitamine eine Rolle spielen, wissen wir noch nicht. Jedenfalls
kommen sie therapeutisch vorläufig über den Rahmen der gewöhnlichen Zufuhr
bei Normalen nicht in Betracht, denn nichts spricht dafür, daß der Bedarf an ihnen
bei Zuckerkranken ohne Komplikationen höher ist als in der Norm.

Der Bedarf an den wichtigsten Vitaminen ist nach den Empfehlungen des amerikanischen National Research Council nach der Revision von 1948 folgender:

Vitamin	Minimalbedarf
A	5000 USP Einh.
D	0—400 ,, ,,
B₁	1,2—1,8 mg
B₂	1,5—2 ,,
C	75 ,,

Der Optimalbedarf dürfte wohl vielfach höher liegen, wobei Unterschiede zwischen Männern, Frauen und Kindern bestehen.

Zu den Vitaminen gehört auch im gewissen Sinne das *Cholin* (Zusammenfassendes bei STEPP u. Mitarb.), dem basischen Bestandteil des Lecithins. Es hat
dadurch für den diabetischen Organismus eine erhöhte Bedeutung gewonnen, als
BEST u. Mitarb., SOSKIN, CHAIKOFF u. a. (Lit. bei STEPP u. Mitarb.) fanden, daß
es bei pankreasdiabetischen Tieren die schließlich trotz Insulin tötliche Leberverfettung zu verhindern vermag. MCHENRY u. PATTERSON führen diesen günstigen
Effekt auf die lipotrophische Fähigkeit, d.h. die Bildung der für den Fettransport
notwendigen Phosphatide zurück. Außerdem ist Cholin ein Hauptspender von
Methylgruppen. In dieser Eigenschaft kann es durch Methionin, Lipocaic und
Inosit ersetzt werden.

Die therapeutische Bedeutung des Cholins für den Zuckerkranken, auf die neuerdings JOSLIN aufmerksam machte, ist bisher noch nicht genügend klargestellt.
Ich glaube nicht, daß sie sehr erheblich ist.

Die *Wasserzufuhr* braucht beim Diabetiker im allgemeinen nicht besonders
geregelt zu werden, es sei denn, daß Begleitkrankheiten wie Kreislauf- oder Nierenleiden oder Komplikationen der Insulinbehandlung (Ödeme) besondere Vorschriften verlangen. Das große Flüssigkeitsbedürfnis der nicht oder schlecht behandelten
Diabetiker pflegt fast stets mit dem Verschwinden des Zuckers aus dem Harn
nachzulassen und besteht nur selten als eine schlechte Angewohnheit weiter. Die
Salzfrage ist bei unkomplizierten Zuckerkranken kein Problem, da hier der Bedarf
durch die gewöhnliche diabetische Kost genügend gedeckt ist. Bei Kreislauf-
und Nierenkrankheiten sind natürlich Sonderregelungen notwendig.

Von den Getränken bedarf der *Alkohol* einer Sonderbesprechung. Er besitzt,
abgesehen von dem Werte eines begehrten, anregenden Genußmittels, für den
Zuckerkranken drei große Vorteile, er wird restlos verbrannt, besitzt einen hohen
Brennwert (pro 1 g 7 Calorien) und wirkt häufig antiketogen. Diese besonders
günstigen Eigenschaften machten ihn früher in der Behandlung der schwersten

Diabetesfälle nahezu unentbehrlich, selbst in hochprozentiger Form. Seit der Verwendung des Insulins hat der Alkohol diese Sonderstellung verloren, und die Alkoholfrage ist beim Diabetiker heute die gleiche wie beim Gesunden und Kranken anderer Art geworden. Die individuelle Stellungnahme des Arztes, Liebhabereien und Lebensgewohnheiten des Kranken werden den Ausschlag geben. Ich persönlich habe keine Bedenken, Kranken, die danach verlangen und sonst keine Kontraindikationen bieten, täglich eine halbe Flasche eines leichten, naturreinen, nicht gezuckerten Weines zu gestatten. Da mehr oder weniger große Diäteinschränkungen auf anderen Gebieten sich oft nicht umgehen lassen, sollte man dem Kranken in dieser Frage entgegenkommen, sehr oft auch aus psychischen Gründen.

Hinsichtlich des Bieres liegt die Frage anders, da die meisten Biere 4—5% Kohlenhydrate, vor allem in Form von Malz, enthalten, Exportbiere und besonders zubereitete Arten sogar erheblich mehr. Der Diabetiker darf natürlich auch Bier trinken, aber sein Gehalt muß bei der Zumessung der Gesamtkohlenhydrate mitberücksichtigt werden.

Die Bestrebungen verschiedener Brauereien, ein malzfreies Bier zu liefern, haben nach unseren bisherigen Erfahrungen noch nicht zu einem ganz einwandfreien wohlschmeckenden Getränk geführt. In den Kriegs- und Nachkriegsjahren sind die diesbezüglichen Beimischungen verständlicherweise eingestellt.

Ich verzichte ausdrücklich auf die Wiedergabe von sehr detaillierten Nahrungsmitteltabellen, aus denen Caloriengehalt, Kohlenhydrat- und Eiweißgehalt der einzelnen Nahrungsbestandteile ersichtlich ist, da jeder Arzt, der Zuckerkranke behandelt, eine solche besitzen muß, mindestens diejenige von SCHWENKENBECHER, noch besser die weit ausführlichere und inhaltsreichere von SCHALL. Im übrigen sei auf die Nahrungsmittel-Durchschnittstabelle auf Grund der Angaben des Statistischen Reichsamtes und Reichsgesundheitsamtes (1943) auf S. 145 und die großen Tabellen von H. GLATZEL S. 147 verwiesen.

Ich begnüge mich damit, lediglich drei Tabellen zum Abdruck zu bringen. Tab. 90 aus der der Äquivalenzwert an Kohlenhydraten der wichtigsten Nahrungsmittel im Vergleich zum Brot verzeichnet ist, ferner Tab. 91, in der die wichtigsten Gemüsesorten, geordnet nach ihrem Prozentgehalt an Kohlenhydraten zusammengestellt sind, ferner Tab. 92 mit den entsprechenden Angaben für die wichtigsten Obstarten. Alle aufgeführten Zahlen schwanken je nach Analysen außerordentlich stark und geben nur ungefähre Anhaltspunkte. Ob sie zutreffend sind, muß in jedem Einzelfall besonders geprüft werden.

Solche oder ähnliche Tabellen, die auch in die Hand des Kranken gehören, ermöglichen es dem Arzt und Patienten, sich rasch über den Kohlenhydratgehalt der von ihm begehrten Speisen im Verhältnis zum Brot zu orientieren. Das Brot wird nach dem Vorgang von C. v. NOORDEN in Deutschland und Österreich meist als das wichtigste und beliebteste Kohlenhydrat der Nahrung zur Bezugseinheit gewählt. Es enthält (vgl. die Durchschnittstabelle auf S. 145) im Durchschnitt 10 g Kh, was die Berechnung vereinfacht. Eine solche Gleichwertigkeitstabelle darf aber nicht dem Irrtum Vorschub leisten, als ob qualitativ zwischen Kohlenhydrat und Kohlenhydrat kein Unterschied besteht. Wie die in den einzelnen Nahrungsmitteln enthaltenen Kohlenhydrate chemisch sehr verschiedenartig sind, so wechselt erst recht ihre biologische Wertigkeit. Die Tabelle gibt aus Gründen der Einfachheit nur den Gesamtkohlenhydratgehalt an und sagt nichts über Art und Menge der Einzelformen. Am richtigsten wäre natürlich eine biologische Äquivalenttabelle, aber leider besitzen wir noch keine umfassende in Deutschland, da ihre Aufstellung außerordentlich mühsam ist. Beachtenswerte Ansätze in dieser Richtung liegen von WAGNER u. WARKANY vor, welche als Testobjekt für die biologische Wertigkeit Höhe und Verlauf der Blutzuckerkurve nach Aufnahme der einzelnen

Tabelle 90. *Kohlenhydratgehalt der wichtigsten kohlenhydrathaltigen Nahrungsmittel bezogen auf 20 g Weißbrot = etwa 10 g Kh*

Äquivalenztabelle

1. Stoffe mit geringem Kohlenhydratgehalt*

20 g Weißbrot (= etwa 10 g Kohlenhydrat) entsprechen:

Weiße Bohnen }			Apfelsine (10—12)		100—120 g
Erbsen } getrocknet		25 g	Ananas (8—10)		120—150 g
Linsen } (45—50)			Melone (8)		150 g
Erbsen, frisch, grün (10—12) .		100—120 g	Walderdbeeren }		
Schnittbohnen (5—6)		200—240 g	Wilde Himbeeren } (4—6)		200—300 g
Salatbohnen } jung, grün		75 g	Brombeeren }		
Puffbohnen } (16)			Heidelbeeren }		
Karotten (8)		150 g	Preiselbeeren (2—4)		300—600 g
Weiße Kohlrübe (7)		170 g	Johannisbeeren (7—9).		133—170 g
Große gelbe Rübe } (10)		120 g	Stachelbeeren, reif (6—8) . . .		150—200 g
Teltower Rübe }			Stachelbeeren, unreif (2) . . .		600 g
Schwarzwurzel (12—15). . .		80—120 g	Gartenhimbeeren (6)		200 g
Kohlrabi, jung (4)		300 g	Vollmilch (4,5)		276 g
Topinambur (15 Inulin) . . .		80 g	Süßer Rahm (2,5—3)		400—600 g
Sellerieknollen (10—12) . . .		100—120 g	Saure Milch (4)		300 g
Äpfel } (8—12).		100—150 g	Bayrische Biere (4,5—5) . . .		125—300 g
Birnen }			Naturreine Weine (0,1—0,2)		
Pflaumen (10)		120 g	Deutscher und französischer		
Kirschen, süß (12—14)		85—100 g	Sekt, trocken (0,5)		
Kirschen, sauer (10—12) . . .		100—120 g	Branntweine (0,0)		
Bananen (16—24)		50— 75 g			

2. Kohlenhydratreiche Stoffe

Sojabohne (28)	35,0 g	Pumpernickel (48).	5,0 g
Kakao (30)	40,0 g	Kommisbrot (52)	3,0 g
Mehl von Weizen, Roggen, Gerste,		Roggenbrot }	
Buchweizen, Mais, Grünkorn (70) .	17,0 g	Grahambrot } (50)	26,0 g
Mehl von Hafer	18,0 g	Simonsbrot }	
Mehl von Erbsen, Linsen, Bohnen (55)	22,0 g	Erdnüsse (90); andere Nüsse und Man-	
Stärkemehle (etwa 82)	14,5 g	deln bis (100)% Kh	
Reis (80).	15,0 g	Friedrichsdorfer Zwieback (70) . . .	17,0 g
Gerste (70)	17,0 g	Luftbrötchen (Dr. Theinhardt) (25) .	48,0 g
Hafer (65)	18,0 g	Kartoffeln, Sommer (16—18) . . 66,0—75,0 g
Kastanienmehl (72)	16,0 g	Kartoffeln, Winter (20)	60,0 g
Bananenmehl (76)	16,0 g		

* Eingeklammerte Zahlen geben den Prozentgehalt an Kohlenhydraten wieder.

Tabelle 91. *Kohlenhydratgehalt von Gemüsen*

(a) Gruppe I (b) 1—3%ig 3—5%ig		Gruppe II 10%ig	Gruppe III 15%ig	Gruppe IV 20%ig
Kopfsalat	Tomaten	Stangenbohnen	Grüne Erbsen	Kartoffeln
Gurken	Sprossenkohl	Rüben	Artischocken	Grünkern
Spinat	Kresse	Kohlrabi		Gekochter Reis
Spargel	Blumenkohl	Schoten		Gekochte
Rhabarber	Eierpflanze	Karotten		Makkaroni
Endivien	Grünkohl	Zwiebel		
Sauerampfer	Radieschen	Grüne Erbsen		
Sauerkraut	Lauch	(sehr junge)		
Mangold	Stangen-			
Löwenzahn	bohnen			
Sellerie	Spargelkohl			
Schwämme	Frz. Arti-			
Feldsalat	schocken			
	Wirsing			
	Rotkohl			
	Frische Pilze			

Tabelle 92. *Kohlenhydratgehalt von Obst*

Gruppe I 5% ig	Gruppe II 10% ig	Gruppe III 15% ig	Gruppe IV 20% ig u. mehr
Reife Oliven (20% Fett) Nüsse Citronen Preiselbeeren Rhabarber Himbeeren	Trauben Erdbeeren Aprikosen Pfirsiche Ananas Brombeeren Stachelbeeren Apfelsinen Zwetschen	Johannisbeeren Birnen Äpfel Heidelbeeren Blaubeeren Kirschen Pflaumen (gekocht)	Bananen Feigen (getrocknet)

Nahrungsmittel bei Kindern wählten. Hinsichtlich der Obstarten liegen englische Analysenreihen vor, die LAWRENCE auf Veranlassung der Medical Research Council (Sir W. FLETCHER) anstellte. PIRQUET u. WAGNER bringen in ihrem Buch über die Ernährung des Diabetikers das von ihnen bei Kindern gesammelte Zahlenmaterial. Tab. 94 zeigt die wichtigsten Daten. Die bisherigen Feststellungen zeigen, was auch schon früher bekannt war, daß Traubenzucker und Rohrzucker sich genau so verhalten wie gleiche Mengen von Weißbrot, so daß die besondere Scheu vor Zucker keine volle Berechtigung mehr hat.

Ferner läßt sich den Tabellen entnehmen, daß Weißkraut, Butterkohl, Kopfsalat und Schnittbohnen auf Grund der chemischen Analysezahlen zu hoch, Champignons und andere frische Pilze und vor allem Kartoffeln zu niedrig bewertet werden. Der rein chemische Vergleich vermag auch der Verdaulichkeit, der raschen oder langsamen bzw. der totalen oder partiellen Aufspaltung und Resorption, die zum Teil von rein physikalischen Faktoren abhängt, in keiner Weise Rechnung zu tragen. Bei der biologischen Auswertung spielen natürlich auch individuelle Faktoren eine große Rolle.

Eine ähnliche biologische Wertigkeitstabelle für Obst bei Erwachsenen hat ATHANASIOU auf meine Veranlassung auf Grund eines sehr großen Untersuchungsmaterials meiner früheren Klinik aufgestellt (vgl. Tab. 93).

Tabelle 93. *Der Gehalt der verschiedenen Obstarten an verwertbaren Kohlenhydraten bei biologischer Prüfung*

Unterabteilungen nach biologischer Wertigkeit	Gruppe I Früchte bis 5% Kh	Gruppe II Früchte bis 5—8% Kh	Gruppe III Früchte bis 8—10% Kh	Gruppe IV Früchte bis 10—15% Kh	Gruppe V Früchte bis 15—20% Kh
I (am günstigsten) erlaubt etwa 1½ fache Menge	Äpfel (gekocht) Brombeeren	Haselnüsse Mandeln Pfirsiche (roh)	Erdnüsse Reineclauden (roh)		
II (mittelmäßig günstig) erlaubt einfache Menge	roh: Erdbeeren Heidelbeeren Aprikosen gekocht: Reineclauden, Himbeeren	Birnen Äpfel (roh) Kirschen (gekocht)	Trauben	Pflaumen (gekocht)	Bananen
III (wenig günstig) erlaubt etwa halbe Menge	Johannisbeeren (gekocht) Aprikosen Zwetschen	Kirschen	Aprikosen (getrocknet, gekocht) Ananas	Pfirsiche (getrocknet, gekocht)	Feigen (getrocknet, gekocht)

Nach MORI u. SEIKICHI beeinflussen Gemüse unter 5% (besonders Tomaten und Spinat) den Blutzucker fast gar nicht, können sogar eine Reishyperglykämie herabsetzen. Am ungünstigsten sind nach MOSKOWITZ die Erbsen.

Die beiden Tab. 93 u. 94 sind nur der Anfang einer systematischen Wertigkeitsprüfung. Sie muß auf eine sehr breite Basis gestellt werden, um praktisch nutzbar zu sein. Vorläufig bleibt nichts anderes übrig, als beim jeweiligen Kranken die von ihm gewünschte Nahrung auszuprobieren, und das ist wohl auch stets der beste Weg.

Tabelle 94. *Biologische Auswertung von Gemüsen bei Diabetikern*
(nach WAGNER *u.* WARKANY*)*

Nahrungsmittel	Absolute Menge in g	Äquivalent zu Semmel in g	Verwendete Menge an Butter, Fett oder Öl in g	Kohlenhydrate total % (prozent. Anteil an Brennwert des Nahrungsmittels)	Höhe der Blutzuckerkurve in mm	Höhe der Kurve auf 20 g Semmel gebracht in mm
Semmel	20	—	—	90	71	71
Semmel	20	—	—	90	57	57
Semmel	20	—	34 B	90	66	66
Semmel	10	—	—	90	38	76
Traubenzucker . . .	12	20	—	100	48	48
Rohrzucker	12	20	—	100	57	57
Apfel	80	20	—	97	48	48
Spinat	400	20	24 F	43	36	36
Rosenkohl	316	20	11 B	59	41	41
Weißkraut	286	20	7,2 F	69	18	18
Butterkohl	200	20	6,8 B	64	20	20
Kopfsalat.	334	10	10 Öl	49	9	18
Schnittbohnen . . .	218	20	9,3 B	68	20	20
Gurke, frisch	316	10	5,5 Öl	64	30	60
Tomaten, frisch . . .	176	10	3,5 Öl	77	27	54
Champignon, frisch .	206	10	14 B	40	33	66
Kartoffeln	60	20	10 B	90	81	81
Mohrrüben	138	20	10 F	85	25	25
Kohlrüben	100	10	roh gegessen	81	35	70

Es lassen sich fünf Gruppen von kohlenhydrathaltigen Nahrungsmitteln für den Diabetiker unterscheiden, so daß wie auf der Tab. 97 dafür getrennte Angaben zu machen sind: 1. Brot bzw. Zucker und Mehle, 2. Milch, 3. Kartoffeln, 4. Gemüse und 5. Obst. Zur Not können der Einfachheit halber die Gruppen 1—3 auch in eine zusammengezogen werden, doch zeigt die Erfahrung, daß auch innerhalb dieser Gruppen bei manchen Kranken 1 g chemisch bestimmter Kohlenhydrate nicht die gleiche biologische Wertigkeit besitzt. Bei der Durchsicht der verschiedenen Brotarten ist ersichtlich, daß ganz entgegen einer bei Patienten und leider zum Teil auch bei Ärzten weit verbreiteten, verhängnisvollen Meinung die groben Brotarten, vor allem das Grahambrot, annähernd den gleichen Kh-Gehalt haben wie Weißbrot. Ihr Vorteil besteht nur darin, daß sie langsamer und weniger vollständig im Darm aufgespalten werden und daher in der Zeiteinheit den Kh-Stoffwechsel weniger belasten als Semmel oder Zucker.

Die Gemüse und Obstarten erhalten dadurch eine Sonderstellung, daß hier neben den gewöhnlichen Mono-, Di- und Polysacchariden noch zahlreiche kohlenhydratähnliche Stoffe wie Pentosane, Lignine, Pektinstoffe, Inulin usw. vorhanden sind und daß diese Körper sehr oft von sehr festen, zum Teil schwer oder gar nicht verdaulichen Gerüstsubstanzen (z. B. Cellulose) umgeben und eingehüllt sind, so daß die Resorption sich in die Länge zieht, was die intermediäre Verwertung natürlich günstiger gestaltet.

Wie die erforderlichen bzw. erlaubten Kohlenhydratmengen auf die einzelnen Gruppen verteilt werden, hängt von der jeweiligen Toleranz einerseits, den Nahrungsbedürfnissen, den Liebhabereien und Geschmackverhältnissen der Kranken andererseits ab. Bei dem ausgesprochenen Brothunger fast aller Zuckerkranken wird man versuchen, hier weitmöglichst entgegenzukommen und das Defizit mit Gemüse- und eventuell Obstkohlenhydraten zu decken, indem je nach Größe des Appetits und Sättigungsbedürfnisses solche mit hohem oder niedrigem Kohlenhydratgehalt (vgl. Tab. 90) gewählt und empfohlen werden. In leichten Fällen und zum Teil sogar in mittelschweren genügt es, wenn den Kranken nur für die ersten drei Gruppen genaue quantitative Vorschriften gegeben werden und im übrigen hinsichtlich der Gemüse ohne Notwendigkeit der Wägung die 5%igen Gemüsearten empfohlen werden. Für das Obst sind quantitative Angaben allerdings meist unerläßlich.

Unter den Gemüsen müssen einzelne Wurzelgebilde wie Helianthus und Topinambur (Erdartischocke) gesondert besprochen werden, da sie ein ihnen eigentümliches Kohlenhydrat, das Inulin, in hohem Prozentsatz (10—20%) enthalten. Inulin ist ein Polysaccharid der Fructose und wird wie die letztere Zuckerart zweifellos von den Diabetikern besser vertragen als die gewöhnlicher Stärke. Daher hat vor allem H. STRAUSS (cit. bei E. GRAFE) diese Gemüse ganz besonders empfohlen. Nach Untersuchungen von OKEY steigert es den respiratorischen Quotienten und wirkt nach CARPENTER u. ROOT weit weniger auf Hyperglykämie und Glykosurie als die gleiche Kh-Menge in Kartoffeln. Längere Darreichung des an und für sich wohlschmeckenden Gemüses stößt wegen des eigenartig weichlichen Geschmackes bei den meisten Patienten auf Schwierigkeiten. Über die Verwendung des reinen Inulins als Mehl wechseln die Erfahrungen.

Recht zahlreich sind die *Ersatzwaren* für Brot bzw. Mehl. Sie enthalten fast sämtlich viel Eiweiß und wenig Kohlenhydrate. Die Mehle verlieren bei Kohlenhydratgehalt unter 10% vielfach ihre Backfähigkeit. Unter den besonders kohlenhydratarmen (1—3%) Brotersatzgebäcken seien die Diabetikerbiskuits von Ch. Singer, Basel sowie Huntley & Palmers genannt. Sie sind aber auf die Dauer nur mit starkem Aufstrich von Butter und Belag von Fleisch, Käse, Pasteten usw. verwendbar.

Je besser und brotähnlicher der Geschmack, um so größer meist der Gehalt an Kohlenhydraten. Im ganzen sollte man nur solche Backwaren empfehlen, die von erstklassigen Firmen wie z. B. Rademann-Frankfurt und Theinhardt-Cannstatt in Deutschland, den Hammerbrotwerken in Wien, von Huntley & Palmers, Callard & Co. in England, von Lister brothers in Amerika angefertigt sind und mit genauen, von zuverlässigen Chemikern durchgeführten Analysen versehen sind.

Die Erfahrung hat gezeigt, daß auf die Dauer nur wenige Diabetiker wirklich kohlenhydratarme Backwaren nehmen. Dasselbe gilt für die schwer schmackhaft herzustellenden sogenannten Luftbrote, die v. NOORDEN zuerst verwandte. Hier sind vor allem die in die Tabelle aufgenommenen Luftbrotbriketts von Theinhardt sehr empfehlenswert. Immerhin enthalten auch sie noch 22—25% Kohlenhydrate. Bezüglich weiterer Angaben sei auf die großen Erfahrungen von v. NOORDEN u. ISAAC verwiesen sowie die wertvolle Zusammenstellung zum Teil neuer Analysen und neuer Präparate von STÜBER aus dem chemischen Institut des Hauptgesundheitsamtes der Stadt Berlin.

Zum Schluß seien noch die Sojabohne und die daraus hergestellten Präparate erwähnt. Die Sojabohne enthält nur 28% Kh neben 33% Eiweiß und 17% Fett, das Sojavollmehl 24,3% Kh bei 42,5% Eiweiß, 19,9% Fett und 459 Cal.

C. v. NOORDEN u. LAMPÉ haben zuerst über günstige Erfahrungen bei Zucker-kranken berichtet. Auf Anregung von BECKER u. SCHELLONG sind später von der Konservenfabrik Helvetia in Groß-Gerau und den Hammerbrotwerken in Wien geeignete Sojapräparate hergestellt worden.

Im ganzen haben alle diese Ersatzbackwaren heute in der Insulinära nur noch untergeordnete Bedeutung, da sie aus wirtschaftlichen und Geschmacksgründen immer nur für einen kleinen Patientenkreis in Betracht kommen.

ββ) Die Durchführung der diätetischen Behandlung im einzelnen bei leichten Fällen (ohne Insulin)

Bei der Schilderung des Ganges der Behandlung in praxi kann es sich natürlich nur darum handeln, eine unkomplizierte Durchschnittsform der Erkrankung als Muster zu nehmen, wenn auch die leitenden Gesichtspunkte generelle Bedeutung haben. Ich schildere das Vorgehen, wie es sich mir am meisten bewährt hat, ohne damit behaupten zu wollen, daß andere Verfahren nicht das gleiche leisten.

Die diätetische Behandlung zerfällt in vier, aneinander sich anschließende Abschnitte:

1. Die Beseitigung von Zucker und Acetonkörpern sowie die Senkung des Blutzuckers,

2. Die Toleranzbestimmung und den Aufbau der Diät,

3. Die Festsetzung und Ausprobierung der Dauerdiät,

4. Die Durchführung der Dauerdiät.

Die beiden ersten Abschnitte sind die schwierigsten und zugleich wichtigsten. Sofern es sich um besonders leichte Fälle und sehr zuverlässige Patienten handelt und Ärzte, die Zeit haben, täglich ihre Anordnungen zu machen und die notwen-digen Untersuchungen durchzuführen, kann die Behandlung in diesen Abschnitten auch zu Hause durchgeführt werden. In allen anderen Fällen ist eine Aufnahme in ein Krankenhaus wünschenswert. Nach durchschnittlich 2—3 Wochen kann der Kranke zur Durchführung und Überwachung der Dauerdiät (4. Teil) wieder seinem Hausarzte übergeben werden.

Die erste Aufgabe bei einem neu in die Behandlung tretenden Diabetiker ist die Beseitigung des Zuckers bzw. einer eventuell vorhandenen Ketonurie. Sie ist um so dankbarer, je kürzer die Krankheit besteht und je weniger sie vorbehandelt ist. Die Diät des ersten Behandlungstages hat sich an Art und Menge der Nahrung der Vortage anzulehnen, auch wenn diese noch so unzweckmäßig war. Es wäre ein Kunstfehler, aus dem Bestreben heraus, rasch und energisch vorwärtszukommen, schon am ersten Tage rigorose Diäteinschränkungen vorzunehmen, d. h. Brot, Milch und Zucker ganz zu streichen oder auf ganz niedrige Mengen herabzusetzen. Manch Zuckerkranker hat solch forsches Vorgehen früher vor der Entdeckung des Insulins mit dem tödlichen Koma bezahlen müssen, aber auch heute darf man solche gefährlichen Zustände nicht heraufbeschwören. Daher muß in solchen Fällen der Kohlenhydratgehalt der Kost bei etwas erniedrigtem Calorien- und Eiweiß-gehalt (etwa 0,5 g pro kg) langsam täglich um etwa 25—50 g abgebaut werden.

Hatte der Kranke vor Eintritt in die Behandlung keinerlei Diät eingehalten oder höchstens auf den Zucker verzichtet, so beginnt man am zweiten Behandlungstage am besten mit einer annähernd calorisch ausreichenden Kost mit einem Kohlen-hydratgehalt von 50—60 g in Brot und Milch und etwa der gleichen Menge in Form von Gemüsen. War die Diät vorher schon stärker eingeschränkt und sind darüber zuverlässige Angaben zu erhalten, so kann auf die frühere Diät herabgegangen werden. Soweit nicht ganz besondere Verhältnisse vorliegen, sollte man, um keine Zeit zu verlieren, nicht mit einer Steigerung gegenüber der Vordiät beginnen.

Am Morgen nach dem Eintritt in die Behandlung sollte, wenn irgend möglich, der Blutzucker nüchtern bestimmt werden, um einen weiteren Anhaltspunkt über die Stoffwechsellage zu erhalten. Wenn auch die prognostische Bedeutung hoher Werte (über 0,25% nach PETRÉN) vielfach überschätzt wird, so tragen doch die Blutzuckerwerte bei der mehrfach betonten Diskrepanz zwischen Blut- und Harnzucker oft sehr wesentlich zur Beurteilung der Gesamtlage und der daraus zu ziehenden therapeutischen Konsequenzen bei. Insbesondere muß man sich immer vergegenwärtigen, daß für den ungestörten Ablauf der Lebensvorgänge nicht der im Harn ausgeschiedene, sondern der im Blute kreisende Zucker maßgebend ist. Sollte sich ein Wert von 0,3% oder darüber herausstellen, so führt erfahrungsgemäß die diätetische Behandlung in der Regel allein nicht zum Ziele. Das gleiche ist der Fall, wenn auch bei einer zweiten Bestimmung nach Einleitung des Entzuckerungsverfahrens der Blutzucker ohne gleichzeitige Nieren- oder Gefäßerkrankung hoch (um etwa 0,2% und darüber) bleibt. Auch dann liegt die mittelschwere oder schwere insulinbedürftige Form der Krankheit vor.

In allen anderen Fällen kann die diätetische Behandlung allein eingeleitet werden. Dabei ist die Kenntnis der Kohlenhydratbilanz, d. h. der gesamten Kohlenhydratein- und -ausfuhr für jeden Tag, zumal in den ersten Tagen, notwendige Voraussetzung. Dem Kranken sind auf Grund der Nahrungsmitteltabellen präzise quantitative Angaben über Art und Menge der Nahrung, vor allem den Gehalt an Kohlenhydraten zu machen. Die angegebenen Mengen müssen vom Kranken bzw. seiner Umgebung gewissenhaft abgewogen werden, nur in ganz leichten Fällen mit wenigen Gramm Zucker im Harn können die Wägungen auf Brot, Milch und die anderen an Kohlenhydraten hochprozentigen Cerealien beschränkt werden. Die Zucker- und Acetonuntersuchungen werden im Gesamturin von 24 Std (7—7 Uhr), besser noch im Anfang im Tag- und Nachturin (7—21, 21—7 Uhr), getrennt vorgenommen. Während in der Praxis für die Aceton- und Acetessigsäurebeurteilung meist der stärkere oder schwächere Ausfall der betreffenden Proben genügt, muß Zucker stets quantitativ bestimmt werden, am einfachsten durch Polarisation, die allerdings bei starker Acidose durch Linksdrehung der β-Oxybuttersäure zu niedrige Werte anzeigt. Die Angaben über Menge und Zusammensetzung der Kost sowie das Ergebnis der laufenden Urinuntersuchungen werden zweckmäßig in eine Tabelle eingetragen, wofür Tab. 95 auf S. 746/47 ein Beispiel gibt. Stärkere und vor allem hartnäckige Acidose ist stets das Zeichen einer schweren Erkrankung. Solche Fälle scheiden daher an dieser Stelle für unsere Betrachtung aus. Anders dagegen sind geringgradige, vorübergehende Acetonurien zu bewerten, die bei stärkerer Entziehung der Kohlenhydrate zwecks Entzuckerung oft auftreten und beim Aufbau der Kost wieder rasch verschwinden. In solchen Fällen besteht keine Notwendigkeit zur Insulinbehandlung.

Die Entscheidung über die tägliche Diätfestsetzung hängt in den ersten Behandlungstagen — und das gilt für die ganze initiale Therapie — von dem Ergebnisse der Harnuntersuchungen ab. Bei der Fülle von Möglichkeiten läßt sich ein starres Programm nicht geben. Die anfangs ständig wechselnde Stoffwechsellage kann den Arzt jeden Morgen zu neuen Änderungen der Diät zwingen. Diese immer neue Anpassung an die Situation erschwert die Therapie gerade dieser Krankheit, macht sie aber andererseits auch besonders reizvoll. Will man sich die Sache vereinfachen und liebt man auch hier einen gewissen Schematismus, so kann man in sehr leichten Fällen schon am 3. oder 4. Tag zur *Standardkost* übergehen. Ich verstehe darunter eine Kost, welche den Caloriengehalt völlig deckt, 100 g Kohlenhydrate (zur einen Hälfte in Brot—Milch—Kartoffeln, zur anderen in Gemüse und Obst) und 1 g Gesamteiweiß pro Kilogramm (davon $^1/_2$—$^2/_3$ in animalischer Form), Fett bis zur Deckung des Calorienbedarfs enthält.

Diese Kost behält man zunächst bei und sieht, wie der Kranke darauf reagiert. Scheidet er Zucker bzw. Acetonkörper aus, so ist die Krankheit nicht mehr als leicht anzusehen und eine Insulintherapie einzuleiten. Andernfalls ist in der gleich noch zu besprechenden Weise die Toleranz festzustellen und darauf die Dauerdiät aufzubauen. Dieses Vorgehen, das der praktische Arzt oft vorziehen wird, hat wie jeder Schematismus den großen Vorzug der Einfachheit, indem wenigstens für mehrere Tage (etwa 6—8) die Kost stabilisiert wird, auf der anderen Seite verzichtet es aber auf eine weitgehende Entlastung des Kohlenhydrathaushaltes und damit oft auf eine Steigerung der Toleranz. Bis zu einem gewissen Grade kann auch diesem Faktor Rechnung getragen werden, wenn man vor die Standardkost zwei Gemüsetage einschiebt. v. NOORDEN hat sie zuerst systematisch in die Diabetes-behandlung eingeführt und gibt dafür folgende Anordnungen, die ich nur wenig modifiziert habe:

Kaffee, Tee oder Rahm; nach Wunsch Saccharin.

Fleischbrühe, Gemüsebouillon.

Vier ganze Hühnereier, sechs Eidotter.

Gemüse mit 1—5% Kohlenhydraten: vgl. Tab. 91.

Butter, Knochenmark, Pflanzenöl, nicht durchwachsener Speck, Citrone, Citronensäure.

Wein, Kognak nach besonderer Vorschrift.

Caloriengehalt: höchsten 20 Bruttocalorien pro Körperkilo.

Als Gemüsetag kommt im allgemeinen bei diesem schematischen Vorgehen frühestens der vierte Behandlungstag in Betracht. Sollte sich zeigen, daß noch am zweiten Gemüsetag Zucker- und Acetonkörper vorhanden sind, so muß der Kranke für die rein diätetische Behandlung ausscheiden.

Ein Beispiel für diesen schematischen Gang der Behandlung bei einem leichten Diabetiker gibt Tabelle 95 auf S. 744.

Sie beweist gleichzeitig, wie günstig sich der Blutzucker gestalten kann. Da jedoch die Glykosurie bei der Standardkost nicht ganz verschwand, mußte am 10. Behandlungstage noch einmal ein Gemüsetag eingeschoben werden.

Während für den praktischen Arzt dieser schematische Weg bei ambulanter Behandlung seine großen Vorteile bietet, zieht man bei stationärer Unterbringung des Kranken einen allmählichen Aufbau der Diät nach Erreichung von Harn- und Acidosefreiheit, die in den hier allein interessierenden leichten Fällen gewöhnlich schon am 3. oder 4. Behandlungstage erreicht wird, in der Regel vor. Als Einleitung empfiehlt sich auch hier sehr ein Gemüsetag der oben beschriebenen Form. Am folgenden Tag wird die Calorienzufuhr ausreichend gestaltet, $^1/_2$—$^2/_3$ des Kohlenhydratbedarfs mit Gemüse gedeckt und 25 g in Form von Brot und Milch. Unter genauer täglicher Kontrolle des Harns und des Blutzuckers, der am besten zweimal wöchentlich nüchtern bestimmt wird, werden dann je nach der Stoffwechsellage täglich 20—25 g Brot (entsprechend 10—15 g Kh) zugelegt bis zur Höhe der Standardkost, bei der die beiden Arten des Vorgehens, das schematische und das individuelle sich vereinigen.

Bleibt auch auf diesem Punkte Zucker- und Acidosefreiheit bestehen und der Blutzucker niedrig (max. 0,15% morgens nüchtern bei nichtkomplizierten Fällen), so muß sich die Diät in jedem Falle langsam unter täglicher Erhöhung der Kohlenhydratzufuhr um 10—20 g bis zur Toleranzgrenze vorwärtstasten. PETRÉN hat diesen oft täglichen Wechsel der Diät, wie sie in Deutschland und zum Teil auch in Amerika üblich ist, getadelt und empfiehlt ein weit langsameres Vorgehen, indem er oft nur pro Woche die Kohlenhydratzufuhr um 10—20 g Brot erhöht, ein Vorgehen, das heute aus vielen Gründen nicht mehr in Betracht kommt. Es ist auch zu mühsam, zeitraubend und vor allem nicht notwendig.

Tabelle 95. *Beispiel für diätetische Behandlung eines*

Datum	Gewicht kg	g Kh in Brot (Menge)	Kh in Kartoffel (Menge)	Kh in Milch (Menge)	Kh in Gemüse	Extra Kh	Gesamt Kh	Eiweiß animal	Gesamt-Eiweiß	Fett g	Alkohol	Besondere Zulagen	Brutto Calorien	Blut-zucker %
23.—24.4					Nacht (keine Nahrungsaufnahme)									
24.—25.4.	70,5	30	20	9,4	21,2	—	80,6	27,5	33,7	111	—	—	1510	0,187
25.—26.4.		15	—	4,7	30,5	—	50,2	26,6	33,8	126	—	—	1517	
26.—27.4.		—	—	—	30,7	—	30,7	—	20,3	87	—	—	1023	0,178
27.—28.4.	70	—	—	—	40,2	—	40,2	40,3	49,8	89	—	—	1196	
28.—29.4.		30	20	9,4	47,8	—	107,2	57	64,5	87	—	—	1521	
29.—30.4.		30	20	9,4	47,4	—	106,8	56,1	75,6	77	—	—	1468	
30.4.—1.5.		30	20	9,4	45,3	—	104,7	56,4	66,4	118	—	—	1800	0,099
1.5.—2.5.	70	30	20	9,4	44,6	—	104	55,7	70,6	120	—	—	1836	
2.—3.5.		—	—	—	30,5	—	30,5	—	25,0	88	—	—	1050	
3.—4.5.		30	20	9,4	38,5	—	97,9	50,2	63,5	109	—	—	1680	
4.—5.5.	70	30	20	9,4	45,1	—	104,5	60,8	75,2	119	—	—	1850	0,105

Die Toleranzgrenze ist dann erreicht, wenn bei einem bestimmten Kohlen-hydratgehalt der Nahrung eben etwas Zucker im Urin erscheint oder der Blut-zucker zu steigen beginnt. Dieser Punkt liegt beim leichten Diabetiker sehr ver-schieden hoch, aber stets höher als bei 100 g Kohlenhydrat in der Nahrung. Man muß versuchen, ihn eventuell durch eingeschobene Gemüsetage noch zu erhöhen bis auf etwa 200 g. Gelingt das nicht, so ist Insulin erforderlich.

Die Toleranzbestimmung bildet den Abschluß des zweiten Abschnittes der diätetischen Behandlung und gleichzeitig die Grundlage für die folgenden Auf-gaben, die Festsetzung und Durchführung der *Dauerdiät* in den leichten Fällen.

Diese Diät, welche der Kranke zu Hause beibehalten soll, muß auf seine indivi-duellen Bedürfnisse, vor allem auf seinen Bedarf während seiner Arbeit zugeschnit-ten sein, und zwar für Wochen hinaus. Die Dauerdiät muß so eingerichtet werden, daß sie ohne Schwierigkeiten zu Hause durchgeführt werden kann, den Status quo garantiert und auch kleinere Schwankungen der Stoffwechsellage berücksichtigt. Leider wird oft auch in Krankenhäusern der Fehler gemacht, daß die Zuckerkran-ken mit einer Diät entlassen werden, die sich zwar für einen kurzen Klinikaufent-halt eignet, draußen im Leben aber ganz unzureichend ist. Schon aus diesem Grunde darf weder der Kohlenhydrat- noch der Caloriengehalt der Toleranznah-rung einfach in die Dauerdiät übernommen werden. Der Caloriengehalt muß auf die Größe des Arbeitsbedarfes gebracht werden, d. h. unter Umständen bis auf 50 Cal pro Kilogramm. Der Kohlenhydratgehalt bleibt am besten 20% unter dem Toleranzwert und ist unter möglichster Berücksichtigung der Wünsche des Kranken hinsichtlich seiner Zusammensetzung im einzelnen (Verteilung auf Milch, Brot, Kartoffeln, andere Cerealien, Gemüse und Obst) auszuprobieren. Wenn irgend möglich, sollten auch in diesem Stadium neben den täglichen Urinkon-trollen zweimal wöchentlich Blutzuckerbestimmungen vorgenommen werden. Ein Ansteigen des Blutzuckers ist oft das erste Zeichen einer Überbelastung des Kohlenhydrathaushaltes, die sich bei der Dauerdiät erst recht verhängnisvoll aus-wirken würde. Im Zweifelsfalle geht man immer den vorsichtigeren und richtigeren Weg, wenn man die gestattete Kohlenhydratmenge etwas zu niedrig wählt. Die Ausprobierung der Dauerkost beansprucht in der Regel 5—7 Tage, wenn sie vielseitig und gewissenhaft ausgeführt wird. Gleichzeitig muß der Kranke sich körperlich betätigen.

JOSLIN u. Mitarb. (Z) setzen frisch Erkrankte sofort auf eine Standarddiät mit 600 Cal, 150 g Kh, 70 g Eiweiß und 80 g Fett.

leichten Diabetikers mit Standardkost vom 5. Tage ab

Menge	Spez. Gewicht	Reaktion	Eiweiß	% Zucker	Gesamt-Zucker g	Aceton	Acetessig-säure	Gesamt-Aceton-Körper	Kh-Bilanz	Insulin-menge (Einh.)	Andere Medika-mente	Bemer-kungen
						Urin						
800	1032	s	0	4,0	32	Spur	0	—	—	—	—	—
1000	1032	,,	0	3,7	37,0	—	0	—	+ 43,6	keine	keine	keine
1000	1032	,,	0	2,7	27,0	+	0	—	+ 23,2	,,	,,	,,
500	1033	,,	0	9,8	4,0	Spur	Spur	—	+ 26,7	,,	,,	,,
600	1035	,,	0	Spur	—	+	0	—	+ 40,2	,,	,,	,,
800	1027	,,	0	0,7	5,6	Spur	0	—	+101,6	,,	,,	,,
600	1031	,,	0	1,3	4,8	,,	0	—	+102,0	,,	,,	,,
700	1030	,,	0	1,4	9,8	,,	0	—	+ 94,9	,,	,,	,,
800	1026	,,	0	1,0	8,0	,,	0	—	+ 96	,,	,,	,,
900	1024	,,	0	0	—	,,	0	—	+ 30,5	,,	,,	,,
1000	1023	,,	0	0	—	0	0	—	+ 97,9	,,	,,	,,
1100	1023	,,	0	0	—	0	0	—	+104,5	,,	,,	,,

Ihre Zusammensetzung, Darreichung und Berechnung ist aus folgender Tabelle 96 ohne weiteres ersichtlich:

Tabelle 96. *Basale diabetische Standarddiät nach* JOSLIN *(etwas gekürzt)*

Nahrungs-mittel	Gewicht in g	tägliche Portionen	Gesamtgehalt		
			Kh g	Eiweiß g	Fett g
Brot	3 × 30	3	54	9	—
Hafermehl.	1 × 30 (trocken)	1	20	5	2
Orangen.	3 × 150	3	45	—	—
Gemüse (3—5%ig) .	4 × 150	4	20	10	—
Milch	1 × 120	1	6	4	4
Creme (20%). . . .	1 × 120	1	4	4	24
Eier	1 × 60	1	—	6	6
Fleisch	2 × 60	2	—	32	20
Butter	3 × 10	3	—	—	25

Gesamtmenge an Nährstoffen etwa Kh 150 g, Eiweiß 70 g, Fett 80 g,

Calorien pro 1 g   4 Cal   4 Cal   9 Cal

Totalcalorien: 600 Cal   +   280 Cal   +   720 Cal

= 1600 Totalcalorien.

Diese Zusammensetzung ist natürlich auf amerikanische Verhältnisse zugeschnitten. Der Deutsche vermißt die Kartoffeln und kennt meist den ausgezeichneten amerikanischen Creme nicht. Die große darin enthaltene Fettmenge von 24 g läßt sich natürlich ohne weiteres auch als reine Butter (= 54 g Butter im ganzen) verabreichen.

Wird der Kranke mit dieser Standardkost nicht in wenigen Tagen in seinem Kh-Stoffwechsel normalisiert, so wird sofort zum Insulin gegriffen. Ist er regulisiert, so wird die Diät weiter aufgebaut bis zu einer Dauerkost mit 150—180 g Kh, 82—90 g Eiweiß und 97—100 g Fett und 30 Cal pro kg Sollgewicht. Für die häusliche Weiterbehandlung ist diese Kost um 10 g unter den erreichten Toleranzwert zu kürzen. Während der ganzen klinischen Behandlung müssen die Kranken Muskelarbeit verrichten.

Im Gegensatz zu v. NOORDEN verzichten also JOSLIN u. Mitarb. auf eine initiale Entlastung des Kh-Stoffwechsels und sind sehr rasch mit dem Insulin bei der Hand.

Hinsichtlich der Verfahren von UMBER, FALTA, BÜRGER, BERTRAM, DEPISCH u. a. sei auf die Darstellung dieser Autoren (Z) verwiesen.

Während der Behandlung und erst recht bei deren Abschluß muß der Kranke über die Natur der Krankheit, den Zweck der Diätverordnungen und die Notwendigkeit strikter Befolgung aufgeklärt werden. Besonders gut eignen sich dafür das Verordnungsbüchlein von v. NOORDEN u. ISAAC sowie die Wegweiser für Zuckerkranke von BERTRAM u. MELLINGHOFF. Die Diätvorschriften müssen dem Kranken schriftlich in quantitativen Angaben mitgegeben werden. Sehr zweckmäßig ist dafür die Tab. 97 (S. 747), in welche die entsprechenden Einträge vorzunehmen sind. In sehr leichten Fällen genügen Wägungen bzw. Messungen der am stärksten glykosurisch wirkenden Nahrungsmittel, Zucker, Brot, Milch, Obst, Kartoffeln, hinsichtlich der Gemüse genügen meist Hinweise auf die 1—5% Sorten ohne Gewichtsangaben, die hier in der Regel ja doch nicht eingehalten werden. Für das animalische Eiweiß wird man auch lieber die Mengen für Eier und Fleisch angeben. Die Angaben müssen so gemacht werden, daß sie leicht befolgt werden können. Zwecklos sind natürlich Vorschriften über den Caloriengehalt der Nahrung, weil kaum ein Diabetiker das nachrechnen wird. Hier kann man meist dem feinen Regulativ des Appetits vertrauen, von besonderen Fällen wie bei Fettsüchtigen, Herzkranken usw. abgesehen, und es genügt die fortlaufende Gewichtskontrolle, alle 6—8 Tage. In allen nicht ganz leichten Fällen, vor allem auch bei nicht ganz zuverlässigen Kranken sind einmal wöchentlich eingeschobene Gemüsetage der beschriebenen Art zur Sicherheit und Entlastung sehr zweckmäßig.

Schließlich sollte jeder Diabetiker mit seinen möglichst individuell gehaltenen Vorschriften eine Äquivalent- und Gemüse-Obst-Tabelle (Tab. 90) angegebenen Art mitbekommen, damit er eventuell selbst innerhalb des ihm gestatteten Kohlenhydratrahmens Verschiebungen vornehmen kann.

Die Durchführung der Dauerdiät zu Hause ist Sache des Kranken, ihre Überwachung im allgemeinen Aufgabe des praktischen Arztes, der sich gewöhnlich mit ein- bis zweimaligen Urinuntersuchungen in der Woche und mindestens einmaliger Nüchternblutzuckerbestimmung begnügen wird. Sie sind unerläßlich, einmal weil die Zuverlässigkeit und Sorgfalt vieler Patienten leider oft sehr zu wünschen übrig läßt, und dann, weil im Laufe von Wochen und Monaten unter dem Einflusse der verschiedenartigsten Faktoren (Beruf, Familie usw.) Schwankungen der Stoffwechsellage vorkommen können, deren Ausgleich der Dauerkost nicht mehr gelingt. Besonders gefährlich sind in dieser Richtung interkurrente Krankheiten zumal infektiöser Natur und schwere seelische Erschütterungen. In solchen Zeiten ist der Urin häufiger zu untersuchen und eventuell die Dauerkost entsprechend zu korrigieren. In allen nicht ganz leichten Fällen empfiehlt sich im Abstande von $\frac{1}{2}$ Jahr eine Neueinstellung der Dauerkost, die gleichzeitig über den Stand der Pankreasfunktion Auskunft gibt. Oft ergibt sich eine Toleranzsteigerung für die Kohlenhydrate als Ausdruck der Erholung der LANGERHANSschen Inseln. Nur selten aber wird man in der Lage sein, die Rückkehr zur gewöhnlichen Kost zu gestatten. Selbst in sehr günstig verlaufenen Fällen tut man gut, die Gesamtkohlenhydrate mit 250 g zu limitieren.

γγ) Besondere Diätregime

Im letzten Abschnitt ist der Gang der diätetischen Behandlung von Diabetikern leichter Art in seiner einfachsten Form unter Verwendung der gewöhnlichen Nahrungsmittel in möglichster Anlehnung an die gewöhnliche Kost geschildert. Die isolierte diätetische Behandlung ist heute viel einfacher geworden als früher, weil sie sich nur auf die leichten Fälle beschränkt. Die großen Schwierigkeiten, mit denen sie vor der Entdeckung des Insulins in mittleren und schweren Fällen zu kämpfen hatte, haben vielfach das Bedürfnis gezeigt, besondere Kostformen herauszuarbeiten und calorienhaltige Ersatzstoffe für Zucker und andere wichtige Kohlenhydrate der Nahrung herzustellen. Wenn ihre Bedeutung auch durch die Entdeckung des Insulins weitgehend verringert ist, so haben sie doch auch heute

Tabelle 97. *Schema der ärztlichen Verordnungen für die Dauerkost zu Hause*

Ärztliche Verordnungen
für

....

Alter.. Größe .... Gewicht..

Nahrungsbedarf.................Calorien

Nahrungsmittel bzw. Medikamente	1. Tag				2. Tag				3. Tag			
	Früh-stück	Mit-tag-essen	Nach-mit-tag	Abend-essen	Früh-stück	Mit-tag-essen	Nach-mit-tag	Abend-essen	Früh-stück	Mit-tag-essen	Nach-mit-tag	Abend-essen
1. Brot oder Brötchen												
2. Kartoffeln												
3. Reis, Grieß, Hafer, Mondamin usw.												
4. Milch												
5. Rahm												
6. Eier												
7. Fleisch, Fisch, Wurst, Geflügel usw.												
8. Gemüse Gruppe:												
9. Obst Gruppe:												
10. Fett												
11. Getränke Wein, Kognak, Bier												
12. Besondere Zulagen												
13. Medikamente Insulin:												

Sonstige Verordnungen:

noch eine gewisse Daseinsberechtigung, auch für die Ernährung von Leichtkranken. Die große Abhängigkeit der Insulinwirkung von der Diät hat in keiner Weise den weiteren Ausbau der diätetischen Therapie überflüssig gemacht, sondern erst recht ihm neuen Impuls gegeben. Im folgenden sollen nur die wichtigsten Kostformen und Regime kurz besprochen werden.

Die hier anzuführenden Regime mit ihren oft völlig gegensätzlichen Vorschriften zeigen gleichzeitig, in welch erstaunlicher Weise auf dem Gebiete der diätetischen Therapie des D. m. herumexperimentiert worden ist und z. T. noch wird. Tatsächlich gibt es von den 8 mathematisch möglichen Kombinationen der 3 Hauptnahrungsstoffe außer der Überfütterung mit Kh keine, die nicht von einem guten Kenner der Krankheit zum Behandlungsprinzip gemacht worden ist.

1. Strenge Kost, Hungertage, Hunger- und Unterernährungskuren. Die von v. NOORDEN in die Diabetestherapie eingeführten eingeschobenen Gemüsetage gehören so zur Durchführung fast jeder diätetischen Behandlung in irgendeinem Abschnitte, daß sie nicht als Sonderform angesehen werden können und daher schon vorher besprochen wurden. Eine Gemüsekur, d. h. eine Serie von Gemüsetagen wird manchmal auch mit Vorteil angewendet, meist aber nur in klinischer Beobachtung und bei besonderen Indikationen (Fettsucht, Kreislauf- und Nierenleiden); eine längere Durchführung scheitert gewöhnlich an dem Widerstande der Patienten, ist auch heute durch das Insulin meist überflüssig geworden. Von den gewöhnlichen Gemüsetagen hat v. NOORDEN noch Tage strenger Kost (verschärfte Gemüsetage) abgetrennt. Sie sind charakterisiert durch eine weitere Reduktion des Eiweißes auf 30—35 g. Von animalischem Eiweiß werden nur 4—6 g Eierdotter gegeben, evtl. können noch zu den Gemüsekohlenhydraten einige Gramm Kohlenhydrat in Form von 30—40 g Luftbrot zegefügt werden, doch wird dadurch eigentlich schon ein Loch ins Prinzip gemacht. Diese strengen Gemüsetage eignen sich nur für kurzen Gebrauch.

Erst recht gilt das für die Hungertage, die zuerst CANTANI (Z) empfahl. Es sind dies Tage, an denen entweder überhaupt keine Nahrung, oder lediglich Flüssigkeit (Bouillon, Kaffee, Tee, Alkohol, evtl. Citronensaft) oder so geringe Mengen (2—300 g Salat oder Spargel) gegeben werden, daß ihr Caloriengehalt nicht einmal $1/_{10}$ des Bedarfes deckt. Seit CANTANI (Z) und NAUNYN (Z) sind sie von allen Kennern des Diabetes früher in besonderen Fällen mit Erfolg angewendet worden, vor allem von v. NOORDEN bei schwerer Acidose und drohendem Koma, in Frankreich besonders von LABBÉ. Vertreter der Naturheilkunde wie BUCHINGER empfehlen sie auch heute noch im frühen Stadium und bei Übergewicht. In längerer Serie aneinandergereiht können sie allerdings auch eine große Gefahr bedeuten, da diabetische und Hungeracidose sich addieren können. JOSLIN gibt dafür eine eindrucksvolle Beobachtung. Einzelne Hungertage kommen heute wohl nur noch für solche Kranke, deren Diabetes mit starker Fettsucht oder hochgradiger Herzinsuffizienz bzw. mit beiden Leiden verknüpft ist, in Betracht, Serien überhaupt nicht mehr. Ganz ähnlich liegen die Verhältnisse heute hinsichtlich einer konsequenten Unterernährung. Die Zweckmäßigkeit einer zeitweisen Unterernährung hatten schon NAUNYN und v. NOORDEN erkannt. Wir können sie in der initialen Behandlung, vor allem wenn es gilt, die Toleranz zu steigern, zur Vermeidung von Insulin manchmal nicht entbehren. Anders ist aber die Beurteilung der Unterernährung als Dauerernährung. GUELPA und vor allem ALLEN haben sie systematisch ausgebaut. Letzterer stützte sich dabei vor allem auf seine ausgezeichneten Tierexperimente, und es kann auch keinem Zweifel unterliegen, daß die damit erzielten Erfolge zu den besten gehörten, die in der Vorinsulinära überhaupt veröffentlicht worden sind. Aber es war für die Kranken die manchmal bis zum Skelet abmagerten, oft ein ungeheures Martyrium, und es gehörte die ganze Geduld und Vertrauensseligkeit des Amerikaners dazu, der offenbar für den Arzt seines Vertrauens ein besonders idealer Patient ist, solche Kuren durchzuführen, während dafür in anderen Ländern nur ausnahmsweise Kranke zu gewinnen waren. Die Anpassung des Organismus an dieses rigorose Regime war oft erstaunlich. Es wurde über Gesamtstoffwechseleinschränkungen bis —40% und mehr berichtet. Das Koma wurde dabei auch zweifellos seltener, dafür drohte der Tod von einer anderen, ungewohnteren aber vielleicht noch schlimmeren Seite, vom Verhungern her. So finden wir manchmal in ALLENS Krankengeschichten den Eintrag „Death on inanition". Heute ist es mit Recht von dieser Behandlungsmethode, die in den Jahren des ersten Weltkrieges und hinterher in Amerika viel von sich reden machte, still geworden. Sie besitzt fast nur noch historisches Interesse. Auch ALLEN selbst ist von ihr weitgehend abgekommen. Die günstigen Wirkungen der zwangsweisen Unterernährung auf Mortalität und Morbidität des D. m. in den letzten Kriegs- und ersten Nachkriegsjahren haben die alle am zweiten Weltkriege beteiligten europäischen Länder, insbesondere Deutschland, sehr eindrucksvoll erlebt. Das oberste Prinzip der Diabetikerdauerdiät bleibt aber nach wie vor in normalen Zeiten, sofern nicht andere Indikationen das durchkreuzen, ausreichender Caloriengehalt, ohne oder wenn nötig mit Insulin.

2. Besonders fettreiche Nahrungsregime (PETRÉN-Kur, NEWBURGH- u. MARSH-Verfahren).

PETRÉN in Schweden und fast gleichzeitig und unabhängig von ihm NEWBURGH u. MARSH in Ann Arbor in Amerika haben für Diabetiker ein Ernährungsverfahren vorgeschlagen, das charakterisiert ist durch besonders hohen Fettgehalt und sehr niedrige Mengen von Kohlenhydraten und vor allem von Eiweiß. Es ist in gewissem Sinne eine Fortbildung der strengen Gemüsetage, der Akzent liegt aber auf einer starken Einschränkung des Eiweißes. Maßgebend ist für die Autoren die schon mehrfach erwähnte Tatsache, daß die acidotische Wirkung des Fettes fortfällt bzw. auf sehr niedrige Grade reduziert werden kann, wenn der Gehalt der Nahrung an Eiweiß, vor allem an animalischem Eiweiß, stärkst eingeschränkt wird. Dabei trifft es sich sehr günstig, daß der Diabetiker entgegen dem Hunde mit erstaunlich geringen Eiweißmengen (3—4 g N pro Tag) sich ins Gleichgewicht zu setzen vermag. Von animalischem Eiweiß gab PETRÉN nur 2 bis 3 Eidotter, von Gemüsen und Obstarten im allgemeinen nur solche mit maximal 6% Kohlenhydratgehalt, Fett bis zu 250 g, hauptsächlich in Form von Butter und Speck, z. T. in Form von Sahne.

Für die Einzelmahlzeiten wurden folgende Vorschriften gegeben:

1. Frühstück: Tee oder Kaffee, 1 Eigelb evtl. mit etwas Kognak.

2. Frühstück: 1—5%ige Gemüse mit 50 g Fett zubereitet.
Mittags: das gleiche, Bouillon, dazu Preiselbeerkompott.
Nachmittags: Tee oder Kaffee, 2 Eigelb mit Kognak.
Abends: 1—5%ige Gemüse, 100 g Fett z. T. in Rahm, Kompott wie mittags.
Caloriengehalt: etwa 2000 Calorien.

Eine derartige Diät gab PETRÉN prinzipiell jedem Diabetiker, dessen Nüchternblutzucker über 0,18%, bei Jugendlichen sogar über 0,16% lag. Erst ganz allmählich, nachdem 2 Wochen hindurch normale Blutzuckerwerte erreicht waren, und in Pausen von 3—4 Tagen wurden steigend nach einer ersten Dose von 20 g je 10 g Brot der Nahrung zugelegt.

Das NEWBURGH-MARSHsche Verfahren ist prinzipiell das gleiche wie das PETRÉNsche, nur beginnt es mit einer ausgesprochenen Unterernährung und steigert, wie aus folgendem Schema (Tab. 98) hervorgeht, nur langsam den Gehalt an den einzelnen Nährstoffen, vor allem an Eiweiß. Die erste Stufe soll erst verlassen werden, wenn der Kranke 1—2 Wochen zuckerfrei ist.

Die von beiden Autoren mitgeteilten großen Statistiken lassen zweifellos sehr gute Resultate erkennen, wenn auch im ganzen — darin stimme ich JOSLIN bei — keine sichere Überlegenheit gegenüber anderen Verfahren der Vorinsulinzeit, z. B. von ALLEN u. JOSLIN daraus hervorgeht.

Tabelle 98. *Schema der* NEWBURGH-MARSH*schen Diät*

Kohlenhydrate	Eiweiß	Fett	Calorien
14 g/Tag	10 g/Tag	90 g/Tag	900 g/Tag
15—20 g/Tag	28 g/Tag	140 g/Tag	1400 g/Tag
25—30 g/Tag	30—40 g/Tag	170 g/Tag	1800 g/Tag
		bis 250 g/Tag	2500 g/Tag

Die Nachprüfungen dieser fettreichen Diäten fielen im ganzen durchaus günstig aus [vgl. z. B. F. v. MÜLLER, KREHL u. METZGER (zit. bei E. GRAFE), GROTE (Z), HEYMANS VAN DER BERGH (Z) u. a.]. Auch nach unseren eigenen Erfahrungen in Rostock und Würzburg zweifle ich nicht, daß die Prinzipien der Behandlung richtig sind. Die große Schwierigkeit liegt aber in der Durchführung, vor allem als Dauerdiät. In Deutschland gelingt das nur in ganz seltenen Fällen, wie UMBER, v. NOORDEN u. a. schon mit Recht hervorgehoben haben, und auch hier fast nur in Krankenhäusern. Die Schweden sind an ganz andere Fettmengen gewöhnt als die Deutschen und ein Anblick von 12 Diabetikern, von denen jeder mit Behagen zum 2. Frühstück Gurkenscheiben mit dickstem Butteraufstrich verzehrte, wie ich es in einem Saale der PETRÉNSCHEN Klinik sah, wäre in einer deutschen Klinik undenkbar. Aus wirtschaftlichen Gründen schon allein kommen diese extrem fettreichen Regime heute in der Insulinära kaum noch in Betracht. Auch in Schweden und Amerika haben sie nur noch wenige Anhänger. Ich verwende sie höchstens noch in den sehr seltenen Fällen, in denen eine besondere Fettfreudigkeit und -verträglichkeit besteht und die Kranken um jeden Preis Insulininjektionen vermeiden wollen.

3. Besondere Kohlenhydratkuren. Entsprechend den schon erwähnten Paradoxien in der Diättherapie des D. m. folgt der Besprechung der kohlenhydratarmen Regime die Darstellung der bewußt kohlenhydratreichen, und auch diese stehen untereinander z. T. in starkem Gegensatz vor allem hinsichtlich der Frage des Eiweißgehaltes.

4. Die Haferkur (v. NOORDEN) und verwandte Kuren. Diesen Kuren ist gemeinsam, daß sie wegen ihrer Einförmigkeit nicht als Dauerkost in Betracht kommen, sondern immer nur für einzelne Tage, höchstens 1—2 Wochen.

An erster Stelle ist die von v. NOORDEN 1902 empfohlene Haferkur zu nennen. Sie hat seinerzeit großes Aufsehen erregt und eine große Literatur ins Leben gerufen. Sie enthält 150—180 g Hafermehl (trocken) oder besser noch Hafergrütze. Dem gekochten Hafer wird die gleiche Menge Fett (150—180 g in Form von Butter) zugeführt, evtl. auch nur $^{1}/_{2}$—$^{2}/_{3}$ davon. Salz muß man wegen der Ödemgefahr vermeiden. Als Zusätze kommen von Gemüsen höchstens kleine Mengen von Salat (mit Essig und Öl) in Betracht, evtl. bei häufiger Wiederholung 2—3 Eidotter, im übrigen ist animalisches Eiweiß streng verboten. 1—2, höchstens 3—4 Hafertage müssen von je 1—2 Gemüsetagen bzw. strengen Tagen umrahmt werden, da ihre

Wirksamkeit dadurch sehr wesentlich erhöht, der volle Erfolg vielfach nur durch sie herbeigeführt wird. Folgende Tab. 99 von v. NOORDEN, die in der Literatur eine gewisse Berühmtheit erlangt hat, demonstriert am besten die Wirkung des Hafers in einem günstig gelegenen Falle, der gleichzeitig die Anordnung der Tage zeigt.

Die stärkste Wirkung hat demnach der Hafer auf die Acidose, die gemessen am Aceton nach 4 Hafertagen von 1,9 auf 0,6 g abfällt. Die Glykosurie steigt zunächst an und sinkt erst allmählich, vor allem unter dem Einfluß der eingeschobenen Gemüsetage. Während diese antiglykosurische Wirkung sehr oft fehlt und manchmal, zumal bei schweren vorbehandelten Fällen, in das Gegenteil umschlägt, wird der günstige Einfluß auf die Acidose nur relativ selten vermißt. Dementsprechend eignete sich die Haferkur vor allem zur Bekämpfung der Acidose, und v. NOORDEN u. ISAAC schreiben mit Recht, daß sie „sich bis zum Beginn der Insulinperiode als hochbewertetes Rüstzeug in der Behandlung mittelschwerer und schwerer Fälle durchgesetzt" hat. Heute ist sie natürlich in die zweite Linie

Tabelle 99. *Die günstige Wirkung von Hafer auf Glykosurie und Acidose (nach* VON NOORDEN)

	Zucker g	Aceton g	Eisen-chlorid-reaktion	Ammoniak g
1. Tag strenge Diät	50,4	2,1	+ +	3,2
2. ,, ,, ,, ...	48,3	2,4	+ +	3,8
3. ,, ,, ,, ...	58,9	3,1	+ +	4,3
4. ,, Gemüsetag	28,2	2,1	+ +	2,9
5. ,, ,, ...	20,3	1,9	+ +	2,8
6. ,, Hafer 250 g	38,3	1,9	+ +	2,4
7. ,, ,, 250 g	40,3	1,3	+	1,6
8. ,, ,, 250 g	30,0	0,9	+	1,5
9. ,, ,, 250 g	20,1	0,6	+	1,1
10. ,, Gemüsetag	8,0	0,8	+	1,3
11. ,, ,, ...	0,3	1,2	+	1,8
12. ,, Hafer 250 g	18,3	0,5	—	0,9
13. ,, ,, 250 g	5,6	0,1	—	0,9
14. ,, ,, 250 g	0	0,05	—	1,0
15. ,, Gemüsetag	0	0,1	—	0,8
16. ,, ,, ...	0	0,1	—	0,8
17. ,, strenge Diät	0	0,15	—	0,7
18. ,, ,, ,, u. 20 g Brot	0	0,18	—	1,0
19. ,, ,, ,, ,, 20 g ,,	0	0,12	—	0,9
20. ,, ,, ,, ,, 20 g ,,	0	0,13	—	0,8

gedrängt, aber gerade in Verbindung mit dem Insulin hilft sie eine hartnäckige Acidose oft wirksam bekämpfen. Darüber hinaus wirkt sie günstig bei darmempfindlichen Diabetikern, bei denen v. NOORDEN zuerst die günstigen Eigenschaften des Hafers überhaupt entdeckte. Für leichte Fälle kommt die Kur außer bei Darmstörungen nicht in Betracht, das entspricht auch v. NOORDENs eigenem Rate.

Über die Ursache der günstigen Wirkungen des Hafers ist viel diskutiert worden, ohne daß man zur Klarheit gekommen ist. Eine spezifische Wirkung ist unwahrscheinlich. Wesentlich ist wohl die langsame Aufspaltung im Darm und vor allem die Zweckmäßigkeit der Anlage der Kur im ganzen, die Vermeidung der Reizwirkung von gleichzeitig gegebenem animalischem Eiweiß (Fleisch) und vor allem die einrahmenden Gemüsetage mit ihrer besonderen Entlastung des Kohlenhydrathaushaltes.

Analog der Haferkur sind noch andere einseitige Kohlenhydratkuren angegeben worden, z. T. schon vor ihr. So empfahl E. v. DÜRING schon 1868 eine sog. Reiskur, die allerdings neben 80—120 g Reis auch Grieß, Graupen, Hafergrütze

vorsah, so daß sie eigentlich schon als ein Vorläufer der gleich noch zu besprechenden gemischten Amylacenkur von FALTA anzusehen ist, sich aber von dieser
prinzipiell durch relativ hohen Eiweißgehalt (250 g) unterscheidet. Sie ist dagegen
relativ fett- und calorienarm.

MOSSE empfahl eine Kartoffelkur (bis zu 1500 g/Tag), da die Kartoffeln wegen
ihres großen Volumens bei angenehmem Geschmack stark sättigend wirken. Sie
hat wenig Anhänger gefunden. Schließlich seien noch sog. Milchkuren, die nach
einigen Vorläufern zuerst KÜLZ, später vor allem WINTERNITZ-STRASSER empfahlen, erwähnt. Sie sind in Mengen von 1—2 Liter eine Unterernährungskur und
wie diese zu bewerten, besonders geeignet bei Fettleibigen, Magendarmkranken
und Herzinsuffizienzen, manchmal auch in den ersten Tagen nach erfolgreich
bekämpftem Koma. Milchkuren mit großen Mengen (2—3 Liter) und entsprechend
hohem Calorien- und Kohlenhydratgehalt haben nach den reichen Erfahrungen
von v. NOORDEN u. ISAAC keinen Vorteil vor gemischter Kost, schädigen dagegen
meist auf die Dauer die Zuckertoleranz. Ich selbst habe sie nie angewandt.

5. Kohlenhydratkuren als Dauerkost. Die bisher besprochenen Kohlenhydratkuren waren von ihren Autoren meist von vornherein in praxi wegen ihrer mehr
oder weniger starken Einseitigkeit als vorübergehendes Régime gedacht, eingeschoben in die initiale Behandlung, vereinzelt auch in die Dauerkost. Darüber
hinaus gibt es aber auch Kohlenhydratkuren, die von vornherein mit dem Anspruch von Dauerregimen auftraten. Nur zwei davon haben größere Bedeutung
erlangt, die Mehlfrüchtekur von W. FALTA und die protein- und kohlenhydratreiche Magerkost von PORGES u. ADLERSBERG.

6. Die Mehlfrüchtekur von W. FALTA. Diese Behandlungsart stellt in gewissem
Sinne eine Fortführung und Erweiterung der einseitigen Kohlenhydratkuren vor,
indem sie eine Kombination der wichtigsten Cerealien (Brot, Weizenmehl, Hafermehl, Reis, Grieß, Kartoffeln usw.) darstellt. Ihr Charakteristikum besteht aber
in ihrem sehr niedrigen Eiweißgehalt, insbesondere in der Fernhaltung von animalischem Eiweiß in Form von Fleisch, während Eier und Rahm in kleinen Mengen
gestattet werden. Ähnlich wie bei PETRÉN, wenn auch nicht in so rigoroser Form,
wird das animalische Eiweiß wegen seiner Reizwirkung hinsichtlich Glykosurie
und Acidose aus dem Diätzettel verbannt.

Die verschiedenen Kohlenhydrate werden teils als Suppenkuren, teils als Mehl-
speisekost, teils als Mehlfrüchte-Gemüsekost oder auch als Mehlfrüchte-Gemüse-
Rahm-Obstkost gegeben. Dazwischen sind meist noch 3 Tage Gemüsetage eingeschoben. Hin und wieder mußten auch Konzessionen an das Fleischbedürfnis
der Kranken in Gestalt von Tagen mit Fleischzulagen gemacht werden. Bezüglich
der z. T. etwas komplizierten Vorschriften und der theoretischen Grundlagen sei
auf die ausführliche Monographie von FALTA verwiesen.

Die Dauer der Kur wird auf mindestens 8—10 Tage bemessen. Bei so kurzer
Anwendung kann man kaum noch von einer Dauerkost sprechen. In vielen
anderen Fällen wird aber die Kur über Wochen und Monate ausgedehnt, besonders
in den ganz schweren Fällen. Hierfür eignet sie sich allerdings wegen ihrer Eiweißarmut und ihrer gewissen Eintönigkeit weit weniger.

Indiziert ist sie nach FALTA bei Zuckerkrankheit jeden Grades, auch in leichten
Fällen, da der niedrige Eiweißgehalt die Kohlenhydrattoleranz auch da erhöhen
soll.

Die Erfolge hinsichtlich der Acidose sind zweifellos recht gut, hinsichtlich der
Glykosurie allerdings weit weniger befriedigend. Mit dem Einzug des Insulins

hat die Amylacenkur sehr erheblich an Bedeutung verloren und kommt wohl nur noch für einige Tage, höchstens eine Woche, in Betracht.

Für leichte Fälle scheint sie mir überflüssig, da eine Überlegenheit gegenüber dem gewöhnlichen Verfahren nicht erwiesen ist und die Einförmigkeit und Eiweißarmut als Hindernis im Wege stehen.

7. Das Regime von PORGES und ADLERSBERG. PORGES u. ADLERSBERG in Wien und unabhängig von ihnen etwas später in Amerika SANSUM u. GEYELIN haben ein Vorgehen empfohlen, das damals völlig revolutionär wirkte, da es auf der ganzen Linie die Kostzusammensetzung verlangte, die bisher als verpönt galt: möglichst viel Kohlenhydrate und Eiweiß und möglichst wenig Fett. Ausgangspunkt für ADLERSBERG u. PORGES war die schon länger bekannte, von ihnen in vielfältigen Versuchen beim gesunden und kranken Menschen neu bekräftigte Tatsache, daß eine kohlenhydratfreie bzw. fettreiche Kost die Kohlenhydrattoleranz herabsetzt, eine kohlenhydratreiche Kost sie steigert. Es wird dies auf den Antagonismus zwischen Glykogen- und Fettleber zurückgeführt. Dementsprechend wird für den Zuckerkranken so viel Kohlenhydrat gefordert, als die Rücksicht auf die Hyperglykämie und Glykosurie zuläßt, Fett nur in Mengen von höchstens 50 g, der Rest des Nahrungsbedarfs soll durch Eiweiß gedeckt werden (100—150 g), weil PORGES u. ADLERSBERG weder die glykosurische noch die ketogene Wirkung der Eiweißkörper als bewiesen ansehen. Bei diesem Regime wird eine gewisse Glykosurie und oft eine erhebliche Hyperglykämie in Kauf genommen und für unwesentlich gehalten, da sie meist bei Fortsetzung der Diät, die durchaus als Dauerdiät gemeint ist, verschwinden soll.

Es werden zwei verschiedene Diätformen angegeben, eine ohne Insulin für leichte Fälle (120—150 g Eiweiß, 20—30 g Fett, Kohlenhydrate bis zur Grenze einer stärkeren Glykosurie), eine zweite mit Insulin für schwere Fälle (60—80 g Eiweiß, möglichst wenig Fett, Kohlenhydrate bis zur Deckung des Calorienbedarfs, dabei so viel Insulin, wie zur Unterdrückung der Glykosurie nötig ist). Für über- und unterernährte Kranke müssen gewisse Korrekturen nach unten oder oben angebracht werden. Unter diesem Regime wurde angeblich in allen Fällen, auch dort, wo andere Verfahren versagten, eine Besserung der Toleranz erzielt. Noch radikaler geht SANSUM vor, indem er 300 g Kohlenhydrat und mehr bis zum normalen Gehalt der Nahrung empfiehlt und so viel Insulin gibt, bis deren Wirkung auf Glykämie und Glykosurie beseitigt ist. Die Durchsicht der mitgeteilten 119 Fälle von PORGES u. ADLERSBERG zeigt auch zweifellos manche gute Erfolge, während andere Resultate weniger überzeugend sind. Eine sichere generelle Überlegenheit gegenüber anderen Verfahren kann ich nicht erblicken, im Gegenteil, selbst in leichten Fällen dauert es oft außerordentlich lange, bis die Glykosurie und Hyperglykämie beseitigt sind, auch scheint es mir bedenklich, eine mäßige Glykosurie und eine oft recht beträchtliche Hyperglykämie als eine quantité negligable zu betrachten. Auch die theoretischen Grundlagen der Kost scheinen mir in manchen Punkten anfechtbar. Insbesondere ist es nicht richtig, daß die Kohlenhydrattoleranz quasi eine Funktion des Glykogengehaltes der Leber ist. Das gilt nur für einen sehr niedrigen Wert, nicht aber für Werte von 1—2% und darüber hinaus. Erst recht unbewiesen und geradezu gefährlich scheint mir die Hypothese, daß das Wesen des Diabetes in einer primären Innervationsstörung liege und daß die Übungstherapie, die vermehrte Beanspruchung des Organs, die einzig angezeigte Behandlung sei.

Auf der anderen Seite liegen die Vorteile für den Patienten auf der Hand: die meist schwer entbehrten Kohlenhydrate und Eiweißstoffe, vor allem das Fleisch kann er wieder in erheblicher Menge essen. Was diese kohlenhydratreiche Therapie leistet, kann natürlich nicht durch theoretische Erwägungen, sondern nur durch praktische Erfahrungen festgestellt werden. Der revolutionäre Charakter einer Therapie darf niemals der Grund sein, sich mit ihr nicht zu beschäftigen.

Über größere, länger dauernde Erfahrungen mit einem kohlenhydratreichen, wenn auch nicht gerade extrem fettarmen Regime bei 1005 Kranken über 7 Jahre verfügen nur SANSUM u. Mitarb. Die Durchschnittsmengen bei Jugendlichen betrugen an Kh 228 g, an Eiweiß 70 g, an Fett 104 g mit 45—80 Cal pro kg und 63 E. Insulin. Bei Erwachsenen waren die Durchschnittszahlen auf der ganzen Linie etwas niedriger: 178 g Kh, 65 g Eiweiß, 71 g Fett ohne Insulin, 204 g Kh, 71 g Eiweiß, 91 g Fett und 30 Cal pro kg bei 45 E. Insulin. Die günstigsten Resultate zeigten sich bei Kindern, bei denen nach und nach die Insulinmenge auf die Hälfte herabgesetzt werden konnte. Im Gegensatz zu PORGES u. ADLERSBERG wurde stets auf Normoglykämie und Aglykosurie geachtet. In 60% wurde eine sichere Toleranzverbesserung erzielt. Die meisten Kranken, besonders die Kinder, berichteten über eine Besserung des Allgemeinbefindens und eine Erleichterung vom Druck des Diätzwanges.

Die geschilderten, damals revolutionär wirkenden Verfahren haben in allen Ländern zu umfassenden Nachprüfungen und Diskussionen geführt, die auch heute noch nicht verstummt sind, wenn sie sich auch nicht mehr auf die geschilderten Verfahren im Einzelnen, sondern ganz allgemein auf eine sehr Kh-reiche und fettarme Kost beziehen. [Umfass. Darstellung bei E. GRAFE, später BAISSET, LABBÉ, YAMANTI, LAURITZEN, BÜRGER (Stellung der deutschen Internisten und Pädiater) sowie zuletzt die Diskussionen des deutschen Insulinkomitees (1949/50).]

Ganz allgemein überwog die Ansicht, daß die niedrigen Kh-Zufuhren von früher 100—150 g auf 200—250 g erhöht werden müssen, aber höchstens ausnahmsweise bei Schwerarbeitern darüber hinaus.

Hinsichtlich des Eiweiß mit 1—1½ g pro kg Sollgewicht war man sich einig. Hinsichtlich des Fettes gehen die Meinungen noch sehr auseinander. In diesem Zusammenhang sei erwähnt, daß bei den Schwierigkeiten der Eiweiß- und Fettversorgung in den letzten Kriegs- und Nachkriegsjahren 1941—47 manche Autoren wie NONNENBRUCH, FEUCHTINGER, FALTA, KATSCH, BERTRAM u. a. aus der Not eine Tugend machten, indem sie enorm großen Kh-Mengen von 300—400 g das Wort redeten und z. T. sogar die zulässigen Extrazulagen an Eiweiß und Fett für Diabetiker als überflüssig erklärten. FEUCHTINGER ging sogar so weit, die damalige Markenkost als die Idealkost für Zuckerkranke zu proklamieren. UMBER u. GRAFE haben sich damals mit aller Schärfe gegen solche verhängnisvollen Bestrebungen gewandt.

GRAFE u. TROPP konnten zeigen, daß bei Mengen über 300 Kh selbst unter vollständigem Insulinschutz manchmal sehr deutliche Verschlechterungen der Kh-Toleranz sich einstellen. Niemand hatte Erfahrungen, wie solche Regime sich auf die Dauer auswirken. In Übereinstimmung mit meinen Untersuchungen mit TROPP stellten meine damaligen Mitarb. OBERDISSE u. BEUEL bei 233 genau kontrollierten Kranken unserer Diabetikerfürsorge fest, daß bereits bei 280 g Kh in den Jahren 1940—1943 eine deutliche Verschlechterung der Stoffwechsellage, besonders bei leichten und mittelschweren Kranken gegenüber 1938—1940 mit 220 g eingetreten war.

Glücklicherweise haben die geschilderten Auswüchse der diabetischen Therapie bei Zuckerkranken heute unter wieder normalen Ernährungsverhältnissen nur noch ein historisches Interesse, wenn sie auch noch in dem Merkblatt des Insulinkomitees von BERTRAM mit seinem Eintreten für 250—350 g Kh einen gewissen

Nachklang besitzen. Ein Gutes haben sie immerhin gehabt. Sie haben gezeigt, daß die früher abnorm niedrigen Kh-Zufuhren ohne Schaden auf 200—250 g erhöht werden können, sofern für eine völlige Kompensation des Kh-Stoffwechsels Sorge getragen wird.

8. Die sogenannte freie oder „liberale" (JOHN) Kost bei Erwachsenen. Die guten Erfahrungen mit Kh-reicher Kost bei Kindern veranlaßten 1933 STOLTE, den letzten noch möglichen Schritt in dieser Richtung zu gehen, nämlich dem Kinde selbst die Bemessung der Kh-Menge zu überlassen. Das bedeutet, daß es davon so viel essen darf, wie es mag, selbst Zucker, der allerdings später etwas eingeschränkt wurde. Zur Kontrollierung des Kh-Haushaltes wird Insulin gegeben, wobei es sich natürlich nicht vermeiden läßt, daß zeitweise oder immer Hyperglykämie und Glykosurie bestehen, was aber nicht weiter tragisch genommen wird STOLTE begründet sein Vorgehen mit dem zweifellos größeren Kh-Bedarf für den Körperaufbau von Kindern, den körperlich und seelisch lästigen Zwang einer an Kh stark eingeschränkten Diät sowie die guten Entwicklungen der Kinder und ihrem meist guten Allgemeinbefinden.

Wenn die Behandlung wirklich gewissenhaft durchgeführt werden soll, was im häuslichen Milieu praktisch fast unmöglich ist, so stellt sie enorme Anforderungen. an die Betreuer der Kinder (3mal täglich Insulininjektionen und 3mal täglich Urinkontrollen). Alle theoretischen Bedenken, vor allem hinsichtlich der infolge wechselnder Nahrungsaufnahme schwer richtig zu bemessender Insulinmenge, scheinen in praxi kaum ins Gewicht zu fallen, so daß die anfangs sehr große Skepsis gegenüber diesem revolutionär wirkenden Verfahren nach und nach in manchen Kreisen der Kinderärzte weitgehend verschwand. Eine weitgehende Ablehnung erfolgte durch ERNST MÜLLER aus der ROMINGERschen Klinik, sowie neuerdings (1954) durch G. ENGLESON-Lund. Bei einer Rundfrage, die M. BÜRGER für sein Diabetesreferat auf dem Wiesbadener Kongreß für innere Medizin 1937 anstellte, traten von 27 deutschen Pädiatern 12 für freie Kost ein. Heute dürften es wohl mehr sein.

In letzter Zeit ist vor allem WEISE aus der DE RUDDERschen Klinik sehr warm für diese Behandlungsmethode eingetreten.

Im Auslande sind die Stimmen noch sehr geteilt. In den angelsächsischen Ländern überwiegen die ablehnenden Stimmen, unter denen besonders die von JOSLIN u. Mitarb. sehr ins Gewicht fällt. JOSLIN äußerte dazu einmal mündlich, es käme ihm bei der freien Kost vor, als wenn ein Mensch sich von der Höhe eines Wolkenkratzers in die Tiefe stürzt und wenn er in der Höhe des 10. Stockwerks angekommen ist, ausruft: „Bisher hat es noch gut gegangen", mit anderen Worten, niemand weiß, wie dies Regime sich auf die Dauer, vor allem hinsichtlich der verhängnisvollen Spätkomplikationen auswirkt. Das kann erst nach mindestens 10 jähriger Dauer der Behandlung beurteilt werden.

Auch CONSTAM lehnt die freie Kost ab. RODRIQUES berichtet über auffallend starke Neigung des Kindes zu Ödemen und Hepatomegalie bei freier Kost. Aus Skandinavien haben vor allem LARSEN, LICHTENSTEIN u. Mitarb. (1945 und 1952) an Hand eines sehr großen lange beobachteten Materials über sehr günstige Erfolge berichtet. In 247 Fällen mit freier Kost und Protaminzinkinsulin behandelten diabetischen Kindern mit 15—20 jähriger Dauer des Leidens betrugen die Mortalität 6,9%, die proliferenden Retinitis 12,1%, die Gefäßverkalkungen 14,3%. Ich selbst verfüge über keine eigenen genügenden Erfahrungen, habe aber aus der Literatur den Eindruck gewonnen, daß die Methode wegen ihrer zweifellos großen Vorteile wohl wert ist, noch weiter ausprobiert zu werden.

Wie steht es nun mit der sog. *freien Kost beim Erwachsenen*? Obwohl bei diesen die Verhältnisse in vieler Beziehung andere sind, lag doch angesichts der guten Resultate bei Kindern der Gedanke nahe, auch hier die sog. freie Kost zur Anwendung zu bringen. KESTERMANN, BRENTANO u. Mitarb. sowie ERKELENTZ setzten ihn vorsichtig in die Tat um, und zwar als eine periodische Kur, nicht als eine Dauerkost. BRENTANO mästete unter Insulinschutz seine Zuckerkranken 10—14 Tage mit so viel Kh (außer Zucker), wie die Kranken essen wollten. Dann aber wurde wieder auf 120—150 g hinuntergegangen. Auf Hyperglykämie und Glykosurie wurde keine Rücksicht genommen.

In einigen Fällen besserte sich anfangs die Stoffwechsellage, um sich dann allerdings wieder zu verschlechtern und einer neuen Periode mit freier Kost Platz zu machen.

BRENTANO u. seinen Mitarb. v. KAISER u. KRAUSE kam es schließlich nur noch auf eine möglichst hohe Kh-Bilanz an. Hyperglykämie und Glykosurie wurden ihnen immer gleichgültiger. Die Berechtigung dazu suchten sie an einem kleinen, nur vier Jahre beobachteten poliklinischen Krankengut zu beweisen, ohne zu bedenken, daß viele leichte Zuckerkranke längere Zeit ungestraft ihr Leiden weitgehend ignorieren können. Auch die Tatsache, daß 47% ihrer Kranken in der relativ kurzen Zeit Komplikationen der verschiedensten Art aufwiesen, brachten ihnen anscheinend keinen Zweifel an der Richtigkeit ihres Vorgehens.

Auch ERKELENTZ ging periodisch vor. Er begann mit zwei Milchtagen und ging dann zu einer Standardkost mit 1—2 g Kh und der gleichen Menge Eiweiß pro kg, 70 g Fett und 1500 Cal über. Auf eine Beseitigung der Glykosurie, wenn nötig mit Insulin, wird Wert gelegt. Es schließt sich dann gegebenenfalls auch unter Insulinschutz eine Periode mit freier Kost an, wobei sich in der Regel ergab, daß nach Sättigung des Kh-Bedürfnisses (bis 400 g) schließlich eine Stabilisierung auf 150—250 g Kh eintrat, die dann der Dauerkost zugrunde gelegt werden.

In Amerika ist vor allem und fast alleinstehend JOHN (Cleveland) warm für freie Kost auch beim Erwachsenen eingetreten. Er verfügt in der 1. Serie über 48 Kranke mit 10jähriger Beobachtung. Sie konnten Kh ad libitum essen und bekamen täglich eine Injektion von Insulin oder Mischinsulin. Die meist unvermeidliche Glykosurie wurde in Kauf genommen, da JOHN im Gegensatz zur herrschenden Ansicht eine Hyperglykämie als harmlos ansieht. Zur Begründung dieser abweichenden Meinung sei auf seine Stellungnahme in SOSKINS ,,Progress of clinical endocrinology" verwiesen. Eine Diskussion mit seinen meist abgelehnten Argumenten scheint mir an dieser Stelle überflüssig.

Wenn auch im Krankengute von TOLSTOI mit freier Kost bei Erwachsenen die Komplikationen nicht häufiger und schwerer waren als bei totaler Behandlung des D. m., so ist doch das Material viel zu klein und die Beobachtungszeit im Hinblick auf die Spätkomplikationen zu kurz. Die Ablehnung der freien Kost durch JOSLIN u. Mitarb. gilt nicht nur für Kinder, sondern erst recht für Erwachsene. Auch sonst stehen JOHN u. TOLSTOI ziemlich isoliert da. Nur GUEST, FORSYTH u. Mitarb., sowie einige andere weniger bekannte Autoren sind ihnen gefolgt. Neuerdings (1952) teilte JOHN günstige Erfahrungen bei 7 Diabetikern mit 14—37jährigem Bestehen der Krankheit mit. Bei freier Kost dauerte die Hyperglykämie mehrere Jahre. Bei 3 konnte das Insulin reduziert werden, bei 2 blieb es konstant, bei 2 mußte es etwas erhöht werden. In der Schweiz hat kürzlich R. CONSTAM sich gegen die freie Kost gewandt, da er oft progressive Verschlechterungen sah. Er wendet sie zwangsweise nur da an, wo die geistigen Kräfte und die ökonomischen Verhältnisse die Durchführung einer anderen Diättherapie nicht ermöglichen oder absichtlich bei alten Leuten, deren Krankheit erst jenseits der siebziger Jahre auftritt.

Zusammenfassend läßt sich hinsichtlich der freien Kost nach dem heutigen Stand der Dinge wohl sagen, daß man berechtigt ist, sie bei Kindern noch weiter auszuprobieren, daß aber vor einer Verwendung bei Erwachsenen, besonders in der allgemeinen Praxis, gewarnt werden muß.

δδ) Die Verwendung anderer Zuckerarten als Glucose (Fructose, Galaktose, Pentose)

In den letzten Jahren werden in zunehmendem Maße auch andere Zuckerarten als Glucose bei Diabetikern verwandt. Es sind dies Fructose, Galaktose und Pentosen.

Was zunächst die *Fructose* (Lävulose) betrifft, so haben schon BOUCHARDAT (Z), KÜLZ (Z), MINKOWSKI (Z) u. a. festgestellt, daß sie beim Diabetiker günstiger wirkt als die rechtsdrehende Glucose.

Wir wissen heute, vor allem durch die Untersuchungen von LEUTHARDT u. Mitarb., daß die Lävulose auf einem anderen, auch für den Zuckerkranken gangbaren Wege in der Leber abgebaut wird als die Glucose, und zwar durch das Ferment Fructokinase (Näheres darüber im theoretischen Teil des Kh-Stoffwechsels S. 535).

C. v. NOORDEN u. ISAAC (Z) gaben bei drohendem Koma oder im Koma selbst schon vor der Entdeckung des Insulins mit einem gewissen Erfolge 80—100 g Lävulose in Limonade oder parenteral intravenös als 7%ige Lösung.

JOSLIN u. Mitarb. (Z) sahen selbst bei schweren Zuckerkranken eine gute Ausnutzung, die bei Mengen von 1,55 g pro kg bis zu 88% betrug.

STUHLFAUTH beschäftigte sich in mehreren Arbeiten (1951—1952) mit dem günstigen Einflusse der Fructose bei Gesunden und Kranken (vgl. auch LASCH u. Mitarb.).

PLANCHERD u. MOESCHLIN fanden, daß bei mittleren Gaben von Lävulose von Zuckerkranken nur 2% wieder ausgeschieden wurden. Der Insulinbedarf erhöhte sich dabei nicht, konnte sogar manchmal herabgesetzt werden.

J. HILLER (unter JAHN) veröffentlichte kürzlich vergleichende systematische Untersuchungen über die Verwendung von Glucose bzw. Fructose bei Diabetikern und Gesunden. (Vgl. auch E. HILLER u. STRAUSS sowie MILLER u. Mitarb.) In der Lävulosegruppe stieg bei Belastungen mit 60—140 g die Glucosurie erheblich später und in geringerem Maße als in der Glucosegruppe bei 60—140 g Glucose. Bei 50—90 g blieb sie überhaupt aus. Besonders günstig wurde die Acidose beeinflußt. HILLER folgert aus seinen Arbeiten, daß sich die Lävuloseverwertung des Diabetikers von der des Gesunden nicht unterscheidet. Eine Eiweißersparnis wurde durch ELMAN u. a. festgestellt. Nur SMITH-BEALLAND-FROST kamen bei einem Vergleich von intravenösen Gaben von Invertzucker und Glucose bei Normalen zu einem entgegengesetzten Resultate.

Die Deutsche Lävulosangesellschaft (Boehringer & Söhne, Mannheim) bringt sehr wohlschmeckende Fructosepräparate (Lävoral, Lävosan) in den Handel, welche in Mengen von 50—80 g Lävulose in mehrfachen Dosen, verteilt über einen Tag, von den meisten Diabetikern ohne Schaden genossen werden können. Auch die oft günstige Wirkung des Honigs (BAUMGARTEN, KOCH, WENNIG u. a.) ist wahrscheinlich durch den hohen Fructosegehalt bedingt.

Als weiterer Zucker sei erwähnt das *Inulin*, aus dem bei der Hydrolyse Fructose entsteht. Es ist vor allem in der Erdartischocke (Topinambur) erhalten. Die gute Verwendung beim Diabetiker (Anstieg des respiratorischen Quotienten) wiesen CARPENTER u. ROOT nach.

Neuerdings ist KUPPER-SONNENBERG wieder warm für Topinambur wegen seiner günstigen Wirkungen eingetreten, aber der fade Geschmack dieser Knolle steht einer weiteren Verbreitung im Wege.

Auch die Galaktose, früher abgelehnt, wird neuerdings wieder von verschiedenen Seiten (KOSTERLITZ u. WEDLER, DEUEL u. a.) empfohlen.

In Mengen von mehrfach täglich 10—20 g gegeben, machen sie kaum Glucosurie und Hyperglykämie und wirken antiketogen und eiweißsparend.

Schließlich seien noch die *Pentosen* erwähnt. 1892 verwandte EBSTEIN sie zuerst bei Diabetikern mit anscheinend günstigem Erfolge, aber die Nachprüfungen fielen so widersprechend aus, daß dieser fünfgliedrige Zucker in Vergessenheit geriet. Erst 40 Jahre später nahmen GRAFE u. REINWEIN mit der Xylose wieder neue Versuche auf. Sie erbrachten den Nachweis, daß dieser sehr wohlschmeckende süße Zucker im intermediären Stoffwechsel des Diabetikers sehr gut verwertet wird, daß er weder Glucosurie noch Blutzuckersteigerung macht, so daß er in Mengen von 30—50 g/Tag von Zuckerkranken jeder Art bedenkenlos genommen werden kann. Größere Dosen empfehlen sich nicht, da sie oft Durchfälle machen. Ein Nachteil ist, daß sowohl beim Normalen als auch beim Diabetiker etwa 30 bis 40% der Pentose im Harn wieder ausgeschieden werden, so daß hier leicht eine Verwechslung mit Glucose entsteht.

FREY u. DELIUS (unter HEILMEYER) in einem Gutachten, LOOS an der JORESschen Klinik sowie kürzlich (1956) F. WENNIG haben unsere Angaben in vollem Umfange bestätigt. Die Nährmittelfabrik von Oetker in Bielefeld und die Carbo-Werke in Lübeck (letztere unter dem Namen Losan Diabetikerzucker) bringen wohlschmeckende Xylose in den Handel.

εε) Die Darreichung besonderer Kohlenhydrate und Kohlenhydratabkömmlinge (Anhydrozucker, Sionon, Oxanthin)

Unter dieser Rubrik seien eine Reihe von therapeutischen Bestrebungen zusammengefaßt, die nicht die Absicht haben, besondere Diätkuren zu verordnen, sondern Kohlenhydrate und kohlenhydratartige Substanzen ausfindig zu machen, die den Zuckerhaushalt des Diabetikers nicht belasten und so als Ersatzmittel für die gewöhnlichen, ungünstig wirkenden Kohlenhydrate dienen können. Sie eignen sich im allgemeinen sowohl für kurzfristige wie für langdauernde Verwendung. Seit der Entdeckung des Insulins haben sie allerdings weitgehend ihre Bedeutung verloren.

Von der durch gewisse Versuche von BAUMGARTEN nahegelegten Erwägung ausgehend, daß bei der guten Oxydationsfähigkeit des diabetischen Organismus im allgemeinen vielleicht schon geringfügige physikalische und chemische Umwandlungen des Zuckers genügen, um Glykose für den Zuckerkranken assimilierbar zu machen, erhitzte GRAFE 1914 Zucker über seinen Schmelzpunkt und stellte dabei fest, daß dieser karamelisierte Zucker die Glykosurie gar nicht oder fast gar nicht steigert und die Acidose oft günstig beeinflußt. Der Zucker muß dabei natürlich bis zum Verschwinden der Gärung umgewandelt werden. Ein ausgezeichnetes wohlschmeckendes Karamelpräparat, die Karamose von E. Merck, steht heute wegen der teuren Herstellungskosten leider nicht mehr zur Verfügung. Doch ist die Herstellung auch in der Küche ohne Schwierigkeit möglich. 50—100 g Karamel evtl. auch mehr werden auch vom schweren Diabetiker fast ausnahmslos gut assimiliert. Alle Nachuntersucher kamen im Prinzip zum gleichen Ergebnis. Die Untersuchungen über die Natur dieser Substanzen und den Mechanismus ihrer Wirkung führten GRAFE u. KERB zur Feststellung, daß die Träger dieser merkwürdigen Eigenschaften innere Anhydride des Zuckers, sog. Glykosane sind, vor allem α-Glykosan und Lävoglykosan nebst ihren Polymerisationsprodukten. Damit war gleichzeitig der Weg zu einer Anhydrokohlenhydrattherapie mit reinen Substanzen gegeben. PICTET u. Mitarb. sowie KERB haben für die

Reindarstellung auch technisch brauchbare Verfahren angegeben. So sind verschiedene Anhydrozucker unter dem Namen Mellitose, Saccharosan, Salabrose usw. in den Handel gekommen. Seit dem zweiten Weltkriege werden sie allerdings noch nicht wieder hergestellt. Am meisten Verbreitung hatte die Salabrose gefunden, ein nach dem Verfahren von KERB hergestelltes Polymerisationsprodukt von α-Glykosan, dem Anhydrotraubenzucker. Es wird als Tetraglykosan bezeichnet, enthält aber, wie Untersuchungen von Dr. PETERS an unserer Klinik zeigten, daneben auch andere Polymerisationsprodukte, vor allem das Diglucosan, das am besten resorbiert wird und die günstigsten Eigenschaften entfaltet. Je höher die Polymerisationsprodukte, um so ungünstiger die Resorption. Die Salabrose wird nur zu 40—50% resorbiert.

Die günstigen Wirkungen dieser Anhydrozucker wurden allgemein anerkannt (so von KLEMPERER, UMBER, v. NOORDEN, NOTHMANN u. KÜHNAU, KERB u. SCHILLING, NONNENBRUCH, GRAFE [Lit. bei E. GRAFE (6)] u. a.). v. NOORDEN riet, Salabrose in größeren Mengen nur in leichten Fällen zu geben, da er bei schweren Fällen vereinzelt bei längerer Darreichung Wiederanstieg der Glykosurie und Acidose sah. Die verwandten Mengen betragen 50—100 g, manchmal auch mehr. Salabrose kam meist als Schokolade in den Handel, wobei natürlich der Kohlenhydratgehalt des als Bindemittel benutzten Kakaos (bei Puderkakao 10,6%) in Rechnung gestellt werden muß.

Ähnlich wie der Zucker, wenn auch leider nicht so weitgehend, können auch die Polysaccharide der Cerealien (Brot, Kartoffeln, Reis, Grieß, Hafer usw.) durch intensiven Röstprozeß für den Diabetiker nutzbar gemacht werden (E. GRAFE). MAHLER u. PASTERNY, v. NOORDEN u. ISAAC u. a. [Lit. bei E. GRAFE (4, 5)] u. GOTTSCHALK bestätigt das. Die Firma Theinhardt-Cannstatt brachte früher einen genügend gerösteten und doch schmackhaften Toast in den Handel, doch empfiehlt es sich in jedem Einzelfalle, besonders bei Schwerkranken, die Bekömmlichkeit vor der Verordnung genau auszuprobieren.

Unter dem Namen *Sionon* wurde ein anderes Zuckerderivat, ein Zuckeralkohol (das d-Sorbit), einer Anregung THANNHAUSERs folgend, von den I. G. Farbwerken, Ludwigshafen hergestellt. Es ist auch jetzt wieder erhältlich, am zweckmäßigsten in Form der sehr wohlschmeckenden Siononschokolade der Frankoniawerke Würzburg. Die Substanz schmeckt angenehm süß und ist calorisch hochwertig (3,90 Cal pro 1 g). Sie wird gern genommen, nur bei einmaligen großen Gaben (über 100 g) können dyspeptische Beschwerden auftreten, die durch Verteilung über den ganzen Tag sich vermeiden lassen. Die gewöhnliche Dosis ist nach unseren Erfahrungen an 47 Patienten (Dr. REINWEIN) 50—70 g. Ein kleiner Teil wird wieder im Harn ausgeschieden. Glykosurie und Blutzucker werden auch bei längerer Darreichung nicht nennenswert beeinflußt; nur DONHOFFERS fanden deutlichere Hyperglykämien. Der Anstieg des respiratorischen Quotienten und die Möglichkeit, hypoglykämische Symptome zu beseitigen, spricht für eine Oxydation im Organismus. Leider fehlt eine sichere antiketogene Wirkung. Abgesehen von diesem letzteren Mangel lauten die Prüfungen des Sionons günstig, so daß hier zweifellos ein sehr zweckmäßiges Süß- und Zuckerersatzmittel vorliegt.

Einen anderen Weg der Kohlenhydratersatztherapie schlug ISAAC ein. Er wählte auf Empfehlung von E. FISCHER eine Triose, einen dreigliedrigen Zucker, das Dioxyaceton mit der Formel $CH_2OH—CO—CH_2OH$. Unter dem Namen *Oxanthin* brachten es früher die I. G. Farbenindustrie Abteilung Hoechst in den Handel. Oxanthin ist wasserlöslich und besitzt einen kühlenden süßen Geschmack. Es erhöht etwas den Blutzucker und kann die Glykosurie steigern, dagegen wirkt es ausgesprochen antiketogen. Wegen seines eigentümlichen Geschmackes kommt es kaum als Zuckerersatz in Betracht (Lit. und eigene Versuche bei GOTTSCHALK).

Süßstoffe. Da von vielen Zuckerkranken der besonders gefährliche Zucker sehr entbehrt wird und oft die Mittel zur Beschaffung süßer harmloser Kh, wie Pentosen, oder Abkömmlinge wie Sionon, fehlen, kommen schon seit über 60 Jahren [ältere Lit. bei B. NAUNYN (Z)] sehr zweckmäßige Süßstoffe in den Handel. Besonders empfehlenswert sind das Saccharin, das Kristallsaccharin, das Dulcin und die Sucrinetten (HERMESETAS [Schweiz]) u. a. Chemisch sind es aromatische Aminokörper. Die Formel:

$$\text{für Saccharin ist} \qquad C_6H_4 \big\langle {}^{CO}_{SO_2} \big\rangle NH$$

$$\text{für Dulcin:} \qquad CO \big\langle {}^{NH-C_6H_6-O-C_2H_5}_{NH_2}$$

Die Süßkraft ist außerordentlich stark, bei den Sucrinetten das 450fache des Zuckers. 0,3 g Dulcin entsprechen der Süßkraft von 75 g Zucker. Man kommt daher mit sehr kleinen Mengen aus. Kochen vertragen die Süßstoffe nicht. KUN u. HORVART haben eine blutzuckersenkende Wirkung des Saccharins beschrieben, die angeblich reflectorisch durch Steigerung der Insulinproduktion bedingt sein soll. LICKINT beobachtete einen diuretischen Effekt. Diese Stoffe sind auch bei längerem Gebrauch in den üblichen Mengen absolut harmlos. Ob der Zuckerkranke sie verwenden soll, ist lediglich eine Geschmacksfrage und hängt im wesentlichen davon ab, ob die Verwendung von solchen künstlichen Süßmitteln oder der Verzicht auf süße Speisen oder Kompotte das kleinere Übel ist. Manche Menschen stört auf die Dauer ein etwas scharfer Nachgeschmack, der zumal bei größeren Mengen oder ungleicher Verteilung der aufgelösten Tabletten in die Erscheinung tritt. Die genannten Süßstoffe dürfen nicht mit den Speisen gekocht werden.

ζζ) Zusammenfassendes über die diätetische Behandlung

Überblickt man die in den vorhergehenden Seiten kurz beschriebenen diätotherapeutischen Bestrebungen, so erhält man ein außerordentlich buntes, oft bizarres Bild. Bei der Fülle der Gesichte ist zu bedenken, daß der Hauptteil der Regime aus der Vorinsulinära stammt, d. h. aus der Zeit, in der man dem Diabetes nur auf diätetischem Wege beikommen konnte. Noch erstaunlicher sind aber die Widersprüche der einzelnen Regime; sie sind so gewaltig, daß sie zum Teil auf der ganzen Linie genau das Gegenteil voneinander verlangen. Man bedenke nur die diametralen Gegensätze der Verfahren von PETRÉN einerseits (kohlenhydrat- und eiweißarme Fettkost) und von PORGES-SANSUM andererseits (kohlenhydrat- und eiweißreiche Magerkost). Dazu kommt, daß für jedes Verfahren gute theoretische Gründe und gewisse gute praktische Erfolge ins Feld geführt werden. Angesichts dieser verwirrenden Sachlage wird das oft recht weitgehende Resentiment, das man bei vielen praktischen Ärzten und selbst häufig sogar bei Fachärzten der inneren Medizin gegenüber der Behandlung dieser Krankheit findet, einigermaßen verständlich. Der ambulant behandelnde Arzt ist auch tatsächlich in einer üblen Lage, selbst wenn er zu dem Schlusse kommt, daß es fast gleichgültig ist, wie er es anfängt, da doch anscheinend jeder Weg zum Ziele führen kann. Wie soll er sich verhalten? Da er nicht alle Regime beherrschen kann, erst recht nicht — was kaum dem feinsten Kenner der Krankheit möglich ist — in jedem Einzelfalle herauszufinden vermag, welches Verfahren sich gerade für den betreffenden Kranken eignet, so kommt er um einen gewissen Schematismus nicht herum. Da die Erfahrungen der Medizin immer wieder zeigen, daß die Vertreter der äußersten Extreme auf die Dauer nicht Recht bekommen, so wird er nach dem alten Worte: medius tutissimus ibis, am besten einen Mittelweg einschlagen. Am zweckmäßigsten erscheint mir dafür das Zugrundelegen der obengenannten Standardkost, sei es mit, sei es ohne Insulin. In mindestens 90% der Fälle wird er damit zum Ziele kommen, für den Rest käme die Durchprobierung der Sonderverfahren in Betracht. Einfacher ist die Frage der Ersatzkohlenhydrate zu beantworten. Sie sollten, am zweckmäßigsten wohl in Form von Salabrose und Sionon, überall da zur Anwendung kommen, wo die Menge der gestatteten Kohlenhydrate nicht ausreicht und Zusätze wünschenswert sind, oder wo die Insulinmenge gespart oder herabgesetzt werden soll. Im übrigen ist immer zu bedenken, daß durch das Insulin die diätetische Behandlung in vieler Beziehung außerordentlich vereinfacht worden ist, weil sie in jedem Falle, wenn nötig, durch das Insulin ergänzt bzw. korrigiert werden kann. In Zukunft sollte man von der Fructose mehr Gebrauch machen als bisher.

Literatur

Erster Teil

I. Zusammenfassendes über die neuesten Arbeiten über Diätbehandlung des D.m. bei F. LICKINT: Münch. Med. Wschr. **1956**, 1732 u. Lit. in der S. 601 genannten Monographie.

Einzelarbeiten

ALLEN, F. M.: (1) Glycosurie and diabetes. Boston 1913. — (2) Boston Med. J. **172**, 241 (1915). — (3) J. Amer. Med. Assoc. **74**, 571 (1920). — ATHANASIU, A.: Dtsch. Arch. klin. Med. **172**, 358 (1932).
BAISSET, A., et CH. DARNAND: Ann. Méd. **43**, 138 (1938). — BARTELHEIMER, H.: (1) Dtsch. Arch. klin. Med. **182**, 546 (1938). — (2) Med. Welt. **1393** I, 167. — BECKER, CH.: Arch. Verdgskrkh. **56**, 260 (1934). — BLUM: Münch. med. Wschr. **1911**, 26. — BOUCHARDAT, A.: De la glycosurie chez diabéte sucré. S. 154. Paris 1875. — BRENTANO, C.: (1) Dtsch.med. Wschr. **1935** I, 365, 409; **1936** II, 1409. — (2) Z. exper. Med. **98**, 677 (1936). — BRENTANO, C., u. C. v. KAISER: Dtsch. med. Wschr. **1937** I, 213. — BÜRGER, M.: Die Ernährungsbehandlung der Zuckerkrankheit und anschließend Diskussion. Verh. 40. Dtsch. Ges. inn. Med., Wiesbaden **1937**, S. 23.
CARPENTER, J. M., and F. ROOT: Arch. Int. Med. **42**, 64 (1928). — CONSTAM, G. R.: Nahrungsmitteltabellen für Zuckerkranke Basel: Schwabe 1955.
DEUEL, H. J., M. GULICK and J. S. BUTTS: J. of Biol. Chem. **98**, 333 (1932). — DEPISCH, F.: Erg. inn. Med. **48**, 1 (1935). — DIENST, C.: (1) Dtsch. med. Wschr. **1939** I, 710. — (2) Klin. Wschr. **1941** I, 858. — DÜRING, E. v.: Ursache und Heilung des Diabetes. Hannover 1868.
EBSTEIN, E.: Virchows Arch. **129**, 401 (1892); **132**, 368 (1893); **134**, 361 (1893). — EGEDY, E.: Klin. Wschr. **1934** I, 334. — ERKELENTZ, B.: Dtsch, med. Wschr. **1935** II, 1921.
FALTA, W.: Mehlfrüchtekuren bei Diabetes mellitus. Berlin u. Wien 1919.
GEYELIN: Atlant. Med. J. **133**, 739 (1938). — GOTTLEBE, P.: Z. klin. Med. **133**, 739 (1938).— GOTTSCHALK, A.: Die Bedeutung der Ersatzkohlenhydrate für die Praxis und Theorie der Zuckerkrankheit. Erg. inn. Med. **36**, 56 (1929). — GRAFE, E.: (1) Münch. med. Wschr. **1914** II, 1433. — (2) Dtsch. Arch. klin. Med. **116**, 437 (1914) (Caramel). — (3) Dtsch. Arch. klin. Med. **143**, 1 (1923) (geröstete Kohlenhydrate). — (4) Ergeb. Med. herausg. von TH. BRUGSCH **5**, 449 (1942). — (5) Klin. Wschr. **1932** I, 1742 (Pentosen). — (6) Über den gegenwärtigen Stand der Diät- und Insulintherapie beim Diabetes des Erwachsenen. Klinische Fortbildung. Neue Deutsche Klinik, Erg.-Bd. 3, S. 706, 1935. — GRAFE, E., u. H. REINWEIN: Dtsch. Arch. klin. Med. **173**, 646 (1932). — GROTE, L. R.: (1) Neuzeitliche Diabetesbehandlung. Erg. Med. **18**, 301, 389 (1933). — (2) Med. Welt **1935**, Nr. 24, 25 u. 27. — GROTE, L. R., u. F. KIENLE: Dtsch. Z. f. Verdgs- usw. Krkh. **5**, 227 (1942). — GUELPA: Cure de diabete. Soc. de Ther. **23**, 12 (1908).
ISAAC, S., u. E. ADLER: Klin. Wschr. **1924** II, 1208.

KERB, J.: (1) Z. exper. Med. **43**, 402 (1924). — (2) Ther. Gegenw. **1926**, 350; **1927**, 61. — KESTERMANN, G.: (1) Balneologe **11**, 49 (1935). — (2) Fortschr. Ther. **12**, 454 (1936). — KOSTERLITZ, H., u. H. W. WEDLER: Z. exper. Med. **87**, 397 (1933). — KRAUSE, H.: Z. klin. Med. **132**, 89 (1937). — KÜLZ, E.: Beiträge zur Pathologie und Therapie des Diabetes, Bd. 1, S. 130. Marburg 1874.

LABBÉ, M.: Arch. des Mal. Appar. digest. **28**, 209 (1938). — LASCH, F.: Klin. Med. **5**, 212 (1950). — LAURITZEN, M.: Ugeskr. Laeg. (dän.) **1939**, 231, 259. Ref. Kongreßzbl. inn. Med. **100**, 493 (1939). — LAWRENCE, R.: Special Report series of the Medical Research Counc. London 1929.

MARTIN, R.: Hoppe-Seylers Z. **248**, 242 (1937). — MARK, E. R.: Dtsch. med. Wschr. **1950**, 1435; **1956**, 816. — MARKS, E., and F. G. YOUNG: J. of Endocrin. **1**, 470 (1949). — McLESTER, J. S.: Nutrition and diet in health and disease, Bd. 2. Philadelphia u. London: W. B. Saunders Company 1931. — MILLER, M., and other: Jl. clin. Investig. **31**, 115 (1952). — MOSKOWITZ, E.: Z. Klin. Med. **131**, 648 (1937). — MOSSE: Rev. Méd. **22**, 107, 279, 371, 620 (1902). — MÜLLER, E.: (1) Mschr. Kinderheilk. **68**, 331 (1936). — (2) Dtsch. med. Wschr. **1936**, 1489.

NEWBURGH and MARSH: Arch. Int. Med. **26**, 647 (1920); **27**, 699 (1921); **29**, 97 (1922); **31**, 455 (1926). — NORDEN, C. v.: (1) Berl. klin. Wschr. **1903**, Nr. 36. — (2) Med. Klin. **1933**, Nr. 2 u. 3. — NOORDEN, C. v., u. S. ISAAC: Verordnungsbuch und diätetischer Leitfaden für Zuckerkranke, 9. u. 10. Aufl. Berlin 1932. — NOORDEN, C. v., u. G. LAMPÉ: Ther. Gegenw. **1910**, H. 4.

OKEY, J. of Biol. Chem. **38**, 33 (1919); **39**, 149 (1919). — OSHIMA, M., T. TERASHIMA u. MATSUTANI: Med. Klin. **1938** I, 262.

PETRÉN, M.: (1) Diabetes studier. Kopenhagen. Glydendalske Boghandel. 1923. — (2) Studies on diabetes. Merristown 1924. — (3) Über Eiweißbeschränkung in der Behandlung des Diabetes gravis, 2. Aufl. Halle: Marhold 1927. — (4) Münch. med. Wschr. **1927** I, 1123. — PFLEGER, K., u. F. SCHOLL: Wien. Arch. inn. Med. **31**, 219 (1937). — PICTET u. KARRER: Lit. bei ZEMPLEN. ABDERHALDENS Handbuch der biologischen Arbeitsmethoden, Abt. I, Teil 5, H. 1, S. 549, 1922. — PLANCHERD, P., u. S. MOESCHLIN: Schweiz. med. Wschr. **1954**, 2, 8. — PORGES, O., u. D. ADLERSBERG: Die Behandlung der Zuckerkrankheit mit fettarmer Kost. Berlin u. Wien: Urban & Schwarzenberg 1929. — PUTZKO, O.: Z. klin. Med. **112**, 661, 577, (1930).

REINWEIN, H.: Dtsch. Arch. klin. Med. **164**, 61 (1929). — ROLLER, M.: Med. Klin. **1936**, 898. — ROSENFELD, G.: Arch. Verdgskrkh. **22**, 113 (1916).

SANDER, F.: Ergebnisse bei der Gemeinschaftsarbeit von Naturheilkunde und Schulmedizin, Bd. 3, S. 55 1940. — SANSUM, W. D., U. R. BLOTHERWICK and BOWDEN: J. Amer. Med. Assoc. **86**, 178 (1926). — SCHELLONG, F.: Klin. Wschr. **1935** I, 87. — SCHENK, P.: Münch. med. Wschr. **1936**, 1535 u. Med. Welt **1936**, Nr. 43. — SCHITTENHELM, A.: Med. Klin. **1928**, 43. — SHAFFER, J. of Biol. Chem. **50**, 26 (1922). — SMITH, J. S., J. M. BEALAND and P. FROST: Surg. **31**, 720 (1952). — SOSKIN, S.: Progreß in clinical Endocrinology. New York (1950). — STEPP, W., J. KÜHNAU u. H. SCHRÖDER: Die Vitamine und ihre klinische Anwendung, 7. Aufl. Stuttgart: Ferdinand Enke. Bd. I 1954, Bd. II im Druck. — STOLTE, K.: (1) Med. Klin. **1933** I, 288, 561. — (2) Neue Deutsche Klinik, Bd. 9, S. 169 (1933). — STOLTE, K., u. J. WOLF: Die Behandlung der kindlichen Zuckerkrankheit bei freigewählter Kost. Erg. inn. Med. **56**, 154 (1939). — STÜBER, W.: Med. Welt Nr. 47 (1928).

THANNHAUSER, S. J., u. M. JENKE: Arch. exper. Path. u. Pharmakol. **110**, 300 (1925). — THANNHAUSER, S. J., u. K. H. MEYER: Münch. med. Wschr. **1929** I, 356.

WAGNER, R., u. J. WARKANY: Z. Kinderheilk. **44**, 222 (1927). — WENNIG, F.: Wien. klin. Wschr. **1955**, 110. — WILDER, R.: J. Amer. Med. Assoc. **78**, 1878 (1922). — WILSON, A.: Z. klin. Med. **136**, 77 (1939). — WINTERNITZ und STRASSER: Zbl. innere Med. (1899). — WOODYATT, R. F.: Arch. Int. Med. **28**, 125 (1921).

YAMANTI, R.: Tohoku J. Exper. Med. **32**, 268 (1938).

Zweiter Teil

BAUMGARTEN, F.: Die Utilisation des Zuckers. Ärztl. Forsch. **4**, 413, 528 (1950). — BERTRAM, F.: Merkblatt über die Behandlung Zuckerkranker. (Grundsätzliches zur Insulintherapie). Dtsch. med. Wschr. **1949**, 618. — ABC für Zuckerkranke, 5. Aufl. Stuttgart: Georg Thieme 1953. — BUCHINGER, O.: Das Heilfasten und seine Hilfsmethoden, 2. Aufl. Stuttgart-Leipzig: Hippocratesverlag 1936.

CONSTAM, G. R.: Ist freie Kost für die Behandlung des Diabetes mellitus genügend? Schweiz. med. Wschr. **1949**, 1103. — Leitfaden für Zuckerkranke, 2. Aufl. Basel: Benno Schwabe & Co. 1951.

DARNAUD, C., u. Mitarb.: Semaine Hôp. 1948, 2743. — DONHOFFER, SZ. u. M.: Dtsch. Arch. klin. Med. 167, 252 (1930).

ELMAN, R.: Ann. Surg. 136, 4, 635 (1952). — ENGLESON, G.: Studies in diabetes mellitus. Lund: Berlingska Boktryikerie 1954. Acta paediatrica, Suppl. (1954).

FALTA, W.: Wie behandle ich die Zuckerkrankheit zeitgemäß? Wien. klin. Wschr. 1942, 152. — FEUCHTINGER, O.: Die Ernährungsbehandlung der Zuckerkrankheit in Krieg und Frieden. Dtsch. Z. Verdgs- usw. Krkh. 7, 209 (1943). — Food and nutrition board, Ser. 115. National Research Council, Washington 1943. — FORSYTH, C. C., u. a.: Diet in diabetes. Brit. Med. J. 1951, 1095. — FREY, J., u. L. DELIUS: Gutachten über die Verträglichkeit von Xylose und ihre Anwendbarkeit in der Ernährung des Diabetikers. (Manuskript, bisher nicht veröffentlicht.)

GRAFE, E.: Die Kriegskost der Zuckerkranken. Dtsch. Ärztebl. 74, 154 (1944). — GRAFE, E., u. C. TROPP: Dreijährige Erfahrungen einer Korpsdiabetikerstation. Dtsch. Militärarzt 9, 73 (1944). — GUEST, G.: „Unrestricted diet" in the treatment of juvenile diabetes. Amer. Dietet. 23, 299 (1947).

HAIST, R. E., W. CAMPELL and C. H. BEST: New Engl. Med. J. 223, 607 (1949). — HERSHEY and SOSKIN: Amer. J. Physiol. 98, 74 (1931). — HILLER, J.: Z. klin. Med. 153, 388 u. 397 (1955). — HILLER, J., u. E. STRAUSS: Med. Wschr. 1951, 693. — HORN, Z., u. Mitarb.: Eiweißbelastungsprobe bei Diabetikern. Acta med. scand. (Stockh.) 138, 144 (1950).

JOHN, H. J.: A liberal regiment of treatment of diabetes mellitus. Amer. J. Med. 5, 537 (1948). — Further observation on the use of liberalized diets in the treatment of diabetes. Ann. Int. Med. 35, 1318 (1951). — Up to four decades of hyperglycaemia in diabetics without loss of carbohydrat tolerance. Metabolism 1, 400 (1952). — JOHNSTON, J. W., and E. H. RYNEARSON: A diabetic patient on a high fat diet for 29 years without complications. Proc. Staff Meet. Mayo Clin. 26, 330 (1951).

KAEDING, A., u. H.-CH. MOELLER: Über kohlenhydratreiche, kalorienknappe Diabeteskost. Dtsch. Z. Verdgs- usw. Krkh. 12, 219 (1952). — KATSCH, G.: Gegenwärtige Therapie der Zuckerkrankheit. Med. Klin. 1947, 705. — KESTERMANN, G.: Z. klin. Med. 119, 729 (1932). — KOCH, E.: Das Honigpräparat M 2 Woelm als ein Mittel mit spezifischer Förderung der Zuckerutilisation. Med. Mschr. 3, 345 (1949). — KUN, E., and J. HOWARD: The influence of oral saccharin on bloodsugar. Proc. Soc. Exper. Biol. a. Med. 66, 175 (1947). — KUPPERSONNENBERG, G. A.: Prophylaktische Behandlung des Diabetes mellitus mit Artischocken. Ther. Gegenw. 1949, 179.

LARSON, Y., A. LICHTENSTEIN and K. G. PLOMAN: Degenerative vascular complications in juvenile diabetes mellitus treated with „freediet". Diabetes 1, 449 (1952). — LEUTHARDT, F., u. H. TESTA: Helvet. chim. Acta 33, 1919 (1950); 34, 931 (1951). — LICHTENSTEIN, A.: The treatment of diabetes in childhood. Arch. Dis. Child. 24, 237 (1949). — Moderne Therapie des Kinderdiabetes. Berl. med. Z. 1, 242 (1950). — LICKINT, F.: Dtsch. Gesundheitswesen 1946, 452. — LOOS, M.: Studies in the utilisation of pentoses. 1. Congr. of internat. Diabetes Federation, Verh., 12. Juli 1952.

MCHENRY and PATTERSON: Physiolog. Rev. 24, 128 (1944). — MELLINGHOFF, K.: Wegweiser für Zuckerkranke, 4. Aufl. München u. Berlin: Urban & Schwarzenberg 1951. — MORI u. SEICKIKI: Mitt. Med. Ges. Tokyo 47, 1793 (1933).

Nährstoff- und Nährwertgehalt von Lebensmitteln, bearbeitet im Statistischen Reichsamt in Verbindung mit dem Reichsgesundheitsamt (A. JACOBS — O. FLÖSSNER). Beiheft Nr. 11 zur Zeitschr. „Die Ernährung". Leipzig: Johann Ambrosius Barth 1943. — NONNENBRUCH, W.: Dtsch. Ärztebl. 14, 180 (1942).

OBERDISSE, K., u. H. H. BEUEL: Weitere Untersuchungen über die Ergebnisse der Diabetikerbetreuung im Kriege. Ther. Gegenw. 1944.

PIRQUET, C., u. R. WAGNER: Die Ernährung des Diabetikers. Berlin-Wien: Urban & Schwarzenberg 1928.

RODRIGUEZ and BOOT: New Engl. Jl. Med. 148, 238. — ROSENFELD, G.: Kohlenhydratkuren. Halle a. S.: Marhold 1912.

SCHALL, sen. H., u. H. SCHALL jr.: Kleine Nahrungsmitteltabelle, 6. verb. Aufl. Leipzig: Johann Ambrosius Barth 1954. — STOLTE, K.: Die Behandlung zuckerkranker Kinder. Presse méd. 1948, 181. — STUHLFAUTH, K.: Ärztl. Forsch. 5, 414 (1951). — Med. Klin. 1952, 173. — Klin. Wschr. 1956, 209.

TOLSTOI, E.: The object of modern diabetic care. Psychosomatic Med. 10, 291 (1948). — Free diet for diabetic patients. Amer. J. Mersing 50, 652 (1950).

UMBER, F.: Dtsch. Ärztebl. 1943, 15.

WEISSE, K.: Diabetische Kinder in Notzeiten. Dtsch. med. Wschr. 1949, 1128, 1171. — WENNIG, P.: Wien. klin. Wschr. 1956, 248. — WILSON, J. J., H. F. ROOT and A. MARBLE:

Controlled versus free diet management of diabetes. J. Amer. Med. Assoc. 147, 1526 (1951). —
WOLFF, J.: Kriegsernährung, Diabetiker und freie Kost. Dtsch. Ärztebl. 17, 247 (1942).
ZELLER, H.: Arch. f. Physiol. 1914, 213.

γ) Die Insulinbehandlung

Die Herstellung des beim Diabetiker vermindert gebildeten bzw. fehlenden, für
den normalen Ablauf des Kohlenhydratwechsels unerläßlichen Inkretes des Pankreas, des sogenannten Insulins, durch BANTING und BEST im Torontoer Institut
von MACLEOD unter Beihilfe von COLLIP 1921 bedeutet den entscheidenden Fortschritt in der Diabetesbekämpfung und darüber hinaus eine Großtat der Medizin
überhaupt. Die folgenden Ausführungen gelten lediglich den praktischen Fragen
der Insulinanwendung, bezüglich der Historie und der Theorie des Wirkungsmechanismus sei auf die Darstellung S. 619ff. verwiesen. Der sehr wertvolle Beitrag
den COLLIP für die Entdeckung beigesteuert hat, ist kürzlich von H. J. PRATT
ins richtige Licht gesetzt worden.

αα) Herstellung, Chemie, Präparate und Applikation des Insulins

Der nach langen Vorversuchen zweckmäßigste Weg der technischen Herstellung
des Insulins ist nach der Darstellung von MACLEOD in den Hauptzügen folgender:
Gleiche Mengen in der Kälte frisch zerkleinerten Pankreasgewebes werden mit
95%igem Äthylalkohol versetzt und bleiben unter gelegentlichem Umschütteln
4 Std stehen, dann wird die Mischung durch ein dünnes Leintuch filtriert und das
nochmal filtrierte Filtrat von neuem mit der doppelten Menge 95%igen Alkohols
zusammengebracht. Dabei werden die Eiweißkörper zum größten Teil ausgefällt,
während die wirksame Substanz in den Alkohol übergeht. Nach Beendigung der
einige Stunden dauernden Eiweißausfällung wird wieder filtriert und nun das
Filtrat durch Destillation im Vakuum bei niedriger Temperatur (18—30° C) eingeengt. Zweimalige Extraktion mit Schwefeläther beseitigt die Lipoide. Die wäßrige Lösung wird dann im Vakuum zu einer pastenartigen Konsistenz eingeengt
und diesmal mit 80%igem Alkohol versetzt, die Mischung wird nun zentrifugiert.
Die dabei sich absetzende klare alkoholische Oberschicht enthält das Insulin in
Lösung. Sie wird abpipettiert und jetzt mit absolutem Alkohol ausgefällt. Die
wirksame Substanz befindet sich dann im Präzipitat. Dieses wird in Wasser gelöst,
im Vakuum zu dem gewünschten Grade eingedampft und schließlich noch durch
ein Berkefeldfilter hindurchgeschickt.
Dieses Grundverfahren ist in der Folgezeit in der einen oder anderen Richtung
verbessert und verfeinert worden, und es ist nunmehr gelungen, alle störenden
Beimengungen bis auf minimalste Spuren zu beseitigen. Viele große chemische
Fabriken des In- und Auslandes stellen ihre Insuline im Prinzip nach diesem von
BANTING und BEST angegebenen und von der Ely Lilly Company in Indianapolis
im einzelnen ausgearbeiteten Verfahren dar.
Von deutschen Präparaten, seien das Insulin Schering-Kahlbaum, der I. G.
Farbenindustrie Abt. Hoechst (Long Insulin) u. Depotinsulin Hoechst (Klar),
Combinsulin Hoechst, Insulin und Depotinsulin Horn und Brunnengräber genannt,
Von guten ausländischen Präparaten seien außer dem klassischen Ely Lilly-
Insulin, Leo, Novo und Diasulin Lente Insuline (dänisch), Brand A B (Allen-
Hanbury-London), Sandoz (Basel-Nürnberg), Degewop (holländisch) Squipp,
Organon Jloglandol-Grenzach, Norgine-Prag, Insulin-Chemosan-Wien, Deaxulin
erwähnt. Bei den meisten von diesen besitze ich keine eigenen größeren Er-
fahrungen.

Die Prüfung der Güte und Brauchbarkeit der Präparate wird durch das zentrale Torontokomitee vorgenommen, das in den einzelnen Ländern nationale Unterkomitees hat, die hier die Beaufsichtigung führen. Das Deutsche Insulin-Komitee wurde von O. MINKOWSKI gegründet, dann von UMBER und GRAFE geleitet.

1948 wurde es wieder neu gebildet und erweitert. Leiter ist Prof. KATSCH (Greifswald), der gegenwärtige Generalsekretär Doz. Dr. STEIGERWALDT (München). Brauchbare Insuline haben die Bezeichnung „geprüft vom Deutschen Insulin-Komitee". Vor allen anderen ist zu warnen.

Die *Prüfung* geschieht in der Weise, daß je zwei Prüfer an mehreren genau mit bereits geprüftem Insulin eingestellten Kranken Testungen vornehmen, welche die gleiche Wirksamkeit wie die vorher verwendeten geprüften Präparate haben müssen.

ABEL ist es gelungen, daß Insulin chemisch rein zu gewinnen. Sein heute allgemein angewandtes Verfahren ist in den Grundzügen folgendes:

Das gewöhnliche Standardinsulin wird in verd. Essigsäure gelöst und nach Zugabe von Brucinacetatlösung durch sukzessiven Zusatz von Pyridin und Ammoniak auf den isoelektrischen Punkt (pH 5,6) gebracht. Dabei fällt ein Pyridin- und Ammoniakniederschlag aus, von denen abzentrifugiert wird. Aus der überstehenden, meist trüben Flüssigkeit scheidet sich dann in 24 Std die reine Insulinverbindung in typischen Kristallnadeln ab. Zur endgültigen Reinigung vor allem von dem zugesetzten Brucin wird das kristallinische Produkt aus essigsaurer Lösung nochmal mit Pyridin und Ammoniak ausgefällt. Die Ausbeuten betragen etwa 15—20% des Ausgangsinsulins. Durch mehrfaches weiteres Umkristallisieren läßt sich dann noch eine weitere, fast absolute Reinigung erzielen, die auch bei den empfindlichsten Kranken keine Reaktionen mehr auslöst.

Chemisch ist Insulin ein Eiweißkörper mit einem maximalen Molekulargewicht von 47—48 000 bei einem pH 7,0—7,5 und einer Eiweißkonzentration von 0,4—0,9 (GUTFREUND, weitere Angaben und Lit. bei WEITZEL, BRAND u. LEIPERT).

Bei einem pH von 2,0—3,0 zerfällt Insulin in Bruchstücke mit einem minimalen Molekulargewicht von 12 000. Es enthält nach CHIBNALL (Lit. bei ZEILE) 16 Aminosäuren, davon 18,6% Glutaminsäure, 15,7% Leucin, 13,0% Tyrosin, 12,5% Cystin, ferner Tryptophan, Oxyprolin und Methionin. Weitgehende Aufklärung über Anordnung der Aminosäuren im Insulinmolekül bei A. P. RYLE, SANGER u. Mitarb. (1955). Danach handelt es sich um 2 Polypeptidketten mit 21 bzw. 35 Aminosäurenresten, verbunden durch Disulfidbrücken. Selbst die reinsten Präparate enthalten Zink, vielleicht in salzartiger Bindung an eine der freien Carboxylgruppen eingebaut. Die Mengen schwanken zwischen 0,35—0,80%, im Durchschnitt 0,52% (SCOTT und PARKER), oder pro 100 E gerechnet 0,015—0,02 mg. Dieses Schwermetall spielt anscheinend die Rolle des Katalysators und kann in dieser Beziehung durch andere Schwermetalle: Kupfer, Eisen, Nickel oder Magnesium, Cobalt, Cadmium, unbeschadet seiner Wirkung, ersetzt werden. Der Zinkgehalt läßt sich durch Zusatz einer weiteren kleinen Zinkmenge (meist 1 mg pro 500 E) noch erhöhen und die Wirkung des Insulins dadurch verzögern. Bei der Oxidation des Insulins mit Ameisensäure konnte SANGER (zit. bei ZEILE) unter Sprengung der Bisulfidbrücken und Oxidation der Cystinbrücken zu Cysteinsäuren 2 verschiedene Fraktionen gewinnen, von denen die A-Fraktion mit $\frac{1}{4}$ der Gesamtmenge vorwiegend Cystein und Glykokoll, die B-Fraktion zu 97% Phenylalanin und alle übrigen Aminosäuren enthält. Das Molekulargewicht von A ist 2900, das von B 4100.

Näheres über Präparate und Wirkungsstärke. Die *Wirkungsstärke des Insulins* wird in Einheiten ausgedrückt. Als Testobjekt diente früher das Kaninchen, das auch heute noch bei nicht kristallinischen Präparaten nicht entbehrt werden kann. Unter 1 Kanincheneinheit (alter Torontoeinheit) wurde ursprünglich die Menge wirksamer Substanz verstanden, welche nach subcutaner Injektion bei einem 24 Std hungernden Kaninchen von 2 kg in 4 Std den Blutzucker auf 0,045%, die eben krampfmachende Dosis, herabsetzt.

Die Definition einer Einheit hat dann verschiedene Wandlungen durchgemacht, bis sie schließlich durch die Hygienekommission des Völkerbundes 1935 auf Grund der kristallinisch reinen, gleichmäßig zusammengesetzten Präparate von ABEL, die als Standard dienten, auf 1 E = 0,045 mg Reininsulin (1 mg = 22 iE) festgesetzt wurde.

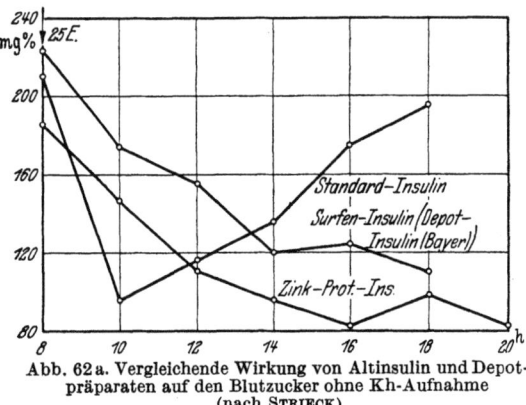

Abb. 62 a. Vergleichende Wirkung von Altinsulin und Depotpräparaten auf den Blutzucker ohne Kh-Aufnahme (nach STRIECK)

Das Standardtrockenpräparat von ABEL, das in Toronto aufbewahrt wird, ist also die Testsubstanz, an der alle Präparate zu eichen sind.

Die Nachteile des Altinsulins (Standardinsulin) und des kristallinischen Insulins bestehen in einer zwar sehr starken, aber flüchtigen Wirkung, die in 3—4 Std ihr Maximum erreicht hat, aber nach etwa 10 Std wieder abgeklungen ist (vgl. Abb. 62 a u. b).

Um diesem Übelstande abzuhelfen und die dadurch oft notwendigen häufigen Injektionen zu vermeiden, setzten schon sehr frühzeitig Versuche ein, um ein langsam und lang wirksames Insulin von Depotcharakter zu schaffen. Von BERNARD, STRAUCH, HETVALL, KLEIN u. a. (Lit. bei E. GRAFE u. F. STRIECK) wurden die verschiedensten Zusätze ausprobiert. Da diese mühevollen Untersuchungen heute nur noch historisches Interesse besitzen, soll auf sie hier nicht näher eingegangen werden. (Näheres bei GRAFE und STRIECK.)

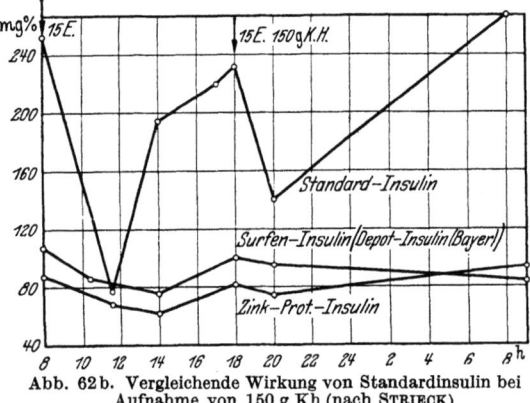

Abb. 62 b. Vergleichende Wirkung von Standardinsulin bei Aufnahme von 150 g Kh (nach STRIECK)

Die Lösung dieses wichtigen Problems ist das große Verdienst (1936) von HAGEDORN u. Mitarb. JENSEN, KRARUP und WODSTRUP. Nach vielen vergeblichen Versuchen gelangten sie schließlich zum Protamin, einem schon 1868 von MIESCHER entdeckten und später vor allem von KOSSEL und seinen Schülern studierten N.-reichen (25—30%), schwefelfreien, stark basischen Eiweißkörper, der bis zu 90% aus Diaminosäuren, besonders Arginin, Histidin und Lysin, besteht (Lit. bei HAGEDORN u. Mitarb.). Am zweckmäßigsten erwies sich wegen seiner geringen Lösung im Serum ein Protamin aus dem Sperma von Salmo irideus, das nunmehr die Depotsubstanz der modernen Protamininsuline darstellt. Die Menge Protamin 1,25 mg pro 100 E ist sehr gering.

Um die teuren Protamine zu umgehen, verwandten die I. G. Farbwerke Hoechst als gleichwertigen Ersatz das *Surfen* (75 γ pro 1 mg Kristall-Insulin), eine komplizierte cyclische Verbindung von antiseptischem Charakter, die Firma Schering das Urotropin (Neoinsulin). Eine durch besonderes Verfahren aus frischen Kälberpankreasdrüsen hergestellte Fraktion der I. G. Farbwerke, das sogenannte

Nativinsulin, zeigte sogar Depotcharakter ohne irgendwelche Zusätze. Schließlich gelang es sogar, ein völlig klares Depotinsulin herzustellen, das den großen Vorteil gleichmäßiger Verteilung im Lösungsmittel besitzt. Merkwürdigerweise haben sich diese neueren Präparate nur in Deutschland eingebürgert. Das neueste und wohl beste Präparat der Hoechster Farbwerke ist das Longinsulin, das als erster BER-TRAM im großen Stile und mit glänzendem Erfolge anwandte und das sich auch bei mir u. a.(z. B. H. W. BELLWINKEL [1954], PFEIFER u. SCHÖFFLING) sehr bewährt hat.

Die nach kurzer Steigerung langsam Blutzucker-senkende, langdauernde Wirkung des Protaminzinkinsulins ist auf Abb. 62a u. b gut ersichtlich. Die Wirkung der genannten deutschen Präparate ist im Prinzip die gleiche (UMBER, KATSCH, LASCH u. a.).

In den letzten Jahren sind vor allem in Amerika und Dänemark neue Depotinsuline hergestellt (Lit. bei WEITZEL), so das Globininsulin (1939) von REINER-SEARLE und LANG. Es enthält einen Zusatz von 3,8 mg-% Globin aus Rindererythrocyten und 0,3 mg-% Zink pro 100 E. Die Nachprüfungen von BAUMANN, MOSENTHAL, SIMONSEN, RABINOWITSCH, MUNDY, WANCHOPE u. SHEPPE, LAWRENCE u. WILDE u. a. [Lit. bei JOSLIN u. Mitarb. (Z) sowie K. BOLLER (Z)] waren überwiegend günstig, wenn auch von einigen Autoren für eine einmalige Dose die Wirkung zu kurz befunden wurde. Nach BAILEY u. MARBLE steht das Globininsulin in der Wirkung zwischen krist. und Protaminzinkinsulin.

Das Histoninsulin enthält ein Protamin aus Kalbsthymus, wirkt aber anscheinend kürzer als der PZJ (BOULIN u. Mitarb.), so daß JOSLIN davon abriet.

Ein weiterer Fortschritt gelang 1944/45 der dänischen Firma Novo, die auch das Protaminzinkinsulin zuerst herstellte, mit dem *Iso-Insulin* von HALLAS-MÖLLER u. HEY. Es ist eine Phenylisocyanatverbindung des Insulins, dessen Aminogruppen zum Teil durch diesen Zusatz blockiert sind und erst allmählich wieder frei werden. Seine Wirkung soll etwas kürzer andauern als die des Protaminzinkinsulins. In den Handel kommt es meist in einer Mischung mit der gleichen Menge von krist. Zinkinsulineinheiten unter dem Namen *Di-Insulin*. Zahlreiche Nachprüfer wie ROBERTS u. YATER, BOULIN, UHRY u. NEVREUX, NICOL, KESTERMANN u. THÖNE u. a. (Lit. bei K. BOLLER) betrachten das Di-Insulin als einen großen Fortschritt, von dem ich mich auch selbst überzeugen konnte. Von Verzögerungsinsulinen der letzten Jahre seien noch die Lente-Insuline Novo genannt (Novo-Lente, Novo-Semilente und Novo-Ultralente), über die von vielen Seiten sehr günstige Resultate berichtet werden, so in den letzten Jahren von W. OAKLEY, K. HALLAS MØLLER, GURLING u. Mitarb., VOIT u. KNICK, CONSTAM, SLAYTON u. Mitarb., u. a.

Damit kommen wir zu den Insulinmischpräparaten.

Schon bald nach der Erfindung des Protaminzinkinsulins begannen die Bestrebungen einer Kombinationstherapie mit Alt- und Verzögerungsinsulinen, um die rasch einsetzende starke und die langsam, aber langdauernde Wirkung miteinander zu verbinden.

Dazu waren gewöhnlich 2 getrennte Injektionen oder 2 Injektionen durch die gleiche Spritze hintereinander notwendig. Auch wir haben in der Klinik schon sehr frühzeitig davon mit Erfolg Gebrauch gemacht, lange ehe es Zwischenpräparate gab. In der Literatur hat 1938 GRAHAM darüber berichtet.

Entscheidend war nun die Frage, welches Mischungsverhältnis das günstigste ist. Zahlreiche, vor allem amerikanische Arbeiten (Lit. bei R. BOLLER) suchten das mit wechselnden Ergebnissen zu klären. Einig war man sich nur darüber, daß das Präparat mindestens 1 Teil Alt- bzw. kristall. Insulin auf 1 Teil Protamin oder Protaminzinkinsulin zu enthalten hat. Ersteres ist im Di-Insulin Novo der Fall.

Abb. 63 von COLWELL (Z) zeigt die Blutzuckerkurven bei Mischungen 1:1, 2:1, 3:1 im Vergleich mit den Einzelbestandteilen. Während die Unterschiede gegenüber den letzteren sehr eklatant sind, weichen die Kurven der Mischpräparate kaum voneinander ab.

Das zur Zeit vollkommenste modifizierte Protamininsulin ist anscheinend das NPH$_{50}$ der Ely-Lilly Co., wobei N die neutrale Reaktion, P den Protamingehalt, H die Verbesserung durch HAGEDORN und 50 die Protaminmenge 0,50 mg pro 100 E bedeutet. Die Blutzuckersenkung beginnt nach 1 Std, erreicht ihr Maximum nach 10—12 Std und erlischt nach 24—30 Std. Die protrahierte Wirkung ist also stärker als bei irgend einem anderen Insulinpräparate, was allerdings die Gefahr einer nächtlichen Hypoglykämie mit sich bringen kann. RENOLD-MARBLE sowie WHITE aus der JOSLINschen Klinik u. a. haben über sehr günstige Erfahrungen berichtet. Anscheinend handelt es sich hier um das zur Zeit beste Präparat neben dem Longinsulin-Höchst. Eine vergleichende Prüfung verschiedener Insuline durch IZZO u. CRUMP zeigte bei großer Versuchsreihe allerdings keine sichere Überlegenheit von einem der genannten Präparate.

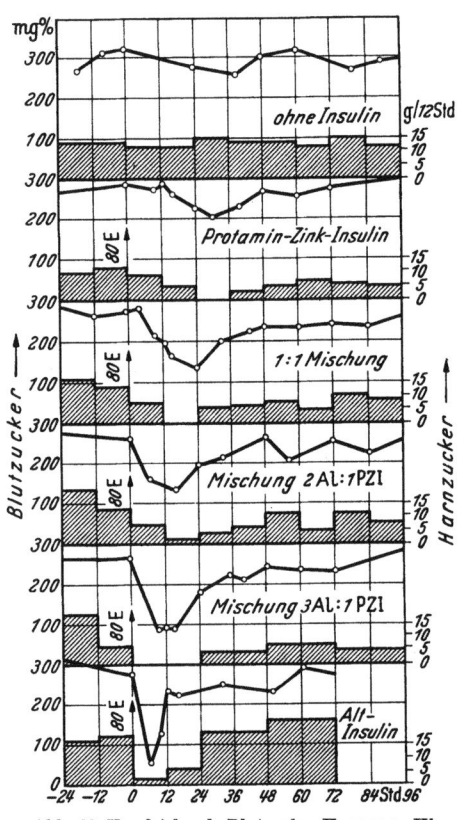

Abb. 63. Vergleichende Blutzucker Kurven u. Kh-Ausscheidungen ohne Insulin, mit Protaminzink-insulin und mit verschiedenen Mischungen (nach COLWELL)

Erwähnt sei, daß VARGAS u. a. (1949) versucht haben, die Injektionen durch subcutane Implantate von Cholesterol-Protaminzinkinsulin zu ersetzen. Die tägliche Resorption soll 1% der verwandten Menge (20—450 E pro Kilogramm) betragen. Bei der Unkontrollierbarkeit und Unbeeinflußbarkeit der nicht immer gleichmäßigen Resorption besteht die große Gefahr von Hypoglykämien oder unzureichender Zufuhr, so daß doch noch subcutane Injektionen hinzutreten müssen. Diese Methode hat sich meines Wissens nirgends eingebürgert.

Man hat auch andere Applikationsweisen versucht wie rectale und vaginale oder sublinguale, selbst nasale und conjunctivale, schließlich auch eine pulmonale in Form von Areosolen (JANISCH u. a.), aber auch hier sind die zur Resorption gelangten Mengen unkontrollierbar, und es müssen sehr große Dosen verwandt werden.

Der idealste Weg wäre zweifellos ein perorales Insulin, aber vorläufig ist dieser Weg nicht gangbar, weil das Insulin als Polypeptid im Magendarmkanal der Vernichtung durch die zahlreichen proteolytischen Fermente anheimfällt und selbst, wenn es intakt bleibt, wegen seiner Größe schwer resorbierbar ist.

An Versuchen hat es nicht gefehlt. LASCH und SCHÖNBRUNNER gelang es 1935 durch Zusatz von verschiedenen Farbstoffen, die teils zur Anode, teils zur Kathode wandern, Insulin gegen Pepsin und Trypsin fermentfest zu machen und die Resorption durch Saponinzugaben zu erleichtern. Wegen der trotzdem schlechten und unvollständigen Resorption müssen aber sehr hohe Dosen gegeben werden. Die Resultate waren, wie ich mich selbst bei verbesserten Präparaten überzeugte, die LASCH damals an unserer Klinik ausprobierte, zum Teil überraschend. So sank in einem Falle die Zuckerausscheidung bei gleicher Kost von 95 g auf 0, der Blutzucker von 220 auf 118 mg, um nach Aussetzen der Pillen wieder auf die alten Werte vorher anzusteigen. In anderen Fällen waren die Resultate weniger überzeugend. Immerhin scheint hier ein Weg beschritten, den man weiter verfolgen sollte.

Die Firma Dr. von Stockhausen-München, hat ein neues orales Insulin, *Pankreasmellin*, neu in den Handel gebracht. Über die Methode des Insulinschutzes wird nichts mitgeteilt. Nach eigenen Versuchen und Nachprüfungen von THURN ist dies neue Präparat anscheinend wertlos, selbst in leichten Fällen.

Anwendungsweise. Das Insulin kommt in kleinen mit luftdicht, abschließender Gummikappe versehenen Fläschchen zu 5 cm³ in 4 Stärken von 100, 200, 300 und 400 E pro 5 cm³ in den Handel, so daß das einfache Insulin 20, das doppelte 40, das dreifache 60, das vierfache 80 E im Kubikzentimeter enthält. Die Entnahme erfolgt mit genau geeichter, sorgfältig in 96% Alkohol oder durch Auskochen steril gemachter Spritze von 1—2 cm³ mit sehr dünner Nadel durch die gleichfalls mit Alkohol oder Äther abgeriebene Gummikappe hindurch, nachdem vorher zur Erleichterung des Ansaugens die gleiche Menge Luft in die Flasche gespritzt wird. Die Haut muß vorher mit Alkohol oder Äther gründlich desinfiziert werden. Der Einstich erfolgt in der Regel subcutan. Die Injektionsstellen sind ständig zu wechseln, am zweckmäßigsten sind Gesäß, Beine, Oberarme, Brust und Bauch.

Die Menge des zu injizierenden Insulins muß in jedem Falle ausprobiert werden. Die allgemeine Relation 1 E pro 1—2 g Harnzucker bildet nur eine ungefähre Orientierung für den Anfang.

Wichtig ist die Einhaltung eines richtigen zeitlichen Abstandes zur folgenden Nahrungsaufnahme. Diese soll mit dem Tiefpunkte der zu erwartenden Blutzuckersenkung zusammenfallen, d. h. bei Standardinsulin oder deren Mischungen ½—1 Std nach der Injektion, bei reinen Depotpräparaten 3—4 Std später.

ββ) Indikationen und Durchführung der Behandlung im einzelnen

Über die absoluten Indikationen der Insulintherapie besteht heute Einigkeit. Sie sind gegeben: 1. im bereits ausgebrochenen oder unmittelbar drohenden Koma, 2. in mittelschweren und schweren unkomplizierten Fällen zur Ermöglichung einer ausreichenden Ernährung ohne Hyperglykämie, Glykosurie und Ketonurie, 3. bei diabetischen Komplikationen oder Begleitkrankheiten vor allem chirurgischer Natur.

Darüber hinaus sind von mehreren Klinikern relative Indikationen aufgestellt. Zwischen dem strengen Standpunkte des British medic. Research Council, das früher überhaupt nur die absoluten Anzeichen gelten ließ, und dem Vorschlage STAUBS, wenn möglich jedem Diabetiker Insulin zu geben, gibt es alle Übergänge. Sogar prophylaktische Kuren in allerleichtesten Fällen sind vereinzelt empfohlen worden. Sehr weit gehen in der Insulinzufuhr auch die Befürworter sehr kohlenhydratreicher Regime, insbesondere SANSUM (Lit. bei JOSLIN). Maßgebend für die weite Indikationsstellung ist die Erwägung, den nur leicht geschädigten Inselapparat zu entlasten und auf diesem Wege die Toleranz zu heben (vgl. z. B. STAUB und UMBER). Letzteres gelingt auch zweifellos, wenn es auch für den Einzelfall schwer zu erweisen sein wird, daß wirklich das Insulin dabei der ausschlaggebende Faktor war, weil auch ohne Insulin bei ähnlich gelagerten Fällen der gleiche Effekt von selbst, vor allem aber durch rationelle diätetische Therapie erreicht werden kann. v. NOORDEN(Z), PETRÉN(Z), LICHTWITZ(Z) u. a. lassen im allgemeinen nur die absoluten Indikationen gelten, ebenso die meisten französischen Kliniker, wie

ACHARD(Z) und RATHERY(Z) u. a. JOSLIN(Z) insuliniert heute etwa 86% seiner Kranken. Er gibt Insulin zeitweise auch Kranken, die es an und für sich nicht nötig haben, einfach aus Gründen der Erziehung und Sicherung. Mir persönlich scheinen die Vorteile in leichten Fällen so wenig überzeugend, daß meines Erachtens die Nachteile und Gefahren schwerer wiegen. Von unseren Kranken bekamen etwa 50% Insulinmengen; unter 10 E habe ich fast nie gegeben.

γγ) Die praktische Durchführung

1. Die Insulinbehandlung beim Coma diabeticum. Im Koma und Präkoma zeigt das Insulin am eindrucksvollsten seine Leistungsfähigkeit. [Neueste Zusammenfassung bei ROOT u. Mitarb. (1955).] Früher eins der traurigsten und aussichtslosesten Gebiete der Therapie, ist es heute dank dem Insulin einer Beeinflussung zugänglich, die manchmal ans Wunderbare grenzt. Während Kranke durch dies Mittel aus dem Präkoma so gut wie immer errettet werden können, hängt der Insulinerfolg im ausgebildeten Koma von der Stärke und vor allen Dingen der Dauer des Zustandes ab; mit jeder Stunde Verspätung sinkt die Wahrscheinlichkeit der Rettung. Diese Sachlage belastet den praktischen Arzt, dessen Hilfe in der Regel wohl zuerst angerufen wird, mit einer ungeheuren Verantwortung, der er sich auf keinen Fall entziehen kann, wenn es sich auch meist nur um eine erste Hilfe handeln wird. Er muß sofort die lebensrettenden Maßnahmen ergreifen, denn die Stunden, die doch meist über der Einlieferung ins nächste Krankenhaus vergehen, können die Schrittmacher des Todes sein. Nur selten wird das Koma als erste und manchmal leider auch letzte Manifestation der Krankheit hereinbrechen. Meist ist der Diabetes schon vorher festgestellt, so daß der Arzt sich von vornherein rüsten kann. Jede Apotheke muß heutzutage Insulin vorrätig halten, obwohl in praxi diese Forderung auf dem Lande leider noch keineswegs überall erfüllt ist. Schwerdiabetiker sollten unter allen Umständen über einen gewissen Vorrat (etwa 200 E) im Hause verfügen. In der Regel wird die Sachlage klar liegen, d. h. es lassen sich Angaben über das Vorliegen einer Zuckerkrankheit bzw. die Frage der Insulintherapie vorher erhalten. In allen ungeklärten Fällen muß der Arzt sich, wenn nötig durch den Katheter, davon überzeugen, ob tatsächlich Zucker und Acetonkörper im Harn vorhanden sind. Das Coma diabeticum ist ein Zustand schwerster Vergiftung, dessen richtige Abgrenzung von ähnlichen Symptomkomplexen (z. B. bei Urämie, Apoplexie usw.) große Schwierigkeiten machen kann. Am verhängnisvollsten kann die Verwechslung mit dem Coma hypoglycaemicum werden, d. h. dem Zustand schwerer Vergiftung nach Überdosierung des Insulins. Eine erneute große Insulindose wäre hier ein grober Kunstfehler, der den sofortigen Tod des Kranken im Gefolge haben kann. In 4 Fällen habe ich das außerhalb der Klinik bei alten Patienten erlebt. Bei negativem Urinbefunde darf daher niemals sofort Insulin injiziert werden.

Während im Präkoma, d. h. bei noch erhaltenem Bewußtsein, aber bereits ausgebildeten Atemstörungen gewöhnlich 50—80 E Standard- oder kristallisiertes Insulin (nicht Depotinsulin) subcutan als erste Dosis ausreichen, sind im echten, voll entwickelten Koma sofort 100 E erforderlich, zumal wenn die Bewußtlosigkeit bereits mehrere Stunden bestanden hat. Die Hälfte gibt man zweckmäßig intravenös. Da der Arzt nicht in der Lage ist, die weitere Verantwortung zu übernehmen, so muß die Überführung ins nächste geeignete Krankenhaus mit dauernder ärztlicher Aufsicht angeordnet werden. Nach der ersten Injektion ist dazu der geeignete Zeitpunkt, da man im allgemeinen vor Ablauf von 2—3 Std nicht die zweite Injektion vorzunehmen braucht. Der Transport hat unter allen Kautelen bei dauernder Überwachung am besten im Sanitätsauto zu erfolgen. (Nähere Anordnungen bei BOLLER.)

Maßgebend für den Zeitpunkt und die Höhe der zweiten Dose ist der Gesamtzustand des Kranken (Aufhellung des Bewußtseins, Zunahme der Reagierfähig-
keit usw.) sowie das Ergebnis der nach 3—4 Std neu entnommenen und untersuchten Harnprobe.

Zuverlässiger ist die Orientierung nach dem Blutzucker oder der Alkalireserve.
Sind Zucker und Aceton aus dem Harne ganz oder nahezu ganz geschwunden und
der Blutzucker wieder der Norm nahe, so wartet man zunächst ab. Andernfalls
werden je nach dem Ausfall der Harn- bzw. Blutuntersuchungen 50—100 E, bei
geringer Besserung des Befundes sogar 200 E und mehr subcutan neu injiziert.
Alle 3—4 Std sind weitere Kontrollen und je nach deren Ausfall eventuell auch
weitere Injektionen nötig.

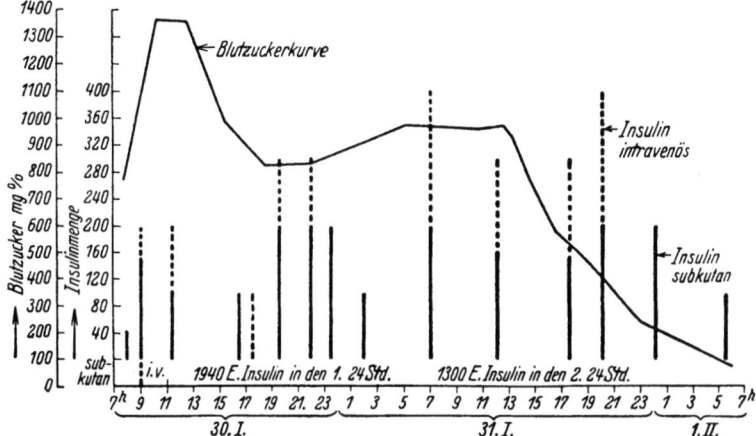

Abb. 64. Rettung eines Kranken aus schwerstem, weitgehend insulinresistenten Koma
mit 3240 E in 2 Tagen. (Eigene Beobachtung)

Ist der Gesamtzustand unverändert und zeigt der Blutzucker noch keine ab-
steigende Tendenz, so sind die Injektionen mit Hunderten von Einheiten subcutan
und intravenös zu erhöhen, und es beginnt der Wettlauf zwischen Insulin und dem
Tode. Ein Schema läßt sich hier nicht geben. Man darf hier von den massivsten
Insulindosen nicht zurückschrecken, um noch Kranke zu retten. Es kann meines
Erachtens nicht die Rede davon sein, daß das zwecklos oder schädlich ist, wie
HEYMANS V. D. BERGH (Z) und KATSCH (1946) — letzterer aus der damaligen Insu-
linnot der Ostzone heraus — behaupteten. Die Erfolge sprechen durchaus für das
Gegenteil. Selbstverständlich sind fortlaufend Urin- und Blutzuckerbestimmungen
notwendig, schon um eine Hypoglykämie beizeiten zu erkennen und zu vermeiden. Der Insulinabbau hat daher nach Beseitigung des Komas sehr rasch zu erfolgen. Ich verfüge über mehr als ein Dutzend von Beobachtungen, in denen weit
über tausend Einheiten schließlich doch noch Kranke retteten.

Ein in dieser Richtung besonders eindrucksvoller Fall [GRAFE (1937) und eingehende Schilderung und Literatur bei FELLNER] (Abb. 64) sei kurz mitgeteilt:

55jähriger Landwirt. Seit 10 Jahren zunehmend schwer zuckerkrank, seit 6 Jahren anfangs
relativ gutartige, linksseitige Lungentuberkulose, in den letzten Monaten vor der Klinikaufnahme frische Streuung rechts. In der Klinik mehrfach behandelt. Letzter Insulinbedarf
40—60 E bei etwa 100 g Kh. Ende Januar 1937 im Präkoma erneut eingewiesen. In den
letzten Tagen vorher sehr heftige, anscheinend nicht fieberhafte Gastroenteritis mit Erbrechen
und zahlreichen Durchfällen, infolgedessen weder Nahrungsaufnahme noch Insulininjektionen.
Bei der Klinikaufnahme starke Acidose und unbestimmbar hoher (mindestens 1,5%) Blutzucker, bei der nächsten Bestimmung 1,365%. Die weitere Entwicklung ergibt sich aus Abb. 64
mit den nötigen Angaben über Blutzucker und Insulinmengen.

Am ersten Tage trotz 1940 E Altinsulin, teils intravenös, teils subcutan, kein deutlicher Erfolg. Im Gegenteil, Übergang aus dem Präkoma ins echte Koma mit tiefer Bewußtlosigkeit.

Trotzdem wir den Kranken aufgaben, setzten wir die massive Dosierung noch gesteigert fort (1500 E in 24 Std). Auf die ersten 680 E begann der bei 1000 mg.-% liegende Blutzucker endlich abzusinken und am Morgen des 3. Tages war der Kranke gerettet. Dazu aber waren 3240 E notwendig.

Ähnlich hohe oder noch höhere Zahlen finden sich auch sonst vereinzelt in der Literatur, so bei JOSLIN u. Mitarb.(Z), DILLON und DYER (25 Fälle mit Blutzucker über 1000 mg-%, von denen 9 gerettet werden konnten), WHITE u. Mitarb. (3620 E), FALTA(Z) (3810 E in 20 Std), BOULIN [(1947) 19 000 E]. Den kaum noch zu überbietenden Rekord mit 56 080 E in 26 Std hält, soviel ich sehe, auch heute noch SHEPPARD (1949). W. R. ROSE u. Mitarb. konnten zwar mit 7555 E in 45 Std den Blutzucker erheblich senken, aber der Kranke starb trotzdem. Autoptisch fand sich eine schwere Leberparenchymdegeneration.

Alle genannten und zahlreiche andere Kranke wären mit Sicherheit ohne diese massiven Dosen gestorben. Unsere Aufgabe hinsichtlich des Insulins im Koma heißt also: so lange massive Insulindosen geben, bis der Kranke durchgekommen ist oder stirbt (vgl. dazu auch GRAFE — Ref. Therapiewoche, 1955). Natürlich müssen dafür die nötigen Insulinmengen zur Verfügung stehen.

Bei diesen enormen Dosen ist es besonders wichtig, durch Urin und Blutzuckeruntersuchungen in Abständen von 2—3 Std und entsprechendem Abbau von Insulin eine Hypoglykämie zu vermeiden. Uns ist das immer gelungen, wobei es ein Glück ist, daß der Blutzucker gewöhnlich nicht jäh herabsinkt, da die Insulinresistenz im abklingenden Koma meist nur langsam zurückgeht. Tödliche Hypoglykämien sind aber von BERTRAM u. a. beschrieben. BERTRAM empfiehlt daher, mit kleinen verzettelten Dosen zu beginnen, was mir recht gefährlich erscheint.

Wenn im Coma diabeticum auch die Insulinbehandlung weitaus an erster Stelle steht, so sind doch auch eine Reihe von *Hilfsmaßnahmen* notwendig, die nicht außer acht gelassen werden dürfen.

Alle Komatösen sind mehr oder weniger ausgetrocknet durch enorme Wasser- und Salzverluste. Das zeigt schon ein Blick auf die Kranken, das Aufheben einer Hautfalte, die nur langsam wieder zurücksinkt, und die Weichheit der Bulbi. Am deutlichsten wird es durch eine Blutuntersuchung, die eine starke Bluteindickung mit manchmal enorm erhöhten Hämoglobin- und Zellzahlen ergibt. Diese Wasser- und Salzmengen müssen unter allen Umständen ersetzt werden. Am besten geschieht das durch intravenöse oder subcutane Injektionen oder Tropfklystiere von physiologischer Kochsalz- oder Normosallösung. Meist genügen 2—4 l, doch sind bei sehr starker Exsiccose auch größere Mengen von 6—8 l und mehr erforderlich. Von den massiven Dosen von 10—15 l, wie sie zum Teil in Amerika üblich sind, möchte ich wegen der Belastung von Kreislauforganen und Nieren abraten.

Auch Magen- und Darmspülungen sind empfohlen. JOSLIN u. Mitarb. spülen in jedem Falle, abgesehen vom letzten Stadium der Krankheit, den Magen mit physiol. Kochsalzlösung, da dieses Organ wegen der fast stets vorhandenen Atonie, die oft mit Pylorusstenose einhergeht, fast immer Flüssigkeit oder Speisereste enthält, die evtl. regurgitieren können, wie es in einem Falle von JOHN mit tödlichem Ausgang geschah. Statt physiol. Kochsalzlösung kann man nach CONSTAM auch 3—5%ige Natriumbicarbonicumlösung benutzen.

Ich habe mich von der Notwendigkeit einer generellen Magenspülung auch bei Tiefkomatösen nicht überzeugen können. Hier genügt meines Erachtens in der Regel das einfache Ausheben. Die Gefahr des Regurgitierens beim Spülen erscheint mir größer als der eventuelle Nutzen der totalen Magenentleerung. CONSTAM empfiehlt rectale Einläufe zur Entleerung auch des Darmes und

Katheterismus der oft prall gefüllten Blase. Der Katheter kann dann zweckmäßig für die fortlaufenden Urinuntersuchungen liegen bleiben.

Stark umstritten sind auch heute noch zwei weitere Hilfsmaßnahmen: Die Darreichung von Zucker und von Alkali. Gegen *Zuckerzufuhr* haben sich früher schon MINKOWSKI und PETRÉN, in letzter Zeit nachdrücklich vor allem JOSLIN u. Mitarb., aber auch ASWOOD u. Mitarb., SPRAGUE u. a. (Lit. bei K. BOLLER) ausgesprochen. JOSLIN leugnet angesichts der meist vorhandenen sehr hohen Blutzuckerwerte ebenso wie MINKOWSKI ein stärkeres Zuckerdefizit im Körper, das er meines Erachtens wohl mit 27 g zu niedrig ansetzt, während z. B. SOSKIN und LEVINE es mit 500 g berechnen. Andere befürchten eine Verlängerung der Hyperglykämie und eine vermehrte Glykosurie und Polyurie.

Bestärkt wurden JOSLIN u. Mitarb. in ihrer Ablehnung durch den Nachweis von ROOT und CARPENTER, daß Zucker im Koma nicht nennenswert oxydiert wird, und vor allem durch die nachher noch zu besprechenden neueren Untersuchungen über das Kaliumdefizit im komatösen Organismus, das in den ersten Behandlungs, stunden mit hohen Insulindosen schon an sich eintritt, aber durch die Glucosezufuhr noch erheblich verstärkt wird (SINDEN-TULLIS-ROOT). Die ganz überwiegende Mehrzahl der Kliniker seit C. v. NOORDEN, auch HIMSWORTH, BERTRAM-GAIDA, BOULIN raten zu Zuckerinjektionen, zum Teil sogar in großen Mengen.

Wir machen eine eventuelle Glucosezufuhr von der Höhe des Blutzuckers abhängig und geben es nur, wenn dieser unter 500 mg-% liegt.

Traubenzuckerlösungen bringen Merck-Darmstadt, Caloroselösungen (Invertzucker) die Chem. Werke Güstrow in größeren Ampullen in den Handel. Sehr zweckmäßig ist auch das Lävosan (BOERINGER). Für orale Darreichung kommt auch der billige Maizenazucker in Betracht.

Die englischen Kliniker LEE, NAIDOS und TORRENS haben versucht, durch Parallelversuche die Zuckerfrage zu entscheiden. Sie behandelten 28 Fälle von schwerstem Coma diabeticum sämtlich mit 1200—3000 E Insulin und großen Mengen von Kochsalzlösung (5,68—8,13 l). Die Hälfte erhielt zusätzlich 330 g Glucose. Die Mortalität betrug hier 40% gegen 11% in der anderen Hälfte ohne diesen Zusatz.

Wenn auch die Zahl der Kranken klein und die Zuckermenge sehr groß ist und HIMSWORTHs Kritik an der Ungleichartigkeit der Fälle eine gewisse Berechtigung besitzt, so sprechen doch die geschilderten Resultate zum mindesten nicht für die Notwendigkeit einer Zuckerzufuhr.

In die gleiche Richtung deutet auch eine neue Mitteilung von ROOT und STORY (1950) an einem besonders schweren Komatösen mit einem CO_2-Bindungsvermögen von nur 4,4 Vol-%, der mit 1000 E Insulin auch ohne Zucker und ohne Alkali gerettet werden konnte.

Abschließend läßt sich zu dieser Frage hinsichtlich der praktischen Ergebnisse wohl heute sagen, daß die Notwendigkeit einer Zuckerzufuhr ebensowenig bewiesen ist wie ihre Schädlichkeit. Bei dieser Sachlage sollte man entsprechend dem französischen Sprichworte :,,au cas de doute abstiens toi'' auf die Zuckerzufuhr lieber in der Regel verzichten.

Auch hinsichtlich einer *Alkalizufuhr* gehen die Ansichten heute auseinander. Früher waren Alkalimengen von 200—300 g/Tag, wie NAUNYN sie zuerst empfahl und ich sie selbst auch manchmal vor der Entdeckung des Insulins gab, die einzige Möglichkeit, hin und wieder einmal Präkomatöse oder Leichtkomatöse zu retten. Ähnliche Mengen kommen heute natürlich nicht mehr in Betracht. Es kann sich höchstens um 20—30 g entweder in Form von Natrium bicarbonicum oder besser noch als Natrium citricum oder Natriumlactat handeln, wenn möglich oral oder in isotonischer oder leicht hypertonischer (5%) Lösung intravenös, niemals natürlich wegen der Ätzwirkungen subcutan oder intramuskulär. Größere Mengen kommen wegen der Gefahr von Krämpfen (BLUM) oder Hirnödem nicht in Betracht.

HARTMANN, BECKER, DIENST, KIENLE und STORTI (unter GROTE), LUNTZ, KEPPLER, DUNCAN (Z), BERTRAM, CONSTAM, BÜRGER u. a. treten für kleine Mengen ein. Andere, wie vor allem JOSLIN u. Mitarb., PETERS, KYDD, BUTTLER (Z), BOLLER u. a. halten sie für überflüssig.

Wir sind auch im allgemeinen ohne Alkali ausgekommen, nur bei sehr starker hartnäckiger Acidose und sehr niedriger Alkalireserve geben wir 20—25 g Natriumcitricum oder Natriumlacticum.

Auch hier kann man wohl wie bei der Zuckerzufuhr sagen: nicht unbedingt nötig, aber sicher bei kleinen Mengen nicht schädlich. So kann jeder es halten wie er will. Zur Vereinfachung der an und für sich schon sehr komplizierten Behandlung verzichtet man wohl besser auf diese Zugabe.

Einen neuen Gesichtspunkt für die Komabehandlung brachte 1946 die Entdeckung des *schweren Kaliumdefizits* in diesem Zustand durch HOLLER, dessen Untersuchungen vielfach bestätigt wurden. (Lit. bei RENOLD und MARBLE.) Durch die allgemeine Salzverarmung schon vorher und anscheinend erst recht zusätzlich durch die hohen Insulindosen, die in der Leber zu einer für die Glykogenbildung anscheinend notwendigen K-Retention führen, und ferner durch die großen Flüssigkeitszufuhren sinkt der K-Gehalt von Blut und Gewebe außerordentlich stark ab. Während normalerweise der K-Gehalt im Serum 20—25 mg-% beträgt, kann er im Koma auf 7 mg und weniger heruntergehen. (FRENKEL u. Mitarb.) K-Bilanzen von DANOWSKI u. Mitarb. u. a. zeigen die oft enormen K-Verluste an.

Die klinischen Folgeerscheinungen treten vor allem an der Muskulatur, am Nervensystem und an den Kreislauforganen auf. Die extreme Muskelschwäche und -schlaffheit der Präkomatösen und Komatösen ist dadurch wesentlich mitbedingt, was mit der osmotischen Theorie der Muskelkontraktion meines früheren Mitarbeiters FLECKENSTEIN in bester Übereinstimmung steht. Besonders gefährlich wird die Situation, wenn die Muskellähmung die Atemmuskulatur ergreift, wie FRENKEL u. Mitarb. das beschrieben, und der Erstickungstod droht. Die schweren Kreislaufveränderungen äußern sich in Herzdilatation eventuell mit Geräuschen, Arythmie, Steigerungen von Arterien- und Venendruck, ausgesprochenem Myocardschaden mit Verlängerung des Kammerkomplexes, abnormen ST und Veränderungen der T-Zacke im EKG. Alle diese Veränderungen verschwinden ziemlich rasch auf Injektionen von KCl, die auch sehr bald die K-Bilanz positiv gestalten, besonders durch extracelluläre Retentionen (vgl. z. B. W. D. v. SCHÖNBERG). Diese therapeutischen Gaben müssen niedrig bemessen werden, da es sonst leicht zu Herzschädigungen kommt (elektrokardiographisch verlängertes a-v Intervall, Verbreiterung der Initialschwankung und hohes spitzes T.), (BURNETT und BURROWS), besonders wenn gleichzeitig Niereninsuffizienz besteht (KEITH und BURCHELL). Deshalb raten JOSLIN und MARBLE zu besonderer Vorsicht und schränken diese Therapie stark ein. Mir scheint sie nur da am Platze, wo ausgesprochene Muskelparesen, Atemschwäche, die sich im Gegensatz zur KUSSMAULschen Atmung meist in einer schnappenden Atmung äußert, und Kreislaufstörungen einsetzen oder einzusetzen drohen. Man gibt am besten 1—2 g in 2%iger Lösung gemischt mit physiologischer Kochsalzlösung 2—3 mal täglich intravenös bei sehr langsamer Injektion, am besten im Tropfklystier. Besteht noch orale Aufnahmemöglichkeit, so kommen orale Gaben von 6—8 mal täglich 0,5 g Kaliumchloratum in Betracht.

Die Erfahrungen über diese Ergänzungstherapie sind noch strittig und daher noch nicht abgeschlossen (neue Beiträge bei NICHOLSON und BRANNING).

Weitere neue therapeutische Bestrebungen in der Komabekämpfung kommen von einer ganz anderen Seite her. Sie knüpfen an die Störung des Brenztraubensäurestoffwechsels an.

Meine früheren Mitarbeiter V. KÖHLER und FLECKENSTEIN zeigten (1942), daß *Desoxycorticosteron* im Gegensatz zu Corticosteron den Kh-Stoffwechsel günstig beeinflußt. Es senkt beim Diabetiker die Brenztraubensäure im Blute, den Blutzucker und die Glykosurie und wirkt insulinersparend selbst im Koma.

CRAMPTON u. Mitarb., VETTER, SAYERS u. a. haben das bestätigt.

Den gleichen Effekt erzielte auf einem ganz anderen Wege ein Arbeitskreis von Hoffmann-La Roche unter MARKEES. Die Autoren injizierten intravenös Cocarboxylase und Lactoflavin im Koma und sahen dabei eine Insulinersparnis und eine Abkürzung des Komas. Angeblich sollen auch Nachwirkungen des Komas günstig beeinflußt werden. Die bei MARKEES mitgeteilten Beobachtungen verschiedener deutscher, schweizer und französischer Kliniken lauten ermutigend; doch läßt sich heute noch nicht sagen, ob dieser neue therapeutische Weg zur Ergänzung des Insulins praktisch von Bedeutung ist. JOSLIN u. Mitarb. (Z 378) bestreiten das, GYSIN u. Mitarb. raten zu Hyaluronidasezusatz zum Insulin zur besseren und rascheren Wirkung.

Schließlich seien noch weitere *Reihen von Hilfsmaßnahmen* erwähnt, die nur symptomatisch wirken. Alle Komatösen fühlen sich kalt an. Oft herrschen Untertemperaturen, nur kurz ante finem, dann aber ein absolut sicherer Indicator für den bevorstehenden Tod, kann es zu hyperpyretischen Werten bis 42° und mehr kommen.

Zur Verhinderung weiterer Abkühlungen müssen die Kranken Heizkissen, Wärmeflaschen und eventuell bei noch gutem Kreislaufe Lichtbogen zur Erwärmung zusätzlich erhalten, wobei streng darauf zu achten ist, daß bei dem meist reaktionslosen Zustande der Tiefkomatösen keine Verbrennungen auftreten.

Fast immer liegt der *Kreislauf* mehr oder weniger danieder. Im ersten Weltkriege und zum Teil auch in den Nachkriegsjahren des zweiten starben viele Diabetiker nicht im Koma, sondern vorher schon im Kreislaufkollaps, ein Zeichen, wie schwer die Acidose dieses Organsystem belastet.

Schließlich stirbt ja jeder Komatöse am Kreislaufversagen am ,,protoplasmatischen Kollaps'', wie EPPINGER es nannte.

ROCH und SCIELOUNOFF haben sich eingehend mit der Durchführung der Analeptica im Koma beschäftigt. Sie fanden Adrenalin, Suprarenin, Ephedrin, Sympatol und Veritol am zweckmäßigsten. Bei den beiden ersteren Mitteln ist allerdings zu bedenken, daß sie blutzuckersteigend wirken. JOSLIN u. Mitarb., NEERGARDT u. a. verwenden außerdem noch Kampfer, Cardiazol. Coffein oder Coramin. Ich habe in wirklich schweren Fällen von diesen leichten Mitteln keine sichere Wirkung gesehen und bevorzuge da ebenso wie UMBER, BERTRAM, WIECHMANN, CONSTAM u. a. Strophantin intravenös in kleinen Mengen von 0,25 mg, am besten zusammen mit anderen intravenösen Injektionen, vor allem deshalb, weil manche Beobachtungen darauf hindeuten, daß sehr große Flüssigkeitsmengen eine zusätzliche Belastung des Kreislaufs bedeuten. Unter allen Umständen ist Strophantin am Platze, wenn es wie z. B. in dem Falle von FRENKEL und Mitarb. zu einer ausgesprochenen Plusdekompensation des Kreislaufs (im Sinne von WOLLHEIM) mit Stauungen kommt, im Koma allerdings ein seltenes Ereignis.

Die fast stets vorhandene *Nierenschädigung* bedarf keiner besonderen Behandlung, auch wenn sie mit Rest-N-Erhöhungen einhergeht. Sie verschwindet mit der Beseitigung des Komas, sofern nicht schon vorher ein ernstes Nierenleiden bestanden hat.

Zum Schluß noch ein Wort über die *Bluttransfusionen* als teilweiser Ersatz der physiologischen Kochsalzinjektionen. BOLLER scheint sie zuerst 1933 angeraten zu haben, SCHECTER, WIESEL und COHN (zit. bei BOLLER) erblicken ihre günstige Wirkung in ihrer osmotischen Aktivität und dadurch bedingten länger anhaltenden Blutdrucksteigerung.

Neuerdings sind außer BOLLER auch SHEPPE, PETERS, KYDD, EISENMANN, CONSTAM u. a. wieder warm für sie eingetreten. JOSLIN u. Mitarb. empfehlen sie nur bei starken Hypotonien (unter 90 mm Hg systolisch). Ich selbst besitze keine Erfahrungen darüber.

Ist das Koma abgeklungen, so soll man versuchen, mit den Insulindosen sehr rasch wieder auf den Status quo antea zurückzugehen, was meist auch gelingt.

Für den 1. Tag hinterher empfiehlt sich zur Ernährung ½—¾ l Milch oder 3 × 150 g Brei. Gewöhnlich kann schon am 2. oder 3. Tag wieder zur ursprünglichen Kost übergegangen werden.

Hinsichtlich der glänzenden Erfolge der modernen Komatherapie sei auf das Kapitel Prognose verwiesen.

2. Die Insulinbehandlung schwerer Fälle (abgesehen vom Koma). Unter schwerer Form der Zuckerkrankheit verstehen wir nach der gegebenen Einteilung die unkomplizierten Fälle von Diabetes, die der Insulinbehandlung bedürfen, weil sonst eine ausreichende Ernährung nicht möglich ist. Maßgebend dafür ist das Verhalten gegenüber einer Standardkost, die dem Minimalbedarf entspricht. Sie deckt bei einem Menschen mittlerer Konstitution den Calorienbedarf und enthält pro Kilogramm Gewicht und Tag 1,5—2,0 Kohlenhydrat (etwa 100 g insgesamt) und 1,0 g (etwa 50—60 g insgesamt) Eiweiß. Jeder Diabetiker, der bei dieser Ernährung nicht zucker- und acidosefrei ist und nicht einen annähernd normalen Blutzucker (im allgemeinen unter 0,12, höchstens 0,15 mg-%) dabei hat, muß Insulin bekommen. Die Indikation ist mithin klar und einfach. Dabei ist es natürlich nicht notwendig, daß in jedem Falle vor Darreichung des Insulins die Reaktion auf die genannte Standardkost geprüft wird. Vielfach sieht man schon aus den gewaltigen Zucker- und Ketonkörperausscheidungen und dem hohen Blutzucker (über 0,18—0,20%) der beiden ersten Behandlungstage, in denen die Diät in der oben geschilderten Weise einzurichten ist, daß das Ziel der isolierten diätetischen Behandlung kaum erreicht werden kann. Es hieße dann Zeit verlieren, trotzdem in dieser Richtung noch Versuche zu machen. Geradezu gefährlich wäre ein solches Unternehmen, wenn die Ketonurie so groß ist, daß ein Koma droht. Dann muß sofort Insulin gegeben werden. Die Höhe des Bedarfes kann natürlich erst allmählich festgestellt werden. Zur ungefähren Orientierung kann der Zuckergehalt des Harns am zweiten Behandlungstage dienen, indem man nach FALTA ein Glucoseäquivalent 1:1 annimmt. Unter Glucoseäquivalent verstehen FALTA und seine Schule und ähnlich auch HIMSWORTH die Menge Harnzucker, die durch eine Einheit Insulin zum Verschwinden gebracht wird. Die Mittelwerte für dies Äquivalent werden von den einzelnen Autoren [vgl. z. B. UMBER (Z), LICHTWITZ (Z), JOSLIN (Z), THANNHAUSER (Z), STAUB u. a.] sehr verschieden angegeben mit Schwankungen zwischen 1 und 6 g. Tatsächlich liegen die Maximalwerte zwischen 6 und 0,14 bzw. 0 g, d. h. im letzteren Falle liegt eine völlige Insulinresistenz vor. Leider bestehen also keine festen Beziehungen zwischen Insulinzufuhr und Harnglykoseverminderung, am wenigsten gilt das für die ersten Behandlungstage. Somit kann die Angabe 1:1 nicht mehr als ein vorläufiger Anhaltpunkt für die Wahl der ersten Dose sein. Dies Vorgehen empfiehlt sich aber nur in Fällen schwerer Acidose, oder dort, wo bereits früher Insulin gegeben und vertragen wurde. In allen anderen Fällen ist es besser, mit kleinen Dosen zu beginnen (10—15 Einheiten) und diese allmählich zu steigern.

Ist die Notwendigkeit der Insulindarreichung erkannt, entweder gleich zu Anfang oder im Verlaufe der S. 746 geschilderten Behandlung, so stehen zwei Wege zur Verfügung. Entweder man geht in der angegebenen Weise wie bei der isolierten diätetischen Behandlung vor und steigt auf dem Wege über zwei Gemüsetage zur Standardkost auf, wobei man mit dem Insulin beginnt, sobald am zweiten Gemüsetage keine Zucker- und Acidosefreiheit erreicht worden ist, oder man gibt sofort die Standardkost. Der letztere Weg ist natürlich der einfachere, verzichtet aber auf die Vorteile der rein diätetischen Entlastung des Kohlenhydrathaushaltes, was hinsichtlich der zu erzielenden Kohlenhydrattoleranz unter Umständen ungünstig sein kann. Ich würde daher im allgemeinen, vor allem für mittelschwere Fälle, das erstere Vorgehen mehr empfehlen.

Mit der Einführung der Standardkost ist die Diät zunächst stabilisiert, höchstens ein- bis zweimal wöchentlich kann sie von einem Gemüsetag unterbrochen werden. Es beginnt nun durch stufenweise Erhöhung der Insulinzufuhr (jeden zweiten Tag um etwa 10 E) das Ausprobieren der minimalen Menge, bei der der Harn zucker- und acetonfrei und der Blutzucker annähernd normal ist. Die Insulininjektionen werden am besten mit Depotpräparaten, als Regel möglichst nur ein- bis höchstens zweimal täglich vorgenommen, morgens $\frac{1}{2}$—$\frac{3}{4}$ Std oder länger vor dem Frühstück, und je nach Lebensgewohnheiten und Verteilung der Kohlenhydrate $\frac{1}{2}$ bis $\frac{3}{4}$ Stunde oder länger vor dem Mittagessen, wenn nötig, auch vor der Abendmahlzeit. In Krankenhäusern ist es möglich, durch Verfolg der Blutzuckertageskurven, die bei den einzelnen Diabetikern sehr verschieden verlaufen können, den besten Anhaltspunkt für die Verteilung zu gewinnen. Im allgemeinen liegt der Tiefpunkt der Blutzuckersenkung 5 Std nach der Insulininjektion, so daß in der Regel die nächste Injektion nicht vor Ablauf dieser gemacht werden sollte. Da der physiologische Tiefpunkt der Blutzuckerkurven meist in die frühen Morgenstunden fällt und so additive Wirkungen mit dem Insulin eintreten können, wäre die zweite Injektion, sofern eine solche notwendig ist, am zweckmäßigsten auf den Mittag zu verlegen, vorausgesetzt, daß zwischen erster und zweiter Mahlzeit mindestens 4—5 Std liegen. Außerhalb des Krankenhauses bleibt nichts anderes übrig, als die Verteilung auszuprobieren. Stichprobenuntersuchungen des Urins und das evtl. Auftreten leichter hypoglykämischer Symptome liefern dabei wertvolle Anhaltspunkte. Die gleichen Untersuchungen sind wichtig für die Entscheidung der Frage, wie viel Injektionen nötig sind, bzw. ob nicht mit einer auszukommen ist, was natürlich stets anzustreben ist.

Da die Aufgabe des Insulins darin besteht, die Kohlenhydrate dem Körper nutzbar zu machen, so müssen diese, vor allem die stark glykosurisch wirkenden wie Brot, Kartoffeln, Milch usw. ganz vorwiegend auf die Mahlzeiten verteilt werden, die Insulinschutz haben, während an den nicht gesicherten am besten nur Gemüse mit niedrigem Kohlenhydratgehalt verabfolgt werden. Hinsichtlich des Eiweiß- und Fettgehaltes der Kost sind derartige Rücksichten nicht zu nehmen.

Eine wichtige Frage ist die, ob man bei schweren Diabetikern über die Standardkost hinausgehen soll, was natürlich nur unter gleichzeitiger Steigerung der Insulinzufuhr möglich ist. Sie wird am besten bei Besprechung der Dauerkost erörtert.

Eine Sonderbesprechung verdient das Verhalten des Blutzuckers. Der Arzt außerhalb des Krankenhauses wird sich in der Regel nach dem Verhalten des Urins orientieren und die richtige Menge Insulin dann als erreicht ansehen, wenn Zucker und Acetonkörper aus dem Harne verschwunden sind. Verfolgt man gleichzeitig den Blutzucker, wie es notwendig ist, so sieht man oft, daß dieser bei normalem Harnbefunde noch nicht zur Norm zurückgekehrt ist. Es bedarf oft erheblicher

Steigerungen der Insulindosen, um dies Ziel zu erreichen, zumal bei Sklerotikern und Nierenkranken mit ihrer hohen Nierenschwelle für den Zucker (bis 300 mg-% und mehr). Manchmal gelingt dies überhaupt nicht. Ich rate, sich dann mit einer Erniedrigung des Blutzuckers auf 0,15% zu begnügen, vorausgesetzt, daß nicht bei Stichprobenuntersuchungen des Harns doch noch Zucker gefunden wird.

In der ganz überwiegenden Mehrzahl der Fälle kommt man in der geschilderten Weise leicht zum Ziele. Es bleibt aber ein kleiner Prozentsatz, der erhebliche Schwierigkeiten macht. Dazu gehören die sog. insulinfraktären Fälle, bei denen das Ziel der Insulintherapie überhaupt nicht erfüllt werden kann, ferner solche, in denen dazu unverhältnismäßig große Mengen Insulin (100—250 E) nötig sind. Schließlich nehmen auch Kranke mit einer besonders starken und vor allem hartnäckigen Acidose eine Sonderstellung ein.

Die insulinrefraktären Fälle gehören zum größten Teile nicht in dies Kapitel hinein, da es sich meist um Komplikationen mit schweren infektiösen Erkrankungen handelt. Sie sollen später als gesonderte Gruppe besprochen werden.

In anderen sehr schweren Fällen zeigt sich, daß auch ohne jede Komplikation eine gewisse Insulinresistenz besteht, indem zwar der Kohlenhydratstoffwechsel auf Insulin reagiert und das Ziel, die Zucker- und Acetonfreiheit erreicht wird; aber erst bei ganz unverhältnismäßig großen Mengen verschwinden die letzten Gramm Zucker aus dem Harne. Schon bei weniger schweren Fällen sieht man oft, daß die letzten Spuren Zucker am schwersten weichen, der beste Beweis dafür, daß es einen willkürlichen Schematismus bedeutet, von einem Glykoseäquivalent des Insulins zu sprechen. Das gilt nicht einmal für den gleichen Menschen in den einzelnen Stadien der Behandlung. Kurz vor der definitiven Entzuckerung sind oft zur Beseitigung von 1 g Harnzucker 10 und mehr Einheiten nötig. Es entsteht mithin die Frage, ob unter allen Umständen, selbst um den Preis gewaltiger Dosen von 150—200 E und darüber, Zuckerfreiheit bei an und für sich reagierenden Fällen erzwungen werden muß. Ich möchte im allgemeinen nicht dazu raten, vor allem nicht bei einer ambulanten Behandlung. Acetonfreiheit muß unter allen Umständen erzielt werden. Im Krankenhaus bestehen bei genauer Beaufsichtigung der Zuckerkranken keine besonderen Bedenken, wenn zur Feststellung des Minimalbedarfs sehr hohe Dosierungen an einigen Tagen vorgenommen werden. Im allgemeinen ist aber dabei zu bedenken, daß gleichzeitig mit der Höhe der Dosen die Nebenwirkungen und Gefahren der Behandlung wachsen. Diät und Insulin sind so genau aufeinander eingestellt, daß der Fortfall von 20 oder 30 g Kohlenhydrat, sei es infolge von fehlendem Appetit oder Vergeßlichkeit des Kranken oder gar durch Erbrechen, zumal bei hoher Dosierung, sofort hypoglykämischer Erscheinungen hervorrufen kann.

So wird man sich in Fällen mit besonders großem Insulinbedarf damit zufrieden geben, wenn Aceton ganz verschwunden ist und Zucker unter 1 % (= 10—20 g pro Tag) im Harne vorhanden sind.

In anderen auch relativ seltenen Fällen weicht zwar der Zucker, aber die Ketonurie erweist sich als sehr hartnäckig und verschwindet erst allmählich bei weiterer, starker Steigerung der Insulinzufuhr. Diese Kranken haben anscheinend eine so große Neigung zur Acidose, daß für sie der Kohlenhydratgehalt der Standardkost nicht ausreichend ist. Steigert man ihn langsam bei zunächst unveränderter Insulinzufuhr, so verschwindet allmählich die Ketonurie. Vielfach kommt es dann aber zur Glykosurie, so daß auch die Insulinmenge gesteigert werden muß. Die Kohlenhydrat- und ihr folgend die Insulinzufuhr ist unter allen Umständen so lange zu steigern, bis die Ketonurie völlig geschwunden ist. Es gelingt das auch schließlich in allen Fällen. Der Insulinbedarf ist nicht immer eine konstante Größe, vor allem nicht bei Kindern und vegetativ labilen Frauen. Die Periode, seelische Erregungen, starke körperliche Anstrengungen, kleine Infektionen, selbst Witterungsschwankungen, besonders Föhn und Einbruch von Kaltfronten (THAL-HAMMER u. GRESSEL), vereinzelt sogar, wie ich es kürzlich sah, länger dauernde direkte Sonneneinwirkung können ihn beeinflussen.

Für den *Aufbau der Dauerdiät mit Insulin* gelten die gleichen Gesichtspunkte wie für die Dauerdiät ohne Insulin (S. 741). Bei der festen Verknüpfung von Insulin und Kohlenhydratzufuhr muß man den individuellen Lebens- und Ernährungsverhältnissen ganz besondere Aufmerksamkeit zuwenden. Einspritzungszeiten und Mahlzeiten müssen so gewählt werden, wie sie für den Kranken später am besten sind. Das gleiche gilt für die Ausprobierung der von ihm beliebten Kohlenhydrate. Die Kranken müssen immer wieder darauf hingewiesen werden, daß die Insulin- und die Kohlenhydratmenge genau aufeinander eingestellt sind, so daß auch eine Abänderung der Nahrung nicht vorgenommen werden kann. Ferner muß der Kranke selbst oder seine nächste Umgebung die Technik der Insulininjektionen lernen. Abgesehen von ganz besonders gelagerten Fällen ist es nicht ratsam, ihn auf die Hilfe eines Arztes oder einer Gemeindeschwester zu verweisen, da solche Abhängigkeiten große Gefahren mit sich bringen können.

Besonders zu erörtern ist die Frage, ob und in welchem Umfange die Zusammensetzung der Kost für die Dauerdiät geändert werden soll, insbesondere ihr Kohlenhydratgehalt gesteigert werden kann. Daß der Caloriengehalt der Kost auf die Höhe des häuslichen Bedarfes, auch während der Arbeit, gebracht werden muß, ist selbstverständlich. Im allgemeinen empfiehlt es sich aber nicht, den Kohlenhydratgehalt zu steigern, da das gleichbedeutend ist mit einer Erhöhung der Insulinzufuhr. Mit den meisten Forschern stehe ich auf dem Standpunkte, daß man angesichts der Nebenwirkungen und Gefahren mit möglichst wenig Insulin auskommen soll. Der Insulinbedarf steigt meist nicht parallel der Kohlenhydratzufuhr an, sondern in viel geringeren Progressionen. Das ist auch der Grund, warum die Hoffnung so vieler Diabetiker, daß das Insulin ihnen die Einhaltung ihrer gewöhnlichen Eßweise ermögliche, nicht in Erfüllung gehen kann. Für leichte Fälle mag das, wie PORGES und ADLERSBERG sowie SANSUM gezeigt haben, vielleicht vereinzelt gelten, nicht aber für die schweren, die nicht einmal die Standardkost ohne Insulin vertragen können.

Immerhin darf auch in diesem Punkte nicht schematisch vorgegangen werden, denn es gibt Kranke, denen die relativ niedrigen Kohlenhydratmengen der Standardkost eine zu große Entbehrung bedeuten, so daß sie die darauf basierte Dauerkost zu Hause doch nicht innehalten werden. Dann kann man, zumal bei geringem Insulinbedarf ruhig Konzessionen machen und die Kohlenhydratzufuhr (und entsprechend natürlich auch das Insulin) auf den minimal gewünschten Betrag von maximal 3—3,5 g Kh pro kg Sollgewicht erhöhen. Freigebiger kann man m. E. bei besonderen Wünschen der Kranken mit der Eiweißerhöhung sein, doch sollte der Betrag von 2—3 g pro Körperkilo im allgemeinen nicht überschritten werden. Natürlich ist in jedem Falle auszuprobieren, ob und wie die Stoffwechsellage sich dadurch ändert. In mittelschweren Fällen sollte immer versucht werden, die Nahrung so zu verteilen, daß nur eine Injektion von Insulin nötig ist. Geht der Tagesbedarf über 50—60 E heraus, so wird das nur selten möglich sein, am ehesten noch mit dem Long-Insulin (Hoechst).

Bisher wurden nur die allgemeinen Gesichtspunkte und das Verfahren bei Verwendung von Standart- oder kristallinischem Insulin besprochen. Dank der großen Erfindung von HAGEDORN u. seinen Mitarb. (1937) stehen uns heute außerdem die physiologisch viel zweckmäßigeren Depotpräparate oder Mischpräparate von Standart- bzw. kristallinischem Insulin mit Depotpräparaten zu Gebote, und es entsteht die Frage, welcher Präparatenart wir den Vorzug geben sollen. Diese

Frage ist wohl heute, wo wir vor allem über äußerst zweckmäßige Mischpräparate verfügen, hinsichtlich der unkomplizierten Fälle von Zuckerkrankheit ganz allgemein im Sinne der Depotpräparate entschieden.

Eine Ausnahme machen nur die sehr labilen Diabetiker, meist Kinder oder vegetativ stigmatisierte Frauen, die nur in einer schmalen Zone normalisiert werden können und daher sehr leicht zwischen stärkerer Hyperglykämie und Hypoglykämie hin- und herschwanken.

WOODYAT, ZONDEK u. a. haben solche relativ seltenen Fälle (etwa 3—5% der Gesamtzahl) beschrieben und auch ich kenne sie. Hier ist die verzögernde Wirkung der Depotpräparate zu unkontrollierbar und hinsichtlich der Hypoglykämie zu unsicher, so daß man gezwungen ist, täglich mehrfache (2—3) kleine Injektionen von Altinsulin in genau ausprobiertem Abstand von der Nahrungsaufnahme an der Hand von Blutzuckertageskurven vorzunehmen.

BOLLER (Z) riet vor allem Ärzten ohne größere Erfahrung auf diesem Gebiete an, zunächst ihre Kranken auf Standardpräparate und dann erst auf Depotpräparate einzustellen. Diese Anweisung scheint mir wenig zweckmäßig, da sie eine zeitraubende Doppeleinstellung erfordert. Neue Kranke sollten daher in der Regel gleich auf Depot- oder Mischpräparate eingestellt werden; bei alten mittelschweren Fällen kann man von einer Umstellung absehen, wenn sie auf *eine* Altinsulininjektion gut eingestellt sind und sich dabei wohl fühlen und leistungsfähig sind.

Während die Einstellung bei schweren, vor allem acidotischen Fällen in der Regel im Krankenhause erfolgen sollte, ist das bei mittelschweren Fällen auch ambulant möglich, sofern guter Wille und große Gewissenhaftigkeit vorhanden sind.

Das zeigen vor allem die großen Erfahrungen von GREIFF (Z) in seiner 23 000 Kranke umfassenden Diabetikerzentrale in Berlin. GREIFF beginnt gleich mit 20 E Depot-Insulin und steigert, wenn nötig, bei einer Standardkost von 100—200 g Vollkornbrot und 250 g Kartoffel die Menge allmählich um 4—8 E in mehrtägigen Intervallen. Zur Kontrollierung der Einstellung und wenn möglich, Verbesserung der Kh-Toleranz rät er zu einer jährlichen Kur in einem Diabetikerheim. In Amerika sind für solche Zwecke, vor allem bei Jugendlichen, auf Initiative von JOSLIN besondere *Diabetikercamps* eingerichtet.

Die große Überlegenheit der Depotpräparate über die alten, rasch wirkenden Präparate geht aus der folgenden vergleichenden Tabelle 100 meines früheren Mitarbeiters F. STRIECK, welche 48 schwere Diabetiker unserer Klinik, die erst mit Standard- dann mit Depotinsulin behandelt wurden, umfaßt, deutlich hervor:

Tabelle 100. *Erfolge der Umstellungen von Standardinsulin auf Depotinsulin (nach F. STRIECK)*

Zahl der Behandelten: 48	Nüchtern blutzucker (mittel) mg-%	Harnzucker (mittel) g	Kh der Nahrung (mittel) g	Standard- Insulin bzw. Protamin- zink- Insulin (mittel) E	Zahl der notwendigen Injektionen
Vor Umstellung	158	0,9	102	49,9	2,1
Nach Umstellung	104	0,2	144	40,2	1,2
Differenz (±) in %	— 34%	— 78%	+ 44%	— 14%	— 43%

Die letzte Zeile der Tabelle zeigt die großen Fortschritte der Behandlung mit Depotpräparaten in Durchschnittswerten. Im günstigsten Falle war das Protaminzinkinsulin dem Standardinsulin um das 4fache überlegen, indem bei der Hälfte des Depotpräparates die doppelte Menge Kh toleriert werden konnte.

Die Anwendung der Depotpräparate erfordert wegen ihrer langsam eintretenden und langsam abklingenden Wirkung, die sich über 24 und mehr Stunden erstrecken kann, ein etwas anderes Vorgehen als bei dem Standard- oder kristallinischen Insulin. Um schon dem Frühstück Schutz zu verleihen, werden die Injektionen zweckmäßig 1½—2 Std vor dem Frühstück vorgenommen. Dieses soll nur 20% der Gesamt-Kh in Form von Brot, Kartoffeln und sonstigen Cerealien enthalten. Die Hauptmenge von 50—60% soll beim Mittagessen gegeben werden, der Rest am Abend. Dabei ist es wünschenwert, daß, worauf BOLLER mit Recht kürzlich hinwies, das Abendessen nicht um 6—6½ Uhr, wie es oft geschieht, eingenommen wird, sondern erst um 7½—8 Uhr, vor allem dann, wenn eine 2. Injektion, die gewöhnlich kleiner genommen werden kann als die erste, sich als nötig erweist.

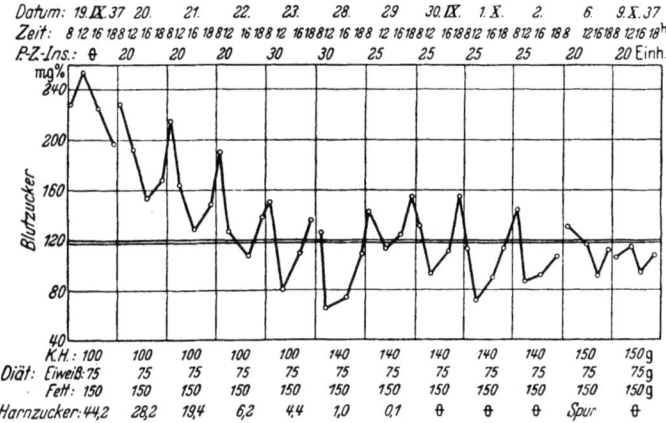

Abb. 65. Beispiel für die Durchführung einer Depotinsulinbehandlung
und ihre Erfolge (nach F. STRIECK)

Prinzipiell mindestens 2 mal oder noch häufiger Depotpräparate zu injizieren, wie DEPISCH (Z) es vorschlägt, halte ich wegen der Belästigung der Kranken und der Gefahr von Summierungseffekten wenig zweckmäßig. Eine 3. Injektion wird sich bei Depotpräparaten fast immer vermeiden lassen.

Sofern nicht ein sehr schwerer Diabetes mit Ketonurie und starker Glykosurie vorliegt, empfiehlt es sich, bei bisher noch nicht insulinierten Kranken mit einer kleinen Dose von 10—15 E Depotinsulin zu beginnen. Sollte schon vorher Insulin gegeben sein, so wird man die letzte frühere Menge als Anfangsdosis nehmen. Die Steigerung der Anfangsmenge muß langsam vorgenommen werden, da ein Urteil, ob eine weitere Erhöhung notwendig wird, gewöhnlich erst nach 2 bis 4 Tagen möglich ist.

Es ist selbstverständlich, daß die Kost gleichzeitig keine Änderung ihrer Zusammensetzung hinsichtlich der Hauptkohlenhydrate erfahren darf da sich sonst der Insulinbedarf unkontrollierbar ändert. Sollte man mit einer Einzeldosis von höchstens 50—60 E nicht auskommen, so ist eine zweite, am zweckmäßigsten 1—2 Std vor einem späten Abendessen, zu verabfolgen. Die obige Abb. 65, einer Beobachtung meiner früheren Klinik von F. STRIECK entnommen, gibt ein Beispiel für die Durchführung der Depotbehandlung mit den zur Beurteilung notwendigen Angaben.

Sie zeigt vor allem den langsam eintretenden Effekt der Depotpräparate. Während zu Anfang der Blutzucker mit 20 E Protaminzinkinsulin bei 100 g Kh über 240 mg-% lag und die Glykosurie 44,2 g betrug, war nach 20 tägiger Behandlung der Kh-Stoffwechsel mit der gleichen Insulinmenge und 150 g Kh völlig kompensiert und der Blutzucker auf tiefnormale Werte abgesunken.

GRAHAM hat die Behauptung aufgestellt, daß bei manchen Kranken die Herunterdrückung des Blutzuckers auf normale Werte eine Verschlechterung des Allgemeinbefindens mit Kopfschmerzen, Energielosigkeit und Leistungsabnahme bedingen kann, Störungen, die mit Herabsetzung des Protaminzinkinsulins und konsekutiver Steigerung des Blutzuckers wieder verschwinden sollen.

Mir sind solche gewiß sehr seltenen Beobachtungen ebenso unbekannt wie anscheinend auch JOSLIN u. Mitarb. Sollten sie wirklich zutreffen, so bleibt allerdings nichts weiter übrig, als eine mäßige Erhöhung des Blutzuckers (bis max. 160 mg-%) und eine geringfügige Glykosurie von einigen Gramm bestehen zu lassen. Sie sind dann das kleinere Übel. Vermutlich aber handelt es sich in den Fällen von GRAHAM um schleichende Hypoglykämien, die sich durch richtige Einstellung von Diät und Insulin vermeiden lassen.

Die *modernen Mischpräparate* (vgl. S. 768), die ja vorwiegend Standardinsulin enthalten, werden zeitlich genau so verwandt wie das Standardinsulin allein. Die Injektion wird also $1/2$—$3/4$ Std vor dem 1. Frühstück, das dann 30% der Haupt-Kh enthalten kann, vorgenommen, die Abendmenge des Kh soll dafür nur 20% Kh enthalten.

Wegen der Senkung des Blutzuckers über 24—28 Std, besonders beim NHP_{50} und dem Longinsulin (Hoechst), kommt man in den meisten Fällen nach JOSLIN u. Mitarb. mit einer Injektion aus. Sollte diese mit maximal 50—60 E ohne Hypoglykämie nicht ausreichen, so ist eine 2. kleine Menge vor dem Abendessen erforderlich.

Nach den Untersuchungen von P. WHITE an 337 schweren Diabetikern scheint NPH_{50} das zur Zeit beste Präparat zu sein. In 95% der Fälle war der Erfolg ausgezeichnet, in 5% wirkten getrennte Injektionen von kristall. und Protaminzinkinsulin besser.

Dreimalige Injektionen erübrigen sich hier fast immer.

Ist die Dauerdiät richtig aufgebaut und die zur Kompensierung des Kh-Stoffwechsels notwendige Insulinmenge ausprobiert, so muß der Kranke unter allen Umständen genaue quantitative Angaben über seine Diät, vor allem hinsichtlich der Kohlenhydrate und ihrer Verteilung sowie Insulinmenge und Insulinzeiten schriftlich mitbekommen. Im Gegensatz zur alleinigen diätetischen Behandlung dürfen für die Durchführung der Dauerdiät von den Kranken zu Hause keine Abstriche an der Diät vorgenommen werden, da dann bei der feinen Abstimmung von Diät und Insulin sofort bei der Verwendung der erprobten Insulinmenge die Gefahr der Überdosierung besteht. Der in der geschilderten Weise eingestellte und mit genauen Vorschriften versehene Diabetiker bedarf natürlich auch zu Hause weiter der ärztlichen Überwachung. Bei gewissenhaften Patienten wird sie sich auf zeitweilige Urin- und Blutzuckeruntersuchungen beschränken. In besonderen Fällen, zumal bei Störungen der Nahrungsaufnahme oder stärkeren Belastungen des Kohlenhydrathaushaltes durch interkurrente Infektionen, seelische Aufregungen usw. sind gewisse Korrekturen nötig. Bei solchen Zwischenfällen gerät leicht die ganze Einstellung ins Wanken, so daß sie von neuem vorgenommen werden muß. Da die Dauerdiät immer nur für einen gewissen Zeitraum von einigen Wochen oder Monaten, in denen mit einer gewissen Konstanz des Kohlenhydratstoffwechsels gerechnet werden darf, berechnet ist, muß auch ohne Dazwischentreten von besonderen Einflüssen oder Änderungen im Befinden je nach Zuverlässigkeit des Kranken und Schwere des Einzelfalles in mindestens vierteljährigem Abstand eine Neurevision von Diät und Insulinzufuhr erfolgen.

3. Die Insulinbehandlung bei diabetischen Komplikationen und Begleitkrankheiten. Jeder Diabetiker, bei dem Komplikationen,und sei es nur eine harmlose Dermatose, eingetreten sind oder Begleitkrankheiten sich hinzugesellt haben, ist als insulinbedürftig anzusehen, auch wenn er gemessen an der Standardkost als ein Kranker leichter Form imponiert. Einer Aufzählung der außerordentlich zahlreichen Komplikationen bedarf es an dieser Stelle nicht mehr, da früher von ihnen die Rede war. Am gefährlichsten sind die Infekte, da sie meist eine besonders schwere Belastung des Kohlenhydrathaushaltes bedeuten. Ist dieser bereits so geschädigt, daß die Standardkost nicht mehr vertragen werden kann, so ist das Vorgehen das gleiche wie im vorigen Abschnitte, nur darf man sich nicht mit der Erreichung von Zucker- und Ketonkörperfreiheit des Harns begnügen, sondern muß, wenn irgendwie möglich, einen normalen Blutzucker zu erzwingen suchen, da der letztere, nicht der Harnzucker, für die Vitalität des Gewebes und der sich in ihm evtl. ansiedelnden Bakterien maßgebend ist. Das zeigen am besten empfindliche Frauen mit Neigung zu Dermatiden und Dermatosen, sobald der Blutzucker ansteigt. Sie verschwinden schlagartig, sobald nicht nur der Harn, sondern auch der Blutzucker wieder normal wird. Die Glykosurie als solche allein ohne gleichzeitige Hyperglykämie ist harmlos, wie das D. renalis zeigt, der keine Neigungen zu Komplikationen aufweist.

Aber selbst in den sog. leichten Fällen mit einer noch recht guten Toleranz soll man aus prophylaktischen Gründen zum Insulin greifen, da erfahrungsgemäß unter diesem Schutze diabetische Komplikationen rascher ausheilen. Man wird hier in der Regel mit kleinen Dosen (20—30 E) auskommen.

Die Insulinbehandlung der *akuten Infektionskrankheiten*, besonders der peracuten wie Pneumonie, Sepsis und Erysipel kann auf größte Schwierigkeiten stoßen, da fast immer die Konstanz der Nahrungszufuhr aufhört. Das ist teils durch die Appetitlosigkeit, teils durch die oft recht erhebliche Stoffwechselsteigerung bedingt. Nur sehr selten wird es möglich sein, die frühere Diät beizubehalten oder wenigstens in irgend einer Form die gleiche Kh-Menge weiterzugeben. Fast immer hat die Insulinbehandlung ihre Basis verloren und die ganze Kh-Bilanz ist über den Haufen geworfen. Der vorher normale Blutzucker steigt rapide und im Harn erscheinen größere Mengen von Zucker und Ketonkörper.

Die schwierige Situation wird noch verschärft durch eine meist einsetzende Insulinresistenz, die in manchen Fällen, wie ich es erlebte, ähnlich wie im Koma, aber auch, ohne daß es zu einem solchen kommt, zu einem absolut refraktären Verhalten und dann fast immer zum Tode führt. Wie soll man sich in solchen Fällen mit dem Insulin verhalten?

Zunächst muß versucht werden, eine bestimmte Kh-Zufuhr von mindestens 150 g zu stabilisieren. Gelingt das nicht mit Brot, Kartoffeln oder Mehlspeisen allein, so muß, wenn irgend möglich, der Rest in Form von Zucker in Milch, Zitronenlimonaden oder Sahne-Eiscreme gegeben werden, in sehr schweren Fällen bei oraler Behinderung intravenös in Form von Tropfklystieren. Jede andere Nahrungsaufnahme muß demgegenüber in den Hintergrund treten, wenn auch natürlich versucht werden muß, sie durch Zufuhr von Eiweiß (am besten in Form von Milch, Eier und Aminosäurengemischen) und Fett (Butter in jeder Form, am besten in Sahneis) calorisch hochwertig zu gestalten.

Ist so eine einigermaßen feste Basis geschaffen, so muß versucht werden, durch entsprechende Insulindosen eine Kompensation des Kh-Stoffwechsels herbeizuführen. Blutzuckertageskuren müssen darüber entscheiden, welche Art von Präparaten man verwendet und wie die Injektionen notwendig sind. Gewöhnlich werden es mindestens zwei sein. Die notwendigen Dosen sind oft sehr hoch, wenn sie auch selten über 300 E hinausgehen. Hypoglykämien sind unter allen Umständen zu vermeiden, so daß man oft nicht auf einer vollen Kompensation des Kh-Stoffwechsels bestehen kann. Der Insulinbedarf kann auch von Tag zu Tag oft mit der Temperatur wechseln, was erst recht zur Vorsicht mahnt. Bei absinkendem Fieber, mit dem gewöhnlich auch die Insulinresistenz abzunehmen pflegt, muß die Insulinmenge gleichzeitig entsprechend reduziert werden.

Da die ärztliche und pflegerische Betreuung solcher Kranken außerordentliche Anforderungen stellt, so gehören solche Kranke unter allen Umständen in ein gut geleitetes, größeres Krankenhaus.

Chronische Infektionskrankheiten, wie die Tuberkulose machen gewöhnlich für die Insulinbehandlung weit geringere Schwierigkeiten.

Von der merkwürdigen widerspruchsvollen wechselseitigen Beeinflussung von *Lungentuberkulose* und Diabetes war schon S. 661 die Rede. Im allgemeinen kann man sagen, daß leichtere Formen der Zuckerkrankheit von einer aktiven Tuberkulose im allgemeinen manchmal relativ wenig, schwerere meist deletär beeinflußt werden. Verschieden wie das klinische Bild ist auch die Wirkung des Insulins auf tuberkulöse Diabetiker. Entsprechend den jeweiligen eigenen Erfahrungen waren früher die Ansichten der einzelnen Kliniker über die Verwendung des Insulins bei solchen Kranken oft entgegengesetzt. Während amerikanische Autoren vor allem JOSLIN u. seine Mitarb. im allgemeinen keine Notwendigkeit sehen, bei Tuberkulösen mit dem Insulin anders zu verfahren wie sonst, wurde in Deutschland von einzelnen Autoren wie z. B. STRAUSS von der Behandlung in schweren Fällen geradezu gewarnt. Von den meisten Autoren (z. B. UMBER, LICHTWITZ, v. NOORDEN und ISAAC, BERTRAM, GRAFE, KUTSCHERA-AICHBERGER u. a.) wird über günstige Erfolge berichtet. BLUM machte zuerst auf die Verschlechterung schwerer Tuberkulosen durch das Insulin aufmerksam und fand darin auch einzelne Nachfolger, aber im allgemeinen hat sich diese Beurteilung nicht durchgesetzt; auch ist es im Einzelfalle oft sehr schwer zu sagen, ob wirklich das Insulin die Ursache der Verschlechterung des Zustandes ist. Ich selbst sah, ebenso wie JOSLIN, nie eine sichere, durch das Insulin bedingte Verschlechterung. Im Gegensatz zu früher bestehen heute m. E. auch keine Bedenken, unter dem Schutze des Insulins alle notwendigen chirurgischen Eingriffe vorzunehmen.

Ähnlich wie bei akuten schweren Infekten ist auch bei schwerkranken Tuberkulösen eine gewisse Insulinresistenz oft auffallend. Folgendes Beispiel eines 40jährigen Patienten (vgl. Tab. 101), der Monate hindurch annähernd die gleiche Kost bekam, zeigt die geringe Einwirkung einer Steigerung der Insulinzufuhr. Um die Tabelle nicht zu lang zu gestalten, sollen nur einzelne Abschnitte herausgegriffen werden. Die Ernährung war jeden Tag nahezu die gleiche.

Während zwei Monaten blieb die Zuckerausscheidung nahezu die gleiche, ganz gleichgültig, ob 30 oder 120 E injiziert wurden. Wurde das Insulin an einzelnen Tagen jedoch ganz fortgelassen, so stieg die Glykosurie deutlich an, so daß von einem völlig refraktären Verhalten nicht gesprochen werden kann.

Einen der größten Triumphe feiert ferner das Insulin auf dem Gebiete der *chirurgischen Erkrankungen*. Chirurgische Eingriffe spielen bei Diabetikern eine sehr große Rolle. JOSLIN berechnet sie für sein Material zu 14% und gibt ähnliche Zahlen aus der Literatur. Chirurgische Erkrankungen werden durch den Diabetes ebenso ungünstig beeinflußt wie dieser durch jene. Der Diabetes leistet der Infektion Vorschub, und die Infektion, vor allem die eitrige, verschlechtert den Diabetes. Plötzliches Koma durch eitrige Appendicitis oder Cholecystitis ist keine Seltenheit. Während der Chirurg früher sich nur äußerst ungern zu größeren Operationen bei Diabetikern entschloß, weil die Mortalität bis zu 40% betrug, sind heute bei richtiger Vorbehandlung die Chancen eines Zuckerkranken kaum schlechter als die eines Nichtdiabetikers. Auch in diesen Fällen kann die Insulinbehandlung durch Verlust oder Schwankungen ihrer Basis sich oft recht schwierig gestalten, besonders bei abdominellen Eingriffen. Ähnlich wie bei den Infektionen wird auch hier jede Einstellung, sofern eine solche überhaupt vor der Operation möglich war, über den Haufen geworfen und am Operationstage und den ersten Nachtagen muß auf eine sachgemäße Kompensation des Kh-Stoffwechsels verzichtet werden, weil sie in der Regel nicht einmal annähernd möglich ist.

Tabelle 101. *Relative Insulinresistenz bei Diabetes mit Tuberkulose*

Datum	Nahrungszufuhr	Insulinzufuhr E	Zuckerausscheidung g	Aceton	Blutzucker %	Bemerkungen
13. März	Täglich 2000—2200 Calorien 200 g Kohlenhydrate u. etwa 50 g Eiweiß	70	23,0	—	0,200	Seit 22. Jan. 70 Einh.
15. ,,	desgl.	70	17,9	—	—	
18. ,,	desgl.	70	29,5	—	—	
20. ,,	desgl.	70	30,4	—	0,295	
22. ,,	desgl.	80	29,4	—	—	
24. ,,	desgl.	90	27,6	—	—	
26. ,,	desgl.	100	23,7	—	—	
28. ,,	desgl.	120	30,6	—	0,230	
30. ,,	desgl.	120	27,5	—	—	
4. April	desgl.	30	14,8	—	—	

δδ) Die Erfolge der Insulintherapie

Was das Insulin zu leisten vermag, erhellt schon aus den Ausführungen des letzten Kapitels. Es hat der Zuckerkrankheit den Schrecken und die schlechte Prognose genommen. Wie es bei sorgfältiger Ernährung und Insulindosierung gelingt, den totalpankreasdiabetischen Hund beliebig lang am Leben zu erhalten, so ist es im Prinzip auch möglich, jeden zuckerkranken Menschen vor dem tödlichen Ende an dieser Krankheit zu bewahren. Dabei kann natürlich in der Regel nicht von einer Heilung im Sinne einer anatomischen und funktionellen Restitutio ad integrum gesprochen werden, denn die Insulinbehandlung ist eine Substitutionstherapie, d. h. der Ersatz eines im Körper in unzureichender Menge gebildeten Stoffes durch Zufuhr von außen. So können zwar die Symptome der Krankheit nach der subjektiven und objektiven Seite hin völlig unterdrückt werden, aber die Wurzel des Übels, die Pankreasschädigung, bleibt gewöhnlich bestehen. Sie tritt daher auch nach Fortlassen des Insulins in schweren Fällen nach wenigen Tagen wieder in die Erscheinung. Leider sind die praktischen Erfolge der Therapie nicht so glänzend, wie es theoretisch der Fall sein sollte. Das geht nicht nur aus den Beobachtungen anderer, sondern auch aus unseren eigenen Katamnesen hervor (etwa 25% Todesfälle). Unglückselige Umstände, Leichtsinn und Sorglosigkeit der Kranken und leider auch manchmal mangelndes Verständnis der Ärzte sind daran schuld. Zunehmende Vertrautheit der praktischen Ärzte mit dem Insulin und größere und eindrucksvollere Aufklärung der diabetischen Klientel sowie bessere soziale Fürsorgemaßnahmen werden hier sicher in Zukunft die Insulinerfolge wesentlich verbessern.

Hinsichtlich des Komas, in dem das Insulin seine größten Triumphe feiert, haben v. NOORDEN u. ISAAC (Z) 1927 157 Fälle mit 107 Erfolgen zusammengestellt. Gegenüber der älteren Therapie ist es ein ungeheurer Fortschritt, daß heute bis zu 90—95% der früher sicher verlorenen Kranken gerettet worden sind und nach

den neuesten Erfahrungen von JOSLIN u. Mitarb. (1952) nur noch 1,8% der Zuckerkranken im Koma sterben. Diese Zahl ist aber noch zu niedrig gegenüber der
Menge, die an und für sich hätte gerettet werden können. Jedes Präkoma, d. h.
jeder Kranke mit ausgesprochener KUSSMAULscher Atmung, kann gerettet werden,
wenn es richtig erkannt wird. Ebenso herrscht Einigkeit darüber, daß das ausgebildete Koma in den ersten Stunden in der Regel noch eine günstige Prognose
hat, die sich aber stündlich zunehmend verschlechtert, weil dann die im Organismus bereits eingetretenen Schädigungen nicht mehr reversibel sind. Zu spätes
Erkennen des Ernstes der Situation bei dem Kranken und seiner Umgebung und
zu späte und zu unwirksame Hilfe (oft zu kleine Dosen Insulin) von seiten des
zuerst gerufenen Arztes sind die Ursachen der immer noch viel zu hohen Mortalität im Koma. Die wirksamste Therapie ist natürlich auch hier die Prophylaxe, die
Verhinderung des Komas durch rechtzeitige Erkennung und konsequente Behandlung der Krankheit.

Jeder Kranke, der einmal ein Koma überstanden hat, ist natürlich als besonders
gefährdet zu betrachten, obwohl manchmal erstaunliche Besserungen vorkommen.
Am traurigsten sind die allerdings sehr seltenen Fälle, in denen die Komagefahr eine so dauernde ist, daß die Kranken lange Zeit nur noch im Krankenhaus mit Insulin und geeigneter Diät künstlich über Wasser gehalten werden
können, da sie, in ihr gewöhnliches Milieu zurückgekehrt, immer wieder von
neuem zu versinken drohen. Ich kenne Fälle, in denen zwei Jahre hindurch zwölf
komatöse Zustände einander gefolgt sind, die immer wieder neue Klinikaufnahmen
erforderten. Als Ärzte haben wir natürlich die Pflicht, solche vita minima künstlich aufrechtzuerhalten.

Wenn auch im Endzustande der Krankheit, im Koma, die Erfolge des Insulins
zweifellos am eindrucksvollsten wirken, so sind sie doch auch sonst für die unzähligen schweren Fälle ganz gewaltig. Wenn man bedenkt, wie traurig das
Schicksal dieser Kranken früher oft war und mit welchen Diätrestriktionen sie
sich nur mühsam vor dem Tode retten konnten, so ist es ein ungeheurer Fortschritt, daß das Insulin es heute fast jedem gewissenhaften und ärztlich gut
beratenen Diabetiker ermöglicht, bei einer ausreichenden Kost objektiv und subjektiv symptomfrei zu sein, in der Regel auch seinem Berufe nachzugehen und
annähernd so lange zu leben, wie Nichtzuckerkranke.

Dazu kommt aber in vielen Fällen eine günstige Wirkung in der Richtung einer
echten Heilung, d. h. eine allmähliche Toleranzsteigerung, die nicht anders zu
erklären ist als durch die Annahme einer anatomischen und funktionellen Erholung
des Inselapparates. Entgegen manchen älteren Annahmen sind Hypertrophien und
Neubildungen von Inselzellen durchaus möglich. Besserungen, sogar von heilungs-
artigem Charakter, sind früher auch bei zweckmäßiger diätetischer Behandlung in
leichten Fällen beobachtet. Für schwere Fälle unter Insulinwirkung ist das früher
in den ersten zwei Jahren der Insulintherapie von den meisten Beobachtern und
auch jetzt noch vereinzelt bestritten worden. Es ist das auch verständlich, wenn
man kurze Behandlungszeiten von wenigen Wochen oder Monaten überblickt.
Sieht man aber Jahre hindurch Kranke in gewissen Abständen immer wieder, so
ist meines Erachtens gar nicht so selten eine allmähliche Besserung der Toleranz
selbst anfänglich sehr schwerer Fälle unverkennbar. Ich sehe dabei natürlich von
solchen ab, die durch interkurrente Erkrankungen infektiöser Art oder schwere
seelische Nöte eine plötzliche Verschlechterung ihrer Stoffwechsellage erfahren
hatten und dann sich wieder erholten. Folgendes Beispiel mag dies zeigen:

27jähriges Frl. M. Ro. Beginn des Diabetes wahrscheinlich 1925. Allmähliche Verschlimmerung ohne strengere Diät und ohne akuten Infekt bis zum ausgesprochenen Präkoma am
5. Februar 1927. In klinischer Behandlung bis 10. März 1927. Mit 90 g Kh, 50 g Eiweiß,

2050 Calorien und 0,15% Blutzucker bei 60 E Insulin zucker- und acidosefrei mit 7 kg Gewichtszunahme wieder entlassen. Ambulant dauernd weiter beobachtet. Bei gleicher Nahrung Absinken des Insulinbedarfs bei vollem Wohlbefinden auf 30 E. 8 Wochen Insulin willkürlich ausgesetzt, sofort Verschlechterung der Stoffwechsellage. Nach stationärer Behandlung vom 21. November bis 5. Dezember 1927 Insulinbedarf wieder 80 E bei gleicher Diät wie vorher. Besserung der Toleranz zu Hause bei gleicher Diät bis auf einen Insulinbedarf von 40 E. Oktober 1928 durch schwere seelische Erschütterungen bei 30 E wieder Auftreten von 1,3% Zucker, Aceton und Acetessigsäure schwach positiv. Blutzucker 0,19%. Nach fünf-tägiger klinischer Behandlung bei gleicher Diät zucker- und acidosefrei (Blutzucker 0,132%) mit 50 E Insulin, zu Hause später ohne Schädigung des Stoffwechsels Herabgehen auf 35 E. Weitere Gewichtszunahme um 5 kg auf 61 kg (bei 157 cm Größe) bei vollem Wohlbefinden und voller Arbeitsfähigkeit.

Ähnliche Beobachtungen sind auch von anderer Seite mitgeteilt worden und vor allem von JOSLIN und seinen Mitarbeitern (Z).

Die Chancen solcher Toleranzverbesserungen sind natürlich um so besser, je sorgfältiger und gewissenhafter die Kranken sich halten. Im allgemeinen sind sie bei mittelschweren Formen häufiger. Manche verwandeln sich sogar wieder in leichte Formen zurück und bedürfen des Insulins überhaupt nicht mehr.

Auch bei Komplikationen und Begleitkrankheiten leistet das Insulin meist Großes, wenn auch leider hier manchmal, vor allem bei akuten Infekten, völlige Versager vorkommen (vgl. die insulinrefraktären Fälle S. 800). Es unterliegt keinem Zweifel, daß diabetogene Erkrankungen der Haut, der Lungen, des Nerven-systems und der Augen oft außerordentlich rasch gebessert bzw. geheilt werden. Am größten sind die Erfolge bei chirurgischen Erkrankungen. Die Gefahren schwerer Infektionen bei Gangrän und Furunkulosen sind erheblich herabgemin-dert. Es gelingt, Gliedmaßen oder Gliedmaßenteile zu erhalten, die früher zur Rettung des Lebens amputiert werden mußten. Selbst eine diabetische Lungen-gangrän sah ich einmal unter Insulin und Pneumothorax nahezu ganz ausheilen. Aber auch da, wo chirurgische Eingriffe schließlich nötig werden, ist die früher sehr zweifelhafte Prognose kaum schlechter geworden als bei den gleichen Krank-heiten ohne diabetische Komplikation. Besonders eindrucksvoll in dieser Beziehung ist schon eine ältere Statistik von WILDER u. Mitarb. von der Mayo-Klinik. Von 667 operierten Diabetikern starben nur 20, und in keinem dieser Fälle war der töd-liche Ausgang der Zuckerkrankheit zur Last zu legen. Hinsichtlich der glänzenden Resultate von JOSLIN u. a. sei auf das Schlußkapitel „Prognose der Diabetes-therapie" verwiesen.

εε) Die Nachteile, Nebenwirkungen und Gefahren der Insulinbehandlung und ihre Bekämpfung. Die Hypoglykämie

Die Insulintherapie hat wie jede Injektionsbehandlung ihre Unannehmlich-keiten und wie fast jede differente, wirksame Therapie ihre Nachteile und Gefah-ren. Sie ist ein zweischneidiges Schwert.

Es ist keine Kleinigkeit, Jahre hindurch täglich 1—2mal oder gar mehr Injek-tionen zu bekommen oder sich selbst zu machen. Die unvermeidlichen Stich-schmerzen, die Gefahren der Hautinfektion, Entzündungen der Haut auch ohne Infekt, Abhängigkeit von der Umgebung sind Übelstände, unter denen empfind-liche und feinnervige Menschen oft recht erheblich leiden, zumal wenn sie sich selbst spritzen, was jeder Diabetiker tun sollte. Wenn auch die meisten Kranken sich daran gewöhnen oder diese Nachteile in Kauf nehmen, so gibt es doch ganz vereinzelt Patienten, die so dadurch gequält werden, daß sie leider der Krankheit unter Verzicht auf das Insulin ihren Lauf lassen oder sogar, wie in zwei Fällen, von denen ich hörte, zum Selbstmord ihre Zuflucht nehmen.

Glücklicherweise sind die Zeiten längst vorbei, in denen durch schlechte Reinigung der Präparate von reizenden Beimengungen bei empfindlichen Patienten kleine aseptische Entzündungen an den Injektionsstellen öfter auftraten.

Verschwunden sind sie aber selbst bei den besten und angeblich reinsten Präparaten auch heute noch nicht. Die Angaben über die Häufigkeit des Vorkommens dieser Reaktion, die schon sehr bald als anaphylaktische erkannt wurden, schwanken in der Literatur zwischen 7—30% (LAWRENCE, ALLAN u. SCHERRER, COLLENS u. Mitarb. u. a. JOSLIN u. Mitarb. verzeichnen geringfügige lokale Reaktionen bei Beginn der Behandlung in 15—30%, stärkere Reaktionen in 7,3—16,3% (Lit. und eigene Angaben bei BAILEY). Diese leichten Veränderungen der Haut um die Stichstelle herum imponieren meist als eine gewöhnliche Urticaria, aber gewöhnlich ohne dickere blasse Quaddelbildung. In der Regel kommen sie in den ersten 6 Std nach den Injektionen und verschwinden nach 8—10 Tagen. Sie treten meist nicht schon bei den ersten Injektionen auf, sondern erst, wie es für Überempfindlichkeitsreaktionen charakteristisch ist, nach 8—14 Tagen und verschwinden in den meisten Fällen nach ungefähr der gleichen Zeit wieder. Einer Behandlung bedürfen sie im allgemeinen nicht. Nur wenn das Brennen sehr lästig ist, sind Anästhesin- oder in sehr peinigenden Fällen Mentholcocainsalben am Platze. Ehe man diese lokalen Reaktionen dem Insulin zur Last legt, muß man sich vergewissern, daß sie nicht etwa durch kleine Mengen Alkohol bedingt sind, die bei der Sterilisierung der Spritzen oder der Haut zurückgeblieben sind, was sich durch gründliches Ausspritzen eventuell mit kleinen Mengen Insulin oder durch Auskochen der Spritzen, das für die meisten Kranken allerdings zu Hause auf die Dauer recht mühsam ist, verhindern läßt. Selbstverständlich sind intracutane Injektionen, die auch, und zwar sofort, Quaddelbildungen hervorrufen, zu vermeiden.

Während die geschilderten isolierten, streng umschriebenen Hautveränderungen, wenn überhaupt, nur eine geringe Belästigung für die Kranken bedeuten, ist die Situation eine andere, wenn der *ganze Organismus allergisch* reagiert. JOSLIN u. Mitarb. fanden das früher unter 20 000 Kranken in 1%. Bei HALLERMANN und in unserem Krankengut waren es etwa 0,5%. Unvergeßlich ist mir aus den ersten Jahren der Insulinära ein Kranker, bei dem bei jeder neuen Injektion sämtliche alten Injektionsstellen urticariell aufflammten.

Es kann auch zu einer Urticaria des ganzen Körpers kommen oder zu schwerem angioneurotischem Ödem des Gesichts, des Kehlkopfes, in sehr seltenen Fällen sogar des ganzen Körpers mit Fieber, Leibschmerzen, Durchfall oder sogar einer Purpura. Es ist sogar tödliche Anaphylaxie beschrieben worden [Lit. bei RATHERY (Z) u. CONSTAM (Z)]. Manchmal kommt es in solchen Fällen zu einer mehr oder weniger starken Insulinresistenz (GROTE, KARR, SCULL u. PATTY), in einem Falle von GLASBERG u. Mitarb. sogar bis zu einem Insulinbedarf von 1100 E täglich.

Die Überempfindlichkeit kann so groß sein, daß schon ein Millionstel Einheit genügt, um Reaktionen auszulösen (ESTEN u. DUMM).

Die Frage, *welcher Stoff im Insulin* diese Erscheinungen auslöst, wird verschieden beantwortet. Gegen die Bedeutung minimalster Verunreinigungen sprach, daß selbst das gewöhnliche reine kristallinische Insulin sie auslösen kann. Protamin oder Protaminzink, Surfen oder ähnliche Zusätze machen es sicher nicht. LOWELL nimmt an, daß das kristallinische Insulin zwei verschiedene Antikörper erzeugt, einen thermostabilen, der die Insulinwirkung aufhebt und einen thermolabilen, der bei passiver Übertragung in die Haut Gesunder eine schwere Urticaria, die sogar den ganzen Körper befallen kann, auslöst.

Ich glaube, daß das Problem durch die Untersuchungen von HULT u. JORPES doch im Sinne einer Anaphyllaxie durch irgendwelche minimalen Beimengungen gelöst ist. Sie fanden, daß mit zunehmender Häufigkeit des Umkristallisierens von kristallinischem Insulin die Raktionen immer schwächer werden, und schließlich ganz verschwinden. Das Insulin an sich macht also diese Erscheinungen nicht.

Interessant ist die Feststellung der schwedischen Forscher, daß die Allergie dann nicht nur vorübergehend verschwindet, sondern auch nicht wiederkehrt, wenn die alten früher anaphyllaktisch wirkenden Präparate wieder erneut gegeben werden. Diese wichtigen Untersuchungen sind mehrfach bestätigt, so z. B. von SCHWARZ u. KOLLER. Die Firma Vitrum in Stockholm bringt solche mehrfach umkristallisierten Reininsuline in den Handel. Man sollte sie trotz des hohen Preises in allen Fällen schwerer Allergie verwenden, sofern nicht, was manchmal auch schon hilft, durch Wechsel des Präparates, am besten Anwendung der Ely-Lilly-Fabrikate, bereits ein Erfolg erzielt werden kann.

Zur *symptomatischen Behandlung* kommen die gleichen Stoffe in Betracht, wie sie sonst bei allgemeiner Anaphylaxie verwandt werden: Calciuminjektionen, am besten in Form des Afenils, Histaminase und besonders die neuen Antihistaminica wie Benadryl, Antistin, Avil, Sovensol u. a. neben vegetarischer und salzfreier Kost. Die Wirkungen sind nicht zuverlässig. Das gleiche gilt für eine Desensibilisierung, bei der man mit 0,1 cm³ einer Insulinlösung 1:100 000 subcutan oder besser noch $^1/_{200}$ E intracutan in steigenden Dosen beginnt. Die Mengen können bis 0,2 E gesteigert werden. Die Injektionen werden am besten $^1/_2$—1 Std vor der notwendigen Einspritzung gemacht. Diese Behandlung ist sehr mühevoll und auch nicht sicher erfolgreich.

Eine andere sehr merkwürdige lokale Insulinreaktion, die zwar keine Schmerzen macht, aber viele Patienten zunächst sehr beunruhigt, ist die sogenannte *Insulinlipodystrophie*. Sie wurde 1926 unabhängig voneinander von DEPISCH-Wien und WILDER, BABORKA u. Mitarb. in Amerika beschrieben. Es handelt sich dabei um einen eigenartigen Fettschwund im Unterhautzellgewebe, in seltenen Fällen, besonders bei Kindern und Frauen (PRIESEL u. WAGNER), (Z) auch um eine lipomartige Wucherung. Epidermis und Cutis über diesen Stellen sind stets intakt. Betroffen sind die Hauptstellen des Körpers, die für Injektionen benutzt werden, also vor allem Oberschenkel, Oberarme, Brust, Gesäß und Bauch, und zwar dann, wenn immer die gleiche Stelle getroffen wird. Meist sind es Kinder oder Frauen im klimakterischen oder präklimakterischen Alter, fast nie Männer über 20 Jahren (MARBLE u. SMITH). Diese Atrophien können in sehr seltenen Fällen offenbar als reflektorische trophoneurotische Fernwirkungen in leichter Form auch an Körperstellen auftreten, an denen gar keine Einspritzungen erfolgt sind, z. B. im Gesicht. Meist sind die durch den Fettschwund entstehenden Stellen ziemlich klein, sie können aber auch, wie ich es in einzelnen Fällen sah, über zwei Männerfaust-Größe erreichen.

So entstanden bei einer sehr korpulenten älteren Dame meiner Beobachtung vier große Löcher an beiden Oberarmen und Oberschenkeln, welche die Kranke sehr beunruhigte, weil sie sie für Muskelschwund hielt.

Die Angaben über Häufigkeit dieser Lipodystrophie wechseln sehr zwischen 1—34,7% (eingehende Lit. und monographische Darstellungen bei KEHRER u. DEPISCH, MARBLE u. SMITH). Letztere geben für JOSLINS Kranke einen Hundertsatz von 18,4, bei Kranken unter 20 Jahre von 32% an, DEPISCH von etwa 10%. In unserem Krankengut waren es 2%. Diese Vorkommnisse sind, wie auch JOSLIN feststellt, bei den Depotpräparaten seltener als beim Standard- und kristallinischen Insulin. Vielleicht hängt das mit dem günstigeren p_H 7,5 von Protaminzinkinsulin gegenüber der leicht sauren Reaktion (p_H 2,5—3,0) der älteren Präparate zusammen.

Histologisch findet man eine einfache Fettatrophie ohne Entzündungserscheinungen.

Auch schwere Fettverluste können im Laufe der Zeit durch Fettneubildung wieder ersetzt werden, sofern nicht in die gleichen Stellen wieder neue Injektionen vorgenommen werden.

Die *Ursachen* dieser merkwürdigen Insulineinwirkungen auf das Fettpolster sind noch in Dunkel gehüllt. Maßgebend ist sicher das Insulin selbst und nicht etwa irgendwelche minimalen Verunreinigungen. Dafür spricht die Tatsache, daß, wenn auch anscheinend sehr viel seltener, selbst bei mehrfach umkristallisierten Reininsulinen die Veränderungen sich einstellen können. Bei Morphinisten kommt dergleichen nie vor. Bei Alloxan-Ratten läßt sich durch Insulin auch keine Fettatrophie erzeugen.

Als Ursache angeschuldigt werden mechanische Reize (schlechte Injektionstechnik), chemische Reize (Alkoholreste in der Spritze, Tricresolmengungen bei älteren Präparaten, oligodyname Zinkwirkungen) und schließlich Nervenschädigungen und trophoneurotische Reize. Bei den seltenen Fetthypertrophien liegt wahrscheinlich eine lokale Insulinmast vor. H. BECHER hat darauf hingewiesen, daß die besondere morphologisch-funktionelle Struktur der am meisten betroffenen Körperstellen, insbesondere der Oberschenkel, mit ihrem straffen Verspannungs- und Verstrebungssystem und den dichten und straffen Strängen des Unterhautpolsters, vielleicht den Fettpolsteranomalien infolge des Insulins Vorschub leistet.

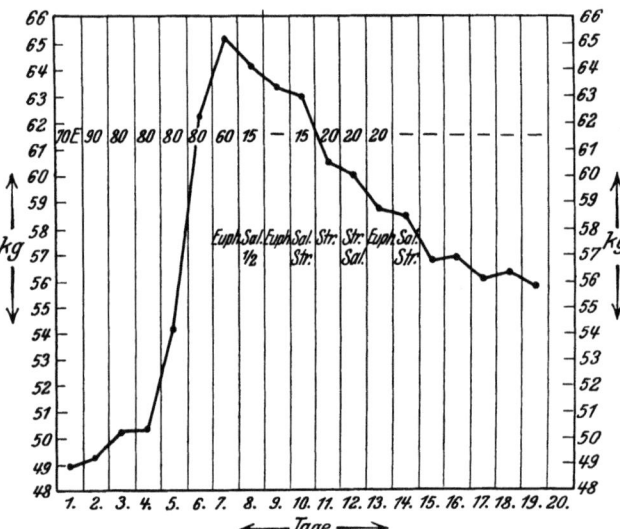

Abb. 66. Enorme Wasserretentionen durch Insulin
(Euph.: Euphyllin; Sal.: Salyrgan; Str.: Strophantin)

Therapeutisch ist entscheidend, daß solche geschädigten Stellen nicht mehr zur Injektion benutzt werden und daß systematisch mit den Hautpartien unter weitgehender Verwendung fast des ganzen Stammes und der Oberarme und Oberschenkel gewechselt wird.

BOLLER u. WIECHMANN haben versucht, durch Zusatz von kleinen Mengen von Schleichscher oder 1⁰/₀₀ Novocainlösung die Lipodystrophie zu verhindern. Die Beurteilung solcher prophylaktischer Maßnahmen ist sehr schwierig. SCHLÜTER, JOSLIN u. Mitarb. u. a. lehnen sie ab. Auch DEPISCH sah viele Versager. Erwähnt sei in diesem Zusammenhang eine Beobachtung von ihm bei einer 62jährigen Frau, bei der die Verwendung von Altinsulin zu einem Fettschwund führte, der Übergang zu Novocain (Hoechst) im Anschluß daran aber zu einer Lipombildung. Betabioninjektionen (BERTRAM) und vegetarisch basische Kost (MALTEN) haben sich anscheinend nicht bewährt.

J. G. Fox u. Mitarb. (1953) behaupten, daß ein Hyaluronidasezusatz zum Insulin die Entstehung von Insulinatrophie verhindern könne.

Neuerdings (1954) hat P. GÜNTHER (unter KATSCH) in 56 Fällen von Insulin-lipodystrophie durch Insulineinspritzungen in die Tiefe der Dellen eine Beseitigung der Fettschwunde erzielen können.

Ein weiterer, aber meist vorübergehender Übelstand ist die Neigung des Insulins, *Ödeme* zu machen. Ursache sind nach ROWTREE-BEARD, MEYER-BISCH u. a. (Lit. und Diskussion bei H. MARX) die Alkalisierung des Körpers und starke Kochsalzretentionen. Während mäßige Wasserretentionen in Form von allgemeiner Gewichtszunahme gern als Zeichen der Besserung hingenommen werden, wirken ausgesprochene Ödeme alarmierend, zumal dann, wenn durch Volumzunahme der Leber noch ein unangenehmes Druckgefühl im Abdomen sich hinzugesellt. Gewichtszunahmen von 10—12 kg im Laufe weniger Tage sind keine Seltenheiten. Ein besonders hohes Maß (16 kg in 7 Tagen) erreichte die Retention bei einem unserer Kranken, den REINWEIN beschrieb. Die beigefügte Kurve (Abb. 66) zeigt das sehr eindrucksvoll. Diese Zustände haben von ganz seltenen Ausnahmen abgesehen weder mit einer Herz- noch mit einer Nierenschädigung etwas zu tun, sondern sind lediglich der Ausdruck einer abnormen Wasserfixation im Gewebe, zu der der Diabetiker auch sonst neigt. Oft schwinden diese Ödeme wieder von selbst, zumal wenn man die Dosen etwas senkt. Besser aber ist es, die Entwässerung durch Kochsalz- und Wasserarmut der Kost, evtl. durch Euphyllingaben zu fördern.

In ganz seltenen Fällen kann das Insulin auch einmal kardiale Ödeme auslösen. Schon 1923 wurde vom holländischen Insulinkomitee und GIGON auf Herzschädigungen durch das Insulin aufmerksam gemacht. Später kamen weitere Beobachtungen dazu, so von BÜDINGEN, STRAUSS u. a. (Lit. bei H. STRAUSS), die mindestens den Verdacht solcher Störungen nahelegten. Zum Teil handelte es sich aber um komatöse Kranke, bei denen natürlich schwer zu entscheiden ist, ob eine Herzschädigung dem Koma oder dem Insulin zur Last gelegt werden muß. Bei den modernen Präparaten sind bei Herzgesunden niemals mehr Störungen, die mit Sicherheit oder großer Wahrscheinlichkeit auf das Insulin zurückzuführen sind, beschrieben worden.

Sichere Schädigungen außerhalb des Komas können aber in sehr seltenen Fällen eines nicht mehr ganz gesunden Herzens eintreten. REINWEIN hat zuerst zwei solcher Fälle beschrieben, seitdem sah ich noch einen weiteren. Wegen ihrer Seltenheit und der eigentümlich paradoxen Wirkung des Insulins sei einer dieser Fälle, der auf unsere Klinik beobachtet wurde, hier kurz mitgeteilt (s. Abb. 67).

Frau F., 48 Jahre. Vater sehr fettleibig, starb an Herzschlag. Auch ein Bruder und eine Schwester sehr korpulent. Zehn normale Geburten. Als Kind immer gesund, nach den Schwangerschaften zunehmend korpulent, Gewicht bei einer Länge von 1,45 m 84 kg. Nach der Geburt des zehnten Kindes Brustdrüsenvereiterung, an die sich eine Blutvergiftung angeschlossen haben soll. Es soll damals (1920) auch das Herz schon angegriffen gewesen sein. Geschwollene Füße nie vorhanden. Bald nach der Heilung starker Durst. Es wurde eine Zuckerharnruhr festgestellt, anfangs nur Diätvorschriften. 1923 erste Insulinbehandlung. Darauf ein Jahr lang sehr wohl. In den folgenden Jahren keine Diät. 1926 drei Wochen Insulin und Synthalinbehandlung außerhalb der Klinik. Geringe Diäteinschränkung hinterher. November 1928 eine geringe Atemnot. Am 24. Dezember 1928 starker Anfall von Atemnot und Herzklopfen. Der gerufene Arzt machte sofort eine Insulineinspritzung. Diese wurde auch an den nächsten Tagen wiederholt. Am 9. Januar 1929 beginnende Schwellung der Beine, zunehmende Atemnot. Wiederum Insulingaben. In der folgenden Nacht starke Schwellung der Beine und verstärkte Atemnot. Vom 10. Januar ab täglich zwei Insulineinspritzungen (von je 20—50 E). Die Schwellungen wurden aber immer stärker, vor Atemnot konnte die Kranke es nicht mehr im Bette aushalten. Vom Arzt wegen Koma diabeticum mit ausgesprochener KUSSMAULscher Atmung und starker Acetonurie eingewiesen.

Aufnahmebefund: Stärkste Dyspnoe. Kann kaum sprechen. Starke Cyanose. Hochgradige Ödeme am ganzen Körper. Ascites. Riecht wenig nach Aceton. Gewicht 70,8 kg bei einer Länge von 1,45 m. Lungengrenzen vorne 5. I. C. R., hinten beiderseits in Höhe des 9. Brustwirbeldornfortsatzes. Ab Mitte Scapula beiderseits deutlicher Erguß festzustellen. Über den Lungen reichliche bronchitische Geräusche. Herzgrenzen sind bei den ersten Untersuchungen wegen der Ergüsse nicht zu bestimmen. Der zweite Pulmonalton ist deutlich akzentuiert. Blutdruck 125/75 mm Hg. Auch bei der ersten radiologischen Untersuchung ist eine Abgrenzung des Herzschattens nicht möglich. Bei einer späteren Untersuchung nach dem Verschwinden der Ödeme Herzgröße 4,1:10,1 cm. Im EKG negative T-Schwankung. Leber und Milz deutlich vergrößert. Ascites. An den Beinen und Armen abgesehen von den Ödemen keine Veränderungen. Im Urin 1,2% Zucker. Mäßige Mengen Eiweiß. Im Sediment einzelne hyaline Cylinder. GERHARDsche und LEGALsche Proben positiv. Insulin wird sofort ausgesetzt. Sofortige Injektionen von Strophantin und Kardiazol. Einschränkung der Flüssigkeitszufuhr auf 800 cm³ Tee. Sonst keinerlei Nahrung. Daraufhin starke Entwässerung, Absinken der Hyperglykämie, Acetonurie in mäßigen Grenzen. Bezüglich des weiteren Verlaufs vgl. die Kurven (Abb. 67). Gewichtsabnahme etwa 20 kg. Toleranz: bei der Entlassung wurden 75 g Brot und 100 g Kartoffel bei 1 g Eiweiß pro Kilogramm Gewicht und 25 Cal vertragen, wenn die Kranke jeden zweiten Tag je 20 E Insulin erhielt. Im Laufe der Beobachtungen gelang es so, das Körpergewicht normal zu halten. Der Blutzucker betrug bei der Entlassung morgens nüchtern 0,160%.

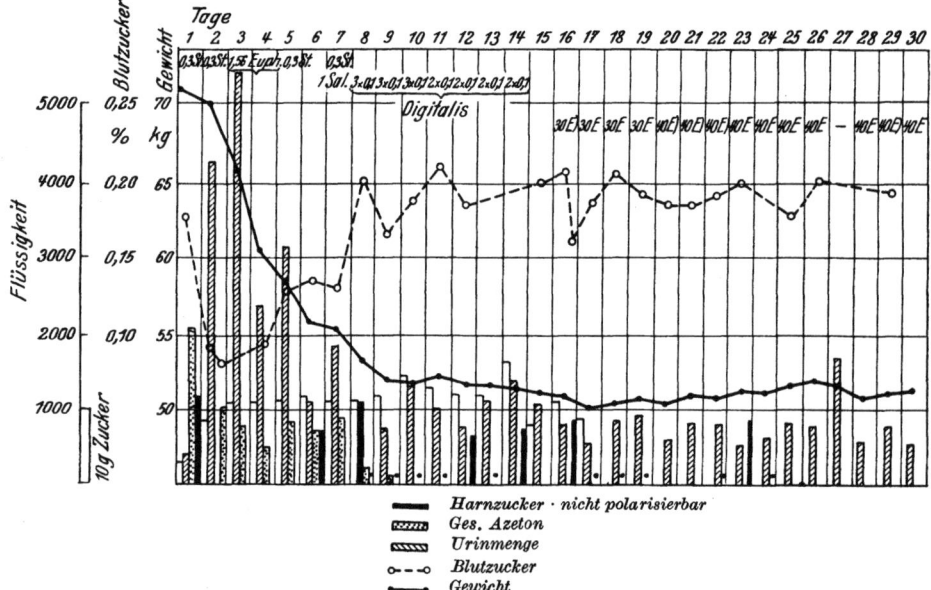

Abb. 67. Herzinsuffizienz durch Insulin und sekundäre Schädigung des Kohlenhydratstoffwechsels

Bemerkenswert an diesen Fällen ist nicht nur die schwere Schädigung des Kreislaufs, sondern auch, vielleicht auf dem Wege über diese, die zunehmende Verschlechterung der Stoffwechsellage durch das beste Diabetesmittel. Beide Faktoren besserten sich sofort nach Aussetzen des Insulins und Darreichung wirksamer Herzmittel. Die kardiale Dyspnoe konnte in Verbindung mit der Ketonurie als beginnendes Koma imponieren und wurde draußen auch dafür gehalten. Weitere Insulinzufuhr hätte hier aber nicht rettend, sondern wahrscheinlich totbringend gewirkt. Daher ist die richtige Erkenntnis und Beurteilung solcher Situationen praktisch von der größten Bedeutung. Eine gewisse Vorsicht ist bei Kranken mit Angina pectoris geboten, da BLOTNER hier 3mal unmittelbar nach Blutzuckerstürzen infolge großer Insulindosen Myokardinfarkt auftreten sah.

Während die bisher beschriebenen Nachteile und Nebenwirkungen mehr oder weniger harmlos sind, bedeutet die *toxische Insulinhypoglycämie* in ihren leichteren Formen eine ernsthafte Störung, in den schwereren eine starke Gefahr, die nicht richtig erkannt, sogar zum Tode führen kann.

FISCHLER war wohl vor etwa 50 Jahren der erste, der dies vielgestaltete Krankheitsbild zuerst entdeckte und richtig deutete. Aus gemeinsamen Arbeiten mit ihm ist es mir noch als etwas ganz Neues unvergeßlich. Es trat bei Hunden auf, deren Leber durch eine Kombination von ECKScher Fistel mit Phosphor- und Phlorrhrizinvergiftung schwerst geschädigt war, so daß der Blutzucker auf subnormale Werte fiel. Später fanden MANN u. MAGATH (Lit. bei MEYTHALER u. STAHNKE) das gleiche bei leberlosen Tieren. Es entsteht auch, wie MEYTHALER u. STAHNKE zeigten, wenn bei Hunden das Blut der Vena pancraticoduodenalis mit Umgehung der Leber in die Nierenvene geleitet wird. Die Entdecker des Insulins, BANTING u. BEST beobachteten den gleichen Zustand bei ihren Kaninchen, denen sie ihr neues Präparat einspritzten, in Gestalt von Bewußtlosigkeit und schweren Krämpfen, wenn der Blutzucker unter 40 mg-% absank. Diese Erscheinungen werden für die Wirksamkeitsbestimmungen der Insulinpräparate verwandt. Beim Menschen beschrieben sie die ersten Kliniker, die in Toronto mit Insulin arbeiteten, FLETCHER u. CAMPBELL, zuerst. Hinsichtlich der Theorie der Insulin-Hypoglykämie sei auf die neueste Darstellung von HÖPKER verwiesen.

Viele Zuckerkranke, die Insulin spritzen, kennen den Zustand auch aus eigener Erfahrung oder Schilderungen von Leidensgenossen. UMBER (Z) fand dies Syndrom bei 90% seiner Kranken, sofern man leichtere Symptome mit einrechnet. JOSLIN (Z) stimmt dem zu und meint, daß die meisten Kliniker zu ähnlichen Zahlen kämen. Mir erscheint diese Zahl ziemlich hoch gegriffen. Bei unseren Kranken waren es kaum mehr als 60—70%. Die Zahl wird um so höher, je mehr Kranke insuliniert werden und je größer die Energie des Arztes hinsichtlich einer vollkommenen Kompensation des D.m. ist. Aus den Nachkriegserfahrungen wissen wir, daß unterernährte Kranke besonders leicht betroffen werden (WENDT u. ARNOLD). Schwerere hyoglykämische Erscheinungen sind relativ selten. OPPENHEIMER gibt sie für UMBERS' Krankengut (Z) mit 2,7% vielleicht etwas zu niedrig an.

Nicht jede Hypoglykämie ist manifest, d. h. führt zu klinischen Erscheinungen. Das gilt vor allem für die Depotpräparate, bei denen eine gewisse Anpassungsmöglichkeit vorliegt.

RABINOWITSCH u. PETERS beschrieben einen jugendlichen Zuckerkranken, der bei einem 6 Std bestehenden Blutzucker von 0 keine klinischen Erscheinungen bot. KATSCH sowie MARBLE u. WHITE sahen ähnliches bei 7—10 mg-%. Meist sind allerdings doch ganz leichte Anomalien da. Bei 20—30 mg-% ist es nach eigenen Beobachtungen nicht ganz so selten. Maßgebend für das Auftreten klinischer Störungen sind außer der absoluten Tiefe der Blutzuckerwerte ihre Dauer, ferner die Höhe des Spiegels vorher und die Raschheit des Absturzes. So kann es vorkommen, daß bei normalen oder selbst erhöhten Zahlen (sogar 200 mg-%) schockartige Reaktionen eintreten können (SUNDERMANN, AUSTIN u. WILLIAMS sowie eigene Beobachtungen).

Die Symptomatologie der manifesten Insulinhypoglykämie ist von einem ungeheuren Gestaltenreichtum auf allen Gebieten des Körpers und der Seele. Es gibt fast nichts, was hier nicht vorkommen kann. Selbst schwere Blutungen aus Nieren, Magen (LIPS) und Lungen (ohne Tuberkulose) sind beschrieben (ENGEL). Auch hämorrhagische Diathesen mit multiplen Hautblutungen nach nur 20 Einheiten habe ich zweimal gesehen. Es gibt keine sonstige Vergiftung von annähernd ähnlicher Vielseitigkeit des klinischen Bildes. Das ist verständlich, denn der Zucker ist der Brennstoff des Lebens, wie MACLEOD ihn nannte. Steht er nicht in genügender Menge zur Verfügung, so leiden mehr oder weniger die gesamten körperlichen und seelischen Funktionen des Menschen.

Die Symptome gehen sowohl in der Richtung von Erregungen wie von Hemmungen, wobei die letzteren überwiegen. Sie sind zum größten Teil cerebraler Natur, weil das Gehirn gegen Zucker- und demzufolge Sauerstoffmangel wegen seiner Glykogenarmut besonders empfindlich ist.

Nach dem Grade ihrer Schwere läßt sich die Hypoglykämie in fünf verschiedene Stadien einteilen, leichteste Fälle, in denen nur ein ganz geringfügiges Abweichen von dem normalen körperlichen und seelischen Verhalten vorliegt, leichte Fälle, welche durch Heißhunger und vasomotorische Störungen gekennzeichnet sind, schwere, in denen es zu erheblichen psychischen und neurologischen Abweichungen kommt und die schwerste Form, das Coma hypoglycaemicum.

Auf jeder dieser Stufen kann die Hypoglykämie Halt machen und sich zurückbilden. In den schwersten Fällen werden die einzelnen Stadien rasch durchschritten oder zum Teil übersprungen. Ich kenne auch sehr seltene Fälle, in denen das Insulinkoma ohne oder fast ohne prämonitorische Zeichen ganz plötzlich hereinbricht.

Vom neurologischen Gesichtspunkte aus lassen sich mit JOSLIN (Z), WILDER, FALTA (Z), SCHNETZ u. a. die klinischen Ausfallserscheinungen in drei Gruppen einteilen, in vegetativ-sympathische, zentral-nervöse und psychische. GOLDEN, ANGYAL, HIMWICH u. a. (Lit. bei HOFF, POETZL u. STROTZKA) haben andere, zum Teil ähnliche Gruppierungen vorgenommen.

Symptome der ersten genannten Gruppe sind Heißhunger, Schwitzen, Kopfschmerzen, Muskelschwäche, Tremor, Puls- und Blutdruckveränderungen, leichte EKG-Anomalien, in seltenen Fällen Paraesthesien, Speichelfluß, Zwangsweinen und Harndrang.

In die gleiche Gruppe gehören vielleicht auch die noch viel selteneren Sensationen von seiten des Olfactorius, des Acusticus und des Vestibularis.

In der zweiten Gruppe werden je nach dem Sitze der Schädigung vier Unterabteilungen unterschieden, striär-thalamische mit Sprachstörungen, Pupillenveränderungen und Gesichtsstarre, cortico-spinale mit epileptischen Anfällen, Lähmungen, Apraxie sowie Blasen- und Mastdarmstörungen und völliger motorischer und sensorischer Aphasie, thalamische mit A- oder Hyperkinesen, Athetosen, Chorea und Grimassierungen und schließlich Zwischenhirnsymptome mit Temperaturveränderungen, Kollapsen, Bewußtseinsstörungen sowie die besonders seltenen Lähmungen einzelner Gehirnnerven.

Diese zweite Gruppe ist die vielseitigste, aber auch kleinste. Nur die ganz schweren Fälle rechnen zu ihr.

Die dritte Gruppe schließlich umfaßt die psychischen Ausfallserscheinungen. Sie sind so außerordentlich vielgestaltig, daß sie jeder Systematik spotten. Jede Art neurotischer und psychotischer Krankheitsbilder kann hier vorkommen. Bei leichtester Form fehlen Störungen fast in keinem Falle. Oft sind sie allein vorhanden. FLETCHER u. CAMPBELL beschrieben sie zuerst. Später sind sie vor allem von OPPENHEIMER (unter UMBER), WUTH, WILDER, SIGWALD, SAKEL u. a. näher analysiert.

Die ersten Anzeichen der toxischen Insulinhypoglykämie sind unbestimmt und uncharakteristisch. Es handelt sich um eine ganz geringe, aber dem Kranken deutlich bewußte Abweichung von seiner normalen körperlichen und seelischen Situation, oft nur für einige Sekunden und Minuten. Die Kranken können es gewöhnlich nicht recht beschreiben, sondern sagen nur, ihnen wäre so komisch zumute, aber anders wie zu Beginn anderer Krankheiten. Diese Angabe genügt, um sofort die wirksame Therapie einzuleiten.

In den leichtesten Fällen bleibt es bei diesen merkwürdigen Gefühlen auch ohne therapeutische Maßnahmen. Im nächsten Stadium setzen dann die genannten vegetativ-sympathischen Störungen ein.

Gewöhnlich wird dann aber bereits die psychische Sphäre tangiert, oft allein. Die Kranken werden plötzlich stumm mitten in der Unterhaltung, hören plötzlich zu essen auf und wissen nicht, was sie machen sollen.

Manche werden teilnahmslos und apathisch und bekommen einen starren Blick wie im ganz leichten petit-mal-Anfall. Die Apathie und Hemmung kann so stark sein, daß — wie ich es einmal sah — eine Kranke, die vorher genau instruiert war, was sie bei abnormen Empfindungen zu tun habe, und die Klingel in die Hand gelegt bekam, nicht einmal in der Lage war, in der beginnenden Hypoglykämie den leichten Druck mit dem Daumen auszuführen. Als die Schwester kurz nachher nach ihr sah, war das Bewußtsein bereits stark getrübt. Stets ist ein Erinnerungsdefekt damit verbunden, oft sogar retrograd.

Meist überwiegen vor allem bei Frauen die Hemmungen, doch kann es auch — wie die folgende Krankengeschichte zeigt — zu schweren Erregungszuständen kommen.

J. H. Mittelschwerer Diabetes. Seit zwei Jahren bei 75 g Brot und 200 g Kartoffeln zuckerfrei und im landwirtschaftlichen Betrieb nahezu voll arbeitsfähig. Oktober 1927 nach starker Überanstrengung dreistündige Ohnmacht, hinterher erregt. Nach zehntägigem Wohlbefinden interkurrente Magendarmstörung mit häufigem Erbrechen. Vier Tage nach Beginn (November 1927) Einlieferung in die Klinik in präkomatösem Zustande, das Insulin soll die ganze letzte Zeit in der verordneten Menge und Art gegeben sein. Auf 40 E Insulin sofortige Beseitigung des drohenden Koma, dann 60 g Brot, 100 g Kartoffeln und 100 g Obst unter Schutz von 70 E Insulin, dabei gute Gewichtszunahme. Am 7. November 1927 Erbrechen, abends plötzliches Irrereden, starke Erregung. Will sich nicht anfassen lassen, versucht mit der Schwester, die ihn berühren will, zu tanzen, zieht das Hemd aus und vollführt obszöne Handlungen. Reißt sich dann plötzlich los und läuft nackt in den Garten, wo er nur mit Mühe gepackt werden kann. Aufs Bett zur Traubenzuckerinjektion gelegt, beginnt er zu beißen und zu kratzen. Blutzucker 0,035%. Ohne das Resultat dieser Bestimmung abzuwarten, Injektion von 10 g Traubenzuckerlösung. H. wird daraufhin zusehends ruhiger, beginnt dann plötzlich stark zu weinen. Nach weiteren 5 min völlig orientiert, aber noch etwas deprimiert, weiß nichts vom Anfall und gibt auf das bestimmteste an, vorher weder Hungergefühl noch Schweißausbruch gehabt zu haben.

Ein Jahr später in der Klinik bei geringer Erhöhung der Insulindosis ganz ähnlicher Anfall.

Dieser Bericht zeigt, wie eine schwere Hypoglykämie ganz unter dem Bilde eines schweren delirösen Verwirrungszustandes ähnlich wie bei einer schweren hochfieberhaften Infektionskrankheit verlaufen kann. Von Bedeutung ist weiter, daß Magendarmstörungen mit Herabsetzung der auf das Insulin zugeschnittenen Nahrungszufuhr die Anfälle auslösen können.

In einem anderen Falle bekam ein mittelschwerer insulinierter Diabetiker einen Tobsuchtsanfall, der den zum Konsilium hinzugezogenen Psychiater zum Rat sofortiger Einweisung in eine geschlossene Irrenanstalt veranlaßte.

Manche solcher Kranken können in ihren Anfällen so toben, daß sie die Wohnungseinrichtungen zertrümmern und ihre Angehörigen verprügeln, so daß diese Entmündigung beantragten (HERING).

Auch kriminelle Handlungen werden manchmal begangen, die forensisch von Bedeutung sind. So beschrieben MARX u. LAUBENTHAL (zit. bei HERING) einen nichtdiabetischen Stirnhirnverletzten, der wegen Brandstiftung verurteilt war. Es handelte sich offenbar um einen zentral ausgelösten spontanhypoglykämischen Anfall mit Dämmerzuständen und Amnesie, in dem die Tat begangen war. Voraus ging eine starke Erregung infolge Streits mit der Ehefrau und eine vage geäußerte Absicht zur Brandstiftung. Die Hypoglykämie beseitigte dann die letzten Hemmungen.

Mein früherer Mitarbeiter HERING beschrieb sexuelle Belästigungen bis zu Notzuchtversuchen, MOHNIKE Kleptomanie. Gewöhnlich verlaufen beim gleichen Kranken die Anfälle in der gleichen Weise und haben gewisse Beziehungen zu dem Charakter der Kranken, indem Choleriker z. B. mehr zu Tobsuchtsanfällen neigen als Menschen anderer Temperamente (HERING).

Gefährlich sind Hypoglykämien auch leichter Art, wenn sie die Kranken bei Rad- oder Autofahrten befallen oder wenn es sich um Lokomotiv- und Zugführer oder Weichensteller handelt. Manche Unglücksfälle sind dadurch entstanden (vgl. z. B. UMBER), und es ist selbstverständlich, daß insulinbedürftige Eisenbahner nicht im Außen-Fahr- oder Streckendienst verwendet werden dürfen.

Tabelle 102. *Differentialdiagnose zwischen Insulinreaktion und Coma diabeticum* (*nach* CONSTAM)

	Insulinreaktion		Coma diabeticum
	rasch wirkendes Insulin	Depot-Insulin	
1. Ursachen			
Nahrungsaufnahme .	vermindert oder verspätet	vermindert oder verspätet	vermehrt
Verdauungsstörung (Erbrechen, Durchfall)	nicht selten	nicht selten	häufig, als Folge, nicht als Ursache
Insulin	zu viel	zu viel	zu wenig, evtl. unwirksames Insulin
Körperliche Tätigkeit	gesteigert	gesteigert	vermindert
Infektionsherde . . .	ausgeheilt	ausgeheilt	in Entwicklung
Komplikationen . .	fehlen meistens	fehlen meistens	häufig
Toleranz	gebessert	gebessert	verschlechtert
Medikamente	Insulinverbrauch hemmend	Insulinverbrauch hemmend	Insulinverbrauch steigernd
2. Anamnese			
Beginn	plötzlich	meist plötzlich	allmählich
Bewußtseinsverlust .	rasch, innerhalb weniger Minuten	innerhalb Sekunden oder nach Minuten geistiger Stumpfheit	allmählich, in Stunden bis Tagen
Erbrechen	selten, nur als Ursache	selten, auch als Folge	sehr häufig, der Ohnmacht vorausgehend
Polydipsie	fehlt	fehlt	sehr stark
Appetit.	gesteigert	meistens groß	fehlend
Sehkraft	Doppelbilder häufig	Doppelbilder häufig	geschwächt
Bauchschmerzen. . .	selten, und dann als Ursache	selten, und dann als Ursache	häufige Begleiterscheinung
Gürtelgefühl, Spannung im Brustkorb	fehlt	fehlt	häufig
Durchfall	selten, nur als Ursache	selten, nur als Ursache	häufige Begleiterscheinung
Stimmung	unruhig, gereizt	selten apathisch	ausgesprochen apathisch
3. Befunde			
Atmung	normal oder schnarchend, unregelmäßig	normal oder schnarchend, unregelmäßig	regelmäßig und vertieft (KUSSMAUL)
Mundgeruch	Aceton fehlend oder schwach	Aceton fehlend oder schwach	Aceton stark
Haut.	feucht, blaß, normal elastisch	feucht, blaß, normal elastisch	trocken, oft gerötet, vermindert elastisch
Schweiß	vermehrt	vermehrt	fehlt
Zunge	feucht	feucht	trocken
Pupillen	weit	meistens weit	normal oder eng
Bulbusdruck	normal, selten vermindert	normal, selten vermindert	meistens vermindert
Zuckungen	häufig	häufig	fehlen
Zittern	vorhanden	nicht immer vorhanden	fehlt
Muskulatur	rigide	rigide	schlaff
BABINSKI	häufig beidseits positiv	häufig beidseits positiv	negativ

Tabelle 102. (Fortsetzung)

	Insulinreaktion		Coma diabeticum
	rasch wirkendes Insulin	Depot-Insulin	
Temperatur	subnormal bis normal	subnormal bis normal	subnormal, bei Infektionen Fieber
Blutdruck	normal bis erhöht	normal bis erhöht	abfallend
Harnzucker	keiner oder wenig	keiner oder wenig	viel
Harnaceton	selten vorhanden	selten vorhanden	viel
Acetessigsäure. . . .	fehlt, höchstens Spuren	fehlt, höchstens Spuren	viel
Blutzucker	meist < 60 mg-% oder in raschem Abfall begriffen	tief	hoch, meist > 400 mg-%
Alkalireserve	normal oder leicht erhöht	normal oder leicht erhöht	erniedrigt
Leukocyten	normal	normal	vermehrt
Reaktion auf Kohlenhydratezufuhr. . .	Besserung meist in wenigen Minuten	Besserung meist in wenigen Minuten	keine Besserung

Die Insulinreaktionen treten beim Altinsulin frühestens nach einer halben, spätestens nach 6 Std auf, im Durchschnitt nach etwa 2—3 Std, bei Verwendung von Depotpräparaten nach etwa 6—8 Std, manchmal auch erst nach 20—24 Std, nach Mischungsinjektionen nach etwa 4—6 Std.

Der schwerste Grad der Insulinvergiftung ist das *Coma hypoglykaemicum*. Gewöhnlich, bei den Depotpräparaten fast immer, gehen mehr oder weniger deutlich ausgeprägte prämonitorische Symptome voraus; aber es kann in seltenen Fällen das Koma über die Kranken auch ganz plötzlich wie der Blitz aus heiterem Himmel hereinbrechen, so daß sie auf der Straße wie gefällte Bäume hinstürzen.

Die richtige und rechtzeitige Erkennung des Coma hypoglykaemicum ist oft von lebensentscheidender Bedeutung für die betroffenen Kranken. Leider hat die Erfahrung gelehrt, daß in der überwiegenden Mehrzahl der Fälle die falsche Diagnose: Coma diabeticum gestellt wird. Von der Abgrenzung des echten Komas von anderen komatösen Zuständen war schon bei Besprechung der Klinik des Koma S. ß55 die Rede.

Die *Differentialdiagnose der hypoglykämischen* gegenüber der diabetischen Form bedarf an dieser Stelle aber wegen ihrer Wichtigkeit noch einer eingehenden Behandlung. Dafür ist die obige Tab. 102 von CONSTAM mit allen zur Beurteilung wichtigen Faktoren getrennt für rasch wirksame und Depotpräparate sehr geeignet.

Diese Tabelle ist so klar, vollständig und übersichtlich, daß sich eine Besprechung der einzelnen Symptome erübrigt. Sollte trotz Heranziehung aller dieser differentialdiagnostischen Daten die Beurteilung noch unklar bleiben, so empfiehlt sich eine intravenöse Injektion von 100—200 cm³ 20%iger Glucoselösung. Bessert sich dann der Zustand schlagartig, so ist das hypoglykämische Koma mit Sicherheit festgestellt, bessert er sich nicht, so handelt es sich in der Regel um ein Koma anderer Genese, beim Zuckerkranken meist um ein diabetisches. Ausschlaggebend ist immer der Blutzucker.

Die falsche Diagnose hat sehr oft verhängnisvolle Folgen, denn der Arzt, der weiß, daß er im Coma diabeticum sofort große Mengen Insulin geben muß, spritzt nun erst recht Insulin und macht die Hypoglykämie noch gefährlicher. Mehrfach habe ich bei unseren Kranken, wenn sie von draußen eingeliefert wurden, solche Kunstfehler beobachtet, aber es gelang bisher stets, sie noch von dem sonst sicher drohenden Tode zu retten.

Auch JOSLIN (Z) hatte in der Klinik nie einen Todesfall. LAWRENCE berichtete über acht Todesfälle. Wohl aber können sie im häuslichen Milieu vorkommen, wie wir es bei mindestens vier unserer Kranken erlebten. JOSLIN berichtet von 7 derartigen Patienten. SIEGWALD hat aus der Literatur bis 1932 nur 24 solcher traurigen Vorkommnisse zusammengestellt. Selbstverständlich ist das nur ein ganz geringfügiger Bruchteil von allen, da die allerwenigsten publiziert werden. Ein besonders großes Beobachtungsmaterial besitzen auf diesem Gebiete die Psychiater (vgl. SAKEL, KASTEIN u. a.) bei der Insulinschocktherapie der Schizophrenie und anderer psychotischer Zustände, da hier, um Erfolge zu erzielen, mit den Insulinmengen bis zur Krampfdosis hinaufgegangen werden muß. Dabei lassen sich hin und wieder Todesfälle anscheinend nicht verhindern, zumal wenn der Blutzucker nicht dauernd überwacht und die nötige Therapie nicht mit äußerster Energie durchgeführt wird.

In den Nachkriegsjahren (1945—1948) ist aus mehreren internen deutschen Kliniken über eine Zunahme nicht nur von schweren hypoglykämischen Komas, sondern auch von Todesfällen dabei berichtet worden. In der VOLHARDschen Klinik in Frankfurt a. M. betrug nach HÖPKER die Zunahme schwerer Hypoglykämien von 1,3% der eingewiesenen Kranken in den Jahren 1935—1941 auf 2,9% der Jahre 1942—1948. Darunter befanden sich 4 Todesfälle.

WENDT u. ARNOLD verloren allein in einem Jahre (April 1946 bis März 1947) fünf Kranke. Zweifellos leistete die damals bestehende Unterernährung diesen traurigen Ausgängen Vorschub. — Auch REINWEIN-Kiel sah drei Todesfälle selbst bei zweckmäßigster Behandlung mit enormen Kh-Mengen (300 g und mehr) trotz Blutzuckererhöhung. Es müssen bereits irreversible Schädigungen vorgelegen haben.

Die *pathologisch-anatomisch gefundenen Veränderungen* im Gehirn von hypoglykämisch Gestorbenen sind sehr vielseitig. WOHLWILL, LINDSAY u. Mitarb., PALISA u. a. beschrieben hochgradige Ganglienzellendegenerationen im Sinne der NISSLschen Zellerkrankung, SASS u. ALEXANDER vor allem schwere Gefäßveränderungen mit Stase, Thrombosen, Blutungen und interstitiellem Ödem, FERRERO u. SERVIS bei prolongiertem Komatode Zellenveränderungen mit Chromatolyse und Kernschrumpfung bis zur schwersten Auflösung und Zellschattenbildung.

Nach LAWRENCE, MEGERT u. NEVIN sollen besonders Cortex, Nucleus caudatus und Putamen von solchen Veränderungen betroffen werden.

Die meisten Autoren führen diese schweren Veränderungen auf Anoxie zurück, was wohl das wahrscheinlichste ist. WOHLWILL denkt mehr an eine Alkalose, SCHMID an eine schwere sekundäre Schädigung durch Adrenalinüberproduktion infolge Insulinwirkung. Daß eine solche eine gewisse Rolle spielt, ist wohl sehr wahrscheinlich, wenn auch bisher noch nicht sicher bewiesen, da die Adrenalinbestimmungen im Blut noch sehr ungenau sind. Die leichteren vegetativen Störungen wie Zittern, Schwitzen, Tachykardie könnten darauf hinweisen. Auch die protrahierten, manchmal nur angedeuteten Erscheinungen bei Verwendung von Depotpräparaten lassen sich zwanglos durch die Annahme erklären, daß die Notfallsreaktion über die Nebennieren (CANNON) in diesen Fällen nicht plötzlich, sondern erst allmählich einsetzt und der Organismus Zeit hat, sich bis zu einem gewissen Grad anzupassen. Ob auch die Nebennierenrinde in dem Symptomenkomplex eine Rolle spielt, ist möglich, aber nicht sehr wahrscheinlich.

Klare gesetzmäßige Beziehungen zwischen Insulinmengen und Auftreten einer Hypoglykämie bestehen nicht, weil die Reaktionsfähigkeit und Reaktionszeit des Organismus die entscheidende Bedeutung spielt und diese ungeheuer verschieden ist. Gefährdet sind vor allem vasomotorisch und vegetativ labile Kranke, besonders Kinder und Frauen, ferner solche mit Typus inversus der

Blutzuckerkurven, d. h. hohen Morgen- und niedrigen Abendwerten auch ohne Insulin. Wie oft haben wir nachmittags schon nach 20—30 E Altinsulin bei Stichprobenuntersuchungen 0,06—0,07% Blutzucker, vereinzelt sogar schon nach 15 E Blutzuckerabstürze von 240 auf 42 mg-% beobachtet. Besonders gefährlich können sich absichtliche oder versehentliche Steigerungen der Insulinmenge auswirken. So fand ich einmal einen Schwerzuckerkranken, der einige Monate vorher in der Klinik eingestellt war, zu Hause pulslos im hypoglykämischen Koma, weil er sich statt 30 E 50 E hatte injizieren lassen.

Bei einer anderen Kranken, einer vegetativ labilen jungen Frau, beobachtete ich einen schweren Insulinschock, weil sie statt 15 E aus Versehen 30 E injiziert hatte. Etwa 200 g Kh, die noch oral aufgenommen werden konnten, waren nötig, um diesen bedrohlichen Zustand zu beseitigen. Andere Kranke können 100 und mehr Einheiten ohne hypoglykämische Erscheinungen vertragen.

In der psychiatrischen Literatur finden sich Angaben, daß viele hunderte, sogar tausend Einheiten nötig waren, um den gewünschten Schock zu erzeugen.

Im allgemeinen aber wächst die Hypoglykämiegefahr mit der Höhe der Insulindosis. Deshalb sollte man ohne vorhandenes Coma diabeticum als Regel über 50 E, allerhöchstens 60 E auf einmal nicht hinausgehen oder nur in Ausnahmefällen. In Einzelfällen läßt sich das Verhalten nur an der Hand der Blutzuckertageskurven beurteilen. In der allgemeinen ärztlichen Praxis sollte man immer unter 40—50 E bleiben, sofern nicht vorher eine klinische Einstellung ein anderes Ergebnis hatte.

Es ist aber nicht nur immer die Einzeldosis schuld, sondern bei Notwendigkeit von mehreren der unrichtige Abstand sowohl zur Nahrungsaufnahme wie zur folgenden Injektion.

So trat bei einer Kranken, einer 43jährigen Oberlehrerin, ein typisches hypoglykämisches Koma lediglich dadurch ein, daß sie, die in der Klinik genau eingestellt und sehr gewissenhaft war, am 1. Ferientage 2 Std später aufstand wie sonst, so daß Frühstück und Mittagessen mit den entsprechenden Insulindosen (je 40 E) nur noch durch einen Abstand von 3 Std getrennt waren. So wurde der noch durch die erste Injektion absinkende Blutzucker durch eine zweite noch tiefer gedrückt, und 4 Std später setzte das hypoglykämische Koma ein. Auch diese Kranke wurde mit der Diagnose eines echten Coma diabeticum, das sie schon einmal — etwa ein Vierteljahr vorher — in der Klinik überstanden hatte, vom Arzt eingewiesen. Das gleiche wiederholte sich bei ihr aus anderen Gründen noch zweimal. Jedesmal konnte das Koma mit relativ kleinen Zuckerinjektionen beseitigt werden.

Noch häufiger kommt es zur Hypoglykämie, wenn zwar die richtigen Mengen Insulin injiziert werden, aber die Aufnahme der darauf genau eingestellten Kh der folgenden Mahlzeit verschoben, reduziert oder ganz fortgelassen wird. Ähnlich kann sich natürlich auch Erbrechen und heftiger Durchfall auswirken, weil die notwendigen Kh-Mengen zwar aufgenommen wurden, aber nicht genügend zur Resorption gelangten.

In der *Therapie* der Hypoglykämie steht wie überall die Prophylaxe an erster Stelle. Jeder Kranke, der Insulin spritzt, muß auf die Gefahren dieser Behandlung aufmerksam gemacht und zur größten Gewissenhaftigkeit hinsichtlich der richtigen Dosen von Insulin und Kh und des richtigen zeitlichen Abstandes erzogen werden. Er soll immer einige Stücke Zucker bei sich führen. Er und seine Umgebung müssen auch über die leichtesten Symptome unterrichtet sein, damit sofort die wirksame Therapie einsetzen kann. Theoretisch ist das alles klar, aber leider sieht — wie einige geschilderte Beispiele zeigten — die Praxis manchmal anders aus, da selbst der gewissenhafteste Kranke ohne Verschulden in eine Hypoglykämie geraten kann. Eine stärkere unvorhergesehene Muskeltätigkeit, die schon den Blutzucker senkte, kann schon zur Auslösung genügen. Das souveräne Mittel der Therapie ist die sofortige Zufuhr von stark hyperglykämisch wirkenden Kh schon bei den leichtesten psychosomatischen Abweichungen vom Normalbefinden oder besser schon prophylaktisch in Situationen, die zu einer Hypoglykämie führen könnten.

In leichten Fällen genügt das Essen von 50 g Brot oder besser noch das Trinken von einem Glas Zitronenlimonade oder Orangensaft mit etwa 20—30 g Zucker, Dextrose, Dextropur oder Fructose. Gewöhnlich hilft das sofort oder binnen weniger Minuten.

Ist nach 15—20 min keine Wirkung eingetreten, so ist die Zuckerzufuhr zu verdoppeln oder zu verdreifachen. Hilft das auch nicht oder verschlechtert sich sogar der Zustand, so muß der Kranke sofort mit genauen Angaben in das nächste größere Krankenhaus mit guten Laboratoriumseinrichtungen eingeliefert werden. Hier muß sofort die Differentialdiagnose gegenüber einem echten diabetischen Koma geklärt und, falls tatsächlich eine schwere Hypoglykämie vorliegt, eine ausreichende Zuckerzufuhr erfolgen. Geht das nicht mehr oral, so müssen intravenös hochprozentige Glucoselösungen (20—50 % ig) injiziert werden unter genauer Kontrolle von Blutzucker und Urin. Glykosurien müssen ohne weiteres in Kauf genommen werden, denn sie lassen sich hinterher fast immer leicht wieder beseitigen. Die Zuckerinfusionen müssen so lange fortgesetzt werden, bis es zu einer erheblichen Hyperglykämie und einer Besserung des Zustandes kommt.

Dazu können in seltenen Fällen 200 g und mehr erforderlich sein. Ich bin ebenso wie JOSLIN immer mit 200 g ausgekommen, ohne einen Kranken zu verlieren. Aber das ist nicht immer der Fall, wie die Psychiater von ihren Insulinschocks wissen und es kürzlich REINWEIN wieder beschrieben hat, der über 300 g injizierte und trotzdem bei starker Hyperglykämie seinen Kranken verlor.

Mehr als eine Hyperglykämie erzeugen und unterhalten können wir nicht. Hilft auch das nicht, so ist unsere Kunst am Ende und das Schicksal des Kranken besiegelt (E. GRAFE, Refer. Ther.Woche 1954). Glücklicherweise sind das größte Raritäten mit unter 0,1 % der Gesamtkranken.

Unterstützend können manchmal subcutane Injektionen von Suprarenin (1 cm³ in 10⁰/₀₀iger Lösung, evtl. mehrfach) oder Pituitrin wirken. Auch Coffein und andere Herzexzitantien können manchmal helfen (POPPER u. JAHODA). Neuerdings sind auch Kaliuminjektionen (1—2 g KCl in 1%iger Lösung intravenös, evtl. mehrfach) empfohlen, so von MCQUARRIE u. Mitarb., TALBOT u. SCHWAB.

ζζ) Die Insulinresistenz

Die Insulinresistenz ist das schwierigste, problematischste und z. T. auch traurigste Kapitel der Insulintherapie, denn dies Phänomen in seiner stärksten Steigerung bedeutet das völlige Versagen dieser sonst so wirkungsvollen Behandlung.

Unter Insulinresistenz versteht man heute ziemlich allgemein einen Insulinbedarf von mindestens 200 E pro Tag. Für die Statuierung dieser Zahl war maßgebend die Umrechnung des beim maximal diabetischen Hunde erforderlichen Bedarfs auf das Gewicht des Menschen. Diese Menge ist allerdings 4 mal so groß, als sie tatsächlich beim Menschen benötigt wird, wenn die Bauchspeicheldrüse bei ihm total entfernt wird.

Nach dem Vorgange von FALTA u. HIMSWORTH wird vielfach von Insulinresistenz auch dann gesprochen, wenn das Glucoseäquivalent von 1 E Insulin pro 1 g Harnzucker weit unter 1 liegt. Um Verwechslungen zu vermeiden, empfiehlt es sich in solchen Fällen, lieber von einem abnorm hohen Insulinbedarf zu sprechen.

Man unterscheidet zweckmäßig nach C. VON NOORDEN u. ISAAC (Z) eine relative Resistenz und eine absolute, d. h. ein völlig refraktäres Verhalten. Dazwischen gibt es natürlich alle Übergänge.

Während das völlig refraktäre Verhalten immer den Tod bedeutet, so daß von einer Dauer hier nicht gesprochen werden kann, kann die einfache Resistenz sowohl dauernd wie vorübergehend sein.

MARTIN u. Mitarb. sammelten aus der Weltliteratur bis 1941 nur 27 Fälle, SMELO (1948) 54 Fälle, HAUNZ (1949) 57 aus der englischen Literatur von 1923—1948 mit Insulinresistenz. Es ist das natürlich nur ein kleiner Bruchteil der tatsächlichen Vorkommnisse, da die meisten nicht veröffentlicht werden. Das gilt auch für 9 Fälle von MARTIN aus den Jahren 1941—1949 und ebenso für etwa ein halbes Dutzend eigener Beobachtungen. JOSLIN u. Mitarb. berichten bis 1952 über 20 Fälle mit dauernd hohem Bedarf, 6 davon starben, dazu kommen noch zahlreiche andere mit vorübergehend hohen Mengen. HAUNZ hat in der Literatur bisher nur *8 Sektionsbefunde* von Kranken mit schwerer, nicht komatöser Insulinresistenz gefunden, eine erstaunlich niedrige Zahl, für die das gleiche gilt, wie es eben für die Fälle im Leben angeführt wurde. Autoptisch wurden in diesen 8 Fällen Hämochromatose, Pankreassteine mit Fibrose, Lungentuberkulose, Lebercirrhose, Inselzellennekrose und Myokardschäden festgestellt, letzteres auch neben einem Myokardinfarkt als Todesursache eine starke Coronarsklerose und hochgradige Leberverfettung in einer eigenen Beobachtung von HAUNZ. Bei einem meiner Kranken handelte es sich um eine schwere Sepsis infolge einer großen subphrenischen Abscesses kombiniert mit Hypoplasie des Pankreas.

Im ganzen sind es glücklicherweise vor allem als Dauerzustand sehr seltene Komplikationen, die schätzungsweise unter $0,1^0/_0$ der Gesamtzahl liegen dürften, als Dauerzustand wahrscheinlich sogar unter $0,7^0/_{00}$.

Die in der Literatur niedergelegten *Bedarfsmengen* sind, selbst wenn ich vom Koma mit seinen exzeptionellen Zahlen (vgl. S. 772) absehe, z. T. ungeheuer groß. So berichten JOSLIN u. Mitarb. über eine 62jährige Patientin mit 2000 bis 2900 E, SMELO über eine Kombination mit Porphyrie, die 5½ Jahre hindurch 700—5000 E täglich benötigte. In einem Falle von MASON waren es 2075 E, in einem anderen von LOZINSKI u. FRÖHLICH 3000—4000 E, in einer Beobachtung von BERRY u. HELWIG sogar 5820. LEVY u. FRIEDMAN brauchten bei einem mit chronisch lymphatischer Leukämie komplizierten Diabetiker in 47 Tagen 76195 E, davon an 4 aufeinanderfolgenden Tagen je 4010 zur Kompensation des Kh-Stoffwechsels.

Es ist vielfach nicht genügend bekannt, daß die Insulinresistenz nicht nur bei Diabetikern vorkommt, sondern daß sie manchmal auch bei *normalen Menschen* eine konstitutionelle Eigentümlichkeit ist, auf die schon früher MEYTHALER, später vor allem die KRETSCHMERsche Schule hingewiesen hat. Vor allem die Psychiater (SEKEL, BENEDEK u. a., Lit. bei KARL SCHNEIDER) kennen die außerordentlich verschiedene Insulinempfindlichkeit ihrer Kranken hinsichtlich der zum Auftreten der therapeutischen Schocks notwendigen Mengen. Sie schwanken zwischen 20 und 1000 E.

Wodurch ist diese *konstitutionelle Insulinresistenz*, wie ich sie bezeichnen möchte, bedingt? Mit dem Diabetes und seinen Stoffwechselanomalien hat sie jedenfalls in der Regel nichts zu tun, obwohl sie auch bei manchem Zuckerkranken zusätzlich eine Rolle spielen kann. Daher müssen auch alle die zahlreichen Theorien, die zur Erklärung der diabetischen Insulinresistenz angegeben sind, hier versagen. In Betracht käme höchstens die Gegenregulationstheorie von FALTA (Z) u. HIMSWORTH und ihren Schulen, Katsch, Bertram u. a. Ihr Sinn ist, daß mit der Steigerung der Insulinproduktion vermehrt die Antagonisten in Tätigkeit treten, worunter speziell die vermehrte Produktion von kontrainsulär wirkenden Inkreten von Hypophyse und Nebenniere verstanden wird.

Der Ausdruck „Gegenregulation" ist wenig glücklich gewählt, denn man fragt sich unwillkürlich, wer reguliert wen und was ist das Ziel, denn Regulation bedeutet gerichtete Funktion. Will der Organismus durch Steigerung der kontrainsulären Faktoren den Schädigungen durch das Insulin entgegenwirken? Es ist das möglich, aber wir wissen es vorläufig nicht. Wir kennen auch vorläufig die in Betracht kommenden Faktoren nicht, so daß es besser ist, von *kontrainsulärer Einwirkung* statt von einer Gegenregulation zu sprechen. Experimentell ist das Problem durchaus lösbar, da sich sowohl eine Überfunktion der Hypophyse wie der Nebenniere nachweisen läßt.

Unter welchen Umständen tritt nun beim Zuckerkranken eine Insulinresistenz ein, die natürlich nur bei Verwendung tadelloser Präparate festgestellt werden kann.

Es lassen sich da folgende *Gruppen* unterscheiden, von denen die meisten Komplikationen der Grundkrankheit bedeuten:

1. Gruppe: die konstitutionelle Insulinresistenz, das Analogon zu der gleichen beschriebenen Reaktionsweise beim Nichtdiabetiker.

2. Das Coma diabeticum.

3. Vermehrte Bildung kontrainsulär wirkender Inkrete.

4. Infektionen jeder Art.

5. Komplikationen mit Leberkrankheiten, insbesondere Cirrhose.

6. Destruktive Pankreasprozesse.

7. Allergische Reaktionen.

8. Andere Ursachen.

Die *1. Gruppe* ist zweifellos die interessanteste. Für sie gelten die gleichen Erwägungen wie für die konstitutionelle Resistenz bei Normalen.

Es ist mir sehr wahrscheinlich, daß dieser konstitutionelle Faktor auch bei manchen anderen Gruppen eine Rolle spielt. Charakteristisch für diese Gruppe ist, daß die Insulinresistenz eine dauernde ist, wenn auch das Ausmaß erheblich schwanken kann.

Die *2. Gruppe* betrifft das *Coma diabeticum*, das in seiner ausgebildeten Form stets zu einer Insulinresistenz führt. Wie groß diese sein kann, zeigen die enormen Zahlen [bis 56000 E (S. 772), Hampton, Mulholland u. Mitarb. berichteten kürzlich über 21750 E in 16 Std, die nötig waren, um hier noch Kranke zu retten]. Hier stehen wir vor einem völligen Rätsel. Natürlich hat es nicht an Theorien zur Erklärung gefehlt. Ich verweise auf die Darstellung und die Auseinandersetzungen bei Boller (Z) (S. 377). Befriedigen tut keine.

Ich denke ähnlich wie Stepp u Sauer am meisten an Auswirkungen der schweren Säurevergiftung, welche die Permeabilität der Zellen so schädigt, daß nur sehr hohe Konzentrationen von Insulin in der Umgebungsflüssigkeit den Eintritt kleiner Mengen in die Zellen ermöglichen.

Möglich ist auch, daß durch die Acidose der Fermentmechanismus in den Zellen so schwer geschädigt ist, daß das Insulin nur in sehr großen Mengen zur Auswirkung kommen kann. Leider sind wir aber gerade über den Fermentmechanismus in der Zelle schon beim Gesunden, erst recht beim Diabetiker, noch unzureichend orientiert. Nur für die Leber liegen, dank den Untersuchungen von Cori und seinen Schülern, gewisse Ansätze vor.

Die Insulinresistenz beim Koma ist immer eine vorübergehende Erscheinung, die mit der Beseitigung dieses Zustandes ganz oder weitgehend verschwindet.

Über die *3. Gruppe, die Resistenz bei Kombinationen mit innersekretorischen Erkrankungen* sind wir noch relativ am besten orientiert, da hier faßbare, wohlcharakterisierte Krankheiten vorliegen.

Die daran beteiligten Inkretdrüsen sind dadurch gekennzeichnet, daß sie kontrainsulär wirkende Stoffe produzieren, und zwar in abnorm großer Menge. Dadurch kommt es zu einer vermehrten Belastung des Pankreas, das dadurch zu einer wesentlich gesteigerten Insulinproduktion gezwungen wird.

In erster Linie ist hier die *Schilddrüse* mit ihren Überfunktionszuständen, besonders der Voll-BASEDOW, zu nennen, der von allen Inkretdrüsen am häufigsten Insulinresistenz macht. Der Hyperthyreoidismus führt nach JOSLIN u. LAHEY in 28—39% zu Glykosurie und nach JOHN in 0,5—8,5% zu permanentem D. m. Fast immer ist hier der Insulinbedarf erheblich gegenüber dem primären Pankreasdiabetes gesteigert, und es kommt manchmal zur ausgesprochenen permanenten Resistenz, die dann durch erfolgreiche Thyreoektomie beseitigt werden kann.

Ganz ähnlich liegen die Dinge bei den *Überfunktionszuständen der Hypophyse,* die gleichfalls zwei sehr stark kontrainsulär wirkende Substanzen, das diabetogene Prinzip von HOUSSAY und das ACTH produziert. Die beiden Überfunktionskrankheiten dieser Inkretdrüse, die *Akromegalie* und der M. Cushing führen in 25—40% bzw. 25% zur Glykosurie, in 9—17% bzw. 26—33% zu einem permanenten Diabetes mit oft enormem Insulinbedarf, der bei Entfernung der Hypophyse oder ihrer erfolgreichen Bestrahlung sinkt oder überhaupt fortfällt, wie klinische Beobachtungen von BALFOUR u. SPRAGUE, OBERDISSE u. a. gezeigt haben.

In diese hypophysäre Gruppe gehört wahrscheinlich auch die eigenartige Diabetikerin A. Sch., deren Krankengeschichte früher S. 688 kurz erwähnt und später von OBERDISSE ausführlich mitgeteilt wurde [vgl. S. 186 meines Hdb.-Artikels (Z)]. Hier bestand zeitweise eine Resistenz von hunderten von Einheiten Insulin auch ohne Koma. Es gelang uns damals auf keine Weise, weder durch Hypophysenbestrahlung, noch durch Thymuszerstrahlung, noch durch Fiebertherapie, die Resistenz zu beseitigen oder wesentlich herabzusetzen. Andere, vor allem BALFOUR u. SPRAGUE, haben bei hypophysärer Genese der Insulinresistenz mit der Röntgentiefenbestrahlung günstigere Erfahrungen gemacht, zumal wenn es sich um Tumoren handelt. Die Hypophyse ist sehr empfindlich gegen Röntgenbestrahlung, so daß die Dosierung nicht ganz einfach ist. Wird sie zu hoch genommen, so kann es zu einer Totalzerstörung der Hypophyse kommen, wie OBERDISSE es bei 2 auswärts bestrahlten und dann von TÖNNIS operierten Kranken sah.

Trotz eigener Mißerfolge möchte ich doch bei einer gesicherten oder höchstwahrscheinlich hypophysären Insulinresistenz zu einer vorsichtigen, aber doch genügend wirksamen Röntgentiefenbestrahlung der Hypophysengegend raten.

Auch die *Nebennieren* enthalten kontrainsuläre Hormone. Das gilt nicht nur für das Mark und das von ihm gebildete Adrenalin bzw. Noradrenalin, sondern wie wir durch amerikanische Autoren, vor allem von KENDALL u. HENCH wissen, auch für die Rinde, insbesondere für das Cortison. Durch Injektion großer Mengen dieses Steroids vermochten INGLE u. Mitarb. einen echten adrenalen Steroiddiabetes zu erzeugen. Das menschliche Pendant dazu beschrieben SPRAGUE u. Mitarb. aus der Mayo-Klinik. In diesem Falle handelt es sich nicht um einen Tumor, sondern um eine starke Hypertrophie und Hyperplasie der Rinde.

Alle diese Nebennierentumoren gehen mit einem mehr oder weniger hohen Insulinbedarf einher, der erheblich oder vollständig absinkt, wenn es gelingt, die Tumoren oder Hyperplasien zu beseitigen. Sind die Inselveränderungen noch reversibel, so kann der Diabetes sogar völlig latent werden. Größere Erfahrungen über die Ergebnisse der Röntgentherapie der Nebennieren bei epirenaler

Insulinresistenz liegen bisher m. W. nicht vor. Bei nachgewiesenen Tumoren dürfte wohl in der Regel die Operation den Vorzug verdienen.

Die *4. Gruppe* umfaßt die *Komplikationen mit schweren akuten und chronischen Infekten.* Diese dürfte wohl die größte sein.

Zu den ersteren gehören vor allem die Sepsis, die Pneumonie und das Erysipel, zu der letzteren die Tuberkulose. Immer sind es nur Einzelfälle, die so deletär reagieren.

Die folgende Krankengeschichte und Tab. 103 geben ein Beispiel für einen Fall von Sepsis.

Tabelle 103. *Absolut refraktäres Verhalten gegen Insulin bei Sepsis*

Datum	Kost Kohlen-hydrate g	animal. Eiweiß	Calo-rien	Zuckeraus-scheidung (cm³ Harn)	Aceton	Blut-zucker %	Insulin-gaben E	Höchste Tempe-raturen (ax.)
21. Juli	70 (hauptsäch-lich Milch)	2 Eier	1380	37,2 g (1300 cm³)	Spur	0,235	130	39,0°
22. „	26,5	2 „	700	Urin un-vollständig	+	—	100	40,1°
23. „	85,7	3 „	1400	122,8 g (3100 cm³)	—	0,467	100	39,5°
24. „	127,1 (hauptsäch-lich Milch)	5 „	1600	48,2 g (1300 cm³)	—	—	150	39,5°
25. „	72,7	4 „	1590	70,4 g (2100 cm³)	—	—	150	39,5°
26. „	49,9	2 „	1480	96,6 g (3300 cm³)	—	—	180	40,1°
27. „	63,6	3 „	1410	64,4 g	—	0,596	140	40,2°

46jähriger Kaufmann A. Sch. z. W. Seit 1911 zuckerkrank, verschiedene Kuren, jedoch keine sorgfältige Diät, seit 1921 Nierenbeteiligung. Ende Mai 1926 Auftreten von Mattigkeit und Frösteln, seit Ende Juni fast täglich heftigste Schüttelfröste. Vom 8. bis 31. Juli 1926 in der Klinik. Dauernd stark remittierendes Fieber, meist bis 40°, gewöhnlich mit Schüttelfrost. Im Blut hämolytische Streptokokken. Durch Probepunktion am 31. Juli schließlich Fest-stellung eines subphrenischen Abscesses. Sofortige Operation (faustgroße Absceßhöhle rechts hinten in Höhe der achten Rippe), einige Stunden später Exitus.

Bei der Sektion mehrfache Abscesse in der Leber, großer subphrenischer Absceß rechts, große septische Milz, dilatiertes schwaches Herz, Hypoplasie des Pankreas.

Trotz 100—180 E von Insulin täglich stieg bei hohen axillaren Temperaturen von 39—40,2° C die Glykosurie im Laufe von einer Woche von 37,2 g auf 96,6 g und der Blutzucker von 235 auf 596 mg. Auch 100 E auf einmal injiziert ließen in den nächsten Stunden bei fortlaufender Kontrolle keinen Einfluß auf den Blutzucker erkennen. Auch größere Insulinmengen hätten kaum ein anderes Resultat gehabt. Dabei bestand kein Koma. Leider überstand der Kranke die Operation des subphrenischen Abscesses nicht.

Überblickt man die skizzierten Nebenwirkungen und Gefahren des Insulins, so wiegen sie als Ganzes genommen doch enorm leicht gegenüber den ungeheu-ren Vorteilen dieser Therapie. Fast immer lassen sie sich durch sorgfältige Inne-haltung der ärztlichen Vorschriften vermeiden. Nur in einem kleinen Bruchteil der Fälle treten sie auf, aber auch da können sie durch einfache Maßnahmen sofort unschädlich gemacht werden, und fast immer gelingt es, sie auf die Dauer fernzuhalten. Nichts wäre falscher, als Insulinfurcht oder Irrewerden an den ungeheuren Segnungen dieser eminent wirksamen kausalen Therapie.

Daß selbst eine schwerste hämolytische Streptokokkensepsis nicht notwendig zu einer schweren Insulinresistenz führt, zeigt eine andere Beobachtung bei einem Diabetiker, der im Koma in der Klinik eingeliefert wurde. Er konnte mit relativ niedrigen Insulindosen (etwa 250 E) nicht nur aus dem Koma gerettet, sondern sogar in 3 Tagen zucker- und acidosefrei gemacht werden, trotzdem die Sepsis in voller Stärke weiterbestand und eine Woche später zum Tode führte. Die Sektion ergab eine Durchsiebung fast des ganzen Körpers inkl. der Muskulatur mit zahllosen Abscessen bis zu Apfelgröße. Warum verhalten sich diese beiden schwersten Sepsisfälle, von denen der zweite sogar der schwerere war, in der Reaktion auf Insulin so gegensätzlich? Eine Antwort auf diese Frage müssen wir vorläufig schuldig bleiben.

Sicher aber ist wohl, daß, wenn es bei schwersten akuten Infektionen zu einer totalen Insulinresistenz kommt, die Kranken verloren sind. Ich habe jedenfalls niemals einen durchkommen sehen und finde auch in der Literatur nichts darüber. Es scheint mir aber möglich, daß die moderne Chemotherapie noch den einen oder anderen Kranken retten kann, wenn sie noch beizeiten und genügend lange in massierter Form einsetzt.

Auffallend selten scheint eine Insulinresistenz bei Typhus abdominalis, der auch sonst nur selten den D. m. verschlechtert, vorzuliegen. Ich erinnere mich weder aus eigener Erfahrung noch aus der Literatur eines derartigen Falles.

Relativ sehr selten gegenüber den akuten Infektionskrankheiten ist auch eine Insulinresistenz bei der Tuberkulose, wenn auch hier, wie das Beispiel auf S. 666 zeigt, der Insulinbedarf außerordentlich schwanken kann.

Nur einmal sah ich ein vorübergehend refraktäres Verhalten, aber es handelte sich dabei um ein Koma, aus dem der Kranke schließlich mit 3200 E doch noch gerettet werden konnte (siehe S. 771).

Wie kommt die Insulinresistenz bei Infektionen zustande? Auch hier gibt es eine Fülle von Theorien und Hypothesen.

Am nächsten liegt zweifellos der Gedanke, daß bei dem Zustandekommen der Erreger mit seinen Toxinen eine maßgebende Rolle spielt, und zwar nicht nur durch Schädigung der Inselzellen, sondern auch infolge vermehrter Zerstörung des Insulins selbst durch tryptische oder autolytische Fermente. Das war die Annahme von MINKOWSKI u. ROSENTHAL. Sie fanden, daß 1 cm³ Eiter in 15 Std 500 E Insulin zu zerstören vermag. Auch beim Kaninchen läßt sich durch Trypsininjektion die Insulinwirkung erheblich abschwächen (TORIN, zit. bei ROSENTHAL).

Diese Theorie erscheint zunächst bestechend, aber sie erklärt nicht, warum der Eiter im Reagenzglas zwar immer diesen destruktiven Effekt hat, dagegen der eiter-produzierende Organismus nicht notwendig resistent zu werden braucht, wie die oben mitgeteilte Beobachtung einer allerschwersten Sepsis zeigt. Dazu kommt, daß schon normales Gewebe in vitro Insulin zerstören kann (SCHMIDT u. SAATCHIAN, LEHMANN u. SCHLOSSMANN [Lit. bei BRUCH]) und ebenso wie Blut die Insulinwirkung hemmt. JOSLIN u. Mitarb. u. a. denken an einfache Infektwirkungen nicht nur auf den Inselapparat im Sinne einer Lähmung, sondern auch auf die kontrainsulären Inkretdrüsen wie Hypophyse, Nebennieren und Thyreoidea im Sinne einer Erregung und vermehrten diabetogenen Produktion. LABBÉ, RATHERY u. FROMENT, KÉPINOW u. a. stellen dabei die Hypophyse in den Vordergrund.

Auch diese Theorien scheinen mir nicht befriedigend, da so große kontra-insulinäre Effekte nicht einmal bei größten hormonal hoch aktiven Tumoren der genannten Inkretdrüsen gefunden werden. Auch ist bisher eine Überproduktion der spezifischen Inkrete bei der infektiös bedingten Insulinresistenz noch nicht nachgewiesen worden, da bisher zuverlässige Methoden meines Wissens fehlen. LERMAN u. LOWELL führen die Insulinresistenz auf eine Antikörperbildung gegenüber dem Insulin zurück. LERMAN fand bei 6 Kranken im Blute Präcipitine gegen Insulin, die auch passiv sich übertragen ließen und bei Tieren gleichfalls eine Insulinresistenz auslösten. Mit dem Verschwinden der Resistenz verschwanden auch die Antikörper. Auch LOWELL stellte solche allergisch wirkende Antikörper bei einem Patienten von JOSLIN [zit. bei MARBLE-WHITE in Treatment of Diab. mell. (Z) S. 381] mit starker Insulinresistenz fest. Er konnte sie in 2 Stoffe teilen, von denen der eine kokto-labil das Insulin neutralisiert und verschwindet, der andere kokto-stabil die Allergie auslösen soll.

Eine Bestätigung dieser wichtigen Untersuchungen an einem größeren Krankengute steht meines Wissens bisher noch aus.

Eine weitere Theorie stammt von MIRSKY u. Mitarb., die sich eingehend mit der Zerstörung des Insulins im Organismus befaßt haben. Sie stellten fest, daß Insulin, und zwar sowohl endogenes wie exogenes, fast quantitativ und sehr rasch im Organismus abgebaut wird. Normalerweise erscheinen im Harne täglich nur 0,04—0,16 E. Ähnlich niedrig sind auch die Zahlen beim Diabetiker (0,03—0,07 E). Selbst nach Injektion von 400 E zur Schockerzeugung wurden nur 0,59 E in 24 Std im Urin wiedergefunden. Als Ursache dieser raschen und fast vollständigen Zerstörung postulieren MIRSKY u. BROH-KAHN ein besonderes Ferment bzw. Fermentsystem, das sie Insulinase nennen und in den verschiedensten Organen, vor allem in der Leber, feststellen konnten, ohne es bisher konzentriert gewinnen zu können. Sie nehmen an, daß bei der Insulinresistenz eine Steigerung der Insulinasemenge oder -wirkung eine maßgebende Rolle spielt, ohne es bisher allerdings beweisen zu können. Neuerdings stellten sie fest, daß antidiabetisch wirkende Sulfonamide (z. B. BZ 55) insulinasehemmend wirken (1956). Auch in dieser Richtung sind die Untersuchungen vorläufig noch durchaus im Fluß. STEIGERWALD u. SPIELMANN wiesen kürzlich (1956) mit einer Kombination von Hämagglutinationstest und eines speziellen Coombitestes in mehreren Fällen von Insulinresistenz Insulinantikörper nach. Wahrscheinlich sind es insulininaktivierende Plasmaeiweiße, die zur Fraktion der γ-Globuline gehören [CONN u. LOVELESS (1955)].

Hinsichtlich weiterer Theorien, die sich nicht nur auf die Infektinsulinresistenz beziehen, sei auf die neuen Darstellungen von BOLLER (Z) und BRUCH (Z) verwiesen.

Wenn wir ehrlich sind, so müssen wir feststellen, daß gewisse Ansätze zur Aufklärung vorhanden sind, daß aber das Wesen und der Mechanismus der Insulinresistenz noch in tiefes Dunkel gehüllt ist.

Zur Illustration dafür, wie rätselhaft und paradox die Dinge liegen können, diene folgende, anscheinend einzigartige Beobachtung bei einer Kranken meiner Beobachtung, die zwar nicht eine ausgesprochene Resistenz, aber doch immerhin einen sehr hohen Insulinbedarf (80—90 E) hatte.

Beim Tode 64j. Frau M. Schm. Von 1931—1938 ambulant und periodisch stationär in der Klinik behandelt. Beginn des D. m. 1931. Herbst 1931 bei 100 g Kh ohne Insulin zuckerfrei, aber leicht hyperglykämisch (0,15—0,17%). 1935 gleicher Effekt nur mit 80 Einheiten Insulin erreichbar. 1937 selbst mit 90 E bei 100 g Kh noch mäßige Glykosurie (bis maximal 20 g) und Hyperglykämie von 220 mg-%. Bei der letzten Aufnahme am 18. 2. 38 selbst bei nur 50 g Kh mit 60—80 E noch Zuckermengen bis zu 30 g und Blutzucker über 220 mg-%, dabei keine Acidose.

Vom 1. 3.—10. 3. 1938 hoch fieberhafte Bronchopneumonie mit Pleuritis. Dabei schlagartige Besserung der Stoffwechsellage, so daß zwei Monate später bei 100—150 Kh der Kh-Stoffwechsel auch ohne Insulin wieder kompensiert war. In der Folgezeit entwickelte sich, wohl größtenteils unabhängig von der Zuckerkrankheit, eine zunehmende Arteriosklerose mit Nierenbeteiligung, die schließlich im Juni 1938 zu einer Niereninsufficienz mit 159 mg-% Rest-N und einem Koma uraemicum führte, das durch eine marantische Parotitis ausgelöst wurde und tödlich endete.

Autoptisch (Pathol. Institut Würzburg): Pankreascirrhose, Adipositas, Parotitis, bronchopneumonische Herde im r. Unterlappen, septische Milz, Arteriosklerose, Nephritis. Alte Cholecystitis mit Steinen, Stauungsleber.

Histologisch: Im Pankreas starke Bindegewebsvermehrung, sowohl in einzelnen großen, um die Gangsysteme herum gelegenen Zonen, als auch vor allem zwischen dem Pankreasparenchym. Im Bindegewebe Rundzellenschwärme und vereinzelte eosinophile Leukocyten, entzündlich entstandene Pankreascirrhose. In der Niere ascendierende streifenförmige Entzündungsherde und Abscesse.

Leider wurde es unterlassen, auch die anderen Inkretdrüsen mikroskopisch zu untersuchen.

Es ergibt sich also bei dieser Kranken die paradoxe Situation, daß eine aus unbekannter Ursache hervorgerufene Insulinresistenz gerade durch den Prozeß beseitigt wird, der sie sonst häufig hervorruft.

Diese ungewöhnliche Beobachtung veranlaßte mich, auch in anderen Fällen von Insulinresistenz oder sehr hohem Insulinbedarf den Versuch zu machen, durch eine Fiebertherapie ihn herabzusetzen, aber es ist mir das nicht gelungen.

Die allein wirksame *Therapie* bei dieser infektiös bedingten Insulinresistenz ist die Bekämpfung der Infektionen mit den modernen chemischen und antibiotischen Therapeuticis. Gelingt dies, so wird dadurch meist auch die Resistenz beseitigt.

Die beiden nächsten *Gruppen 5 und 6* umfassen Komplikationen mit Leberaffektionen und destruktiven Pankreaserkrankungen.

Unter den Leberkrankheiten sind es merkwürdigerweise nicht die akuten Entzündungen, wie die Hepatitis in ihren verschiedenen Formen, die meist den Insulinbedarf gar nicht oder nur wenig verändern (vgl. z. B. MELLINGHOFF u. DUENSING), sondern vor allem die Hämochromatose und andere Cirrhosen. JOSLIN u. Mitarb., ALLAN u. CONSTAM (Z), BOULIN u. a. haben besonders bei Hämochromatose enorme Insulinresistenzen bis 1600 E/Tag und mehr beschrieben. Sie zu erklären, ist bisher nicht einmal ein ernster Versuch unternommen. Am nächsten liegt natürlich der Gedanke an schwere Störungen im Kohlenhydrat-Fermentmechanismus der Leber, zumal der Diabetes fast immer die zweite Krankheit ist. Sicher ist nur, daß meist mit den gewöhnlichen Proben feststellbare Leberfunktionsstörungen fast nie fehlen.

Auch eine vermehrte Insulinzerstörung kommt in Betracht, aber auch sie ist bisher nicht nachgewiesen worden. Die Behandlung der Hämochromatose ist denkbar unbefriedigend, da sie auf keine Therapie reagiert und immer die Tendenz zum Fortschreiten zeigt.

Ähnlich liegen die Dinge bei den destruktiven Pankreaserkrankungen, aber auch hier ist wieder nur ein sehr kleiner Teil der Fälle betroffen. Zu dieser Gruppe gehören auch Pankreassteinkranke.

In der 7. *Gruppe* sind *allergische Reaktionen* als Ursache einer Insulinresistenz zusammengefaßt. Sie können sowohl durch die sonst üblichen Faktoren, wie auch das Insulin selbst, ausgelöst werden. Meist ist nur die Haut von der Anaphylaxie betroffen in Gestalt von universeller Urticaria, ganz vereinzelt aber handelt es sich auch um allergische Zustände innerer Organe, wie schwere Asthmaanfälle. Es sind anscheinend außerordentlich seltene Vorkommnisse, so daß nicht einmal JOSLIN u. Mitarb. in ihrem ungeheuren Krankengut sie beobachten konnten. Sie erwähnen einzelne Fälle aus der Literatur von GLASSBERG, SOMOGYI u. TAUSIG, KARR u. Mitarb., RUDY, HART u. VICENS, sowie SHEPARD, Gable u. WITHROW [Lit. bei JOSLIN u. Mitarb. (Z), S. 385 u. 476]. Der Insulinbedarf stieg in den schwersten Fällen bis fast auf 1000 E täglich. Diese hohen Mengen dürfen auch dann nicht abgebaut werden, wenn die Ursache der Resistenz das Insulin selbst ist. MARTIN weist darauf hin, daß sogar Todesfälle vorgekommen sind, wenn das geschah. Bezüglich der Behandlung der Insulinallergie sei auf S. 788 verwiesen.

Sie gestaltet sich allerdings bei Kombination von Allergie mit Resistenz, einer an sich sehr paradoxen Situation, meist sehr viel schwieriger als ohne diese Komplikation. Am zweckmäßigsten ist die sofortige Umschaltung auf ein mehrfach umkristallisiertes Insulinpräparat nach JORPES in zunächst gleichen Mengen. Da mit dem Verschwinden der Allergie die Resistenz gewöhnlich sehr rasch zurückgeht, müssen dann unter sorgfältiger Blutzuckerkontrolle auch die Insulinmengen sehr rasch abgebaut werden, um schwere Hypoglykämien zu verhindern. Die allgemeine Behandlung der Allergie mit Desensibilisierung und Antihista-minoticis ist die gleiche wie sonst (S. 790).

Die *letzte Gruppe* betrifft *andere, bisher nicht genannte Ursachen* einer Insulinresistenz. Dazu gehört die Insulinresistenz im Gefolge von schweren Herz- und Gefäßleiden, wofür die auf S. 790 mitgeteilte Krankengeschichte von REINWEIN ein Beispiel bietet. In anderen Fällen ist die Genese völlig unklar. Man könnte geneigt sein, einen Teil dieser Kranken der 1. konstitutionellen Gruppe zuzuweisen. Gegen die Berechtigung dazu spricht aber die Tatsache, daß die Insulinresistenz sehr oft genau so rätselhaft, wie sie kam, auch ohne irgendwelche Maßnahmen wieder verschwindet, während in der 1. Gruppe die pathologische Reaktion ein fast immer wieder reproduzierbarer Dauerzustand ist.

In manchen ganz unklaren Fällen könnte man geneigt sein, an eine *Glucagonwirkung* zu denken (S. 558). MURLIN u. BÜRGER haben diesen hyperglykämischen Stoff in fast allen Handelsinsulinen mit Ausnahme des Insulins Novo entdeckt. Wir wissen auch heute vor allem dank der Arbeit von BÜRGER, ZIMMERMANN u. Mitarb., SUTHERLAND u. DOVE, GAEDE u. a. (Lit. bei BÜRGER), daß dieser auch chemisch schon gut charakterisierte Stoff von den α-Zellen des Inselsystems produziert wird, und zwar anscheinend auch dann, wenn die Insulinsekretion der β-Zellen schon weitgehend gelitten hat. Es wäre daher theoretisch denkbar, daß in seltenen Fällen eine starke Überproduktion von Glucagon vorhanden ist und dadurch das Insulin in seiner Wirkung bis zur Resistenz paralysiert (vgl. dazu J. G. ALIVATOS u. McCULLAG (1956).

Leider aber wissen wir vorläufig noch sehr wenig über die quantitativen Verhältnisse der Glucagonproduktion unter normalen und pathologischen Verhältnissen und ihre Bedeutung für die Regulation des Blutzuckers.

Die Prognose der Insulinresistenz ist dubios und hängt im wesentlichen davon ab, ob es gelingt, die ihr zugrundeliegenden Störungen zu beseitigen. In den von SMELO (1948) zusammengestellten 54 Fällen betrug die Mortalität 41%. In 9% war sie auf den D. m. selbst oder auf ein Koma zurückzuführen und SMELO fügt mit Recht hinzu, daß der traurige Ausgang in diesen Fällen wahrscheinlich vermeidbar gewesen wäre. 17 Kranke (= 32%) starben nicht an ihrem Diabetes, sondern an den die Resistenz auslösenden Komplikationen. 18 Kranke (= 33%) kamen mit dem Leben davon, da es gelang, die Ursachen zu beseitigen. In 2 Fällen wurde die Insulinresistenz geringer, in einem bestand sie in ziemlich unverminderter Stärke weiter. Bei 7 Kranken war das weitere Schicksal unbekannt. Es ist wohl mit Sicherheit anzunehmen, daß diese recht ungünstigen Zahlen, die zum großen Teil aus älterer Zeit stammen, in Zukunft erheblich absinken werden.

Die Mortalität des Komas hat sich so wesentlich gebessert, daß sie z. B. in den Händen von JOSLIN u. Mitarb. fast auf 0% abgesunken ist. Bei der contra-insulär bedingten endokrinen Form gelingt es im zunehmenden Maße, die Tumoren von Hypophyse und Nebennieren sowie die Überfunktionszustände der Schilddrüse zu beseitigen. Bei den schweren Infektionskrankheiten hat die moderne Chemotherapie mit Sulfonamiden, Penicillin, Chloromycin, Terramycin usw. die Prognose so grundlegend verbessert, daß auch hier die Todesfälle sehr zurückgehen. Auch der Anaphylaxie können wir heute Herr werden.

So bleibt nur eine kleine Gruppe schwerster chronischer Lebererkrankungen, vor allem die Hämochromatose, der wir auf die Dauer machtlos gegenüberstehen. Sie ist aber sehr selten bei Diabetikern, in dem großen Krankengut von JOSLIN u. Mitarb. waren es nur etwa $1^0/_{00}$. Da wir hinsichtlich der Ursache dieses auch sonst sehr seltenen Leidens noch völlig im Dunkeln tappen, werden wir diese Todesfälle bis auf weiteres kaum verhindern können.

Auch von der diätetischen Seite hat man versucht, die Insulinresistenz zu bekämpfen. FALTA empfahl, durch starke Unterernährung den Insulinbedarf erheblich herabzusetzen. Es gelingt das auch in vielen Fällen besonders bei Fettleibigen, doch ist da eine gewisse Vorsicht, vor allem bei alten Leuten, geboten, wie gerade Beobachtungen von FALTA zeigen.

Bei einer kontrainsulär-endokrin bedingten Insulinresistenz ist von FALTA und seiner Schule, KATSCH a. u. eine sogenannte Gegenregulationsbehandlung empfohlen worden, die in einer eiweiß- und kohlenhydratreichen und extrem fettarmen Diät besteht. Es ist kein Zweifel, daß diese bei Fettsüchtigen, vor allem durch ihre Calorienarmut, Gutes leistet. Im übrigen habe ich aber keine Vorteile davon gesehen. Die Resistenz blieb bei normaler Calorienzufuhr die gleiche.

Schließlich hat man sich bemüht, die Insulinempfindlichkeit auf *endokrinem Wege* zu steigern. Dies gelang in der Regel ZIMMERMANN u. Mitarb. mit intramuskulärer Injektion von 10 mg Desoxycorticosteronacetat. Experimentell hatten das gleiche schon vorher SAYERS u. SAYERS festgestellt und auf eine Dämpferwirkung des Desoxytypus auf die ACTH-Produktion des Hypophysenvorderlappens zurückgeführt.

Die Besserungen sind aber im allgemeinen nicht sehr groß, wie ich mich auch selbst überzeugen konnte, und es erscheint mir sehr fraglich, ob Fälle mit schwerer Insulinresistenz, vor allem solche nicht kontrainsulär endokriner Genese, darauf reagieren. Bisher sind solche dieser Behandlung meines Wissens noch nicht unterworfen worden oder jedenfalls nicht publiziert.

Immerhin erscheint es berechtigt, diesen Weg an einem größeren Krankengute weiter zu verfolgen.

$\eta\eta$) Insulinsucht und Insulinselbstmord

Anhangsweise seien noch 2 mit der Insulintherapie in Verbindung stehende Erscheinungen erwähnt, die Insulinsucht und der Insulinselbstmord.

SCHLIACK (unter KATSCH) beschrieb 1955 einen eigenartigen Fall von *Insulinsucht* bei einer 19jährigen Krankenschwester, die unter dem Verdacht eines Hyperinsulinismus in die Klinik Karlsburg eingeliefert wurde. Es stellte sich aber heraus, daß die Kranke aus Angst, zuckerkrank zu werden, 6 Monate lang, täglich erst 5, später bis zu 20 E Insulin, zum Teil mehrfach am Tage, sich injiziert hatte. Sie konnte ohne Rückfall geheilt werden. In der Literatur konnten von SCHLIACK 10 ähnliche Beobachtungen ausfindig gemacht werden.

Ebenso selten sind die Fälle von *Insulinselbstmord* bzw. Selbstmordversuch. A. VOGL u. S. H. YOUNGWIRTH haben sie anscheinend zuerst beschrieben, dazu kommen noch neue Beobachtungen von GÜLZOW, H. BLOTNER, sowie KOLLMEIER u. KRAH [Lit. bei GÜLZOW (1951)].

Im ganzen sind erst 10 Fälle von Insulinselbstmordversuchen mitgeteilt. 3 führten zum Ziele. Die höchste Menge in einem von VOGEL-YOUNGWIRTH beschriebenen Falle betrug 2000 E Protaminzinkinsulin. Dabei sank der Blutzucker auf 10 mg-%. Die Hypoglykämie dauerte meist tagelang und erforderte zu ihrer Beseitigung, falls das überhaupt gelang, enorme Glucosemengen. In einem Falle waren es 1400 g intravenös in 6 Tagen und dann nochmals die gleiche Menge oral. Erst nach 12 Tagen war bei diesem Diabetiker wieder eine Insulinzufuhr notwendig.

Literatur

Insulinbehandlung

(In das Verzeichnis dieses Abschnittes sind nur solche Arbeiten aufgenommen, die nicht im Abschnitt „Diätetische Therapie" enthalten sind)
Zusammenfassende Referate in den Verh. der 14. Tag. der Ges. für Verdauungs- und Stoffwechselkrankheiten, Stuttgart 1938: Die moderne Insulinbehandlung insbesondere mit Depotpräparaten mit den Referaten von HAGEDORN, JOSLIN und FALTA, S. 201, Leipzig: Georg Thieme 1939; vgl. auch STAUB: Über Insulin und seinen Wirkungsmechanismus. Erg. inn. Med. **36**, 126 (1927); JENSEN: Insulin, its chemistry and physiology. New York 1939; vgl. ferner die einschlägigen Kapitel in „Zusammenfassende Darstellungen" (Z) S. 601 u. ff.

Insulinbehandlung (erster Teil)

ABEL, J. J., E. M. K. GEILING, C. A. ROULLER, F. K. BELL and O. WINTERSTEINER: J. of Pharmacol. **31**, 65 (1927). — ALLAN and SCHERER: Endocrinology **16**, 417 (1932). — ALPERT, BARNETT and FERGUSON: Endocrinology **24**, 741 (1939.
BARTELHEIMER, H.: Erg. inn. Med. **59**, 595 (1940). — BERNHARD u. STRAUCH: Z. klin. Med. **104**, 144 (1926). — BERRY, M. G., and F. HELWIG: J. Amer. Med. Assoc. 923 (1948). — BERTRAM, F.: Klin. Wschr. **1925** II, 2057, 2285; **1932**, 11, 1998. — BLOTNER, H.: New England J. Med. **203**, 709 (1930). — Amer. J. Med. Sci. **227**, 387 (1954). — BOLLER, R.: Klin. Wschr. **1930**, 32. — BOMSKOW, CHR., u. SLADOVIC: Dtsch. Z. Chir. **253**, 563 (1940). — BÜRGER, M., u. KOHL: Arch. exper. Path. u. Pharmakol. **174**, 130 (1934).
CLAUSEN, V.: Diss. Kopenhagen 1934. — COLLENS, W. S. and others: New England J. Med. **241**, 610 (1949).
DEPISCH, F. J.: Klin. Wschr. **1926** II, 1965. — DIENST, C.: Klin. Wschr. **1941** I, 858.
FELLNER, K.: Insulinresistenz im Coma diabeticum. Inaug.-Diss. Würzburg 1939. — FERRERO u. SERVIS: zit. bei WARREN (Z). — FISCHLER, F.: (1) Physiologie und Pathologie der Leber, 1. Aufl. Berlin: Springer 1916. — (2) Münch. med. Wschr. **1923** II, 1407. — FLETSCHER and W. R. CAMPBELL: J. Metabol. Res. **2**, 637 (1922).
GLASSBERG, SORNOGGI and TAUSSIG: Arch. Int. Med. **40**, 676 (1927). — GRAFE, E.: (1) Verh. Kongr. Inn. Med., Wiesbaden **1937**, 78. — (2) Münch. med. Wschr. **1939** I, 481. Therapiewoche (1955). — GRAHAM: Acta med. scand. (Stockh.) Suppl. **90**, 54 (1938).
HAGEDORN, H. C.: (1) J. Amer. Med. Assoc. **106**, 177 (1936). — (2) Ref. Verh. 14. Tagg Ges. Verdgs- u. Stoffwkrkh. **1938**, 201. — HAGEDON, H. C., NORMAN, JENSEN, KRARUP u. WODSTRUP: Acta med. scand. (Stockh.) Suppl. **78**, 678 (1936). — HALLERMANN: Dtsch. med. Wschr. **1930**, 1611. — HARTMANN: Arch. Int. Med. **56**, 413 (1935). — HETVALL: Acta med. scand. (Stockh.) **62**, 334 (1925). — HIMSWORTH, H. P.: Lancet **1932**, 165. — HULT, H., and E. JORPES: Lancet **1949**, 780.
JOHN, H.: J. Amer. Med. Assoc. **105**, 587 (1935); **112**, 2272 (1939). — Metabolism **4**, 204 (1955). — JOSLIN, E. P., and LAHEY: Amer. Med. Sci. **176**, 1 (1928).—Ann. Surg. **100**, 629 (1934).
KATSCH, G., SCHOLDERER u. KLACK: Z. klin. Med. **129**, 608 (1936). — KIENLE, F., u. R. STORTI: Zbl. inn. Med. **1941**, 45. — KOLLMEIER u. H. KRAHL: Münch. Med. Wschr. **195**, 1484.
LASCH, F.: (1) Med. Klin. **1935** I, 957. — (2) Dtsch. med. Wschr. **1940** I, 1154. — LASCH, F., u. E. SCHÖNBRUNNER: (1) Arch. exper. Path. u. Pharmakol. **180**, 469 (1935); **182**, 432 (1936). — (2) Klin. Wschr. **1938**, 114 u. 1177. — LINDSAY, J. W., E. CL. RICE, M. A. SELINGER and K. H. MISH: Ann. Int. Med. **10**, 1892 (1937). — LIPS: Nederl. Tijdschr. Geneesk. **1935**, 487. — LOZINKI, E., u. L. J. FRÖHLICH: Canad. Med. Assoc. J. **46**, 62 (1942).
MACLEOD, J. J. R., and W. R. CAMPBELL: Insulin and its use in diabetes. Baltimore: Williams & Wilkins Company 1925. — MALTEN: Münch. med. Wschr. **1938**, 166. — MASON: J. Clin. Invest. **9**, 31 (1931). — MINKOWSKI, O.: Med. Klin. **1926**, Nr. 12 u. 13.
NEERGARDT, F.: Klin. Wschr. **1926** II, 2148.
PALISA: Arch. f. Psychiatr. **108**, 633 (1938). — PETERS, KYDD and EISEMANN: J. Clin. Invest. **12**, 355 (1933). — POPPER u. JAHODA: Klin. Wschr. **1930** II, 1585.
RABINOWITSCH and PETERS: Amer. J. Med. Sci. **178**, 29 (1929). — J. Med. Sci. **196**, 28 (1928). — RATHERY, F., FROMENT et BARGETON: Schweiz. med. Wschr. **1936** I, 413. — REINWEIN, H.: Dtsch. med. Wschr. **1929** I, 951. — ROSENTHAL, F.: Med. Klin. **1928**, 46. — ROOT, H. F., and R. D. STORY: Blood complications in JOSLIN u. Mitarb. 9. ed. 514 (1952).
SAKEL: (1) Wien. med. Wschr. **1934** I, 1211. — (2) Neue Behandlung der Schizophrenie. Wien: M. Perles 1935. — SCHNEIDER, K.: Behandlung der Geisteskrankheiten. Jena: Gustav Fischer 1941. — SHEPPE, W. M.: West Virginia Med. J. **29**, 107 (1933). Zit. bei JOSLIN (Z). — SIGWALD.: L'Hypoglycemie. Paris: G. Doin & Cie. 1932. — SMITH, K., and H. E. MARTIN: Diabet. **3**, 287 (1954). — SUNDERMANN, AUSTIN and WILLIAMS: J. Clin. Invest. **11**, 1261 (1932). — STAUB, H.: Handbuch der normalen und pathologischen Physiologie, **16**, 1. 1930. — STRAUSS, H.: (1) Klin. Wschr. **1925** I, 491. — (2) Zbl. Herzkrkh. **18** (1926). — STRIECK, F.: (1) Dtsch. Arch. klin. Med. **182**, 373 (1938). — (2) Klinische Erfahrungen über die Anwendung neuer Insuline. Erg. inn. Med. **57**, 546 (1939).

THALHAMMER, O., u. W. GRESSEL: Wien. Klin. Wschr. **1949**, 249.

UMBER, F.: Dtsch. med. Wschr. **1938 I**, 1025. — UMBER, F., u. FÖLLNER: (1) Klin. Wschr. **1938 I**, 443. — (2) Verh. 14. Ges. Verdgs- usw. Krkh. **1936 II**, 1710. — UMBER, F., u. GLETT: Klin. Wschr. **1938 I**, 190. — UMBER, F., u. STRÖRRING: Klin. Wschr. **1936 II**, 1710. WIECHMANN, E.: (1) Z. inn. Med. **1931**, 1074. — (2) Fortschr. Ther. 10, 468 (1934). — WIECHMANN, E., u. KOCH: Dtsch. Arch. klin. Med. 160, 351 (1928). — WIENER, H. J.: Amer. J. Med. Sci. 196, 211 (1938.) — WILDER, J.: Dtsch. Z. Nervenheilk. 112, 192 (1929). — WILDER, J., BOOTHBY, BABORKA, KITCHEN and ADAMS: J. Metabol. Res. 2, 701(1922). — WOHLWILL, FR.: Klin. Wschr. **1928 I**, 344. — WUTH: Mschr. Psychiatr. 73, 129 (1929).

Insulinbehandlung (zweiter Teil)

ALIVATOS; I. G. and E. P. McCULLAG: J. Amer. Med. Assoc. 159, 1098 (1956). — BAILEY, C. C.: Allergie and Diabetes, in JOSLIN u. Mitarb., Treatment of diabetes, 8. Aufl., S. 464, 1946. — BAILEY, C. C., and A. MARBLE: J. Amer. Med. Assoc. 118, 683 (1942). — BECHER: zit. bei KEHRER, S. 34. — BOULIN, R., P. UHRY et CHANDERLOT: Presse méd. 55, 486 (1947). — BRAND, E.: Aminoacid composition of simple proteins. Ann. New York Acad. Sci. 47, 187 (1946). — BURNETT, C. H., and B. A. BURROWS: Med. Clin. N. Amer. 32, 1293 (1948).

COLWELL: J. Amer. Med. Assoc. 122, 1231 (1943).

ENGEL: Dtsch. Tbkbl. 10, 65 (1936).

FLECKENSTEIN, A.: Arch. exper. Path. u. Pharmakol. 212, 53 (1950). — FRENKEL, M., J. GROEN and A. F. WILLE-BRANDS: Reduction of serum potassium content with generalized muscular weakness during diabetic coma. Nederl. Tijdschr. Geneesk. 1947, 1704.

GRAFE, E.: Therapiewoche 5, 9/10 (1955). — GUTFREUND, H.: The osmoticpressore of insulinsolutions Biochemic. J. 42, 156 (1948). — The molecular weight of insulin and its depence upon pH concentration and temperature. Biochemic. J. 42, 544 (1948).

HALLAS-MØLLER: Chemical and biological insulin-studies. Diss. Kopenhagen 1945. — Arch. pharm. Chem. 52, 67 (1945). — LANCET, 1029 (1954); Diabeters 5, 7 (1956). — HERING, H. W.: Hypoglykämische Zustandsbilder bei der Anwendung von Depotinsulinen. Ärztl. Wschr. **1948**, 312.

INGLE, D. J.: Proc. Soc. Exper. Biol. a. Med. 44, 176.

JOSLIN, E. P.: Furtherance of treatment of diabetes mellitus. J. Amer. Med. Assoc. 139, 1 (1939). — Treatment of diabetes today. J. Amer. Med. Assoc. 140, 581 (1939).

KASTEIN, G. W.: Z. f. Neurol. 163, 322, 324 (1938). — KATSCH, G.: Insulinbehandlung des diabetischen Komas. Dtsch. Gesundheitswesen 21, 651 (1946). — KEHRER, F. A.: Die Insulin-Lipodystrophie. Stuttgart: Georg Thieme 1949. — KEITH, N. M., and H. B. BURCHELL: Clinical intoxication with potassium: its occurrence in renal insufficiency. Amer. J. Med. Sci. 217, 1 (1949).

LABBÉ, M.: Leçons, cliniques sur le diabète Paris (1933). — LAWRENCE, K. D.: Globin insulin — a criticism. Brit. Med. J. **1948**, 572. — LAWRENCE, MEGER and NEVIN: Quart. J. Med. 11, (181 (1942). — LEE, J., D. NAIDOO and J. A. TORRENS: Diabetic coma. Treatment with and without the early administration of glucose. Brit. Med. J. **1949**, 565. — LERMAN: Amer. J. Med. Sci. 207, 354 (1944). — Proc. Amer. Diab. Assoc. 8, 107 (1948). — LEVI and FRIEDMAN: New England J. Med. 225, 975 (1941). — LOWELL: J. Clin. Invest. 23, 225, 233 (1944); 26, 57 (1947).

MARBLE, FERNALD and SMITH: Endocrinology 26, 735 (1940). — MARBLE, A., and SMITH: Proc. Amer. Diab. Assoc. 2, 173 (1942). — MARBLE, A., and P. WHITE: Hypoglycaemie due to insulin in JOSLIN u. Mitarb., Treatment of diabetes, (Z), 8. Aufl., S. 387, 1946. — MARX, H.: Der Wasserhaushalt des gesunden und kranken Menschen. Berlin: Springer 1933. — McQUARRIE, THOMPSON and ANDERSON: J. Nutrit. 11, 77 (1936). — MEYER-BISCH: Z. exper. Med. 54, 131, 145; 56, 344 (1927). — MIRSKY, J. A., and R. H. BROH-KAHN: The inactivation of insulin by tissues extracts. Arch. of Biochem. 20, 1, 10 (1949). — MIRSKY, I. A. Metabolism 5, 138, 156 (1956). — MOHNICKE, G.: Kleptomaniesyndrom in der Insulinhypoglykämie. Klin. Wschr. **1947**, 560. — MURRAY, J.: Globin- insulin. Brit. Med. J. **1948**, 313.

PFEIFFER, E. F., u. K SCHÖFFLING: Schweiz med. Wschr. **1954**, 395.

RATHERY, F. et FROMENT: Ann. Med. 42, 169 (1932). — REINER, SEARLE and LANG: Proc. Soc. Exper.Biol. a. Med. 40, 171 (1939). — RENOLD, A. E., u. A. MARBLE: Einige Gesichtspunkte der neueren Diabetesforschung in den USA. Schweiz. med. Wschr. **1949**, 565. — ROCHE: Brit. Med. J. **1942**, 35. — ROOT, H. F., and TH. CARPENTER: Amer. J. Med. Sci. 206, 234 (1943). — ROOT, H.F., and A. MARBLE: Diabetic coma in JOSLIN u. Mitarb., Treatment of diabetes, 8. Aufl., (Z), S. 420. 1946. — ROOT, H. F.: Treatment of diab. coma. J. of chro n. dis. 2, 121 (1955) — ROWNTREE, L. G., and BEARD: Proc. Amer. Soc. Biol. Chem. **1917**.

SCHLÜTER: Klin. Wschr. **1936**, 276. — SHEPPARD, J. G. H.: A case of diabetic coma treated with 56000 units of insulin. Brit. Med. J. **1949**, 576. — SHEPPE W. M., and W. M. SHEPPE: The evoluation of globin insulin in the treatment of diabetes melitus. West Virgin. Med. J. 45, 79 1949). — SINDEN, R. H., J. L. TULLIS and H. F. ROOT: Serum potassium levels in diabetic soma. New England J. Med. **240**, 502 (1949). — SOMOGYI, M.: Effect of insulin injections repeated in brief intervals. Endocrinology **47**, 436 (1950).

TALBOTT and SCHWAB: New England J. Med. **222**, 585 (1940).

VARGAS, L.: Subcutanaeus implantation of insulin in diabetes mellitus. Lancet **1949**, 598. — VARTIAINEN, J.: Clinical experiences with Di-insulin. Ann. med. int. fenn. **36**, 721 (1947). — VOGEL, A., and S. H. YOUNGWIRTH: New England J. Med. **241**, 606 (1949). WEITZEL, G.: Verzögerungsinsuline. Ärztl. Forsch. **3**, 167 (1949). — WENDT, H., u. R. ARNOLD: Über tödliche Hypoglykämien bei Diabetikern als Folge chronischer Unterernährung. Dtsch. med. Wschr. 1948, 278. — WHITE, P.: Diabetes to-day. J. Amer. Med. Wom's Assoc. **4**, 55 (1949). — WILDER, R. M.: Insulin mixtures and conservation of insulin. Amer. J. Med. **5**, 532 (1948). — ZONDEK, H.: Acta med. scand. (Stockh.) **134**, 129 (1949).

Insulinbehandlung (dritter Teil)

BANTING, F. G., and others: Anti-insulin activity of serum of insulintreated schizophrenic patients. Amer. J. Psychiatr. **115**, 562 (1938).— BERRY, G. M., and F. C. HELWIG: Amer. J. Med. **4**, 923 (1948). — BORNSTEIN, J., and PH. TREWHELLA: An anti-insulin factor in the plasma of diabetic patients. Med. J. Austral. **1**, 119 (1951). — BOULIN, R. et autres: Presse méd. **57**, 689 (1949); **58**, 715 (1950). — BÜRGER, M.: Insulin und Glykogen. Z. inn. Med. **2**, 311 (1947).

CAMPBELL, REESER and KEPLER: Proc. Staff Med. Mayo Clin. **15**, 520 (1940). — COLMANT, H. J.: Die Medic. **1954**, 1510. — COLWELL, A. R.: The use of insulin preparation. G. P. **4** (1951). Ref. Diab. Abstract (ZI) **10**, 171 (1951).

DANOWSKI, T. S. and others: Jl. Clin. Invest. **28**, 1 (1949). — DAVIDSON, J. K., and E. E. EDDLEMAN: Insulin resistance. Review of the litteratur and report of a case associated with carcinoma of the pancreas. Arch. Int. Med. **86**, 729 (1950). — DOLGER, H.: Prepared insulin mixtures in the treatment of the diabetic patients. Amer. J. Med. **8**, 285 (1950). — DILLON and DYER: Amer. J. Med. Sci. **190**, 683 (1935).

ERBSLÖH, F. (unter BODECHTEL): Fortschritte in der Pathologie der cerebralen Hypoglykämiefolgen. Fortschr. Neur. **1949**, 412.

FALTA, W.: Über Insulingewöhnung. Wien. klin. Wschr. **1936**, 12. — FRENKEL, M., J. GROEN and A. F. WILLEBRANDS: Reduction of serum potassium content with generalisazed muscular weakness during coma. Nederl. Tijdschr. Geneesk. **91**, 1704 (1947).

GREIFF, C.: Münch. med. Wschr. **1942**, 968. — GÜLZOW, M.: Z. klin. Med. **148**, 419 (1951). HAMPTON, A. G., H. B. MULHOLLAND and others: J. Amer. Med. Assoc. **161**, 788 (1956). — HAUNZ, E. A.: Arch. int. Med. **83**, 515 (1949). — HAUZ, E. A. u. a.: An approach to the problem of the "brittle" diabetic patient. J. Amer. Med. Assoc. **142**, 168 (1950). — HIMSWORTH, H. P.: Diabetes mellitus. Its differentiation into insulin-sensitive and insulin-intensitive types. Lancet **1936**, 127. — HÖPKER, W.: Der Einfluß der Kriegs- und Nachkriegszeit auf den Diabetes mellitus. Klin. Wschr. **1949**, 478. — Hypoglykämische Ganglienzellenveränderungen. (Zugleich ein Beitrag zur Pathoklisenlehre.) Z. klin. Med. **148**, 448 (1951). — Beiträge zum Hypoglykämieproblem. II. Mitt. Ärztl. Forsch. **5**, 9 (1951). — HÖPKER, W., u. WINCKLER: Insulintoleranz und Konstitution. Dtsch. Arch. klin. Med. **197**, 148 (1950). — HOLLER, J. W.: Potassium deficienty during the treatment of diabetic acidosis. J. Amer. Med. Assoc. **131**, 1186 (1946). — HULT, H., and E. JORPES: Is insuline antigenic? Lancet **1949**, 780.

IZZO, J. L., u. a.: A clinical comparison of modified insulins. J. Clin. Invest. **29**, 1514 (1950). JANISH, O.: Med. heute 553 (1953). — JOHN, H. J.: Arch. int. Med. **37**, 489 (1926).— J. Amer. Med. Assoc. **99**, 620 (1932). — Statist. Study of 6000 casesu of Diabetes. Ann. int. **33**, 925 (1950). — JOSLIN, E. P.: Diabetes. New England J. Med. **238**, 437 (1948).

KEPINOW, L.: Press. méd. **1940**, 1062.

LEIPERT, TH.: Die Chemie des Insulins. In R. BOLLERS Diabetes mellitus (Z), S. 97. 1950. — LOWELL, F. C.: Immunologic studies in insulin resistance. II. The presence of neutralizing LEVI and FRIEDMAN: New England J. Med. **225**, 975 (1941).—LOWELL, F. C.: Immunologic studies in insulin resistence. II. The presence of neutralizing factor in the blood exhibiting some characteristics of a antibody. J. Clin. Invest. **23**, 233 (1944). — LUNTZ, G. R. W. N.: Diabetic coma. Brit. Med. J. **1948**, 440.

MARBLE, A.: Pitfalls in the treatment of diabetic coma. J. Kansas Med. Soc. **49**, 56 (1948). — MARKEES, S.: Zur Therapie des Coma diabeticum. Helvet. med. Acta **16**, 386 (1949). — MARKEES, S., u. F. W. MEYER: Behandlung des diabetischen Komas und Cocarboxylase. Experimentelle Befunde und klinische Ergebnisse. Schweiz. med. Wschr. **1949**, 931. — MARTIN, W. B. u. a.: Insulinresistance. Critical survey of the literature with report of a case. J. Clin. Endocrin. **1**, 387 (1941). — MIRSKY, J. A., and R. H. BROH-KAHN: The role of insulinase in the regulation of carbohydrat metabolism. J. Clin. Invest. **27**, 549 (1948).— MIRSKY, J. A., R. H. BROH-KAHN u. a.: The inactivation of insulin by tissue extracts. I. The distribution and properties of insulin inactivating extracts (Insulinase) Arch. of Biochem. **20**, 1 (1949). — MIRSKY, J. A., CL. J. PODORE, J. WACHMAN and R. H. BROH-KAHN: The urinary excretion of insulin by normal and diabetic subjects. J. Clin. Invest. **27**, 515 (1948).

OBERDISSE, K.: Insulinresistenz und Diabetes mellitus. Dtsch. Arch. klin. Med. 193, 274 (1948).
REINER, SEARLE and LANG: Proc. Soc. Exper. Biol. a. Med. 40, 171 (1939). — ROOT, H. F., and M. CARPENTER: Amer. J. Med. Sci. 206, 234 (1946). — ROSE, W. R., and others: Diab. 2, 462 (1953).
SCHNETZ, H.: Verhandl. d. 14. Tag. der Ges. f. Verd. u. Stoffwechsel-Krankh. Stuttgart S. 268 (1938). — SMELO, L. S.: Lack of response to insulin. Report of a patient treated with 5000 units per 24 hours. South Med. J. 40, 333 (1947). — SPRAGUE, R. (Mayo Clinic): Diabetic acidosis and coma. Med. Clin. N. Amer. Nation wide number 1947, 445. — STEPHENS, J.W., R. M. DONALDSON and A. MARBLE: Use of mixtures of NPH and unmodified insulins. Amer. Arch. Int. Med. 88, 356 (1951).
WILDER, R. M.: Management of diabetes in a general medical practice. Amer. J. Med. 7, 625 (1949).
ZEILE, K.: Über Insulin. Pharmazie 5, 97 (1950). — ZIMMERMANN, B., and TH. J. DONOVAN: Hyperglycaemie effect of insulin. Amer. J. Physiol. 153, 197 (1948). — ZIMMERMANN, H. J. u. a.: Effect of desoxycorticosteronacetat on insulin sensivity. Proc. Soc. Exper. Biol. a. Med. 73, 81 (1950). — ZONDEK, H.: Unusual cases of diabetes mellitus (undulating diabetes). Acta med. scand. (Stockh.) 134, 129 (1949).

Insulinbehandlung (vierter Teil)

BECHER: zit. bei KEHRER, S. 34. — BERTRAM, F. u. Mitarb.: Longinsulin-Hoechst. Dtsch. med. Wschr. 1954, 28 u. 1955, 220. — BOULIN, R. u. a.: Statisque de la mortalité du coma diabétique traité par la cocarboxylase, en 1950. Bull. Soc. méd. Hôp. Paris 67, 347 (1951). — BRESGEN, C., u. H. HEINLEIN: Über eine neue Möglichkeit percutaner und rectaler Insulinapplikation und -absorption. Münch. med. Wschr. 1951, 657. — BRUCH, E.: Neue Fortschritte in der Insulinphysiologie. Dtsch. Z. Verdgs- usw. Krkh. 11, 1 (1951). — BROWN, H., F. SANGER a. others: Biochem. Z. 60, 556 (1953). — BÜRGER, M.: Altern und Krankheit. Leipzig: Georg Thieme 1947.
CONSTAM, G. R.: Schweiz. med. Wschr. 1954, 200 (Lente insul.). — CRAMPTON, J. H., and others: Proc. Amer. Diab. Assoc. 21 (1935).
DANOWSKI, P. S., u. a.: Studies in diabetic acidosis and coma, with particular emphasis on the retention of administrered potassium. J. Clin. Invest. 28, 1 (1949). — DIENST, C.: Klin. Wschr. 1941, 858. — DÖRZBACH, E., u. F. LINDNER: Über ein neues Depotinsulin mit abgestufter Wirksamkeit. Dtsch. med. Wschr. 1954, 440.
FAELLI, C.: Z. f. Aerosolforsch. 3, 309 (1954) u. 4 (1954).
GAEDE, K.: Neuere Erkenntnisse über die innere Sekretion des Pankreas und deren Bedeutung für die Regulation des Kohlenhydratstoffwechsels. Referat auf der 57. Tagg. der Dtsch. Ges. für Inn. Med., Verh., S. 534. 1951. — GILLELAND, J. C., and M. M. MARTIN: Brit. Med. J. 1951, 14. — GROTE, L. R.: Neuzeitliche Diabetesbehandlung. Erg. inn. Med. 18, 301, 389 (1933). — GÜNTHER, O. (unter KATSCH): Insulin-Fettschwund. Diabetiker 4, 114 (1954).
HAUROWITZ, F.: Chemistry and biology of proteins, S. 54 u. 268. New York: Academic Press 1950. — HOFF, H., O. POETZL u. H. STROTZKA: in BOLLERS Diabetes (Z) S. 503 (1950).
KARR, W., G. SCULL and O. H. PETTY: J. Labor. a. Clin. Med. 18, 1203 (1933). — KEPLER (Mayo Clinic): Med. Clin. N. Amer. 22, 979 (1938). — KIENLE, T., u. R. STORTI: Zbl. inn. Med. 1941, 45. — KLOTZBÜCHER, E.: Rectale Insulinresorption vermittels Hyaluronidase. Dtsch. Z. Verdgs- usw. Krkh. 12, 7 (1952). — KÖHLER, V., u. A. FLECKENSTEIN: Die Stellung des Desoxycorticosteronacetats im normalen und pathologischen Kohlenhydratstoffwechsel. Dtsch. Arch. klin. Med. 189, 530 (1942); 191, 248 (1943). — KRAINICK, H. G.: zit. bei BERTRAM (Z), 1952. — Zur Frage der Zuckerzufuhr bei der Behandlung des diabetischen Komas. Wiss. Z. Univ. Greifswald 1, Med.-naturwiss. R. Nr 3—6, Sonderh. S. 113 (1951/52). — KUTSCHERA-AICHBERGEN, H.: Die Tuberkulose in Diab. mell. herausgegeben von R. BOLLER (Z), S. 440 (1950).
MARKEES, S.: Über die Regulation der Brenztraubensäure. Stoffwechselexperimente beim normalen und diabetischen Organismus. Z. klin. Med. 145, 354 (1949); Schweiz. med. Wo. 1951, 1145. — Stoffwechselgrundlagen und Indikationsgebiete der Cocarboxylase. Dtsch. med. Wschr. 1953, 971. — MARTIN, M. M., and J. C. GILLILAND: Physiological activity of insulin dialysate by mouth. Nature (Lond.) 167, 904 (1951). — MEYTHALER, F., u. J. STAHNKE: Verh. dtsch. Ges. inn. Med. 1930 115. — MEYTHALER, F., G. LOBENHOFER u. W. HAGGENMILLER: Die adrenale Gegenregulation auf Insulin bei den verschiedenen Konstitutionstypen. Dtsch. Arch. klin. Med. 198, 305 (1951); dort auch die älteren einschlägigen Arbeiten von MEYTHALER und seinen Schülern. — MOHNICKE, G. (unter KATSCH): Versuche mit Pankreasmellin-Neu, ein Beitrag zum Problem der peroralen Insulintherapie. Pharmazie 1950, 572.
NICOLSON, W. M., and W. S. BRANNING: J. Amer. Med. Assoc. 134, 1292 (1947).
PERRY, S. M., and S. L. ROSENBAUM: New England J. Med. 245, 847 (1951). — PRATT, J. H.: Zur Geschichte der Entdeckung des Insulins. Sudhoffs Arch. 38, 48 (1954).
ROCH, M., u. F. SCIELUNOFF: Schweiz. med. Wschr. 1943, 1399 — RYLE, A. P., SANGER and others: Biochem. J. 60, 541 (1955).

SASS and ALEXANDER: Arch. of Neurol. **42**, 286 (1939). — SAYERS, G., and M. A. SAYERS: Recent Progr. in Hormone Res. **2**, 81 (1948). — SCHWARZ, E., u. F. KOLLER: Schweiz. med. Wschr. **1949**, 939. — SCHÖNBERG, W. D. v.: Dtsch. med. Wschr. **1954**, 587. — SCOTT and PARKER: Trans. Roy. Soc. Canada **26**, 287 (1932). — STEPP, W., u. A. SAUER: Dtsch. Arch. klin. Med. **165**, 232 (1929). — SUTHERLAND, E. W., and CH. DE DUVE: J. of Biol. Chem. **175**, 663 (1948). — SWALLOW, K., and A. L. SHUTE: NPH Insulin: a preliminary report. Canad. Med. J. **65**, 23 (1951). THURN P.: Therapeutische Prüfung eines neuen oralen Diabetesmittels (Pankreasmellin-Neu). Dtsch. med. Wschr. **1950**, 1691.

VETTER,: Wien. Z. inn. Med. **31**, 370 (1950). — VOIT, K., u. B. KNICK: Dtsch. med. Wschr, **1955**, 16.

Insulinbehandlung (fünfter Teil)

BALFOUR, W. M. and SPRAGUE: Amer. J. Med. **7**, 596 (1949). — BELLWINKEL, H. W.: Dtsch. med. Wschr. **1954**, 1896. — BOULIN, R., H. CHIMÈNES et R. TOURNEUR: Étude de 14 cas de lipodystrophies insuliniques. Presse méd. **1952**, 1024. — Are diabetic degenerativ complications preventable? Brit. Med. J. **14**, 8 (1954). — BUTTLER, A. M.: New. Engl. J. Med. **243**, 648 (1950).

CONN, J. R., and M. H. LOVELESS: J. Immunol. **74**, 329 (1955).

ESTEN and DUMM: Internat. M. Digest. **40**, 16 (1942).

FONTAINE, R., G. STOLL et P. FRANK: Action de l'acétate de désoxycorticostérone (D.O.C.) sur certain diabètes insulinoresistants. A propos de deux observations, Ann. d'Endocrin. **13**, 24 (1952). — Fox, F. G., and other: Brit. Med. J. 1202 (1953). — FROSTIG: Amer. J. Psychiatr. **96**, 1167 (1940).

GOODMAN, J. J.: Rev. Insulin hypoglycemic reactions in diabetic patients. Metabolism **2**, 485 (1953). (81 Literaturangaben.) — GÜLZOW, M., u. D. MÜTING: Die lipophile Dystrophie in Festschr. für G. KATSCH. Wiss. Z. Univ. Greifswald **1**, 4—7, 46 (1950/51). — GURLING, K. J., and other: Brit. med. J. 71 (1953) Lente Ins. — GYSIN, M., and J. L. WILSON: Dis. Nerv. System **15**, 138 (1954).

HALLAS-MØLLER, K.: Diabetes **5**, 7 (1956). — HIMWICH, W. A.: Brain metabolism and cerebral disorders. Baltimore: Williams & WILKINS Company 1951. — HIMWICH and others: Science (Lancaster, Pa.) **86**, 271 (1937). — Amer. J. Psychiatr. **96**, 371 (1939). — HÖPKER, W.: Die Wirkung des Glucosemangels auf das Gehirn. Stuttgart: Georg Thieme 1954.

JOSLIN, E. P.: Med. Clin. N. Amer. **4**, 1723 (1921). — JORPES, E.: Arch. Int. Med. **83**, 363 (1949). — Acta med. scand. (Stockh.) Suppl. **239**, 138, 313 (1950).

LJUNG, O.: Recristallized insulin in insulinallergie with report of a case of insulinresistance with local and general allergic reactions. Acta med. scand. (Stockh.) **143**, 260 (1952). LUKENS, F. D. W.: Studies on the pathogenesis of diabetes. Canad. Med. Assoc. J. **65**, 334 (1951).

MARBLE, A., and A. E. RENOLD: Trans. Assoc. Amer. Physiol. **62**, 219 (1949). — MARTINIlks E.: Insulinresistance: Progress in clinical endocrinology ed. by S. SOSKIN, S. 270. New York: Grune & Stratton 1950. — MASON, E. H.: The life history of a diabetic who aquired a unusual tolerance to insulin. J. Clin. Invest. **9**, 31 (1930). — MELLINGHOFF, E. u. DUENSING: Dtsch. Arch. klin. Med. **196**, 569 (1950). — MIRSKY, J. A., B. SIMKIN and R. H. BROH-KAHN: The inactivation of insulin. Arch. of Biochem. **28**, 415 (1950). — HALLAS-MILLER, K.: Leute-Insulene, neueste Lit. Diab. **5** 7 (1956). — MURRAY, J., and B. WILSON: The new insulinslente, ultralente and semilente. Brit. Med. **1953**, 1023.

OAKLEY, W.: „Lente" insulin (insulin zincsuspension): further studies. Brit. Med. J. **1953**, 102. — OPPENHEIMER: Med. Klin. **1927**, 1138.

PALEY, R. G., and R. E. TUNBRIDGE: Dermal reactions to insulintherapy. Diabetes **1**, 22 (1952). — POETZL, O., u. STROTZKA: zit. bei BOLLER (Z) S. 503 (1950).

RAUSCH-STROOMANN, J. G., u. H. SAUER: Zur Frage der Insulinresistenz durch Antikörperbildung. Klin. Wschr. **1953**, 551. — RENOLD, A. E., and A. MARBLE: J. of Biol. Chem. **185**, 367 (1950). — RENOLD, A. E., A. MARBLE and D. FAWCETT: Endocrinology **46**, 55 (1950).

SAYERS, G., and M. A. SAYERS: Endocrinology **40**, 265 (1947). — SCHECTER, A. E., and B. H. WIESEL, C. COHN: Amer. J. Med. Sci. **202**, 364 (1941). — SLAYTON, K. J., and others: New Engl. J. Med. **253**, 72 (1955) Lente Insuline. — SMELO, L. S.: Insulinresistence: Proc. Amer. Diab. Assoc. **8**, 75 (1948). — SOMOGYI, M.: J. of Biol. Chem. **141**, 219 (1941). — SOMOGYI, M., and A. WEICHSELBAUM: J. of Biol. Chem. **145**, 567 (1934). — STEIGERWALD, H., u. W. SPIELMANN: Nachweis von Insulinantikörpern bei Diabetikern. Klin. Wschr. **1956**, 80. — STÖRRING, F. K.: Dtsch. med. Wschr. **1937**, 10.

ZIMMERMANN, H. J., u. a.: Changes in responsiveness to insulin induced by desoxycorticosterone in diabetes. J. Clin. Endocrin. **11**, 728 (1951).

δ) Anderweitige Therapie

Die Erfolge der Diät- und Insulinbehandlung sind bei richtiger Verwendung so ausgezeichnet, daß andere therapeutische Maßnahmen höchstens als Unterstützung in Betracht kommen oder in besonders gelagerten Fällen als ein gewisser Ersatz für Insulin.

Es gibt Kranke, die so unter den Unannehmlichkeiten der dauernden Insulininjektion leiden, daß ihnen fast jedes Mittel recht ist, sie zu vermeiden. Manchmal gelingt das durch eine besonders strenge Diäteinschränkung mit nur 100—150 Kh. In anderen Fällen ist der Insulinbedarf mit 10—20 E so gering, daß man versuchen kann, dafür einen gewissen Ersatz zu schaffen. Es ist dies die orale Therapie mit Guanidinpräparaten und neuen Sulfonamiden (B. 55, *Nadisan*, Invenol, Rastinon usw.).

aa) Die Behandlung mit Guanidinpräparaten

Eine gewisse Zeitlang schien es, daß die von E. FRANK, einem Schüler von MINKOWSKI, 1926, inaugurierte Behandlung mit *oralen Guanidinpräparaten*, insbesondere Synthalin A und B, eventuell Gelagin, einen solchen Ersatz böte. Heute hat allerdings diese damals Aufsehen erregende Behandlung fast nur noch historisches Interesse (gute Sammelreferate bei MAIER-WEINERTSGRÜN), und BOLLER hat nicht ganz unrecht, wenn er schreibt: „Die Guanidintherapie des Diabetes dürfte wohl abgeschlossen sein."

JOSLIN u. Mitarb. erwähnen sie in ihrer großen Monographie überhaupt nicht mehr; Synthalin wird auch heute wieder hergestellt von der Firma Schering.

Trotzdem sei mit einigen Worten auf diese an sich sehr interessante und theoretisch gut begründete Behandlung eingegangen, die nur wegen ihrer Nebenwirkungen in manchen Fällen in Mißkredit gekommen ist.

Die stark blutzuckersenkende Wirkung der Guanidine wurde zuerst von WATANABE (zit. bei DALE) angegeben. Sie ging aber mit toxischen Schädigungen einher. E. FRANK gelang es 1926 nach sehr vielen Vorversuchen durch Einfügung zahlreicher CH_2-Gruppen im Synthalin ein Präparat mit ausgesprochen hypoglykämischer, aber kaum noch toxischer Wirkung herzustellen.

Das Synthalin A, ein Dekamethylendiguanidin, hat folgende Formel:

$$NH=C\begin{array}{c}NH_2\\HN-(CH_2)_{10}-HN\end{array}C=NH.$$

Das bessere Synthalin B hat eine CH_2-Gruppe mehr.

Synthalin senkt bei maximal diabetischen Hunden sehr stark den Blutzucker und bringt die Glykosurie ganz oder fast ganz zum Verschwinden. Anstiege des respiratorischen Quotienten nach Zuckerzufuhr sprachen auch für eine bessere Verbrennung (LUBLIN, zit. bei FRANK). Der Angriffspunkt ist wahrscheinlich ein zentral-nervöser, da die Guanidine zentral im Mittelhirn angreifende Krapmfgifte sind (vgl. EICHHOLTZ). Da, wo noch Inseln vorhanden sind, wird anscheinend auch auf diese, sei es direkt oder indirekt, ein Reiz ausgeübt (REINWEIN), so daß zum Teil eine Inselpeitsche vorliegt. W. CREUTZFELD u. E. TECKLENBURG beobachteten kürzlich (1955) bei der A-Synthalinhypoglykämie von Kaninchen eine Degeneration und Vacuolisierung der A-Zellen. Doch soll diese nicht Ursache der Hypoglykämie sein, sondern Folge einer Störung des intermediären Stoffwechsels oder der Leberfunktion, da Glucagonzufuhr diese Hypoglykämie nicht beseitigt.

Angesichts der toxischen Nebenwirkungen, die vor allem von STAUB, BERTRAM und DALE beschrieben wurden, kamen bei Menschen nur kleine und intermittierende Dosen in Betracht. Dementsprechend gab E. FRANK folgende Anweisungen:

| 1. Tag: 3 × 5 mg, | 2. Tag: 2—3 × 10 mg, | 3. Tag: 3 × 10 mg |
| 4. Tag: Pause, | 5.—7. Tag: 3 × 10 mg, | 8. Tag: Pause |

und im gleichen Rhythmus weiter.

Die Hoffnungen und Annahmen FRANKS, größere Insulinmengen (bis 40 E) auf diese Weise zu ersetzen, erfüllten sich nicht.

Nach eigenen Erfahrungen meiner Klinik, über welche REINWEIN u. FEIGEN-
HEIMER bei 68 Kranken berichteten, war nur in 20—30% der Fälle eine deutliche
Einwirkung auf die Glykosurie zu erkennen; sie ging aber nicht über 15 g pro
Tag hinaus.

In der Hälfte der Fälle mußte die Behandlung wegen dyspeptischer Beschwerden,
die auch durch Decholin, Cholactol, Calciumcarbonat usw. nicht beseitigt werden
konnten, abgebrochen werden. Schlimmer aber noch als diese geringen therapeutischen Erfolge waren toxische, vereinzelt sogar zum Tode führende Schädigungen, vor allem der Leber (MORAWITZ u. ADLER, BERTRAM, FRANK). Auch Verschlechterungen der Stoffwechsellage traten manchmal ein (BERTRAM
u. a.). BANSE beschrieb Herzschädigungen. Mit allen diesen und ähnlichen
Feststellungen zahlreicher Nachprüfer war der Stab über diese im Anfang so
hoffnungsfreudig begrüßte Therapie gebrochen. Das Ausland stand ihr von vornherein skeptisch gegenüber und die amerikanische Arzneimittelkommission wei-
gerte sich, Synthalin unter die offiziell zulässigen Arzneimittel aufzunehmen.

Was für das Synthalin gilt, trifft auch für alle anderen Guanidin-haltigen Medikamente, wie *Galegin* (REINWEIN), *Antikoman, Omalkan, Gluchorment u. a.*, sowie
das *Glycostop petrole birectific* von LIEVENS u. DOGNAT zu. Zwar werden immer
wieder von Kranken günstige Erfolge berichtet, sie halten aber nach meinen Erfahrungen nie einer Kritik stand.

ββ) Die Verwendung von Glykokininen

COLLIP, der ausgezeichnete physiologische Chemiker von Toronto und Berater
der Insulinentdecker, stellte unter Benutzung des gewöhnlichen Verfahrens zur
Herstellung des Insulins aus einer großen Reihe von Pflanzen, besonders Gemüsen,
Substanzen von insulinähnlicher Wirkung her, d. h. mit der Fähigkeit, den Blutzucker herabzudrücken. Er nannte sie daher Glykokinine. Derartige Substanzen
wurden teils von ihm, teils von zahlreichen anderen Autoren aus Hefe, Getreide,
Lattich, Gras, Kartoffeln, Sellerie, Artischocken, Meerrettich, Heidelbeeren,
Kohl, Spinat, Hafer, Pilzen, Kastanien, Eicheln, Bohnen usw., man kann fast
sagen, aus fast allen wichtigen Gemüsearten extrahiert, und manche Autoren,
wie z. B. ALLEN, waren demgemäß geneigt, die günstige Wirkung von Gemüse-
und Hafertagen bei Diabetikern auf den Gehalt an Glykokininen zurückzuführen.
Obwohl diese Substanzen in der gleichen Weise wie das Insulin gewonnen werden,
unterscheiden sie sich prinzipiell von ihm einmal durch die perorale Wirkung,
ferner die langsamere Blutzuckersenkung, der manchmal ein hyperglykämischer
Effekt vorausgeht. Die Natur dieser Substanzen ist im allgemeinen unbekannt,
mancherlei spricht dafür, daß das *Galegin* (REINWEIN) das erste rein gewonnene
Glykokinin ist, jedenfalls decken sich seine biologischen Eigenschaften völlig
mit den von COLLIP u. a. beschriebenen.

Größere praktische Bedeutung haben die Glykokine nicht gewonnen. Nur
das *Myrtillin*, aus Heidelbeeren hergestellt, ein altes in der Volksmedizin der
österreichischen Alpenländer viel gerühmtes Diabetesheilmittel, ist näher untersucht. Ausgangspunkt für die Darstellung bildeten frische Blätter oder die Droge
Fol. Myrth. Den ersten Mitteilungen von EPPINGER, MARK und WAGNER über
günstige Wirkungen vor allem im Tierexperiment folgten warme Empfehlungen
von ALLEN. JOSLIN allerdings erwähnt dies Mittel neuerdings überhaupt nicht mehr.

MACDONALD u. WISLICHY stellten aus Kohl einen blutzucker-senkenden
Extrakt, von ihnen Vegulin genannt, her. Die auch bei diabetischen Menschen
wirksame Menge entspricht etwa 6 kg. Das gleiche hatten auch DUBIN u. CORBITT
behauptet, aber alle diese Angaben konnten von LEWIS (dort Lit. und Kritik
dieser Arbeiten) nicht bestätigt werden.

MONTLOIVO (Lit. bei LEVIS) erzielte mit Extrakten der Früchte der Hundsrose (Rosa canina), gleichfalls auch bei oralen Gaben, hypoglykämische Effekte.

Die Bestrebungen, mit Glykokininen einen gewissen Insulinersatz zu schaffen, ruhen also keineswegs. Sie sind theoretisch wohl berechtigt, aber es ist unwahrscheinlich, daß ihnen ein praktischer Erfolg, der auch wirtschaftlich tragbar ist, beschieden sein wird. Durch die Entdeckung der oralen Sulfonamidtherapie sind diese Bestrebungen ganz in den Hintergrund gedrängt.

γγ) Orale Insulinersatztherapie mit Sulfanylderivaten

Während die beiden bisher besprochenen Versuche einer oralen Insulinersatztherapie nur von sehr zweifelhaftem Werte sind, bietet die in den letzten Jahren ausgearbeitete Therapie mit Sulfanylderivaten große Erfolgsaussichten.

Sie verdankt in gewissem Sinne einem glücklichen Zufall ihre Entstehung. Als mehrere deutsche pharmazeutische Fabriken sich um eine Verbesserung und Verfeinerung der Sulfonamidtherapie bemühten, vor allem die Firma C. F. Boehringer & Söhne, Mannheim-Waldhof, stießen sie auf Substanzen mit eigenartig starker Blutzuckersenkung. 1941 fanden VONKENNEL u. KIMMIG eine blutzuckersenkende Wirkung des Sulfonamid-p-Aminobenzolsulfamidoisopropylthiodiazols (JPTD) mit der Strukturformel:

$$NH_2 - \langle \rangle - SO_2 - NH - C \underset{S}{\overset{N-N}{\parallel \parallel}} C - R_1$$

wobei R_1 = isopropyl bedeutet.

JANBON u. Mitarb. machten 1942 mit dieser Substanz, die nur sehr langsam vom Organismus ausgeschieden wird, die ersten klinischen Versuche. Es kam dabei mehrfach zu schweren hypoglykämischen Zuständen mit Bewußtseinstrübungen und sogar vereinzelten Todesfällen, genau wie bei der schweren Insulinhypoglykämie. Therapeutisch halfen frühzeitige und große Traubenzuckergaben.

LOUBATIÈRES u. Mitarb. bemühten sich in zahlreichen Untersuchungen der Jahre 1942—1955 in dieser Richtung weiter. Aus den letzten Jahren stammen Untersuchungen von KLEINSORGE, KÜHNAU, HOLT u. Mitarb., sowie ACHELIS u. HARDEBECK (Lit. bei H. MASKE) mit der experimentellen Erprobung des JPTD-Präparates und eines von der Firma Boehringer & Söhne hergestellten neuen sehr einfachen Sulfonamides, des N_1-sulfanilyl-N_2-n-butylcarbamides, das zunächst als Substanz BZ 55 bezeichnet, später als Nadisan in den Handel kam. Es hat die Strukturformel $NH_2 - \langle \rangle - SO_2 - NH - CO - CH - R_2$, wobei R_2 n-butyl bedeutet.

Das gleiche Medikament wird von den Hoechster Farbwerken unter dem Namen Invenol in den Handel gebracht. Nach dem günstigen Ausfall der Tierversuche begann die klinische Erprobung beim Menschen durch KLEINSORGE, FRANKE u. FUCHS und in großem Maßstabe durch BERTRAM u. Mitarb., ELINOR BENDFELDT und H. OTTO (Lit. bei MASKE) u. G. PETERS. Nach einer eben (März 1957) erschienenen Mitteilung von ACHELIS wurden bis dahin in Deutschland 250000—300000 Kranke damit behandelt. In Amerika sind es 10000. Die kürzlich (Febr. 1957) erscheinende Nr. der amerik. Zeitschr. Diabetes berichtet auf 92 Seiten über zahlreiche Arbeiten, Konferenzen und Symposien (vgl. Metabolism), an denen fast sämtliche amerikanischen Diabetesforscher, aus Deutschland ACHELIS, teilnahmen. Die deutschen Erfahrungen wurden im wesentlichen bestätigt, vor allem von ROOT-Boston, doch wird den toxischen Schädigungen bis zu Todesfällen, die in 5,36—9,2% gefunden wurden, eine erhebliche Bedeutung zugemessen. Das neue Verfahren eignet sich keineswegs für alle Zuckerkranken.

Völlig scheidet aus der Insulinmangeldiabetes, vor allem der Jugendlichen und Menschen mittleren Lebensalters, es sei denn in Kombination mit Insulin, während der Gegenregulationstypus (BERTRAM) des fünfzigsten Lebensjahres und darüber die Hauptrolle spielt und die besten Resultate ergibt, falls er nicht schon längere Jahre besteht und mit größeren Insulindosen behandelt wurde. Auch die allgemeine Körperkonstitution spielt eine Rolle: Pykniker reagieren besser als Leptosome.

Bereits eingetretene Komplikationen an Kreislauforganen und Nervensystem sind ungeeignet.

Die *Diät* muß strikte eingehalten werden. Das Ziel der Behandlung ist das gleiche wie sonst: Aglykosurie und normaler oder annähernd normaler Blutzucker.

Die Dosierung ist in fallenden Mengen 5—4—3—2—2 Tabletten Nadisan oder Invenol zu 0,5 g täglich. Manchmal ist eine längere Darreichung von 2 bis 4 Tabletten nötig, um das Maximum des Erfolges zu erzielen. Im ganzen soll man versuchen, für die Dauerbehandlung mit möglichst niedrigen Dosen auszukommen.

Sollte vor Einleitung der neuen Therapie Insulin gegeben worden sein, so empfiehlt es sich, dieses allmählich und nicht schlagartig abzubauen und durch Nadisan bzw. Invenol zu ersetzen, vor allem gilt das dann, wenn vorher größere Insulinmengen injiziert waren, bei denen sowieso der Erfolg zweifelhaft ist. Beachtet man das nicht, so kann es zu einer rapiden und sehr erheblichen Verschlechterung der Stoffwechsellage kommen, wie ich es einmal bei einem 58 jähr. Kranken, der 3 Jahre lang 60 E Insulin gespritzt hatte, sah. Das sofortige Aussetzen des Nadisans und die Rückkehr zur alten Insulindosis stellte in wenigen Tagen die alte günstige Stoffwechsellage wieder her. Dagegen bestehen meines Erachtens keine Bedenken, vorsichtig auch bei längerer Insulindarreichung vorher den Versuch eines Ersatzes durch Nadisan zu machen, da dies in etwa der Hälfte der Fälle doch noch gelingt. Daß allerdings, wie BERTRAM berichtet, sogar 100 E Insulin voll durch Nadisan ersetzt werden können, ist wohl eine besonders große Ausnahme. Oft gelingt es, die Dauerbehandlung mit täglich oder jeden 2. Tag einer Nadisantablette fortzusetzen. Sehr selten kann sogar für mehrere Tage oder noch länger diese Behandlung ganz ausgesetzt werden.

Streng kontraindiziert ist diese Therapie bei allen acidotischen Kranken, besonders komatösen und präkomatösen.

Sehr wichtig ist die Frage der *Nebenwirkungen.* Hin und wieder kommen dyspeptische Beschwerden vor, meist durch Hyperacidität bedingt, die aber gewöhnlich durch die übliche Behandlung verschwinden und nur selten zur Aufgabe der Nadisantherapie zwingen. Erwähnt seien ferner allergische Reizerscheinungen von seiten der Haut oder ausgesprochene Dermatosen.

Eine Rarität ist das Auftreten von hohem Fieber (BERTRAM). ROOT sah 15 mal Dermatosen, 4 mal Ikterus, 3 mal schwere Kreislaufschäden mit Gehirnbeteiligung.

Die entscheidende Frage ist die, was diese neue Therapie auf die Dauer leistet und ob es schließlich häufiger doch zu Schädigungen ernsterer Art etwa von seiten besonders der Leber kommt. Schließlich sind Sulfonamide, auch wenn sie in kleinen Mengen genommen werden, auf die Dauer keine gleichgültigen Substanzen, vor allem auch nicht für die Darmflora. Es wird noch mehrere Jahre dauern, bis wir diese Fragen beantworten und uns ein Endurteil bilden können.

Meine eigenen Erfahrungen mit dieser neuen Therapie sind nur klein, entsprechen aber durchaus dem, was in der deutschen Literatur bisher darüber niedergelegt ist.

Über den *Wirkungsmechanismus* des Nadisans gibt es vorläufig nur Vermutungen. FERNER u. RUNGE fanden bei ihren mit BZ 55 behandelten Kaninchen und Ratten in 50% Schädigungen der A-Zellen des Inselapparates bei intakten B-Zellen und vermutet eine Herabsetzung der Glucagonproduktion. Da es sich aber um sehr große Dosen handelte, die weit über die entsprechenden therapeutischen beim Menschen hinausgehen, so dürfte die Beweiskraft dieser Befunde nicht sehr groß sein, um so mehr, als bei Sektionen von Diabetikern, die lange mit Nadisan behandelt wurden, keine Veränderungen der A-Zellen gefunden wurden.

Dies Dunkel hinsichtlich des Wirkungsmechanismus dieses neuen Therapeuticum ist vorläufig noch etwas beunruhigend, aber es ist anzunehmen, daß es sich bald lichtet, vor allem, wenn die Rolle der Leber in dem ganzen Geschehen aufgeklärt ist. [Vgl. die neuesten im *Diabetes* mitgeteilten amerikanischen Untersuchungen (1957).]

1956 wurde dann von den Farbwerken Hoechst ein BZ 55 ähnliches Präparat N-(4-methylbenzolsulfonyl)-N-butyl — Harnstoff als D 860 bezeichnet mit der Strukturformel:

$$CH_3 - \langle\!\!\!\!\rangle - SO_2 - NH - CO - NH - R_3$$

hergestellt. Es unterscheidet sich vom Nadisan lediglich dadurch, daß an die Stelle des NH$_2$ am Benzolring CH$_3$ getreten ist. Es kommt unter dem Namen Rastinon der Farbwerke Hoechst und als Artosin der Firma C. F. Boehringer & Söhne, Mannheim, in den Handel.

Der grundsätzliche Unterschied sowohl gegenüber JPTD als auch BZ 55 besteht in dem Fehlen der paraständigen Aminogruppe am Benzolkern, welcher der Träger der antibakteriellen Wirkung ist. Im pharmazeutischen Laboratorium der Hoechster Farbwerke konnte durch verschiedene Forscher festgestellt werden, daß die blutzucker-senkende Wirkung nicht an die Sulfanylgruppe geknüpft ist [vgl. G. EHRHARDT (1956)].

In einem großartigen teamwork wurden dann mit dieser neuen antidiabetischen Substanz D 860 umfassende klinische und experimentelle Untersuchungen angestellt, die in zahlreichen Arbeiten in Nr. 21 und Nr. 22 der Deutschen mediz. Wochenschr. 1956 erschienen sind (siehe dort die Einzelarbeiten).

Beteiligt sind daran die Kliniken Frankfurt, München I und II, das Städt. Krankenhaus Augsburg, die Diabetikerheime Garz und Karlsburg, sowie die pharmazeutische Forschungsabteilung der Farbwerke Hoechst, mit den Herren A. BÄNDER, E. BÖHLE, D. CREUTZFELD, TH. DORFMÜLLER, H. EHRHART, R. MARX, H. MASKE, W. MEIER, G. MOHNICKE, E. F. PFEIFFER, ST. SCHLAGINTWEIT, K. SCHÖFFLING, J. SCHOLZ, J. SEIDLER, W. STICH, G. STÖTTER u. H. ULRICH und anderen Mitarbeitern.

Kaum ein neueres Pharmakon ist so eingehend und vielseitig nach jeder Richtung hin untersucht worden wie D 806.

Aus der Fülle von Arbeiten können an dieser Stelle nur die kurz besprochen werden, die unmittelbare klinisch-therapeutische Bedeutung haben, im übrigen muß auf die zahlreichen Mitteilungen in den angeführten Heften der Dtsch. med. Wschr. verwiesen werden. Klinische Erfahrungen seit August 1955 liegen aus 6 Kliniken bzw. Krankenanstalten an 781 mit D 806 behandelten Zuckerkranken vor.

Die größte Anzahl (315) stellte das Diabetikerheim Garz-Karlsburg (unter KATSCH), 200 die Augsburger Klinik und 130 die Frankfurter Klinik. Die angewandten Mengen betrugen mehrfach täglich 0,5 g. Im großen und ganzen deckten sich die Erfahrungen mit denen bei BZ 55, was nach der ganz ähnlichen Struktur zu erwarten war, doch spielen die Dauer der Zuckerkrankheit und die vorher eingeleitete Insulintherapie anscheinend bei D 806 keine so große Rolle wie bei BZ 55.

Am günstigsten reagierten Stheniker und Diabetiker vom Cushingtyp, am ungünstigsten Astheniker, vegetativ Labile, Hyperthyreotiker und Hochwüchsige.

In keinem Falle konnten Heilungen erzielt werden.

Über Dauererfolge ist natürlich bei der Kürze der Beobachtungszeit noch kein Urteil möglich. Aus der Fülle der zahlreichen Laboratoriumsarbeiten seien nur einige wichtige Ergebnisse kurz erwähnt. Für die tatsächliche Verbrennung zugeführter Glucose unter D 860-Darreichung spricht die Erhöhung des respir. Quotienten (G. STÖTTER u. J. SEIDLER). Der Intermediarstoffwechsel verschlechtert sich nicht. Die Milchsäure nahm ab bei gleichzeitiger Zunahme der Brenztraubensäure (H. STEIGERWALD u. Mitarb.). Bei erfolgreich mit D 860 behandelten Kranken sanken die Gesamt-Lipoide und das Gesamt-Cholesterin im Blute ab, während die Phosphatide etwas zunahmen (E. BÖHLE u. Mitarb.).

Die Ausscheidung der Nebennierenrindenhormone änderte sich nicht (E. E. PFEIFFER u. Mitarb.). In 6 Fällen, die nach langdauernder Behandlung mit D 860 starben, konnten nach dem Tode keine Veränderungen an den A-Zellen gefunden werden (W. CREUZFELDT).

Das Ausscheidungsprodukt von D 860 im Harn ist

$$\text{N-(4-Carboxy-benzol-sulfonyl)-N'-buthyl-Harnstoff,}$$

eine Carbonsäure, die selbst nicht stoffwechselwirksam ist (G. MOHNICKE, TH. DORFMÜLLER). Diese Substanz entsteht offenbar sehr rasch in Leber und Nieren, da eine Anreicherung von D 860, wie Versuche mit S^{35} zeigten, nicht vorkommt. Wohl aber nimmt die Leber an Glykogen zu, anscheinend durch Hemmung der Glykogenolyse.

D 860, das als Rastinon (Hoechst) in den Handel kommt, besitzt im Gegensatz zu BZ 55 nur eine geringe, therapeutisch bedeutungslose bakteriostatische Wirkung gegenüber grampositiven Keimen (ORTEL u. MOHNICKE). Die letzten 2 Jahre haben im In- und Ausland eine Fülle von Nachprüfungen (Lit. bei C. CREUTZFELD, 53 Arbeiten) gebracht.

δδ) Sonstige medikamentöse Therapie
Hormontherapie

Seit über 15 Jahren sind auch extra-pankreatische Hormone für die Behandlung des D. m. herangezogen worden, und es liegen bereits mehrere Dutzende von Arbeiten (Lit. bei JOSLIN u. Mitarb., sowie BOLLER [Monogr. S. 293]) vor, die noch ständig sich vermehren. Vor allem sind es die Keimdrüsenhormone, die anfangs von THADDEA, GESSLER u. Mitarb., in den letzten Jahren von VETTER u. PETRIDES (dort auch die Lit.) beim Altersdiabetes, besonders der Frauen, verwandt wurden. Ausgangspunkt waren die günstigen Wirkungen von oestrogenen Substanzen, welche NELSON u. Mitarb. (1933—1936, Lit. bei PETRIDES, 1950, u. VETTER, 1950) auf die Glykosurie pankreasdiabetischer Tiere erzielen konnten. In vielen Fällen von menschlichem D.m. sind zweifellos gewisse günstige Einwirkungen auf die Stoffwechsellage vorhanden, besonders in den Beobachtungen von MARCUS u. GLOTZER (mit angeblich 25—30% Insulinersparnis), aber sie sind in der Regel gering und unsicher, und werden zum Teil bestritten. Bei Jugendlichen und präklimakterischen Leuten werden sie stets vermißt. Außerdem ist diese Therapie kostspielig, da die Keimdrüsenhormonwirkung, wenn überhaupt vorhanden, anscheinend sehr rasch abklingt und immer wieder neu eingeleitet werden muß. Wahrscheinlich kommt sie durch Dämpfung der Hypophysenvorderlappenfunktion zustande.

Weitere Beobachtungen kritischer Untersucher müssen zeigen, ob es zweckmäßig ist, den hier eingeschlagenen Weg noch weiter zu verfolgen. Selbst im günstigsten Falle käme für eine derartige Therapie nur ein sehr kleiner Kreis von Kranken in Betracht.

Günstige Einwirkungen auf die diabetische Stoffwechsellage lassen sich mit großer Regelmäßigkeit auch durch gewisse Nebennierenrindensteroide erzielen. So zeigten meine früheren Mitarbeiter KÖHLER u. FLECKENSTEIN (1942), daß Desoxycorticosteronacetat besonders bei Kristallinplantationen die capillarvenöse Blutzuckerdifferenz im Gewebe verbessert, den Brenztraubensäurestoffwechsel normalisiert und Glykosurie und Hyperglykämie herabsetzt. Diese Untersuchungen sind von vielen Seiten, wie CRAMPTON u. Mitarb., VETTER, SAYERS u. a. bestätigt worden. Aber auch dieser therapeutische Weg dürfte zu kostspielig sein, um weiter verfolgt zu werden.

RATHERY u. FROMENT sahen Günstiges von der Darreichung vom Nebenschilddrüsenhormon, das die Wirkung von Insulin und Synthalin steigern soll.

KASAKOW u. Mitarb., sowie CORAZYA u. CIULLI [Lit. bei R. BOLLER (Z)] beobachten bei Injektionen von einem Gemisch von Organextrakten (Leber, Pankreas, Nebennieren und Muskeln) Blutzuckersenkungen, bei denen vielleicht, wie BOLLER wohl mit Recht vermutet, eine Insulinkomponente mitbeteiligt ist.

Vitamine. Auch die Vitamine sind für die Diabetesbehandlung herangezogen worden (ausführliche Darstellung mit umfassender Literatur bei S. MARKUS in BOLLERS *Monographie*). Es ist dies sehr verständlich, da manche Vitamine, besonders der B-Komplex, im normalen Ablauf des Kh-Stoffwechsels eine entscheidende Rolle spielen. Nun ist der unkomplizierte D. m. sicher keine Avitaminose, so daß eine Übertragung der bei avitaminotischen Tieren gewonnenen Beobachtungen auf die Therapie des genuinen menschlichen Diabetes nicht statthaft ist. Die normale Diabetikerkost muß immer einen genügenden Vitamingehalt besitzen. Daß darüber hinaus aber durch zusätzliche Gaben von einzelnen Vitaminen — fast alle hat man verwendet — günstige Einwirkungen auf den Zuckerhaushalt zu erzielen sind, ist zwar immer wieder behauptet, so neuerdings von HEINSEN für das Vitamin E, es wird aber von den meisten kritischen Beobachtern (Lit. bei STEPP-KÜHNAU-SCHRÖDER, sowie BICKNELL-PRESCOT) bestritten, so daß ich auf die große Literatur in dieser Richtung nicht einzugehen brauche. Erwähnt sei nur, daß GUEST auf der internationalen Konferenz 1949 über Vitamin E, über völlige Versager bei langfristiger Behandlung von jugendlichen Diabetikern mit Vitamin E berichtete, und JOSLIN vor der kritiklosen Anwendung warnt.

Anders liegen natürlich die Verhältnisse, wenn a- oder hypovitaminotische Zustände sich mit D. m. kombinieren.

Von vielen Autoren wurden die diabetischen Nervenschädigungen auf einen B-Mangel zurückgeführt, auch wenn ein solcher in der Nahrung nicht bestanden hat. Die Aneurintherapie in solchen Fällen wird überwiegend günstig beurteilt, aber MARKEES geht meines Erachtens viel zu weit, wenn er als Theoretiker behauptet: „Nach den in der Literatur berichteten Resultaten scheint die therapeutische Wirksamkeit von Vitamin B bei Nervenkrankheiten unzweifelhaft." Demgegenüber schreibt ein so kompetenter Neurologe wie SCHALTENBRAND hinsichtlich des Ischias: „Die Verabfolgung von Vitamin B hat sich als vollkommen wirkungslos erwiesen." Auch ich habe bei diabetischen Neuropathien wirklich Überzeugendes von dieser Therapie, wenn überhaupt, nur ganz selten gesehen.

Die *Hefe*therapie des D. m. ist sehr alt. Obwohl später C. v. NOORDEN u. ISAAC (Z) u. a. die Hefe als wirkungslos befunden hatten, wird doch eine solche Behandlung immer wieder von neuem empfohlen, so neuerdings von BECHERT-Dresden bei poliklinischen Kranken und 1947 von PARR u. SHRIPTON. Ich selbst habe an genau eingestellten Kranken bei klinischer Prüfung nie überzeugende Erfolge gesehen. JOSLIN u. Mitarb. (Z) erwähnen diese Behandlung überhaupt nicht.

Medikamentöse Behandlung im engeren Sinne. Eines der ältesten Arzneimittel gegen D. m. ist das *Opium.* Es wurde in den letzten Jahrzehnten vor der Entdeckung des Insulins in langen Kuren verordnet als Dämpfer des Nervensystems, das besonders bei labilen Kranken in der Gestaltung des D. m. eine Rolle spielen kann. NAUNYN (Z) empfahl es sehr, ferner nochmal in der Insulinära (1927) PETRÉN (Z) in Mengen von 3 × 8 Tropfen Tct. opii simpl. oft monatelang zur Unterstützung seiner Fetttherapie.

Heute wird es wohl kaum noch verwendet, zumal es der bei Diabetikern sowieso schon oft vorhandenen Verstopfung Vorschub leistet. Dagegen sind kleine *Luminalmengen* (0,05 oder Luminaletten) oder Somnifen, Adalin oder sonstige Beruhigungsmittel besonders bei sehr nervösen Kranken auch für den Zuckerhaushalt von Vorteil. C. v. NOORDEN gab es in den ersten Tagen der klinischen Behandlung fast regelmäßig.

Erwähnt sei weiter das *Gynergen,* das tatsächlich manchmal einen Synthalin- bzw. Galegineffekt besitzt, vereinzelt sogar die Insulinwirkung verstärken kann (REINWEIN, BUSANO, MASINI, MORELLI (zit. bei BERTRAM). MAYERHOFER empfahl das *Bellergal,* GERL zur Herabsetzung der Schilddrüsentätigkeit *Agontanstöße.* Zu dem gleichen Zwecke wurden auch Thiourazilverbindungen verwandt, besonders, nachdem HOUSSAY und MARTINEZ damit beim Alloxandiabetes einen sehr günstigen Effekt erzielen konnten. Blutzuckersenkungen lassen sich auch mit allen möglichen anderen Medikamenten wie Salicylpräparaten, Diuretin, Pyramidon usw. herbeiführen, sind aber ohne therapeutische Bedeutung.

Auch *Spurenelemente* sind zu therapeutischen Versuchen verwandt worden, wie Nickel, Kobald (BERTRAND u. MACHBOEUF), Tallium (BUSCHKE), vor allem aber *Kupfer* (Lit. und eigene Versuche bei SCHNETZ).

10—20 mg Cu führen nach SCHNETZ zu einer Senkung der diabetischen Hyperglykämie und Glykosurie und bei langdauernden Gaben zu einer Insulinersparnis bis zu 40 E, die mit Aussetzen der Cu-Therapie wieder verlorengeht. Später ist diese wohl nicht ganz bedenkenfreie Metalltherapie meines Wissens nicht weiter verfolgt worden.

Erwähnt sei in diesem Zusammenhange auch die von DIENST (unter KNIPPING) inaugurierte *Alkalitherapie* zur Beseitigung einer hartnäckigen Restketonurie und Restglykosurie. Er verwandte dazu vor allem die Salzmischung Septelen 6, enthaltend Natriumcitrat, Natriumtartrat, Natriumsulfat, Natriumphosphat und Natriumcarbonat in Mengen von 3 × täglich 1 Tee- bis Kinderlöffel in Wasser.

LASCH u. BOLLER, KIENLE u. STORTI sahen gleichfalls günstige Wirkungen auf Alkalireserve, Harnammoniak und Blutzucker. Wir haben bei scharf eingestellten Kranken keine sicheren Erfolge beobachtet und diese Therapie bald aufgegeben, zumal sie den Kranken meist widerstrebt und der gewünschte Erfolg auch auf andere Weise zu erreichen ist.

Auch eine Unmenge anderer Stoffe sind mit wechselnden Resultaten bei Diabetikern versucht worden [weitere Angaben bei C. v. NOORDEN u. ISAAC, SCHNETZ u. E. GRAFE (Z)], praktisch therapeutische Bedeutung haben sie aber bisher nicht gewonnen.

Zum Schluß sei noch die *Proteinkörpertherapie* von G. SINGER erwähnt, die aber heute wohl auch nur noch historisches Interesse besitzt. Er injizierte Kaseosan und sah dabei günstige Einwirkung auf die Glykosurie selbst bei Gangrän und Abscessen.

Die ganz überwiegende Zahl der Nachuntersucher, vor allem FALTA u. HÖGLER, BERTRAM, v. NOORDEN (Lit. bei BERTRAM) kamen zu einer Ablehnung, die

sich allgemein durchsetzte. Theoretisch bestanden hier gewisse Erfolgsmöglich-
keiten, nachdem BORNSTEIN u. BERTRAM durch Eiweißkörperinjektionen die
Adrenalinhyperglykämie unterdrücken und auch bei pankreaslosen Hunden den
Blutzucker herabsetzen konnten. Beim genuinen Diabetes des Menschen versagt
aber die Methode. Bestehen bleibt nur, wenigstens für einen Teil der Fälle, die von
BERTRAM festgestellte Tatsache, daß der Insulineffekt durch Kaseosaninjektionen
verstärkt und verlängert werden kann. Praktisch ist das therapeutisch natürlich
ohne Bedeutung.

εε) Die Arbeitstherapie

Der günstige Einfluß reger Muskeltätigkeit war schon den alten Klinikern wie
TROUSSEAU und BOUCHARDAT bekannt: Blutzucker und Glykosurie sinken. In
neuerer Zeit hat vor allem BÜRGER eingehende Untersuchungen über diese
Zusammenhänge angestellt. Schon beim Gesunden läßt sich nach initialem An-
stieg der Blutzucker durch starke Muskeltätigkeit erheblich herabdrücken als
Ausdruck einer vermehrten Kohlenhydratverbrennung im Muskel, die GRAFE u.
SALOMON schon 1922 durch Respirationsversuche auch beim Diabetiker nachwiesen, vielleicht auch als Folge einer vermehrten Abgabe von Insulin durch das
Pankreas. Beim Diabetiker liegen die Dinge viel komplizierter, erst recht bei
Insulindarreichung. Entscheidend sind Schwere des Diabetes und Stärke der Muskelarbeit im Verhältnis zur Leistungsfähigkeit. Im allgemeinen kann man sagen,
daß nicht ermüdende Arbeit günstig wirkt, ferner, daß der Ermüdungspunkt um so
rascher erreicht wird und die bis dahin geleistete Arbeit um so geringer ausfällt,
je schwerer der Diabetes ist. Es ist das eine allgemeine Gesetzmäßigkeit des schwerkranken Organismus: ,,Ermüdung als Maß der Konstitution", wie sie zuerst FR.
KRAUS in seiner berühmten Arbeit darstellte (Lit. bei E. GRAFE). Dabei reagiert
naturgemäß der unbehandelte Diabetiker viel stärker und ungünstiger wie der
behandelte. So fanden BÜRGER u. KRAMER im ersteren Falle bei mäßiger Arbeit
eine mehrere Stunden anhaltende Hyperglykämie.

Therapeutisch ergibt sich damit die Konsequenz, Muskelarbeit, zumal beim
schweren Diabetiker, nur in solchem Umfange zu gestatten, daß es dabei zu keiner
Erschöpfung kommt.

Verwickelt liegen manchmal die Dinge bei Kombinationen von Insulin und
Muskelarbeit. Hier tritt zuweilen eine Summationswirkung in der Richtung der
Hypoglykämie ein, was bei der Dosierung des Insulins berücksichtigt werden muß,
weil sonst ausgesprochene Vergiftungserscheinungen auftreten können. Merkwürdigerweise kann diese additive Wirkung auch bei solchen Kranken vorkommen,
bei denen die Muskelarbeit allein zu einer Hyperglykämie führt.

Angesichts dieser oft nicht vorauszusehenden Reaktionsarten ist es wünschenswert, schon während der klinischen Behandlung Arbeitsbelastungen, am besten
in Gestalt von längeren Spaziergängen, bei insulinierten Zuckerkranken vorzunehmen (BÜRGER).

Besonders zweckmäßig sind in dieser Richtung die arbeitstherapeutischen Einrichtungen, wie sie KATSCH u. Mitarb. (Zusammenf. bei KATSCH, sowie BANSE
u. SPICKERNAGEL) in vorbildlicher Weise in seinen Diabetikerheimen in Garz
und Rügen und nach dem letzten Kriege in Karlsburg bei Greifswald getroffen
haben. Hier sind Arbeitsmöglichkeiten jeder Art vorhanden und können je nach
dem Berufe des einzelnen Zuckerkranken angewandt und unter ärztlicher Aufsicht dosiert werden. Dabei sind natürlich auch die Kreislauforgane genau zu
kontrollieren (BRAUCH u. SCHULTZ).

Die Art der Arbeitsleistung kommt erst in zweiter Linie. Sie muß gleichmäßig und langsam sein, am besten in Form von Spaziergängen, Tennisspielen oder Golf. Stoßweise Kraftaufwendungen, selbst mit Pausen, wie z. B. das Rudern, scheinen ungünstiger zu wirken. Wettkämpfe sind bei insulinierten Diabetikern unter allen Umständen verboten, wenn auch solche Kranke ganz selten einmal bei internationalen Tenniswettkämpfen gesiegt haben.

ζζ) Die balneologisch-klimatologische Behandlung

Der Einfluß physikalischer Faktoren auf die Zuckerkrankheit darf nicht allzu hoch bewertet werden. Es unterliegt keinem Zweifel, daß Reisen, Hochgebirgs-aufenthalte, Badekuren oft, zumal bei Leichtkranken, sehr günstig wirken, indem sie die Kh-Toleranz steigern. Die Hauptsache dabei dürfte das procul negotiis sein. Das gilt besonders für nervöse, abgehetzte Großstadtmenschen mit beruflicher Überbelastung und hoher Verantwortung. Die Entspannung des Nervensystems wirkt auch auf den Kohlenhydratstoffwechsel günstig ein, ziemlich gleichgültig, an welchem Orte sie erfolgt. Im ganzen habe ich den Eindruck, daß klimatisch das Gebirgsklima am meisten leistet, vor allem das Hochgebirge, wenn es auch sonst gut vertragen wird. Dabei ist es, wie auch für die Erholung sonst, für die Zuckerkranken viel zweckmäßiger, an einem oder zwei Orten zu bleiben, als um-herzureisen. Der Diabetiker, der eine bestimmte Diät einhalten muß, ist auf Reisen ungünstig daran, denn nicht jeder wird die Energie und Sorgfalt eines meiner Schwerkranken haben, eine Waage mitzunehmen und auf dem Hotelzimmer jede Mahlzeit abzuwiegen. Deshalb gehören Schwerkranke, wenn sie an fremde Orte verreisen wollen, entweder in Sanatorien oder in Badeorte, die ganz auf Diät-behandlung eingestellt sind. Gerade die letztere Tatsache ist es, welche das zuckerkranke Publikum, z. T. unabhängig von den jeweiligen Bädern und Trink-quellen, in gewisse Badeorte zieht.

In letzterer Richtung kommen in Betracht die Kochsalzquellen von Homburg, Kissingen, Salzschlirf u. a., die alkalisch-sulfatischen Wässer von Karlsbad, Marienbad, Mergentheim, Tarasp, Bertrich usw., sowie die einfach alkalischen Wässer wie in Neuenahr, Salzbrunn, Vichy. ARNOLDI u. ROUBITSCHEK fanden in einigen Fällen für das Karlsbader Wasser Senkungen des Blutzuckerspiegels und Erhöhung der Alkalireserve.

Ähnliches berichteten KÜHNAU, STRANSKY u. WIENSCHOWSKI. Bei dem Kis-singer Rakozi haben wir das bei genau eingestellten Zuckerkranken in unserer damaligen balneologischen Forschungsstelle nicht feststellen können (GRAFE).

Auch in Tierexperimenten hat man diese Frage geprüft. So sah STRANSKY nach Darreichung von Karlsbader Sprudel bei nicht diabetischen Kaninchen und Ratten Glykogenanreicherungen in der Leber und eine gesteigerte Wirkung von Leber- und Serumfermenten. Aber das galt nur für einen Teil der Tiere, und die Ausschläge waren auch da nur gering und nicht über jeden Zweifel erhaben. GEIGER u. KROPF, WIENSCHOWSKI (unter VOGT) untersuchten bei Kaninchen, die auf eine gleichmäßige Kartoffelstandardkost eingestellt waren, in 8 tägigen Perioden den Einfluß der verschiedensten alkalischen Quellen, die in Mengen von 30—50 cm^3 durch Schlundsonde beigebracht wurden, auf den Nüchtern-Blut-zucker und die Blutzuckerbelastungskurven. Letztere waren stets erniedrigt. Merk-würdigerweise erwiesen sich die entsprechenden Salzmischungen als unwirksam.

Es ist sehr schwer, diese zweifellos günstige Wirkung der nativen Quellen auf den Kh-Umsatz zu erklären. Ich möchte ebenso wie der sehr kritische MINKOWSKI, ARNOLDI u. ROUBITSCHEK, GEIGER u. KROPF an Änderungen im Elektrolyt-gleichgewicht denken, wobei allerdings schwer zu sagen ist, auf welche Weise diese Änderungen die Stoffwechselwirkungen zustandebringen.

Bei der Übertragung dieser an normalen Tieren gewonnenen Beobachtungen auf den diabetischen Menschen ist natürlich größte Vorsicht am Platze, zumal hier entsprechend große Mengen wie beim Tiere nicht in Betracht kommen. Weitere Untersuchungen für jede einzelne Quelle bei genau eingestellten Kranken müssen hier noch Klarheit schaffen.

Das *Baden* in den betreffenden Quellen dürfte trotz des allgemein wohltuenden Effektes unwirksam sein. Vielleicht verhalten sich sehr heiße Bäder dabei etwas anders. KESTERMANN u. BURGMANN fanden dabei in leichten Fällen Toleranzsteigerungen, in schweren dagegen Verschlechterungen der Stoffwechsellage.

Wenn auch die günstigen Wirkungen solcher Badekuren im einzelnen sich schwer analysieren lassen, so ist doch der Effekt bei geeigneten Kranken unbestreitbar.

In Betracht kommen nur leichte und mittelschwere Fälle ohne Kreislauf- und Nierenkomplikationen, am besten nach vorheriger genauer Einstellung zu Hause oder in einem Sanatorium an Ort und Stelle. Schwere Fälle können sich verschlechtern, wofür allerdings der Genuß der Quellen kaum verantwortlich zu machen ist.

Leider gehen die günstigen Erfolge solcher Badekuren im häuslichen Milieu oft mehr oder weniger rasch wieder verloren. Schuld daran ist meist der Alltag mit seinen Belastungen und Sorgen, manchmal auch der Leichtsinn der Kranken, die glauben, nach einer erfolgreichen Badekur diätetisch drauflos sündigen zu dürfen.

Schließlich noch ein Wort über *seeklimatische Kuren.* Das allgemein günstige Milieu, vor allem die Ausspannung, tun auch hier oft ihre gute Wirkung. Der eigentliche Klimafaktor (reine Meeresluft), Sonnenbestrahlung, Wind usw. lassen sich auch hier nicht analysieren. Auch die Bäderwirkung ist schwer zu beurteilen.

Längere kalte Seebäder sind zu widerraten, vor allem bei mittelschweren und schweren Fällen, da hier CURSCHMANN Zunahmen von Blut- und Harnzucker, manchmal sogar Auftreten von Ketonurie sah.

ηη) Versuche einer chirurgischen und röntgenologischen Behandlung des Diabetes

Von der chirurgischen Behandlung diabetischer Komplikationen und Begleitkrankheiten war schon kurz die Rede. Wir sahen, daß ihr Indikationsgebiet dank dem Insulin sehr wesentlich erweitert werden konnte und andererseits die Erfolge dieser Therapie sehr zugenommen haben. An dieser Stelle ist noch die Frage zu besprechen, ob auch das Grundleiden, der Diabetes selbst, einer chirurgischen Behandlung zugänglich ist. Für die Fälle, in denen ein echter Diabetes von Verletzungen, Blutungen, Abszeßbildungen, Tumoren, Cysten usw. des Pankreas seinen Ausgang genommen hat, ist sie ohne weiteres zu bejahen, und man sieht dabei hin und wieder erhebliche Besserungen, vereinzelt sogar mindestens ein Latentwerden der Krankheit.

Eine kausale Therapie liegt auch in den seltenen Fällen von primär hypophysärem oder epirenalem Diabetes infolge Tumor oder Hyperplasien vor. Gelingt deren restlose Beseitigung, so kann es zu weitgehenden Besserungen oder völligen Heilungen kommen (Lit. im Kongreßreferat von E. GRAFE).

Darüber hinaus ist auch versucht worden, bei nicht chirurgischen Erkrankungen des Pankreas operativ anzugehen. Der Antagonismus von innerer und äußerer Pankreassekretion legte den Gedanken nahe, durch partielle Ligatur der Ausführungsgänge der Bauchspeicheldrüse eine vermehrte Insulinproduktion herbeizuführen. ALLEN scheint zuerst diesen Gedanken ausgesprochen zu haben. MANSFELD u. Mitarb. haben ihn unabhängig von ALLEN in die Tat umzusetzen

versucht. Es gelang ihnen auch in einzelnen Fällen, bei Hunden Blutzuckersenkungen sowohl nüchtern wie nach Kohlenhydratbelastung herbeizuführen.
Die meisten Nachprüfer vermochten sich allerdings nicht von einer sicheren
Wirkung zu überzeugen. Insbesondere haben WAGNER u. PRIESEL (Z) sich sehr skeptisch geäußert. Beim Menschen ist die Methode gar nicht zur Anwendung gekommen.

Einen anderen Weg haben MANSFELD u. SCHMIDT beschritten. Von dem Gedanken ausgehend, daß auch die Speicheldrüsen reichlich Insulin enthalten, und
ihrem Bau nach, abgesehen natürlich von den LANGENHANSschen Inseln, dem
Pankreas sehr nahe stehen, haben sie die Parotisausführungsgänge bei Hunden
mit SANDMEYERschem Diabetes unterbunden und einen günstigen Einfluß auf
Blutzucker und Glykosurie gesehen.

V. ANGYAN, SEELIG u. GOHRBANDT haben z. T. unter Ausarbeitung besonderer
Verfahren, die vor allem Fistelbildungen verhindern sollten, auch beim Menschen
entsprechende Versuche gemacht. Sie haben aber zu keinem befriedigenden Ergebnis geführt.

Im ganzen gibt es nur wenig Fälle, in denen schließlich als letztes Mittel das
Heil in einem operativen Eingriff gesucht wird. Dahin gehören hin und wieder
Kranke mit schwerster Insulinresistenz. In einem derartigen Falle von CHA-
BANIER, BRÉHANT u. DONOSE gelang es diesen Autoren bei einem lange beobachteten 58jährigen Diabetiker, dessen Kh.-Stoffwechsel nicht einmal mit 360 bis
390 E Insulin bei nur 90 g Kh zu regularisieren war und sich allmählich noch weiter
verschlechterte, durch linksseitige Splanchnicotomie Glykosurie, Hyperglykämie
und Ketonurie erheblich herabzudrücken, so daß die ursprüngliche Kost schon
bei 90 E Insulin toleriert wurde.

Hinsichtlich anderer, meist erfolgloser chirurgischer Maßnahmen und Versuche
bei Diabetikern verweise ich auf die Darstellung von JOSLIN u. Mitarb. (Z, S. 709).

Auch Transplantationsversuche mit Pankreas von STONE (zit. bei JOSLIN u.
Mitarb.) führten nicht zum Ziele.

In den letzten Jahren haben LUFT u. OLIVECRONA u. Mitarb. einen ganz
neuen operativen Weg eingeschlagen. Fußend auf der Entdeckung von HOUSSAY
u. Mitarb. über die Besserung, evtl. Heilung von D. m. durch Hypophysenexstirpation, haben sie die Hypophysensektomie herangezogen zur Besserung
von sehr schweren Diabetes mellitus-Kranken mit starken Sekundärschäden. In
der neuesten Arbeit (1953) wurde über die Operationsresultate bei 20 derartigen
Patienten im Alter zwischen 20 und 33 Jahren berichtet. In allen Fällen handelte
es sich um die schwersten Komplikationen eines Diabetes: Starke Blutdruck-
steigungen, Albuminurie, Proteinurie und Retinopathie. Sieben dieser Kranken
starben zwischen dem ersten Tag und 19 Monaten nach dem Eingriff, in den ersten
Tagen gewöhnlich an postoperativen Komplikationen, in späteren Fällen an Sepsis, fraglicher Hypoglykämie, Arteriosklerose und Niereninsuffizienz. Die Erfolge
in den übrigen Fällen waren im ganzen erfreulich. Der Blutdruck sowohl systolisch
als auch diastolisch sank in allen überlebenden Fällen in den ersten Monaten nur
wenig, in den folgenden aber immer stärker, zum Teil auf normale oder nur wenig
erhöhte Werte ab. Die Herzvergrößerung ging in fast allen Fällen zurück, ebenso
die Albuminurie und die Ausscheidung doppelt lichtbrechender Lipoide. Die
Veränderungen an den Augen ließen sich, wie zu erwarten war, am wenigsten
beeinflussen. Nach Abklingen der Operationsfolgen wurde eine Diät mit 1400 bis
1700 Cal und einem Kohlenhydratgehalt von 120—150 g für Frauen und
1600—2000 Cal mit einem Kohlenhydratgehalt von 150—180 g für Männer verordnet. Der Insulinbedarf war sehr niedrig, $1/4$ bis $1/3$ der früheren Werte vor der
Operation, und lag zwischen 8 und 24 E Protaminzinkinsulin oder Lenteinsulin.
Die tägliche Zuckerausscheidung schwankte zwischen 0 und 80 g. Die Kontrolle

des Diabetes mellitus war absichtlich nicht sehr streng, um hypoglykämische Attacken, die derartige Kranke sehr schlecht vertragen, zu vermeiden. In keinem Falle bestand eine Acidose. Eine Substitutionstherapie bestand in Thyroxin, Oestrogenen oder Androgenen, Nebennierenrindenpräparaten oder Desoxycorticosteronacetat. In keinem Falle war eine Verschlimmerung der schweren Komplikationen des Diabetes mellitus nach der Operation festzustellen. Ein definitives Urteil über die Erfolge dieser neuen Therapie ist heute noch nicht möglich, da die Kranken zum großen Teil noch zu kurz in Beobachtung waren. Im ganzen sind aber die Erfolge doch so ermutigend, daß die Berechtigung besteht, diese Therapie in Zukunft in geeigneten Fällen weiter einzuleiten.

Auch die *Röntgentherapie* ist beim D. m. versucht worden. Sowohl Pankreas wie Hypophyse und Nebennieren sind teils getrennt, teils in Kombination bestrahlt worden und es sind dabei von einzelnen Autoren (STEPHAN, LESCHCKE, BEUMER, HÖPPNER, ROSINSKI u. QUEDENFELD u. a. (Lit. bei H. MEYER u. BARTELHEIMER) vereinzelt günstige Resultate mitgeteilt worden, denen völlige Versager von FALTA, FRANCKE, GRAFE-OBERDISSE, POLLACK u. a. gegenüberstehen. Erwähnenswert ist immerhin, daß HUTTON, MERLE, MILELA u. a. durch Tiefenbestrahlungen der Hypophyse, die für Röntgenstrahlen besonders empfindlich ist, die Insulinresistenz herabsetzen konnten.

Ich glaube nicht, daß hinsichtlich der Röntgentherapie des D. m. heute schon das letzte Wort gesprochen ist, zumal die Dosierung vorläufig noch sehr unsicher ist.

Von einer Pankreasbestrahlung ist wohl wenig zu erwarten, aber in den seltenen Fällen von hypophysär oder epirenal bedingtem D. m., in denen chirurgische Eingriffe nicht in Betracht kommen, sollte man m. E. immer wieder versuchen, mit der Strahlentherapie eine Besserung zu erzielen.

Erwähnt sei schließlich noch, daß SCHLIEPHAKE u. Mitarb. mit *Ultrakurzwellendurchflutung* von Schädel (Hypophysen-Zwischenhirngegend) oder Pankreas, ja selbst von Extremitäten günstige Wirkungen auf den Kh-Stoffwechsel bei Zuckerkranken erzielen konnten. Über die praktisch therapeutische Brauchbarkeit dieses Verfahrens, das als Dauereingriff sich wohl nicht eignet, läßt sich heute noch kein Urteil bilden.

ϑϑ) *Psychotherapie*

Auf die außerordentlich große Bedeutung der Psyche für die Gestaltung des D. m., besonders bei labilen Neuro- und Psychopathen, vor allem Frauen, hat schon NAUNYN (Z) hingewiesen. Schon im 1. Kapitel dieser Diabetesdarstellung (S. 599) kam zum Ausdruck, daß die Zuckerkrankheit manchmal bei einem in der Anlage bereits vorhandenen D. m. durch ein sehr schweres psychisches Trauma akuter oder chronischer Art zur Auslösung gebracht werden kann, wenn es sich auch gewiß um seltene Fälle handelt [GRAFE (Z)].

Weit häufiger ist die Verschlimmerung einer bereits bestehenden Krankheit durch psychische Faktoren, wozu manchmal nur eine traurige Nachricht oder ein unerfreulicher Besuch gehört. In der Regel ist die Verschlechterung der Stoffwechsellage nach 1—3 Tagen abgeklungen, aber sie kann in seltenen Fällen auch einen dauernden Charakter annehmen.

Die große Bedeutung des psychischen Faktors bei manchen Zuckerkranken läßt sich älteren Hypnoseversuchen von GIGON entnehmen. Bei geeigneten Kranken konnte durch die Suggestion schwerer psychischer Traumen eine stundenlang andauernde Hyperglykämie, vereinzelt auch Glykosurie, erzeugt werden. War der Inhalt der Suggestion erfreulich, so trat der gegenteilige Effekt auf. In ähnlicher Weise läßt sich auch bei Gesunden durch Hypnose auf den Gesamtstoffwechsel und die Magensaftsekretion eine Einwirkung erreichen.

Eine außerordentliche Rolle spielt bei den meisten Zuckerkranken *die Angst*, weil sie sich von einem unheilbaren, frühzeitig zum Tode führenden Leiden bedroht fühlen. Hier muß der Kranke mit aller Energie und immer wieder darauf hingewiesen werden, daß der gut eingestellte Zuckerkranke heute im Durchschnitt fast so lange lebt wie der Nichtdiabetiker.

Gerade beim Zuckerkranken spielt das „ärztliche" Gespräch (MAUZ) eine wichtige und oft besonders wohltätige Rolle.

BERTRAM (Z) hat durchaus recht, wenn er in der letzten Auflage seines Diabetesbuches (1953, S. 150) schreibt: „Wir müssen erreichen, daß das Gefühl des Krankseins aus seinem Gesichtskreise verschwindet."

Dies erstrebenswerte Ziel wird, wenn überhaupt, fast nur bei leichten, nicht insulinbedürftigen oder erfolgreich oral behandelten Zuckerkranken zu erreichen sein.

Unterstützend wirkt manchmal das autogene Training von J. H. SCHULZ mit seinen Entspannungsübungen. Die „große" Psychotherapie kommt wohl nur ganz selten in Betracht.

Eine Sonderfrage, die auch psychisch von Bedeutung ist, betrifft die Harnuntersuchung durch den Kranken selbst. Die Beantwortung hängt ganz von dem Charakter des Kranken und seiner psychischen Einstellung zu seinem Leiden ab. Treibt er Vogelstraußpolitik, so soll man ihn gewähren lassen, aber häufiger untersuchen, da der dann meist vorhandene Leichtsinn Gefahren mit sich bringen kann.

Will der Kranke wissen, wie es mit ihm steht, so soll er ruhig täglich seinen Urin untersuchen. Ein günstiger Befund beruhigt ihn, ein ungünstiger führt ihn sofort zum Arzte, der die nötige Korrektur bei der Behandlung vornimmt und so auch zur Beruhigung beiträgt.

Die Münchener medizinische Poliklinik besitzt eine besondere psychosomatische Beratungsstelle, in der auch der D. m. behandelt wird. Über die Ergebnisse haben kürzlich HOSE u. Mitarb. berichtet.

Literatur

(vgl. auch die Angaben in den vorhergehenden Therapie-Kapiteln)

Anderweitige Therapie

1. Medikamentöse Therapie

ACHELIS, J. D.: Diabetes 6, 40 (1957). — ADLER: Klin. Wschr. 1927, 493. — ALLEN, F. M.: J. Amer. Med. Assoc. 1927, 1577.

LA BARRÉ, J.: La secretine. Paris: Masson & Cie. 1936. — BARTELHEIMER, H.: Extrainsuläre hormonale Regulatoren im diabetischen Stoffwechsel. Erg. inn. Med. 59, 595 (1940). — BASTENIE, P. A., u. a.: Action diabétogéne des doses thérapeutiques de cortisone. Ann. d'Endocrin. 12, 767 (1951). — BECHERT: Münch. med. Wschr. 1938, 1231. — BERTRAM, F.: Dtsch. Arch. klin. Med. 158, 76 (1927). — Klin. Wschr. 1928, 1209. — BERTRAM, F., u. Mitarb.: Dtsch. med. Wschr. 1955, 1453; 1956, 274. — BERTRAND, G., et M. MACHBOEUF: C. r. Acad. Sci. Paris 182, 1504; 183, 257 (1926). — BEST, C. H.: The lipotropic factors. Acta med. scand. (Stockh.) 131, 503 (1948). — BIRO, G.: Oestrogentherapie bei Diabetes mellitus. Wien. klin. Wschr. 1950, 562. — BUSCHKE, A.: Klin. Wschr. 1936, 1046.

COLLIP, J. B.: J. of Biol. Chem. 57, 65 (1923). — CONN, J. W., L. LAWRENCE and M. W. JOHNSTON: Studies upon mechanism involved in the induction with adrenocorticopic hormone of temporary diabetes mellitus in man. Proc. Amer. Diab. Assoc. 8, 215 (1948). — CREUTZFELDT, W., u. S. TECKLENBORG: Klin. Wschr. 1955, 43. — CREUTZFELDT, W.: Dtsch. med. Wschr. 1956, 21, 22. — Münch. med. Wschr. 1956, 409.

DALE, H. H., u. DUDLEY: Klin. Wschr. 1928, 161. — Diabetes 6, 1—92 (1957). — DIENST, C.: Klin. Wschr. 1939, 1614. — Alkalibehandlung des Diabetes. Klin. Wschr. 1941, 858. — DUNCAN, G.: zit. nach W. FALTA, Wien. klin. Wschr. 1936, 65.

EICHHOLZ, F.: Lehrbuch der Pharmakologie. Berlin-Göttingen-Heidelberg: Springer 1953. 6. Aufl. — EPPINGER, H., E. MARK u. F. WAGNER: Klin. Wschr. 1925, 35, 39. — EHRHARDT, G.: Naturwissenschaften 43, 93 (1956).

FEIGENHEIMER (unter REINWEIN): Über die Behandlung von Diabetikern mit Guanidinpräparaten. Inaug.-Diss. Würzburg 1929. — FERNER, H., u. W. RUNGE: Dtsch. med. Wschr. **1956**, 331. — FRANK, E.: Klin. Wschr. **1926**, 2100; **1928**, 1996.

GATES, E. W.: Cholinchoride in the treatment of one hundert patients with diabetes mellitus. J. Amer. Med. Assoc. **142**, 1136 (1950). — GERL, F.: Wien. klin. Wschr. **1944**, 161. — GIORDANA, A.: Effect of folliculin alone and with insulin on the blood sugar curve in diabetes. Stud. Facolt. Senese **15**, 267 (1947). — GRIFFITH, M.: Uric acid diabetes. J. of Biol. Chem. **172**, 853 (1948).

HERBRAND, W., u. K. H. JÄGER: Das Adenylsäuresystem. Berlin: Rosenmeier & Sänger 1943. — HOUSSAY, B. A., and C. MARTINEZ: Science **105**, 548 (1947).

JANBON, M., et autres: Montpellier Med. **132**, 23—24 (1943). — JOSLIN, P.: Furtherance of treatment of diabetes mellitus. J. Amer. Med. Assoc. **139**, 1 (1949).

KHATWA, H. A., and M. KINAWI: The effect of vitamin P on the metabolism of carbohydrates in diabetic and normal persons. J. Roy. Egypt. Med. Assoc. **33**, 387 (1950). — KIENLE, F., u. R. STORTI: Über die therapeutische Wirkung von alkalisierendem Salzgemisch beim Diabetes. Zbl. inn. Med. **1941**, 45. — KÖHLER, V., u. A. FLECKENSTEIN: Die Stellung des Desoxycortisteronacetats im normalen und pathologischen Kohlenhydratstoffwechsel. Diabetes mellitus und Desoxycorticosteronacetat. Dtsch. Arch. klin. Med. **191**, 578 (1944).

LASCH, F., u. R. BOLLER: Z. exper. Med. **97**, H. 2; **98**, H. 4. — LAZAROW, A.: Protectiv effect of gluthatione and cysteine against alloxandiabetes in rats. Proc. Soc. Exper. Biol. a. Med **61**, 441 (1946). — LEWIS, J. J.: Diabetes and the insulin-administration problem. Physiologic. Rev. **29**, 75 (1949). — LOUBATIÉRES: C. r. Soc. Biol. (Paris) **138**, 766, 830 (1944). Weitere Arbeiten zit. bei CREUTZFELDT.

MAIER-WEINERTSGRÜN, D.: Med. Klin. **1938**, 433. — MARKEES, S.: Dtsch. med. Wschr. **1953**, 971. — MASKE, H.: Dtsch. med. Wschr. **1956**, 21. — MORAWITZ, P.: Münch. med. Wschr. **1927**, 571. — MARCUS, J., and S. GLOTZER: Estrogens in diabetes. N. Y. State J. Med. **48**, 1461 (1948).

PARR, L. J. A., and E. A. STRIPTON: Med. J. Austral. **1941**, 289. — PETERS, G.: Dtsch. med. Wschr. **1957**, 320. — PETRIDES, PL.: Padutin, Kallikrein beim Diabetes. Klin. Wschr. **1947**, 742. — Depotbehandlung mit Sexualhormonen bei Diabetes mellitus. Arch. Int. Med. **1**, 560 (1950). — Versuch einer Behandlung des Diabetes mellitus als Regulationsstörung mit Sexualhormonen in Depotform. Z. Gynäk. **72**, 463 (1950).

REINWEIN, H.: Beitrag zur Pharmakologie und Therapie der Guanidine. Verh. dtsch. Ges. inn. Med. **1927**, 219, 233. — RITZMANN, H.: Beitrag zur Diabetesbehandlung. Hippokrates **21**, 161 (1950) (betrifft Sucontral). — ROOT, H. F., and others: Diabetes **6**, 74 (1937).

SCHALTENBRAND, G.: Die Krankheiten des Nervensystems: Lehrb. d. inn. Med. 3. Aufl., Bd. 2, S. 470 (1954). — SCHNETZ, H.: Verh. der 14. Tagg der Ges. für Verdgs- u. Stoffwkrkh. Stuttgart, S. 264. 1938. — SINGER, G.: Die Reizkörpertherapie des Diabetes mellitus. Wien 1919. — SROKA, K. H.: Pflanzliche Ersatzstoffe für Insulin. Natur u. Nahrung **4**, 2 (1950). — STAUB, H.: Z. klin. med. **107**, 607 (1928). — STONER, W. H.: Steroid hormones in extrapancreatic diabetes. J. Med. Soc. N. Jersey **45**, 447 (1948). — Symposion über Wirkungen von Sulfanyl-Harnstoff-Derivaten: Metabol. **5**, 727—977 (1956).

THÖNE, H.: Erfahrungen mit „Sepdelen 6" in der Behandlung des Diabetes mellitus Dtsch. med. Wschr. **1948**, 296.

VETTER, H.: Über insulin-synergistische Wirkungen des Desoxycorticosterons. Wien. Z. inn. Med. **31**, 28 (1950). — Über insulin-synergistische Wirkungen des Progesterons. Wien. Z. inn. Med. **31**, 370 (1950). — VOGELSANG, A.: Effect of α-tocopherol in diabetes mellitus. J. Clin. Endocrin. **8**, 883 (1948). — VONKENNEL, J., und J. KIMMIG: Klin. Wschr. **1941**, 2.

WATANABE, S.: J. of Biol. Chem. **33** (1918). — WHITTACKER, H.: Amelin for diabetes. Brit. Med. **1948**, 546.

2. Arbeitstherapie, 3. balneologisch-klimatologische Behandlung,
4. Versuche chirurgischer und röntgenologischer Behandlung, 5. Psychotherapie

ALLEN, F. M.: Studies concerning Glycosuria and Diabetés, Boston: Leonhard 1913. — ALLEN, F., STILLMAN and FITZ: Totaldietary regulation in the treatment of diabetes New York **1919**, 11, 468 Rockefeller Inst. — ARNOLDI, A., u. RUBISCHEK: Münch. med. Wschr. **1923**, 702. — ANGYAN, v.: Laut schriftlicher Mitteilung.

BANSE, H. J., u. K. SPICKERNAGEL: Leistungsfähigkeit und Arbeitseinsatz der Zuckerkranken. Leipzig: Georg Thieme 1940. — BOMSKOW, CHR., u. SLADOVIC: Dtsch. med. Wschr. **1940**, 589. — BRAUCH, F., u. SCHULTZ: Klin. Wschr. **1939**, 18. — BÜRGER, M.: Z. exper. Med. **5**, 125 (1916). — Arch. exper. Path. u. Pharmakol. **87**, 223 (1920). — BÜRGER, M., u. KRAMER: Klin. Wschr. **1928**, 743.

CHABANIER, H., J. BRAHANT et R. DONOSE: Presse méd. **1938**, 753. — CURSCHMANN, H.: Zur vergleichenden Physiologie und Pathologie der Seeklimafaktoren. Dtsch. med. Rdsch. **3**, H. 25 (1949).

FRANKE, W.: Dtsch. med. Wschr. **1927**, 40.

GEIGER, O., u. KROPF: Arch. exper. Path. u. Pharmakol. **147**, 281 (1930). — GIGON, A.: Z. exper. Med. **40**, 1 (1924). — GRAFE, E.: Balneologe **4**, 276 (1937). — Zur Beurteilung des Zusammenhanges von Stoffwechselkrankheiten mit Unfall- und Kriegsbeschädigungen. Münch. med. Wschr. **1953**, Nr. 15, 448. — GRAFE, E., u. H. SALOMON: Über den Einfluß der Muskelarbeit auf die Intensität der Zuckerverbrennung beim Diabetiker. Dtsch. Arch. klin. Med. **139**, 369 (1922).

HOSE u. Mitarb.: Ergebnisse der psychosomatischen Diabetes-Forsch. Psyche. **9**, 815 (1955). — HÜTTL: Bruns' Beitr. **163**, 206 (1936). — HUTTON, H.: Amer. J. Roentgenol. **35**, 813 (1936).

JOSLIN, E. P.: New England J. Med. **234**, 442, 476 (1946).

KATSCH, G.: Die Arbeitstherapie der Zuckerkranken. Erg. physik.-diät. Ther. **1**, 1 (1939). — KESTERMANN, G., u. BURGMANN: Z. physik. Ther. **41**, 191 (1931). — KRAINIK u. MÜLLER: Klin. Wschr. **1938**, 1040. — KÜHNAU, J.: Med. Welt **1937**, 576.

LUFT, R., H. OLIVECRONA and others: Brit. Med. J. **752** (1955).

MANDL, F.: Die chirurgische Behandlung des Diabetes. In K. BOLLERS Diabetes (Z), S. 632. 1950. — MANSFELD, G.: Klin. Wschr. **1925**, 2378. — MANSFELD, G., u. SCHMIDT: Klin. Wschr. **1928**, 1457. — MEYER, H.: Lehrbuch der Strahlentherapie. 1926. — MILELLA: Scritt. ital. Radiol. biol. med. **3**, 87 (1936). — MINKOWSKI, O.: Dtsch. med. Wschr. **1922**, 475.

ROOT, H. W.: Surgical treatment of diabetes and pancreatic surgery bei JOSLIN u. Mitarb. (Z), 8. Aufl., S. 709. 1946.

SCHLIEPHAKE, E.: Diskussionsbemerk. 54. Kongr. der Dtsch. Ges. für Inn. Med. 1948. — SCHLIEPHAKE, E., u. K. FABEL: Funktionsprüfung endokriner Drüsen mit dosierten Kurzwellenreizen. Dtsch. Arch. klin. Med. **197**, 449 (1950). — SCHLIEPHAKE, E., u. J. WÜST: Die Wirkung der Ultrakurzwellen auf den Blutzucker. Strahlenther. **78**, 467 (1944) [Literatur]. — SCHULTZ, J. H.: Autogenes Training. 4. Aufl. Leipzig: Johann Ambrosius Barth 1940. — SEELIG u. GOHRBRANDT: Verh. dtsch. Ges. Chir. **1929**. — STRANSKY, E.: Biochem. Z. **221**, 74 Wien. med. Wschr. **1954**, 933.

TROUSSEAU: Med. Clin. Hôtel Dieu **2**, 764 (1868).

WHITE, P.: Diabetic children and their later lives in treatment of diabetes by JOSLIN and others (Z1), 9. Aufl., S. 656. 1952. — WIENKOWSKI: Balneologe **6**, 262 (1939). — WUNDERLICH: Der Diabetes mellitus. In Handbuch der Pathologie und Therapie, 2. Aufl. Stuttgart 1856.

$\iota\iota$) Diabetikerfürsorgestellen und soziale Probleme des Diabetes
(Aufgaben und Erfahrungen)

Die klinische Behandlung eines Zuckerkranken wird stets nur eine Episode in seinem Leiden sein, und sie kommt im allgemeinen nur für insulinbedürftige Diabetiker in Betracht, sei es, daß es sich um akute Gefahren, wie im Koma, Präkoma oder bei schweren Infekten handelt oder daß die Einstellung auf Insulin oder orale Präparate aus den verschiedensten Gründen zu Hause nicht möglich ist, was für die Mehrzahl der Zuckerkranken gelten dürfte. Das Schicksal der Kranken wird fast immer zu Hause entschieden und hängt hier sehr wesentlich von der Einsicht, Gewissenhaftigkeit und Sorgfalt der Patienten ab. Der Arzt kann nur Anweisungen geben und überwachen, d. h. immer wieder in kleineren oder größeren Abständen die Stoffwechsellage überprüfen und die Kranken in ihrer Lebens- und Eßweise beraten.

Wenn auch die Harnzuckeruntersuchungen zur Hauptorientierung die wichtigsten sind, so kommen wir doch heute nicht ohne periodische Blutzuckerbestimmungen aus.

Auch der praktische Arzt ist im allgemeinen nicht in der Lage, sie in seiner Sprechstunde durchzuführen. Leider hat er auch heute noch oft eine Scheu vor der ihm unheimlichen und oft recht schwierigen Behandlung dieser komplizierten Krankheit und ist vielfach froh, aus der ihm daraus erwachsenen Verantwortung für solche Kranke entlassen zu werden.

Alle diese Tatsachen und Erwägungen haben dazu geführt, Diabetikerberatungs- oder Fürsorgestellen zu errichten. GOTTSCHALK hat zuerst 1931 in Stettin eine solche gegründet, und heute überzieht ein engmaschiges Netz solcher Einrichtungen ganz Westdeutschland und zum Teil, allerdings in geringem Umfange, auch die Ostzone. Über eine besonders glänzende, umfassende Organisation verfügt Berlin (GREIF, BERNHARDT), die vor dem zweiten Weltkriege über 15000 Zuckerkranke betreute. Sehr groß ist auch die D. m. Ambulanz am Friedrichstädtischen Krankenhaus in Dresden unter ROSTOSKI mit über 2000 Diabetikern.

Meist sind solche Stellen Kliniken, Polikliniken oder Krankenhäusern angegliedert, vielfach sind sie aber auch, wie besonders in Großstädten, selbständige, von gut ausgebildeten Fachärzten geleitete Institutionen. Leider sind sie vielfach an kleineren Orten und in vorwiegend ländlichen Gebieten noch nicht immer ihrer Aufgabe gewachsen.

Gedacht sind sie ursprünglich als Beratungsstellen für die Kranken und ihre Ärzte, welche die Hauptträger der Behandlung sein sollten. Auch heute noch ist es der Idealzustand, daß Hausarzt und Fürsorgestellen Hand in Hand arbeiten. Allerdings hat es sich, besonders seit dem Kriege und den Nachkriegsjahren immer mehr eingebürgert, daß auch ein großer Teil der ambulanten Behandlung stillschweigend an die Fürsorgestellen überging. Zum Teil ist das durch die schon erwähnte Scheu vieler praktischer Ärzte gegenüber dem D. m. bedingt, hauptsächlich ist es aber darauf zurückzuführen, daß in den letzten Kriegs- und in den ersten Nachkriegsjahren (bis 1949) nur die Fürsorgestellen die Berechtigung hatten, Lebensmittelzulagen und Insulin zu verordnen. Dieser Teil der sozialen Aufgaben ist glücklicherweise seit der Normalisierung der Ernährung und einer ausreichenden Insulinversorgung in Fortfall gekommen.

Trotzdem sind die meisten alten Kranken den Fürsorgestellen treu geblieben und die sehr zahlreichen Neuerkrankten suchen ihre Hilfe auf und lassen sich von ihnen beraten. Diese Betreuungen sollen sich nicht nur auf diätetische und Insulinverordnungen beziehen, sondern auf alle Punkte, die für den Zuckerkranken von Bedeutung sind, vor allem Informationen über das Wesen und die Entwicklung der Krankheit, ihre Gefahren, Nachkrankheiten, Hautpflege, körperliche Betätigung, Veranlassung von Heilverfahren usw.

Sehr zweckmäßig ist die Zusammenfassung von Diabetikern in besonderen Unterrichtsstunden, was allerdings mehr bei klinischer als bei ambulanter Behandlung in Betracht kommt. Vorbildlich sind in dieser Beziehung die Einrichtungen in Amerika, besonders in Boston, unter der Ägide von JOSLIN u. Mitarb.

Auch die *sozialen Aufgaben* der Fürsorgestellen sind sehr vielseitig. Glücklicherweise sind die Zeiten vorbei, in denen sie mit den Versicherungsträgern (Krankenkassen, Versicherungsanstalten, Fürsorgeverbänden usw.) um die Bezahlung der notwendigen Insulinmengen kämpfen mußten. Heute wissen diese, daß sie dafür die Kosten tragen müssen und weigern sich nicht mehr.

Eine wichtige Aufgabe ist die *Berufsberatung und die Beurteilung* der Arbeitsfähigkeit. Vor der Entdeckung des Insulins wurde fast jeder Diabetiker für invalide erklärt, obwohl das nur bei den schweren Fällen berechtigt war. Das Insulin hat auch hier einen radikalen Wandel geschaffen.

Nach umfassenden Statistiken der UMBERschen Klinik von GEBAUER u. SCHWEDER wurden 73%, bei der Berliner Diabetikerzentrale 87%, in Garz sogar 90% der männlichen Zuckerkranken als voll arbeitsfähig erklärt [vgl. dazu auch GRAFE (1954)]. Bei den hohen Zahlen dürften allerdings wohl Kranke mit Spätkrankheiten von Kreislauforganen und Nieren, ebenso alte Leute, nicht mit eingeschlossen sein. Vor allem aber gelten die Zahlen nur für Kranke mit kompensiertem Kh-Stoffwechsel. In dem Maße, wie letzteres nicht der Fall ist, sinkt natürlich die Arbeitsfähigkeit, aber selbst bei mittelschweren und schweren Fällen dürfte im Durchschnitt die Erwerbsminderung nur 25—30% betragen (CARSTENS, GRAFE). (Lit. bei DOLL.)

Bei der Berufswahl von insulinierten Zuckerkranken ist besondere Vorsicht geboten, vor allen Dingen dann, wenn diese Kranken zu Hypoglykämien neigen (UMBER). Es scheiden daher alle Berufe aus, die konzentrierteste Aufmerksamkeit wegen besonderer Gefahren für den Kranken selbst oder seine Umgebung oder die Allgemeinheit erfordern. Dazu gehören Bedienung von Maschinen, Autofahren, äußerer Eisenbahndienst (Fahrdienst, Stellwerke, Streckendienst usw.), ferner alle Berufe, die volle Bewegungssicherheit und absolute Schwindelfreiheit verlangen, wie Dachdecker, Schornsteinfeger, Maurer, Feuerwehrleute, Akrobaten usw.

Auch die Einleitung von *Heilverfahren*, für deren Durchführung heute im allgemeinen nur Kliniken und Krankenhäuser, vor allem für Kriegsbeschädigte und Sozialrentner die Versehrtenkrankenhäuser, in Betracht kommen, da besondere Diabetikerheime wie etwa *Garz* oder *Karlsburg* in der Westzone noch nicht zur Verfügung stehen, gehört zu den Aufgaben der Diabetikerfürsorge.

Ein soziales Sonderproblem ist die Frage der *Lebensversicherung*. Vor der Insulinära waren von dieser fast alle Zuckerkranken ausgeschlossen. Nur in sehr leichten Fällen bei Aufzahlung von Zusatzprämien wurden gewisse Ausnahmen gemacht. Heute werden die Durchschnittsfälle mit einer solchen in der Regel angenommen (vgl. z. B. DOLL, dort auch Lit.). Die großen Statistiken besonders der großen amerikanischen Lebensversicherungsgesellschaften, die anscheinend hier liberaler verfahren als die deutschen, haben gezeigt, daß selbst bei mittelschweren Fällen, welche das Gros bilden, die Sterblichkeit nicht größer ist als die erwartete und daß auch in schweren nur ein geringer Sterblichkeitsverlust besteht, der merkwürdigerweise bei leichten Fällen am größten ist (CRAGIN Transactions of the internat. Congr. of Life Assurance Medic. London 1935).

Auch die *Eheberatung* gehört zu den Aufgaben der Fürsorgestellen [Näheres darüber bei E. P. JOSLIN u. Mitarb. (Z)].

Die Zuckerkrankheit ist ein ausgesprochen erbliches Leiden. Die meisten Kranken wissen das auch und wollen vom Fürsorgearzt Aufklärung darüber haben, wie es mit den Chancen, gesunde Kinder zu bekommen, steht. In der Belehrung ist zunächst darauf hinzuweisen, daß die Schwangerschaft einer diabetischen Frau für diese selbst heute nur noch ein sehr geringes Risiko darstellt, daß aber die Chance, ein lebensgesundes Kind zu erhalten, im Durchschnitte höchstens 70—75% beträgt und auch das nur in den günstigsten Statistiken und bei tadelloser Dauer der Kompensation der Stoffwechsellage. Im allgemeinen darf wohl mit einer Mortalität von etwa 40% gerechnet werden. (Weitere Zahlenangaben in dem Kapitel Diabetes und Schwangerschaft, S. 720)

Wenn 2 Zuckerkranke heiraten, so besteht theoretisch die Möglichkeit, daß alle Kinder zuckerkrank werden. Tatsächlich sind es aber nach JOSLIN u. Mitarb. (Z) nur 44%, davon je ein Drittel vor dem 40. Lebensjahr, ein weiteres Drittel im Alter von 40—55 Jahren, der Rest später.

Heiratet ein Diabetiker eine Nichtdiabetikerin, aber aus nachweisbar belasteter Familie, so beträgt die Wahrscheinlichkeit der Kindererkrankung etwa 22%, bei nicht kranken, aber mit D. m. belasteten Eltern etwa 25% theoretisch, praktisch aber weniger.

BURNSTEIN u. PATTERSON verfolgten 161 Nachkommen eines Diabetikerehepaares durch 5 Generationen hindurch und fanden dabei 35% Zuckerkranke.

Vis à vis dieser Zahlen und der sich daraus ergebenden Verantwortung müssen die Liebesleute gestellt werden und danach ihre Entscheidung treffen.

Im Interesse der Volksgesundheit ist natürlich keine weitere Verbreitung des schon immer mehr zunehmenden Leidens wünschenwert, aber verbieten kann man solche Ehen nicht und der Arzt muß sich davor hüten, hier zu sehr Schicksal zu spielen.

Eine weitere wichtige Aufgabe haben die Fürsorgestellen hinsichtlich der *Samm-lung von Beobachtungen über die Entwicklung und den Verlauf* der Zuckerkrank-heiten im *häuslichen Milieu*. In dieser Richtung konnte die von mir an meiner früheren Würzburger Klinik 1927 gegründete, von den Professoren STRIECK und OBERDISSE, zuletzt selbständig von meinem früheren Mitarbeiter Dr. HERING geleitete Fürsorgestelle in fast 30 Jahren ein großes, außerordentlich interessantes und wichtiges, meist lückenloses Material sammeln.

Nur die wichtigsten Ergebnisse können hier kurz erwähnt werden. [Weiteres und Näheres in meinem Handbucharticle Z, S. 327 ff. (1955).]

Bei 151 jahrelang beobachteten und besonders zuverlässigen Zuckerkranken führte die 1942 einem Diabetiker zustehende Kost mit 2072 Cal, 170—180 g Kh und Zulagen von Fleisch, Butter und Käse bei 47 Leichtkranken zu einer Verbesserung der Stoffwechsellage in 83%, bei 91 Mittelschwerkranken in 52,8%, bei 13 Schwerst-kranken bei 5 zu Besserung und bei nur 4 zu einer Verschlechterung (OBERDISSE u. FLECKENSTEIN). Ähnliche Beobachtungen machte auch BECHERT in der Dres-dener Fürsorgestelle. Damals war die Diabetesmortalität in Deutschland von 2,3% pro 10,000 1939 auf 1,5% je 10000 1942 abgesunken.

Als aber dann unter dem Zwange der letzten Kriegsjahre bei den gleichen Kranken wie 1942 die Kh-Zufuhr auf 280 g heraufgesetzt werden mußte, ver-schlechterte sich die Stoffwechsellage in allen Gruppen (OBERDISSE u. BEUEL). Bei 35 Zuckerkranken von GRAFE u. TROPP erhöhte sich der Insulinbedarf bei einer Steigerung der Kh-Zufuhr von 150 auf 250 g in 60% um 50—100%, in 3,5% sogar um 300% und mehr. Bei einem größeren Material fanden allerdings OBER-DISSE u. Mitarb. pro 100 g Kh-Zulage nur eine Steigerung des Insulinbedarfs um 10% im Durchschnitt.

In Bayern, für das allein mir zuverlässige Angaben vorliegen, sank, mit Aus-nahme des Katastrophenjahres 1945 mit einem sprunghaften Anstieg, die Mortali-tät an D. m. von 1941—1948 von 811 auf 481 Fälle ab und schließlich tief unter die Zahlen der letzten Vorkriegsjahre. Die zwangsweise Unterernährung hatte sich also auch hier außerordentlich günstig ausgewirkt, trotzdem die Insulin-versorgung anfangs, besonders in den Jahren 1945 und 1946 völlig unzureichend war. STEIGERWALDT konnte damals an seiner Fürsorgestelle in München den Insulinbedarf seiner etwa 1150 Kranken nur zu 20% decken.

Die *Neuzugänge* an D. m. in den Fürsorgestellen nahmen in den Jahren 1947 und 1948 rapide ab. So waren es an der Würzburger Fürsorgestelle 1947 nur 33, 1948 nur 36 Zugänge (HERING). Nach der Währungsreform Mitte Juni 1948 stieg mit wieder normaler Ernährung in den folgenden Jahren ihre Zahl erheblich an, und zwar anfangs aufs Doppelte und dann aufs Dreifache, so daß es 1951 bereits 114 Neuzugänge waren.

Die Ursache dürfte klar liegen. An den während der langjährigen Unterernäh-rung weitgehend geschonten Inselapparat traten plötzlich in zunehmendem Maße erheblich gesteigerte Anforderungen heran, denen das bei Zuckerkranken kongeni-tal minderwertige System nicht mehr gewachsen war.

Diese Beobachtungen der Fürsorgestellen in den letzten Kriegs- und ersten Nachkriegsjahren werden ergänzt und bestätigt durch *Statistiken größerer Kliniken*.

So fand RAUSCH 1947 bei 3000 Diabetikern der Hamburger Kliniken und Kran-kenhäuser ein Absinken der Mortalität im allgemeinen und im Koma im beson-deren. Das gleiche berichtete HAHN über 1164 Kranke des Mannheimer Kranken-hauses in dem Jahrzehnt 1936—1946. In der Frankfurter Universitätsklinik be-trug bei 1495 Diabetikern im Zeitraum von 1935—1941 die Diabetesmortalität 9,3 und 4,0% im Koma, während 1942—1948 die Todeszahlen auf 6,7%, die Koma-todesfälle auf 1,7% absanken (HÖPKER). Enorm zugenommen hatte in den ersten

Nachkriegsjahren nach KNICK (Leipziger Univ.-Kl. und Fürsorgestelle) das Koma in der Ostzone bei großen Kh-Mengen, minimalen Fettrationen und unzureichender Insulinzufuhr.

In prinzipiell der gleichen Weise gestaltete sich nach HIMSWORTH der Verlauf der Mortalität in England: 20% Abnahme der Mortalität im ersten Weltkriege, 40% im zweiten Weltkriege, wobei fast ausschließlich das Lebensalter über 45 Jahre betroffen war.

Schließlich seien noch in diesem Kapitel 2 auch meist von Fürsorgestellen eingeleitete Bekämpfungsmethoden erwähnt, die *Diabetes drives* und die *Diabetes camps*. Es waren das zunächst neue Einrichtungen in USA, aber sie haben in den letzten Jahren auch in Deutschland in zunehmendem Maße Eingang gefunden. Bei den sogenannten Drives handelt es sich um systematische Untersuchungen größerer Bevölkerungsschichten durch Prüfung von Harnzucker.

WILKERSON u. KRALL haben 1947 zuerst solche Untersuchungen in einer kleinen Stadt in New England durchgeführt und dabei die überraschende Feststellung gemacht, daß auf 100 bekannte Zuckerkranke etwa 80—100 neuentdeckte Fälle kamen. Umfassende Untersuchungen an anderen Orten in USA führten im Prinzip zum gleichen Resultat. Aus Deutschland berichtete bisher nur SCHLIAK für Teile von Ostmecklenburg über eine ähnliche Enquête.

Die Einrichtung der *Camps* für diabetische Kinder stammt in Amerika von JOSLIN, nachdem in Deutschland solche Diabetikerheime von KATSCH schon länger bestanden hatten. Der Sinn ist starke körperliche Bewegung der Kinder bei gleichzeitiger Diät und Insulinbehandlung unter ärztlicher Aufsicht.

Aus Amerika liegen sehr günstige Erfahrungen über das E. P. JOSLIN-Camp von GABRIELE u. MARBLE (1949), sowie STEPHENS u. MARBLE (1951) vor. Die Kinder entwickelten sich ausgezeichnet. Körpergewicht und Körpergröße stiegen im Durchschnitt über die Normalwerte an und der Insulinbedarf sank häufig. In den letzten Jahren sind auch in Westdeutschland in zunehmendem Maße solche Ferienlager für diabetische Kinder eingerichtet worden. Ich nenne Dünaburg bei Waldshut und Schweigern im Südschwarzwald (1954), betreut von KRAINICK von der Freiburger Kinderklinik, Hoheneck (Mittelfranken), finanziert von der Stadt Nürnberg unter Aufsicht von MEYTHALER vom Städt. Krankenhaus Nürnberg und Wessobrunn bei Weilheim (Obb.), betreut von der Münchener Fürsorgestelle (STEIGERWALDT), ferner Sachsenheim bei Verden (Aller), betreut von HEINSEN (Lit. u. Angaben über diese: Zeitschrift Der Diabetiker, Hefte Okt. u. Nov. 1955).

Ein Schlußsatz sei noch der Beurteilung der Erwerbsminderung von Zuckerkranken gewidmet. Sie beträgt bei gut eingestellten Kranken ohne Komplikationen 25—30% und steigt bei Komplikationen je nach ihrer Art und Schwere bis zu 100% an.

Literatur

Außerklinische Diabetikerfürsorge und soziale Probleme des Diabetes.
Erfahrungen über den Verlauf des Diabetes in den letzten Kriegs- und Nachkriegsjahren

BANSE, J. H., u. R. SPICKERNAGEL: Leistungsfähigkeit und Arbeitseinsatz der Zuckerkranken. Leipzig: Georg Thieme 1940. — BECKERT, W.: Münch. med. Wschr. **1940**, 1933. — BERNHARDT: Sozialmedizinische Grundlagen der Zuckerkrankheit. Berlin: S. Karger 1932. — Z. Volksernähr. **10**, 307 (1936). — BURNSTEIN, M., and McPATTERSON: Heredity in diabetes. Report of five generation of a diabeticfamily. South. Med. J. **42**, 119 (1949).
CRAGIN: zit. nach DOLL.
DOLL, H.: Arch. orthop. Unfall-Chir. **37**, 423 (1937).
GABRIELE, A. J., and A. MARBLE: Experience with 116 juvenile campers in a new summer camp for diabetic boys. Amer. J. Med. Sci. **218**, 161 (1949). — GEBAUER u. SCHWEDER: Münch. med. Wschr. **1940**, 1386. — GOTTSCHALK, A.: Klin. Wschr. **1931**, 15. — GREIFF, M.:

Diabetsprobleme. Leipzig: Johann Ambrosius Barth 1940. — GRAFE, E., u. C. TROPP: Dreijährige Erfahrungen einer Korpsdiabetikerstation. Dtsch. Mil.arzt 9, 73 (1944). — GRAFE, E.: Wien. med. Wschr. 1954, 933.

HAHN, H.: Über die Zuckerkrankheit und ihre Behandlung. Klin. Wschr. 1947, 641. — HERING: Persönliche Mitteilungen. — HIMSWORTH, H. P.: Proc. Roy. Soc. Med. 1949, 321. — HÖPKER, W.: Der Einfluß der Kriegs- und Nachkriegszeit auf den Diabetes mellitus. Klin. Wschr. 1949, 478.

JOSLIN, E. P.: The marriage of diabetics in treatment of diabetes (Z), 8. Aufl., S. 103. 1946. — KNICK, B.: Dtsch. Z. Verdgs- usw. Krkh. 10 (1950). — Ärztl. Forsch. 4, 211 (1950). — KNORRE, v.: Die gegenwärtige Diabetesmorbidität in Deutschland unter besonderer Berücksichtigung Sachsen-Anhalts. Z. f. ges. inn. Med. u. Grenzgeb. 6, 725 (1951).

LYON: Soziale medizinische Grundlagen der Zuckerkrankheit. Berlin: S. Karger 1932.

MELLINGHOFF, K.: Organisation, Aufgabe und Praxis der Diabetikerfürsorge. Öff. Gesdh.-dienst 11, 163 (1949).

OBERDISSE, K., u. BEUEL: Weitere Untersuchungen über die Ergebnisse der ambulanten Diabetikerbetreuung im Kriege. Ther. Gegenw. 1944, H. 7/8. — OBERDISSE, K., u. K. FLEKKENSTEIN: Der Einfluß der Kriegsernährung auf den Diabetes mellitus. Dtsch. med. Wschr. 1942, 717.

RABINOWITCH, J. M.: The diabetic in industry. Canad. Med. Assoc. J. 67, 34 (1952). — RAUSCH, F.: Ärztl. Wschr. 1947, 681. — REDETZKY, R.: Die soziale Bedeutung des Diabetes mellitus und seine Berücksichtigung in sozialmedizinischer Hinsicht. Dtsch. Gesundheitswesen 7, 152, 280 (1952). — RITSCHL, F.: Diabetikerfürsorge. In R. BOLLERS Diabetes (Z), 332 (1950). — ROSTOSKI, O.: Z. f. ärztl. Fortbildung 49, 438 (1955).

SCHLIAK, V.: Untersuchungen über die reale Diabeteshäufigkeit. Z. in. Med. 7, 1049 (1952). — Statistisch-klinische Diabetesfragen: Lebensalter — Häufigkeit — Insulinbedarf — Behandlungsfrequenz — Syntropieprobleme. Leipzig: Geest & Portig 1952. — Die Diabetespopulation Berlins, Manifestations- und Lebensalter. Z. klin. Med. 150, 326 (1953). — STEIGERWALDT, F.: Diabetikerversorgung und Diabetikerschicksale während der Kriegs- und Nachkriegsjahre. Arch. inn. Med. 1, 13 (1949). — STEPHENS, J. W., and A. MARBLE: Place and value of summer camps in management of juvenile diabetes. Amer. J. Dis. Child. 82, 259 (1951). — STRIECK, F.: Med. Welt 1937, 36.

UMBER, F.: Med. Welt 1934, 649.

WESKOTT, H.: Dtsch. med. Wschr. 1938, 1448, 1548. — WHITE, P., and E. P. JOSLIN: The biology and prevention of diabetes in treatment of diabetes by JOSLIN u. a., 9. Aufl., S. 98. 1952. — WHITE, P., and G. PINCUS: Heredity in diabetes in JOSLIN u. Mitarb., Treatment of diabetes, 8. Aufl., S. 56. 1946. — WILKERSON, L. C., and L. P. KRALL: Diabetes in a New England town. J. Amer. Med. Assoc. 135, 209 (1947).

k) Prognose des Diabetes mellitus

Zur Beurteilung der Beeinflußbarkeit einer Krankheit und der Leistungsfähigkeit einer Behandlungsmethode sind folgende Fragen zu beantworten:

1. Kann eine Heilung herbeigeführt werden?
2. Lassen sich erhebliche Besserungen erzielen?
3. Wie wird die Mortalität beeinflußt?

Was die Frage der *Heilbarkeit* des D. m. angeht, so ist zunächst festzustellen, daß die uns heute zur Verfügung stehende Therapie das Leiden nicht an der Wurzel anzugreifen vermag. Es liegt das im Wesen der Erkrankung, wie wir sie heute ansehen. Die allgemeine Meinung geht ja dahin, daß der Zuckerkrankheit fast stets eine angeborene, meist ererbte Schwäche des Inselapparates zugrunde liegt. Strenge Beweise für die Richtigkeit dieser Auffassung lassen sich allerdings nicht beibringen, denn wir verfügen über keine Methode, eine solche kongenitale Insuffizienz nachzuweisen, ehe sie zu Krankheitserscheinungen führt. Wohl können wir einen latenten D. m. mit den verschiedensten Belastungsmethoden erfassen, ehe er zur Manifestation kommt, aber das Prälatenzstadium ist uns nicht zugänglich.

Ist die geschilderte Auffassung, die m. W. von keiner Seite ernstlich bestritten wird, richtig, so bedeutet das, daß der D. m. seinem Wesen nach unheilbar ist, denn eine Konstitution können wir nicht ändern.

Unsere Therapie kann erst einsetzen, wenn die krankhafte Konstitution beginnt, Erscheinungen zu machen. Sie hat dann die Aufgabe, den Inselapparat zu entlasten und das Defizit seiner Inkretproduktion durch Zufuhr von außen zu decken und so im günstigsten Fall die subjektiven und objektiven Krankheitserscheinungen zu beseitigen und durch Dauerbehandlung nicht wieder auftreten zu lassen. Auf diese Weise läßt sich in sehr vielen Fällen die Leistungsfähigkeit des Inselapparates steigern, was in einer Verbesserung der Kh-Toleranz und einer Herabsetzung des Insulinbedarfs sich äußert. Nicht nur unsere zweckmäßige Therapie, sondern auch das Massenexperiment der Kriegs- und Nachkriegsunterernährung hat das zustande gebracht (vgl. voriges Kapitel).

Wie weit läßt diese Besserung sich treiben? Kann dadurch ein manifester Diabetes m. in einen latenten zurückverwandelt werden oder selbst dieser nicht mehr nachweisbar werden?

Theoretisch ist das zweifellos möglich, ohne daß man dabei annehmen muß, daß die Konstitution sich geändert hat.

Eine Antwort vermag aber nur die klinische Empirie zu geben.

Was sollen wir unter Heilung verstehen? Ich glaube, wir müssen da eine absolute und eine relative Form unterscheiden. Absolute Heilung bedeutet völlige Restitutio ad integrum, d. h. die Unmöglichkeit, auch mit den feinsten Methoden einen manifesten oder latenten Diabetes noch nachzuweisen, wobei die Frage offen bleiben muß, ob auch histologisch am Inselapparat keine Veränderungen mehr gefunden werden können. Vorläufig wissen wir darüber noch nichts, weil m.W. entsprechende Sektionen, die nur durch einen glücklichen Zufall einmal vorgenommen werden könnten, bisher noch nicht vorliegen.

Eine relative Heilung liegt dann vor, wenn zwar alle subjektiven und objektiven Erscheinungen der Krankheit auch bei starker Belastung des Kohlenhydratstoffwechsels verschwunden sind, aber mit feinsten Belastungsproben doch noch eine Schwäche des Inselsystems nachweisbar ist.

Joslin (Z) hat folgende Kriterien für eine Heilung des D. m. aufgestellt:

1. Die Diagnose muß völlig gesichert sein (wenigstens 0,5% Harnzucker und 130 mg-% Blutzucker).

2. Die Dauer der häufig kontrollierten Störung muß mindestens einige Monate betragen.

3. Auch bei Belastungen des Inselapparates mit $^2/_5$ der Tageskohlenhydratmenge oder mit 100 g Glucose darf es weder zu Glucosurie noch zu einer pathologischen Blutzuckerkurve kommen.

4. Der Kh-Stoffwechsel muß, mindestens 5 Jahre immer wieder kontrolliert, als normal befunden werden.

In der Literatur ist eine große Anzahl von Zuckerkranken beschrieben worden, in denen es angeblich, und vielleicht auch tatsächlich, zu einer klinischen Ausheilung gekommen ist. Ich nenne als Autoren Percival, Akeren, Strieck, John, Strasse, Illenmann u. Wendt, Bickel, Dernaut, V. Schmidt, Conn u. Mitarb. u. a. (Lit. bei Boller u. Constam). Vielfach wird die Heilung mit einem Fragezeichen versehen. Auch ich kenne solche Fälle aus den letzten Jahren des ersten und zweiten Weltkrieges und kurz hinterher. Besonders eindrucksvoll ist mir in dieser Richtung außerdem eine Beobachtung einer schweren Schußverletzung des Pankreas, an die sich eine schwere Abcedierung der Drüse mit mittelschwerem D. m. anschloß, mit deren Ausheilung auch die Zuckerkrankheit verschwand und wenigstens 3 Jahre (länger wurde nicht kontrolliert) verschwunden blieb. Belastungsproben mit großen Kh-Mengen oder Doppelbelastungen nach Staub-Traugott wurden leider damals allerdings nicht vorgenommen.

Heilungen sind auch beschrieben bei Sekundärdiabetes nach Tumoren von Hypophyse, Nebennierenrinde und BASEDOW, wenn es gelang, diese völlig zu exstirpieren (Lit. und eigene Beobachtung bei OBERDISSE und Referat von GRAFE). Es lag dann, wie auch in der eben erwähnten eigenen Beobachtung, offenbar ein konstitutionell gesundes und primär leistungsfähiges Inselsystem vor.

In allen diesen Fällen kann wohl von einer relativen Heilung im oben definierten Sinne gesprochen werden, aber da, wo es untersucht wurde, bestand anscheinend immer noch eine latente, durch besondere Belastungsproben feststellbare Störung des Kh-Stoffwechsels. Eine absolute Heilung scheint bisher noch in keinem Falle einwandfrei bewiesen zu sein und es gibt zu denken, daß der vielerfahrene JOSLIN bei seinen über 50 000 Kranken sie nach den von ihm aufgestellten Kriterien bisher in keinem Falle beobachtet hat. Er rät daher, von Remissionen zu sprechen, womit zum Ausdruck gebracht werden soll, daß die Krankheit über kurz oder lang doch wieder zur Manifestation kommt oder kommen kann, was allerdings für viele Fälle erst noch bewiesen werden müßte. Mir scheint es daher richtiger, von einer relativen Heilung zu sprechen, womit hinsichtlich der weiteren Entwicklung nichts präjudiziert wird.

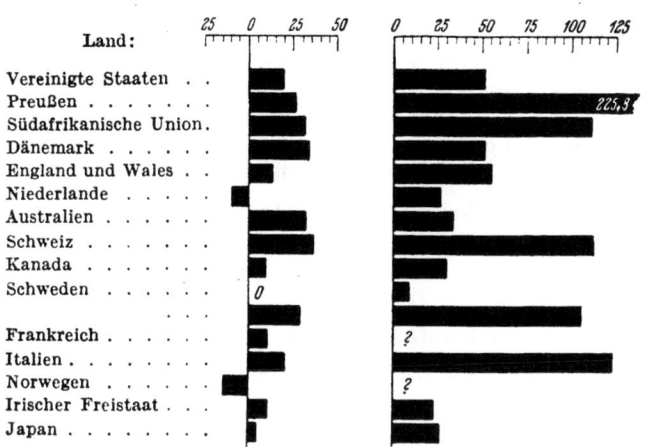

Abb. 68. Prozentuale Änderung in den Todesfällen im Zeitraum 1929/30 bis 1934/35 (5 Jahre) und von 1919/20 bis 1934/35 (15 Jahre) (nach JOSLIN)

Was die zweite oben aufgeworfene Frage nach *Besserungen des D. m.*, sei es spontan oder unter dem Einfluß einer geeigneten Behandlung, betrifft, so ist sie ohne weiteres zu bejahen. Es gilt das nicht nur für die zahlreichen auf den letzten Seiten beschriebenen Fälle, sondern auch für viele andere, besonders solche, in denen die Zuckerkrankheit erst bei besonderen Komplikationen, vor allem Infektionen, Pankreatitiden, Traumen usw. zur Manifestation kam und dann nach deren Abklingen sich besserte. Aber auch darüber hinaus gibt es Kranke, bei denen der Insulinbedarf allmählich absinkt, manchmal so stark, daß das Insulin abgesetzt werden kann. Das gilt vor allem für Fettleibige, wenn es bei ihnen gelingt, erhebliche Gewichtsreduktionen zu erzielen.

Ich kenne zahlreiche Kranke, die bei konstanter knapper Kost ihren Harnzucker verlieren, wenn sie ein gewisses kritisches Gewicht unterschritten haben. In großem Umfange haben wir vor allem in Deutschland, aber auch in England und Frankreich, eine eklatante Besserung des D. m. unter dem Einfluß der schweren Unterernährung der letzten Kriegs- und der ersten Nachkriegsjahre gesehen (vgl. letztes Kapitel).

Abgesehen von solchen Sondersituationen sind allerdings Toleranzverbesserungen die Ausnahme und wir können im Einzelfall weder voraussagen noch erklären, ob und gegebenenfalls warum es im Einzelfall zu einer solchen Ausnahme kommt oder gekommen ist.

Eine optimale Behandlung ist dabei wichtige Voraussetzung, aber wohl nicht der entscheidende Faktor.

Wie steht es nun mit der *Mortalität* der Zuckerkrankheit? Man sollte meinen, daß sie mit den Erfolgen der modernen Therapie des D. m. und seinen Komplikationen erheblich zurückgegangen ist. Von der Mortalität im allgemeinen berichteten schon die ersten Seiten dieser Darstellung mit einigen wichtigen Zahlen aus den letzten Jahren (S. 589). Dabei ist zu bedenken, daß diese Zahlen nur Minimalwerte sind, da vielfach als Todesursache nicht der D. m., sondern irgend eine Komplikation, besonders Kreislaufschaden oder Infektionen angegeben werden.

Von Interesse an dieser Stelle ist vor allem die Entwicklung im Laufe der letzten Jahrzehnte. Darüber orientiert in sehr eindrucksvoller Weise die Tab. 68 (S. 837) von Joslin für die wichtigsten Kulturländer.

Sie zeigt die Entwicklung in dem Jahrfünft 1929/30—1934/35 sowie in den 15 Jahren von 1919/20—1934/35. Im letzteren Fall sind 4 Jahre ohne Insulin mit einbegriffen. Hier ist die Steigerung der Todesfälle mit im Durchschnitt 50% gegenüber vorher besonders stark ausgesprochen. Sie fehlt in keinem Lande, für das genaue Zahlen vorliegen. Weitaus an der Spitze liegt Preußen mit einer Steigerung von +225,8%. Aber auch in der ersten Kolonne, deren Jahre ganz in die Insulinära fallen, sind mit Ausnahme von Holland und Norwegen stets Steigerungen da, die allerdings nur vereinzelt über 25% hinausgehen.

Hier kommen zweifellos die Erfolge der Insulintherapie zum Ausdruck.

In Amerika betrug nach Joslin die Mortalität pro 100 000 Einwohner

1920—1922:	5,45%	jährliche Todesfälle	
1922—1932:	12,55%	,,	,,
in den Jahren 1946—1948:	25,9—26,9%	,,	,,
in den Jahren 1949—1950:	29,6 bzw. 31,0%	,,	,,

National office of Vital Statistic of the U.S. Public Health Service).

In Holland hat die Sterblichkeit von 1903 auf 1937 auf das Vierfache zugenommen (Beeken u. Groen). Dabei sind überall die Frauen mehr betroffen als die Männer. In Deutschland starben in den Städten 1937 und 1938 rund 20 Zuckerkranke pro 100 000 Einwohner. 1939 stieg diese Zahl auf 23, um dann 1942 unter dem Einfluß der Kriegsernährung auf 15 abzusinken.

Welches sind nun die Ursachen der gewaltigen Todeszifferanstiege?

Zunächst ist festzustellen, daß nach Joslin u. Mitarb. die Mortalität nur in den älteren Jahrgängen angestiegen ist, in den jüngeren dagegen sehr erheblich geringer geworden ist.

Das beweist zweierlei, erstens, daß in dieser Tatsache doch ein großer Erfolg der heutigen Diabetestherapie zum Ausdruck kommt, und zweitens, daß die meisten Diabetiker in ein Alter vorrücken, in dem sie vermehrt von Spätkomplikationen oder sonstigen Alterserkrankungen befallen werden. Der Hauptgrund dürfte aber wohl in der enormen Zunahme der Krankheit zu suchen sein, für die allerdings bei einer nicht anzeigepflichtigen Krankheit exakte statitische Angaben auf breiter Basis schwer zu erhalten sind. Die Tatsache als solche ist aber über jeden Zweifel erhaben. Vor allem gilt das für USA.

Den besten Maßstab für die Erfolge der heutigen Diabetestherapie bildet ein Vergleich der in den verschiedensten Perioden festgestellten Angaben für das *durchschnittliche Lebensalter* der Kranken beim Tode sowie für die durchschnittliche *Krankheitsdauer* beim Tode. Joslin u. Mitarb. haben für ihr enormes Krankengut die Ergebnisse in folgender sehr eindrucksvoller Tab. 104 zusammengestellt.

Das Zahlenmaterial umfaßt nicht nur Joslins eigene Kranke, sondern auch andere ihm zugängliche zuverlässige Angaben. Nach dieser Tabelle ist in den letzten etwa 50 Jahren das durchschnittliche Lebensalter der Zuckerkranken bei ihrem Tode von 44,5 auf 64,5 Jahre, die durchschnittliche Krankheitsdauer beim Tode von 4,9 auf 15,2 Jahre angestiegen. Die günstigsten Zahlen fanden JOSLIN u. Mitarb. bei Ärzten, die die besten Kenner der Krankheit und im allgemeinen auch die zuverlässigsten und am besten betreuten Patienten sind. Hier stieg das durchschnittliche Todesalter von 57,5 Jahren in den beiden ersten Perioden auf 66,3 in der letzten Periode (1944—1946) und lag damit um 1—2 Jahre über dem damaligen Durchschnittswert für die Allgemeinbevölkerung. Das sind fürwahr maximale Erfolge, die kaum noch zu überbieten sind. Sie zeigen, daß für die Prognose der Krankheit und das Auftreten schließlich tödlicher Komplikationen eine dauernd tadellose Stoffwechsellage entscheidend ist. Das geht aus zahlreichen Statistiken von JOSLIN u. a. (z. B. CONSTAM) immer wieder hervor.

Tabelle 104. *Wachsende Erfolge der Diabetestherapie (nach JOSLIN u. Mitarb.)*

	Anzahl der Todesfälle	Durch-schnittl. Lebens-alter beim Tod Jahre	Durch-schnittl. Dauer der Krankheit beim Tod Jahre	Morta-lität in %
Periode I. 1898—1914 (NAUNYN-Ära)	325	44,5	4,9	18,1
„ II. 1914—1922 (ALLEN-Ära)	836	46,7	6,1	8,7
„ III. 1922—1925 (1. Insulinära)	537	54,3	7,6	5,8
„ IV. 1926—1930 (mittlere Insulinära)	918	60,0	8,4	4,0
„ V. 1930—1936 (letzte Insulinära)	2534	63,3	10,8	
„ VI. 1937—1943 (HAGEDORN-Ära)	583	64,9	12,9	
„ VII. 1944—1946 (BEST-Ära)	651	64,5	14,1	
„ VIII. 1950—1952 (Letzter Zeitraum)	656	61,9	15,2	

Auf Grund der angegebenen Zahlen und der großen Statistiken der amerikanischen Lebensversicherungsgesellschaften läßt sich auch für die einzelnen Lebensalter die Lebenserwartung und ihr Defizit gegenüber der durchschnittlichen Lebenserwartung berechnen. Auch dafür gaben JOSLIN u. Mitarb. 1946 eine aufschlußreiche Tabelle:

Tabelle 105. *Lebenserwartung der Diabetiker gegenüber Gesunden (nach JOSLIN u. Mitarb.)*

Alter in Jahren	Lebenserwartung in USA (weiße Bevölkerung) 1929—1941 in Jahren	Lebenserwartung der Diabetiker 1939—1946 in Jahren	Differenz zuungunsten der Diabetiker in Jahren
10	58,9	45,0	— 13,9
20	49,6	37,3	— 12,3
30	40,5	30,5	— 10,0
40	31,6	23,0	— 8,6
50	23,3	15,9	— 7,4
60	16,0	10,6	— 4,6

Bearbeitet mit dem statistischen Büro der Metropolitan Life Jnsurance Company; mitgeteilt bei RENOLD-MARBLE (1949).

Im Laufe der letzten 5 Jahre dürften sich die Ergebnisse für die Zuckerkranken wahrscheinlich noch günstiger gestaltet haben, doch bleibt die Tatsache, daß die Prognose sich um so ungünstiger gestaltet, je früher die Krankheit einsetzt, ganz zweifellos weiter bestehen und wird sich kaum je aus der Welt schaffen lassen. Die angeführten Zahlen sind die günstigsten bisher erzielten, sie umfassen auch alle Komplikationen der Krankheit. Die Gesamtmortalität der Diabeteskranken von JOSLIN u. Mitarb. betrug in den letzten Jahren vor 1946 4%, davon entfielen auf das Koma nur 2,9%. In den Jahren 1944 bis April 1951 waren es nur 1,8% und 1950—1952 sogar nur 1,1%.

Leider lassen sich diese günstigen Resultate nicht verallgemeinern. Ähnlich gute haben für die Gesamtmortalität MACLEAN mit 4,1% und die *Mayo-Klinik* mit 5,0%

Tabelle 106. *Todesursachen bei*

Art der Todesursachen	NAUNYN-Ära 1897—31. 5. 1914		ALLEN-Ära 1. 6. 14—6. 8. 22		Erste BANTING-Ära 7. 8. 22—31. 12. 25	
	Anzahl der Todesfälle	Prozent-zahlen	Anzahl der Todesfälle	Prozent-zahlen	Anzahl der Todesfälle	Prozent-zahlen
Gesamtzahl	326	100,0	836	100,0	535	100,0
A. Durch Koma	208	63,8	347	41,5	115	21,5
B. Ohne Koma						
1. Herz-, Nieren- und Gefäß-erkrankungen	57	17,5	206	24,6	222	41,5
Arteriosklerose	57	17,5	203	24,3	219	40,9
a) Herzkrankheiten . . .	20	6,1	83	9,9	104	19,4
b) Nierenerkrankungen . .	11	3,4	32	3,3	17	3,2
c) Apoplexie	9	2,5	47	4,9	41	7,7
d) Gangrän	12	3,7	35	4,2	50	9,3
2. Infektionskrankheiten im ganzen	24	7,4	106	12,7	89	16,6
Pneumonie und Entzündun-gen im Respirationssystem	14	4,3	64	7,7	46	8,6
Karbunkel	6	—	13	1,6	4	0,7
3. Krebs	5	1,5	32	3,8	28	5,2
4. Tuberkulose	16	4,9	41	4,9	31	5,8
5. Insulinreaktionen	—	—	—	—	3	0,6
6. Andere Erkrankungen . . .	6	1,8	21	2,5	22	4,0

erzielt. In unserem Würzburger Material waren es im Durchschnitt bei 1860 Zuckerkranken der Jahre 1926—1941 6,4% (REINWEIN u. MARKERT, JACOB). Das Durchschnittsalter von 54 Jahren in dem Zeitraum von 1924—1930 war dabei auf 59,6 Jahre im Dezennium von 1930—40 angestiegen. In der *Marburger* Klinik und bei JOHN waren die Zahlen 7%, an der VOLHARDschen Klinik bei 1495 Kranken der Jahre 1935—1948 8,2%, davon 3% im Koma, 2% in der Hypo-glykämie (HÖPKER-ASCHOFF).

Andere Kliniken und Krankenhäuser berichten allerdings über viel höhere Zahlen (Lit. bei BERTRAM), die *Kölner* Klinik sogar 29%, wobei allerdings zu bedenken ist, daß die Zahlen aus verschiedenen Zeiträumen stammen und z. T. noch bis in die Vorinsulinära zurückreichen. Die großen Differenzen dürften wohl in der Verschiedenheit des Krankengutes und vor allem in den Differenzen in den Einlieferungszeiten seit Beginn der schweren Komplikationen (Koma, Nephro-pathie, Infektion, Kreislaufleiden usw.) begründet sein.

Woran starben früher die Zuckerkranken und an welchen Komplikationen sterben sie jetzt?

Die obige große von mir etwas gekürzte Tabelle von JOSLIN u. Mitarb. [letzte Aufl. S. 186 (1952)], 12 281 Sektionen umfassend, gibt darauf die Antwort.

Die wichtigsten Resultate sind der Rückgang des Komas in den letzten 50 Jahren von 63,7% in der NAUNYN-Ära auf 1,8% in den Jahren 1944—1951 und der Anstieg der Kreislauftodesfälle im gleichen Zeitraum von 17,5 auf 70,8%. Die letztere Zahl entspricht ungefähr der Quote für die allgemeine, gegenwärtige Sterblichkeit. JOSLIN hat durchaus recht, wenn er in der letzten Auflage seines Buches schreibt: "The diabetic dies on his complication and not on his disease."

Von sonstigen Veränderungen ist noch erwähnenswert die starke Zunahme der malignen Tumore von 1,5% in der NAUNYN-Ära auf 9,2% in den Jahren 1944 bis 1951. Auch in diesen Zahlen kommt das Vorrücken der Zuckerkranken in die höheren Altersklassen zum Ausdruck.

Das beste Kriterium für die Leistungsfähigkeit der modernen Diabetestherapie sind zweifellos die Erfolge in der Behandlung der schwersten und gefährlichsten

12281 Diabetikern. [nach Joslin *u. Mitarb. (1952)]*

Mittlere BANTING-Ära 1. 1. 26—31. 12. 29		Letzte BANTING-Ära 1. 1. 30—13. 3. 35		HAGEDORN-Ära 1. 1. 37—31. 12. 43		CHARLES H. BEST-Ära 1. 1. 44—27. 4. 51	
Anzahl der Todesfälle	Prozentzahlen	Anzahl der Todesfälle	Prozentzahlen	Anzahl der Todesfälle	Prozentzahlen	Anzahl der Todesfälle	Prozentzahlen
899	100,0	981	100,0	3482	100,0	3499	100,0
97	10,8	60	6,1	102	2,9	63	1,8
447	49,7	547	55,8	2286	65,7	2478	70,8
440	48,9	543	55,4	2273	65,3	2456	70,2
220	24,5	296	30,2	1438	41,3	1627	46,5
46	5,1	36	3,7	160	4,6	236	6,7
86	9,6	105	10,7	404	11,6	431	12,3
73	8,1	76	7,7	182	5,2	99	2,8
142	15,8	122	12,4	363	10,4	230	6,6
74	8,3	56	7,7	196	9,6	145	4,1
7	0,7	7	0,7	17	0,5	0	0
77	8,6	104	10,6	304	8,7	321	9,2
48	5,3	47	4,8	79	2,3	66	1,9
—	—	4	0,4	10	0,3	10	0,3
46	5,0	44	4,4	130	3,7	147	4,2

Komplikation, nämlich im Koma. Vor der Entdeckung des Insulins waren die Kranken in diesem Zustand fast sämtlich verloren. BERTRAM hat 1932 aus der Weltliteratur 1007 Fälle von vollentwickeltem Koma zusammengestellt. Er errechnet dabei eine Mortalität von durchschnittlich 29,1%, wobei allerdings zu bedenken ist, daß ein Teil der dieser Zusammenstellung zugrunde liegenden Statistiken noch bis vor die Entdeckung des Insulins zurückgeht.

In den von BERTRAM 1932 zusammengefaßten Einzelstatistiken schwanken die Zahlen enorm, zwischen 5,6% bei PETRÉN und 73,9% bei WEISS. JOSLIN u. Mitarb. berechneten für 129 eigene Fälle der Jahre 1940—1945 nur 3,2%. In den Jahren 1946—1948 konnten sie sogar eine lückenlose Serie von 192 Komatösen am Leben erhalten.

So günstige Zahlen hat bisher niemand sonst aufzuweisen. Wir sind an der Würzbürger Klinik bei 70 Fällen der Jahre 1924—1940 nicht unter 10,3% Komamortalität heruntergekommen (REINWEIN u. MARKERT, JACOB). Es sind das 1,1% der gesamten in der Klinik behandelten Zuckerkranken. Im Präkoma hatten wir keinen Todesfall zu verzeichnen.

Auffallend hoch sind die Zahlen von FALTA mit 62,5% bei 88 Komatösen, davon 50% bei unkomplizierten, 77,7% bei komplizierten Fällen. BERTRAM verzeichnete damals für seine eigenen Kranken 51,4%, aber auch hier sind Patienten aus der Vorinsulin-Ära mit einbegriffen.

Von 92 Komatösen und Präkomatösen der VOLHARDschen Frankfurter Klinik der Jahre 1935—1948 (HÖPKER-ASCHOFF) starben 45, also fast die Hälfte.

Die Großstadtzahlen sind mithin weitaus die ungünstigsten, selbst in den Händen der besten Kenner der Krankheit. Es ist das an und für sich erstaunlich, da man erwarten sollte, daß die Einlieferung der Kranken noch zur rechten Zeit, hier noch am raschesten und leichtesten, erfolgen müßte.

Alle bisher genannten Zahlen sind bei klinischer Behandlung gewonnen, d. h. unter den günstigsten Verhältnissen. Dies gilt aber immer nur für einen kleinen Teil der Kranken und auch da nur meist für einige Wochen.

Entscheidend aber ist der *Verlauf im häuslichen Milieu*, der durch Katamnesen eruiert werden kann. Die hier erhaltenen Mortalitätszahlen sind noch erschütternd hoch. Sie zeigen, wie schlecht die Kranken sich im allgemeinen zu Hause halten und wie vorzeitig sie sich dadurch ihr Grab graben.

Dafür ein paar Beispiele eigener Beobachtung.

Von 140 insulinierten, katamnestisch genau verfolgten Kranken unserer Beobachtung aus den Jahren 1924—1930 starben außerhalb der Klinik 43%, 34% von den Privatkranken, 66% von den Kranken der allgemeinen Abteilung (REINWEIN u. MARKERT). In dem Jahrzehnt 1930—1940 ließen sich bei 696 brauchbare Angaben erhalten (JACOB). Die Mortalität war bei diesen trotz der 4 Jahre längeren Beobachtungszeit über 31% zurückgegangen. Davon starben 22% im Koma, 78% an interkurrenten Krankheiten. Das Durchschnittsalter war von 50 Jahren in der ersten Periode auf 57 Jahre im zweiten Zeitraum gestiegen, während die in der Klinik gestorbenen Kranken ein Durchschnittsalter von 63,6 Jahren erreichten, ganz entsprechend den Zahlen von JOSLIN u. Mitarb. in ihrer 5. Periode (vgl. Tab. 104, S. 841). Die Durchschnittsdauer des Diabetes betrug 7,3 Jahre.

Nach den Erfahrungen der Würzburger Diabetikerfürsorge (HERING, dort auch weitere Angaben), hat sich die Entwicklung in den Jahren 1947—1950 bei den ambulant betreuten Zuckerkranken wesentlich günstiger gestaltet.

Bei den im Jahre 1947 gestorbenen 20 Diabetikern betrug die durchschnittliche Lebensdauer 60,3 Jahre, die mittlere Erkrankungsdauer 9,7 Jahre, bei den nicht insulinbedürftigen sogar 12,3 Jahre. Bei den 40 Toten des Jahres 1948 war die mittlere Lebensdauer 60 Jahre, die durchschnittliche Krankheitsdauer 12,7 Jahre.

Ganz ähnlich und z.T. etwas niedriger sind die Zahlen von FALTA (7,7 Jahre), KESTERMANN (6,5 Jahre), BÜTTNER (5,3 Jahre) und JOHN (5 Jahre).

Die besten Zahlen für ambulante Kranke in Deutschland erzielte UMBER mit 9%, die besten überhaupt JOSLIN u. Mitarb. 1944—1946 mit 14,1 Jahren, davon in 22,1% über 20 Jahre.

Von besonders ungünstigen Angaben seien die Zahlen von MEYTHALER mit 40%, von HENKEL mit 44% und von LABBÉ mit 50% Mortalität erwähnt.

Die großen Differenzen zwischen den klinischen und ambulanten Ergebnissen beweisen, wie außerordentlich viel noch in der Betreuung der Kranken im häuslichen Milieu von seiten der Kranken, ihrer Ärzte und der Fürsorgestellen zu leisten ist.

Zum Schluß noch ein paar Worte über die *individuelle Prognose im Einzelfalle*, der natürlich die größte Bedeutung zukommt. Maßgebende Faktoren für eine günstige Beurteilung sind: Geringe oder nicht nachweisbare Belastung, möglichst frühzeitige Erkennung und zweckmäßige, vollständige Behandlung der Krankheit, Fehlen von Fettsucht, Gicht und sonstigen Komplikationen und Begleitkrankheiten, später Beginn der Krankheit ohne Tendenz zum Fortschreiten, vor allem aber Vernunft, Gewissenhaftigkeit, Energie und Einsicht der Kranken und ihrer Umgebung. Prognostisch ungünstig sind die Spätkomplikationen an Kreislauforganen, Nieren, ferner schwere Infekte (besonders Pneumonie, Sepsis und Tuberkulose), maligne Tumoren oder sonstige gefährliche Begleitkrankheiten jeder Art.

Eine zutreffende Beurteilung des Schweregrades der Krankheit ist natürlich nicht zu Anfang, sondern erst nach einer gewissen Beobachtungszeit möglich.

JOSLIN hat 1946 in seinem großen Optimismus den Satz geprägt: „Im allgemeinen kann man sagen, daß ein Tod an Diabetes nicht länger erlaubt ist." Diese Forderung ist nach den Erfolgen der modernen Diabetestherapie zweifellos durchaus berechtigt, aber wir sind vor allem in Deutschland leider noch weit davon entfernt, sie zu erfüllen.

Literatur
Die Prognose

AKEREN, V.: Acta med. scand. (Stockh.) **67**, 14 (1927).
BECHERT: Münch. med. Wschr. **1940**, 1333. — BEEKEN, E., u. J. GROEN: Geneesk. Bl. (holl.) **1989**, 187. — BERTRAM, F.: Pathogenese und Prognose des Coma diabeticum. Erg. inn. Med. **48**, 258 (1932). — BÜTTNER, G.: Lebensdauer und Arbeitsfähigkeit der Zuckerkranken in der Kleinstadt und auf dem Lande (Gießen). Dtsch. med. Wschr. **1936**, 1668.

CHENG, T. O., u. a.: Extreme hyperglycämie and severe ketosis with spontaneous remissino of diabetes mellitus. J. Amer. Med. Assoc. **152**, 531 (1953). — CONN, JOHNSTON and CONN: Ann. Int. Med. **24**, 487 (1946). — CONSTAM, G. B., u. a.: Schweiz. med. Wschr. **1954**, 1239.

FALTA, W.: Lebensaussichten der Diabetiker. Klin. Wschr. **1935**, 21. — FLECKENSTEIN, A.: Die Lebenslage der Diabetiker im Kriege. Inaug.-Diss. Würzburg 1942. — FÜRTH, E.: Münch. med. Wschr. **1936**, 1259.

GRAFE, E.: Der gegenwärtige Stand der Behandlung der Zuckerkrankheit. Hippokrates **1942**, 92.

HARWOOD, R.: Diabetes acidosis. Results of treatment in 67 consecutive cases. New England. J. Med. **245**, 1 (1951). — HENKEL: Z. klin. Med. **125**, 52 (1933). — HERING, H.: Erfahrungen der Würzburger Diabetikerfürsorgestelle in den Nachkriegsjahren. (In Vorbereitung.) — HÖPKER-ASCHOFF: Der Einfluß der Kriegs- und Nachkriegszeit auf den Diabetes mellitus. Klin. Med. **1949**, 478.

JACOB, W.: Über unsere Erfolge der Insulintherapie. Inaug.-Diss. Würzburg. Triltsch 1941. — Über die Weiterentwicklung der Diabetestherapie auf Grund klinischer und katamnestischer Ergebnisse im letzten Jahrzehnt. Dtsch. med. Wschr. **1942**, 419. — JOHN, H.: Causes of mortality among diabetics. Amer. J. Digest. a. Nutrit. **4**, 291 (1937). — JOSLIN, E. P.: Treatment of diabetes mellitus. J. Amer. Med. Assoc. **139**, 1 (1949). — Treatment of diabetes today. J. Amer. Med. Assoc. **140**, 581 (1949). — Thoughts upon diabetes today. Rev. Gastroenterol. **17**, 545 (1950).

KESTERMANN, G.: Die Lebensschicksale unserer in den letzten 10 Jahren entlassenen Diabetiker (Marburg). Z. klin. Med. **133**, 458 (1938).

LABBÉ, M.: Ann. Méd. **22** (1927). — LABBÉ, M., et SOUHEIL: Ann. Méd. **27**, (1930). — LAUR u. F. MEYTHALER: Katamnestische Ergebnisse bei Rostocker Diabetikern. Klin. Wschr. **1940**, 463.

MACLEAN: Arch. Int. Med. **1926**, 217. — MEYTHALER, F., u. JACOBI: Erfahrungen einer Diabetikerambulanz (Bonn). Dtsch. med. Wschr. **1932**, 1600.

OBERDISSE, K.: Der Einfluß der Kriegsernährung auf den Diabetes mellitus. Dtsch. med. Wschr. **1942**, 717.

PERCIVAL: Lancet **1926**, 210.

RAUSCH, F.: Ärztl. Wschr. **1947**, 681. — REINWEIN, H., u. O. MARKERT: Wie sieht es mit den praktischen Erfolgen unserer jetzigen Insulindauertherapie aus. Dtsch. med. Wschr. **1931**, 38. — RENOLD, A. E., u. A. MARBLE: Einige Gesichtspunkte der neueren Diabetesforschung in USA. Schweiz. med. Wschr. **1949**, 565. — REÜTING, E.: Progress notes on fifty diabetic patients followed twentyfife or more years. Arch. Int. Med. **86**, 891 (1950). — RYNEARSON: Med. Clin. N. Amer. **31**, 477 (1947).

STRIECK, F.: Klin. Wschr. **1934**, 11. — Erfahrungen einer Diabetikerberatungsstelle. Med. Welt **1936/37**.

UMBER, F.: Dtsch. med. Wschr. **1934**, 11.

WEISS: Dtsch. Arch. klin. Med. **156**, 226 (1927).

6. Die Spontanhyperglykämien und der Hyperinsulinismus

Der D. m. ist die charakteristische Insulinmangelkrankheit, gleichgültig, ob dieser Mangel ein primärer absoluter durch konstitutionelle Schwäche des Inselapparates bedingt ist, oder ein sekundär relativer infolge Überbelastung durch extrainsuläre diabetogene Faktoren.

In weit selteneren Fällen kann es aber auch zu einer Überfunktion der Inselzellen kommen, zu einer Hypoglykämie. Wir sprechen von einer solchen dann, wenn die Blutzuckerwerte unter 80 mg-% absinken.

Von der häufigsten Ursache, der Überdosierung des von außen zugeführten Insulins war bereits im Kapitel Insulinhypoglykämie die Rede. Hier ist sie unbeabsichtigt. Daneben aber gibt es die bewußt herbeigeführte Hypoglykämie, den Insulinschock, wie ihn die Psychiater aus therapeutischen Gründen bei Psychosen herbeiführen.

Auch diese Form der Hypoglykämie bleibt in diesem Kapitel außer Betracht. Zur Darstellung kommt lediglich die Spontanhypoglykämie, die immer eine endogene Genese hat. Das Wort „spontan" soll dabei den Gegensatz zu den durch Insulinzufuhr von außen hervorgerufenen Formen zum Ausdruck bringen. Die Ursachen sind sehr zahlreich. Man teilt sie zweckmäßig in 2 Hauptgruppen ein, die sekundäre extrapankreatisch ausgelöste Form und die primäre autochthon entstandene Form. CONN gab 1947 ein sehr detailliertes Einteilungsschema, auf das hier verwiesen sei. Zusammenfassende neuere Darstellungen finden sich außerdem bei WILDER (1936), MARBLE (1946), LUFT u. MEYTHALER (1938 u. 1949).

Die *sekundären* Formen haben eine sehr vielfältige Genese. Zum Teil sind sie physiologisch ausgelöst wie nach sehr kohlenhydratreichen Mahlzeiten und nach starken Erregungen, z. T. treten sie als Folge anderer Erkrankungen, wie solche der Leber, des Magendarmkanals, von extrapankreatischen inneren sekretorischen Störungen oder Erkrankungen des Nervensystems auf.

Auf die klinischen Symptome der Hypoglykämie wird nicht noch mal näher eingegangen werden, da sie bereits im Insulinkapitel (S. 792) eingehend geschildert wurden.

a) Physiologische Hypoglykämien

Nach sehr reichlichen, besonders stark kohlenhydrathaltigen Mahlzeiten sinkt sehr oft, man kann fast sagen als Regel, bei ganz gesunden Menschen der zunächst erhöhte Blutzucker mehr oder weniger stark unter die Nüchternwerte ab, so daß es zu einem Heißhungergefühl evtl. mit Schweißausbrüchen kommen kann. M. LABBÉ sprach geradezu von einem erworbenen Hyperinsulismus durch Polyphagie.

Den gleichen Effekt kann auch sehr starke, erschöpfende Muskelarbeit haben (MEYTHALER u. DROSTE 1937). In dieser Beziehung liegen sehr interessante Beobachtungen bei Marathonläufern (GORDON u. LEWINE), sowie Olympiakämpfern (MARK) vor.

Dabei kann es zu Ohnmachten und Krämpfen kommen (MEYTHALER). Besonders ist das der Fall beim sog. „toten Punkt" vor dem Secondwind. Ursache ist wahrscheinlich, wie MEYTHALER annimmt, ein Versagen der CANNONschen Notfallreaktion, d. h. ein akuter Adrenalinmangel.

Auch die sog. „Sportkrankheit" ist vielleicht dadurch bedingt (JOCHL).

Selbst schwere *seelische Erregungen*, besonders bei Asthenikern, können so wirken (PORTIS 1950).

In dies Gebiet gehört auch wahrscheinlich der auffallende Heißhunger, evtl. mit Schwitzen, bei vegativ labilen Frauen nach sehr starken sexuellen Erregungen, besonders einem sehr beglückenden Orgasmus (GRAFE). Aus verständlichen Gründen liegen bei solchen nicht ganz so seltenen Fällen keine Blutzuckerbestimmungen vor. Aber die Tatsache, daß oft ein Glas zuckerreicher Limonade oder 1—2 Orangen diesen Zustand rasch beseitigen, spricht für vorausgehende abnorm niedrige Blutzuckerwerte.

Als physiologisch ist auch die Lactationshypoglykämie bei Frauen (STENSTRÖM) und milchgebenden Kühen (WIDMARK) anzusehen. Auch bei Menses kann es zu Hypoglykämien kommen (BILLIG u. SPAULDING). Als physiologisch sind wohl auch nach MEYTHALER u. FISCHER die manchmal in den ersten Lebenstagen und sonst im Säuglingsalter vorkommenden Hypoglykämien, wobei vegetativ hormonale Störungen eine Rolle spielen mögen, aufzufassen. MEYTHALER u. FISCHER beschrieben 3 einschlägige Fälle.

b) Endogen bedingte sekundäre Hypoglykämien

Sie treten vor allem bei Einwirkungen von Organen oder Organsystemen auf, die im Kh-Stoffwechsel eine Rolle spielen, wie Leber, Pankreas, Magendarmkanal, Inkretdrüsen und Zentralnervensystem.

α) Hypoglykämie durch Unterernährung

Die Ödemkrankheit, die schwerste Form der Unterernährung, geht nach den Erfahrungen der beiden Weltkriege, besonders bei Gefangenen aus Konzentrationslagern und russischer Gefangenschaft, in der Regel mit abnorm tiefen Blutzuckerzahlen einher (Lit. und eigene Beobachtungen, vor allem bei BANSI u. BERNING.) GÜLZOW fand sogar Zahlen von 30—50 mg-%. In einem Falle von GONELLE u. MARCHE kam es sogar zu einem typischen hypoglykämischen Koma mit einem Blutzucker von 40 mg-%. Doch ist das eine große Seltenheit. In der Regel sind die Begleitsymptome von oft sehr niedrigen Werten sehr gering, was offenbar mit einer gewissen Anpassung an diese meist chronischen Zustände zusammenhängt.

Leptosome und athletische Typen scheinen nicht nur bei der Unterernährung, sondern generell vermehrt zu Hypoglykämien zu neigen, vielleicht infolge eines schwachen Adrenaltonus (MEYTHALER u. EHRMANN).

Zweifellos hat in den letzten Kriegs- und den ersten Nachkriegsjahren infolge der enormen Unterernährung die Neigung zu Hypoglykämien erheblich zugenommen. Auch die normalen Durchschnittszahlen lagen ähnlich wie beim Blutdruck und beim Grundumsatz, um etwa 15—20 mg-% niedriger als in Zeiten normaler Ernährung.

Auch Diabetiker neigten vermehrt zu Hypoglykämien, was bei der Dosierung des Insulins beachtet werden mußte.

Tödliche komatöse Hypoglykämien wurden vermehrt beobachtet, so von RAUSCH, WENDT u. ARNOLD sowie HÖPKER.

β) Endogene Hypoglykämien bei Leber-, Magendarm- und Pankreaserkrankungen

Bei der zentralen Stellung der Leber im Kh-Stoffwechsel war zu erwarten, daß von diesem Organe nicht nur Hyperglykämien, sondern auch Hypoglykämien ausgelöst werden können.

Experimentell bewiesen wurde es zuerst von FISCHLER beim ECKschen Fistelhunde, dessen Leber noch zusätzlich durch Phosphor und Phlorrhizin geschädigt wurde, sowie von MANN u. MAGATH bei entleberten Tieren (Lit. bei MEYTHALER u. KÜHNLEIN).

Beim Menschen war anscheinend CRAWFORD (1931) der erste, der bei einem primären Lebercarcinom eine tödliche Hypoglykämie beschrieb.

In den folgenden Jahrzehnten sind dann zahlreiche ähnliche, wenn auch weniger tragisch verlaufende Beobachtungen bei schweren Cirrhosen, Leberatrophien und bei sonstigen chronischen Hepatitiden beschrieben worden [Lit. bei MEYTHALER u. EHRMANN, BRIGGS, COLLER-JACKSON u. CONN (Z)].

Nach eigenen Beobachtungen geht das Coma hepaticum ziemlich regelmäßig mit einer mehr oder weniger starken Hypoglykämie einher.

Ursachen dieser *hepatogenen Hypoglykämie* sind wahrscheinlich eine Störung des homoiostatischen Leberregulationsmechanismus, ferner ein Verlust bzw. eine Herabsetzung der Glykogenbildung und der Gluconeogenese.

Rätselhafter sind die Hypoglykämien bei *schweren organischen Magendarmleiden* und Magenresektionen. HARRIS, SCHUR-TAUBENHAUS, SUCIC, PASCHIN,

FANTA, DETRAY u. MILONE, GILBERT u. DUNLOP GREIF u. MORO u. a. haben solche Fälle beschrieben (Lit. bei GRAFE). Zum Teil handelt es sich um eine Mitbeteiligung der Gallenblase und Spätwirkungen.

Drei Beobachtungen meiner früheren Würzburger Klinik teilte 1940 LASCH mit. Es handelte sich um penetrierende oder resezierte Ulcera. Die Blutzuckerwerte gingen bis 55 mg-% herunter. In einem dieser Fälle genügte einfaches Treppensteigen, um einen schweren hypoglykämischen Anfall mit 20 mg-% Blutzucker auszulösen. Die Insulinempfindlichkeit dieser Kranken war außerordentlich groß, so daß schon wenige Einheiten genügten, um schwere hypoglykämische Zustände hervorzurufen. Meist verschwindet nach einiger Zeit die gastrale Hypoglykämie.

Die Deutung dieser zweifellos vorhandenen Kausalzusammenhänge ist recht schwierig. Bei schweren ulcerativen Prozessen könnte man an den Einfluß von Verwachsungen von Magen und Pankreas mit ihrer Reizwirkung auf den Inselapparat denken, in anderen an reflektorische Einwirkungen über den Plexus coeliacus bzw. den Vagus, in dessen Nachbarschaft sich die entzündlichen Prozesse abspielen. Unklar bleibt aber bisher, warum diese Erscheinungen nur in einem ganz geringfügigen Prozentsatz der ulcerativen Magenerkrankungen eintreten.

Auch bei *schweren Gastroenteritiden* mit häufigem Erbrechen und schweren Diarrhoen kann es zu Hypoglykämien kommen (HILLINGER u. KNÖPFELMACHER). Hauptsache dürfte hier wohl die subakute oder chronische Unterernährung sein.

Daß auch eine *Pankreatitis* (SEALE, BRING, SPENGLER, SCHNETZ u. a.) oder Pankreassteine (HERRMANN u. GINS, BRINK u. SPONHOLZ) hin und wieder eine Hypoglykämie auslösen können, ist verständlich, da der Entzündungsprozeß meist das Inselsystem mit ergreift [Lit. bei E. GRAFE (Z)]. Weniger klar ist, warum es häufiger zu einer Hyperglykämie oder zu einem Diabetes kommt, gewöhnlich aber weder zu dem einen noch zu dem anderen. Voraussetzung bei jedem Abweichen des Kh-Stoffwechsels von der Norm nach der Seite des D. m. dürfte wohl ein konstitutionell minderwertiges Inselsystem sein.

γ) Hypoglykämien durch innersekretorische Störungen

Wir wissen heute mit Sicherheit, daß nicht nur der Inselapparat, sondern auch Hypophyse, Nebennieren und Schilddrüse an der Regulation des Blutzuckers beteiligt sind [Zusammenfassendes in dem Referat von GRAFE (1951)], meist im Sinne eines Antagonismus zum Insulin. Während Überfunktionszustände der genannten Inkretdrüsen den Blutzucker in die Höhe treiben, wird er durch Unterfunktion herabgesetzt.

PORGES war 1910 wohl der erste, der bei dem M. Addisoni eine Hypoglykämie beschrieb. Alle späteren Nachuntersuchungen haben das bestätigt [vgl. aus den letzten Jahren MARKOVITZ sowie STANTON-JONES-MARBLE (1954)]. Besonders eindrucksvoll in dieser Richtung ist eine Beobachtung von RABINOWITSCH u. BARDEN, die einen Kranken im hypoglykämischen Koma verloren, wobei autoptisch ein vollständiger Ersatz des Nebennierenmarks durch lymphoides Gewebe gefunden wurde. In einem gleichfalls tödlich verlaufenen Falle von BRIGGS handelte es sich um schwerste Rindenatrophie.

Eine *hypophysäre Hypoglykämie* beschrieb zuerst J. WILDER (1930) bei 2 Fällen von Hypophyseninsuffizienz. Zahlreiche ähnliche Beobachtungen mit Blutzuckerwerten, zum Teil bis zu 28 mg-% herunter bei SIMMONDscher Krankheit, folgten. Besonders häufig scheinen sie bei dem sogenannten fetten oder mitigierten Typ (*Reye*) zu sein, manchmal in Anfällen. Auch hypothyreotische Züge können hin und wieder im Sinne einer polyglandulären Insuffizienz damit verknüpft sein (CURSCHMANN). LLOYD verlor einen Kranken im konvulsiven hypoglykämischen Schock, bei dem sich neben Hypertrophie des Inselsystems und der Nebenschilddrüsen ein großer Hypophysentumor fand. Auch bei der berühmten Winterschläferin von PRIBRAM (1927), die im Anschluß an die 6. Geburt Untertemperatur, Pulsverlangsamung, Areflexie verbunden mit Hypoglykämie und gehäuften tiefen, langdauernden Schlafzuständen bekam, handelte es sich um eine hypophysäre Kachexie.

Auch nach Operationen von Hypophysenadenomen kommt es manchmal zu langdauernden starken Hypoglykämien, verbunden mit enormer Insulinempfindlichkeit und Hypotonie (OBERDISSE). Da Nebennierenrindenpräparate meist helfen, ist der maßgebende Faktor vielleicht eine sekundäre Nebennierenrindeninsuffizienz, wie ja überhaupt das gesamte Endokrineum sich in einem labilen dynamischen Gleichgewicht befindet, so daß regionale Insuffizienzen sich gewöhnlich im gesamten System auswirken.

Unterfunktionszustände der Schilddrüse, besonders das Myxödem, wirken gleichfalls senkend auf den Blutzucker ein, wie viele einschlägige Beobachtungen [Lit. bei MARBLE (Z)] zeigen. In einem Falle von MARX ging der Blutzucker bis auf 17 mg-% herab. Bei einer schwachsinnigen hypothyreotischen Zwergin von MARX kam es zu schwerstem hypoglykämischem Koma.

δ) Endogene Hypoglykämien bei Nervenleiden

Da im Hypothalamus ein Zentrum für die Regulation des Kh-Stoffwechsels gefunden wurde, so ist es verständlich, daß auch von dieser Stelle aus Störungen auf diesem Stoffwechselgebiete, sei es primär oder sekundär, erfolgen können. Meist handelt es sich um Hyperglykämien; in sehr viel selteneren Fällen kann aber auch der entgegengesetzte Effekt auf den Blutzucker eintreten. RATHERY beschrieb wohl zuerst (1936) eine zentral bedingte Hypoglykämie bei 2 Kranken mit Interachnoidalblutungen an der Gehirnbasis. Das gleiche beobachteten MARX-LAUBENTHAL nach einem Stirnschuß. Dieser Fall bekam auch ein forensisches Interesse, da der Kranke in einem hypoglykämisch bedingten Dämmerzustand eine Brandstiftung beging. Eine ähnliche Beobachtung, allerdings ohne forensische Folgen nach einem schweren Schädeltrauma, berichtete McGOVERN. Ähnlich, allerdings nicht autoptisch gesicherte, aber klinisch wahrscheinliche Fälle beschrieben ZISKIND, PORES, GIANNI, CURSCHMANN, DARROW u. MARX und neuerdings LEHMANN (Hydrocephalus internes infolge Arachnoiditis) [Lit. bei MEYTHALER u. EHRMANN (Z) sowie LEHMANN]. Auch OBERDISSE sah neuerdings bei Hirngeschädigten solche zentralnervösen, meist vorübergehenden Hypoglykämien. Meist läßt sich allerdings eine hypophysäre Genese nicht ausschließen. Vielleicht gehört auch eine Beobachtung von MEYTHALER u. EHRMANN bei einem Kranken mit gehäuften, z. B. komatösen Anfällen und Blutzuckersenkungen bis zu 25 mg-% herab hierher.

So weit in den wenigen obduzierten Fällen histologische Untersuchungen des Inselsystems vorliegen, konnten hier keine Veränderungen festgestellt werden, so daß wohl funktionale Einwirkungen angenommen werden müssen. Trotzdem kann der Inselapparat wohl nicht ganz intakt gewesen sein, denn normalerweise vermag er solche zentralnervösen Einflüsse zu kompensieren.

Auch bei *Epileptikern* sind Hypoglykämien beschrieben worden, so von GRIFFITH, FANCONI, HARRIS, NIELSEN, TYSON u. a. (Lit. bei MEYTHALER). Sie stellen hier eine sehr ungünstige Komplikation dar, weil die niedrigen Blutzuckerwerte wahrscheinlich die Anfallsbereitschaft erhöhen.

Selbst *Geisteskranke* mit labilem Nervensystem, besonders katatone Stuporen, Hebephrenien und Melancholien, gehen manchmal mit niedrigen Blutzuckerwerten

einher (GENZEL), meist ist allerdings, sofern überhäupt Störungen im Kh-Stoffwechsel vorliegen, das Gegenteil der Fall.

Auch *andere leichtere nervöse Störungen* wie Neurasthenie, Psychopathie, Migräne,
Hyperventilationstetanie sowie Eklampsie können in seltenen Fällen Hypoglyk-
ämien, allerdings meist geringfügiger Art, aufweisen [Lit. bei MEYTHALER u.
EHRMANN (Z)].

Schließlich seien noch die sehr merkwürdigen rätselhaften Hypoglykämien bei
Dystrophia musculorum progressiva erwähnt (CRUDDEN u. SARGENT, SEN-
DRAIL u. PLANGERES, SCHIEMANN u. MASSINI) (Lit. bei MARBLE) erwähnt.

c) Exogen bedingte Hypoglykämien

Obwohl streng genommen diese Formen nicht in diesen Zusammenhang gehören, seien sie doch an dieser Stelle kurz erwähnt. Es handelt sich um die große
Gruppe der medikamentös-toxischen Hypoglykämien (Lit. bei MEYTHALER u.
EHRMANN, sowie MARBLE). Abgesehen von Insulin- und Guanidinpräparaten
(Synthalin, Galegin usw.) gehören hierher fast sämtliche Vergiftungen meist nach
initialer Hyperglykämie. Vielfach ist es eine Sache der Dosierung, ob es bei letzter
bleibt, oder ob sich, wie bei großen Mengen, eine Hypoglykämie anschließt. Die
wichtigsten hier in Betracht kommenden Chemikalien und Drogen sind Phlorrhizin,
Phosphor, Schwefel, Chlor, Tetrachlorkohlenstoff, Hydrazin, Morphium, Strychnin,
Helvelarsäure, Acetylcholin, Atropin, Ergotamin und fast sämtliche Schlafmittel
in sehr hohen Dosen. Interessant ist, daß es auch nach Tb 1 neben hyper- auch zu
hypoglykämischen Erscheinungen kommen kann. (Eigene Beobachtungen und
Lit. bei WAGNER u. MESSERICH.) Selbst körpereigene Stoffe in sehr großen Mengen
können bei intravenöser Injektion diesen Effekt haben. Ich nenne nur Secretin,
Duodenin, Parahormon Vitamin C. Selbst das Kochsalz gehört hierher.

Der Mechanismus der Wirkung ist in vielen Fällen noch nicht klar und höchstwahrscheinlich sehr verschieden, doch kann auf diese Fragen an dieser Stelle
nicht näher eingegangen werden (vgl. dazu NEUMANNs *Darstellung der Toxikologie*
im Hdb. für Innere Medizin, 4. Aufl., Bd. XI [Schlußband], im Druck).

d) Der primäre Hyperinsulinismus (Zuckermangelkrankheit)

Allen bisher beschriebenen Formen der Hypoglykämie ist gemeinsam, daß sie
bei einem intakten Inselsystem sekundär von irgendwelchen anderweitigen
Prozessen im Organismus ausgelöst werden. Außerdem kann aber der Inselapparat auch primär erkranken, sei es in Gestalt einer Hyperplasie oder eines Tumors,
der sowohl benigne wie maligne sein kann. Auch besteht die Möglichkeit einer rein
funktionell bedingten Insulinüberproduktion ohne nachweisbares histologisch-
pathologisches Substrat.

α) Die pernitiös-organische Form des Hyperinsulinismus (Insulinom)

Es ist erstaunlich, daß diese Krankheit mit ihrem typischen Befund sowohl in
klinischer wie in anatomischer Beziehung erst sehr spät beschrieben worden ist,
obwohl nichts dafür spricht, daß es eine wirklich neue Krankheit ist. Vielmehr erwähnen schon ältere Lehrbücher der pathologischen Anatomie (z.B. von ASCHOFF)
benigne und maligne Tumoren des Pankreas als sehr seltene Befunde.

Die erste klinische Darstellung stammt von HARRIS (1924), der das Syndrom
„hyperinsulism" nannte, aber sein anatomisches Substrat nicht kannte. Dasselbe
gilt für ähnliche Beobachtungen aus dem gleichen Jahre von CAMMIDGE ü. JONAS.

Die ersten anatomischen Befunde beschrieb (1926) WARREN, der aber seinerseits über den klinischen Befund nicht informiert war. Es ist das große Verdienst von R. WILDER u. Mitarb. von der Mayoklinik, die entscheidende Brücke zwischen klinischen und pathologisch-anatomischen Befunden geschlagen zu haben, indem sie bei einem Kranken mit schwerster, schließlich trotz ungeheurer Zuckermengen (bis 1 kg pro Tag) tödlich endender Hypoglykämie autoptisch als Ursache ein Inselcarcinom mit Lebermetastasen fanden. Aus dem Pankreastumor konnten die genannten Kliniker große Mengen von Insulin gewinnen, so daß die Zusammenhänge nach jeder Richtung hin klar waren.

In der Folgezeit häuften sich die Beschreibungen ähnlicher Fälle, besonders aus Amerika, wo die Krankheit anscheinend viel häufiger vorkommt als bei uns in Deutschland, wo KRAUSE, HARNAPP u. FRANK sie zuerst beschrieben. FRANTZ konnte bis 1944 aus der Literatur 149 sichere Fälle, CRAIN u. THORN bis 1949 258, darunter 10% maligne, dieser merkwürdigen Krankheit sammeln. 106 davon waren gutartig, 28 wahrscheinlich, 15 sicher maligne. Da SCHMITZ (unter LINDER), 1954 bereits 544 Fälle von Inseltumoren aus der Weltliteratur zusammenstellte und ESKELUND noch 2 weitere hinzufügte, so dürften im ganzen bisher wohl weit über 600 derartige Fälle beschrieben sein, darunter bis 1947 52 allein aus der Mayo-Clinic [LOPEZ, KRÜGER u. DOCKERTY (1947)]. Männer und Frauen sind gleichmäßig betroffen, meistens im 4.—6. Lebensjahrzehnt, 5 stammen aus der JOSLINschen Klinik (vgl. MARBLE). In Deutschland waren es bis 1949 nur 47, darunter 2 Beobachtungen von KATSCH, sowie je eine von BERNARD u. DERRA-SCHMIDT. Auch in anderen europäischen Ländern sind die Zahlen niedrig.

Ich selbst beobachtete 2 sichere und einen sehr wahrscheinlichen Fall, die bisher nicht beschrieben wurden, da sie keine neuen Züge des Krankheitsbildes boten.

Dieses ist in seinen Grundzügen das gleiche, ob es sich um einen gutartigen oder bösartigen Tumor handelt und entspricht durchaus dem beim hypoglykämischen Schock, wie er bei therapeutischer Überdosierung von Insulin spontan oder beabsichtigt eintritt. Nur bleibt es nicht bei *einem* Anfall, sondern er wiederholt sich immer wieder, oft an Stärke zunehmend.

Merkwürdigerweise machen nicht alle Insulinome klinische Erscheinungen der Hypoglykämie. So fanden WIPPLE u. FRANTZ bei der systematischen Untersuchung von 4010 Bauchspeicheldrüsen 5 mal ein Adenom als Zufallsbefund. Das gleiche gilt für das noch größere Sektionsmaterial der Mayoklinik, wo LOPEZ-KRÜGER u. DOCKERTY unter 10314 Sektionen 44 Adenome und 6 Carcinome, d. h. in 0,5% der Fälle Insulinome feststellten, von denen auch mehrere im Leben symptomlos verlaufen waren. LINDER fand in der Weltliteratur bis 1953 im ganzen 138 Fälle von Inseltumoren ohne Hyperinsulinismus. Meist sind die Tumoren dann relativ klein, aber ganz vereinzelt sind auch etwas größere dazwischen, so daß es den Anschein hat, als ob die insulinproduzierende Potenz nicht immer die gleiche ist.

Noch merkwürdiger sind die paradoxen *Kombinationen von Hyperinsulinismus mit D. m.* JOHN, WEIL, FALTA, RATHERY u. Mitarb., sowie BRINK u. SZYFMAN haben solche sehr seltenen Beobachtungen mitgeteilt. Man sollte denken, daß diese beiden antagonistischen Prozesse sich in ihrer Einwirkung auf den Blutzucker aufheben müßten. Das Insulinom, das anscheinend nicht gleichmäßig vermehrtes Insulin ins Blut abgibt, verrät sich in solchen Fällen dadurch, daß anfallsweise oder für etwas längere Zeiten auch ohne Insulininjektion von außen beim Diabetiker hypoglykämische Phasen auftreten. In manchen Fällen, vor allem bei Jugendlichen (FALTA) tritt der Hyperinsulinismus zuerst auf und wird dann durch einen neu hinzukommenden D. m. abgeschwächt.

Sehr bemerkenswert ist eine von BIELSCHOWSKI (unter THANNHAUSER) klinisch und von BÜCHNER autoptisch eingehend beschriebene Beobachtung bei einem 57 jährigen Zuckerkranken mit Hochdruckdiabetes (220/140 mm Hg), Fettsucht und arteriosklerotischer Schrumpfniere, der vorher nie Insulin bekommen hatte. Er wurde in einem schweren präkomatösen Zustand in die Klinik eingeliefert. Auf mehrfache Injektionen von 25 E Insulin fiel er plötzlich in ein schweres hypoglykämisches Koma mit Blutzuckerwerten bis zu 31 mg-% herab. Trotz Traubenzuckergaben, die allerdings mit 37 g viel zugering waren, starb der Kranke 9 Std nach Beginn des Komas. Autoptisch fand sich (BÜCHNER) außer einer ar- teriosklerotischen Schrumpfniere mit Herzhypertrophie ein verkleinertes cirrho- tisches Pankreas mit hyalin-degenerierten Inselzellen und einem Adenom von etwa Hypophysengröße. KÄMMERER u. MICHEL beschrieben einen Umschlag von D. m. in protrahierte Spontanhypoglykämie bei Hinzutreten von chronischen Gallenwegserkrankungen wohl infolge Reizwirkung.

αα) Pathologische Anatomie

Die Insulinome sitzen meist im Schwanzteil der Bauchspeicheldrüse, in 25% auch median davon. Kleine sind manchmal in der Mehrzahl vorhanden, bis zu 8, wie eine Beobachtung von MAXEINER zeigt. Ausgangspunkt sind in solchen Fällen gewöhnlich Pankreasgangreste (TERBRÜGGEN).

Die Größe der Tumoren schwankt gewöhnlich zwischen Hirsekorn und Tisch- tennisball, doch sind auch Tumoren von $13 \times 10 \times 15$ cm mit 673 g Gewicht von BRUNSWIG und von 11×9 cm mit 500 g von O'LEARY u. WOMACK beschrieben worden. Meist beträgt das Gewicht aber nur etwa 1 g (TERBRÜGGEN), das ent- spricht nach OGILVIE etwa dem Gesamtgewicht des Inselapparates. Die insulin- bildende Potenz der Insulinome ist nach WILDER u. Mitarb. sowie TERBRÜGGEN um etwa 30—60% größer als die der normalen Bauchspeicheldrüse. Die Tumoren sind meist purpurrot bis rosa gefärbt und oft von einer mehr oder weniger voll- ständigen Kapsel umhüllt. Sie fühlen sich meist härter und derber als die Um- gebung an, was oft ihr Auffinden bei der Operation erleichtert, zumal wenn sie in der Tiefe sitzen, was oft der Fall ist.

Die einzelnen β-Zellen, aus denen die Tumoren bestehen, sind meist erheblich vermehrt und vergrößert mit meist nur geringer Mitosenbildung (LAIDLOW). Auch bei diffuser Hypertrophie überwiegen nach BECKER die β-Zellen entgegen der Norm erheblich die α-Zellen.

Die bei den malignen Insulinomen gesetzten Metastasen (bisher etwa 30 Fälle) (ESKELUND), besonders in der Leber, enthalten auch Insulin [WILDER (Z), CRAGG, ESKELUND u. a.].

Neben ausgesprochenen Tumoren kommen auch *Hyperplasien des Inselgewebes* vor, wobei sowohl die ganze Drüse als auch Teile von ihr betroffen sein können. Die Inselzellen brauchen dabei nicht immer vermehrt zu sein, zeigen aber erheb- liche Vergrößerungen (Durchmesser $242-328\,\mu$) gegenüber der Norm ($150-200\,\mu$) (PHILIPPS).

Die Leber ist meist glykogenfrei. In den Nebennierenrinden bestehen gewöhnlich Lipoidarmut und Blutungen. In sehr schweren langdauernden Fällen können, wie bei häufiger Insulinüberdosierung, die Ganglienzellen des Zentralnervensystems schwere Veränderungen aufweisen (Hypertrophien mit Hyperämie, Verfettung, Verlust der NISSLschen Schollen usw.).

Hyperplasien der Bauchspeicheldrüse mit Neigung zu Hypoglykämien bis zu 30 mg-%, aber ohne Krämpfe, kommen manchmal auch bei Fetten und Neu- geborenen diabetischer Mütter vor (STEPP, NOTHMANN, HERMSTEIN, EHRICH,

HELVIG u. a.) [Lit. bei GRAFE (Z)]. In einem Falle von DUBREUIL war bei einem Fetus das Inselzellenvolumen schätzungsweise 20—30fach größer als in der Norm. Die Ursache dieser Form des Hyperinsulinismus dürfte wohl in einem Kompensationsvorgang des fetalen Pankreas zum Ausgleich für die Insuffizienz des mütterlichen Inselsystems sein.

Schließlich kommen Hyperplasien auch bei Überfunktionszuständen kontrainsulärer Organe vor, in diesen Fällen allerdings ohne Hypoglykämie. Die vermehrte Insulinproduktion dient anscheinend dazu, das Auftreten eines D. m. zu verhindern.

Als ein Unikum sei ein primärer Insulinismus bei einem Pankreasadenom ohne LANGERHANSsche Inseln erwähnt. HEINE u. MÜLLER haben 1949 ein solches reindrüsig ausdifferenziertes tubuläres Adenom mit gefärbten Eiweißmassen im Lumen der Drüsen bei einem 55jährigen Lotsen beschrieben. Dieser setzte auf der Elbe in einem Dämmerzustand sinnlos ein Schiff auf den Strand. Erst bei der zweiten Operation wurde der haselnußgroße Tumor in der Mitte des Pankreas gefunden.

HEINE u. MÜLLER fassen ihn als Abkömmling des FEYRTERschen Gangorgans auf, das anscheinend auch inselpotente Zellen aufweisen kann.

Während man manche Hyperplasien als kompensatorische Vorgänge auffassen kann, versagt beim echten Insulinom, wie ja fast immer bei Tumoren, jede pathogenetische Erklärung. Für den S. 850 geschilderten Fall einer Kombination von Insulinom mit D. m. versucht BÜCHNER eine Deutung, indem er annimmt, daß hier ähnlich wie bei einer Lebercirrhose das Adenom der Ausdruck eines Reparations- und Regenerationsbestrebens des cirrhotisch schwer veränderten Organes sei. Doch liegen hier so besondere Verhältnisse vor, daß die genannte Erklärung wahrscheinlich nicht verallgemeinert werden darf, was BÜCHNER auch gar nicht versucht.

Trotzdem gibt es Beobachtungen, welche die Annahme von Insulinomen als Kompensationsvorgänge nicht ohne weiteres von der Hand weisen. So hat MLADY über 3 Insulinome berichtet, bei denen ausgesprochene Veränderungen an der Hypophyse, teils im Sinne starker Vergrößerung, teils im Sinne einer sogenannten basophilen Invasion oder einer Vermehrung der Eosinophilen, also Prozessen, welche auf eine Überfunktion dieses Organs hinweisen, gefunden wurden.

Es scheint daher in Zukunft wünschenwert, die anderen Inkretdrüsen bei Insulinomen mehr als bisher in die feineren histologischen Untersuchungen mit einzubeziehen.

Sehr eigenartig und ungewöhnlich ist eine Beobachtung von KATSCH und FOCKEN über ein insulinproduzierendes Malignom, bedingt durch insulinbildende Pankreasmetastasen eines retroperitonealen Spindelzellensarcoms (1955).

ββ) Diagnose und Differentialdiagnose

Die pathologisch-anatomische Diagnose ist leicht. Insulinome sind bekannt, seit es eine Pathologie und Histologie der Bauchspeicheldrüse gibt, mindestens seit 1910. HEIBERG, ROLLETT u. KOCH (Lit. bei ASCHOFF) beschrieben wohl die ersten Fälle als besonders seltene Zufallsbefunde, ohne ihre Bedeutung zu kennen.

Weit schwerer ist manchmal die klinische Diagnose. Dieser aber kommt im Hinblick auf die Therapie eine besonders wichtige Bedeutung zu. Hypoglykämien zu erkennen, macht keine Schwierigkeiten, zumal wenn typische Beschwerden und niedrige Blutzuckerwerte unter 50—60 mg-%, die durch Muskelarbeit weiter absinken und durch Zuckergaben wieder erhöht werden, vorliegen. In jedem Falle aber ist zu entscheiden, ob hier eine sekundäre, extra-pankreatisch ausgelöste oder eine primäre Hypoglykämie vorliegt. Im ersteren Falle ist die primäre Ursache zu eruieren, was meist auch gelingt. Je schwerer die hypoglykämischen Erscheinungen, je stärker der Anfallscharakter und je größer die zur Bekämpfung notwendigen Zuckermengen, um so mehr wächst die Wahrscheinlichkeit, daß ein Insulinom vorliegt.

So läßt sich doch in etwa 90% der Fälle die richtige Diagnose stellen, manchmal aber leider noch nicht im Anfang und das ist sehr bedauerlich, da bei häufigen und längeren Anfällen von Hypoglykämien sich cerebrale Schäden entwickeln können, die manchmal irreversibel sind, so daß selbst nach gelungener Operation dauernde Ausfallserscheinungen in der physischen oder psychischen Sphäre bestehen bleiben können.

Daher hat man sich bemüht, durch besondere Belastungen schon möglichst frühzeitig die Diagnose zu stellen. Dextrosebelastungskurven weisen zunächst einen normalen oder diabetischen Gipfelverlauf auf. Die Ausgangswerte werden nach 3—4 Std meist wieder erreicht. Während aber bei Gesunden und Sekundärhypoglykämischen die Kurve entweder gar nicht oder nur ganz mäßig absinkt und rasch wieder den Nüchternwert erreicht, bleiben bei den Insulinomen die Zahlen tief oder sinken kontinuierlich noch weiter ab [WIPPLE u. Mitarb., MARBLE (Z) u.a.].

Noch zuverlässiger, wenn auch gefährlicher wegen der Komagefahr, ist die intravenöse Belastung mit 0,1 E pro Kilogramm Insulin (LUFT). Der Blutzucker sinkt dann auf tiefe Werte von 30—40 mg-% und weniger und steigt im Gegensatz zu den sekundären Formen auch in den nächsten Stunden nicht wieder an oder erreicht jedenfalls in 3—4 Std noch nicht wieder die Ausgangswerte.

Natürlich läßt sich auf diese Weise nicht entscheiden, ob es sich um einen Inseltumor oder eine Pankreashypoplasie handelt, doch ist das kein großes Unglück, da in jedem Falle die Indikation zum chirurgischen Eingriff gegeben ist.

Die seltenen, symptomlos verlaufenden Tumoren sind diagnostisch natürlich überhaupt nicht zu fassen, bedürfen aber auch keiner Behandlung.

β) Die funktionelle Form des primären Hyperinsulinismus

Gibt es außer dem bisher besprochenen primären organischen Hyperinsulinismus auch eine funktionelle Form, bei der weder Tumoren noch Hyperplasien des Inselsystems gefunden werden? Früher wurde das von den meisten Autoren geleugnet, aber aus den letzten Jahren liegen einige Beobachtungen vor, die doch sehr für die Existenz einer solchen Form sprechen. Man hat sogar eine konstitutionelle Form der Hypoglykämie unterschieden, besonders bei Vagotonikern. SCHRÖDER beschrieb eine sonst ganz gesunde Studentin, die nach 3 tägiger Gemüsefettkost schwerst hypoglykämisch wurde. Ähnlich lagen die Verhältnisse bei einem stark nervös belasteten Marineoffizier mit vagotonischer Einstellung von DORE und in Beobachtungen von ERKELENTZ u. KUHN, ZIEGLER, WILDER, JANSEN, STENSTRÖM u. a. Fast immer handelt es sich um nicht sehr stark ausgesprochene Symptome bei Vagotonikern oder sonst vegetativ Stigmatisierten. Betroffen sind oft Kinder. Manchmal kann man schwanken, ob solche Fälle nicht in die Gruppe der sekundär nervös induzierten Formen gehören, vor allem dann, wenn die Hypoglykämien nicht sehr schwer sind. Manche solcher Kranken sind wegen Verdacht auf Insulinom operiert worden, ohne daß sich am Inselapparat etwas Pathologisches fand. Das gilt auch für eine kürzlich mitgeteilte Beobachtung von JOHN (CLEVELAND) bei einem 3 jährigen Jungen mit schweren hypoglykämischen Symptomen. Da kein Tumor nachzuweisen war, wurde eine Resektion der Hälfte der Bauchspeicheldrüse durchgeführt, die bei gleichzeitiger fettreicher und relativ Kh-armer Kost eine Heilung brachte, die in einer anschließenden Beobachtungszeit von 2 Jahren bestehen blieb.

In dem großen Krankengut von WIPPLE u. FRANTZ mit 195 Fällen von Hyperinsulinismus befanden sich 15 Kranke mit vollkommen normalem Inselbefund. Sieben davon müssen für unsere Beobachtung wohl ausscheiden, da 4mal doch eine Hypertrophie der Gesamtdrüse vorlag und 3mal eine Pankreatitis, die primär den dann sekundär bedingten Hyperinsulinismus auslöste.

Es liegen auch vereinzelte Obduktionen vom sogenannten primären funktionellen Hyperinsulinismus vor, in denen nicht nur am Inselapparat, sondern auch an den übrigen Inkretdrüsen und sonst im Körper nichts Pathologisches gefunden wurde, so daß eine sekundäre Form nach unseren heutigen Erkenntnissen ausgeschlossen werden konnte.

Auf jeden Fall ist diese Form des Hyperinsulinismus mit ausgesprochenen Hypoglykämien, die übrigens nie progredient zu sein pflegen, extrem selten und erst die Zukunft kann die definitive Entscheidung bringen, ob sie wirklich zu Recht besteht.

γ) Die Therapie der Spontanhyperglykämien

Für den hier einzuschlagenden Weg ist entscheidend, ob es sich um einen sekundär-funktionellen oder primär-organischen Hyperinsulinismus handelt. Bei der ersteren Gruppe, der wesentlich leichteren und harmloseren, kommt nur eine interne Therapie in Betracht, bei der letzteren schließlich fast immer eine chirurgische.

aa) Die interne Therapie

Sie ist im Prinzip die gleiche wie bei der therapeutischen Überdosierung des Insulins, d. h. also im Anfalle *Glucose*darreichung in jeder Form und auf jedem Wege und in jeder notwendigen Menge bis zur Normalisierung des Blutzuckers, eventuell mit Unterstützung durch Adrenalin oder Hypophysin (0,5 bis 1,0 cm³).

In den anfallsfreien Zeiten ist eine eiweißreiche, kohlenhydratarme und hinsichtlich des Fettes etwa normale *Kost*, am besten in mehreren kleinen Mahlzeiten, zu verabreichen, um den Inselapparat möglichst zu schonen (CONN u. CONN), denn die Kh sind ja der adäquate Reiz für die Insulinproduktion, und je weniger Kh die Kost enthält, um so geringer ist nach BEST u. Mitarb. der Insulingehalt der Bauchspeicheldrüse.

Eine etwas kohlenhydratreichere Kost kommt höchstens bei hepatogen bedingten Hypoglykämien in Betracht, ist aber auch hier nicht unbedingt notwendig.

Bei allen sekundär ausgelösten Formen ist natürlich die Hauptaufgabe, die primär zugrundeliegenden Krankheiten zur Ausheilung zu bringen.

Einen anderen Weg schlägt die *Inkrettherapie* ein. Ihre Aufgabe ist es, die kontrainsulären Faktoren zu verstärken. Dazu eignen sich am besten die Schilddrüsenpräparate. MARX, HOLZGRAFE u. BLECK u. a. [Lit. bei MEYTHALER (1949)] sahen dabei ein zeitweises Schwinden der Anfälle, wenn auch dabei die Nüchternwerte des Blutzuckers meist nicht normalisiert wurde.

Sehr zweckmäßig sind auch Hypophysenpräparate. So sahen GRAHAM u. OAKLEY günstige Einwirkungen von dem YOUNGschen Hypophysenvorderlappen-Extrakt, der in einer Gesamtmenge von 673,75 g injiziert wurde. Selbst Hypophysentransplantationen sind von v. BERGMANN, KYLIN u. a. (Lit. bei MARX) mit Erfolg durchgeführt worden. Wie wirksam selbst bei einem echten, später mit Erfolg operierten Insulinom, eine gesteigerte Hypophysentätigkeit sein kann, zeigt eine interessante Beobachtung von KATSCH, in der eine derartige Kranke während der Schwangerschaft ihre Anfälle verlor, anscheinend, wie KATSCH mit Recht vermutet, infolge vermehrter Tätigkeit der Schwangerschaftshypophyse.

Auch ACTH und Nebennierenrindenpräparate, besonders das Cortison, kommen in Betracht. Beobachtungen in dieser Richtung sind mir allerdings bisher nicht bekannt. Auch Parathyreoidin und A. T. 10 sind versucht worden.

Von *Medikamenten im engeren Sinne* seien Belladonnapräparate, vor allem Belladenal und Beruhigungsmittel, wie Brom und kleine Luminaldosen, Valamin, Valaminetten, Doriden, Nodular usw. zur Dämpfung des oft übererregten vegetativen Nervensystems, ferner Herzexzitantien wie Coffein, Sympatol, Ephedrin und Effortil, außerdem Vitamine (C u. B), selbst Priscol und Pervitin genannt. Sie kommen natürlich nur für leichte Fälle in Betracht und ihre Wirkung ist, falls sie überhaupt eintritt, in der Regel nur geringfügig.

Schließlich sei noch ein sehr heroisches, heute wohl kaum noch verwandtes Verfahren erwähnt, nämlich eine *Behandlung mit Alloxan*. BRUNSWIG u. Mitarb. haben sie beim organischen Hyperinsulismus zuerst angewandt. Bei Injektionen von 250—300 mg pro Kilogramm sahen sie in einigen Fällen erhebliche Besserungen und längere Pausen der Anfälle, bei anderen Kranken blieb aber jeder Erfolg aus [Näheres bei BAILEY u. MARBLE (Z)]. Neuere Beobachtungen bei TALBOT sowie CONN u. Mitarb. Die Nebenerscheinungen dieser Therapie in Gestalt von Schüttelfrösten, Übelkeit, Erbrechen, Anämie, Ikterus, selbst komatösen Zuständen, in einem Falle sogar der Tod mit einem Blutzuckerabsturz bis auf 16 mg-%, können sehr übel sein und haben die Methode in Mißkredit gebracht. Dazu kommt, daß bei Autopsien die gewucherten Insulinzellen gar nicht geschädigt waren, wohl aber in manchen Fällen die normalen Inselzellen (CONN u. Mitarb.).

Die großen Erfolge der chirurgischen Therapie haben diesem gefährlichen Verfahren wohl endgültig den Todesstoß versetzt.

ββ) Chirurgische Therapie

Sobald eine sekundäre Hypoglykämie sich mit größter Wahrscheinlichkeit ausschließen läßt und ein primärer perniziöser Insulinismus angenommen werden muß, ist die chirurgische Therapie die Behandlung der Wahl. Sie muß möglichst frühzeitig eingeleitet werden, ehe es zu irreparablen Schädigungen des Gehirns infolge der dauernden Hypoglykämien gekommen ist. Aufgabe des Chirurgen ist, durch Probelaparatomie das Pankreas völlig freizulegen, das Insulinom aufzufinden und zu resezieren oder, falls eine Hyperplasie der Drüse vorliegt, diese teilweise zu resezieren.

Bei negativem Ergebnis der Operation und bei Fortbestehen der schweren Hypoglykämien ist manchmal eine 2. Laparatomie mit erneutem eingehendem Abtasten des Pankreas und eventuell weiterer Resektion der Drüse notwendig.

HOWLAND, CAMPBELL u. Mitarb. waren 1929 anscheinend die ersten, welche ein Insulinom, das sich als ein malignes erwies, mit Erfolg operierten. In Deutschland war es SAUERBRUCH (1936), der einen von HARNAPP richtig diagnostizierten Inseltumor zur Ausheilung brachte. Bis 1949 konnten LEECH u. NOBLE aus der Weltliteratur 130 erfolgreich operierte Fälle zusammenstellen und um eine eigene Beobachtung vermehren. Unter 160 Fällen von schwerer Hypoglykämie, die WIPPLE 1942 aus der Weltliteratur zusammenstellte, wurde in 136 ein Tumor gefunden, davon in 107 Fällen bei der Operation. In 103 Fällen war der Tumor benigne, in 30 entweder sicher oder wahrscheinlich maligne. Einmal handelte es sich um ein Hämatom, 2 mal brachte die histologische Untersuchung keine Klärung.

Die Mortalität betrug nach WIPPLE u. FRANK (1944) bei 56 operierten Fällen 10,7%, nach MANDL (1950) bei 107 Operationen 15%; nach der Entlassung aus dem Krankenhaus starben noch weitere 8 Kranke, unter denen 6 ein Carcinom hatten.

Nach der neuesten Statistik von LINDER u. SCHMITZ, die auch über 4 eigene Fälle berichten, wurden bis 1955 über 300 Kranke operiert, 90% wurden geheilt, die Mortalität betrug etwa 9%.

Über die Ergebnisse mehr oder weniger weitgehender *Resektionen* der Bauchspeicheldrüse bei Hyperplasien oder nicht auffindbarem Tumor liegen nur relativ wenige und widerspruchsvolle Mitteilungen vor. DAVID stellte (1946) 18 Fälle mit partieller Resektion zusammen. Davon starben 4, und 8 zeigten nach der Operation keine Besserung des klinischen Bildes. Günstiger waren die Ergebnisse in 17 Fällen von subtotaler Resektion. Von diesen wurden 12 gebessert und nur einer starb. Dieser größere Eingriff bringt allerdings vermehrte Gefahren mit sich, weil der Pankreasrest degenerieren kann, so daß es dann zu einem D. m. kommen kann (BELL u. BEST, zit. bei MANDL).

Über erfolgreiche Pankreasresektionen berichten auch LAINE u. GINESTRE.

In einzelnen erfolglos operierten Fällen ergab die Sektion das Vorhandensein von überfunktionierendem *aberrantem Pankreasgewebe*. Da dies am Magendarmkanal oder seltener an der Gallenblase oder am Omentum bzw. Mesenterium gelegen sein kann und gewöhnlich keine großen Tumoren macht, so ist es fast aussichtslos, dies Gewebe bei der Probelaparatomie zu finden. HOLMAN hat 5, F. G. SMITH einen derartigen Fall, in dem sogar die Auffindung eines Plaques von Pankreasgewebe am Duodenum und eine erfolgreiche Exstirpation mit anschließender Heilung gelang, beschrieben.

Bei erfolgreicher Operation steigt vielfach sofort der Blutzucker an, manchmal auf übernormale Werte (300—400 mg-%), so daß Insulin in kleinen Mengen (10 bis 15 E) gegeben werden muß. In anderen Fällen tritt der Erfolg erst allmählich ein.

Bei Inselcarcinomen hängt, selbst wenn sie wegen der Hypoglykämie zunächst erfolgreich operiert werden, das weitere Schicksal von der Metastasierung und der Möglichkeit ihrer Beseitigung ab.

Überblickt man die Erfolge der operativen Therapie im ganzen, so darf man in Anbetracht des furchtbaren, sonst nicht zu beeinflussenden Leidens, mit ihnen zufrieden sein, zumal die Hoffnung besteht, daß die Resultate mit der Zeit noch besser ausfallen.

Literatur

I. Zusammenfassende Darstellungen

BECKERT, W.: Spontanhypoglykämen. Med. Klin. 1949, 424.

CONN, J. W.: Diagnosis and treatment of spontaneous Hypoglycaemia. J. Amer. Med. Assoc. **134**, 130 (1947).

GRAFE, E.: Die Spontanhypoglykämien und der Hyperinsulinismus. Hdb. d. inn. Med. 4. Aufl. Bd. VII/2 S. 337 (1955).

KATSCH, G., u. M. GÜLZOW: Die Krankheiten der Bauchspeicheldrüse. Hdb. d. inn. Med. 4. Aufl. Bd. IV/2 297 (1953).

LUFT, R.: Spontaneous hypoglycaemia with operial reference to the diagnosis of hyperinsulinism. Acta med. scand. (Stockh.) **124**, 65 (1947).

MARBLE, A.: Hyperinsulinismus in JOSLIN u. Mitarb. Treatment of Diabetes mellitus. 8 ed. Philadelphia: Lea Febiger 1946 u. 9. ed. ebenda 1952. — MEYTHALER, F., u. M. EHRMANN: Über Spontanhyperglykämien. Erg. inn. Med. **54**, 110 (1938). — MEYTHALER, F.: Hypoglykämie, Spontanhypoglykämie und Hyperinsulinismus. Ärztl. Forsch. **3**, 149 (1949).

WILDER, J.: Klinik und Therapie der Zuckermangelkrankheit. Wien, Leipzig und Bern: Weidmann & Co. 1936. — WILDER, R. M.: Clinical diabetes and Hyperinsulism. Philadelphia: Saunders 1940.

II. Einzelarbeiten

a) Endogene sekundäre Hypoglykämien

BANSI, H.: Das Hungerödem und verwandte Mangelkrankheiten. Stuttgart: Enke 1949. — BERNING, H.: Die Dystrophie. Stuttgart: Thieme 1949. — BILLIG, H. E., and C. A. SPAUL-

DING: Industr. Med. 16, 336 (1947). — BRIGGS: Minnesota Med. 17, 527 (1934). — Amer. J. Digest. Dis. 3, 436 (1937).

CAMMIDGE: Lancet 1924, 1277. — COLLER, A. P., and JACKSON: J. Amer. Med. Assoc. 112, 128 (1939). — CRAWFORD: Amer. J. Med. Sci. 181, 496 (1931). — CURSCHMANN, H.: Endocrine Erkrankungen. Dresden und Leipzig: Steinkopff 1927.

FISCHLER, E: Physiologie u. Pathologie der Leber. Berlin: Springer 1936.

GENZEL: Über den Blutzuckergehalt bei Psychosen. Mschr. Psychiatr. 55, 327 (1924). — GILBERT, J. A. L., and D. M. DUNLOP: Brit. Med. J. 330 (1947). — GONELLE and MARCHE: Occup. Med. 1, 48 (1946). — GORDON, H., and S. Z. LEVINE: J. Amer. Med. Assoc. 85, 508 (1925). — GRAFE, E.: Der Diabetes mellitus als endokrine Regulationsstörung. Referat auf dem 57. Congr. f. inn. Med. Bd. 57 (1951). — Hippokrates 2, 54 (1951). — GÜLZOW, M.: Dtsch. Arch. klin. Med. 193, 318, 465 (1948).

HARRIS: J. Amer. Med. Assoc. 83, 729 (1921). — HILLINGER: Jb. Kinderbeilk. 80, 1 (1914). — HÖPKER, W.: Der Einfluß der Kriegs- und Nachkriegszeit auf den Diabetes mellitus. Klin. Wschr. 1949, 478.

JOCHL: Klin. Wschr. 1930, 984. — JONAS: Med. Clin. N. Amer. 8, 149 (1924).

KNÖPFELMACHER, W.: Wien. med. Wschr. 1921, 1156.

LABBÉ, M.: Presse méd. 1932, 885. — LASCH, F.: Dtsch. med. Wschr. 1940, 903. — LLOYD: Bull. Johns Hopkins Hosp. 451 (1929). — LEHMANN, J.: Klin. Wschr. 1950, 118.

MARK, R. E.: Z. Arbeitsphysiol. 2, 129 (1929). — MARKOVITZ, M.: Metabol. 3, 218 (1954). — MARX, H.: Dtsch. med. Wschr. 1936, 843. — MARX, H., u. LAUBENTHAL: Nervenarzt 4, 592 (1931). — McGOVERN: Endocrinology (Springfield, Ill.) 16, 293 (1932). — MEYTHALER, F., u. DROSTE: Klin. Wschr. 1937, 439 und 658. — MEYTHALER, F., u. FISCHER: Dtsch. med. Wschr. 1951, 69. — MEYTHALER, F., u. E. KÜHNLEIN: Neurohormonale Kohlenhydratstoffwechsel-Regulation der Leber und ihre Störungen. Ärztl. Forsch. 5, H. 6—8 (1951).

OBERDISSE, K.: Kohlenhydratstoffwechsel bei organischen Erkrankungen im Sellagebiet. Dtsch. Arch. klin. Med. 198, 257 (1951).

PORGES, O.: Z. klin. Med. 69, 341 (1910). — PORTIS, S. A.: Life situation, emotions and hyperinsulism. J. Amer. Med. Assoc. 142, 1281 (1950).

RABINOWICH and BARDEN: J. of Med. Soc. 184, 494 (1932). — RATHERY, E.: Bull. Soc. méd. Hôp. Paris 47, 1978 (1931). — RAUSCH, F.: Ärztl. Wschr. 1947, 681.

STENSTRÖM, A.: Dtsch. Arch. klin. Med. 153, 181 (1926). — STANTON, E. R., W. JONES jr. and A. MARBLE: Arch. Int. Med. 93, 911 (1954).

WAGNER, R., u. MESSERICH: Dysfunktion im Zuckerstoffwechsel nach Tb 1. Dtsch. med. Wschr. 1951, 776. — WENDT, H., u. R. ARNOLD: Dtsch. med. Wschr. 1948, 278. — WIDMARK, E.: Biochem. Z. 156, 454 (1925). — WILDER, J.: Dtsch. Z. Nervenheilk. 112, 192 (1930).

b) Der primäre Hyperinsulinismus

ASCHOFF, L.: Pathologische Anatomie, 4. Aufl. Bd. 2, 1027. Jena: Fischer 1919.

BAILEY, C. C.: Alloxandiabetes in JOSLIN u. Mitarb., Treatment of Diabetes. 8. ed. Lea and Feliger 1946. — BECKER, W. H.: BRUNS' Beitr. 179, 291 (1950). — BERNHARD, F.: Klin. und Prax. 153 (1947). — BEST, CH., CAMPBELL and HAIST: J. of Physiol. 97, 200 (1939). — BIELSCHOWSKI, A.: Klin. Wschr. 1932, 1492. — BRUNSWIG, A.: Surg. etc. 9, 554 (1941). — The surgery of the pancreatic tumors. London 1942. — BRUNSWIG, A., and others: J. Amer. Assoc. 124, 212 (1944). — BRINK, J.: Z. klin. Med. 127, 488 (1934). — BÜCHNER, F.: Klin Wschr. 1932, 1484.

CAMMIDGE: Lancet 1924, 1272. — CONN, F., and CONN, J. W.: Arch. Int. Med. 68, 876 (1941). — CONN, J. W., D. L. HINERMAN and R. W. BUXTON: Effects of alloxan upon human pancreas. J. Labor. a. Clin. Med. 32, 347 (1947). — CRAGG: Arch. Int. Med. 60, 88 (1937). — CRAIN, E. L., and C. W. THORN: Functioning pancreatic islet cell adenoma. A review of the literatur and representation of two new differential test. Medicine (Baltimore) 28, 427 (1949).

DAVID, V. C. A.: Ann. Surg. 123, 836 (1946). — DERRA, E., u. C. SCHMIDT: Dtsch. med. Wschr. 1948, 274. — DOVE: Bull. Soc. méd. Hôp. Paris III. ser. 50, 532 (1934). — DUBREUIL, G.: C. r. l'Assoc. des Anatomistes Basel (1938).

ERCKELENTZ: Münch. med. Wschr. 1934, 550. — ESKELUND, V.: Acta path. scand. (Copenh.) 33, 113 (1953).

FALTA, W.: Die Zuckerkrankheit. 3. Aufl. Berlin und Wien: Urban & Schwarzenberg 1944. — FRANK, E.: Dtsch. Arch. klin. Med. 171, 175 (1931). — FRANTZ: Ann. Surg. 119, 824 (1944).

GRAHAM, G., and W. G. OAKLEY: The treatment of spontaneous hypoglycaemia due to hyperplasia of the islets of Langerhans. Quart. J. Med. (new Ser.) 19, 21 (1950). — GREIF, ST., u. E. MORO: Resectionshypoglykämie. Münch. med. Wschr. 1951, 1161.

HARNAPP, G. O.: Dtsch. med. Wschr. 1936, 840. — HARRIS: J. Amer. med. Assoc. 83, 729 (1924). — HEINE, J., u. A. MÜLLER: Dtsch. Arch. klin. Med. 194, 632 (1949). — HOLMAN, E.: Surg. Clin. Amer. 13, 71 (1933). — HOWLAND, CAMPBELL and ROBINSON: J. Amer. Med. Assoc. 93, 674 (1929).

JOHN, H. J.: J. Amer. Med. Assoc. 1708 (1931). — JOHN, H. J.: Medical treatment of hyper-insulinism with report of a case. Ohio State Med. J. 46, 446 (1950). — JONAS: Med. Clin. N. Amer. 8, 149 (1924).
KÄMMERER, H., u. H. MICHEL: Ärztl. Fortb. 1, 1 (1947). — KATSCH, G.: Dtsch. med. Wschr. 1948, 271. — KATSCH, G., u. A. K. FOCKEN: Z. klin. Med. 153, 438 (1955). — KRAUSE, H.: Klin. Wschr. 1930, 2346. — KUHN, E.: Mschr. Psychiatr. 93, 83 (1936).
LAIDLOW: Amer. J. Path. 14, 125 (1938). — LAINE, É., et P. J. GINESTRE: Mém. Acad. Chir. 73, 240 (1947). — LEECH, CH. H., and G. E. NOBLE: Hyperinsulinism caused by islets cell adenoma; review of the literatur. An report of a successful surgical case. Ohio State Med. J. 45, 707 (1949). — LINDER, F., u. W. SCHMITZ: Ärztl. Wschr. 1955, 1. — LOPEZ, KRÜGER and DOCKERTY: Surgery (St. Louis) 85, 495 (1947).
MANDL, F.: Der Hyperinsulinismus und seine chirurgische Behandlung; in BOLLERS Diabetes mellitus. S. 626. Wien und Innsbruck: Urban & Schwarzenberg 1950. — MARX, H.: Innere Sekretion. Hdb. inn. Med. 3. Aufl. VI, 407 (1941). — MAXEINER: Lancet 1945, 256. — MEY-THALER, F., u. E. KÜHNLEIN: Dtsch. med. Wschr. 1953, 437 und 495. — MLADY, P.: Über die Wechselbeziehungen zwischen Hypophyse und dem Inselorgan. Klin. Med. (Wien) 5, 26 (1950).
OGILVIE: Quart. J. Med. 6, 287 (1937). — O'LEARY and WOMACK: Arch. of Path. 17, 291 (1934). PHILIPPS, A. W.: J. Amer. Med. Assoc. 96. (1931). — RATHERY, E., u. Mitarb.: Bull. Acad. Méd. Paris 111, III 38 (1934).
SMITH, F. G.: J. Amer. Med. Assoc. 118, 454 (1942). — SZYFMANN: Arch. des Mal. Appar. digest. 25, 571 (1935). — SCHMITZ, W.: Über Inselzellentumoren. Inauguraldiss. freie Universität Berlin (1954). — STENSTRÖM, N.: Nord. med Tidskr. 1905 (1936).
TALBOT: zit. bei C. C. BAILEY, S. 181. — TERBRÜGGEN, A.: Beitr. path. Anat. 88, 37 (1931); Klin. Wschr. 1947, 310; Virchows Arch. 315, 407 (1948).
WARREN, S.: Amer. J. Path. 2, 335 (1926). — WEIL, C. K.: Internat. Clin. 4, ser. 42. (1932). — WILDER, C. R., ALLAN, POWER and ROBERTSON: J. Amer. Med. Assoc. 89, 348, (1927). — WIPPLE, A. O.: Surg. 16, 289 (1944). — WIPPLE, BAUMAN and HAMLIN: Amer. J. Med. Soc. 201, 629 (1941). — WIPPLE, A. O., and FRANTZ: Ann. Surg. 101, 1299 (1935).
ZIEGLER, E.: Schweiz. med. Wschr. 1932, 398.

7. Glykogenspeicherkrankheit
(Glykogenose, VON GIERCKE-Krankheit)

Die 3. Krankheit des Kohlenhydratstoffwechsels ist die Glykogenspeicher-krankheit oder Glykogenosis. Sie ist von allen 3 die seltenste und die rätselhafteste. Während die beiden bisher besprochenen, primär oder sekundär, Erkrankungen des Inselsystems der Bauchspeicheldrüse sind, ist die Glykogenose in der Leber, in den Nieren, im Herzen und in anderen Organen lokalisiert, während Ver-änderungen am Inselapparat in der Regel fehlen.

a) Vorkommen und Erblichkeitsverhältnisse

1929 wurde die vielfach nach ihm benannte Krankheit, von EDGAR VON GIERCKE, entdeckt. Er bezeichnete sie als: Hepato-Nephromegalia glycogenica. Später wurde sie meist Glykogenspeicherkrankheit oder Glykogenose (Gl.) genannt; die französische Klinik spricht von einer Hepatomegalie polycorique.

BEUMER (Z) definierte sie 1938 in seinem großen Referat etwas ausführlich und im ganzen zutreffend als eine angeborene, öfters familiär, von bestimmbaren oder rassischen Einflüssen „unabhängige, mit charakteristischen Wachstums-störungen verbundene Stoffwechselanomalie, deren Eigentümlichkeit darin liegt, daß trotz gewaltiger aufgespeicherter Glykogenvorräte infolge mangelnder Gly-kogenolyse der Stoffwechsel im Zeichen chronischen Zuckermangels steht".

An dieser Definition wäre heute nur zu ändern, daß die Krankheit anscheinend immer erblich ist und daß die jüdische Rasse nach neuen Untersuchungen von ABRAHAMSON u. KURTZ doch vermehrt betroffen ist. Die Bevorzugung eines Geschlechtes besteht nicht. Moderner, weil auch die Pathogenese mit umfassend, ist die Definition von ZELLWEGE (Z). Glykogenose ist eine „Thesaurismose, bei welcher Glykogen von normaler oder abnormaler Struktur in verschiedenen, von Fall zu Fall wechselnden Organen aufgestapelt wird und wo in der Regel eines der am Glykogenauf- und -abbau beteiligten Enzyme ganz oder teilweise fehlt. ZELLWEGE unterscheidet ähnlich wie früher CREVELD, 4 Formen: Leberglykogenose Typ I VON GIERCKEsche Krankheit, 2. Leberglykogenose Typ II cirrhotische Form, 3. Herzmuskelglykogenose POMPÉsche Form, 4. Neuromuskuläre Glykogenose.

Die Krankheit ist ausgesprochen selten, wenn auch nicht so selten, wie man früher annahm. Bis 1939 waren 59 Fälle bekannt [MASON (Z)]; 46 weitere Fälle, darunter allein 21 von HANHART aus der Schweiz, konnte ich in meinem Handbuchartikel bis 1948 (Lit. dort) zusammenstellen. Weitere Aufführung in der kleinen Monographie von DEBRÉ.

Seitdem sind noch Beobachtungen von CHIEFFI u. NASSI (1949), WACHSTEIN (1947), BARTA u. LASZLO (1948), R. WAGNER (1948), ESSELBORN-DAVIS-HAMBLEN (1950), CLEMENT-GODMAN-BRIEL (1950) und GATTARI (1950) erschienen, so daß die Gesamtzahl der beschriebenen Kranken Ende 1955 etwa 150 betragen haben dürfte. Neueste Zusammenstellungen mit eigenen Beobachtungen finden sich bei ZAKON u. Mitarb. (1953), KOULISCHER u. PICKERING (1956), sowie SCHULMAN u. SATUREN mit neuen eigenen Fällen, letztere mit 3 Fällen bei Neugeborenen. Manche ausgeheilte Fälle mit vorwiegender oder isolierter Herzbeteiligung sind gewiß unerkannt geblieben.

Es ist erstaunlich, daß diese Krankheit mit ihren handgreiflichen anatomischen und histologischen Befunden besonders an der Leber erst 1929 entdeckt wurde.

Klinische Beobachtungen gehen allerdings vielleicht schon bis 1901 (LEREBOUILLET) zurück.

Die *Erblichkeitsfrage* ist von HANHART (1946) bei sämtlichen 21 von ihm gefundenen derartigen Kranken in der Schweiz auf das Genaueste untersucht worden. Er fand in jedem Falle Vererbung, und zwar in einfach recessiver Form, ähnlich wie beim Diabetes mellitus, der mehrfach in der gleichen Sippe erscheint. HANHART nimmt an, ,,daß ein und derselbe, meist nur zur Zuckerkrankheit führende, krankhaft mutierte Erbfaktor in einem noch zu bestimmenden, besonderen Genmilieu zugleich eine Glykogenose oder auch nur eine solche bedingen kann, weil sich seine Wirkung auf ein übergeordnetes, nicht nur die Assimilation, sondern auch die Dissimilation des Glykogens kontrollierendes, ins Zwischenhirn zu lokalisierendes Regulationszentrum bezieht''.

Gehäuftes Vorkommen ist z. T. neben D. m. auch von anderen Beobachtern beschrieben worden. So fanden ABRAHAMSON u. KURTZ in einer jüdischen Familie von 6 Kindern 4 an Glykogenose erkrankt. Alle 4 starben an interkurrenten Infekten.

Gleichzeitiges Zusammentreffen von Glykogenose und D. m. beim gleichen Individuum ist anscheinend bisher nur 2mal mit Sicherheit beobachtet und zwar von WERNER, sowie BARTA u. LASZLO. In beiden Fällen fanden sich neben der Hepatomegalie Strukturveränderungen an innersekretorischen Drüsen, besonders im Hypophysenvorderlappen ,,gliöse Restknötchen'' im Tuber cinereum und Nucl. paraventricularis. Beide Autoren nahmen eine entscheidende Bedeutung des Hypophysenzwischenhirnsystems für die Entwicklung der Gl. an.

Möglicherweise gehören auch je 1 Beobachtung von GJURIC, STETSON-OHLER und JOSLIN-BAILEY (Fall 6884) hierher.

Einen Übergang von Gl. in echten D. m. zeigten die berühmten Fälle von WAGNER u. PARNASS, sowie von WAGNER (Fall SIEGL).

b) Pathologische Anatomie

Die pathologisch-anatomischen Befunde bei der Gl. sind außerordentlich gestaltenreich.

In der ersten klassischen Beobachtung 1929 von E. VON GIERCKE bei einem 8 jährigen Mädchen betrug das Gewicht der Leber das Dreifache, das der Nieren das Doppelte der Norm.

Histologisch fanden sich enorme Glykogenmengen im Protoplasma der Leberzellen, in den Epithelien der Hauptstücke und Schleifen der Nierenkanälchen und in geringerer Menge auch in den Glomeruli, während alle übrigen Organe färberisch glykogenfrei waren.

In einer zweiten Beobachtung von E. VON GIERCKE (1937) bei einem 14 jährigen Mädchen, das an Meningitis starb, war nur die Leber (2750 g Gewicht) vom Krankheitsprozeß ergriffen.

SIEGMUND (Z) hat in seinem großen ausgezeichneten Referat 1938 in Stuttgart, gestützt auf 14 Fälle, darunter 2 eigene, die anatomischen Befunde in 5 Gruppen eingeteilt, die auch heute noch zu Recht bestehen, wenn ihnen auch noch eine neue hinzugefügt werden muß.

In der 1. Gruppe ist die Gl. lokalisiert auf Leber und Nieren. In der 2. sind außer der Leber Herzmuskel, Skeletmuskulatur, Magenschleimhaut (?), Pankreas, Nebennieren und Gehirn betroffen, wobei die Nieren normal oder auch befallen sein können. In der 3. Gruppe ist das Herz fast isoliert erkrankt, während die Leber kaum oder gar nicht betroffen war. CLEMENT-GODMAN konnten bis 1950 nur 20 Fälle dieses seltenen Typus ausfindig machen. Bei der histologischen Untersuchung stellen sich die Herzmuskelfasern als breite Schläuche mit zentralem Hohlraum, aber deutlicher Querstreifung dar. Das Sarcolem ist vollgestopft mit kleinen und großen Glykogentropfen. Zum Teil sind diese Fälle als diffuse Rhabdomyome des Herzens schon früher beschrieben [PAULI u. SIEGMUND 1925, Lit. bei SIEGMUND (Z)]. Betroffen sind vor allem Säuglinge im ersten Lebensjahre. Die klinische Diagnose lautet meist: Kongenitale idiopathische Herzhypertrophie.

In der 4. Gruppe hat der Krankheitsprozeß außer der Skeletmuskulatur und dem Herzen die Zunge, die glatte Muskulatur von Gefäßen und Magendarmkanal, die Alveolarsepten der Lungen und die Reticulumzellen der Milz mit Glykogeneinlagerungen ergriffen.

Die 5. etwas vielgestaltige Gruppe umfaßt vor allem Veränderungen bei Föten, in denen eine starke Hyperplasie des Inselsystems z. T. mit Hyperinsulinismus im Vordergrund steht.

Es scheint mir notwendig, noch eine 6. Gruppe anzufügen, die vor allem durch Befunde am Zentralnervensystem charakterisiert ist. So fand UNSHELM Wucherungen oder Degenerationen an Gehirn- und Rückenmarkzellen, GÜNTHER (1939) Hohlräume mit Kernverdrängung und Schwund der NISSL-Schollen in den Vorderhirnganglienzellen und AUERBACHschen Plexus, WERNER (1943) „gliöse Restknötchen" im Tuber cinereum und im Nucl. paraventricularis, SCHNEIDER Veränderungen von Ganglienzellen und Neuroglia an den verschiedensten Stellen des Zentralnervensystems.

Diese Befunde sind darum wichtig, weil sie als Stütze einer zentralnervösen Genese der Gl. verwandt werden.

Für eine diencephal-hypophysäre Genese ließen sich auch Beobachtungen von ZIEGLER über Kombinationen mit Zwergwuchs, ferner solche mit Mongolismus, Cretinismus und Amyotonia congenita von CLEMENT-GODMAN, sowie die autoptischen Veränderungen im Hypophysenvorderlappen in dem Falle von BARTA u. LASZLO, der auch diabetische Züge aufwies, verwenden. Funktionale Störungen der Hypophysen- und Zwischenhirnfunktionen ohne anatomischen Befund sind auch in mehreren anderen Fällen (Lit. bei SIEGMUND) beschrieben worden.

Die Beurteilung aller dieser Befunde ist allerdings außerordentlich schwierig, da sich kaum entscheiden läßt, was Ursache, was Folge und was zufälliges Zusammentreffen hinsichtlich der Gl. ist.

Das gleiche gilt für hin und wieder beobachtete endokrine Veränderungen an Schilddrüse (Fall HERTZ-JECKELN-WOLFF) sowie Nebennieren (Atrophie und Hypoplasie des Markteils), wie sie v. GIERCKE, KIMMELSTIEL, SIEGMUND u. a. (Lit. bei SIEGMUND) beschrieben haben. Ja, man kann so weit gehen zu behaupten, daß es fast kein Organ im Körper gibt, das nicht in dem einen oder anderen Falle von Gl. verändert gefunden wurde. Diese Tatsache macht es verständlich, daß es außerordentlich schwierig, wenn nicht bisher unmöglich ist, von pathologisch-anatomischer Seite her Einblick in die Pathogenese der Krankheit zu gewinnen.

Schließlich sei noch erwähnt, daß in nahezu allen Fällen mehr oder weniger starke Wachstumsstörungen mit verminderter Körpergröße, verzögerter Knochenreifung und Neigung zu Porose beim ausgebildeten Kinde vorliegen. HERTZ hat sich vor allem mit der Analyse dieser Veränderungen eingehend befaßt. Auch hier muß die Frage offen bleiben, ob es sich um die Folgen des Kohlenhydratmangels, infolge der Unfähigkeit, das Angebot zu verwerten, einer hypophysären Unterfunktion oder noch unbekannter Faktoren handelt.

c) Chemische und pathologische Physiologie und Pathogenese

Die Ausführungen des letzten Abschnittes haben gezeigt, daß die pathologische Anatomie wegen der Vielseitigkeit ihrer Befunde nur relativ wenig zur Lösung des Rätsels der Gl. beizutragen vermag. Sie verschafft im wesentlichen nur Einblicke in die Folgen und Begleiterscheinungen dieses merkwürdigen Leidens. Zugrunde liegen zweifellos sehr schwere Störungen des Kh-Stoffwechsels, die nur die Chemie zu analysieren und zu deuten vermag. Gestört scheint in erster Linie der Abbau des Glykogens. Diese Ansicht hatte schon der ausgezeichnete chemische Mitarbeiter von v. GIERCKE, der leider so früh verstorbene SCHÖNHEIMER, 1929, geäußert und sie ist seitdem allgemein akzeptiert. JUNKERSDORF dachte zuerst an eine einfache Steigerung physiologischer Verhältnisse, da er bei seinen Kh-Mastversuchen bei Tieren nicht nur eine enorme Anreicherung der Leber mit schwer abbaufähigem Glykogen, sondern auch eine Hypoglykämie und sekundäre Erschöpfung der Adrenalinproduktion erzielen konnte, aber eine allgemeine Glykogenose konnte er nicht erzeugen. Auch sonst ist das bisher niemandem auf irgendeinem anderen Wege gelungen.

SCHÖNHEIMER sah zwei Erklärungsmöglichkeiten für die Störungen des Glykogenabbaus: entweder liegt ein Polysaccharid vor, das mit Glykogen nicht identisch ist und daher nicht abgebaut werden kann — oder es handelt sich um eine Störung des fermentativen Glykogenabbaues. Für letzteres sprach die zuerst von ihm festgestellte wichtige Tatsache, daß selbst nach 6 tägigem Autolyseversuch der Glykogengehalt der Leber unverändert blieb, während die normale Glykogenolyse der Leber bereits in wenigen Stunden sich vollzieht.

Die späteren Untersuchungen von CORI u. a. haben diese 2 Alternativen bestätigt.

Die nächste Frage lautet: Warum kann das Glykogen bei der Glykogenose nicht abgebaut werden? Daß es kein pathologisches Glykogen ist, wurde durch die Tatsache bewiesen, daß zugesetzte normale Leber das Glykogen der Glykogenose in annähernd normaler Weise zerlegt.

Die weitere, schon von SCHÖNHEIMER u. v. GIERCKE gemachte Annahme war, daß die Leber der Glykogenosekranken über kein glykogenspaltendes Ferment verfügt. In diesem Sinne faßte v. GIERCKE die Glykogenose als eine An- bzw. Hypocymatose dysontogenetischer Natur im Sinne einer Persistenz fetaler Verhältnisse auf.

Diastaseuntersuchungen brachten aber die Hypothese, daß es sich um einen Diastasemangel handelt, weitgehend zu Fall, denn UNSHELM, v. CREVELD u. a. fanden im Harne, die gleichen Autoren sowie BEUMER u. LOESCHCKE im Blute, UNSHELM auch in der erkrankten Leber selbst, ausreichende Mengen von Diastase.

Warum können trotz vorhandener spezifischer diastatischer Fermente die erkrankten Organe ihr gespeichertes Glykogen nicht abbauen? Es handelt sich ja nicht nur um die Leber, sondern um fast alle von der Krankheit betroffenen Organe. Darüber kann kein Zweifel bestehen, da der Organismus dieser Kranken die Zeichen schwersten Zuckermangels aufweist, der sich vor allem in der starken Hypoglykämie und Ketonurie äußert.

Für das Ausbleiben der Glykogenolyse trotz vorhandener Diastase kommen zwei Möglichkeiten in Betracht, die vor allem von SIEGMUND (Z) weitgehend diskutiert wurden.

1. Das Glykogen des Glykogenosekranken ist chemisch oder physiochemisch bzw. strukturell anders als das normale und daher für die vorhandene Diastase nicht angreifbar oder 2. das diastatische Ferment besitzt nicht das zu seiner Wirksamkeit optimale physikalische oder physikochemische Milieu oder allgemeiner ausgedrückt, es ist im Angriff auf das Substrat irgendwie behindert.

Die erste Möglichkeit ist außerordentlich unwahrscheinlich. Chemisch verschiedene Glykogene sind bisher nicht nachgewiesen worden und werden meist geleugnet, so von PRINGSHEIM. Auch tierische und pflanzliche Stärke sind wahrscheinlich identisch, da sie Phosphorsäure in der gleichen esterartigen Bindung enthalten und gleiche Röntgendiagramme ergeben. Allerdings behauptete früher OPPENHEIMER, daß die Produkte des fermentativen Abbaues verschieden sind, je nachdem ob sie vom Menschen, Hund, Kaninchen oder der Hefe stammen. Auch MACLEOD nahm 2 verschiedene Arten an. Es könnten auch die Hexoseformen, die zum Abbau benutzt werden und beim Abbau wieder entstehen, verschieden in ihrer Reaktionsfähigkeit sein. SCHÖNHEIMER fand jedoch bei dem aus dem ersten Falle von E. v. GIERCKE isolierten Leberglykogen die normale spezifische Drehung von $[\alpha]_D = + 189{,}6\%$ bei einem Aschegehalt von $0{,}2\%$. Die Hydrolyse mit Schwefelsäure ergab reine Glucose. Daß Zusatz von normaler Leber das Glykogen der Glykogenose in normaler Weise spaltet, wurde schon erwähnt.

UNSHELM erhielt bei gleicher Versuchsanordnung in 4 Tagen selbst bei Eisschranktemperatur eine Hydrolyse von fast $^2/_3$ des vorhandenen Glykogens, KIMMELSTIEL allerdings nur 25% Glucose weniger als bei käuflichem oder Hundeglykogen. Bei hydrolytischer Säurespaltung waren die erhaltenen Zuckermengen gleich, so daß die Annahme von KIMMELSTIEL, daß bei dem Glykogen der Glykogenose eine abwegige Polymerisation vorliegt und darin das Wesen der Krankheit beruhe, nicht genügend gestützt ist. Dagegen spricht auch, daß CHROMETZKA bei der Untersuchung des Glykogens bei einem Falle von SIEGMUND keine Unterschiede im Abbau zwischen Glykogen der erkrankten und einer normalen Leber bzw. käuflichem Glykogen auffinden konnte.

SIEGMUND hat auch an die Möglichkeit einer abnorm festen Bindung des Glykogenose-Glykogens an Proteine oder sonstige Trägersubstanzen des Zellprotoplasmas gedacht in Analogie zu den GABBEschen Untersuchungen über das Blutglykogen, das auch nicht durch die Blutdiastase abgebaut wird. Auch UNSHELM hat eine solche Möglichkeit erwogen. Um sie zu prüfen, stellte SIEGMUND Verdauungsversuche mit Trypsin (GRÜBLER) an. Nach 3 Tagen war bei 50° C das Glykogen der Glykogenoseleber bis auf Spuren verschwunden, aber leider hatten alle verwandten Trypsinpräparate eine so starke diastatische Wirkung, daß die Glykogenspaltung auf dieses Ferment und nicht auf tryptische Wirkung zurückzuführen ist. Versuche mit diastasefreiem Trypsin, das sich nach WILLSTÄTTER wohl mühsam herstellen läßt, stehen bisher m. W. noch aus. Auch am Diastasemangel in der erkrankten Leber kann es nicht liegen, denn diese Leber vermag käufliches Glykogen in normaler Weise aufzuspalten.

Bei der Diskussion der zweiten Möglichkeit (Behinderung des Diastaseangriffs auf das Substrat) gehen SIEGMUND u. LINNEWEH von älteren Vorstellungen von LESSER u. ZIPF über die Aktivierung der Diastase in der Leber aus. LESSER hatte angenommen, daß das Ferment an die kolloidale Gewebsstruktur der Grenzflächen der Leberzellen adsorbiert und dadurch unwirksam wird. Erst durch die Verdrängung aus der Adsorption infolge Entquellung der Zellkolloide, durch Fehlen des Pankreashormons, vermehrte Ausschwemmung von Adrenalin oder anderen Faktoren würde es in Freiheit gesetzt und wirksam. Dabei kommt es zu einer Verschiebung der Zellreaktion nach der sauren Seite und dem für die optimale Wirksamkeit der Diastase notwendigen p_H von 6,5—6,9.

Untersuchungen über die aktuelle Reaktion der Glykogenoseleber sind anscheinend bisher nie gemacht worden, doch konnten HERTZ u. SIEGMUND feststellen, daß Glykogenoseleber in Kochsalzlösung bei Brutschranktemperaturen (37°) in einer Pufferlösung von p_H 6,9 restlos oder weitgehend verzuckert wird. SIEGMUND nahm daher an, daß bei der Glykogenoseleber dies entscheidende Reaktionsmilieu nicht vorliegt und stellte weitere Untersuchungen in Aussicht. THANNHAUSER u. Mitarb. dachten an einen Mangel an alkalischer Phosphatase, doch konnte das histochemisch von WACHSTEIN nicht bestätigt werden (dort Literatur).

Mit den genannten Diastasebefunden ist das eigentliche Wesen der Glykogenose für SIEGMUND noch nicht geklärt, da das Ausbleiben der postmortalen Diastasewirkung keine besondere Eigentümlichkeit der Organe bei der Glykogenose ist, sondern überall da zu beobachten ist, wo Organe sehr viel Glykogen enthalten, wie bei Feten, Neugeborenen, Hypernephromen, Diabetes und anderen krankhaften Prozessen. Es gilt aber auch für die Leber der Winterschläfer (LESSER) und die Mastleber von jungen Hunden (JUNKERSDORF). Erst wenn ein optimales Milieu von 37° C und $p_H = 6,9$ geschaffen ist, kommt es in solchen Fällen zur Glykogenolyse (SIEGMUND). SIEGMUND führte diese Eigentümlichkeit maximal mit Glykogen angefüllter Organe auf die Bedingungen des Massenwirkungsgesetzes und der Adsorptionsisotherme zurück. So würde sich schließlich, da anscheinend eine Verwertung oder Beseitigung der Spaltprodukte nicht möglich ist, ein Konzentrationsgleichgewicht von spaltendem Ferment und abzubauendem Substrat einerseits und Abbauprodukten andererseits ziemlich rasch herstellen und könnte sogar den Reaktionsablauf umkehren. Letzteres würde eine gesteigerte Glykogensynthese bedeuten und eine solche nimmt auch SIEGMUND als zum Wesen der Glykogenose gehörend an. Das Stoffwechselgleichgewicht Glucose-Glykogen—Glucose-Milchsäure wäre eben aus unbekannten Gründen entgegen der Norm zugunsten der Polymerisation verschoben.

Um hier vielleicht weiterzukommen, wird der mögliche Einfluß des mit dem Kohlenhydratstoffwechsel in engster Beziehung stehenden Inselsystems diskutiert, ohne daß in dieser Richtung bei den komplizierten pathologischen Befunden bei der Glykogenose Klarheit geschaffen werden konnte. Es wird von SIEGMUND „ein relatives, nicht toxisches Insulinübergewicht" bei versagender Sympathicus-Adrenalinwirkung für alle Fälle von Glykogenspeicherung angenommen. Im ganzen ist aber SIEGMUND der Ansicht, daß bei der Glykogenose vegetativ-nervöse Störungen den hormonalen und fermentativen übergeordnet sind. Er denkt sogar an eine mögliche Störung im Zwischenhirn, eine Annahme, wofür ja auch neueste histologische Befunde in dieser Gegend angeführt werden könnten. Auch NENTEBOOM, BEUMER, SCHNEIDER u. a. neigen zu dieser Ansicht.

Ich habe die wichtigsten, in seinem großen Referat im Detail nachzulesenden Ausführungen von SIEGMUND darum etwas eingehender besprochen, weil er meines Erachtens in die Problematik dieser komplizierten Erkrankung bisher mit am tiefsten eingedrungen ist. Allerdings hat er die Lösung aller Rätsel auch nicht geben können.

·Und stellt man sich schließlich, um es ganz grob zu sagen, auf den Standpunkt, daß bei der Glykogenose eine konstitutionelle, meist familiäre, primäre Zwischen-hirnerkrankung vorliegt, wie es heute für so viele Krankheiten modern ist, so steht man wie bei allen konstitutionellen Leiden vor einer undurchdringlichen und bisher nicht übersteigbaren Mauer, die ein weiteres Vorwärtskommen vor-läufig unmöglich macht.

Zuerst aber bedarf die Zwischenhirntheorie der Glykogenose meines Erachtens noch weiterer Stützen durch neue histologische Befunde mit modernster Methodik.

WAGNER (Z) hat in seiner monographischen Darstellung (1937) den Hyper-insulinismus und die Zuckermangelsymptome in den Vordergrund seiner patho-genetischen Betrachtungen gestellt. Daß solche Symptome vorliegen, unter-liegt keinem Zweifel. In Verbindung mit PARNAS hat er sie schon 1921 in einer Beobachtung festgestellt, die sich später als Glykogenose herausstellte und schließlich in Diabetes überging.

Trotzdem kann meines Erachtens nicht die Rede davon sein, daß die Glyko-genose eine besondere, eigenartige Form des primären Hyperinsulinismus, d. h. insulär bedingt ist, wenn auch gewiß öfter Inselhyperplasien gefunden werden. Auch WAGNER, der ursprünglich nach Erscheinen der Mitteilung von R. M. WIL-DER u. Mitarb. (1927) dieser Ansicht zuneigte, geht nicht so weit. Es kann wohl heute als sicher gelten, daß die Hypoglykämiesymptome und manchmal vor-handenen Inselveränderungen sekundärer Natur sind.

Ist primär die Glykogenolyse in schwerster Weise gestört, so muß es zwangs-weise sekundär zu schweren Zuckermangelerscheinungen kommen. Auch die anderen manchmal vorhandenen innersekretorischen Störungen und entsprechen-den autoptischen Befunde an den Inkretdrüsen dürften wahrscheinlich sekundärer und nicht primärer Natur sein. Entschieden ist diese Frage jedoch bisher noch keineswegs.

Neuerdings (1952—1954) nimmt CORI einen besonderen Enzymmangel an, der den normalen Abbau der Glykogenstruktur hemmt, doch konnte bisher noch nicht festgestellt werden, an welcher Stelle sie versagen. Sichergestellt ist jedenfalls von CORI und CORI (1952) in einem Falle ein Glucose-6-Phosphatasemangel, ein für die Pathogenese sehr wichtiger Befund. Das Gleiche gilt für den Ferment-mangel in einer Beobachtung von SCHULMAN u. SATUREN (1954).

d) Die Klinik der Glykogenspeicherkrankheit

Rückschauend betrachtet geht die Klinik der Gl. viel weiter zurück als die Pathologie und Chemie. LEREBOUILET scheint 1901 der erste gewesen zu sein, der diese Krankheit als ein besonderes Leiden erkannte. Er beschrieb bei einem kleinen Kind, das in der Entwicklung zurückgeblieben war, einen enormen Lebertumor ohne Milzschwellung unter der Bezeichnung „hepatischer Infantilismus". Auch eine Beobachtung von PFAUNDLER (1926) bei einem 8½jährigen Zwerge mit großem Lebertumor und starken Wachstumsstörungen gehört wahrscheinlich hierher, ferner Fälle von GÖTTCHE (1927), THOENES (1930) und WAGNER (dort auch Lit.), vielleicht auch Beobachtungen von HASENCLEVER u. OSLER [Lit. bei WAGNER (Z)], wenn auch manche Symptome nicht passen.

Die ersten systematischen Stoffwechseluntersuchungen bei einem Kranken mit sehr großem Lebertumor, der wohl als Gl. anzusprechen ist, reichen schon bis 1921 zurück. PARNAS u. WAGNER fanden abnorm niedrige Blutzuckerwerte mit Acetonurie und dachten deshalb damals an einen primären Hyperinsulinismus.

Ein gewisses Pendant zu dieser besonders wichtigen Beobachtung, auf die noch später zurückzukommen ist, bildet eine 12jährige Beobachtung (1923—1935) von DROUGT u. PARKES-WEBER (zit. bei K. BECKMANN) bei einem 32jährigen Mädchen mit starker Lebervergrößerung mit dauernder Aceton- und Acetessigsäureausscheidung ohne Glykosurie. Während die Lebervergrößerung allmählich zurückging, blieb die Acetonurie bestehen.

α) Symptomatologie

Das Krankheitsbild in den typischen und meisten Fällen wird beherrscht von dem gewaltigen Lebertumor, der unter Umständen bis zur Symphyse hinunterreichen kann. Oft zeigt er eine tiefe Incision, so daß der linke Lappen vielfach für die Milz gehalten wurde, die sogar in einzelnen Fällen punktiert wurde. Tatsächlich ist für die Krankheit charakteristisch, daß die Milz nie geschwollen ist. Ebenso fehlen Ascites und Ikterus. Der Lebertumor kann in seinen Anfängen schon bei der Geburt vorhanden sein. Meist allerdings entwickelt er sich erst in den ersten Lebensmonaten oder Jahren. Das zweite Hauptsymptom, das anscheinend nie fehlt, ist die *Wachstumshemmung*, die vor allem im 2. oder 3. Lebensjahr sich geltend macht.

UNSHELM hat hier zwei Typen unterschieden:

Der erste ist charakterisiert durch langen Rumpf, stark gewölbten Thorax, großen Bauch, kurze Extremitäten, kurzen Hals und auffallend großen runden Kopf mit Puppen- oder Babygesicht.

Der zweite Typ ist der sogenannte Miniaturtyp (ROSENSTERN). Die Körperproportionen sind hier normal, aber in deutlich verkleinerter Ausgabe.

Die meisten Gl.-Kranken besitzen eine gewisse Familienähnlichkeit. BEUMER spricht von einem Infantentypus, ,,wie ihn in der Statur das Borrobildnis aus dem Kaiser-Friedrich-Museum in Berlin" aufweist.

Durch die Anhäufung von *Fettpolstern*, besonders am Stamm, vor allem am Bauche, in der Scham- und Genitalgegend können Bilder wie bei der Dystrophia adiposogenitalis entstehen, bedingt vielleicht durch eine Mitbeteiligung der Hypophyse, wie sie auch verschiedentlich autoptisch nachgewiesen wurde.

Die *Muskulatur* ist meist schlecht entwickelt und schlaff. Die Kinder lernen meist sehr spät laufen und zeigen dann einen schwerfälligen, schwankenden Gang, ähnlich wie Hochschwangere. Die *Knochen* sind schmal und neigen zu Osteoporose und Spontanfrakturen. Die Ossifikation ist oft gestört (STOLLEIS). Die *Haut* zeigt manchmal umschriebene oder allgemeine Haardefekte oder auch eine Hypertrichosis bzw. eine starke Lanugobildung. Auch Xanthome und Xanthelasmen, sowie Hyperlipämie ähnlich wie bei Diabetes kommen vor (BEUMER, ZAKON u. Mitarb. 1953).

Der *hämatologisch-morphologische Befund* ist, abgesehen von einer relativen Lymphocytose, in der Regel normal, doch können auch hypo- oder hyperchrome Anämien vorkommen (v. GIERCKE, UNSHELM) oder hochgradige Vermehrung der weißen Blutkörperchen bis zu 24800 mit 86% Lymphocyten (LOESCHCKE). Die Leukocyten enthalten regelmäßig sehr große Mengen von *Glykogen*. R. WAGNER beobachtete das zuerst. Van CREVELD, ELLIS u. PAYNE, BRIDGE u. HOLT sowie WAGNER (dort auch die ältere Lit.) haben das bestätigt und näher untersucht. Die reduzierende Substanz der meisten Blutzellen besteht meist zu 100% aus Glykogen, wie Säurehydrolyse und Hefevergärung zeigen.

Während die normalen Leukocyten pro 1 Million Zellen 4γ Glykogen enthalten, kann die Menge bei der Gl. bis auf 31γ ansteigen. Der Plasmagehalt an Glykogen kann bis zu 15,6 mg-% betragen.

Während normale weiße Blutkörperchen in 24 Std im Refrigerator 90% ihres Glykogens verlieren, bleibt die Menge bei den Leukocyten der Gl. genau wie in der Leber unverändert.

Der hohe unveränderte Glykogengehalt der granulierten Blutzellen besitzt auch große diagnostische Bedeutung.

Endokrine Züge sind häufiger vorhanden. Das gilt sowohl für die Schilddrüse (HERTZ) wie die Nebennieren (SMITH u. O'FLYM). Die einschlägigen autoptischen Befunde, die häufiger sind als ausgeprägte klinische Erscheinungen, wurden schon erwähnt. Auch die Sexualsphäre ist meist mitbetroffen, indem die Entwicklung der Keimdrüsen sich verspätet und die sekundären Geschlechtsmerkmale wenig ausgesprochen sind.

Die *Glykogenose des Herzens*, die ohne Lebertumor sehr schwer feststellbar ist, führt in schweren Fällen zu Dilatationen und Hypertrophien mit EKG-Veränderungen, die wegen Mangel an Geräuschen und Akzentuationen einzelner Töne meist für essentiell gehalten werden. Sie können so schwer sein, daß es zu tödlichen Herzinsuffizienzen kommt.

Erscheinungen von seiten des *Magen-Darmkanals* fehlen fast immer. WAGNER u. PARNAS sahen in ihren Fällen eine Steatorrhoe.

Der *Harnbefund* ist in der Regel normal. Hin und wieder sind Spuren von Eiweiß ohne Formdemente beobachtet worden. Bei Funktionsprüfungen der Nieren läßt sich manchmal eine Verzögerung der Wasserausscheidung nachweisen (WAGNER-PARNAS und WAGNER). Klinische Erscheinungen von seiten des *Zentralnervensystems* fehlen, obwohl autoptisch hin und wieder solche gefunden wurden.

Intellektuell sind die Kinder meist unternormal entwickelt. Nur in seltenen Fällen bestehen schwere Ausfallerscheinungen wie in der Beobachtung von CLEMENT u. GODMAN, in der eine Kombination mit Cretinismus vorlag.

β) Stoffwechselbefunde

Der Stoffwechsel des Kranken mit Gl. steht ebenso wie der des Hyperinsulinismuskranken im Zeichen des Zuckermangels. Aber die Ursachen sind ganz andere. Bei der Speicherkrankheit besteht die paradoxe Situation, daß der Patient in seinem wichtigsten Nährmaterial fast erstickt, weil er die Fähigkeit verloren hat, es in genügender Menge zu verwerten.

So kommt es zu Hypoglykämie, Acidose, Lipämie und Lipoidämie.

Die *Hypoglykämie* kann sehr verschieden stark ausgesprochen sein und geht nicht immer parallel mit der Ketonurie. Nüchtern ist sie am stärksten ausgesprochen mit Werten bis zu 20 mg-% herunter. In den berühmten Fällen von WAGNER u. PARNAS (1921) war mit der damals meist verwandten BERTRANDschen Methode überhaupt kein Zucker im Blute zu finden.

Zuckerbelastungskurven haben oft einen diabetischen Charakter mit hohem Anstieg und verzögertem Abfall. Ursache ist wahrscheinlich eine Zuckerstauung im Blute infolge der kaum noch aufnahmefähigen und überfüllten Glykogendepots in der Leber.

BEUMER (2) weist mit Recht darauf hin, daß diese Zuckerstauung für den Körper von Vorteil ist, weil diese Mengen für ihn verwendbar sind.

Adrenalinbelastung führt überhaupt nicht zu einer Blutzuckersteigerung, weil keine disponible Glykose vorhanden ist, während die Blutdruckwirkung ganz normal ausfällt.

Insulinbelastungen dürfen nur mit größter Vorsicht und mit kleinsten Mengen — auch hier ähnlich wie beim Hyperinsulinismus — durchgeführt werden, da die

Insulinempfindlichkeit der Gl.-Kranken außerordentlich groß ist und komatöse Zustände eintreten können.

Im allgemeinen muß man allerdings sagen, daß trotz abnorm niedriger Blutzuckerwerte die klinischen Erscheinungen der Hypoglykämie oft unverhältnismäßig gering sind oder sogar fehlen können. Schwere Bewußtseinsstörungen mit epileptischen Anfällen sind große Seltenheiten.

Es scheint, daß ähnlich wie beim primären Hyperinsulinismus eine gewisse Anpassung des Organismus sich einstellt, vielleicht durch vermehrte Adrenalinproduktion.

Die *Ketose* ist meist gering, kann aber in sehr seltenen Fällen (vgl. z. B. LOESCHCKE) sich zu einem tödlichen Koma steigern. In den Morgenstunden ist sie meist am stärksten ausgesprochen und zeigt manchmal unabhängig von der Ernährung einen gewissen, vielleicht von der Leber abhängigen Tagesrhythmus, wie FORSGREN u. MÖLLERSTRÖM ihm für den Blutzucker beschrieben haben. Adrenalinbelastung erhöht wie beim Diabetiker die Ketose, was wie dort mit den minimalen Glykosevorräten und der Notwendigkeit vermehrter Fettverbrennung zusammenhängt [BEUMER (Z)].

Bei den meisten Gl.-Kranken besteht eine deutliche *Hyperlipämie und Hyperlipoidämie*, die manchmal ein Mehrfaches der normalen Werte erreichen kann. Auch die Verdauungs- bzw. Fettbelastungslipämie zeigt eine veränderte Kurve, indem sie stärker ansteigt und langsamer abfällt als beim Gesunden. Man muß das wohl als Ausdruck einer sekundären Veränderung auch des Fettstoffwechsels auffassen, für die ja schließlich auch die Ketonurie spricht.

Auch Schilddrüsendarreichung führte in dem Falle von WAGNER-PARNAS zu einem Anstieg des Blutfettes. Hier bestand auch gleichzeitig eine sonst anscheinend nie beobachtete Lipurie und Steatorrhoe, die sehr schwer zu deuten ist (Diskussionen bei BIEDL, PARNAS-WAGNER und GRAFE).

Der *Eiweißumsatz* weist bei der Gl. keine Störungen auf, anscheinend weder quantitativ noch qualitativ. Untersuchungen über die Abnutzungsquote liegen bisher nicht vor, lassen sich wegen des großen Zuckermangels auch kaum exakt durchführen. Nach HERTZ können die Kreatin-Kreatininwerte manchmal erhöht sein. Der *Grundumsatz* scheint nach den wenigen Untersuchungen von WAGNER-PARNAS und von VAN CREVELD u. a. normal zu sein. Auf Zuckerzufuhr steigt der RQ an, wenn auch manchmal verspätet und weniger stark als in der Norm. Die von WAGNER-PARNAS beschriebenen Erhöhungen über 1,0, die für eine Fettbildung aus Zucker sprechen würden, sind von CREVELD wohl mit Recht bestritten worden.

Der *anorganische Stoffwechsel* hat bisher noch keine systematische Bearbeitung gefunden. Verzögerung von Wasser- und Harnstoffausscheidung kommen anscheinend vereinzelt vor (WAGNER-PARNAS), sind aber nicht die Regel (HERTZ). Schließlich sei noch erwähnt, daß die Werte für Ca und P im Blute normal sind (LOESCHCKE).

Die *Prognose* ist im allgemeinen schlecht, bessert sich aber mit zunehmendem Alter [ESSELBORN u. Mitarb. (1950)]. Hinsichtlich der *Therapie* sei meine Darstellung im Hdb. inn. Med. (Z) (1955) und die Zusammenfassung von ZELLWEGER (Z) (1956) verwiesen. Überzeugende Erfolge hat sie nicht aufzuweisen.

Literatur

I. Zusammenfassende Darstellungen

BECKMANN, K.: Die Speicherkrankheit: Hdb. d. inn. Med. 4. Aufl. Bd. III/2, S. 913 (1953). — BEUMER, H.: Glykogenspeicherkrankheit. Klinisches Referat auf der 14. Tag. der Ges. f. Verd. u. Stoffwechselkrankh. Sept. 1938, Verh. S. 188. Leipzig: Thieme 1949.

DEBRÉ, R.: Polycories. Paris: Gaston Doin 1948.
GRAFE, E.: Die Glykogenspeicherkrankheit. Hdb. der inn. Med., 4. Aufl., Bd. VII/2, S. 3 u. 351 (1955).
MASON, E.: Glycogen disease in Duncans Discases of metabolism. — 2 ed. p. 600. Philadelphia and London: Saunders 1947.
SIEGMUND, H.: Glykogenspeicherkrankheit. Pathologisches Referat auf der 14. Tag. der Ges. f. Verd. und Stoffwkr. Sept. 1938. Verh. S. 150. Leipzig: Thieme 1939.
STROEBE, F.: Die Glykogenspeicherkrankheit. Hdb. d. inn. Med. 3. Aufl. III₂, 1300 (1938).
WAGNER, R.: Die Glykogenspeicherkrankheit. Erg. inn. Med. **53**, 602 (1937).
ZELLWEGER, H.: Glykogenspeicherkrankheiten: Dtsch. med. Wschr. **1956**, 1907 (58 Zitate).

II. Einzelarbeiten

ABRAHAMSON, H., and L. KURTZ: Familial glycogen disease. Amer. J. Dis. Childr. **72**, 510 (1946).
BARTA, L., and J. LASZLO: Glycogenosis assorciated with Diabetes mellitus. Pedriatr. Lancet **4**, 127 (1948). — BEUMER, H., u A. LOESCHCKE: Münch. med. Wschr. **1933**, 377. — BIEDL, A.: Innere Sekretion. 2. Aufl., Bd. I, S. 224. Berlin und Wien: Urban & Schwarzenberg 1913. — BRIDGE, E. M., and L. E. HOLT: J. of Pediatr. **27**, 299 (1945).
CHIEFFI, A., and L. NASSI: Action of ether and alcoholbenzone extracts from the thymus on children with normal and pathologic metabolism of glycogen. Riv. Clin. pediatr. **43**, 50 (1945). — CROMETZKA: zit. bei SIEGMUND (2). — CLEMENT, D. H., and C. C. GODMAN: Glycogendisease resembling mongolism, cretinism and amyotonia congenitas. Case report and review of literatur. J. of Pediatr. **36**, 11 (1950). — CORI, G. T.: Österr. Z. Kinderheilk. **10**, 38 (1954). — CORI, G. T.: Il of biol. Chem. **199**, 661 (1952) 858. — CORI, G. T.: Harvey Lectures **48**, 145 (1952). — CORI, G. T.: and SCHULMAN, I. L.: Pediatr. **14**, 646 (1954). — CREVELD, S. VAN: Z. Kinderheilk. 229 (1932). — Nederl. Tijdschr. Geneesk. **1933**, 4659. — Arch. Dis. Childr. **9**, 9 (1934).
ELLIS, R. W. B., and W. W. PAYNE: Quart. J. Med. N. s. **5**, 50 (1936). — ESSELBORN, V. M., C. D. DAVIS and C.D. HAMBLEN: Effect. of the menarche in a pubescent girl with a syndrome resembling glycogen disease. J. Clin. Endocrin. **10**, 339 (1950).
FASOLD, H.: Z. exper. Med. **92**, 63 (1933). — FOSSGREN: Dtsch. med. Wschr. **1938**, 754.
GABBE, E.: Verh. physik.-med. Ges. Würzburg (1927). — GATTARI, M., and H. S. MORETTI: Giercke disease. Presse méd. argent. **1949**, 958. — GIERCKE, E. v.: Hepato-Nephromegalia glycogenica (Glykogenspeicherkrankheit der Leber und Nieren). Beitr. path. Anat. **82**, 497 (1929); **99**, 369 (1937). — GOETTCHE, O.: Mschr. Kinderheilk. **35**, 505 (1927). — GJURIC: zit. bei BRIEN, SCHLECHER and PERSONS: Arch. Int. Med. **59**, 685 (1937). — GÜNTHER, R.: Ein Beitrag zur Kenntnis der Glykogenspeicherkrankheit. Virchows Arch. **304**, 87 (1939).
HALBERTSMA, T.: Z. Kinderheilk. **53**, 295 (1932). — HANHART, E.: Über die Erbbedingtheit der Glykogenosen und deren Beziehungen zum Diabetes mellitus. Schweiz. med. Wschr. **1947**, 163. — HERTZ, W.: Speicherkrankheiten im Kindesalter. Arch. Kinderheilk. **104**, 106 (1935). — HERTZ, W., u. E. JECKELN: Glykogenspeicherkrankheit mit dem klin. Bilde des Myxödems. Z. Kinderheilk. **58**, 247 (1936).
JOSLIN, E. P. u. Mitarb.: Treatment of Diabetes mellitus. 8ed S. 220, 375 u. 148. Philadelphia: Lea and Febiger 1946. — JUNKERSDORF, P.: Glykogenspeicherung und Glykogenspeicherkrankheit. Klin. Wschr. **1933**, 899.
KIMMELSTIEL, P.: Über Glykogenose. Beitr. path. Anat. **91**, 1 (1933). — KOULISCHER, N., and D. E. PICKERING: Amer. J. Dis. Childr. **91**, 103 (1956).
LEREBOUILLET, M. P.: Bull. Soc. pediatr. de Paris p. 89 (1901). — LESSER u. ZIPF: Biochem. Z. **140**, 435 (1923). — LINNEWEH, F.: Mschr. Kinderheilk. **68**, 330 (1937). — LOESCHCKE, A.: Z. Kinderheilk. **53**, 553 (1932).
MACLEOD, J. J. R.: Der Kohlenhydratstoffwechsel. Berlin: Springer 1927. — MAURIAC, P.: Paris méd. **1934**, 525.
NENTEBOOM: Bydrage de Kennis de Hepatomegalia glycogenica. Delft 1937.
OPPENHEIMER, C.: Die Fermente. Jena: Fischer 1927. — OSLER, W.: zit. nach QUADRI, G.: Dtsch. Arch. klin. Med. **117**, 332 (1915).
PFAUNDLER, M.: Z. Kinderheilk. **41**, 78 (1926). — POMPE J. C.: Nederl. Tijdschr. Geneesk. **76**, 304 (1932). — PRINGSHEIM: Z. physiol. Chem. **78**, 266 (1912).
SÉMELAIQUE: zit. bei BEUMER (2). — SCHNEIDER, J.: Infantile Herzhypertrophie. Beitrag zur Glykogenkrankheit. Helvet. paediatr. Acta 368 (1940). — SCHOENHEIMER, R.: Über eine eigenartige Störung des Kohlenhydratstoffwechsels. Z. physiol. Chem. **182**, 148 (1929). — SCHULMAN, I. L., and PH. O'SATUREN: Pediatr. **14**, 632 (1954); ref. Congr. Zbl. **162** J. 5—6, 236 (1955). — SMITH and O'FLYM: Lancet **1933**, 927. — STETSON and OHLER: New England J. Med. **217**, 627 (1937). — STOLLEIS, D.: Med. Welt 1580 (1939).

THANNHAUSER, S. J., S. Z. SORKIN and N. F. BONCADDO: J. Clin. Invest. **19**, 681 (1940). — THOENES, F.: Mschr. Kinderheilk. **48**, 515 (1930).

UNSHELM, E.: Über die Glykogenkrankheit. Dtsch med. Wschr. **1934**, 633.

WACHSTEIN, W.: Glykogenstorage disease predomi nantly involving the hearth. Report of a case with biochemical phosphatase studies. Amer.'J. Med. Soc. **214**, 401 (1947). — WAGNER, R.: Glykogen Storage Disease. Bull. New Engl. Center **10**, 7 (1948). — Glykogencontent of isolated white blood cells in glycogen storage disease. Amer. J. Dis. Childr. **73**, 559 (1947). — WAGNER, R., u. J. K. PARNAS: Über eine eigenartige Störung des Kohlenhydratstoffwechsels und ihre Beziehungen zum Diabetes mellitus. Z. exper. Med. **25**, 361 (1921). — WARKANY, J.: Z. Kinderheilk. **43**, 305 (1927). — WERNER, M.: Virchows Arch. **312**, 258 (1943). — WILDER, R. M., F. N. ALLAN, M. H. POWER and H. E. ROBERTSON: J. Amer. Med. Assoc. **89**, 348 (1927).—WOLFF, K.: Beitrag zur Morphologie und Chemie der Glykogenspeicherkrankheit. Beitr. path. Anat. **97**, 289 (1936). — WORSTER, C., and DRENGT: Proc. Roy. Soc. Med. **16**, 8 sect. study dis. childr. 56 (1923). — WORSTER, C., DRENGT and PARKER-WEBER: Brit. Med. J. 403 (1933).

ZAKON, J.I., and others: Arch. of Dermat. **67**, 146 (1953). — ZIEGLER, E.: Ann. paedr. **169**, 315 (1947).

IV. Die qualitativen Störungen des Eiweißstoffwechsels und ihre Behandlung

Bei dem komplizierten Bau des Eiweißmoleküls und der großen Menge seiner Spaltungsprodukte sollte man erwarten, daß hier eine große Menge von qualitativen Stoffwechselanomalien als Krankheiten vorkommen müßten. Einzelne, wie z. B. die Entstehung von Acetonkörpern aus Eiweiß, wurden bereits erwähnt, aber dabei handelte es sich nicht um primäre Störungen des Eiweißumsatzes, sondern um sekundäre Auswirkungen primärer Störungen auf anderen Partialgebieten, z. B. dem Kohlenhydratstoffwechsel.

Primäre Anomalien qualitativer Art im Eiweißabbau sind sehr selten. In echter Form treten sie nur als sehr große Raritäten beim Abbau gewisser cyclischer Aminosäuren als sogenannte Alkaptonurie, ferner in Gestalt der noch viel selteneren Tyrosinose, Phenylketonurie und Phenyllacticurie auf, ferner bei der schwefelhaltigen aliphathischen Aminosäure, dem Cystin, als sogenannter Cystinurie bzw. Cystinspeicherkrankheit sowie als Aminoacidurie bzw. Aminurie.

Häufiger sind Anomalien der Abbauprodukte ganz besonders gearteter Eiweißkörper, der Nucleine oder Nucleoproteide, bei der sogenannten Gicht. Aber auch hier sind mindestens der Hauptsache nach der Sitz der Störung nicht das Eiweißmolekül, sondern die mit ihm verknüpften Polynucleotide und selbst bei diesen ist es noch nicht einmal sicher, wieweit intermediäre Stoffwechselanomalien oder Ausscheidungsstörungen normal gebildeter Stoffwechselschlacken die entscheidende Rolle spielen.

Obwohl somit der Zusammenhang der Gicht mit den Störungen des Eiweißumsatzes locker und zum Teil noch umstritten ist, sei diese Krankheit wegen ihrer praktischen Bedeutung hier an erster Stelle abgehandelt.

1. Die Gicht

a) Allgemeine Vorbemerkungen

Unter Gicht wird heute eine teils in akuten Schüben, teils von vornherein chronisch verlaufende Erkrankung des Gesamtorganismus, gekennzeichnet durch das Ausfallen harnsaurer Salze an den erkrankten Stellen, verstanden.

Der „Gichtbrüchige" war schon den Ärzten des 5. Jahrhunderts vor Christi Geburt bekannt, wenn damals auch keine Trennung von den übrigen Gelenkleiden bestand. HIPPOKRATES hat in seinen Aphorismen den akuten Gichtanfall, GALEN später den Gichtknoten schon in klassischer Weise beschrieben.

SYDENHAM (1624—1689), der erste große Kliniker der Gicht, trennte zum ersten Male dies Leiden als Sonderkrankheit von den übrigen Gelenkaffektionen ab. Zwei Jahrhunderte später führte GARROD in seinem berühmten Werke: „The nature and treatment of gout and rheumatic gout (London 1859)" zum erstenmal die Gicht auf die Überladung des Blutes mit Harnsäure zurück und wurde damit zum Schöpfer der modernen Gichtlehre.

Über die Entstehung des Wortes „Gicht" gehen die Meinungen auseinander. Das deutsche Wort, früher auch „Gegicht" genannt, wird vielfach von „jehen" = sagen oder vergehn = besprechen (LESSIAK) oder von dem altangelsächsischen ghida" = Schmerz (EBSTEIN) abgeleitet. Die romanischen Bezeichnungen goutte gotta, gota sowie das englische „gout" sind wohl sicher auf das lateinische gutta = Tropfen zurückzuführen. [Andere Erklärungen vgl. bei F. GUDZENT (Z)].

b) Chemie und Physiologie der Nucleoproteide und ihrer Spaltungsprodukte
α) Chemie der Nucleoproteide

Nachdem GARROD zuerst die Harnsäure in das Zentrum der Gichtpathologie gestellt hat, muß jede Darstellung der Krankheit hier ihren Ausgangspunkt nehmen. Die Harnsäure ist das Abbauprodukt sehr komplizierter Aufspaltungen der Kerneiweißkörper, der sogenannten Nucleoproteide.

Diese Substanzen wurden von F. MIESCHER (unter HOPPE-SEYLER) 1871 zuerst aus den Eiterkörperchen gewonnen, von ihm wurden auch bereits sehr wesentliche Eigenschaften, der Phosphorgehalt sowie die Paarung von Eiweiß mit einer Säure, der später von ALTMANN so getauften Nucleinsäure, festgestellt. Ausgangsmaterial bilden vor allem Thymus, Pankreas und Hefe. Die Kenntnis der Spaltungsprodukte verdanken wir vor allem KOSSEL und seinen Schülern, STEUDEL, LEVENE, ferner KRÜGER, JONES, WEINTRAUD, SCHITTENHEIM, BRUGSCH, THANNHAUSER, v. EULER u. vielen anderen (wichtigste neuere Lit. bei H. v. EULER (1938)].

Folgendes Schema orientiert zunächst oberflächlich über den Abbau und die Bestandteile der Nucleoproteine:

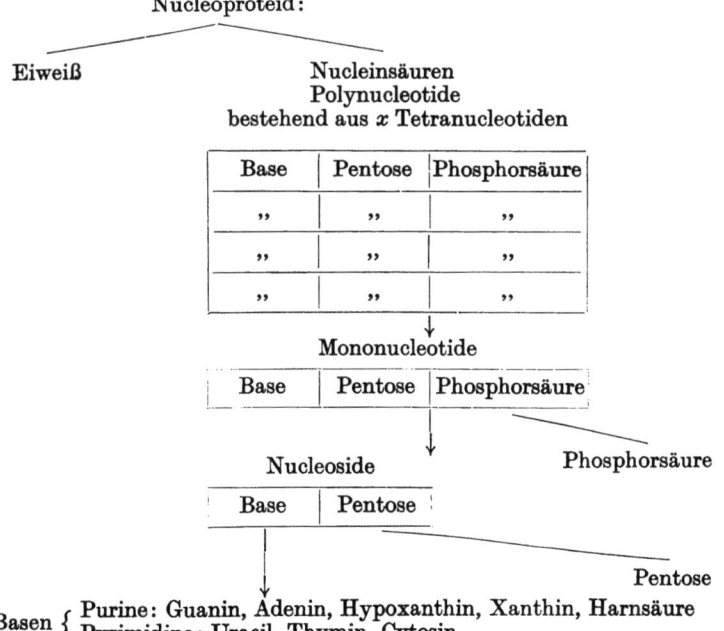

Nucleoproteid:

Eiweiß   Nucleinsäuren
                         Polynucleotide
                  bestehend aus x Tetranucleotiden

Base	Pentose	Phosphorsäure
,,	,,	,,
,,	,,	,,
,,	,,	,,

Mononucleotide

Base	Pentose	Phosphorsäure

                                              Phosphorsäure

Nucleoside

Base	Pentose

                                                        Pentose

Basen { Purine: Guanin, Adenin, Hypoxanthin, Xanthin, Harnsäure
       Pyrimidine: Uracil, Thymin, Cytosin.

Im Nucleinsäuremolekül finden sich mithin drei außerordentlich verschiedene Gruppen von Substanzen nebeneinander vor:

1. Eine Pentose,
2. Die Phosphorsäure,
3. Die Basen, die wieder in Purine und Pyrimidine zerfallen.

Die Kohlenhydratgruppe (Pentose). Das Kohlenhydrat ist, wie wir heute mit Sicherheit wissen, eine Pentose, und zwar entweder die d-Ribose oder die Desoxyribose. Die erste kommt hauptsächlich in der Hefenucleinsäure, die 2. in der Thymusnucleinsäure vor und zwar beide in Furonringform (LEVINE u. Mitarb.)

Die Strukturformeln sind folgende:

$$
\begin{array}{cc}
\text{C—HO} & \text{C—HO} \\
| & | \\
\text{H—C—OH} & \text{C—H}_2 \\
| & | \\
\text{H—C—OH} & \text{H—C—OH} \\
| & \text{H—C—OH} \\
\text{H—C—OH} & | \\
| & \text{CH}_2\text{OH} \\
\text{C—H}_2\text{OH} & \\
\text{d-Ribose} & \text{d-Desoxyribose} \\
& \text{(d-Thyminose)}
\end{array}
$$

Merkwürdigerweise ist eine Überführung der einen Ribose in die andere weder in vivo noch chemisch, noch röntgenologisch gelungen und auch in vivo noch nicht gesichert, wenn es auch einige diesbezügliche Mitteilungen gibt [Lit. bei H. v. EULER (Z)]. Die Verknüpfung zwischen Ribose und Purinkörper erfolgt wahrscheinlich am H-Atom von N_9 des Purins einerseits und am 1.C-Atom der Ribose andererseits, so daß für das Adeninribosid, das sogenannte Adenosin, folgende Strukturformel sich ergibt:

Adenosin-Ribosid (Adenosin),   ein Nucleosid

Bei den Pyrimidinribosiden geht die Verknüpfung der beiden Komponenten wahrscheinlich bei C_4 vor sich.

In den Organen ist im allgemeinen der Gehalt an Ribonucleinsäure erheblich größer als der an Desoxyribonucleinsäure, bei der am besten untersuchten Leber sind es 3,0—3,9:1 (Lit. bei v. HEVESY, S. 411).

2. Die Einbeziehung der Phosphorsäure, die Orthophosphorsäure H_3PO_4 ist, in den Purin- bzw. Pyrimidinribosekomplex, d. h. die Bildung eines Ribosenucleotides geht durch Veresterung am 3. oder 5. C-Atom vor sich.

Bei der Muskeladenylsäure und bei dem im Organismus zwar nicht primär vorkommenden, aber am längsten bekannten Mononucleotid, der Inosinsäure, einem Hypoxanthinphosphorsäureribosid, steht die Phosphorsäuregruppe bei C_5.

Genauere P-Analysen der einzelnen Nucleinsäuren in den einzelnen Organen finden sich bei v. HEVESY (Z_{II}).

3. Purinbasen. Es sind das Derivate des Purins, dessen Kern nach E. FISCHERS berühmten Untersuchungen die Formel:

$$N_1=C_6-H$$
$$H-C_2 \quad C_5-N_7$$
$$\qquad\qquad\qquad C_8H$$
$$N_3-C_4-N_9$$

oder

$$N_1=C_6-H$$
$$H-C_2 \quad C_5-N_7$$
$$\qquad\qquad\qquad C_8-H$$
$$N_3-C_4-N_9H$$

besitzt.

Es handelt sich dabei um

Guanin $C_5H_5N_5O$
(2—amino—6 oxypurin) =

$$OH$$
$$N_1=C_6$$
$$\qquad\qquad\qquad H$$
$$NH_2-C_2 \quad C_5--N_7$$
$$\qquad\qquad\qquad C_8H$$
$$N_3-C_4-Nq$$

Adenin $C_5H_5N_5$
(6—aminopurin) =

$$N=CNH_2$$
$$HC \quad C-N$$
$$\qquad\qquad\qquad CH$$
$$N-C-NH$$

Hypoxanthin $C_5H_4N_4O$
(6—oxypurin) =

$$N=COH$$
$$HC \quad C-N$$
$$\qquad\qquad\qquad CH$$
$$N-C-N$$
$$\qquad\qquad H$$

Xanthin $C_5H_4N_4O_2$
(2·6—dioxypurin) =

$$N=COH$$
$$HO-C \quad C-N$$
$$\qquad\qquad\qquad CH$$
$$N-C-N$$
$$\qquad\qquad H$$

Aus diesem letzteren Körper entsteht dann durch weitere Oxydation die

$$
\begin{array}{l}
\text{Harnsäure } C_5H_4N_4O_3 \;=\; \\
(2\cdot6\cdot8\text{—oxypurin})
\end{array}
\qquad
\begin{array}{c}
\mathrm{N}=\mathrm{C}-\mathrm{OH} \\
|\quad\ | \\
\mathrm{OHC}\quad \mathrm{C}-\mathrm{N} \\
\|\quad\ \| \quad \ \ \diagdown\mathrm{COH} \\
\mathrm{N}-\mathrm{C}-\mathrm{N}\diagup \\
\qquad\quad \mathrm{H}
\end{array}
$$

4. **Pyrimidinbasen,** Derivate des von Kossel gefundenen Pyrimidins $C_4H_4N_2$ mit der Strukturformel

$$
\begin{array}{c}
\mathrm{N_1}=\mathrm{C_6H} \\
|\qquad\ | \\
\mathrm{HC_2}\quad \mathrm{C_5H} \\
\|\qquad\ \| \\
\mathrm{N_3}-\mathrm{C_4H}
\end{array}
$$

auch Metadiacin genannt. Es sind das

$$
\begin{array}{ll}
\text{Uracil } C_4H_4N_2O_2 \;=\; &
\begin{array}{c}
\mathrm{HN}-\mathrm{CO} \\
|\qquad | \\
\mathrm{OC_2}\quad \mathrm{CH} \\
|\qquad\ | \\
\mathrm{HN}-\mathrm{CH}
\end{array}
\quad \text{oder} \quad
\begin{array}{c}
\mathrm{N}=\mathrm{COH} \\
|\qquad\ | \\
\mathrm{OHC}\quad \mathrm{CH} \\
\|\qquad\ \| \\
\mathrm{N}-\mathrm{CH}
\end{array}
\end{array}
$$

$$
\quad\quad\quad\quad\;(2,6\text{—dioxypyrimidin})\qquad\quad (\text{Lactamform})\qquad\quad (\text{Lactimform})
$$

$$
\begin{array}{l}
\text{Thymin } C_5H_6N_2O_2 \;=\; \mathrm{H-} \\
(5\text{—methyluracil})
\end{array}
\quad
\begin{array}{c}
\mathrm{N}-\mathrm{COH} \\
|\qquad\ | \\
\mathrm{OC}-\mathrm{C_5}\ \mathrm{CH_3} \\
\|\qquad\ \| \\
\mathrm{HN}-\mathrm{C}-\mathrm{H}
\end{array}
$$

$$
\begin{array}{l}
\text{Cytosin } C_4H_5N_3O \;=\; \\
(2\cdot\text{oxy}-6\ \text{aminopyrimidin})
\end{array}
\quad
\begin{array}{c}
\mathrm{N}=\mathrm{C_6NH_2} \\
|\qquad\ | \\
\mathrm{OC_2}\quad \mathrm{CH} \\
|\qquad\ \| \\
\mathrm{HN}-\mathrm{CH}
\end{array}
$$

Wie ein Blick auf das Schema (S. 869) zeigt, geht die Spaltung in der Weise vor sich, daß die Nucleinproteide zunächst in Eiweiß und Polynucleotide zerfallen, diese letzteren dann weiter in Einzelgruppen, die sogenannten Mononucleotide. Aus diesen wird teils Phosphor, teils Purin abgespalten und es bleiben die einfacher gebauten Nucleoside, die ihrerseits wieder in den Kohlenhydratkomplex und die Purin- bzw. Pyramidinbasen zerfallen, wobei die Purine zu Harnsäure oxydiert werden. Nach Levene kann die Spaltung der Mononucleotide auch in der Weise vor sich gehen, daß nach Abspaltung der Purinbasen eine Zuckerphosphorsäure bestehen bleibt.

Als empirische Formel für die Nucleinsäure, speziell die Desoxyribonucleinsäuren gilt heute übereinstimmend $(C_{39}H_{54}O_{25}N_{15}P_4)$ x, das bedeutet, daß die Nucleinsäuren aus Tetranucleotiden bestehen. Die Desoxyribo-Nucleinsäuren haben ein sehr hohes Molekulargewicht von 500 000 bis 1 Mill. (Casperson u. Mitarb.), die Ribonucleinsäuren von 400 000 und mehr (Gulland, Jordan u.

TAYLOR), die recht stabilen Nucleotide nur 11—85000. Die Struktur der letzteren wird von GULLAND u. Mitarb. in folgender Weise angegeben:

$$\text{Base} \ — \ \text{Ribose} \ — \ \text{PO(OH)}$$
$$\Big|\!—\ O —\Big|$$
$$\text{Base—Ribose} \quad O \quad \text{PO(OH)}$$
$$\Big|\!—\ O — \Big|$$
$$\text{Base—Ribose—O—PO}$$
$$\Big|\!—\ O —\Big|$$
$$\text{Base—Ribose—O—PO(OH)}_2$$

Ähnlich sind die Strukturangaben von LEVENE (Z) und THANNHAUSER (Z). TAKAHASHI nimmt eine Ringform an, indem sich Basen und Ribose um 4 im Winkel von 90° zu einer stehenden durch Ribose verbundenen Phosphorsäure-radikale gruppieren. Für das Tetranucleotid, die Hefenucleinsäure, ergibt sich nach GREENSTEIN mit großer Wahrscheinlichkeit folgende Strukturformel, aus der auch die Verknüpfung der Einzelkomponenten deutlich ersichtlich ist:

Fast identisch ist die Formel für die Thymusnucleinsäure, nur mit dem Unterschied, daß an Stelle des Uracils die Pyrimidinbase Thymin steht. Wie G. FISCHER nachwies, stehen die Bausteine der Tetranucleotide nicht immer im Verhältnis 1:1:1:1, sondern es können auch Doppelmolekulare vorkommen. Unbekannt ist vorläufig noch die Reihenfolge der Basen in den einzelnen Tetranucleotiden.

HAMMARSTEN u. REICHARDT nehmen auf Grund von Darreichung von markiertem Cytidin und Uridin an, daß Desoxyribose in Ribose umgewandelt werden kann.

Die Tetranucleotide polymerisieren sich zu Polynucleotiden. Wieviel Einzel-
moleküle die verschiedenen Nucleinsäuren enthalten, scheint noch nicht bekannt
zu sein. Nach den verschiedenen Molekulargewichten läßt es sich vielleicht schätzen. Sicher ist die Zahl wohl bei den Thymusnucleinsäuren (Desoxyribonucleinsäure) mindestens 10fach höher als bei Ribonucleinsäuren der Hefe. Bei der Aufspaltung der Hefenucleinsäure (Ribonucleinsäure) erhält man die 4 Nucleotide:
Guanylsäure, Hefeadenylsäure, Cytidylsäure und Uridylsäure in äquimolaren
Mengen, bei der Aufspaltung der Thymonucleinsäure (Desoxyribonucleinsäure)
Guanylsäure, Adenysäure, Cytosinsäure und Thymosinsäure.

Spaltet man die Polynucleotide oder Mononucleotide auf, so wird die Phosphor-
säure abgetrennt und man kommt zu den sogenannten Nucleosiden, Purin bzw.
Pyrimidinribosiden. Beim Purin sind es Adenosin, Guanosin und Hypoxanthosin
(Inosin), bei den Pyrimidinribosiden Cystidin, Thymidin und Uridin.

Als Beispiel der Purinnucleoside wurde schon auf S. 870 das Adenosin erwähnt

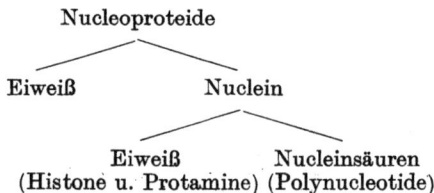

Als Pyrimidinnucleosid sei das Uridin mit folgender Formel genannt:

Die Polynucleodide kommen anscheinend im Körper nie frei vor, sondern immer
an Eiweiß gebunden als sogenannte Nucleoproteide. Für die Spaltung gab KOSSEL
1893 folgendes Schema, das allerdings heute überholt ist:

> Nucleoproteide
>
> Eiweiß   Nuclein
>
> Eiweiß   Nucleinsäuren
> (Histone u. Protamine) (Polynucleotide)

Durch verdünnte Säuren läßt sich nach KOSSEL also nicht sofort das gesamte
Eiweiß abtrennen, so daß die Nucleine immer noch einen Rest, der hauptsächlich
aus Histonen und Protaminen besteht, enthalten. In neueren Darstellungen z. B.
von BAUER u. KLEMPERER (Z) sowie H. v. EULER (Z) ist der Begriff Nuclein
verschwunden, und es ist nur noch von Nucleinsäuren und Nucleotiten die Rede.

Über die Natur der in den Nucleoproteiden enthaltenen Eiweißkörper ist nicht
sehr viel bekannt.

Die Verbindung der Nucleinsäuren mit den Proteinen ist anscheinend eine
salzartige [GREENSTEIN (Z)]. Sicher bestehen die mit Nucleinsäuren gebundenen
Eiweißkörper aus Protaminen und Histonen, wie schon KOSSELS grundlegende
Untersuchungen beim Salmsperma ergeben hatten. Es sind hier im wesentlichen

3 Gruppen von Protaminen. Die erste enthält als basische Aminosäure lediglich Arginin, die 2. außerdem Histidin oder Lysin, die 3. alle drei zusammen (s. S. 879). Am besten studiert sind die Protamine Clupein (vom Hering) und Salmin (vom Salm). Sie enthalten beide 2 Moleküle Arginin auf 1 Molekül Monoamino-mono-carboxylsäure, die sich zu Polypeptidketten aneinanderreihen.

Nach WALDSCHMIDT-LEITZ, FELIX u. a. hat die Clupeinkette 15 Glieder, mit 10 Argininmolekülen und 5 anderen Aminosäuren, von denen Prolin, Alanin, Serin und Valin isoliert sind. Die Reihenfolge der Glieder ist schon durch KOSSEL, FELIX, WALDSCHMIDT-LEITZ u. a. weitgehend bekannt (Lit. und Zusammen-fassendes bei GREENSTEIN). Das Molekulargewicht des Clupeins wird mit 2000—4000 angegeben. Auch in anderen Eiweißkörpern wie Hämoglobin und Eieralbumin, wahrscheinlich auch Serumalbumin ist nach Untersuchungen von BERGMANN-NIERMANN, ASTBURY, CHRIBNALL u. a. (Lit. bei GREENSTEIN) die Reihenfolge der Aminosäuren ähnlich wie im Clupein.

Die Histone sind wesentlich komplizierter aufgebaut als die Protamine. Sie stehen zwischen diesen und hochmolekularen Eiweißkörpern. Die Histone des Thymus sind seit KOSSEL, COHN u. a. hinsichtlich ihres Aminosäuregehaltes heute gut bekannt. Sie bilden etwa 31—60% des Thymusnucleoproteid-Eiweißes und bestehen haupt-sächlich aus Arginin (15,5%) Leucin (11,8%) Lysin (7,7%) und Tyrosin (5,2%). Tryptophan ist entweder gar nicht oder nur in sehr geringen Mengen vorhanden.

Die komplexeren Eiweißkörper lassen sich aus den Nucleoproteiden mit hoch-konzentrierten Lösungen von anorganischen Salzlösungen abtrennen. Bei manchen Trennungsvorgängen kommt es leicht zu einer Denaturierung des Eiweißes. Genauere Untersuchungen liegen bisher nur beim Lebernucleoprotein verschie-dener Säugetiere (Ratten, Kaninchen, Kälber) vor. Die beim isoelektrischen Punkte isolierten Eiweißkörper enthalten noch 15—20% Fett, davon 30—40% Phosphatide. Sie machen 5% des Gesamtlebereiweißes aus. Nach GREENSTEIN u. Mitarb. enthalten die fettfreien Proteine 15,5—15,8% N, 0,8% P und 1,0—1,2% S, an Aminosäuren 1,3—1,5% Cystin-Cystein, 2,9—3,10% Methionin, 3,6—4,0% Tyrosin und 1,3—1,7% Tryptophan. Weitere Analysen sind mir nicht bekannt.

Ähnliche Resultate wie bei der Leber wurden bei Untersuchungen anderer Gewebe gefunden (BLOCK, CLAUDE, BEACH u. a.). Hier wurden außerdem noch Histidin, Lysin und Arginin festgestellt. Die zahlreichen Analysen von Tumor und Virusnucleoproteine interessieren hier nicht (näheres bei GREENSTEIN).

β) Chemie und physikalische Chemie der Harnsäure

Die Harnsäure ist nicht im Nucleinsäurenmolekül präformiert, sondern entsteht erst auf dem Wege über das darin enthaltene Xanthin durch Einfügung eines weiteren Sauerstoffatoms.

Bei der entscheidenden Bedeutung der Harnsäure für die Auffassung der Gicht seien ihre wichtigsten chemischen und physikalischen Eigenschaften hier kurz mit-geteilt. SCHEELE stellte 1776 diese Substanz aus dem Harn und aus Harnsteinen zuerst dar. EMIL FISCHER (Z) klärte durch seine berühmten Purinarbeiten die Konstitution auf und fand dabei zwei tautomere Formen, die Lactam- und Lactimform:

Lactam

Lactim

Formeln der Harnsäure

Die Lactamformel ist die gewöhnlich angeführte, die Lactimformel entsteht daraus durch Umlagerung mit Auftreten von drei neuen doppelten Bindungen. Biologisch wichtig ist, daß beide Formen bzw. ihre Salze durch verschiedene Löslichkeiten unterschieden sind [GUDZENT (Z)]. Das Lactam ist anscheinend unbeständiger und leichter löslich und geht daher leicht in das beständigere, aber schwerer lösliche Lactim über. Immerhin sind die Unterschiede nicht sehr erheblich, denn bei 37° lösen sich vom Mononatriumurat in Lactamform 2,13 g pro Liter destilliertem Wasser gegenüber 1,408 g bei der Lactimform. Nach FREUNDLICH und LOEB [Lit. bei GUDZENT (Z)] verhalten sich die Urate in wäßriger Lösung wie Elektrolytkolloide, d. h. sie sind zum Teil molekulardispers, also in echter Lösung, zum Teil jedoch kolloidal. Die Löslichkeit der Salze verschlechtert sich sehr wesentlich beim Hinzutreten anderer Ionen. So beträgt sie pro 1000 cm³ Serum für das Mononatriumurat in Lactamform nur 184 mg, in der Lactimform sogar nur 83 mg. Die Harnsäure ist erheblich leichter löslich (910 mg pro 1 Liter Serum bei 37°). Nach GUDZENT, HENDERSON, SPIRO u. a. [Lit. bei GUDZENT (Z)] existiert die Harnsäure in Blut- und Gewebsflüssigkeit zu 97—98% als ionendisperses Mononatriumurat. Die Frage der Löslichkeit der Harnsäure und ihrer Salze ist natürlich für die Entstehung der Gicht von größter Bedeutung. Je schwerer die Löslichkeit, um so leichter die Neigung zum Auskristallisieren. Wegen der Fülle der im Serum gleichzeitig vorkommenden Substanzen mit den verschiedensten chemischen und physikalisch-chemischen Eigenschaften liegen hier die Verhältnisse unübersehbar kompliziert. SCHADE hat die Behauptung aufgestellt, daß die Harnsäure im Blute in kolloidaler Form kreise, was mancherlei Vorgänge leichter verständlich machen würde, ist damit aber bei sehr guten Kennern der Materie wie LICHTWITZ und GUDZENT (Z) u. a. auf energischen Widerstand gestoßen, während THANNHAUSER (Z) die Möglichkeit solcher Zustandsveränderung bei übersättigter Lösung zugibt. Auf die Frage, ob Harnsäure als solche oder in komplexer Bindung kreist, soll erst später bei der Besprechung der Gichttheorien eingegangen werden. Fällt die Harnsäure aus, so geschieht die Auskristallisierung in schönen rhombischen Tafeln und Säulen.

Auf die Methoden der Gewinnung und Bestimmung der Harnsäure einzugehen, liegt außerhalb des Rahmens dieses Buches. Von klinischer Bedeutung ist im allgemeinen nur die Blutharnsäurebestimmung und auch diese nur unter besonderen Bedingungen. Hierfür empfiehlt sich am meisten die Methode von OTTO FOLIN, für den Urin das Verfahren von BENEDICT-FRANKE, doch wird der Arzt, z. B. bei der Untersuchung von Tophiinhalt, meist mit dem Ausfall der qualitativen Murexidprobe sich begnügen (rote Farbe nach Eindampfen einer salpetersauren Lösung bis zum Trocknen, Purpurfärbung nach Zusatz von einem Tropfen Ammoniak, Blauviolettfärbung nach Zusatz von einem Tropfen Kalilauge) [Methodisches bei HOPPE-SEYLER-THIERFELDER und UMBER (Z_I)]. BRØCHNER-MORTENSEN hat ein titrimetrisches Verfahren mit Kaliumferricyanit angegeben, das aber etwas zu hohe Werte ergibt.

Die älteren Untersucher, vor allem GARROD, fanden beim normalen Menschen mit primitiven Methoden (Fadenprobe) keine Harnsäure im Blut, so daß das Auftreten derselben als charakteristisch für Gicht angesehen wurde. Mit der Verfeinerung der Methoden, vor allem der Verwendung der spezifisch die Harnsäure ($\overline{U}$) spaltenden Uricase [BUCHANAN-BLOCH-CHRISTIAN u. GUTMAN u. Yü (Z)], ergab sich aber was von vornherein zu erwarten war, daß jeder Mensch Harnsäure im Blut hat und zwar bei freier Kost maximal 4,3 (±1) mg-% bei Frauen und 5,3 (±1,7) mg-% bei Männern. Diese Werte können auch außerhalb der Gicht bei starkem Gewebszerfall, vor allem Leukämie, Pneumonie, akuten und chronischen Infekten, auch Nephritis erhöht sein. Neben der Harnsäure finden sich Purine angeblich in freier

Form im Blute nicht vor, jedoch sind von THANNHAUSER u. CZONICZER Nucleotide in kleinen Mengen nachgewiesen worden. Der Harnsäuregehalt der einzelnen Gewebe ist normalerweise nach GUDZENT (Z) prozentual und absolut unter Benutzung der VIERORDTschen Organgewichtstabellen folgender (Tab. 107): ·

Tabelle 107. *Harnsäuregehalt der einzelnen Organe (nach VIERORDT)*

	pro 100 g mg	absolut mg		pro 100 g mg	absolut mg
Thyreoidea	2,45	0,738	Nieren	6,40	19,600
Blut	2,70	135,000	Gehirn	7,70	110,180
Muskel	3,00	887,460	Leber	10,30	187,460
Lunge	3,75	37,30	Milz	10,70	17,440
Hoden	5,50	2,0600	Pankreas	11,50	11,270
Galle	5,85	—	Fettgewebe	Spuren	—

So errechnet sich ein Gesamtgehalt des normalen Menschen an $\overline{U}$ von 1,5 g, davon über die Hälfte im Muskel. Auch in den Geweben lassen sich die Vorstufen der Harnsäure fassen, und zwar in erheblich größeren Mengen als diese selbst, doch ist die Methodik und Beurteilung aus vielen Gründen sehr schwierig.

γ) Synthese und Abbau der Purine und der Pyrimidine

Über die Bildung und den Zerfall der Purinkörper der Nucleinsäuren sind wir durch die moderne Isotopenforschung weit besser unterrichtet als früher. Von Untersuchungen an Bact. coli weiß man, daß hier das 5-(4)-amino-4(5)-imidazolcarboxamid die Vorstufe der Purine ist (SHIVE, ACKERMANN u. Mitarb., 1947), bei Neurospera scheint die Oxalessigsäure die Vorstufe der Pyrimidine (MITCHELL u. HOULAHAN, 1947) zu sein. Ob diese Substanzen aber auch bei Säugetieren die Bausteine dieser beiden Körpergruppen bilden, steht noch dahin. Etwas weiter führten neuere Isotopenversuche. BARNES u. SCHÖNHEIMER verfütterten mit N^{15} markiertes Ammoniumcitrat bei Vögeln und Ratten und fanden es zu etwa gleichen Teilen in den Purinen und Pyrimidinen wieder, und zwar sowohl in den Ringen als auch in den Aminogruppen. Bei gleicher Fütterung erscheint N^{15} nach KALKAR und RITTENBERG auch in der Adenosintriphosphorsäure, sowie nach DAVIDSON u. RAYMOND auch in der Ribonucleinsäure. Wurden mit N^{15} markierte Purine und Pyrimidine von PLEUTL u. SCHÖNHEIMER gegeben, so wurden sie nicht in die Nucleinsäuren eingebaut, sondern verbrannt. Für das Adenin scheint allerdings nach Untersuchungen von BROWN u. Mitarb. eine Ausnahme zu bestehen, da mit N^{15} markiertes, verfüttertes Adenin zu 6,1% in den Nucleinsäuren, zu 8,2% im Guanin wiedergefunden wird. Vielleicht hängt der schwierige Einbau mit der Membranundurchlässigkeit dieser Körper zusammen, vielleicht aber auch mit der Eigenschaft des Organismus, sie nur gemeinsam mit den anderen Bestandteilen der Nucleinsäure zu synthetisieren. Alles spricht dafür, daß die Nucleinsäuren und ihre Einzelbestandteile außerordentlich rasch auf- und abgebaut werden, so daß ihre Ringsysteme sich dauernd öffnen und schließen. Sie verhalten sich also ganz ähnlich wie die Eiweißkörper, die sich auch in einem dynamischen Gleichgewicht mit dauerndem Auf- und Abbau befinden. Tatsächlich spielen auch die Nucleinsäuren eine große Rolle bei der Synthese von Eiweiß und Enzymen, da die Nucleinproteine im Kromatin der Kerne enthalten sind und Bestandteile der Gene sind (Lit. bei VENNESLAND).

BARNES u. SCHÖNHEIMER verfütterten Puringemische, die mit N^{15} markiert waren und fanden das entsprechende N^{15} zu 21,1% in der ausgeschiedenen Harnsäure, 8,9% in der Leber, 7,1% im Magendarmkanal, 4,7% in den Keimdrüsen, 3,9% in den Nieren, 3,7% im Pankreas und 1,1—1,5% in anderen Organen wieder.

Entsprechende Versuche mit Pyrimidingemischen sind mir nicht bekannt. Auf die Fütterungsversuche mit P^{32} und seine Verteilung in den einzelnen Organen kann hier nicht näher eingegangen werden [vgl. dazu v. HEVESY (Z)].

Wie die komplizierten Ringbildungen der beiden Körpergruppen zustande kommen, wie sie geöffnet werden und was für Substanzen beim Abbau auftreten, ist noch weitgehend unbekannt. Nur über die Vorstufe der Harnsäure liegen einige Beobachtungen vor. Sie waren zunächst zum großen Teil negativer Natur. So konnten BARNES und SCHÖNHEIMER feststellen, daß Kreatin und Guanidoessigsäure keine Purinbildner sind, so daß anscheinend keine Verbindungen zwischen Kreatinstoffwechsel einerseits und Purin- und Pyrimidinstoffwechsel andererseits besteht. Dagegen konnten SONNE, BUCHANAN u. DELLUVA kürzlich bei Verfütterung verschiedener Säuren, die markiertes C^{13} enthielten, bei Tauben feststellen, daß die C-Atome 2 und 8 der Harnsäure aus verfütterter Essigsäure, das C-Atom 4 aus Carboxylgruppe des Glykokolls, C_5 von dem α- oder β-Atom der Milchsäure

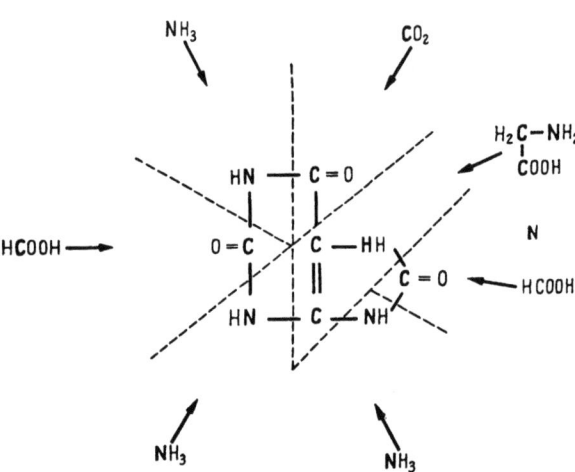

Abb. 69. Harnsäureaufbau aus einfachen Bausteinen (NH_3, CO_2, Ameisensäure u. Glycokoll) nach LÖFFLER u. KOLLER (Z)

und C_6 aus CO_2 stammen, so daß man annehmen muß, daß diese verfütterten Säuren, die überall im Körper vorhanden sind, für den Aufbau der Harnsäure, vielleicht auch anderer Purine, verwandt werden oder mindestens verwandt werden können.

WIENER injizierte bei Hühnern Harnstoff und verfütterte die 3 Dicarbonsäuren, Malonsäure, Tartronsäure und Mesoxalessigsäure und fand dabei eine Zunahme der Harnsäureausscheidung. Eine andere Theorie betrachtet das Histidin bzw. Arginin als Vorstufe des Purinringes. Formelmäßig wäre das sehr wohl möglich.

Auf Grund der Isotopenversuche der letzten 15 Jahre vor allen Dingen von BARNES u. SCHÖNHEIMER, von BUCHANAN u. Mitarb. (Z), SHEMIN u. RITTENBERG sowie ELWYN u. SPRINSON, KARLSON u. BARKER u. a., geht hervor, daß die Bausteine für den Harnsäureaufbau sehr einfache Körper sind, nämlich Ammoniak, Kohlensäure, Ameisensäure und Glykokoll, Substanzen, die überall im Körper vorhanden sind. Die Abb. 69 der neuesten Darstellung von LÖFFLER u. KOLLER (Z) (1955) zeigt, wie aus den genannten Bausteinen die einzelnen Atome der Harnsäure aufgebaut werden.

Auch Theonin und Serin, die leicht in Glykokoll übergehen, sind indirekte Purinbausteine. Der Ammoniak und Aminostickstoff stammt zum größten Teil aus Asparaginsäure, Glutaminsäure und Glutamin.

Alle anderen Theorien sind heute überholt und haben nur noch ein historisches Interesse. Da es trotzdem nicht ausgeschlossen ist, daß die $\overline{U}$-Bildung auf anderen Wegen für den Organismus möglich und vollzogen wird, erwähnte ich noch oben die Theorie von WIENER.

Die Richtigkeit der erwähnten Vorstellungen dürfte sich mit der Isotopenmethode prüfen lassen. Verfüttertes oder injiziertes Histidin bzw. Arginin, dessen C oder N oder beides markiert wären, müßten sich dann in den Purinen der

Nucleoproteine oder in der Harnsäure bzw. dem Allantoin wiederfinden lassen. Entsprechende Untersuchungen sind mir nicht bekannt.

Hinsichtlich des Abbaus der Harnsäure, der für den Menschen höchst unwahrscheinlich ist, für Vögel, Ratten und andere Tiere aber nachgewiesen wurde, wird meist angenommen, daß er sich auf dem gleichen Wege vollzieht wie der Aufbau.

$$
\begin{array}{ccc}
\text{C O O H} & & \\
| & & \\
\text{C H} \cdot \text{N H}_2 & & \\
| & & \\
\text{C H}_2 & & \\
| & & \\
\text{C H}_2 & & \\
| & & \\
\text{C H}_2 & & \\
| & & \\
\text{H---N} \diagdown & & \\
\qquad \diagup \text{C---N} & & \\
\text{NH}_2 & & \\
\text{Arginin} & \text{Histidin} & \text{Purin}
\end{array}
$$

Histidin:

$$
\begin{array}{c}
\text{HC} = \text{C---CH}_2\text{---C---COOH} \\
| \qquad | \qquad\qquad | \\
\text{HN} \quad \text{N} \qquad\quad \text{H} \\
\diagdown \diagup \\
\text{C} \\
| \\
\text{H}
\end{array}
\qquad \text{NH}_2
$$

Purin:

$$
\begin{array}{c}
\text{N} = \text{C H} \\
| \qquad | \\
\text{H C} \quad \text{C---H N} \\
\| \qquad \| \qquad \diagdown \\
\text{N---C---N} \qquad \text{C H} \\
\diagup
\end{array}
$$

Die Synthese der Pyrimidine und ihr Abbau ist noch weitgehend unbekannt. Sicher ist nur, daß die Pyrimidinbasen so rasch zu Harnstoff, Kohlensäure und Wasser abgebaut werden, daß Zwischenprodukte bisher noch nicht zu fassen waren [FELIX (Z)].

♂) Physiologie und Stoffwechsel der Nucleoproteide

Die Nucleoproteide sind, wie ihr Name sagt, wesentliche Bestandteile der Zellkerne, finden sich aber vor allem in embryonalen und Geschwulstzellen, auch in geringer Menge im Cytoplasma. Auch die meisten Sekrete, wie Galle und Milch, enthalten sie. BEHRENS gelang zuerst die Lokalisierung der Desoxyribonucleinsäure im Kern und der Ribonucleinsäure im Cytoplasma und im Nucleolus. Bakterien, Virusarten und Gene bestehen fast ausschließlich aus Nucleoproteiden (Näheres darüber bei H. VON EULER). Ihre Rolle ist für den gesamten Kernstoffwechsel, vor allem auch für die Kernteilung, die Chromosomen- und Chromatinbildung entscheidend. Auch der allgemeine Eiweißumsatz der gesamten Zelle wird maßgebend von ihnen beeinflußt, vor allem gilt das, wie schon vorhin erwähnt, für die Eiweißsynthese (CASPERSON), die also ganz vom Kerne, wahrscheinlich vor allem vom Chromatin aus reguliert und vollzogen wird.

Außerdem spielen die Nucleotide als Bausteine von Co-Fermenten, vor allem der Co-Dehydrase I (Co-Cymase der alkoholischen Gährung, ein Diphospho-Pyridin-Purin-Nucleotid) und der Co-Dehydrase II (ein Triphospho-Pyridin-Purin-Nucleotid) ganz allgemein im Zellstoffwechsel eine entscheidende Rolle.

Die Pyrophosphorsäureverbindung des Mononucleotids Muskeladenylsäure, die Adenosintriphosphorsäure und ihr Zerfall ist einer der maßgebenden Faktoren bei der Muskelkontraktion und bei der Milchsäuregärung.

Die *Quellen* der Nucleinsubstanzen sind exogen die Nucleoproteide der Nahrung, endogen der Zerfall des Kerneiweißes im Körper selbst.

Bei der *Verdauung* werden Nucleoproteide der Nahrung im Magen und Dünndarm sukzessive durch Pepsin, Trypsin und wahrscheinlich auch die Enterokinase zunächst von ihrem Eiweiß, das der Verdauung anheimfällt, getrennt, so daß die Nucleinsäuren in Freiheit gesetzt werden. Nucleasen im Darminhalt besorgen dann die Aufspaltung in Nucleotide, die ihrerseits wieder unter Phosphataseneinfluß in Nucleoside und Phosphorsäure zerfallen, wobei allerdings Spuren von Adenyl- und Guanylsäure ins Blut übertreten können (THANNHAUSER u. CZONICZER u. a.). Der

Hauptsache nach werden die Nucleoside als solche resorbiert, doch kann zu einem Teil die Aufspaltung bzw. Desamierung noch weiter gehen, so daß Inosin und Inosinsäure in kleinen Mengen gefunden werden können. Die offenbar nur langsam vor sich gehende Resorption ist nie eine quantitative, so daß ein kleiner Teil sowohl der Nucleotide wie der Nucleoside in tieferen Darmabschnitten die Beute der Bakterien wird, wobei der Stickstoff als Ammoniak erscheint (THANNHAUSER u. DORFMÜLLER). Die Resorptionsprodukte fließen dann durch die Pfortader der Leber zu, wo sie weiter abgebaut, umgebaut oder aufgebaut werden.

Der *Abbau der Nucleoproteide* in der Zelle geht in ähnlicher Weise vor sich. Hierfür ist eine große Reihe z. T. spezifischer Fermente notwendig, die zum großen Teil hydrolytisch wirken. Es sind das die sogenannten Nucleasen, der Sammelname für alle bei der Aufspaltung und dem Abbau der Nucleinsäuren tätigen Fermente.

LEVENE teilte sie schon 1909 in 3 Untergruppen ein, nämlich in die Fermente, deren Tätigkeit die Hauptabbaustufen herbeiführen. 1. die Polynucleotidasen, welche die Polynucleotide zuerst in Tetranucleotide und dann in Mononucleotide zerlegen, 2. die Nucleotidasen, welche aus den Mononucleotiden Phosphorsäure abspalten, 3. die Nucleosidasen, welche die Nucleotide in ihre beiden Komponenten Pentosen und Basen auflösen. Eine weitere Gruppe von Fermenten besorgt dann den Um- oder Abbau der Pentosen und Basen. Jede dieser 3 Gruppen umfaßt eine Fülle z. T. ganz spezifisch eingestellter Fermente. Sie sind erst z. T. bekannt und isoliert (Zusammenfassendes bei GREENSTEIN sowie CHARGAFF u. VISCHER). Nur das Wichtigste sei hier erwähnt. Bei den Polynucleotiden treten zunächst Depolymerasen in Aktion, welche das große Molekül, entweder hydrolytisch als Esterase wirkend, erst in Tetranucleotide und dann diese in Mononucleotide aufspalten. Es ist sehr wohl möglich, daß der Abbau nicht schematisch stufenweise erfolgt, sondern fließend, indem einzelne Komponenten schon aus größeren Molekülen abgespalten werden. KUNITZ hat 1946 eine Pentose-de-Polymerase in Kristallform aus Rinderpankreas isoliert, die spezifisch für Ribose ist, während sie Desoxyribose-verbindungen nicht angreift. Es gibt auch eine Desoxyribose-Nucleo-de-Polymerase (GREENSTEIN u. Mitarb.), doch ist sie noch nicht kristallinisch gewonnen. Überhaupt muß man annehmen, daß jeder Typ von Nucleinsäuren zur Depolymerisation eines besonderen Enzyms bedarf. Eine Desoxyribonuclease, die durch Magnesium oder Mangan aktiviert wird, beschrieb 1947 McCARTY. Die Ribonucleasen wirken nach CHANTRENNE u. Mitarb. sowohl als Polymerasen wie als Phosphatasen. Dephosphorylyrende Nucleotidasen sind von DEMPSEY u. DEANE sowie von SCHENK u. WALDVOGEL [Lit. bei CHARGAFF u. VISCHER (Z)] beschrieben. Von Nucleosidasen sei die sehr interessante Nucleosidphosphorylase von KALKAR erwähnt, welche die Reaktion: Ribose. 1-Purin + Phosphat $\rightleftarrows$ Ribose—1—Phosphat + Purin katalysiert, also sowohl Phosphat wie Purin abzuspalten vermag. Entsprechende Fermente für die Pyrimidine sind m. W. bisher noch nicht gefunden worden, so daß auch in diesem Punkte die Pyrimidine das dunkelste Kapitel im Nucleinsäurestoffwechsel sind. Vielleicht hat das methodische Gründe.

Besser sind wir, vor allem durch KALKAR, der dafür neue Mikromethoden angab, über *Desaminasen* unterrichtet, aber auch hier anscheinend nur bei Purinen. Er fand eine Adenylsäuredeaminase, eine Adenosindeaminase und eine Guanase. Früher schon hatten SCHITTENHELM und JONES u. Mitarb. (Z) eine Guanase und Adenase sowie eine Xanthinoxydase, welche Xanthin und Hypoxanthin in Harnsäure umwandelt, festgestellt. Unbekannt ist vorläufig noch, in welchem Umfange Purine zu Harnsäure abgebaut werden und ob der Organismus des Säugetieres die Fähigkeit besitzt, den Purinkern zu spalten. Kleine Mengen der Purinkörper außer der Harnsäure finden sich, wie Tab. 108 auf der folgenden Seite zeigt, stets im Harn. Bei purinfreier Kost nehmen die Mengen noch weiter ab (STEUDEL), doch wird ein kleiner Teil doch wohl im intermediären Stoffwechsel gebildet werden.

Pyrimidine finden sich nach FLOESSNER (Z) weder im normalen Harne noch bei Kranken der verschiedensten Art. Sie treten nur auf, wenn sehr große Mengen dem Körper zugeführt werden (BOIVIN); man muß wohl annehmen, daß ihr Abbau schwierig ist (HAHN). Mit Organextrakten der verschiedensten Art von Rind, Pferd, Schwein läßt sich nach HAHN kein Abbau von Pyrimidinderivaten erzielen.

Auch die Pyrimidine scheinen nach ·Fütterungsversuchen beim Hunde [zit. bei FLOESSNER (Z)] z. T. in Harnsäure überzugehn, wobei beim Thymin als Zwischenprodukt das 4-5-Dihydroxyhydrothymin angesehen wird.

Beim Hunde findet eine Uricolyse statt, für die THANNHAUSER (Z) eine entsprechende Uricase in der Leber fand. Dabei kommt es zuerst zu einer Oxydation und dann zu einer Hydrolyse. Als Zwischenprodukt gilt die Oxyacetylendiureincarbonsäure [Näheres bei FLOESSNER (Z), S. 628]. Eine Uricolyse beim Menschen ist bisher nicht nachgewiesen worden, doch soll auf diese Frage erst später im Kapitel „Gichttheorie" eingegangen werden. Die Uricase, die dem Menschen, den Vögeln und den Dalmatinerhunden fehlt, ist wahrscheinlich ein Komplex von verschiedenen Teilfermenten.

SALKOWSKI fand 1876 zuerst, daß $\overline{U}$ bei den meisten Säugetieren in Allantoin übergeführt wird. Das Allantoin kann nach folgendem, auch im Reagensglas (mit Bleisuperoxyd oder Kaliumpermanganat) sich vollziehenden Vorgange unter Sauerstoff- und Wasseraufnahme sowie Kohlensäureabgabe aus der Harnsäure entstehen:

$$
\begin{array}{c}
\mathrm{HN}\!=\!\mathrm{CO} \\
|\quad\quad| \\
\mathrm{CO}\quad \mathrm{C}\!-\!\mathrm{HN} \\
\|\quad\quad\|\quad\quad\diagdown\mathrm{CH} + \mathrm{O} + \mathrm{H_2O} - \mathrm{CO_2} = \\
\mathrm{HN}\!=\!\mathrm{C}\!-\!\mathrm{NH}\diagup
\end{array}
\qquad
\begin{array}{c}
\mathrm{NH}\quad\mathrm{CH}\!-\!\mathrm{NH} \\
|\quad\quad|\quad\quad\diagdown \\
\mathrm{CO}\quad\quad|\quad\quad\mathrm{CO} \\
|\quad\quad\quad\quad\diagup \\
\mathrm{NH_2}\quad\mathrm{C}\!=\!\mathrm{NH} \\
\|\\
\mathrm{O}
\end{array}
$$

Welches im einzelnen im Reagensglas und vor allem im Organismus die Zwischenprodukte sind ($C_5H_4O_4N_4$?), ist vorläufig noch ungeklärt (vgl. z. B. K. THOMAS u. K. FELIX u. Mitarb.). Bei vielen Tieren, vor allem den Vögeln spielt das Allantoin die Rolle der Harnsäure. Eingespritzte Harnsäure vermehrt hier die Allantoinausscheidung um den entsprechenden Betrag (WIECHOWSKI). Von einem weiteren Abbau dieser Substanz im Tierkörper ist bisher nichts bekannt. Auch im menschlichen Harne lassen sich minimale Mengen von Allantoin nachweisen (einige Dezigramme), doch geht die allgemeine Ansicht dahin, daß sie aus der Nahrung stammen, da bei vollkommen fleischfreier Kost selbst diese kleinen Spuren ganz oder fast ganz verschwinden.

Tabelle 108. *Gehalt des Urins an Purinen (außer der Harnsäure)*
(nach KRÜGER *u.* SALOMON*)*

in 10000 Liter Harn sind enthalten:			
Heteroxanthin . . .	22,35 g	Hypoxanthin	8,50 g
Paraxanthin	15,31 g	Adenin	3,54 g
l-Methylxanthin. . .	31,29 g	Epiguanin.	3,40 g
Xanthin	10,11 g		

Nicht alle Purine erscheinen im Harne des Menschen als Harnsäure, da kleine Mengen, welche der Desamidierung bzw. Oxydierung entgangen sind, noch darin nachweisbar sind, wie obige Tab. 108 von KRÜGER u. SALOMON (allerdings bei gemischter Kost) zeigt.

Um tiefer in Herkunft und Schicksal der Nucleinsäuren einzudringen, empfiehlt es sich, einen *endogenen* und *exogenen* Nucleoproteinstoffwechsel zu unterscheiden. Es ist *das große* Verdienst von BURIAN u. SCHUR sowie von SIVÉN u. a. die Trennung *zuerst* für das Endprodukt des Purinstoffwechsels, die Harnsäure, durchgeführt zu haben. Die Harnsäure entstammt 2 verschiedenen Quellen, einmal dem durch den Lebensprozeß notwendig herbeigeführten Kernzerfall, woran neben der allgemeinen Organabnutzung (in Muskulatur, Drüsen im weitesten Sinne usw.) offenbar die Verdauungsdrüsen mit ihren großen Sekretmengen und vor allem das Knochenmark (zu $^1/_3$—$^1/_2$) den Hauptanteil haben, als sogenannte endogene Harnsäure, entsprechend der Abnutzungsquote RUBNERS (N-Minimum) beim Eiweiß und ferner aus der Nahrung als sogenannte exogene Harnsäure.

Folgende Tab. 109 mit einigen Durchschnittszahlen zeigt, daß der exogene Anteil bei der gewöhnlichen Kost erheblich überwiegt.

Tabelle 109. *Harnsäurewerte im Urin bei verschiedener Ernährung*

beim Erwachsenen im Hunger bzw. bei völlig purinfreier Kost .	0,3—0,5 g $\overline{u}$ täglich
beim Säugling im Hunger bzw. bei völlig purinfreier Kost . . .	0,6—1,0 g ,, ,,
bei gemischter Kost	0,5—1,0 g ,, ,,
bei Fleischkost	1,0—2,0 g ,,
bei großen Mengen nucleinreicher Nahrung (vor allem Kalbsmilch, Hirn, Leber, Milz)	2,5 g und mehr

Hunger, fettreiche Kost, Muskeltätigkeit und Milchsäureinjektionen können die endogenen Werte noch weiter herabsetzen, z. T. vielleicht infolge der auftretenden Acidose. Salyrgan, Aminophyllin und Epinephrin können sie vorübergehend steigern (BERGLUND). Erst recht gilt das für Atophan und große Salicyldosen. Pituitrin wirkt infolge Diureseherabsetzung entgegengesetzt.

Die vorgenannten Zahlen stellen noch nicht das Harnsäureminimum dar. Nach den Untersuchungen von E. KRAUSS wird das erst bei einer Kost erreicht, die zur Erreichung des N-Minimums notwendig ist, d. h. bei einer praktisch eiweißfreien Kohlenhydratfettkost. Unter diesen Ernährungsbedingungen sinkt die endogene Harnsäure bis auf 0,112—0,196 g (bei einem Durchschnittsgewicht von 70 kg) oder auf 1,6—2,8 mg/kg herab. Wenn auch zwischen den einzelnen Menschen gewisse Differenzen in der Ausscheidung von endogener Harnsäure entstehen, so existiert doch unter gleichen Lebensbedingungen beim normalen Menschen ein individuell konstanter Wert. Den zwingenden Beweis, daß diese endogene Harnsäure tatsächlich im Gewebe entsteht, erbrachte schon HORBACZEWSKI, der bei aseptischer Digestion von frischen Organextrakten schon außerhalb des Körpers Harnsäure auftreten sah (z. B. bei pro 1 g Milz 2,5 mg $\overline{U}$).

Das Schicksal der von außen zugeführten, sogenannten exogenen Nucleine ist dadurch komplizierter, daß am Anfang die Aufspaltung und Resorption im Magendarmkanal steht. Die Spaltung der Nucleoproteine in Eiweiß und Polynucleotide scheint erst im oberen Darm vor sich zu gehen. Kompliziert werden die Verhältnisse wegen der Bakterieneinwirkungen in den unteren Darmabschnitten. Dieser Faktor spielt anscheinend eine erhebliche Rolle, so daß oral einverleibte Nucleoproteine niemals die endogene Harnsäureausscheidung im Harn um den entsprechenden exogenen Wert erhöhen. Vielmehr erscheint ein wechselnder Teil als Harnstoff im Urin (THANNHAUSER u. DORFMÜLLER, STEUDEL u. ELLINGHAUS u. a.); die Menge Harnstoff ist dabei anscheinend um so größer, je stärker die Darmfäulnis mit ihrer Purinolyse wirkt. Damit ergibt sich ohne weiteres die Problematik aller Versuche, die aus oraler Darreichung von Nucleoproteinen und deren Spaltungsprodukten Schlüsse hinsichtlich Physiologie und Pathologie des Nucleinsäurestoffwechsels ziehen wollen. Leider hat auch der perorale Weg seine großen Schattenseiten, vor allem, was die Nucleinsäure selbst und ihre höheren Spaltungsprodukte angeht.

Sie machen z. T. Fieber oder wirken so irritierend auf die Gewebe, daß der übrige Stoffwechsel in Mitleidenschaft gezogen wird, und primäre und sekundäre Wirkungen oft nicht auseinandergehalten werden können. Parenterale Zufuhr von Nucleotiden, Adenosin und Guanosin führen zu einer Harnsäuremehrausscheidung, die zu 60—100% der injizierten Substanz entspricht.

Eingehende Untersuchungen über den Pfortaderblutgehalt an Nucleinsäurespaltungsprodukten fehlen noch und sind technisch außerordentlich schwierig, immerhin ist der Nachweis von Nucleotiden im peripheren Blute gelungen (THANNHAUSER u. CZONICZER). Der weitere fermentative Abbau der resorbierten Nucleinsäurespaltprodukte dürfte wohl der Hauptsache nach in der Leber erfolgen, vermutlich in der gleichen Weise und mit den gleichen Fermenten, sicher aber wohl mit den gleichen Endprodukten wie beim endogenen Nucleinsäurestoffwechsel.

Dabei ist jedoch die bemerkenswerte und noch keineswegs genügend geklärte Tatsache zu erwähnen, daß exogen einverleibte harnsäurebildende Purinbasen anscheinend sich anders verhalten als endogen entstehende, indem sie im ersteren Falle immer zu einem mehr oder weniger großen Teil unverändert im Harn erscheinen. So hat es den Anschein, als ob die Oxydation der Purinbasen zu Harnsäure dem Organismus oft nur in beschränktem Maße möglich ist.

Von besonderem Interesse ist schließlich noch die Frage, ob und in welchem Umfange im Organismus Nucleinsäuren synthetisch hergestellt werden können. Da Phosphorsäure und Kohlenhydrate dem Organismus reichlich zur Verfügung stehen, kommt es dabei im wesentlichen auf die Möglichkeit der Purin- bzw. Pyrimidinsynthese an. Für den Rheinlachs hat MIESCHER durch seine berühmten Untersuchungen äußerst wahrscheinlich gemacht, daß hier in der Laichzeit aus Muskeleiweiß Kerneiweiß gebildet wird, da der Nucleinsäuregehalt der großen Spermalager schätzungsweise viel größer ist als der der Rückenmuskulatur, die ihnen als einziges Baumaterial zur Verfügung steht. Für das bebrütete Hühnerei ist schon von KOSSEL die Purinsynthese festgestellt worden. Dafür, daß auch im erwachsenen Organismus Nucleinsäuren neu gebildet werden, spricht normalerweise der über beliebig lange Zeit konstante endogene Harnsäurewert, unter pathologischen Umständen die massenhafte Neubildung von sehr kernreichen Gebilden, wie bei der Leukämie, ausgedehnten Eiterungen und malignen Tumoren.

An der Befähigung auch des erwachsenen, menschlichen Organismus zur Purin- und damit auch zur Nucleoproteinsynthese kann daher wohl kaum mehr gezweifelt werden, für die Purine ist das sicher bewiesen, dagegen ist es vorläufig nur wenig bekannt, welchen Weg oder welche Wege dabei der Körper beschreitet. Hinsichtlich der in dieser Richtung vorliegenden Möglichkeiten und Hypothesen sei auf die Darstellung von THANNHAUSER verwiesen.

c) Die Klinik der Gicht

α) Vorkommen und Ätiologie der Gicht

Im Gegensatz zu einer weitverbreiteten Ansicht in Kreisen von Laien, die sehr rasch und häufig bei Gelenkbeschwerden das Wort Gicht gebrauchen, ist die echte Gelenkgicht eine sehr seltene Erkrankung. Sehr eindrucksvoll geht das aus der großen Statistik von GUDZENT u. HOLZMANN hervor, welche das gesamte Sektionsmaterial des pathologischen Institutes der Charité (32089 Fälle) der Jahre 1901 bis 1925 daraufhin durchsahen und nur 76mal, d. h. in 2,36⁰/₀₀ echte Gelenkgicht fanden. In dem Material des Münchner pathologischen Institutes von 22588 Sektionen der Jahre 1914—1934 von EHRMANN waren es 30 Fälle (1,3⁰/₀₀), unter 18000 Sektionen von FUTSCHER in London 56 (3,1⁰/₀₀). Unter 10036 Sektionen des Presbyterienhospitals in Chicago (1945—1952) befand sich nur 1 Gichtiker (zit.

bei TRAUT u. Mitarb.). Stets waren es nur Männer. Die Krankenhauszahlen sind erheblich höher, bis 34,8⁰/₀₀ nach HILL, bis 28,2⁰/₀₀ bei MINKOWSKIS Privatpatienten (Z), die stets in einem mehrfach höheren Grade betroffen sind als die III.-Klasse-Kranken [BRUGSCH (Z)]. Die Zahlen für München waren früher 2,4⁰/₀₀, für Zürich (1934—1942) 1⁰/₀₀ (LÖFFLER u. KOLLER), BRUGSCH berechnete 2—3⁰/₀₀, LUFF für Baltimore 2,6⁰/₀₀, COHEN für Philadelphia nur 0,11⁰/₀₀; höher sind die Zahlen von HEINE (11⁰/₀₀) und BEITZKE (50⁰/₀₀). Selbst bei Klinikern, die sich ganz besonders mit dieser Krankheit beschäftigen und daher vermehrt Leidende dieser Art sehen, macht die Gicht nur Bruchteile eines Prozentes ihrer Klientel aus. Die französischen Autoren SÉRANE u. BONNET verfügen über 136 Fälle männlicher Gicht, KUTZEL u. Mitarb. sogar über 520 (1955). Von den Gelenkkranken der Mayo-Klinik litten 10% an Gicht [HENCH (Z_I)]. Erstaunlich ist die Angabe von VAN BREEMAN, daß bei der fleischessenden Bevölkerung 1%, bei den vegetarischen Hindus sogar 7% Gichtiker sind. Ähnliches berichtete hinsichtlich Java auch HIJMAN.

Die Gicht ist eine zeitlich und räumlich weitverbreitete Krankheit, wenn auch ein brauchbares Zahlenmaterial aus vielen Gründen nicht zur Verfügung steht. Im Altertum, sowohl in Griechenland wie in Italien, war die Krankheit anscheinend als eine Dekadenzerscheinung beim Absinken der Kulturhöhen weit verbreitet, während die gleichen Länder heute im Vergleiche zu anderen weit weniger betroffen sind. Der Orientale, besonders der Japaner und der vegetarische Hindu, wird viel seltener davon befallen als der Europäer. In der alten Welt stellen England, Holland und früher Deutschland das Hauptkontingent dar. Da nur ein kleiner Bruchteil der Gichtiker ins Krankenhaus kommt, die Krankheit selbst kein scharf umrissenes Profil hat wie etwa Diabetes und Fettsucht, so ist selbst mit sorgfältigen Statistiken wenig anzufangen, und allgemeine, oft ganz konträre Eindrücke bestimmen das Urteil. Immerhin haben wir in den letzten 35 Jahren in Deutschland 2mal eine eindrucksvolle, wohl von keiner Seite ernstlich bestrittene Beobachtung gemacht: die rapide Abnahme vor allem der typischen akuten Anfälle in den letzten Kriegsjahren und kurz hinterher in 2 Weltkriegen, vor allem im letzten. Es ist das die gleiche Erscheinung wie bei den beiden Schwesterkrankheiten Diabetes und Fettsucht und ätiologisch von sehr großer Bedeutung. Ob die Gicht auch in anderen Ländern abgenommen hat, ist m.W. noch umstritten.

Kein Lebensalter scheint von der Gicht verschont zu bleiben. Schon beim Säugling ist sie beobachtet worden (GAIRDNER), und noch beim Achtziger kann sie auftreten. Das Maximum der akuten Anfälle scheint aber, wie vor allem das große Zahlenmaterial von SCUDAMORE (515 Fälle) zeigt, um die Wende des 4.—5. Lebensjahrzehntes zu liegen. Auffallend und ätiologisch wichtig ist die ganz vorwiegende Beteiligung des männlichen Geschlechts. Unter den erwähnten 76 Gichtleichen der Charité befand sich keine einzige Frau. EBSTEIN sah unter 194 Gichtkranken nur 12 Frauen. Bei französischen Autoren (DURAND-FARDEL und BOUCHARD) entfielen auf etwa 20 Männer nur eine gichtische Frau, in der großen amerikanischen Statistik von WILLIAMSON ist sogar die Relation 115 : 1. Im ganzen [Zusammenstellung bei LÖFFLER u. KOLLER (Z)] schwanken die Zahlen zwischen 1—8%. Ich habe keine, LÖFFLER u. KOLLER nur eine gichtige Frau gesehen (unter 57 Fällen). Nur UMBER (Z) berichtet über einen auffallend hohen Prozentsatz von Frauen in seiner Privatklinik, doch scheint es sich dabei um Zufälligkeiten zu handeln.

Ätiologisch steht nach allgemeiner Ansicht die *Heredität* an erster Stelle. Die Angaben wechseln nur darin, wie hoch dieser Faktor anzusetzen ist. Ältere Statistiken (vgl. LÖFFLER u. KOLLER) schwanken zwischen 40—100%. GARROD rechnete mit 50%, einzelne Franzosen, so GAIRDNER mit 90—100%, SCUDAMORE und BOUCHARD mit 44%, GUDZENT (Z) mit 33½%, WILLIAMSON, COHEN (1926) und BRØCHNER-MORTENSEN allerdings nur mit 10—11%. Dehnt man die erbliche

Belastung auf Stoffwechselkrankheiten überhaupt aus, so werden die Zahlen noch größer. Ich selbst habe nie einen Kranken mit echter typischer Gicht gesehen, in dessen Aszendenz nicht mindestens eine der drei großen Stoffwechselkrankheiten zu eruieren war. Für die außerordentliche Macht der Erblichkeit spricht auch die interessante Beobachtung von BRAUN und LECORCHÉ (zit. bei LICHTWITZ), daß doppelseitig erblich Belastete selbst durch die rationellste Lebensweise nicht vor dem Ausbruche der Gicht bewahrt werden konnten. Gicht ist im allgemeinen eine Erkrankung des mittleren und höheren Lebensalters. Aber sie kann, wie kürzlich J. HARTLEIB berichtete, schon im 18. Lebensjahr auftreten mit typischen Gichtknoten im Knochenmark von Tibia und Zehen, die Mononatriumuratkristalle enthielten.

Der Hundertsatz der Belastung fällt im allgemeinen um so höher aus, je wohlsituierter die Kranken sind und je besser sie über die Krankheitsverhältnisse in ihrer Familie orientiert sind.

Gewöhnlich erfolgt die Vererbung durch den Vater bzw. dessen Aszendenz. GARROD erwähnt einen Kranken, der ihm die bezeichnende Angabe machte, daß seit 4 Jahrhunderten immer der älteste Sohn der Familie die Gicht bekommen habe, so wie er in den Besitz der Familiengüter gelangt war.

Der Erbgang der Disposition für die Gicht ist nach WEITZ dominant, nach O. VON VERSCHNER unregelmäßig dominant, d. h. die Krankheit bedarf zur Auslösung eines schädigenden Umweltfaktors.

Kombinationen der Gicht mit Diabetes mellitus sind schon seit Anfang vorigen Jahrhunderts durch PROUT u. STOSCH bekannt und später besonders von GARROD und französischen Autoren immer wieder bestätigt. So fanden WEIL u. RAMIREZ bei 50 Gichtikerfamilien 10mal Diabetes. 3 Kranke hatten beide Krankheiten. Von UMBERS (Z) 42 Kranken litten 7 gleichzeitig an D. m.

Der Prozentsatz der Gichtiker bei den Zuckerkranken wird von den verschiedensten Autoren sehr verschieden angegeben, zwischen 18% bei BOUCHARD, 8% (VON NOORDEN), 2,3% (NAUNYN) und 0,5% (CANTANI) [Lit. bei LÖFFLER u. KOLLER (Z)], die bei ihren 32 Gichtikern 2mal D. m. (6%) feststellten. Meist ist der D. m. die 2. Krankheit, und es handelt sich gewöhnlich um einen harmlosen Altersdiabetes.

Inniger noch sind die *Beziehungen zwischen Gicht und Fettsucht.* Das geht schon aus der Tatsache hervor, daß Neuauftreten von Gicht in den beiden Weltkriegen und in den Jahren hinterher größte Rarität war. Es kam dazu fast nur bei Menschen, denen es gelang, in den Hungerjahren noch einigermaßen friedensgemäß zu leben. BRØCHNER-MORTENSEN verzeichnet bei seinen 84 Gichtikern in 74% ein Übergewicht, nur 5% waren untergewichtig. Noch höher waren die Zahlen von WILLIAMSON mit 92%. LÖFFLER u. KOLLER haben bei ihren 31 Gichtkranken 17mal sicheres Übergewicht (über 10% des Sollgewichts) gesehen, 5 davon boten Gewichte von 95—114 kg.

Meine eigenen 23 Kranken waren im Frieden fast alle übergewichtig, kein einziger untergewichtig.

THANNHAUSER (Z) hat darauf aufmerksam gemacht, daß es sich bei der Fettsucht der Gichtiker stets um die exogene Form der Überernährungsfettsucht handelt. Das gilt auch für meine eigenen Beobachtungen. UMBER (Z) hat daher mit Recht in der Überernährung das Bindeglied zwischen den 3 großen Stoffwechselkrankheiten erblickt, wobei natürlich zu bedenken ist, daß Überernährung nicht notwendig zur Fettsucht führt, sondern meist nur da, wo ein Erbfaktor vorhanden ist.

Schließlich sind auch *Beziehungen der Gicht zu allergischen Reaktionen* vorhanden, denen man vor allem in den letzten Jahrzehnten nachgegangen ist [Lit. und Beispiele bei Löffler u. Koller (Z)]. Es handelt sich dabei im wesentlichen um Asthma bronchiale, Heufieber, Migräne, Urticaria, Quinkesches Ödem, Vasoneurosen, Ekzeme, nutritive Allergien und nach manchen Autoren auch um intermittierenden Gelenkhydrops. Alle diese Allergien werden nach Hanhart dominant vererbt.

Sie werden einschließlich der Gicht von der französischen Klinik unter dem unpräzisen und ungeeigneten Begriff des Arthritisme zusammengefaßt.

Eine Koppelung von gichtischer und allergischer Erbanlage liegt, wie Löffler u. Koller (Z) mit Recht betonen, wohl sicherlich nicht vor. Auch ist es fraglich, ob es überhaupt eine generelle gemeinsame Erbanlage für alle allergischen Krankheiten gibt, wenn auch die Vielseitigkeit der Äußerungen in der gleichen Familie eine solche Vermutung nahelegen könnte.

Hinsichtlich der Konstitution sei erwähnt, daß die meisten Gichtiker Pykniker sind, robust und wohlgenährt mit großem Kopf und breiter Brust, blutreich und korpulent, wie schon Cullen sie beschrieb.

Das *zweite* große ätiologische Moment, und zwar hauptsächlich im Sinne der Auslösung der Krankheit wirkend, ist der *Ernährungsfaktor*. Sehr gut geht das aus folgender, 482 männliche Gichtiker umfassender Statistik von Lindsay hervor:

Kutscher, Stallknechte, Fuhrleute	81
Wirte, Bäckermeister, Brauer, Böttcher	51
Kellner, Hotelangestellte, Stewards	25
Arbeiter	45
Alle anderen Berufe . . . . unter	10

Es sind also vorwiegend die Berufe, in denen man starken Alkoholgenuß und Überernährung in besonderem Maße findet.

Auch die Geschichte und Ausbreitung der Gicht sowie die alltägliche Erfahrung lehren, daß als exogene Faktoren üppige Lebensweise, vor allem reichlicher Fleischgenuß und Alkoholabusus, eine sehr große Rolle spielen. Es ist schon richtig, daß die Gicht vorwiegend, wenn auch keineswegs ausschließlich, eine Krankheit der oberen Zehntausend und der Schlemmer ist. Sehr oft sehen wir nach einem besonders üppigen Mahl oder nach einem größeren Alkoholgenuß den akuten Gichtanfall auftreten. Allerdings können Anstrengungen ganz anderer Art, *seelische Erregungen* und intensive geistige Arbeit genau so wirken, wie der interessante Selbstbericht von Sydenham zeigt, der seine Anfälle besonders dann bekam, wenn er an seinem großen Werk über Gicht arbeitete. Liebhabereien für besonders purinhaltige Nahrungsmittel (Kalbsbries, Hirn, Leber, Niere usw.) sind, wie jede Belastung des Purinstoffwechsels in der Richtung besonders gefährlich.

Die überragende Bedeutung der alkoholischen Getränke steht gleichfalls außer Frage. Nur so läßt sich in der Hauptsache das außerordentliche Überwiegen des männlichen Geschlechts bei den Gichtikern erklären. Spirituosen sind um so gefährlicher, je höher der Alkoholgehalt ist; so stehen Südweine und schwere Rhein- und Pfalzweine an erster Stelle; Branntwein, Kognaks und Liköre rangieren erst dahinter, wahrscheinlich, da sie weniger Nebenstoffe (Aromastoffe, ätherische Öle usw.) enthalten, die anscheinend auch eine Rolle spielen. Bei den Bieren kommt auch der Puringehalt in Frage. Warum der Alkohol so ungünstig wirkt, ist noch nicht genügend klar; auch hier bestehen individuelle Unterschiede und abweichende Meinungen hervorragender Gichtforscher [wie z.B. Bouchard und Garrod (Z)]. Möglich ist sowohl ein schädigender Einfluß auf die fermentativen Prozesse im Körper wie auf die Ausscheidung der Harnsäure durch die Nieren. Auch starker Nicotinabusus wird beschuldigt, obwohl hier die Beziehungen wohl noch nicht genügend geklärt sind.

Eine sehr große Rolle wurde früher dem *Blei* zugeschrieben. Unter den 76 Autopsien von Gudzent (Z) bestand 6mal eine Bleigicht. In manchen Statistiken, wie von MAGNUS-LEVY, MINKOWSKI (Z), LINDSAY u. a., gehen die Zahlen bis 20 und 30% hinauf. Unter 800 Bleihüttenarbeitern im Oberharz (zit. bei LICHTWITZ) wurden in 8 Jahren sogar 100 Fälle von Bleigicht beobachtet. STIERLIN berechnet die Häufigkeit dieser Gichtform bei chronisch Bleikranken auf 1 : 40. Wie WILLIAMSON u. Mitarb. habe ich den Eindruck, als ob die Bedeutung des Bleis doch erheblich überschätzt wird. Wir hatten in Würzburg Gelegenheit, auffallend viel Bleivergiftungen (etwa 10 im Jahre) zu behandeln und über weit mehr Bericht zu bekommen. Darunter ist bisher kein einziger Fall von echter Gicht vorgekommen. Allerdings handelte es sich meist um jugendliche Organismen in den zwanziger Jahren und z. T. um subakute Fälle. Ob es richtig ist, daß sich die Bleigicht durch einen schweren Verlauf auszeichnet, wie UMBER u. a. behauptet haben, vermag ich nicht zu entscheiden. MINKOWSKIS (Z) und GUDZENTS (Z) Erfahrungen lauteten anders. Die Hauptursache der Bleigicht dürften wohl Gefäß- und Nierenschädigungen sein.

Kälteeinflüsse spielen sicher bei der Auslösung von Gichtanfällen eine Rolle. Die Häufung von Anfällen gerade in den sogenannten Übergangszeiten (Frühjahr und Herbst) gleichzeitig mit der Zunahme der eigentlichen Erkältungskrankheiten ist nur so zu verstehen. Einmal sah ich im unmittelbaren Anschluß an einen Fall ins Wasser den ersten Gichtanfall auftreten.

Anfallauslösend wirken auch *Traumen* sowohl körperlicher wie seelischer Art, vor allem, wenn beides zusammenkommt. Körperliche Gewalteinwirkungen auf bestimmte Körpergelenke können für die Lokalisation der gichtischen Gelenkschädigungen oft maßgebend sein.

Erst recht führen sehr oft *interkurrente, infektiöse Krankheiten*, und seien es auch nur fieberhafte Katarrhe der oberen Luftwege, Anginen usw. zu Gichtanfällen, vor allem, wenn sie mit starken Leukocytosen und hohem Fieber verbunden sind. Am meisten gilt das für die Pneumonie, am wenigsten anscheinend für den Typhus. Die vermehrte Harnsäurebildung im infektiösen Fieber (vgl. z. B. E. KRAUS), bedingt teils durch vermehrte allgemeine Abnutzung der Körperzellen, teils speziell durch starken Leukocytenzerfall, vielleicht auch durch Allergene dürften dafür die Ursache sein. Auch Akromegalie und Leukämie kann Gichtanfälle auslösen.

Der Organismus des Gichtikers befindet sich anscheinend ganz allgemein hinsichtlich seines Nucleinstoffwechsels in einer großen *Labilität*, so daß jede Abweichung von dem regelmäßigen Ablauf der Organfunktionen sogleich mit einem Anfall beantwortet werden kann. So sieht man manchmal bei Frauen die Anfälle im Anschluß an die Menses auftreten (UMBER), bei Männern nach sexuellen Exzessen.

β) Die klinischen Erscheinungen der Gicht

Die Gicht bietet ein außerordentlich vielseitiges Bild. Die Umrisse verfließen nach allen Seiten. Der später noch zu besprechende Arthritismus der Franzosen hat zur Auflösung wesentlich beigetragen. Die atypische Gicht läßt sich von anderen Gelenkerkrankungen überhaupt nicht immer sicher abtrennen.

Wenn auch zugegeben werden muß, daß echte Gelenkgicht ganz uncharakteristisch verlaufen kann, so tut man doch angesichts der nachweislich großen Seltenheit der Krankheit gut, mit der Annahme einer Gicht besonders bei Frauen sehr zurückhaltend zu sein und nur bei sehr charakteristischen Zügen diese Diagnose zu stellen.

Scharf umrissen sowohl hinsichtlich seiner Beschwerden wie hinsichtlich seines klinischen Befundes ist der akute Gichtanfall, die sogenannte reguläre Gicht.

aa) Der akute Gichtanfall
(Reguläre Gicht von Garrod und Minkowski)

Der erste große Kliniker der Gicht, Sydenham, kannte die akute Gicht aus
eigener Erfahrung und gab mit seiner feinen Beobachtungsgabe und dem Nach-
druck des Selbsterlebten davon folgende unübertroffene, klassische Schilderung
(zit. nach Garrod): „Gegen Ende Januar oder zu Anfang Februar brach die
Krankheit aus. Die Vorboten des Anfalles waren Indigestionen und Kruditäten
des Magens, an welchen der Kranke seit einigen Wochen gelitten hatte. Er fühlte
seinen Körper geschwollen, schwer und aufgebläht, und diese Symptome nahmen
bis zum Ausbruch des Anfalls zu. Dem Anfall selbst gingen einige Tage Torpor und
ein Gefühl von Flatus längs der Beine und der Schenkel vorher; außerdem war
eine krankhafte Affektion zugegen, und am Tag vor dem Anfall war der Appetit
unnatürlich stark. Der Kranke ging zu Bett und hatte einen gesunden Schlaf. Um
2 Uhr morgens wurde er durch einen heftigen Schmerz in der großen Zehe geweckt,
Rist, Ferse und Knöchel schmerzten seltener. Der Schmerz gleicht dem einer Ver-
renkung, und doch fühlen sich die leidenden Teile, als wenn kaltes Wasser auf sie
gegossen wäre. Darauf folgten Frostschauer und ein wenig Fieber. Der anfangs
mäßige Schmerz wurde heftiger und damit steigerten sich auch die Frostschauer.
Nach einiger Zeit erreichten die Symptome ihre Höhe, der Schmerz hielt sich an
die Knochen und Bänder des Tarsus und Metatarsus und war bald spannend und
reißend, bald nagend, bald drückend und einschnürend. Der leidende Teil war so
empfindlich, daß er weder das Gewicht der Bettücher noch die Erschütterung des
Bodens durch das Gehen einer Person im Zimmer ertragen konnte. Die Nacht war
peinlich, schlaflos und höchst unruhig. Das Herumwerfen des Körpers hielt
ebenso an wie der Schmerz in dem leidenden Teile; der Kranke suchte vergebens
durch Lageänderungen der Glieder und des ganzen Körpers einen Nachlaß des
Schmerzes zu gewinnen; dieser Nachlaß erfolgte erst am Morgen des nächsten
Tages, und eine solche Zeit ist erforderlich zu der mäßigen Digestion der Materia
peccans. Der Kranke fühlte plötzlich eine leichte Remission, die er irrtümlich der
letzten Lageveränderung zuschrieb; darauf folgte eine milde Transpiration und
Schlaf. Beim Erwachen war er freier von Schmerz, fand aber den leidenden Teil
geschwollen. Bis jetzt hat die sichtbare Geschwulst ihren Sitz nur in den Venen
des leidenden Gelenks. Wenn die Erzeugung der Gichtstoffe reichlich ist, so dauert
der Schmerz am nächsten Tag und wohl auch die nächsten 2 Tage fort, exacerbiert
gegen Abend und remittiert gegen Morgen. Einige Tage später schwillt der andere
Fuß an und leidet in gleicher Weise. Der Schmerz in dem zweitbefallenen Fuß
beschwichtigt das Leiden in dem zuerst befallenen. Je heftiger der Schmerz in dem
einen, desto vollkommener der Nachlaß in dem anderen. Zuweilen ist am ersten
Krankheitstag die Materia peccans so reichlich, daß der eine Fuß zu ihrer Ausscheidung nicht ausreicht, die Krankheit befällt dann beide Füße mit gleicher
Heftigkeit, doch gewöhnlich einen nach dem anderen. Nachdem sie beide Füße
befallen hat, werden die Anfälle sowohl hinsichtlich ihrer Eintrittszeit als auch
ihrer Dauer unregelmäßig; eines nur ist konstant: die Exacerbation der Schmerzen
gegen Abend und ihre Remission gegen Morgen. Nun bildet eine Reihe von leichteren Anfällen einen wahren Gichtanfall, der lang oder kurz ist, je nach dem Alter
des Kranken. Daß ein Anfall von 2—3 monatiger Dauer nur als ein Anfall zu betrachten sei, das ist ein Irrtum; er ist eher eine Reihe von leichteren Anfällen, von
diesen ist jeder spätere milder als der vorhergehende, so daß die Materia peccans
allmählich ausgeschieden wird und Genesung erfolgt. Bei starken Konstitutionen,
die noch wenig Anfälle bestanden haben, dauert ein Anfall nicht länger als 14 Tage,
bei vorgeschrittenem Alter und geschwächter Konstitution kann er 2 Monate

währen. Im hohen Alter und bei Konstitutionen, welche durch frühere Gichtanfälle
sehr heruntergekommen sind, kann die Krankheit bis tief in den Sommer hinein
anhalten. In den ersten 14 Tagen ist der Harn hochgefärbt, enthält viel Grieß und
liefert ein rotes Sediment. Seine Menge beträgt weniger als den dritten Teil der vom
Kranken genossenen Getränke. Während dieser Zeit ist der Unterleib verstopft.
Mangel an Appetit, allgemeines Frösteln gegen Abend, Müdigkeit und Wehegefühl
in den leidenden Teilen sind ständige Begleiter des Anfalls. Wenn der Anfall
schwindet, juckt der Fuß, besonders zwischen den Zehen, unerträglich, und die
Haut des Fußes schuppt sich ab. Kraft und Appetit kehren zurück und zwar im
geraden Verhältnis zur Heftigkeit der letzten Anfälle. In demselben Verhältnis
wird die Frist bis zum nächsten Anfall länger oder kürzer sein: wenn der Anfall
heftig war, so wird der nächste Anfall nicht mehr als zu derselben Zeit im nächsten
Jahre erscheinen."

Auch sonst fehlt es in der Literatur nicht an lebendigen Selbstschilderungen vor
allem über die Natur der offenbar sehr heftigen Schmerzen, für die anschauliche
Vergleiche („Eingießen von geschmolzenem Blei", „Einspannung im Schraub-
stock" usw.) angeführt werden.

Meist geht wie in der angeführten Schilderung von SYDENHAM dem eigentlichen
Anfall eine dyspeptische Aura voraus. Diese kann sich auch in der psychischen
Sphäre äußern in Gestalt von vermehrter Reizbarkeit, allgemeiner Unlust und
Depression, so daß UMBER von gewitterartigen Erregungszuständen im ganzen
vegetativen System gesprochen hat. Seltener überfallen die Anfälle ohne Vorboten
wie ein Blitz aus heiterem Himmel die Kranken. Beim ersten Anfall scheint das
häufiger der Fall zu sein, als bei späteren. Von den auslösenden Ursachen war
schon im vorigen Kapitel die Rede. Am häufigsten, in der großen Statistik von
SCUDAMORE unter 516 Fällen 373mal, wird das Grundgelenk der Großzehe betroffen (daher der Name Podagra), anscheinend wegen der statischen Momente des
Körpers, die dieses Gelenk ganz besonders belasten. In abnehmender Häufigkeit
folgen die anderen Fußgelenke (Sprunggelenk, Fußwurzelgelenke), die Kniegelenke (Gonagra), Finger- und Handgelenke, andere Zehengelenke, Schultergelenke usw. Kein Gelenk bleibt ganz frei von Erkrankungen, auch nicht Wirbel-
und Kiefergelenke. Regel ist aber, daß meist gleichzeitig nur ein Gelenk affiziert
wird, doch ist auch polyarthrikuläres Auftreten mehrfach beschrieben und manchmal mit Polyarthritis rheumatica verwechselt worden. Sehr selten wandert wie
bei dieser Erkrankung der Prozeß in Schüben von einem zum andern Gelenke.
Das erkrankte Gelenk und seine Nachbarschaft ist geschwollen, hochrot mit bläu-
lichem Einschlag oft unter starker Verdickung und Erweiterung der zugehörigen
Venen. Auch das vierte Entzündungszeichen, der calor, fehlt selten. Die lokale
Empfindlichkeit ist so groß, daß auf der Höhe des Anfalls schon der geringe Druck
des Bettuchs als unerträglich empfunden wird.

Die Nachbarschaft der Gelenke, Haut, Sehnen, Muskeln, Schleimbeutel, wird
nicht nur sekundär oft mitaffiziert, sondern kann sogar primärer Herd des Anfalls
sein. Röntgenbilder, im frischen Anfall an einem noch nicht chronisch erkrankten
Gelenke aufgenommen, lassen außer einer Weichteilschwellung und eventuell
einer gewissen Unschärfe der Gelenkkonturen keine Anomalien erkennen. Die allgemeine Reaktion des Körpers äußert sich meist in einer mäßigen neutrophilen
Leukocytose mit Linksverschiebung, Steigerung der Senkunggeschwindigkeit und
in einem, sogar vereinzelt bis zu 41° hinaufgehenden Fieberanstieg mit Zunahme
der Pulsfrequenz. Ob dies Fieber, wie BOUCHARD behauptet, eine zweckmäßige
Reaktion ist, weil es die Harnsäure zerstöre, scheint mir zweifelhaft. Leichtere
Anfälle können natürlich oft ganz ohne Fieber oder mit nur geringer Unruhe in der
Temperaturkurve einhergehen. Mit dem Fieber kann eine Albuminurie verbunden

sein, die wohl als eine febrile aufzufassen ist. Die Senkungsgeschwindigkeit ist, manchmal verspätet, erhöht und zwar oft für längere Zeit.

Die *subjektiven Störungen* können, abgesehen von Schmerzen, denen eines akuten Infektes gleichen: starke Mattigkeit, Erregbarkeit, Unruhe, Appetitlosigkeit, Kopfschmerzen, Durst und Verstopfung. Der klassische Anfall dauert meist nur 1—2 Tage und klingt dann langsam mit seinen allgemeinen und lokalen Erscheinungen ab, nur eine gewisse teigige Schwellung um das betroffene Gelenk herum kann länger bestehen bleiben. Selten gebärdet die exsudative Gelenkentzündung sich wie eine eitrige; Raritäten erster Klasse sind Kombinationen mit einer echten Eiterung. So sah ich einmal während einer Pneumonie in einem Großzehengelenk einen echten Gichtanfall auftreten ($\overline{U}$ im Punktat), an den sich im gleichen Gelenk eine Pneumokokkenmetastase (kulturell festgestellt) anschloß.

Leichte Anfälle können mit so geringen Störungen der subjektiven Sphäre und des Lokalbefundes einhergehen, daß ihre wahre Natur oft übersehen wird und nur in Verbindung mit echten Attacken erkennbar ist.

Sehr merkwürdig sind gewisse, allerdings noch umstrittene Äquivalente akuter Gichtanfälle an gelenkfremden Stellen. Hierhin gehören die seltenen *occularen* Gichtanfälle, die schon früher bekannt waren, dann von KRÜCKMANN eingehender beschrieben sind (6 Fälle). Charakterisiert sind sie durch äußerst heftige, meist nächtliche Schmerzanfälle mit starker Hyperämie des Bulbus, Trübung von Hornhaut und Glaskörper ohne Zeichen eines Glaukoms. Die Erscheinungen können auch ohne Defekt ausheilen. Da in den betreffenden Organen Harnsäurekristalle gefunden wurden, scheint es mir im Gegensatz zu LÖFFLER u. KOLLER (Z) nicht richtig, die Affektionen für rheumatische zu halten. Auch sehr seltene Fälle von Parotitis urica und Gichtanfall über dem Wurmfortsatz (H. MARX) sind beschrieben. Ein Unikum scheint ein von HIS beobachteter Fall von Gehirngicht zu sein, den GUDZENT mitteilt. Es handelte sich um encephalitische Symptome bei einem sicheren Gichtiker mit typischen Anfällen. Für die gichtische Natur sprach der rasche Rückgang der Erscheinungen auf Tinct. Colchici. Auch akute heftige Schmerzanfälle an den verschiedensten inneren Organen, vor allem solchen, die zu Steinbildungen neigen, sind als Äquivalente beschrieben worden, doch ist gegenüber dieser Deutung große Vorsicht am Platze, da nur ganz ausnahmweise der operative oder autoptische Beweis für die Richtigkeit der Annahme zu erbringen war. Wie OEHLECKER berichtet, können typische Gichtanfälle erst 7 Jahre nach Auftreten großer Uratsteine und gichtischer Schrumpfniere mit Hyperurikämie (6—8 mg-%) auftreten.

ββ) Die chronische Gicht
(Irreguläre Gicht im Sinne von GARROD *und* MINKOWSKI*)*

Jeder erste akute Gichtanfall kann der einzige bleiben und ohne irgendwelche Spuren zu hinterlassen abklingen. Häufig ist allerdings, daß ihm ganz analog den Gallensteinen in mehr oder weniger weitem Abstande neue in wechselnder Stärke, manchmal nur in abortiver Form folgen und dann charakteristische chronische Veränderungen im Organismus schaffen, die auch außerhalb der Anfälle die Natur des Leidens oft sehr leicht erkennen lassen. Die akute Gicht ist dann in die chronische Form übergegangen, was natürlich keineswegs ausschließt, daß immer wieder akute Schübe sich einstellen, die wieder neue chronische Veränderungen schaffen. Die Hauptstörungen spielen sich begreiflicherweise auch bei chronischer Gicht an den Gelenken und den sie bildenden Geweben und deren Nachbarschaft ab. Daneben können aber auch innere Organe in Mitleidenschaft gezogen werden. Diese extraartikulären Beschwerden und Schädigungen werden nicht sehr glücklich unter dem Namen viscerale Gicht zusammengefaßt.

1. Die chronischen Veränderungen an Gelenken, Knochen, Knorpeln und ihrer Nachbarschaft. Die charakteristische und diagnostisch klarste Äußerung der chronnischen Gicht ist der Gichtknoten, der sogenannte „*Tophus*" (Tuffstein), den GALEN schon ausführlich beschrieben hat. Sehr selten schon im Anschluß an den ersten Anfall, meist allmählich im Verlaufe weiterer Schübe, bei besonderer Lokalisation, z. B. an den Ohrknorpeln, auch ganz unabhängig davon, entwickeln sich knotige Anschwellungen von Hirsekorn- bis Kleinapfelgröße. Die Prädilektionsstellen sind die Ohrknorpel und die Gelenke sowie deren Nachbarschaft; vereinzelt können auch Augenlider und Nasenknorpel (Flügel) zum Ausgangspunkt werden. Das Auftreten kann mit und ohne Schmerzen einhergehen, es können auch zu Anfang alle entzündlichen Begleiterscheinungen fehlen. Die Veränderungen am Ohr, an dem vor allem die obere Partie des Helix betroffen ist, sind besonders auffallend. Oft sind die Knoten multipel, MINKOWSKI (Z) hat bis 12 Knoten an einer Ohrmuschel gezählt.

Abb. 70, der Darstellung von ACHARD (Z) entnommen, zeigt die Veränderungen in typischer Form.

Wichtiger und vor allem funktionell viel eingreifender sind die Tophi der Gelenke, für die UMBER (Z) folgende zwei außerordentlich charakteristische Bilder gibt (Abb. 71 a u. b).

Es entwickelt sich über einem Gelenke oder in dessen Nachbarschaft eine meist erst kleine, dann oft langsam wachsende Vorwölbung mit darüber gespannter und geröteter Haut. Die Haut wird

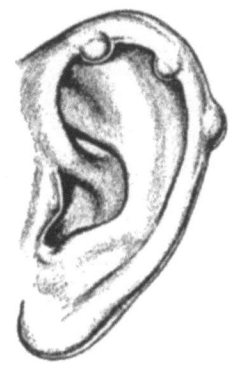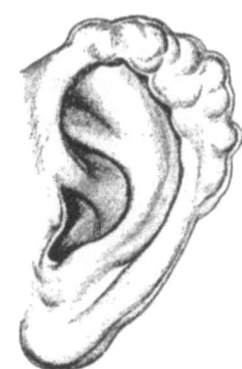

Abb. 70. Gichttophi am Ohr (nach CH. ACHARD)

mit zunehmender Größe des Knotens dünner, der anfangs härtere Knoten wird weicher, schimmert weißlich durch. Manchmal kommt es zu einer Pseudofluktuation oder sogar zu einer echten Fluktuation. Sind die Knoten sehr groß und die Haut darüber sehr dünn, so kommt es unter dem Einflusse von Stoß oder Druck, eventuell auch einer brüsken Bewegung, manchmal auch spontan, zum Durchbruch, zur Entleerung des Inhaltes und zur Fistelbildung, wie die Abb. 71 a u. b sie sehr schön zeigen. Die Ausdehnungskraft der Tophi kann so groß sein, daß sie sich fast wie ein maligner Tumor in Bändern, Ligamenten, Sehnen, ja selbst im Knochenmark ausbreiten und so bucklige Vortreibungen bizarrer Art hervorrufen können.

Die Beteiligung der einzelnen Gelenke entspricht ungefähr der Häufigkeitsskala, wie sie Seite 888 für die akuten Anfälle angegeben wurde. Besonders große Tophi entwickeln sich vor allem an Ellenbogen und Fersen.

Der Inhalt der Tophi besteht aus einer weißen, breiigen, krümeligen Masse.

Das morphologische Bild läßt Harnsäure und ihre Salze in Büscheln und Nadeln sowie meist auch Cholesterin in Büscheln oder Platten erkennen, wie Abb. 72 [von LOEPER und VERPY, bei ACHARD (Z)] es deutlich erkennen läßt. Die großen Nadeln eines Tophusinhaltes sind anscheinend identisch mit krystallinischem Mononatriumurat, für eine kolloidale Ablagerung konnte bisher kein Anhalt gewonnen werden. Hinsichtlich der chemischen Analyse des Anhaltes eines Tophus sei auf die folgende chemische Analyse von MARCHAND verwiesen:

Natriumurat	34,20%
Calciumurat	2,12%
Ammoniumcarbonat	7,86%
Natriumchlorid	14,12%
Organische Substanz	32,53%
Wasser	6,80%

Andere Analysen ergaben ähnliche Zahlen. Wichtig ist der Nachweis von Chole-sterin in den Tophi durch CHAUFFARD, der diesen Befund zum Ausgangspunkt einer besonderen Gichttheorie genommen hat. Bemerkenswerterweise ist das Cholesterin bisher in den Gelenkablagerungen nicht gefunden worden.

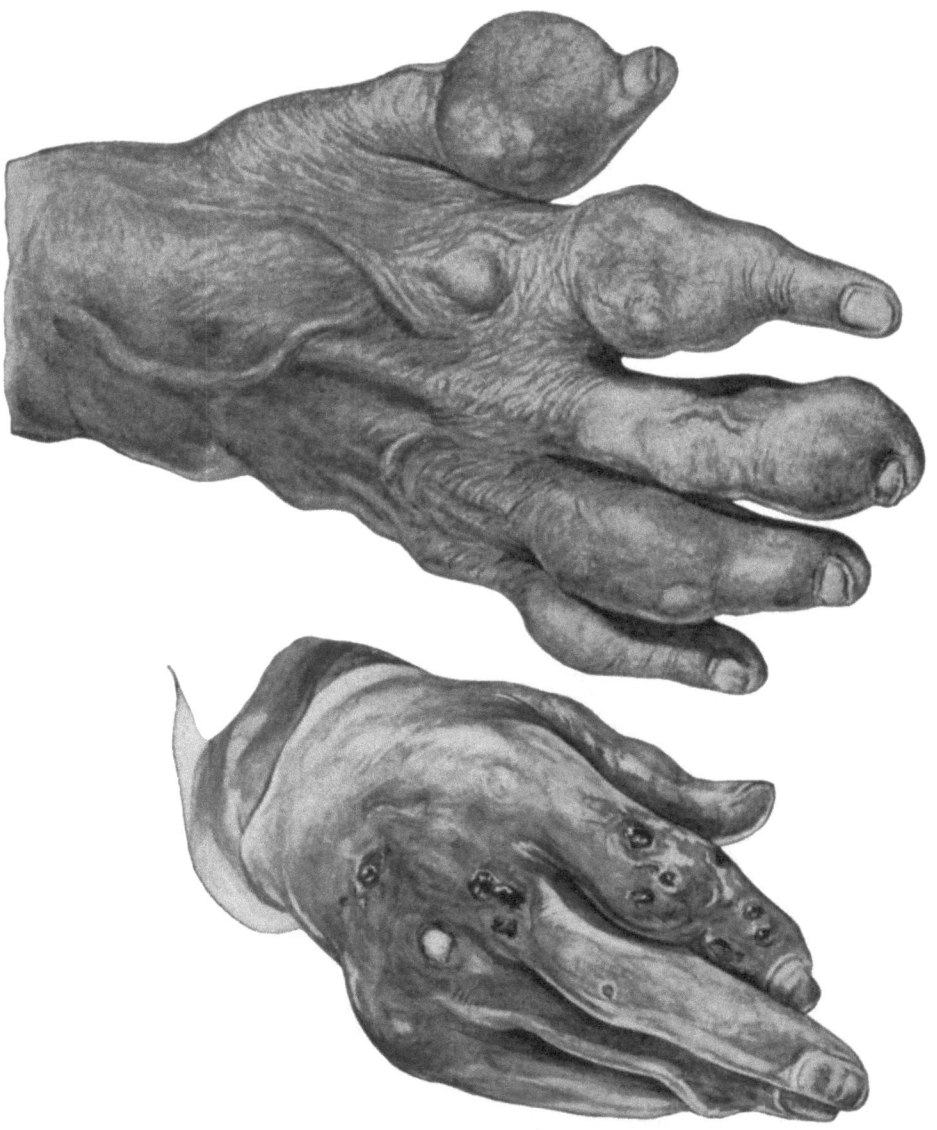

Abb. 71. Gichthände mit Tophi und Harnsäurefisteln.
(Nach einer farbigen Abbildung aus F. UMBER: Ernährung und Stoffwechselkrankheiten. 3. Aufl. Berlin 1925)

Weniger charakteristisch und eindeutig als die Tophi ist die unkomplizierte *Gichtarthritis.* Sie macht dem Kranken oft, selbst in Fällen recht großer anatomischer Veränderungen außerhalb akuter Anfälle kaum Beschwerden. Das feine Spiel der Bewegungen selbst bei feineren Arbeiten bleibt intakt, nur eine gewisse Steifigkeit und ein deutliches Knirschen der Gelenke erinnern den Kranken an sein Leiden. In der Literatur wird von einem Tänzer mit stark deformierten Gichtfüßen berichtet, der in anfallsfreien Zeiten in glänzender Weise seinem Berufe obliegen konnte. Äußerlich ist diesen Gelenken oft wenig anzusehen, manchmal besteht aber eine Verdickung, welche sowohl die Gelenkbänder wie die oft rötlichblau verfärbte Haut betrifft, vereinzelt auch durch einen serösen Erguß hervorgerufen ist.

Schwere Dislokationen und Deformierungen mit hochgradigen Versteifungen, zumal an großen Gelenken, wie bei anderen chronischen Arthritiden sind große Seltenheiten. Gemeinsam mit der echten Arthritis deformans hat die Gicht in relativ seltenen Fällen stärkere Knotenbildungen beiderseits auf der Dorsalfläche der Gelenkenden der Endphalangen, die sogenannten HEBER-DENschen Knoten, die echte Exostosen darstellen und keine Urate enthalten.

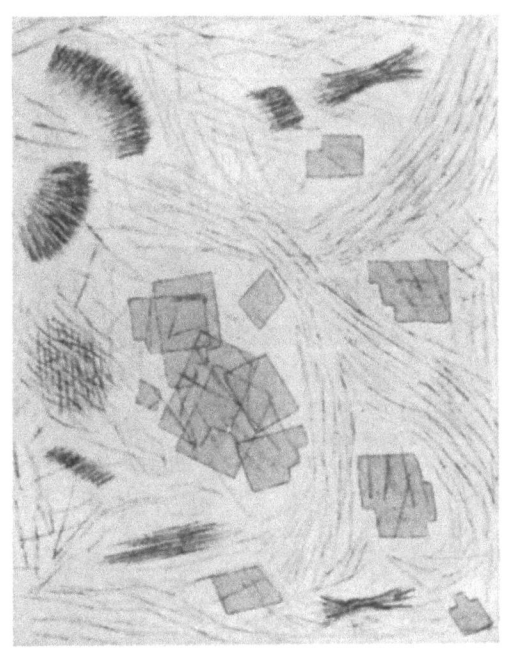

In zweifelhaften Fällen kann eine vorsichtig ausgeführte Punktion eines geschwollenen Gelenks durch den mikroskopischen oder chemischen Nachweis von Harnsäure die Entscheidung herbeiführen. Von sonstigen Untersuchungsmethoden leistet manchmal das *Röntgenverfahren* gute Dienste. Es gilt dies allerdings nur für solche Fälle, in denen die Harnsäureablagerungen durch den Knorpel hindurch bereits in den Knochen

Abb. 72. Harnsäure in Platten und Nadeln neben Cholesterinkristallen in einem Tophus (nach CH. ACHARD)

eingedrungen sind. Man sieht dann öfter, wie in dem auf der nächsten Seite, Abb. 73, abgebildeten Falle eigener Beobachtung hirsekorn- bis erbsengroße, meist runde, scharf abgesetzte Aufhellungszonen, manchmal so symmetrisch rund, daß sie wie mit dem Locheisen herausgestanzt erscheinen (Lochdefekt). An anderen Stellen ist der umgebende Knochen aufgetrieben, zum Teil in seiner Wand geschwunden, so daß cystenartige Bilder entstehen. Die Ursache dieser Aufhellungszonen, die manchmal von einer dünnen Kalkschicht umgeben, oft auch wie in Abb. 73 eingebrochen sind, besteht in Ablagerungen von harnsauren Salzen, die den Knochen an diesen Stellen zur Atrophie gebracht haben und ihrerseits die Röntgenstrahlen nicht absorbieren. MUNK u. a. haben diese Gebilde für spezifisch für die Gicht erklärt, doch können solche Stellen auch bei deformierender Arthritis anderer Genese vorkommen (ASSMANN). Aber da, wo sie gehäuft, in großer Ausdehnung und in typischer Weise auftreten, scheinen sie mir doch für Gicht ziemlich viel zu beweisen. Darüber hinaus allerdings sind andere Röntgenbefunde wohl uncharakteristisch.

2. Die extraartikuläre, sogenannte viscerale Gicht. Man versteht darunter Störungen bei echten Gichtikern, welche die inneren Organe betreffen. Fast in allen Fällen sind die subjektiven Beschwerden, meist auch die objektiven Befunde selbst pathologisch-anatomischer Art, so uncharakteristisch, daß es außerordentlich schwer, meist sogar unmöglich ist, die primär gichtische Natur solcher Anomalien

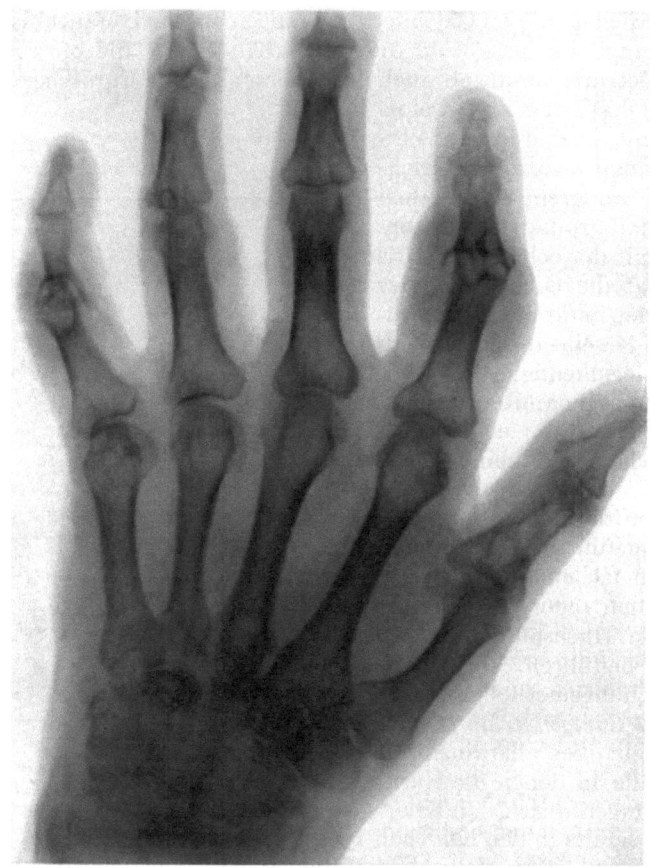

Abb. 73. Röntgenbild einer gichtischen Hand mit charakteristischen Lochdefekten
(eigene Beobachtung)

nachzuweisen. Die Subjektivität des Beurteilers gibt meist den Ausschlag [Lit. und Kritik vor allem bei O. MINKOWSKI (Z)]. In der französischen Klinik ist man mit der Annahme einer visceralen Gicht besonders liberal und dehnt ihr Bereich vielfach recht weit aus.

Unter den visceralen Manifestationen der Gicht wird gewöhnlich die *Niere* an erster Stelle genannt. Ältere Autoren, vor allem EBSTEIN, haben sogar von einer Sonderform der Nierengicht als einer primären Gichtform gesprochen. TODD prägte den Ausdruck „Gichtniere" GARROD und später weitgehend auch THANN-HAUSER (Z) sahen in der Niere überhaupt die primäre Ursache des Leidens.

Bei der Nierengicht hat man sich auf Uratablagerungen in nekrotischen Herden des Marks, seltener der Rinde berufen, die in kleinen weißen Streifchen und Pünktchen wie Spritzer eines Tuschepinsels (nach einem Vergleiche von ASCHOFF)

makroskopisch auf der Schnittfläche sichtbar sind und mikroskopisch sich als
Kristalle von Mononatriumurat, eventuell in Kombination mit Ammoniumurat, darstellen. Sie sind oft, wenn auch nicht notwendig, von einem Hofe entzündlicher
Reaktion umgeben. Diese Bilder dürfen natürlich nicht mit den sogenannten Harn-
säureinfarkten in den Nieren der Neugeborenen verwechselt werden, bei denen die Ablagerungen im Lumen der Markkanälchen liegen. Es scheint solche gichtige Nierenveränderungen selbst in solchen Fällen, vor allem bei der ärmeren Bevölkerung, zu
geben, ohne daß typische Anfälle da waren oder autoptisch ausgesprochene Gelenkveränderungen sich nachweisen lassen. Während LICHTWITZ, GUDZENT u. a.
der EBSTEINSchen primären Nierengicht sehr skeptisch gegenüberstehen, lassen
andere, wie z. B. UMBER, sie gelten. Wenn überhaupt, so sind es große Raritäten.
Die Schwierigkeit der Beurteilung ist dadurch gegeben, daß bei Niereninsuffizienzen nicht gichtischer Genese natürlich auch die Harnsäureausscheidung erheblich leiden kann. Dadurch kann es sekundär zu Uratanhäufungen nicht nur
sonst im Körper, sondern auch in der Nachbarschaft der Ausscheidungsorte, den
Epithelien, kommen.

Urateinlagerungen als solche sind zwar ein wichtiges Zeichen der Gicht, aber
keineswegs mit ihr identisch.

UMBER (Z) beschreibt einen interessanten Fall eines Kollegen, den er der primären Nierengicht zurechnen möchte. Hier waren Uratablagerungen mit typischen Nierensteinanfällen das erste Zeichen der Krankheit, dem erst später
typische Gichtanfälle und Tophusbildungen, zum Teil mit den Nephrolithiasis-
attacken alternierend, folgten. Diese Beobachtung ist auch für die Frage der Beziehungen zwischen Uratsteinbildung und Gicht von hohem Interesse und läßt
es als zweifelhaft erscheinen, ob es richtig ist, diese Zusammenhänge so schroff
abzulehnen, wie es meist geschieht.

Untersucht man systematisch bei Gichtikern den *Urin*, so findet man in einem
hohen Prozentsatz Eiweiß. GARROD beziffert ihn unter seinen 1449 Fällen mit
26,5%, BRØCHNER-MORTENSEN (Z) ebenfalls auf 25%, WILLIAMSON sogar mit
45%, LÖFFLER u. KOLLER (Z) allerdings nur mit 15%. Im eigenen Material waren
es rund 30%. Cylinder, vor allem granulierte, sind seltener. Die Nierenfunktions-
prüfungen nach VOLHARD fallen in etwa einem Drittel pathologisch aus. Die Inulin-
clearenz-Methode gibt nach BRØCHNER-MORTENSEN in 42%, nach COOMBS u. Mitarb. sogar in fast 60% abnorme Werte.

Bei Partialfunktionsprüfungen ist die Harnsäureausscheidung am häufigsten
gestört, manchmal sogar isoliert [THANNHAUSER (Z)]. Auf der Höhe der Nieren-
krankheit kommt es oft zur Totalinsuffizienz mit tötlicher Urämie. Unter dem
von GUDZENT (Z) bearbeiteten Sektionsmateriale der Charité fehlten unter den
76 Fällen nur 6mal Nierenschädigungen. Meist handelte es sich um eine Nieren-
sklerose, in etwa 50% um eine Schrumpfniere. Es ist schwer zu entscheiden, ob
diese Häufung schwerer Nierenleiden bei der Gicht ein Zufall ist oder pathogenetische Bedeutung hat, wie LLEWELLYN (Z) meint. Altersarteriosklerose, Fettsucht,
Alkoholismus, Bleivergiftung, die auch in der Gichtgenese eine Rolle spielen,
gehen auch gehäuft mit Nierenschädigungen einher. Wichtig sind die neuen
histologischen Untersuchungen von KOLLER u. ZOLLINGER, die an 5 Gichtiker-
nieren die typischen Erscheinungen einer Glomerulosklerose mit Verdickungen der
Capillarwand und des intercapillären Gewebes feststellen konnten, also Bilder, die
der intercapillären Glomerulosklerose von KIMMELSTIEL u. WILSON bei Diabetes
entsprechen, für diese Krankheit aber nicht streng spezifisch sind.

Auch *Nierensteine* treten bei der Gicht gehäuft auf, wie schon die alten Kliniker
und Gichtiker wußten. LÖFFLER u. KOLLER (Z) zitieren einen Brief von ERASMUS
VON ROTTERDAM an THOMAS MORUS: „Du hast Nierensteine und ich habe Gicht,

wir haben zwei Schwestern geheiratet." Die Angaben in der Literatur schwanken zwischen 10 und 25%, jedenfalls sind die Zahlen weit höher als bei Nichtgichtikern gleichen Alters. Meist handelt es sich um Uratsteine, in einem kleineren Prozentsatz, der aber weit niedriger ist, als es sonst der Verteilung auf die einzelnen Formen entspricht, um Oxalat- und Phosphatkonkremente. Diese Häufung der Uratsteine haben EBSTEIN und NICOLAIER u. a. mit der vermehrten Ablagerung von Harnsäurekonkrementen in der Gichtikerniere in Verbindung gebracht.

Nächst den Nieren sind es vor allem die *Zirkulationsorgane*, welche beim Gichtiker häufig erkranken und zwar etwa in einem Drittel der Fälle, wobei Jugendliche keineswegs eine Ausnahme bilden. In dem großen Sektionsmaterial von NORMAN MOORE (zit. bei GUDZENT) finden sich arteriosklerotische Veränderungen in einem außerordentlich hohen Prozentsatz, sogar schon in den ersten Lebensjahrzehnten:

$$\begin{array}{llll} \text{im Alter von} & 20\text{---}40 \text{ Jahren} & (16 \text{ Fälle}) \text{ in} & 47\% \\ \text{,,} \quad \text{,,} \quad \text{,,} & 40\text{---}60 \quad \text{,,} & (46 \quad \text{,, }) \text{,,} & 79\% \\ \text{,,} \quad \text{,,} \quad \text{,,} & 60\text{---}80 \quad \text{,,} & (15 \quad \text{,, }) \text{,,} & 93\% \\ \hline & & \text{Sa.} \ldots 77 \text{ Fälle} = & 67{,}5\% \end{array}$$

GUDZENT fand an seinem gleichgroßen Charitématerial sogar eine Sklerose oder Atheromathose der Gefäße in 100%, wobei ebenso selten die Nierengefäße, die unter seinen 77 Fällen 73mal erkrankt waren, allein befallen waren als allein frei blieben. Nur in 9 Fällen war das Herz normal. Unter seinen 77 Fällen bestand intra vitam bei der ersten Untersuchung 31mal, d. h. in 40% der Fälle eine Hypertonie. Von zwölf längere Jahre hindurch beobachteten Kranken mit anfangs normalem Blutdruck bildete sich bei sieben allmählich eine Hypertonie heraus. 22 seiner Kranken starben an Herz- und Gefäßleiden, die Hälfte davon an Apoplexie.

Alle diese Zahlen führen eine so beredte Sprache, daß es wohl keinem Zweifel unterliegt, daß Gichtiker ganz besonders stark zu Gefäßerkrankungen neigen (vgl. auch GRAFE). Dies Zusammentreffen ist derart häufig, daß hier kein Zufall waltet, sondern eine kausale Verknüpfung bestehen muß, ebenso wie beim Diabetes mellitus, wenn auch zugegeben werden muß, daß gerade beim Gichtiker oft die Voraussetzungen (Überernährung, Alkohol, Nicotin, Lues, Blei usw.) gegeben sind, unter denen auch sonst frühzeitige Atheromatose aufzutreten pflegt. LEWELLYN (Z) sowie LÖFFLER u. KOLLER (Z) denken an koordinierte Störungen durch die gleiche Noxe, die auch die Gelenke schädigt. CHAUFFARD schuldigte unter Berufung auf die bekannten Tierexperimente (bes. beim Kaninchen) die Hypercholesterinämie der Gichtiker als causa movens der Atheromatose an. Pathologisch-anatomisch sind die Gefäßveränderungen der Gichtiker nicht anders als beim Nichtgichtiker.

Harnsäureauflagerungen auf den Gefäßklappen, wie COUPLAND (zit. bei LE GENDRE) sie an den Aortenklappen oder LANCEREAUX (zit. bei LE GENDRE) an den Mitralklappen beschrieben haben, sind solche Raritäten, daß sie in Deutschland anscheinend nie beobachtet worden sind. TRAUT u. Mitarb. fanden sie neuerdings (1954) in der Intima der Gefäße und in organisierten Thromben. Autoptisch erweist sich natürlich auch das Herz selten als intakt. Meist handelt es sich um sekundäre Hypertrophien als Folge der Blutdrucksteigerungen, in etwa der Hälfte der Fälle um Mitbeteiligung des Myokards oder der Klappen.

Angesichts dieser Befunde ist es selbstverständlich, daß wir bei Gichtikern sehr häufig Klagen über Beschwerden von seiten des Herzens oder des Gefäßsystems haben, vom Herzklopfen beim akuten Anfall bis zur leichten Angina pectoris mit Myokardinfarkt und schließlich der Dyspnoe der schweren Herzinsuffizienz. Häufiger sind unbestimmte Beschwerden, wie Druck auf der Brust und im Kopf,

Kopfschmerzen, Schwindel, Angstgefühle, Neigung zu Atemnot usw. Doch gibt es daneben auch viele Gichtiker, die bis zuletzt überhaupt keine Störungen von seiten ihrer Zirkulationsorgane empfinden.

Auch der *Respirationstraktus* kann der Sitz von Störungen sein. BRUGSCH (Z) behauptet, daß nahezu jedem akuten Gichtanfall katarrhalische Erscheinungen im Rachen oder an den mit ihm kommunizierenden Schleimhauthöhlen voraufgehen, teils als einfacher Schnupfen, teils als Rachenkatarrh, Angina oder Laryngitis. Ich habe mich von der großen Häufigkeit dieser Prodromalerscheinungen nicht überzeugen können, dagegen hat man den Eindruck, daß Gichtiker ganz unabhängig von ihren Anfällen besonders zu Katarrhen der oberen Luftwege bis in die Bronchien hinein neigen. Erst kürzlich sah ich bei einem schweren Gichtiker eine typische Larynxbeteiligung. Nur selten wird es sich dabei um eine primär gichtische Auslösung handeln, obwohl Uratablagerungen sowohl am Zungenbein wie in den Kehlkopfknorpelgelenken, sogar in der Bronchialwand und im Bronchialschleim vereinzelt festgestellt worden sind.

Besonders interessant sind die Beziehungen der Gicht zum Asthma, das vor allem in der französischen Literatur als klassisches Symptom des Arthritismus eine große Rolle spielt. Gewisse Zusammenhänge mit dem Grundleiden scheinen hier tatsächlich zu bestehen. Dafür spricht einmal die Häufigkeit von asthmatischen Zuständen mit und ohne chronische Bronchitis bei Gichtikern oder bei Gichtbelasteten, ferner die Tatsache, daß beim gewöhnlichen Asthma auch ohne Gicht Veränderungen in der Purinkörperausscheidung verschiedentlich gefunden wurden. Der interessante, von A. MAYER angegebene Befund, daß im Asthmaanfall der vorher erhöhte Blutharnsäurespiegel unter gleichzeitiger vermehrter Harnsäureausscheidung im Urin absinkt, könnte dafür ins Feld geführt werden, daß hier ähnlich den schon geschilderten Augenkrisen ein pulmonales Äquivalent eines Gelenkanfalles vorliegt. Bemerkenswert ist auch die gleichfalls von A. MEYER zuerst gemachte und von THANNHAUSER (Z) bestätigte Beobachtung, daß oral gegebene Nucleinsäuresalze und intravenös eingespritztes Mononatriumurat bei Asthmakranken typische Anfälle hervorrufen können. Für die gichtische Natur des Asthmas dürften daraus, wie schon LICHTWITZ (Z) sehr richtig bemerkt hat, natürlich keinerlei Schlüsse gezogen werden, zumal wenn man bedenkt, wie leicht und auf wie verschiedene Weise bei einem labilen Asthmatiker Anfälle ausgelöst werden können. Lungenentzündungen auf gichtischer Basis sind zwar beschrieben, aber wohl kaum richtig gedeutet worden. Beim Zusammentreffen einer Pneumonie mit einem echten Gichtanfall dürften die Verhältnisse wohl meist, wenn nicht immer, so liegen, daß die Lungenentzündung teils durch die plötzliche Änderung des Lebensrhythmus, teils durch ihren besonderen Eingriff in den Nucleinsäurehaushalt (Zerfall großer Massen von kernreichen Leukocyten), vielleicht auch durch besondere Allergene, den Gichtanfall zur Auslösung bringt.

Störungen von seiten der *Verdauungsorgane* sind bei Gichtikern an der Tagesordnung. Sie können wie bei einem meiner Kranken so heftig sein und so sehr das Gesamtbild beherrschen, daß die Kranken den Gedanken an eine carcinomatöse Erkrankung von Magen oder Darm nicht loswerden, obwohl keinerlei Anhalt dafür zu finden ist. Man hat früher meist diese Digestionsbeschwerden den starken Strapazierungen der Verdauungsorgane bei vielen Gichtikern zur Last gelegt, zumal v. NOORDEN die Angabe machte, daß sie bei der Gicht der ärmeren Klassen meist fehlen. Für die Mehrzahl der Fälle mag das auch zutreffen, daneben gibt es aber Beobachtungen, die den Gedanken kausaler Zusammenhänge unabweisbar nahelegen. Zunächst sind Harnsäuredepots vereinzelt in Darmzotten festgestellt, dann aber leiten so oft heftige dyspeptische Beschwerden bei Menschen, die keineswegs Schlemmer sind oder in den vorangehenden Tagen besonders viel oder schwer

gegessen haben, typische Gichtanfälle ein, daß ein reiner Zufall sehr unwahrscheinlich ist. Schon aus der Selbstbeobachtung von SYDENHAM geht das hervor, und
UMBER (Z) gibt dafür einen sehr eindrucksvollen Beleg bei einem sonst völlig
magendarmgesunden Manne: „Ohne irgendwelchen voraufgehenden Diätfehler
erwachte er des Nachts mit plötzlichen heftigen Darmkoliken, profusem Durchfall und Erbrechen, dem dann am folgenden Tage ein heftiger Podagraanfall sich
anschloß." Wie man sich diese Zusammenhänge denken soll, ist natürlich schwer
zu sagen. Auch das „Gewitter im vegetativen System" von UMBER (Z) ist schließlich nur ein anschaulicher Ausdruck für Vorgänge, die wir nicht kennen und die
immer wieder dafür sprechen, daß die Gicht kein reines Harnsäureproblem ist.
Daß im akuten Gichtanfall Sekretion und Motilität des Magens gestört sind, wie
MAGNUS-LEVY zuerst zeigte, ist verständlich und zeigt ähnlich wie bei einer Vergiftung oder einem akuten Infekt die Allgemeinwirkung des akuten Anfalls. Ob es
richtig ist, daß Superacidität bei Gichtikern besonders häufig ist, vermag ich
nicht zu entscheiden. Die häufige Obstipation und die Neigung der Gichtiker zu
Hämorrhoiden haben mit dem Grundleiden kaum etwas zu tun.

Eher gilt das wohl für gewisse Veränderungen der Mundhöhle, gehäufte Alveolarpyorrhoe, Harnsäureinkrustationen von Zahnwurzeln (Beobachtung von UM-
BER) und den sogenannten „gichtischen Rachen" von DUCKWORTH. Bei dem
letzteren handelt es sich um eine dunkelrote Farbe der Gaumenbögen und der-
meist stark verbreiterten, ödematösen Uvula sowie des Pharynx. Die Schleimhaut
ist dabei glatt, wie mit Glycerin bestrichen und läßt stark injizierte Venen durch-
scheinen.

Auch die *Leber* ist seit SCUDAMORE, CHARCOT u. a. in den Kreis der gichtisch
erkrankten Organe mit einbezogen worden. Man hat sogar von einer Lebergicht
gesprochen. Früher CHARCOT, in neuerer Zeit SCHITTENHELM und BRUGSCH, haben
diesem Organe eine besondere genetische Bedeutung für die Gicht zugeschrieben.
Prüft man die Tatsachen, so kann es keinem Zweifel unterliegen, daß die Leber bei
Gichtikern sehr oft Veränderungen aufweist, Vergrößerungen, Druckempfindlichkeiten usw., eventuell verbunden mit Ikterus oder Gallenfarbstoffausscheidung.
In der ganz überwiegenden Mehrzahl dieser Fälle handelt es sich aber um mit der
Gicht parallel laufende oder nur indirekt mit ihr verknüpfte Vorgänge, wie die
ungewöhnlich häufige Cirrhose (bis zu 50% der Sektionen), Fettleber, Stauungsleber, Leberlues usw. Es bleibt aber ein kleiner Rest, für den wir um die Annahme
direkter Einwirkungen der Gicht schwer herumkommen können, das sind vor allem
die Leberschwellungen im akuten Gichtanfall, die mit ihm wieder verschwinden,
und zwar bei solchen Leuten, bei denen nach Lage ihrer Zirkulationsorgane kardiale Stauungen nicht in Betracht kommen. Abgesehen davon gibt es auch,
wie ich aus eigener Erfahrung weiß, unabhängig vom akuten Gelenkanfall und
von kardialer Stauung bei sicheren Gichtikern einige Tage dauernde Schwellungszustände der Leber mit Druckempfindlichkeit und zum Teil Farbstoffausschei-
dung, ohne daß ein Anhaltspunkt für Gallensteine vorhanden ist. Injektionen von
Atophanyl oder Ameisensäure können diese Zustände oft schlagartig beseitigen.
Hier könnte ebenso wie in ähnlich gelagerten anderen Fällen bei Störungen innerer
Organe an eine sogenannte zurückgetretene Gicht im Sinne von CULLEN und
GARROD gedacht werden. Darunter wird eine angebliche Abwanderung der Gicht
von den Gelenken zu inneren Organen, vor allem Eingeweide, Herz und Hirn,
verstanden.

Natürlich läßt sich die Möglichkeit nicht ausschließen, daß es sich in solchen,
anscheinend sehr seltenen Fällen, um ein zufälliges Zusammentreffen oder eine
falsche Diagnose handelt. Vor allem könnte ein atypischer Gallensteinanfall vorliegen, der in echter Form bei Gichtikern gar nicht selten ist, mit dem Grundleiden

aber nichts zu tun hat. GUDZENT sah im akuten Gelenkgichtanfall eine akute, mit ihm gleichzeitig abklingende Cholecystitis. Hier wären Beziehungen zu der von BRUGSCH festgestellten vermehrten Uratausscheidung durch die Galle möglich.

Die pathologische Anatomie ergibt keinen Hinweis auf typisch gichtische Veränderungen der Leber, sie findet nur vieldeutige Hyperämien, Cirrhosen wohl anderer Genese, aber anscheinend nie Harnsäureablagerungen.

Auch Leberfunktionsstörungen bei Gicht werden im Leben nur selten gefunden (WOLFSON, COHEN, LEWINE u. Mitarb.). Lebercirrhosen kommen gehäuft vor (NORMAN, MOORE u. BRØCHNER-MORTENSEN (Z). Auch gichtische, d. h. durch Uratablagerungen in oder an der Schleimhaut bedingte Pyelitiden und Cystitiden sind beschrieben worden.

Sicher wird auch das *Nervensystem* bei der Gicht in Mitleidenschaft gezogen. Kausale Zusammenhänge wären hier besonders leicht denkbar, nachdem BRUGSCH, DRESEL u. LEWY ein Harnsäurezentrum in der oderen Medulla oblongata gefunden haben, dessen Reizung Hyperurikämie und vermehrte Uraturie erzeugt. Trotzdem gibt es keine Beobachtung, die in irgendwie evidenter Weise eine zentralnervöse Gichtauslösung wahrscheinlich macht. So handelt es sich wohl stets um sekundäre Auswirkungen der Gicht. Diese kommen allerdings in sehr vielfältiger und zugleich uncharakteristischer Form vor, als Kopfschmerzen, zum Teil vom Typ der Migräne, Schwindelanfälle, Depressionen, Neurosen, selbst Psychosen. Es ist klar, daß alles, wenn überhaupt, in sehr lockerem Zusammenhange mit dem Grundleiden steht, zumal Uratablagerungen im Gehirn nie, an den Meningen nur in älteren, anscheinend nicht einwandfreien Beobachtungen gefunden werden. Auch die gichtische Natur der Migräne, auf die von Franzosen und HAIG ein so großes Gewicht gelegt wird, möchte ich bestreiten, da sie vererbt gerade beim weiblichen Geschlecht so ungeheuer häufig auch ohne Gicht vorkommt. Ähnliche Erwägungen gelten wohl auch im allgemeinen für das periphere Nervensystem. Neuralgien, Neuritiden plagen Gichtiker sehr häufig. In einzelnen Fällen mögen Uratablagerungen in der Nachbarschaft tatsächlich die Auslösung sein. — OLLIVIER hat autoptisch für heftigste Wurzelschmerzen einen Duratophus verantwortlich machen können, SCHRÖDER VAN DER KOLK hat Uratablagerungen in Nervenscheiden nachgewiesen — aber in der überwältigenden Mehrzahl der Fälle sind es Begleiterscheinungen der Gicht, oft mit gleicher Ätiologie wie diese (Diabetes, Alkoholismus, Bleiintoxikation, Nicotinabusus usw.).

Von akuten oder chronischen Veränderungen kommen an den *Augen* Konjunktivitis, Randulcera der Cornea, Iritis, vor allem aber Skleritis und Episkleritis vor, für die schon GARROD Uratablagerungen als Ursache beschreiben konnte. Auch in der Cornea kann ohne weitere Entzündung Harnsäure in ganz feinen Kristallnadeln ausfallen (UHTHOFF). Bei der Betrachtung mit der GULLSTRANDschen Spaltlichtlampe entsteht ein äußerst charakteristisches, eigenartiges Bild, indem die feinen Kristallnadeln diffus, meist aber voneinander getrennt im sonst ganz durchsichtigen Gewebe aufblitzen. LÖFFLER u. KOLLER (Z) bestreiten, daß es gichtische Augenveränderungen gibt und nehmen an, daß es sich stets um Verwechslungen mit rheumatischen Affektionen handele. Angesichts der Häufigkeit und vor allem der Tatsache, daß in den verschiedensten Augenpartien Harnsäureablagerungen gefunden wurden, scheint mir, wie schon S. 890 erwähnt, diese Ansicht nicht richtig zu sein.

Wenn auch die *Hautveränderungen* nicht eigentlich zur visceralen Gicht gehören, so handelt es sich doch wenigstens zum Teil um extraartikuläre Manifestationen des Prozesses, die an dieser Stelle Erwähnung finden mögen. Die wichtigste und echteste gichtische Veränderung der Haut, der isolierte Tophus, wurde schon in Verbindung mit den gleichen Gebilden der Gelenke und ihrer Nachbarschaft besprochen. Brechen die Gichtknoten nach außen durch, so entstehen die in Abb. 71a u. 71b deutlich sichtbaren Fisteln. Diese können sich wieder schließen und strahlige Narben der Haut, die an diesen Stellen meist mit der Unterlage verwachsen ist, hinterlassen.

Dermatosen und abnorme Reizzustände der Haut, auch unabhängig von darin oder daruntergelagerten Tophi, sind bei Gichtikern sehr häufig. GARROD sah in 30% seines Materials Ekzem, worunter aber damals wohl verschiedenartige, heute getrennte Hautaffektionen zusammengefaßt waren. Weiter sind zu erwähnen Pruritus, Psoriasis, Acne, Furunkulosen, Lupus erythematodes usw. Dazu kommen Äußerungen hämorrhagischer Diathese wie Purpura und Erythema nodosum und QUINCKEsches Ödem. Wenn es sich in allen diesen Fällen auch um keine eigentlich gichtischen Erkrankungen handelt, so kann doch bei ihrer Häufung kein Zweifel daran sein, daß der Gichtiker zu ihnen disponiert ist und daß sie oft auf eine zweckmäßige Gichttherapie überraschend rasch reagieren.

Die Zusammenhänge im einzelnen sind dabei schwer zu ergründen. Die heute mit Vorliebe herangezogenen hypothetischen Tonusveränderungen im vegetativen Nervensystem müssen auch hier herhalten, einleuchtender sind schon die vor allem von LICHTWITZ (Z) vermuteten direkten Einwirkungen der reizend wirkenden Harnsäure im Blut und vor allem in dem bei Gichtikern so häufigen Schweiß, der nach ADLER durchschnittlich 9,2 mg-% $\overline{U}$ enthalten soll.

3. Die sogenannte atypische Gicht. Allen bisher geschilderten Zustandsbildern der Gicht war gemeinsam, daß die Kranken einmal wenigstens einen akuten klassischen Gichtanfall durchgemacht hatten und sich dadurch als echte Gichtiker auswiesen. Es entsteht nun die wichtige Frage, ob Gicht auch ohne solche charakteristischen Attacken als sogenannte atypische Form auftreten kann. Schon VIRCHOW (1868) berichtete über Fälle von Gicht ohne typische Anfälle. Tatsächlich wird es wohl kaum einen Kliniker geben, der nicht einmal bei der autoptischen Eröffnung eines großen Gelenkes (gewöhnlich des Kniegelenkes), an dem unbestimmte Beschwerden, vielleicht auch atypische Schwellungszustände bestanden, die Überraschung erlebte, daß die Gelenkflächen mit Harnsäure inkrustiert waren.

Von älteren Klinikern der Gicht beschäftigten sich vor allem DUCKWORTH und GARROD mit atypischer Gicht, die sich in seltenen Fällen von vornherein schleichend entwickelt. In neuerer Zeit hat sich besonders GOLDSCHEIDER mit der atypischen Gicht mehrfach befaßt. Seine Auffassung, mit der er zuerst 1912 hervortrat, ist folgende: „Die gichtische Stoffwechselstörung ist außerordentlich häufig und kommt in den mannigfaltigen Abstufungen vor. Das, was wir echte Gicht nennen, stellt nur den am meisten ausgeprägten Typ dar, welcher sich in einem kleineren Teil der Fälle findet und bei dem das Moment der Diathese am meisten hervortritt. Bei der atypischen Gicht, die eine abgeschwächte Form darstellt, handelt es sich nicht durchweg um eine eigentliche Diathese, sondern vielfach um übermäßige alimentäre Belastung und ungenügende Anpassung des Stoffwechselapparates sowie um ungenügenden Energieverbrauch. In ihren Folgen scheinen diese Momente der eigentlich gichtischen Diathese so ähnlich zu sein, daß gleichartige Krankheitsbilder resultieren."

Die Hauptcharakteristica der atypischen Gicht sind nach GOLDSCHEIDER nach der negativen Seite das Fehlen akuter Anfälle, nach der positiven das Vorhandensein von Tophi und Gelenkknirschen. EBSTEIN, der auch schon Tophi ohne akute Anfälle kannte, zögerte nicht, solche für ihn seltenen Fälle der regulären Gicht zuzurechnen. Die Zurechnung zur einen oder anderen Gruppe ist dabei ja lediglich eine Frage der Definition. Bei der Vieldeutigkeit von Gelenkgeräuschen liegt der Schwerpunkt der GOLDSCHEIDERschen Auffassung natürlich in dem Nachweis von Uratablagerungen. Ihnen hat er ganz besondere Aufmerksamkeit gewidmet. Er fand dabei Tophi nicht nur an den klassischen Stellen (Fingern und Ohrmuscheln), sondern sehr oft da, wo sie gewöhnlich nicht gesucht werden, in den Schleimbeuteln des Olecranon und der Kniescheibe (präpatellar), ferner in der Kreuzbeingegend (Ileosakralgelenk). Sind die Knoten uncharakteristisch und klein, so sind eine Fülle von Verwechslungen möglich, es sei denn, daß in jedem Falle histologisch oder chemisch der Nachweis eines echten gichtischen Tophus geliefert wird, was anscheinend aber nur ausnahmsweise geschah. In der Hand anderer Untersucher haben sich solche fraglichen Tophi als Bindegewebsverdickungen erwiesen. Mit Sicherheit spricht ein solcher negativer Befund auch nicht immer gegen die uratische Genese solcher Anschwellungen, da Harnsäureablagerungen selbst umfangreicher Natur wieder zur Resorption gelangen können. Gerade diese Tatsache beleuchtet die außerordentliche Schwierigkeit der Beurteilung. Es ist natürlich klar, daß erst recht die einfache Palpation, selbst bei einem sehr erfahrenen und kritischen Beobachter, in vielen Fällen einen großen Faktor der Unsicherheit in die Diagnose bringt.

Erst recht gilt dies für das Knirschen, das zuerst MAGNUS-LEVY bei gichtischen Erkrankungen der Gelenke, besonders des Kniegelenks, beschrieben und als „Gichtknirschen" bezeichnet hat. GOLDSCHEIDER berief sich dabei auf Kranke mit diesem Symptom, bei denen später das Auftreten von Tophi, ganz selten auch einmal von akuten Anfällen, die wahre Natur des Leidens enthüllte. Er findet dieselbe Form der Gelenkgeräusche sonst fast nur noch bei Fettleibigkeit und Leberschwellung.

Zuletzt ging GOLDSCHEIDER — ähnlich wie die Franzosen es schon länger tun — in der Auflösung des üblichen Gichtbegriffs noch einen Schritt weiter, indem er auch die Notwendigkeit des Nachweises von Tophi für die Diagnose der atypischen Gicht fallen ließ. Es wird nur noch auf das „Gelenkknirschen" Gewicht gelegt und daneben noch gleichzeitig vorliegenden Erscheinungen der Fettsucht, cardiovasculären und renalen Symptomen pathognomische Bedeutung zuerkannt. Selbst die von ihm als protopathische Gichtsymptome bezeichneten Gelenk- und Muskelschmerzen können fehlen. Sogar Fettleibigkeit mit Leberschwellung oder diese allein, sofern eine andere Genese nicht zu eruieren ist, erscheint ihm auf eine atypische Gicht verdächtig, nachdem er in drei Fällen echter paroxysmaler Gicht nur noch diese Erscheinungen fand.

Schon mit seiner ursprünglichen Umgrenzung des Begriffs der atypischen Gicht, welche das Vorhandensein von Tophi mit einschloß, stieß GOLDSCHEIDER auf großen, weitverbreiteten Widerstand bei den besten deutschen Gichtkennern, vor allem UMBER, BRUGSCH, SCHITTENHELM, GUDZENT u. a. Die Einwände beziehen sich vor allem auf die Vieldeutigkeit kleiner, als Tophi angenommener Knoten, insbesondere aber des Knirschsymptoms. In seiner letzten Mitteilung (1927) setzte sich G. mit seinen Gegnern auseinander. Er verwies dabei vor allem auf die Unzuverlässigkeit aller früher sehr hoch bewerteten chemisch-diagnostischen Hilfsmittel und hielt seinen Standpunkt nicht nur aufrecht, sondern erweiterte ihn, wie wir oben gesehen haben, sogar noch. Dabei lieferte er allerdings selbst neue Argumente gegen die Bedeutung des Gelenkknirschens, indem er darauf verwies, daß er dies Phänomen in 58,3% bei Frauen und nur in 21,8% bei Männern fand, woraus er den Schluß zieht, daß gichtische Frauen mehr zum „Knirschen" neigen als gichtische Männer. Abgesehen vielleicht von LICHTWITZ und STEINITZ, einem Schüler von GOLSCHEIDER, wird heute in Deutschland ziemlich einmütig die entscheidende Rolle des „Gelenkknirschens" für die Diagnose der atypischen Gicht abgelehnt. Es ist richtig, daß es in der charakteristischen Form ganz besonders häufig bei chronischen Gichtikern vorkommt, daneben zeigen es, wenn auch vereinzelt, nahezu alle differential-diagnostisch in Betracht kommenden chronischen Gelenkerkrankungen, vor allem die Infektarthritis, selbst da, wo die Gelenkflächen gar nicht, sondern nur die Gelenkkapseln erkrankt sind, und schließlich darüber hinaus sogar vereinzelte Gelenkgesunde. Das charakteristischste, schon auf die Entfernung hörbare Knirschen fand ich bei einer jungen Frau im Anschluß an starke Stauungsergüsse beider Knie bei einer puerperalen, nicht infektiösen, tiefen Femoralvenenthrombose. Die Gicht eine häufige Erkrankung zu nennen, widerspricht allen Tatsachen und vor allem den klaren Befunden der pathologischen Anatomie, deren Richtspruch wir uns bei einer anatomisch so leicht und klar faßbaren Krankheit doch auch hier unterwerfen müssen. Wenn unter über 32 000 Obduktionen der Charité in Berlin nur 76 mal eine Gicht gefunden wurde und dies ausnahmslos nur bei Männern, so ist damit die Seltenheit der Gicht zumal beim weiblichen Geschlecht in unwiderlegbarer Weise sichergestellt.

Ich persönlich mache mir die GOLDSCHEIDERsche Auffassung nur insofern zu eigen, daß ich eine atypische Gicht als sicher vorliegend auch dann annehme, wenn, ohne daß je Paroxysmen da waren, einwandfreie Tophi mit oder ohne Gelenkknirschen vorhanden sind bzw. gewesen sind. Dabei gebe ich gerne zu, daß mit dieser Auffassung vielleicht nicht restlos jeder Fall erfaßt werden kann. Ich halte diesen möglichen Nachteil aber für weit geringer als den sicher vorliegenden Schaden, der dadurch angerichtet wird, daß eine nachgewiesenermaßen sehr seltene Krankheit unter Vernachlässigung fast aller dafür charakteristischen Symptome durch Überbewertung eines einzelnen, uncharakteristischen Befundes zu einem häufigen Leiden gestempelt wird. Wir dürfen uns dann nicht mehr darüber wundern, wenn Laien immer wieder ihren Rheumatismus als Gicht bezeichnen.

Auf der anderen Seite verstehe ich sehr wohl, daß therapeutische Maßnahmen nicht von einer strengen Diagnosestellung abhängig gemacht zu werden brauchen, und daß man sich auf den Standpunkt stellen kann, in jedem unklaren Falle, in dem eine gichtische Natur des Leidens in Betracht kommt, die Behandlung wie bei echter Gicht zu gestalten.

Noch einen Schritt weiter wie GOLDSCHEIDER gingen manche französische Kliniker, wie z. B. LANCERAUX, BOUCHARD und zum Teil auch LE GENDRE, indem sie behaupten, daß der mit Gicht Belastete schon von Kindheit an zu gewissen Krankheiten neige, ganz unabhängig davon, ob er später in typischer oder atypischer Form von Gicht befallen wird. Als solche Zeichen gichtischer Veranlagung gelten in der ersten Kindheit Neigung zu Ekzemen, vor und in der Pubertätsjahren die Häufung von hartnäckigen Katarrhen der oberen Luftwege mit und ohne Asthma, von Anginen, Auftreten von Gelenkrheumatismus, Urticaria, Migräne, Nasenbluten, Augenentzündungen und Herpes. Selbst frühzeitige, nicht durch Geschlechtskrankheiten oder Tuberkulose entstandene Katarrhe der Harnwege und Entzündungen der männlichen Geschlechtsorgane werden hierher gerechnet. Nach abgeschlossener Wachstumsperiode soll es häufig zu Dermatosen, vor allem zum Ekzem, das vorzugsweise an den Fingern lokalisiert ist, kommen. Nimmt man hinzu, daß andere Autoren noch außerdem anfallsweise Magendarmbeschwerden, Steinanfälle, ja selbst Lungenentzündungen zu den Erscheinungsformen hereditärer Gicht rechnen, so haben wir das bunte Bild des *Arthritismus* bzw. der Lithämie, in dem überhaupt kaum eine Krankheit fehlt, vor uns. In Deutschland hat man dieser nahezu völligen Auflösung des Gichtbildes ganz allgemein ziemlich schroff ablehnend gegenübergestanden. Vor allem HIS, PFAUNDLER und KREHL haben dazu kritisch Stellung genommen und versucht einen gesunden Kern aus diesem undefinierbaren Wust von Beobachtungen, Eindrücken, Hypothesen usw.

herauszuschälen und dafür exakte Grundlagen zu suchen. Auch in Frankreich selbst haben solche Bestrebungen eingesetzt. Man kann nicht sagen, daß dabei bisher viel Befriedigendes und Greifbares herausgekommen ist. Vor allem fehlt das große statistische Material, das wirklich zahlenmäßig die vermuteten Zusammenhänge, die natürlich nicht von vornherein überall abzulehnen sind, erweist. Für die praktische Orientierung genügt es, auf solche möglichen pathogenetischen Verknüpfungen zu achten.

Schließlich sind auch die von HEBERDEN 1811 beschriebenen und nach ihm genannten Knoten an den End- und Mittelgelenken der Finger und seltener auch der Zehen als pathognomisch für eine atypische Gicht angesehen worden, und bei vielen Laien und manchen Ärzten geschieht das auch heute noch. Es handelt sich dabei aber um Verdickungen der Gelenkkapseln, manchmal mit Einschluß kleiner Knochenstückchen, vor allem aber um Knochenverdickungen und -neubildungen der Phalangen in Gelenknähe, meist ohne Gelenkkopfveränderungen. Nach den histologischen Untersuchungen vor allem von BROGSITTER kann es heute keinem Zweifel unterliegen, daß diese Veränderungen mit Gicht nichts zu tun haben, sondern in das Gebiet der Arthrosis deformans (POMMER) gehören.

γ) Die Beziehungen der Gicht zu anderen Krankheiten

Am nächsten ist zweifellos die heredokonstitutionelle Verknüpfung der Gicht mit den beiden großen Stoffwechselschwesterkrankheiten Diabetes und Fettsucht. Wir fußen hier auf einem großen Zahlenmaterial der verschiedensten Autoren, das zum Teil schon S. 885 erwähnt wurde. SECHEL [unter UMBER (Z)] hat vor allem die Beziehungen zum Diabetes zu klären versucht. Es zeigte sich dabei, daß Gicht in Diabetiker-Familien seltener ist als Fettsucht. Auf 391 Zuckerkranke entfielen nur 10 Gichtkranke. Die Belastung der Diabetiker mit Gicht wird von älteren Autoren sehr wechselnd angegeben, zu 3% von CAUTAIN, mit 4,2% von v. NOORDEN, mit 7,8% von KÜLZ, mit sogar 13% von GRUBE (Lit. bei E. GRAFE). Ebenso wechseln die Angaben über die Kombinationen beider Krankheiten zwischen 0,5% und 8% des Diabetikermaterials. Bei den Schwierigkeiten, für die Beurteilung der hereditären Verhältnisse wirklich zuverlässige Angaben zu erhalten, sind die hier errechneten Prozentzahlen natürlich sehr problematisch. Unter Gicht ist natürlich stets nur die echte paroxysmale Form verstanden. Bei der Seltenheit dieser Krankheit an sich ist die Häufung bei Diabetikern (bis 8%) so auffallend, daß hier konstitutionelle Verknüpfungen irgendwelcher Art wohl angenommen werden müssen. Auffällige Fettsucht fand GUDZENT (Z) in seinem Material nur 10mal (= 3,5%), darunter 7mal hereditäre, eine Zahl, die auffallend niedrig erscheint, vor allem im Gegensatz zu französischen Angaben.

So spricht viel für innere Zusammenhänge der drei Stoffwechselkrankheiten, angesichts ihrer grundverschiedenen Genese läßt sich aber vorläufig keinerlei Vorstellung darüber machen, was in der Tiefe der Konstitution sie verknüpft.

Auch *Blutkrankheiten* sind mit der Gicht in Zusammenhang gebracht worden. Hier dürfte die Sachlage klarer sein. Bei Leukämikern sind, vor allem autoptisch, Harnsäureablagerungen gefunden worden, ebenso vereinzelt auch Gichtanfälle. Beiden Gruppen von Fällen ist gemeinsam die gewaltige Zunahme der Harnsäure durch Bildung und Zerfall von Nucleinsubstanzen aus den Kernen der massenhaft gebildeten weißen Blutkörperchen bei der Leukämie. Dementsprechend wird auch vermehrt Harnsäure gefunden, was auch in der manchmal erhöhten Menge der Blutharnsäure zum Ausdruck kommt. Bei der geringen Löslichkeit ihrer Salze sind Uratablagerungen leicht zu verstehen, es ist das aber keineswegs gleichbedeutend mit einer Gicht. Die Erwägungen sind hier durchaus die gleichen wie bei der Pneumonie und der Uratsteinbildung. Kombinationen von Leukämie mit echter Gicht sind Zufälligkeiten, die höchstens in der Weise miteinander verknüpft werden können, daß bei Gichtikern oder gichtisch Belasteten die Leukämie aus den genannten Gründen die Rolle der auslösenden Ursache spielt.

δ) Die Differentialdiagnose der Gicht

Der echte akute Gichtanfall mit Sitz im Grundgelenk der Großzehe, seinen dyspeptischen Vorboten und seinen klinischen Erscheinungsformen (plötzlicher Beginn, heftiger Schmerz, livide Röte und Schwellung) ist so charakteristisch, daß er im allgemeinen nicht verkannt wird. Immerhin gibt es auch hier Verwechslungsmöglichkeiten, vor allem im Beginn und zwar mit einer akuten Infektarthritis, die monarticulär auftritt und zufällig und atypisch gerade das Großzehengelenk erfaßt. Die eitrige Gelenkentzündung steht hier an erster Stelle. Wegen der therapeutischen Konsequenzen kann eine Fehldiagnose hier manchmal verhängnisvoll werden, zumal wenn der Kranke sich zuerst dem Chirurgen präsentiert. Lymphangitis und Lymphadenitis helfen manchmal die Diagnose klären, oft aber gibt erst der Verlauf die Entscheidung, indem der Gichtanfall abklingt, die eitrige Entzündung bestehen bleibt, eventuell sich ausdehnt. Differentialdiagnostisch an zweiter Stelle steht die Polyarthritis rheumatica acuta, die vereinzelt einmal auch monarticulär an einem kleinen Gelenke auftreten kann. Hier steht der Gelenkerguß gegenüber der Weichteilschwellung im Vordergrunde, und in der Regel folgen weitere Gelenke nach. Weit seltener kommt eine gonorrhoische Arthritis in Betracht, deren wahre Natur durch anderweitige charakteristische Erscheinungen (Genitalaffektion) und besondere Reaktionen (auf Arthigon) meist unschwer zu erkennen ist. Gelenkmetastasen anderer akuter Infektionen gerade an dem „Gichtgelenk" kommen gleichfalls vor, vor allem bei Pneumokokkeninfektionen, sind aber durch das Grundleiden gewöhnlich in ihrer Genese klar. Eventuell entscheidet eine vorsichtige Gelenkpunktion.

Sehr viel schwieriger ist die Natur eines Gichtanfalles zu erkennen, wenn nicht die typischen Gelenke ergriffen werden. Sind vorher die gewöhnlichen Manifestationen der Krankheit einmal dagewesen, so ist das natürlich ein Indizienbeweis. Bis zur Unmöglichkeit schwierig kann die Beurteilung werden, wenn ein Trauma des betreffenden Gelenkes oder seiner Nachbarschaft voraufging und so als locus minoris resistentiae Wegbereiter des vielleicht ersten Gichtanfalls gewesen ist. In zweifelhaften Fällen kann die Diagnose ex juvantibus gefördert werden, d. h. durch Reaktion auf Kolchikumpräparate, wie z. B. LICHTWITZ (Z) es mit Recht empfiehlt.

Je schwächer und uncharakteristischer der akute Anfall ist, um so leichter wird er verkannt. Gerade bei den Füßen ist eine Fülle von Verwechslungsmöglichkeiten (Druck schlecht sitzender Stiefel, Verstauchungen, Umknickungen usw.) möglich.

In Laienkreisen wird vielfach dem Auftreten von Uratniederschlägen im Harn (Ziegelmehlsediment) besondere pathognostische Bedeutung zuerkannt. Das ist selbstverständlich ein großer Irrtum, denn für den Ausfall von harnsauren Salzen ist ihre Menge im Urin nur ein Faktor, und nicht einmal der wichtigste. Viel wichtiger ist die Umgebungstemperatur, d. h. die Kälte. Aber selbst quantitative Bestimmungen führen hier nur dann weiter, wenn einige Tage hindurch purinfreie Kost gegeben wurde und der Harnsäuregehalt des Urins trotz normaler und gleichmäßiger Diurese abnorm niedrige Werte aufweist oder starken Schwankungen unterliegt. Noch zweckmäßiger sind Belastungsproben mit genau bekannten Mengen purinhaltiger Substanz, eventuell von Nucleinsäure selbst, auf der Basis der sonst purinfreien Kost. Unvollständige und stark verzögerte Ausscheidung sprechen sehr, wenn auch keineswegs endgültig entscheidend, für das Vorliegen einer Gicht, wobei immer Voraussetzung ist, daß nicht eine echte Nephritis mit Ausscheidungsanomalien vorliegt.

Eine Zeitlang wurde die *Blutharnsäurebestimmung* in das Zentrum der chemischen Gichtdiagnose gestellt, und es galt der Satz: Keine Gicht ohne Erhöhung des Harnsäurespiegels im Blute (Werte über 4 mg-%). Leider erwies sich das in dieser Absolutheit als trügerisch. Je besser die Methode und je umfassender die Untersuchungen wurden, desto mehr ergab sich die mangelnde Zuverlässigkeit dieses Kriteriums, selbst unter besten Versuchsbedingungen (Nüchternheit, Vermeidung von Salicylaten und Atophan.)

So fand GUDZENT (Z) bei 30% seiner echten Gichtiker normale Werte, und die meisten Autoren bestätigten das im Prinzip. Auch UMBER, LICHTWITZ (Z), THANNHAUSER (Z) u. a. verhalten sich gegenüber diesem Kriterium skeptisch. BÜRGER (1950) gibt allerdings für 60 Kranke der Leipziger Klinik in 56 Fällen Werte über 4 mg-% hinauf bis zu 12 mg-% an. BAUER u. KLEMPERER (Z) fanden mit der Methode von FOLIN oder BENEDICT bei 98% ihrer Gichtiker Werte über 6 mg-%. JACOBSEN, TALBOT, SMITH u. Mitarb. (Lit. bei LÖFFLER), STECHER, HERSH und SALOMON sowie HAUGE und HARWALD (1955) beschrieben Hyperurikämie in Gichtikerfamilien auch ohne gichtische Symptome oder sonstige Ursachen von Hyperurikämie. Der positive Befund stark erhöhter Blutharnsäurewerte dürfte bei einem akuten Gelenkschmerzanfall im allgemeinen beweisend sein. Geringe Erhöhungen finden sich auch manchmal im Fieber und bei anderen differentialdiagnostisch in Betracht kommenden Erkrankungen. Auch der urikämische Quotient (Verhältnis der gesamten Blutharnsäure zur gesamten endogenen Harnsäure) von BRUGSCH (Z) ist nicht absolut beweisend.

Je mehr wir uns von der typischen Gicht entfernen, um so schwieriger wird die Diagnose. Chronische Gelenkveränderungen, auch wenn sie nicht in der S. 890 geschilderten charakteristischen Art vorhanden sind, bei einem Kranken, der einmal einen typischen akuten Anfall durchgemacht hat oder sichere Tophi, die immer entscheidend sind, besitzt, sind natürlich immer auf chronische Gicht sehr verdächtig und meist sogar beweisend, obwohl auch sichere Kombinationen von Gicht und chronischer deformierender Arthritis vorkommen.

Von *chronischen Gelenkerkrankungen* kommen differential-diagnostisch die chronische Infektarthritis, die Arthrosis deformans sowie die sehr seltene, endokrine chronische Periarthritis (destruens) von UMBER in Betracht, ferner die Osteoarthrosis alkaptonurie (Ochronose), die hämophile Osteoarthrose und schließlich auch neuropathische Arthropathien. Diese letzteren Formen machen wegen der charakteristischen Grundkrankheiten nur sehr selten diagnostische Schwierigkeiten. Bei der großen Häufigkeit gerade der beiden ersten Formen der Gelenkerkrankung und der Seltenheit einer echten chronischen Gicht wird man im allgemeinen eher die richtige Diagnose treffen, wenn man eine chronische Gicht erst in letzter Linie in Erwägung zieht. Die chronische Infektarthritis ist im allgemeinen polyartikulär, nur einzelne Formen wie die gonorrhoische, die tuberkulöse und die luische können sehr oft lediglich ein Gelenk und zwar meist ein mittleres erfassen. Glücklicherweise läßt sich die Natur gerade dieser drei Arten meist durch besondere Untersuchungen feststellen, bei der gonorrhoischen Arthritis sind es die Anamnese, die Reaktion auf Arthigon, bei der tuberkulösen rein lokal die oft hochgradige Mitbeteiligung der Weichteile, der Nachweis anderer spezifischer Manifestationen im Körper, eventuell die Reaktion auf Tuberkulinpräparate, bei der viel selteneren luischen Form der Ausfall der Luesreaktionen. Bei anderen noch selteneren Arten, die durch abgeschwächte Pneumokokken, Streptokokken, Staphylokokken, Typhus,

Dysenterie usw. bedingt sind, ist der Nachweis der Natur manchmal durch vorsichtige Gelenkpunktionen mit chemischer, mikroskopischer und vor allem bakteriologischer Untersuchung zu führen. Jeder Infektarthritis ist gemeinsam die mehr oder weniger ausgesprochene Mitbeteiligung des Gesamtorganismus, das häufige Vorhandensein zum mindesten subfebriler Temperaturen und die fast stets beobachtete Erhöhung der Blutkörperchensenkungsgeschwindigkeit. Bei der Vieldeutigkeit gerade dieser letzteren Erscheinung ist mit erhöhten Werten allerdings nicht allzuviel anzufangen, dagegen sprechen normale Zahlen mit großer Wahrscheinlichkeit, wenn auch natürlich keineswegs mit Sicherheit, gegen den infektiösen Charakter einer Arthritis (Näheres darüber bei KATZ u. LEFEKOWITZ), während bei der chronischen deformierenden Arthrose und der chronischen Gicht die Werte sehr oft normal sind. Genetisch ist allen Infektarthritiden gemeinsam, daß sie primär die Gelenkkapsel ergreifen und erst, wenn überhaupt, sekundär auf den Knorpel übergehen. Wie vorsichtig man mit der Ablehnung einer Gicht bei Jugendlichen sein muß, zeigt eine instruktive Beobachtung von BAUER u. F. KLEMPERER (Z). Ein 14jähriger Junge hatte bis zum Alter von 19 Jahren zahlreiche Attacken von akuter Gelenkentzündung ohne Endokarditis, die für akuten Gelenkrheumatismus gehalten wurden, bis ihn KLEMPERER in einer solchen Attacke sah und einen Serumharnsäuregehalt von 9—14,8 mg-% und Tophi fand.

Weit größer noch als bei der Infektarthritis sind die differentialdiagnostischen Schwierigkeiten gegenüber der Osteoarthritis deformans oder Arthropathia deformans (F. v. MÜLLER), denn hier ist auch primär der Knorpel befallen. Die Bilder sind ungeheuer mannigfaltig, der Beginn ist meist schleichend, befallen sind vorwiegend größere und mittlere Gelenke, von kleineren vor allem die Wirbelgelenke. Die endokrinen, alkaptonurischen, hämophilen und neuropathischen chronischen Arthropathien sind sehr selten und fast immer durch andere Zeichen des zugrunde-liegenden Leidens in ihrer Genese erfaßbar. HENCH (Z) weist mit Recht darauf hin, daß das Zusammentreffen einer unklaren chronischen Arthritis mit Nierenschädigung immer verdächtig auf Gicht ist.

Auf die Differentialdiagnose der verschiedenen chronischen Arthropathien im einzelnen — eines der schwierigsten und unklarsten Kapitel dieses Grenzgebietes von innerer Medizin und Chirurgie — kann hier natürlich nicht eingegangen werden (vgl. darüber die eingehende Darstellung von UMBER, ferner die einschlägigen Kapitel in den Handbüchern der inneren Medizin und Chirurgie, vor allem die neueren Bearbeitungen von KÖNIG, SEIFERT u. a. in der „Chirurgie" von KIRSCHNER u. NORDMANN).

Je mehr man sich bemüht, das Bild der chronischen atypischen Gelenkgicht aus der verwirrenden Fülle chronischer, nicht gichtischer Arthritiden herauszuheben, um so hoffnungsloser wird das Bemühen. Wie wenig das feine Knirschen geeignet ist, hier Klarheit zu bringen, wurde schon erwähnt, wenn auch zuzugeben ist, daß dieses Phänomen bei allen anderen chronischen Arthropathien viel seltener ist. In manchen Fällen kann das Röntgenverfahren die dringend erwünschte Klärung bringen. Die S. 896 beschriebenen und abgebildeten Loch- und Cystendefekte kommen in charakteristischer Form nur ausnahmsweise einmal bei einer chronisch deformierenden Arthritis mit Cystenbildung oder bei Knochentumoren vor. Andererseits sind sie allerdings gerade bei der primär chronischen Gicht viel seltener als bei der paroxysmalen Form.

ε) Die pathologische Anatomie und Histologie der Gicht

Bei der Sinnfälligkeit der gichtischen Veränderungen in schweren Fällen ist es verständlich, daß pathologisch-anatomische Studien hier schon sehr früh einsetzten. Die Eröffnung eines schwer erkrankten Gichtikergelenks ergibt ein außerordentlich eindrucksvolles Bild, wie die sehr instruktiven bunten Abbildungen im Buche von UMBER und die Abb. 74 von LANG aus dem HENKE-LUBARSCH-RÖSSLEschen Handbuch der speziellen pathologischen Analytik und Histologie zeigen. Die ergriffenen Gelenke und ihre Nachbarschaft sind besonders in ihren knorpeligen Anteilen überkrustet und durchsetzt von kleinen zum Teil einzelstehenden, zum Teil konfluierenden Herden, in deren Bereich Knorpel- und Knochengewebe nekrotisch geworden sind. Selbst bis in die Markräume schieben sich oft die Herde vor. Manche, besonders kleine Gelenkflächen sehen wie mit Zuckerguß überzogen aus. In schweren Fällen, die bei den großen Gelenken meist nicht so häufig sind, reichen die Tophi bis in die subchondralen Markräume hinein und zehren das Knochengewebe, an dessen Stelle sie sich setzen, auf.

Durch diese charakteristischen, makroskopischen Befunde war zunächst nur festgestellt, daß die gichtischen Anschwellungen der Gelenke durch fleckweise Anhäufung von Uratkrystallen, besonders im Gebiete des Knorpels, da-

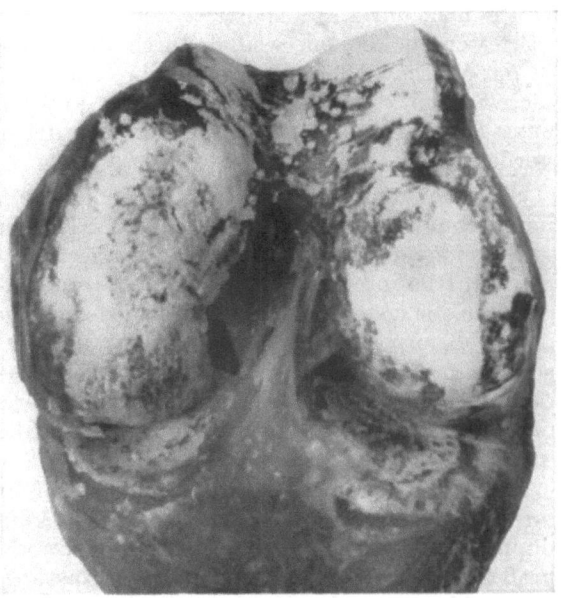

Abb. 74. Eröffnetes Kniegelenk eines Gichtikers mit charakteristischen Harnsäureinkrustationen (nach LANG)

neben aber auch im Knochen selbst und in den Gelenkmembranen mit schweren sekundären Zerstörungen und reaktiven Entzündungen in ihrer Nachbarschaft bedingt sind.

Über das Wesen und vor allem die Entwicklung dieser schweren Veränderungen waren Aufklärungen natürlich nur von histopathologischen Studien zu erwarten. Man durfte dabei hoffen, auch von dieser Seite her dem Wesen dieser rätselhaften Krankheit näher zu kommen.

GARROD war auch auf diesem Gebiete grundlegend, ihm folgten CHARCOT, EBSTEIN, ROSENBACH und französische Kliniker (Lit. bei BROGSITTER). Aus neuerer Zeit seien vor allem die grundlegenden Arbeiten von F. MUNK, BROGSITTER (unter F. v. MÜLLER) und die monographische Darstellung von POMMER erwähnt, welche die vorher bestehenden wesentlichen Lücken unserer Kenntnisse in umfassender, wenn auch leider manchmal sich widersprechender Weise ausgefüllt haben. Insbesondere BROGSITTER verfügt über ein sehr großes außerordentlich vielseitiges und eingehend untersuchtes Material von 18 Fällen typischer Gicht. Seine Befunde an den Gichtgelenken sind so überzeugend, daß sie vor allem der folgenden Darstellung zugrunde gelegt sind.

Die Histologie der *Hauttophi* ist relativ einfach und schon seit Jahrzehnten geklärt, vor allem durch die Arbeiten von BENEKE, RINDFLEISCH, HIS und FREUDWEILER u. a. (Lit. bei LÖFFLER u. KOLLER). Das Zentrum eines derartigen Knotens wird von Büscheln von Mononatriumuratkristallen eingenommen, die von einer mehr oder minder breiten Kapsel von Bindegewebe umhüllt sind. Die Anlagerung der Schichten erfolgt dabei meist in der Weise, daß die jüngeren Zellagen zentral, die älteren an der Peripherie gelegen sind. In die jugendlichen Schichten sind große mehrkernige Zellen, sogenannte Riesenzellen, eingelagert, die zum Teil die Uratkristalle berühren, teils sie sogar aufgenommen haben. HIS und FREUDWEILER haben den experimentellen Nachweis phagocytärer Eigenschaften solcher Riesenzellen erbringen können. Besonders wichtig ist ihre Feststellung, daß hierdurch Urate nicht nur abtransportiert, sondern in gewissem Umfange sogar in loco zerstört werden können, weil dadurch die manchmal beobachtete Verkleinerung, ja das Verschwinden von Tophi, ihre Aufklärung finden. In der Literatur sind diese Stellen zum Teil als LITTENsche Freßzellen bezeichnet, doch weist GUDZENT (Z) darauf hin, daß in LITTENs Arbeit gar keine derartigen Angaben vorliegen.

Sehr viel komplizierter liegen natürlich die Dinge beim *Gelenktophus*, weil das umgebende Gewebe hier viel komplizierter gebaut ist, viel mehr geschädigt wird und weit stärker und vielseitiger reagiert als die Haut und das Unterhautzellgewebe. Hier interessieren vor allem die ersten Anfänge. Während fast alle älteren Autoren den ersten Beginn des Uratniederschlages primär nach Art einer Metastase in den Knorpel verlegten, gewann MUNK die Vorstellung, daß die Uratniederschläge primär im saft-, d. h. gefäßreichen Gebiete der Synovialis, im Mark, in den Schleimbeuteln, Sehnenscheiden, dem Periost usw. auftreten und erst sekundär in konzentrierter Lösung in die oberflächlichen Knorpelschichten eindringen und hier von neuem ausfallen.

Zugunsten dieser Ansicht ließ sich die Gefäßarmut der obersten Korpelschichten, ferner der hohe Harnsäuregehalt der Gelenkflüssigkeit (nach BASS u. HERZBERG doppelt so groß wie im Serum) anführen. BROGSITTER hat sich an der Hand seines großen Materials wieder für die alte Auffassung eingesetzt. Er nimmt an, daß die erste Ablagerung der Uratkristalle in der oberen Knorpelschicht erfolgt, teils in den Knorpelzellen selbst, teils aber wohl auch in der Intercellularsubstanz, doch läßt sich nicht bestreiten, daß koordiniert ganz analog den Tophi an anderer Stelle zum Teil unabhängig davon, auch primäre Ablagerungen in der Gelenkkapsel usw., vorkommen können.

Die Symptome des akuten Gichtanfalls erklärt sich BROGSITTER in sehr plausibler Weise so, daß ein die oberste Knorpelschicht vorwölbender Harnsäureherd unter dem Einflusse irgendwelcher mechanischer Insulte, zum Teil auch durch plötzliches Wachstum, in das Gelenkinnere einbricht. Durch die dabei austretenden harnsauren Salze wird das empfindliche, blutgefäß- und nervenreiche Synovialgewebe in einen akuten entzündlichen Reizzustand versetzt, der sich in heftigen Schmerzen äußert. Im Gegensatz dazu rechnet POMMER die Synovitis in ihren verschiedenen Schattierungen (Exsudat- und Gewebsbildung) zu den für die Gelenkgicht wesentlichen und sie von vornherein und andauernd begleitenden Veränderungen. Wenn die den Knorpel überkleidende Überwachungsmembran im Gegensatz zu den darunter liegenden Inkrustationen vielfach frei von Uraten befunden wurde, so führt POMMER das auf ungeeignete, die Urateinlagerung zur Auflösung bringende Vorbehandlung zurück. Unter günstigeren Umständen erweist sich die Überwachungsmembran als dicht von Urateinlagerungen durchsetzt. Die gleichen Erwägungen stellt POMMER für den „schmalen Randsaum" des Knorpels an, der nach Untersuchungen von M. B. SCHMIDT, BROGSITTER u. a. früher als relativ frei von Kristallmassen angegeben wurde.

Für die chronisch entzündlichen Erscheinungen am Knorpel ist vor allem die Entwicklung der primären Uratablagerungen gegen den Knochen zu von Bedeutung. Hier beherrschen degenerative und proliferative Erscheinungen das Bild, was durch die Reiz- und Zerstörungswirkung der harnsauren Salze ohne weiteres verständlich ist.

Der Druckreiz führt gewöhnlich zunächst zu bandartigen Verdichtungen der Grundsubstanz, zum Teil mit Kalkeinlagerungen, die wie eine Knochenschale die Knorpeltophi umgeben können. Die Urateinlagerung gewinnt allmählich immer mehr an Tiefenausdehnung, subchondrale Gefäßbahnen werden eröffnet und erweiterte Capillaren schieben sich gegen die Epiphysenrinde vor.

Während nach MUNK auch primäre subchondrale Tophi ohne Gelenkknorpelbeteiligung vorkommen sollen, sah BROGSITTER sie nur bei bereits schweren Zerstörungen der Gelenkflächen, so daß er in jedem Falle hier Sekundärwirkungen annimmt. Sogenannte Marktophi sollen nach ihm in der Weise zustandekommen, daß die Knorpeltophi durch Apposition und zunehmenden Druck die knöcherne Rinde auflockern und zur Resorption bringen und so an die das Markraumgebiet abschließende Lamellenschicht heranrücken, die schließlich ihrerseits oft auch nicht mehr standhalten kann. Durch weitergreifende Nekrosen kommt es, ,,daß sich somit das Soda-Urat bis zu einem gewissen Grade selbst den Weg ins Epiphyseninnere bahnt''.

Sobald mehrere kleinere Marktophi zusammenfließen und einen größeren Nekroseherd schaffen, gelingt der Nachweis oft schon intravital im Röntgenbild in der Gestalt der oben beschriebenen Lochdefekte und Cysten S. 894. Es ist klar, daß die Herde schon eine gewisse Größe haben müssen, um gegenüber der großen Masse unveränderten schattengebenden Knochens als sichere Aufhellungszonen sich abzuheben. BROGSITTER beschreibt fast kirschenkerngroße Herde, die der Darstellung entgangen sind. Es ist selbstverständlich, daß erst recht die Anfangsstadien in der Knorpelschicht röntgenologisch nicht in irgendwelcher Weise gefaßt werden können. Selbst millimeterdicke Uratablagerungen machen höchstens eine gewisse Verwaschenheit der Gelenkkonturen, die so vieldeutig ist. Daß die Lochdefekte auch nicht völlig eindeutig für Gicht sind, wurde schon oben erwähnt. Untersucht man solche größeren Defekte und Cysten nach Lösung des Uratinhaltes histologisch, so findet man ganz ähnliche Strukturen wie bei den Hauttophi, vor allem im Wandbelag die vielkernigen mächtigen Riesenzellen neben einem dichten Zellsaum großer strukturloser, schlecht färbbarer Massen. Junge und alte Marktophi lassen sich manchmal unterscheiden, teils durch ihre Lage — die jüngeren sind meist knorpelnäher — teils durch ihre Verbindung mit den Einbruchstellen, die bei den jüngeren meist noch besteht.

Im Gegensatz zu dieser wohl meist akzeptierten Anschauung leugnet POMMER, daß es sich bei diesen Knorpelveränderungen um echte Nekrosen handelt. Bei dem von ihm geübten Behandlungsverfahren der Knorpel fand er vielmehr eine kolloid-leimartige Rückstandsubstanz mit deutlicher Matrizenzeichnung. Diese Befunde sind für ihn so charakteristisch für die Gicht, daß er eine scharfe Abtrennung von der gerade von ihm besonders eingehend studierten Osteoarthrositis deformans vornimmt und demgemäß aufs schärfste die Ansicht von F. v. MÜLLER, BROGSITTER u. a., zum Teil auch von MUNK bekämft, die Übergänge nebst Mischformen von der echten Gicht zur Arthropathia deformans annehmen.

In der Nachbarschaft größerer Ablagerungen wuchern meist auch aus dem subchondralen Markraum heraus die Gefäße, so daß es zu einer fortschreitenden Vascularisierung und Ossifikation des Gelenkknorpels, ja geradezu zur Entwicklung von Knochenwülsten als Ausdruck der Reizung kommen kann. Durch solche Knochenappositionen erscheinen die Marktophi viel tiefer gelegen und die Spuren ihrer Rindenentwicklung verwischt.

Es ist selbstverständlich, daß bei einer irgendwie stärkeren Knorpelschädigung auch das Synovialgewebe in Mitleidenschaft gezogen wird in Gestalt starker

Rötung und Schwellung, die besonders an den Zotten zu dicken Wülsten führen können. Bei noch schwererer Affektion sind auch Sehnen und Bänder von Tophi befallen und schließlich auch die Gelenkkapsel selbst. Dadurch kommt es dann zu erheblichen Behinderungen der Funktion, Versteifung und schließlich zu bindegewebigen Ankylosen. Bei letzteren ist allerdings in erster Linie die Synovialis beteiligt, die mit den usurierten Knochenoberflächen Verwachsungen eingeht und schließlich beide Gelenkflächen fibrös miteinander verlötet.

Knöcherne Ankylosen scheinen demgegenüber sehr selten, obwohl ein Kenner der Krankheit wie DUCKWORTH sie als charakteristisch für die Gicht ansieht.

Auch die HEBERDENschen Knoten wurden früher, wie schon erwähnt, als solche typischen Zeichen angesehen und zwar als Ausdruck einer besonders chronisch verlaufenden atypischen Gicht, zumal beim weiblichen Geschlechte. Französische und englische Autoren finden sie vor allem bei mit Gicht Belasteten. In Deutschland hat vor allem PFEIFFER-Wiesbaden sich mit den Gichtfingern befaßt. Er findet sie, wie auch spätere Untersucher, vor allem L. WICK, unverhältnismäßig oft bei Gichtikern jenseits des 6. Lebensjahrzehntes. Ihr Auftreten gerade beim weiblichen Geschlechte in diesem Lebensalter hat WICK veranlaßt, sie auf innersekretorische Störungen des Genitalapparates zurückzuführen. Da Uratniederschläge bisher nie in solchen Knoten gefunden wurden, wird besonders durch MUNK ihre gichtische Natur abgelehnt. BROGSITTER nimmt einen vermittelnden Standpunkt ein, indem er meint, daß ebenso wie die Arthropathia deformans auch die Gicht zu solchen Knochenwucherungen Veranlassung geben könne. Dem Endzustand vermag man aber nicht mehr anzusehen, welche Ursache primär den Anstoß gegeben hat.

Wenden wir uns von den artikulären pathologisch-anatomischen Befunden bei der Gicht zu den extraartikulären, d. h. den Veränderungen bei der visceralen Gicht zu, so fehlen hier, wenn man von einzelnen Uratherden, die fast in allen Organen beim Gichtiker gefunden werden, absieht, alle charakteristischen Züge.

Immerhin ist nach dem großen Material von GUDZENT die Sklerose und Atheromatose der Blutgefäße, vor allem an den Nieren, aber auch am Herzen, ein so regelmäßiger Befund, daß hier vielleicht doch ursächliche Beziehungen vorliegen, wenn auch der makroskopische oder mikroskopische Befund dafür nichts Charakteristisches bietet. E. F. TRAUT u. Mitarb. fanden einmal Harnsäurekristalle in der Intima von Gefäßen und in organisierten Thromben. Es war der einzige Gichtfall unter 10036 Sektionen. Für die Nieren meint zwar BROGSITTER, daß das starke Hervortreten entzündlicher Vorgänge die Gichtniere ebenso wie die Bleiniere von den gewöhnlichen Schrumpfnieren unterscheidet, doch wird dem von anderer Seite, so von GUDZENT, mit guten Gründen entschieden widersprochen.

ζ) Die Stoffwechselpathologie und Pathogenese der Gicht

Klinik, pathologische Anatomie und Chemie deuten übereinstimmend darauf hin, daß bei der Gicht ein pathologisches Verhalten der Harnsäure vorliegt. Vor allem durch die neueren sehr mühsamen Untersuchungen besonders amerikanischer Autoren sind wir heute über den normalen Abbau der Nucleinsäuren, den Muttersubstanzen der Harnsäure, einigermaßen orientiert, wenn auch gerade hinsichtlich des Abbaus der Purine und vor allem der Pyrimidine, die aber für die Gicht weniger von Interesse sind, noch große Lücken hinsichtlich unseres Wissens klaffen.

Nichts spricht heute dafür, daß der Abbau der Nucleinsäuren im Darm oder in den Geweben *qualitativ* ein anderer ist als in der Niere. So ist das Gichtproblem nach wie vor ein Harnsäureproblem. Stellen wir die meist, wenn auch nicht immer bestehende Hyperurikämie, die aber auch nicht streng spezifisch für diese Krankheit ist, in das Zentrum der Betrachtung, so bestehen offenbar 3 Möglichkeiten: 1. entweder wird die Harnsäure ($\overline{U}$) in abnorm großen Mengen gebildet oder 2. sie wird vermindert ausgeschieden oder 3. sie wird in vermindertem Maße im Körper zerstört. Sicher ist, daß es zum mindesten zeitweise zu einer pathologischen Ablagerung der Säure und ihrer Salze an bestimmten Körperstellen kommt. Sobald man dazu übergeht, die Ablagerung der Harnsäure im gesamten Körper zu bestimmen, beginnen aber schon die Schwierigkeiten und Divergenzen der Ansichten, die zum großen Teile auf die enormen Schwierigkeiten, kleine Mengen von Harnsäure in den Geweben mit Zuverlässigkeit nachzuweisen, zurückzuführen sind.

Wie schon oben angegeben wurde, verhalten sich nach den Untersuchungen von GUDZENT u.a., deren methodische Zuverlässigkeit allerdings von manchen Seiten, so von STEUDEL, SCHITTENHELM u. Mitarb. angezweifelt ist, die Organe hinsichtlich ihres Harnsäuregehaltes sehr verschieden. Im ganzen geht man aber wohl nicht fehl, wenn man annimmt, daß der gesunde Gesamtorganismus (etwa 60 kg Gesamtgewicht) 1 bis 1,5 g Harnsäure enthält, d. h. etwa 0,02 g auf 1000 g also 2 : 100000. Wie SCHITTEN-

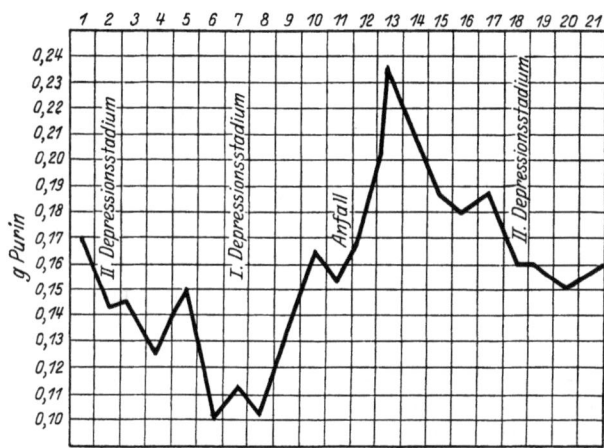

Abb. 75. Schwankungen der endogenen Harnsäureausfuhr vor, während und nach einem akuten Anfall (nach UMBER)

HELM u. HARPUDER in sehr eindrucksvollen Beobachtungen, in denen sie bei schwerkranken Todeskandidaten größere Mengen Harnsäure injizierten, zeigten, kann unter solchen besonderen Verhältnissen der Harnsäuregehalt des Körpers bis 9,43 g in die Höhe getrieben werden, ohne daß es dabei zu Gichtanfällen gekommen wäre, obwohl 3,63 g allein in Knochen und Knorpel steckten. Es hat sich bisher keinerlei zwingender Beweis dafür erbringen lassen, daß der Gesamtkörper des Gichtischen im allgemeinen wesentlich mehr Harnsäure enthält als der des Normalen. Wenn man für diese Befunde auch methodische Mängel z. T. verantwortlich machen kann, so bereitet diese Tatsache der Theorie einer vermehrten Bildung oder verminderten Ausscheidung der Harnsäure bei der Gicht größte Schwierigkeiten. Trotzdem unterliegt es keinem Zweifel, daß Anhäufungen mindestens zeitweise beim Gichtiker vorhanden sind. Am deutlichsten zeigt sich das beim purinfrei ernährten, d. h. auf die endogene Harnsäureausscheidung beschränkten Gichtiker vor, während und nach einem typischen akuten Anfall. UMBER gibt dafür eine sehr charakteristische Kurve (Abb. 75).

Diese Kurve zeigt einen sehr charakteristischen Verlauf, gekennzeichnet durch 2 sich verstärkende Senkungen, sogenannte Depressionsstadien, von UMBER als anakritische benannt, vor dem Anfall, dem unmittelbar hinterher eine Harnsäureflut folgt, und durch ein „postkritisches" Depressionsstadium.

Schwankungen geringerer Art kommen auch außerhalb der Anfälle vor. Nach den umfassenden Untersuchungen vor allem von BRUGSCH u. SCHITTENHELM (Z) kann es keinem Zweifel unterliegen, daß das Gesamtniveau der endogenen Harnsäureausscheidung, auch wenn man Serien von Tagen untersucht, beim

Gichtiker niedriger liegt als beim Normalen. BRUGSCH u. SCHITTENHELM fanden bei ihren Kranken unternormal niedrige Werte (maximal 0,3 g/Tag) in 43%, normal niedrige Zahlen (0,3—0,4 g/Tag) in 36%, normal hohe Werte (0,4—0,6 g/Tag) in 21%, übernormale Zahlen niemals. Für diese wohl nicht zu bestreitende Tatsache gibt es rein logisch nur 2 Erklärungsmöglichkeiten, entweder, daß beim Gichtiker vermindert endoge Harnsäure gebildet wird, oder daß die intermediär in normaler Weise gebildete Harnsäure nicht in genügender Menge ausgeschieden wird. Da die erstere Möglichkeit angesichts der nachgewiesenen Harnsäureanhäufung in einzelnen Geweben und im Blute ausgeschlossen werden kann, dürfte kein Zweifel darüber bestehen, daß die gichtische Niere eine Ausscheidungsschwäche für Urate besitzt.

Um den Grad der Konzentrationsstörung genauer zu erfassen und in Beziehung zu analog angelegten Untersuchungen bei Nichtgichtikern zu setzen, hat STEINITZ die höchste Harnkonzentration mit der jeweiligen Blutkonzentration der Harnsäure in folgender Tab. 110 verglichen.

Tabelle 110. *Beziehungen zwischen Harnsäurekonzentration in Blut und Harn bei Gesunden, Gichtikern und Nierenkranken (nach* STEINITZ*)*

	$\overline{U}$ im Blut	$\overline{U}$ im Harn		Harn-konzentration: Blut-konzentration
		Höchste Konzen-tration	Tages-menge	
	mg-%	mg-%	g	
Gicht- und Niereninsuffizienz . . .	5,8	48	0,273	8
Niereninsuffizienz	4,8	47	0,359	11
Blande Nierensklerose	4,4	50	0,674	11
Echte Gicht	4,4	64	0,420	14
Atypische Gicht	4,2	66	0,537	16
Gesunde	3,1	69	0,534	23

Harnsäurekonzentration im Blut und Harn verhalten sich dabei gegensätzlich, demgemäß resultieren sehr verschiedene Quotienten für die Konzentration. Je höher die Zahlen, desto besser die Partialleistung der Niere. Wir sehen daher einen Wert von 23 für Gesunde, von 14—16 für die unkomplizierte Gicht, noch niedrigere Zahlen für nicht gichtische Nierenerkrankungen, den niedrigsten Wert 8 für die Kombination von Gicht mit Niereninsuffizienz. Noch niedrigere Zahlen (3,4 bis 7,9) erhielt THANNHAUSER (Z). Dieser Autor konnte sogar bei einem jugendlichen Gichtiker im Harn eine niedrigere Harnsäurekonzentration als im Blute feststellen. Aber auch das ist nichts Charakteristisches für die Gicht, denn LICHTWITZ (Z) sah das gleiche bei einer Niereninsuffizienz infolge doppelseitiger Hydronephrose. Niemals ist aber die Konzentrationsfähigkeit der Niere für Harnsäure ganz erloschen. Es ist auch nicht richtig, daß bei Gichtikern die Harnsäurekonzentration im Harn bei einem Blutwerte von 4 mg-% nie den Wert von 50 mg-% überschreitet. Im akuten Anfall können gewaltige Anstiege erfolgen, wofür LOEWEN-HARDT sehr eindrucksvolle Zahlen gibt.

Neuerdings hat man versucht, durch die sogenannte „Cleareance"-Methode von VAN SLYKE näheren Einblick in die Leistungsfähigkeit der Gichtikerniere zu gewinnen. Cleareance wird am besten mit Entharnungsvermögen übersetzt, wenn diese Übersetzung, wie LÖFFLER u. KOLLER (Z) ausführen, auch nicht restlos befriedigt. VAN SLYKE versteht darunter die Anzahl Kubikzentimeter Blut bzw. Serum, welche in der Zeiteinheit von 1 min infolge Durchströmens durch die Niere von der betreffenden Substanz völlig befreit wird.

Für die Harnsäure des Normalen beträgt diese Menge nach BRØCHNER-MORTENSEN 6,9cm³ (5,1—9 als Grenzwerte), nach BERGLUND u. FRISK 9,1—11,9 cm³, nach COOMBS u. Mitarb. auch im Durchschnitt 10 (7,8—15,9) cm³/min.

LÖFFLER u. KOLLER (Z) geben für ihre Analysen 8,8 cm³ an.

Nach BRØCHNER-MORTENSEN liegen die Cleareance-Werte für die Harnsäure bei Gichtikern erheblich niedriger und sind im 24 Std-Versuch starken Schwankungen unterworfen. Nur morgens zwischen 7 und 8 Uhr sind sie einigermaßen normal (5—6 cm³/min), über Tag sinken sie in Schwankungen ab und gehen in den Nachtstunden auf Werte bis 1 cm³ hinunter. Das Inulinclearance hat einen weit höheren Wert als das $\overline{U}$-Clearance (COOMBS u. Mitarb.). Beim Nichtgichtiker beträgt es 96—148 cm³ gegenüber 7,2—12 cm³ für die Harnsäure. Daraus läßt sich die Rückresorption für $\overline{U}$ in den Tubuli mit 88—93% errechnen, eine sehr hohe Zahl, die nur von H_2O, Glucose und einzelnen anorganischen Ionen überschritten wird. Wichtig ist, daß in einzelnen Fällen von Gicht das $\overline{U}$-Clearance nach $\overline{U}$-Injektionen fast von gleicher Größe ist als in der Norm (BRØCHNER-MORTENSEN).

Wenn es somit auch keinem Zweifel unterliegt, daß beim Gichtiker auch ohne Nierenkomplikationen eine mehr oder weniger starke Störung der Partialfunktion der Niere hinsichtlich der $\overline{U}$-Ausscheidung vorliegt, so kann etwas Charakteristisches für die Gicht lediglich in dem Vorhandensein dieser partiellen Störung bei sonst ganz intakter Funktion erblickt werden, nicht aber in der Ausscheidungsschwäche als solcher, die, wie gerade die angeführte Tabelle von STEINITZ zeigt, in stärkerem Grade bei schweren Nierenleiden ohne jede gichtische Erscheinungen vorkommt. Aus diesem Grunde muß m. E. auch jeder Versuch, das komplizierte Gichtproblem allein von der Seite der Nieren aus zu lösen, scheitern.

Schon GARROD war geneigt, in den Nieren die primäre Ursache zu erblicken, doch nahm er eine echte nephritische Erkrankung an. Die Tatsache, daß die typischen Stoffwechselveränderungen der Gicht auch bei sonst ganz intakten Nieren vorkommen können und daß nur die eine Partialfunktion gestört ist, entzog dieser Hypothese den Boden.

Später hat THANNHAUSER (Z u. Z) die Vorstellung entwickelt, daß die Gicht auf einer primären konstitutionellen Organminderwertigkeit der Niere hinsichtlich der Partialfunktion der Harnsäureausscheidung beruhe. Sie soll aber in den ersten Lebensdezennien in der Regel latent bleiben und erst manifest werden, wenn im Laufe des Lebens eine Überbelastung durch reichliche Zufuhr von Nucleoproteiden stattgefunden hat. Er läßt dabei die Frage offen, ob der Sitz dabei die Nierenzelle selbst oder das übergeordnete innervierende autonome Nervensystem ist. LICHTWITZ (Z), der sich THANNHAUSER im wesentlichen anschließt, möchte sogar das endokrine System mit einbeziehen, ohne hier im einzelnen eine Entscheidung zu treffen. Diese Anschauungen, welche die Gicht als eine primäre Nierenerkrankung auffassen und damit aus der Liste der Stoffwechselerkrankungen streichen möchten, sind bei anderen Gichtforschern, wie BRUGSCH u. SCHITTENHELM (Z), UMBER (Z), GUDZENT (Z), MINKOWSKI (Z), m. E. mit Recht auf großen Widerspruch gestoßen. Auch alle neueren Bearbeiter dieser Krankheit, wie HENCH (Z), LÖFFLER u. KOLLER (Z), BAUER u. KLEMPERER (Z) u. a., lehnen diese Theorie ab. Sie bedeute eine einseitige Hervorhebung und Überbewertung einer gewiß wichtigen Teilstörung auf dem Gesamtgebiete der gichtischen Anomalien. Auf so einfache Weise ist aber ein so ungeheuer kompliziertes Problem nicht zu lösen. Die primäre Nierentheorie wird weder der Frage der elektiven Schädigung einzelner Gewebe gerecht, noch vermag sie zu erklären, warum nicht alle Nierenkranken mit Schädigung der Harnsäureausscheidung und vermehrter $\overline{U}$-Ablagerung an den Geweben und die Leukämiker mit ihrer Hyperurikämie Gichtiker sind oder werden.

Das Unzureichende und Unbefriedigende der renalen Theorien hat immer wieder Veranlassung gegeben, noch andere Deutungen zu suchen. Sie werden teils auf dem Gebiete des endogenen Nucleinsäureumsatzes, teils in besonderen Eigentümlichkeiten der Harnsäure selbst oder der von der Ablagerung besonders betroffenen Gewebe angenommen.

BRUGSCH u. SCHITTENHELM (Z) führten die Harnsäureüberschwemmung des gichtischen Organismus auf eine verminderte Zerstörung dieses Nucleinsäureabbauproduktes zurück und sahen darin das Wesen der Gicht. Sie postulierten ein uricolytisches Ferment, das die im intermediären Purinstoffwechsel entstehende Harnsäure normalerweise z. T. abbaut, das aber im gichtischen Organismus fehlt oder in verminderter Menge vorhanden ist. Tatsächlich läßt sich auch eine derartige Harnsäurezerstörung mit Umwandlung in Allantoin in Organbreien bzw. Extrakten der gewöhnlichen Versuchstiere nachweisen. Aber bei den Vögeln, dem dalmatiner Hunde, anthropoiden Affen und insbesondere beim Menschen ist dieser Nachweis bisher nie geglückt, auch nicht BRUGSCH u. SCHITTENHELM selbst. Sie stützten daher ihre Hypothese auf Fütterungsversuche mit Nucleinsäure und Purinbasen, in denen sie nur einen Teil der erwarteten Harnsäure wiederfanden und das Defizit durch Weiterzersetzung der gebildeten Harnsäure evtl. zu Allantoin oder Harnstoff sich erklärten. Heute wissen wir aber mit Sicherheit, daß zum mindesten ein Teil dieser Defizite schon im Darm entsteht, teils durch mangelhafte Resorption, vor allem aber durch bakterielle Zersetzung. STEUDEL u. ELLINGHAUS haben in dieser Richtung besonders beweiskräftige Versuche mitgeteilt, in denen sie zeigen konnten, daß die endogene Harnsäure gewaltig absinken kann, wenn gärende Stühle entleert werden. ABL hatte schon früher auf die Abhängigkeit der Harnsäureausscheidung von der sekretorischen und motorischen Darmtätigkeit hingewiesen. Um eine Allantoinbildung konnte es sich keineswegs handeln, da nach WIECHOWSKIS schönen Untersuchungen der menschliche Harn gar kein endogenes Allantoin enthält und exogen gegebenes wieder quantitativ ausführt. Andererseits wird beim Gesunden subcutan injizierte Harnsäurelösung bis zu 99% wieder ausgeschieden, in den Fällen mit niedrigeren Ausbeuten sind wahrscheinlich Retentionen anzunehmen (BURIAN u. SCHUR, WIECHOWSKI u. a.). Das gleiche konnten später THANNHAUSER u. GUDZENT für intravenös bzw. intramuskulär injizierte Vorstufen der Harnsäure (die Nucleoside Adenosin und Guanin) dartun. Auch sie erschienen zu 75—100% als Harnsäure im Urin wieder, vereinzelt sogar mehr; bei leichtkranken Gichtikern kann sich die Ausscheidung nach THANNHAUSER verzögern oder ganz ausbleiben. Die manchmal überschießende Harnsäureausscheidung kompliziert natürlich die Deutung solcher Versuche, da sie den Gedanken nahelegt, daß hier von den injizierten Substanzen besondere Reizwirkungen ausgehen. ROSENFELD (unter STEUDEL) fand nach Injektion von guanylsaurem Natrium beim Kaninchen eine Vermehrung der N-Ausscheidung, die er auf eine spezifisch-dynamische Wirkung der Guanylsäure zurückführte. In analogen Versuchen beim Menschen von HEYDKAMP ließ sich der gleiche Effekt der überschießenden Harnsäureausscheidung feststellen, dagegen keine Steigerung des Gaswechsels. Von einer echten dynamischen Wirkung im Sinne RUBNERS, die stets in einer Oxydationssteigerung sich zu erkennen gibt, kann also mithin nicht die Rede sein, sondern nur — und das dürfte wohl die einfachste Erklärung sein — von einer dynamischen Wirkung auf den intermediären Nucleinstoffwechsel. Dabei ist zu bedenken, daß Nucleinsäuren und ihre Spaltprodukte selbst bei oraler Fütterung sehr differente Substanzen sind. REINWEIN hat an meiner früheren Klinik die dynamische Wirkung der Nucleinsäuren untersucht und dabei nach der ersten Gabe meist eine normale oder sogar übernormale Steigerung der Oxydationen gefunden, bei vermehrter Darreichung dagegen langanhaltende Stoffwechselsenkungen, die fast wie Schockwirkungen aussahen, obwohl deren charakteristische Erscheinungen (Temperatur- und Blutdrucksenkungen) fehlten.

Erst recht kompliziert liegen die Dinge bei parenteraler Einverleibung. Subcutane Injektionen von Nucleinsäure oder deren Salzen machen ausgesprochenes Fieber, manchmal verbunden mit Schüttelfrost, und haben daher zeitweise als pyretische Mittel therapeutisch Verwendung gefunden (z. B. bei der Behandlung der Metalues). Die Reizwirkung der Nucleoproteide und ihrer Abbauprodukte bringt somit eine große Unsicherheit in die Bewertung aller derartiger Fütterungs- und Injektionsversuche, so daß alle Schlußfolgerungen mit einem gewissen Fragezeichen versehen werden müssen. Trotzdem muß man m. E. daran festhalten, daß bisher noch kein beweisender Versuch dafür vorliegt, daß der menschliche Organismus den Purinkern zu sprengen vermag.

Tatsächlich haben auch BRUGSCH, UMBER u. a. ihre Ansicht, daß die Harnsäure nicht das einzige Endprodukt des Nucleinsäurestoffwechsels sei, revidiert, nur SCHITTENHELM hielt sie noch aufrecht und führte die negativen Befunde hinsichtlich des Vorhandenseins eines uricolytischen Fermentes auf die Schwierigkeiten seines Nachweises zurück. Später sind FOLIN u. Mitarb. nochmals für die Existenz eines uricolytischen Fermentes eingetreten. Während UMBER, WIECHOWSKI u. a., wie schon erwähnt, parenteral, vor allem intravenös zugeführte Harnsäure quantitativ oder fast quantitativ im Harn wiederfanden, gelang das FOLIN u. Mitarb. nur hinsichtlich 30—70%. Daraus folgerte FOLIN, daß die Harnsäure doch im menschlichen Organismus abgebaut werden kann, und zwar nimmt er an, daß das im Blute geschieht. Auch BIEN u. ZUCKER fanden im Blut eine Urikolyse, die beim Gichtiker vermindert sein soll.

LÖFFLER u. KOLLER haben diese Versuche bei mehreren Gichtikern mit intravenösen Injektionen von 1—1,5 g Harnsäure und oral mit 250—400 g Thymus nachgeprüft und sind dabei zu gleichen Ergebnissen wie FOLIN gekommen. Dabei stieg die Konzentration von $\bar{U}$ im Harne bis auf 100 mg-%. Trotzdem die Hyperurikämie von 5,2 auf 7 mg-% in die Höhe ging, kam es in keinem Falle zu einem Anfall, was als Nebenbefund beachtenswert ist. Ist mit diesen erneuten Versuchen, die außerdem älteren, ebenso einwandfreien widersprechen, die Existenz einer Uricolyse beim Menschen erwiesen? Durchaus nicht. Auch LÖFFLER u. KOLLER ziehen nicht diesen Schluß. Selbst FOLINs eigene Versuche sprechen dagegen, wie schon LICHTWITZ u. CZONITZER gezeigt haben. Während bei Hunden nach intravenöser $\bar{U}$-Zufuhr die Blutharnsäure nach starkem Anstiege schon nach wenigen Minuten wieder absinkt, bleiben beim Menschen die Werte nach kurzem Absinken lange übernormal hoch. Wo bleibt nun die zunächst nicht im Harn wiedergefundene Harnsäure? Wie ist der anschließende Harnsäureschwund in solchen Versuchen zu erklären? Bei den Schwankungen der endogenen Harnsäure, die als Versuchsbasis genommen wurde, ist es fast unmöglich, kleine Mengen verzögert ausgeschiedener Harnsäure an den Nachtagen mit Sicherheit zu fassen. Außerdem konnte LUCKE (Lit. bei Z) nachweisen, daß schon normalerweise die enterotrope, d. h. in Speichel, Magensaft, Galle, Pankreassaft ausgeschiedene Harnsäure 10—15% der Urinharnsäure beträgt. Bei Belastungen dürfte der Prozentsatz wahrscheinlich viel höher sein. Auch eine Ausscheidung durch den Darm muß in Erwägung gezogen werden, wobei entsprechende Mengen nicht notwendig im Stuhl wiedergefunden zu werden brauchen. Sehr wichtig für die Frage der Uricolyse sind neue Untersuchungen von GEREN, BENDICH u. Mitarb. Sie verfütterten isotopische $\bar{U}$ mit markiertem N^{15} in Mengen von 8,2—8,3 mg beim Menschen und fanden nur 27% im Harn wieder, der Rest war anscheinend durch Bakterien in Harnstoff umgewandelt, ein kleiner Rest vielleicht zu Ribosiden aufgebaut. Wurde aber die gleiche Menge intravenös injiziert, so erschien sie zu 95% im Harn wieder. Eine Uricolyse war also auszuschließen.

Es besteht nun eine große Diskrepanz zwischen Ansichten von THANNHAUSER und seiner Schule (Z u. Z) einerseits und SCHITTENHELM u. Mitarb. andererseits (Lit. bei CHROMETZKA). THANNHAUSER nimmt an, daß die Purine in den oberen Darmabschnitten nur unvollständig resorbiert werden und daher in den unteren der bakteriellen Zersetzung bis zu den Endprodukten durch Bakterientätigkeit anheimfallen. Demgegenüber vertritt SCHITTENHELM auf Grund der Untersuchungen des Gesamtstoffwechsels und des Kotes, auf die hier nicht näher eingegangen werden kann, die Ansicht, daß es eine *Bakteriopurinolyse* nicht gibt. Spätere Untersuchungen von ROBERTSON, HICKS u. MARSTON sprechen bis zu einem gewissen Grade in dem gleichen Sinne. Sie verfolgten nach Fütterung von 15 g Nucleinsäure die Phosphorsäureausscheidung aus dem Zerfall dieser Substanzen im Harn und fanden sie sehr rasch zu 85—98% wieder, während nur ein kleiner Teil der dazugehörigen Purine als Harnsäure ausgeschieden wurde. Hinsichtlich des Schicksals der abgespaltenen Purine im übrigen kann aus solchen Versuchen natürlich nichts geschlossen werden, so daß die Frage der Purinolyse im Darm nach wie vor offen bleibt.

Die Annahme von BRUGSCH u. ROTHER, daß Harnsäure in größeren Mengen durch die Galle in den Darm ausgeschieden und dort bakteriell zersetzt wird, hat sich nicht bestätigen lassen. Von den 36 g $\overline{U}$, die SCHITTENHELM u. HARPUDER injizierten, fanden sich bei sofortiger, postmortaler Untersuchung nur minimale Mengen in Niere und Leber wieder, wobei allerdings zu bedenken ist, daß $\overline{U}$-Analysen in Organen recht schwierig und mit großen Fehlerquellen behaftet sind. Auf andere Stoffe, die bei einem evtl. Abbau der Harnsäure entstehen könnten, wie Allantoin, Harnstoff oder die Zwischenprodukte, die BILTZ u. SCHAUDER u. a. [Lit. bei CHROMETZKA (Z)] bei der $\overline{U}$-Oxydation mit Säuren im Reagensglas fanden, wurde nicht gefahndet. Allantoin als Zwischenprodukt zu weiterem Abbau kommt wohl kaum in Betracht, da injiziertes Allantoin von SCHITTENHELM u. WARNAT zu 95—103%, von WIECHOWSKI zu 15—65%, von CHROMETZKA u. SCHNORR zu 50% im Harn wiedergefunden wurden. Der Harnsäureschwund in den genannten Versuchen bleibt also wie so viele Probleme des Nucleinsäurestoffwechsels vorläufig ungeklärt. Aus den letzten 1½ Jahrzehnten liegen einige neuere Versuche vor, die hier weiterführen könnten. Zu erwähnen ist dabei vor allem die wichtige Untersuchung von J. B. WYNGAARDEN u. DE WITT-STETTEN jr., die bei intravenösen Injektionen von 1 g mit N^{14} markierter Harnsäure 64,7% im Harn, 17,1% als Harnstoff und 0,8% als Ammoniak wiederfanden.

Angesichts der auf S. 914 zitierten Untersuchungen muß man daran festhalten, daß ein Harnsäuredefizit überhaupt nicht allgemein anerkannt wird und daß im allgemeinen die Untersuchungen, die das injizierte Material quantitativ oder annähernd quantitativ wiederfinden, m. E. die größere Überzeugungskraft haben als solche, die nur Teile davon wiedergewinnen. Angesichts dieser ganzen sehr komplizierten Sachlage kann m. E. keine Rede davon sein, daß die Existenz eines uricolytischen Ferments beim Menschen bewiesen oder auch nur wahrscheinlich gemacht worden wäre. Darin herrscht in allen neueren Darstellungen der Gicht Einigkeit.

Untersuchungen von ABDERHALDEN u. BUADZE über die Beziehungen zwischen Purin- und Kreatinstoffwechsel haben von einer ganz anderen Seite her den physiologischen und pathologischen intermediären Stoffwechsel der Nucleinsäure beleuchtet. Sie fanden nach Zusatz von Nucleinsäure und Purinbasen (Adenin, Guanin) zu Muskel-, Leber- und Milzbrei eine erhebliche Steigerung des Kreatin- bzw. Kreatiningehaltes. Dasselbe gilt für Histidin, Hydantoin und N-Methylhydantoin, während Harnsäure und Uracil sich als unwirksam erwiesen. Die gleiche

Vermehrung der Kreatin- bzw. der Kreatininausscheidung ließ sich nach Fütterung von Tauben und Hunden mit Nucleinsäuren und Histidin feststellen. Auch beim Menschen steigert reichliche Purinzufuhr nach ZWARENSTEIN nicht nur die Harnsäure, sondern auch die Gesamtkreatiniausscheidung. Alle diese Befunde haben ABDERHALDEN den Gedanken nahegelegt, daß ein gewisser Anteil der Purinbasen normalerweise auf bisher noch unbekannten Bahnen zu Kreatin bzw. Kreatinin abgebaut wird, während der Hauptteil den Weg zu der nicht weiter aufspaltbaren Harnsäure einschlägt. Sollten diese Versuche, die im Gegensatz zu Befunden von STEUDEL u. FREISE mit intravenöser Darreichung von nucleinsaurem Natrium beim Hunde stehen, und ihre Deutung sich bestätigen lassen, so legen sie den auch von ABDERHALDEN bereits hypothetisch geäußerten Gedanken nahe, ob nicht nach der Seite des intermediären Stoffwechsels die Gicht dadurch entsteht oder zum mindesten in ihrer Entstehung sehr wesentlich begünstigt wird, daß im gichtischen Organismus der Abbau der Nucleine in viel größerem Umfange als in der Norm den Weg zur Harnsäure zu ungunsten der Kreatinbildung geht. Damit wäre der Charakter der Gicht als einer echten Stoffwechselkrankheit natürlich evident. ABDERHALDEN u. BUADZE haben in dieser Richtung auch bereits einige orientierende Versuche angestellt, die ergaben, daß Harn und Blut von Gichtikern erheblich weniger Kreatin bzw. Kreatinin enthält als die gleichen Flüssigkeiten von Normalen (0,3—1,2 g im Urin, 4,2 mg-% im Blut gegenüber 0,8—2,5 g bzw. 6 mg-%). Gegen ABDERHALDENs Hypothese sprechen die S. 877 erwähnten Isotopenuntersuchungen von BARNES u. SCHÖNHEIMER, die keine Beziehungen zwischen Kreatin- und Purinstoffwechsel fanden. Nachprüfungen der ABDERHALDENschen Versuche und Anschauungen beim gesunden und gichtischen Menschen durch CHROMETZA (Z) ergaben keine eindeutige Antwort, so daß es um diese Theorie heute still geworden ist.

Schließlich sei noch eine neue Stoffwechseltheorie von KÜHNAU u. SCHIERING erwähnt. Sie sehen das Wesen des gichtischen Stoffwechsels in einem gesteigerten Abbau der Nucleinsäuren und dadurch bedingter vermehrter $\overline{U}$-Produktion. Sie stützen sich dabei auf eine von ihnen im Gegensatz zu THANNHAUSER gefundene Vermehrung der Nucleotide und des anorganischen Phosphors im Blut. Diese Erhöhung, die auf vermehrten Nucleotidabbau bezogen wird, war in Verbindung mit verminderter P-Ausscheidung schon von anderen Autoren gefunden worden. Der gesteigerte Nucleotidgehalt des Gichtikerblutes bei gleichzeitig vermehrter Zersetzung würde bedeuten, daß im gichtischen Organismus der endogene Nucleoproteidumsatz erheblich gesteigert ist. Das aber ist sehr unwahrscheinlich und widerspricht vielen Beobachtungen. Die Folge wäre eine vermehrte $\overline{U}$-Bildung, die sich nicht nur in einer Hyperurikämie, sondern auch in einer vermehrten Ausscheidung von $\overline{U}$ äußern müßte. Die erstere besteht meist, aber für die letztere liegt in der Regel kein Anhalt vor. SCHITTENHELM sieht in den Ergebnissen von KÜHNAU u. SCHIERING eine wertvolle Stütze und Ergänzung seiner eigenen Theorie. Der Hauptteil der Nucleotide in Blut und Geweben ist die Adenosintriphosphorsäure, die auch im Kohlenhydratstoffwechsel eine große Rolle bei den Phosphorylierungsvorgängen spielt. Normalerweise wird sie nur zu einem kleinen Teil und zwar hydrolytisch abgebaut, nur ein sehr kleiner Teil zu $\overline{U}$ oxydiert. KÜHNAU u. SCHIERING nehmen nun an, daß bei der Gicht der Weg zur $\overline{U}$ in einem gegenüber der Norm erheblich vermehrten Maße beschritten wird. Eine Stütze ihrer Ansicht sehen sie in der von manchen Seiten beobachteten günstigen Wirkung des Vitamins B_1 bzw. der Cocarboxylose I, der Aneurinpyrophosphorsäure, die bei der Resynthese der Adenosintriphosphorsäure wesentlich beteiligt ist. Auch beriberiähnliche Symptome (neuritische und kardiale) bei der Gicht werden in dieser Richtung gedeutet. Vorläufig ist das nur eine Arbeitshypothese, die durch weitere Untersuchungen geprüft und bestätigt werden muß. [Näheres darüber bei STEPP, KÜHNAU-SCHRÖDER, Die Vitamine und ihre klinische Anwendung 7. Aufl. S. 145 (1952)].

Einen großen Fortschritt in der Pathophysiologie der Gicht, insbesondere des $\overline{U}$-Stoffwechsels bedeuten die neueren Isotopenuntersuchungen DE WITT-STETTEN jr. u. Mitarb. J. W. BENEDICT u. FOSCHAUS. Sie injizierten Harnsäure, in die isotoper Stickstoff (N^{15}) eingebaut war, intravenös und bestimmten bei einer Kost, die ein N-Gleichgewicht garantierte, seine Ausscheidung im Harn. Dabei gewannen sie 2 Aufschlüsse, zunächst über den sogenannten „missible pool of uric acid", worunter die Menge $\overline{U}$ im Körper der Versuchsperson verstanden wird, die sich mit der injizierten isotopen Menge Harnsäure zu mischen vermag. Aus dem Vergleich der Konzentrationen in einem gegebenen Augenblick läßt sich die Menge isotoper $\overline{U}$ im missible pool berechnen. Die 2. Aufklärung betrifft die Tatsache, daß mit der Länge der Zeit seit der Injektion die Konzentration von N^{15} in der Harnsäure im Organismus absinkt, weil sich neue, nicht isotopische Harnsäure beim Abbau im normalen Stoffwechsel bildet. Die Stärke des Absinkens ist ein Maß für die Neubildung der gewöhnlichen Harnsäure. Mit der geschilderten Technik wurden zunächst Versuche bei 4 normalen Menschen vorgenommen. Der „missible pool" enthielt dabei im Durchschnitt 1131 mg (866—1371 mg) Harnsäure. Bei einem leichten Gichtiker außerhalb eines Anfalls waren es 4742 mg, bei einem Schwerkranken im Anfall 18450—31 000 mg.

Weitere Versuchsreihen wurden mit Verfütterung von isotopen Glykokoll (N^{13} in der α-Aminogruppe) durchgeführt. Es wird nach BISHOP u. Mitarb. bei der Gicht in großen Mengen in $\overline{U}$ eingebaut. Beim normalen Menschen, der als „ureotetisches" Wesen bezeichnet wird, erscheint das Glykokoll sehr rasch als Harnstoff (U) im Harne. Im Gegensatz dazu erscheint bei Vögeln, die als „Uricotetiker" bezeichnet werden, der Glykokoll-N auch in der isotopen Form im Harn als Harnsäure. Bei 3 Gichtikern wurde ein von der Norm abweichendes Verhalten festgestellt, in dem ein sehr großer Teil des isotopen Glykokoll-N als Harnsäure ausgeschieden wurde, und zwar 3mal mehr als beim Gesunden. Daraus schließen die Autoren, *daß die Hauptstörung des gichtischen* Stoffwechsels *in einer vermehrten Harnsäure*bildung, in einer weitgehenden Uricotetie bei einer normalen Weise „ureotelen Species" besteht. A. F. MULLER u. BAUER behaupten allerdings, daß die Harnsäureüberproduktion nur in $1/4$ der Fälle sich findet, während $3/4$ der Gichtiker sich wie Normalpersonen verhalten (vgl. auch THANNHAUSER). Eine spezifische Störung der Nierenfunktion lehnen sie ab. Angesichts dieser wichtigen Feststellungen, die noch auf eine breitere Basis gestellt werden müssen, haben andere Erklärungsversuche heute zunächst fast nur noch sekundäres Interesse.

Manche Autoren suchten das Wesen der Gicht in einem veränderten chemischen oder physikalischen Zustande der im Körper des Gichtikers kreisenden Harnsäure. So nahm MINKOWSKI (Z) gestützt auf GOTOS und eigene Versuche über die Fähigkeit gewisser Nucleinsäuren, Harnsäure durch Bindung in Lösung zu halten, an, daß normalerweise zum mindesten ein Teil der Harnsäure bzw. ihrer Salze in Bindung mit Nucleinsäuren kreist. Der Nachweis geringer Mengen von Nucleotiden im Blut durch THANNHAUSER und CZONICTZER haben dieser Auffassung neuerdings eine gewisse Stütze gegeben, indem sie im normalen Blute 2—3 mg-% Nucleotid-N fanden, d. h. eine doppelt so große Menge wie für den $\overline{U}$-N. Harnsäure-nucleinsäureverbindungen sind aber im Blute bisher nie gefunden worden.

Auch an glykosidartige Bindungen von Harnsäure mit Zucker im Blut ist gedacht worden.

BORNSTEIN und GRIESBACH haben eine gebundene Form der Harnsäure im Blut angenommen in dem Sinne, daß die Harnsäure analog dem Zucker mit den üblichen Bestimmungsmethoden nicht in vollem Umfange erfaßt wird.

Aber alle derartigen Angaben über besondere Bindungen der Harnsäure im Blut, sei es bei Normalen, sei es bei Gichtikern, haben der Kritik nicht standhalten können. Wir müssen anscheinend auch heute noch daran festhalten, daß die Harnsäure im Blut als freies Mononatriumurat kreist (GUDZENT), d. h. in derselben Form, in der sie in den Tophi zur Ablagerung kommt. SCHADE hat in sehr interessanten kolloidchemischen Untersuchungen den Nachweis zu führen gesucht, daß die Harnsäure im Blute in kolloidaler Form kreise. Schon HIS und PAUL sowie GUDZENT hatten gezeigt, daß man unter besonderen Bedingungen übersättigte Lösungen von Harnsäure und deren Salzen erhalten kann. SCHADE konnte im Reagensglas dartun, daß, ehe es zu einem kristallinischen Ausfall der Säure bzw. ihrer Salze kommt, die Zwischenstufe einer relativ stabilen, gallertartigen Kolloidform durchlaufen wird. Durch kolloidstabilisierende Stoffe wie Serumeiweißkörper, Harnstoff, Glykogen, Nucleinsäuren usw. kann dieser Kolloidzustand festgehalten und der kristallinische Ausfall verhindert werden. So interessant solche Reagensglasversuche auch sind, so vermögen sie für die besonders komplizierten Verhältnisse des Körpers doch nichts auszusagen, da die grobdisperse Phase erst in 1%igen Lösungen eintritt, die niemals im Körper vorkommen. Daher wird auch von den meisten Forschern die Übertragung der wichtigen SCHADEschen Befunde auf den Menschen abgelehnt, ebenso wie alle daraus ableitbaren Hypothesen über das Wesen der Gicht.

Da auch dieser Weg, über besondere physikalische oder chemische Zustandsveränderungen der Harnsäure der Lösung des Gichtproblems näher zu kommen, sich nicht als aussichtsreich erwiesen hat, ist von einzelnen Gichtforschern eine *besondere Beschaffenheit des von den Harnsäureablagerungen befallenen Gewebes* (Gelenke und ihre Anhänge) angenommen worden. Der Gedanke einer besonderen Affinität der Harnsäure vor allem zum Knorpel ist seit GARROD von fast allen Klinikern der Gicht ausgesprochen worden. Auch in seiner letzten Darstellung hat das MINKOWSKI wieder scharf betont. Dabei handelt es sich zunächst nur um die Feststellung einer klinisch gesicherten Tatsache. GUDZENT (Z) hat sie zum Ausgangspunkt einer besonderen Theorie gemacht und den Ausdruck *Urathistechie* geprägt, worunter er eine pathologische Neigung gewisser Gewebe des Gichtikers, die Harnsäure und ihre Salze zurückzuhalten, versteht. Sein entscheidender Versuch war folgender: Injiziert man 1 g kristallinisches Mononatrium in bestimmter Lösung intravenös, so erscheinen in den ersten Stunden 30% im Urin, 70% sind aber zunächst aus dem Blut verschwunden, müssen also zunächst ins Gewebe abgewandert sein und werden dann allmählich im Laufe einiger Tage von ihm wieder abgegeben, so daß erst nach 3—4 Tagen 80—100% der Zufuhr wieder ausgeschieden ist. In der gleichen Versuchsanordnung beim Gichtiker findet diese sekundäre Abgabe der verschwundenen Harnsäure gar nicht oder jedenfalls in erheblich vermindertem Maße statt. Daß es sich dabei nicht um eine Nierenschädigung etwa im Sinne THANNHAUSERS (Z) handelt, schließt GUDZENT aus dem Fehlen eines sekundären Anstiegs der Blutharnsäure, wie er beim Gesunden parallel mit der Nachausscheidung regelmäßig resultiert. Übereinstimmend mit diesen Befunden sah BECKMANN während eines Gichtanfalles bei einem Kranken mit Amyloidschrumpfniere die Konzentration der Harnsäure im Ödem erheblich höher ansteigen als im Blute. Mit dem postkritischen Anstieg der Harnsäureflut entleerte sich die Gewebsharnsäure wieder ins Blut und aus diesem in den Urin. Auch die vergleichenden Untersuchungen der Harnsäure im Blut und in der Gelenkflüssigkeit von BAAS lassen erkennen, daß beim

Gichtiker im Gegensatz zum Nichtgichtiker und auch zum Nephritiker, die Harnsäure im Gelenkpunktat in viel höherer Konzentration sich vorfindet als im Blut (18,5%: 10,0 mg-%, 20,8%: 8,2 mg-%). Nach Untersuchungen von WOHLGEMUT u. SCHERK liegt der Harnsäuregehalt des Gewebssaftes um etwa 50% höher als im Blut.

Die entscheidenden Fragen hinsichtlich des Ausfalles der harnsauren Salze im Gewebe des Gichtikers sind: 1. welche Faktoren spielen ganz allgemein beim Ausfall schwer löslicher Salze eine Rolle und 2. warum verhält sich der Knorpel des Gichtikers dabei anders als der des Nichtgichtikers. Wie LICHTWITZ (Z) sehr klar auseinandersetzt, müssen zur Ablagerung schwer löslicher Stoffe physikalisch-chemisch folgende drei Voraussetzungen erfüllt sein: übersättigte Lösung in der den Knorpel umspülenden Blut- oder Gewebsflüssigkeit, Diffusionsmöglichkeit in die Ablagerungsstätten und verschlechterte Lösungsbedingungen bzw. besondere Haftneigung (Adsorption) in diesen. Während die beiden ersten Bedingungen zum Ausfall der harnsauren Salze im Knorpel wohl sicher gegeben sind, wissen wir nicht sicher, ob und wodurch auch die dritte Voraussetzung erfüllt ist. Der Möglichkeiten gibt es hier natürlich sehr viele. In erster Linie könnte man mit LICHTWITZ an einen gegenüber dem Blute verminderten Kolloidschutz im Knorpelgewebe denken. Für die schweren sekundären Veränderungen im Gichtknorpel (Degenerationen, Nekrosen usw.) könnte man sich derartige, ungünstigere Verhältnisse als in der umgebenden Flüssigkeit vorstellen. Warum aber soll ganz zu Beginn der Lokalerkrankung, unmittelbar vor Eintreten der ersten Urateinlagerung der bis dahin noch nicht veränderte Knorpel sich hinsichtlich seines Kolloidschutzes beim Gichtiker anders verhalten als beim Nichtgichtiker? Hier liegt offenbar der springende Punkt für das lokale Gewebsproblem. Wir wissen nichts darüber, ob und inwieweit sich in diesem Vorstadium der Knorpel histologisch und chemisch anders als in der Norm verhält. Nur ein ganz besonders glücklicher Zufall könnte dazu führen, einmal ein Gewebe kurz vor der Ablagerung der Urate zu untersuchen. Soweit überhaupt nichterkrankte Knorpel beim Gichtiker histologisch durchgeprüft sind, haben sie normalen Befund ergeben, vielleicht würden aber systematische Untersuchungen hier doch weiter führen. Ich möchte es für möglich halten, daß die gegenüber der Norm erhöhte Uratkonzentration in der umgebenden Flüssigkeit, gleichgültig, ob es sich dabei um die Gewebsflüssigkeit oder das Blut handelt, auf die Dauer doch die Vitalität und vielleicht auch die Struktur des Knorpels verändert und schließlich ihrer Schutzwirkung gegenüber der Urateinlagerung beraubt. Vorläufig wissen wir noch nichts darüber, ob solche oder andere Gründe bei der unbestreitbaren Affinität des Gichtikerknorpels die entscheidende Rolle spielen. Sicher besteht eine solche Affinität bei anderen mit Hyperurikämie einhergehenden Krankheiten nicht.

Ebensowenig ist klar, warum der im akuten Anfall doch mit großer Wahrscheinlichkeit erfolgende Ausfall von Uraten so unverhältnismäßig starke Allgemeinreaktionen auslöst. Die Schmerzen wären durch die Annahme des Einbruchs eines Knorpelherdes in die freie Gelenkhöhle ja gut verständlich, auf der anderen Seite stehen aber sehr gewiegte Gichtkenner, wie z. B. POMMER, auf dem auch mit sehr guten Gründen gestützten Standpunkt einer Einwanderung des Urats aus der Gelenkflüssigkeit in den Knorpel. Hier müßte man annehmen, daß der Uratausfall als solcher in den mit sehr feinen Nerven ausgekleideten Geweben (Knorpel, Synovialis usw.) die heftigen Reaktionen auslöst. Um das unverhältnismäßig stürmische Bild zu klären, ist von UMBER die Annahme eines abnormen Erregungszustandes im vegetativen System gemacht worden. Daß nach guten klinischen Beobachtungen der Gichtiker vielfach ein labiles Nervensystem besitzt, ist wohl unbestreitbar. Systematische Untersuchungen der Erregbarkeitsverhältnisse mit den pharmakologischen Testobjekten sind mir nicht bekannt. Eine zentralnervöse Auslösung eines Gichtanfalls wäre theoretisch denkbar, nachdem BRUGSCH, DRESEL u. LEVY in der Medulla oblongata ein Zentrum für die Harnsäureausscheidung wahrscheinlich gemacht haben. Alle Kenner der Gicht, welche die Wirkung der Krankheit am eigenen Leibe spürten, haben nervöse Ursachen als auslösendes Moment mit angeschuldigt, wobei allerdings immer wieder unklar blieb, ob es sich wirklich um die Ursache oder die nervöse Aura eines bereits im Entstehen begriffenen Anfalls handelt. KLINKERT hat den Gichtanfall als eine Entladung des autonomen Nervensystems bezeichnet und dabei auf die Eosinophilie im Anfall verwiesen, UMBER sprach vom Gewitter im vegetativen System.

Bei der Problematik bzw. dem Versagen aller bisher beschriebenen Deutungsversuche vom Wesen der Gicht setzten im Anschluß an die grundlegenden Allergieuntersuchungen von PIRQUETS zunächst in Österreich und Frankreich, dann aber auch in Deutschland die Bestrebungen ein, die Krankheit, vor allem den akuten Anfall, als eine allergische Erscheinung aufzufassen. In Frankreich waren es vor allem LINOSSIER, LERI, CHAUFFARD, BEZANSON, WEIL u. GENNES sowie WIDAL [Lit. bei LÖFFLER u. KOLLER (Z) S. 924], in Deutschland GUDZENT (Z) und BERGER, in Amerika in letzter Zeit vor allem HARKAVY. Nach dieser Auffassung weist nicht nur der akute Anfall allergische Züge auf, sondern auch die chronische Gicht geht oft mit einer Fülle allergischer Reaktionen wie Ekzemen, Urticaria, QUINKESschem Ödem, Heufieber, Conjunctivitis, Asthma bronchiale, Migräne usw. einher, und es wird darauf hingewiesen, daß Gichtiker sehr oft aus Allergikerfamilien stammen. GUDZENT, der sich vor allem für diese Auffassung eingesetzt hat, deutet geradezu den Gichtanfall als eine Überempfindlichkeitserscheinung gegen für den Gichtkranken schädliche Stoffe der Umwelt oder anders ausgedrückt als eine allergische Reaktion, und BERGER fordert eine Allergieanalyse bei der Gicht wie bei allen anderen fakultativ allergischen Erkrankungen. Welches sind nun die Allergene?

Sehr interessant sind in dieser Richtung Beobachtungen von WIDAL, ABRAMIE und JOLTRAIN bei 19 allerdings ausgewählten Gichtikern. Bei diesen wurden die Gichtanfälle durch Genuß ganz bestimmter Weinsorten, bei deren Testung auch spezifische Hautreaktionen auftraten, ausgelöst. In 16 Fällen kam es schon nach 50 cm³ zu typisch hämoklasischen Krisen, die bei allen anderen Weinsorten fehlten. In England gelten besonders Portwein und schweres englisches Bier als anfallauslösend, von Nahrungsmitteln werden Obstsäfte und gewisse Gemüse wie Tomaten, Spargel, Gurken angeschuldigt.

Die *Natur* der betreffenden Allergene, die vielleicht nur in minimalen Mengen vorhanden sind, ist vorläufig unbekannt. Bei alkoholischen Getränken, besonders Weinen, hat man an flüchtige Bukettstoffe gedacht. In einer kürzlich veröffentlichten Beobachtung von HARKAVY war es ein Blütenstaub von Gräsern und Bäumen, während purin- und fetthaltige Speisen keine Anfälle auslösten. Im übrigen ist es immer nur ein sehr kleiner Teil der Gichtkranken, bei denen solche Nahrungs- oder Genußmittel allergische Anfälle auslösen. Bei meinen 23 Kranken konnte ich das in keinem Falle eruieren.

Die 2. Gruppe von Allergenen als Schrittmacher von Anfällen sind Bakterienallergene. Es kann keinem Zweifel unterliegen, daß akute Infekte aller Art von harmlosen Erkältungen bis zu Pneumonien und Sepsis zu akuten Gichtanfällen führen können. Früher nahm man allgemein an, daß der damit verbundene vermehrte Nucleoproteidzerfall besonders der Leukocyten und der Anstieg der Blutharnsäure die causa peccans sei.

Die Vertreter der Allergietheorie denken aber in erster Linie an Bakterienallergene und verlangen daher beim Gichtiker eine sorgfältige Sanierung aller eventuell im Körper vorhandenen Foci, die gewiß bei jedem Gichtkranken anzuraten ist.

Für die Allergietheorie ist auch ins Feld geführt worden, daß in einzelnen Fällen durch Injektion von Histamin, das bei allergischen Reaktionen frei wird, Anfälle produziert werden konnten. So sicher es ist, daß in einzelnen Fällen Allergene anfallauslösend wirken können — selbst beim gleichen Kranken ist das nicht immer der Fall—, so muß doch betont werden, daß es sich hierbei nur um einen minimalen Prozentsatz der Gesamtfälle handelt. Die Allergene stellen eben nur einen von vielen Faktoren dar und in vielen Fällen kennen wir die Ursachen überhaupt nicht. Es ist daher meines Erachtens auch nicht statthaft, den akuten Gichtanfall ganz allgemein als eine allergische Reaktion aufzufassen und darauf eine universelle Gichttheorie aufzubauen.

Die ungeheure Kompliziertheit des Gichtproblems wird noch klarer, wenn *andere Komponenten des Stoffwechsels* untersucht werden. Es scheint nicht richtig zu sein, daß alles sich in Anomalien des Nucleinstoffwechsels erschöpft. Der respiratorische Gaswechsel ist allerdings außerhalb der Anfälle anscheinend nie alteriert, es sei denn, daß Komplikationen vorliegen, die an und für sich wie Nephritis, Hypertonien, Herzinsuffizienzen den Gesamtumsatz alterieren. Die wenigen vorliegenden Untersuchungen von MAGNUS-LEVY, BRUGSCH (Z) und WENTWORTH u. MCCLURE sprechen dafür. Im akuten Anfall mit Fieber ist das anders (CECIL, BARR u. DU BOIS). Schwere akute Anfälle ohne Fieber scheinen bisher noch nicht untersucht zu sein. Der Eiweißumsatz zeigt nach v. NOORDEN u. a. Schwankungen, indem Retentionen mit Perioden vermehrter Ausfuhr abwechseln. Besonders im Anfall kommt es, wie MAGNUS-LEVY zuerst gezeigt hat, zu vermehrten N-Ausscheidungen. Es besteht dabei aber keinerlei Notwendigkeit, etwa einen toxogenen Eiweißzerfall anzunehmen, vielmehr gehen die N-Ausscheidungen anscheinend weitgehend mit der Wasser- und Harnsäureausscheidung Hand in Hand und sind in ihrem Wechsel den meist gleichzeitig bestehenden Nierenschädigungen zur Last zu legen. Bisher wenigstens besteht, abgesehen vom akuten febrilen Anfall, keine Notwendigkeit, eine Störung des Eiweißumsatzes beim Gichtiker anzunehmen. Dagegen ist es möglich, daß Anomalien im Abbau einzelner Aminosäuren vorliegen. IGNATOWSKI (unter F. MÜLLER) beschrieb zuerst reichliche Glykokollausscheidungen bei Gichtikern und hielt das für pathognomisch für diese Krankheit. Spätere Untersucher kamen zu wechselnden Resultaten sowohl bei Gesunden als auch bei Gichtikern. Während EMBDEN und REESE, PLAUT und REESE, SAMUELY, ABDERHALDEN und SCHITTENHELM [Lit. bei UMBER (Z)] Glykokoll in sehr kleinen Mengen auch im Harn Gesunder nachweisen konnten, fanden HIRSCHSTEIN sowie BÜRGER und SCHWERINER [unter UMBER (Z)] präformiertes Glykokoll bei Gesunden nur dann, wenn besonders reichlich Purinbildner gegeben wurden. Dagegen entsteht Glykokoll bei stark alkalischer Reaktion von längerer Dauer sekundär im Harne. Bei Gichtikern besteht nach UMBER ein gewisses Alternieren zwischen Harnsäure- und Glykokollausscheidung. BÜRGER u. SCHWERINER sahen eine Glykokollvermehrung ums Doppelte, wenn beim Gichtiker nach intravenöser Harnsäureinjektion eine erhebliche Retention dieser Substanz resultierte. Als Quelle dieser Glykokollurie, die in der anfallsfreien Zeit meist am stärksten ausgesprochen ist, wird von UMBER die Eiweißkomponente der Nucleoproteine angesehen. Sollten diese Versuche, die etwa 25—40 Jahre zurückliegen, auch heute mit verbesserter Methodik sich reproduzieren lassen, so wäre der Beweis geliefert, daß die Gicht sich auch nach der Stoffwechselseite hin keineswegs nur in Anomalien des Polynucleotidabbaues erschöpft.

Überblickt man die bisherigen Untersuchungen und Auffassungen über das Wesen und die Pathogenese der Gicht, so ergibt sich ein außerordentlich widerspruchsvolles, unerfreuliches Bild. Das Wesen und die Ursachen der Gicht sind noch in ein tiefes, vorläufig undurchdringliches Dunkel gehüllt. Ich kann mich daher der Ansicht von BRUGSCH, daß die Gicht nicht mehr viel Problematisches hat, nicht anschließen. Wir besitzen m. E. heute höchstens Bausteine zu einer Theorie, aber das Bindemittel, das sie verknüpft, und vor allem der Bauplan fehlt noch völlig. Nierenveränderungen, Urathistechie, physikalisch-chemische Prozesse, intermediäre Stoffwechselanomalien und allergische Faktoren spielen sicher eine Rolle. Kein Faktor allein vermag das Wesen der Gicht zu erklären, und wir wissen noch keineswegs, welches der wichtigste ist und ob der wichtigste überhaupt bisher gefaßt wurde. Insbesondere bleibt uns unverständlich, warum bei dieser Krankheit der Gesamtorganismus oft so schwer in Mitleidenschaft gezogen ist. Das Witzwort alter französischer Ärzte, das LÖFFLER u. KOLLER zitieren: „Les dieux seuls connaissent la cause de la goutte", gilt auch heute noch.

η) Die Prognose der Gicht

Entscheidend für die Prognose der Gicht ist die Frage der Entstehung schwerer Veränderungen an den Zirkulationsorganen, denn zumal nach dem großen Sektionsmaterial von GUDZENT unterliegt es keinem Zweifel, daß der Gichtiker meist sekundären Schädigungen der Gefäße (Sklerosen), des Herzens und der Nieren erliegt. Sie wurden bei keiner Obduktion vermißt und mancherlei spricht dafür, daß der Gichtiker dazu mehr neigt als der Nichtgichtiker. Je mehr es gelingt, Gefäß- und Nierenveränderungen zu verhindern, um so ungefährlicher wird die Krankheit. Der Gang der Gicht hat dabei heute nicht mehr das Schicksalhafte, das ältere Autoren ihm zuschrieben. Fulminante, in wenigen Jahren zum Tode verlaufende Fälle, wie sie kürzlich SPITZ u. Mitarb. bei einem 47jährigen Chinesen beschrieben, sind größte Raritäten. Durch die später noch zu besprechenden therapeutischen Maßnahmen, insbesondere zweckmäßige Lebensweise und Diät, läßt sich viel erreichen. Wie bei allen Stoffwechselkrankheiten, so liegt auch bei der Gicht im allgemeinen das Schicksal in der Hand des Kranken selbst, nur die Bleigicht und z. T. die sogenannte Gicht der Armen und konstitutionell Schwachen macht da eine gewisse Ausnahme. Je vernünftiger, gewissenhafter und zweckmäßiger die Gichtiker leben, um so größer ihre Anwartschaft auf ein langes Leben. Die akuten Anfälle brauchen keine Spuren zu hinterlassen, selbst Tophi können verschwinden. Das geht auch aus den großen Erfahrungen der großen Lebensversicherungsgesellschaften hervor, die nach LEREBOULLET Gichtiker über 35 Jahren mit akuten Anfällen ohne viscerale Gicht bei vernünftiger Lebensweise aufnehmen. Die chronische Form schafft aber immer irreparable Defekte mit einer oft sehr großen Beeinträchtigung der Lebensfreude und Arbeitsfähigkeit. Die Vitalität des von häufigen, akuten Anfällen heimgesuchten oder chronisch erkrankten Gichtikers ist zweifellos herabgesetzt, und so unterliegt er, zumal in höheren Lebensdezennien, nächst den Schädigungen seiner Kreislauforgane, dem Ansturm einer interkurrenten Krankheit, vor allem akuter infektiöser Natur, und zwar anscheinend leichter als ein Nichtgichtiker gleicher Konstitution und Organbeschaffenheit. Im allgemeinen ist die Prognose um so ungünstiger, je stärker die Vererbung, je früher die Gicht einsetzt (J. SERANCE u. BONNIOT, 1954) und je eher Komplikationen von Darm, Nieren und Kreislauforganen sowie mit Fettsucht und D. m. auftreten. Nach den Statistiken der großen amerikanischen Lebensversicherungsgesellschaften ist die Lebenserwartung der Gichtiker um *5 Jahre* kürzer als die der nichtgichtischen Altersgenossen. Eine Ausheilung gibt es nicht.

ϑ) Die Therapie der Gicht

So sehr auch im einzelnen das Wesen der Gicht problematisch ist, für eine rationelle Behandlung sind doch die Richtlinien gegeben (Zusammenfassung bei E. F. ROSENBERG, 1954). Sie bestehen prophylaktisch in der Verhinderung der Uratanhäufungen und da, wo sie bereits eingetreten sind, in der Linderung oder

Beseitigung der durch sie geschaffenen Beschwerden und Schädigungen. Komplizierende Erkrankungen, z. B. von Herz und Gefäßen, werden in der bei ihnen üblichen Weise behandelt. Besondere Wege gehen z. T. die Vertreter der Allergietheorie.

aa) Die Behandlung des akuten Anfalls

Jeder Gichtiker im Anfall bedarf ebenso wie jeder andere akut Gelenkkranke größter Ruhe und möglichster Stillstellung des erkrankten Gelenkes. Fiebernde gehören ins Bett, Nichtfiebernde zum mindesten auf das Sofa oder einen besonders bequemen Lehn- oder Liegestuhl. Die Lagerung ist so vorzunehmen, daß das erkrankte Gelenk vor Druck oder Erschütterung, die unweigerlich eine akute Verschärfung der an und für sich schon oft gewaltigen Schmerzen mit sich bringen, geschützt ist. Ob das betreffende Gelenk vorsichtig in Watte eingepackt wird oder kalte bzw. warme Auf- und Umschläge mit Wasser, essigsaurer Tonerde, Staßfurter Salz oder Spiritus erhält, hängt davon ab, welche von diesen äußeren Maßnahmen am wohltätigsten wirkt. Diathermie wirkt meist ungünstig. Salbenapplikation (Atophan-, Salicyl- usw. Salben) vor allem in Form vorsichtiger Einreibungen kommen nur bei mäßiger Schmerzhaftigkeit in Betracht.

Am durchgreifendsten ist die medikamentöse Behandlung. Wir verfügen über zwei Substanzen mit einer oft verblüffend günstigen Wirkung, das *Colchicum* und seine Derivate sowie das Atophan. Der Saft der giftigen Herbstzeitlose (Colchicum autumnale), vor allem ihrer Samen und Blüten, ist ein uraltes Gichtmittel, das schon von ALEXANDER VON TRALLES (525—605) empfohlen wurde. Die wirksame Substanz darin ist das Alkaloid Colchicin (Colchicinum methylicum), das in saurer Lösung die Methylgruppe abspaltet und sich in das wenig wirksame, nahezu ungiftige Colchicin umwandelt. WINDAUS verdanken wir die Aufklärung der Konstitution als Phenanthrenderivat, SCHMIEDEBERG, W. HEUBNER und LOEWE vor allem die pharmakologische Durchprüfung (Zusammenfassung bei F. EICHHOLTZ). Wir haben hier eine Substanz von hoher Giftigkeit vor uns. Für Hunde werden 1 mg, für Kaninchen 2—3 mg pro Kilogramm als tödliche Dosis angegeben. Die Vergiftung, die beim Menschen im Prinzip in gleicher Weise sich äußert (Brechdurchfälle, Tenesmen, Kollapse, Muskelzuckungen und Lähmungen) wirkt sich vor allem am Magendarmkanal und am Nervensystem aus. Es scheint sich um ein ausgesprochenes Capillargift (LOEWE) zu handeln, das zu Lähmungen und Erweiterungen der Capillaren und dadurch sekundär zu degenerativen Organschädigungen führt. Außerdem ist es ein starkes Mitosegift (BUCHER, VON MÖLLENDORF) und dämpft dadurch wahrscheinlich den Nucleinstoffwechsel besonders im Knochenmark [Näheres bei LÖFFLER u. KOLLER (Z), S. 978ff.]. Der Mechanismus seiner Wirkung im einzelnen ist vorläufig noch unklar. Der naheliegende Gedanke einer Harnsäuremobilisierung und Nierenwirkung (Ausscheidungsverbesserung) hat sich nicht als richtig erwiesen. Wenn wir Colchicin im akuten Gichtanfalle geben, so geschieht es aus reiner ärztlicher Empirie heraus.

Am zweckmäßigsten sind die Reinpräparate. Die von Merck und anderen Firmen hergestellten Tabletten oder Granula enthalten 0,5 mg Colchicin. Auf der Höhe des Anfalls sind 4—5 Tabletten oder Pillen zu 1 mg pro Tag erforderlich, an den folgenden 2—3 Tagen kann mit der Dosis langsam herabgegangen werden. Länger darf das Mittel nicht gegeben werden. Neuerdings wird von HENSCH, TALBOT (Z) u.a. eine Stoßtherapie mit maximal 5—8 mg (1—2 stündlich mit Pillen mit 0,5 mg), dann rasch abbauend mit Tagesdosen von 1—2 mg und Erhaltungsdosen von 1,0 bis 2,5 mg für einige Tage vorgeschlagen. GRAHAM u. ROBERTS sowie DAVIS u. BARTFIELD sahen in vielen Fällen sehr günstige Wirkungen auch von i.v. Zufuhr von 0,65 mg Colchicin. LICHTWITZ (Z) empfiehlt die Massierung auf die Vormittagsstunden. Die angegebenen Dosen können wie bei allen Giften im Einzelfalle bereits zu hoch sein, so daß es zu Durchfällen kommt, die sofort ein Aussetzen des Mittels erfordern. Gerade beim Colchicin liegen wirksame und giftige Dosis sehr nahe beieinander. Diese Tatsache hat ängstliche Ärzte oft dazu geführt, mit der Dosierung zu zaghaft zu sein und durch zu kleine Dosen die Qualen der Kranken unnötig zu verlängern. Ernstliche Gefahren entstehen erst bei viel höheren Dosen. LEIBHOLZ hat eine in dieser Richtung interessante Beobachtung bei einem älteren Gichtiker mitgeteilt, der irrtümlich 50 mg Colchicin in 4 Std nahm, 2 Tage heftige Vergiftungserscheinungen bot, aber mit dem Leben davonkam. Die offizielle Tinctura Colchici sollte man heute bei der Ungleichartigkeit ihrer Zusammensetzung und Wirkung nicht mehr verwenden. Das gleiche gilt für manche Colchicin enthaltende Geheimmittel vor allem französischer Herkunft, unter denen der Liqueur de Laville am bekanntesten ist. Die günstige Wirkung des Colchicins setzt meist schon nach einigen Stunden ein, indem der Schmerz nachzulassen beginnt und nach weiteren Stunden oder wenigen Tagen meist verschwindet, während die akuten entzündlichen Erscheinungen am betroffenen Gelenke meist langsamer abklingen. Die schmerzlindernde Wirkung ist so charakteristisch für den echten akuten Gichtanfall, daß ein Versagen geradezu die Diagnose ins Wanken bringt. Auf der anderen Seite sieht man vereinzelt auch günstige Colchicinwirkungen bei Gelenkerkrankungen nicht gichtischer Genese, sogar beim Muskelrheumatismus.

Die neueste Therapie des *akuten Gichtanfalls* hat von einer ganz anderen Seite, nämlich der hormonalen, ihren Ausgangspunkt genommen. HENCH u. Mitarb. an der Mayo-Klinik hatten die erstaunliche Wirkung von ACTH und Cortison auf den Ablauf der Polyarthritis rheumatica entdeckt. Im Anschluß daran wurde die gleiche Therapie auch beim genetisch ganz anders ausgelösten Gichtanfall von HELLMAN versucht und zwar mit einem zunächst glänzenden Resultate. Schon 1 Std nach Injektion von ATCH tritt oft die schmerzlindernde Wirkung ein und zwar ohne gastroentestinale Nebenwirkungen. Diese günstigen Resultate wurden vielfach bestätigt, so von WOLFSON-COHN, BOLAND, GUTMAN-YÜ, FRIEDLÄNDER u.a. So fanden z.B. GUTMAN u. Mitarb. bei 40 akuten Gichtanfällen bei 33 Kranken dieser Art in 60% ein Verschwinden der klinischen Symptome in 24—48 Std. in je 10% eine Verzögerung der Wirkung, einen Rückfall nach gutem Anfangserfolg im Anschluß an Aussetzen der ACTH-Injektionen und unbefriedigende Erfolge nach maximalen Dosen von 100 bzw. 200 mg ACTH. Cortison (100—300 mg) hat eine weniger starke Wirkung als ACTH, kann aber oral genommen werden. Diese kostspieligen Hormone kommen heute wohl nur da in Betracht, wo Colchicin versagt, was nur selten der Fall ist. Ein Nachteil der genannten Präparate ist auch die manchmal ungünstige Wirkung auf den Zuckerhaushalt. Bemerkenswert ist, daß Adrenocorticotropin (150 mg ACTH) einen schweren Gichtanfall auszulösen vermag, was HELLMAN sogar bei 3 von 4 akuten Gichtikern, die im Anfall selbst auf ACTH ebenso günstig wie auf Colchicin reagierten, beobachtete.

In den letzten Jahren sind von der Firma Geigy (Basel) 2 neue sehr wirksame Mittel zur Bekämpfung des akuten Gichtanfalls entwickelt worden und zwar das *Irgapyrin*, eine Kombination von Pyramidon und Butazolidin sowie das *Butazolidin*, ein Phenylbutazon, selbst, das 1948 von STENZL synthetisch hergestellt wurde und sich in vielen Fällen dem Kombinationspräparat als überlegen erwies. Pyramidon wirkt dabei in erster Linie analgetisch und antiphlogistisch (WILHELMI). Die Wirkung dieser beiden Mittel, die nicht gichtspezifisch sind, sondern für rheumatische Erkrankungen jeder Art gelten, ist oft überraschend und manchmal sogar dem Colchicin überlegen (FENZ, BELART, KUTZEL u. Mitarb., GUTMAN, GUTMAN u. YÜ, LÖFFLER u. KOLLER u. a.). Die üblichen Dosen sind für Irgapyrin 1,5 g pro Tag, für Butazolidin 1,0 g pro Tag. Beide Präparate können sowohl peroral wie intramuskulär oder als Suppositorien verwandt werden, während sich eine i.v. Darreichung wegen häufiger Nebenwirkungen (Schwindel, Erbrechen usw.) nicht empfiehlt, obwohl diese Applikationsart am raschesten und stärksten wirkt.

Wie fast alle wirksamen Therapeutica haben auch die beiden genannten Nebenwirkungen. Sie betreffen in harmloser Weise den Kochsalz- und Wasserhaushalt, in dem es hier zu Reaktionen kommt, die sich aber durch salzarme Kost verhindern oder beseitigen lassen. Sehr viel ernster zu nehmen sind Leukopenie und vor allem Agranulocytose, die für das Pyramidon, als einer Komponente des Irgapyrins, durch KRACKE schon seit 1931 bekannt ist. Hämorrhagien, Lähmungen und Krampfanfälle sind nach Irgapyrin kürzlich von BELART (1955) beschrieben.

Die Firma Geigy verfügt nach einer Angabe von W. LÖFFLER u. F. KOLLER bis 1953 über 26 Fälle von Agranulocytose mit 3 Todesfällen bei Butazolin und über 8 Fälle von Irgapyrin mit 3 Todesfällen, wobei große Mengen oft Wochen und viele Monate genommen wurden. Bei der meist sehr kurzfristigen Behandlung der Gicht scheinen überhaupt keine beobachtet zu sein, so daß keinerlei Bedenken bestehen, diese sehr wirksamen Präparate in geeigneten Fällen zur Anwendung zu bringen.

Neben das fast spezifisch wirkende Colchicin ist seit etwa 50 Jahren das *Atophan* (Cinchophen) getreten. A. NICOLAIER u. M. DOHRN machten 1908 die wichtige Entdeckung, daß Derivate der Chinolincarbonsäure die Harnsäureausscheidung gewaltig steigern. Als am wirksamsten erwies sich die 2-Phenylchinolin-4-Carbonsäure ($C_{16}H_{11}NO_2$) mit der Strukturformel

$$
\begin{array}{ccc}
\text{H—C} & \text{C—COOH} \\
\text{H—C} & \text{C} & \text{CH} \\
\text{H—C} & \text{C} & \text{C—C}_6\text{H}_5 \\
\text{H—C} & \text{N}
\end{array}
$$

Sie kommt als Atophan (Schering) in den Handel. Sie kristallisiert in farblosen, nahezu wasserunlöslichen Nadeln von bitterem Geschmack. In Mengen von 1—2 g, manchmal schon von 0,2—0,5 g (oral oder intravenös) steigert es schon in ½—1 Std die endogene Harnsäureausscheidung auf das 3—4fache der Norm, meist unter gleichzeitiger Wasserdiurese. Weitere Gaben bleiben meist wirkungslos oder lösen den entgegengesetzten Effekt aus. Nach 1—2 Tagen Pause stellt sich die Ansprechbarkeit des Organismus wieder her. Diese überraschende, therapeutisch natürlich außerordentlich wichtige Eigenschaft des Atophans ist auch heute noch nicht völlig befriedigend geklärt. Der Entdecker selbst (DOHRN) dachte an eine vermehrte Zersetzung gespeicherter Nucleoside. Dem widerspricht aber die Tatsache, daß das Atophan nicht notwendig eine Urikämie auslöst. Steigerungen des Harnsäurespiegels sind vor allem zu Anfang häufig, nach einigen Autoren (GUDZENT u. Mitarb.) sogar regelmäßig, werden dann aber meist von einer Erniedrigung, unter Umständen sogar einem Verschwinden der Blutharnsäure abgelöst. Daraus muß man schließen, daß mindestens ein Angriffspunkt die Niere ist, wie WEINTRAUD es zuerst annahm und später vor allem von LICHTWITZ und THANNHAUSER vertreten wurde. Es wird dabei vor allem an die bei der Gicht gestörte Partialfunktion für die Purinausscheidung gedacht. Trotzdem dürfte sich vor allem im Hinblick auf die Untersuchungen von STARKENSTEIN die Atophanwirkung nicht auf die Niere beschränken, sondern daneben noch zu einer Mobilisierung der Harnsäure aus den Geweben führen, wobei ich nicht zu entscheiden wage, ob es sich dabei um einen primär omnicellulären Angriff handelt, wie STARKENSTEIN und GUDZENT es annehmen, oder um eine Sekundärwirkung, die wegen des größeren Konzentrationsgefälles zwischen Gewebe und Blut notwendigerweise aus ersterem Harnsäure ins Blut treibt. Auch an eine parasympathische Erregung ist gedacht worden (ULLMANN), ferner an eine günstige Beeinflussung der Urathistechie (PLEHN). So günstig auch die Harnsäureausscheidung zweifellos beeinflußt wird, so kann das Atophan doch nicht als Heilmittel für die Gicht bezeichnet werden. Auch bei längerem Gebrauch beseitigt es nur eine der Störungen im gichtischen Organismus, ohne im Zentrum der Krankheit anzugreifen. Auch Versager sind beobachtet (z. B. von UMBER). Der große Vorteil des Atophans gegenüber dem Colchicin besteht in seiner relativen Ungiftigkeit. Als Kontraindikation gilt nach WEINTRAUD lediglich die Neigung zu Uratsteinbildung in den Harnwegen. Zur besseren Lösung der Urate wird daher vielfach reichliche Zufuhr von Wasser (etwa 2—2½ Liter), evtl. von Magnesia usta oder Natron bicarbonicum empfohlen. Bemerkenswert ist, daß die schmerzlindernde Wirkung des Atophans mit der Harnsäureausschwemmung anscheinend nichts zu tun hat, da ebenso wie beim Colchicin auch solche Chinolincarbonsäurederivate auf den gichtischen Gelenkprozeß samt den Schmerzen günstig einwirken, die keine Harnsäurediurese hervorrufen.

Die Dosierung im akuten Anfall ist 2—3 g/Tag, an 2—3 aufeinanderfolgenden Tagen gereicht. Zu große Dosen belasten oft den Magendarmkanal bis zum Erbrechen. Appetitlosigkeit und eine gewisse Übelkeit sind sogar fast regelmäßige Folgeerscheinungen. Bei chronischem Gebrauch großer Dosen sind sogar schwere Leber- und Nierenschädigungen, selbst akute gelbe Leberatrophie und Agranulocytose, beschrieben worden. Die Wahrscheinlichkeit einer tötlichen Atophaninjektion ist nach BRYCE 1 : 30000. Neben der oralen kommt auch die rectale, intramuskuläre oder intravenöse Applikation in Betracht. Für Injektionen empfiehlt sich vor allem das Atophanyl (eine Verbindung mit Salicylsäure). Auch verschiedene andere Atophanderivate wie Novotophan, Paratophan, Hexophan, Triphan, Arcanol, Atochinal, Lythophan, Acitrin, Leukotropin (Verbindung mit Urotropin und Radiophan, Kombination mit Radium) u. a. sind in den Handel gebracht, am zweckmäßigsten scheint mir davon das Hexophan, eine Oxyphenylchinolindicarbonsäure, sowie neuerdings das Kombinationspräparat *Finarthrin* (Phenylchinolincarbonsäure + Acetylosalicylsäure) von Thomae. Auch Urecidin kann günstig wirken.

In den seltenen, diagnostisch wohl manchmal zweifelhaften Fällen, in denen sowohl Colchicin wie Atophan gar nicht oder nicht genügend helfen, muß man zu den gewöhnlichen Antirheumatica bzw. Antineuralgica greifen (Salicylsäure und ihre Salze, Aspirin, Pyramidon, Veramon usw.). In Mengen von 5—6 g an 3 aufeinanderfolgenden Tagen fördern sie auch vorübergehend die Harnsäureausscheidung. Eukodal, Dilaudid und Morphium sollte man nur ganz ausnahmsweise einmal bei ganz besonders heftigen Schmerzen sehr empfindlichen Menschen geben, vor allem, um beim Versagen der anderen Mittel eine erträgliche Nachtruhe zu erzwingen.

Die Festsetzung der Diät im akuten Anfall wird, falls man nicht 1—2 Hungertage mit reichlichem Obstsaft vorzieht, was für schwere Anfälle immer ratsam ist, von den gleichen Gesichtspunkten geleitet wie bei der Gicht überhaupt (vgl. das folgende Kapitel). Purinhaltige Nahrungsmittel und Fett bleiben selbstverständlich fort. Sofern keine ausgesprochene Unterernährung besteht, kann die Kost im übrigen hinsichtlich Art und Menge den Wünschen des Appetits angepaßt werden. Eine Überlastung von Magen und Darm ist natürlich zu vermeiden. Die Gefahren in dieser Richtung pflegen aber nur gering zu sein, da der akute Gichtanfall fast immer von einer mehr oder weniger starken Appetitstörung eingeleitet und begleitet ist.

ββ) Die Behandlung der chronischen Gicht und ihrer Folgezustände

1. Die diätetische Therapie. Unter den Behandlungsmethoden der chronischen Gicht steht die Ernährungstherapie durchaus an erster Stelle. So unbefriedigend unser bisheriger Einblick in das Wesen der Gicht im einzelnen ist, so ist doch höchstwahrscheinlich, daß sie irgendwie mit Störungen des Nucleinstoffwechsels, zum mindesten in quantitativer Richtung, speziell dem der Harnsäure, in ursächlichem Zusammenhang steht. Da nach übereinstimmenden Forschungen von physiologischer Chemie und Klinik die Harnsäure aus den Nucleinsäuren stammt, so ist damit das wichtigste Leitmotiv für die diätetische Behandlung der Gicht gegeben, nämlich die Vermeidung von nucleinsäurereicher Nahrung. Theorie und ärztliche Empirie, die aus naheliegenden Gründen gerade bei der Gicht sonst weit auseinanderklaffen, stimmen darin völlig überein.

Die nebenstehende, von J. Schmid u. G. Bessau, z. T. auf Grund von eigenen Analysen zusammengestellte Tab. 111 zeigt den Puringehalt, berechnet als Harnsäure, der wichtigsten Nahrungsmittel.

Eine neuere noch umfassendere Tabelle von Hench bringt den Puringehalt der wichtigsten Nahrungsmittel auf Grund neuerer Analysen (Tab. 112).

Weiteres Zahlenmaterial findet sich in den Tabellen von Schall und bei König sowie McLester. Der Purinbasenstickstoff, in dem vielfach der Puringehalt der Analysen angegeben wird, ergibt durch Multiplikation von 2,65 die entsprechende Menge Harnsäure. Unter den sogenannten Fleischsorten stehen die inneren Organe, vor allem die Thymus mit fast 1% Harnsäure an der Spitze, ihr folgen Leber (0,28%), Milz (0,26%), Niere (0,24%) und in weiterem Abstande Zunge (0,165%) und Lungen (0,156%). Nahezu alle Gichtforscher sind sich darüber einig, daß der Genuß dieser Innereien unter allen Umständen für den Gichtiker verboten werden soll. Viele Gichtiker wissen aus eigener Erfahrung, was Übertretungen hier bedeuten. Mit der Sicherheit eines Experimentes kann hier manchmal der Gichtanfall ausgelöst werden. Unter den Fischen fallen Sprotten, Ölsardinen, Sardellen und Anchovis durch ihren hohen Puringehalt auf. Wenn auch im ganzen bei annähernd gleichem Puringehalt das Fischeiweiß anscheinend etwas weniger schädlich für den Gichtiker ist als das Säugetierfleisch, so besteht doch auch darüber Übereinstimmung, daß die genannten Fische vermieden werden müssen. Bei der Beurteilung des Fleisches beginnen aber bereits die Divergenzen der Ansichten. Wenn auch einem besonders reichlichen Fleischgenuß von keiner Seite das Wort geredet wird, so lassen doch so gute Kenner der Krankheit wie z.B. Cantani die gleichen Mengen (etwa 100—200 g täglich) zu, wie der Tisch des Normalen sie mit sich bringt. In Deutschland, England, Holland, Skandinavien gilt auch das Fleisch in größeren Mengen, abgesehen von Schinken und Wurst, als schädlich. Es bestehen bei den meisten Gichtkranken keine Bedenken, es in kleinen Mengen von 50—100 g 3—4mal wöchentlich zu geben, am besten in gekochtem Zustande. Bei sehr unterernährten Kranken selbst schwerer Art sollte man mit dem völligen Fleischentzug auf lange Zeiten hin sehr zurückhaltend sein, da für manche Kranke dieser Art das nahezu purinfreie Ei oder die sehr purinarmen Käse als Eiweißspender nicht immer ausreichen. Im ganzen darf die Eiweißzufuhr, auch das vegetabilische eingerechnet, beim Gichtiker ruhig unter dem Kostmaß Voits von 1,5 g pro Kilogramm liegen, für leichtere Fälle sollte nicht über 1,0 g (wie beim Diabetiker), bei schweren nicht über 0,8 g hinausgegangen werden.

Viel umstritten sind auch manche Gemüse, vor allem die Tomaten, die z.B. Cantani nach seinen reichen Erfahrungen in Süditalien für besonders schädlich hält. Ebenso verwirft er auch hier im Gegensatz zur allgemeinen Meinung die

Tabelle 111. *Puringehalt der Nahrungsmittel*[1] *(nach* SCHMIDT *u.* BESSAU*)*

100 g	Harnsäure in g	100 g	Harnsäure in g
Fleischsorten:		Sahnenkäse	0,015
Rindfleisch	**0,111**	Kuhkäse	0,066
Kalbfleisch	**0,114**	**Eier:**	
Hammelfleisch	0,078	Hühnerei, Kaviar	0
Schweinefleisch	**0,123**	**Gemüse:**	
Gekochter Schinken	0,075	Gurken	0
Roher Schinken	0,072	Salat	0
Lachsschinken	0,051	Radieschen	0,015
Zunge (Kalb)	**0,165**	Blumenkohl	0,024
Leberwurst	**0,114**	Welschkraut	0,021
Braunschweiger Wurst	0,030	Schnittlauch	Spuren
Mortadellenwurst	0,036	Spinat	0,072
Salamiwurst	0,069	Weißkraut	0
Blutwurst	0	Mohrrüben	0
Gehirn (Schwein)	0,084	Grünkohl	0,006
Leber (Rind)	**0,279**	Braunkohl	0,006
Niere (Rind)	**0,240**	Rapunzel	0,033
Milz	**0,260**	Kohlrabi	0,033
Thymus (Kalb)	**0,990**	Sellerie	0,015
Lungen (Kalb)	**0,156**	Spargel	0,024
Huhn	0,087	Zwiebel	0
Taube	**0,174**	Schnittbohnen	0,006
Gans	0,099	Kartoffeln	0,006
Reh	**0,117**	**Pilze:**	
Fasan	**0,102**	Steinpilze	0,054
Bouillon (100 g Rindfleisch 2 Std gekocht)	0,045	Pfifferlinge	0,054
		Champignons	0,015
Fische:		Morcheln	0,033
Schellfisch	**0,117**	**Obst:**	
Schlei	0,084	Bananen	0
Kabeljau	**0,114**	Ananas	0
Aal (geräuchert)	0,081	Pfirsiche	0
Lachs (frisch)	0,072	Weintrauben	0
Karpfen	**0,162**	Birnen, Äpfel	0
Zander	**0,135**	Tomaten	0
Hecht	**0,144**	Pflaumen, Aprikosen	0
Bückling	0,084	Blaubeeren, Preiselbeeren	0
Hering	**0,207**	Apfelsinen	0
Forelle	**0,168**	Mandeln, Hasel- und Walnüsse	0
Sprotten	**0,246**	**Hülsenfrüchte:**	
Ölsardinen	**0,354**	Frische Schoten	0,081
Sardellen	**0,234**	Erbsen	0,054
Anchovis	**0,465**	Linsen	**0,162**
Krebse	0,060	Bohnen	0,051
Austern	0,087	**Zerealien:**	
Hummer	0,066	Grieß, Graupen, Reis, Sago	0
Milch und Käse:		Hirse, Hafermehl	0
Milch	0	**Brote:**	
Edamer Käse, Schweizer Käse, Tilsiter Käse, Roquefort, Gervais	0	Semmel, Weißbrot	0
		Kommißbrot	Spuren
Limburger Käse	Spuren	Pumpernickel	0,009

[1] Werte über 0,1% Harnsäure sind fett gedruckt.

Milch, weil er die Milchsäure für eines der schlimmsten Gifte für den Gichtiker hält. EBSTEIN hat seine Therapie bei der Gicht nach seinen Anschauungen hinsichtlich der rationellen Fettsuchtsbekämpfung orientiert, indem er neben mittleren Mengen Fleisch reichliche Quantitäten von Fett empfiehlt, dagegen keine Süßigkeiten,

Tabelle 112 *(nach* HENCH*)*

Gruppe I. Nahrungsmittel mit sehr hohem Puringehalt
(150—1000 mg Purin auf 100 g Frischgewicht)

Kalbsbries	825 mg	Rindsniere	200 mg
Sardellen	363 mg	Hirn	195 mg
Ölsardinen	295 mg	Fleischextrakt	160—240 mg
Kalbs- und Rindsleber	233 mg		

Gruppe II. Nahrungsmittel mit hohem Puringehalt
(75—150 mg Purin auf 100 g Frischgewicht)

Speck	Kaninchen	Schaltiere	Wachtel
Rindfleisch	Wildbret	Forelle	Truthahn
Kalbszunge	Karpfen	Ente	Hühnersuppe
Leberwurst	Dorsch (Kabeljau)	Gans	Fleischsülzen
Schweinefleisch	Barsch	Rebhuhn	Linsen
Schaffleisch	Hecht	Fasan	
Kalbfleisch	Heilbutt	Tauben	

Gruppe III. Nahrungsmittel mit mäßigem Puringehalt
(bis zu 75 mg Purin in 100 g Frischgewicht)

Schinken	Hering	weiße Bohnen	Roggenbrot
Hammelfleisch	Austern	Spinat	Vollweizenbrot
Huhn	Hummer	Blumenkohl	Vollkorngetreide
Blaufisch	Salm	Spargel	Kleie
Weißfisch	Kutteln	Bouillon	Hafergrütze
Krebs	Pilze	Vollkornbrot	
Aal	Erbsen	Grahambrot	

Gruppe IV. Nahrungsmittel mit unbedeutender Menge von (nicht methyliertem) Purin

1. Getränke: Mineralwasser Schokolade
   Kakao Kaffee
   Fruchtsäfte Tee
2. Butter
3. Brot und Brotwaren (ausgenommen Vollkorn Gr. III)
   Weißbrot Zwieback
4. Getreide (ausgenommen Vollkorn Gr. III)
   Stärkemehl
5. Getreideprodukte, Teigwaren, Sago
6. Käse aller Art
7. Eier
8. Fette aller Art
9. Kaviar
10. Früchte aller Art
11. Gelatine
12. Milch, Buttermilch, kondensierte Milch
13. Nüsse aller Art, Erdnußbutter
14. Zucker und Süßigkeiten
15. Gemüse: Artischoken Lattich
   Krausekohl Kartoffeln
   Rosenkohl Kürbis
   Grünkohl Sauerkraut
   Rüben Tomaten
   Sellerie Kohlrüben
   Gurken Grüner Salat
16. Gemüse und Creme (hergestellt aus erlaubten Gemüsen und ohne Fleischbrühe)
17. Vitaminkonzentrate:
   Lebertran Hefe
   Heilbuttöl

Tabelle 113

Diät für purinfreie Tage:

Verboten:

Innere Organe	Bohnenkaffee	Spinat	Hülsenfrüchte
Fleisch	Tee	Pfifferlinge	(Erbsen, Schoten,
Fisch	Kakao	Steinpilze	Linsen, Bohnen)
Wurst	Bier		

Erlaubt:

Alles andere, insbesondere:

Weißbrot	Hafermehl in jeder	Eier	Grünkohl
Zwieback	Form, aber ohne	Milch	Braunkohl
Keks	Fleisch bereitet	Sahne	Gurken
(Schwarzbrot, mäßig)	Mehlspeisen	coffeinfreier Kaffee	junge Schnittbohnen
Reis	Kartoffeln	Malz- oder Kornkaffee	Kopfsalat
Grieß	Butter	Mohrrüben	Schnittlauch
Sago	Käse	Weißkraut	Obst, Kompott

Von geistigen Getränken nur leichter Rotwein

Mehlspeisen oder ähnliche Kohlenhydrate gestattet. Der heute herrschende Gesichtspunkt in der diätetischen Gichttherapie ist, abgesehen von der Vermeidung der inneren Organe, die vegetarische oder lactovegetabilische Kost. Reichliche Fettmengen über 60 g/Tag sind zweifellos ungünstig. Die genannte Kost ist vielleicht die älteste Methode der Gichtbehandlung überhaupt, da sie schon vor 100 Jahren von manchen Ärzten immer wieder emphatisch gepriesen wurde, und zwar vielfach gerade von reinen Empirikern, zum großen Teil auch von medizinischen Outsidern, deren theoretische Vorstellungen z. T. wenig Konzessionen an den gleichzeitigen Stand der Wissenschaft machten. GARROD empfahl sie zuerst für die Zeiten des akuten Anfalls. Die eifrigsten Verfechter in neuerer Zeit auch für die chronische Gicht sind vor allem BIRCHER-BENNER in Zürich, der mit großer Energie mit als erster auch die Rohkost in den Dienst der Gichttherapie gestellt hat, und A. HAIG in England. Beide stimmen darin überein, daß die Harnsäure nicht nur für die Gicht, sondern überhaupt für viele andere Krankheiten, die zu den arthritischen Diathesen im weitesten Sinne gehören, das größte Übel ist. Auf die mehr als anfechtbaren theoretischen Vorstellungen sei hier nicht eingegangen (vgl. die geistvolle Kritik von HIS). Ihre Praxis ist zwar reich an fast monomanischen Übertreibungen, hat aber zweifellos viel Erfolge zu verzeichnen. Da wissenschaftliche Theorie und ärztliche Erfahrung konvergierten, bestand eine Zeitlang, etwa zu Anfang des Jahrhunderts, weitgehend die Tendenz, analog wie beim Diabetiker nach dem Kohlenhydratgehalt, die Diät beim Gichtiker nur nach dem Puringehalt der Nahrung zu orientieren. Wie schon die Darstellungen der Gicht vor allem von LICHTWITZ und GUDZENT zeigen, beginnt man heute sich wieder von dieser orthodox-dogmatischen Einstellung freizumachen. Vor allem gilt das für gewisse amerikanische Autoren, wie LLEWELLYN (Z) sowie BAUER u. KLEMPERER (Z). Maßgebend dafür waren die zahlreichen Beobachtungen, daß häufig selbst strengste, vegetarische oder lactovegetabilische Kost nicht vor dem Fortschreiten der gichtischen Veränderungen, ja nicht einmal vor dem Neueintritt akuter Schübe schützt. Tatsächlich ist ja die Art der Ernährung bei Gichtikern zwar ein sehr wichtiger Faktor, aber nicht der allein entscheidende. Deshalb hat es auch keinen Sinn, den Bogen zu überspannen und den Kranken ohne zwingenden Grund oft für den Rest ihres Lebens Einschränkungen aufzuerlegen, die ihnen die Lebensfreude trüben können. Sicher spielt in der Reaktionsweise auf die Nahrungszufuhr auch bei der Gicht der subjektive Faktor eine sehr große Rolle. Das veranlaßte z. B. GUDZENT, seine Vorschriften weitgehend nach den persönlichen Erfahrungen des einzelnen Gichtikers zu orientieren. Maßgebend war dabei für ihn auch die aus seinen theoretischen Vorstellungen sich ableitende Absicht, die Allergene zu fassen. Er ging dabei so weit, daß er die Alkoholtestprobe von WIDAL, der durch Auftupfen eines Tropfens Wein auf eine scarifizierte Hautstelle die Reaktion des Gichtikers prüfte, auf alle wichtigeren Nahrungsmittel ausdehnte und intracutane Injektionen entsprechender Extrakte vornahm. Zweckmäßiger, wenn auch unvergleichlich viel mühsamer sind die Purintoleranzbestimmungen, die zuerst v. NOORDEN empfahl und dann vor allem UMBER in sehr zweckmäßiger Weise ausgebaut hat. Hier wird durch die zu prüfenden Zulagen zu einer purinfreien Kost das Verhalten des Anstieges der Harnsäureausscheidung über den endogenen Wert nach Zeit und Menge bestimmt. Je langsamer und unvollständiger die „Reizharnsäure" ausgeschieden wird, um so unzweckmäßiger ist das betreffende Nahrungsmittel. Solche Feststellungen kommen für die Praxis im allgemeinen nicht in Betracht, sie sind zudem belastet mit der großen Unsicherheit, die allen oralen Nucleinzufuhren anhaftet, nämlich dem unkontrollierbaren Einfluß der bakteriellen Zersetzung im Darm. So bleibt bei der Schwierigkeit und Unzuverlässigkeit aller individuellen Testversuche vorläufig doch nur die Allgemeinvorschrift einer vorwiegend vegetabilischen Kost. Außerdem soll die Kost calorisch möglichst knapp bemessen sein, so daß keine Übergewichtigkeit entsteht, und arm an Fett sein. Durch Untersuchungen vor allem von Bartels (1943) ist bewiesen, daß eine fettreiche Kost die Harnsäureausscheidung behindert und die Blutharnsäure ansteigen läßt. Wie glänzend die Unterernährung mit wenig Fett und wenig animalischem Eiweiß die Gicht beeinflußt, haben die Erfahrungen von 2 Weltkriegen und Nachkriegszeiten in Deutschland auf das Eindrucksvollste demonstriert. Den Hauptbestandteil einer zweckmäßigen Gichternährung müssen daher die Kohlenhydrate bilden, von denen man weiß, daß sie, wenn überhaupt, den Nucleinsäurestoffwechsel günstig beeinflussen. Wie weit man in den Vorschriften im einzelnen gehen soll, entzieht sich jedem Schema. Anamnese, Lebensgewohnheiten und Liebhabereien sowie die Gesamtkonstitution des einzelnen Kranken müssen hier die nötigen Winke geben. Es wäre gerade so falsch, einem Kranken, der mit einer reinen lactovegetabilischen Kost sich wohl und glücklich fühlt, das Fleisch aufzudrängen, wie einem anderen, der einen ausgesprochenen Eiweißhunger hat, ohne zwingenden Grund dies Nahrungsmittel zu verbieten. Den allgemeinen Leitgedanken hat ein englischer Autor (zit. nach His) schon vor über 100 Jahren in folgendem treffendem Satze ausgesprochen: „Eine einfache Diät, welche nach der eigenen Erfahrung des Kranken für ihn leicht verdaulich ist, und welche so genau als möglich den täglichen Verlust des Organismus ersetzt, ist die allein geeignete." Für Zeiten akuter Anfälle sind purinfreie oder purinarme Tage, für die Tab. 112 Vorschriften gibt, immer zu empfehlen. Ebenso rate ich zur häufigen Einschaltung solcher Tage oder von Obst- und Gemüsetagen in den Gang der Ernährung bei der chronischen Form.

Derselben Fülle der Widersprüche in Anschauungen und Verordnungsweisen wie bei den festen Speisen begegnen wir bei den Getränken. Daß der Alkohol in größeren Dosen gerade für den Gichtiker besonders unzweckmäßig ist, wird von keiner Seite bestritten, nachdem auch experimentell Pollak (unter F. Müller) Störungen der Harnsäureausscheidung schon beim Gesunden und Retzlaff Mobilisierung von Depotpurinen beim Gichtiker nachweisen konnte. Zur Diskussion steht hier lediglich die Frage des Totalverbotes oder der Erlaubnis kleiner Mengen. Dabei ist auch die Form, in der der Alkohol genossen wird, von Bedeutung, denn einzelne Alkoholica, wie die dunklen Biere, haben einen bei größerem Konsum nicht ganz zu vernachlässigenden Puringehalt (etwa 0,01—0,02%). Die allgemeine Ansicht geht dahin, daß Sekt und schwere Weine, insbesondere Südweine und ältere Rhein- und Pfalzweine dem Gichtiker zu verbieten sind. Hinsichtlich kleiner Mengen (bis $^1/_2$ Liter) von leichten, jungen Mosel- oder Saarweinen und gelegentlicher kleinster Mengen von Kognaks und Likören (etwa 10—20 g) kann man liberaler sein. Bouchard hat den Wein sogar warm empfohlen („Le plus souvent le vin est utile, il est indispensable dans les formes asthéniques"). Die Entscheidung richtet sich auch hier nach der Schwere der Erkrankung und besonderen Erfahrungen und Liebhabereien der einzelnen Kranken.

Tee, Kaffee und Kakao werden vielfach zu Unrecht aus dem Kostzettel gestrichen. Sie enthalten zwar auch kleine Mengen Purin, aber in methylierter Form, die mit größter Wahrscheinlichkeit nicht in Harnsäure übergeht. Da, wo Harnsäuremehrausscheidungen gefunden wurden (vgl. z. B. Bessau), handelt es sich wahrscheinlich um die Folgen der verbesserten Diurese, die für den Gichtiker nur als ein günstiger Faktor zu betrachten ist. Selbstverständlich sind auch hier größere Mengen vom Übel, aber weniger wegen der Gicht als wegen der Zirkulationsorgane, die bei den Gichtikern, wie oben gezeigt wurde, so oft in Mitleidenschaft gezogen werden.

Auch hinsichtlich des Trinkens von gewöhnlichem Wasser (vgl. Brunnenkuren später) sind nicht so sehr die Gicht als ihre Komplikationen (Fettsucht, Gefäß- und

Nierenleiden usw.) maßgebend. In völlig unkomplizierten Fällen ist wegen der Anregung der Diurese und der dadurch beförderten Harnsäureausscheidung eine vermehrte Flüssigkeitszufuhr sogar anzuraten, doch sollte sie nicht über 2 bis 2,5 Liter täglich hinausgehen.

2. Die medikamentöse Therapie. Das im akuten Anfall fast spezifisch wirkende Colchicin kommt bei der chronischen Gicht außerhalb frischer Schübe nicht in Betracht, da es die Harnsäureausscheidung nicht vermehrt und andererseits für längeren Gebrauch zu giftig ist. Auch Atophan eignet sich nach den oben beschriebenen Eigenschaften nicht für eine Dauerbehandlung, da seine Wirkung auf die Harnsäureausscheidung rasch erlischt. Hin und wieder sieht man von Atophanstößen, evtl. in Verbindung mit 10 g Harnstoff, Gutes. BRØCHNER-MORTENSEN sah bei 3 g täglich während 3 Tagen ein Absinken der Harnsäure im Serum von durchschnittlich 3,46 mg-%. Eine längere Darreichung empfiehlt sich nur bei den mit dauernden Schmerzen einhergehenden chronischen Gichtfällen. Hier sind auch die übrigen Antirheumatica und Antineuralgica indiziert.

Die Frage der Alkalizufuhr soll bei der Besprechung der Brunnenkuren erörtert werden. Auch die Säuretherapie hat ihre Befürworter gefunden. Die Beurteilung ist nicht einheitlich. Selbst ein so kritischer Beobachter wie UMBER sah vereinzelt einen gewissen Nutzen, vor allem in der Verhinderung von Anfällen. Ein Schaden ist nie beobachtet worden. Bei Herabsetzungen der Magensaftsekretion ist sie jedenfalls am Platze, das Wesen der Krankheit trifft sie sicher nicht.

Andere medikamentöse Bestrebungen gingen darauf aus, durch Schaffung löslicherer Verbindungen den Ausfall der Harnsäure zu verhindern. Auf der Beobachtung von HIS basierend, daß für solche Zwecke das Formaldehyd sich gut eignet, wurde eine Formaldehydtherapie der Gicht aufgebaut. Ursprünglich wurden dazu das Urotropin und seine Derivate verwandt, doch zeigte sich bald, daß die Formaldehydabspaltung nicht im intermediären Stoffwechsel, sondern erst in der Blase erfolgt, so daß seine Anwendung damit illusorisch wurde. Eine besondere intravenöse Ameisensäuretherapie bildete E. KRULL sen. (Güstrow) aus. Das meist verwendete Präparat ist *Myrmekan*. Ferner sei genannt das Myrmicyl, eine Ameisensäurelösung, Formidin, Formyl und ähnliche Präparate, z. T. in homöopathischen Dosen. Obwohl ich früher dieser Therapie äußerst skeptisch gegenüberstand, habe ich in meiner Rostocker Tätigkeit doch so viel Günstiges davon gesehen, vor allem hinsichtlich der Beschwerden der Kranken, daß ich diese Therapie nicht ohne weiteres ablehnen möchte, selbst wenn nach UMBERS Untersuchungen die endogene Harnsäurekurve der Gichtiker dadurch nicht beeinflußt wird. Über Citarin (methylcitronensaures Natrium), das auch Formaldehyd abspalten soll, fehlen mir eigene Erfahrungen. BRUGSCH (unter UMBER) vermißte jede Wirksamkeit.

Auch die früher mancherorts angewandte Chinasäuretherapie (Urosin, Urol, Chinotropin usw.) hat ganz versagt und ist daher mit Recht heute verlassen worden. Über das in Frankreich empfohlene Solurol, angeblich eine die Harnsäureausschwemmung befördernde Thymonucleinsäure, habe ich kein Urteil.

Wie bei jeder quälenden Krankheit, bei der die Therapie im Dunkeln tastet, so sind auch bei der Gicht außer den genannten Mitteln von der eienn oder anderen Seite Substanzen mit angeblich günstiger Wirkung angepriesen worden. Es gibt kaum ein Leiden, das so sehr zum Tummelplatz phantastischer, z. T. als Geheimmittel angepriesener therapeutischer Bestrebungen geworden ist, wie gerade die Gicht (weitere Angaben bei UMBER). Rasch wie sie auftauchten, sind sie aber wieder verschwunden, weil ihnen in den Händen kritischer Ärzte kein Erfolg beschieden war.

UMBER hatte völlig recht, wenn er schrieb, „eine heilsame medikamentöse Beeinflussung des gichtischen Stoffwechsels existiert bis heute nicht".

Ins Gebiet der medikamentösen Therapie gehören auch die Bestrebungen, durch Reizkörperinjektionen die gichtischen Prozesse zu beeinflussen. Wenn ich selbst auch wenig davon gesehen habe, so berichten doch andere Autoren (z. B. LICHTWITZ) über gewisse Erfolge, indem torpide chronische Prozesse wieder angeregt und gebessert werden können. Die Art der Proteinkörperinjektionen scheint dabei von untergeordneter Bedeutung zu sein. In Betracht kommen Caseosan-Heyden (0,2 bis 2,0 cm³, ansteigend 3—5mal mit 3tägigem Intervall intravenös), Yatren-Casein, Novotropin (in der gleichen Dosis), sterilisierte Milch (intramuskulär 2 bis 10 cm³) und Pyrifer (Stärke II) intravenös. Auch das durch Knorpelextrahierung hergestellte Sanarthrit (6—8 Injektionen mit steigender Dose intravenös) gehört hierher, wenn auch eine spezifische Wirkung entgegen der Ansicht des Begründers dieser Therapie, HEILNER, nach allgemeiner Meinung nicht vorliegt. Wie bei anderen chronischen Gelenkleiden kann vereinzelt der vor allem von französischen Autoren empfohlene Schwefel (1—5 cm³ einer 1⁰/₀₀—1⁰/₀igen öligen Aufschwemmung oder als Sulfrogel in steigernder Dosis intraglutaeal) Gutes leisten (vgl. vor allem MEYER-BISCH). Vielleicht gehört auch das oben erwähnte Myrmekan hierher.

So verschiedenartig diese Substanzen auch alle sind, die Reaktionsweise des Organismus ist im Prinzip die gleiche. Bei den meisten Menschen kommt es, manchmal schon nach kleinen, häufiger erst nach größeren Dosen zu charakteristischen Reaktionen. Diese sind sowohl allgemeiner (Fieber, Mattigkeit usw.) wie lokaler Natur (vermehrte Schmerzen im betroffenen Gelenk, manchmal auch deutliche Zunahme von Rötung und Schwellung). Die Linderung der Beschwerden (Abschwellung, verbesserte Beweglichkeit usw.) tritt gewöhnlich erst einige Stunden später ein. Im allgemeinen ist der Effekt um so besser, je stürmischer die primären Reizwirkungen auftreten, doch besteht hier keine sichere kausale Verknüpfung. Selbst hohes Fieber bedeutet keine Kontraindikation zur Fortsetzung der Injektionen, es sei denn, daß es sich um sehr nervöse oder sehr elende Kranke handelt. Gewöhnlich sieht man schon nach den 2—3 ersten Injektionen, ob Erfolge erzielt werden oder nicht.

Besonders wirksam sind die Salicylate, wobei von mancher Seite angenommen wird, daß sie eine stimulierende Wirkung auf die ACTH- und Cortisonausschüttung ausüben.

Für eine längere Behandlung der chronischen Gicht eignen sich weder ACTH bzw. Cortison noch Irgapyrin und Butazolidin wegen ihrer Nebenwirkungen nicht.

Dagegen scheinen nach den Untersuchungen von GUTMAN, BOGEN, GUTMAN u. TALBOT sowie WOLFSON u. a. die SO₂-haltigen Präparate Carinamid (Carbonamid) und Benemid sehr günstig zu wirken, da sie die Ausscheidung der Harnsäure infolge Hemmung der Rückresorption in den Tubuli befördern und den Harnsäurespiegel des Plasmas senken. Carbonamid wird in Mengen von 8—12 g/Tag gegeben. Es vermag die Harnsäureausscheidung um 50% zu steigern, macht aber häufig gastroentestinale Störungen, so daß wohl Benemid in Mengen von ½—3 g täglich vorzuziehen ist. Auch dieses Medikament steigert die Ū-Ausscheidung im Harn und senkt die Blutharnsäure um etwa 40%. Die Dauerdosis beträgt ½—1 g täglich. Nebenwirkungen sind bei sehr langer Darreichung kürzlich in mehreren Fällen von MASON beschrieben. Dagegen waren sehr günstig und ohne toxische Erscheinungen die Erfahrungen von E. C. BARTELS (1955) bei 125 Gichtikern, die bis zu 30 Monaten das Mittel in einer Tagesdosis von 250—3000 mg (Durchschnitt 117 mg) erhielten. In 88 von 95 Fällen sank die Blutharnsäure um 7,8 auf 4,8 mg-%. In 15 Fällen kamen keine Anfälle mehr, bei 24 wurden sie seltener und leichter und nur 5 Fälle verhielten sich refraktär. Auch LÖFFLER u. KOLLER (Z) bezeichnen in ihrer neuesten Darstellung [(Z) 1955] das Benemid nach den bisherigen Erfahrungen als das harmloseste und daher geeignetste Gichtmedikament. YÜ u. GUTMAN behaupten sogar mit diesen Mitteln Tophi verkleinern zu können.

Das neueste Medikament von ähnlicher Wirkung wie die bisher genannten ist das von MASON (1952—54) zuerst verwandte und genauer studierte Probenecid, das dem Benemid chemisch nahe steht und wie dieses durch Hemmung der Rückresorption die Harnsäureausscheidung vermehrt und die Blutharnsäure senkt.

Ähnlich wirkt auch das von BUCHBORN u. WENK studierte Lengacid.

Ältere Medikamente haben heute nur noch historisches Interesse. Trotzdem seien sie kurz erwähnt.

Von anderen Medikamenten, über die ich selbst keine Erfahrungen habe, seien noch Glykokoll, Urikase und Antiallergica erwähnt. QUICK sowie RUTLEDGE-BELARD empfehlen, an 3 Wochentagen täglich 10 g Glykokoll mit 5—6 g Salicylaten zu geben und beobachteten dabei eine Vermehrung der Uratausscheidung. BAUER u. KLEMPERER (Z) sahen bei Glykokoll allein keine Wirkung.

OPPENHEIMER u. KUNKEL raten neuerdings für die Harnsäurezerstörung zur Injektion von gereinigter Urikase aus Schweineleber, es scheint aber sehr fraglich, ob damit die Harnsäurekonzentration im Blut tatsächlich herabgesetzt werden kann.

Die Anhänger der Allergietherapie der Gicht empfehlen antiallergische Mittel, die in der Hand vor allem von französischen Autoren bei Serumkrankheit, Urticaria, Asthma, Heufieber usw. sich gut bewährt haben. In Betracht kommen hier vor allem Antistin, Benadryl und Antergan (Dimethylamino-Äthyl-Benzylanilin) entweder peroral in Tagesdosen von 0,5 g oder auch als Injektionen, ferner Avil und Soventol, aber auch zahlreiche andere neuere Antihistaminica.

Schließlich hat man neuerdings auch versucht, die Gicht mit Vitaminen und Hormonen zu beeinflussen, VORHAUS u. KRAMER sowie KÜHNAU u. SCHIERING u. a. empfehlen Vitamin B₁ regelmäßig im Intervall zu geben, obwohl es zu Anfang manchmal einen Anfall auslöst.

3. Die Radiumtherapie. Die von HIS und seiner Schule, vor allem GUDZENT, ins Leben gerufene Radiumtherapie der Gicht erweckte vor etwa 45 Jahren außerordentliche Hoffnungen, die allerdings in der Folgezeit stark enttäuscht wurden. Experimentelle und klinische Untersuchungen sprachen dafür, daß Radiumemanation, Radiumsalze und ihre Zerfallsprodukte, gleichgültig ob von der Lunge oder vom Darm aufgenommen, den Harnsäuregehalt des Blutes häufig verminderten, wobei GUDZENT an eine Überführung der schwerer löslichen in die leichter lösliche Form dachte. Vereinzelt wurden anscheinend exogene Purinzulagen besser und vollständiger vom Gichtiker ausgeschieden als ohne diese Therapie (GUDZENT u. Mitarb.). Für den Effekt scheint es ziemlich gleichgültig zu sein, auf welchem Wege das Radium zugeführt wird. Von GUDZENT waren für die Aufnahme aus der Luft besondere Kammern, sogenannte Radiogen-Emanatorien angegeben worden, in denen der Radiumgehalt der Luft auf etwa 2 ME/Liter gebracht wird. Die täglichen (24—40) Sitzungen dauern durchschnittlich 2—3 Std. Einfacher und billiger sind die Trinkkuren, die vor allem LAZARUS zweckmäßig ausbaute. Mehrfach täglich, teils massiert auf einzelne Stunden, teils zu und nach den größeren Mahlzeiten, im ganzen etwa in 10 bis 20 Portionen, wird emanationshaltiges Wasser (die Einzelmenge zu 200 ME) getrunken. Nur Oberschlema und Brambach verfügen über so radiumreiche Quellen (mindestens 1000 ME/Liter), daß deren Wasser ohne Zusätze getrunken werden kann, in anderen Fällen muß das Wasser durch Zusatz von Emanation aus reinen Radiumsalzen verstärkt werden. Auch intravenöse und subcutane Darreichung (Radiogenampullen mit 100 ME) kommen in Betracht. Zur örtlichen Behandlung sind auch radioaktive Kompressen und Schlammpräparate im Handel erhältlich. Es unterliegt keinem Zweifel, daß manche Gichtiker, aber keineswegs alle, auf derartige Radiumpräparate reagieren, vor allem, wenn zu Anfang hohe Dosen (3000—5000 ME) zugeführt werden. Am wirksamsten scheint die Anwendung von Radiothorium (vorm. Auer-Gesellschaft), das nach intravenöser Darreichung offenbar besonders gut und lange gespeichert wird und sehr langsam sich zersetzt (Halbwertzeit 2 Jahre). Die Wirkung ist analog der Reizkörpertheorie selten eine allgemeine, mit Fieber einhergehende, wohl aber eine lokale, indem zunächst, oft begleitet von einem Anstieg der Harnsäure im Blute, vermehrte Schmerzen auftreten. Besser scheint es daher, mit kleineren Dosen sich einzuschleichen, um so von Anfang an Harnsäuresenkungen zu erhalten. Wenn auch der anfängliche Enthusiasmus über die Wirkungen dieser Therapie rasch abklang und manche Gichtforscher, wie z. B. UMBER (Z) und z. T. auch MINKOWSKI (Z) dieser Therapie äußerst skeptisch gegenüberstanden, so sollte man sie doch m. E. in jedem besonders hartnäckigen Falle versuchen. Gewiß wird man viele Versager erleben, aber in dem einen oder anderen Falle sieht man doch vor allem in der subjektiven Sphäre, deutliche Besserungen, wenn auch von Heilungen natürlich niemals gesprochen werden kann. GUDZENT fand an seinem großen Material (86 genügend lang behandelte Fälle) sogar in 89% Besserung, in 11% keinen Erfolg. Von anderer Seite sind allerdings niemals so günstige Erfahrungen mitgeteilt worden. LÖFFLER u. KOLLER (Z) erwähnen diese Therapie nur ganz nebenbei, BAUER u. KLEMPERER (Z) überhaupt nicht. Jedenfalls sind, sofern man sich innerhalb der gebräuchlichen Dosen hält, m. W. niemals Schädigungen beobachtet worden, die mit Sicherheit oder größter Wahrscheinlichkeit dem Radium zur Last gelegt werden müssen. Nur gegenüber dem besonders intensiv und langwirkenden Radiothorium scheint gewisse Vorsicht am Platze.

Die Wirkungsweise des Radiums im Organismus ist vorläufig noch in tiefes Dunkel gehüllt. LICHTWITZ u. STEINITZ (Z) äußerten die Vorstellung, ,,daß die im Körper zirkulierende Emanation zahllose kleinste Ausfällungszentren für die Harnsäure schafft, dadurch die Bildung größerer Niederschläge verhindert und vielleicht das Harnsäurematerial in eine Form bringt, die für die Ausscheidung durch die Nieren besonders geeignet ist''. Um mehr als eine Hypothese handelt es sich dabei natürlich nicht.

4. Die Bäder- und Brunnenbehandlung. Die Bäder- und Brunnenbehandlung der Gicht deckt sich zum großen Teile, aber keineswegs ganz, mit der Radiumtherapie. Die nähere Untersuchung der bei der Gicht besonders wirksamen Bäder und Brunnen hat einen relativ hohen Radiumgehalt aufgedeckt [ausführliche Angaben darüber bei GUDZENT (Z)], und man glaubte damit eine Zeitlang das Rätsel der geheimnisvollen Wirksamkeit dieser Bäder gelöst zu haben. Heute wissen wir, daß der hohe Radiumgehalt höchstens einen wichtigen Faktor darstellt, daß aber die Hauptursache nach wie vor in tiefes Dunkel gehüllt ist.

Das geht schon aus der Tatsache hervor, daß die günstigen Wirkungen der einzelnen Bäder auf die Gichtiker keineswegs nach dem Radiumgehalt der einzelnen Quellen geordnet sind. Ein paar Zahlen [nach GUDZENT (Z)] für die wichtigsten Gichtikerbäder mögen hier folgen:

Oberschlema . . . .   5800 Mache-Einheit.
Brambach (Vogtland), Wettinquelle   2270   ,,   ,,
Joachimsthal   600   ,,   ,,
Gastein (Grabäckerquelle)   564   ,,   ,,
Bad Landeck (Georgenquelle)   206   ,,   ,,
Kreuznach (Solquelle Gradierhaus I. der Saline Theodorshalle) .   170   ,,   ,,
Baden-Baden (Büttquelle) . . . .   87—125   ,,   ,,
Wiesbaden (Schützenhofquelle)   64,2   ,,   ,,

Von den bekannten Faktoren spielen außer dem Radiumgehalt die Reaktion, die Temperatur und der Salzgehalt wahrscheinlich noch eine gewisse Rolle. Hinsichtlich der Temperatur ist zu bedenken, daß sie bei den Bädern fast überall dieselbe ist. Von den im Wasser vorhandenen Salzen kommt höchstens ein minimaler Bruchteil zur Resorption. Wärmeapplikationen auch mit indifferentem Wasser, selbst in trockener Form (Dampf- und Heißluftbäder, Fangopackungen, Moorbäder, Sandbäder, Diathermie usw.) wirken oft gleichfalls günstig auf den lokalen Prozeß. Das gleiche gilt auch für eine richtig dosierte Stauung nach BIER. Auch bei den Brunnentrinkkuren mag der Radiumgehalt eine gewisse Rolle spielen, hier kommt aber, wenn auch in einer noch völlig undurchsichtigen Weise, der Salzgehalt irgendwie im Organismus zur Geltung. Besonders günstig scheinen hier manchmal die Wirkungen bei der sogenannten visceralen Gicht.

Leicht alkalische Wässer werden seit Jahrhunderten bevorzugt, vor allem Fachinger, Wildunger, bei visceralen Formen Wiesbadener Kochbrunnen, Homburger Elisabethquelle, Karlsbader Mühlbrunnen, Kissinger Racoczy, Mergentheimer Karlsquelle usw. Maßgebend ist dabei der Gedanke, daß der allerdings meist geringe Alkaligehalt die Überführung der schwerlöslichen Harnsäure in ihre leichter löslichen Salze fördert, dazu kommt wahrscheinlich die günstige Wirkung auf den Darm, für dessen ausreichende Tätigkeit gerade im Hinblick auf ABLS Untersuchungen stets gesorgt werden muß. Die Gelenkveränderungen der chronischen Gicht reagieren manchmal günstig auf die für Rheumatiker geeigneten Thermen (außer den genannten: Wildbad, Ragatz, Aachen, Teplitz und für sehr kräftige Kranke vor allem Pistyan). Eine günstige Wirkung stellt sich oft erst nach Monaten ein.

An Gesamtbedeutung steht die balneologische Therapie natürlich weit hinter der diätetischen und wohl auch der medikamentösen Behandlungsweise zurück, wenn auch LLEWELLYN (Z) sie im Gegensatz zu HENCH, der sie für überflüssig hält, als wichtigste Therapie des chronischen Stadiums betrachtet, vorausgesetzt, daß keine renalen und cardialen Komplikationen vorliegen.

5. Die Bewegungstherapie. Seit SYDENHAM wird dem Gichtiker — außerhalb der akuten Anfälle natürlich — immer wieder reichliche Körperbewegung zur Pflicht gemacht. Maßgebend ist dabei allgemein die Anregung des gesamten Stoffwechsels und der Zirkulation, lokal die Mobilisierung der erkrankten Gelenke. Es muß unter allen Umständen ein starkes Gegengewicht für die sitzende Tätigkeit der meisten Gichtiker geschaffen werden. In welcher Weise die vermehrte körperliche Tätigkeit vollzogen wird, ist dabei von untergeordneter Bedeutung. SYDENHAM rühmte aus eigener Erfahrung vor allem das Reiten. Sicherlich leistet jeder andere Sport, vor allem Tennis, Golf, ja selbst Fußball und Rudern ähnlich Gutes. Gicht ist bei Schwerarbeitern sehr selten (STEPP u. WENDT). Manche Bewegungsfanatiker gehen sogar so weit, den nahenden oder bereits in der Entstehung begriffenen akuten Gichtanfall durch starke körperliche Bewegung, vor allem einen erschöpfenden Spaziergang, zu kupieren. Bisweilen mag das auch gelingen, obwohl im einzelnen der Effekt schwer zwingend zu beweisen sein wird. Ist erst einmal ein beträchtlicher Schmerz vorhanden, so findet der Spaziergang von selbst sein Ende.

In den Fällen, in denen aus besonderen Gründen, vor allem aus Rücksicht auf schwere Schädigungen der Zirkulationsorgane und der Niere, eine aktive Bewegungstherapie sich verbietet, müssen, wenn irgend möglich, passive Bewegungen und Massage zur Anwendung gebracht werden.

6. Chirurgische Maßnahmen. Zum Schluß noch ein kurzes Wort über die Frage chirurgischer Eingriffe. Sie gelten zunächst der *Beseitigung von Fokalinfekten*, wie Tonsillitiden, Zahngranulomen und anderen Eiterherden. Es gibt zu denken, daß Högler bei einem Kranken, der in der Regel mehrere Gichtanfälle im Jahre hatte, nach einer Tonsillektomie eine Anfallsfreiheit von 3 Jahren beobachtete.

Eingriffe an den Gelenken selbst kommen nach allgemeiner Ansicht nur in den seltenen Fällen in Betracht, in denen durch schwere Tophi meist in Verbindung mit primären Gefäßveränderungen die Ernährung von Zehen und Fingern so schwer geschädigt ist, daß sie der Gangrän verfallen oder die Tophi durch Größe oder Sitz die Körperformen oder die Gelenkfunktionen schwer beeinträchtigen. Auch die Lästigkeit und Unreinlichkeit chronisch fistelnder Tophi muß hin und wieder einmal durch Exstirpation beseitigt werden. Riedel berichtete über 2 Kranke mit Podagra, die er chirurgisch heilte. Im allgemeinen raten die Chirurgen selbst zur Vorsicht (vgl. z.B. Franz König), wenn auch ein radikal ablehnender Standpunkt, wie z. B. Duckworth ihn vertritt, über das Ziel hinausschießt. Bei jedem chirurgischen Eingriff, gleichgültig wo und wie er vorgenommen wird, ist mit der Auslösung eines akuten Gichtanfalls zu rechnen.

Literatur

I. Zusammenfassende Darstellungen des Gesamtgebietes

Achard, Ch.: Troubles des échang. nutrit. Som. II. Paris: Masson 1929.
Bauer and W. Klemperer: Gout in Diseases of metabolism ed. by G. G. Duncan 2. ed S. 611. Philadelphia u. London: Saunders 1947. — Brugsch, Th., u. A. Schittenhelm: Nucleinstoffwechsel und seine Störungen. Jena: Fischer 1910. — Brugsch, Th.: Die Gicht. In Kraus-Brugsch: Handb. d. spez. Pathol. u. Therapie I (1919), S. 149. — Burwinkel u. Hübner: Die Gicht, ihre Ursachen u. Bekämpfung. München: O. Gmelin 1932.
Ebstein, W.: Die Natur und Behandlung der Gicht. Wiesbaden: Bergmann 1882.
Garrod, A. B.: The nature and treatment of gout and rheumatic gout. London 1859. — Le Gendre: Troubles et maladies de la nutrition. Nouveau traite de médic. tom. VII Paris: Masson 1924. — Grafe, E.: Dtsch. med. Wschr. 1953, 867. — Gudzent, F.: Gicht und Rheumatismus. Berlin: Springer 1928. — Gutman, A. B., and J. F. Yü: Gout a derangement of purine metabolism. Adv. Int. Med. 5, 22 (1952).
Hench, P. S.: Gout and Gouty arthritis (Modern. med. Ther. in general Practice 1940); Gout and Gouty arthritis in Cecils Textbook of medicine, 7. ed., p. 673. Philadelphia und London: Saunders 1948.
Kutzell, W. Ch., u. G. P. Gaudin: Die Gicht: Documenta rheumatica Geigy. Sept. (1956). — Kutzell, W. Ch.: J. Chron. dis. 2, 645 (1955).
Lancereaux, E.: Traité de goutte. Paris: Bailliere 1910. — Llewellyn, J. L.: Gout. London: Heinemann 1920 und St. Louis: Mosby 1921. — Löffler, W., u. F. Koller: Die Gicht, in Handb. d. inn. Med., 3. Aufl. IV/2 (1944), S. 855. 4. Aufl. Bd. VII/2 S. 435 (1955). — Lichtwitz, L., u. E. Steinitz: Die Gicht, in Handb. d. inn. Med., 2. Aufl., IV/1 (1926). — Lucke, H.: Das Harnsäureproblem und seine klinische Bedeutung. Erg. inn. Med. 44, 499 (1932).
Minkowski, O.: Gicht. (Neue Deutsche Klinik 4, 183.) Berlin: Urban & Schwarzenberg 1929.
Noorden, C. v.: Gicht in C. v. Noordens Handbuch der Pathologie des Stoffwechsels, Bd. 2. Berlin: Hirschwald 1907.
Schittenhelm, A.: Die Gicht. Hippokrates 749 (1936). — Scudamore, C.: A treatice on the nature and cure of gout (1816). Deutsch von Hesse. (Halle (1819). — Sydenham, Th.: Opuscula omnia. Tractatus de podagra et hydrope. London (1683) Deutsch: Klassiker der Medicin, herausgeg. von K. Sudhoff, Leipzig 1910.)

TALBOT, T. H.: Gout. Oxford Univ. Press (1943). — Gout and Goutyarthritis. New York: Grune and Straton 1953. — THANNHAUSER, S. J.: Lehrbuch des Stoffwechsels und der Stoffwechselkrankheiten. München: Bergmann 1929.
UMBER, F.: Lehrbuch der Ernährung und der Stoffwechselkrankheiten. Berlin und Wien: Urban & Schwarzenberg 1925. — Die Stoffwechselkrankheiten in der Praxis, 3. Aufl. München: Lehman 1939.

II. Einzelarbeiten
a) Allgemeine Vorbemerkungen

GALENUS, C.: Gesamtausgabe seiner mediz. Schriften von KÜHN. Leipzig 1821—33. — GARROD, A. B.: The nature and treatment of gout and rheumatic. gout. London 1859.
LESSIACK: zit bei LÖFFLER u. KOLLER (Z) S. 856.
SYDENHAM, TH: Opuscula omnia. Tractatus de podagra et hydrope. London (1683) Deutsch: Klassiker der Medizin. Herausgeg. von K. SUDHOFF. Leipzig 1910.

b) Chemie und Physiologie der Nucleoproteide und ihrer Spaltprodukte
Neuere zusammenfassende Darstellungen (Z)

BISHOP, CH., and J. H. TALBOT: Uricacid: its role in biologice processes and the upon it of physiolog., patholog. and pharm. agents. Pharmacol. Reviews 5, 231 (1953). — Metabolism 4, 174 (1955).—BROWN, BUCHANAN and others: Nucleidacids: The chemistry and metabolism in Phosphorus metabolism von M. D. McEBROY and B. GLASS Bd. 2. Baltimore: Johns Hopkins Press 1952. — BRUGSCH, TH., u. A. SCHITTENHELM: Nucleinstoffwechsel und seine Störungen. Jena: Fischer 1910.
CHARGAFF, E., and S. VISCHER: Nucleoproteins, nucleidacids and related substances. Annual Rev. 17, 201 (1948). — CRISTMAN, A. A.: Purine and Pyrimidine metabolism. Physiologic. Rev. 32, 303 (1950). — CHROMETZKA, FR.: Der Purinstoffwechsel des Menschen. Erg. inn. Med. 44, 538 (1932).
EULER, H. v.: Zur Biochemie der Nucleinsäuren und der Nucleoproteide. Dtsch. med. Wschr. 1948, 266.
FELIX, K.: Physiologische Chemie, S. 102, Heidelberg: Quelle und Meyer 1951. — Die Nucleinsäuren u. ihre biol. Funktion. Münch. med. Wschr. 1957, 236. — FISCHER, E.: Untersuchungen in der Puringruppe 1882—1906. Berlin: Springer 1907. — FLÖSSNER, G.: Der Nucleinstoffwechsel, in OPPENHEIMERS Hdb. der Biochem. 2. Aufl. Ergänz. Werk 3, 623 (1936).
GREENSTEIN, J. P.: Nucleoproteins: Advances in proteinmetabolism. I 208, New York: Acad. Press 1944. — GULLAND, J. M., and others: Quant. Biol. 12, 95 (1947).
HAMMARTEN, E., and REICHARDT: J. of Biol. Chem. 183, 105 (1950). — HEVESY, G. v.: Nucleidacid metabolism: Adv. Biol. a. Med. Physics. 1, 409 (1948).
KOSSEL, A.: The Protamines and histons. London and New York: Saunders 1928.
LASKOWSKI, M.: Nucleolytic encyms: The encyms ed. by J. P. Summer and Myrbäck B. I. T. 2 New York: Academ. Press 1951. — LEHNARTZ, E.: Chemische Physiologie. 8. Aufl. S. 87 u. 386. Berlin u. Heidelberg: Springer 1948. — LEVENE, P. A., and L. W. BASS: Nucleidacids. New York 1931. — LUCKE, H.: Das Harnsäureproblem und seine klinische Bedeutung. Erg. inn. Med. 44, 499 (1932).
SCHITTENHELM, A., u. K. HARPUDER: Der Nucleinstoffwechsel in OPPENHEIMERS Hdb. d. Biochemie. 2. Aufl. 8, 580 (1924).
THANNHAUSER, S. J.: Der Nucleinstoffwechsel in Hdb. d. norm. u. pathol. Physiol. V. 1047 (1929).

Einzelarbeiten

BARNES, F. W., and R. SCHOENHEIMER: J. of Biol. Chem. 151, 123 (1943). — BEACH, E. F., B. MUNCKS and A. ROBINSON: J. of Biol. Chem. 148, 431 (1943). — BEHRENS: Z. physiol. Chem. 246, 203 (1937); 253, 185 (1938); 258, 27 (1939). — BEITZKE, H.: Z. klin. Med. 215 (1912). — BERGLUND, M., u. A. R. FRISK: Acta med. scand. (Stockh.) 86, 233 (1935). — BLOCK, R.: J. of Biol. Chem. 119, 765; 120, 467 (1937). — BOIVIN, A.: C. r. Soc. Biol. (Paris) 104, 99 (1930). — BRØCHNER-MORTENSEN, K.: Acta med. scand. (Stockh.) Suppl. 84, (1937). — BROWN, G. B., P. M. ROLL and A. A. PLEUTL: Federat. Proc. 6, 517 (1947). — BURIAN, R., u. H. SCHUR: Z. physiol. Chem. 80, 241 (1900).
McCARTY, M.: J. Gen. Physiol. 29, 123 (1946). — CASPERSON, T., u. R. THORELL: Chromosoma (Heidelberg) 2, 132 (1941). — CHANTRENNE, H.: Bull. Soc. chim. Belg. 55, 118 (1946). — Chem. abstr. 41, 5161 (1947). — CLAUDE, A.: Science (Lancaster, Pa.) 91, 77 (1940). — COHN, E. J.: Erg. Physiol. 33, 871 (1931).
DAVIDSON, J. N., and W. RAYMOND: Report 261 Biol. chem. Soc. (1947).
ELVYN, D., and D. B. SPRINSON: J. of Biol. Chem. 184, 465 (1950).

Felix, K., F. Scheel u. W. Schuler: Z. physiol. Chem. 180, 90 (1929). — Felix, K.: Klin. Wschr. 1930, 7. — Felix, K., K. Jonouye u. K. Dirr: Z. physiol. Chem. 211, 187 (1932). — Fischer, G.: Persönliche Mitteilungen.
Greenstein, J. P., and W. J. Jenrette: J. Nat. Cancer Inst. (Bethesda) 1, 91 (1940). — Greenstein, J. P., and W. V. Jenrette: Cold Spring Harbor Symp. Quart. Biol. 9, 236 (1941). — Gulland, J. M., Jordan and Taylor: Symposia Soc. Exper. Biol. 1 (1947).
Hahn, A.: Z. Biol. 83, 511; 85, 275 (1926). — Hammersten, E., and P. Reichardt: J. of Biol. Chem. 183, 105 (1950). — Hoppe-Seyler, A., u. G. Thierfelder: Handbuch der physiol. und pathologischen chemischen Analyse. 9. Aufl. Berlin: Springer 1924. — Horbaczewski, J.: Mschr. f. Chem. 12, 221 (1891).
Jones, W.: J. of Biol. Chem. 9, 169 (1911).
Kalkar, H. M.: J. of Biol. Chem. 167, 461 (1947); 167, 477 (1947). — Karlson, J. L., and H. A. Barker: J. of Biol. Chem. 177, 597 (1949); 178, 891 (1949). — Kossel, A.: Z. physiol. Chem. 10, 248 (1886). — Krauss, E.: zit bei Thannhauser (Z). — Krüger u. Salomon: Z. physiol. Chem. 21 (1895); 24 (1897). — Kunitz, M.: J. Gen. Physiol. 24, 15 (1940).
Miescher, F.: Z. physiol. Chem. 441 (1871). — Mirsky, A. E.: Advances in enzymology. 3. New York 1943. — Mitchell, H. K., and M. B. Houlahan: Federat. Proc. 9, 506 (1947).
Pleutl, A., and R. Schoenheimer: J. of Biol. Chem. 153, 203 (1944).
Schade, H., u. E. Boden: Z. physiol. Chem. 83, 347 (1913). — Shemin and Rittenberg: J. of Biol. Chem. 184, 465 (1950). — Shive, W., W. W. Ackermann, M. Gordon, M. G. Getzendaner and R. H. Eakin: J. Amer. Chem. Soc. 69, 725 (1947). — Signer, Caspersson and Hammarsten: Nature (Lond.) 141, 122 (1938). — Siven, V. O.: Skand. Arch. Physiol. (Berl. u. Lpz.) 1, 123 (1901). — Sonne, J. C., J. M. Buchanan and A. M. Delluva: J. of Biol. Chem. 166, 395 (1946). — Steudel, H., u. Ellinghaus: Z. physiol. Chem. 127, 291 (1923).
Takahashi: J. Biochem. (Tokyo) 16, 463 (1932). — Thannhauser, S. J., u. Dorfmüller: Z. physiol. Chem. 102, 148 (1918). — Thannhauser, S. J., u. Czonitzer: Z. physiol. Chem. 110, 307 (1920). — Thomas, K.: Z. physiol. Chem. 174, 94 (1928).
Vennesland, B.: Nitrogen and carbon Isotopes: Their Application in vivo to the study of the animal organism: Adv. Biol. a. Med. Physics 1, 46 (1948).
Waldschmidt-Leitz, E.: Chem. Mh. 66, 357 (1935). — Wiener, H.: Die Harnsäure: Erg. Physiol. 1, 555 (1902); 2, 377 (1903).

c) Vorkommen und Ätiologie der Gicht

Bonnet, G. F.: Rev. Rheum. 151, 553. — Bouchard: Leçons sur les maladies par rallentissement de la nutrition. Paris: Masson 1890. — Breemann, J. v.: Proc. of the intern. Congr. on Rheumatism etc. p. 302. London: Headly 1938. — Brøchner-Mortensen, K.: Acta med. scand. (Stockh.) 106, 81 (1941).
Cantani: Specielle Pathologie und Therapie der Stoffwechselkrankheiten. Berlin 1880. — Cohen, A.: Amer. J. Med. Soc. 192, 488 (1936). — Cullon, W.: Anfangsgründe der Arzneiwissenschaft. Aus dem Englischen übersetzt. Leipzig 1778.
Durand-Fardel: zit. bei le Gendre (Z).
Ehrmann: zit. bei Schittenhelm (Z).
Falkenstein: Lit. bei C. v. Noorden (Z). — Futcher, P. B.: In W. Osler and T. M. Cree: A system of medicine II. 729 London 1915.
Gairdner: Die Gicht, deutsch von C. Braun. Wiesbaden 1858. — Gudzent, F., u. E. Holzmann: Z. klin. Med. 106, 117 (1927).
Hanhart, E.: Vererbung und Konstitution bei Allergie. Im Lehrbuch von Hansen u. Berger: Allergie. Leipzig: Thieme 1940. — Hartleib, J.: Zbl. Path. 92, 198 (1954). — Heine, J.: Virchows Arch. 260, 521 (1926). — Hill, L. C.: Lancet 1938, 826. — Hijman: Geneesk. Tijdschr. Nederl. Indie 5000 (1939).
Kraus, F.: Dtsch. Arch. klin. Med. 150, 13 (1926). — Kutzell, W. C. and others (USA): Bericht auf dem 3. europ. Rheumakongreß in Scheveningen 13—17. 6. (1955).
Lecorché: Traité de goutte. Paris 1889. — Lindsay, J.: zit. nach Llewelyn (Z). — Luff, A. P.: Gout, its pathology, forms, diagnosis and treatment. 3. Aufl. New York: Wood 1917. — Die Gicht, deutsch vom Wichmann. Berlin 1900.
Magnus-Levy, A.: Z. klin. Med. 36 (1898).
Prout: An inquiry into the nature and treatment of the Diabetes, calculus etc. London 1825.
Ramirez, C.: L'hérédité goutteuse. Thèse de Paris 1933.
Sérane, J.: Presse méd. 1952, 354 u. mit R. Bonniot: 62, 507 (1954). — Scudamore: Natur und Heilung der Gicht. Deutsch von Hesse. Halle 1819. — Stierlin: zit. bei Lichtwitz u. Steinitz (Z). — Stosch: Versuch einer Ontologie und Therapie des Diabetes mellitus. Berlin 1828.
Traut, E., Fand and others: J. Amer. Med. Assoc. 156, 591 (1954).
Verschuer, O. v.: Erbpathologie. 2. Aufl. Dresden u. Leipzig: Steinkopf 1937.

WEIL, M. P.: Presse méd. **1934**, 701. — WEITZ, W.: Die Vererbung innerer Krankheiten. Stuttgart 1936. — WILLIAMSON, S. C., and CH. SPENCER: Gout a clinic study. J. Amer. Med. Assoc. **24** (1920).

d) Die klinischen Erscheinungen der Gicht

ADLER: zit. nach LICHZWITZ (Z). — ASCHOFF, L.: Lehrbuch der pathologischen Anatomie (1928). — ASSMANN, H.: Die klinische Röntgendiagnostik innerer Erkrankungen. 6. Aufl. Heidelberg-Berlin: Springer 1949.

BROGSITTER, A. M.: Dtsch. Arch. klin. Med. **153**, 257 (1926). — BRUGSCH, TH., K. DRESEL u. F. H. LEVY: Z. exper. Path. **21**, 358; **25**, 262 (1921).

CHARCOT, M.: Leçons cliniques sur les maladies des vieillards et les maladies chroniques. Paris 1874. — CHAUFFARD, A., P. BRODIN et A. GRIGANT: Presse méd. **1920**, 905. — CHAUFFARD, A.: Presse méd. **1922**, 253. — COOMBS, F. S., L. J. PECORA, E. THOROGOOD, CONSOLZIO and J. H. TALBOT: J. Clin. Invest. **19**, 525 (1940). — CULLEN, W.: Anfangsgründe der Arzneiwissenschaft. Aus dem Englischen übersetzt. Leipzig 1778; zit. nach GUDZENT (Z).

DUCKWORTH, D.: A Treatise of Gout. Deutsch von H. DIPPE. Leipzig 1894.

EBSTEIN, E., u. NICOLAIER: Über die experimentelle Erzeugung von Harnsteinen. Wiesbaden: Bergmann 1891.

GALENUS, C.: Gesamtausg. seiner mediz. Schriften von KÜHN. Leipzig 1821—33. — GOLDSCHEIDER, A.: Berl. klin. Wschr. **1914**, 28 u. 29. — Dtsch. med. Wschr. **1927**, 40. — GRAFE, E.: Münch. med. Wschr. **1930**, 1890. — Med. Klin. **1941**, 1010. — Dtsch. med. Wschr. **1951**, 857.

HEBERDEN: Opera medica Cap. 28. Leipzig: Friedländer 1831. — HIS, W.: Verh. dtsch. Ges. inn. Med. Wiesbaden 1911.

KIMMELSTIEL, P., and WILSON: Amer. J. Path. **12**, 83 (1936). — KOLLER, F., u. ZOLLINGER: Schweiz. med. Wschr. **1944**. — KREHL, L.: Pathol. Physiologie. 13. Aufl. **1**, S. 11 u. 19. Leipzig: Vogel 1930. — KRÜCKMANN: Med. Klin. **1910**, 38.

MAGNUS-LEVY, A.: Z. klin. Med. **36**, 363 (1899). — MARCHAND, F.: zit. nach O. MINKOWSKI (Z). — MARX, H.: Münch. med. Wschr. **1920**, 1283. — MAYER, A.: Z. klin. Med. **82**, 438 (1915). — MUNK, F.: Die chronischen Erkrankungen der Gelenke in KRAUS-BRUGSCH, Spezielle Pathol. u. Ther. **9**, 27 (1923). — Grundriss der ges. Röntgendiagn. Leipzig 1925.

NOORDEN, C. v.: Die Gicht in C. v. NOORDENS Hdb. der Pathol. des Stoffwechsels, 2. Aufl. **2**. Berlin: Hirschwald 1907.

OEHLECKER, F.: Chirurg. **22**, 1 (1951). — OLLIVIER: Arch. f. Physiol. **5**, 857 (1878).

PFAUNDLER, O. v.: Verh. dtsch. Ges. inn. Med. Wiesbaden 1911.

SCHROEDER-VAN DER KOLK: Cannstatts Jahresber. II (1853).

TODD: Clinical lectures on certain diseases of urinary organs. London 1859. — TRAUT, E., and others: J. Amer. Med. Assoc. **156**, 591 (1954).

UHTHOFF: zit. bei KRÜCKMANN.

VIRCHOW, R.: Virchows Arch. **44**, 137 (1868).

WOLFSON, W. Q., C. COHN, R. LEVINE and others: Ann. Int. Med. **30**, 598 (1949).

ZOLLINGER, H.: Die interstitielle Nephritis. Basel: Karger 1945.

e) Die Beziehung der Gicht zu anderen Krankheiten

GRAFE, E.: Der Diabetes mellitus in Hdb. d. inn. Med. 4. Aufl. Bd. VII/2 102 (1955).

f) Die Differentialdiagnose der Gicht

BÜRGER, M.: Verdauungs- und Stoffwechselkrankheiten. S. 305. Stuttgart: Enke 1951.

HAUGE, M., u. B. HARVALD: Acta med. scand. (Stockh.) **152**, 247 (1955).

KATZ, G., u. M. LEFFKOWSKI: Die Blutkörperchensenkung. Erg. inn. Med. **33**, 384 (1928).

MÜLLER, F. v.: Differenzierung der unter der Bezeichung chronischer Arthritis zusammengefaßten Krankheiten. 17. internat. mediz. Kongreß. London 1913.

STECHER, R. M., and others: Ann. Inn. Med. **31**, 595 (1949).

g) Pathologische Anatomie und Histologie der Gicht

BASS u. HERZBERG: Dtsch. Arch. klin. Med. **119**, 482 (1916). — BROGSITTER, A.: Histopathologie der Gicht. Leipzig: Vogel 1927.

DUCKWORTH, D.: A treatise of gout. London 1890.

FREUDWEILER: Dtsch. Arch. klin. Med. **63**, 266 (1899).

HIS, W.: Dtsch. Arch. klin. Med. **65**, 156; **67**, 81 (1900).

LANG, L. M.: Hdb. d. spez. pathol. Anat. u. Histol. von HENKE, LUBARSCH, ROESSLE **9**, 3 S. 309 (1937).

MÜLLER, F. v.: Differentiation of the diseases included under chronic arthritis. 17. Internat. Kongr. f. Mediz. London 1913. — MUNK, F.: Die chronischen Erkrankungen der Gelenke in

Spezielle Pathol. u. Ther. innerer Erkrank. herausg. von KRAUS-BRUGSCH. **9**. 2. T. Berlin: Urban & Schwarzenberg 1925.

PFEIFFER, W.: Berl. Klin. Wschr. **1891**, 15, **1896**, 15; **1917**, 50. — POMMER, G.: Histologische Untersuchungen über Gelenkgicht. Jena: Fischer 1929. — Klin. Wschr. **1929**, 26 (Kurze Zusammenfassung).

RINDFLEISCH, E.: Virchows Arch. **171**, 361 (1903).

SCHMIDT, M. B.: Ablagerung harnsaurer Salze in KREHL-MARCHANDS Handb. d. allgem. Pathol. **3**, 266 (1921).

TRAUT, E. F., and others: J. Amer. Med. Assoc. **156**, 591 (1954).

WICK, L.: Wien. med. Wschr. **1908**, II.

h) Die Stoffwechselpathologie und Pathogenese der Gicht
(Vergleiche hierzu auch die Literatur zu Kap. b)
(„Chemie und Physiologie der Nucleoproteide").

ABDERHALDEN, E., u. S. BUADZE: Z. exper. Med. **65**, 1 (1929). — Med. Klin. **1929**, 1. — ABL, R.: Pharmakologische Beeinflussung der Harnsäureausscheidung. Inaug. Diss. Leipzig: Vogel 1913.

BAAS: Verh. dtsch. Ges. inn. Med. S. 196 (1913). — BECKMANN, K.: Dtsch. Arch. klin. Med. **135**, 39 (1921). — BENEDICT, J. W., P. H. FOSCHAUS and DE WITT-STETTEN jr.: J. of Biochem. **181**, 183 (1949). — BERGER, W.: Gelenkallergie und verwandte Störungen, in BERGER und HANSEN: Allergie 1. Aufl. Leipzig: Thieme 1940. — BERGLUND, M., and A. R. FRISK: Acta med. scand. (Stockh.) **86**, 233 (1935). — BIEN, E. J., and M. ZUCKER: Ann. rheum. Dis. **14**, 409 (1955). — BISHOP, TH. and others: Metabol. **4**, 174 (1955). — BILTZ, M., and SCHAUDER: J. pract. Chem. **106**, 108 (1923). — BORNSTEIN, A., u. GRIESBACH: Biochem. Z. **101**, 184; **106**, 190 (1920). — BRØCHNER-MORTENSEN, K.: Medicine (Baltimore) **19**, 161 (1940). — BRUGSCH, TH.: Aussprache über die Diagnose u. Behandlung der Gicht usw. Med. Klin. **1941**, 13. — BRUGSCH, TH., K. DRESEL u. F. H. LEWY: Z. exper. Path. u. Ther. **21**, 358; **25**, 262 (1921). — BRUGSCH, TH., u. ROTHER: Klin. Wschr. **1922**, 1495. — BÜRGER, M., u. SCHWERINER: Arch. exper. Path. u. Pharmakol. **74**, 353 (1913). — BURIAN, R., u. H. SCHUR: Pflügers Arch. **94**, 273 (1903).

CECIL, BARR u. E. DU BOIS: Arch. Int. Med. **29**, 583 (1922). — CHROMETZKA u. SCHNORR: Z. exper. Med. **80**, 278 (1931). — COOMBS, F. S., L. J. PECORA, E. THOROGOOD, CONSOLATIO and J. H. TALBOT: J. Clin. Invest. **19**, 525 (1940).

FOLIN, O., H. BERGLUND and C. DERICK: J. of Biol. Chem. **60**, 361 (1924).

GEREN, W., and others: J. of Biol. Chem. **183**, 21 (1950). — GRAFE.E.: Med. Kl. **1941**, 1910, — Schweiz med. Wschr. **1950**, 441. — GUDZENT, F.: Z. physiol. Chem. **60**, 25, 38 (1909).

HARKAVY, J.: J. Amer. Med. Assoc. **89**, 253 (1914); **139**, 75 (1949). — HEYDKAMP: Z. klin. Med. **105**, 83 (1927). — HIS, W. H.: Dtsch. Arch. klin. Med. **65**, 156 (1900).

IGNATOWSKI: Z. physiol. Chem. **42**, 371 (1904).

KLINKERT, D.: Z. klin. Med. **89**. — KÜHNAU, J., u. M. SCHIERING: Klin. Wschr. **1940**, 705.

LICHTWITZ, L., u. CZONITZER: Z. klin. Med. **104**, 1 (1926). — LOEWENHARDT: Klin. Wschr. **1922**, 2319.

MAGNUS-LEVY, A.: Z. klin. Med. **36** (1898). — MÜLLER, A. F., u. W. BAUER: Schweiz. med. Wschr. **1953**, 1403. — Semaine Hôp, Path. Biol. etc. **1956**, 513.

POMMER, G.: Histolog. Untersuchungen über Gelenkgicht. Jena: Fischer 1929.

REINWEIN, H.: Arch. exper. Path. u. Pharmakol. **152**, 142 (1938). — ROBERTSON, HICKS and MARSTON: Austral. J. Exper. Biol. a. Med. Sci. **4**, 125 (1927). — ROSENFELD, G.: Klin. Wschr. **1924**, 42.

SCHADE: Z. klin. Med. **93**, 1 (1922). — SCHITTENHELM, A., u. HARPUDER: Z. exper. Med. **27**, 34 (1922). — SCHITTENHELM, A., u. WARNAT: Z. physiol. Chem. **171**, 174 (1927). — SCHITTENHELM, A.: Aussprache über die Diagnose und Behandlung der Gicht usw., Med. Klin. **1941**, 6. — SLYKE, D. VAN: zit. nach LÖFFLER u. KOLLER (Z S. 947). — STEINITZ: Dtsch. med. Wschr. **1914**, 953. — STEUDEL, H., u. R. FREISE: Z. physiol. Chem. **120**, 244 (1922). — STEUDEL, H., u. ELLINGHAUS: HOPPE-SEYLERS Z. **127**, 291 (1923). — STEUDEL, H.: Z. physiol. Chem. **124**, 267 (1923).

THANNHAUSER, S.: Dtsch. med. Wschr. **1956**, 492. — Metanolism. **5**, 582 (1956).

UMBER, F.: Dtsch. med. Wschr. **1921**, 216, 245.

WENTWORTH and MCCLURE: Arch. Int. Med. **21**, 84 (1918). — WIECHOWSKI, W., u. WIENER: Hofm. Beitr. **9**, 247; 295 (1907). — WIDAL, ABRAMI et JOLTRAIN: Presse méd. **1925**, 86. — DE WITT, STETTEN jr.: Bull. New York Acad. Med. **28**, 664 (1952). — WOHLGEMUTH u. SCHERK: Klin. Wschr. **1929**, 29. — WYNGAARDEN, J. B., and DE WITT, STETTEN jr.: J. of Biol. Chem. **203**, 9 (1953).

ZWARENSTEIN, H.: Biochemic. J. **22**, 307 (1928).

i) Prognose

LEREBOULLET: Münch. med. Wschr. **1903**, 1136.

SÉRANE, J., and R. BONNIOT: Press. méd. **1954**, 507. — SPITZ, H., O. STEINBROCKER, S. SCHWARZ and M. SCHITTONE: Amer. J. Med. **6**, 513 (1949).

k) Therapie der Gicht

BARTELS, E. C.: Ann. Int. med. 18, 21 (1943); 42, 1 (1955). — BELART, W.: Dtsch. med. Wschr. 1953, 129. — Münch. med. Wschr. 1955, 564. — BIRCHER-BENNER: Grundzüge der Ernährungstherapie. 4. Aufl. Berlin: Salle 1926. — BOGER, W. P., and others: Amer. J. med. Sci. 214, 493 (1947). — BOLAND, E. W.: Calif. Med. 72, 405 (1950). — BOUCHARD: Leçons sur les maladies par rallentissement de la nutrition. Paris 1890. — BRØCHNER-MORTENSEN, K.: Acta med. scand. (Stockh.) 106, 81 (1941). — BRYCE, D. A.: Proc. Amer. Pharm. Assoc. 1 (1937). — BUCHBORN E., u. M. WENK: Klin. Wschr. 1954, 564. — BUCHER, O.: Z. Zellforsch. 29, 283 (1939).

CALLAHAN and INGHAM: Med. Rec. 149, 167 (1939). — CANTANI: Spec. Pathol. u. Therap. der Stoffwechselkrankheiten. Deutsch von S. HAHN, Berlin 1880. — COSTE, F., GRIGAUT et M. LA MOTTE: Presse méd. 1942, 727.

DAVIS, J. H. jr., and BARTFIELD: Amer. J. Med. 16, 218 (1954). — DOHRN, A.: Z. physiol. Chem. 86, 130 (1913). — DUCKWORTH, D.: A treatise of gout. London 1890.

EICHHOLZ, F.: Lehrbuch der Pharmakologie. 8. Aufl. S. 209. Berlin, Göttingen und Heidelberg: Springer 1955. — ELKINTON, J. R., A. D. HUNT and others: J. Amer. Med. Assoc. 141, 18 (1949).

FALKENSTEIN: zit. bei UMBER (Z). — FENZ, E.: Wien. med. Wschr. 1950, 45/46. — FRIEDLÄNDER, R. W.: J. Amer. Med. Assoc. 145, 11 (1951).

GRAHAM, W., and J. B. ROBERTS: Ann. rheum. Dis. 12, 16 (1953). — GUDZENT, F.: Ther. Gegenw. Dez. 1910. — GUTMAN, A. B., and T. F. YÜ: Amer. J. Med. 9, 24 (1950). — Adv. Int. Med. 5, 227 (1952). — Amer. J. of Med. 13, 744 (1952).

HAIG: Harnsäure als Faktor bei der Entstehung von Krankheiten, deutsch von BIRCHER-BENNER (1910). — HEILNER: Münch. med. Wschr. 1916, 997; 1917, 933; 1918, 983. — HELLMANN, L.: Science (Lancaster, Pa.) 109, 280 (1949). — HENCH, P. S.: J. Amer. med. Assoc. 116, 453 (1941). — HENCH, P. S., E. C. KENDALL, SLOCUMB and H. F. POLLEY: Prelim. Report. Proc. Staff. Med. Mayo Clin. 24, 181; 277 (1949). — HENCH, P. S.: In Cecil a. Loeb Textb. Med. 9. Aufl. (1951). — HIS, W.: Ernährungsther. d. Gicht. Z. ärztl. Fortbildg. 20 (1909). — Berl. klin. Wschr. 1911, 5. — HÖGLER, F.: Aussprache über Diagnose und Behandlung der Gicht. Med. Klin. 1941, 22.

ISHMAEL and others: Oklahoma, State Med. Assoc. J. 42, 423 (1949).

KÖNIG, FR.: zit bei EBSTEIN. — KRACKE: Amer. J. Clin. Path. 1, 285 (1931). — KÜHNAU, J., u. M. SCHIERING: Klin. Wschr. 1940, 705. — KUTZEL, W. C., and others: J. Amer. Med. Assoc. 149, 729 (1952).

LAZARUS, P.: Dtsch. med. Wschr. 1912, 8. — LEIBHOLZ: zit. bei TALBOT (Z). — LOEWE, J.: Therap. Halbmschr. 1 (1920).

MARGULIS, H. M., and P. S. CAPLAN: J. Amer. Med. Assoc. 142, 256 (1950). — MASON, F. G. W.: Brit. J. Radiol. 25, 539 (1952) dort ältere Lit. — Ann. Rheum. Dis. 13, 120 (1954). — MEYER-BISCH, R.: Klin. Wschr. 1922, 12. — MÖLLENDORF, W. v.: Klin. Wschr. 1939, 1098.

NICOLAIER, A., u. A. DOHRN: Dtsch. Arch. klin. Med. 93, 331 (1908). — NOORDEN, C. v.: Die Gicht in C. v. NOORDENS Hdb. der Pathol. des Stoffwechsels. 2. Berlin: Hirschwald 1907.

OPPENHEIMER, E. H., and H. G. KUNKEL: Bull. Johns Hopkins Hosp. 73, 40 (1943).

PLEHN: Dtsch. med. Wschr. 1912, 3 — POLLACK: Dtsch. Arch. klin. Med. 88, 224 (1907).

QUICK, A. J.: J. of Biol. Chem. 101, 475 (1933).

RETZLAFF u. T. INAOKA: Klin. Wschr. 1924, 1947. — RIEDEL: zit. bei UMBERG (Z₁). — ROSENBERG, E. F.: J. Amer. Geriatr. Soc. 2, 229 (1954). — RUTLEDGE, D. J., and R. E. BEDARD: Proc. Staff. Med Mayo Clin. 12, 149 (1937).

SCHMID, J., u. G. BESSAU: Ther. Mh. 116 (1910). — SCHULZE, E.: Dtsch. med. Wschr. 1952, 715. — SPIES, T. D., and R. E. STONE: S. Afric. Med. J. 42, 720 (1949). — STARKENSTEIN, E.: Biochem. Z. 106, 139 (1920). — STENZL, zit. nach WILHELMI. — STEPP, W., u. G. WENDT: Med. Klin. 1941, 1008. — STEPP, W., J. KÜHNAU u. H. SCHRÖDER: Die Vitamine und ihre klinische Anwendung, 7. Aufl. I. Bd. S. 191, Stuttgart: Enke 1952. — SYDENHAM, TH.: Opusc. omnia, Tractatus de Podagra et hydrope. London (1683).

THORN, G. W., T. B. BAYLES and others: New England J. Med. 241, 529 (1949).

ULLMANN, H.: Z. exper. Med. 32, 319 (1923).

VENZMER: Dtsch. med. Wschr. 1950, 424. — VORHAUS, M. G., and M. L. KRAMER: Trans. Amer. Ther. Soc. 38, 109 (1938).

WEINTRAUD: Ther. Gegenw. 1911, 3. — WIDAL: Presse. méd. 1925, 86. — WILHELMI, G.: Schweiz. med. Wschr. 1949, 577. — WOLFSON, W. A., and C. COHN: Proceed. of the first clinical ATCH Conference. Philadelphia: The Blakiston Comp. 1950. — WOLFSON, W. Q., and others: J. Michigan State med. Soc. 49, 1058 (1950).

YÜ, T. F., and A. B. GUTMAN: Amer. J. of Med. 11, 765 (1951).

2. Störungen im Abbau cyclischer Aminosäuren und ihre klinischen Erscheinungen

Von den vielen zum Teil sehr kompliziert gebauten Aminosäuren sind es nur 2, das Phenylalanin und das Tyrosin, bei denen Abbaustörungen in seltenen Fällen vorkommen und zu Krankheitserscheinungen Anlaß geben können. Obwohl das Tryptophan auch einen Benzolring enthält und eine noch kompliziertere Formel hat, kennen wir bisher keine Stoffwechselanomalie auf diesem Gebiete. 1-Tryptophan wird über die Kynurensäure, d-Tryptophan wahrscheinlich über Indolbrenztraubensäure abgebaut.

Die Anomalien des Phenylalanin-Tyrosinabbaus sind: die Alkaptonurie sowie die außerordentlich seltenen Fälle von Tyrosinose, Phenylketonurie, Hydrooxyphenylketonurie und Hydrooxyphenyllacticurie, Oligophrenia phenylpyruvica und der Albinismus.

HALL, RAWLS u. SYDENFTRICKER hielten (1946) für möglich, daß besonders bei der Alkaptonurie außer der Homogentisinsäure noch andere aromatische Aminosäuren im Harne auftreten, ohne daß es bisher gelungen ist, sie zu analysieren. Über den Intermediärstoffwechsel der beiden aromatischen Aminosäuren Phenylalanin und Tyrosin und seine Blockierung orientiert gut die folgende Tabelle mit ihren wohl zum Teil noch etwas hypothetischen Formelbildern von SCHREIER u. PLÜCKTHUN (1952).

a) Die Alkaptonurie

Die Bedeutung dieser außerordentlich seltenen Erkrankung liegt weniger auf praktischem als auf theoretischem Gebiet. Obwohl man annehmen darf, daß es sich nicht um ein Leiden der Neuzeit handelt und G. A. SCHRIBONIUS (1584), SCHENK (1609) sowie LUSITANUS (1649) Fälle beschrieben hatten, die wohl in dies Gebiet gehören (Lit. bei K. SCHREIER), führte erst vor fast 100 Jahren die scharfsinnige Beobachtungsgabe eines deutschen Arztes zu ihrer Entdeckung. BOEDEKKER fiel 1859 bei der Untersuchung des Urins eines kachektischen Diabetikers auf, daß beim Zusatz von Alkali von der Oberfläche her eine braue Verfärbung eintrat. Er überblickte sofort, daß hier eine besondere, neue Stoffwechselstörung vorliegen mußte und belegte sie mit dem indifferenten Namen Alkaptonurie (von Alkali und *κάπτειν* = fassen). Die Reaktion ist so sinnfällig und überraschend, daß sie kaum übersehen werden kann.

α) Stoffwechselpathologie

Außer der charakteristischen Verfärbung des alkalisch gemachten oder durch ammoniakalische Zersetzung alkalisch gewordenen Urins ist die reduzierende Wirkung sehr wichtig. Sowohl die TROMMERsche wie die FEHLINGsche Probe fallen positiv aus, auch ammoniakalische Silberlösung wird reduziert, dagegen nicht alkalische Wismutlösung (NYLANDERsche Probe). Weitere Unterschiede gegenüber dem Zucker sind Eintreten der Reaktion auch in der Kälte sowie Fehlen von optischer Aktivität und Gärfähigkeit, ferner das Auftreten einer flüchtigen Blaufärbung nach tropfenweisem Zusatz verdünnter Eisenchloridlösung. Verwechslungen von Alkaptonurie mit Diabetes sind bei diesen eindeutigen Eigenschaften heute kaum mehr möglich.

Die Frage, ob der Entdecker der Alkaptonurie nicht einem Irrtum verfiel, wenn er bei seinen Kranken gleichzeitig noch einen Diabetes diagnostizierte, läßt sich heute wohl nicht mehr mit Sicherheit entscheiden.

Der Träger dieser merkwürdigen Eigenschaften ist nach der grundlegenden Untersuchung von BAUMANN u. WOLKOW ein Tyrosinderivat, die Hydrochinonessigsäure (2,5 - Dioxyphenyl-1-Essigsäure) oder Homogentisinsäure mit der Formel:

Die Verfärbung ins Braune ist an das Vorhandensein von Alkali (Ammoniak) und von Luftsauerstoff geknüpft. Auch rote bis rotviolette Farbtöne können entstehen, die sog. Alkaptochromreaktion, deren Bedingungen C. TH. S. MÖRNER sowie KATSCH u. NÉMET studierten. Letztere konnten auch durch verschieden starke Wasserstoffsuperoxydeinwirkungen eine große Reihe von Farbtönen vom tiefen Schwarz bis zur völligen Entfärbung erzielen. KATSCH u. NÉMET fanden im ungebrannten Kalk, auf den der Ätherextrakt alkaptonurischer Urine getropft wird, ein sehr feines Reagenz, das noch in $0,1^0/_{00}$iger ätherischer Lösung deutliche Blaufärbung des Kalkes hervorruft. BAUMANN arbeitete unter Benutzung der Silberreduktion in der Kälte ein quantitatives Bestimmungsverfahren aus.

Später ist von METZ sowie LIEB u. LANYAR auch eine jodometrische Bestimmung angegeben worden, die darauf beruht, daß Jodzusatz zu einer alkalischen Homogentisinsäurelösung diese quantitativ in Chinonessigsäure überführt. Bei Ansäuerung verläuft dann unter Ausscheidung der zur Oxydation notwendigen Jodmenge, welche mit Thiosulfat zurücktitriert wird, der Prozeß wieder in der umgekehrten Richtung.

Um die Aufdeckung des Wesens dieser merkwürdigen Störung des intermediären Eiweißstoffwechsels haben sich vor allem BAUMANN, ABDERHALDEN, O. NEUBAUER, FRIEDMANN, KNOOP, FALTA, EMBDEN, DAKIN, FROMHERZ u. HERMANNS [Darstellung des intermediären Eiweißstoffwechsels bei O. NEUBAUER (Z)] und in den letzten Jahren FELIX u. Mitarb.] verdient gemacht. [Weitere Lit. bei H. OETTEL (Z) u. SCHREIER (Z)]. Das Rätsel der Anomalie nach der physiologisch-chemischen Seite kann heute als weitgehend, wenn auch noch nicht als vollständig gelöst betrachtet werden.

Nicht das gesamte Phenylalanin bzw. Tyrosin wird beim Alkaptonuriker als Homogentisinsäure ausgeschieden, sondern der Teil, der den Weg über die Hydrochinonessigsäure nimmt. Daher werden beide Aminosäuren selten quantitativ als Homogentisinsäure beim Alkaptonuriker wiedergefunden. Daß an dieser Stelle auch beim Normalen eine gewisse oxydative Schwäche vorliegt, zeigte ABDERHALDEN, als er auf Verfütterungen von 50 g l-Tyrosin auch beim Gesunden Homogentisinsäure im Harne fand. Es handelt sich also bei der Alkaptonurie anscheinend um ein mindestens teilweises Stehenbleiben des intermediären Aminosäurenabbaus auf einer an und für sich auch normaliter durchlaufenen Zwischenstufe.

FELIX u. ZORN haben auf S. 947 auf Grund von Abbauversuchen von Phenylalanin und Tyrosin mit Leber- und Nierenbrei bzw. entsprechenden Extrakten noch einen 3. Abbauweg wahrscheinlich gemacht, der durch die Formelfolge charakterisiert ist.

Daß das l-Tyrosin die entscheidende Substanz ist, geht vor allem auch aus den wichtigen Untersuchungen von LANYAR (1942) hervor. Dieser konnte bei Mäusen durch langdauernde tägliche Gaben von l-Tyrosin und l-Phenylalanin experimentell eine Alkaptonurie erzeugen, während das mit den entsprechenden d-Aminosäuren nicht möglich war. Sie werden anscheinend auf bisher noch unbekannten Wegen abgebaut. Die erst nach wochenlangen Gaben eintretende Alkaptonurie wird von LANYAR wohl mit Recht auf eine Erschöpfung des den normalen Abbau

Tabelle 114. *Der Intermediärstoffwechsel der aromatischen Aminosäuren*
Phenylalanin und Tyrosin und seine Blockierung an bestimmten Stellen.
Entnommen aus: Schreier u. Plückthun: Z. Kinderheilk. **71**, 463 (1952)

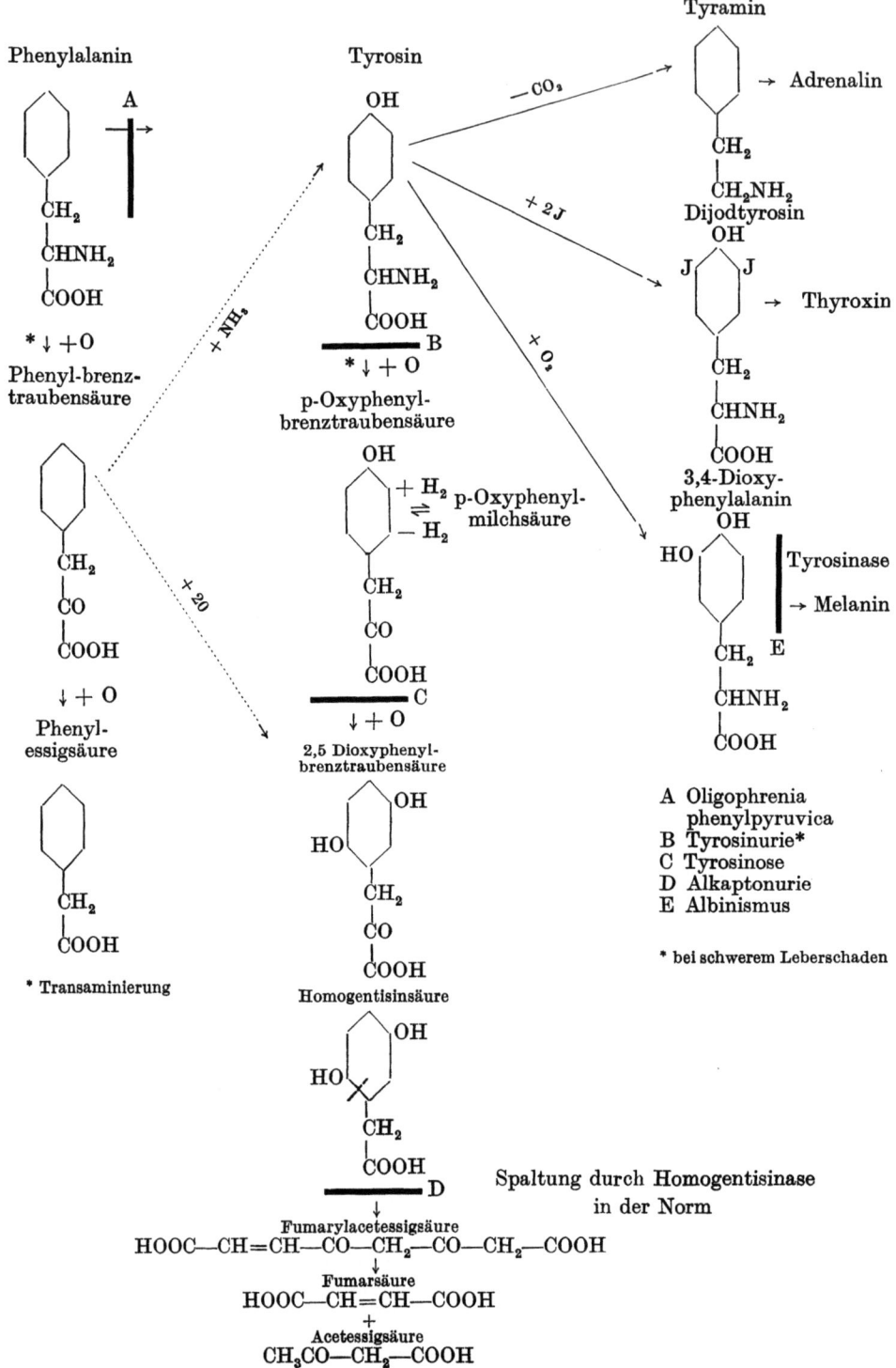

herbeiführenden Fermentsystems, das wahrscheinlich hauptsächlich, wenn auch sicher nicht ausschließlich, in der Leber gelegen ist, zurückgeführt.

Das Schema von FELIX u. ZORN ist gekennzeichnet sowohl durch die Wanderungen der Seitenketten wie der doppelten Bindungen. Ob auch im intakten Organismus dieser Abbauweg beschritten wird, ist zwar sehr wahrscheinlich, aber schwer mit Sicherheit festzustellen. Das unphysiologische d-Tyrosin bildet p-Oxyphenylbrenztraubensäure und Ammoniak. Die erstere Säure und auch die Homogentisinsäure lassen sich beide in Acetessigsäure bzw. Aceton überführen. Aus einem Molekül l-Tyrosin entstehen 1 Molekül Acetessigsäure, 1—2 Moleküle CO_2 und 1 Molekül Alanin.

Alanin
Acetessigsäure
$2CO_2$,
Ameisensäure

| 1. Tyrosin | Chinon | Chinol | Hydrochinonalanin |

Ferner konnte LANYAR feststellen, daß bei oralen Gaben von 4 g beim Alkaptonuriker dl-Tyrosin nur zu 68%, l-Tyrosin dagegen zu 93,3% als Homogentisinsäure im Harne erscheint.

In einem anderen Versuche von LANYAR wurden 5 g l-Phenylalanin von einem Alkaptonuriker quantitativ wieder ausgeschieden. Daraus muß man schließen, daß in diesem Falle alle Wege, auch der 3. von FELIX u. Mitarb. vollständig blockiert gewesen sind. Doch ist das sicher nicht immer der Fall.

Auch beim Meerschweinchen läßt sich mit l-Tyrosin, in schwächerem Maße auch mit d-Tyrosin experimentell eine Alkaptonurie erzeugen (PAPAGEORGE u. LEWIS), besonders bei Vitamin C-armer Diät. Es ist sehr interessant, daß diese durch große Dosen von Vitamin C unterdrückt werden kann. Das gleiche gilt nicht nur für Ratten, sondern auch für die experimentelle Erzeugung beim Menschen (SEALOK u. Mitarb.), nicht aber für den echten genuinen Alkaptonuriker (SEALOK, GLADSTON u. Mitarb.).

Im normalen Abbau von Phenylalanin und Tyrosin spielt anscheinend die Leber die Hauptrolle, wenn auch entsprechende Fermente, z. B. eine Homogentisinase, m. W. noch nicht isoliert sind. Dafür sprechen einmal die Injektionsversuche von GIBSON u. HOWARD, die durch intramuskuläre Injektion von hochwirksamen Leberextrakten für 8—10 Std die Homogentisinsäureausscheidung unterdrücken konnten, ferner die Beobachtungen von FELIX u. TESKE, daß bei Leberkranken bei Belastung mit 2 g p-Oxyphenylbrenztraubensäure mindestens 10% im Harne wiedererscheinen. Auf dieser Feststellung hat FELIX neuerdings eine offenbar recht brauchbare Leberfunktion aufgebaut [FELIX u. TESKE, NONNENBRUCH, FELIX (1948 u. 1950)].

Da die Umwandlung der einzelnen Abbauprodukte durch besondere Fermente, beim Tyrosin durch die Tyrosinoxydase I u. II, die vielleicht im Gehirn angreifen (FELIX), geregelt wird, lag die Annahme nahe, daß dem Körper des Alkaptonurikers das Ferment zum weiteren Abbau der Homogentisinsäure fehle.

O. GROSS sowie KATSCH u. G. STERN glaubten zeigen zu können, daß Alkaptonurikerserum im Gegensatz zum normalen Tier- und Menschenserum zugesetzte Homogentisinsäure nicht zum Verschwinden bringt. KATSCH u. STERN fanden sogar eine Hemmung des Abbaus bei Zusatz von Alkaptonurikerserum zu normalem Serum. Die Wiederholung dieser Versuche mit verbesserter Methodik durch LANYAR u. LIEB ließ allerdings keine sicheren Differenzen zwischen normalem und alkaptonurischem Serum erkennen, auch konnte ein farbloses Oxydationsprodukt der Homogentisinsäure (Oxyalkapton von KATSCH u. STERN) nicht nachgewiesen werden. Nach diesen widersprechenden Untersuchungen muß also die Frage von auch im Blutserum sich vorfindenden Fermenteigentümlichkeiten in suspenso bleiben. Der Nachweis der Homogentisinsäure im Blut ist KATSCH u. METZ geglückt.

Zahlreiche Untersucher [vor allem ABDERHALDEN u. Mitarb., LANGSTEIN u. MEYER, NEUBAUER, FALTA, MITTELBACH, KATSCH u. a., Lit. bei LICHTWTIZ (Z), THANNHAUFER (Z) u. OETTEL (Z)] haben sich bemüht, durch quantitative Stoffwechselversuche die Faktoren kennen zu lernen, die auf die Größe der Homogentisinsäureausscheidung von Einfluß sind. Dabei zeigte sich, wie es von vornherein zu erwarten war, eine starke Abhängigkeit von dem Eiweißumsatz, wobei es gleichgültig ist, ob Nahrungs- oder Körpereiweiß zerfällt. Eine stets konstante Beziehung zwischen Homogentisinsäure- und N-Gehalt des Harns ließ sich aber nicht aufdecken. Zum Teil hing das natürlich mit dem wechselnden Gehalt der verfütterten Eiweißkörper an aromatischen Aminosäuren zusammen (FALTA). Ganz aus dem Rahmen fielen jedoch die Versuche im Hungerzustand. Schon MITTELBACH fand im Hunger unverhältnismäßig niedrige Werte der Homogentisinsäureausscheidung, bei kohlenhydratarmer Kost sah MATEYKA sie ganz verschwinden. In den interessanten Beobachtungen von KATSCH an einem alkaptonurischen Kinde war das gleiche der Fall. Hier bestanden unverkennbare Beziehungen zur Ketonurie. Mit zunehmender Acetonausscheidung sank die H—S-Abgabe ab bis zum Verschwinden. Da die Ketonkörperbildung im wesentlichen von der Höhe des Kohlenhydratumsatzes beherrscht wird, so steht wenigstens beim Kinde, das allerdings besonders leicht zur Ketonurie neigt, die Alkaptonurie im Hunger und bei kohlenhydratfreier Kost in weit stärkerer Abhängigkeit von der Intensität des Kohlenhydratumsatzes wie der Eiweißverbrennungen. Dabei läßt sich schwer entscheiden, ob die verminderte Kohlenhydratverbrennung oder die vermehrte Ketonkörperbildung der entscheidende Faktor ist. Wodurch es in diesen Fällen zur Sistierung der Homogentisinsäurebildung kommt, ist vorläufig noch unaufgeklärt. Gerade im Hinblick auf gewisse Formelbilder von FROMHERZ u. HERMANNS liegt die Annahme am nächsten, daß durch die Acetonkörperbildung der Abbau der aromatischen Aminosäuren in steigendem Maße auf dem Wege über die Dioxyphenylessigsäure erfolgt. Ob dabei chemische Gleichgewichte eine entscheidende Rolle spielen, wie LICHTWITZ (Z) meint, ist schwer zu entscheiden. Am Ende der Reihe stehen aber sicher Acetessigsäure, CO_2 und vielleicht Ameisensäure. Beim Erwachsenen bleibt nach den Beobachtungen von LIEB das Absinken der Homogentisinsäureausscheidung im Hunger aus. In dem von uns untersuchten Falle (vgl. unten) war die Einwirkung allerdings deutlich, wenn auch nicht so stark wie in KATSCHS Fall.

β) Klinische Symptomatologie

Die Alkaptonurie ist ein außerorsdentlich seltenes Leiden. BAGNAL konnte bis 1929 nur 126 Fälle zusammenstellen. A. WHITE schätzt 1947 die Zahl auf mindestens 200 Fälle.

Von 3 eigenen Beobachtungen an unserer Klinik sei die folgende von REINWEIN näher bearbeitete hier kurz geschildert:

54jähriger Geograph R. Z. Starke erbliche Belastung väterlicherseits mit Fettsucht, Gicht und Rheumatismus. Positive Angaben über das Vorkommen von „braunem Urin" in seiner

Familie sind nicht zu erhalten. Z. steht aber schon seit vielen Jahren nur in sehr lockeren Beziehungen zu seinen nächsten Angehörigen. In seinem 15. Lebensjahre sei angeblich zuerst von seinem eigenartigen braunen Urin die Rede gewesen. Von 1899—1911 mit Unterbrechungen auf Weltreisen im Ausland. Erster typischer Gichtanfall im rechten Großzehengelenk 1903, später häufige Wiederholungen auch in anderen Gelenken. Im Kriege wurde er in Konstantinopel in einem Beobachtungslazarett wegen seines braunen Urins für einen Simulanten gehalten, ohne daß die Natur der Störung aufgeklärt wurde.

Nach dem ersten Weltkriege wieder mehrere große Reisen. 1924 in Mexiko schwere Malaria (durch Salvarsan geheilt). Februar 1930 Bruch des rechten Knieschiebe mit anschließender Operation in Kalkberg bei Berlin. Damals angeblich zum ersten Male Stellung der Diagnose Alkaptonurie. Wegen des langen Liegens Zunahme der Fettleibigkeit und Auftreten von Ödemen. In den letzten Wochen vor der Klinikaufnahme Auftreten von Blutgerinseln im Urin ohne Schmerzen, besonders nach alkoholischem Exzesse. Wegen eines akuten Gallensteinanfalls mit peritonealer Reizung und typischen Beschwerden am 5. Oktober 1930 in die Klinik aufgenommen.

Befund: 92 kg schwerer, 1,63 m großer Mann mit Temperaturen bis 38,2°. Sehr fettleibig, besonders am Stamm. Deutlich ikterisch (1,4 mg Bilirubin im Blut). $\overline{U}$ im Blute = 4,2 mg-%, Herzmaße: Mr = 5,0, Ml = 11 cm, regelmäßige Aktion, 140 mm Hg. Leib im ganzen aufgetrieben, starke Rektusspannung, rechts. Leber handbreit unter dem Rippenbogen fühlbar, deutliche, sehr empfindliche Resistenz in der Gallenblasengegend. HEADsche Zone darüber, Milz nicht fühlbar. Im Urin Alb. + (Flockung), Gallenfarbstoffe, Erythro- und Leukocyten sowie granulierte Cylinder. Urinfarbe durch die Summation von Gallenfarbstoffen und Homogentisinsäure schon beim Entleeren schwarzbraun, nach kurzem Stehen nahezu völlige Schwarzfärbung. In den folgenden Tagen Abklingen der Temperatur und der schweren akuten Cholecystitis. Grundumsatz: — 17%.

Im ersten Urin 17,3 g N und 7,53 g Homog. $Q = \dfrac{H \cdot 100}{N} = 43,5$. Quotienten zunächst unabhängig von der Art der Ernährung (gemischte Kost, eiweißfreie und eiweißreiche Kost) zwischen 42,0—52,0. Fieber und akute Leberschädigung bringen darin keine Änderung. Bei Hunger und Unterernährung ohne Kohlenhydrate Absinken auf 16,4. Zulagen von H—S werden etwa zu 70% verbrannt.

Eine Fermentschwäche für die Spaltung von Homogentisinsäure in Blut konnte nicht festgestellt werden. Bemerkenswert in diesem Falle ist das Zusammentreffen der Alkaptonurie mit zwei anderen Stoffwechselkrankheiten (Gicht und Lebergallenleiden) und die Konstanz des Q völlig unabhängig von den schweren interkurrenten Krankheiten.

Die Krankheit ist meist angeboren, begünstigt durch Blutsverwandtschaft, und vererbt sich; auch Geschwister sind oft recessiv betroffen, wie wir aus zwei weiteren Fällen unserer Beobachtung wissen. UMBER (Z) gibt einen charakteristischen Stammbaum, aus dem die Vererbung ersichtlich ist. Von 8 Kindern eines alkaptonurischen Vaters waren 4 nachweislich alkaptonurisch, davon 3 weiblich, während sonst Männer mehr betroffen sind als Frauen.

Die ersten Erscheinungen des Leidens melden sich gewöhnlich schon sehr früh. Das Auftreten von schwarzen oder braunen Flecken an den Windeln alarmiert oft schon die Mütter solcher Säuglinge.

Jahre, ja viele Jahrzehnte hindurch können außer dem charakteristischen Harnbefunde jegliche Beschwerden oder objektiv erkennbare Manifestationen der Krankheit fehlen. Die Homogentisinsäureausscheidungen können nach UMBER bis zu 25 g täglich betragen. Diese harmlosen Verlaufseigentümlichkeiten haben vielfach der Alkaptonurie die Bezeichnung einer harmlosen Stoffwechselanomalie, nicht einer wirklichen Krankheit eingetragen. Dies mag auch für einen großen Teil der Fälle zutreffen, aber nicht für alle. Die Krankheit kann auch ein sehr ernstes Aussehen gewinnen. Gewisse Körpergewebe bekommen im Laufe der Zeit eine auffallende Affinität zu dem pathologischen Stoffwechselprodukt. Interessanterweise sind es wieder die gleichen Gewebe, in denen sich auch bei der Gicht die Harnsäure ablagert, die Knorpel, die Gelenke und ihre Anhänge. GROSS u. ALLARD zeigten in schönen Versuchen, daß im Gegensatz zu anderen Geweben Knorpel in saurer Lösung von homogentisinsaurem Natrium ziemlich rasch sich schwärzt. Im Gegensatz zur Gicht erkrankt aber oft das ganze Knorpelsystem des Körpers

Harmloser sind blaugrüne Hauptpigmentierungen, besonders in den Achseldrüsen. Man hat sie ursprünglich mit einem Homogentisinsäuregehalt des Schweißes in Verbindung gebracht, doch gelang es früher nicht einwandfrei, die pathologische Substanz darin nachzuweisen. Neuere Analysen mit verbesserter Methodik fehlen allerdings noch. Selbst im Cerumen ist die Substanz gefunden [LICHTWITZ (Z)]. Auch an den Ohrknorpeln, den Skleren, den Nasenknorpeln und den Fingernägeln, vor allem aber in Knochen und Gelenken befinden sich die charakteristischen Verfärbungen, die als *Ochronose* (ὠχϱός = gelb) bezeichnet werden (siehe die nachstehenden Abbildungen 76—80).

Natur und Genese des Ochronosepigments ist noch nicht genügend geklärt, es wird meist zu den Melaninen gerechnet. Die Muttersubstanz ist natürlich die

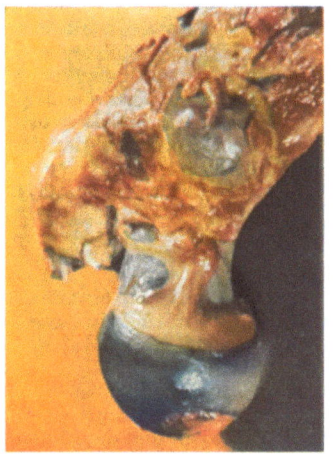

Abb. 76. Ochronose des Femenkopfes
(nach SCHREIER)

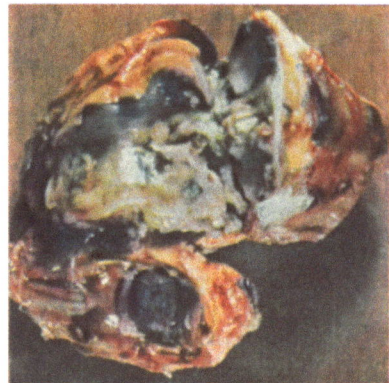

Abb. 77

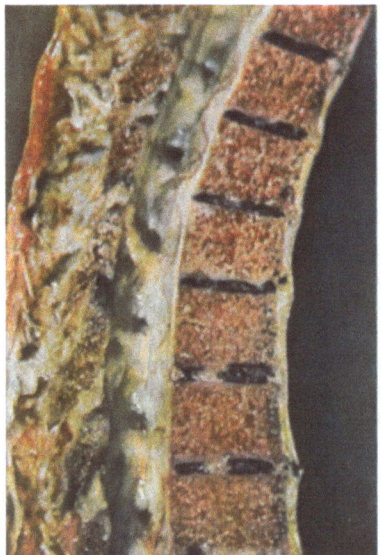

Abb. 78. Ochronose der Wirbelsäule
(nach SCHREIER)

Homogentisinsäure. Stärkere Störungen treten erst auf, wenn auch die Gelenke mit ergriffen werden. Von VIRCHOW (1896) stammt hier der erste autoptische Befund. Er fand eine tiefschwarze Verfärbung sämtlicher Knorpel, daneben auch der Intima der Gefäße. Die Synovialis zeigte knorpelige Auswüchse, die Gelenkknorpel eine Arthrosis deformans, zum Teil mit Wucherungen, zum Teil mit Nekrosen.

Später fand man auch Pigmentherde im Bindegewebe, in den Sehnen, Bändern, Endokard und Meningen sowie den Nieren. Analoge Verfärbungen, besonders an den Gelenken, kommen sonst nur bei chronischer Karbolvergiftung vor (L. PICK). Schwere Veränderungen und ausgesprochene Funktionsstörungen resultieren beim Alkaptonuriker nur an den Gelenken. Auch die Nieren bleiben fast immer frei, während Tyrosin-

ausscheidung sie oft schädigt (NEWBURGH). Unter dem Fremdkörperreiz der
inkrustierenden Homogentisinsäure kann sich das Bild einer schweren Arthritis
alkaptonurica vom Charakter der Arthrosis deformans entwickeln. Auch gibt es
eine Osteoporosis alcaptonurica (BÜRGER und SCHULZE). Etwa 60 Fälle von *Ochronose* sind bis 1954 beschrieben. Es handelte sich ziemlich gleichmäßig um Männer
und Frauen im Alter von 23—77 Jahren (HEYMANN). Der Charakter der Erkrankung ist schleichend, aber anscheinend unaufhaltsam, und die schließlich
resultierenden Destruktionen samt Funktionsstörungen und Schmerzen können
genau so schwer sein wie bei irgend einer Form der Osteoarthriosis deformans.
Auch richtige Ostitiden und Osteoporosen sind beschrieben worden (SÖDER-
BERGH).

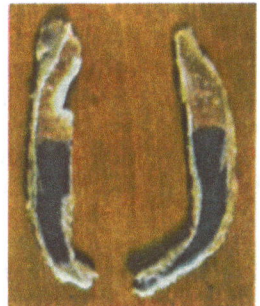

Abb. 79. Ochronose an Rippen
(nach SCHREIER)

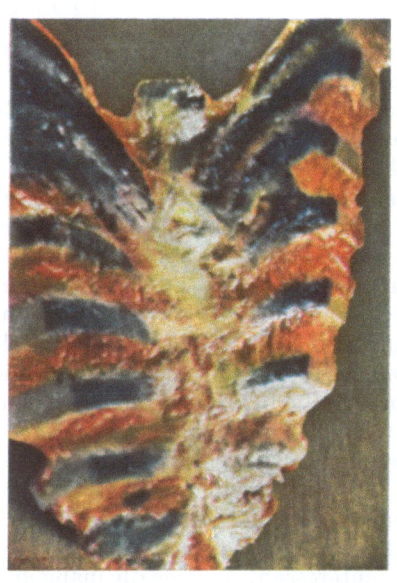

Abb. 80. Ochronose des Thorax
(nach SCHREIER)

Über diese lokalen Befunde hinaus kann anscheinend auch der Gesamtorganismus in seiner Vitalität geschädigt werden. Es resultieren oft stärkere Abmagerungen, verminderte Widerstandskraft gegen Infektionen und operative Eingriffe
mit verschlechterter Heilungstendenz (MATEJKA).

γ) Diagnose

Die Diagnose der Alkaptonurie macht im allgemeinen keine Schwierigkeiten,
obwohl hier, wie die mitgeteilte Krankengeschichte auf S. 959 zeigt, auch manchmal merkwürdige Fehlurteile vorkommen. Meist liegen anamnestische Angaben
über sehr dunklen oder schwarzen Urin vor, die wegweisend sind. Entscheidend
ist natürlich der Urinbefund. Begnügt man sich allerdings bei der Zuckerunter-
suchung, die ja bei jedem Kranken vorgenommen werden muß, mit der wegen ihrer
Einfachheit meist verwandten Nylanderprobe, so kann eine Alkaptonurie unent-
deckt bleiben, da hier gerade diese Zuckerreaktion im Gegensatz zur TROMMER-
u. FEHLINGschen Probe negativ ausfällt.

Sofern die Harnveränderungen nicht alarmierend wirken und keine spezifischen
Komplikationen vorliegen, kommen die Kranken gewöhnlich nur wegen inter-
kurrenter Leiden, ähnlich wie in unseren Fällen. Charakteristische Pigmentablagerungen an Skleren, Ohrmuscheln, Nasenflügeln und Fingernägeln sind so

selten, daß man den Kranken gewöhnlich ihr Leiden nicht ansieht. Ist das allerdings der Fall, so wird aus ästhetischen Gründen meist der Arzt aufgesucht, besonders gilt das für Frauen.

Eindeutig im Sinne einer Alkaptonurie sind solche ochronotischen Ablagerungen allerdings nicht, da solche Verfärbungen auch bei chronischem Gebrauch von Carbolpräparaten, wie sie manchmal bei der Behandlung von chronischen Geschwüren zur Anwendung kommen, sowie bei den sehr seltenen Melanosen, die mit Melanurien einhergehen, sich finden.

Anamnestisch läßt sich die Carbolochronose leicht ausschließen und der melanurische Harn gibt keine positiven Homogentisinsäurereaktionen.

δ) Prognose

Im allgemeinen ist es schon richtig, daß es sich bei der Alkaptonurie um eine harmlose Stoffwechselanomalie handelt, doch ist immer zu bedenken, daß sie anscheinend die Vitalität und allgemeine Resistenz herabsetzt, vor allem gilt das gegenüber interkurrenten Infekten, die leichter diese Kranken befallen und schwerer von ihnen überwunden werden. An der Krankheit selbst ist wohl kaum je einer gestorben. Die meisten erliegen interkurrenten Leiden oder Alterskrankheiten. Zu einer Ochronose kommt es höchstens in einem Drittel der Fälle, und auch hier sind die Gelenke nur relativ selten betroffen. Ob es richtig ist, daß die Arthrosis deformans alkaptonurica besonders bösartig und progredient verläuft, vermag ich nicht zu entscheiden. HEYMANN behauptet es.

Zur Ausheilung der Anomalie kommt es höchst selten. KATSCH hat einen solchen Fall bei einem Kinde aus belasteter Familie, in der mehrere Geschwister betroffen waren, beschrieben. Hier schwand nach einigen Jahren die Homogentisinsäure allmählich ganz aus dem Harne.

Sehr bemerkenswert sind die Fälle, in denen es im Verlaufe einer akuten Cholangitis mit Leberbeteiligung vorübergehend zu einer Alkaptonurie kam, die mit der Ausheilung der Primärkrankheit wieder völlig verschwand. SCHIAPPOLI, SCHMIEDING (beim Kinde) und BUZICIC haben solche Fälle beschrieben. Sie sind darum besonders interessant, weil sie die maßgebende Rolle der Leber bei dem Abbau von Phenylalanin und Tyrosin beweisen und anderseits zeigen, daß bei ererbter Anlage die Manifestation der Krankheit manchmal einer zusätzlichen Leberschädigung bedarf, mit deren Ausheilung auch die Manifestation der Alkaptonurie verschwindet. In anderen Fällen ähnlicher Art mag es auch zu einer dauernden Störung kommen, doch vermag ich das aus der Literatur und eigener Erfahrung nicht sicher zu belegen.

ε) Therapie

Wenn auch die Alkaptonurie meist eine harmlose Stoffwechselanomalie darstellt, so ist sie doch aus den früher schon angegebenen Gründen nicht gleichgültig und kann zu sehr unangenehmen Komplikationen führen. Deshalb sollte man doch versuchen, sie durch Behandlung zu beeinflussen.

Der leitende Gesichtspunkt der Therapie ist durch die stoffwechselpathologischen Ergebnisse gegeben. Die Kost muß arm an Eiweiß mit hohem Gehalt an aromatischen Aminosäuren sowie an Kohlenhydraten sein. Es empfiehlt sich eine Fettgemüsekost mit Eiern, die nur zu 3,2—3,7% Homogentisinsäurebildner enthalten, evtl. kleinen Mengen Obst. Einen Teil des Eiweißes kann man durch Gelatine ersetzen, die nur Spuren von aromatischen Aminosäuren enthält. Theoretisch ist so die Kost wohl am richtigsten aufgebaut. Die praktischen Erfolge erscheinen nicht groß. Sie dürften wohl auch im wesentlichen daran scheitern, daß die

Kranken wohl nur ganz ausnahmsweise imstande sind, viele Jahre hindurch sich so einschneidenden Diätvorschriften zu unterwerfen. Sind erst die arthritischen Veränderungen da, so wird es meist zu spät sein. Diese selbst werden in gleicher Weise wie eine gewöhnliche Arthriosis deformans oder die Arthritis urica behandelt.

Da der Hauptsitz der Störung wahrscheinlich die Leber ist, wofür vor allem die schon erwähnte Beobachtung von SCHIAPPOLI spricht, haben KLEIN u. BLOCH den Einfluß von Leberextrakten auf die Homogentisinausscheidung untersucht. Tatsächlich fanden sie, daß auf diese Weise, und zwar auch durch orale Präparate, die Ausscheidung sich ganz beseitigen oder auf den 8.—10. Teil herabsetzen läßt. Vielleicht läßt sich durch Cholin und Methionin das gleiche erreichen. Sind erst einmal ochronotische Komplikationen da, so nutzt ein Zurückdrängen der Homogentisinbildung wahrscheinlich nichts mehr.

Zur Beseitigung der Pigmentstoffwechselstörungen sind von OETTEL (Z), MASON u. a. (Lit. bei SEALOCK u. Mitarb.) große Mengen von Ascorbinsäure (4—5 g pro die) empfohlen worden, eine Therapie, über deren Erfolge ich keine Erfahrungen habe. SEALOCK-GLADSTON-STEELE sahen in ihren Fällen keine Wirkung.

H. OETTEL (Z) hat aus gewissen theoretischen Erwägungen heraus auch andere Vitamine oder Vitaminverbindungen, wie Codehydrose I, Lactoflavinphosphorsäure und Nicotinsäureamid, ferner von Hormonen das Adrenalin bzw. seine Derivate empfohlen, allerdings mehr als Anregung, als aus erfolgreichen Erfahrungen heraus.

Einen anderen therapeutischen Weg haben WHITE u. Mitarb. zu beschreiten versucht. Nachdem PASCHKIS u. a. (Lit. bei WHITE) eine Hemmung der Umwandlung von Tyrosin zu Melanin vermittels Tyrosinase, Thiourazil und p-Aminobenzoesäure in vitro beobachtet hatten und WHITE selbst (Lit. bei WHITE, PARKER u. Mitarb.) eine Hemmung der Melanurie durch Thiourazil erzielen konnten, versuchten WHITE und seine Mitarbeiter durch Thiourazilgaben (0,2 g tgl., 12 Tage lang) und p-Aminobenzoesäure (20g pro die 7 Tage lang) bei einem Alkaptonuriker die Homogentisinausscheidung herabzusetzen. Die Ergebnisse waren aber negativ. Theoretisch sind diese Versuche aber insofern interessant, als aus ihnen gefolgert werden muß, daß die Oxydasen, welche Tyrosin in Homogentisinsäure umwandeln, sich gegenüber dem Thiourazil anders verhalten als die Tyrosinase, welche Melanin bildet.

In beiden Fällen handelt es sich anscheinend um verschiedene, ganz spezifisch eingestellte Fermentsysteme.

b) Andere sehr seltene Störungen im Abbau cyclischer Aminosäuren (Tyrosinose, Phenylketonurie, p-Hydroxylphenylketonurie, p-Hydrooxyphenyllacticurie)

Außer der Alkaptonurie gibt es noch andere, noch viel seltenere Störungen im Abbau cyclischer Aminosäuren. Auch sie betreffen nach unseren bisherigen Kenntnissen lediglich Tyrosin bzw. Phenylalanin.

Tyrosinose: MEDES fand bei einem jungen Mann 1932 im Harn p-Hydrooxyphenylbrenztraubensäure in täglichen Mengen bis 1,6 g, und zwar unabhängig von der Nahrungszufuhr, d. h. auch im Hunger. Gab er eine größere Menge von Phenylalanin, so wurde neben p-Hydrooxyphenylbrenztraubensäure auch Tyrosin ausgeschieden, ein weiterer Beweis dafür, daß die Umwandlung von Phenylalanin in Tyrosin die erste Stufe im Abbau ist. Die Abbaustörung lag auf der dritten Stufe vor der Homogentisinsäure, der vierten Stufe. Es handelte sich um einen gesunden Menschen, der lediglich ein Vitamin C-Defizit hatte.

Vorläufig liegt m. W. nur diese einzige Beobachtung vor. BLATHERWICK konnte bei der Untersuchung von 26 000 Urinen keinen weiteren Fall entdecken, doch besteht, zumal im Hinblick auf das Folgende, kein Anlaß, an der Richtigkeit der Angaben von MEDES zu zweifeln.

Phenylketonurie. FÖLLING fand 1934 bei Imbezillen im Harn in mehrfachen Fällen Phenylbrenztraubensäure, welche durch die Grünfärbung mit Eisenchlorid (einige Tropfen 5% Eisenchloridlösung zu 5—10 cm² Urin) nachgewiesen werden kann. Neueste Lit. und eigene Beobachtung bei H. WOLF. Die Beobachtungen wurden von PENROSE, JERVIS u. BRÜGGER bestätigt und erhielten verschiedene Namen wie Imbecillitas phenylpyruvica (FÖLLING), Phenylketonuria oligophrenica (PENROSE) bzw. Phenylpyruvicaoligophrenica (JERVIS). JERVIS fand die Anomalie in 0,5% unter 8043 Insassen von Irrenanstalten, in dem noch größeren Material von 53 820 Schwachsinnigen von LANG waren es 0,7%. In Deutschland waren bis 1956 nur etwa 40 derartige Kranke bekannt (H. WOLF).

Die eingehenden Untersuchungen von JERVIS u. Mitarb. (1940—1954) ergaben, daß gewöhnlich Mengen von etwa 100—250 mg Phenylbrenztraubensäure täglich ausgeschieden werden. Zufuhr von Phenylalanin, Phenylbrenztraubensäure oder Phenylmilchsäure steigert die Phenylbrenztraubensäureausscheidung, während Tyrosin und andere cyclische Aminosäuren das nicht machen. Eine Umwandlung von Phenylalanin in Tyrosin findet nach JERVIS nicht statt. Während der Phenylalaninspiegel im Blut und Liquor stark erhöht ist, gilt das nicht für die Phenylbrenztraubensäure. Die Oxydation des Phenylalanins ist also auf der Phenylbrenztraubensäurestufe stehengeblieben, nachdem die Desaminierung in der Niere noch durchgeführt werden kann (vgl. das Schema auf S. 946).

Vitamin C-Zufuhr hat auf die Störung keinen Einfluß (DANN u. Mitarb.).

Die von der Störung betroffenen Kranken unterscheiden sich anscheinend sonst in nichts von den übrigen Imbezillen, doch wird angegeben, daß diese Kranken häufig blonde Haare und helle Gesichtsfarbe haben und zu Ekzemen neigen. Über eine günstige Wirkung von phenylarmer bzw. -freier Kost berichteten kürzlich BICKEL u. Mitarb., WOLF u. Mitarb. (1955), ferner HORNER u. Mitarb. (1956). Vor allem wurde die Psyche sowiedie körperliche Entwicklung gut beeinflußt.

p-Hydrophenylketonurie und p-Hydroxyphenyllacticurie. Wird Tyrosin oder Phenylalanin an Meerschweinchen verfüttert, die Vitamin-C-frei ernährt werden, so treten nach SEALOCK u. Mitarb. neben Homogentisinsäure im Harn auch p-Hydrooxyphenylbrenztraubensäure und p-Hydrooxyphenylmilchsäure auf. Durch reichliche Vitamin-C-Zufuhr lassen sich diese Abbaustörungen beseitigen. Es scheint, daß dies Vitamin vor allem für die Oxydation des Tyrosins notwendig ist.

Bei Frühgeburten konnten LEVINE u. Mitarb. bei einer eiweißreichen und Vitamin-C-armen Zufuhr die gleiche Anomalie beobachten. Durch Verfütterung von Phenylalanin und Tyrosin ließen sich die Ausscheidungen steigern. Auch Tyrosin trat dabei auf, dagegen nur kleine Mengen von Homogentisinsäure. Bei Fütterung von Tyrosin allein erscheinen weder Phenylalanin noch die entsprechenden Ketosäuren, sondern neben dem Tyrosin auch ihre entsprechenden Keto- und Milchsäureverbindungen.

Auch in diesen Fällen ließen sich durch reichliche Vitamin-C-Zufuhr die Anomalien prompt unterdrücken.

Diese interessanten Abbaustörungen sind also nicht auf das Mereschweinchen beschränkt, sondern kommen auch beim Menschen vor. Praktisch klinische Bedeutung haben sie allerdings wohl nicht. Es ist möglich, daß uns die Zukunft auf diesem Gebiete noch weitere Entdeckungen bescheren wird.

c) Störungen im Abbau aromatischer Aminosäuren und ihre klinischen Erscheinungen

Literatur

I. Neuere zusammenfassende Darstellungen (Z)

HALL, W. K., K. RAWLS and V. P. SYDENSTRICKER: Federat. Proc. 5, 136 (1946).
LICHTWITZ, L.: Alkaptonurie Hdb. d. inn. Med. 2. Aufl. 4, 957 (1926).
MEYER, E.: Alkaptonurie. Neue deutsche Klinik, herausg. von O. und F. KLEMPERER 1, 253 (1928).
NEUBAUER, O.: Intermediärer Eiweißstoffwechsel im Hdb. der norm. und pathol. Physiol. 5, 671 (1928).
OETTEL, H. H.: Die Alkaptonurie. Hdb. d. inn. Med. 3. Aufl. Bd. VI/2 S. 1039 (1944).
SCHREIER, K.: Die Alkaptonurie Hdb. d. inn. Med. 4. Aufl. Bd. VII/2,854 (1955).
THANNHAUSER, S. J.: Lehrbuch des Stoffwechsels und der Stoffwechselkrankheiten, S. 116. München: Bergmann 1929.
UMBER, F.: Ernährungs- und Stoffwechselkrankheiten. 3. Aufl. S. 555. Berlin und Wien: Urban & Schwarzenberg 1925.
WHITE, A.: Alkaptonurie in Diseases of metabolism ed. by G. G. DUNCAN 2. ed S. 138. Philadelphia und London 1947.

II. Einzelarbeiten

ABDERHALDEN u. Mitarb.: Z. physiol. Chem. 52, 435 (1907); 53, 464 (1907); 54, 331 (1908); 57, 329 (1908).
BAGNAL: zit. bei E. MASON: in Diseases of metabolism by G. G. DUNCAN S. 693. Philadelphia and London: Saunders 1947.— BAUMANN, E., u. WOLKOW: Z. physiol. Chem. 15, 228 (1891); 16, 268 (1892). — BOEDECKER: Z. ration. Med. 7, 130 (1859). — Liebigs Ann. 117, 98 (1861). — BURGER, M., u. W. SCHULZE: Dtsch. Z. Verdgs.- usw. Krkh. 13, 49 (1953). — BUZICIC, U. S.: Mschr. Kinderheilk. 73, 195 (1938).
FALTA, W.: Biochem. Z. 3, 173 (1904). — FELIX, K.: Physiologische Chemie S. 308. Heidelberg: Quelle und Meyer 1951. — Schweiz. med. Wschr. 1948, 1165. — Experientia. Basel 6/2 61 (1950).— FELIX u. Mitarb.: Z. physiol. Chem. 247, 141 (1937); 266, 239 (1940); 268, 257 (1941). — FELIX u. TESKE: Z. physiol. Chem. 267, 173 (1941). — FROMHERZ, K.: Über Alkaptonurie. Inaug. Diss. Freiburg 1908. — FROMHERZ, K., u. HERMANNS: Z. physiol. Chem. 89, 101 (1914).
GIBSON, R. B., and C. P. HOWARD: Arch. Int. Med. 28, 632 (1921). — GROSS, O.: Biochem. Z. 61, 165 (1914). — GROSS u. ALLARD: Z. klin. Med. 64, 359 (1907).
HEYMANN, R.: Ein Beitrag zur Kenntnis der Ochronose. Inaug. Diss. Gießen (1913).
KATSCH, G.: Dtsch. Arch. klin. Med. 127, 210 (1918); 134, 59 (1920). — KATSCH, G., u.NÉMET: Biochem. Z. 120, 212 (1921). — KATSCH, G., u. G. STERN: Dtsch. Arch. klin. Med. 151, 329 (1926). — KATSCH, G., u. E. METZ: Dtsch. Arch. klin. Med. 157, 143 (1927). — KLEIN, O., u. K. BLOCH: Klin. Wschr. 1936, 1864.
LANYAR, F.: Z. physiol. Chem. 273, 283 und 284 (1942); 275, 217, 225 (1942). — LEHNARTZ, E.: Chemische Physiologie: 8. Aufl S. 379. Berlin und Heidelberg: Springer 1948. — LIEB, H., u. F. LANYAR: Z. physiol. Chem. 180, 199 (1929); 181, 218 (1929).
MATEYKA: Casopsis lékčesk 53, 1417 (1913) zit. nach LICHTWITZ(Z). — MARCET (1823) zit. bei E. MASON in Disturbances of intermediary metabolism, Alkaptonuria in Diseases of metabolism ed. by G. G. DUNCAN, 2 ed. p. 601. Philad. and London: Saunders 1947. — MEDES, G.: Biochem. Z. 26, 917 (1932). — METZ, E.: Biochem. Z. 190, 261 (1927). — MITTELBACH: Dtsch. Arch. klin. Med. 71, 50 (1901). — MOERNER, C. TH.: Z. physiol. Chem. 69, 329 (1911).
NEWBURGH: zit. bei OETTEL (Z) S. 1049. — NONNENBRUCH, W.: Dtsch. med. Wschr. 1948, 40.
PAPAGEORGE, E., and H. B. LEWIS: J. of Biol. Chem. 123, 211 (1938). — PICK, L.: Berl. klin. Wschr. 1906, 478, 508, 556, 591.— REINWEIN, H.: Dtsch. Arch. klin. Med. 170, 327 (1931).
SALOMON (1926) zit. bei H. H. OETTEL (Z) S. 1055. — SCHREIER, K., u. K. PLÜCKTHUN: Biochem. Z. 320 (1950) u. Z. f. Kinderheilk. 71, 463 (1952). — SEALOCK, R. R., and H. E. SILBERSTEIN: Science (Lancaster, Pa.) 90, 517 (1939). — SEALOCK, R. R., M. GLADSTON and J. M. STEELE: Proc. Soc. Exper. Biol. a. Med. 44, 580 (1940). — SEALOCK, R. R., J. D. PERKINSON and D. H. BASINSKI: J. of Biol. Chem. 140, 143 (1941). — SÖDERBERGH: Neur. Zbl. 32, 1326 (1913). — SCHIAPPOLI, F.: Riform. med. 331 (1938). — SCHMIEDING, E.: Mschr. Kinderheilk. 73, 216 (1938).
VIRCHOW, R.: Virchows Arch. 37, 212 (1896).
WHITE, A. G., J. G. PARKER and F.BLOCH: J. Clin. Invest. 28, 140 (1949).

d) Andere sehr seltene Störungen
im Abbau der cyclischen Aminosäuren

Literatur
über Tyrosinose, Phenylketonurie, β-Hydrooxyphenylketonurie
u. s. w. Hydrooxyphenyllacticurie

I. Zusammenfassungen

LANG, K.: Erg. inn. Med. N. F. 6 (1955).
SCHREIER, K.: Tyrosinosis u. Oligophrenia-phenylpyrurica. Handb. d. inn. Med. 4. Aufl. Bd. VII/2, 862 (1955). — Übersichtsreferat: Die Oligophrenia phenylpyrurica Dtsch. med. Wschr. **1957**, 155.
WHITE, A.: Metabolism of phenylalanin and tyrosin, in Diseases of metabolism ed. by G. G. DUNCAN 2. ed. S. 139 (1947).

II. Einzelarbeiten

BICKEL, H., and others: Lancet 812 (1953). — BLATHERWICK, N. R.: J. Amer. Med. Assoc. **103**, 1933 (1934). — BRUGGER, C.: Schweiz. med. Wschr. 967 (1943).
DANN, M., E. MARPLES and S. Z. LEVINE: J. Clin. Invest. **22**, 87 (1943).
FÖLLING, A.: Z. physiol. Chem. **227**, 169 (1934).
HORNER, F. A., and C. W. STREAMER: J. Amer. Med. Assoc. **161**, 1628 (1956).
JERVIS, G. A., and others: Arch. of Neur. **38**, 944 (1937). — J. of Biol. Chem. **126**, 305 (1938); **134**, 105 (1940); **169**, 651 (1947); Proc. Soc. Exper. Biol. a. Med. **82**, 514 (1953) and Assoc. f. Res. in nerv. and ment. Dis. **33**, 259 (1954).
LANG, K.: Z. Kinderheilk. **75**, 132 (1954). — LANG, K., and C. P. BERG: J. of Biol. Chem. **214**, 699 (1955). — LEVINE, S. Z., H. H. GORDON and E. MARLES: J. Clin. Invest. **20**, 199 u. 209 (1941).
MEDES, G.: Biochemic. J. **26**, 917 (1932).
PENROSE, L. S.: Lancet 23 (1935).
SEALOCK, R. R., and H. E. SILBERSTEIN: Science (Lancaster, Pa.) **90**, 517 (1939). — J. of Biol. Chem. **135**, 251 (1940). — SEALOCK, R. R., J. D. PERKINSON and D. H. BASINSKI: J. of Biol. Chem. **140**, 153 (1941).
WOLF, H.: Die Medizinische **1956**, 883. — WOOLF, L. J., and others: Brit. Med. J. **57** (1955).

3. Die Cystinurie, Diaminurie, Aminosurie und Cystinspeicherkrankheit

(Aminosäurendiathese [RENANDER], Aminoacidurie,
Aminosäurendiabetes [FANCONI], Cystinosis [FREUDENBERG])

Die sog. Cystinurie ist vom pathologisch-chemischen Standpunkte aus betrachtet vielleicht die schwerste und vielseitigste Störung des Aminosäurenstoffwechsels, die es gibt; für den klinischen Betrachter in vielen Beziehungen die leichteste. Das nähere Studium hat nämlich gezeigt, daß in einem großen Teil der Fälle die Anomalie nicht auf die Aminosäure Cystin beschränkt bleibt, sondern in verschieden starker Weise auch auf andere Aminosäuren und Amine übergreifen kann. RENANDER hat die hier vorliegenden Abbaustörungen unter dem übergeordneten Begriff „Aminosäurendiathese" zusammengefaßt. FANCONI prägte die Ausdrücke „Aminoacidurie" und „Aminosäurendiabetes". LICHTWTIZ (Z) und ihm sich anschließend THANNHAUSER (Z) unterscheiden zweckmäßig folgende Gruppen:

1. Fälle reiner Cystinurie.
2. Fälle von Cystinurie und Diaminurie:
   a) Fälle von Cystinurie und alimentärer Diaminurie,
   b) Fälle von Cystinurie und spontaner Diaminurie.
3. Fälle von Cystinurie und Aminosurie:
   a) Fälle von Cystinurie und alimentärer Aminosurie,
   b) Fälle von Cystinurie und spontaner Aminosurie.
4. Fälle von Kombinationen mit 2 und 3.

Dazu kommt die von ABDERHALDEN 1903 entdeckte Cystinspeicherkrankheit.

Eine isolierte Diaminurie gibt es anscheinend nicht, ebensowenig eine isolierte Aminosurie als selbständige Krankheit mit Ausnahme der oben genannten Störungen. Symptomatische Aminosurie findet sich bei schwersten Lebererkrankungen (akute gelbe Leberatrophie). Bei der Diaminurie handelt es sich um die Ausscheidung des aus dem Arginin stammenden Putrescins mit der Formel:

$$CH_2\!-\!(NH_2)$$
$$CH_2$$
$$CH_2$$
$$CH_2\!-\!(NH_2)$$

und des aus dem Lysin stammenden Kadaverins mit der Formel:

$$CH_2\!-\!(NH_2)$$
$$CH_2$$
$$CH_2$$
$$CH_2$$
$$CH_2 \quad (NH_2)$$

Auch die entsprechenden Aminosäuren Arginin (HOPPE-SEYLER jr.) und Lysin (ACKERMANN u. KUTSCHER) sind im Cystinurikerharn gefunden worden, außerdem Leucin und Tyrosin (MOREIGNE, ABDERHALDEN u. SCHITTENHELM, E. FISCHER, SUZUKI), Asparaginsäure (LOEWY u. NEUBERG) sowie Tryptophan (GARROD u. HURTHLEY).

Die Kenntnis der außerordentlich seltenen Cystinurie geht bis auf WOLLASTON (1810) zurück. Dieser englische Arzt fand bei einem Kranken eine eigentümliche Steinbildung im Harne, die schon bei makroskopischer Betrachtung von den gewöhnlichen Harnsteinen unterschieden werden konnte. Wesen und Entstehung blieben jedoch fast ein Jahrhundert lang unbekannt, bis MOERNER (1899) und EMBDEN (1901) das Cystin als Baustein des Eiweißmoleküls feststellten.

a) Stoffwechselpathologie

Die Aufklärung des Wesens der Cystinurie verdanken wir vor allem MOERNER, EMBDEN, NEUBERG, FRIEDMANN, ABDERHALDEN u. SCHITTENHELM, ACKERMANN u. KUTSCHER u. a. [Lit. bei LICHTWITZ (Z), THANNHAUSEN (Z), H. OETTEL (Z) u. K. SCHREIER (Z)] (1955).

Die Cystinurie mit und ohne Steinbildung ist charakterisiert durch eine abnorm hohe Ausscheidung der schwefelhaltigen Aminosäure Cystin mit der Formel:

$$H_2C\!-\!S\!-\!S\!-\!CH_2$$
$$\mid \qquad\qquad \mid$$
$$CHNH_2 \quad CHNH_2$$
$$\mid \qquad\qquad \mid$$
$$COOH \quad COOH$$

1 — Cystin

Es ist möglich, daß diese Aminosäure in zwei verschiedenen isomeren Verbindungen vorkommt. Vor allem von FRIEDMANN u. NEUBERG ist ein Protein- und ein Steincystin unterschieden worden, da einzelne Cystinuriker bei oraler Darreichung zwar das Steincystin verbrennen könne, nicht aber das Proteincystin. Jedenfalls verhält sich das freie Cystin oft anders als das im Eiweißmolekül gebundene. Normalerweise wird sowohl das endogene wie das exogene Cystin aufgespalten, indem der Schwefel oxydiert (als SO_4) im Harne ausgeschieden wird und zwar zu etwa. $^2/_3$ als Sulfat, zu $^1/_3$ gepaart mit organischen Substanzen als Ätherschwefelsäure, ein kleiner Teil auch als Neutralschwefel. Der Abspaltung des Schwefels muß aber die Aufspaltung der Diaminosäure vorausgehen. Diese kann sich in zweifacher Weise vollziehen, erstens durch Reduktion, zweitens durch Oxydation. Durch H_2-Anlagerung zerfällt das Cystin in zwei Moleküle Cystein nach der Formel:

$$
\begin{array}{ccc}
\boxed{+H} & \boxed{+H} & \\[4pt]
CH_2S & \!\!\!-\!\!\!\mid\!\!\!-\!\!\! \quad SCH_2 & CH_2SH \\
| & | & | \\
CHNH_2 & \mid \quad CHNH_2 \;=\; 2 & CHNH_2 \\
| & | & | \\
COOH & COOH & COOH \\
& \text{Cystin} & \text{Cystein}
\end{array}
$$

Die oxydative Aufspaltung, die FRIEDMANN zuerst im Reagensglas ausführte, trennt gleichfalls die beiden Säuregruppen und führt zur Cysteinsäure:

$$
\begin{array}{l}
CH_2SO_3OH \\
| \\
CHNH_2 \\
| \\
COOH \\
\text{Cysteinsäure}
\end{array}
$$

Diese Substanz steht in nächster Beziehung zu dem wichtigen Gallenbestandteil Taurin (VON BERGMANN), das zusammen mit der Cholsäure die Taurocholsäure bildet. Schon beim Erhitzen in wäßriger Lösung unter Druck tritt CO_2 aus und es bleibt das Taurin:

$$
\begin{array}{l}
CH_2 \cdot SO_3H \\
| \\
CH_2 \cdot NH_2
\end{array}
$$

Nach LENHARTZ ist es allerdings unwahrscheinlich, daß der Organismus bei der Umwandlung des Cystins bzw. Cysteins in Taurin oder Taurocholsäure diesen einfachen chemischen Weg beschreitet. Er nimmt vielmehr an, daß die Cholsäure mit dem Cystein eine Säureamidbildung eingeht und so die Abspaltung der Aminogruppe verhindert. Dann erst soll der Cysteinrest in den Taurinrest übergehen und durch Decarboxylierung und Oxydation der Sulfhydrylschwefel zur Sulfosäure werden.

Ob der Organismus den reduktiven oder den oxydativen Abbau bevorzugt, ist noch unbekannt. Sicher ist beim Cystinuriker der Weg über das Taurin nicht verlegt. Verfütterung von Cystin und Cholsäure erhöht die Taurocholsäurebildung (G. VON BERGMANN). WOLF u. SHAFFER sowie EPPINGER fanden in der Galle von Cystinurikern eine normale Taurocholsäuremenge und einen normalen Quotienten $N:S$. Das gleiche gilt für die Verabfolgung der dem Cystin nahestehenden Aminosäure-Methionin (VIRTUE), eine d-Amino-γ-methylthiobuttersäure mit der Formel:

$$
\begin{array}{c}
COOH \\
| \\
HN_2-C-H \\
| \\
CH_2 \\
| \\
CH_2 \\
| \\
S \\
| \\
CH_3 \\
\text{l — Methionin}
\end{array}
$$

Das Schicksal des Restes nach Abspaltung des Schwefels ist noch weitgehend unbekannt. FROMAGEOT fand Alanin. Endprodukte sind jedenfalls Kohlensäure und Wasser.

Man hat versucht, durch *Belastungen* tiefer in den Cystinstoffwechsel einzudringen. Die Ergebnisse waren widerspruchsvoll. Während verfüttertes Cystin nach den Untersuchungen von LOEWY u. NEUBERG im Harn wiedererscheint, sehen HESS u. SULIVAN nach Belastungen mit 4—10 g Methionin in der Regel keine Steigerungen der Cystinausfuhr. Immerhin war sie in einzelnen Fällen auch bei ihnen vorhanden.

Man hat daraus auf verschiedene Formen der Cystinkrankheit geschlossen [OETTEL (Z)]. Alle führen zur Cysteinsäure. Bei der einen ist der Abbau des Cystins ganz oder fast ganz intakt, das Cystin wird aber vermehrt in Cystein verwandelt, bei der anderen hat die Desaminierung gelitten, was in der geringen Sulfatausscheidung in die Erscheinung tritt. Verfüttert man längere Zeit Cystein, Homocystin, das nächst höhere Homologon des Cystins, Homocystein, Methionin oder Glutathion, das Tripeptid aus Glutaminsäure, Cystein und Glykokoll, so erscheinen diese Körper bei langdauernder Cystinämie als Extracystin im Harn (BRAND, MEYER, CAHILL u. BLOCK u. a., während Glutaminsäure und Glykokoll die Cystinausscheidung nach ANDREWS u. RANDALL nicht vermehren. Um manche Widersprüche zu klären, nehmen BRAND, CAHILL u. BLOCK an, daß Sulfhydryl- und Disulfidstoffwechsel zum Teil ihre eigenen Wege gehen. Trotzdem kann kein Zweifel bestehen, daß aus Cystin Cystein entsteht. Das geht u. a. auch daraus hervor, daß Cystin beim Hund auch zur Entgiftung toxischer Substanzen benutzt wird (JAFFÉ u. BAUMANN sowie PREUSSE), wobei Cysteinverbindungen wie Bromphenylcystein, Bromphenylmercaptursäure usw. entstehen. In dem gleichen Sinne sprechen die Befunde von LEWIS u. GUITY, die bei Kaninchen bei oraler Zufuhr von Phenyluraminocystin im Harn Phenyluraminocystein fanden.

Wie gestaltet sich nun die Cystinausscheidung bei der Belastung mit großen Mengen von Cystin- bzw. Methionin-haltigem Eiweiß? Man sollte erwarten, daß die Resultate hier nicht wesentlich anders sind als bei der Verfütterung der isolierten Aminosäuren, da wir doch annehmen müssen, daß diese bei Eiweißzufuhr im Darm bereits in Freiheit gesetzt werden. Die Untersuchungen von BRAND, CAHILL u. MEYER sowie ROBSON haben ergeben, daß erst überreiche Eiweißmengen zu einer Extracystinämie und Extracystinurie beim Cystinuriker führen und auch das nicht in allen Fällen. Vergleicht man aber die Ausscheidung bei Fütterung der freien Aminosäuren mit dem Verhalten der entsprechenden Menge Aminosäuren im Eiweiß, so ergeben sich nach BRAND, BLOCK u. Mitarb. keine sicheren Unterschiede. Anders verhält sich vielleicht die endogene Cystinquote, d. h. die Cystinmenge, die beim Abbau des Körpereiweißes ohne jede Zufuhr von außen entsteht. Wie MEDES (1936) zeigte, ist Cystin in kleinen Mengen in jedem Harn normaler Menschen vorhanden. Charakteristisch für die Cystinurie ist, daß diese Mengen bei den Kranken von einigen mg (0,62 mg-%) auf 1—2 g pro die ansteigen und auch bei vollständigem Eiweißentzug enorm vermehrt sind.

THANNHAUSER sieht das Wesen der Cystinurie nicht so sehr in der Unfähigkeit, die Disulfidbindung zu sprengen, als in dem Unvermögen der Desaminierung, wobei leicht eine Rückverwandlung des bereits entstandenen Cysteins in Cystin eintritt. Diese Auffassung hat sehr viel für sich, denn sie erklärt nicht nur die verschiedentlich gefundene Cystinausscheidung bei Belastung des Cystinurikers mit Cystein, sondern sie erklärt vor allem die auch auf anderen Gebieten oft in die Erscheinung tretende allgemeine Desaminierungsschwäche (Diaminurie, Aminosurie (vgl. S. 956). Wie und wodurch allerdings dies partielle Versagen zustande kommt, das ist wie bei allen angeborenen konstitutionellen Erkrankungen vorläufig und vielleicht für immer in tiefes Dunkel gehüllt. Mehrere amerikanische Autoren DENT (u. Mitarb.) erblicken das Wesen der Cystinurie in einer gestörten Tubulusfunktion der Nieren auf Grund von Cystinclearanceuntersuchungen (1954).

Bemerkenswert ist für alle bisher beobachteten Fälle, daß niemals, weder für das Cystin noch für andere Aminosäuren noch für Diamine, eine qualitative Störung des Abbaus vorlag. Stets wird ein mehr oder weniger großer Teil der oralen Zufuhr im Organismus anscheinend in normaler Weise abgebaut. Eine allgemeine Desaminierungsschwäche ist wohl mit dem Leben nicht mehr vereinbar.

b) Klinische Symptomatologie und Therapie

Die Cystinurie ist eine exquisit seltene Störung. JACOBY hat bis 1920 nur 174 Fälle aus der Lit. sammeln können; allerdings verfügt ein in dieser Krankheit so besonders interessierter und erfolgreicher Arbeiter wie MOERNER allein über 22 Beobachtungen, davon 10 aus den Jahren 1922—1925. Das spricht dafür, daß bei systematischer Untersuchung des Urins das Vorkommen doch nicht ganz so selten ist, wie ursprünglich angenommen wurde.

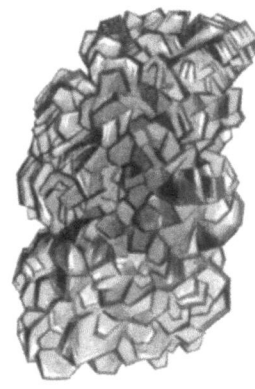

Abb. 81. Cystinstein.
(Nach einer farbigen Abbildung von F. UMBER)

Die Cystinurie ist ein angeborenes, meist vererbtes Leiden, das recessiv mendelt. Es sind mehrere Stammbäume von familiärem Auftreten beschrieben (vgl. HANHART). Am bemerkenswertesten ist wohl der Fall von THIN. Er betraf 2 Stiefbrüder. Der ältere, selbst nicht Cystinuriker, bekam 11 Kinder, von denen 7 Cystinurie hatten. Der jüngere hatte 10 Kinder ohne Cystinurie. Drei von diesen heirateten ihre Stiefvettern bzw. Stiefkusinen, davon hatten 2 Cystinurie. Aus diesen Ehen stammten 2 Cystinuriker und in einem dieser Fälle waren beide Eltern nicht betroffen. Die Anomalie ist bei Männern häufiger als bei Frauen. Nur selten tritt sie in der Kindheit auf (LIGNAC), meist erst im mittleren Lebensalter, doch ist auch in der amerikanischen Literatur [zit. bei A. WHITE (Z)] ein Fall einer 87 jährigen Frau beschrieben.

Manchmal kommen Komplikationen mit anderen Stoffwechselkrankheiten vor, so mit Diabetes [UMBER (Z)] und Pentosurie (LIGNAC).

Es gibt auch eine symptomatische Cystinurie als Ausdruck schwerer Leberschädigung, wie z. B. bei der akuten Leberatrophie. Meist geht sie dann mit anderen Störungen (Aminosurie) des Eiweißabbaus Hand in Hand. Der Gedanke liegt nahe, auch bei den angeborenen Fällen die Störungen in die Leber zu verlegen, doch hat die Annahme einer generellen Zellanomalie vorläufig mehr für sich.

Der *Nachweis* des Cystins läßt sich sowohl mikroskopisch wie chemisch erbringen. Ersteres natürlich nur dann, wenn das schwer lösliche Cystin in so großen Mengen ausgeschieden wird, daß es ausfällt entweder in Gestalt von Steinen oder Körnern oder als feines Kristallinisches Sediment (sechseckige, feine farblose Tafeln, manchmal auch in charakteristischen Nadeln).

Abb. 81 zeigt einen typischen Cystinstein [nach UMBER(Z)], Abb. 82 von POSNER (abgedrukt bei LENHARTZ-MEYER) die Kristallisationsform.

Gelöstes Cystin kann durch vorsichtiges Eindampfen des mit Essigsäure angesäuerten Urins zum Ausfall gebracht werden.

Mikrochemisch ist wichtig die Lösung der Kristalle in Ammoniak und Salzsäure und die Unlöslichkeit außer in Wasser auch in Essigsäure, Alkohol und Äther.

Charakteristischer sind die Kochreaktionen. Kochen mit Kalilauge und Bleiacetat führt zur Schwarzfärbung durch Bildung von Schwefelblei. Aufträufeln von
mit Kalilauge gekochten Kristallen auf Silberblech bedingt schwarze Ringe von
Schwefelsilber.

Von chemischen Reaktionen seien noch folgende genannt:

1. Violettfärbung durch Nitroprussidnatrium in alkalischer Lösung.

2. Nachweis von Schwefelblei. Dem cystinhaltigen Urin wird nach Alkalisierung
mit Natronlauge Benzoylchlorid zugesetzt. Das dabei entstehende ätherlösliche
Dibenzoylcystin wird mit Kalilauge und Schwefelalkali in der Wärme zersetzt.
Durch Zusatz von Bleiacetat bildet sich dann das schwärzliche Schwefelblei.

Die *Größe der Cystinausscheidung*,
die natürlich auch als Gradmesser
für die Schwere der Störung gewählt
werden kann, steigt bei gewöhnlicher
Kost bis 1,8 g pro die an, meist
bewegen sich die Zahlen zwischen
0,5—1,0 g. Dabei besteht oft eine
gewisse Abhängigkeit vom Eiweißgehalt der Nahrung, wenn auch nur
selten eine Proportionalität.

Im Gegensatz zu der Vielseitigkeit der Störungen, welche die
Stoffwechseluntersuchung oft aufdeckt, ist das klinische Bild außerordentlich symptomenarm. In der
Regel fehlen sogar alle Beschwerden
und Krankheitserscheinungen. Der
Kranke von LOEWY u. NEUBERG war
trotz mindestens 18 jährigen Be-
stehens der Anomalie stets ganz gesund. Auch die Widerstandskraft
solcher Organismen scheint nicht
nachweisbar geschädigt.

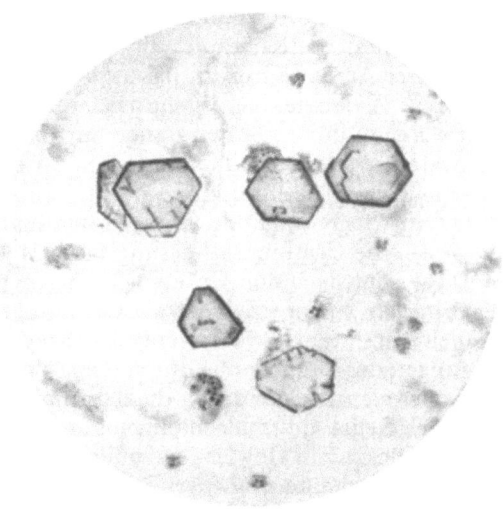

Abb . 82. Cystinkristalle.
(Nach einem Präparat von C. POSNER)

Unter den *Schädigungen* des Organismus durch die Stoffwechselanomalie sind
die Steinbildungen an erster Stelle zu erwähnen. Nach MASON (Z) treten sie in
etwa 2% der Fälle auf. Sie sind meist doppelseitig. Im Gegensatz zu älteren Beobachtungen scheinen sie doch häufiger zu sein, als früher angenommen wurde, zumal wenn man kleine Steinkörner mit einrechnet. MOERNER fand unter seinem
großen Material von 22 Fällen, vielleicht dem größten, was ein einzelner Forscher
übersehen hat, 18 Fälle von Steinbildungen. Allerdings scheinen größere Steinbildungen mit allen ihren Folgeerscheinungen (Pyelitis, Nephritis, Cystitis usw.)
selten zu sein, immerhin sind Steine von 50—200 g Gewicht beschrieben worden.
In einem Falle von ACHILLES MÜLLER war in 6 Jahren eine dreimalige Nephrotomie
wegen Steinen nötig. Unter den Nierensteinen befinden sich nur 0,9% Cystinsteine.

Von allgemeinen Störungen sind rheumatische Beschwerden an Muskeln und
Gelenken angegeben worden, vor allem von EBSTEIN, vielleicht infolge Ablagerung
von Cystin in diesen Organen. Es sind das aber so seltene Vorkommnisse, daß
wohl meist an zufällige Kombinationen gedacht werden muß. Sehr merkwürdig
ist eine Beobachtung von UMBER (Z), der bei einem Cystinuriker eigenartige entzündliche, mit hohem Fieber einhergehende Metastasen an mehreren Körperstellen fand, die er auf Cystininfiltrationen im Gewebe zurückführte, da sie vom
Cystingehalt der Nahrung in auffallender Weise abhängig waren. E. FREUDENBERG

fand Cystin und Tyrosin im Knochenmark. F. LINNEWEH und E. HELLNER konnten Ablagerungen auch röntgenographisch nachweisen. VAN DER ZIJIL u. HESLINGA sahen Cystinurie bei cerebraler Lähmung infolge infantiler spastischer Bulbärparalyse.

Die *Prognose* der angeborenen Cystinurie selbst in ihrer schwersten Form ist im allgemeinen gut, nur in den seltenen Fällen mit großen Steinen können sich Komplikationen einstellen, die das Leben ernstlich bedrohen wie eine Pyelonephritis, Sepsis usw. Auf der anderen Seite trotzt das Leiden, wenn man diesen Namen gebrauchen will, jeder Therapie. Ein ausgeheilter Fall ist bisher nicht beschrieben.

Die *Behandlungsversuche* basieren naturgemäß auf den theoretischen Untersuchungen, die zur Aufdeckung des Wesens der Erkrankung geführt haben. Die einzige kausale Therapie, die Fermentschwäche für den Abbau des Cystins und anderer Aminosäuren zu beseitigen, scheitert an unserer Unfähigkeit, solch angeborene Zellanomalien irgendwie zu beeinflussen. Die leitenden Gesichtspunkte für die Behandlung können daher nur die Schonung der functio laesa und das Verhindern von Steinbildungen sein. In ersterer Beziehung kommt vor allem eine erhebliche Einschränkung der Cystinzufuhr von außen, d. h. des Nahrungseiweißes in Betracht. Wie JACOBY u. KLEMPERER u.a. zeigten, gelingt es auf diese Weise, die Cystinausscheidung fast bis auf die endogene Quote herabzudrücken. Diese liegt nach den Untersuchungen (vgl. z.B. MISAWA) bei etwa 30—40 mg pro Tag. Für längere Zeit ist aber eine erhebliche Einschränkung der Eiweißzufuhr nicht durchführbar, am wenigsten bei einem wachsenden Organismus. Die Schädigungen des Organismus durch eine solche unzweckmäßige Ernährung würden viel größer sein als die durch die Cystinurie selbst befürchteten. Man wird sich daher in der Regel mit einer mäßigen Herabsetzung der Eiweißration auf etwa 0,5—1 g pro Kilogramm Gewicht begnügen.

Die Verhinderung der Steinbildung gelingt am besten durch reichhaltige Flüssigkeitsmengen und Alkalizufuhr, da die Löslichkeit des Cystins im alkalischen Milieu erheblich wächst. Bei derartigen Versuchen konnten JACOBY u. KLEMPERER die interessante Feststellung machen, daß unter Wirkung mäßiger Mengen von Natr. bicarb. (6—10 g täglich) nicht nur der Niederschlag verschwand, sondern auch die Cystinausscheidung im ganzen. Allerdings handelte es sich um einen recht leichten Fall. Ähnliches sah ROSENFELD. Weitere Beobachtungen wären dringend wünschenswert, da sich hier vielleicht der erfolgreichste Weg zur Bekämpfung der Störung zeigt. Allerdings ist zu bemerken, daß ein Kranker von UMBER (Z) bei fast dauernd alkalischem Harne stets Cystinkonkremente ausschied. Schließlich sei noch erwähnt, daß auch die Beobachtung v. BERGMANNs, der bei vermehrter Zufuhr von Cystin und Cholsäure gesteigerte Taurinbildung beim Gallenfistelhunde sah, zum Ausgangspunkt therapeutischer Bestrebungen gemacht wurde. So versuchten SIMON u. CAMPBELL durch Cholsäurezufuhr die Cystinausscheidung im Harne herabzusetzen. Wesentliche Erfolge sind dabei aber nicht erzielt worden.

Ein Mittel, die Desaminierungsvorgänge im Organismus zu steigern, kennen wir bisher nicht. Da die Leber bei der Cystinurie sicher eine große Rolle spielt, empfiehlt H. OETTEL (Z) Besserung der Leberfunktion, vor allem des Glykogenansatzes durch geeignete Nebennierenrindenpräparate (Desoxycorticosteron), Vitamine der B-Gruppe und Leberextrakte. Weder er noch andere haben darüber Erfahrungen, ob sich damit eine wesentliche Beeinflussung der Cystinausscheidung erreichen läßt. Im übrigen käme eine solche Therapie für die Dauer auch nicht in Betracht. Das gleiche gilt für eine Harnstoff-Padutin- oder Acetylcholintherapie, die OETTEL (Z) aus theoretischen Erwägungen heraus empfiehlt, ohne sie selbst angewandt zu haben.

Eine besonders seltene Sonderform der an sich schon sehr seltenen Cystiudiathese ist die *Cystinspeicherkrankheit*. ABDERHALDEN beschrieb 1903 den ersten Fall und bis 1949 konnte FREUDENBERG aus der Weltliteratur nur 14 Fälle zusammenstellen. Ihnen fügte LINNEWEH kürzlich (1951) noch einen weiteren hinzu. Sie kommt nur bei Kindern vor.

Das klinische Bild weicht in vieler Beziehung sehr wesentlich von dem der Cystinurie ab. Während diese ein im ganzen sehr harmloses Leiden darstellt, geht die oft schon im Säuglingsalter einsetzende Cystinspeicherkrankheit mit schweren Entwicklungsstörungen, Niereninsuffizienz, renaler Rachitis und Minderwuchs einher und führt immer, mehr oder weniger rasch, zum Tode, meist an interkurrenten Infekten oder Urämie. Auch sie ist ausgesprochen erblich. So waren in der Beobachtung von LINNEWEH bei einem $7^{1}/_{4}$jährigen Jungen 2 ältere Geschwister im Alter von etwa 8 Jahren diesem Leiden bereits erlegen. PACHE hat einen anderen Teil dieser Familie schon früher beschrieben. Nierenerscheinungen auch ohne Cystinurie treten oft schon sehr frühzeitig auf, meist in Gestalt einer hochgradigen Polyurie. Häufig lassen sich dann Cystinkristalle in Sternalpunktaten, Cornea und Conjunctiva nachweisen.

Zur Nierensteinbildung kommt es in der Regel nicht. Im Harn findet man die gleichen Aminosubstanzen (bis zu 14 Aminosäuren) wie im Cystinurikerharn, wenn auch papierchromatographisch sich gewisse qualitative Unterschiede feststellen lassen (LINNEWEH).

Die entscheidende Frage ist, warum die Speicherkrankheit so viel deletärer verläuft als die gewöhnliche Cystinurie. Von maßgebender Bedeutung ist wohl hier nach BEUMER die sekundär erkrankte Niere. Cystin, bei jungen Tieren verabreicht, wirkt nephrotisch (BEUMER). FREUDENBERG sieht im Alter der Kinder den entscheidenden Faktor. Je früher die Diathese zum Ausbruch kommt, um so deletärer wirkt sie sich aus.

LINNEWEH nimmt bei der Speicherkrankheit eine quantitative Steigerung der Cystinproduktion gegenüber der einfachen Cystindiathese an. Die Produktion ist im ersteren Falle so groß, daß die Nieren nicht mehr in der Lage sind, das im Übermaß gebildete Cystin zur Ausscheidung zu bringen, so daß es im reticulo-endothelialen Gewebe gespeichert wird und schließlich auch die Nieren zum Versagen bringt. Dabei steigt merkwürdigerweise die Blutkonzentration des Cystins, ebenso wie bei der einfachen Cystinurie, nicht an, was LINNEWEH mit der Schwerlöslichkeit dieser Aminosäure zu erklären versucht. Die Annahme einer Fehlleistung des speichernden Systems wird von LINNEWEH angesichts der auch bei der Speicherkrankheit elektrophoretisch normalen Bluteiweißverhältnisse abgelehnt.

Sehr merkwürdig und wohl bisher einzigartig ist eine Beobachtung von H. J. BURGSTEDT u. R. MARX (1956), in der eine Cystinspeicherkrankheit bei einem $1\frac{1}{2}$jährigen Mädchen mit Diabetes (Glykosurie), Dysproteinämie, Parahämophiliesyndrom und Afibrinogenämie sich kombiniert fand.

Eine wirksame Therapie der Cystinspeicherkrankheit gibt es bisher nicht.

Literatur
über Cystinurie, Diaminurie, Aminosurie und Cystinspeicherkrankheit

1. Neuere zusammenfassende Darstellungen (Z)

LICHTWITZ, L.: Cystinurie in Hdb. d. inn. Med. 2 Aufl. 4, 962 (1926).
MASON, S.: Cystinuria in Diseases of metabolism, ed. by G. G. DUNCAN 2. ed S. 606 (1947).
OETTEL, H. J.: Cystinurie, Diaminurie und Aminosurie in Hdb. d. inn. Med. 3. Aufl. VI/2 S. 1030 (1944).
RICHTER, P. F.: Cystinurie. Neue dtsch. Klinik 2, 385 (1928).
SCHREIER, K.: Die Cystinurie: Hdb. d. inn. Med. 4. Aufl. Bd. VII/2 S. 866 (1955).

THANNHAUSER, S. J.: Cystinurie in seinem Lehrbuch des Stoffwechels u. d. Stoffwechsel-krankheiten, S. 111. München: Bergmann 1929.
UMBER, F.: Cystinurie und Diaminurie in Ernährung und Stoffwechselkrankheiten. 3. Aufl. S. 546. Berlin und Wien: Urban & Schwarzenberg 1925.
WHITE, A.: Cystinuria, in Diseases of metabolism ed. by G. G. DUNCAN 2. ed. S. 86 (1947).

2. Einzelarbeiten

ABDERHALDEN, E.: Z. physiol. Chem. **38**, 557 (1903). — ABDERHALDEN, E., u. A. SCHIT-TENHELM: Z. physiol. Chem. **45**, 468 (1905). — ANDREWS and RANDALL: J. Clin. Invest. **14**, 517 (1935). — ACKERMANN, D., u. F. KUTSCHER: Z. Biol. **57**, 355 (1911/12).
BERGMANN, G. v.: Hofm. Beitr. **4**, 192 (1904). — BEUMER, H., u. Mitarb.: Klin. Wschr. **1937**, 8 und 18. — BRAND, E., CAHILL and BLOCK: J. of Biol. Chem. **110**, 399 (1930); **119**, 681 (1937). — BRAND, CAHILL and MEYER: Proc. Soc. Exper. Biol. a. Med. **31**, 348, 349 (1933). — BRAND, E., and K. J. BLOCK: J. of Biol. Chem. **119**, 669 (1937). — BURGSTEDT, H. J., u. R. MARX: Klin. Wschr. **1956**, 31.
DENT, C. E., and others: J. clin. Invest. **33**, 1210, 1216 (1954).
EBSTEIN, W.: Dtsch. Arch. klin Med. **23**, 138 (1878). — EPPINGER, H.: Arch. exper. Path. u. Pharmakol. **97**, 51 (1923). — EMBDEN: Z. physiol. Chem. **32**, 94 (1901).
FANCONI, G.: Helvet. paediatr. Acta **1**, 183 (1946). — FANCONI, G., u. BICKEL: Helvet. paediatr. Acta **4**, 359 (1949). — FISCHER u. SUZUKI: Z. physiol. Chem. **45**, 405 (1905). — FREUDENBERG, E.: Adv. Pediatr. **1949**; Ann. paediatr. (Basel) **182**, 85 (1954). — FRIEDMANN, E.: Hofm. Beitr. **31** (1903). — FROMAGEOT: C. r. Acad. Sci. (Paris) **209**, 1019 (1939).
GARROD and HURTLEY: J. of Physiol. **34**, 217 (1906).
HANHART, E.: Erbpathologie des Stoffwechsels in Hdb. d. Erbbiol. Bd.IV/2 (1940). — HESS, W. C., and SULIVAN: J. of Biol. Chem. **140**, 60 (1941). — HOPPE-SEYLER jr., F. A.: Z. Dtsch. Arch. klin. Med. **154**, 93 (1927).
Jacobi, M: Berl. Klin. Wschr. **1920**. — Jacobi u. Klemperer: Ther. Gegenw. **1914**, 101.
JAFFÉ u. BAUMANN: zit. bei OETTEL (Z, S. 1032).
LENHARTZ, E.: Chemische Physiologie. 8. Aufl. S. 381, Berlin und Heidelberg: Springer: 1948. — LENHARTZ-MEYER: Microsc. u. Chem. am Krankenbett, 10. Aufl. S. 380 (Abb. 171), Berlin: Springer 1922. — LEWIS and G. MC. GUITY: J. of Biol. Chem. **53**, 349 (1922). — LIGNAC, G. O. E.: Krankheitsforsch. **2**, 43 (1925). — Münch. med. Wschr. **1937**, 821. — LINNEWEH, F.: Klin. Wschr. **1951**, 633. u E. HELLNER: Klin. Wschr. **1953**, 249. — LOEWY, A., u. C. NEUBERG: Z. physiol. Chem. **44**, 472 (1905).
MEDES: Biochemic. J. **31**, 1330 (1937); **33**, 1559 (1939). — MEYER, E.: Z. klin. Med. **126**, 119 (1933). — MISAWA: Jap. J. Med. Soc. Transact. **1**, 193 (1927). — MOERNER, TH.: zit. bei P. F. RICHTER (Z). — MOERNER, K. A. H.: Z. physiol. Chem. **18**, 602 (1899); **34**, 2067 (1901); **42**, 349 (1904). — MOREIGNE: Arch. méd. **11**, 254 (1899). — MÜLLER, A.: Wien. med. Wschr. **1911**, 37 und 38.
NEUBERG, C.: Z. physiol. Chem. **44**, 472 (1905).
PACHE: Z. Kinderheilkl. **62**, 1 (1940). — PREUSSE: zit. bei OETTEL (Z, S.1032).
RENANDER: Acta radiol. (Stockh.) **18**, 807 (1937). — ROBSON: zit. bei H. OETTEL (Z) S. 1033. — ROSENSELD: Cystinurie. Erg. d. Physiol. **18**, 118 (19320).
SIMON, F. CH., u. CAMPBELL: Hofm. Beitr. **5**, 401 (1904).
THIN, R.: Edingb. Med. J. **36**, 490 (1929).
VIRTUE: J. of Biol. Chem. **119**, 679 (1937); **127**, 431 (1939); **128**, 665 (1939).
WOLLASTON: Philosophic. Trans. Roy. Soc. Lond. **227** (1810). — WOLF, CH., and SHAFFER: J. of Biol. Chem. **4**, 439 (1908).
ZIJL, v. d., u. HESLINGA: Nederl. Tijdschr. Genesk. **1940**, 2120.

4. Die Porphyrinopathien

Wenn diese Gruppe von Krankheiten, benannt nach der Purpurfarbe ($\pi o \varrho \varphi \acute{v} \varrho \varepsilon o \varsigma$ = purpurn) der in ihren Urinen enthaltenen Porphyrine, im Rahmen der Störungen des Eiweißstoffwechsels abgehandelt wird, so ist das streng genommen nicht richtig. Zwar ist das Hämoglobin ein Eiweißkörper, der aus einem Albumin und einer prosthetischen Gruppe, dem Hämin, besteht, aber die Anomalien betreffen nicht die Eiweißkomponente, sondern das Hämin, ein Porphyrinderivat, und dieses besteht nicht aus Aminosäuren, sondern aus Pyrrolringen. Auf der anderen Seite wissen wir allerdings heute durch später noch zu erwähnende Isotopenunter-suchungen, besonders von SHEMIN, RITTENBERG u. Mitarb., daß die Porphyrine aus Aminosäuren, besonders Glykokoll, aktivem Succinat (Succinyl-Co-A) und δ-Aminolävulinsäure synthetisiert werden. [Zusammenfassendes darüber in dem internationalen Symposium der Ciba. Foundation, London FELMAR, 1955, und dem Bericht darüber von W. STICH: Dtsch. med. Wschr. 1192 (1955).]

a) Chemie und Stoffwechsel der Porphyrine

Wenn hinsichtlich der chemischen Zusammensetzung, der Bildung, der Umwandlungen und physiologischen Bedeutung dieser Körpergruppe noch viele Fragen offen sind, so stehen wir heute vor allem dank der klassischen Untersuchungen von H. FISCHER u. Mitarb. (Z) auf einem unvergleichlich viel festeren und breiteren Fundament unserer Kenntnisse als vor seinen Arbeiten.

α) Chemie des Hämoglobins und der Porphyrine

Das Hämoglobin des Menschen und der Tiere besteht zu etwa 96% aus einem Eiweißkörper und zu höchstens 4% aus der prosthetischen Gruppe, dem Häm, einem Tetrapyrrol, das Eisen enthält. Das Molekulargewicht ist rund 68000. Aus einem Eisengehalt von 0,336% läßt sich ein Molekulargewicht von 16700 errechnen, so daß man annehmen muß, daß das Hämoglobin aus 4 gleichgebauten Grundkörpern mit je 1 Molekül Eiweiß und 1 Molekül Häm besteht [LENHARTZ (Z), FELIX (Z)]. Kristallaufnahmen mit Röntgenstrahlen ergeben, daß die 4 Häme in einer Ebene liegen (WILLIAMS, MASON u. Mitarb.).

Ähnlich wie bei den Nucleoproteiden ist auch über die Natur und Zusammensetzung des Globins relativ wenig bekannt. Man weiß, daß es sich um ein Albumin handelt und nicht etwa um ein Globulin, wofür der Name sprechen könnte. Entsprechend der Albuminnatur enthält es kein Glykokoll. Nach neueren amerikanischen Untersuchungen [Lit. bei HAUROWITZ (Z_{II})] entfallen beim menschlichen Hb auf 1 Fe-Atom 32—35 Moleküle Histidin, 14—16 Moleküle Arginin, 2,2 bis 3,2 Moleküle Cystein (mit Cystin) und 3,2—5,3 Moleküle Methionin. Die Struktur scheint bei den einzelnen Tierarten different zu sein. So enthält das menschliche Hb im Gegensatz zum Hunde kein Isoleucin. Auch bestehen Unterschiede zwischen Neugeborenen- und Erwachsenen-Globin (HUFF, SNELL u. a.). LANG fand unter krankhaften Bedingungen auch Änderungen im Gehalt an den einzelnen Aminosäurenbausteinen.

Die *Synthese* geschieht im Knochenmark, wahrscheinlich aus den Serumeiweißkörpern, denn bei Serumhypoproteinämie, wie wir sie so häufig in den Hungerjahren erlebten, kommt es fast stets zu proteinopenischen Anämien.

Durch Behandlung mit verdünnter Salzsäure wird das Eiweiß von seiner prosthetischen Gruppe abgetrennt. Diese besteht aus dem salzsauren Hämin, jetzt Häm genannt. HOPPE-SEYLER entdeckte es zuerst 1871 und belegte es mit den Namen Hämatoporphyrin. Dies Häm ist nach den klassischen Untersuchungen von NENKI, KÜSTER, WILLSTÄDTER und vor allem HANS FISCHER [Zusammenf. u. Lit. bei H. FISCHER u. H. ORTH (Z) (1937 u. 1944), A. VANOTTI (Z) (1931) und ZEILE (Z) (1948) u. a., VANOTTI (1955)], ein Porphinderivat.

Die Porphine sind Tetrapyrrole, die durch 4 Methinbrücken (—CH=) verklammert sind. Die Grundsubstanz, das Pyrrol, hat die Formel

$$\begin{array}{c} HC{-}CH \\ HC{\Vert}{\Vert}CH \\ N \\ H \end{array}$$

Die Grundstruktur des Porphins bzw. Porphyrins ist folgende:

Die genauere Formel mit den Bezeichnungen von H. FISCHER (Z), aus der durch Einfügung der entsprechenden Substituenten die verschiedenen Porphyrine sich ableiten lassen, bietet folgendes Bild:

Die römischen Zahlen bezeichnen die 4 Pyrrolkerne, die arabischen die C-Moleküle, an denen für die einzelnen Porphyrine Substitutionen erfolgen, die griechischen Buchstaben die Methinklammern. Seitenketten können sich nur an den C-Atomen C 1—8 anlagern, also nur an 8 Stellen. In dem sogenannten Ätioporphyrin III, das vielleicht die Vorstufe des Hämins ist, bestehen die Seitenketten aus je 4 Methyl- und Äthylgruppen.

In der prosthetischen Gruppe des Hämoglobins, dem Hämin, das anscheinend nur als Chlorid zu erhalten ist, bestehen die Seitenketten an C_6 u. C_2 aus Propionsäureresten, an C_1, C_3, C_5 u. C_8 aus Methylgruppen, an C_2 u. C_7 aus Vinylresten. So ergeben sich für das Chlorhämin sowie Proto- und Uroporphyrin nebenstehende Formelbilder.

Die Konstitutionsformel des Hämins ist derjenigen des Porphyrins sehr ähnlich. Schließlich besitzen die Porphyrine wichtige chemische Beziehungen zu anderen Pigmenten und zu gewissen Fermenten der lebenden Zelle. (Cytochrom, das rote Atmungsferment von WARBURG, die Peroxydase, die Katalase usw.)

Nach H. FISCHER (Z_{II}) werden Porphyrineisensalze mit 3wertigem Fe (Fe^{III}) als Hämine, mit 2wertigem Fe (Fe^{II}) als Häme bezeichnet, die entsprechenden Hämoglobine als Ferri- bzw. Ferrohämoglobine. Bei der chemischen Synthese des Fe-Porphyrins durch FISCHER wurde primär nur ein Häm erhalten, wie es wahrscheinlich auch im gemeinen Hb vorliegt, es genügen aber schon die kleinsten Spuren von Sauerstoff, um das 2wertige Fe oxydativ in die 3wertige Form überzuführen.

Die *Muttersubstanz* des Chlorhämins oder Chlorhäm ist das *Protoporphyrin*, das identisch mit dem von KÄMMERER zuerst aus faulendem Blut gewonnen und nach ihm benannten Porphyrin KÄMMERER ist. Es enthält wie im Porphin an den einander schräg gegenüberliegenden N-Atomen von II und IV ein H-Atom. Diese beiden H-Atome werden im definitiven Häm durch Fe ersetzt. Protoporphyrin kommt im Blute nur in minimalen Mengen (0,009—0,019 mg-%) nach SCHUMM vor.

Bei der Abspaltung des Eisens aus dem Hämin bekommt man nicht Protoporphyrin, sondern das HOPPE-SEYLERsche *Hämatoporphyrin*, das ein Kunstprodukt ist. Bei Fäulnis werden die Vinylgruppen abgespalten und es entsteht das Deuteroporphyrin.

Hämin

Konstitutionsformel des Hämins

Protoporphyrin

Formeln von Proto- und Uroporphyrin.

H. FISCHER (Z) hat seinem großen Werke die Krone aufgesetzt, indem er die *Synthese* der Porphyrine durchführte. Der komplizierte mühevolle Weg muß in seiner zusammenfassenden Darstellung mit ORTH (Z) oder abgekürzt bei THANN-HAUSER (Z) verfolgt werden.

Für den Biologen hat er nur untergeordnetes Interesse, da der Organismus, der diese komplizierten Körper selbst herstellt und nicht etwa, wie früher angenommen wurde, auf Porphyrinzufuhr von außen angewiesen ist, andere Wege einschlägt. Wie Versuche mit isotopen N^{15} von RITTENBERG, SHEMIN u. Mitarb. ergeben, werden die Pyrrolringe aus Glykokoll, Succinyl-Co-A und α-Aminolävulinsäure gebildet, wahrscheinlich durch Kondensation mit Acetaten oder Essigsäurederivaten oder Bernsteinsäure (SHEMIN u. RITTENBERG, BLOCH u. RITTENBERG, REMINGTON), ähnlich wie es auch in vitro möglich ist (WILLIAMS). Untersuchungen von ALTMAN u. Mitarb. sowie GRINSTEIN u. Mitarb. mit Glykokoll, das radioaktiven Kohlenstoff (C_{14}) enthielt, zeigten, daß das α-C-Atom, nicht aber das C-Atom der Carboxylgruppe, in das Protoporphyrinmolekül einverleibt wird. Ein Teil geht auch in das Eiweiß über.

Die Synthesen erfolgen in den kernhaltigen roten Blutkörperchen, bei Sichelzellenanämien in den Sichelzellen (LONDON, SHEMIN u. RITTENBERG). Die Häminsynthese erfolgt wahrscheinlich in den Normoblasten, die auch einen hohen Protoporphyringehalt aufweisen. [Näheres bei DUESBERG (Z_{II}).] Parenteral zugeführte Porphyrine können merkwürdigerweise vom Organismus nicht verwertet werden (CLARK u. BRUNSWIG).

Folgende Tabelle von THANNHAUSER (Z, S. 519) bringt eine Zusammenstellung der wichtigsten Porphyrine mit ihren Summenformeln:

Tabelle 115. *Die wichtigsten Porphyrine (nach* THANNHAUSER*)*

Hämin.	C_{34}	H_{30}	N_4	O_4	FeCl
Protoporphyrin . . . ⎫					
Ooporphyrin . . . . ⎬	C_{34}	H_{32}	N_4	O_4	
Kämmerers Porphyrin ⎭					
Hämatoporphyrin .	C_{34}	H_{36}	N_4	O_6	
Mesoporphyrin . . .	C_{34}	H_{38}	N_4	O_4	
Porphyrinogen . . .	C_{34}	H_{44}	N_4	O_4	
Ätioporphyrin . . .	-C_{32}	H_{38}	N_4		
Uroporphyrin. . . .	C_{32}	H_{38}	$N_4 + 8\,CO_2$		
Koproporphyrin . .	C_{32}	H_{38}	$N_4 + 4\,CO_2$		
Mesoporphyrin[1] . . .	C_{32}	H_{38}	$N_4 + 2\,CO_2$[1]		
Deuteroporphyrin . .	C_{30}	H_{30}	N_4	O_4	

Die Porphyrine kommen überall in der pflanzlichen und tierischen Welt vor, selbst in Kohle und Erdölen als kleine Beimengungen, vor allem auch in Bakterien, Hefezellen usw.

Sämtliche Porphyrine fluorescieren rot.

β) Der Porphyrinumsatz

Ähnlich wie bei der Harnsäure läßt sich auch bei den Porphyrinen ein exogener und ein endogener Umsatz unterscheiden, denn auch bei vollkommen porphyrinfreier Nahrung werden Porphyrine im Kot und Harn ausgeschieden.

Porphyrinhaltige Nahrungsmittel sind vor allem sämtliche Chlorophyll-haltige Pflanzen, da auch das Chlorophyll ein Porphyrin ist, das sich vom Häm im wesentlichen dadurch unterscheidet, daß an die Stelle des Eisens im Porphyrring Magnesium tritt, ferner alle Blut-enthaltenden Organe, insbesondere das Fleisch, das noch zusätzlich in den Muskelfasern das dem Hämoglobin nahestehende Myoglobin enthält.

Auch andere pyrrolhaltige Nahrungsmittel kommen in Betracht, da die Darmbakterien aus den Pyrrolen offenbar Porphyrine aufbauen können (SCHUMM, KÄMMERER u. a.).

Die in der Nahrung vorhandenen oder sonst gebildeten Porphyrine werden zum Teil durch den Stuhl ausgeschieden, zum Teil resorbiert und der Leber zugeführt. Hier werden sie entweder oxydiert [SCHREUS, CARRIÉ (Z) u. a.] oder in Bilirubin übergeführt oder in andre Porphyrine umgewandelt. Ein kleiner Teil wird auch durch die Galle ausgeschieden. Über die Intermediärprodukte des totalen Abbaus wissen wir noch fast gar nichts. Auf die Gallenfarbstoffbildung hier einzugehen, würde den Rahmen dieser Darstellung überschreiten. [Näheres darüber bei LENHARTZ (Z) und FELIX (Z) und anderen Lehrbüchern der physiologischen Chemie.] Uns interessiert an dieser Stelle nur das Schicksal der Porphyrine, soweit sie nicht diesen Weg gehen.

Umgewandelte Porphyrine erscheinen normalerweise in besonders kleinen Mengen von 0,01—0,08 mg/Tag im Urin und von 0,15—0,4 mg im Stuhl. Im Normalserum lassen sich Porphyrine nicht nachweisen, wohl aber bei Porphyrien und zwar Koproporphyrin und in den Blutkörperchen Protoporphyrin (DE LANGEN).

Bei gewissen Porphyrinurien und bei den Porphyrien nehmen diese Mengen oft gewaltig zu und gelangen zum Teil auch in den inneren Organen zur Ablagerung. Es handelt sich dabei im Urin hauptsächlich um Uroporphyrin, im Stuhl um Koproporphyrin, ferner seien Deuteroporphyrin IX, Protoporphyrin IX und Mesoporphyrin IX erwähnt. [Näheres und Neues darüber bei J. BRUGSCH (Z$_I$).]

H. FISCHER u. Mitarb (Z) erbrachten den Nachweis, daß die genannten Porphyrine ebenso wie auch andere in mehreren isomeren Formen vorkommen, die nicht nur chemisch, sondern auch biologisch sich unterscheiden. Sie wurden als Isomere I u. III bezeichnet, andere Isomere kommen anscheinend im Organismus nicht vor. Die Ursachen und die Wege für die Bildung dieser eigenartigen Isomeren sind bisher unbekannt.

Beide Reihen sind in ihrer Entstehung, ihrem Stoffwechsel und ihrer klinischen Bedeutung verschieden, so daß man seit FISCHER von einem Dualismus der Porphyrine spricht. Nur die Reihe III hat mit dem Blutfarbstoff etwas zu tun. BORST u. KÖNIGSDÖRFER (Z) haben sie daher als Hämoporphyrine bezeichnet. Die Reihe I stammt aus anderen Quellen. BORST u. KÖNIGSDÖRFER nennen sie Organporphyrine. Die Porphyrine I sind die gefährlicheren, denn sie sensibilisieren den Organismus gegen Lichteinflüsse und können dadurch, wenn sie wie bei der kongenitalen Form in großer Menge vorhanden sind, schwere Krankheitserscheinungen machen.

Das Koproporphyrin ist die niedrigere Oxydationsstufe und enthält nur 4 Carboxylgruppen gegenüber dem Uroporphyrin mit 8. Es handelt sich dabei in den Seitenketten um Essigsäure oder Propionsäurereste. Die Konstitutionsformel für das *Koproporphyrin I* ist folgende:

Koproporphyrin I

Koproporphyrin III ist dadurch von I unterschieden, daß bei C_7 und C_8 Propionsäurerest und Methylgruppe ihre Rolle vertauscht haben. Das Koproporphyrin des Stuhls und Urins besteht etwa zu gleichen Teilen aus Typus I und III. *Uroporphyrin I* bietet folgendes Bild:

Uroporphyrin I

Das Uroporphyrin enthält mithin an den 8 reaktionsfähigen C-Atomen 4 mal je 1 Essigsäure- und Propionsäurerest.

Die 8fache Carboxylierung macht das Uroporphyrin in Form seiner Salze harnfähig. Durch trockenes Erhitzen läßt es sich unter Abspaltung von 4 CO_2 in Koproporphyrin überführen (H. FISCHER).

Im Körper scheint allerdings eine derartige Umwandlung nicht möglich zu sein, da einmal fertig ausgeprägte Porphyrintypen selbst innerhalb derselben Isomerenreihe, (Proto ⇌ Kopro ⇌ Uroporphyrin) sich, soweit wir bisher orientiert sind, nach ZEILE nicht mehr verändern können.

Uroporphyrin ist das einzige natürliche Porphyrin, dessen Synthese bisher noch nicht gelungen ist [ZEILE (Z_{II})]. Uroporphyrin wird von den Porphinurikern in vermehrter Menge ausgeschieden. Dabei handelt es sich anscheinend in erster Linie um Typ III. Bei den Porphyrien ist es meist die 1. Isomere. So wurden in dem berühmten Fall PETRY (S. 977) täglich 1 g Uroporphyrin vorwiegend vom 1. Typ ausgeschieden.

Die Vorstufe der einzelnen genannten Porphyrintypen ist anscheinend das *Porphobilinogen von* WALDENSTRÖM, das neben Uroporphyrin aus dem Harn akuter Porphyriker gewonnen wurde. Es hat die Hälfte des Molekulargewichts eines Porphyrins, nämlich 350. Nach WATSON u. Mitarb. soll es aus Uroporphyrin I und III, allerdings nicht mit voller Carboxylzahl, bestehen.

Im Reagenzglas läßt sich Porphobilinogen auch ohne Zellfermente leicht in Uroporphyrin beider Typen umwandeln, so daß offenbar die Seitenketten in richtiger Anordnung bereits vorgebildet sein müssen [Reaktions- und Bildungsmöglichkeiten bei ZEILE (Z_{II})].

Ein wichtiges Abbauprodukt der Porphyrine ist das 1934 von BINGOLD entdeckte Pentdyopent, so genannt nach seiner Hauptspektrallinie bei 525 m, und seine Vorstufe, das Pro-Pentdyopent, im Prinzip die Halbierung des Porphinringes.

Auf die Bedeutung dieses Stoffes, den BINGOLD ganz in das Zentrum des biologischen Blutfarbstoffwechsels stellt, kann hier nicht näher eingegangen werden. [Zusammenfassendes und Schema bei BINGOLD (Z_{II}).]

Pentdyopent ist von BINGOLD im Urin nachgewiesen. Bei hämolytischen Prozessen und Leberfunktionsstörungen tritt es hier vermehrt auf.

Eine weitere Dipyrrilverbindung ist das von SIEDEL u. Mitarb. entdeckte Mesobilifuscin. Es findet sich bei Wöchnerinnen und Myopathikern, hat aber keine Beziehung zu den Porphyrinopathien.

Über Beziehungen zwischen Hämoglobin- und Cytochrom-c-Stoffwechsel berichtete 1949 A. VANNOTTI. Beide unterscheiden sich durch einen verschiedenen Eiweißteil, aber Funktion und Reaktion sind sehr verschieden. Das Hb ist 2 wertig und dient dem Sauerstofftransport, während das Cytochrom-c zwischen Ferround Ferrieisen hin- und herpendelt und auf diese Weise seine Funktion in der Zellatmung versieht.

b) Symptomatologie und Verlauf der Porphyrinopathien

Die Porphyrinkrankheiten zerfallen in 2 große, sich wesentlich voneinander unterscheidende Gruppen, die symptomatischen oder toxischen, meist harmlosen Porphyrinurien, und die endogenen zum Teil konstitutionell bedingten essentiellen idiopathischen Porphyrien mit ihrer oft sehr ernsten Prognose.

α) Die pathologischen Porphyrinurien

Schon normalerweise enthalten Urin und Kot kleine Mengen von Porphyrinen, insbesondere Koproporphyrin (GARRODD, SAILLET, FISCHER u. a.), früher irrtümlich als Hämatoporphyrin bezeichnet, und Uroporphyrin, doch gehen beim Gesunden diese Mengen nicht über 0,5 mg täglich hinaus, davon im Urin maximal 0,1 mg/Tag. Von einer pathologischen Porphyrinurie wird erst dann gesprochen, wenn diese Werte erheblich überschritten werden. Es tritt nach FISCHER (Z) oft auch im Urin ein Porphyrin mit nur 5 Carboxylgruppen hinzu und H. FISCHER hält für möglich, daß auch noch andere Porphyrine mit anderem Gehalt an Carboxylgruppen darin enthalten sein können, obwohl sie bisher m. W. noch nicht isoliert wurden.

Zum Nachweis der Urin- und Stuhlporphyrine wird der vorher mit Eisessig stark angesäuerte Urin mit Äther extrahiert und spektroskopisch untersucht, wobei die verschiedenen Porphyrine typische Absorptionsstreifen aufweisen.

Diese liegen für das Koproporphyrin bei den Wellenlängen 593,9; 574,6 und 550,9 $\mu\mu$, für das Uroporphyrin bei 596,6; 577,6; 553,6 und 511,3.

THANNHAUSER (Z, S. 536) empfiehlt für qualitative Zwecke die sehr empfindliche LANGECKERsche *Probe*. Bei dieser wird 1 l Urin, eventuell unter Zusatz von Phosphat, mit 100 cm² 10%iger Natronlauge gefällt. Der dabei entstehende Phosphatniederschlag, der die Porphyrine mitreißt, wird auf dem Filter mehrfach gewaschen, dann in ein Schälchen gebracht und mit Salzsäure-Alkohol (2:8) gründlich auf dem Wasserbade zerrieben und ausgezogen. Das Filtrat wird dann vor einer Bogenlampe oder in einem anderen an ultravioletten Strahlen reichem Licht auf Fluorescenz geprüft. Tiefrote Fluorescenz zeigt dann Porphyrin an. Der Harn der Porphyrinuriker gibt mit EHRLICHs Reagenz Aldehydreaktion, die bestehen bleibt.

Je höher der Gehalt des Urins an Porphyrinen, um so intensiver ist die Rotfärbung des Urins, die von Rosa über Purpur und Burgunder bis ins Schwarzrot gehen kann. Bei der letzteren Nüance handelt es sich nach GÜNTHER (Z) (1922) um das sogenannte Urofuscin, das nach H. FISCHER aus einer Verharzung des Porphyrinogens entsteht. Dieser Stoff ist die farblose Vorstufe der roten Porphyrine, in die er sich erst beim Stehen am Licht und bei Zutritt von O_2 umwandelt.

So kann es vorkommen, daß der frisch gelassene Urin eines Porphyrinurikers, besonders bei geringem Gehalt, in seiner Farbe sich vom normalen Urin nicht unterscheidet.

H. FISCHER u. MEYER-BETZ haben versucht, beim gesunden Menschen *experimentell* eine Porphyrinurie zu erzeugen. Bei der Verfütterung von 0,5 g Hämatoporphyrin blieb der Urin porphyrinfrei, aber der Stuhl wurde durch das nicht resorbierte Porphyrin intensiv rot gefärbt. Auch verfüttertes Uroporphyrin ging nicht in den Urin über, sondern fand sich im Kot wieder. So mußte zu subcutanen und intravenösen Injektionen übergegangen werden, für die aber das Kunstprodukt Hämatoporphyrin nicht in Betracht kam. Uroporphyrin wurde nach subcutaner Einspritzung quantitativ im Urin wiedergefunden (H. FISCHER). Koproporphyrin ging bei gleicher Applikationsart bei Kaninchen und Mäusen vorwiegend in den Kot.

MEYER-BETZ fand in seinen Selbstversuchen mit intravenösen Injektionen von 0,2 Hämatoporphyrin nur ganz geringe Mengen im Harn, während es lange im Blute nachweisbar war. Um die zuerst von HAUSMANN festgestellte photosensibilisierende Wirkung an sich selbst auszuprobieren, machte MEYER-BETZ einen heroischen, etwas gefährlichen Selbstversuch. Er spritzte sich 0,2 g Hämatoporphyrin in 10 cm² n/10 NaOH mit 300 cm² physiol. Kochsalzlösung intravenös ein. Schon während der Injektion kam es zu länger andauernden, zeitweise in den Rücken ausstrahlenden Schmerzen in der Lebergegend. Als er dann den Unterarm ½ Std mit der Tiefenlampe bestrahlte und zwar in einer Dosis, die normalerweise höchstens eine oberflächliche Blasenbildung verursacht, kam es bei ihm zu Infiltration, Ödem und nach 9 Tagen zu einer Nekrosenbildung, die zu einem tiefgreifenden, nur sehr langsam heilenden Geschwür führte. Ähnlich stürmisch, wenn auch ohne Geschwürbildung, wirkte eine 10 min lange Bestrahlung von Gesicht und Händen. Rötung, Schwellung und Infiltrationen waren sehr stark. Drei Tage später kam es zu starken subepidermalen Exsudaten, Ablösung der Epidermis und schließlich Borkenbildung, Abschuppung und Pigmentation. Die Sensibilisierungsbereitschaft verlor sich erst nach etwa einem halben Jahre.

Es handelte sich also in diesem außerordentlich eindrucksvollen Versuch um die Erzeugung einer echten Porphyrie mit einem weder normal noch pathologisch vorkommenden Porphyrin.

Analoge Versuche mit natürlichen Porphyrinen (Uro- und Koproporphyrinen) beim Menschen sind meines Wissens bisher nicht angestellt, doch ist kaum anzunehmen, daß sie anders als beim Tier ausfallen würden, d. h. es kommt zur Ausscheidung in Harn und Kot.

Der Abbau der Porphyrine vollzieht sich wahrscheinlich in der Leber. Ist diese gesund, so wird sie bei einer mäßigen Vermehrung einströmender Porphyrine anscheinend mit der Beseitigung fertig. Zu einem Übertritt in den Urin kommt es erst, wenn entweder die Mengen zu groß für die Leistungsfähigkeit der normalen Leber sind oder dies Organ krank ist.

Eine *abnorme Porphyrinvermehrung* kann sich *im Darm* bei schweren Enteritiden und abnorm starker Porphyrinbildung durch Bakterien, ferner durch Fäulnisprozesse und starken Blutzerfall infolge Darm- und Magenhämorrhagien entwickeln. Der Nachweis, daß Uroporphyrin durch Darmbakterientätigkeit entstehen kann, wurde übereinstimmend durch SNAPPER u. SCHUMM geführt, die nach Blutzufuhr sowohl im Stuhl wie im Harn Porphyrine auftreten sahen. THANNHAUSER (Z$_I$, S. 536) bezweifelt allerdings, daß diese Bakterien eine so starke Carboxylierung, wie sie beim Uroporphyrin vorliegt, vornehmen können, sondern nimmt an, daß sie im intermediären Stoffwechsel entstehen und dann durch Stuhl und Urin wieder ausgeschieden werden. Eine Entscheidung ist hier wohl schwer zu treffen.

Voraussetzung für das Auftreten einer Porphyrinurie ist natürlich, daß die Resorptionsstörungen, die z. B. bei Pankreasinsuffiziénzen, Sprue und HERTERscher Krankheit recht erheblich sein können, nicht zu einer Porphyrinretention führen. VANNOTTI führt einen Teil der bei solchen Retentionen manchmal auftretenden Beschwerden, wie abnorme Peristaltik und Spasmen, auf Porphyrinintoxikation zurück.

Eine *Überbelastung der an sich primär gesunden Leber* liegt bei allen Krankheiten und Intoxikationen vor, die zu einem vermehrten Blutzerfall mit starker Porphyrinbildung führen. Dazu gehören vor allem sämtliche hämolytischen Anämien, speziell die unbehandelte Anämie pernitiosa, bei der FISCHER u. HILLER (Z), BORST u. KÖNIGSDÖRFER (Z), WATSON (Z), VANNOTTI (Z) u. a. eine vermehrte Ausscheidung vom Koproporphyrin I sahen. Auch bei hämolytischem Ikterus kann das der Fall sein.

Groß ist die Reihe der *Intoxikationen,* die zu Porphyrinurien führen. An der Spitze steht das Blei, das besonders große Ausscheidungen von Porphyrin III bedingt [GROTEPASS, FISCHER (Z), DUESBERG, WALDENSTRÖM (Z) u. a.], oft als erstes Zeichen der Vergiftung.

VANNOTTI (Z) fand hier Koproporphyrin auch im Knochenmark und zwar in den Erythrobasten und vermutet an dieser Stelle den ersten Angriffspunkt, der die Synthese des Hämoglobins, speziell wohl den Einbau des Eisens, verhindert, so daß ein eisenfreies Porphyrin disponibel wird.

Von weiteren Metallen, die manchmal zu abnormer Porphyrinbildung und -ausscheidung Anlaß geben können, seien Quecksilber, Phosphor (KÄMMERER u. a.), Zink, Arsen (Salvarsanpräparate), Anilin, Cocain und gewisse Schlafmittel, wie Sulfonal, Veronal und Trional, erwähnt. Allerdings gehören dazu besonders hohe Dosen und anscheinend auch eine gewisse Disposition, die bei Frauen offenbar größer ist als bei Männern. Auch Sulfanilamide in großen Mengen können vereinzelt so wirken.

Der Mechanismus der Porphyrinogenese in allen diesen Fällen ist noch unklar [Hypothesen bei VANNOTTI (Z$_I$)]. Merkwürdigerweise kommt auch bei Kollapsen häufiger eine Porphyrinurie vor, die erst recht rätselhaft ist.

Die 2. große Gruppe von Porphyrinurien betrifft *Schädigungen und Krankheiten der Leber.* Es ist möglich, daß solche schon in einzelnen Fällen der 1. Gruppe vorliegen, wie z. B. bei schweren Enteritiden und Sprue, in denen wahrscheinlich oft toxische Produkte durch die Pfortader der Leber zufließen, deren Entgiftung für diese eine Überbelastung bedeutet. Da die Leber das Zentralorgan des Porphyrinstoffwechsels ist, so wird verständlich, warum fast alle stärkeren Funktionsstörungen und Krankheiten dieses Organs mit einer vermehrten Porphyrinausscheidung einhergehen. Nach meinen eigenen Erfahrungen (vgl. z. B. GRAFE u. TROPP) ist die quantitative Bestimmung der Porphyrine im Harn die zur Zeit feinste und exakteste Leberfunktionsprüfung, die nur den einen Nachteil hat, daß sie für klinische Zwecke zu kompliziert ist. Das entspricht auch der allgemeinen Beurteilung, die auch von VANNOTTI (Z$_I$) geteilt wird. Schon leichte fieberhafte Infekte, erst recht chronische Infektionskrankheiten, wie z.B. Tuberkulose, führen fast ausnahmslos zu einer vermehrten Porphyrinurie, die wieder verschwindet, wenn die Krankheiten zur Ausheilung kommen.

Je schwerer der Leberschaden, um so größer im allgemeinen die Porphyrinausscheidungen. Genannt seien Hepatitiden jeder Art, jeder Ikterus hepatischer Genese, Cirrhose, Leberatrophien und toxische Leberschädigungen [Lit. bei VANNOTTI (Z$_I$)]. Selbst ausgedehnte Lebertumoren, bei denen sonst alle Leberfunktionsprüfungen negativ ausfallen, gehören hierher. Auch die normale Schwangerschaft, erst recht die Eklampsie, gehen mit einer pathologischen Porphyrinurie einher. Meist handelt es sich um Porphyrin I, das wahrscheinlich nicht nur durch mangelhafte Zerstörung, sondern auch durch vermehrte Produktion im Überschuß in der Leber sich anhäuft (ZEILE, DOBRINER, BRUGSCH u. a.).

In den meisten Fällen von Porphyrinurie fehlen Symptome einer Porphyrinvergiftung. Nur bei besonders hohen Anhäufungen können spezifische Krankheitserscheinungen wie bei der gleich noch zu besprechenden Porphyrie auftreten. Es sind dies vor allem Darmstörungen spastischer Art bis zum Ileus, manchmal auch Photosensibilität und Polyneuritis.

β) Die Porphyrien

Im Gegensatz zu den Porphyrinurien, in denen es sich um sekundäre, symptomatische Anomalien des Umsatzes und der Ausscheidung von Porphyrinen handelt, sind die Porphyrien primäre essentielle, oft konstitutionelle Leiden von großer Rarität. Die Gesamtzahl betrug bis 1939 250 Fälle (GOLDMAN u. Mitarb.). Dazu kommen zahlreiche neue (REINWEIN, ABRAHAMS, LINDNER, DAVIES, GOLDMAN, SWINEY u. Mitarb., GIBSON u. Mitarb. u. a.). Betroffen sind vor allem Frauen nach WALDENSTRÖM (Z_I) sogar in 65% der Fälle, und als Lebensalter das 3.—5. Jahrzehnt.

Es ist das große Verdienst von GÜNTHER (1911) die damals zerstreut vorliegenden Beobachtungen gesammelt und durch eigene ergänzt zu haben. Es waren damals nur 12. Er erkannte auch bereits die große Bedeutung konstitutioneller Faktoren und sprach geradezu von Porphyrismus. Er rechnete dazu eine neuropathische Konstitution mit labilem Nervensystem und Neigung zu Neurosen, ferner die Neigung zu abnorm starken Pigmentierungen, vor allem von Haut und Haaren.

Später hat sich vor allem WALDENSTRÖM (Z_I) mit der Frage der konstitutionellen Grundlage der Porphyrien befaßt. In vielen Fällen, vor allem gilt das für die kongenitale Form, die heute meist GÜNTHERsche Krankheit genannt wird, besteht zweifellos eine erbliche Belastung und familiäres Auftreten. WALDENSTRÖM (Z) berichtet über 17 schwedische Familien mit mindestens 2 Fällen. G. DEAN u. H. D. BARNES beobachteten in Südafrika (1956) eine 185 Mitglieder zählende Porphyriefamilie mit 50% erblicher Dominanz. 11 typische Krankengeschichten wurden von ihnen mitgeteilt. VANNOTTI [Z_I, S. 637 (1944)] gibt eine lange Liste solcher Beobachtungen. LARJANSKO hat sogar über 7 Fälle in der gleichen Familie berichtet. In mehreren Familien waren mindestens 2 Generationen betroffen.

Drei Geschwister von LÜTHY hatten gleichzeitig einen Turmschädel, während 3 andere normale weder diesen noch eine Porphyrie aufwiesen. LÜTHY bringt Porphyrie und Turmschädel in einen inneren Zusammenhang, was mir sehr wenig plausibel erscheint, da dies Zusammentreffen offenbar größte Rarität ist. WALDENSTRÖM (Z_I) u. a. nehmen eine dominante Vererbung der Porphyrie an.

Das Wesen wird von BORST u. KÖNIGSDÖRFER (Z_I) in einem Rückschlag in embryonale Verhältnisse gesehen oder wenigstens die Neigung dazu. Pathologisch anatomisch kann man es so auffassen, aber eine befriedigende Erklärung ist es natürlich nicht. Porphyrien selbst erheblicher Art brauchen nicht immer klinische Erscheinungen zu machen, so daß man von einer latenten Porphyrie gesprochen hat. Es ist das kein sehr glücklicher Ausdruck, denn die Porphyrie mit ihrem typischen Urin als Krankheit ist ja manifest, nur macht sie aus unbekannten Gründen manchmal keine klinischen Erscheinungen. Diese können allerdings jederzeit eintreten, unter Umständen erst nach 8 Jahren wie in einer Beobachtung von HOLLAND u. SCHÜRMEYER.

Um eine Einteilung der Porphyrie hat sich zuerst GÜNTHER (1912) bemüht. Er erkannte auch bereits, daß es 2 voneinander prinzipiell verschiedene Gruppen gibt, eine kongenitale und eine nicht kongenitale Form, die er weiter in genuin-akut, toxisch-akut und chronische Hämatoporphyrie unterteilt. Die Bezeichnung Hämatoporphyrie ist heute nicht mehr am Platze, da wir wissen, daß Hämatoporphyrin ein Kunstprodukt ist, das im Organismus gar nicht vorkommt. Die Trennung von akuter und chronischer Form unterbleibt am besten, da sie sich, wie auch VANNOTTI (Z_I) und kürzlich REIWEIN betonen, oft gar nicht durchführen läßt. Bei den toxischen akuten Hämatoporphyrien GÜNTHERS handelt es sich wohl im wesentlichen um die schon besprochenen Porphyrinurien.

Von anderen Einteilungsversuchen sei die Orientierung nach der Art der ausgeschiedenen Porphyrine (Isomerenform) erwähnt, wie SCHREUS u. CARRIÉ (Z_{II}), sowie WALDENSTRÖM (Z_I) sie vorgeschlagen haben. Es wäre zweifellos die befriedigendste Trennung, die biologisch und chemisch Vorteile böte. Im Urin der Porphyriniker sind von zahlreichen Autoren sowohl Typ I wie Typ III des Protoporphyrins gefunden, ferner Uroporphyrin I und III, ferner im Stuhl Koproporphyrin III, Protoporphyrin IX, Deutoporphyrin IX und Porphyrine mit 5 bis 6 Carboxylgruppen (McSWINEY u. Mitarb.), letztere bei der akuten, nicht angeborenen Form, aber die Zuordnung zu einem bestimmten klinischen Typ scheint nicht möglich. Auch liegen in dieser Richtung bisher noch zu wenige Untersuchungen vor. VANNOTTI (Z_I) empfiehlt daher, die akute nicht kongenitale Form nicht weiter zu unterteilen und wenn überhaupt, eine cutane, abdominale und neuritisch nervöse Form zu unterscheiden.

Sehr zweckmäßig scheint mir die Trennung und Bezeichnung: 1. Kongenitale oder lichtempfindliche Form, 2. die akute idiopathische intermittierende Form, wie WATSON (Z_I) sie vorschlägt. Dazu kommen 3. Mischformen (Porphyria cutanea tarda und hepatica (WATSON u. Mitarb.).

aa) Die kongenitale cutane, photosensible Porphyrie (GÜNTHERsche Krankheit)

Dies Leiden ist eine der seltensten und merkwürdigsten Krankheiten, die es auf dem Gebiete der Inneren Medizin gibt. Charakterisiert ist es durch Ausscheidung von Porphyrin I und III mit Überwiegen von Uro- und Koproporphyrin I sowie schwere Hautschädigungen.

GÜNTHER (Z_I) stellte in seiner monographischen Darstellung die ersten 13 Beobachtungen, darunter seinen berühmten Fall Petry zusammen.

REINWEIN schätzte 1948 die Zahl der einschlägigen Berichte auf etwa 30 und fügt ihnen eine eigene Beobachtung hinzu. 3 weitere stammen von BRUNSTING u. MASON (1950) und je 1 von GIBSON u. Mitarb. sowie FINDLAY u. BARNES, 11 weitere von G. DEAN u. H. D. BARNES (1956). WATSON (Z_I) spricht (1949) nur von höchstens 6 in Amerika beobachteten Fällen. Obwohl er selbst sich theoretisch und klinisch sehr eingehend mit den Porphyrinopathien beschäftigt hat, verfügt er über keine eigene Beobachtung, dagegen über 18 Fälle anderer Formen in 8 Jahren. Die wenigsten Kliniker haben hier eigene Erfahrungen und keiner verfügt wohl über mehr als eine. Bei dem großen Verdienst, das GÜNTHER sich um die Aufstellung und Erforschung dieses Krankheitsbildes erworben hat, schlug VANNOTTI (Z_I) vor, sie nach ihm zu benennen, und ich möchte mich wie REINWEIN dem anschließen.

Die photosensibilisierende Wirkung des Hämatoporphyrins beschrieb zuerst HAUSMANN (1909). Sicher existiert die Krankheit schon viel länger. Die Betroffenen kamen vorwiegend in die Hände der Dermatologen, die Hydroa, Epidermolysie bullosa, Pemphigus leprosus usw. diagnostizierten, ohne dem roten Urin besondere Bedeutung beizulegen. Erst GÜNTHER (1911) deckte die Zusammenhänge auf und lenkte die Forschung in die richtigen Bahnen.

Die Krankheit ist, wie der Name sagt, angeboren und ausgesprochen erblich. Im Gegensatz zu den anderen Porphyrien sind Männer 2mal so häufig betroffen als Frauen [WATSON (Z_I)]. Schon bei der Geburt können die Hautsymptome in Gestalt auffallender Pigmentationen ausgeprägt sein, wie eine sehr interessante Beobachtung von VANNOTTI [Z_I, S. 638 (1944)] an einem Mädchen, das nur 4 Std lebte, zeigt. Die von WEGELIN-BERN vorgenommene Sektion ergab hochgradige Porphyrinablagerung in fast allen Organen, daneben reichlich Hämosiderin und braunes Pigment.

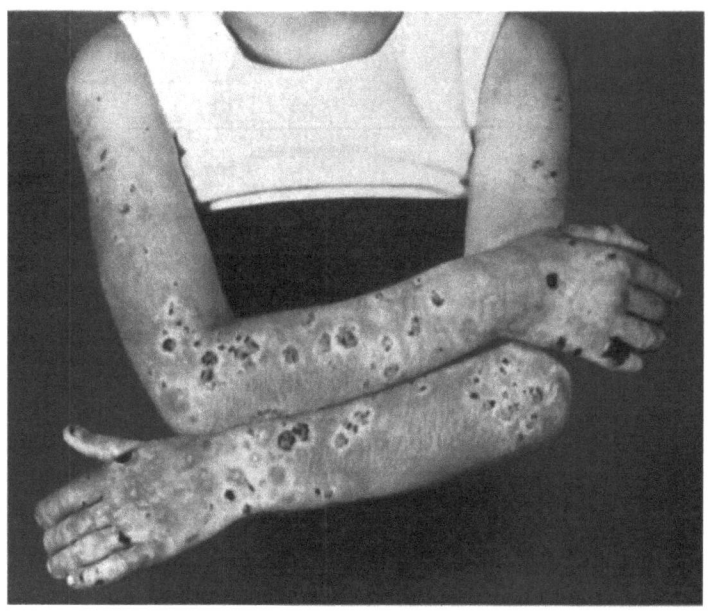

Abb. 83. Hautveränderungen in den Frühstadien der cutanen Porphyrie (6jähriges Mädchen). Neben den Hautveränderungen ist eine starke Lanugo sichtbar. [Photographische Aufnahme der Dermatologischen Klinik Bern, abgedruckt bei A. VANNOTTI (Z) S. 797 (1955)]

Gewöhnlich entwickelt sich das Leiden aber etwas später, meist im 3. Lebensjahrzehnt (WALDENSTRÖM), doch sind auch Fälle mit 61 und 74 Jahren beschrieben worden. Der Verlauf ist meist schleichend und progredient. Akute Schübe wie bei den anderen Porphyrieformen fehlen gewöhnlich.

Die Krankheit manifestiert sich ganz vorwiegend, wenn nicht ausschließlich an der Haut der dem Lichte ausgesetzten Körperpartien, eventuell sekundär an den darunter gelegenen Organen (DANNENBERG u. REINWEIN).

Es kommt zuerst zu starken Rötungen, dann Blasenbildungen an Gesicht und Händen, meist im Sinne einer inneren Hydroa aestivalis, die aber für dieses Leiden nicht spezifisch ist, sondern auch sonst vorkommt (CARRIÉ [Z_{II}]). Oft heilen diese unter Narbenbildungen aus, in schweren Fällen geht aber der Prozeß in die Tiefe und führt zu Geschwüren, die sich sekundär infizieren, verkrusten und vereitern. Oft kommt es zu starken Pigmentierungen und Behaarungen. Die Dermatologen haben die Veränderungen mit den verschiedensten Namen belegt (außer Hydroa aestivalis seu vacciniformis, Erythema solare, Epidermolysis bullosa, Pemphygus leprosus, Xeroderma pigmentosum, Melanosis atrophicans usw.). Je nach der Stärke der Sonnenbestrahlung und der Jahreszeiten sind die Hauterscheinungen verschieden stark ausgeprägt, auch kann es zu Remissionen kommen.

Die Abb. 83, der Darstellung von VANNOTTI (Z) entnommen, gibt einen Begriff von dem Aussehen der Hautveränderungen.

Die Krankheit kann auf diesem ersten rein cutanem Stadium stehen bleiben, meist aber schreitet sie durch Narbengewebe und Sekundärinfektionen in die tiefer liegenden Schichten. Knorpel, vor allem von Nase und Ohrmuschel, ja selbst der Knochen, werden destruktiv mit ergriffen, und es kommt zu schweren pigmentierten entstellenden Narbenbildungen, für welche die folgende REINWEIN-Abb. 84 a u. b ein gutes Beispiel liefern.

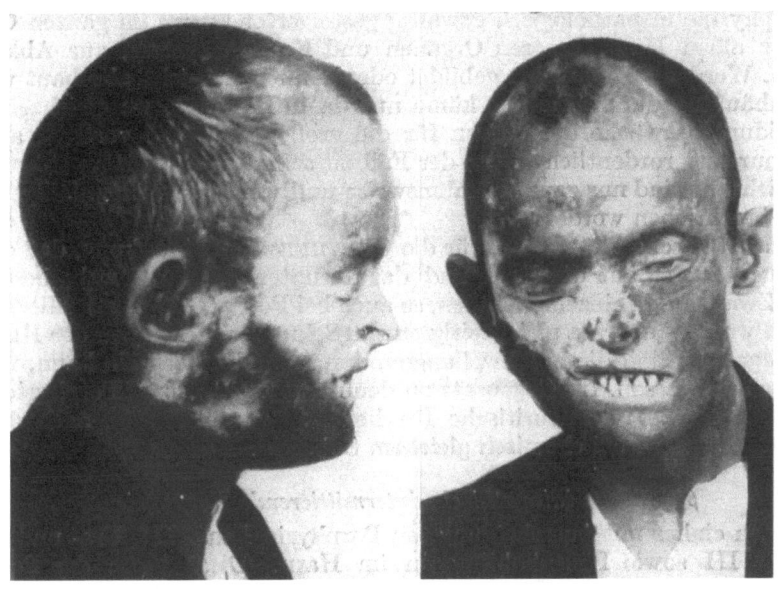

a   *b*
Abb. 84 a u. b. GÜNTHERsche Krankheit (nach REINWEIN).
Aus DENNIG, Lehrbuch der inneren Medizin, Band 1, 3. Auflage, Georg Thieme-Verlag, Stuttgart, 1954

Die wohl schwersten bisher beobachteten Zerstörungen bot der berühmt gewordene Fall Petry von GÜNTHER (1911), den auch THANNHAUSER (Z), der ihn mit beobachtet hat, beschreibt und mit einer sehr eindrucksvollen farbigen Abbildung der Münchener Hautklinik illustriert.

Hier war die Nase fast ganz zerstört, die Oberlippe so narbig geschrumpft, daß der Mund nicht geschlossen werden konnte und Zahnfleisch und die rot gefärbten Zähne (Erythrodontie) bloslagen. Auch Cornea und Conjunctiven waren durch die Narbenbildung schwer in Mitleidenschaft gezogen. Es können in solchen Fällen Bilder wie bei Lepra resultieren.

Vor allem aber zeigten die Hände schwerste Verstümmelungen. Der Narbenprozeß hatte das periarthrikuläre Gewebe, die Gelenke selbst und sogar das knöcherne Skelet erfaßt und zu schweren Versteifungen und Deformierunen geführt.

Das Narbengewebe war bis in die Tiefe überall dunkelbraun pigmentiert.

Für den Fall Petry konnten BORST u. KÖNIGSDÖRFER (Z) den Nachweis von Ablagerungen von Porphyrinkörnchen und Porphyrinkristallen besonders in der Hand erbringen.

Die Ursache der enormen Photosensibilität, die alle diese schweren Haut- und Unterhautgewebszerstörungen auslöst, ist völlig unbekannt. Daß sie nicht etwa durch eine kongenital minderwertige oder etwa besonders disponierte Haut hervorgerufen wird, zeigt der S. 972 beschriebene Selbstversuch von MEYER-BETZ, in dem intravenöse Hämatoporphininjektionen die für die Porphyria congenita typischen Hautveränderungen auslöste. Wenn GOTTRON u. ELLINGER eine abnorme Ablagerung von Stoffwechselschlacken des Porphyrinumsatzes in der Haut als Ursache der schweren Zerstörungen annehmen, so ist das vorläufig nur eine Hypothese.

Der Pyrrolring als solcher scheint solche Veränderungen nicht zu machen. Eher ließen sich auf diese Weise bei den Beziehungen der Pyrrole zu den Melaninen die Pigmentierungen erklären. Aber diese sind ja wohl sekundärer Natur.

Über das *Wesen der Erkrankung* wissen wir so gut wie nichts. Sicher ist nur, daß Porphyrine in pathologisch gewaltig gesteigerter Menge im ganzen Organismus, vor allem Haut, inneren Organen und Knochensystem, zur Ablagerung kommen. Werden sie vermehrt gebildet oder können sie nicht abgebaut werden? Eine Anhäufung durch Stauung käme nur da in Betracht, wo gleichzeitig eine Ausscheidungsschwäche der Nieren für die großen Moleküle vorliegt, aber das scheint nur außerordentlich selten der Fall zu sein, denn Funktionsstörungen in dieser Richtung sind nur ganz ausnahmsweise und wohl mehr als zufällige Nebenbefunde beschrieben worden.

Überhaupt ist charakteristisch für die GÜNTHERsche Erkrankung, daß die Veränderungen zuerst auf die Haut und das darunterliegende Gewebe beschränkt bleiben. Zwar sind in einzelnen Fällen, so auch bei Petry (GÜNTHER) Milztumoren gefunden worden, aber da gleichzeitig starke Sekundärinfektionen der Hautwunden vorlagen, so sind diese Schwellungen, deren Stärke wechseln kann, wohl als infektiöse aufzufassen. Im Gegensatz zu den nicht angeborenen Porphyrieformen fehlen abdominelle und neuritische Erscheinungen vollständig, auch das eine rätselhafte Tatsache bei chemisch gleichem Substrat.

ββ) Akute idiopathische intermittierende Porphyrien

Sie gehen einher mit Ausscheidung von Porphyrin I und III, Uro- und Koproporphyrin III sowie Phosphobilinogen im Harn. Diese Form der Porphyrie bietet ein so anderes Symptomenbild und eine so wesentliche verschiedene Verlaufsart, daß man sie mit der kongenitalen Krankheit gar nicht in Beziehung bringen würde, wenn nicht der gleiche rote Urin ausgeschieden werden würde. Ihrem Wesen nach muß diese Gruppe trotz gleicher causa peccans von der anderen prinzipiell verschieden sein.

GÜNTHER sammelte bis 1912 14 derartige Fälle, zum großen Teil aus der englischen Lit. (GARROD, RANKING-PARDINGTON u. a.). Später sind viele andere dazugekommen. (Lit. bis 1929 bei THANNHAUSER) (Z), die Zahl hat sich in den letzten zwei Jahrzehnten noch erheblich weiter vermehrt. WATSON (Z) verfügt über 18 Fälle in 8 Jahren. Erst kürzlich beschrieben H. REINWEIN (1949) zwei weitere Beobachtungen, GRAY (1950) und GOLDMAN u. KAPLAN (1951) sogar vier. E. TROSTDORF (1953) 1, MARKOWITZ sogar 5 (1954). Nach MARKOWITZ sind es im ganzen bis 1953: 64 Fälle. Diese Form kommt also viel häufiger als die kongenitale vor.

Auch hier spielen dispositionelle und erbliche Faktoren eine Rolle, wohl hauptsächlich im Sinne einer Krankheitsbereitschaft, die erst durch gewisse auslösende Faktoren, wie Infekte usw., zur Manifestation führt.

Frauen sind im Gegensatz zur GÜNTHERschen Krankheit zu 65% betroffen, meist in den 20er und 30er Jahren [WALDENSTRÖM (Z)].

Man kann zwei Formen unterscheiden, die gewöhnlich scharf getrennt sind, sich aber auch kombinieren können: Die abdominale und die neurale Form.

Die abdominale Form. Sie ist die wesentlich häufigere und gekennzeichnet durch heftigste Leibschmerzen, Erbrechen und Obstipation. Bei der Vieldeutigkeit dieser Symptome und angesichts der Tatsache, daß die Porphyrine oft nicht gleich zu Anfang im Harn erscheinen, wird die wahre Natur des Leidens sehr oft zuerst verkannt.

Die Schmerzen haben heftigsten Kolikcharakter. Meist sitzen sie in der Magengegend oder um den Nabel herum, oft aber auch in der Gallenblasen- und Nierengegend. Manchmal ist eine Lokalisierung nicht möglich. Ausstrahlungen sind häufig und zwar besonders in den Rücken und nach unten, seltener in die Schultergegend. Manchmal bestehen Darmsteifungen. Der qualvolle Zustand dauert gewöhnlich mehrere Stunden, oft auch Tage. Er ist fast stets begleitet von heftigem, manchmal sogar unstillbarem Erbrechen, hochgradiger Obstipation mit Meteorismus. Auch Durchfall und ruhrartige Stühle kommen vor, sind aber große Raritäten.

Röntgenologisch [ASSMANN, GÜNTHER (Z), VANNOTTI (Z), MASON-FERNHAM u. a.] finden sich am Magen und Duodenum häufig Ektasien und Atonien, am Ileum fast stets eine Spastik. Wichtig ist die fast nie fehlende starke Dilatation des Colon. Alles das sind aber so wenig typische Veränderungen, daß sie diagnostisch kaum verwertet werden können. Auch die oft auffallende motorische Unruhe und psychische Alteration sind uncharakteristisch. So ist es verständlich, daß die Diagnosen anfangs oft auf Ileus, Gallensteine, Nierensteine, perforiertes Ulcus oder Pankreatitis lauten und die Patienten vielfach zunächst in chirurgischen Kliniken landen, in denen sie zum Teil sogar operiert wurden.

Entscheidend ist der Harnbefund. Der Urin sieht je nach der Menge der ausgeschiedenen Porphyrine purpurrot bis braunschwarz aus. Oft tritt die Farbe erst nach längerem Stehen auf oder dunkelt nach. Ursache ist in diesen Fällen die Ausscheidung von Porphyrinogen, der farblosen Vorstufe der Porphyrine, das erst durch Oxydation in Uro- und Koproporphyrine übergeht. Wie eine Beobachtung von THANNHAUSER (Z) zeigt, kann die Umwandlung manchmal ausbleiben. Ich weiß von analogen Fällen, in denen die richtige Diagnose nur dadurch rein zufällig gestellt wurde, daß der Urin einige Zeit im Laboratorium stehen blieb und dann schwarz-rot wurde.

Vielfach wird außer Uro- und Koproporphyrin noch ein „rotes Begleitpigment" ausgeschieden, wahrscheinlich ein Abkömmling der Chromoproteide und verwandt mit WALDENSTRÖMs Chromogen, das nach dem schwedischen Autor nur bei den akuten Porphyrien vorkommen soll. In einem Fall von J. WALDENSTRÖM u. VAHLQUIST enthielt der Harn außerdem Porphobilinogen. Das Chromoprotein kann ebenso wie das Porphyrin auch in farbloser Form auftreten. Beim Kochen des sauren Urins geht es aber in Porphyrin über, so daß es bei Anstellung der Eiweißkochproben gefaßt werden kann. Der Urin ist meist spärlich und durch Urate getrübt. Die Reaktion ist sauer. Die Aldehydreaktion ist fast stets positiv. Der dabei entstehende rote Farbstoff ist im Gegensatz zum Urobilinogen nicht mit Chloroform extrahierbar. Im übrigen enthält der Harn meist Spuren von Eiweiß (ohne Cylinder), Urobilin, Urobilinogen und Uroerythrin.

Von Stoffwechselstörungen seien Grundumsatzsteigerungen [VANNOTTI (Z)], Fieber (nur in perakuten Fällen), ferner ein starkes Absinken der Natrium- und Chloridwerte im Blute (bis 248 bzw. 380 mg-%) bei Erhöhung des Serumkaliums (ABRAHAM u. Mitarb. sowie LINDER) erwähnt. Die niedrigen Mineralwerte in Verbindung mit dem oft sehr niedrigen Blutdruck (75/50 mm Hg) werden meist als Ausdruck einer Nebenniereninsuffizienz aufgefaßt, wenn dafür auch autoptisch bisher kein Anhaltspunkt zu gewinnen war. Eine Photosensibilität der Haut ist auffallenderweise so gut wie nie vorhanden, nur abnorme Pigmentierungen werden manchmal gefunden.

Der *Verlauf* der akuten Porphyrie kann sehr stürmisch sein, so daß der Tod manchmal schon nach wenigen Stunden oder Tagen unter den Erscheinungen eines schwer toxischen Krankheitsbildes eintritt, wie z. B. in dem Fall von ABRAHAM u. Mitarb. Öfter aber klingt der akute Anfall ab, um sich nach kürzerer oder längerer Zeit zu wiederholen und dann meist zum Tode zu führen. Auch ein wochenlang sich hinziehender Verlauf ist beobachtet, so kürzlich von ABRAHAM u. Mitarb. Die Mortalität beträgt nach M. MARKOWITZ 60—90%.

Ähnliche Fälle haben GÜNTHER veranlaßt, eine chronische Form der Porphyrie anzunehmen. Er beobachtete 7 Kranke, die ihm eine Zwischenstellung zwischen kongenitaler und akuter Porphyrie einzunehmen schienen, da sie sowohl intermittierende Anfälle, wie Photosensibilität der Haut mit ihren Folgeerscheinungen, aufwiesen. Später sind m. W. ähnliche Beobachtungen nicht mehr mitgeteilt worden. Vielleicht handelte es sich um sehr seltene Mischformen beider Arten, bei denen die kongenitale Form wohl das primäre Leiden darstellt. Die Bezeichnung chronisch scheint mir daher nicht angebracht. Die echte, nicht genitale Form von abdominellem Charakter verläuft anscheinend nie chronisch, sondern immer intermittierend, wenn der einzelne Anfall sich manchmal auch etwas in die Länge ziehen kann, und ohne Hauterscheinungen.

Die neurale Form. Dieser Typ ist seltener und prognostisch noch ungünstiger als der abdominelle. Er betrifft vorwiegend neuro- und psychopathische Frauen. Meist handelt es sich um eine Neuritis, die aber gewöhnlich mehrere Gebiete betrifft, so daß es zu Quadriplegien kommen kann. Betroffen ist gewöhnlich die motorische Sphäre mit weitgehendem oder völligem Reflexverlust, so daß Bilder wie bei einer Poliomyelitis entstehen können. Die Lähmungserscheinungen können in seltenen Fällen einen foudroyanten, ascendierenden Charakter annehmen, so daß das Bild einer LANDRYschen Paralyse mit tötlicher Atemlähmung sich entwickelt [VANNOTTI (Z)]. Daneben kommen aber auch sensible Störungen vor, die sich in heftigsten Hautschmerzen, Hyperaesthesien in allen Sinnesqualitäten und Paraesthesien äußern. Kombinationen mit Myasthenie, Anfällen und GUILLAIN-BARRÉschem Liquorsyndrom beschrieb kürzlich J. WEHRLE.

Dazu gesellen sich manchmal Augenstörungen (Pupillenanomalien, Muskellähmungen, Nystagmus, selbst Amaurose [WALDENSTRÖM (Z)], Herpes zoster, Blasen- und Mastdarmlähmungen und Myokinesen (Muskelzuckungen, Kloni, epileptiforme Anfälle). Es kann sich also ein sehr gestaltenreiches neurologisches Bild entwickeln [Lit. bei GÜNTHER (Z), VANNOTTI (Z) und WALDENSTRÖM (Z)], was vielleicht zum Teil auch damit zusammenhängt, daß Porphyrin auch in den Liquor übertreten und dort eine Lymphocytose erzeugen kann.

Bemerkenswert ist, daß auch die *psychische Sphäre* öfter in Mitleidenschaft gezogen ist. Es wurde schon erwähnt, daß öfter psycholabile Frauen von der Krankheit befallen werden oder daß psychische Veränderungen den Attacken manchmal schon jahrelang vorausgehen. Besonders stark waren diese Störungen in den Fällen von TROSTDORF sowie VICHER u. ALDRICH ausgesprochen.

Schon GÜNTHER (Z) fielen diese Störungen auf, die er als nervöse Veranlagung zu Porphyrismus ansah. Im Anfalle können sie erheblich zunehmen. Meist sind es allgemein Nervosität, Neigung zu Depressionen und neurasthenisch-hysterische Reaktionen, doch kann es auch in seltenen Fällen zu richtigen Psychosen mit akuten Halluzinationen und Delirien bis zum KORSAKOFFschen Symptomenkomplex kommen [GÜNTHER (Z), THIEL, VANNOTTI (Z), WALDENSTRÖM (Z)] u. a. In anderen Fällen sind es schwere Depressionen oder schizophrene Krankheitsbilder. Wenn gewöhnlich auch eine konstitutionelle Grundlage gegeben ist, so müssen doch die geschilderten Erscheinungen in erster Linie als Porphyrieintoxikationsfolgen angesprochen werden, wie es VANNOTTI (Z), WALDENSTRÖM (Z) mit Recht tun. Wenn auch bei der intermittierenden Porphyrie abdominelle oder neurale Erscheinungen oder beide nebeneinander im Vordergrund stehen, so sind doch manchmal wie bei jeder schweren Intoxikation auch andere Organsysteme befallen. Es sind das vor allem die Kreislauforgane und die Blut-bildenden Apparate. Häufig sind vasomotorische Störungen wie Tachykardie, Schweißausbrüche und Kopfschmerzen, die teils durch direkte Einwirkungen, teils zentral-nervös ausgelöst werden. Der Blutdruck ist manchmal gesteigert, doch kommen, wie schon oben (S. 979) erwähnt, auch Hypotonien vor. Die Erythropoese kann als Ausdruck einer Knochenmarkseinwirkung der Porphyrine nach beiden Richtungen gestört sein. Neben leichten sekundären Anämien, die allerdings viel seltener sind als bei der kongenitalen Form, sind Polyglobulien sogar relativ häufig. VANNOTTI (Z, S. 647) führt sie auf eine Knochenmarksreizung durch die Eisenkomponente des Hb zurück. Daß diese vermehrt im Blute kreist, ist durch die starke Hämosiderose der Organe [BORST u. KÖNIGSDÖRFER (Z), VANNOTTI (Z)] erwiesen. Es ist das aber offenbar nicht die Folge einer gesteigerten Hämolyse. Die Resistenz der Erythrocyten ist normal. Wohl aber wird vermehrt Methämoglobin gebildet, was in einer manchmal sehr ausgesprochenen Cyanose sich manifestiert. VANNOTTI (Z) führt das auf eine Verminderung der Hemmung der Blutkatalase zurück.

Auch das *Inkretsystem* kann Veränderungen aufweisen. Es ist wohl kein Zufall, daß die Menstruation oft mit dem Einsetzen der akuten Anfälle zusammenfällt.

Sehr merkwürdig ist die oft beobachtete Überfunktion der Schilddrüsen während der Anfälle. Oft ist sie schon palpatorisch vergrößert. Häufig sind ausgesprochene thyreotoxische Erscheinungen. Auch die von VANNOTTI (Z) manchmal gefundene Grundumsatzsteigerung dürfte darauf zurückzuführen sein. Auch bei anderen Intoxikationen, wie z. B. beim Blei, können solche Überfunktionserscheinungen der Schilddrüse auftreten, wobei es schwer zu entscheiden ist, ob der Angriff primär an der Thyreoidea oder an dem übergeordneten hypophysär-diencephalen System erfolgt.

Von den Unterfunktionszuständen der Nebennieren war schon die Rede. Hypophysäre Störungen sind bisher m.W. noch nicht beschrieben.

Schließlich seien noch die *Leberschädigungen* erwähnt. Mit den üblichen Belastungsproben sind sie bei den akuten Anfällen fast in jedem Falle nachweisbar. Schon die starke Urobilinogen- und Urobilinurie spricht in diesem Sinne. Manchmal können die Veränderungen so schwer sein, daß es zu Hypercholesterinämie und Rest-N Erhöhung und sogar, wie WEISS in einem Falle beobachtete, zur Ausscheidung von Tyrosin und Leucin im Harn wie bei akuter gelber Leberatrophie kommt.

Als eine *Sonderform* hat VANNOTTI (Z) von den akuten Porphyrien die *Myoporphyrie* abgetrennt. Er hat sie bisher nur 2mal beobachtet, auch fehlen bisher weitere Mitteilungen darüber. Doch ist es möglich, daß vereinzelt bei akuten Porphyrieanfällen auftretende Muskelschmerzen hierher gehören. VANNOTTI (Z) führt die in seinen Fällen beobachteten starken Ausscheidungen von Uroporphyrin I und III, die von starker Kreatinurie begleitet sind, auf starke Muskeleinschmelzung zurück, bei denen Myoglobin frei wird. Er setzt diese Erscheinungen in Beziehung zu der paroxysmalen Myoglobinurie bei Pferden und ähnlichen, von MEYER-BETZ (1927) beschriebenen, mit Muskellähmungen einhergehenden Zuständen beim Menschen [vgl. dazu die Fälle von HED u. SZANTO-BÓDU (1954)]. Die im Urin gefundenen Porphyrine sind die gleichen wie bei den anderen Porphyrien. Das ist auch nicht anders zu erwarten, da die prosthetische Gruppe des Myoglobins die gleiche ist wie beim Hämoglobin. Nur das Globin des Myoglobins ist nach ROCHE u. DERRIEN etwas anders zusammengesetzt als das Globin des Hämoglobins. Es enthält weniger Leucin, Tyrosin, Valin und Arginin und mehr Tryptophan, Lysin und Histidin als das Globin des Blutfarbstoffs.

Zum Schluß müssen wir uns noch die Frage vorlegen: Woher kommt es zur Auslösung der akuten Porphyrie, die doch im wesentlichen eine Intoxikation ist? Daß
konstitutionell, manchmal auch hereditär, eine Krankheitsbereitschaft vorliegt,
unterliegt keinen Zweifel. Welches aber sind die auslösenden Ursachen, die zur
Manifestation führen? Daß das Auftreten der Anfälle oft in die Zeit der Menstruation fällt, wurde schon erwähnt. Es ist das verständlich, da der weibliche
Organismus in dieser Zeit psychosomatisch besonders labil und anfällig ist.
In anderen Fällen sind Infektionen vorausgegangen oder bestehen noch weiter.
Früher wurde vor allem der Typhus genannt. Wenn dergleichen auch sicher der
Fall sein kann, wie vor allem die zuverlässige Beobachtung von HEINECKE zeigt,
so sind das doch anscheinend größte Raritäten, die schon lange nicht mehr beschrieben sind. In den letzten Jahren sind verschiedene Beobachtungen von FATE
u. KLORFAYNE, PARK u. LINDNER (Lit. dort) mitgeteilt, daß Sulfonamide und
deren Derivate anfallauslösend wirken können. In einem Falle von REINWEIN war
eine zahnärztliche Behandlung (Arseneinlage) mit sehr heftigen Schmerzen und
großen Phanodormdosen (4 Tabletten auf einmal) zu ihrer Bekämpfung unmittelbar vorausgegangen.

In anderen Fällen werden heftige Gemütsbewegungen oder körperliche Strapazen kurz vorher erwähnt. Oft aber sind solche eventuell als Auslösung in Betracht
kommende Faktoren nicht zu eruieren, so daß die Anfälle wie der Blitz aus heiterem Himmel schlagartig einsetzen.

Die Krankheitsbereitschaft bedarf zur Manifestation also durchaus nicht
immer einer Bahnung.

Das größte Rätsel, das die akuten Porphyrine aufgeben, besteht aber zweifellos
darin, daß die gleichen Porphyrine bei der kongenitalen Form ausschließlich Hautveränderungen, bei der intermittierenden Form ausschließlich Schädigungen an
den inneren Organen setzen. Weder die Chemie noch die pathologische Anatomie
vermögen hier bisher eine Erklärung zu geben.

c) Pathologisch-anatomische Befunde

Porphinurien sind in der Regel so harmlos, daß die Kranken nicht daran sterben,
sondern höchstens an dem Grundleiden. Wenn überhaupt Veränderungen bei
solchen Sektionen gefunden wurden, so handelte es sich höchstens um mäßige
Porphyrinablagerungen an den inneren Organen, besonders in der Leber.

Fälle von *kongenitaler Porphyrie* sind anscheinend nur sehr selten obduziert
worden. VANNOTTI (Z) erwähnt in seiner großen monographischen Darstellung
1944 nur die Sektion des berühmten Falls Petry, die BORST u. KÖNIGSDÖRFER (Z)
in ihrer Monographie eingehend geschildert haben. Hier wurde, wie schon erwähnt,
eine hochgradige Ablagerung von Porphyrin in Form amorpher und kristallinischer Farbkörner in der Haut, aber auch in den meisten inneren Organen gefunden.
Den gleichen Befund erhob BÜNGELER-KIEL bei dem Kranken von REINWEIN,
der an einer Tuberkulose starb. Hier waren besonders auch die Knochen und
Gelenke verfärbt durch starke Porphyrinablagerungen.

Bei der akuten idiopathischen intermittierenden Form der Porphyrie sind die
Befunde und die Pigmentablagerungen meist sehr viel geringer.

Charakteristisch ist geradezu, wie auch VANNOTTI (Z) hervorhebt, die Diskrepanz zwischen klinischem und anatomischen Befund. Es ist das verständlich, weil
es sich bei dieser Krankheit sehr weitgehend auch um funktionelle Störungen handelt.

Vor allem bei der abdominalen Form ist fast immer die Leber mehr oder weniger schwer verändert, manchmal nur in Form von fettiger Degeneration, Hämosiderose und leichter Bindegewebswucherung, oft aber in Gestalt schwerer

Parenchymschädigungen im Sinne einer chronischen Hepatitis oder Cirrhose, sehr selten einer akuten oder subakuten Leberatrophie. Die Hämosiderose ist gewöhnlich nicht auf die Leber beschränkt, sondern betrifft auch Milz, Niere und andere Organe. Auch die Gefäße können beteiligt sein. Ob die in einem Falle von ERLANDSON u. LUNDQUIST festgestellte Periarteriitis nodosa ein Zufallsbefund ist oder mit dem Grundleiden in irgendeiner kausalen Beziehung steht, läßt sich wohl schwer entscheiden. WALDENSTRÖM (Z) hält es für möglich.

Die bei der *neuralen* Form festgestellten pathologischen Veränderungen sind sehr vielseitig. Es handelt sich sowohl um entzündliche wie degenerative Veränderungen an den peripheren Nerven und auch im Rückenmark und Gehirn, meist entsprechend den klinischen Befunden. Es sind Markscheidendegenerationen besonders in den Vorderhornganglienzellen, Lipoidinfiltrationen, Kernzerfall, Chromatolyse usw. beschrieben worden [Lit. bei VANNOTTI (Z) (1944)]. Von Muskelveränderungen seien sekundäre Atrophien, Pigmentveränderungen und sehr selten auch Myositis erwähnt.

Betrachtet man vergleichend die Sektionsbefunde bei den beiden Hauptformen der Porphyrie und sieht dabei von der neuralen Form ab, so besteht der Hauptunterschied in der Haut. Während diese bei der kongenitalen Form von den Ablagerungen besonders stark betroffen ist, ist sie bei den anderen Formen, abgesehen von gewissen anscheinend nicht porphyrischen Pigmentationen, nie beteiligt. Die Ablagerungen im Körper sind sonst im Prinzip die gleichen, wenn auch bei der kongenitalen Form viel stärker und universeller, und trotzdem die enormen Unterschiede im klinischen Bilde. Mit der Feststellung, daß aus unbekannten Gründen die Haut bei der kongenitalen Form eine besondere Affinität für die Porphyrine besitzt, ist nicht viel getan. Sie ist ja auch keine Erklärung.

Das Haupträtsel ist, warum die inneren Organe keine Krankheitserscheinungen machen, obwohl sie in der Regel anatomisch viel mehr von der Porphyrose betroffen sind als die anderen Formen. Dieses Rätsel vermögen wir vorläufig nicht zu lösen, denn die Art der Porphyrine ist in allen Fällen nach den bisherigen Untersuchungen anscheinend die gleiche, wenn sie auch bei der intermittierenden Form im Urin ganz vorwiegend als Zinksalze [vgl. WATSON (Z) (1948)], bei der kongenitalen Form ohne diese Komponente ausgeschieden werden.

Ob dieser Unterschied eine Bedeutung hat, ist vorläufig noch unklar.

d) Diagnose und Differentialdiagnose

Die Diagnose der Porphyrinopathien steht und fällt mit dem Nachweis der Porphyrine im Urin, eventuell auch im Stuhle.

Wegweisend ist in der Regel die *Farbe des Urins*, welche die verschiedensten Töne von purpurrot bis braunschwarz annehmen kann.

Nicht alle derartig gefärbten Urine sind porphyrinhaltig. Eine Verwechslung mit bluthaltigem Harn ist wohl nur selten möglich, weil der Harn dann trübe ist und die roten Blutkörperchen ins Sediment gehen, während die darüberstehende Schicht die gewöhnliche Harnfarbe besitzt, es sei denn, daß der Harn nicht stark zersetzt ist. Rötliche Farbentöne kann der Urin auch nach Einnahme gewisser Abführmittel (z. B. Folia Sennae) annehmen, eine Fehlerquelle, die sich aber leicht durch die Vorgeschichte ausschalten läßt.

Blutig-rot wird der Harn auch bei der *Hämoglobinurie* oder der seltenen Myoglobinurie. Hier ist es in der Blutbahn zur Hämolyse gekommen. Während die Stromata der roten Blutkörperchen im Körper zurückbleiben, tritt der Blutfarbstoff in den Urin über. Das kommt bei sehr schweren Vergiftungen, schweren Infektionen, z. B. Gasbrandbacillensepsis, der seltenen paroxymalen Kältehämoglobinurie u. a. hämolytischen Erkrankungen (zus. bei BINGOLD u. STICH) vor, ferner als Myoglobinurie, nicht nur bei Pferden, sondern begleitet von schweren Muskellähmungen auch beim Menschen (MEYER-BETZ). Derartige Urine sind immer sehr eiweißreich durch das in ihnen enthaltene Globin, was ohne Nierenschädigungen bei den Porphyrinopathien nicht der Fall ist.

Hinsichtlich des chemischen Nachweises der Porphyrine sei auf die S. 971 angegebenen Reaktionen verwiesen. Aber nicht immer verraten sich die Porphyrine durch typische Verfärbung. Es gibt auch farblose Vorstufen (Leukoverbindungen, Porphyrinogene und Chromogene). Die Umwandlung in die charakteristischen gefärbten Pigmente findet dann meist im länger stehenden Urin statt. Vor allem aber bei Anstellung der Kochprobe in saurem Milieu.

Zu bedenken ist ferner, daß die Porphyrine und auch seltener die Porphyrinogene manchmal nicht gleich zu Anfang akuter Porphyrinattacken in den Urin übertreten. Das sind aber eigentlich die einzigen Fälle, in denen die Urindiagnose versagt und das Wesen der Krankheit nicht erkannt wird, wenn nicht häufigere Harnproben angestellt werden. Das aber geschieht selbst in Inneren Kliniken gewöhnlich nur, wenn an die Krankheit gedacht wird, was in jedem zweifelhaften Falle unbedingt geschehen sollte.

Die *kongenitale Porphyrie* (GÜNTHERsche Erkrankung) läßt sich meist schon aus dem klinischen Bilde und der Anamnese diagnostizieren. Die Hautveränderungen sind in der Regel so chronisch, typisch und von der Belichtung abhängig, daß sie kaum verkannt werden können, sofern überhaupt die Porphyrie in Erwägung gezogen wird. Vor allem sollte eine Hidroa aestivale seu vacciniforme immer den Verdacht auf GÜNTHERsche Erkrankung erregen, wenn sie auch einmal ohne eine solche vorkommen kann.

Die *abdominale* Form wird ohne eingehende Urinuntersuchung in der Regel verkannt, besonders, wenn die Kranken wegen der Stürmischkeit und Bedrohlichkeit der Erscheinungen und der dringenden Frage eines operativen Eingriffs zunächst zum Chirurgen kommen, wie es sehr oft der Fall ist. Die Diagnosen lauten dann in der Regel je nach Sitz, Art und Ausstrahlungen der Schmerzen und anderen Symptomen auf Cholelithiasis, Nephrolithiasis, Ulcus perforans, Ileus, Appendicitis, akute Glomerulonephritis usw., bis der Urinbefund die wahre Natur des Leidens aufdeckt, manchmal erst, nachdem bereits eine ergebnislose Operation vorgenommen wurde.

Einen in dieser Richtung sehr instruktiven Fall beschreibt WATSON [Z, S. 737 (1947)].

Bei einer jungen Frau wurde im Laufe mehrerer Jahre hintereinander eine Appendektomie, eine Thyreoektomie (wegen Tachykardie, Mattigkeit und Neurose), eine Addisonbehandlung (wegen Erschöpfung und leichten Hautpigmentationen) durchgeführt, bis schließlich eine völlige Lähmung aller 4 Extremitäten einsetzte und die Diagnose Porphyrie sicherte. Es gelang, die Kranke am Leben zu erhalten, wenn der Urin auch noch immer kleine Mengen von Porphobilinogen und Uroporphyrin enthielt.

Manchmal steht eine hartnäckige Obstipation mit uncharakteristischen Schmerzattacken ganz im Vordergrund. Im Harn erscheint dann gewöhnlich nur Koproporphyrin.

Auch die *neurale Form* kann größte differential-diagnostische Schwierigkeiten machen, da sie meist unter den Erscheinungen häufigerer und bekannterer Nervenleiden, wie Polyneuritis, Poliomyelitis, Encephalitis usw., verläuft und gewöhnlich auch die gleichen Liquorveränderungen wie bei diesen Krankheiten aufweist.

Stehen psychische Anomalien im Vordergrund, so lauten die Diagnosen manchmal: Neurasthenie, Hysterie, Psychopathie, selbst KORSAKOFFsche Psychose. VANNOTTI (Z) erwähnt, daß er öfter Porphyriekranke aus psychiatrischen Anstalten, in die sie zunächst eingewiesen waren, verlegt bekam.

So schwierig im Anfang manchmal die richtige Diagnose sein kann, so gelingt sie doch so gut wie immer bald hinterher, sofern an die Krankheit gedacht und der Urin genügend untersucht wird.

e) Prognose

Die Prognose der *Porphyrinurien* an sich ist immer gut. Wenn die betreffenden Kranken sterben, so ist das Grundleiden die Ursache, nicht etwa das sekundäre Begleitsyndrom.

Kranke mit der *kongenitalen cutanen Form* können Dezennien leben, erreichen aber nie ein hohes Alter. Die Krankheit an und für sich führt nie zum Tode, wohl aber zu einer schweren Beeinträchtigung der Vitalität. Die Kranken kommen im Laufe der Jahre durch Autointoxikationen infolge der schweren Hautzerstörungen immer mehr herunter und erliegen schließlich Infektionen oder sonstigen interkurrenten Krankheiten.

Die *intermittierende akute idiopathische Porphyrie* führt nach GÜNTHER u. WALDENSTRÖM (Z) in 60%, nach WATSON (Z$_I$) in 80% der Fälle zum Tode und zwar meist im Laufe der ersten 5 Jahre nach Beginn der ersten klinischen Erscheinungen. In der großen Statistik von WALDENSTRÖM (Z), die 35 Todesfälle verzeichnet, überlebten nur 2 den Beginn ihres Leidens um 8 Jahre, 20 starben schon innerhalb des ersten Jahres. Über einen schweren, geheilten Fall berichteten kürzlich DE GEUNES u. Mitarb.

Die abdominale Form ist im allgemeinen günstiger als die neurale.

Der Tod erfolgt gewöhnlich, oft nach mehreren Attacken und Remissionen, an Kreislaufschwäche infolge der akuten Porphyrinintoxikation, seltener an Leber- oder Niereninsuffizienz oder zentral-nervös, manchmal auch durch interkurrente Leiden.

f) Die Therapie

Die sekundären *Porphyrinurien* bedürfen im allgemeinen keiner Behandlung, da sie mit dem Grundleiden zu verschwinden pflegen. Gelingt es nicht, wie oft bei Leberleiden, die Grundkrankheit zu beseitigen, so muß die später noch zu besprechende Therapie der eigentlichen Porphyrien eingeleitet werden.

Bei der *kongenitalen Form* ist diese in der Regel erfolglos und es kommt alles darauf an, die Haut vor Lichteinwirkung zu schützen, eventuell durch Salbenverbände. Dabei ist zu bedenken, daß die Lichteinwirkung die gleiche ist, unabhängig davon, ob die Strahlen direkt die Haut treffen oder durch Fensterglas hindurchgehen. Bei besonders hochgradiger Photosensibilität der Haut läßt sich zeitweiser Aufenthalt im Dunklen nicht umgehen. Die Hautveränderungen selbst werden mit den in der Dermatologie üblichen Salbenverbänden behandelt.

Für die akute idiopathische *intermittierende Porphyrie*, deren Ursachen nach wie vor in tiefes Dunkel gehüllt sind, wurden die verschiedensten Behandlungsvorschläge gemacht, ohne daß man sagen kann, daß die Erfolge über eine gewisse Besserung von Symptomen hinausgehen.

Sie bewegen sich in 3 Richtungen. Die erste betrifft die Bekämpfung des akuten Anfalles mit seinen äußerst heftigen Schmerzen. Atropin hilft höchstens in leichten Fällen. Am besten sind neben Wärme wohl Opiate, die schon GÜNTHER (1920) empfahl, wenn sie auch leider die an und für sich schon vorhandene Verstopfung verstärken. Von Barbitursäurepräparaten und sonstigen Schlafmitteln, wie etwa Sulfonal oder Trional, ist dringend abzuraten, da sie die Leber belasten.

Symptomatisch oder zum Teil vielleicht auch prophylaktisch wirkt auch bei Frauen, deren Anfälle meist mit der Menstruation zusammenfallen und durch

Dysmenorrhoe noch begünstigt werden, eine Progesteronbehandlung (Corpus luteum-Extrakte, Androsteron) CYREN B usw.

In zweiter Linie soll versucht werden, die Bildung der Porphyrine möglichst einzuschränken. Seit GÜNTHER (Z_I) wird eine Alkalitherapie angeraten, von der Beobachtung ausgehend, daß im alkalischen Milieu die Umwandlung des Koproporphyrins in das giftiger wirkende, carboxylgruppen-reichere Uroporphyrin gehindert wird. Die Alkalisierung geschieht durch eine fettreiche und chlorophyllarme Kost unter Zusatz von Na-Salzen in Form von Natrium lacticum, Natrium citricum, Natrium bicarbonicum, während Kalisalze nach VANNOTTI (Z_I) hier weniger günstig wirken.

Auch intravenöse Calciumgaben sind empfohlen worden, weil sie leicht eine Verbindung mit den Porphyrinen eingehen und in dieser Form relativ unschädlich im Knochen zur Ablagerung kommen. Bei Bleivergiftung hat diese Therapie sich manchmal bewährt, bei den Porphyrien ist sie umstritten. Während z. B. VANNOTTI (Z_I) sie empfiehlt, sah WATSON (Z_I) keinerlei Erfolge.

Eine weitere Gruppe von Behandlungsverfahren sucht auf die Leber, die bei den Porphyrien in der Regel geschädigt ist, einzuwirken.

Diätetisch ist hier eine Milch-Amylaceenkost recht zweckmäßig. Früher wurde damit eine Traubenzucker-Insulinbehandlung verbunden. Später wurden Leberpräparate B_{12}, Vitamine wie B_1, B_2. Nicotinsäure und Vitamin C aus den verschiedensten theoretischen Gründen bevorzugt. Auch WALDENSTRÖM u. VAHLQUIST raten dazu.

VANNOTTI (Z_I) sah vor allem gute Resultate bei Verwendung des Becocym-Roche. WATSON vermißte bei Leberpräparaten einen Erfolg, während GOLDMAN u. KAPLAN damit längere Remissionen erzielen konnten.

Heute ist wohl die Kombination von Methionin mit Cholin die wirksamste Leberschutztherapie bei einer eiweißreichen Kost, die allerdings bei Porphyrie kein Fleisch enthalten darf.

Größere Erfahrungen mit diesen neuesten Methoden der Leber- und Porphyrintherapie liegen meines Wissens bisher noch nicht vor.

Versuche mit Desoxycorticosteronacetat (wegen der Vermutung einer Nebennierensuffizienz) oder von Pantotensäure verliefen nach DAVIES ergebnislos, während HOESCH nach Pantotensäure eine Abnahme der Kopro- und Uroporphyrinausscheidung sah, die mit Fortlassen des Mittels wieder schwand. STICH (unter BINGOLD) sowie LUPS u. VAN DIJK sahen Gutes von B_2-Vitaminen, besonders Lactoflavin, C. A. MÜLLER-PARIS kürzlich (1955) von 7 tägiger Hillernation mit Eispackungen.

Literatur

Neuere zusammenfassende Darstellungen des Gesamtgebietes (Z)

BORST, M., u. H. KÖNIGSDÖRFER: Untersuchungen über Porphyrine. Leipzig: Hirzel 1936. — BRUGSCH, J.: Die Porphyrine. Leipzig: Barth 1952.

DOBRINER, K., and C. P. RHOADS: The Porphyrins in Health and diseases. Physiologic. Rev. 20, 416 (1940).

GÜNTHER, H.: Die Bedeutung der Hämatoporphyrine in Physiologie und Pathologie. Erg. Path. I, 20, 634 (1922). — Hämatoporphyrine in Krankheiten des Blutes u. der blutbildenden Organe von A. SCHITTENHELM II 622. Berlin: Springer 1925.

LICHTWITZ, L.: Die Porphyrinurien in Hdb. d. inn. Med. 2. Aufl. 4/1 S. 978 (1926).

RICCITELLE, L.: Porphyrine e porfirie. Bologna: Capelle 1936.

THANNHAUSER, S. J.: Stoffwechsel des Blut- und Gallenfarbstoffs in Lehrbuch des Stoffwechsels und der Stoffwechselkrankheiten 515. München: Bergmann 1929.

VANNOTTI, A.: Porphyrine und Porphyrinkrankheiten. Berlin: Springer 1937. — Porphyrinurie und Porphyrinkrankheiten. Hdb. d. inn. Med. 3. Aufl. VI/2 S. 627 (1944). — Handb. d. inn. Med. 4. Aufl. VII/2 S. 780 (1955).

WALDENSTRÖM, J.: Studien über Porphyrie. Acta. med. scand. Suppl. (Stockh.) (1937). — WATSON, C. H.: Ths Textbyrins and their relation to disease. Oxford Medic. 228, 1 (1938). — Porphyria in CECILE porphook of medicine J. ed. S. 734. de Philadelphia and London: Saun 1948.

Zusammenfassende Darstellungen (Z) vgl. auch (Z)

Chemie und Stoffwechsel der Porphyrine

BINGOLD, K., u. W. STICH: Fortschritte auf dem Gebiete der Blutfarbstoffe. Erg. inn. Med. N. F. 5, 707 (1954). — BRUGSCH, J.: Die Porphyrine. Leipzig: Barth 1952. CARRIÉ, C.: Die Porphyrine. Leipzig: Thieme 1936. DUESBERG, R.: Zur Physiologie und Pathologie des Hämoglobinstoffwechsels. Referat auf dem 54. Kongr. f. inn. Med. Verh. 371 (1948/49). FISCHER, H., u. H. ORTH: Die Chemie des Pyrrols. 2, 1. Hälfte. Leipzig: Akad. Verlagsgesellsch. 1937. — FELIX, K.: Physiologische Chemie. S. 113 und 333. Heidelberg: Quelle u. Meyer 1951. HAUROWITZ, F.: Der Blutfarbstoff und seine Derivate in Fortschr. der Biochemie 1938 bis 1947 S. 156. Basel-New York: Karger 1948. — HEILMEYER, L.: Der Hämoglobinstoffwechsel und seine Beziehung zur Blutbildung und Blutzerstörung in Hdb. d. Inn. Med. 3. Aufl. II (Blutkrankheiten) S. 48 (1942) mit H. BEGEMANN 4. Aufl. 2 S. 154 (1951). — HILLER, E.: Der Blutabbau im Lichte moderner Betrachtung. Dtsch. med. Wschr. 1949, 493. KÄMMERER, H.: Ausgewähltes über Porphyrin, Hämatin, Häm-Verbindungen, 54. Kongr. f. inn. Med. Verh. S. 388 (1948/49). LEHNHARTZ, L.: Chemische Physiologie. 8. Aufl. S. 94. Berlin und Heidelberg: Springer 1948. REMINGTON, C.: Amino-acides in relation to hemoglobin synthesis. Exper. Med. a. Surg. 12, 121 (1954). SCHMID, R., S. SCHWARZ u. C. J. WATSON: Neuere Ergebnisse auf dem Gebiete der Porphyrien Act. haemat. 10, 150 (1953). STICH, W.: Dtsch. med. Wschr. 1955, 1192. VANNOTTI, A.: Der Eisenstoffwechsel und seine Klinische Bedeutung. Basel: Schwabe 1942. — Porphyrins. Their biologic and chemical importance. London: Hilger and Watts 1954. ZEILE, K.: Aus der Chemie des Blutfarbstoffs. Referat auf dem 54. Kongr. f. inn. Med. Verh. S. 357 (1948/49).

Einzelarbeiten

ALTMAN, K. J., and others: J. of Biol. Chem. 176, 319 (1948) u. Arch. Bioch. 86, 399 (1952). BINGOLD, K.: Blutkatalase und Wasserstoffsuperoxyd als wirkende Kräfte beim Blutabbau. Erg. inn. Med. 60, 1 (1941). — Klin. Wschr. 1934, Nr. 41. — Entstehung des Pentdyoponts und seine Bedeutung für den Hämoglobinstoffwechsel. Verh. d. 54. Kongr. f. inn. Med. 413 (1948/49) — BRUGSCH, J.: Dtsch. Arch. f. klin. Med. 195, 425 (1949) u. Endocrin. 31, 261 (1954). — BLOCK, E. K., and D. RITTENBERG: J. of Biol. Chem. 159, 45 (1945). CLARK, D., and A. BRUNSWIG: Proc. Exper. Biol. 49, 329 (1942). FISCHER, H.: Chem. Ber. 60, 2611 (1927). GRINSTEIN, M., S. SCHWARTZ and C. J. WATSON: J. of Biol. Chem. 157, 323 (1945). — GRINSTEIN, M., M. D. KAUSEN and C. V. MOORE: J. of Biol. Chem. 174, 767 (1948). HUFF, J., and W. PALZWEIG: J. of Biol. Chem. 155, 345 (1944). KÄMMERER, H.: Dtsch. Arch. klin. Med. 145, 257 (1924). — KIESE, M.: Zur Pathochemie des Blutfarbstoffs. D. Arch. inn. Med. 195, 442 (1949). LANG, K.: Arch. exper. Path. u. Pharmakol. 63, 174 (1933). — LANGEN DE, C. D.: Acta. med. scand. (Stockh.) 133, 73 (1949). — LONDON, J. M., D. SHEMIN and D. RITTENBERG: J. of Biol. Chem. 173, 797, 799 (1948). REMINGTON, C.: Exp. Med. u. Surg. 12, 121 (1954). SCHUMM, O.: Z. physiol. Chem. 133, 308; 141, 153 (1924). — SIEDEL, W., u. H. MÖLLER: Z. physiol. Chem. 259, 113, 137 (1939). — SNELL, E.: Eb. 154, 313 (1944); 157, 491 (1945). — Ann. Rev. Biochem. 15, 375 (1946). — SHEMIN, D., and D. RITTENBERG: J. of Biol. Chem. 159, 567 (1945); 166, 621 (1946). — SHEMIN, D., and CH. S. RUSSEL: J. Amer. Chem. Soc. 75, 4873 (1953). — SCHREUS, H. TH.: Klin. Wschr. 1934, 121, 334. VANNOTTI, A.: Schweiz. med. Wschr. 1949, 261. WALDENSTRÖM, J.: Acta. med. scand. (Stockh.) 83, 281 (1934). — Dtsch. Arch. f. inn. Med. 178, 38 (1935). — Z. physiol. Chem. (Suppl.) 239, 3 (1936). — WATSON, C. J., S. SCHWARTZ and V. HAWKINSON: Blutkatalase und Wasserstoffsuperoxyd als wirkende Kräfte beim Blutabbau. J. of Biol. Chem. 157, 345 (1945). — WILLIAMS, R.: Ann. Rev. Biochem. 12, 304 (1943). — WILLIAMS, R., H. MASON, H. CUSICK, P. WILDER: J. Nutr. 25, 361 (1943).

Symptomatologie, Verlauf, Pathologische Anatomie, Diagnose, Prognose und Therapie

Zusammenfassendes bei (Z)

Einzelarbeiten

ABRAHAMS, A., C. J. GAVEY and N. F. MACLAGAN: Brit. Med. J. 327 (1947). — ASSMANN H.: Die Klinische Röntgendiagnostik innerer Krankheiten. 6. Aufl. (1950). BINGOLD, K., u. W. STICH: Münch. med. Wschr. 1950, 1. — BRUGSCH, J.: Erg. inn. Med. 51, 86 (1936). — BRUNSTING, L. A., and L. MASON: Arch. of Dermat. 60, 66 (1949). DANNENBERG, W., u. H. REINWEIN: Dtsch. Arch. f. klin. Med. 202, 214 (1955). — DAVIES, D.: Brit. Med. J. 846 (1949). — DEAN, G., and H. D. BARNES: Brit. Med. J. 89 (1955). — DOBRINER, K.: J. of Biol. Chem. 113, 1 (1936). — DUESBERG, R.: Arch. exper. Path. u. Pharmakol. 174, 305 (1934). ERLANDSON und LUNDQUIST: zit. bei WALDENSTRÖM. FINDLAY, G. H., and H. D. BARNES: Lancet 846 (1950). — FISCHER, H.: Z. physiol. Chem. 97, 106 (1916); 98, 78 (1916). — Chem. Ber. 60, 2611 (1927). — FISCHER, H., u. MEYER-BETZ: Z. physiol. Chem. 82, 96 (1912). GARROLD, A. E.: J. of Path. 1, 187 (1893). — GENNES, L. DE et collab.: Ann. de. méd. 50, 56 (1949). — GIBSON, G. H., and others: Brit. Med. J. 275 (1950). — GOLDMAN, S. M., and M. H. KAPLAN: Ann. Int. Med. 34, 415 (1951). — GRAFE, E., and C. TROPP: Contributions to medical Res. Annivers. Vol. 65. Birthday of J. K. PRATT S. 914. Lancester: Lancester Press 1937. — GRAY, CH. H.: Arch. Int. Med. 85, 459 (1950). — GOTTRON, H., u. T. ELLINGER: Arch. f. Dermat. 164, 11 (1931). — GROTEPASS, W.: Z. physiol. Chem. 205, 193 (1932). — GÜNTHER, H.: Dtsch. med. Wschr. 1911, 1771 u. Dtsch. Arch. klin. Med. 105, 89 (1911) (Fall Petry) u. 134, 257 (1920). HAUSMANN, W.: Wien klin. Wschr. 1909, 1820. — HED, R,: Acta med. scand. 151, Suppl. 303, 5 (1955). — HEINECKE, E.: Inaugur. Dissert. Göttingen 1912. — HOESCH, K.: Dtsch. med. Wschr. 1947, 252. — HOLLAND u. SCHÜRMEYER: zit. bei VANNOTTI (Z) S. 639 (1944). KÄMMERER, H.: Klin. Wschr. 1930, 1658. LANGECKER: Z. physiol. Chem. 115, 1 (1921). — LARJANSKO: zit. bei VANNOTTI (Z) (1944), S. 637. — LINDNER, G. C.: Lancet 649 (1947). — LÜTHY: Schweiz. med. Wschr. 1933, 1149. — LUPS, S., u. C. P. VAN DIJK: Nederl. Tijdschr. Genesk. 1950, 1720. MARKOWITZ, M.: Annal. int. Med. 41, 1170 (1954), — MASON and FERNHAM: Arch. Int. Med. 47, 467 (1931). — MEYER-BETZ, FR.: Dtsch. Arch. klin. Med. 112, 476 (1913); 151, 85 (1927). — MÜLLER, C. A.: Presse med. 63, 1711 (1955). RANKING and PARDINGTON: Lancet 257 (1920). REINWEIN, H.: Med. Klin. 1948, 666. — Krankheiten des Stoffwechsels und der inneren Sekretion: in Lehrbuch der inneren Mediz. herausgeg. von H. DENNIG 1. Aufl. Bd. 1 S. 638. Stuttgart: Thieme 1950 und 2. Aufl. Bd. I, S. 476. Stuttgart: Thieme 1952. — ROCHE, J., et Y. DERRIEN: C. r. acad. Sci. 214, 192 (1942). SAILLET: Rev. Med. 16, 542 (1896). — SCHREUS, H. TH.: Klin. Wschr. 1934, 121 und 334. — SCHUMM, O.: Z. physiol. Chem. 133, 308 (1924); 141, 153 (1924). — SHENIN, D., and D. RITTENBERG: J. of Biol. Chem. 561 (1945). — SNAPPER, J.: Berl. klin. Wschr. 800 (1921). — Dtsch. med. Wschr. 1922, 619. — Klin. Wschr. 1922, 567. — SWINEY, R. R. MC. and others: Biochemic. J. 46, 147 (1950). — STICH, W.: Dtsch. med. Wschr. 1950, 1217. — Münch. med. Wschr. 1952, 841. — STICH, W., u. H. GÖTZ: Dtsch. med. Wschr. 1957, 29. — SZANTO, J., u. J. BODU: Org. Hetil 946 (1954) ref. Congr. Zbl. 157, 44 (1956). THIEL, W.: Dtsch. Ges. inn. Med. Verh. S. 81 (1933). — TROSTDORF, E.: Z. f. Nerv. 170, 130 (1953). VISHER, J. S., and C. K. ALDRICH: Psychosomat, Med. 16, 163 (1955). WALDENSTRÖM, J.: Act. med. scand. 73, 281 (1934) und Dtsch. Arch. klin. Med. 178, 38 (1935). — WALDENSTRÖM, J., and VAHLQUIST: Acta med. scand. (Stockh.) 117, 1 (1944). — WEISS, H.: Dtsch. Arch. klin. Med. 149, 255 (1925). — WEHRLE, J.: Nervenarzt 26, 69 (1955). ZEILE, K.: Erg. Physiol. 35, 498 (1933).

V. Die Störungen des Wasser- und Mineralhaushaltes

Ungeheuer mannigfaltig sind die Veränderungen, welche der Umsatz der anorganischen Stoffe (Wasser und Mineralsalze) im Laufe der verschiedensten Krankheiten, insbesondere von Nieren und Kreislauforganen, erfährt. Von älteren zusammenfassenden Darstellungen erwähne ich vor allem diejenigen von E. MEYER, W. NONNENBRUCH, J. K. PARNAS u. R. SIEBECK im Hdb. d. norm. u. pathol.

Physiol., Bd. 17 (Correlationen III), Berlin: J. Springer (1926), sowie die neusten Referate von H. W. Bansi, E. Haus u. E. Jahn, H. Hungerland, J. Kühnau, A. F. Müller u. H. Pfleiderer auf der gemeinsamen Tagung der deutschen Gesellschaft für Balneologie, Bioklimatologie und physikalische Therapie in Gemeinschaft mit den Schweizerischen Gesellschaften für Balneologie und Klimatologie und Physikalische Medizin und Rheumatologie in Lugano Oktober 1955 (abgedruckt in der Z. f. angewandte Bäder- und Klimaheilkunde 3. Jahrg. H. 1 Febr. 1956), ferner die Zusammenfassungen von J. Kühnau u. A. Jores (1955) das Referat von H. Aeti mit neuester Lit. (Dtsch. med. J., 7. Jahrg., H. 13, S. 429 (1956), und hinsichtlich des Wasserhaushaltes die ausgezeichnete Zusammenfassung von J. R. Robinson (1953).

Es gibt kaum eine Krankheit, die nicht von Anomalien des Wasser- und Mineralstoffwechsels begleitet wird; aber als eigentliche Stoffwechselkrankheit auf diesem Gebiete gilt nur der Diabetes insipidus, und daher soll nur er im folgenden zur Darstellung kommen.

Der Diabetes insipidus

a) Definition und allgemeine Vorbemerkungen

Man versteht unter Diabetes insipidus eine durch primäre Störungen der Regulationsmechanismen auf dem Gebiete des anorganischen Stoffwechsels bedingte Krankheit, mit dem charakteristischen Merkmale der Polyurie. Der Name erinnert an die Zeit der primitiven medizinischen Diagnostik, in der noch die Zunge zu Rate gezogen wurde. Seit Galen galten Diabetes mellitus und Diabetes insipidus als eine Einheit, erst Peter Frank hat 1794 die Abtrennung der „nicht schmeckenden" Harnflut vorgenommen. Nach Marx (Z) scheint schon Avicenna (1020) die Krankheit *gekannt zu haben*.

Die von den älteren Ärzten des frühen 19. Jahrhunderts angegebenen Polyurien erreichten manchmal exzessive Werte (30—40 Liter/Tag). Vielfach waren auch die gleichzeitig vertilgten Speisemengen enorm. So berichtete Trouseau über einen Kranken, der im Hotel Dieu in Paris täglich acht Pfund Fleisch und zwei Pfund Brot zu essen bekam. Diese Zahlen sind so monströs, daß es uns heute fraglich erscheint, ob es sich wirklich um Erkrankungen im heutigen Sinne des Diabetes insipidus gehandelt hat, oder vielleicht um eine Kombination mit D. mell. Sicher waren es nicht reine Formen, sondern zum mindesten solche mit Überlagerungen psychischer Natur. Nicht jede Polyurie ist ein Diabetes insipidus (D. i.).

Die Harnmenge des D. i. ist weitgehend abhängig von der Flüssigkeitsaufnahme und diese wieder wird beherrscht vom Durst. Ganz analog dem Hunger steuert dieser Trieb beim gesunden Menschen die Wasseraufnahme. Er entsteht wahrscheinlich nicht primär in einem Zentrum des Gehirns, sondern wird ausgelöst einmal rein lokal durch Austrocknung von Mund und Rachen, dann aber allgemein gewebsosmotisch durch die Eindickung des Blutes und dessen dadurch bedingte erhöhte molare Konzentration im Gewebe, die im wesentlichen durch den Anstieg der Kochsalzmenge bedingt ist. Auch neueste Untersuchungen besonders von Holmes u. Mitarb. (1950—1953) sprechen für das Primat des Gewebsdurstes. Die Empfindung ist lokalisiert in den Anfangsteilen des Magendarmkanals. Von dort gehen sicher zentripetale Erregungen zum Gehirn, aber zur Löschung des Durstes bedarf es dieser anscheinend nicht. Wie es Anomalien des Hungers gibt (Hyperappetenz), die in der Genese der Fettsucht eine Rolle spielen, so gibt es auch ein abnorm großes Flüssigkeitsbedürfnis, eine Polydipsie ohne die normalerweise den Durst auslösenden Vorgänge. Da der Durst eine bewußte Empfindung ist, spielen Angewohnheiten und psychische Faktoren hierbei eine erhebliche

Rolle. Die Fixierung eines solchen abnormen Durstes wird dabei unterstützt durch die sehr bemerkenswerte Tatsache, daß längere Zeit fortgesetzte, abnorme Wasseraufnahme schließlich zwangsweise eine gewaltige Durstempfindung auslösen kann.

REGNIER hat in dieser Beziehung ein heroisches Selbstexperiment angestellt, indem er einige Zeit hindurch absichtlich sehr große Wassermengen von mehreren Litern (über 3) täglich trank. Als er den Versuch abbrechen wollte, bekam er unangenehme Abstinenzerscheinungen analog dem Kranken mit Diabetes insipidus, beherrscht von einem außerordentlich quälenden Durst, der anscheinend durch die nach Abklingen der Harnflut einsetzende Konzentrationssteigerung der Blutchloride bedingt war. Im Gegensatz dazu zeigten allerdings STRAUSS u. KUNST-MANN in ihren experimentellen Vieltrinkversuchen eine heftige Abneigung gegen das Trinken auch hinterher.

Solche und ähnliche Formen der Polydipsie haben mit dem echten Diabetes insipidus nichts zu tun, wenn sie ihn auch oft überlagern. Entscheidend ist der Nachweis einer primären Störung für den Wasser-Salzhaushalt, wobei tiefere Erkrankungen der Nieren, wie schon SENATOR 1876 es mit Recht verlangt, ausscheiden.

b) Ätiologie und klinische Symptomatologie

Die auslösenden Ursachen der im ganzen recht seltenen Erkrankung (nach FITZ 0,14% des Krankenmaterials) sind im wesentlichen dreierlei Art, Heredität, organische Schädigungen der Hypophyse, des Zwischenhirns und ihrer Nachbarschaft sowie vielleicht ganz selten einmal funktionelle, die zum Teil vielleicht in der gleichen Hirnregion ihren Sitz haben: Mit A. JORES (Z) kann man drei Formen unterscheiden:

1. die hereditäre,
2. die erworbene organische,
3. die idiopathische Form.

Am bemerkenswertesten ist zweifellos die *hereditäre Auslösung* der Krankheit. WEIL (Vater und Sohn) haben eine derartige Familie mit erblichem D. insipidus durch fünf Generationen hindurch verfolgt. Unter den 220 Mitgliedern waren 35 mit der Krankheit behaftet, wobei das männliche Geschlecht stärker als das weibliche beteiligt war. CAMERER hat noch die 6. Generation des vor 167 Jahren geborenen Ahnen SCHWARZ aus Frischborn in Oberhessen untersucht und zwei weitere Fälle hinzugefügt. Weitere durch Generationen verfolgte Fälle beschrieben in den letzten Jahren E. L. LEVINGER u. R. F. ESCAMILLA (1955) und R. C. MOELIG und R. C. SCHULTZ (1955).

Charakteristisch für diese Form der Erkrankung ist ihr frühes Auftreten in den ersten Lebensjahren und ihre relative Gutartigkeit.

Ich beobachtete mit WEIL jr. zusammen einen fünfjährigen Jungen dieser Familie, der gerichtlich dadurch interessant war, daß es als uneheliches Kind geboren wurde. Im Alimentationsprozesse war die Vaterschaft zunächst ganz unklar und umstritten, bis der Junge am Ende des ersten Jahres so gewaltige Flüssigkeitsmengen trank, daß er dadurch eindeutig seinen Vater, einen Nachkommen des Familienoberhauptes Johann Peter Schwarz, verriet.
Der Vater wurde dann auch gerichtlich verurteilt. Der Junge trank an einzelnen Tagen seines Klinikaufenthaltes (1907 in Heidelberg) täglich mehr Kilogramm Wasser, als die Hälfte seines Körpergewichts betrug.
WEIL jr. hat die Krankengeschichte mit Befunden ausführlich veröffentlicht.

Den Höhepunkt erreicht in den hereditären Fällen der Durst und demgemäß auch die Urinausscheidung meist im 3. Lebensjahrzehnt. Jenseits der 50er Jahre lassen die Erscheinungen gewöhnlich nach, doch trank der älteste damals (1907) noch lebende Diabetiker der von WEIL beschriebenen Familie noch 15 Liter täglich und entleerte in Pausen von 2½ Std jeweils 210 cm³ Harn. Zwei Mitglieder, die auch die Krankheit schon als Säuglinge zeigten, wurden 87 und 92 Jahre alt.

Auch LACOMBE, der erste Beschreiber (1841), SCHERRER, GÄNSSLEN u. FRITZ, die eine Familie bis ins 17. Jahrhundert zurückverfolgen konnten, und ELLERMANN (26 Fälle unter 73 Mitgliedern) haben zu dieser Gruppe wertvolle Beiträge geliefert. HANHART stellte (1940) aus den letzten 100 Jahren 169 Fälle aus 25 Sippen zusammen. 108 davon waren Männer. Die Vererbung ist einfach dominant. Wir haben hier ätiologisch zweifellos eine Sonderform vor uns; klinisch unterscheidet sie sich nicht von zahlreichen Fällen nichthereditärer Genese.

Von organischen Auslösungen sind vor allem Traumen, insbesondere Schußverletzungen (so der bekannte Fall von E. FRANK), Schädelbasisfrakturen, ferner Encephalitiden (wie in einem unserer Fälle mit E. lethargica), Geschwülste, Blutungen, Abscesse, Cysten der Hypophyse und ihrer Nachbarschaft, insbesondere des Zwischenhirns, zu erwähnen. Eine Basilarmeningitis, gleichgültig ob luischer, tuberkulöser oder epidemischer Form, kann genau so wirken. Auch lymphogranulomatöse, leukämische, gummöse, aktinomykotische und lipoidotische (HAND-SCHÜLLER-CHRISTIANIsche Krankheit) Prozesse sind als auslösende Ursachen beschrieben worden.

Erwähnt sei auch D. i. bei Mißbildung der ableitenden Harnwege.

Neben diesen beiden ätiologisch gut charakterisierten Gruppen gibt es aber Fälle, deren Entstehung dunkel ist. Die wenigen derartigen bisher autoptisch verfolgten Fälle ließen keine sicheren Veränderungen erkennen, sind aber anscheinend nie mit den modernen feinen Methoden der Hirnhistologie untersucht worden. So läßt es sich vorläufig nicht entscheiden, ob hier nicht doch feine Strukturveränderungen vorliegen oder ob man funktionelle Störungen, vielleicht in den gleichen Gebieten, die in anderen Fällen anatomisch erkrankt gefunden wurden, annehmen muß. Bemerkenswert ist, daß manche dieser Fälle sich an Infektionskrankheiten wie Scharlach, Masern, Diphterie, Gelenkrheumatismus, Influenza, selbst infektiöse Magendarmkatarrhe usw. anschließen. Für solche Fälle trifft wohl vorläufig die Behauptung von BERBLINGER (1932) zu, daß die hypophysäre oder encephale Genese sich anatomisch bisher nicht beweisen läßt.

Im *klinischen Bilde* dominiert durchaus die Polydipsie und die Polyurie. Mengen von 20 Liter und mehr sind keine Seltenheiten. Bei kleinen Kindern kann die Menge des täglich aufgenommenen Wassers manchmal fast die Größe des Körpergewichts erreichen. Der Zwang zur Wasseraufnahme ist oft so elementar, daß er mit allen Mitteln zur Befriedigung drängt. Eine besondere Berühmtheit in dieser Beziehung hat eine Krankenbeobachtung von STRUBELL aus der Jenaer Klinik erlangt. Dieser vom Wasser abgesperrte Kranke trank einmal 1400 cm³ seines eigenen Urins, ein andermal erreichte er, nach Ausreißen von zwei großen Eisenstangen, über das Dach die nächste Wasserleitung im Wärterinnenzimmer.

Die Größe der Harnentleerung kann auch beim gleichen Kranken erheblichen Schwankungen unterworfen sein. Sehr merkwürdig ist meist, selbst in schweren Fällen, der Einfluß eines interkurrenten Fiebers. Dabei kann der Harn sowohl nach der quantitativen wie der qualitativen Seite schlagartig ganz normale Beschaffenheit annehmen, um nach Sistierung des Fiebers die pathologischen Veränderungen in alter Weise zu zeigen. Das spezifische Gewicht der großen Urinmengen ist naturgemäß niedrig, es steigt selten über 1005.

Entsprechend den gewaltigen Urinmengen sind vielfach die Blasen der Kranken überdehnt. Das Entleerungsbedürfnis tritt oft erst ein, wenn der Blasenrand bereits am Nabel steht; auch zahlreiche Fälle von Enuresis nocturna, besonders bei

Kindern, sind beschrieben worden. Bemerkenswert auch in allgemein pathologischer Beziehung ist die Tatsache, daß diese gewaltigen, oft Jahrzehnte hindurch
aufgenommenen und ausgeschiedenen Flüssigkeitsmengen Kreislauforgane und
Nieren völlig intakt lassen. Auch die Blutmenge ist nicht vermehrt.

Trotz der gewaltigen Wasseraufnahmen ist im Gegensatz zur Norm in der
Regel die Schweißbildung nicht vermehrt, vielfach sogar vermindert. Dementsprechend ist die Haut der meisten Kranken sehr trocken, manche sind selbst
durch schweißtreibende Mittel schwer oder gar nicht zur Transpiration zu bringen.

Abgesehen von dem quälenden Durstgefühl und dem häufigen Harndrang bestehen meist keine Beschwerden, insbesondere gilt das für die hereditären Fälle.
Manchmal wird selbst in unkomplizierten Fällen über Kopfschmerzen, allgemeine Mattigkeit und verminderte Leistungsfähigkeit geklagt. In einzelnen mittelschweren Fällen sah ich bei feiner organisierten Menchen eine gewisse Abhängigkeit des Befindens von der Höhe der Polyurie.

Anders liegen natürlich die Dinge, wenn die Erkrankung Teilerscheinung oder
Folge eines organischen Leidens des Gehirns oder seiner Umgebung ist. Dann
finden sich je nach dem Sitz oft erhebliche Kopfschmerzen, Sehstörungen, polyglanduläre Ausfallserscheinungen, vereinzelt auch echter Diabetes mellitus und
endogene Fettsucht. Die Röntgenplatte deckt dann meist Erweiterungen oder
Schattenbildungen der Sella turcica und ihrer Nachbarschaft auf, die Augenunter-
suchung bitemporale Anopsie, Sehnervenatrophie; seltener bestehen Lähmungen.
Mit dem Diabetes insipidus als solchem haben diese Störungen natürlich nichts zu tun.

Bei manchen D. i.-Kranken ist auch die *Psyche* verändert. Zum Teil handelt es
sich dabei um Patienten, die von Haus aus Psychopathen sind, zum Teil aber auch
um solche, welche ihre Veränderungen erst durch den D. i. bekommen haben. Die
hereditäre Form ist davon weniger betroffen, wenn auch hier vereinzelte Fälle von
Schwachsinn und Epilepsie vorgekommen sind. REICHARD geht wohl zu weit, wenn
er meint, daß fast alle D. i.-Kranken psychisch verändert sind. E. MEYER (Z) beschrieb eine schwere exo- und endogene Depression. Auf die große und oft komplizierende Rolle der Psyche haben in den letzten Jahren vor allem MITSCHER-
LICH und V. VON WEIZSÄCKER hingewiesen.

Bemerkenswert ist, daß unter den 26 Kranken von E. MEYER sich 5 Land-
streicher und 8 Kranke befanden, die wegen symptomatischer Psychose, Hysterie,
Depression und Kriminalität anstaltspflichtig waren oder wurden.

Auch Säufer finden sich unter den D. i.-Kranken. MARX (Z) gibt dafür eigene
charakteristische Beispiele. Schon TROUSSEAU hat darauf aufmerksam gemacht,
daß manche dieser Alkoholiker eine auffallende Toleranz gegenüber diesem Gift
aufweisen. Er berichtet von einem seiner Patienten, der 20 l Wein und 1—2 l
Schnaps trinken konnte, ohne einen Rausch zu bekommen.

Die psychischen Komplikationen können manchmal erhebliche differentialdiagnostische Schwierigkeiten hervorrufen, doch soll darauf erst später eingegangen werden.

A. G. WHITE beschrieb kürzlich 219 Fälle von Polyurie, darunter 23,2% von
primärem Durst. Er nimmt an, daß das antidiuretische Hormon nicht nur distal,
sondern auch proximal unter dem Reize der osmotischen Aktivität der Lösung an
den Tubuli angreift.

c) Beziehungen zu anderen Inkretdrüsen und deren Erkrankungen

Während der D. i. in seiner reinsten Form, nämlich der hereditären, ein
scharf umrissenes Krankheitsbild bietet, ohne daß es von Komplikationen
von seiten anderer Inkretdrüsen begleitet ist, liegen die Verhältnisse bei den

nicht hereditären, meist sekundären Formen oft wesentlich anders. Das ist durchaus verständlich, denn der primäre Prozeß braucht nicht auf den Hinterlappen der Hypophyse und die Bahnen zum Zwischenhirn und die in ihnen liegenden besonderen Kerngebieten beschränkt zu sein.

Vor allem kann er leicht auf den Vorderlappen übergreifen. Und so sehen wir dann manchmal Kombinationen mit Dystrophia adiposogenitalis, Hypogenitalismus, Zwergwuchs und Acromegalie.

Am wichtigsten sind wohl die Kombinationen mit echtem *Diabetes mellitus*. ALLAN u. ROWNTREE fanden sie in dem großen Material der Mayo-Klinik in 2%. Diabeteskliniker von so großer Erfahrung wie C. VON NOORDEN, JOSLIN, UMBER (Z) und FALTA haben sie allerdings anscheinend nie beobachtet.

Ich selbst verfüge auch nur über einen eigenen Fall, der im Diabetes-Kapitel kurz skizziert wurde.

Weitere Beobachtungen stammen von FREUND, DUVOIR, STEINER, LABBÉ u. DREYFUSS u. a. Daß STEINER unter seinen 6 Fällen sogar 3 solche Kombinationen feststellen konnte, ist ein sehr merkwürdiger Zufall.

Schon TROUSSEAU stellte fest, daß in Familien mit D. i. Diabetes mellitus vorkommt, was für gewisse genotypische Beziehungen spricht. CAMMIDGE beschrieb eine Sippe, in der eine diabetische Mutter, zwei Töchter mit D. i. und später zwei weitere mit D. m. geboren hatte, von denen eine wieder drei Töchter mit D. m. bekam. SWEENEY, GIBSON u. a. (Lit. bei MARX) (Z) (S. 429) teilten ähnliche Kombinationsfälle mit. Hyperglykämien mit und ohne Glykosurie, meist vorübergehender Art, sind in traumatischen Fällen häufiger beobachtet worden. Es findet sich auch häufiger eine pathologische Blutzuckerkurve bei Zuckerbelastung, manchmal neben etwas erhöhten Nüchternwerten [MARX (Z)].

Auch die *Keimdrüsen* spielen eine Rolle im krankhaften Geschehen des D. i. Die Krankheit wird manchmal in der Schwangerschaft manifest oder ververschlechtert sich dabei. Andererseits liegen aber auch Beobachtungen vor, in der die Schwangerschaft vorübergehend oder dauernd den Diabetes besserte. In vielen Fällen, so in den Beobachtungen von GAGEL u. GAUPP jun. sistierten die Menses, was von SPATZ u. Mitarb. als Argument für ein hypothalamisches Sexualzentrum herangezogen wird.

In dieser Richtung ist eine kürzlich mitgeteilte Beobachtung von GAGEL u. KLAES (1950) von besonderem Interesse. Bei einem 18 jährigen Jüngling kam es bei einem Lastkraftwagenunfall zu einem Schädelbasisbruch, bei dem Blut und Liquor aus Nase und Mund abflossen. Im Anschluß an die anscheinend erfolgte traumatische Schädigung des oralen Hypothalamus entwickelte sich ein typischer D. i. mit dem für den experimentellen D. i. typischen Dreiphasenablauf (1. Phase der transitorischen Polyurie und Polydipsie von etwa drei Wochen, 2. Phase geregelter Wasserhaushalt und 3. Phase permanenter, auf Hinterlappenpräparate ansprechender D. i.). Gleichzeitig kam es zu einem beschleunigten Längenwachstum von 8 cm in 13 Wochen und vor allem einer gesteigerten Libido und Potenz. Ein Sektionsbefund liegt nicht vor.

In einer Beobachtung von SCHLOTTHAUER an einem D. i.-kranken Stier führte die Kastration zu einer deutlichen Abnahme der Urinmenge.

Die Beziehungen zur *Schilddrüse*, die experimentell durch RANSON u. Mitarb. wohl sichergestellt wurden, sind klinisch nicht genügend geklärt. In einem Falle von MARX mit hypogenitaler Fettsucht und Kleinwuchs bestand eine Hypothyreose mit einer mäßigen Grundumsatzsenkung von — 15%. Das gleiche gilt für eine Beobachtung von GAGEL und anscheinend auch für die von GAUPP jun.

In meinen eigenen 12 Fällen habe ich nie Schilddrüsenveränderungen feststellen können.

Eine Kombination von Hypothyreose und D.i. als diencephalohypophysärem Syndrom beschrieb kürzlich aus der REIWEINschen Klinik ALSLEY.

Die Rolle der Nebennieren geht aus einer eigenartigen Beobachtung von H. G. MERTENS (unter PETTE) (1955) hervor. Hier verschwand ein durch metastatische Zerstörung des Hypophysenhinterlappens entstandener D.i. nach metastatischer Zerstörung auch des Vorderlappens, ließ sich aber durch Injektion von ACTH oder Cortison in wenigen Tagen vorübergehend in voller typischer Form wieder reproduzieren.

Es gibt auch einen meist familiären *renalen D.i.* Er wurde von FORSSMANN (1942) und WARING entdeckt. [Neueste Lit. und eigene Beobachtungen bei LINNEWEH u. Mitarb. (1957).] Er betrifft meist junge Säuglinge und ist charakterisiert durch Erbrechen, Dystrophie, Obstipation und hohes Fieber. Die Prognose ist ungünstig. Nach WARING soll es sich um einen spezifischen Defekt der tubulären Wasserresorption handeln.

d) Stoffwechselpathologie

Das Kardinalsymptom der Krankheit, die Polyurie mit den abnorm niedrigen spezifischen Gewichten, wies von vornherein darauf hin, daß im Zentrum der Erkrankung Störungen des Wasser- und Salzhaushaltes stehen müssen. Obwohl schon STRAUSS 1870 die wichtige Beobachtung der Eindickung des Blutes gemacht hatte, ist die Stoffwechselpathologie des Diabetes insipidus erst in den letzten fünfzig Jahren systematisch erforscht worden. Die wichtigsten Erkenntnisse auf klinischem Gebiete verdanken wir vor allem TALLQUIST, E. MEYER (Z) und seinen Schülern VEIL (Z) und MEYER-BISCH (Z), ferner FINKLENBURG, LICHTWITZ, von den VELDEN, LESCHKE, ROWNTREE, MARX (Z) u. a.

Die zahlreichen bisher vorliegenden Untersuchungen zum Teil aus den letzten Jahren, über die MEYER-BISCH, THANNHAUSER (Z), FISHER u. Mitarb. (Z), JORES (Z), MARX (Z) u. a. berichtet haben, zeigen eine Menge interessanter, wenn auch widersprechender und deshalb verwirrender Ergebnisse. Bei der Einfachheit der Methodik und der Zuverlässigkeit der Autoren liegen diese Widersprüche in der Verschiedenheit der Einzelfälle und der Fülle der Faktoren, welche die Stoffwechsellage jeweils beeinflussen, begründet. Angesichts der erdrückenden Details können daher an dieser Stelle nur die leitenden Gesichtspunkte aufgezeigt werden, die zur stoffwechselpathologischen Charakterisierung von einzelnen Fällen maßgebend sind.

Die dazu nötigen Untersuchungen sind nicht sehr zahlreich, sie müssen sich sowohl auf den Harn wie das Blut beziehen. Zunächst ist bei gemischter Kost und genügender Wasserzufuhr Urinmenge und spezifisches Gewicht des Harns in der Tagesmenge zu bestimmen, gleichzeitig auch möglichst Wasser- und Kochsalzgehalt des Blutes.

Der Wassergehalt ergibt sich aus den Veränderungen von Erythrocyten und Hämoglobingehalt einerseits und refraktrometrischer Eiweißbestimmung andererseits, am eindeutigsten aus den Trockengewichtsbestimmungen. Eine Abnahme der Werte bedeutet eine Zunahme des Wassergehaltes, eine Zunahme eine Eindickung. Bei der Kochsalzbestimmung, bei der das Serum vorher verascht werden muß, ist die Konzentration das Entscheidende. Die Wasserbilanz ergibt sich aus genauer Bestimmung der Wassereinfuhr, der Urinmenge und, zur wichtigen Kontrolle beider, des Gewichtes. Dann müssen die gleichen Faktoren im Durstversuch, evtl. nach Belastung mit 10—20 g Kochsalzzufuhr, und nach Injektion von Hypophysenhinterlappenpräparaten festgestellt werden.

E. MEYER (Z) sah ursprünglich das wesentliche Kriterium des echten Diabetes insipidus in der Unmöglichkeit einer nennenswerten Steigerung des spezifischen Gewichtes, d.h. der molaren Kochsalzkonzentration der Niere über den Blutwert.

Es zeigte sich aber bald, daß dieses Verhalten nicht generell für alle Fälle gilt (FINKELNBURG, FORSCHBACH, WEBER u. a.), auch E. MEYER selbst fand in Urineinzelperioden und im Fieber Abweichungen.

Daher wandten sich die Untersuchungen bald dem Studium des Blutes als des Spiegels der intermediären Stoffwechselprozesse zu. VEIL hatte zuerst vorgeschlagen, die Chlorretention im Blute zum Kriterium für die *Klassifizierung* zu wählen. Er unterschied eine hyperchlorämische und eine hypo- bzw. normochlorämische Form. Obwohl diesem Faktor sicher nicht die grundlegende Bedeutung zukommt, die VEIL ihr beilegte, sondern sein Verhalten mehr ein sekundäres Symptom der Störungen darstellt, so seien doch die Charakteristica der beiden Gruppen kurz mitgeteilt. Als Normalwerte gelten 350—400 mg-% Cl oder 565—640 mg-% NaCl (MARX).

Die hyperchlorämische Form ist nach VEIL gekennzeichnet: 1. durch Hyperosmose im Blut; 2. Hyperchlorämie; 3. starke Labilität der Wasserbilanz; 4. Erschöpfung der Wasserbestände des Körpers im Durstversuch; 5. Senkung der Harnmenge und Steigerung des spezifischen Gewichts durch Hypophysininjektion; 6. Reaktion auf kochsalzarme Kost, nicht auf Theophyllin.

Demgegenüber ist die normo- oder hypochlorämische Gruppe charakterisiert durch: 1. Neigung zu Hyposmose des Blutes; 2. zu Hypochlorämie; 3. stabile, mehr oder weniger fixierte Wasserbilanz; 4. Erhaltung des Wasserbestands des Organismus, evtl. sogar Neigung zur Retention im Durstversuch; 5. keine Reaktion des Harns auf Hypophysin und kochsalzarme Kost; 6. vorübergehende Beeinflußbarkeit durch Theophyllin.

Wenn auch nur ein relativ kleiner Teil aller Fälle von Diabetes insipidus in dies Schema sich einfügen läßt, und hin und wieder sogar ein Einzelfall in seinem Verlauf bald in die eine, bald in die andere Gruppe zu rechnen ist, wie es z. B. bei unseren beiden letzten Kranken der Fall war, so hat die VEILsche Klassifizierung vorläufig mangels einer besseren praktisch doch manchmal für die stoffwechselpathologische Charakterisierung mancher Fälle von Diabetes insipidus eine gewisse Bedeutung. Von manchen Autoren wie z. B. UMBER, FALTA (Z) und KREHL, wird sie allerdings abgelehnt. Sie verzichten lieber wegen der Vielfältigkeit der klinischen Bilder auf jede Einteilung.

E. MEYER (Z) hat auch die Reaktion des Blutes auf einen größeren Aderlaß als Charakteristicum herangezogen. Normalerweise kommt es nach diesem Eingriffe für etwa 24 Std zu einem vermehrten Einstrom von Wasser mit Zunahme des Chloridgehaltes im Blut. Bei einigen von MEYER (Z) und MEYER-BISCH (Z) untersuchten Fällen fehlte diese Chloridzunahme, so daß angenommen werden muß, daß die einströmende Gewebsflüssigkeit stark hypotonisch war, was für Störungen im Austausch zwischen Blut und Gewebe spricht. Da in diesen Fällen gleichzeitig eine Hypochlorurie, mithin auch eine Ausscheidungsstörung der Nieren vorlag, so haben E. MEYER u. MEYER-BISCH hier von einer „Kombinationsform" gesprochen.

Während sich das Stoffwechselprofil der hyperchlorämischen Fälle im großen und ganzen ziemlich scharf abzeichnet, können die hypochlorämischen Fälle doch oft recht große Verschiedenheiten aufweisen. Das gilt vor allem für die Kochsalzkonzentration im Harn. Nach VEIL (Z) sollten die hypochlorämischen Fälle meist mit einer hohen Kochsalzkonzentration im Urin einhergehen. Das scheint aber nur für einen kleinen Teil der Fälle zu gelten, da nach Beobachtungen von ALLEN, ZADEK sowie MEYER (Z) und MEYER-BISCH (Z) eine zum Teil recht erhebliche Hypochlorurie bestand, was auf den Hauptsitz der Störungen in den Nieren hinweist.

Diese Mannigfaltigkeit und Kompliziertheit der Befunde, die fast mit jedem eingehend untersuchten neuen Kranken wächst, wird wohl nur verständlich, wenn man mit den besten Kennern der Krankheit [Lit. bei MEYER-BISCH (Z)] annimmt, daß sowohl das Gewebe als auch die Nieren der Sitz der Störung sein können, daß in einzelnen Fällen die Schädigung nur einfach ist, in vielen aber wechselnde Kombinationen vorliegen. Aber auch dann bleibt noch ein großer Rest, für den man mit Meyer-Bisch (Z) wohl die Hypothese machen muß, daß die enge Bindung, in der sonst Wasser- und Salzstoffwechsel selbst im kranken Organismus stehen, gelöst ist, so daß beide Komponenten isoliert geschädigt sein können.

Es fragt sich nun, ob die genetisch verschiedenen Formen auch stoffwechselpathologisch sich unterscheiden lassen. Hinsichtlich der hereditären Form liegen noch zu wenig umfassende Untersuchungen nach den neueren Gesichtspunkten vor. Bei einem Kranken ($5^1/_2$ jährigen Jungen), den ich mit Weil jun. beobachtete, bestand zwar eine Einschränkung der Konzentrationsfähigkeit der Nieren, aber keine Unfähigkeit. Die spezifischen Gewichte gingen bis 1,008, die NaCl-Konzentration bis 0,215% hinauf, das Blut wurde nicht untersucht. Wir können über diese Form also vorläufig noch nichts aussagen. Bei den anderen Gruppen sind bisher die Befunde so wechselnd, daß keinerlei stoffwechselpathologische Charakteristica zu bestehen scheinen.

Die übrigen Stoffwechselkomponenten bieten weder Interesse noch Besonderheiten. Der Gesamtstoffwechsel ist bei unkomplizierten Fällen nicht verändert. Ebensowenig zeigt der Eiweißumsatz Anomalien. Die früher vielfach gefundenen starken Stickstoffausscheidungen sind nicht etwa der Ausdruck eines vermehrten Eiweißzerfalls, sondern die Folge der oft sehr erheblichen Nahrungsaufnahmen. Was die Partialausscheidungen der einzelnen N-haltigen Komponenten betrifft, so ist bemerkenswert, daß bei ausgesprochener Konzentrationsschwäche für Kochsalz die Harnstoffausscheidung anscheinend meist nicht gestört ist (Lichtwitz u. a.). Die vereinzelt gefundenen Anomalien in der Purinentleerung haben, wie schon E. Meyer es annahm, mit der diabetischen Störung als solcher nichts zu tun, sondern sind wohl einer gleichzeitigen Schädigung des von Brugsch u. Mitarb. gefundenen Purinzentrums im Zwischenhirn zur Last zu legen, jedenfalls scheinen sie bisher nur bei Fällen mit organischer Hirnschädigung gefunden zu sein.

Die entsprechenden Erwägungen gelten erst recht für eine gleichzeitig bestehende Glykosurie, die auf eine Läsion des Zuckerzentrums zurückzuführen ist.

e) Vorstellungen über Sitz und Pathogenese der Erkrankung

Die Bemühungen, etwas über die Natur und die Genese dieser merkwürdigen Erkrankung zu erfahren, kamen von drei Seiten: der pathologischen Anatomie, der experimentellen Pathologie und aus den Studien an den Kranken.

α) Pathologisch-anatomische Befunde

Die pathologische Anatomie schien in erster Linie berufen, etwas über den Sitz des D. i. auszusagen. Es fehlt auch nicht an Sektionsbefunden. H. Marx (Z) stellte in seiner ausgezeichneten Darstellung (1941) seit dem berühmten Befunde von E. Frank mit der isolierten Schußverletzung der Hypophyse (1910) über fünfzig Arbeiten mit Sektionsbefunden zusammen, und seitdem sind noch zahlreiche weitere hinzugekommen, so vor allem die Beobachtungen von Gagel (1941) und Gaupp jun. (1944), ohne prinzipiell Neues zu bringen. Fink (1926) hat allein 107 obduzierte Fälle gesammelt. 63% davon betrafen Tumoren der Hirnbasis oder der hinteren Schädelgrube, 13% Syphilis (Basalmeningitis, Gummen in oder auf der Hypophyse), 8% entzündliche Prozesse in der Hypophysengegend, 6% tuberkulöse oder andere Basalmeningitiden und 10% Traumen. Marx (Z) teilt sehr zweckmäßig die Sektionsbefunde in zwei große Gruppen ein. Die erste umfaßt solche Fälle, in denen ausschließlich oder vorwiegend die Hypophyse befallen war, die zweite solche mit Veränderungen des Hypothalamus oder des Tuber cinereums bei unveränderter Hypophyse. Die zweite Gruppe ist die größere. Die Brauchbarkeit des großen Sektionsmaterials für die Frage nach dem Sitz der Erkrankung ist durch zwei Faktoren erheblich eingeschränkt. Einmal ist die Zahl der Fälle, in denen Hypophyse oder Zwischenhirn isoliert geschädigt waren, relativ gering. Meist war auch die Nachbarschaft mehr oder weniger schwer mitbetroffen. Vor allem aber fehlen bei den älteren, meist nur makroskopisch beschriebenen Fällen feine histologische Untersuchungen von Hypophyse und vor allem vom Zwischenhirn. Dazu kommt, daß manche obduzierten Kranken klinisch nicht näher untersucht waren. Wichtig ist zunächst die Feststellung, daß bisher anscheinend kein genau untersuchter Fall von D. i. seziert wurde, an dem nicht irgend ein pathologischer Befund am vermutlichen Sitz der Erkrankung festgestellt wurde. Damit fällt die Berechtigung fort, eine primär idiopathische Form ohne organische Basis von einer sekundären mit pathologischen Befunden zu unterscheiden, wie es früher oft geschah.

Besonderes Interesse verdienen die fast identischen, auch klinisch gut untersuchten Fälle von GAGEL u. GAUPP jun. in Kombination mit Fettsucht und vorzeitiger Menopause. Zugrunde lag eine wahrscheinlich luische Granulationsgeschwulst des Hypothalamus. In beiden Fällen fanden sich schwere Zerstörungen der Nuclei-supraoptici und N.-paraventriculares. Im Falle von GAGEL wurde die Neurohypophyse leider nicht untersucht. In der Beobachtung von GAUPP erwies sie sich als hochgradig atrophisch. Die Nervenfasern waren weitgehend geschwunden, das faserige Bindegewebe war stark vermehrt. Die Zahl der Adenopituicyten war sicher nicht vermindert, eher vermehrt.

Die Zerstörung der genannten Kerne hatte zum Verluste der Sekretion des antidiuretischen Hormons geführt. Die 6 Jahre bestehende Krankheit, die ganz plötzlich zum Tode führte, ging im Leben mit subfebrilen Temperaturen, hochgradiger Schlafsucht, myxödematösen Erscheinungen und sehr schmerzhafter spastischer Spinalparaparese einher. Sie reagierte auf Hinterlappenpräparate.

Die spärlich vorhandenen Zellen waren normal strukturiert. Bilder retrograder Zellveränderungen oder von Zelluntergang fehlten. Es wurde auf eine Abnahme markloser Nervenfasern im Hypophysenstil geschlossen.

In Verbindung mit der später noch zu besprechenden Theorie von RANSON (Z) muß man daher annehmen, daß das Wesen des hereditären D. i. in einer anlagebedingten Unterentwicklung (Hypoplasie) des Nucleus supraopticus und des von ihm ausgehenden Tractus supraopticus hypophyseos seu hypothalamohypophyseus anterior (GAUPP) zur Hypophyse gelegen ist. Dadurch ist die Neurohypophyse gehemmt und es kann nicht genügend Antidiuretin gebildet werden, so daß es zur Polyurie kommen muß.

Das größte Interesse bieten zweifellos die hereditären Fälle, weil sie die Krankheit in reinster und schwerster Form, unabhängig von anderen Gehirn- oder Hypophysenschädigungen, darbieten. Hier liegen nur 2 in vielen Punkten übereinstimmende histologische Befunde bei makroskopisch intakten Organen vor. Der erste Fall stammte aus der von GÄNSSLEN u. FRITZ beschriebenen Sippe und betraf einen 40 jährigen Mann, der an Ulc. ventriculi starb. Hier wurde eine Hypoplasie des Nucleus supraopticus und des N. paraventricularis mit Ganglienzellenverarmung in diesen Kerngebieten gefunden. Hypophyse angeblich nicht verändert.

Den 2. Fall sezierte K. GAUPP jun. (1941). Auch er fand einen deutlichen Zellschwund des N. supraopticus und in geringem Grade auch des N. paraventricularis neben einer Schrumpfung des Hypophysenhinterlappens.

Von sonstigen Befunden bei sekundärem, nicht hereditärem D. i., seien folgende hier erwähnt.

In einem Falle von SCHELDER wurden lediglich in der Hypophyse nur mikroskopisch faßbare lymphocytäre Infiltrate gefunden. PINCHERLE u. MAGNI sahen bei intakter Hypophyse bei ihrer Sektion lediglich einen encephalitischen Herd im Tuber cinereum. ZADEK berichtete über 3 auch klinisch genau untersuchte Fälle, davon 2 sehr schwere. In 2 waren nur der Hinterlappen der Hypophyse und die pars intermedia erkrankt, die angrenzenden Gehirnteile frei. Im 3. waren sowohl der hintere Mittellappen wie die hypothalamischen Zentren zerstört. ZADEK sucht aus seinem Befunden Beziehungen zwischen klinischem Bilde und Topographie des Krankheitsbildes abzuleiten. Er ordnet dabei die Störung der Wasserbindung im Gewebe den Zwischenhirnschädigungen zu. Ein verschiedenes anatomisches Substrat für die von VEIL unterschiedenen beiden Formen, die hyper- und die hypochlorurische, hat sich bisher nicht finden lassen, da die Befunde nicht eindeutig waren.

Wichtig sind die Beobachtungen und Schlußfolgerungen von v. HANN (1918). Bei der anatomischen Kontrolle von 17 D.i.-Fällen der Literatur fand er eine besonders schwere Erkrankung bei Erhaltensein des Vorderlappens und isolierter Zerstörung des Hinterlappens, während in 9 Fällen, in denen Vorder- und Hinterlappen zerstört waren, ein D. i. gar nicht in die Erscheinung trat. Er schloß daraus, daß der Vorderlappen eine diuretische Substanz bildet, die dem Inkret des Hinterlappens entgegengesetzt sei. In dem gleichen Sinne sprach JACOBI von einem Antagonismus von Vorder- und Hinterlappen. Mit dieser Hypothese würde dem Hinterlappen in der Genese des D. i. die Bedeutung zukommen, daß der in ihm gebildete antidiuretische Faktor fortfällt und so das diuretische Prinzip des Vorderlappens übermäßig in die Erscheinung tritt.

Die interessante Hypothese v. HANNS ist auch heute noch stark umstritten, doch soll darauf erst später in Verbindung mit tierexperimentellen Versuchen eingegangen werden.

Eine weitere wichtige Entscheidung brachte die pathologische Anatomie hinsichtlich der Nieren. Ganz entsprechend den negativen Befunden des Harns hinsichtlich Eiweiß- und Formelelementausscheidung im Leben finden sich auch post mortem bei Jugendlichen niemals Veränderungen an den Nieren, abgesehen von einer mäßigen Vergrößerung, die erst allmählich einsetzt, was besonders bei der hereditären Form fast erstaunlich ist. Bei älteren Individuen können Kombinationen mit accidenteller Sklerose oder sonstigen unspezifischen Nierenkrankheiten vorliegen. Die Nieren sind das Vollzugsorgan der Krankheit, aber nicht deren Sitz. Auch die Kreislauforgane, vor allem das Herz, werden trotz der gewaltigen Arbeitsleistungen in unkomplizierten Fällen auch anatomisch als intakt befunden. Insbesondere gilt das auch für die hereditäre Form.

Sehr oft sind außer der Hypophyse auch andere Inkretdrüsen betroffen, wie z. B. bei Kombinationen mit Diabetes mell. oder Dystrophia adiposogenitalis; auch in dem im Diabetes mellitus-Kapitel beschriebenen Falle, in dem wegen des kurzen Aufenthaltes in der Klinik leider keine genauen Untersuchungen angestellt werden konnten, lagen die Dinge so.

Überblickt man das bisher vorliegende Obduktionsmaterial, so läßt sich mit Sicherheit feststellen, daß die Veränderungen entweder die Hypophyse oder bestimmte Teile des Hypothalamus betreffen. Es ist aber vorläufig unmöglich, bestimmte Partialschädigungen des Wasserhaushaltes bestimmten anatomischen Läsionen zuzuordnen, wie z. B. B. ZADEK in geistvoller Weise es will, wenn er die Störungen des Austausches zwischen Gewebe und Blut auf Läsionen des Zwischenhirns zurückzuführen sucht.

β) Experimentelle Untersuchungen bei Tieren

Die experimentelle Pathologie hat vor der deskriptiven den großen Vorteil voraus, daß sie isolierte Schädigungen an ganz bestimmten umschriebenen Stellen setzen und deren Einwirkung studieren kann. Die pathologisch-anatomischen

Befunde legten von vornherein den Gedanken nahe, daß beim Diabetes insipidus eine zentralnervöse oder hormonale Schädigung des Regulationsmechanismus für den Wasser-Salzstoffwechel vorliegen müsse. Es galt also zunächst die Frage nach der Existenz solcher Zentren experimentell zu entscheiden (Lit. bei E. GRAFE u. SPIEGEL). Hierfür lieferten schon die berühmten Piqûre-Versuche von CLAUDE BERNARD das erste richtunggebende Material. BERNARD fand bei seinen Zucker-stichexperimenten öfter, unabhängig von der Glykoseausscheidung, Polyurien, die er auf nervösen Nierenreiz zurückführte. Die ersten, die einen echten D. i. durch Verletzung des Tuber cinereums erzeugen konnten, waren 1913 CAMUS u. ROUSSY. ECKHARD, KAHLER, LESCHCKE, ASCHNER u. a. haben diese am Boden des vierten Ventrikels gelegene Stelle näher zu lokalisieren versucht und Polyurien auch von anderen Orten (Corpus mammillare, Regio subthalamica, Infundibulum, Thalamus, Gyrus sigmoideus, Lobus hydroicus des Kleinhirns usw.) ausgelöst. Besonders bedeutungsvoll gerade für die Frage des Diabetes insipidus war die Feststellung von E. MEYER u. JUNGMANN, daß Stichverletzungen der oberen Medulla oblongata außer zu einer Polyurie auch zu einer vermehrten Kochsalz-ausfuhr führen können. Von BRUGSCH, DRESEL u. LEWY wurde dieser „Salztisch" näher in die Gegend der Formatio reticularis lokalisiert. Als Sitz der Schädigung bei Diabetes insipidus kommt diese Stelle allerdings nicht in Betracht, da bei die-ser Krankheit ja gerade die Kochsalzkonzentration der Nieren leidet. Besonders wichtig sind die von etwas höheren Partien, dem Tuber cinereum, ausgelösten, jahrelang dauernden Polyurien beim Hunde mit allen Zeichen des echten Diabetes insipidus in den Experimenten von CAMUS u. ROUSSY nach Hypophysenentfer-nung. BAILEY u. BREMER, CURTIS u. a. haben das bestätigt. Welcher der oben skizzierten Formen diese Polyurien angehören, ist allerdings vorläufig noch unklar. Für einen extrarenalen Angriff sprechen Froschversuche von POHLE, JUNGMANN u. a. (Lit. bei TRENDELENBURG), die gleichfalls Läsionen im Zwischenhirn setzten. Für die Frage des Weges zum Erfolgsorgan ist die Feststellung von CAMUS u. GOURNAY (Lit. bei TRENDELENBURG) bedeutungsvoll, daß die von ihm durch Tuber-cinereum-Stich gesetzten Polyurien auch durch Nierenentnervung nicht unterdrückt werden. Die französischen Autoren haben daraus auf eine humo-rale Übertragung geschlossen. Im Hinblick auf den Diabetes insipidus liegt zu-nächst der Gedanke näher, daß die efferente Bahn zum Gewebe geht. Dagegen spricht aber entscheidend die Tatsache, daß tiefe Halsmarkdurchschneidung die Hypothalamuspolyurie nicht unterdrückt. Demnach müssen bei dieser Stichver-letzung entweder Diurese fördernde Stoffe ans Blut abgegeben oder die Bildung antidiuretischer Stoffe verhindert worden sein. BOURQUIN entschied sich auf Grund von Versuchen am gekreuzten Hunde für die erstere Möglichkeit. Größere Wahrscheinlichkeit hat aber die Annahme von P. TRENDELENBURG u. SATO, daß der zweite Fall zutrifft. Sie fanden nämlich nach Hypophysenentfernung beim Hund im Tuber cinereum, zum Teil auch in den Corpora mammillaria, anti-diuretisch wirkende Substanzen, die sich auch ohne den Eingriff in geringeren Mengen nachweisen lassen. Sie folgerten daher, „daß das Tuber cinereum nach der Hypophysektomie die Bildung und Abgabe einer antidiuretischen Sub-stanz übernimmt und daß die Zerstörung des Tuber cinereum durch Unterbindung dieser Hormonabgabe diuresefördernd wirkt".

Die Annahme von TRENDELENBURG u. SATO, daß auch der Hypothalamus ein antidiuretisches Hormon liefert, wurde zunächst von vielen Autoren abgelehnt. R. GAUPP jun. (1944) erklärte diese Befunde dadurch, daß bei der Abtragung der Hypophyse mit der üblichen Technik dem Hypothalamus stets Teile der Neuro-hypophyse anhaften, da die Ausläufer des Hinterlappens durch den Stil in die mediane Eminenz, die breitbasig am Zwischenhirn anliegt, sich fortsetzt.

Die neusten Untersuchungen (1950—1951) von BARGMANN u. Mitarb., besonders HILD, ZETLER u. ORTMANN, haben die TRENDELENBURGschen Befunde in vollem Umfange bestätigt und erweitert. Sie konnten nicht nur im Nucleus paraventricularis, supraopticus und Practus supraoptico-hypophyseos bei Fröschen, Ratten und Hunden mit der Gomorischen Chromatohämotoxylin-Phloxinfärbung Granula feststellen, die sie mit großer Wahrscheinlichkeit als Inkrettröpfchen ansprachen, sondern auch den Beweis erbringen, daß gerade diese Kern- und Leitungsgebiete, und zwar sie allein, die 3 wirksamen Hinterlappensekrete Adiuretin, Oxytocin und Vasopressin enthalten, wenn auch in weit geringerer Menge als im Hypophysenhinterlappen. Sie folgern daraus, daß dieser nur der Stapel- und Abgabeort für die genannten Inkrete ist, die ihrerseits im Hypothalamus gebildet werden: „Man sollte in Zukunft nicht von Hinterlappen-, sondern von Hypothalamushormonen sprechen" (BARGMANN 1951).

Diese Theorie ist noch zu neu und revolutionär, um schon dazu Stellung zu nehmen. Sie steht und fällt m. E. mit der Entscheidung, ob die mit der Gomorischen Methode gefundenen Granula tatsächlich Se- bzw. Inkrettröpfchen sind oder nicht. Sie wird schwer zu erbringen sein. (Vgl. dazu auch die Arbeit von R. RABE über den Weg des Neurosekrets vom Hypothalamus zum Hypophysenvorderlappen.)

Der Hypophysenzwischenlappen kommt nicht als Quelle des antidiuretischen Hormons in Betracht, wie BIEDL, CUSHING u. a. früher annahmen. Das beweisen Zwischenlappengewebskulturen von ANDERSON u. HAYMAKER, die zwar ein Melanophorenhormon, aber weder eine antidiuretische noch eine uteruskontrahierende Substanz wachsen ließen.

Ein wichtiger weiterer Fortschritt, der sich sehr gut mit den erwähnten Untersuchungen von BARGMANN und seiner Schule sowie ihren Vorgängern PICKFORT u. VERNEY vereinigen läßt, gelang auf experimentellem Gebiete RANSON u. Mitarb. vor allem FISHER u. INGRAM (Z). Mit einer sehr feinen Technik der elektrolytischen Kauterisation bei genauer Einstellung des Kopfes mit Hilfe der *Horsley-Clarke*-Apparatur konnten sie bei 85 Katzen, die als Fleischfresser ein geringes Flüssigkeitsbedürfnis haben und sich daher für derartige Versuche besonders gut eignen, von scharf umschriebenen Stellen des Hypothalamus einen ausgesprochenen D. i. erzeugen. Für den positiven Ausfall war entscheidend, daß bei den Eingriffen der Tractus supraoptico-hypophyseos vollständig durchtrennt wurde. Diese Nervenverbindungen, die vom Nucleus supraopticus bzw. N. paraventricularis ausgehen, waren anscheinend unabhängig voneinander von NICOLESCU u. RAILANN sowie von GREVING schon 1926 entdeckt und genau beschrieben worden. Die Durchschneidung dieser anscheinend entscheidenden Bahnen zum Hypophysenhinterlappen führte zu einer Atrophie der zugehörigen Kerne, zu einem teilweisen Untergang der efferenten Fasern im Hypophysenstil sowie einer Schrumpfung des Hinterlappens. Es ist also genau der gleiche Befund, wie ihn GAUPP jun. bei seiner Sektion des Kranken mit hereditärem D. i. erhalten hatte.

Der Effekt war der gleiche, wenn die Bahnen im Hypothalamus nahe der Kerne oder im Hypophysenstil unterbrochen wurden.

Er trat auch ein, wenn die technisch außerordentlich schwierige isolierte Exstirpation des Hinterlappens vorgenommen wurde.

Das folgende Diagramm (Abb. 85 von DIEPEN), das der Darstellung von A. JORES (1955, S. 8) entnommen ist, zeigt die anatomischen Verhältnisse in sehr instruktiver Weise und bedarf keiner weiteren Besprechung.

In den genannten wichtigen Versuchen kam es regelmäßig sehr rasch nach dem Eingriff zu einer Steigerung der Diurese von 10 auf 500—900 cm³ pro die. Nach 4—8 Tagen klang diese 1. vorübergehende Phase ab, um nach einer Latenz von

6—18 Tagen in einen permanenten D. i. überzugehen. Die 1. Phase ist wohl als Reizwirkung der Durchschneidung aufzufassen, die 2. Phase als Folge der allmählich eintretenden sekundären Degenerationen. Diese Phasen sind charakteristisch für den experimentellen D. i.

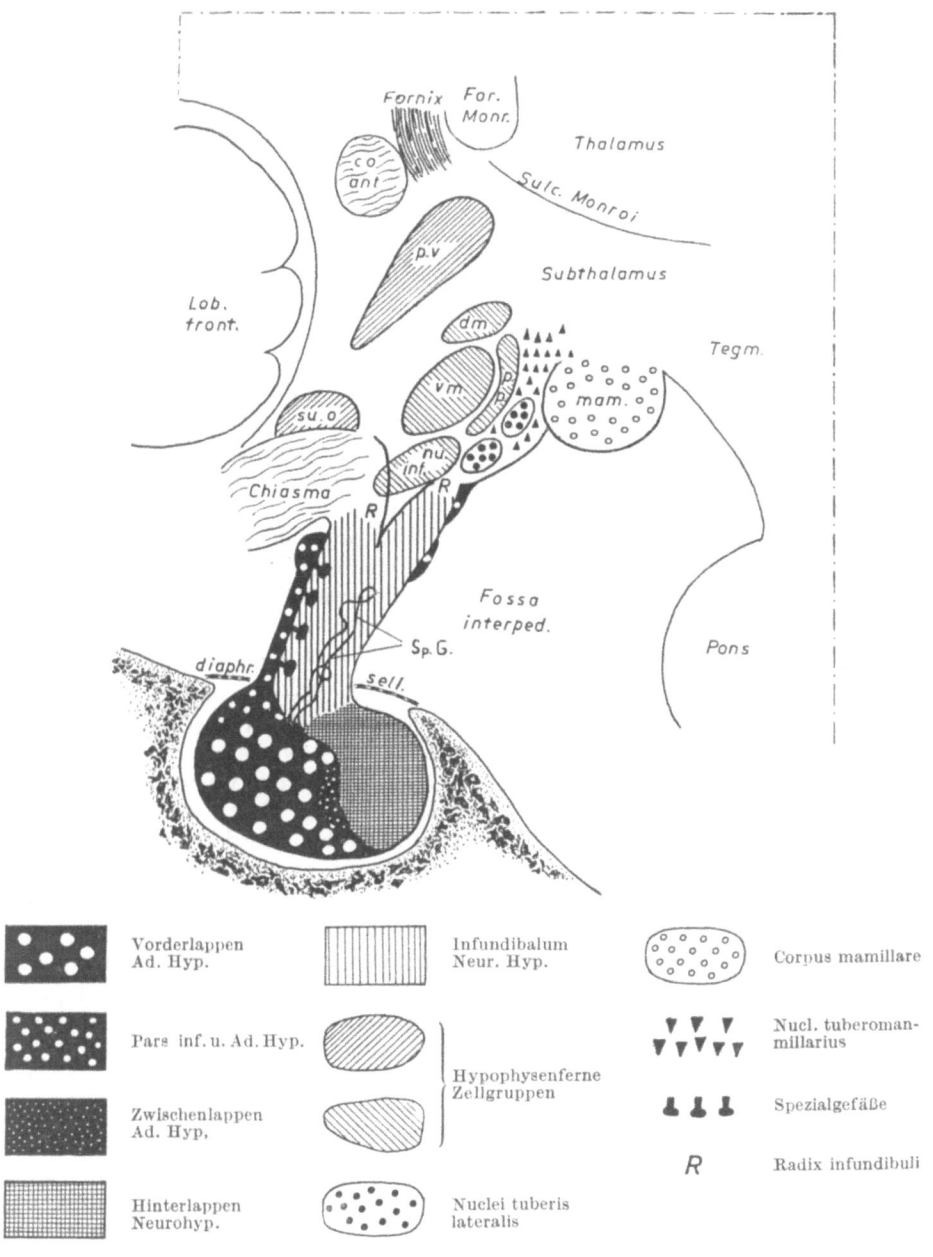

Abb. 85. Hypophyse und Hypothalamus beim Menschen nach DIEPEN
nu. inf. nucleus infundibularis; vm. nucl. ventromedialis; dm. nucl. dorsomedialis
p. p. nucl. hypoth. periventric. post; p. v. nucleus paraventricularis; su. o.
nucl. supraopticus; Sp. G. langes Spezialgefäß

Die Schlußfolgerungen, die RANSON u. Mitarb. hinsichtlich der pathologischen Physiologie des D. i. aus ihren Versuchen zogen, sind so grundlegend, daß sie hier in der Übersetzung von H. MARX (Z, S. 440/4) in extenso mitgeteilt seien:

„Das supra-opticophysäre System reguliert die Bildung des antidiuretischen Hormons in dem nervösen Anteil der Hypophyse. Dieser umschließt das Infundibulum und die mediane Eminenz. Die Unterbrechung des Tractus supraoptico-hypophyseos im Hypothalamus führt zu einer Atrophie und funktionellen Inaktivität der Pars nervosa und bewirkt einen Mangel an antidiuretischem Hormon im Organimus. Die gleiche Wirkung hat die Unterbrechung und Entfernung des Stiles und der medianen Eminenz. Auch die Exstirpation der Pars nervosa mit allen ihren Anteilen führt zu der gleichen Senkung des Hormonspiegels durch Entfernung der Bildungsstätte des Hormons. Die Beobachtungen sprechen dafür, daß das antidiuretische Hormon vorwiegend an der Niere angreift und die Bildung übermäßiger Harnmengen verhindert. Der Mangel an diesem Hormon, wie er infolge der beschriebenen Eingriffe eintritt, führt zu einer primären Polyurie, die von einer sekundären und kompensatorischen Polydipsie gefolgt wird. Diese Polyurie ist eine Folge der diuretischen Reize, die nicht mehr durch den antidiuretischen Mechanismus gehemmt werden. Die Diurese entsteht in Abhängigkeit vom Vorderlappen der Hypophyse und die Polyurie kann als eine Folge der ungehemmten Aktivität dieser Drüse angesehen werden. In diesem Sinne kann man den D. i. als eine Störung des normalen Funktionsgleichgewichtes zwischen Vorderlappen und Hinterlappen ansprechen, man kann jedoch nicht von einer gesteigerten Wirkung des Vorderlappens sprechen. Der Vorderlappen dürfte seine diuretische Einwirkung durch eine allgemeine Beeinflussung des Stoffwechsels und der Aktivität und nicht durch ein spezifisches Hormon ausüben. Der D. i. stellt eine hormonale Störung dar, wenn auch die Bildung des antidiuretischen Hormons unter der nervösen Kontrolle des Hypothalamus erfolgt. Der Hinterlappen selbst und nicht die Pars intermedia ist die Bildungsstätte des antidiuretischen Hormons."

Die Experimente von RANSOM und seinen Schülern bei Katzen und Affen sind von RICHTER, FARR, HARE, PHILLIPS, BIGGARD-ALEXANDER bei den verschiedensten Tieren und auch von GAUPP jun. bei Meerschweinchen im wesentlichen bestätigt. Es paßt zu RANSOMS Vorstellungen gut, daß HARE u. Mitarb. (1941) im D. i.-Harne keine antidiuretische Substanz fanden, wie sie der normale Urin sie aufweist.

Die Vorstellungen von RANSOM sind, soviel ich sehe, bisher ziemlich allgemein mit den noch gleich zu besprechenden Ausnahmen akzeptiert worden.

Ihr schwacher Punkt scheint mir die Theorie von der Vorderlappenwirkung zu sein. RANSOM leugnet, daß es ein spezifisches diuretisch wirkendes Vorderlappenhormon gibt, sondern nimmt nur eine allgemeine, nicht näher gekennzeichnete Stoffwechselwirkung von dieser Stelle aus an, wie schon RICHTER vermutet hat. Auf welche Weise soll denn diese zustande kommen, wenn nicht wie bei jeder Inkretdrüse durch ein Hormon? Gewiß ist ein solches bisher nicht gefunden worden. KELLER u. a. vermuten, daß die diuretische Wirkung über das thyreotrope Hormon und die Schilddrüse erfolge. FISHER, INGRAM u. RANSOM (Z) haben dem aber widersprochen. Trotzdem bleibt aber diese Frage noch ungeklärt, wie auch neuerdings HEINBECHER u. Mitarb. (1947) sowie MELLI (1949) betonen, nachdem BARNES, REGAN u. BUENO sowie BIASOTTI und HOUSSAY bei der Diurese durch Vorderlappextrakte eine Erhöhung des Grundumsatzes und bei Entfernung der Schilddrüse ein Sistieren der Diurese feststellten. GAEBLER konnte allerdings weder das eine noch das andere bestätigen.

Im übrigen macht auch nach EVANS Injektion von Wachstumshormon eine Diurese, die meist, wenn auch nicht notwendig, mit einer Glykosurie verknüpft ist.

Erst neue Untersuchungen müssen Klarheit schaffen, auf welche Weise die wohl mit Sicherheit anzunehmende diuretische Wirkung des Hypophysenvorderlappens zustande kommt.

GAGEL u. MAHONEY haben bisher die RANSOMsche Auffassung des Hypophysenzwischenhirnsystems abgelehnt, weil sie durch Abklemmung und Abtrennung des Hypophysenstils weder retrograde Zellveränderungen in dem Nucleus supraopticus noch eine sichere Atrophie des Hinterlappens feststellen konnten. Infolgedessen wurde das Vorliegen eines Tractus supraoptico-hypophyseos, der doch absolut gesichert schien, bestritten. Die Kritiker leugnen nicht, daß gewisse Faserbildungen in jener Gegend vorhanden sind, führen sie aber auf die „Launenhaftigkeit" der Silbermethode zurück, die es nicht mit Sicherheit gestattet, etwas über Abnahme oder Schwund von marklosen Fasern im Hinterlappen auszusagen. In einer neueren Arbeit (1947) drückt sich GAGEL allerdings sehr viel vorsichtiger aus, indem er sagt, daß die anatomischen Untersuchungen die Existenz eines Tractus supraoptico-hypophyseos nahelegen, daß aber ein zwingender Beweis für den Menschen noch nicht erbracht sei. BUSTAMENTE (unter SPATZ) bestritt gleichfalls die Existenz des betreffenden Tractus und darüber hinaus jeder Nervenverbindung zwischen Hypothalamus und Hypophysenhinterlappen und nahm an, daß die Hypophyse auch von allein ihre Funktion aufrecht erhalten kann. GAUPP jun. hat anfangs dieser Skepsis zugestimmt, bis er sich durch seine eigenen ausgedehnten Meerschweinschenversuche mit experimentellem D. i. von der Richtigkeit der RANSOMschen Auffassung überzeugte. Ich glaube im Hinblick auf die vielen Bestätigungen, daß die Kritik von GAGEL u. BUSTAMENTE heute kaum mehr aufrecht zu halten ist.

Auf die noch bestehenden strittigen Fragen hinsichtlich feinster histologischer Veränderungen kann hier nicht weiter eingegangen werden. Für die Diskussion sei daher auf die angeführten Originalarbeiten verwiesen.

Wie lassen sich die geschilderten Vorstellungen von der überragenden Bedeutung des Hypothalamus mit den meist älteren Beobachtungen in Einklang bringen, die von der anderen Seite her, nämlich von der Hypophyse, die Pathogenese des D. i. aufzuklären versuchten? Eine Theorie ist erst dann als bewiesen und gesichert zu betrachten, wenn sie alle einwandfreien Beobachtungen widerspruchslos zu erklären vermag.

Schon VASALE u. SACCHI (1893) fanden nach Exstirpation der gesamten Hypophyse eine Harnflut, doch lagen die Verhältnisse viel komplizierter, als es diese ersten Versuche erscheinen ließen. Eine Aufklärung brachte erst CUSHING mit seinen Mitarbeitern, vor allem CROWE u. HOMANS (1909/10) und GOETSCH. Es zeigte sich, daß die Polyurie nach Hypophysenentfernung nur bei jungen Tieren auftrat und auch das nur vorübergehend. Wurde der Vorderlappen in ein hypophysektomiertes Tier transplantiert, so setzte eine dauernde Harnflut ein, die mit der Entfernung des Implantates wieder verschwand. Daraus mußte der Schluß gezogen werden, daß der Vorderlappen ein diuretisch wirksames Prinzip enthält.

Auch spätere zahlreiche Untersucher wie CAMUS u. ROUSSY, LESCHCKE, KARLICK, KOSTER u. GEESINK, FEE, DANDY u. REICHERT, SMITH, VERNEY, BURN u. a. [Lit. bei H. MARX (Z) S. 438] fanden, daß Exstirpation der Gesamthypophyse immer nur ausnahmsweise eine meist rasch vorübergehende Polyurie auslöst. Am besten waren noch die Resultate, wenn die Abtragung des Organs unmittelbar am Stiel oder möglichst nahe der Gehirnbasis vorgenommen wurde.

Wie ist es zu erklären, daß doch in einem kleinen Teil der Fälle eine Polyurie einsetzte? Zum Teil war wahrscheinlich bei der schwierigen Operation das Tuber cinereum verletzt oder sonstwie geschädigt. Aber es fragt sich, ob diese Erklärung für alle Polyuriefälle zutrifft. Koster u. Geesink vermuteten für manche Fälle das Vorkommen von Nebenhypophysen, die tatsächlich manchmal im Rachendach oder im Os sphenoidale vorkommen können. In einzelnen Fällen beobachteten sie eine Hypertrophie der Pars tuberalis nach Entfernung der Hypophyse. Trotz aller Erklärungsversuche muß aber festgestellt werden, daß die trotz Hypophysenexstirpation hin und wieder auftretende Polyurie bisher noch genetisch für manche Fälle unklar bleibt. Entscheidend ist aber die Tatsache, daß sie die Ausnahme ist. Völlig übereinstimmende Resultate lassen sich bei so komplizierten und diffizilen Eingriffen, wie sie hier selbst für sehr erfahrene und geschickte Operateure vorliegen, kaum erwarten.

Von Hann hat auf Grund seiner schon S. 998 beschriebenen Sektionsbefunde als erster schon 1918 die Hypothese aufgestellt, daß der Vorderlappen eine diuretische Substanz bildet, die dem Prinzip des Hinterlappens entgegenwirkt. Jacobi (1920) hat diesen Antagonismus noch schärfer formuliert. Zahlreiche Autoren wie Richter, Keller, Noble u. Hamilton sowie Pencharz, Hypper u. Rynearson u. a. haben die v. Hannsche Auffassung bestätigt, aber es fehlt bis heute auch nicht an ablehnenden Stimmen. So hielt Meyer-Bisch (Z, 1928) diese Theorie für „unbewiesen und unwahrscheinlich“. Diese Beurteilung dürfte jedoch durch die eben erwähnten späteren Arbeiten überholt sein. In neuerer Zeit (1941—1947) haben vor allem Heinbecher, White u. a. die v. Hannsche Auffassung, daß ein D. i. nicht auftreten kann, wenn auch die Vorderhypophyse entfernt ist, bestritten. Sie fanden bei ihren Hunden stets einen D. i., wenn die ganze Neurohypophyse wirklich restlos entfernt war. Die Gegenwart der Pars distalis der Hypophyse ist dazu nicht erforderlich, wenn auch nach ihrer zusätzlichen Entfernung die Polyurie etwas schwächer ausfällt, angeblich infolge Fortfall der Einflüsse auf Schilddrüse und Nebenniere. Zufuhr von Schilddrüsenpräparaten und Desoxycorticosteron bringt sie aber wieder auf die alte Höhe. Wird nach einfacher Hypophysektomie, die zur Polyurie führt, auch die Schilddrüse entfernt, so verschwindet die vorübergehende (Reiz)-Polyurie. Wird aber die Hypophyse restlos entfernt, so wird die Polyurie nach Thyreoidektomie nur etwas abgeschwächt. Eine nicht vollständige Zerstörung der Neurohypophyse läßt einen D. i. auch dann zustande kommen, wenn auch die Vorderhypophyse entfernt wird. Ist sie aber erhalten, so entsteht auch dann ein D. i., wenn ein noch kleinster Rest funktionsfähiger Neurohypophyse erhalten blieb.

Mir ist nicht verständlich, wie aus den Resultaten dieser amerikanischen Arbeiten, die mir leider nur im Referat zugänglich waren, ein ernster Angriff auf die Theorie von v. Hann abgeleitet werden kann. Jedenfalls scheinen sie mir nicht geeignet, die gut gestützte und ziemlich allgemein akzeptierte Theorie von Ranson zu widerlegen.

Daß der Hinterlappen der Hypophyse ein Adiuretin, d. h. eine antidiuretische Substanz, liefert, ist wohl heute über jeden Zweifel erhaben. E. Frank sprach wohl als erster (1910) die Vermutung aus, daß der D. i. durch eine Störung der Hinterlappensekretion bedingt sei. Von den Velden entdeckte dann die antidiuretische Wirkung von Hinterlappenpräparaten, die beim D. i. therapeutisch wirksam sind.

Den zwingenden experimentellen Beweis für die Diuresebeeinflussung durch die Hypophyse führte Verney (1926) durch Kombination eines Starlingschen Herz-Lungen-Nierenpräparates mit einem Herz-Lungenkopfpräparat. Wurde letzteres eingeschaltet, so sank sofort im ersteren Präparate die Harnbildung ab, wurde dann aber die Hypophyse entfernt, so blieb die antidiuretische Wirkung aus.

Wo ist nun der Ort der Hinterlappenhormonbildung, welchen Weg nimmt das Inkret im Körper und wo greift es an?

HERRING entwickelte schon 1908 auf Grund histologischer Forschung (Wanderungen von Granula und Kolloidschollen aus dem Mittellappen durch den Stiel zum Tuber cinereum) die Vorstellung, daß das wirksame Inkret in der Pars media gebildet und dann durch die Pars neuralis (Hinterlappen) und den Stiel in den Inhalt des 3. Ventrikels übergeht. Heute ist diese Annahme wenigstens im 1. Teil kaum noch haltbar. Der Übergang der Hormone vom Mittel- in den Hinterlappen wird meist abgelehnt. Auch werden die HERRINGschen Schollen nicht mehr als wirksame Zerfallsprodukte angesehen. ROMEIS (1940) verlegt die Hormonbildung in die sogenannte Pituicyten, da diese Zellen Vacuolenbildungen als Zeichen einer sekretorischen Tätigkeit aufweisen, GAUPP (1944) in die Nervenendgeflechte der von den Nucl. supraopticus und paraventricularis ausgehenden Nervenfaser, da er in Nervenzellen der genannten Kerne als Ausdruck neurohormonaler Tätigkeit eine Produktion von Kolloid, das aber nicht selbst das Hormon darstellt, fand. Das in den Kernen gebildete Adiuretin soll dann von den Zellen seinen Weg in die Axone nehmen und erst in der Hypophyse zur Auswirkung kommen. Dazu paßt sehr gut, daß neuerdings (1950) BARGMANN im Tractus supraoptico-hypophyseos granuläre Elemente, die als Sekretionsprodukte aufzufassen sind, feststellen konnte.

Auf die sehr komplizierte und umstrittene Histologie des Hypophysenhinterlappens kann hier im einzelnen nicht näher eingegangen werden. Es sei daher auf die neuste Arbeit von HAGEN (unter STÖHR), die auch die wichtigste Literatur enthält, verwiesen.

Umstritten sind auch die Wege, welche das Inkret nimmt. Wahrscheinlich sind sie sehr vielseitig, Blutweg, Liquor, vielleicht auch das Tuber cinereum (BIEDL) direkt. Die chemische Natur der Hypophysenhormone ist wegen ihres Eiweißcharakters noch weitgehend unbekannt. Immerhin gelang es HART u. VERNEY hochkonzentrierte Extrakte herzustellen, die noch in γ-Mengen wirksam sind. Das Oxytocin wurde kürzlich von DU VIGNEAUD rein dargestellt und sogar synthetisiert. Der Hauptangriffspunkt sind zweifellos die Nieren. OEHME hatte das schon 1918 behauptet, und alle späteren Beobachtungen sprechen dafür.

Daß der Angriffspunkt hier ein direkter ist und nicht den Weg über das Nervensystem nimmt, zeigen Beobachtungen an entnervten Nieren, die den gleichen Effekt aufweisen (CALDWELL, MARX u. ROWNTREE).

Nach POULSON führt das Hinterlappenhormon in den Nieren zu einer gesteigerten Wasserresorption in den Tubuli bei gleichbleibender Filtratmenge in den Glomeruli. MARX u. SCHNEIDER sowie MELVILLE konnten das Adiuretin auch, wenn auch in sehr geringen Mengen, im Blute bei D. i. nachweisen. Es scheint, daß es hier nicht in freier Form, sondern adsorbiert an die Plasmakolloide kreist (MARX, HELLER).

Weitere Angriffspunkte sind das Zentralnervensystem auf dem Wege über den Liquor, in dem auch antidiuretische Substanzen nachgewiesen sind, und wahrscheinlich das gesamte Körpergewebe (Hydrophilie, onkotischer Druck des Plasmas, Chloridverteilung usw.).

Überblickt man den Beitrag, welche die experimentelle Pathologie für die Kenntnis der Pathogenese des D. i. bisher geliefert hat, so ist festzustellen, daß wir heute vor allem dank RANSON u. Mitarb. über eine sehr gut gestützte und weitgehend akzeptierte Theorie verfügen, wenn auch Einzelfragen noch ungeklärt oder umstritten sind.

Allerdings weist MARX (Z) mit Recht darauf hin, daß der experimente D. i. der Tiere nicht ohne weiteres in allen Punkten dem D. i. des Menschen gleichzusezten ist. Vor allem bezieht sich das auf die Rolle des Vorderlappens, die diuresehemmende Wirkung des Fiebers und der Narkose und die Rolle des Cortex samt dem Durste, die beim Tiere naturgemäß schwer zu untersuchen ist.

Schließlich ist noch die wichtige Frage nach der Ingangsetzung und Regulation des geschilderten komplizierten hypothalamisch-hypophysären Systems für den Wasserhaushalt zu besprechen.

In dieser Beziehung haben PICKFORD, VERNEY, BARGMANN u. a. (Lit. bei BARGMANN), VAN DYKE, DE BODO und SLATER (Z) sehr ansprechende Vorstellungen entwickelt.

Nach diesen enthalten die Kerne des Nucl. supraopticus und Nucl. paraventricularis sogenannte „Osmoreceptoren" (VERNEY). Diese reagieren auf den hauptsächlich durch die Kochsalzkonzentration bedingten osmotischen Druck des arteriellen Plasmas. Die hier aufgefangenen Reize werden nach RANSON u. Mitarb. auf den Bahnen des Tractus supraoptico-hypophyseos und des Tractus tubero-hypophyseos den Antidiuretin secernierenden Zellen des Hinterlappens zugeleitet. Während die meisten Autoren annehmen, daß es sich dabei um eine gewöhnliche nervöse Leitungsbahn handelt, spricht BARGMANN, wie schon erwähnt, von einer „neurosekretorischen Bahn".

Das Inkret des Hypophysenhinterlappens ist ein Eiweißkörper, den VAN DYKE u. Mitarb. sowie DU VIGNEAUD u. Mitarb. weitgehend reinigen konnten. Das Molekulargewicht beträgt 30000. Seine Wirksamkeit pro 1 mg konnte bis auf das 425fache gegenüber 1 mg getrockneten gewöhnlichen Drüsenextraktes gesteigert werden, wenn man sich auf das oxytocische Prinzip bezieht. Eine völlige Trennung der 3 Einzelkomponenten scheint bisher noch nicht gelungen, so daß bisher das reine Antidiuretin anscheinend noch nicht dargestellt werden konnte. Das Hormon fehlt nachweislich sowohl beim klinischen als auch beim experimentellen D. i. (GILMAN u. GOODMAN). Angriffsort ist der tubuläre Teil der Nieren, besonders in seinem distalen Abschnitt.

Bei der angeborenen ererbten Form fanden WILLIAMS u. HENRY auch histologisch kongenitale Anomalien der HENLESchen Schleifen. Von den etwa 18 l Wasser, die normalerweise täglich die Glomeruli passieren, wird alles bis auf etwa 1½ l, die mit den anderen harnfähigen Substanzen unter Erhöhung des spezifischen Gewichtes als Harn erscheinen, rückresorbiert. Infolge Fortfalls oder ungenügender Sekretion des antidiuretischen Prinzips beim D. i. ist die Rückresorptionsfähigkeit des tubulären Apparates mehr oder weniger eingeschränkt, so daß es zur Entleerung enormer Urinmengen, bis zu 43 l täglich, mit einem ganz niedrigen spezifischen Gewicht kommt.

MELLI nimmt außer der Wirkung auf den tubulären Apparat einen Einfluß auf die Nierengefäße und eine Gewebswirkung (Hydrophilie, onkometrischer Druck des Plasmas, Chloridverteilung usw.) an.

γ) Beobachtungen an Kranken

Bei der Kompliziertheit der anatomischen, physiologischen und pathophysiologischen Verhältnisse der zentralen Regulationsmechanismen für den Wasser- und Salzstoffwechsel war es a priori recht unwahrscheinlich, daß die noch viel schwerer zu übersehenden klinischen Beobachtungen beim Menschen wesentlich neue Aufklärungen über das Wesen des Diabetes insipidus bringen würden.

Wie wir oben sahen, gelingt es jedoch neuerdings auch von der klinischen Seite her, durch stoffwechselpathologische Analyse des Einzelfalles tiefer in das Wesen und den Mechanismus der Krankheit einzudringen, als es früher möglich war. Wir können in einem gewissen Umfange hyper- und hypochlorämische Formen einander gegenüberstellen und, was noch wichtiger ist, feststellen, ob die Störungen im Gewebe oder in der Niere oder an beiden Stellen sitzen.

Den hauptsächlichsten Fortschritt bedeutete die schon oben erwähnte Entdeckung einer diuresehemmenden Substanz aus dem Hinterlappen der Hypophyse und die Prüfung der Wirkung beim Diabetiker durch VON DEN VELDEN. Die Pharmakologie der Hinterlappensubstanzen ist recht gut ausgearbeitet (vgl. die Darstellung von TRENDELENBURG). In diesem Zusammenhang interessieren nur die Wirkungen auf Diurese und Kochsalzausscheidung beim gesunden und D. i. kranken Menschen. Zunächst schien es, daß beim Säugetier und Menschen die Hinterlappensubstanzen lediglich diuretisch wirken. Doch zeigte sich bald, daß je nach den Versuchsbedingungen und der Dosis auch der gegenteilige Effekt erzielt werden kann. Maßgebend scheint, unabhängig von der Dosierung, der Wasser- und Salzgehalt des Organismus zu sein. Die gleiche Menge Hinterlappensubstanz wirkt beim normalen Tier ohne Wasserdarreichung diuretisch, bei starken Wasserzufuhren jedoch antidiuretisch. Die Diureseförderung ist unabhängig vom Zentralnervensystem. Als Angriffspunkt kommen Nierengefäße oder Nierenepithel, vielleicht auch die Gewebe in Betracht. Wichtiger ist die antidiuretische Wirkung, die beim normalen und diabetischen Menschen unabhängig voneinander VON DEN VELDEN und FARINI entdeckten. Je nach der subcutan injizierten Dosis kann die Harnbildung zeitweise ganz unterdrückt werden. Läßt man nach der Injektion viel Wasser trinken, so kommt es zu unangenehmen toxischen Störungen (Wasservergiftung). Tiere können unter Krämpfen daran zugrunde gehen.

Als Angriffspunkte für die Wirkung kommen nervöse Zentralapparate, das sogenannte Wasserzentrum, die Nieren und das Gewebe selbst in Betracht. Untersuchungen am Herz-Lungen-Nierenpräparate sowie Beobachtungen an Nierenlosen Tieren, bei denen nach Hinterlappeninjektion ein Wassereinstrom aus dem Gewebe ins Blut erfolgt, machen es sehr wahrscheinlich, daß der Angriffspunkt der Substanz sowohl renal wie extrarenal (Störung des Flüssigkeitsaustausches zwischen Blut, Gewebe und Lymphbahnen) erfolgt.

Injiziert man die Hinterlappensubstanzen beim Kranken mit Diabetes insipidus, so ist der Effekt ganz verschieden. Während bei den meisten Kranken die Harnmenge sofort sinkt und die Urinkonzentration steigt, bleiben beide Faktoren bei einzelnen anderen Diabetikern ganz unbeeinflußt. Interressanterweise gehört der erste Typ meist zur hyperchlorämischen Gruppe, der zweite überwiegend zur hyperchlorurischen.

Der Gedanke liegt nahe, aus der Verschiedenheit der Reaktionsweise gegenüber dem Hormon auf verschiedene Wesenseigentümlichkeiten und Genese der beiden Gruppen von Fällen zu schließen. Da die Analyse der hyperchlorämischen Fälle meist auf Schädigungen extrarenaler Art hinweist, und die wirksame Hinterlappensubstanz im Gewebe angreift und in diesen Fällen günstig wirkt, so ist anzunehmen, daß in diesen Fällen die Erkrankung auf ein Defizit an Hinterlappenhormon zurückzuführen ist.

Die Fälle, in denen Hypophysin unwirksam bleibt, scheinen meist dem renalen Typus anzugehören. Es sind das die Fälle, die am schwersten von den primären Polydipsien zu unterscheiden sind und meist normale Chlorwerte im Blute haben. Für sie bleibt der Mechanismus der Störung vorläufig unbekannt. Angesichts der groben pathologischen Befunde an der Hypophyse kommen wir aber auch hier um die Annahme einer hypophysären Genese nicht herum, können die Zusammenhänge aber vorläufig nicht aufdecken. Hier könnte man noch am ehesten an primär zentralnervöse Störungen denken, aber beweisen läßt sich das nicht. Unklar bleibt auch, warum Fieber die Polyurie bessert. Von Bedeutung scheint mir die neuere Feststellung von WEST u. Mitarb., zit. bei WARTER, SCHWARTZ u. ASCHMANN, daß sich unter 18 Fällen von Hypophysenexstirpation wegen Carcinom in 9 Fällen ein D. m. entwickelte, weil die Exstirpation autopisch sich als nicht vollständig erwies.

Den Sitz der Erkrankung an anderer Stelle als Hypophyse und Zwischenhirn zu suchen, scheint mir so lange unerlaubt zu sein, bis bei einem sicheren Fall von Diabetes insipidus auch mit den feinsten, systematisch durchgeführten histologischen Untersuchungen keinerlei Veränderungen an den genannten Stellen aufgefunden sind. Bisher liegt meines Wissens aber ein derartiger Fall noch nicht vor. Selbst beim hereditären D. i. sind sie neuerdings hier festgestellt worden.

f) Differentialdiagnose

Nicht jede Polyurie, selbst wenn sie hohe Grade erreicht, ist durch einen Diabetes insipidus bedingt. Urinausscheidungen über 10 Liter ohne Zucker sprechen mit großer Wahrscheinlichkeit für das Vorliegen dieser Erkrankung. Entscheidend für die Diagnose sind aber auch solche Mengen nicht, wie mich eine Kranke mit Schizophrenie lehrte, die bis zu 12 Liter Urin täglich entleerte, ihren anscheinend unstillbaren Durst aber sofort verlor, wenn sie ins Bad gesetzt wurde. Differentialdiagnostisch kommt von primären Polyurien außer dem Diabetes mellitus nur eine Schrumpfniere mit besonders stark herabgesetztem Konzentrationsvermögen in Betracht. In beiden Fällen können die Urinmengen bis 5—8 Liter ansteigen. Beide Krankheiten haben aber im übrigen so charakteristische Erscheinungen und Befunde, daß hier Verwechslungen kaum möglich sind. Bei der Schrumpfniere geben Hypertonie und schlechte Nierenfunktion den Ausschlag. Sehr viel schwieriger, ja manchmal nahezu unmöglich, ist jedoch die Abtrennung von den sogenannten primären Polydipsien auf rein nervöser Basis, bedingt durch psychische Faktoren oder schlechte Angewohnheiten.

Die Ursachen der primären psychischen Polydipsie sind sehr vielfältig. Es handelt sich nicht nur um ausgesprochene Psychosen wie in dem eben erwähnten Fall eigener Beobachtung, sondern auch um hysterische oder sonstige neurotische Reaktionen [A. JORES (Z)]. So erwähnt H. MARX (Z, S. 422) eine Kranke, die aus einer Konfliktsituation mit Verstimmung oder Angst heraus zu trinken begann, weil sie im Leben so viel herunterschlucken mußte oder weil das Leben ihr sonst alles schuldig blieb.

Auch die Vorstellung der Reinigung kann, wie in 2 Fällen von GAUPP jun., eine Rolle spielen. Bemerkenswert ist, daß in diesen beiden Fällen der Durst nach einer Gehirnembolie und einem Schädeltrauma auftrat, so daß doch wohl eine organische Auslösung dahintersteckte. Auch ich kenne ähnliche Fälle, möchte aber zu bedenken geben, daß es, wie ich aus eigener Erfahrung weiß, auch einen echten transitorischen D. i. gerade nach Schädeltraumen gibt, ohne daß es zu psychischen Alterationen gekommen wäre.

Wie kompliziert hier manchmal die Dinge liegen können, zeigt eine von MARX (Z, S.422) zitierte Beobachtung der CUSHINGschen Klinik. Hier trank ein 14 jähriger Junge enorme Wassermengen bis zu 11 Liter am Tag. Es begann mit einer Onanie und auch hier spielte beim Vieltrinken der Gewissenskonflikt und ein Reinigungsbedürfnis eine wichtige Rolle. Es gelang durch psychoanalytische Behandlung die Menge der aufgenommenen Flüssigkeit auf das Normalmaß von 1½ Liter herabzudrücken. Und trotzdem handelte es sich um einen echten D. i., denn der Kranke starb plötzlich und die Sektion ergab einen großen Mittelhirntumor.

G. G. DUNCAN (Z, S. 683) hält für differentialdiagnostisch entscheidend die Injektion von Hinterlappenhormon (1 cm³ Pitrescin). Im Gegensatz zu den primären Polydipsien soll der D. i. darauf immer mit einem Absinken der Harnmenge und einer Erhöhung des spezifischen Gewichtes reagieren. In der Regel trifft das auch zu, aber es gibt auch Fälle von echtem D. i., die aus vorläufig noch unbekannten Gründen sich anders verhalten. Auf der anderen Seite weist FALTA (Z) darauf hin, daß auch Fälle von primärer Polydipsie auf Pituitrin mit starker Verminderung des Durstes und der Flüssigkeitsaufnahme reagieren. Es wäre möglich, daß die Unterschiede in den Erfahrungen der einzelnen Autoren in der Verschiedenartigkeit der verwendeten Hinterlappenpräparate begründet sind, doch scheint mir das unwahrscheinlich, da zwar die Herstellungsverfahren etwas verschieden sein mögen, die antidiuretische Wirkung aber im allgemeinen die gleiche ist. Hinsichtlich weiterer differential-diagnostischer Erwägungen sei auf die zusammenfassende Darstellung von DE BODO u. SLATER (Z) verwiesen. Entscheidenden Aufschluß kann in vielen Fällen der Durstversuch in Verbindung mit Kontrolle von Körpergewicht, Urinmenge und spezifischem Gewicht bringen. Der Kranke mit Diabetes insipidus reagiert auf eine rigorose Flüssigkeitsentziehung mit einer großen Durstqual, die manchmal in elementarster Weise zur Befriedigung drängt. Eindeutig ist aber diese Reaktion nicht, da auch Kranke mit sicher primären Polydipsien auf Wasserentziehung mit erheblichen Beschwerden reagieren. Selbst in dem oben erwähnten wichtigen Selbstversuch von REGNIER war das der Fall. Wichtiger ist die Kontrolle des Körpergewichts. Sinkt dieses bei einem nieren- und kreislaufgesunden, nicht fettsüchtigen Menschen ohne Ödeme am Dursttage erheblich ab, so spricht das vermehrt für einen Diabetes insipidus. Entscheidend ist ein gleichzeitig bestehendes, niedriges spezifisches Gewicht oder ein veränderter Kochsalzgehalt im Blute, vor allem eine Hyperchlorämie. Durch Zulagen von 10—20 g NaCl kann man die Anforderung an die Konzentrationskraft der Nieren noch erhöhen. Es bleibt ein kleiner Rest von Fällen, die auch bei diesen einfachen Prüfungen ihre wahre Natur nicht enthüllen. FINKELNBURG u. a. haben sie beschrieben. Hier ist eine feinere und kompliziertere Analyse notwendig, wie sie oben beschrieben wurde. Auch kommt dann den Begleitsymptomen, anderen Störungen von seiten der Hypophyse oder ihrer Nachbarschaft eine erhöhte Bedeutung zu. Manchmal kann, wie in den Fällen von SCHWENKENBECHER, der Effekt einer Hypnose den Ausschlag geben. Polyurien, die auf diese Therapie dauernd verschwinden, haben natürlich in der Regel keine diabetische Genese, doch mahnt auch hier der oben erwähnte Fall von CUSHING zur Vorsicht. Auch ein positiver Erbfaktor kann einmal die differentialdiagnostische Entscheidung bringen.

Weiter führt manchmal die Bestimmung von antidiuretischen Hormonen im Blute nach BIERNIE u. Mitarb. Die Werte sind beim D. i. in der Regel niedriger als in der Norm.

g) Prognose

Der unkomplizierte Diabetes insipidus ist quoad vitam in der Regel ein gutartiges Leiden. Das zeigt vor allem die hohe Lebensdauer mancher Kranken der familiären Form, (89 und 92 Jahre). Entgegen der Erwartung zeigen trotz ihrer gewaltigen Belastung Herz- und Gefäßsystem selbst auf die Dauer keine Schädigungen. In den komplizierten Fällen beherrscht natürlich das Grundleiden, die Entwicklung der Hypophysenaffektion oder eines Krankheitsprozesses in der Nachbarschaft den weiteren Verlauf. Ausheilungen durch erfolgreiche Operation sind nur ganz selten beschrieben, so von BELLONI und MAZZINI u. MARX (Z) durch Punktion einer intrasellären Cyste. Sie betreffen sonst fast stets Fälle mit luischer Genese, die in 13% der Fälle vorliegt [UMBER (Z) u. a.]; aber auch hier führt eine entsprechende Therapie keineswegs immer zum Ziele. Am günstigsten ist wohl die Prognose bei geschlossenen Schädeltraumen. Hier kam es unter 18 Fällen von PORTER u. MILLER 11 mal zu einer völligen Ausheilung. Auch ich verfüge über eine solche Beobachtung. Doch mahnt auch hier der oben erwähnte Fall von CUSHING zur Vorsicht. Bei der hereditären Form sind, wie es zu erwarten war, bisher niemals Ausheilungen beobachtet, wenn auch gegen das Alter hin manchmal eine Abnahme der Störungen eintritt. Vereinzelt kommt es zu einer Kachexie. Todesursache ist meist eine interkurrente Infektionskrankheit.

h) Therapie

Aus den geschilderten theoretischen Vorstellungen über Wesen und Genese des Diabetes insipidus ergeben sich ohne weiteres die leitenden Gesichtspunkte für die Behandlung. Diese ist in erster Linie diätetischer und hormonaler Art.

Wenn die Manifestation der Erkrankung vor allem in einer Funktionsschwäche der Nieren oder in einer extrarenalen Gewebsstörung bzw. in beiden besteht, so sind in der Nahrungszufuhr vor allem die Substanzen einzuschränken, deren Verarbeitung und Ausscheidung gestört sind, in erster Linie die Salze, vor allem das *Kochsalz*. In der Regel genügt eine Herabsetzung auf 3—5 g/Tag; eine salzfreie Kost kommt höchstens vorübergehend in Betracht, auf die Dauer kann sie verhängnisvoll sein und zu einer Demineralisierung des Körpers führen. Bei der relativen Harmlosigkeit der Störung wäre eine absolut reizlose Kost kaum zu verantworten, da sie auf die Dauer den Appetit und dadurch den Gesamternährungszustand des Organismus schädigt. Die Dinge liegen hier doch prinzipiell anders als bei einem echten Nierenleiden. Etwas freigebiger darf man mit dem Eiweiß sein, weil erwiesenermaßen für den Harnstoff eine Konzentrationsschwäche der Nieren in unkomplizierten Fällen nicht besteht, doch sollte man über 1 g Gesamteiweiß pro Kilogramm in der Nahrung täglich nicht hinausgehen.

Die *Wasserzufuhr* erheblich zu beschränken, wäre zwecklos und würde dem Kranken nur unnütze Qualen bereiten. Nur da, wo exzessive Flüssigkeitsaufnahmen bestehen und eine primäre Polydipsie durch schlechte Angewohnheit oder psychische Momente dem Grundleiden sich hinzuaddiert, wird man auf Herabsetzung der Wasserzufuhr drängen. Gegen den Durst helfen manchmal, wenn auch kaum in der Regel, Cesol und Neucesol mit ihrer Stimulation der Speichelsekretion. Psychische Einwirkungen wie Suggestion und Hypnose können den Krankheitsprozeß als solchen natürlich an der Wurzel nicht fassen, wohl aber in manchen Fällen eine aufgepfropfte psychische Polydipsie beseitigen und so die Wasseraufnahme und -ausscheidung herabsetzen. Da man im Einzelfalle oft sehr schwer entscheiden kann, ob ein derartiger Faktor mit im Spiele ist, empfiehlt es sich, in jedem Falle mit besonders großen Flüssigkeitsaufnahmen zur Psychotherapie zu greifen, zumal wenn sich gewisse psychopathische Züge auch sonst im Krankheitsbilde abzeichnen. Die Erfolge können, wie in den Fällen von GAUPP, sehr günstig sein.

Den größten Fortschritt in der Therapie des Diabetes insipidus bedeutet zweifellos die Feststellung VON DEN VELDENS, daß das *Hypophysin* bei diesen Kranken wirksam ist. Die Entdeckung der Diuresebeeinflussung durch Hypophysin bei Tieren verdanken wir MAGNUS u. SCHÄFER. Wie schon oben erwähnt, fielen sowohl die Untersuchungen an Tieren wie an Menschen wechselnd aus, indem bald diuretische, bald antidiuretische Wirkungen zutage traten. Der wechselnde Befund dürfte teils durch die Art und Herkunft der Präparate, teils durch die Versuchsanordnung, daneben wohl auch durch die jeweilige Lage des Wasserhaushaltes im untersuchten Organismus bedingt sein. Auch heute sind die Verhältnisse noch nicht klar durchsichtig. Obwohl diese Vorarbeiten einer therapeutischen Verwendung beim Diabetes insipidus nicht gerade günstig schienen, gelang es VON DEN VELDEN, den überzeugenden Nachweis zu erbringen, daß diese Gegensätzlichkeit der Wirkung für den D. i. nicht besteht, daß diese Kranken entweder ausgesprochen günstig oder gar nicht reagieren. Und zwar sind es vor allem die hyperchlorämischen Fälle, in denen Hypophysin hilft. Man sollte aber auch in jedem anderen damit einen Versuch machen, nachdem UMBER auch bei einem sicher hypochlorämischen Kranken einen eklatanten Erfolg sah. Nach MARAÑON u. JORES (Z) verhalten sich nur 5%, nach DUNCAN nur 10% der Diabetiker refraktär, und der Gedanke liegt nahe, daß es sich in diesen Fällen vielleicht um primäre Polydipsien gehandelt hat.

Für 2 seiner Kranken konnte MARX (Z, S. 444) durch Kombination von Hormonbehandlung mit Psychotherapie die Polyurie beseitigen, während jede einzelne dieser Maßnahmen nicht zum Ziele führte. In anderen Fällen aber versagt die zusätzliche psychische Behandlung, so daß es zweifellos auch Versager gibt. Ihre Zahl dürfte aber wohl nur 2—3% betragen.

Das wirksamste Präparat ist wohl heute vor allem nach großen amerikanischen Erfahrungen (vgl. DUNCAN Z, S. 685) das *Pitressin tannat* in öliger Lösung intramusculär in Mengen von 1 cm³ gespritzt. Die Wirkung einer Injektion erstreckt sich über 30—82 Std. Etwas weniger wirksam ist die subcutane Injektion von Pitressin (Beta-hypophamin N.N.R) in Mengen von 0,5—3 cm³, am besten abends, um die nächtlichen Ruhestörungen durch häufige Urinentleerungen zu vermeiden. Meist wirkt es nur 4—8 Std, nur selten bis 48 Std, so daß meist 2 Injektionen notwendig sind. Ein ähnlicher, aber schwächerer Erfolg läßt sich auch durch Nasenspray, einseitige Nasentamponade oder Schnupfpulver (ROSENBERG, ELMER u. SCHEPS, CARTER u. SCHORR u. a.) erreichen, heute wohl die am meisten angewandte Applikationsart, wobei die Dosen um 30—50% gesteigert werden müssen und meist mehrfache tägliche Applikationen erforderlich sind. Allerdings kann es bei dem letzteren Vorgehen in seltenen Fällen zu Überempfindlichkeitserscheinungen mit Gesichtsödem und Urticaria kommen (SIMON, RYDER, FORRO u. LANDVEI).

Orale oder rektale Applikationsart ist meist unwirksam. Ein weiteres sehr gut wirksames Hinterlappenpräparat ist das Pituitrin (PARKE-DAVIS) in Mengen von 0,5—1,0 cm³ 1—2 mal täglich subcutan. Ein gewisser Nachteil ist, daß es manchmal eine nicht erwünschte gesteigerte Darmperistaltik hervorruft. Auch Uterus-Kontraktionen bei Frauen können unangenehm empfunden werden. Weiter sei erwähnt das Depotpräparat Toniphen (Hoechst), das 12—20 Std wirksam ist, und das Pitraphorin (Schering). Hypophysin (Hoechst), Pituglandol (La Roche), Hyphon, Präphyson u. a. gehören in die 2. Linie, da sie meist Extrakte der Gesamtdrüse sind. Schließlich sei noch das Vasopressin genannt. Es ist zwar sehr wirksam, bringt aber oft unangenehme Nebenerscheinugnen (Mattigkeit, Blutdruckveränderungen, Schmerzen- und gastrointestinale Symptome) mit sich, so daß ich es nicht empfehlen möchte. Als Ersatz für Hypophysenhinterlappenpräparate, die nicht vertragen werden, kann das *Intermedin*, ein Extrakt der Pars intermedia von ZONDEK u. KROHN verwendet werden. Es hat keine Nebenwirkungen, beeinflußt aber nur die Polyurie, nicht die Kochsalzausscheidung.

Auch subcutane Implantate von Kristallen wirksamer Hinterlappenpräparate sind zur Anwendung gekommen, so neuerdings von EMMERICH u. ZUR HORST-MEYER, sie haben aber den Nachteil, manchmal lokale Reizerscheinungen zu machen (GREENE u. JANUARY), so daß sie dann wieder entfernt werden müssen. Schließlich sind auch ganze Hypophysenhinterlappen meist vom Kalb transplantiert worden. In einem Falle von RÜDER u. WOLF gelang es auf diese Weise, einen D. i.-Kranken für 4 Monate von seinen Beschwerden zu befreien.

Eine Oligurie stellt sich bei dieser Substitutionstherapie nie ein. BATHORY sah in 2 Fällen Günstiges von einer Hypophysenbestrahlung.

Kommt es zu einer Einwirkung auf die Diurese, so setzt sie gewöhnlich schon nach 1—2 Std ein in Gestalt einer Verminderung der Wasserausscheidung, einer Erhöhung des spezifischen Gewichtes und bei den hyperchlorämischen Fällen in einem Sinken des Blutkochsalzspiegels. Subjektiv läßt der Durst sofort nach. Nach 4—6 Std, spätestens 80 Std je nach Präparat und Applikationsart, ist die Wirkung wieder verklungen, sie läßt sich aber jederzeit wieder reproduzieren. Ich kenne mehrere Kranke, die sich viele Jahre täglich ½—1 cm³ Pituitrin ohne Abstumpfung der Wirkung injizierten. Im allgemeinen ist die Wirkung um so stärker, je mehr Wasser zugeführt wird, um so schwächer, je größer der Kochsalzgehalt der Nahrung ist. Über den Wirkungsmechanismus wurden schon S. 994 das Nötige gesagt. Für das am besten untersuchte Hypophysin muß man sowohl einen extrarenalen wie einen renalen Angriff annehmen. Für das Pituitrin liegen die Dinge vielleicht anders, jedenfalls vermochten Untersuchungen von RAAB keinen Anhaltspunkt für einen primären Gewebsangriff zu liefern. Nur die Nierensperre geht klar aus ihnen hervor.

Bei Verwendung der genannten Hypophysenpräparate ist stets darauf zu achten, daß die Wasseraufnahme möglichst niedrig gehalten wird auf Mengen, wie sie eben noch zur Befriedigung des Durstes unbedingt notwendig sind, da es sonst zum Krankheitsbilde der „Wasservergiftung" (SNELL u. ROWNTREE) kommen kann. Sie äußert sich in Unruhe, psychischer Verwirrtheit, Hypothermie, Kopfschmerzen, Nausea, eventuell Erbrechen, Durchfällen, Unsicherheit der Muskulatur und Herzklopfen. In schweren Fällen treten Krampfanfälle, Koma und sogar der Tod ein.

Auch beim Versagen der Hormontherapie können solche Symptome in leichter Form auftreten.

Auch *andere Inkrete* sind zur D. i.-Therapie herangezogen worden, vor allem beim Versagen von Hypophysenpräparaten, so bei dem Antagonismus zwischen Hypophyse und Pankreas und wegen seiner wasserretinierenden Wirkung das Insulin. VILLA sah damit einen verblüffenden Erfolg in einem pituitrin-refraktären Falle, indem die Harnmenge von 12 auf 3 Liter täglich absank und das spezifische Gewicht des Urins auf 1010 anstieg. KLEIN u. HOLZER fanden ähnliches, UMBER verhielt sich allerdings skeptisch.

MEYER-NOBEL verwandten Corpus-luteum-Extrakte mit dem Erfolge einer Herabsetzung der Urinmenge von 14 auf 3 Liter. TROISIER, DUVOIR, CACHIN u. BELTRAMETTI sahen ähnlich günstige Effekte nach Injektion von Follikelhormon und ähnlichen Eierstockpräparaten. Auch die eigenartige Beobachtung, daß auftretendes Fieber Polyurie und Kochsalzausscheidung in der Regel, wenn auch nicht immer, günstig beeinflussen, ist für die D. i.-Therapie nutzbar gemacht worden. Tatsächlich kann, wie ich mich selbst überzeugte, eine Pyriferkur mit 10—12 Fieberattacken in mehreren Wochen sehr günstig wirken, und zwar auf Monate hinaus. Gewöhnlich kommt man mit relativ kleinen Dosen aus, doch ist darauf zu achten, daß die Temperaturanstiege möglichst hoch ausfallen und sogar zu Schüttelfrösten führen. Der starke Eingriff in das vegetative Nervensystem wirkt sich hier auf vorläufig noch ungeklärte Weise offenbar sehr günstig aus.

Gegenüber den genannten Präparaten und Methoden spielen alle anderen medikamentösen Maßnahmen nur eine ganz untergeordnete Rolle. Wenn man von alten, meist nutzlosen therapeutischen Bestrebungen, wie z. B. Tinct. valeriana (TROUSSEAU) und Strychnin, absieht, so kommen heute nur einzelne Diuretica wie Purinderivate vor allem Theocin und Novasurol, ferner Atropin für einen therapeutischen Versuch in Betracht. E. MEYER fand das Theocin (2—3 mal 0,5) in manchen hypochlorurischen Fällen erfolgreich, wo es als konzentrationserhöhend und diuresehemmend wirken kann, nach Tierexperimenten vielleicht infolge primärer Gewebswirkung.

Novasurol wurde von SCHUR, BAUER u. ASCHNER, HOLZER u. KLEIN u. a. [Lit. bei MEYER-BISCH (Z)] gerühmt. Die Wirkungen scheinen aber unsicher und flüchtig zu sein, insbesondere eignet sich dieses Präparat ebensowenig wie das wohl noch bessere Salyrgan nicht für den dauernden Gebrauch. Ferner sind Pyramidon (SCHERF) und Amidopurin (LICHTWITZ) sowie Barbitursäurederivate (Luminal 0,1—0,3) oder Prominal (0,4—0,8) vor allem zur Stillung des nächtlichen Durstes empfohlen, außerdem starke Analeptica (FALTA, TITZ).

Hinsichtlich des Atropins sind die Ansichten sehr geteilt [Lit. bei MEYER-BISCH (Z)]. Positive Erfolge erscheinen mir auch hier schwerer zu wiegen als Enttäuschungen.

Der kausalen Genese kann nur dort Genüge getan werden, wo eine luische Genese zugrunde liegt. Hier gibt es bei energischer Behandlung, besonders bei Basilarmeningitis, sichere Heilungen. Auch von erfolgreichen Operationen von Hypophysentumoren sind Erfolge zu erwarten, doch sind Fälle mit wirklich eklatanter, günstiger Wirkung sehr selten.

Erwähnt sei schließlich noch, daß manchmal auch Ultrakurzwellenbestrahlung der Hypophyse einen Erfolg zeitigen kann (STÜBINGER u. WOLF).

Überblickt man den Effekt unserer gegenwärtigen Therapie des D. i., so ist sie doch im ganzen recht befriedigend. Nach BIGGART ist die Hormontherapie nur in etwa 5—15% der Fälle unwirksam. Eine volle Restitutio ad integrum ist allerdings nur in wenigen Fällen möglich, bei luischer Genese besonderer Form und bei eng umschriebenen Hypophysentumoren und -cysten, die operativ radikal beseitigt werden können. (Beobachtungen von OBERDISSE-TÖNNIS.) Die transitorischen Formen nach Schädeltraumen, besonders Basisfrakturen heilen normalerweise von alleine aus. 90—95% reagieren auf die Substitutionstherapie mit Hypophysenpräparaten, wobei allerdings zu bedenken ist, daß diese angesichts ihrer Wirkung auf die Zirkulationsorgane (Blutdrucksteigerung, Coronargefäßverengerung) (Lit. bei MEYER-GOTTLIEB, EICHHOLTZ und anderen Lehrbüchern der Pharmakologie) zumal bei älteren Leuten manchmal nicht unbegrenzt lange vertragen werden können.

Gewisse Besserungen sind manchmal auch durch andere Inkrete und medikamentöse Therapie erreichbar.

H. BACHMANN sah neuerdings (1954) eine günstige Wirkung und vermehrte Kochsalzausscheidung von einem Benemidpräparat (Nr. 508, β-carboxy-benzol-Di-n-butyl-amid), das Oxazinpräparat Preludin, er fand es auch zur Durstbekämpfung bei D. i. wirksam. Hinsichtlich dieser und weiterer therapeutischer Versuche sei auf das ausgezeichnete Referat von H. RODECK (1955) verwiesen.

Anhang: **Primäre Oligurie (Antidiabetes insipidus)**

R. SCHMIDT berichtete schon 1911 an der Hand von 22 Fällen über ein Krankheitsbild, das er „Oligodipsie" nannte, das aber tatsächlich eine primäre Oligurie war. Später beschrieben dann unter verschiedenen Namen ähnliche Fälle VEIL (primäre Olig.), J. BAUER (habituelle Ol.), H. CURSCHMANN (funktionelle Oligurie). 1929 prägte dann GRASSHEIM für diese Krankheit den Namen Antidiabetes insipidus, WILLIAMS u. HENRY nannten sie „nephrogenen D.ins.". Ob die Krankheit tatsächlich so selten ist, daß sie selbst in neueren zusammenfassenden Darstellungen nicht abgehandelt wird, entzieht sich meiner Beurteilung. Sicher hat H. RODECK in seiner Beschreibung (dort auch erschöpfende Literatur) recht, wenn er meint, daß sie oft wegen der Unaufdringlichkeit ihrer Symptome übersehen wird. Tatsächlich ist das Hauptsymptom ein abnorm geringer Durst mit Oligurie und manchmal ausgesprochenem Ekel vor etwas größeren Wasseraufnahmen. Dieser kann so groß sein, daß er bei trotzdem erzwungener Aufnahme von Wasser zu Erbrechen und dem Bilde der „latenten Wasserintoxikation" unter

Umständen mit Ödemen führt. Dem *Wesen* nach handelt es sich um eine primäre distale Tubulusinsuffizienz (RODECK u. a.).

Ätiologisch spielen Tumoren oder sonstige Erkrankungen (Lues, Tuberkulose, Encephalitis, Traumen usw.) mit Zerstörungen oder schwerer Schädigung der Adenohypophyse die Hauptrolle, doch soll es auch idiopathische Formen geben. EHER u. SCHÄFER (Lit. bei RODECK) behaupten sogar, daß schwerste seelische Erregunszustände sie auslösen können. Manchmal finden sich Kombinationen mit Fettsucht, innersekretorischen Erkrankungen, Lebercirrhose und Nierenleiden.

Maßgebend für die Auslösung ist der absolut oder relativ vermehrte Adiuretin-spiegel im Blute.

In manchen Fällen kann der primären Oligurie ein echter D. i. vorausgehen (MARESCH, RODECK), wenn eine Tumorzerströung auch den Hypophysenvorder-lappen mitergreift. Die *Prognose* ist dubios. Der Tod erfolgt meist in den ersten Lebensmonaten an schwerster Dystrophie mit Austrocknung und hohem Fieber.

Therapeutische Maßnahmen sind höchstens symptomatischer Natur. Das Ent-scheidende ist die Beseitigung der Ursache, die leider nur in einem kleinen Teil der Fälle möglich ist. Vor allem ist für reichliche Flüssigkeitszufuhr zu sorgen (RO-DECK).

Literatur

Neuere zusammenfassende Darstellungen

ASHER, L.: Physiologie der inneren Sekretion. Leipzig-Wien 1936.

BAUER, J.: Innere Sekretion. Berlin und Wien: Springer 1927. — BIEDL, A.: Innere Sekretion, 4. Aufl. Berlin-Wien: Urban & Schwarzenberg 1922. — BODO, R. C. DE, and J. H. SLATER: Diabetes insipidus and its differential diagnosis: Progress in clinical Endo-crinology S. 547, ed. by S. Soskin. New York: Grune a. Stratton 1950.

CANTAROW, A.: Mineralmetabolism in Diseases of metabolism ed. by D. G. DUNCAN 2 ed. 197 (1947).

DUNCAN, G. G.: Diabetes insipidus. Diseases of metabolism ed. by G. G. Duncan 2 ed. 678 (1947). — DYKE, H. B. VON: The physiology and pharmacology of the pituitary Body. The Univ. of Chicago Monographs in medicine. Chicago, Illionois Vol. 1 (1936), Vol 2 (1939). — Principles of the posterior lobe of the pituitary body in: Progreß in clinical Endocrinology S. 543 ed. by S. SOSKIN. New York: Grune a. Stratton 1950.

FALTA, W.: Diabetes insipidus. Hdb. d. inn. Med. 2. Aufl. Bd. 4/2 S. 1218 (1927). — Hypo-physäre Krankheitsbilder. Berlin und Wien: Urban & Schwarzenberg 1941. — FEUCHTIN-GER, O.: Hypothalamus, vegetatives Nervensystem und innere Secretion. Berlin-Wien: Urban & Schwarzenberg 1943. — FISHER, D., W. R. INGRAM and S. W. RANSON: Diabetes insipidus and the neuro-hormonal control of water balance. Michigan: Edwards Bros 1938. — FORSSMAN, H.: On hereditary diabetes insipidus. Acta med. scand. (Stockh.) Suppl. 159 (1945).

GAGEL, O.: Einführung in die Neurologie, S. 174. Berlin-Göttingen-Heidelberg: Springer 1949. — Vegetatives System. Hdb. d. inn. Med. 4. Aufl. Bd. V. 1 (1953). — GAUPP jr., R.: Die Beziehungen von Zwischenhirn zur Hypophyse in der morphologischen und experimen-tellen Forschung. Fortschr. Neur. 13, 257 (1941).

JAGIC, N. VON, u. K. FELLINGER: Die endocrinen Erkrankungen, ihre Pathologie und Therapie. Berlin-Wien: Urban & Schwarzenberg 1938. — JORES, A.: Diabetes insipidus in Klin. Endocrinol. 3. Aufl. S. 108. Berlin-Göttingen-Heidelberg 1949 und Hdb. der inn. Med. 4. Aufl., VII./1 S. 113 (1955). — Regensb. Jb. f. ärztl. Fortb. 4, 108 (1955). — JORES, A., u. M. NOTHMANN: Endocrine Störungen in Hdb. der Neurol. herausgeg. von O. BUMKE und O. FÖRSTER 15 (1937). — KÜHNAU, J.: Regensb. Jb. f. ärztl. Fortb. 4, 69 (1955).

MARX, H.: Der Wasserhaushalt des gesunden und kranken Menschen. Berlin: Springer 1935. — Diabetes insipidus in Hdb. d. inn. Med. 3. Aufl. 6/1 S. 419 (1941). — MEYER, E.: Diabetes insipidus in Hdb. d. inn. Med. 2. Aufl. Bd. 4/1 S. 1014 (1926). — Diabetes insipidus, Hdb. d. norm. u. pathol. Physiol. 17, (Correlationen III) S. 287 (1926). — MEYER, R., u. BISCH: Diabetes insipidus. Neue deutsche Klinik. herausgegeben von G. und F. KLEMPERER, 2, 604 (1928).

NONNENBRUCH, W.: Pathologie und Pharmakologie des Wasserhaushaltes usw. u. Hdb. d. norm. und pathol. Physiol. 17, 223 (1926).

PARNAS, J. K.: Allgemeines und Vergleichendes hinsichtlich des Wasserhaushaltes. Hdb. d. norm. und pathol. Physiol. 17, S. 137 (1926). — PETERS, J. P.: Water balance in health and Disease, in Diseases of metabolism ed by D. D. DUNCAN 2 ed. 271 (1947).

RAAB, W.: Das Hypophysenzwischenhirnsystem und seine Störungen. Erg. inn. Med. 51, 125 (1936). — RANSON, S. W., and H. W. MAGOUN: The Hypothalamus. Erg. Physiol. 41, 56 (1939). — ROBINSON, J. R.: Biol. Rev. Cambridge, Philos. Soc. 28, 158 (1953). — RODECK, R.: Diabetes insipidus und primäre Oligurie (Antidiabetes insipidus). Erg. inn. Med. (1955). — ROMEIS, B.: Die Hypophyse in Hdb. der mikroskopischen Anatomie des Menschen 6 (1940).
SAINTON, P., H. SIMMONET et L. BRONHA: Endocrinologie clinique, therapeutique et experimentale. Paris: Masson 1937. — SELVYE, H.: Textbook of Endocrinology. Acta endocrinol. Montreal, Canada 1947. — SIEBECK, R.: Physiologie des Wasserhaushaltes. Hdb. d. norm. und pathol. Physiol. 17, S. 161 (1926).
THANNHAUSER, S. J.: Mineralstoffwechsel und Wasserhaushalt. Lehrbuch des Stoffwechsels. S. 559 (1929).
UMBER, F.: Ernährung und Stoffwechselkrankheiten, 4. Aufl. S. 354 (1925).
VEIL, W. H.: Physiologie des Wasserhaushaltes. Erg. inn. Med. 23, 648 (1923).
WILKISS, L.: The diagnosis and treatment of endocrine disorders in childhood and adolescence Kap. XVII. Diabetes insipidus. Springfield: Thomas 1950.
ZADEK, J.: Z. klin. Med. 105, 602 (1927). — ZONDEK, H.: Die Erkrankungen der endocrinen Drüsen. Berlin: Springer 1923.

Einzelarbeiten zu den ersten 4 Kapiteln

ALLAN, F. N., and L. G. ROWNTREE: Endocrinology (Springfield, Ill.) 15, 97 (1931). — ALLEN, T. M., and J. W. SHERRIL: J. Metabol. Dis. 3, 479 (1923). — ALSLEV, J.: 45. Tag. d. nordwestd. Ges. f. inn. Med. Verh. S. 21 (1955). — ANDERSON, E., and W. HAYMAKER: Proc. Soc. Exper. Biol. a. Med. 33 (1931).
BAILEY and BREMER: Arch. Int. Med. 28, 773 (1921). — BARGMANN, W., u. Mitarb.: Acta neurovegetativa (Wien) 1, 233 (1950). — BARGMANN, W.: Med. Mschr. 466 (1951). — BARNES, REGAN and BUENO: Amer. J. Physiol. 105, 559 (1933). — BERBLINGER, W.: Handb. d. inn. Secretion 1, 910. Leipzig: Kabitzsch 1932. — BIASOTTI, A., and B. A. HOUSSAY: J. of Physiol. 77, 81 (1932). — BIEDL, A.: Die Hypophyse. Handb. der norm. u. pathol. Physiol. 16, 437 (1930). — BIGGART, J. H., and ALEXANDER: J. of Path. 48 (1939). — BIGGARD, J. H.: Brain 58, 86 (1935). — BLOCK, R. J., and H. B. VAN DYKE: Arch. of Biochem. a. Biophysics 36, 1 (1952). — BOURQUIN: Amer. J. Physiol. 79, 362 (1926); 83, 125 (1927). — BRUGSCH, TH., H. DRESEL u. H. LEVY: Z. exper. Path. u. Ther. 31 (1920). — BUSTAMETE, M. H.: Arch. f. Psychiatr. 115 (1943).
CALDWELL, D. W., MARX and ROWNTREE: J. of Urol. 25, 351 (1931). — CAMERER, J. W.: Arch. Rassenbiol. 28, I. 4 (1935). — CAMMIDGE, P. J.: Brit. Med. J. 738 (1928). — CAMUS, O., et ROUSSY: C. r. Soc. Biol. (Paris) 75, 483, 628 (1913); 76, 121, 344, 773, 877 (1914); 83, 901, 1578 (1920). — J. de Physiol. 20, 509, 535 (1922). — CURTIS: Arch. Int. Med. 34, 801 (1924). — CUSHING, H.: Amer. J. Med. Assoc. 53 (1909). — CUSHING, H., CROW and HOMANS: Quart. J. Exper. Physiol. 2, 389 (1909). — CUSHING, H., and GOETSCH: Amer. J. Physiol. 27, 60 (1910). — CUSHING, H.: The pituitary body and its disorders. Philadelphia and London 1912.
DUVOIR, M. VAN: Bull. soc. méd. Hop. (Paris) 48, 1444 (1932).
ELLERMANN, M.: Acta psychiatr. (Copenh.) 14 (1939). — EVANS: Proc. Soc. Exper. Biol. a. Med. 30, 1370 (1933).
FALTA, W.: Die Zuckerkrankheit. Berlin-Wien: Urban & Schwarzenberg 1944. — FARINI, A., E. CECCARONI: Gaz. Osp. Milano 34, 1135 (1913). — Clin. med. ital. 52, 497 (1913). — FARR, HARE and PHILIPS: Amer. J. Physiol. 49 (1937). — FINK, K.: Endocrinology (Springfield, Ill.) 10, 317 (1926). — FINKELNBURG: Dtsch. Arch. klin. Med. 100, 33 (1910). — FORSCHBACH u. WEBER: Z. klin. Med. 73 (1913). — FORSMAN, H.: Nord. Med. 16, 3211 (1947). — FRANK, E.: Berl. klin. Wschr. 1910, 1257; 1912, Nr. 9. — FREUND, H.: Klin. Wschr. 1922, 1780.
GAEBLER, O. H.: J. of Biol. Chem. 81, 41 (1929). — GAGEL, O., u. MAHONEY: Z. Neur. 148, 272 (1933); 156 (1936). — GAGEL, O.: Z. Neur. 172 (1941). — GAGEL, O.: Klin. Wschr. 1947, 289. — GAGEL, O., u. H. KLAES: Klin. Wschr. 1950, 295. — GAUPP jr., R.: Z. Neur. 171, 514 (1941); 177, 50 (1944). — GÄNSLEN, M., u. FRITZ: Klin. Wschr. 1924, 22. — GERSH, J. F.: J. Pharmacol. a. Exper. Ther. 52, 231 (1934). — GILMAN and GOODMAN (1937); zit. bei DE BODO-SLATER (Z) S. 548 (1937). — GRAFE, E.: Die nervöse Regulation des Stoffwechsels. Oppenheimers Hdb. d. Bioch. 9, 1 (1924) und Ergänz. Werk 3, 687 (1936). — GREVING.: Dtsch. Z. Nervenheilk. 89, 179 (1926) und die Fasersymptome im Hypothalamus in L. R. MÜLLER: Lebensnerven und Lebenstriebe. S. 150. Berlin: Springer 1931.
HAGEN, E.: Z. Anat. 114, 640 (1950). — HANHART, E.: Handb. d. Erbbiol. 4, 798 (1940). — v. HANN: Frank. Z. Path. 21, 337 (1914). — HARE, K., R. C. HICKEY and R. S. HARE: Amer. J. Physiol. 134, 240 (1941). — HART and VERNEY: Clin. Soc. 1, 367 (1933). — HEINBECHER, H. L., WHITE and D. ROLF: Endocrinology (Springfield, Ill.) 40, 104 (1947). — HELLER: Klin. Wschr. 1934, 241. — J. of Physiol 89, 81 (1937). — HERRING: Quart. J. Exper. Physiol. 1, 121 (1908); 6, 1 (1913); 8, 245 (1915). — HILD, W.: Virchows Arch. 319, 526 (1951). — HILD, W., und G. ZETLER: Arch. exper. Path. u. Pharmakol. 213, 139 (1951). —

HOLMES, J. H., and M. J. GREGERSEN: Amer. J. Physiol. **162**, 326 (1951). — HOLMES, J. H., and A. V. MONTGOMERY: Amer. J. Med. Sci. **225**, 281 (1953).

JACOBI: Dtsch. med. Wschr. **1920**, 742. — JOSLIN, E. P., u. Mitarb.: The treatment of diabetes. J. ed. Philadelphia and London: Lea and Febiger 1946.

KELLER, A. D., NOBLE and HAMILTON: Amer. J. Physiol. **117**, 467 (1936). — KELLER, A. D.: Proc. Soc. Exper. Biol. a. Med. **36**, 787 (1937). — KOSTER, H., u. GEESINK: Pflügers Arch. **222**, 293 (1929). — KREHL, L.: Entstehung, Erkennung und Behandlung innerer Krankheiten **1**, 622. Leipzig: Vogel 1930. — KUNSTMANN, H.: Arch. exper. Path. u. Pharmakol. **170**, 701 (1933).

LABBÉ, M., et DREYFUSS: zit. bei JORES (Z, S. 109). — LACOMBE: J. med. et chir. **7**, 305, 323, 339 (1841). — LESCHCKE, E.: Z. klin. Med. **87** (1919). — Dtsch. med. Wschr. **1920**, 959. — Ann. de méd. **33**, 261 (1933). — LEVINGER, E. L., and R. F. ESCAMILA: J. Clin. Endocrin. **15**, 547 (1955). — LICHTWITZ, L.: Arch. exper. Path. u. Pharmakol. **65**, 128 (1911).— Klin. Wschr. **1922**, 1877. — LINNEWEH, F., u. Mitarb.: Klin. Wschr. **1957**, 321.

MARX, H., u. SCHNEIDER: Arch. exper. Path. u. Pharmakol. **176**, 24 (1934). — MARX, H.: Arch. exper. Path. u. Pharmakol. **175**, 165 (1934). — MELLI, G.: Bull. schweiz. Akad. Med. Wiss. **5**, 34 (1949). — MELVILLE, R. S.: J. of Exper. Med. **65**, 415 (1937). — MERTENS, H. G.: Klin. Wschr. **1955**, 1036. — MEYER, E.: Dtsch. Arch. klin. Med. **83**, 1 (1905). — MEYER, E., u. JUNGMANN: Arch. exper. Path. u. Pharmakol. **73**, 49 (1913). — MEYER, E., u. NOBEL: Münch. med. Wschr. **1930**, 1844. — MITSCHERLICH, A.: Vom Ursprung der Sucht Stuttgart: Klett 1947. — MOEHLIG, R. C., and R. D. SCHULTZ: J. Amer. Med. Assoc. **158** 725 (1956).

NICOLESCU u. RAILANN: zit. nach ROMEIS, C. VON NOORDEN u. S. ISAAC: Die Zuckerkrankheit und ihre Behandlung. 8. Aufl. Berlin: Springer 1927.

OEHME, C.: Med. Klin. **1919**. — ORTMANN, R.: Z. Zellforsch. **36**, 92 (1951).

PENCHARZ, HOPPER and RYNEARSON: Proc. Soc. Exper. Biol. a. Med. **4**, 14 (1936). — PICKFORD, M.: J. of Physiol. **106**, 264 (1940). — Physiologic. Rev. **25**, 573 (1945). — PINCHERLE e MAGNI: Arch. Pat. e Clin. med. **3**, 261 (1924). — POULSON: Z. exper. Med. **72**, 232 (1930).

RABE, R.: Virchows Arch. **326**, 444 (1955). — RANSON, S. W., O. FISHER and W. K. INGRAM: Proc. Ass. Res. Nerv. a. Ment. Dis. **17**, 410 (1938). — REICHARDT, M.: Diabetes insipidus — Symptom einer Geisteskrankheit. Arb. d. psychiatr. Kl. Würzburg J. 2. — REGNIER, R.: Z. exper. Path. u. Ther. **18**, 129 (1916). — REVERTZ, G.: Dtsch. med. Wschr. **1951**, 295. — RICHTER, C. P.: Brain **53**, 76 (1930). — Amer. J. Physiol. **106**, 80 (1933); **110**, 439 (1934); **112**, 481 (1935).

SCHELDER: zit. bei FISHER, INGRAM u. RANSON (Z). — SCHERRER, H.: Riform. med. 37; zit. nach H. MARX (Z). — SCHLOTTHAUER, J.: Amer. Vet. Med. Assoc. **39**, 673 (1935). — SENATOR, O.: Diabetes insipidus; in: ZIEMSSENS: Hd. der spez. Pathol. u. Ther. **13**. Leipzig: Vogel 1876. — SNELL, A. M., and L. L. ROWNTREE: Endocrinology (Springfield, Ill.) **11**, 209 (1927). — SPATZ, F., u. WEISSCHEDEL: Dtsch. med. Wschr. **1942** II. — SPIEGEL, E. A.: Die Centren des autonomen Nervensystems. Berlin: Springer 1928. — STEINER, F.: Erbarzt 7, 89 (1939). — STRAUSS: Die zuckerlose Harnruhr. Tübingen 1870. — STRUBELL, O.: Dtsch. Arch. klin. Med. **62**, 89 (1899).

TALLQUIST: Z. klin. Med. **49**, 181 (1903). — TITZ: Arch. int. med. **14**, 706 (1914). — TRENDELENBURG, P.: Die Hormone. Bd. 1 Berlin: Springer 1920. — TRENDELENBURG, P., u. SATO: Arch. exper. Path. u. Pharmakol. **131**, 45 (1928). — TROUSSEAU, A.: Med. Clin. des Hôtel Dieu in Paris. Deutsche Ausgabe, 2, S. 748. Würzburg: Stahel 1868.

UMBER, F.: Der Diabetes insipidus. in KRAUS-BRUGSCH Hdb. d. spez. Pathol. u. Ther. inn. Krankh. **1**, Wien (1913).

VASALE et SACCHI: Arch. ital. biol. Pisa 18, 385(1893). — VEIL, W. H.: Biochem. Z. **91**, 317 (1918). — von den VELDEN, R.: Klin. Wschr. **1913** 2083. — VERNEY, E. B.: Proc. Roy. Soc. **99**, 487 (1926); **135**, 25 (1947). — VIGNEAUD, V. du: zit. bei van DYKE (Z) S. 546.

WARING, A. J., and others: Amer. J. Dis. Child. **68**, 323 (1944). — WARTER, J., S. SCHWARZ et A. ASCHMANN: Press. méd. **64**, 1157 (1956). — WEIL, AD.: Virchows Arch. **95**, 70 (1884). — WEIL, jr. ALF.: Dtsch. Arch. klin. Med. **93**, 188 (1908). — WEIZSÄCKER, V. v.: Studien zur Pathogenese. Schriftenreihe der Dtsch. med. Wschr. **1939**, J. 3. — WEST and others (1954) zit. bei WARTER and others. — WHITE, A. G.: J. Mt. Sinai Hosp. **22**, 15 (1955); ref. Amer. J. Med. Assoc. **158**, 1467 (1955). — WILLIAMS, R. H., and C. HENRY: Ann. Int. Med. **27**, 84 (1947).

ZADEK, J.: Z. klin. Med. **105**, 602 (1927).

Weitere Einzelarbeiten
(Differentialdiagnose, Prognose, Therapie und Anhang)

BACHMANN, H.: Klin. Wschr. **1954**, 783. — BATHORY, J.: Wien klin. Wschr. **1942**, 227. — BAUER, J.: Klin. Wschr. **1926**, 1308. — BELLONI e MAZZINI: zit. bei MARX, H.: (Z, S. 442). — BELTRAMETTI: Endocrinology (Springfield, Ill.) **16**, 241 (1935). — BIGGART, J. H. Brain **58**, 86 (1935). — BIRNIE, J. H., and others: Proc. Soc. Exper. Biol. a. Med. **70**, 83 (1949). — BUCHMANN, E.: Med. Klin. **1955**, 866.

CACHIN: zit. bei MARX: (Z, S. 443). — CARTER, A. C., and E. SCHORR: J. Clin. Endrocin. **7**, 828 (1947). — CURSCHMANN, H.: Endocrine Krankheiten Dresden (1943).

DUVOIR, M.: Bull. Soc. méd. Hôp. Paris 48, 1444 (1932).

EICHHOLTZ, F.: Lehrbuch der Pharmakologie. 8. Auflage. Berlin, Göttingen u. Heidelberg: Springer. 1955. — ELMER, A. W., u. M. SCHEPS: Münch. med. Wschr. **1929**, 1917. — EMMERICH, R., u. H. zur HORST-MEYER: Klin. Wschr. **1951**, 553.

FALTA, W., u. H. TITZE: Wien. klin. Wschr. **1949**, 161. — FORRO u. LANDVAI: Wien. klin. Wschr. **1936**, 757.

GAUPP jr., R.: Z. Neur. **165**, 1939. — GRASSHEIM, K.: Z. klin. Med. **110**, 469 (1929). — GREENE, J. A., and L. E. JANUARY: Proc. Soc. Exper. Biol. a. Med. **44**, 217 (1940).

KLEIN u. HOLZER: Z. exper. Med. **58**, 471 (1927). — Dtsch. Arch. klin. Med. **156**, 112 (1927). LICHTWITZ, L.: Bull. New York, Acad. Med. **15**, 773 (1939).

MAGNUS, R., u. SCHÄFER: J. of Physiol. **25**, 1 (1919). — MARAÑON, G.: Endocrinology (Springfield, Ill.) **5**, 159 (1921). — MEYER, H.-H., u. R. GOTTLIEB: Die experimentelle Pharmakologie. 9. Aufl. Berlin 1936. — MARESCH: zit. nach H. MARX (Z).

OBERDISSE, K., u. W. TÖNNIS: Pathophysiologie, Klinik und Behandlung der Hypophysenadenome. Erg. d. inn. Med. Neue Folge **4**, 975 (1953) u. Monographie.

PORTER, R. J., and R. A. MILLER: J. of Neur. **11**, 258 (1948).

RAAB, W.: Arch. klin. Med. **17**, 471 (1929). — RODECK, H.: Kinderärztl. Praxis. **24**, 496 (1956) und mit R. CAESOR: Z. Zellforsch. **44**, 666 (1950). — ROSENBERG, M.: Klin. Wschr. **1930**, 152. — RÜDER u. WOLF: Dtsch. med. Wschr. **1933**, 1696.

SCHERF: Wien. Z. inn. Med. **22**, 457 (1923). — SCHMIDT, R.: Med. Klin. **1911**, 1885. — SCHWENKENBECHER, A.: Münch. med. Wschr. **1909**, 2564. — SIMON and RYDER: J. Amer. Med. Assoc. **106**, 512 (1936). — SNELL, A. M., and L. L. ROWNTREE: Endocrinology (Springfield, Ill.) **11**, 209 (1927). — STÜBINGER, H. G., u. H. J. WOLF: Med. Klin. **1949**, 1089.

TROISIER: Bull. Soc. méd. Hôp. (Paris) **48**, 1451 (1932).

VEIL, W. H.: Dtsch. Arch. klin. Med. **139**, 192 (1922). — VELDEN, R. von den: Klin. Wschr. **1913**, 2083. — VILLA: Klin. Wschr. **1927**, 926. — WILLIAMS, R. H., and C. HENRY: Ann. Int. Med. **27**, 84 (1947).

ZONDEK, B., u. KROHN: Klin. Wschr. **1932**, 1293.

VI. Über Sediment- und steinbildende Diathesen

Wenn ich in diesem Schlußkapitel anhangsweise noch kurz über Sediment- und Stein-bildende Diathesen berichte, so bin ich mir bewußt, daß diese Materie nur am Rande in ein Buch über Ernährungs- und Stoffwechselkrankheiten gehört, aber ich trage der allgemeinen Geflogenheit Rechnung, diese Dinge in den Rahmen solcher Darstellungen einzufügen, und der Furcht, der Leser könnte sie vermissen.

Die Einbeziehung in eine Abhandlung der Stoffwechselkrankheiten stammt noch aus der Zeit, in der man glaubte, daß die in Frage stehenden Substanzen unter besonderen Umständen in einer pathologisch vermehrten Menge entständen. Heute aber wissen wir mit Sicherheit, daß hier, abgesehen von der Oxalurie und Oxalose, keine Probleme des Stoffwechsels, sondern lediglich der Ausscheidung bzw. Ablagerung vorliegen, wobei nicht einmal die Tatsache des Übertrittes in den Harn oder die Gewebe das Pathologische ist, sondern lediglich die Form und Menge, in der das geschieht. Von subjektiv unmerkbaren Anomalien bis zu schwersten Krankheitsbildern können sich klinisch dabei alle Übergänge finden.

1. Die Diathesen

a) Oxalurie

Unter Oxalurie versteht man zunächst lediglich den Übertritt von abnorm großen Mengen von Oxalsäure bzw. ihren Salzen, vor allem von Calciumoxalat

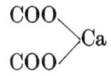

in den frisch gelassenen Harn, im prägnanteren Sinne: den Ausfall charakteristischer, stark lichtbrechender „Briefkouvertkristalle" der Kalksalze im Urin. Sie ist zuerst von DONNE (1838), dann von PROUT, BIRD u. CANTANI näher beschrieben. An und für sich ist es ein normaler Vorgang, der beim gesunden Menschen sich ohne irgendwelche Beschwerden täglich wiederholt, vor allem im konzentrierten Harne, in dem die Oxalsäure und ihre Salze besonders ungünstige Lösungsverhältnisse finden. Die normalerweise, d. h. bei gewöhnlicher gemischter Kost im Urin entleerte Menge beträgt 20—40 mg pro die, der Blutgehalt 3 bis 4 mg-% (REINWEIN). Die Oxalsäure ist ganz vorwiegend *exogener* Natur, d. h. sie stammt aus den pflanzlichen Nahrungsmitteln, die wie gewisse Gemüsearten, vor allem der Spinat (vgl. Tab. 115 u. 116), Calcium- und Kaliumoxalate, z. T. in kristallinischer Form enthalten. Trotz ihrer schweren Löslichkeit ist die Resorption vom Magendarmkanal bei normalem Salzsäuregehalt des Magens anscheinend gut, verschlechtert wird sie durch Ca-Reichtum der Nahrung, der Rest wird der Hauptsache nach bakteriell zerlegt, nur ein sehr geringfügiger Bruchteil erscheint in den Faeces wieder. Für den intermediären Stoffwechsel sind die Oxalate Ballastsubstanzen, die, weil weder angreifbar noch ablagerungsfähig, meist rasch vom Blute den Nieren zur Ausscheidung übergeben werden, Spuren gehen wohl auch in die Galle über. Sicher gilt das für parenterale Gaben (KLEMPERER u. TRITSCHLER u.a.).

Die Verhältnisse für orale Darreichung liegen so kompliziert, daß hier schwer etwas Sicheres auszumachen ist. Die Schwierigkeiten für die Beurteilung des Schicksales der Oxalate auf diesem Wege wird noch dadurch erhöht, daß viele Nahrungsmittel auch Oxalsäurebildner enthalten. DE SANDRO fand ein Bacterium, das er B-oxalatigenum nannte, weil es aus Kartoffeln, Kastanien und gewissen Leguminosen Oxalate bildet. Besonders bei Darmkatarrhen scheint es sich hin und wieder in üppiger Flora zu entwickeln, so daß ROSENBERG einmal bei oxalfreier Kost 1,25 g Oxalat aus dem Kot isolieren konnte. In zuckerreichen Nährböden scheint auch Aspergillus niger Oxalatproduzent zu sein, wie aus dem reichlichen Befund bei einem Diabetiker mit einer durch Aspergillus niger bedingten Lungengangrän (FÜRBRINGER) hervorgeht.

Die Tatsache, daß auch im Hunger immer noch Oxalsäure ausgeschieden wird, und zwar in nicht so geringen Mengen (z. B. 9 mg pro die in der 2. bis 3. Hungerwoche beim Hunde nach LÜTHJE), spricht dafür, daß es auch eine *endogene* Oxalatquelle gibt. Für den Menschen scheint das auch zu gelten, doch liegt hier nur der einzige Versuch von MOHR u. SALOMON vor, während in den beststudierten und längsten Hungerversuchen der neueren Zeit beim Menschen gerade dieser Frage keine Aufmerksamkeit geschenkt wurde. So ist die Größe der endogenen Oxalatquote für den Menschen vorläufig noch unbekannt. Sicher ist, daß der Mensch nach ausschließlicher Ernährung mit Milch und Zucker noch am 11. Tage Oxalsäure im Harne ausscheidet (LÜTHJE). REINWEIN fand bei Tieren nach 3wöchigem Hungern nur eine Abnahme der Blutoxalsäure von 3,8 auf 2,6 mg-%. Welches sind nun die Quellen der endogenen Oxalsäure?

Nach den Untersuchungen von KLEMPERER u. TRITSCHLER, LOMMEL, MOHR u. SALOMON, LICHTWITZ u. THÖRNER u. a. kommt in erster Linie als Quelle der endogenen Oxalsäure der Abbau von Bindegewebe in Betracht, wobei KLEMPERER u. TRITSCHLER annahmen, daß das Glykokoll dabei die maßgebende Substanz sei. LICHTWITZ u. THÖRNER konnten allerdings nach Glykokollzufuhr keine Vermehrung der Oxalsäureausscheidung feststellen, wohl aber nach Leimverfütterung. REINWEIN konnte aber die Angaben von KLEMPERER u. TRITSCHLER bestätigen.

Hauptquellen der körpereigenen Oxalsäure sind wahrscheinlich Glykolaldehyd und Glykolsäure nach folgender Formel:

$$\underset{\substack{\text{Glykolaldehyd} \\ \text{(aus Triosephos-} \\ \text{phat stammend)}}}{\overset{\text{CHO}}{\underset{\text{CH}_2\text{OH}}{|}}} \rightarrow \underset{\text{Glykokollsäure}}{\overset{\text{COOH}}{\underset{\text{CH}_2\text{OH}}{|}}} \rightarrow \underset{\text{Glyoxylsäure}}{\overset{\text{COOH}}{\underset{\text{CHO}}{|}}} \rightarrow \underset{\text{Oxalsäure}}{\overset{\text{COOH}}{\underset{\text{COOH}}{|}}}$$

Als weitere Quelle kommt die aus dem Abbau von Pyrimidinen (Uracil) stammende Oxalursäure

$$\begin{array}{cc} H_2N & COOH \\ | & | \\ O-C & CO \\ \diagdown N \diagup & \\ H & \end{array} \quad \rightarrow \quad \text{Oxalsäure u. Harnstoff}$$

in Betracht.

Auch Ascorbinsäure scheint, wenigstens beim Meerschweinchen, in Oxalsäure übergehen zu können (Müller, Burns u. Mitarb.).

Spritzt man Oxalsäure intravenös, so erscheint sie im Harne wieder (Gaglio, Faust, Klemperer u. Tritschler u. a.), zum Teil auch in der Galle [Oettel (Z)].

Sicher ist wohl heute, daß beim oxydativen Abbau der Brenztraubensäure, eines Intermediärproduktes der Kohlenhydrate, intermediär stets Essigsäure und aus dieser Oxalsäure durch Oxydation entsteht (Lenhartz, Battestini u. a.).

Nach vermehrter Zufuhr von Kohlenhydraten oder Eiweiß, nicht aber von Fett, nimmt die Oxalsäuremenge im Urin zu (Flaschenträger u. Müller). Von den Eiweißspaltprodukten ist, wie schon Klemperer u. Tritschler annahmen, das Glykokoll die Hauptquelle von Oxalsäure. Jedenfalls konnten Ratner, Nicoto u. Green (1944) es wahrscheinlich machen, daß in Leber und Niere Glykokoll durch Glycerinoxydase, ein besonderes Flavoprotein, unter Bildung von Glyoxylsäure COH—COOH desamiert und dann weiter zu Oxalsäure oxydiert wird. Theoretisch wäre es sehr wahrscheinlich, daß auch beim Abbau der aus der Fettverbrennung stammenden Essigsäure durch Oxydation intermediär Oxalsäure entsteht, aber wir haben bisher keinen Anhaltspunkt dafür, daß Fettfütterung die endogene Oxalsäureausscheidung steigert. Isotopenuntersuchungen, die hier weiterführen könnten, liegen m. W. zu dieser Frage bisher nicht vor.

Im Gegensatz zu früheren Angaben von Kühne sowie Klemperer u. Tritschler verursachen Kreatin und kreatinhaltige Organe keine Vermehrung der Oxalsäureausscheidung. Auch hinsichtlich der Purinkörper ist das im Gegensatz zu Lüthje sowie Mohr u. Salomon nicht der Fall. Schunk fand im Harne eine Verbindung von Oxalsäure und Harnstoff, die Oxalursäure (siehe oben), doch ist es zweifelhaft, ob es sich dabei um ein Intermediärprodukt des Stoffwechsels handelt. Wahrscheinlich wird es erst künstlich bei der Darstellung der Oxalsäure im Harne gebildet.

Oettel (Z) behauptet, daß auch große Erregungen die Bildung und Ausscheidung von Oxalsäure vermehren können. Beweise dafür werden nicht vorgelegt. Weiter erwähnt Oettel (Z) auf Grund eigener Untersuchungen eine erhebliche Steigerung der Ausscheidung nach intravenöser Injektion von 0,2 mg Adrenalin beim Menschen.

Auch unter besonderen *pathologischen Verhältnissen kann* die Oxalsäurebildung und -ausscheidung zunehmen.

In älteren Arbeiten wurde das für den Diabetes mellitus, die Gicht und sogar die Fettsucht behauptet. In der 1. Auflage dieses Buches verwies ich solche Angaben in das Bereich der Fabel. Seitdem sind aber Arbeiten erschienen, die für den Diabetes das sicherstellen. So fand Battistini bei Zuckerkranken eine Erhöhung der Oxalsäurewerte im Blute bis auf das 2—3fache, und zwar merkwürdigerweise am wenigsten in acidotischen Fällen.

Nachgewiesen ist ferner die Zunahme bei Lebererkrankungen, besonders solchen, die mit stärkerem Ikterus einhergehen, vor allem Lebercirrhose, Lebercarcinom und Leberlues. Bei der Virushepatitis liegen m. W. bisher noch keine Untersuchungen vor. Bei der großen Rolle, welche die Leber im Kh-Stoffwechsel spielt,

sind die Störungen im Oxalsäureumsatz gut verständlich. Als weiterer Faktor
kommt vielleicht dazu, daß mit dem Galleübertritt ins Blut auch die in der Galle
vorhandene Oxalsäure dort sich anreichert.

Weiter ist zu erwähnen, daß Anoxämie zu erhöhten Werten führt, UDELES,
EGOROV u. MANUSOVA, REALE, BOERY u. TERRAY [Lit. bei OETTEL (Z)]. Bei Tieren
ließ sich das in der Unterdruckkammer nachweisen. Aber es scheint auch für den
Menschen zu gelten. Jedenfalls sah SCAGLIONI bei kardiovasculären Dekompen-
sationen die Blutoxalsäurewerte bis 13,1 mg-% ansteigen. Dabei nahmen die
Harnoxalsäurewerte nur wenig zu, was wohl auf die Funktionsstörung der
Stauungsniere zurückzuführen ist.

Die *Kristallabscheidung* des Calciumoxalates geht bei jeder Reaktion des Urins
vor sich, sie erfolgt, wie schon oben erwähnt, hauptsächlich in Form der Brief-
kuverts, daneben aber auch in Pyramiden-, Stern- und Kugelform. Manchmal
entstehen komplizierte Formen, indem gleichzeitig Urate oder Phosphate oder
beides usammen mit ausfallen; immer scheint ein gewisser an Stärke wechselnder
Teil der Oxalate in Lösung zu bleiben, eine sehr bemerkenswerte Tatsache, die bei der
ungeheuren Kompliziertheit der chemischen und physikalisch-chemischen Verhältnisse im Harn noch keineswegs einer genauen Analyse zugänglich gemacht
werden konnte. Nach UMBER können die Calciumoxalatlösungen so übersättigt
sein, daß sie das 68fache des Löslichkeitswertes enthalten können. KLEMPERER u.
TRITSCHLER haben für die Löslichkeit den Magnesiumgehalt, spez. den Quotient
CaO : MgO in den Vordergrund gestellt, doch ist dem von LICHTWITZ (Z) mit
guten Gründen widersprochen worden. LICHTWITZ selbst denkt in erster Linie an
eine Schutzwirkung der im Harn immer durch den Sekretionsakt in genügend
reichlicher Menge vorhandenen Kolloide. Fallen diese unter noch nicht genügend
durchsichtigen Bedingungen aus, so geht der Ausfall der Oxalate in großem Maße
vor sich, und es kann zu charakteristischen Steinbildungen kommen. Sieht man
von den Beschwerden, die die letzteren machen (vgl. das Gemeinsame über
Nephrolithiasis) ab, so kann man nicht sagen, daß es ein Krankheitsbild oder überhaupt ausgesprochene Symptome gibt, die mit Sicherheit oder auch nur einiger
Wahrscheinlichkeit der Oxalurie zur Last gelegt werden können. Wenn sich auch
vor allem die außerdeutsche Literatur bemüht hat, solche Zusammenhänge mit
neurasthenischen und dyspeptischen Beschwerden, Migräne etc., zu konstruieren,
so bleibt von alledem als sicher nur die Tatsache bestehen, daß eine kristallinische
Oxalurie sehr häufig bei Neurasthenikern vorkommt und daß diese bei ihrer
Empfindlichkeit dadurch oft lokale Beschwerden in den harnableitenden Wegen
(Harndrang, Harnröhrenschmerzen, vereinzelt auch ohne größere Konkrementbildung geringe Hämaturie) empfinden, zumal wenn es zu kritischen Steigerungen
der Ausscheidung kommt.

Oxalate als Kleesalz werden vielfach zum Reinigen benutzt. 2—30 g führen zu
tötlicher Vergiftung.

Eine *Therapie* kommt nur da in Betracht, wo solche Beschwerden vorliegen
oder die Gefahr der Steinbildung besteht bzw. eine solche bereits eingetreten ist.
Der leitende Gesichtspunkt ist natürlich ein diätetischer, die Vermeidung von
oxalsäurehaltigen oder oxalsäurebildenden Nahrungsmitteln. Hinsichtlich des
Oxalsäuregehaltes einiger Obst- und Gemüsearten sei auf die folgende Tabelle
von KOHMAN verwiesen.

Ferner bringe ich eine ältere Tab. 116 von ESBACH (zit. bei MINKOWSKI) zur
Ergänzung, da die erstere sehr unvollständig ist.

Will man die Resorption von Calciumoxalat vom Darm möglichst herabsetzen,
so gibt man zur Herabdrückung des sauren Milieus im Magen Alkalien (Natrium
bicarb., Magnesiumpräparate oder Calcium carbonicum (3 × tgl. 1 g nach von

Tabelle 116. *Oxalsäuregehalt einiger Nahrungsmittel*[1] *in % des Frischgewichtes (nach* KOHMANN*)*

Besonders hoher Gehalt:

Chenopodium	1,11
Rübenblätter	0,916
Portulakblätter	0,91
Spinat	0,86
Neuseeländer Spinat	0,86
Mangold (Blätter)	0,66
Rharbarber	0,50
Mangoldstengel	0,29
Petersilie	0,19
Rüben	0,138

Mäßiger Gehalt:

Sellerieblätter	0,05
Süße Kartoffel	0,05
Rosenpappel (Okra)	0,048

Grüne Bohnen	0,03—0,05
Löwenzahn	0,025
Endivie	0,027
Karotten	0,033
Selleriestengel	0,034
Zwiebel	0,025
Grüner Pfeffer	0,016
Pastinak	0,01
Lattich, Kopfsalat	0,005—7
Spargel	0,005
Verschiedene Kohlsorten	0,005—0,01
Grünkohl	0,013
Grüner Mais	0,0014
Kresse	0,01
Kartoffel	0,005
Tomate	0,0075

Keine Oxalsäure enthalten von Gemüsen: Gurken, Blumenkohl, Erbsen, Radieschen und Kürbis. Beträchtliche Mengen finden sich aber im *Kakao* (0,352), Tee (0,375) und Kaffee (0,08).

Früchte

Aprikosen	0,014
Bananen	0,064
Erdbeeren	0,019
Himbeeren	0,015
Brombeeren	0,018
Stachelbeeren	0,088
Heidelbeeren	0,015

Johannisbeeren	0,019
Sauerkirschen	0,0011
Trauben	0,025
Orangen	0,024
Pfirsiche	0,005
Birnen	0,003
Ananas	0,006
Pflaumen	0,010

[1] Äpfel, Citronen, Pampelmusen usw. enthalten keine Oxalsäure, der Gehalt der Feigen ist dagegen hoch.

Tabelle 117. *Der Gehalt der wichtigsten Nahrungsmittel an Oxalsäure (nach* ESBACH*)*

I. Verboten
Nahrungsmittel, die reich an Oxalsäure sind

	1000 g enthalten Oxalsäure in g		1000 g enthalten Oxalsäure in g
Sauerampfer	3,6	Rosenkohl	0,2
Spinat	3,2	Feigen, getrocknet	1,0
Rhabarber	2,4	Stachelbeeren	0,13
Rote Rüben	0,4	Pflaumen	0,12
Kartoffeln	0,4	Erdbeeren	0,06
Bohnen	0,3		—
Grüne Bohnen	0,2	Kakao	4,5
Endivien	0,1	Schwarzer Tee	3,7
Tomaten	0,05	Schokolade	0,9
Sellerie	0,02	Leim	0,0

II. In mäßiger Menge erlaubt.
Nahrungsmittel, die Oxalsäure in gerin-ger Menge enthalten.

	1000 g enthalten Oxalsäure in g
Brot	0,047
Mehle	0—0,017
Kresse	Spuren
Äpfel	Spuren
Thymus	0,011—0,025
Leber	0,006—0,011
Milz	0,018
Lunge	0,0111
Muskeln	Spuren
Kaffee	0,1

III. Erlaubt
Nahrungsmittel, deren Oxalsäuregehalt zweifelhaft ist, oder die frei von präformier-ter Oxalsäure und Oxalsäurebildnern sind.

a) Oxalsäuregehalt zweifelhaft.

Linsen, Erbsen, Reis, Weißkohl, Blumen kohl, grüne Erbsen, weiße Rüben, Spargel, Gurken, Pilze, Zwiebeln, Lauch, Lattich, Birnen, Aprikosen, Pfirsiche, Weintrauben, Melonen.

b) Frei von Oxalsäure und Oxalsäure-bildnern

Fette, Kohlenhydrate, Milch, Eier, Käse.

Noorden) oder alkalische Wässer. Theoretisch wenigstens werden dadurch die Löslichkeitsverhältnisse für das Calciumoxalat im Darm ungünstig beeinflußt.

Weitere therapeutische Bestrebungen gehen dahin, die oxalsäurebildenden Bakterien in ihrem Wachstum zu hemmen. Dies gelingt bis zu einem gewissen Grade durch Multiflor, Enterophagus oder Darreichung von Kephir oder Yoghurt in größeren Mengen. Oettel (Z, S. 1029) empfiehlt Sulfonamide, vor allem das schwer resorbierbare Sulfonamidguanidin in Mengen von 4—6 g täglich an 10 aufeinanderfolgenden Tagen.

Schließlich hat man auch versucht, die endogene Oxalsäurebildung möglichst einzuschränken. Theoretisch wären Vitamine zur Beförderung der Oxydation der intermediär gebildeten Säure wohl geeignet. Oettel (Z) denkt vor allem an das Nicotinsäureamid, einen Baustein der Codehydrase I und II. Vorläufig sind das aber nur theoretische Erwägungen, deren therapeutische Brauchbarkeit erst noch zu erweisen ist.

Ebenso problematisch erscheint mir vorläufig die Verabfolgung von Hypophysenvorderlappenpräparaten in Verbindung mit 20—40 g Harnstoff pro die. Beide Stoffe wirken gewiß diuretisch, aber die Bildung der besser löslichen Oxalursäure durch die großen Harnstoffgaben ist bisher noch in keiner Weise bewiesen, ja hinsichtlich der Erzielung eines quantitativen Effekts sogar sehr unwahrscheinlich.

Eine gleichzeitig bestehende Neurasthenie oder Steinbildung bedarf natürlich der üblichen Sonderbehandlung.

Oxalose. In den letzten Jahren ist eine neue Anomalie des Oxalsäurestoffwechsels entdeckt worden, die anscheinend angeboren und durch pathologische endogene Steigerung der Oxalsäurebildung im Organismus bedingt ist. Sie wird als Oxalose bezeichnet.

Zunächst wurden nur 4 derartige Fälle bei Kindern beschrieben im Alter von $4^1/_2$ Monaten bis 12 Jahren und zwar von Davis u. Mitarb. (1950), Carson (1951), sowie Chou u. Donohue (1952), sowie Dunn (1953). Weitere Fälle stammen nach einer Fußnote in der Darstellung von K. Schreier (Z), von Zollinger u. Rosenmund.

Gemeinsam ist diesen Fällen die Bildung ungewöhnlich großer Oxalatsteine in den Nierenkelchen und großer Massen von kristallinischem Oxalat in den Tubuli der Nieren. Aber darüber hinaus sind in manchen Fällen nicht nur Oxalatkristalle in den Knochen, sondern auch in fast allen anderen Organen, sogar in der Hypophyse, gefunden worden.

An den Nieren kommt es zunächst zu einer geringen Fibrose, Tubuliatrophie und Lymphocytenanhäufung. Die klinischen Erscheinungen sind im Anfang gering. Im Blute wurde eine erhebliche Hypocalcämie und Hyperphosphatämie festgestellt. Der Tod tritt mit zunehmender Niereninsuffizienz im Coma uraemicum ein.

b) Uraturie und Uricurie

Unter Uraturie und Uricurie [Thannhauser (Z)] versteht man den Ausfall der Harnsäure und ihrer Salze im Harn. Ihre Menge beträgt in der Norm zwischen 200—800 mg. Da die freie Säure selbst schwerer löslich ist wie ihre Salze, fällt sie leichter aus. Es geschieht das in einem sehr großen Formenreichtum (in Wetzstein-, Tönnchen-, Rhomboeder usw. -format, manchmal in Gestalt der Cajenne-Pfefferkörner), während die Urate (Natrium-, Kalium- und Ammoniumsalze) gewöhnlich amorph sich abscheiden. In beiden Fällen handelt es sich durchaus um normale Verhältnisse. Ihr Zustandekommen hängt mit den besonderen Löslichkeits- und

Ausfallbedingungen der Harnsäure und ihrer Salze zusammen. Bei Besprechung der Gicht war schon davon die Rede. Hier sei nur noch kurz daran erinnert, daß im normalen Harn die Harnsäure ($\bar{U}$) in übersättigter Lösung meist nicht frei, sondern als Mononatriumsalz enthalten ist. Die Löslichkeit der freien Säure ist etwa 20fach ungünstiger als die des Natriumurates (1:25000 gegenüber 1:12000). Da solche Lösungsmittelmengen im Harn nie vorliegen, so müssen besondere Verhältnisse den Ausfall verhindern. HIS u. SCHADE dachten an eine physikalische Zustandsänderung der *Harnsäure*, den Übergang in eine kolloidale Form. Dialysierversuche von LICHTWITZ (Z) bewiesen aber, daß es sich doch um eine echte Lösung handelt, wobei ganz entsprechend der Oxalurie besonders den Nierenzellen entstammende labile Schutzkolloide eine Rolle spielen. Ihre Ausscheidung in den Zellen der Tubuli zugleich mit der Harnsäure wurde bei Tieren experimentell schon von MEISSNER, EBSTEIN u. NICOLAIER sowie MINKOWSKI nachgewiesen. Vielleicht sind die normalen Nubecula des Harns solche Gebilde. Im einzelnen sind auch hier die Verhältnisse noch keineswegs ganz durchsichtig. Ja, man kann nicht einmal sagen, daß eine strenge Abhängigkeit zwischen Harnacidität und Uratniederschlag besteht. Das gilt höchstens für den gleichen Urin mit künstlich gesteigerter Acidität. Trotzdem kann es keinem Zweifel unterliegen, daß eine reichliche Fleischkost ohne große Flüssigkeitsaufnahmen den Ausfall der Harnsäure und ihrer Salze ganz besonders begünstigt. Vielfach sind sie in dem bei Körpertemperatur frisch entleerten Urin noch nicht durch Trübung kenntlich, aber mit zunehmender Abkühlung, zumal im kalten Schlafzimmer, kommt es zu dem bekannten braunroten, festhaftenden Satz, der so viele ängstliche Kranke alarmiert und zum Arzt treibt, zum Teil weil das Ziegelmehlsediment fälschlich für Blut gehalten wird.

Sowohl die Harnsäure, wie auch in vermindertem Grade ihre Salze, können größere Konkremente und Steine bilden. Mit echter Gicht hat das nichts zu tun, wenn auch zugegeben ist, daß Uratsteinbildung bei Gichtikern besonders häufig ist, LECORCHÉ sah es in fast einem Drittel seiner 150 Fälle, EBSTEIN bei 124 Gichtikern 20mal. Von der Seite der Uratsteinträger aus betrachtet, sieht die Statistik ganz anders aus. Bei der großen Seltenheit der Gicht stellen Kranke dieser Art nur ein minimales, weit unter 1% gelegenes Kontingent der Steinkranken dieser Art. Schon daraus geht hervor, daß die Beziehungen zur Gicht nur lockere sind.

Soweit solche bestehen, scheint es mir nicht nötig, die heute so beliebte vegetative Stigmatisierung, die ganz entgegen der Absicht des Prägers dieses Namens (v. BERGMANN) oft schlagwortartig benutzt wird, auch dafür verantwortlich zu machen. Es genügt die Tatsache, daß die Harnsäureausscheidung der Gichtiker in Rhythmen von Retention und vermehrter Entleerung sich bewegt und daß letztere bei unzweckmäßig sich ernährenden Gichtikern — nur bei solchen habe ich bisher Steinbildungen gefunden — einer größeren Konkrementbildung Vorschub leisten. Auch die Uraturie und Uricurie kann in Abhängigkeit vom vegetativen Nervensystem schubweise erfolgen. Gicht und Uratsteinbildung sind prinzipiell verschiedene Vorgänge, die nur vereinzelt sich miteinander kombinieren. — Deshalb ist die oft bei Laien und manchmal leider auch bei Ärzten verbreitete Ansicht, daß der braunrote satzige Urin ein Zeichen gichtischer Erkrankung sei, fast immer unrichtig. Ehe dieser Irrtum mit seinen erst recht fehlgehenden therapeutischen Konsequenzen nicht in der Ärzteschaft völlig ausgerottet ist, besteht keine Aussicht, ihn mit seinen psychischen Insulten beim Publikum zu beseitigen. Die Stärke der Uratsedimente ist weder ein Maß der Größe der tatsächlichen Harnsäureauscheidung noch erst recht ein Zeichen eines gestörten Purinstoffwechsels.

Ebensowenig wie die Oxalurie kann die Uraturie als eine Krankheit angesehen werden, auch hier wieder abgesehen von dem minimalen Prozentsatz solcher

Fälle, in denen es zu einer Steinbildung kommt. Daß unter den Uratausscheidern sehr oft nervöse Leute sich finden, bedeutet weder, daß die Uratausscheidung Folge nervöser Störungen ist, noch deren Ursache. Es erklärt sich lediglich daraus, daß nur nervöse und hypochondrisch veranlagte Leute ängstlich ihren Urin auf eventuelle Satzbildung hin überwachen und bei etwas größerer Menge von kristallinischer Harnsäure Mixtionsbeschwerden bekommen.

Therapeutische Maßnahmen kommen nur da in Betracht, wo eine Uraturie oder Uricurie entweder zur stärkeren Konkrement- oder Steinbildung führt oder mit einer Gicht bzw. beiden sich kombiniert. Die leitenden Gesichtspunkte sind hier die gleichen wie bei Behandlung der Gicht (vgl. S. 928), purinarme Kost, ferner Herabsetzung der Acidität des Urins durch vorwiegend vegetabilische Kost, evtl. direkte Alkalizufuhr als kohlensaurer Kalk (VON NOORDEN) oder in Form alkalischer Wässer (Fachinger, Vichy, Gieshübler, Biliner usw.), da eine Verdünnung des Harns allein schon den Aciditätsgrad des Harns vermindert. Von Medikamenten sei Uricidin genannt.

c) Phosphaturie

Phosphaturie bedeutet die Ausscheidung eines Harns, in dem die Phosphaet nicht sämtlich in Lösung, sondern zum Teil in Niederschlagsform enthalten sind. Gewöhnlich verrät sich das beim frisch gelassenen Urin in einer gleichmäßigen milchigen Trübung. 95—99% der P-Verbindungen im Harne sind anorganisch gebundene Salze. Sie spielen eine wichtige Rolle im Säurebasenhaushalt des Organismus. Nur selten liegt das p_H der phosphaturischen Urine unter 7. Beim Stehen bildet sich am Boden ein dichter, weißlicher, kristallinischer Niederschlag, an der Oberfläche sehr oft ein feines irisierendes Häutchen, das bei geeigneter Betrachtung in allen Regenbogenfarben schillert. Das Sediment ist zum größten Teil amorph (als Calciumphosphat und Calciumcarbonat), daneben finden sich aber auch Kristallbildungen typischer Form, Rosetten, Nadeln und Prismen von einfach phosphorsaurem Kalk sowie Sargdeckelkristallen von Magnesium-ammoniumphosphat. Das Oberflächenhäutchen besteht aus einer fein geronnenen kolloidalen, ätherlöslichen Grundsubstanz, in die Magnesiumphosphat in feinen Körnchen oder Nädelchen, vor allem aber in großen Platten, eingelagert ist. Fast immer handelt es sich um eine dünnste, durch leichtes Schütteln des Urins sofort sich deformierende Schicht, doch sah LICHTWITZ (Z) einmal eine so harte verkalkte Kruste, daß sie beim Durchstoßen knirschte. Nur Calcium- und Magnesiumsalze der Phosphorsäure fallen aus, und auch diese nur, soweit sie einfach sauer sind, während der Hauptteil der Phosphate in Gestalt der Kalium- und Natriumsalze sowie der zweifach sauren Erdalkalien wasserlöslich ist. So kommt es, daß selbst unter ungünstigsten Lösungsverhältnissen immer nur ein kleiner Teil der Phosphate auskristallisiert. Das Calciumphosphat befindet sich nach LICHTWITZ im Harn in übersättigter Lösung. Schüttelt man den Urin mit Äther aus und beraubt die Erdphosphate dadurch ihres kolloidalen Schutzes, so fallen sie auch im ursprünglich klaren Urin in Maßen aus.

Die Reaktion solcher Phosphatharne ist gewöhnlich alkalisch, viel seltener amphoter, nur ganz ausnahmsweise einmal schwach sauer. Die Temperatur spielt für den Ausfall gleichfalls eine große Rolle. So beobachtet man es häufig, daß der frisch entleerte Harn die Phosphate noch in Lösung hält, daß es aber beim Absinken der Urintemperatur rasch zur Abscheidung kommt.

Phosphaturie ist an und für sich nichts Pathologisches. Bei einer eiweißarmen alkalischen Pflanzenkost, bei Hunger und schwerer Muskelarbeit, bei starken Säureverlusten nach außen, wie z. B. bei einem Ulcus mit hohen Säurewerten, zumal beim voluminösen Erbrechen stark sauren Mageninhalts, erst recht nach Darreichung großer Alkaligaben, bei infektiösen Prozessen des Urogenitaltractus mit Ammoniakbildung sowie destruierenden Knochenerkrankungen ist der Ausfall von Phosphaten ein durchaus physiologischer Vorgang. Dabei besteht keinerlei Beziehungen zwischen Sedimentbildung und Gesamtphosphatmenge, im Gegenteil, gerade bei phosphatarmem und daher meist alkalischem Urin liegen die Verhältnisse für den Ausfall besonders günstig.

Der Hauptteil der Phosphorsäure ist, wie schon erwähnt, fast immer in Lösung. Die Gesamtphosphorsäuremenge im Harn ist vorwiegend exogener Natur, also von der Nahrung abhängig, die im Durchschnitt 5—10 g H_3PO_4, das entspricht etwa 0,8—1,3 g P, enthält. Als Minimalverbrauch wird von v. WENDT 2,5 g angegeben, daneben gibt es aber auch eine endogene, auch im Hunger nie versiegende Quelle, die aus zerfallenden Nucleoproteiden, Hexosephosphorsäure, Phosphatiden und anorganischer Knochensubstanz sich herleitet. Sie betrug in dem langen Hungerversuch von BENEDICT bei Levanzin in den letzten Tagen 1,3—1,5 g (berechnet als P_2O_5). 2% des Erwachsenenorganismus besteht aus Phosphorsäure. Der Blutphosphatgehalt beträgt 3 mg-%, bei Phosphaturie manchmal bis 4 mg-% (SCHMUCKLER).

Die *Phosphaturie als krankhafter Zustand* ist dadurch charakterisiert, daß die Phosphate unter Verhältnissen ausfallen, unter denen sie normalerweise in Lösung bleiben, oder daß sie in abnormer Menge in den Harn übertreten. Das ist weitgehend von der Kalkausscheidung abhängig. Normalerweise werden 18—64% des Gesamtkalkes durch die Nieren ausgeschieden, der Rest durch den Darm. Bei der echten Phosphaturie kann der Prozentsatz über 75% ansteigen [UMBER (Z), KLEMPERER, SOETBEER u.a.]. Hier würde also in gewissem Sinne eine Stoffwechselstörung vorliegen, die allerdings nur die Auscheidungsart, nicht den intermediären Stoffwechsel betrifft. Während bei einer gemischten wasserarmen Kost der Urin normalerweise sauer ist, zeigt der Harn des Phosphaturikers amphothere oder schwach alkalische Reaktion. Orale Säuregaben (z. B. in Form von Salzsäure), die den normalen Harn erheblich sauer machen, genügen bei Phosphaturikern oft nicht, um die Alkalisierung des Phosphaturikerharns zu beseitigen, ja ich kenne Fälle, in denen es auf keine Weise gelang, einen sauren Harn zu erzeugen. Vor allem ist das bei Steinbildungen mit leichten entzündlichchen Erscheinungen an den Harnwegen der Fall, doch bedarf es dazu keineswegs einer schweren Cystitis mit intravesicaler Harnzersetzung. In diesen letzteren Fällen findet sich meist ein besonders reichlicher Phosphatausfall; die Ursache ist aber hier nicht eine abnorme Harnbildung, sondern eine sekundäre Urinveränderung in den harnableitenden Wegen, indem unter Bakterienbildung der neutralreagierende Harnstoff in das alkalisch reagierende Ammoniak übergeht, das durch Doppelsalzbildung die sauren Phosphate der Erdalkalien in alkalische umwandelt. Zum Wesen der Phosphaturie gehört es, daß die Anomalie bereits an den Ausscheidungsorten, d. h. in den Harnkanälchen, besteht oder wenigstens vorbereitet ist. Die echte Phosphaturie steht mithin in Beziehung zur Nierentätigkeit. Da die Nieren das Vollzugsorgan des Stoffwechsels sind, so könnte man zunächst daran denken, daß die Störung schon im Blute sich vorbereitet, daß also Anomalien in den Phosphatfraktionen des Phosphaturikerserums vorliegen. In diesem Falle müßte man von einer echten Stoffwechselkrankheit reden. Obwohl m. W. systematische, gerade dieser Frage gewidmete Untersuchungen noch nicht vorliegen, spricht doch nichts dafür, daß hier Abweichungen von der Norm vorliegen, mit Ausnahme der manchmal vorhandenen geringen Blutphosphorwerte (bis 4 mg-%). Man wird daher wohl nicht fehlgehen, den Sitz der Störung primär in die Nieren zu verlegen. Da sich weder anatomisch noch mit den üblichen Funktionsprüfungen hier Störungen nachweisen lassen, so wird man zu der Annahme gedrängt, daß beim

Phosphaturiker eine Partialfunktionsstörung vorliegen muß, die sich in der Unmöglichkeit der Bildung eines sauren Harnes äußert. LICHTWITZ hat zuerst diese Theorie aufgestellt und mit guten Gründen gestützt. Ältere und neuere Tierexperimente zeigen auch die Richtung, in der man die Ursache dieser Anomalie zu suchen hat. ECKARDT sowie später RHODE u. ELLINGER fanden nämlich eine Reaktionsänderung des Harns in der einen Niere nach Splanchnicusdurchschneidung gegenüber der anderen Niere mit intaktem Nervensystem. So liegt der Gedanke nahe, daß auch beim Phosphaturiker, der ja meist ein nervöser Mensch ist, abnorme Alterationen im vegetativen Nervensystem die Ursache der abnormen Harnbereitung hinsichtlich des Aciditätsgrades sind. Diese pathologischen Einwirkungen können sowohl periodisch anfallsweise wie als Dauerzustand über lange Zeiten hin sich geltend machen. Durch den Alkaliverlust des Körpers im Urin wird sekundär auch der Stoffwechsel in Mitleidenschaft gezogen. Es sinkt zwar nie die Alkalireserve, aber es kann doch zur kompensierten Acidose kommen. Zur Aufrechtergaltung der optimalen H-Ionenkonzentration von Säften und Geweben steigt daher die intermediäre Ammoniakbildung behufs Absättigung der sauren Valenzen, was in der Erhöhung des Quotienten $\frac{NH_3}{N}$ im Harne des Phosphaturikers sehr häufig, wenn auch nicht regelmäßig zum Ausdruck kommt.

Nach der geschilderten Auffassung handelt es sich demnach bei der Phosphaturie mit großer Wahrscheinlichkeit nicht um primäre Ausscheidungsveränderungen für die Phosphate, sondern nur um eine besonders sichtbare sekundäre Folge einer hinsichtlich ihrer Reaktion abnormen Harnbereitung unter verändertem Nerveneinfluß.

Die Konzentration der Phosphate steigt vom Glomerulus abwärts progredient an. Trotzdem ist die Niere in der Lage, den größten Teil der Phosphate rückzuresorbieren. Nach AYER, SCHIESS u. PITS bestehen gewisse Beziehungen zwischen Phosphat- und Aminosäurenclearence.

Auch innersekretorische Drüsen können in den Phosphathaushalt eingreifen. Sicher scheint dies für die Thyreoidea zu gelten, wobei es noch unklar ist, wie dieser Einfluß zustande kommt. Parathyreoideaextrakte und Parathormon führen nach HANDLER u. COHN sowie HARRISON u. HARRISON zu Phosphaturie, wobei der Mechanismus noch umstritten ist.

Nach K. SCHREIER ist die Phosphatausscheidung ein 3-Komponentensystem: Filtration, Rückresorption und Sekretion, wobei der letztere Vorgang noch umstritten ist.

Nach der ganzen Sachlage ist es klar, daß die echte Phosphaturie ebensowenig wie die physiologische Phosphaturie irgendwelche Wirkungen auf den Gesamtorganismus auszuüben braucht, vorausgesetzt natürlich auch hier wieder, daß es nicht zu Steinbildungen kommt. Tatsächlich finden wir auch oft bei echten Phosphaturikern, abgesehen von einer gewissen Erregbarkeit oder Labilität des Nervensystems, völlige Beschwerdefreiheit. In anderen Fällen bestehen allerdings eine Fülle neurasthenischer *Klagen*, Kopfschmerzen, Migräne, Druck in der Nierengegend, vasomotorische und gastrointestinale Störungen, Potenzverminderung, Müdigkeit, Hypochondrie. Selbstverständlich handelt es sich dabei meist nicht um Folgeerscheinungen der Phosphaturie, sondern um koordinierte Störungen in anderen Sphären des Nervensystems. In manchen Fällen kann die Phosphaturie auch lokale Beschwerden machen oder ihrerseits das Nervensystem im allgemeinen sekundär ungünstig beeinflussen. Die Entleerung eines milchigen und salzigen Urins wirkt auf manche Kranke alarmierend, zumal wenn an ihrer überempfindlichen Urethralschleimhaut subjektive Beschwerden in Gestalt von Juckreiz oder Brennen oder leichte katarrhalische Erscheinungen sich entwickeln oder sich sogar ein paar Tropfen Blut dem Harne beimischen. Oft stellen diese Beschwerden sich nur akut und anfallsweise ein und gehen mit einer Erhöhung des Blutphosphates einher (SCHMUCKLER). Im wesentlichen aber handelt es sich um eine Sekretionsneurose der Nieren [MINKOWSKI, LICHTWITZ, THANNHAUSER (Z) u. a.). Manche Kranke kennen den Zusammenhang zwischen Phosphaturie und Phosphatsteinbildung und werden die Angst nicht los, daß sie schon Nieren- oder Blasensteine hätten oder bekämen, zumal wenn Sensationen in den oberen Harnwegen sich einstellen. Andere fühlen sich vor allem in ihrer sexuellen Sphäre beeinträchtigt.

Wenn wirklich nach der heute herrschenden Auffassung die Phosphaturie die besondere Manifestation einer Neurose ist, so muß eine wirksame *Therapie* in erster Linie am Nervensystem einsetzen. Es geht über den Rahmen dieser Darstellung weit hinaus, im einzelnen Ratschläge hinsichtlich der Behandlung neuropathischer oder psychopathischer Persönlichkeiten zu erteilen. Im ganzen habe ich den Eindruck, daß die Phosphaturie mehr bei konstitutioneller als bei exogener Neurasthenie sich findet, eine Tatsache, welche die Behandlung weit schwieriger und darum weniger erfolgreich gestaltet.

Gelingt es, die Ursachen zu eruieren und zu beseitigen, so hat man oft auch für die Phosphaturie gewonnenes Spiel. Längere Loslösung vom Beruf, wenn möglich auch aus einem konfliktreichen häuslichen Milieu, sind oft von großem Vorteil. Darreichung von Beruhigungsmitteln wie Luminaletten, Valaminetten usw. in kleinen Dosen, eventuell auch Atropin, täglich $\frac{1}{2}$—2 mg, das UMBER mit Recht empfahl, wirken dabei unterstützend. Manche Phosphaturie verschwindet so ohne weitere Maßnahmen oder es gelingt wenigstens, dem Kranken die richtige Einstellung zu seinem merkwürdigen Urin zu geben. Es ist schon viel gewonnen, wenn er sein „Milchpissen" als ein Kuriosum und nicht als etwas Krankhaftes ansieht.

Die *diätetische* Behandlung gehört erst in die zweite Linie, vor allem auch hinsichtlich des Erfolges. Die Situation liegt theoretisch hier anscheinend sehr einfach: möglichst saure Kost in konzentrierter Form, d. h. ohne viel Flüssigkeit (v. NOORDEN), eventuell unter Zusatz von Säure (Acid. mur. dilut., Phosphorsäure (1 Eßlöffel), Ammonchlorid, Mandelsäure oder Citronensäure) eventuell sogar Hunger oder reichliche Fettkost mit ganz wenig Kohlenhydraten und mäßigen Eiweißmengen. In manchen Fällen gelingt es tatsächlich auch, die Phosphaturie zum Verschwinden zu bringen, aber oft nur vorübergehend, da die genannten Ernährungsbedingungen sich selten sehr lange durchführen lassen, weil die empfindlichen Patienten bald darunter mehr leiden als unter ihrer Phosphaturie, und da meist nach Rückkehr zur gewöhnlichen Kost die Phosphaturie wiederkehrt, wenn die Gesamtsituation des Nervensystems sich inzwischen nicht geändert hat. Auch ist eine länger dauernde Acidose des Organismus nicht unbedenklich [THANNHAUSER (Z)].

Daneben gibt es aber Phosphaturien, die sich gegen alle diätetischen Maßnahmen vollkommen refraktär verhalten. Vor allem sah ich es in den Fällen, in denen gleichzeitig Ulcera ventriculi oder starke nervöse Hyperaciditäten bestanden.

v. MORACZEWSKI hat darauf aufmerksam gemacht, daß manche Phosphaturiker instinktiv zum Gegenteil einer Säuretherapie, nämlich zu Alkalien greifen und dabei sich subjektiv besser fühlen. Die Sachlage würde hier also eine ähnliche sein wie bei manchen Kranken mit Achylia gastrica, die auch auf eine paradoxe Alkalitherapie manchmal ihre Beschwerden verlieren.

Aus eigener Erfahrung vermag ich v. MORACZEWSKIs Angaben nicht zu bestätigen. Theoretisch ist auch eine starke Einschränkung der Kalkzufuhr in der Nahrung wohlbegründet. Besonders kalkreiche Nahrungsmittel sind Schweizerkäse, Eigelb, Feigen, Milch, Linsen (weitere Angaben in den Tabellen von SCHALL-HEISSLER), aber man kann nicht sagen, daß dieser therapeutische Gesichtspunkt in praxi wesentlich weiter führt. Ratsam bleibt es gleichwohl, besonders kalkreiche Nahrungsmittel, wie die eben genannten, vom Speisezettel zu streichen.

Auch Hormone sind zur Behandlung der Phosphaturie, vor allem zur Erzielung einer guten Diurese, herangezogen worden.

So empfahl H. OETTEL (Z) besonders bei Kombination mit Migräne eine 4—8 wöchige Medikation von Anteron oder Pregnyl.

In Anbetracht der oft vorhandenen sexuellen Störungen und des wünschenswerten diuretischen Effektes sind von RATSCHOW, OETTEL (Z) u. a. auch männliche und weibliche Keimdrüseninkrete (Testoviron, Gonatropin, Oestradiol usw.) mit wechselndem Erfolge verwandt worden. Sie sollen angeblich auch die oft erschöpfte Kolloidbildung in der Niere befördern und die Harmonie des manchmal gestörten Inkretoriums wieder herstellen.

Ich selbst verfüge über keine eigenen Erfahrungen mit diesen therapeutischen Vorschlägen.

Als Kuriosum sei erwähnt, daß BIRD wegen Phosphaturie einmal eine Dekasulation der Niere mit gutem Erfolge vornahm.

Gleichzeitig vorhandene Steinbildung oder schwere Katarrhe der harnableitenden Wege bedürfen natürlich einer Sonderbehandlung, auf die hier nicht eingegangen werden kann.

d) Die Xanthinurie

Xanthin und Xanthinurie wurden schon 1817 zuerst von MARCHET festgestellt. Es sind außerordentlich große Raritäten. Bis 1954 konnten von DENT u. PHILPOT nur 25 Fälle, darunter ein eigener registriert werden (ältere Literatur bei KRETSCHMER). Gesundheitsschädigung bringt die Anomalie nicht, es sei denn, daß es später zu Steinbildungen kommt.

Die Diagnose der Xanthinurie läßt sich papierchromatographisch stellen. Zur quantitativen Bestimmung eignet sich die Mikromethode von J. WILLIAMS. Das Xanthin ist die Vorstufe der Harnsäure. Zu dieser Umwandlung bedarf es der Xanthinoxydase. In dem genauer untersuchten Falle von DENT u. PHILPOT bei einem $4\frac{1}{2}$ jährigen Mädchen fehlte tatsächlich Harnsäure in Blut und Urin.

Zur Behandlung wird eine Alkalitherapie empfohlen, da im alkalischen Milieu die Löslichkeit des sonst wasserlöslichen Xanthins zunimmt.

Literatur
Zusammenfassende Darstellungen (Z)
Die Diathesen
LICHTWITZ, L.: Oxalurie, Phosphaturie in Hdb. d. inn. Med. 2. Aufl. Bd. VI/1 S. 965 (1926).
OETTEL, H.: Phosphaturie, Oxalurie usw. Hdb. d. inn. Med. 3. Aufl. VI/1 1019 (1941).
THANNHAUSER, S. J.: Lehrbuch des Stoffwechsels und der Stoffwechselkrankheiten S. 642. München: Bergmann 1929.
UMBER, F.: Ernährungs- und Stoffwechselkrankheiten. 3. Aufl. Berlin und Wien: Urban & Schwarzenberg 1925.
Oxalurie
Zusammenfassung: K. SCHREIER: Oxalurie und Oxalose. Hdb. d. inn. Med. 4. Aufl. VII/2 S. 875 (1955)
Einzelarbeiten (1. Teil)
LEHNARTZ, E.: Chemische Physiologie. 8. Aufl. 355. Berlin und Heidelberg: Springer 1948.
LICHTWITZ, L., u. THÖRNER: Berl. klin. Wschr. 1913, 869. — LOMMEL: Dtsch. Arch, klin. Med. 63, 599 (1899). — LÜTHJE, H.: Z. klin. Med. 35, 271 (1898); 39, 400 (1900).
MINKOWSKI, O.: Arch. exper. Path. u. Pharmakol. 41, 375 (1898). — MOHR u. SALOMON: Dtsch. Arch. klin. Med. 70, 486 (1901). — MÜLLER, P. B.: Z. physiol. Chem. 266, 149 (1940).
POHL: Arch. exper. Path. u. Pharmakol. 37, 413 (1896). — PROUT: On the nature a. treatment of stomach a. renal diseases: deutsch von KRUPP. Leipzig 1843.
RATNER, S., V. NICOTO and W. GREEN: J. of Biol. Chem. 152, 119 (1944). — ROSENBERG, P.: Berl. klin. Wschr. 1912, 1513. — REINWEIN, H.: 45. Congr. f. innere Med. Verhdl. S. 403 (1933).
DE SANDRO: Bact. oxalatigenum etc. Pathologica (ital.) 6, 231 (1914). — SCAGLIONI: Rifom. med. 164 (1935). — SCHUNK, E.: Proc. Roy. Soc. Med. 15, 259 (1867); 16, 140 (1868).
ZOLLINGER, H. U., u. H. ROSENMUND: Schweiz med. Wschr. 1952, 1261.
Einzelarbeiten (2. Teil)
BATTISTINI: Clin. med. ital. N. s. 65, 971 (1934). — BIRD, G.: Lecture on the physical and pathol. characters of urinary deposist (1846). — BURNS, J. J., and others: J. of Biol. Chem. 191, 501 (1951).

CANTANI: Spezielle Pathologie und Therapie der Stoffwechselkrankheiten (deutsch von S. HAHN). Berlin 1880. — CARSON, M. J.: J. of Pediatr. **39**, 251 (1951). — CHOU, L. Y., and W. L. DONOHUE: Pediatr. **10**, 600 (1952).—DAVIS, J. S., and others: J. of Pediatr. **36**, 323(1950).—DONNE (1838): zit. bei E. H. MASON: Oxaluria in A textbook of medicine, ed. by R. L. CECIL J. ed p. 1008[7]. Philadelphia and London: Saunders 1948. — DUNN, W. G.: Amer. J. Dis. Childr. **86**, 634 (1953).

FAUST: Arch. exper. Path. u. Pharmakol. **44**, 207 (1900). — FLASCHENTRÄGER, B., u. P. MÜLLER: Z. physiol. Chem. **251**, 74 (1938).—FÜRBRINGER: Dtsch. Arch. klin. Med. **16**, 499(1875). GAGLIO: Arch. exper. Path. u. Pharmakol. **22**, 233 (1887).

KLEMPERER, G., u. TRITSCHLER: Z. klin. Med. **44**, 337 (1902). — KOHMANN, E. F.: Il. nutrit. **18**, 233 (1938). — KÜHNE: zit. bei KLEMPERER, H. u. TRITSCHLER.

Uraturie und Uricurie

EBSTEIN, W., u. N. NICOLAIER: Virchows Arch. **143**, 337 (1896). — EBSTEIN, W.: Die Natur und Behandlung der Gicht. Wiesbaden: Bergmann 1882.

HIS, W.: Ther. Gegenw. **1901**.

LECORCHÉ: Traité de la goutte. Paris 1884.

NOORDEN, C. von: Hdb. der Pathol. d. Stoffwechsels, S. 565. Berlin: Hirschwald 1908.

MEISSNER: Z. f. rat. Med. **31**, 162 (1868). — MINKOWSKI, O.: Arch. exper. Path. u. Pharmakol. **41**, 375 (1898).

SCHADE, H.: Die physikalische Chemie in der inneren Medizin. S. 353. Dresden: Steinkopff 1923.

Phosphaturie

AYER, J. L. and others: Amer. J. Physiol. **151**, 168 (1947).

BENEDICT, F. G.: A Study of prolonged fasting. Carneg. Instit. Publ. Nr. 203 (1915). — BIRD: Dtsch. Z. Chir. **163**, 278 (1921).

ECKARDT: Beitr. Anat. usw. 4—6, 8 (1869—1872).

HANDLER, PH., and others: Amer. J. of Physiols **165**, 434 (1951). — HARRISON, H. E., and H. C. HARRISON: J. Clin. Invest. **20**, 47 (1941).

KLEMPERER, G.: Ther. Gegenw. **1908**, 48.

LICHTWITZ, L.: Z. physiol. Chem. **61**, 117 (1909); **64**, 144 (1910); **65**, 128 (1911). — Z. exper. Path. u. Ther. **13**, 271 (1913).

MINKOWSKI, O.: in v. LEYDENS Hdb. d. Ernährungstherapie 2, 320 (1903).—MORACZEWSKI, v.: Zbl. inn. Med. 401 (1905).

NOORDEN, C. VON: in KRAUSE-GARRÉ, Lehrbuch der Ther. inneren Krankheiten 2, (1911). RATSCHOW: zit. bei H. OETTEL (Z). — RHODE und ELLINGER: Zbl. Physiol. 12 (1913). SCHMUCKLER: Z. Urol. **30**, 388 (1936). — SCHREIER, K.: Phosphaturie. Hdb. d. inn. Med. 4. Aufl. VII/2 S. 871 (1955). — SOETBEER: Jb. Kinderheilk. **54**, 1 (1901). — SOETBEER und KRIEGER: Dtsch. Arch. klin. Med. **72**, 553 (1902).

UMBER, F.: Ther. Gegenw. **1912**, 17.

WENDT, G. v.: Scand Arch. Physiol. **17**, 260 (1905).

Xanthinurie

DENT, C. E., and G. R. PHILHOT: Xanthinuria Lancot 132 (1954).

KRETSCHMER, H. L.: Il of Urolog **38**, 183 (1937).

MARCET, A.: A. essay on the chemical history and medical treatment of calculous disorders. London (1811).

WILLIAMS, J. N.: Il of biol. Chem. **184**, 627 (1950).

2. Allgemeines über Harnsteine und Harnsteinbildung

Die geschilderten Sedimentbildungen im Urin, Oxalurie, Uraturie, Phosphaturie und Xanthinurie sind in der Regel bedeutungslos und machen meist an sich keine Beschwerden. Wesentlich anders wird aber die Lage, sobald es zur Bildung von Harnsteinen mit all ihren Folgeerscheinungen kommt. Steine sind, ganz allgemein gesprochen, feste, in Wasser- und Umgebungsflüssigkeit unlösliche Massen von wechselnder Konsistenz, Größe und Zusammensetzung. Sie können in allen Ausscheidungswegen des Körpers entstehen, besonders in Harn- und Gallenwegen.

LICHTWITZ (Z) versteht unter Harnsteinen ,,scharf begrenzte Gerüstsubstanz und meistenteils Kristalle von Harnbestandteilen enthaltende, in den Harnwegen gebildete Konkrementmassen". Ihr Bildungsmaterial ist außer der besonders gearteten Gerüstsubstanz Calciumoxalat, Harnsäure und ihre Salze (Kalium-, Natrium- und Ammoniumurat) Phosphate und Carbonate der alkalischen Erden und in sehr seltenen Fällen Cystin, Xanthin, Indigo und Cholesterin.

Die Nephrolithiasis ist ein scharf umrissenes, oft sehr schweres Krankheitsbild. Seine Züge sind von Art- und Zusammensetzung der Steine weitgehend unabhängig. Neigung zu Stein- und Sedimentbildung decken sich keineswegs.

Die Zusammensetzung der wichtigsten Harnsteine ist aus Tab. 117 ersichtlich (nach LICHTWITZ).

In dieser Tabelle sind Oxalate nur mit 5,7—34,2% beteiligt. Neuere und neuste Analysen von HAMMARSTEN, BIBUS u. BOISSIER ergeben aber, daß Harnsteine zu 65—93% Oxalate enthalten, meist kombiniert mit Calcium und Phosphaten.

Den geringen Prozentsatz an Uratkernen bei den Japanern führt NAGANO wohl mit Recht auf die vegetarianische Lebensweise seiner Volksgenossen zurück.

Über die Charakteristica der einzelnen Steinarten seien hier nur folgende kurze Angaben (weiteres bei NAGANO [Zusammenfassung]) gemacht:

1. Uratsteine. Von elliptischer Form, mit glatter oder kleinwarziger Oberfläche, Kern körnig, Zonenbau regelmäßig mit deutlicher Radialstruktur.

2. Oxalatsteine. Von ellipsoidaler oder unregelmäßiger, manchmal spitzig ausgezogener Form, Oberfläche manchmal maulbeerartig rauh, Farbe braun, manchmal Fettglanz. Schichtung kompliziert, neben parallel konzentrischer Struktur unregelmäßig übereinander gelagerte Schichten von dünnfaserigem, traubigen Charakter.

Tabelle 118. *Zusammensetzung der Harnsteine*

Autor	Zahl der Steine	Urat und Harnsäure	Phosphate	Kernsubstanz besteht aus			
				Oxalate	gemischt	Cystin	Fremdkörper
ULTZMANN . . .	545	441 = 80,9%	47 = 8,6%	31 = 5,7%	—	8 = 1,4%	18 = 3,3%
NAGANO	485	113 = 23,3%	94 = 19,4%	166 = 34,2%	79 = 16%	7 = 1,4%	26 = 5,3%
KLEINSCHMIDT .	40	24 = 60,0%	8 = 20%	—	7 = 17,5%	1 = 2,5%	—

3. Phosphatsteine. Von ellipsoidaler und unregelmäßiger Form, glatter oder warziger Oberfläche, Konsistenz relativ weich, so daß durch Fingerdruck Zertrümmerung oder Zerfall in Schalen möglich ist. Lockerer konzentrischer Bau der Schichten mit undeutlicher Radialstruktur.

4. Cystinsteine (vgl. die Ausführungen im Kapitel Cystinurie).

5. Carbonatsteine (sehr selten beim Menschen) von rundlicher Form, großer Härte und schmutzigweißem, oft perlmutterartigem Glanze, auf dem Durchschnitt den Oxalsteinen ähnlich.

6. Xanthinsteine (sehr selten) von zimmtbrauner Farbe, glatter, mattglänzender Oberfläche und konzentrischer Schichtung.

Über die Gerüstsubstanz erhält man nur durch feinere chemische und mikroskopische Analyse Aufschluß. Sie enthält stets organisches Material, etwa 1 bis 3% N, Epithelien, Schleim, Blutkoagula, manchmal Bakterien. Die Größe der Steine schwankt zwischen Sandkorn- und Kindskopfdimension, noch kleinere Partikel werden als Nierensand oder Nierengries bezeichnet.

Die meisten Steine liegen nach unseren europäischen Erfahrungen im Nierenbecken, der Rest in Ureteren und Blase, während in Japan der Hauptteil der Steine Blasen- und Harnröhrensteine sind (428 von 451 in NAGANOs Material).

Harnsteine sind weit verbreitet, aber in den verschiedensten Gegenden der Welt ziemlich ungleichmäßig (Näheres bei HIRSCH u. EBSTEIN). Beide Geschlechter sind ziemlich gleichmäßig betroffen, die rechte Niere mehr als die linke, in 11,8% beide. Der Beginn fällt gewöhnlich ins mittlere Lebensalter (3.—6. Jahrzehnt).

Der Erbfaktor spielt eine sehr große Rolle, zumal wenn andere Steinbildungen, besonders Gallensteine, mit einbezogen werden.

Nach meinen eigenen Beobachtungen sind etwa 25% der Steinkranken erblich belastet. Je umfassender die Sippenforschungen angestellt werden, um so mehr steigen die Zahlen an (weiteres Zahlenmaterial bei HANHART).

Die Entstehung der Harnsteine — und ähnliches gilt auch für die Gallensteine — ist ein sehr kompliziertes und noch in vieler Beziehung dunkles Kapitel der Pathogenese [neuere Zusammenfassung bei TH. SCHULTHEIS (1950)], wenn auch durch ältere Arbeiten, vor allem von SCHADE (Z) und LICHTWITZ (Z), welche zur Erklärung weitgehend die modernen Ergebnisse der Kolloidchemie herangezogen haben, sowie neuere und neueste von BOSHAMER, HILLENBRAND u. ROESNER, KOCH, BERNHARD u. a. sehr große Fortschritte erzielt wurden.

Schon HIPPOKRATES befaßte sich mit der Genese der Harnsteine. Er unterschied schon Gerüstsubstanz und Steinbildner und nahm an, daß erstere durch Schleim aus Nieren- und Harnwegen entstehen.

MECKEL VON HEMSBACH (1856) nahm diese Vorstellungen wieder auf und stellte das Steingerüst als steinbildenden Katarrh ganz in den Vordergrund seiner Theorie. Sekundär sollen sich dann die Harnsalze als Steinbildner auf der Grundsubstanz niederschlagen. Umgekehrt betrachtet ULTZMANN (1882) die Steinbildner als das Primäre und die Gerüstsubstanz als das Sekundäre. Nach ihm fallen durch zu hohe Konzentration der Salze die Steinbildner zuerst aus und reizen dann die Schleimhaut zu Sekret- und damit zur Gerüstbildung. EBSTEIN (1884) wies als erster darauf hin, daß die Nierenzelle normalerweise eine eiweißartige kolloidale Substanz absondere, welche die in übersättigter Lösung im Urin enthaltenen Salze vor dem Ausfallen und damit vor der Sediment- und Steinbildung bewahrt. Bei der Steinbildung soll dies Zellkolloid, das vor allem aus den durch Harnsäure geschädigten und dadurch zugrunde gegangenen Nierenzellen stammt, ausfallen und dadurch zur Gerüstsubstanz und zum Steinkern werden.

Dieser zunächst nur für die Uratkonkrementbildung postulierte Vorgang wurde dann auf die anderen Steinbildungen in den Harnwegen übertragen. MORITZ sowie ASCHOFF und seine Schule haben dem — vor allem für die Gallensteine — widersprochen und behauptet, daß es Steinbildungen auch ohne Gerüstsubstanz gäbe. KLEINSCHMIDT (Z) unterschied zwischen primärer Stein- oder Kernbildung und sekundärer Schalenbildung. Er fand hauptsächlich Harnsäurekerne, die durch pathologische Ausscheidung der Harnsäure bedingt sein sollen.

Nach den Untersuchungen von EBSTEIN u. NICOLAIER, ASCHOFF, STUDENSKY, v. KUMITA u. a. [Lit. bei SUTER (Z)] lassen sich auch experimentell bei Tieren Urat- und Oxalatkonkrementbildungen erzeugen. Ja selbst im Reagensglase kann man nach den sehr interessanten, meines Erachtens bisher zu wenig gewürdigten Untersuchungen von NAGANO (1925, Z) echte Steinbildungen produzieren und zwar aus völlig normalem Urin. Er hing in klaren, normalen Urin, der zur Vermeidung von Zersetzung häufig gewechselt werden mußte, chemisch vollkommen indifferente Fäden, um die dann nach Monaten beliebig große Steinanlagerungen sich bildeten. Der Faden entsprach in diesem Falle der Gerüstsubstanz.

SCHADE (Z) hatte schon vorher mit Salzsuspensionen in Blutplasmalösung Steine erzeugt, indem Fibrin ausfiel und zum steinbildenden Material wurde. Er sah in dem Ausfallen der Harnkolloide, die nach ihm fibrinogene Substanzen sind, die durch besondere Fermente gefällt werden und dabei irreversible Niederschläge geben, den primären Vorgang bei der Steinbildung, der dann sekundär der Kristalloidabscheidung der Steinbilder folgt. Die weitere Schalenbildung geht durch Apposition vor sich, deren Zusammensetzung von der jeweiligen Konzentration der konstituierenden Salze bedingt sei und daher unter Umständen wechseln könne.

L. LICHTWITZ (Z) stellte den fehlenden Kolloidschutz ganz in den Vordergrund seiner Theorie, während die Konzentration der Kristalloide, die fast bei jeder beliebigen Konzentration des Harns ausfallen können und in ihrer Zusammensetzung wechseln, nur eine sekundäre Rolle spielen sollen. Tatsächlich findet man auch in den einzelnen Schichten manchmal je nach Konzentration der einzelnen Salze und Acidität des Harns abwechselnd Urate, Oxalate und Phosphate.

Nach LICHTWITZ geht der Kolloidschutz verloren, wenn das offenbar nicht sehr stabile Gleichgewicht der Schutzkolloide gestört ist. Das kann geschehen, einmal durch Ausscheidung von Eiweißkörpern durch die Niere, welche die normalen Kolloide zur Ausfällung bringen, oder durch Veränderungen der Oberflächenspannung zwischen Harn und Harnwegen. Ist diese herabgesetzt, so kommt es dadurch zu einer stärkeren Wandnetzung und einem leichteren Haftenbleiben von Kristallen an der Wand der Ureteren, die dann zu Steinkernen werden können.

BENECKE u. ULTZMANN nehmen an, daß die meisten Harnsäuresteine auf diese letztere Weise entstehen. ASCHOFF u. KLEINSCHMIDT (Z) bezeichnen das als primäre Steinbildung im Gegensatz zur sekundären, bei der pathologische Harnbestandteile wie Fibringerinnsel, Blutcoagula, größere Mengen desquamierter Schleimhautepithelien, Bakterien, Fremdkörper usw., also fremde Oberflächen den Anstoß zur Steinbildung geben. Nur im letzteren Falle zeigen die Steine Strukturen. Wie diese im einzelnen zustande kommen und warum sie für einzelne Steinarten eine charakteristische Anordnung haben, ist noch weitgehend ungeklärt. Die Schalenbildung können wir zur Not noch verstehen, da der Harn die primäre Kolloidfällung dauernd benetzt und auf dieser aus übersättigter Lösung ausfallende Salze zur Abscheidung bringt.

Auf einer solchen Schicht kann dann eine neue Kolloidausflockung erfolgen, die ihrerseits wieder zum Kern neuer Salzablagerungen führt, ein Vorgang, der sich fast beliebig oft wiederholen kann und die manchmal enormen Steingrößen mit einer großen Menge von Schichten verständlich macht. Schwieriger zu deuten ist die oft vorhandene Radiärstreifung. LICHTWITZ (Z) führte sie auf das Durchdringen der Schichten mit dem kristallisierenden Steinbildner zurück. Diese Annahme macht es aber schwer verständlich, warum nicht jede Schicht ihre eigene radiäre Anordnung hat, sondern die Zeichnung geradlinig durch den ganzen Stein geht. Offen bleiben muß vorläufig auch noch die Frage, an welcher Stelle des Mechanismus der Steingenese der Erbfaktor zur Auswirkung kommt.

Das Wachstum der Steine kann ziemlich rasch vor sich gehen, wovon man sich durch periodische Röntgenaufnahmen überzeugen kann. Natürlich brauchen sehr große Steine auch lange Entwicklungszeiten, die sich als Minimalwerte, z. B. für Uratsteine annähernd berechnen lassen.

In die Pathogenese der Harnsteinbildung brachten Versuche mit vitaminloser Kost bei Tieren einen neuen Gesichtspunkt. OSBORNE u. MENDEL, LEERSUM, GASPAYAN u. OWTSCHININIKON (Lit. bei SUTER, Z_I, S. 1970) fanden bei Ratten, die Vitamin A-frei ernährt wurden, in 10—20% der Fälle als Zufallsbefund Steine in Niere und Blase, die aus phosphorsaurem und oxalsaurem Kalk bestanden. Diese alten Angaben konnte neuerdings (1956) K. BERNHARD in seinen ausgedehnten Rattenversuchen nicht bestätigen, ebensowenig neuere von HIGGENS, der bei Ratten mit 250 tägiger Vitamin A-Mangeldiät in 95% der Fälle Harnsteine und in 42% Nierensteine fand. Die Frage muß also vorläufig offen bleiben. Tatsächlich ist es schwer möglich, den Mechanismus der Steinbildung in diesen Fällen befriedigend klarzulegen. Ob diese Versuche für die Pathogenese der menschlichen Harnsteine irgend eine Bedeutung haben, scheint mir fraglich, da die Tierexperimente unter Bedingungen angestellt wurden, wie sie beim Menschen wohl nur selten oder nie gegeben sind.

Immerhin scheint es sicher, daß in Ländern mit sehr Vitamin A-armer Ernährung, wie z. B. in China, Nieren- und Blasensteine selbst bei jungen Menschen relativ häufig sind (vgl. STEPP-KÜHNAU-SCHRÖDER). Es wird das wie bei Tieren auf die große Neigung dieser Kranken zu Epithelabschilferungen und Verhornungserscheinungen der harnableitenden Wege zurückgeführt. Von amerikanischer Seite ist sogar auf Grund von Röntgenuntersuchungen behauptet worden, daß Zufuhr großer Mengen von Vitamin A Nierensteine zur Verkleinerung bringen kann.

Neuerdings ist von verschiedenen Seiten auch dem vegetativen Nervensystem bei der Entstehung der Harnsteine eine besondere Bedeutung zugeschrieben worden. BOSHAMER sprach von einer erhöhten Erregbarkeit des autonomen Systems infolge des höheren Lebenstempos. Nach HILLENBRAND u. ROESNER sowie KOCH soll es teils durch Reizung vegetativer Zentren, teils durch allergische Vorgänge zu krisenhaften Durchblutungsstörungen in der Niere kommen, die zu einer vermehrten Ausscheidung von Eiweißkolloiden in die BAUMANNsche Kapsel mit Bildung von Kolloidkörperchen führen sollen, aus denen sich Sphärolithen und schließlich Mikrolithen bilden. Es braucht wohl nicht betont zu werden, daß es sich bei diesen Vorstellungen vorläufig nur um Arbeitshypothesen handelt, die erst genügend experimentell oder pathologisch anatomisch gestützt werden müssen.

Sicher spielt, wie vor allem E. SHORR u. A. C. CARTER betont haben, eine Dyskolloidie, besonders bei der wiederholten Harnsteinbildung, eine große Rolle, dafür sprechen vor allem neueste Untersuchungen von A. J. BUTT u. Mitarb.

Sie fanden zufällig, daß ein trüber, sedimentreicher Harn durch Zusatz des Fermentes Hyaluronidase geklärt werden kann und daß Injektionen dieses Fermentes bei Steinkranken nicht nur die Bildung neuer Kristalle in den Harnwegen zu verhindern, sondern bereits schon vorhandene aufzulösen vermögen. Die amerikanischen Autoren haben auf diesen Beobachtungen eine Hyaluronidasetherapie der Steine aufgebaut und mit dieser Schutzbehandlung in 19 von 24 Patienten, die immer wieder neue Nierensteine bekamen, gute Erfolge erzielt. W. GEINITZ gibt neuerdings an, daß Ratten, die auf Steinkost gesetzt waren, nach Verfütterung von dem Terpenpräparat Rowatin der Firma Rowa-Wagner in Köln-Nippes, in 36% der Fälle völlig, in weiteren 16% fast völlig (nur ein oder ganz wenig Steine) steinfrei blieben.

Auf die Klinik und Therapie der Nephrolithiasis soll hier nicht eingegangen werden. Es sei diesbezüglich auf die entsprechenden Kapitel der Hand- und Lehrbücher der Urologie [vgl. z. B. VOELCKER u. WILDBOLZ (Z) und der inneren Medizin [vor allem SUTER (Z)] verwiesen.

3. Die Calcinosis

Zu den Sediment- bzw. Steindiathesen im weiteren Sinne gehört auch die Calcinosis.

Es handelt sich dabei um Kalkablagerungen außerhalb der Harnwege vor allem im Unterhautzellgewebe und in der Nachbarschaft der Gelenke. Kalk ist der Totengräber, der sich fast überall da einstellt, wo lebendiges Körpergewebe zugrunde geht, ohne daß es zu schweren Abcedierungen kommt. Schulbeispiele sind die tuberkulösen Erkrankungen vor allem der Drüsen, die Arteriosklerose, die Phlebolithen und manche Tumoren (Osteome, verkalkte Lipome, Fibrome, Epitheliome und Cysten). Über das Zustandekommen im einzelnen wissen wir noch wenig, sicher spielt hier aber die schwere Löslichkeit der Kalksalze ebenso wie in den Harnwegen eine große Rolle.

Von einer echten Calcinosis spricht man aber in der Regel nur dann, wenn es sich nicht um die genannten typischen Kalkablagerngsstätten- und Ursachen handelt, sondern um ortsfremde Niederschläge in Bindegewebe, Sehnen und Gelenkkapseln. Der Kalk ist dabei stets an Phosphor und Kohlensäure gebunden ($CaO:P_2O_5:CO_2$), und zwar im gleichen Verhältnis wie in Knochen und Nekrosen, so daß es sich wahrscheinlich um die gleiche chemische Substanz handelt. Die Calcinose tritt in 2 Formen auf, 1. circumscript und 2. universell. Die zweite Form erscheint, oberflächlich gesehen, als eine Steigerung der ersteren, ist aber genetisch vielleicht doch eine Sonderform.

Bei der *Calcinosis circumscripta* ist die Kalkablagerung auf einen oder wenige Knoten in einem kleinen Körperabschnitte, etwa einen Finger, beschränkt. TEISSIER u. WEBER scheinen zuerst das Krankheitsbild gesehen zu haben (Lit. bei VERSÉ). Die ersten genaueren Beobachtungen rühren von französischen Klinikern her (RÉNON u. DUFOUR, MILIAN (1899), PROFICHET (1900) u. a., [Lit. bei ACHARD (Z)]. Sie betrafen multiple Kalkablagerungen im Unterhautzellgewebe, meist wurden sie als Sonderform der Neurofibromatose von RECKLINGHAUSEN angesehen, oft bestanden Kombinationen mit Sklerodermie, seltener mit RAYNAUDscher Krankheit. In Deutschland scheint MAGNUS-LEVY zuerst auf letztere aufmerksam gemacht zu haben. Von weiteren deutschen Autoren seien genannt KRAUSE u. TREPPE, VON GAZA u. MARCHAND, OEHME, VERSÉ. Pathologisch-anatomisch ist die Krankheit vor allem von VERSÉ u. M. B. SCHMIDT studiert worden.

In manchen Fällen entstehen nach Aussehen und Anordnung in der Nähe der Gelenke, besonders der Finger und Zehen, Bilder, die an echte Tophi erinnern und daher von M. B. SCHMIDT sehr zutreffend als „Kalkgicht" bezeichnet worden sind. Sie können auch ulcerieren und Krümel entleeren. Beziehungen zur echten Gicht liegen dabei höchstens nur insofern vor, als Harnsäure und Kalk die gleichen Gewebe für die Ablagerung bevorzugen. Genetisch sind es selbstverständlich völlig getrennte Veränderungen. Aus späteren Jahren stammen kasuistische Mitteilungen von ROSENOW, HENRICHSEN u. B. LEWY (Lit. bei B. LEWY).

Ist schon die Calcinosis circumscripta in ausgeprägter Form ein relativ seltenes Leiden, so gilt das erst recht von der *Calcinosis universalis.* LEBEL, RANDLOV u. MADSEN (Z) konnten in der Weltliteratur von 1877—1947 nur 80 Fälle auffinden, MORAN gibt 100 an. Außer den skandinavischen Fällen kommen aus den letzten Jahren noch etwa 6 weitere von MORAN (Z), (2 Fälle) MEDVEI, PETERS u. Mitarb., VOGT und 1 von RENNER, der gesondert besprochen werden muß, hinzu. In der Regel sind kleine, sonst gesunde Kinder und Jugendliche betroffen. In den meisten Fällen liegt eine erbliche Belastung vor.

In dem Falle von RENNER handelte es sich um einen 54 jähr. Mann, der von 1915—1936 am ganzen Körper fortlaufend eigenartige absceßartige Bildungen aufwies, aus denen sich nach Eröffnung krümelig-breiige, trockene Massen entleerten. Seit 1940 diffuse teigige Schwellung an Gesicht, Thorax und Beinen. Die Probeexcision ergab Nekrosen mit Kalkeinlagerungen im Binde- und Fettgewebe. In der Muskulatur fanden sich geringe chronische Entzündungen sowie Nekrosen, der Blutkalkgehalt erwies sich als normal. Die Ätiologie ließ sich nicht klären.

Auch bei der *Calcinosis universalis* handelt es sich lediglich um Ablagerungen im kollagenen Gewebe, aber bei dessen großer Verbreitung im Körper können schwere Organbeeinträchtigungen entstehen. Auch Muskelnekrosen sind beschrieben (RENNER). Bevorzugt bleibt auch hier die Haut und die Nachbarschaft der Gelenke. Bei reichlicher Anhäufung der Ablagerungen ist die Ernährung der Haut schwer gestört, es kommt zu Geschwürbildungen und Entleerung krümeliger Kalkmassen.

Einen sehr charakteristischen Fall aus der SCHLOSSMANNschen u. THANNHAUSERschen Klinik hat FRIEDLÄNDER beschrieben und hinsichtlich eines Stoffwechsels untersucht.

Die ausgedehnten sekundären Entzündungen und Abcedierungen bedingen natürlich erhebliche Gefahren, zumal für den wachsenden Organismus.

Das *Wesen* dieser ebenso merkwürdigen wie seltenen Erkrankung ist noch völlig ungeklärt. Die eindrucksvollen Ablagerungen legten den Gedanken einer primären Kalkstoffwechselstörung nahe, und manche Autoren, vor allem VERSÉ,

haben dieser Hypothese auch das Wort geredet. Aber sicher faßbar im Stoff-
wechselversuch war eine solche Störung jedenfalls in dem sehr genau untersuchten Falle von FRIEDLÄNDER nicht. Amerikanische Autoren behaupten allerdings,
daß manchmal geringe Retentionen von Ca u. P vorliegen (CANTOROW u. ROTH-
STEIN u. ihre Mitarb.). Der Ca-Gehalt des Blutes ist normal (RENNER), ebenso
Phosphor- und Phosphatasegehalt (CANTOROW). Daß das kollagene Gewebe dieser
Kranken in vermehrtem Maße die Tendenz zur Kalkretention und Niederschlags-
bildung hat, kann natürlich nicht bestritten werden. Ob das im Gesamtkalk- und
Phosphorgehalt des Organismus zum Ausdruck kommt, bleibt eine offene Frage.
Nach den Untersuchungen VERSÉS scheint der Kalkeinlagerung stets eine Gewebs-
schädigung vorauszugehen. Mit Recht nimmt daher VERSÉ eine primäre Systemerkrankung des Bindegewebsapparates an. Bei den Kalkeinlagerungen der Calcinosis universalis würde es sich dann im Prinzip, wenn auch in wesentlich gesteigertem Maße, um die gleichen Vorgänge wie bei den gewöhnlichen Ver-
kalkungsprozessen an Drüsen, Gefäßen, Tumoren usw. handeln.

Unklar bleibt bei VERSÉS Theorie die Ursache der Bindegewebsschädigung.
Eine Noxe hat sich dafür nicht finden lassen. Natürlich besteht bei dem sehr
frühzeitigen Auftreten der Krankheit die Möglichkeit, daß die Kranken von Geburt
an ein minderwertiges Bindegewebe besitzen.

Vor allem wäre dann daran zu denken, wenn eine erbliche Belastung für die
Krankheit sich nachweisen ließe.

THANNHAUSER (Z) denkt vor allem wegen der oft, allerdings nicht immer gleichzeitig vorhandenen Sklerodermie, an endokrine Störungen, besonders von seiten
der Schilddrüse. Aber nachgewiesen sind sie bisher noch nie, und selbst bei der
Sklerodermie sind sie vorläufig noch problematisch. Das gleiche gilt auch für die
seltenere gleichzeitige RAYNAUDsche Erkrankung.

Eine sehr merkwürdige, außerordentlich seltene Sonderform der Calcinosis
universalis ist die Kombination mit Lipoidose, die *Lipoido-Calcinosis oder Lipoid-
kalkgicht* (Lipocalcinogranulomatosis). TEUTSCHLÄNDER hat dieser Kombinationskrankheit auf Grund eines eigenen sehr ausführlichen Sektionsbefundes (1947)
eine eingehende Studie gewidmet (hier auch die ältere Literatur). Die anatomische
Diagnose seines Falles lautete: Lipocalcinogranulomatose zahlreicher Schleimbeutel, Ostitis fibrosa generalisata besonders des Schädeldaches. Verkalkungen
ohne Lipogranulombildung fanden sich in Nieren, Ovarien, Mammä, Kehlkopf-
knorpel und an zahlreichen anderen Stellen. Ein Epithelkörperchen war hypertrophisch und verkalkt. Beide Nebennierenrinden waren hypertrophisch. Todesursache war eine akute Pancreatitis und Schrumpfniere mit Uraemie. Die Kalkablagerungen bestanden wie gewöhnlich aus kohlensaurem und phosphorsaurem
Kalk. Die Lipoidgranulomatotischen Herde enthielten viel Cholesterin. Auch im
Blute waren die Cholesterinester stark vermehrt (300 mg-% Ester, 84 mg-% freies
Cholesterin). Die wichtige Frage nach den zeitlichen Zusammenhängen zwischen
Calcinose und Lipoidose wurde in dem Sinne beantwortet, daß die erstere wahrscheinlich der Primärvorgang ist und daß erst sekundär sich die Granulome entwickelten, welche die Aufgabe haben, die Zerfallsprodukte des dystrophisch ver-
kalkten Gewebes zu beseitigen. Bemerkenswert war, daß der Kalk nicht im
normalen Gewebe lag und daß im Gegensatz zu der unkomplizierten Calcinose
beim Muskel die Verkalkung nicht im Bindegewebe der Muskulatur, sondern im
Parenchym begann. Hier fanden sich an einzelnen Stellen auch lipoidgranuloma-
totische Herde, die größere Tumoren bildeten und zentral zerfallen waren.
TEUTSCHLÄNDER nimmt eine primäre Stoffwechselstörung an und vermutet, daß
die schließlich zum Tode führende Nierenschrumpfung ebenso ,,wie die Calcinose
nicht Ursache, sondern ein Symptom der osteodystrophischen Kalkausschwemmung

ist." Die Frage, ob die hypertrophische Parathyreoidea in dem sehr komplizierten Krankheitsbilde eine Rolle spielt oder ob andere Faktoren die Calcinose
ausgelöst haben, wurde offen gelassen. Die Rätsel, welche schon die unkomplizierte
Calcinose aufgibt, vervielfachen sich erst recht bei der Lipocalcinogranulomatose,
die allergrößte Rarität ist.

Eine *Therapie* in leichten Fällen von Calcinosis ist überflüssig. Sollten Tophi
durch Druck auf benachbarte sensible Nerven Schmerzen machen, so müssen sie
operativ entfernt werden. Bei Calcinosis ist eine kalkarme Kost anzuraten, aber
sie kommt meist zu spät und vermag nicht einmal sicher die Bildung von neuen
Konkrementen zu verhindern. Der Kalkspiegel des Blutes läßt sich nicht auf 0
herabdrücken, und sobald Kalk kreist, bemächtigt sich seiner das kalkgierige
Bindegewebe.

Zur Mobilisierung des Calciums im Gewebe ist eine ketogene Diät mit Ammo-
niumchlorid Gelamon, saurem Natriumphosphat- und Nebenschilddrüsenhormon versucht worden.

Klare Erfolge wurden damit aber nicht erzielt.

Literatur

Allgemeines über Harnsteine und Harnsteinbildung

Neuere zusammenfassende Darstellungen

KLEINSCHMIDT, O.: Die Harnsteine. Berlin 1911.

LICHTWITZ, L.: Prinzipien der Konkrementbildung in Hdb. der norm. u. pathol. Physiol.
4, 592 (1929). — Hbd. d. inn. Med. 2. Aufl. 6/I 975 (1936). — LICHTWITZ, L., u. K. G. STERN:
Grundlagen der Konkrementbildung. Kolloidlehre. Dresden: Steinkopff 1939.

NAGANO, W.: Atlas der Harnsteine. Leipzig — Wien 1925.

SUTER, F.: Die ein- und beidseitig auftretenden Nierenerkrankungen (sogenannte chirurgische Nierenaffectionen) in Hdb. d. inn. Mediz. 4. Aufl. Bd. IV (1951). — SCHADE, H.: Konkremente, Kolloidbeihefte 46, J. 9—12 (1937). — SCHULTHEIS, TH.: Sonderheft d. Ges. f. Urol.
Verh. S. 86 (1949); Z. Urol. (1950).

THANNHAUSER, S. J.: Lehrbuch des Stoffwechsels und der Stoffwechselkrankheiten. S.
653. München: Bergmann 1929

UMBER, F.: Ernährung und Stoffwechselkrankheiten. 3. Aufl., Berlin-Wien: Urban &
Schwarzenberg 1925.

VÖLCKER, F., u. H. WILDHOLZ: Hdb. der Urologie IV/1. Berlin: Springer 1927.

Einzelarbeiten

ASCHOFF, L.: Erg. Pathol. 561 (1904).

BENECKE: zit. bei W. EBSTEIN (Z). — BERNHARD, K.: Dtsch med. J. **1956**, 438. —
BIBBUS, B.: Wiener Beitr. z. Urologie 3 (1948). — BOISSIER, J.: Ann. biol. chim 10, 523 (1952). —
BOSHAMER, K.: Med. Welt **1941**, 1277. — BUTT, A. J., and others: J. Amer. Med. Assoc.
150, 1096 (1952). — BUTT, A. J., and others: New Engl. J. Med. **246**, 604 (1952). — BUTT, A. J.,
and others: Science (Lancaster, Pa.) **115**, 308 (1952). — BUTT, A. J., and others: J. of Urol. **67**,
450 (1952).

EBSTEIN, W.: Die Natur und Behandlung der Harnsteine. Wiesbaden: Bergmann 1884.

GEINITZ, W.: Münch. med. Wschr. **1956**, 895.

HAMMARSTEN, G.: Calciumoxalat als Steinbildner in den Harnwegen. Lund 1938. —
HANHART, E.: Erbpathologie des Stoffwechsels in Hdb. d. Erbpathol. Bd. IV/2 (1940). —
HIGGINS, C. C.: J. Amer. Med. Assoc. **104**, 1296 (1935). — HILLENBRAND, H. J., u. J. ROES-
NER: Z. Urol. 609 (1955). — HIRSCH, A.: Hdb. d. historisch-geographischen Pathologie 3.
Stuttgart 1886.

KOCH, F. E.: Z. Urol. Sonderheft 110 (1950). — KOCH, F. E.: Med. Welt **1951**, 876.

LICHTWITZ, L.: Die Bildung der Harn- und Gallensteine. Berlin: Springer 1914.

MECKEL VON HEMSBACH: Mikrogeologie. Berlin 1856. — MORITZ, F.: Verh. d. 14. D. Congr.
f. inn. Med. (1896).

SHORR, E., and A. C. CARTER: J. Amer. Med. Assoc. **144**, 1549 (1950). — STEPP, W. J.,
KÜHNAU, H. u. SCHRÖDER: Die Vitamine und ihre klinische Anwendung. 6. Aufl. 30. Stuttgart:
Enke 1944.

ULTZMANN: Die Harnkonkretionen. Wien 1882.

Die Calcinosis

Zusammenfassende Darstellungen

ACHARD, CH.: Troubles des échanges nutritifs. Som. 1, 412. Paris: Masson 1926.

CANTOROW, A.: Calcinoses in Diseases of metabolim: ed by G. G. DUNCAN 2. ed. p. 242,9 Philadelphia and London: Saunders 1947.

LEBEL, RANDLOV and MADSON: Calcinosis, Acta. med. scand. (Stockh.) 127, 53 (1947).

MORAN, E. T.: Calcinosis. Review of literatur and report of 2 cases. South Med. J. 40, 801 (1947).

THANNHAUSER, S. J.: Kalkgicht und Calcinosis universalis. Lehrbuch des Stoffwechsels und der Stoffwechselkrankheiten, S. 603. München: Bergmann 1929.

Einzelarbeiten

CANTOROW, A., H. L. STEWART and E. L. HOUSEL: Endocrinology (Springfield, Ill.) 22, 13 (1938).

FRIEDLÄNDER, J.: Dtsch. Arch. klin. Med. 166, 107 (1930).

GAZA V., u. MARCHAND: Münch. med. Wschr. 1910, 102.

HENRICHSEN: zit. bei B. LEWY.

KRAUSE u. TREPPE: zit. bei S. J. THANNHAUSER (Z).

LEWY, B.: Med. Klin. 1930, 26.

MAGNUS-LEVY, A.: Münch. med. Wschr. 1914, 682. — MEDVEI, V. C.: Lancet 1945, 708. — MILAN: Thèse de Paris (1899).

OEHME, C.: Dtsch Arch. klin. Med. 106, 256 (1912).

PETERS, J. H., R. H. HORN and L. GREEMAN: Ann. Int. Med. 32, 138 (1950). — PROFICHET, Thèse de Prais (1900).

RENNER, W.: Ärztl. Wschr. 1949, 14. — ROSENOW: zit. bei B. LEWY. — ROTHSTEIN, J. L., and S. WELT: Amer. J. Dis. Childr. 52, 368 (1936).

SCHMIDT, M. B.: Dtsch. med. Wschr. 1913, 59.

TEUTSCHLAENDER, O.: Zieglers Beitr. 110, 402 (1949).

VERSÉ: Zieglers Beitr. 53, 212 (1912). — VOGT, A.: Fortschr. Röntgenstr. 71, 98 (1949).

Nachtrag der Literatur von Seite 605 — 627

Spezielle Pathologie des Stoffwechsels beim menschlichen Diabetes

Zusammenfassende Darstellungen (Z$_{II}$)

DU BOIS, E. F.: Basal metabolism in health and disease, 3. Aufl. Philadelphia: Lea a. Febiger 1936.

GRAFE, E.: Pathologische Physiologie des Gesamtstoff- und Kraftwechsels bei der Ernährung des Menschen. München: J. F. Bergmann 1923.

JOSLIN, E. P.: The metabolism in diabetes. Carnegie Instr. Publ. 1923, 323.

LEDEBUR, J. Frh. v.: Das Pankreas. In OPPENHEIMERS Handbuch der Biochemie, 2. Aufl., Erg.-Bd. 3, S. 907. 1936. — LUSK, G.: The elements of science of nutrition, 4. Aufl. Philadelphia u. London: W. B. Saunders Company 1928.

MACLEOD: Kohlenhydratstoffwechsel und Insulin. Berlin: Springer 1927. — Der Brennstoff des Lebens. Erg. Physiol. 30, 408 (1930).

SOSKIN and LEVINE: Carbohydrate metabolism. Chicago: Univ. of Chicago Press 1946 (Z$_I$).

TROPP, C.: Pathophysiologie des menschlichen Diabetes. In E. GRAFE u. C. TROPP: Der Diabetes mellitus dieses Handbuches, 3. Aufl., Bd. VI/2, S. 462. 1944.

Ferner sei auf die S. 601 aufgeführten monographischen Darstellungen (Z$_I$) des Gesamtgebietes verwiesen.

Einzelarbeiten

Der Gesamtumsatz

ALLEN, STILLMAN and FITZ: Total dietary regulation in the treatment of diabetes. Monogr. Rockefeller Inst. 1919, No. 11.

BENEDICT, F. G., and E. P. JOSLIN: Metabolism in diabetes. Carneg. Instn. Publ. 136, (1910); 176 (1912).

ENDERLEN, E.: Arch. exper. Path. u. Pharmakol. 139, 20 (1929).

FALTA, W., R. GROTE u. R. STAEHELIN: Hofm. Beitr. 10, 199 (1907). — FISHER, P., and J. J. KLEINERMAN: Totaloxygen consumption and metabolic rate of patients in diabetes acidosis. J. Clin. Invest. 31, 126 (1952).

GEISSLER, W.: Bedeutung des Gaswechsels für die Beurteilung leichter und mittelschwerer Diabetiker. Dtsch. Z. Verdgs- usw. Krkh. **12**, 224 (1952). — GEPHART, AUB, DUBOIS and LUSK: Arch. Int. Med. **19**, 908 (1917). — GRAFE, E., u. H. SALOMON: Über den Einfluß der Muskelarbeit auf die Intensität der Zuckerverbrennung beim Diabetiker. Dtsch. Arch. klin. Med. **139**, 369 (1922).

HÉDON, L.: Arch. internat. Physiol. **29**, 175 (1927).

KNICK, B.: Zuckerelimination bei Diabetikern mit hoher Nierenschwelle. Gaswechseluntersuchungen bei aglykosurischem Diabetes mellitus. Ärztl. Forsch. **4**, 211 (1950).

PETTENKOFER, M., u. C. VOIT: Stoffwechseluntersuchungen bei Diabetes mellitus. Z. Biol. **3**, 380 (1867).

RICHARDSON and LEVINE: J. of biol. Chem. **66**, 161 (1925). — RICHARDSON and MASON: J. of Biol. Chem. **57**, 587 (1923).

Der Eiweißumsatz

BAILEY, C. C.: The alloxandiabetes in: The treatment of diabetes mellitus von JOSLIN u. Mitarb., 8. Aufl. (Z), S. 178. 1946.

ENDERLEN, E.: Arch. exper. Path. u. Pharmakol. **139**, 20 (1929).

FALTA, W., R. GROTE u. R. STAEHELIN: Hofm. Beitr. **10**, 199 (1907).

GEYLIN and DUBOIS: J. Amer. Med. Assoc. **66**, 1532 (1916).

LAUTER, O., u. JENKE: Über den Eiweißstoffwechsel bei verschiedenen Krankheiten. Dtsch. Arch. klin. Med. **146**, 323 (1925).

MOHNIKE, G., u. H. RICHTER: Z. klin. Med. **151**, 467 (1954). — MÜTING, D.: Klin. Wschr. **1955**, 85.

RICHARDSON and LEVINE: J. of Biol. Chem. **66**, 161 (1925). — RICHARDSON and MASON: J. of Biol. Chem. **57**, 587 (1923).

Das Verhalten des Kohlenhydratstoffwechsels

APPEL, W.: Zur Kritik der Funktionsprüfungen. Dtsch. Arch. klin. Med. **196**, 710 (1950).

BERNSTEIN, BOLOFFIO u. WESTENRYK: Z. klin. Med. **66**, 378 (1908). — BEST, C. H., and N. B. TAYLOR: The physiological basis of medical practice, S. 451. Baltimore: Williams Wilkins Company 1945. — BRÖSAMLEN: Über Adrenalinhyperglykämie. Dtsch. Arch. klin. Med. **139**, 299 (1921). — BÜRGER, M.: Arch. exper. Path. u. Pharmakol. **87**, 223 (1920). — BÜRGER, M., u. KRAMER: Klin. Wschr. **1928**, 743.

CAMPBELL, OSGOOD and HASKINS: Arch. Int. Med. **50**, 952 (1932). — CURSCHMANN, H.: Zur vergleichenden Physiologie und Pathophysiologie der Seeklimafaktoren. Dtsch. med. Rdsch. **3**, Nr. 25 (1949).

DISSEN: zit. bei GRAFE-TROPP, Der Diabetes mellitus. Dieses Handbuch, 3. Aufl., Bd. VI/2, S. 437. — Inaug.-Diss. Würzburg 1943. — DYE and CHIDSEY: Amer. J. Physiol. **127**, 745 (1939).

EXTON and ROSE: Amer. J. Clin. Path. **4**, 381 (1934).

FABER, K., u. A. NORGAAD: Acta med. scand. (Stockh.) **54**, 289 (1921). — FRANK, E., u. NOTHMANN: Münch. med. Wschr. **1920**, 1433. — FREY, E., u. J. FREY: Die Funktionen der gesunden und kranken Niere. Berlin-Göttingen-Heidelberg: Springer 1950.

GABBE, E.: Biochem. Z. **187**, 57 (1927). — GRAFE, E., u. CH. G. L. WOLF: Beiträge zur Pathologie und Therapie der schwersten Diabetesfälle. Dtsch. Arch. klin. Med. **109**, 200 (1912). — GRAFE, E., u. H. SALOMON: Über den Einfluß der Muskelarbeit auf die Intensität der Zuckerverbrennung beim Diabetiker. Dtsch. Arch. klin. Med. **139**, 369 (1922). — GRAFE, E., u. SORGENFREY: Über das Verhalten des wahren Blutzuckers bei Gesunden und Kranken. Dtsch. Arch. klin. Med. **145**, 294 (1924). — GRAFE, E., u. F. MEYTHALER: Beitrag zur Kenntnis der Regulation der Insulinproduktion. Arch. exper. Path. u. Pharmakol. **125**, 181 (1927); **131**, 80 (1928). — GRAY: Arch. Int. Med. **31**, 241 (1923).

HAMMAN and HIRSCHMAN: Bull. Hopkins Hosp. **30**, 306 (1919). — HIMSWORTH: Lancet **1936**, 127. — HOESCH: Klin. Wschr. **1934**, 13. — HOFMEISTER, F.: Z. physiol. Chem. **1**, 101 (1877).

IDE, TH.: Z. exper. Med. **24**, 166 (1921).

KLOTZBÜCHER: Altersf. **4**, 354 (1944).

LANGNER jr., P. H., M. J. ROMANSKY and E. D. ROBIN: The fallacy of the Exton-Rose glucose tolerance test. Amer. J. Med. Sci. **212**, 466 (1946). — LAWRENCE, R. W.: Brit. Med. J. **1934**, 377. — LINK, R. P.: A study of the effect of repeated intraperitoneal injections of glucose in pigs. Amer. J. Vet. Res. **14**, 150 (1953). Ref. Diabetes **3**, 150 (1954). — LUKENS, F. D. H., and F. C. DOHAN: Endocrinology **30**, 175 (1942). — LUKENS, DOHAN and WOLCOTT: Endocrinology **32**, 475 (1943).

MALMROS, H.: Acta scand. Suppl. **27** (1928). — MARBLE and SMITH: J. Amer. Med. Assoc. **106**, 24 (1936). — MARCKS, H. P., and F. A. YOUNG: J. of Endocrin. **1**, 470 (1939). — MASON and TURNER: Amer. J. Dis. Childr. **50**, 359 (1935). — MATTHEWS, M. W., T. B. MAGATH and

J. BERKSON: J. Amer. Med. Assoc. **113**, 1531 (1939). — MENDEL, B., and P. L. HOOGLAND: Rapid determination of blood-sugar. A simple method. Lancet **1950**, 16. — MOHNIKE. G.: Über den STAUB-TRAUGOTTschen Versuch. Z. inn. Med. **2**, 409 (1947). — MOSENTHAL: Quart. Bull. Northwest. Univ. Med. Scool. **20**, 99 (1946).

NEDWED, N., u. H. VETTER: Ein Fall von Coma diabeticum mit extrem hohen Blutzuckerwerten. Wien. klin. Wschr. **1950**, 82. — NIELSEN, L.: On the mechanism of glycosuria. I. Acta med. scand. (Stockh.) **130**, 219 (1948).

POLLAK: Arch. exper. Path. u. Pharmakol. **61**, 149 (1909). — PÜTTER, A.: Dreidrüsentheorie der Harnbereitung. Berlin: Springer 1926.

RADOSLAW: Wien. Arch. inn. Med. **8**, 395 (1924).

SCHREIER, K.: Die angeborenen Stoffwechselanomalien des Menschen. Klin. Wschr. **1953**, 47. — SEEGEN: Zbl. med. Wiss. **1884**, 756. — SOSKIN, S.: Amer. J. Physiol. **113**, 124; **114**, 110 (1935). — SOSKIN and LEVINE: Amer. J. Physiol. **120** (1937) u. Zusammenfassung in Physiologic. Rev. **21** (1941). — STAUB, H.: Biochem. Z. **118**, 93 (1921). — Diskussionsvortrag zum Thema „Diabetes". Verh. Ges. Verdauungs- u. Stoffw.krkh. Wien, 1937. — STEPP, W.: Über einige den Blutzucker betreffende Fragen im Lichte neuerer Forschungsergebnisse. Erg. Physiol. **20**, 108 (1922). — STRAUSS, H.: Dtsch. med. Wschr. **1901**, Nr. 44/45.

THALHAMMER, O., u. W. GRESSEL: Zur Frage von Witterungseinflüssen auf den Diabetes mellitus. Wien. klin. Wschr. **1949**, 249. — TRAUGOTT: Klin. Wschr. **1922**, 892. — TROPP, C., u. W. STOYE: Polarographische Eiweißuntersuchungen. Z. phys. Chem. **275**, 80 (1942).

Der Fettstoffwechsel und die Acidose und die Pathophysiologie des Coma diabeticum

BLOOR: Biochemistry of the fatty acids. New York: Reinh. 1943. — BOYD: J. of Biol. Chem. **101**, 323 (1933). — BÜRGER, M.: Einführung in die pathologische Physiologie, 4. Aufl. Stuttgart: Georg Thieme 1953.

CRASSOUSIS, M.: Beiträge zur Pathophysiologie des Fettstoffwechsels bei der Fettsucht. Dtsch. Z. Verdhgs- usw. Krk. **3**, 291 (1940). — CULLEN and JONAS: J. of Biol. Chem. **57**, 541 (1923).

DODDS and ROBERTSON: Lancet **1930**, 641.

ENDRESS: Dtsch. Arch. klin. Med. **146**, 51 (1925).

FENZ: Klin. Wschr. **1936**, 46. — FISHER, P.: The rôle of the ketone bodies in the etiology of diabetic coma. Amer. Med. Sci. **22**, 384 (1951). — FRUGONI u. MARCHETTE: Berl. klin. Wschr. **1908**, 1844.

HALDANE and PRIESTLEY: J. of Physiol. **32**, 225 (1905). — HALDANE and POULTON: J. of Physiol. **37**, 390 (1908). — HARPUDER u. ERBSEN: Z. exper. Med. **41**, 768 (1925). — HASSELBALCH: Biochem. Z. **46**, 403 (1912).

KLEMPERER: Dtsch. med. Wschr. **1910**, 2373. — KUGELMANN: Klin. Wschr. **1930**, 1953.

LAUERSEN: Klin. Wschr. **1937**, 1187. — LICHTWITZ, L.: Klinische Chemie, 2. Aufl. Berlin: Springer 1930.

MAGNUS-LEVY, A.: Z. klin. Med. **56**, 83 (1905); **60**, 182 (1906). — MEDAK u. PRIBRAM: zit. nach BÜRGER (Z_1).

PFLÜGER, E.: zit. bei ROSENFELD:. — POULSON: Studies on the ketosis in diabetes mellitus. Copenhagen: Steno Memorial Hospital 1941.

ROSENFELD, G.: Fettbildung. Erg. Physiol. **1**, 1. Abt. 651 (1902).

SCHWENKENBECHER, A.: Z. klin. Med. **134**, 325 (1938). — SLYKE, D. VAN: J. of Biol. Chem. **52**, 495 (1922). — SPERRY: J. of Biol. Chem. **117**, 391 (1937). — STEINBORN: Versuche zur Behandlung der diabetischen Ketonämie. Klin. Wschr. **1953**, 633. — STETTEN, W. DE, and G. E. BOXER: J. of Biol. Chem. **155**, 231, 237 (1944).

THANNHAUSER, S. J.: Klassifizierung der xanthomatösen Erkrankungen. Ärztl. Forsch. **2**, 295 (1948). — Lipidoses. Diseases of the cellular liqid metabolism, 2. Aufl. New York: Oxford University Press 1950. — TROPP, C.: Phathophysiologie des menschlichen Diabetes. Dieses Handbuch, 3. Aufl., Bd. IV/2, S. 462. 1944.

ULLMANN, U.: Med .Welt Nr. 3 (1928).

ZELLER: Arch. f. Physiol. **1914**, 213.

Anhang

Voraussagetabellen für die Berechnung des normalen Grundumsatzes des Menschen nach HARRIS-BENEDICT. Carnegie Institution Washington, Publ. 279, 253 ff (1919). Abgedruckt bei E. GRAFE: Die pathologische Physiologie des Gesamtstoff- und Kraftwechsels bei der Ernährung des Menschen. S. 846 ff. München: J. F. Bergmann (1932).

Erläuterungen

Die Tabellen gelten für den Grundumsatz bei Erwachsenen im Alter von 21—70 Jahren mit Gewichten von 25—124 kg und Körperlängen von 151—200 cm. Die Tabellen I und II geben die Daten für Männer, die Tabellen III und IV diejenigen für Frauen.

Bei bekanntem Geschlecht, Alter, Körpergewicht und Länge geschieht die Berechnung der durchschnittlichen normalen Calorienproduktion in der Weise, daß die dem Körpergewicht entsprechende Zahl (vgl. Tabelle I für Männer, Tabelle II für Frauen) jeweils addiert wird zu dem Faktor für Alter und Körperlänge (Tabelle II für Männer, Tabelle IV für Frauen).

Tabelle I
Voraussagetabelle für den normalen Grundumsatz des Mannes
Faktor für das Körpergewicht

kg	0,0	0,1	0,2	0,3	0,4	0,5	0,6	0,7	0,8	0,9
25	410	412	413	414	416	417	419	420	421	423
26	424	425	427	428	430	431	432	434	435	436
27	438	439	441	442	443	445	446	447	449	450
28	452	453	454	456	457	458	460	461	463	464
29	465	467	468	469	471	472	474	475	476	478
30	479	480	482	483	485	486	487	489	490	491
31	493	494	496	497	489	500	501	502	504	505
32	507	508	509	511	512	513	515	516	518	519
33	520	522	523	524	526	527	529	530	531	533
34	534	535	537	538	540	541	542	544	545	546
35	548	549	551	552	553	555	556	557	559	560
36	562	563	564	566	567	568	570	571	573	574
37	575	577	578	579	581	582	584	585	586	588
38	589	590	592	593	595	596	597	599	600	601
39	603	604	606	607	608	610	611	612	614	615
40	617	618	619	621	622	623	625	626	628	629
41	630	632	633	634	636	637	639	640	641	643
42	644	645	647	648	650	651	652	654	655	656
43	658	659	661	662	663	665	666	667	669	670
44	672	673	674	676	677	678	680	681	683	684
45	685	687	688	689	691	692	694	695	696	698
46	699	700	702	703	705	706	707	709	710	711
47	713	714	716	717	718	720	721	722	724	725
48	727	728	729	731	732	733	735	736	738	739
49	740	742	743	744	746	747	749	750	751	753
50	754	755	757	758	760	761	762	764	765	766
51	768	769	771	772	773	775	776	777	779	780
52	782	783	784	786	787	788	790	791	793	794
53	795	797	798	799	801	802	804	805	806	808
54	809	810	812	813	815	816	817	819	820	821
55	823	824	826	827	828	830	831	832	834	835
56	837	838	839	841	842	843	845	846	848	849
57	850	852	853	854	856	857	859	860	861	863
58	864	865	867	868	870	871	872	874	875	876
59	878	879	881	882	883	885	886	887	889	890
60	892	893	894	896	897	898	900	901	903	904
61	905	907	908	909	911	912	914	915	916	918
62	919	920	922	923	925	926	927	929	930	931
63	933	934	936	937	938	940	941	942	944	945

Tabelle I. (Fortsetzung)

	0,0	0,1	0,2	0,3	0,4	0,5	0,6	0,7	0,8	0,9
64	947	948	949	951	952	953	955	956	958	959
65	960	962	963	964	966	967	969	970	971	973
66	974	975	977	978	980	981	982	984	985	986
67	988	989	991	992	993	995	996	997	999	1000
68	1002	1003	1004	1006	1007	1008	1010	1011	1013	1014
69	1015	1017	1018	1019	1021	1022	1024	1025	1026	1028
70	1029	1030	1032	1033	1035	1036	1037	1039	1040	1041
71	1043	1044	1046	1047	1048	1050	1051	1052	1054	1055
72	1057	1058	1059	1061	1062	1063	1065	1066	1068	1069
73	1070	1072	1073	1074	1076	1077	1079	1080	1081	1083
74	1084	1085	1087	1088	1090	1091	1092	1094	1095	1096
75	1098	1099	1101	1102	1103	1105	1106	1107	1109	1110
76	1112	1113	1114	1116	1117	1118	1120	1121	1123	1124
77	1125	1127	1128	1129	1131	1132	1134	1135	1136	1138
78	1139	1140	1142	1143	1145	1146	1147	1149	1150	1151
79	1153	1154	1156	1157	1158	1160	1161	1162	1164	1165
80	1167	1168	1169	1171	1172	1173	1175	1176	1178	1179
81	1180	1182	1183	1184	1186	1187	1189	1190	1191	1193
82	1194	1195	1197	1198	1200	1201	1202	1204	1205	1206
83	1208	1209	1211	1212	1213	1215	1216	1217	1219	1220
84	1222	1223	1224	1226	1227	1228	1230	1231	1233	1234
85	1235	1237	1238	1239	1241	1242	1244	1245	1246	1248
86	1249	1250	1252	1253	1255	1256	1257	1259	1260	1261
87	1263	1264	1266	1267	1268	1270	1271	1272	1274	1275
88	1277	1278	1279	1281	1282	1283	1285	1286	1288	1289
89	1290	1292	1293	1294	1296	1297	1299	1300	1301	1303
90	1304	1305	1307	1308	1310	1311	1312	1314	1315	1316
91	1318	1319	1321	1322	1323	1325	1326	1327	1329	1330
92	1332	1333	1334	1336	1337	1338	1340	1341	1343	1344
93	1345	1347	1348	1349	1351	1352	1354	1355	1356	1358
94	1359	1360	1362	1363	1365	1366	1367	1369	1370	1371
95	1373	1374	1376	1377	1378	1380	1381	1383	1384	1385
96	1387	1388	1389	1391	1392	1394	1395	1396	1398	1399
97	1400	1402	1403	1405	1406	1407	1409	1410	1411	1413
98	1414	1416	1417	1418	1420	1421	1422	1424	1425	1427
99	1428	1429	1431	1432	1433	1435	1436	1438	1439	1440
100	1442	1443	1444	1446	1447	1449	1450	1451	1453	1454
101	1455	1457	1458	1460	1461	1462	1464	1465	1466	1468
102	1469	1471	1472	1473	1475	1476	1477	1479	1480	1482
103	1483	1484	1486	1487	1488	1490	1491	1493	1494	1495
104	1497	1498	1499	1501	1502	1504	1505	1506	1508	1509
105	1510	1512	1513	1515	1516	1517	1519	1520	1521	1523
106	1524	1526	1527	1528	1530	1531	1532	1534	1535	1537
107	1538	1539	1541	1542	1543	1545	1546	1548	1549	1550
108	1552	1553	1554	1556	1557	1559	1560	1561	1563	1564
109	1565	1567	1568	1570	1571	1572	1574	1575	1576	1578
110	1579	1581	1582	1583	1585	1586	1587	1589	1590	1592
111	1593	1594	1596	1597	1598	1600	1601	1603	1604	1605
112	1607	1608	1609	1611	1612	1614	1615	1616	1618	1619
113	1620	1622	1623	1625	1626	1627	1629	1630	1631	1633
114	1634	1636	1637	1638	1640	1641	1642	1644	1645	1647
115	1648	1649	1651	1652	1653	1655	1656	1658	1659	1660
116	1662	1663	1664	1666	1667	1669	1670	1671	1673	1674
117	1675	1677	1678	1680	1681	1682	1684	1685	1686	1688
118	1689	1691	1692	1693	1695	1696	1697	1699	1700	1702
119	1703	1704	1706	1707	1708	1710	1711	1713	1714	1715
120	1717	1718	1719	1721	1722	1724	1725	1726	1728	1729
121	1730	1732	1733	1735	1736	1737	1739	1740	1741	1743
122	1744	1746	1747	1748	1750	1751	1752	1754	1755	1757
123	1758	1759	1761	1762	1763	1765	1766	1768	1769	1770
124	1772	1773	1774	1776	1777	1779	1780	1781	1783	1784

Tabelle II. *Voraussagetabellen für den*
Faktor für Alter

	21	22	23	24	25	26	27	28	29	30	31	32
151	614	607	600	593	587	580	573	566	560	553	546	539
152	619	612	605	598	592	585	578	571	565	558	551	544
153	624	617	610	603	597	590	576	576	570	563	556	549
154	629	622	615	608	602	595	588	581	575	568	561	554
155	634	627	620	613	607	600	593	586	580	573	566	559
156	639	632	625	618	612	605	598	591	585	578	571	564
157	644	637	630	623	617	610	603	596	590	583	576	569
158	649	642	635	628	622	615	608	601	595	588	581	574
159	654	647	640	633	627	620	613	606	600	593	586	579
160	659	652	645	638	632	625	618	611	605	598	591	584
161	664	657	650	643	637	630	623	616	610	603	596	589
162	669	662	655	648	642	635	628	621	615	608	601	594
163	674	667	660	653	647	640	633	626	620	613	606	599
164	679	672	665	658	652	645	638	631	625	618	611	604
165	684	677	670	663	657	650	643	636	630	623	616	609
166	689	682	675	668	662	655	648	641	635	628	621	614
167	694	687	680	673	667	660	653	646	640	633	626	619
168	699	692	685	678	672	665	658	651	645	638	631	624
169	704	697	690	683	677	670	663	656	650	643	636	629
170	709	702	695	688	682	675	668	661	655	648	641	634
171	714	707	700	693	687	680	673	666	660	653	646	639
172	719	712	705	698	692	685	678	671	665	658	651	644
173	724	717	710	703	697	690	683	676	670	663	656	649
174	729	722	715	708	702	695	688	681	675	668	661	654
175	734	727	720	713	707	700	693	686	680	673	666	659
176	739	732	725	718	712	705	698	691	685	678	671	664
177	744	737	730	723	717	710	703	696	690	683	676	669
178	749	742	735	728	722	715	708	701	695	688	681	674
179	754	747	740	733	727	720	713	706	700	693	686	679
180	759	752	745	738	732	725	818	711	705	698	691	684
181	764	757	750	743	737	730	723	716	710	703	696	689
182	769	762	755	748	742	735	728	721	715	708	701	694
183	774	767	760	753	747	740	733	726	720	713	706	699
184	779	772	765	758	752	745	738	731	725	718	711	704
185	784	777	770	763	757	750	743	736	730	723	716	709
186	789	782	775	768	762	755	748	741	735	728	721	714
187	794	787	780	773	767	760	753	746	740	733	726	719
188	799	792	785	779	772	765	758	751	745	738	731	724
189	804	797	790	784	777	770	763	756	750	743	736	729
190	809	802	795	789	782	775	768	761	755	748	741	734
191	814	807	800	794	787	780	773	766	760	753	746	739
192	819	812	805	799	792	785	778	771	765	758	751	744
193	824	817	810	804	797	790	783	776	770	763	756	749
194	829	822	815	809	802	795	788	781	775	768	761	754
195	834	827	820	814	807	800	793	787	780	773	766	759
196	839	832	825	819	812	805	798	792	785	778	771	764
197	844	837	830	824	817	810	803	797	790	783	776	769
198	849	842	835	829	822	815	808	802	795	788	781	774
199	854	847	840	834	827	820	813	807	800	793	786	779
200	859	852	845	839	832	825	818	812	805	798	791	785

normalen Grundumsatz des Mannes
und Körperlänge

33	34	35	36	37	38	39	40	41	42	43	44	45
533	526	519	512	506	499	492	485	479	472	465	458	452
538	531	524	517	511	504	497	490	484	477	470	463	457
543	536	529	522	516	509	502	495	489	482	475	468	462
548	541	534	527	521	514	507	500	494	487	480	473	467
553	546	539	532	526	519	512	505	499	492	485	478	472
558	551	544	537	531	524	517	510	504	497	490	483	477
563	556	549	542	536	529	522	515	509	502	495	488	482
568	561	554	547	541	534	527	520	514	507	500	493	487
573	566	559	552	546	539	532	525	519	512	505	498	492
578	571	564	557	551	544	537	530	524	517	510	503	497
583	576	569	562	556	549	542	535	529	522	515	508	502
588	581	574	567	561	554	547	540	534	527	520	513	507
593	586	579	572	566	559	552	545	539	532	525	518	512
598	591	584	577	571	564	557	550	544	537	530	523	517
603	596	589	582	576	569	562	555	549	542	535	528	522
608	601	594	587	581	574	567	560	554	547	540	533	527
613	606	599	592	586	579	572	565	559	552	545	538	532
618	611	604	597	591	584	577	570	564	557	550	543	537
623	616	609	602	596	589	582	575	569	562	555	548	542
628	621	614	607	601	594	587	580	574	567	560	553	547
633	626	619	612	606	599	592	585	579	572	565	558	552
638	631	624	617	611	604	597	590	584	577	570	563	557
643	636	629	622	616	609	602	595	589	582	575	568	562
648	641	634	627	621	614	607	600	594	587	580	573	567
653	646	639	632	626	619	612	605	599	592	585	578	572
658	651	644	637	631	624	617	610	604	597	590	583	577
663	656	649	642	636	629	622	615	609	602	595	588	582
668	661	654	647	641	634	627	620	614	607	600	593	587
673	666	659	652	646	639	632	625	619	612	605	598	592
678	671	664	657	651	644	637	630	624	617	610	603	597
683	676	669	662	656	649	642	635	629	622	615	608	602
688	681	674	667	661	654	647	640	634	627	620	613	607
693	686	679	672	666	659	652	645	639	632	625	618	612
698	691	684	677	671	664	657	650	644	637	630	623	617
703	696	689	682	676	669	662	655	649	642	635	628	622
708	701	694	687	681	674	667	660	654	647	640	633	627
713	706	699	692	686	679	672	665	659	652	645	638	632
718	711	704	697	691	684	677	670	664	657	650	643	637
723	716	709	702	696	689	682	675	669	662	655	648	642
728	721	714	707	701	694	687	680	674	667	660	653	647
733	726	719	712	706	699	692	685	679	672	665	658	652
738	731	724	717	711	704	697	690	684	677	670	663	657
743	736	729	722	716	709	702	695	689	682	675	668	662
748	741	734	727	721	714	707	700	694	687	680	673	667
753	746	739	732	726	719	712	705	699	692	685	678	672
758	751	744	737	731	724	717	710	704	697	690	683	677
763	756	749	742	736	729	722	715	709	702	695	688	682
768	761	754	747	741	734	727	720	714	714	700	693	687
773	766	759	752	746	739	732	725	719	712	705	698	692
778	771	764	757	751	744	737	730	724	717	710	703	697

Tabelle II.
Faktor für Alter

	46	47	48	49	50	51	52	53	54	55	56	57
151	445	438	431	425	418	514	404	397	391	384	377	370
152	450	443	436	430	423	416	409	402	396	389	382	375
153	455	448	441	435	428	421	414	407	401	394	387	380
154	460	453	446	440	433	426	419	412	406	399	392	385
155	465	458	451	445	438	431	424	417	411	404	397	390
156	470	463	456	450	443	436	429	422	416	409	402	395
157	475	468	461	455	448	441	434	428	421	414	407	400
158	480	473	466	460	453	446	439	433	426	418	412	405
159	485	478	471	465	458	451	444	438	431	417	417	410
160	490	483	476	470	463	456	449	443	436	429	422	415
161	495	488	481	475	468	461	454	448	441	434	427	420
162	500	493	486	480	473	466	459	453	446	439	432	425
163	505	498	491	485	478	471	464	458	451	444	437	431
164	510	503	496	490	483	476	469	463	456	449	442	436
165	515	508	501	595	488	481	474	468	461	454	447	441
166	520	513	506	500	493	486	479	473	466	459	452	446
167	525	518	511	505	498	491	484	478	471	464	457	451
168	530	523	516	510	503	496	489	483	476	469	462	456
169	535	528	521	515	508	501	494	488	481	474	467	461
170	540	533	526	520	513	506	499	493	486	479	472	466
171	545	538	531	525	518	511	504	498	491	484	477	471
172	550	543	536	530	523	516	509	503	496	489	482	476
173	555	548	541	535	528	521	514	508	501	494	487	481
174	560	553	546	540	533	526	519	513	506	499	492	486
175	565	558	551	545	538	531	524	518	511	504	497	491
176	570	563	556	550	543	536	529	523	516	509	502	496
177	575	568	561	555	548	541	534	528	521	514	507	501
178	580	573	566	560	553	546	539	533	526	519	512	506
179	585	578	571	565	558	551	544	538	531	524	517	511
180	590	583	576	570	563	556	549	543	536	529	522	516
181	595	588	581	575	568	561	554	548	541	534	527	521
182	600	593	586	580	573	566	559	553	546	539	532	526
183	605	598	591	584	578	571	564	558	551	551	537	531
184	610	603	596	590	583	576	569	563	556	549	542	536
185	615	608	601	595	588	581	574	568	561	554	547	541
186	620	613	606	600	593	586	579	573	566	559	552	546
187	625	618	611	605	598	591	584	578	571	564	557	551
188	630	623	616	610	603	596	589	583	576	569	562	556
189	635	628	621	615	608	601	594	588	581	574	567	561
190	640	633	626	620	613	606	599	593	586	579	572	566
191	645	638	631	625	618	611	604	598	591	584	577	571
192	650	643	636	630	623	616	609	603	596	589	582	576
193	655	648	641	635	628	621	614	608	601	594	587	581
194	660	653	646	640	633	626	619	613	606	599	592	586
195	665	658	651	645	638	631	624	617	611	604	597	591
196	670	663	656	650	643	636	629	623	616	609	602	596
197	675	668	661	655	648	641	634	628	621	614	607	601
198	680	673	666	660	653	646	639	633	626	619	612	606
199	685	678	671	665	658	651	644	638	631	624	617	611
200	690	683	676	670	663	656	649	643	636	629	622	616

(Fortsetzung)
und Körperlänge beim Manne

58	59	60	61	62	63	64	65	66	67	68	69	70
364	357	350	343	337	330	323	316	310	303	296	289	283
369	362	355	348	342	335	328	321	315	308	301	294	288
374	367	360	353	347	340	333	326	320	313	306	299	293
379	372	365	358	352	345	338	331	325	318	311	304	298
384	377	370	363	357	350	343	336	330	323	316	309	303
389	382	375	368	362	355	348	341	335	328	321	314	308
394	387	380	373	367	360	353	346	340	333	326	319	313
399	392	385	378	372	365	358	351	345	338	331	324	318
404	397	390	383	377	370	363	356	350	343	336	329	323
409	402	395	388	382	375	368	361	355	348	341	334	328
414	407	400	393	387	380	373	366	360	353	346	339	333
419	412	405	398	392	385	378	371	365	358	351	344	338
424	417	410	403	397	390	383	376	370	363	356	349	343
429	422	415	408	402	395	388	381	375	368	361	354	348
434	427	420	413	407	400	393	386	380	373	366	359	353
439	432	425	418	412	405	398	391	385	378	371	364	358
444	437	430	423	417	410	403	396	390	383	376	369	363
449	442	435	428	422	415	408	401	395	388	381	374	368
454	447	440	434	427	420	413	406	400	393	386	379	373
459	452	445	439	432	425	418	411	405	398	391	384	378
464	457	450	444	437	430	423	416	410	403	396	389	383
469	462	455	449	442	435	428	421	415	408	401	394	388
474	467	460	454	447	440	433	426	420	413	406	399	393
479	472	465	459	452	445	438	431	425	418	411	404	398
484	477	470	464	457	450	443	437	430	423	416	409	403
489	482	475	469	462	455	448	442	435	428	421	414	408
494	487	480	474	467	460	453	447	440	433	426	419	413
499	492	485	479	472	465	458	452	445	438	431	424	418
504	497	490	484	477	470	463	457	450	443	436	429	423
509	502	495	489	482	475	468	462	455	448	441	434	428
514	507	500	494	487	480	473	467	460	453	446	440	433
519	512	505	399	492	485	478	472	465	458	451	445	438
524	517	510	504	497	490	483	477	470	463	456	450	443
529	522	515	509	502	495	488	482	475	468	461	455	448
534	527	520	514	507	500	493	487	480	473	466	460	453
539	532	525	519	512	505	498	492	485	478	471	465	458
544	537	530	524	517	510	503	497	490	483	476	470	463
549	542	535	529	522	515	508	502	495	488	481	475	468
554	547	540	534	527	520	513	507	500	493	486	480	473
559	552	545	539	532	525	518	512	505	498	491	485	478
564	557	550	544	537	530	523	517	510	503	496	490	483
569	562	555	549	542	535	528	522	515	508	501	495	488
574	567	560	554	547	540	533	527	520	513	506	500	493
579	572	565	559	552	545	538	532	525	518	511	505	498
584	577	570	564	557	550	543	537	530	523	516	510	503
589	582	575	569	562	555	548	542	535	528	521	515	508
594	587	580	574	567	560	553	547	540	533	526	520	513
599	592	585	579	572	565	558	552	545	538	531	525	518
604	597	590	584	577	570	563	557	550	543	536	530	523
609	602	595	589	582	575	568	562	555	548	541	535	528

Tabelle III
Voraussagetabellen für den normalen Grundumsatz der Frau
Faktor für das Körpergewicht

	0,0	0,1	0,2	0,3	0,4	0,5	0,6	0,7	0,8	0,9
25	894	895	896	897	898	899	900	901	902	903
26	904	905	906	907	908	909	909	910	911	912
27	913	914	915	916	917	918	919	920	921	922
28	923	924	925	926	927	928	929	930	931	931
29	932	933	934	935	936	937	938	939	940	941
30	942	943	944	945	946	947	948	949	950	951
31	952	953	953	954	955	956	957	958	959	960
32	961	962	963	964	965	966	967	968	969	970
33	971	972	973	974	975	975	976	977	978	979
34	980	981	982	983	984	985	986	987	988	989
35	990	991	992	993	994	995	996	997	997	998
36	999	1000	1001	1002	1003	1004	1005	1006	1007	1008
37	1009	1010	1011	1012	1013	1014	1015	1016	1017	1018
38	1019	1019	1020	1021	1022	1023	1024	1025	1026	1027
39	1028	1029	1030	1031	1032	1033	1034	1035	1036	1037
40	1038	1039	1040	1041	1041	1042	1043	1044	1045	1046
41	1047	1048	1049	1050	1051	1052	1053	1054	1055	1056
42	1057	1058	1059	1060	1061	1062	1062	1063	1064	1065
43	1066	1067	1068	1069	1070	1071	1072	1073	1074	1075
44	1076	1077	1078	1079	1080	1081	1082	1083	1084	1084
45	1085	1086	1087	1088	1089	1090	1091	1092	1093	1094
46	1095	1096	1097	1098	1099	1100	1101	1102	1103	1104
47	1105	1106	1106	1107	1108	1109	1110	1111	1112	1113
48	1114	1115	1116	1117	1118	1119	1120	1121	1122	1123
49	1124	1125	1126	1127	1128	1128	1129	1130	1131	1132
50	1133	1134	1135	1136	1137	1138	1139	1140	1141	1142
51	1143	1144	1145	1146	1147	1148	1149	1150	1150	1511
52	1152	1153	1154	1155	1156	1157	1158	1159	1160	1161
53	1162	1163	1164	1165	1166	1167	1168	1169	1170	1171
54	1172	1172	1173	1174	1175	1176	1177	1178	1179	1180
55	1181	1182	1183	1184	1185	1186	1187	1188	1189	1190
56	1191	1192	1193	1194	1194	1195	1196	1197	1198	1199
57	1200	1201	1202	1203	1204	1205	1206	1207	1208	1209
58	1210	1211	1212	1213	1214	1215	1216	1216	1217	1218
59	1219	1220	1221	1222	1223	1224	1225	1226	1227	1228
60	1229	1230	1231	1232	1233	1234	1235	1236	1237	1238
61	1238	1239	1240	1241	1242	1243	1244	1245	1246	1247
62	1248	1249	1250	1251	1252	1253	1254	1255	1256	1257
63	1258	1259	1260	1260	1261	1262	1263	1264	1265	1266
64	1267	1268	1269	1270	1271	1272	1273	1274	1275	1276
65	1277	1278	1279	1280	1281	1281	1282	1283	1284	1285
66	1286	1287	1288	1289	1290	1291	1292	1293	1294	1295
67	1296	1297	1298	1299	1300	1301	1302	1303	1303	1304
68	1305	1306	1307	1308	1309	1310	1311	1312	1313	1314
69	1315	1316	1317	1318	1319	1320	1321	1322	1323	1324
70	1325	1325	1326	1327	1328	1329	1330	1331	1332	1333
71	1334	1335	1336	1337	1338	1339	1340	1341	1342	1343
72	1344	1345	1346	1347	1347	1348	1349	1350	1351	1352
73	1353	1354	1355	1356	1357	1358	1359	1360	1361	1362

Tabelle III. (Fortsetzung)

	0,0	0,1	0,2	0,3	0,4	0,5	0,6	0,7	0,8	0,9
74	1363	1364	1365	1366	1367	1368	1369	1369	1370	1371
75	1372	1373	1374	1375	1376	1377	1378	1779	1380	1381
76	1382	1383	1384	1385	1386	1387	1388	1389	1390	1391
77	1391	1392	1393	1394	1395	1396	1397	1398	1399	1400
78	1401	1402	1403	1404	1405	1406	1407	1408	1409	1410
79	1411	1412	1413	1413	1414	1415	1416	1417	1418	1419
80	1420	1421	1422	1423	1424	1425	1426	1427	1428	1429
81	1430	1431	1432	1433	1434	1435	1435	1436	1437	1438
82	1439	1440	1441	1442	1443	1444	1445	1446	1447	1448
83	1449	1450	1451	1452	1453	1454	1455	1456	1457	1457
84	1458	1459	1460	1461	1462	1463	1464	1465	1466	1467
85	1468	1469	1470	1471	1472	1473	1474	1475	1476	1477
86	1478	1479	1479	1480	1481	1482	1483	1484	1485	1486
87	1487	1488	1489	1490	1491	1492	1493	1494	1495	1496
88	1497	1498	1499	1500	1501	1501	1502	1503	1504	1505
89	1506	1507	1508	1509	1510	1511	1512	1513	1514	1515
90	1516	1517	1518	1519	1520	1521	1522	1522	1123	1522
91	1525	1526	1527	1528	1529	1530	1531	1532	1533	1534
92	1535	1536	1537	1538	1539	1540	1541	1542	1543	1544
93	1544	1545	1546	1547	1548	1549	1550	1551	1552	1553
94	1554	1555	1556	1557	1558	1559	1560	1561	1562	1563
95	1564	1565	1566	1566	1567	1568	1569	1570	1571	1572
96	1573	1574	1575	1576	1577	1578	1579	1580	1581	1582
97	1583	1584	1585	1586	1587	1588	1588	1589	1590	1591
98	1592	1593	1594	1595	1596	1597	1598	1599	1600	1601
99	1602	1603	1604	1605	1606	1607	1608	1609	1610	1610
100	1611	1612	1613	1614	1615	1616	1617	1618	1619	1620
101	1621	1622	1623	1624	1625	1626	1627	1628	1629	1630
102	1631	1632	1632	1633	1634	1635	1636	1637	1638	1639
103	1640	1641	1642	1643	1644	1645	1646	1647	1648	1649
104	1650	1651	1652	1653	1654	1654	1655	1656	1657	1658
105	1659	1660	1661	1662	1663	1664	1665	1666	1667	1668
106	1669	1670	1671	1672	1673	1674	1675	1676	1676	1677
107	1678	1679	1680	1681	1682	1683	1684	1685	1686	1687
108	1688	1689	1690	1691	1692	1693	1694	1965	1696	1697
109	1698	1698	1699	1700	1701	1702	1703	1704	1705	1706
110	1707	1708	1709	1710	1711	1712	1713	1714	1715	1716
111	1717	1718	1819	1720	1720	1720	1722	1723	1724	1725
112	1726	1727	1728	1729	1730	1731	1732	1733	1734	1735
113	1736	1737	1738	1739	1740	1741	1741	1742	1743	1744
114	1745	1746	1747	1748	1749	1750	1751	1752	1753	1754
115	1755	1756	1757	1758	1759	1760	1761	1762	1763	1763
116	1764	1765	1766	1767	1768	1769	1770	1771	1772	1773
117	1774	1775	1776	1777	1778	1779	1780	1781	1782	1783
118	1784	1785	1785	1786	1787	1788	1789	1790	1791	1792
119	1793	1794	1795	1796	1767	1798	1799	1797	1801	1802
120	1803	1804	1805	1806	1807	1807	1808	1809	1810	1811
121	1812	1813	1814	1815	1816	1817	1818	1819	1820	1821
122	1822	1823	1824	1825	1826	1827	1828	1829	1829	1830
123	1831	1832	1833	1834	1835	1836	1837	1838	1839	1840
124	1841	1842	1843	1844	1845	1846	1847	1848	1849	1850

Tabelle IV. *Voraussagetabellen für den*
Faktor für Alter

	21	22	23	24	25	26	27	28	29	30	31	32
151	181	176	172	167	162	158	153	148	144	139	134	130
152	183	178	174	169	164	160	155	150	146	141	136	132
153	185	180	175	171	166	161	157	152	147	143	138	133
154	187	182	177	173	168	163	159	154	149	145	140	135
155	189	184	179	174	170	165	160	156	151	146	142	137
156	190	186	181	176	172	167	162	158	153	148	144	139
157	192	188	183	178	173	169	164	159	155	150	145	141
158	194	189	185	180	175	171	166	161	157	152	147	143
159	196	191	187	182	177	173	168	163	158	154	149	144
160	198	193	188	184	179	174	170	165	160	156	151	146
161	199	195	190	186	181	176	172	167	162	158	153	148
162	201	197	192	187	183	178	173	169	164	159	155	150
163	203	199	194	189	185	180	175	171	166	161	157	152
164	205	200	196	191	186	182	177	172	168	163	158	154
165	207	202	198	193	188	184	179	174	170	165	160	156
166	209	204	199	194	190	185	181	176	171	167	162	157
167	211	206	201	197	192	187	183	178	173	169	164	159
168	213	208	203	199	194	189	184	180	175	170	166	161
169	214	210	205	200	196	191	186	182	177	172	168	163
170	216	122	207	202	198	193	188	184	179	174	169	165
171	218	213	209	204	199	195	190	185	181	176	171	167
172	220	215	211	206	201	197	192	187	183	178	173	169
173	222	217	212	208	203	198	194	189	184	180	175	170
174	224	219	214	210	205	200	196	191	186	182	177	172
175	225	221	216	211	207	202	197	193	188	183	179	174
176	227	223	218	213	209	204	199	195	190	185	181	176
177	229	225	220	215	210	206	201	196	192	187	182	178
178	231	226	222	217	212	208	203	198	194	189	184	180
179	233	228	224	219	214	210	205	200	195	191	186	181
180	235	230	225	221	216	211	207	202	197	193	188	183
181	237	232	227	223	218	213	209	204	199	190	190	185
182	238	234	229	224	220	215	210	206	201	196	192	187
183	240	236	231	226	222	217	212	208	203	198	194	189
184	242	237	233	228	223	219	214	209	205	200	195	191
185	244	239	235	230	225	221	216	211	207	202	197	193
186	246	241	236	232	227	222	218	213	208	204	199	194
187	248	243	238	234	229	224	220	215	210	206	201	196
188	250	245	240	236	231	226	221	217	212	207	203	198
189	251	247	242	237	233	228	223	219	214	209	205	200
190	253	249	244	239	235	230	225	221	216	211	206	202
191	255	250	246	241	236	232	227	222	218	213	208	204
192	257	252	248	243	238	234	229	224	220	215	210	206
193	259	254	249	245	240	235	231	226	221	217	212	207
194	261	256	251	247	242	237	233	228	223	219	214	209
195	262	258	253	248	244	239	234	230	225	220	216	211
196	264	260	255	250	246	241	236	232	227	222	218	213
197	266	262	257	252	247	243	238	233	229	224	219	215
198	268	263	259	254	249	245	240	235	231	226	221	217
199	270	265	261	256	251	247	242	237	232	228	223	218
200	272	267	262	258	253	248	244	239	234	230	225	220

normalen Grundumsatz der Frau
und Körperlänge

33	34	35	36	37	38	39	40	41	42	43	44	45
125	120	116	111	106	102	97	92	88	83	78	74	69
127	122	117	113	108	103	99	94	89	85	80	75	71
129	124	119	115	110	105	101	96	91	87	82	77	73
131	126	121	117	112	107	102	98	93	88	84	79	74
132	128	123	118	114	109	104	100	95	90	86	81	76
134	130	125	120	116	111	106	102	97	92	87	83	78
136	131	127	122	117	113	108	103	99	94	89	85	80
138	133	129	124	119	115	110	105	101	96	91	87	82
140	135	130	126	121	116	112	107	102	98	93	88	84
142	137	132	128	123	118	114	109	104	100	95	90	86
143	139	134	129	125	120	115	111	106	101	97	92	87
145	141	136	131	127	122	117	113	108	103	99	94	89
147	143	138	133	128	124	119	114	110	105	100	96	91
149	144	140	135	130	126	121	116	112	107	102	98	93
151	146	142	137	132	128	123	118	113	109	104	99	95
153	148	143	139	134	129	125	120	115	111	106	101	97
155	150	145	141	136	131	127	122	117	113	108	103	98
156	152	147	142	138	133	128	124	119	114	110	105	100
158	154	149	144	140	135	130	126	121	116	112	107	102
160	155	151	146	141	137	132	127	123	118	113	109	104
162	157	153	148	143	139	134	129	125	120	115	111	106
164	159	154	150	145	140	136	131	126	122	117	112	108
166	161	156	152	147	142	138	133	128	124	119	114	110
168	163	158	154	149	144	139	135	130	125	121	116	111
169	165	160	155	151	146	141	137	132	127	123	118	113
171	167	162	157	153	148	143	139	134	129	124	120	115
173	168	164	159	154	150	145	140	136	131	126	122	117
175	170	166	161	156	152	147	142	138	133	138	124	119
177	172	167	163	158	153	149	144	139	135	130	125	121
179	174	169	165	160	155	151	146	141	137	132	127	123
180	176	171	166	162	157	152	148	143	138	134	129	124
182	178	173	168	164	159	154	150	145	140	136	131	126
184	180	175	170	165	161	156	151	147	142	137	133	128
186	181	177	172	167	163	158	153	149	144	139	135	130
188	183	179	174	169	165	160	155	150	146	141	136	132
190	185	180	176	171	166	162	157	152	148	143	138	134
192	187	182	178	173	168	164	159	154	150	145	140	135
193	189	184	179	175	170	165	161	156	151	147	142	137
195	191	186	181	177	172	167	163	158	153	149	144	139
197	192	188	183	178	174	169	164	160	155	150	146	141
199	194	190	185	180	176	171	166	162	157	152	148	143
201	196	191	187	182	177	173	168	163	159	154	149	145
203	198	193	189	184	179	175	170	165	161	156	151	147
205	200	195	191	186	181	176	172	167	162	158	153	148
206	202	197	192	188	183	178	174	169	164	160	155	150
208	204	199	194	190	185	180	175	171	166	161	157	152
210	205	201	196	191	187	182	177	173	168	163	159	154
212	207	203	198	193	189	184	179	175	170	165	160	156
214	209	204	200	195	190	186	181	176	172	167	162	158
216	211	206	202	197	192	188	183	178	174	169	164	160

Tabelle IV.

	46	47	48	49	50	51	52	53	54	55	56	57
151	64	60	55	50	46	41	36	31	27	22	17	13
152	66	61	57	52	47	43	38	33	29	24	19	15
153	68	63	59	54	49	45	40	35	31	26	21	16
154	70	65	60	56	51	46	42	37	32	28	23	18
155	72	67	62	58	53	48	44	39	34	30	25	20
156	73	69	64	59	55	50	45	41	36	31	27	22
157	75	71	66	61	57	52	47	43	38	33	29	24
158	77	72	68	63	58	54	49	44	40	35	30	26
159	79	74	70	65	60	56	51	46	42	37	32	28
160	81	76	72	67	62	57	53	48	43	39	34	29
161	83	78	73	69	64	59	55	50	45	41	36	31
162	85	80	75	71	66	61	57	52	47	42	38	33
163	86	82	77	72	68	63	58	54	49	44	40	35
164	88	84	79	74	70	65	60	56	51	46	42	37
165	90	85	81	76	71	67	62	57	53	48	43	39
166	92	87	83	78	73	69	64	59	55	50	45	41
167	94	89	84	80	75	70	66	61	56	52	47	42
168	96	91	86	82	77	72	68	63	58	54	49	44
169	98	93	88	83	79	74	69	65	60	55	51	46
170	99	95	90	85	81	76	71	67	62	57	53	48
171	101	97	92	87	83	78	73	68	64	59	54	50
172	103	98	94	89	84	80	75	70	66	61	56	52
173	105	100	96	91	86	82	77	72	67	63	58	53
174	107	102	97	93	88	83	79	74	69	65	60	55
175	109	104	99	95	90	85	81	76	71	67	62	57
176	110	106	101	96	92	87	82	78	73	68	64	59
177	112	108	103	98	94	89	84	80	75	70	66	61
178	114	109	105	100	95	91	86	81	77	72	67	63
179	116	111	107	102	97	93	88	83	79	74	69	65
180	118	113	108	104	99	94	90	85	80	76	71	66
181	120	115	110	106	101	96	92	87	82	78	73	68
182	122	117	112	108	107	98	93	89	84	79	75	70
183	123	119	114	109	105	100	95	91	86	81	77	72
184	125	121	116	111	112	102	97	93	88	83	78	74
185	127	122	118	113	108	104	99	94	90	85	80	76
186	129	124	120	115	110	106	101	96	92	87	82	78
187	131	126	121	117	112	107	103	98	93	89	84	79
188	133	128	123	119	114	109	105	100	95	91	86	81
189	134	130	125	120	116	111	106	102	97	92	88	83
190	136	132	127	122	118	113	108	104	99	94	90	85
191	138	134	129	124	119	115	110	105	101	96	91	87
192	140	135	131	126	121	117	112	107	103	98	93	89
193	142	137	133	128	123	119	114	109	104	100	95	90
194	144	139	134	130	125	120	116	111	106	102	97	92
195	146	141	136	132	127	122	118	113	108	104	99	94
196	147	143	138	133	129	124	119	115	110	105	101	96
197	149	145	140	135	131	126	121	117	112	107	103	98
198	151	146	142	137	132	128	123	118	114	109	104	100
199	153	148	144	139	134	130	125	120	116	111	106	102
200	155	150	145	141	136	131	127	122	117	113	108	103

(Fortsetzung)

58	59	60	61	62	63	64	65	66	67	68	69	70
8	3	−1,2	−6	−11	−15	−20	−25	−29	−34	−39	−43	−48
10	5	0,6	−4	−9	−13	−18	−23	−27	−32	−37	−41	−46
12	7	2	−2	−7	−12	−16	−21	−26	−30	−35	−40	−44
14	9	4	0	−5	−10	−14	−19	−24	−28	−33	−38	−42
16	11	6	1	−3	−8	−13	−17	−22	−27	−31	−36	−41
17	13	8	3	−1	−6	−11	−15	−20	−25	−29	−34	−39
19	15	10	5	1	−4	−9	−14	−18	−23	−28	−32	−37
21	16	12	7	2	−2	−7	−12	−16	−21	−26	−30	−35
23	18	14	9	4	0	−5	−10	−15	−19	−24	−29	−33
25	20	15	11	6	1	−3	−8	−13	−17	−22	−27	−31
27	22	17	13	8	3	−1	−6	−11	−15	−20	−25	−30
28	24	19	14	10	5	0	−4	−9	−14	−18	−23	−28
30	26	21	16	12	7	2	−2	−7	−12	−16	−21	−26
32	27	23	18	13	9	4	−1	−5	−10	−15	−19	−24
34	29	25	20	15	11	6	1	−3	−8	−13	−17	−22
36	31	26	22	17	12	8	3	−2	−6	−11	−16	−20
38	33	28	24	19	14	10	5	0	−4	−9	−14	−18
40	35	30	26	21	16	11	7	2	−3	−7	−12	−17
41	37	32	27	23	18	13	9	4	−1	−5	−10	−15
43	39	34	29	25	20	15	11	6	1	−4	−8	−13
45	40	36	31	26	22	17	12	8	3	−2	−6	−11
47	42	38	33	28	24	19	14	10	5	0	−4	−9
49	44	39	35	30	25	21	16	11	7	2	−3	−7
51	46	41	37	32	27	23	18	13	9	4	−1	−5
52	48	43	38	34	29	24	20	15	10	6	1	−4
54	50	45	40	36	31	26	22	17	12	8	3	−2
56	52	47	42	37	33	28	23	19	14	9	5	0
58	53	49	44	39	35	30	25	21	16	11	7	2
60	55	51	46	41	37	32	27	22	18	13	8	4
62	57	52	48	43	38	34	29	24	20	15	10	6
64	59	54	50	45	40	36	31	26	22	17	12	8
65	61	56	51	47	42	37	33	28	23	19	14	9
67	63	58	53	49	44	39	35	30	25	21	16	11
69	64	60	55	50	46	41	36	32	27	22	18	13
71	66	62	57	52	48	43	38	34	29	24	20	15
73	68	63	59	54	49	45	40	35	31	26	21	17
75	70	65	61	56	51	47	42	37	33	28	23	19
77	72	67	63	58	53	48	44	39	34	30	25	20
78	74	69	64	60	55	50	46	41	36	32	27	22
80	76	71	66	62	57	52	48	43	38	33	29	24
82	77	73	68	63	59	54	49	45	40	35	31	26
84	79	75	70	65	61	56	51	47	42	37	33	28
86	81	76	72	67	62	58	53	48	44	39	34	30
88	83	78	74	69	64	60	55	50	46	41	36	32
89	85	80	75	71	66	61	57	52	47	43	38	33
91	87	82	77	73	68	63	59	54	49	45	40	35
93	89	84	79	74	70	65	60	56	51	46	42	37
95	90	86	81	76	72	67	62	58	53	48	44	39
97	92	88	83	78	74	69	64	59	55	50	45	41
99	94	89	85	80	75	71	66	61	57	52	47	43

Sachverzeichnis

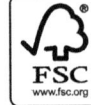